T0183016

Ulrich Schwabe, Dieter Paffrath, Wolf-Dieter Ludwig,
Jürgen Klauber (Hrsg.)
Arzneiverordnungs-Report 2018

Ulrich Schwabe
Dieter Paffrath
Wolf-Dieter Ludwig
Jürgen Klauber (Hrsg.)

Arzneiverordnungs-Report 2018

Aktuelle Daten, Kosten, Trends und Kommentare

Mit 92 Abbildungen und 252 Tabellen

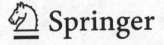 Springer

Herausgeber

Prof. em. Dr. med. Ulrich Schwabe
Pharmakologisches Institut
Universität Heidelberg
Im Neuenheimer Feld 366
69120 Heidelberg

Dr. rer. soc. Dieter Paffrath
Bachstraße 29
50858 Köln

Prof. Dr. med. Wolf-Dieter Ludwig
Arzneimittelkommission der deutschen Ärzteschaft
Herbert-Lewin-Platz 1
10623 Berlin

Jürgen Klauber
Wissenschaftliches Institut der AOK (WIdO)
Rosenthaler Straße 31
10178 Berlin

Ergänzendes Material finden Sie unter http://extras.springer.com

ISBN 978-3-662-57385-3
https://doi.org/10.1007/978-3-662-57386-0

ISBN 978-3-662-57386-0 (eBook)

Die Deutsche Nationalbibliothek verzeichnet diese Publikation in der Deutschen Nationalbibliografie;
detaillierte bibliografische Daten sind im Internet über http://dnb.d-nb.de abrufbar.

Springer

Umschlaggestaltung: deblik Berlin
Fotonachweis Umschlag: © nikesidoroff/fotolia.com

Springer ist ein Imprint der eingetragenen Gesellschaft Springer-Verlag GmbH, DE
und ist ein Teil von Springer Nature
Die Anschrift der Gesellschaft ist: Heidelberger Platz 3, 14197 Berlin, Germany

Vorwort der Herausgeber

Die Arzneimittelausgaben der Gesetzlichen Krankenversicherung (GKV) sind 2017 gegenüber dem Vorjahr erneut um 3,7% auf 39,882 Mrd. € angestiegen. Trotz positiver Auswirkungen des Arzneimittelmarktneuordnungsgesetzes (AMNOG) zeigen die Arzneimittelumsätze seit 2012 einen Zuwachs von 8,3 Mrd. €, so dass die ursprünglich angestrebten jährlichen Einsparungen von 2 Mrd. € nie erreicht wurden. Erstmals sind die Rezepturarzneimittel in den pharmakologisch-therapeutischen Analysen mit einem Umsatzvolumen von 4,2 Mrd. € enthalten. Sie werden vor allem im Bereich der Onkologika als parenterale Infusionslösungen eingesetzt. Durch die genauere Analyse stehen die Onkologika jetzt mit einem Kostenvolumen von 6,4 Mrd. € an der Spitze der führenden Indikationsgruppen, gefolgt von Immunsuppressiva (4,7 Mrd. €), Antidiabetika (2,4 Mrd. €) und Antithrombotika (2,1 Mrd. €). Hauptursache der diesjährigen Kostensteigerungen sind erneut neue patentgeschützte Arzneimittel. Unter den 34 neuen Wirkstoffen des Jahres 2017 lagen die Jahrestherapiekosten von 24 Patentarzneimitteln über 20.000 €, bei 9 der 10 neuen Onkologika sogar über 60.000 €, während Patentarzneimittel im Durchschnitt insgesamt nur 2500 € pro Jahr kosten. Mit Blick auf die Bedeutung der steigenden Arzneimittelkosten im Bereich der biologischen Arzneimittel präsentieren und analysieren wir erstmals die Biosimilars in einem eigenen Kapitel. Die Analysen im Arzneiverordnungs-Report basieren auf den Verordnungsdaten des GKV-Arzneimittelindex für ambulante Patienten, der in der Trägerschaft des AOK-Bundesverbandes in bewährter Weise vom Wissenschaftlichen Institut der AOK (WIdO) erstellt wird.

Zuerst danken wir unseren Autoren aus Pharmakologie, Klinik, Praxis, Gesundheitsökonomie und Krankenversicherung für ihre engagierte Mitarbeit. Weiterhin danken wir für zahlreiche Anregungen, die wir von unseren erfahrenen Beratern der Herausgeber erhalten haben. Unser Dank gilt auch allen MitarbeiterInnen und Mitarbeitern des WIdO, die an der Erstellung des statistischen Teils und der sorgfältigen Datenkontrolle des Gesamtwerks mitgewirkt haben. Schließlich gilt unser Dank dem Springer-Verlag für die professionelle Organisation der Publikation des Arzneiverordnungs-Reports trotz enger zeitlicher Vorgaben.

Heidelberg, Köln, Berlin, 15. August 2018

Ulrich Schwabe
Dieter Paffrath
Wolf-Dieter Ludwig
Jürgen Klauber

Inhaltsverzeichnis

Teil III
Anhang

Autorenverzeichnis

Anlauf, Manfred, Prof. Dr. med.
Friedrich-Plettke-Weg 12
27570 Bremerhaven
manfred.anlauf@t-online.de

Berlit, Peter, Prof. Dr. med.
Klinik für Neurologie im Alfried Krupp
Krankenhaus Rüttenscheid
Alfried-Krupp-Straße 21
45131 Essen
peter.berlit@krupp-krankenhaus.de

Böger, Rainer H., Prof. Dr. med.
Institut für Experimentelle und
Klinische Pharmakologie
Universitäts-Krankenhaus Eppendorf
Martinistraße 52
20246 Hamburg
boeger@uke.uni-hamburg.de

Dicheva-Radev, Stanislava, Dr. rer. nat.
Arzneimittelkommission der deutschen
Ärzteschaft (AkdÄ)
Herbert-Lewin-Platz 1
10623 Berlin
Stanislava.Dicheva@akdae.de

Erdmann, Daniel
GKV-Spitzenverband
Reinhardtstraße 28
10117 Berlin
Daniel.Erdmann@gkv-spitzenverband.de

Ermisch, Michael
GKV-Spitzenverband
Reinhardtstraße 28
10117 Berlin
Michael.Ermisch@gkv-spitzenverband.de

Eschenhagen, Thomas, Prof. Dr. med.
Institut für Experimentelle und
Klinische Pharmakologie
Universitäts-Krankenhaus Eppendorf
Martinistraße 52
20246 Hamburg
t.eschenhagen@uke.uni-hamburg.de

Freichel, Marc, Prof. Dr. med.
Pharmakologisches Institut der
Universität Heidelberg
Im Neuenheimer Feld 366
69120 Heidelberg
marc.freichel@pharma.uni-heidelberg.de

Fricke, Uwe, Prof. Dr. rer. nat.
Institut für Pharmakologie der
Universität zu Köln
Gleueler Straße 24
50924 Köln
uwe.fricke@uk-koeln.de

Günther, Judith, Dr. rer. nat.
PharmaFacts, Gesellschaft zur Forschung
und Beratung im Bereich Arzneimittelversorgung mbH
Wilhelmstraße 1e
79098 Freiburg
jg@phacts.de

Haas, Antje, Dr. med.
GKV-Spitzenverband
Reinhardtstraße 28
10117 Berlin
Antje.Haas@gkv-spitzenverband.de

Halling, Frank, Dr. med. Dr. med. dent.
Gesundheitszentrum Fulda
Gerloser Weg 23a
36039 Fulda
dr.halling@t-online.de

Hamann, Karl-Friedrich, Prof. Dr. med.
Grillparzerstraße 51
81675 München
karl-friedrich-hamann@t-online.de

Hein, Lutz, Prof. Dr. med.
Institut für Experimentelle und
Klinische Pharmakologie und Toxikologie
Albert-Ludwig-Universität
Albertstraße 25
79104 Freiburg
lutz.hein@pharmakol.uni-freiburg.de

Kasperk, Hans Christian,
Prof. Dr. med. Dr. med. dent. Dr. h.c.
Sektion Osteologie an der Medizinischen Klinik
(Krehl-Klinik)
Abt. Innere Medizin I und Klinische Chemie
des Universitätsklinikums Heidelberg
Im Neuenheimer Feld 410
69120 Heidelberg
Christian.Kasperk@med.uni-heidelberg.de

Kern, Winfried V., Prof. Dr. med.
Universitätsklinikum Freiburg
Innere Medizin II/Infektiologie
Hugstetter Straße 55
79106 Freiburg
winfried.kern@uniklinik-freiburg.de

Klose, Gerald, Prof. Dr. med.
Gemeinschaftspraxis Dres. Thomas Becken-
bauer und Stefan Maierhof
Am Markt 11
28195 Bremen
klose.bremen@t-online.de

Lemmer, Björn, Prof. Dr. med. Dr. h.c.
Institut für Pharmakologie und Toxikologie
Fakultät für Klinische Medizin Mannheim der
Universität Heidelberg
Maybachstraße 14–16
68169 Mannheim
bjoern.lemmer@medma.uni-heidelberg.de

Lohse, Martin J., Prof. Dr. med.
Max-Delbrück-Centrum für Molekulare Medizin
Robert-Rössle-Straße 10
13125 Berlin-Buch
lohse@toxi.uni-wuerzburg.de

Ludwig, Wolf-Dieter, Prof. Dr. med.
Arzneimittelkommission der deutschen
Ärzteschaft (AkdÄ)
Herbert-Lewin-Platz 1
10623 Berlin
wolf-dieter.ludwig@akdae.de

Mengel, Klaus, Dr. med.
Höferstraße 15
68199 Mannheim
emengel@gmx.de

Mössner, Joachim, Prof. Dr. med.
Medizinische Klinik und Poliklinik für Gastroenterologie und Rheumatologie
Universitätsklinikum Leipzig
Liebigstraße 20
04103 Leipzig
joachim.moessner@medizin.uni-leipzig.de

Mühlbauer, Bernd, Prof. Dr. med.
Institut für Pharmakologie
Klinikum Bremen Mitte
Gesundheit Nord gGmbH
Sankt-Jürgen-Straße 1
28177 Bremen
muehlbauer@pharmakologie-bremen.de

Müller-Oerlinghausen, Bruno, Prof. Dr. med.
Bartningallee 11–13
10555 Berlin
bruno.mueller-oerlinghausen@web.de

Niepraschk-von Dollen, Katja, Dr. rer. med.
Wissenschaftliches Institut der AOK
Rosenthaler Straße 31
10178 Berlin
Katja.Niepraschk-vonDollen@wido.bv.aok.de

Oßwald, Hartmut, Prof. Dr. med.
Händelstraße 10
79312 Emmendingen
hartmut.osswald@uni-tuebingen.de

Schmidt, Gerhard, Prof. Dr. med.
Institut für Pharmakologie und Toxikologie
der Universität
Robert-Koch-Straße 40
37075 Göttingen
gerhard.schmidt@med.uni-goettingen.de

Schröder, Melanie
Wissenschaftliches Institut der AOK
Rosenthaler Straße 31
10178 Berlin
melanie.schroeder@wido.bv.aok.de

Schubert, Angela
GKV-Spitzenverband
Reinhardtstraße 28
10117 Berlin
Angela.Schubert@gkv-spitzenverband.de

Schwabe, Ulrich, Prof. em. Dr. med.
Pharmakologisches Institut der Universität
Heidelberg
Im Neuenheimer Feld 366
69120 Heidelberg
ulrich.schwabe@pharma.uni-heidelberg.de

Strowitzki, Thomas, Prof. Dr. med. Dr. h.c.
Universitäts-Frauenklinik
Gynäkologische Endokrinologie und
Fertilitätsstörungen
Im Neuenheimer Feld 440
69120 Heidelberg
Thomas.Strowitzki@med.uni-heidelberg.de

Tebinka-Olbrich, Anja, Dr.
GKV-Spitzenverband
Reinhardtstraße 28
10117 Berlin
Anja.Tebinka-Olbrich@gkv-spitzenverband.de

Telschow, Carsten, Dr. rer. nat.
Wissenschaftliches Institut der AOK
Rosenthaler Straße 31
10178 Berlin
carsten.telschow@wido.bv.aok.de

Vogler, Sabine, Dr. rer. soc.
Gesundheit Österreich GmbH
Stubenring 6
1010 Wien, Österreich
sabine.vogler@goeg.at

von Stackelberg, Johann-Magnus
GKV-Spitzenverband
Reinhardtstraße 28
10117 Berlin
J-M.Stackelberg@gkv-spitzenverband.de

Weber, Franz, Prof. Dr. med.
Thiemannstraße 18
45219 Essen
fc.weber@t-online.de

Weiss, Jana
Wissenschaftliches Institut der AOK
Rosenthaler Straße 31
10178 Berlin
jana.weiss@wido.bv.aok.de

Wille, Hans, Dr. med.
Institut für Klinische Pharmakologie
Klinikum Bremen-Mitte
Gesundheit Nord gGmbH,
St. Jürgenstraße 1
28177 Bremen
h.wille@pharmakologie-bremen.de

Zawinell, Anette, Dr. rer. nat.
Wissenschaftliches Institut der AOK
Rosenthaler Straße 31
10178 Berlin
anette.zawinell@wido.bv.aok.de

Zeller, W. Jens, Prof. Dr. med.
Deutsches Krebsforschungszentrum
Im Neuenheimer Feld 280
69120 Heidelberg
j.zeller@dkfz.de

Zentner, Annette, Dr.
GKV-Spitzenverband
Reinhardtstraße 28
10117 Berlin
Annette.Zentner@gkv-spitzenverband.de

Ziegler, Reinhard, Prof. Dr. med. h.c.
Mozartstraße 20
69121 Heidelberg

Berater der Herausgeber

Alten, Rieke, Dr. med.
Abteilung Innere Medizin II, Rheumatologie,
Klinische Immunologie, Osteologie,
Physikalische Therapie und Sportmedizin,
Klinisch osteologisches Schmerzzentrum
Schlosspark-Klinik
Heubnerweg 2
14059 Berlin

Bachert, Claus, Prof. Dr. Dr. h.c. mult.
Head Upper Airways Research Laboratory (URL)
Chief of Clinics ENT-Department
University Hospital Ghent
C. Heymanslaan 10
9000 Ghent, Belgien

Bausch, Jürgen, Dr. med.
Bad Sodener Straße 19
63628 Bad Soden-Salmünster

Diener, Hans-Christoph, Prof. Dr. med.
Neurologische Universitäts-Klinik
Hufelandstraße 55
45122 Essen

Dreikorn, Kurt, Prof. Dr. med.
Stadtländerstraße 58
28355 Bremen

Erdmann, Erland, Prof. Dr. med.
Klinik III für Innere Medizin
der Universität zu Köln
Joseph-Stelzmann-Straße 9
50924 Köln

Flockerzi, Veit, Prof. Dr. med.
Universität des Saarlandes
Institut für Pharmakologie und Toxikologie
66421 Homburg

Hansen, Leonhard, Dr. med.
Bahnhofstraße 12
52477 Alsdorf

Harjung, Hans, Dr. med.
Bessunger Straße 101
64347 Griesheim

Kaesbach, Wolfgang
Saturnstraße 2b
45277 Essen

**Kochen, Michael M., Prof. Dr. med.,
MPH, FRCGP**
Ludwigstraße 37
79104 Freiburg

Meinertz, Thomas, Prof. Dr. med.
Universitäres Herzzentrum Hamburg
Universitätsklinikum Hamburg-Eppendorf
Martinistraße 52
20246 Hamburg

Merk, Hans F., Prof. Dr. med.
Direktor (em.) Hautklinik –
Klinik für Dermatologie & Allergologie
Universitätsklinikum der RWTH Aachen
Pauwelsstraße 30
52074 Aachen

Niebling, Wilhelm, Prof. Dr. med.
Scheuerlenstraße 2
79822 Titisee-Neustadt

Rostalski, Birger
Reihe Bäume 16
56218 Mülheim-Kärlich

Schönhöfer, Peter, Prof. Dr. med.
Rütenhöfe 7 b
28355 Bremen

Teil I
Allgemeine Verordnungs- und Marktentwicklung

Arzneiverordnungen 2017 im Überblick

Ulrich Schwabe und Wolf-Dieter Ludwig

© Springer-Verlag GmbH Deutschland, ein Teil von Springer Nature 2018
U. Schwabe, D. Paffrath, W.-D. Ludwig, J. Klauber (Hrsg.), *Arzneiverordnungs-Report 2018*
https://doi.org/10.1007/978-3-662-57386-0_1

Auf einen Blick

Die Arzneimittelausgaben der Gesetzlichen Krankenversicherung (GKV) mit Zuzahlungen der Versicherten (V) sind nach der vorjährigen Zunahme auch im Jahre 2017 erneut um 3,7% auf 39,882 Mrd. € (+1,418 Mrd. €, Konto 04399V) gegenüber dem Vorjahr angestiegen und liegen damit weiterhin bei 17,0% der Leistungsausgaben der GKV (Bundesministerium für Gesundheit 2018a). Die GKV-Gesamtausgaben mit Zuzahlungen der Versicherten stiegen um 3,5% auf 234,482 Mrd. € (+7,844 Mrd. €, Konto 05999V). Den größten Block in den GKV-Ausgaben bilden mit weitem Abstand die Kosten für Krankenhausbehandlung mit 75,579 Mrd. € (+2,5%, Konto 04699V). Danach folgen die Ausgaben für ärztliche Behandlung mit 42,641 Mrd. € (+4,7%, Konto 04099V), die genannten Arzneimittelausgaben und die Ausgaben für zahnärztliche Behandlung mit 14,117 Mrd. € (+1,7% Konto 4299Z). Die Gesamtzahl der GKV-Versicherten hat sich von Juli 2016 bis Juli 2017 auf 72,437 (Vorjahr 71,449 Mio. +1,8%, Konto 09996) erhöht, so dass die Veränderungswerte je Versicherten entsprechend geringere Ausgabenanstiege ergeben.

1.1 Segmente des Arzneimittelmarktes

Die Marktsegmente des GKV-Arzneimittelmarktes gliedern sich in die beiden Hauptbereiche der Patentarzneimittel mit einem Umsatz von 18,455 Mrd. € und den inzwischen größeren Bereich der patentfreien Arzneimittel mit 20,436 Mrd. €. Im Patentmarkt haben die Biologika mit 8,955 Mrd. € fast die Hälfte des Umsatzes erreicht. Im Nichtpatentmarkt dominieren dagegen die Generika (13,058 Mrd. €) mit den generikafähigen Erstanbieterpräparaten (5,040 Mrd. €), während der biosimilarfähige Markt bisher nur einen Umsatz von 2,633 Mrd. € hat, der sich überwiegend aus biosimilarfähigen Erstanbieterpräparaten (2,047 Mrd. €) und nur zu einem sehr kleinen Teil aus der Gruppe der preisgünstigeren Biosimilars (0,586 Mrd. €) zusammensetzt (◘ Tabelle 1.1). Bei den generikafähigen und biosimilarfähigen Erstanbieterpräparaten handelt es sich um ehemals patentgeschützte Arzneimittel, die trotz generischer Alternativen oder Biosimilars weiterhin in Form von teuren Originalpräparaten verordnet werden.

In diesem Jahr sind erstmals die Rezepturarzneimittel in allen Arzneimittelgruppen enthalten, auf die ein Umsatzvolumen von 4,224 Mrd. € und damit etwa 10% des gesamten GKV-Arzneimittelmarktes entfallen. Lange Zeit wurde im Arzneiverordnungs-Report ausschließlich der GKV-Fertigarzneimittelmarkt dargestellt, obwohl bekannt war, dass vor allem im Bereich der Onkologie der überwiegende Teil der Verordnungen auf Rezepturarzneimittel in Form von parenteralen Infusionslösungen entfällt, während onkologische Fertigarzneimittel einen kleineren Verordnungsanteil haben. Nach der 2010 eingeführten gesetzlichen Auskunftpflicht für die Herstellung von Rezepturarzneimitteln war es möglich, auch den Bereich der Rezepturarzneimittel im Arzneiverordnungs-Re-

◘ Tabelle 1.1 Marktsegmente des GKV-Arzneimittelmarktes 2017. Angegeben sind Umsatz (Fertigarzneimittel plus Rezepturarzneimittel), Nettokosten (Umsatz abzüglich gesetzliche Hersteller- und Apothekenabschläge ohne vertragliche Rabatte nach § 130a Abs. 8 SGB V), Verordnungen, definierte Tagesdosen (DDD) und DDD-Kosten.

Marktsegmente	Umsatz Mrd. €	Nettokosten Mrd. €	Verordnungen Mio.	DDD Mrd.	DDD- Kosten €
Arzneimittel (Rezepturen und Fertigarzneimittel)					
Patentarzneimittel	18,455	17,487	39,3	2,504	6,98
Nichtbiologika	9,500	9,068	27,4	1,766	5,14
Biologika	8,955	8,419	11,9	0,738	11,41
Nicht-Patentarzneimittel	20,436	18,858	583,9	36,541	0,52
Generika	13,058	12,018	507,4	33,398	0,36
Generikafähige Erstanbieterpräparate	5,040	4,645	69,6	2,762	1,68
Biosimilars	0,586	0,555	0,8	0,036	15,39
Biosimilarfähige Erstanbieterpräparate*	2,047	1,911	7,3	0,443	4,31
Unklassifizierte Arzneimittel**	2,579	2,308	40,5	2,224	1,04
Rezepturen und Fertigarzneimittel	**41,471**	**38,652**	**663,7**	**41,268**	**0,94**
abzgl. gesetzliche Abschläge	2,819				
abzgl. Herstellerrabatte (KJ1)	4,033	4,033			
Rezepturen und Fertigarzneimittel nach Abschlägen und Rabatten	34,619	34,619			
Nicht-Fertigarzneimittel					
Rezepturen***	4,224		4,5		
In-vitro-Diagnostika	0,677		24,5		
Sonstige Apothekenprodukte	1,196		42,0		
Nicht-Fertigarzneimittel ohne Rezepturen	**1,872**		**66,5**		
Gesamtmarkt	**43,343**		**730,2**		

* Einschließlich weiterer wirkstoffgleicher Arzneimittel, die weder Referenzarzneimittel noch Biosimilar sind.
** Arzneimittel ohne Informationen zu Patent- bzw. Schutzfristen, die weder dem geschützten noch dem generikafähigen Markt zugeordnet werden können. Dazu gehören beispielsweise homöopathische Arzneimittel, Impfstoffe oder aus menschlichem Blut gewonnene Arzneimittel wie Blutgerinnungsfaktoren.
*** Individuell hergestellte parenterale Lösungen, Zytostatikazubereitungen, Auseinzelungen und aus Fertigarzneimitteln entnommene, patientenindividuelle Teilmengen gemäß Tabelle 48.3, die in allen Arzneimittelgruppen (Rezepturen und Fertigarzneimittel) enthalten sind.

port genauer zu analysieren, was in erster Linie bei den Onkologika von Bedeutung ist (► Kapitel 37). Weiterhin gibt es eine Gruppe von unklassifizierten Arzneimitteln mit einem Umsatzvolumen von 2,579 Mrd. €, die mangels Arzneimittel-bezogener Verordnungsdaten bisher nicht pharmakologisch-therapeutisch analysiert werden können. Die größte Gruppe sind darunter die Impfstoffe, auf die 2017 Kosten von 1,159 Mrd. € entfielen (► Tabelle 48.1). Die pharmakologisch-therapeutischen Analysen werden im Arzneiverordnungs-Report generell auf der Basis der Arzneimittelnettokosten (Bruttoumsatz minus gesetzliche Hersteller- und Apothekenabschläge) durchgeführt. Sie betrugen im Jahre 2017 nach Abzug der gesetzlichen Abschläge (2,805 Mrd. €) 38,652 Mrd. € (◘ Tabelle 1.1).

Im GKV-Arzneimittelmarkt ist der Umsatz seit 2002 von 22,7 Mrd. € um 83% auf 41,5 Mrd. € im Jahre 2017 gestiegen, wobei allerdings seit 2012 zusätzlich zu den Fertigarzneimitteln auch die Umsätze der Rezepturarzneimittel einbezogen sind (◘ Abbildung 1.1). In diesem Zeitraum hat es aufgrund

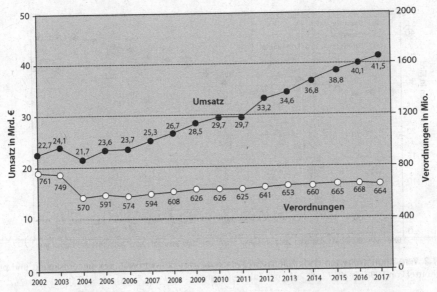

Abbildung 1.1 Verordnungen und Umsatz 2002 bis 2017 im GKV-Arzneimittelmarkt (seit 2012 Fertigarzneimittel und Rezepturarzneimittel).

der überproportional steigenden Arzneimittelausgaben drei Gesetze gegeben, die tiefe Spuren bei den Arzneimittelkosten hinterlassen haben, aber die grundsätzlichen Kostenprobleme nie längerfristig in den Griff bekommen haben. Das erste war das GKV-Modernisierungsgesetz (GMG, Inkrafttreten am 14.11.2003), mit dem 2004 schlagartig 2,4 Mrd. € eingespart wurden, was vor allem durch den Ausschluss rezeptfreier Arzneimittel aus der vertragsärztlichen Versorgung und durch erhöhte Arzneimittelzuzahlungen der Versicherten erreicht wurde. Nach einem erneuten starken Anstieg des Arzneimittelumsatzes um 1,9 Mrd. € im Jahre 2005 wurde mit dem Gesetz zur Verbesserung der Wirtschaftlichkeit in der Arzneimittelversorgung (AVWG, Inkrafttreten 01.05.2006) ein weiterer Anlauf zur Konsolidierung der Arzneimittelausgaben durch ein gefächertes Maßnahmenbündel (Erschließung von Wirtschaftlichkeitsreserven in Festbetragsgruppen, 10% Generikaabschlag, erneuter Preisstopp) gestartet. Damit gelang es, den Anstieg der Arzneimittelausgaben schon innerhalb des Jahres 2006 abzubremsen, so dass nur noch ein Umsatzanstieg von 100 Mio. € eintrat (**Abbildung 1.1**). Als die Arzneimittelumsätze in den folgenden vier Jahren erneut kontinuierlich um insgesamt 6,0 Mrd. € vor allem durch teure Patentarzneimittel angestie-

gen waren, wurde mit dem GKV-Änderungsgesetz (GKV-Ä, Inkrafttreten 24.07.2010) durch die temporäre Erhöhung des gesetzlichen Herstellerabschlages für verschreibungspflichtige Nichtfestbetragsarzneimittel von 6% auf 16% im darauffolgenden Jahr tatsächlich eine Stabilisierung der Arzneimittelumsätze erreicht (**Abbildung 1.1**). Das GKV-Änderungsgesetz war zugleich eine flankierende Maßnahme im Vorgriff auf das Arzneimittelmarktneuordnungsgesetz (AMNOG, Inkrafttreten 01.01.2011), mit dem jährliche Einsparungen von 2,0 Mrd. € erzielt werden sollten. Der weitere Verlauf der GKV-Arzneimittelumsätze zeigt allerdings, dass dieses Ziel bis 2017 nie erreicht wurde. Denn seit 2012 trat leider genau das Gegenteil ein, nämlich ein Anstieg der Arzneimittelumsätze um 8,3 Mrd. €, also etwa 1,7 Mrd. € pro Jahr (**Abbildung 1.1**).

Der scheinbar ungebremste Umsatzanstieg hat mehrere Ursachen. Hauptursache ist das überproportionale Umsatzwachstum der Patentarzneimittel (siehe ▶ Abschnitt 1.4). Die ursprüngliche Intention des Gesetzgebers war gewesen, mit dem AMNOG nicht nur den Zusatznutzen von neuen patentgeschützten Arzneimitteln sondern auch von versorgungsrelevanten Patentarzneimitteln des Bestandsmarkts zu bewerten. Drei Jahre nach Inkrafttreten

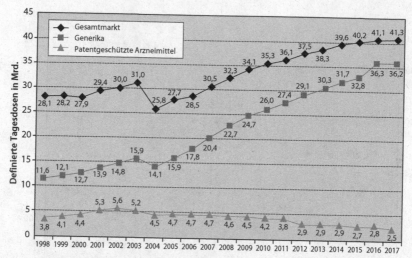

◘ Abbildung 1.2 Verordnungsvolumen nach definierten Tagesdosen für Gesamtmarkt, den Generikamarkt und patentgeschützte Arzneimittel von 1998 bis 2017 (seit 2016 mit Zubereitungen).

des AMNOG wurden 2013 statt der angestrebten 2,0 Mrd. € jedoch nur 175 Mio. € Einsparungen durch Erstattungsbeträge erzielt (◘ Tabelle 1.7). Trotzdem wurde die Nutzenbewertung des Bestandsmarkts mit dem 14. SGB V-Änderungsgesetz (Inkrafttreten 27.03.2014) durch Streichung des § 35a Absatz 6 SGB V wieder aufgehoben. Der immense Kostenanstieg ist umso erstaunlicher als sich die Zahl der ärztlichen Verordnungen seit 2004 nie wieder von dem Schock des GMG erholt hat und seitdem bis 2017 insgesamt nur um 16,5% auf 664 Mio. Verordnungen angestiegen ist. Dabei ist zu berücksichtigen, dass in diesem Zeitraum auch die Zahl der GKV-Versicherten von 70,422 Mio. auf 72,737 Mio. im Jahre 2017 zunahm (+3,3%).

Ganz anders als die Verordnungen hat sich das Verordnungsvolumen nach definierten Tagesdosen (DDD) in den einzelnen Gruppen des GKV-Arzneimittelmarktes entwickelt. Hier stehen Generika und generikafähige Erstanbieterpräparate mit 36,160 Mrd. DDD weit an der Spitze und haben damit einen Verordnungsanteil von 88% (◘ Tabelle 1.1). Den Rest teilen sich Patentarzneimittel, Biosimilarmarkt und unklassifizierte Arzneimittel mit erheblich kleineren DDD-Volumina. Die verordnungsmäßige Dominanz der Generika besteht schon seit über 20 Jahren, hat sich aber in der derzeitigen Ausprägung erst seit 2004 entwickelt (◘ Abbildung 1.2). Seitdem ist das Verordnungs-

volumen der Generika auf mehr als das Doppelte angestiegen und liegt jetzt 14-fach höher als das der patentgeschützten Arzneimittel, das in diesem Zeitraum fast um die Hälfte abnahm. Aus der gegenläufigen Entwicklung der Verordnungsvolumina resultiert 2017 erneut ein enormer Unterschied der mittleren DDD-Nettokosten der patentgeschützten Arzneimittel mit 6,98 € im Vergleich zu den DDD-Kosten der Generika, die mit 0,36 € gegenüber dem Vorjahr kaum angestiegen sind (◘ Tabelle 1.1). Auch die generikafähigen Erstanbieterpräparate sind mit DDD-Kosten von 1,68 € etwa fünffach teurer als Generika, so dass durch eine schnellere Umstellung generikafähiger Erstanbieterpräparate auf Generika ein rechnerisches Einsparpotenzial von 3,646 Mrd. € realisiert werden könnte.

Der Vergleich der Tagestherapiekosten offenbart zugleich das wesentliche Problem der gesamten Kostenentwicklung im Arzneimittelmarkt. Bei den patentgeschützten Arzneimitteln liegen sie inzwischen im Durchschnitt 13-mal so hoch wie bei den Nicht-Patentarzneimitteln. Trotz steigender Kosten bleibt das DDD-Volumen der patentgeschützten Arzneimittel auf niedrigem Niveau und hat damit im Verhältnis zu den Generika einen nur noch geringen Anteil an der Arzneimittelversorgung. Generika gewinnen jedes Jahr weitere Marktanteile hinzu und decken in erster Linie den Mehrbedarf an Arzneimitteln, während patentgeschützte Arznei-

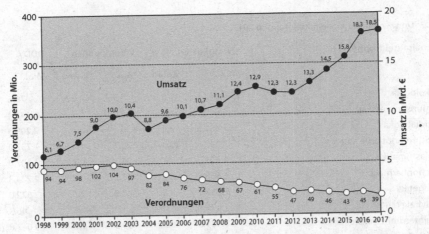

Abbildung 1.3 Verordnungen und Umsatz patentgeschützter Arzneimittel 1998 bis 2017 im GKV-Fertigarzneimittelmarkt (ab 2001 mit neuem Warenkorb und ab 2016 ergänzt um Zubereitungen).

mittel mit ihren hohen Kosten immer seltener verordnet werden. Im Generikamarkt scheint der Preiswettbewerb zumindest teilweise zu funktionieren, während im Patentmarkt die sinkenden Marktanteile früher über Preiserhöhungen kompensiert wurden. Seit dem Inkrafttreten des Preismoratoriums im Jahre 2010, das zuletzt im Mai 2017 durch das GKV-Arzneimittelversorgungsstärkungsgesetz (AMVSG) bis zum 31. Dezember 2022 verlängert wurde, sind Umsatzsteigerungen nur noch durch entsprechend höhere Preise für neu eingeführte Produkte möglich. Allerdings sind die Umsätze patentgeschützter Arzneimittel 2017 nur geringfügig angestiegen (◼ Abbildung 1.3). Neben dem Verordnungsrückgang ist eine weitere Ursache für den geringen Anstieg der Kosten für Patentarzneimittel der erneute Kostenrückgang bei den Hepatitis-C-Therapeutika um 258 Mio. € im Vergleich zu 2016 (▶ Tabelle 33.3).

1.2 Verordnungsschwerpunkte nach Indikationen

Die wichtigsten Verordnungsentwicklungen sind in der Übersicht über die 40 führenden Arzneimittelgruppen des Jahres 2017 erkennbar (◼ Tabelle 1.2). Die therapeutischen Schwerpunkte werden seit 2016 aufgrund der stetig steigenden Kostendynamik der Arzneitherapie auf der Basis von Verordnungskosten analysiert. Dadurch treten schlagartig Arzneimittelgruppen mit neuen, teuren Patentarzneimitteln und sehr kleinen Verordnungsvolumina in den Vordergrund. Die geänderte kostenorientierte Systematik ermöglicht mit den 40 führenden Arzneimittelgruppen eine weitgehende Erfassung des Gesamtmarkts nach Nettokosten (95%), Verordnungen (91%) und DDD-Volumen (94%). Eine vollständige Übersicht über alle Arzneimittelgruppen findet sich in dem Kapitel mit der ergänzenden statistischen Übersicht (▶ Kapitel 48, ▶ Tabelle 48.5).

An der Spitze der umsatzstärksten Arzneimittelgruppen nach Nettokosten stehen erstmals mit weitem Abstand die Onkologika, die jetzt neben den Fertigarzneimitteln den größeren Anteil der Rezepturarzneimittel enthalten (◼ Tabelle 1.2). Von den Nettokosten in Höhe von 6,444 Mrd. € entfällt der größte Anteil auf monoklonale Antikörper (2,387 Mrd. €) und Proteinkinaseinhibitoren (1,483 Mrd. €) (siehe ▶ Kapitel 37, ▶ Tabelle 37.1). Auf dem zweiten Rang stehen jetzt die Immunsuppressiva, die ihre Position durch den höchsten Anstieg des DDD-Volumens (8,0%) und auch stark erhöhte Nettokosten (+14,5%) weiter ausgebaut haben (◼ Tabelle 1.2). Zu dieser Gruppe gehören gemäß der ATC-Kodierung nicht nur zytotoxische Immunsuppressiva (Azathioprin, Mycophenolsäure) und Calcineurininhibitoren, die in der Transplantationsmedizin unentbehrlich sind (▶ Kapitel 31, Immuntherapeutika), sondern vor allem zahlreiche

□ Tabelle 1.2 Umsatzstärkste Arzneimittelgruppen 2017.

Rang	Arzneimittelgruppe	Nettokosten		Verordnungen		DDD	
		Mio.	% Änd.	Mio.	% Änd.	Mio.	% Änd.
1	Onkologika	6.443,8	10,0	5,3	6,2	76,5	3,6
2	Immunsuppressiva	4.660,0	14,5	3,0	5,3	141,4	8,0
3	Antidiabetika	2.351,5	3,4	29,4	–0,3	2.208,0	1,1
4	Antithrombotische Mittel	2.093,5	13,3	22,7	2,4	1.737,0	2,2
5	Antiasthmatika	1.691,7	2,1	25,3	–0,8	1.307,0	0,3
6	Psychopharmaka	1.668,7	–3,2	47,1	–0,5	2.224,8	0,9
7	Analgetika	1.657,7	1,8	46,8	2,7	672,0	1,2
8	Antivirale Mittel	1.531,0	–13,1	1,7	–0,5	46,3	0,9
9	Angiotensinhemmstoffe	1.481,8	0,2	59,3	1,2	9.042,8	1,7
10	Ophthalmika	1.122,8	3,6	17,6	1,2	787,1	1,8
11	Immunstimulanzien	1.086,7	–5,4	0,6	–6,0	21,2	–4,0
12	Antiepileptika	737,5	1,9	11,5	2,5	425,6	2,9
13	Antibiotika	681,3	–2,3	36,7	–3,3	332,0	–3,3
14	Lipidsenker	673,1	10,9	22,4	2,8	2.305,0	5,2
15	Ulkustherapeutika	656,9	–10,0	31,7	–5,8	3.723,6	–4,6
16	Antiphlogistika und Antirheumatika	633,2	–3,8	39,1	–4,5	1.065,1	–3,9
17	Betarezeptorenblocker	580,1	–0,8	41,4	–0,0	2.193,4	–1,8
18	Enzymersatzmittel	496,1	12,4	0,1	4,4	1,4	6,3
19	Antiparkinsonmittel	454,3	–1,1	6,0	0,1	155,3	0,0
20	Immunsera und Immunglobuline	418,0	8,2	0,3	0,4	4,0	4,7
21	Diuretika	407,8	0,7	22,3	–0,3	1.836,1	–1,6
22	Hypophysen- und Hypothalamushormone	387,1	0,3	0,4	–2,3	14,7	–0,0
23	Schilddrüsentherapeutika	372,7	1,4	28,1	1,5	1.813,1	0,7
24	Antihypertonika	369,5	0,6	5,1	1,1	353,7	–0,1
25	Antihämorrhagika	357,5	14,8	0,3	4,6	3,1	4,1
26	Allergene	355,7	2,7	0,8	0,3	144,6	1,2
27	Sexualhormone	351,1	–2,0	9,9	–2,7	838,2	–2,7
28	Osteoporosemittel	343,7	0,0	2,6	–1,9	212,9	–0,5
29	Urologika	318,7	–4,1	7,9	1,0	678,4	1,6
30	Blutersatzmittel	308,2	2,7	2,8	1,3	29,7	4,3
31	Antianämika	303,0	6,3	4,4	6,1	307,0	4,8
32	Herztherapeutika	260,0	–1,4	6,4	–5,4	379,9	–7,1
33	Calciumantagonisten	251,3	0,7	19,9	1,5	2.214,3	1,6
34	Antidiarrhoika	225,6	1,9	3,2	–5,0	101,3	0,6
35	Corticosteroide (systemisch)	169,4	0,8	9,2	0,6	438,9	0,0
36	Muskelrelaxanzien	164,8	4,1	3,0	2,7	144,8	4,6
37	Corticosteroide (dermatologisch)	163,0	1,0	9,6	0,2	326,3	2,5
38	Gichtmittel	141,8	5,9	7,2	0,4	385,4	0,1
39	Husten- und Erkältungsmittel	112,4	–3,2	10,2	–5,6	97,8	–6,4
40	Calciumhomöostase-Regulatoren	98,7	8,7	0,3	3,1	6,7	7,4
	Summe Rang 1–40	36.581,6	4,0	601,6	–0,3	38.796,2	0,3
	GKV-Gesamtarzneimittelmarkt	38.651,6	3,7	663,7	–0,7	41.268,2	0,3

Biologika aus der Gruppe der TNFα-Inhibitoren, der Interleukin-Inhibitoren und weiterer selektiv wirkender Immunsuppressiva, die in der Rheumatologie (▶ Kapitel 19, Antirheumatika und Antiphlogistika), Gastroenterologie (▶ Kapitel 33, Magen-Darmmittel und Lebertherapeutika) und Neurologie (▶ Kapitel 35, Mittel zur Behandlung der multiplen Sklerose) ihren festen Platz haben.

An dritter Stelle folgen die Antidiabetika, die mit einem geringfügig gestiegenen Verordnungsvolumen erneut höhere Nettokosten aufweisen, ein Zeichen für das weitere Vordringen teurer Patentarzneimittel. Zu dem Kostenanstieg haben die DPP 4 Hemmer (Gliptine) wesentlich beigetragen, die trotz fehlender Evidenz in den letzten 10 Jahren Mehrkosten von ca. 500 Mio. € verursacht haben (▶ Kapitel 14, ▶ Abbildung 14.1). Nicht berücksichtigt sind bei dieser Auswertung die Kosten der Glucoseteststreifen in Höhe von 640 Mio. € (▶ Kapitel 48, Ergänzende statistische Übersicht, ▶ Tabelle 48.3), so dass sich die Gesamtkosten der Antidiabetika und der zugehörigen Diagnostika auf 2.992 Mio. € belaufen.

Auf dem nächsten Rang folgen die antithrombotischen Mittel mit einem nochmaligen hohen Kostenanstieg (+13,3%). Er ist durch die weiter steigende Verordnung der neuen direkten oralen Antikoagulantien (Thrombinantagonisten, Faktor-Xa-Antagonisten) bedingt und hat dazu geführt, dass sie nun schon deutlich häufiger als die traditionellen Vitamin-K-Antagonisten verordnet wurden (▶ Kapitel 18, Antithrombotika und Antihämorrhagika, ▶ Abbildung 18.1). Das hat in den letzten sechs Jahren Mehrkosten von 1,5 Mrd. € verursacht, obwohl die Vitamin-K-Antagonisten nach der Bewertung in anerkannten Leitlinien weiterhin einen höheren Evidenzgrad als die neuen oralen Antikoagulantien haben.

Die Antiasthmatika haben sich trotz eines relativ kleinen Kostenanstiegs (+2,1%) auf Rang 5 vorgeschoben. Das ist vor allem durch steigende Verordnungen von Kombinationspräparaten der Anticholinergika bedingt, auch durch Neueinführung von weiteren Wirkstoffen, wodurch ihre zunehmende Bedeutung für die COPD-Therapie unterstrichen wird (▶ Kapitel 22, Bronchospasmolytika und Antiasthmatika, ▶ Tabelle 22.6).

Die Psychopharmaka sind auf Rang 6 zurückgefallen, obwohl das Verordnungsvolumen nach DDD höher lag (+0,9%) und der Kostenrückgang relativ moderat war (–3,2%). Die geringeren Verordnungskosten beruhten auf einer weiteren Zunahme von preisgünstigen Generika bei mehreren Antidepressivagruppen (▶ Kapitel 41, Psychopharmaka, ▶ Tabelle 41.3 und ▶ Tabelle 41.4).

Weiter nach vorn gerückt sind die Analgetika mit einem kleinen prozentualen Kostenzuwachs (+1,8%). Hier wurden fast alle Analgetikagruppen mehr verordnet, wobei der größte Kostenzuwachs auf die stark wirksamen Opioidanalgetika entfiel (▶ Kapitel 9, Analgetika, ▶ Tabelle 9.1).

Die antiviralen Mittel sind 2017 nach einem erneuten starken Kostenrückgang (–13,1%) auf Rang 8 zurückgefallen, was vor allem durch einen weiteren Rückgang des Verordnungsvolumens der Hepatitis-C-Therapeutika um 44% im Vergleich zu 2016 bedingt ist (▶ Kapitel 33, Magen-Darmmittel und Lebertherapeutika, ▶ Tabelle 33.3). Aber auch die Nettokosten dieser Arzneimittelgruppe haben auf 493 Mio. € (2016 751 Mio. €, –34%) abgenommen. Bemerkenswert ist vor allem eine neue Elbasvir-Grazoprevir-Kombination (*Zepatier*) mit fast 50% geringeren Therapiekosten als die fixen Sofosbuvirkombinationen. Die zweite Teilgruppe der Virostatika betrifft antiretrovirale Mittel zur Behandlung der HIV-Infektion, die 2017 ebenfalls hohe Kosten verursacht haben, aber im Vergleich zu 2016 wesentlich weniger abnahmen (724 Mio. €, –9%) (▶ Kapitel 12, Antibiotika und Chemotherapeutika, ▶ Tabelle 12.10).

Insgesamt summieren sich die Mehrkosten der 20 führenden Indikationsgruppen mit gestiegenen Kosten auf 1.881 Mio. € (❑ Tabelle 1.3). Demgegenüber stehen zehn Indikationsgruppen mit deutlich gesunkenen Verordnungskosten, die insgesamt 491 Mio. € betragen (❑ Tabelle 1.3). Davon entfällt der größte Anteil auf den erneuten Kostenrückgang der antiviralen Mittel mit 231 Mio. € (siehe oben). In einigen Indikationsgruppen beruhen die gesunkenen Arzneimittelkosten dieses Segments aber nicht auf einer Abnahme des Verordnungsvolumens sondern gehen im Gegenteil sogar mit einem erhöhten DDD-Volumen einher. Diese gegenläufige Entwicklung findet sich wiederum bei Urologika und Psychopharmaka, die aufgrund weiter zunehmender Generikaverordnungen deutliche Abnahmen der Nettokosten zeigen (❑ Tabelle 1.3).

□ Tabelle 1.3 Kostenentwicklung führender Indikationsgruppen 2017.

Arzneimittelgruppe	Nettokosten			DDD	
	Mio. €	% Änd.	Änd. Mio. €	Mio.	% Änd.
Gestiegene Kosten					
Antihämorrhagika	357,5	14,8	46,2	3,1	4,1
Immunsuppressiva	4.660,0	14,5	588,4	141,4	8,0
Antithrombotische Mittel	2.093,5	13,3	246,5	1.737,0	2,2
Enzymersatzmittel	496,1	12,4	54,8	1,4	6,3
Lipidsenker	673,1	10,9	66,0	2.305,0	5,2
Onkologika	6.443,8	10,0	586,7	76,5	3,6
Calciumhomöostase-Regulatoren	98,7	8,7	7,9	6,7	7,4
Immunsera und Immunglobuline	418,0	8,2	31,5	4,0	4,7
Antianämika	303,0	6,3	17,9	307,0	4,8
Gichtmittel	141,8	5,9	7,9	385,4	0,1
Muskelrelaxanzien	164,8	4,1	6,5	144,8	4,6
Ophthalmika	1.122,8	3,6	39,3	787,1	1,8
Antidiabetika	2.351,5	3,4	77,7	2.208,0	1,1
Allergene	355,7	2,7	9,4	144,6	1,2
Blutersatzmittel	308,2	2,7	8,1	29,7	4,3
Antiasthmatika	1.691,7	2,1	34,5	1.307,0	0,3
Antiepileptika	737,5	1,9	13,5	425,6	2,9
Antidiarrhoika	225,6	1,9	4,1	101,3	0,6
Analgetika	1.657,7	1,8	29,0	672,0	1,2
Schilddrüsentherapeutika	372,7	1,4	5,0	1.813,1	0,7
Summe	**24.673,6**	**8,3**	**1.880,9**	**12.600,7**	**2,1**
Abnehmende Kosten					
Antivirale Mittel	1.531,0	−13,1	−231,3	46,3	0,9
Ulkustherapeutika	656,9	−10,0	−73,1	3.723,6	−4,6
Immunstimulanzien	1.086,7	−5,4	−61,8	21,2	−4,0
Urologika	318,7	−4,1	−13,8	678,4	1,6
Antiphlogistika und Antirheumatika	633,2	−3,8	−25,0	1.065,1	−3,9
Psychopharmaka	1.668,7	−3,2	−55,7	2.224,8	0,9
Husten- und Erkältungsmittel	112,4	−3,2	−3,7	97,8	−6,4
Antibiotika	681,3	−2,3	−16,0	332,0	−3,3
Sexualhormone	351,1	−2,0	−7,1	838,2	−2,7
Herztherapeutika	260,0	−1,4	−3,7	379,9	−7,1
Summe	**7.300,0**	**−6,3**	**−491,1**	**9.407,2**	**−2,7**

1.3 Verordnung führender Arzneimittel

Die aktuelle Entwicklung der 30 führenden Arzneimittel nach Nettokosten verdeutlicht weitere Schwerpunkte der Ausgabendynamik des Arzneimittelmarktes. Die Kosten dieser Arzneimittel sind wiederum stärker angestiegen (+8,4%) als die Kosten des Gesamtmarkts (+3,7%) und haben damit Mehrausgaben von 734 Mio. € verursacht (◻ Tabelle 1.4). Das bedeutet, dass 2017 mehr als die Hälfte des Kostenanstiegs des GKV-Arzneimittelmarkts durch die 30 führenden Arzneimittel verursacht wurde.

In dieser Spitzengruppe sind jetzt erstmals acht Onkologika mit Nettokosten von 2.596 Mio. € vertreten. Das hohe Kostenvolumen der Onkologika ist vor allem durch die erstmalige Einbeziehung der Rezepturarzneimittel (*Avastin, Herceptin, Opdivo, MabThera, Ibrance*) zusätzlich zu der bisherigen Auswertung der Fertigarzneimittel bedingt. Problematisch ist der schnelle Aufstieg von Palbociclib (*Ibrance*) im Jahr der Markteinführung, obwohl die frühe Nutzenbewertung keinen Zusatznutzen für die Behandlung des hormonrezeptorpositiven Mammakarzinoms ergeben hatte. Trotz einer Senkung des Erstattungsbetrages um fast 50 % liegen die Jahrestherapiekosten von *Ibrance* immer noch 100-fach höher als die der Vergleichstherapie mit Aromatasehemmern (▶ Kapitel 37, Abschnitt 37.4.7).

Eine zweite große Gruppe bilden vier TNFα-Inhibitoren, die überwiegend zur Behandlung anderweitig therapierefraktärer Patienten mit rheumatoider Arthritis, aber zunehmend auch bei weiteren Indikationen (ankylosierende Spondylitis, Psoriasisarthritis, Psoriasis, Morbus Crohn, Colitis ulcerosa) eingesetzt werden. Das führende Präparat Adalimumab (*Humira*) sowie Golimumab (*Simponi*) haben weiter zugelegt, während Etanercept (*Enbrel*) und Infliximab (*Remicade*) nach der Einführung von Biosimilars für Infliximab (*Remsima, Inflectra*) und Etanercept (*Benepali*) zurückfielen (◻ Tabelle 1.4). Allein diese vier TNFα-Inhibitoren haben inzwischen Nettokosten von 1.808 Mio. € erreicht. Alle vier TNFα-Inhibitoren sind vor Inkrafttreten des AMNOG ohne Nutzenbewertung und Erstattungspreisverhandlungen in Deutschland auf den Markt gekommen, so dass mit der Markteinführung von weiteren Biosimilars deutliche Kostensenkungen zu erwarten sind (▶ Kapitel 4, Biosimilars).

Aus der Gruppe der neuen direkten oralen Antikoagulantien sind Rivaroxaban (*Xarelto*) und Apixaban (*Eliquis*) nach weiteren Anstiegen in die Spitzengruppe der umsatzstärksten Arzneimittel vorgerückt. Die Nettokosten dieser beiden Präparate betragen jetzt schon 1.171 Mio. €.

Zur Behandlung der multiplen Sklerose sind in diesem Sektor vier Präparate vertreten, die zusammen auf Nettokosten von 949 Mio. € kommen. Bemerkenswert ist das weitere Vordringen von zwei oralen Präparaten (*Gilenya, Tecfidera*), während ein parenterales Präparat (*Copaxone*) stagniert, ein parenterales Interferonpräparat (*Rebif*) deutlich zurückfiel und ein weiteres Interferonpräparat (*Avonex*) nicht mehr in der Spitzengruppe vertreten ist (▶ Kapitel 35, Mittel zur Behandlung der multiplen Sklerose, ▶ Tabelle 35.1).

Weitere teure Arzneimittel sind die zwei VEGF-Antikörper (*Eylea, Lucentis*) zur Behandlung der neovaskulären altersabhängigen Makuladegeneration, die trotz des weltweiten Off-Label-Einsatzes des erheblich preiswerteren VEGF-Antikörpers Bevacizumab (*Avastin*) weiter steigende Verordnungskosten aufweisen (▶ Kapitel 38, Ophthalmika, ▶ Tabelle 38.9). Die Nettokosten dieser beiden Präparate betragen jetzt 640 Mio. €.

Anders als im Vorjahr sind nur noch zwei Generika (*Novaminsulfon Lichtenstein, Ibuflam*) vertreten, die als besonders verordnungsstarke Arzneimittel in die Spitzengruppe der 30 kostenstärksten Arzneimittel vorgedrungen sind. Andererseits sind bei fünf führenden biologischen Arzneimitteln (*Enbrel, MabThera, Lantus, Clexane, Remicade*) Biosimilars und bei drei weiteren Arzneimitteln (*Symbicort, Spiriva, Foster*) generische Alternativen verfügbar, so dass durch Einsatz der bereits am Markt verfügbaren Austauschmöglichkeiten deutliche Kostensenkungen möglich sind.

1.4 Patentgeschützte Arzneimittel

Patentgeschützte Arzneimittel sind seit vielen Jahren Hauptursache der steigenden GKV-Arzneimittelausgaben. Ähnlich wie der Gesamtmarkt zeigen Verordnungen und Umsatz der patentgeschützten Arznei-

◨ Tabelle 1.4 Führende 30 Arzneimittel 2017 nach Nettokosten. Angegeben sind die Nettokosten im Jahr 2017 mit der prozentualen Änderung und der Änderung in Mio. Euro im Vergleich zu 2016.

Rang	Präparat	Wirkstoff	Nettokosten Mio. €	Änderung %	Änderung Mio. €
1	Humira	Adalimumab	975,0	7,1	64,7
2	Xarelto	Rivaroxaban	666,5	3,1	20,0
3	Eliquis	Apixaban	504,7	50,3	168,9
4	Avastin	Bevacizumab	497,7	−2,2	−11,4
5	Herceptin	Trastuzumab	443,2	2,3	9,9
6	Enbrel	Etanercept	390,2	−18,0	−85,6
7	Revlimid	Lenalidomid	354,6	24,3	69,3
8	Lucentis	Ranibizumab	342,7	8,3	26,3
9	Opdivo	Nivolumab	319,4	40,2	91,6
10	Eylea	Aflibercept	297,1	11,8	31,4
11	Mabthera	Rituximab	270,1	−13,0	−40,2
12	Novaminsulfon Lichtenstein	Metamizol-Natrium	261,6	4,4	11,0
13	Copaxone	Glatirameracetat	259,7	−0,3	−0,7
14	Gilenya	Fingolimod	257,4	5,7	13,8
15	Xtandi	Enzalutamid	253,0	12,7	28,4
16	Cosentyx	Secukinumab	246,6	62,6	94,9
17	Tecfidera	Dimethylfumarat	246,1	6,9	15,9
18	Lantus	Insulin glargin	245,1	−2,7	−6,8
19	Soliris	Eculizumab	241,6	9,9	21,7
20	Zytiga	Abirateron	241,4	9,4	20,7
21	Clexane	Enoxaparin	241,2	−4,5	−11,5
22	Remicade	Infliximab	235,7	−21,9	−66,1
23	Stelara	Ustekinumab	231,0	63,3	89,5
24	Ibrance	Palbociclib	216,6	(neu)	216,6
25	Ibuflam/-Lysin	Ibuprofen	214,2	−1,2	−2,7
26	Simponi	Golimumab	207,0	5,9	11,5
27	Spiriva	Tiotropiumbromid	206,3	−10,2	−23,4
28	Symbicort	Formoterol und Budesonid	189,7	−10,6	−22,5
29	Rebif	Interferon beta-1a	185,6	−10,4	−21,5
30	Foster	Formoterol und Beclometason	183,0	12,0	19,6
Summe Rang 1–30			9424,1	8,4	733,7
Anteil am Gesamtmarkt			24,4%		
Gesamtmarkt			38.651,6	3,7	1376,0

mittel seit 1998 eine gegenläufige Entwicklung. Lagen die Umsätze patentgeschützter Fertigarzneimittel 1998 noch bei 6,1 Mrd. € und hatten damit nur einen Anteil von 33% am Gesamtmarkt, sind sie bis 2015 mit zwei Unterbrechungen kontinuierlich auf 15,8 Mrd. € gestiegen (◨ Abbildung 1.3). Seit 2010 waren die Umsätze infolge des Preismoratoriums und des erhöhten Preisabschlags zunächst niedriger. Ab 2016 sind die Umsätze des Gesamtarzneimittelmarktes einschließlich Rezepturarzneimittel auf

18,5 Mrd. € mit einen Anteil von 45% am Gesamtmarkt gestiegen. Die Verordnungen der Patentarzneimittel sind seit 2003 rückläufig. Im Jahr 2017 hatten die 39 Mio. Verordnungen nur noch einen Anteil
von 5,9% am Gesamtvolumen von 664 Mio. Verordnungen (◘ Abbildung 1.1 und ◘ Abbildung 1.3).

Die enorme Kostendynamik der patentgeschützten Arzneimittel zeigt sich nicht nur am gesamten
Umsatzvolumen der Gruppe sondern auch an den
Jahrestherapiekosten der einzelnen neueingeführten
Arzneimittel. Von den 34 neuen Wirkstoffen des
Jahres 2017 hatten 24 Patentarzneimittel (71%) mehr
als 20.000 € Kosten pro Jahr (◘ Tabelle 1.5). Bei 9 der
10 neuen Onkologika des Jahres 2017 lagen die Jahrestherapiekosten sogar über 60.000 €. Dabei ist
keine klare Relation zu dem therapeutischen Nutzen
zu erkennen, denn die frühe Nutzenbewertung des
G-BA ergab nur bei einem der 10 neuen Onkologika
einen beträchtlichen Zusatznutzen (Midostaurin)
durch eine Verlängerung des Gesamtüberlebens um
etwa 4 Jahre, wobei über 50% der Patienten in beiden
Gruppen eine Stammzelltransplantation erhielten
(▶ Kapitel 3, Neue Arzneimittel 2017, ▶ Abschnitt
3.1.20), während bei den meisten anderen Onkologika ein Zusatznutzen nicht quantifizierbar oder
nicht belegt war (◘ Tabelle 1.5). In einer amerikanischen Untersuchung wurde bereits vor einigen Jahren festgestellt, dass keine Korrelation zwischen dem
klinischem Nutzen und den Preisen beim Markteintritt neuer Onkologika besteht. Daraus war gefolgert
worden, dass die derzeitige Preispolitik nicht rational ist, sondern vor allem widerspiegelt, was der
Markt zu zahlen bereit ist (Mailankody und Prasad
2015). Nachvollziehbares Kriterium für sehr hohe
Arzneimittelpreise sollte daher eine echte Lebens-
verlängerung sein, wie das für das oben genannte
Midostaurin nachgewiesen wurde. Ein exzellentes
Beispiel für ein lebensverlängerndes Arzneimittel ist
Imatinib (*Glivec*), das 2001 zur Behandlung der chronischen myeloischen Leukämie (CML) eingeführt
wurde und nach 11 Jahren eine Gesamtüberlebensra-
te von 83% gezeigt hat (▶ Kapitel 37, Onkologika,
▶ Abschnitt 37.4.1).

Seit vielen Jahren ist bekannt, dass die Arzneimittelpreise für Patentarzneimittel in Deutschland
höher liegen als in anderen Ländern (Simoens 2007,
Garattini et al. 2008, Jönsson et al. 2008, Europäisches Parlament 2011, Kanavos et al. 2011, Vogler et

al. 2014). Hauptgrund für die großen Preisunterschiede ist die Tatsache, dass Deutschland bis zum
Inkrafttreten des AMNOG keinerlei Preiskontrollen
bei der Markteinführung patentgeschützter Arzneimittel durchführte. Die Hersteller patentgeschützter
Arzneimittel konnten den Arzneimittelpreis bis
Ende 2010 generell frei festlegen. Das hat sich mit
Inkrafttreten des AMNOG zu Beginn des Jahres
2011 grundsätzlich geändert. Für Arzneimittel mit
einem Zusatznutzen werden gemäß AMNOG
(§ 130b Absatz 1 SGB V) Erstattungsbeträge in zentralen Verhandlungen des GKV-Spitzenverbands
mit den pharmazeutischen Unternehmern vereinbart. Das gleiche gilt für Arzneimittel ohne Zusatznutzen, die keiner Festbetragsgruppe zugeordnet
werden. Bei der Festlegung von Erstattungsbeträgen
soll auch die Höhe des tatsächlichen Abgabepreises
in anderen europäischen Ländern berücksichtigt
werden (§ 130b, Absatz 9, SGB V). Allein dafür sind
internationale Preisvergleiche erforderlich.

Die methodischen Probleme internationaler
Preisvergleiche sind keineswegs gelöst, zumal solche
Untersuchungen aus ganz unterschiedlichen Moti-
ven durchgeführt werden (Wagner und McCarthy
2004, Machado et al. 2011). Eine zuverlässige Methode für aussagefähige Preisvergleiche besteht darin, identische Arzneimittelpackungen zu vergleichen, auch wenn damit nur ein begrenztes Segment
des Arzneimittelmarktes untersucht werden kann,
weil Packungsgrößen und Dosisstärken in einigen
Ländern verfügbar sind, in anderen aber nicht
(Wagner und McCarthy 2004). Aus diesem Grunde
wurde im Arzneiverordnungs-Report die Methode
des Preisvergleichs mit den jeweils umsatzstärksten
Arzneimittelpackungen für Schweden, Großbritannien, Niederlande und Frankreich angewendet. Mit
dieser Methode wurden erhebliche Einsparpotenziale für den deutschen Patent- und Generikamarkt
berechnet. Auch der Vergleich mit Bruttoinlands-
produkt-adjustierten Herstellerabgabepreisen aus 8
europäischen Ländern ergab im deutschen Markt
für Patentarzneimittel nach Berücksichtigung des
gesetzlichen Herstellerabschlags und der Einsparungen durch Erstattungsbeträge für AMNOG-Arzneimittel ein theoretisches Einsparpotenzial, das für die
Jahre 2015 und 2016 1,44 Mrd. € bzw. 1,50 Mrd. €
und damit 13% des Herstellerumsatzes betrug (siehe
▶ Arzneiverordnungs-Report 2016 und 2017, ▶ Kapitel

◻ Tabelle 1.5 Jahrestherapiekosten neuer Arzneimittel 2017.

Wirkstoff	Handels-name	Hersteller	Jahrestherapie-kosten (€)	Erstattungs-betrag (Absenkung)	Zusatznutzen
Alectinib	Alecensa	Roche	103.581		gering
Atezolizumab	Tecentriq	Roche	101.819		gering
Avelumab	Bavencio	Merck	114.418		nicht quantifizierbar
Baricitinib	Olumiant	Lilly	17.544	11,5%	nicht belegt
Brodalumab	Kyntheum	Leo Pharma	21.777		nicht quantifizierbar
Ceftazidim/ Avibactam	Zavicefta	Pfizer	345 (pro Tag)		keine Bewertung
Cenegermin	Oxervate	Dompé	21.319		nicht quantifizierbar
Cerliponase alfa	Brineura	BioMarin	747.057	17,8%	nicht quantifizierbar
Dupilumab	Dupixent	Sanofi	21.390		beträchtlich
Etelcalcetid	Parsabiv	Amgen	3.241–8.964	9,1%	nicht belegt
Follitropin delta	Rekovelle	Ferring	67–134 (pro Tag)		keine Bewertung
Glecaprevir/ Pibrentasvir	Maviret	AbbVie	32.964–46.446	14,2%	nicht belegt
Guselkumab	Tremfya	Janssen	26.901		beträchtlich
Inotuzumab Ozogamicin	Besponsa	Pfizer	109.125–327.376		gering
Ixazomib	Ninlaro	Takeda	122.417	35,6%	nicht quantifizierbar
Ixekizumab	Taltz	Lilly	23.727	28,1%	beträchtlich
Landiolol	Rapibloc	Amomed Pharma	132 (pro Stunde)		Freistellung
Lonoctocog alfa	Afstyla	CSL Behring	236.025–859.977		nicht belegt
Meningokokken-gruppe B-Impfstoff	Trumenba	Pfizer	217–325 (pro Impfung)		keine Bewertung
Midostaurin	Rydapt	Novartis	281.178–562.356		beträchtlich
Nabilon	Canemes	AOP Orphan	51 (pro Tag)		keine Bewertung
Niraparib	Zejula	Tesaro	145.294		nicht quantifizierbar
Nonacog beta pegol	Refixia	Novo Nordisk	425.425–595.595		nicht belegt
Nusinersen	Spinraza	Biogen	612.354 (1. Jahr) 310.677 (2. Jahr)	10,6%	erheblich
Obeticholsäure	Ocaliva	Intercept	48.729	21,3%	nicht quantifizierbar
Reslizumab	Cinqaero	Teva	23.528	6,9%	gering
Ribociclib	Kisqali	Novartis	66.046		nicht belegt
Rolapitant	Varuby	Tesaro	137,35–169,54 (Therapiezyklus)		nicht belegt
Sarilumab	Kevzara	Sanofi	19.797		beträchtlich
Telotristatethyl	Xermelo	Ipsen Pharma	27.223		nicht quantifizierbar
Tivozanib	Fotivda	EUSA Pharma	49.619		nicht belegt
Tofacitinib	Xeljanz	Pfizer	17.560	16,9%	nicht belegt
Venetoclax	Venclyxto	AbbVie	96.832	21,1%	nicht quantifizierbar
Voxilaprevir/Sofos-buvir/ Velpatasvir	Vosevi	Gilead	41.982–62.973 (8–12 Wochen)		nicht belegt

7, Europäischer Preisvergleich für patentgeschützte Arzneimittel).

Die Erstattung von Arzneimitteln in Deutschland unterscheidet sich aber weiterhin in zentralen Punkten von anderen europäischen Ländern. In Deutschland kann der pharmazeutische Unternehmer ein neues patentgeschütztes Arzneimittel weiterhin zu einem frei festgelegten Listenpreis auf dem Markt bringen, der bereits ab dem ersten Tag der Markteinführung von den Krankenkassen erstattet werden muss. Erst nach Abschluss der frühen Nutzenbewertung durch den G-BA und der Preisverhandlungen zwischen GKV-Spitzenverband und dem pharmazeutischen Unternehmer erfolgt ein Jahr nach der Markteinführung die Arzneimittelerstattung durch die Krankenkassen mit dem verhandelten Erstattungsbetrag. Um übermäßigen Preisforderungen der pharmazeutischen Unternehmer im ersten Jahr nach der Markteinführung zu begegnen, war im Referentenentwurf des GKV-Arzneimittelversorgungsstärkungsgesetzes (AMVSG) von 2016 ursprünglich eine rückwirkende Geltung des Erstattungsbetrages mit einer Umsatzschwelle von 250 Mio. € vorgesehen. Die Rückerstattung wurde aber in der Endfassung des Gesetzes wieder gestrichen. Da die Erstattungsbeträge nicht schon bei der Markteinführung gültig sind, belaufen sich die Mehrkosten der freien Preisbildung im ersten Jahr seit 2011 bis 2017 inzwischen auf 1.090 Mio. €, davon allein 353 Mio. € im Jahre 2017 (▶ Kapitel 5, GKV-Arzneimittelmarkt 2017: Trends und Marktsegmente, ▶ Abschnitt 5.4.4).

Die Erstattung frei festgelegter Arzneimittelpreise während des ersten Jahres nach der Markteinführung eines neuen Arzneimittels ist in keinem anderen europäischen Land in dieser Form möglich. Mit wenigen Ausnahmen entscheiden in den anderen europäischen Ländern die zuständigen Institutionen zunächst über die Erstattungsfähigkeit und den Erstattungspreis eines Arzneimittels. Zentraler Ansatz der Preisregulierung stellt in den meisten europäischen Ländern die internationale Preisreferenzierung dar, allerdings wird dies bei hochpreisigen Medikamenten meist nur als erster Schritt angewandt. In der Folge werden mit den pharmazeutischen Unternehmern die Erstattungspreise verhandelt und diese in vertraulichen Rabattverträgen vereinbart. Vertragliche Rabattabkommen sind in anderen Ländern vor allem ein Instrument für den Marktzugang für hochpreisige Patentarzneimittel, während in Deutschland die Rabattverträge überwiegend den generikafähigen Markt betreffen (siehe ▶ Kapitel 7, ▶ Abschnitt 7.1).

1.5 Generika

Der Verordnungsanteil der Generika im Gesamtmarkt ist seit 1998 von 44,9% auf 76,4% im Jahre 2017 angestiegen (◻ Abbildung 1.4). Im Vergleich

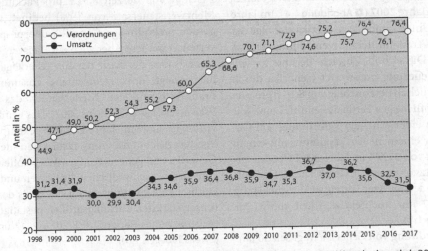

◻ **Abbildung 1.4** Anteil der Generika am Gesamtmarkt 1998 bis 2017 (ab 2001 mit neuem Warenkorb und ab 2016 mit Zubereitungen).

zu den im Vorjahr publizierten Daten ergeben sich für 2017 Abweichungen, weil sich die aktualisierte Zahl von 482 generikafähigen Wirkstoffen gegenüber 2016 (444) deutlich erhöht hat. Das ist vor allem dadurch bedingt, dass neben den Generika als Fertigarzneimittel auch solche als Rezepturarzneimittel hinzugekommen sind. Außerdem gibt es 14 weitere neue generikafähige Wirkstoffe, von denen im Jahre 2017 fünf Wirkstoffe Nettokosten von über 50 Mio. € hatten: Oxycodon/Naloxon (170,9 Mio. €), Etoricoxib (81,4 Mio. €), Tenofovirdisoproxil (62,8 Mio. €), Tenofovirdisoproxil/Emtricitabin (75,6 Mio. €) und Ivabradin (53,3 Mio. €). Allerdings sind bisher für keinen dieser neu hinzugekommenen generikafähigen Wirkstoffe Festbeträge vom GKV-Spitzenverband beschlossen worden. Wie groß der Preisunterschied von generikafähigen Erstanbieterpräparaten zu Generika sein kann, zeigt das Beispiel des vor zwei Jahren patentfrei gewordenen Wirkstoffs Imatinib, bei dem der Packungspreis für das Originalpräparat (*Glivec* 90 Filmtbl. 400 mg 10.109,22 €) im Vergleich zu dem preisgünstigsten Generikum (*Imatinib* Denk 90 Filmtbl. 400 mg 478,39 €) derzeit immer noch 20-fach höher liegt. Einen vollständigen Überblick über den prozentualen Anteil der Generikaverordnungen von 482 generikafähigen Wirkstoffen gibt die ergänzende statistische Übersicht (▶ Kapitel 48, ▶ Tabelle 48.9).

Die größte prozentuale Zunahme der Generikaverordnungen gab es nach Inkrafttreten des Arzneimittelversorgungs-Wirtschaftlichkeitsgesetzes (AVWG) im Jahre 2007 (◘ Abbildung 1.4). Im Jahre 2004 ist der Umsatzanteil der Generika als Folge der geänderten Arzneimittelpreisverordnung kräftig angestiegen. Dieser hohe Zuwachs beruhte speziell auf der Verteuerung preiswerter Generika durch einen einheitlichen Festzuschlag von 8,10 € pro verschreibungspflichtiges Fertigarzneimittel und war kein Zeichen einer erhöhten Verordnung von Generika. Nach einem neuen Maximum mit einem Umsatzanteil von 37,0% im Jahre 2013 war das anteilige Umsatzvolumen der Generika am Gesamtmarkt in den letzten vier Jahren wieder rückläufig und hat 2017 nur noch einen Anteil von 31,5% (◘ Abbildung 1.4).

Die Verordnung von Generika trägt seit 30 Jahren zur Dämpfung der Arzneimittelausgaben bei. Daher wurde im Arzneiverordnungs-Report regel-

mäßig das Einsparpotenzial von Generika auf der Basis der preisgünstigsten deutschen Generika berechnet. Die erste Berechnung wurde für die Verordnungsdaten des Jahres 1987 durchgeführt und ergab ein Einsparpotenzial vom 818 Mio. € (1,6 Mrd. DM) für den damaligen Generikamarkt von 3.597 Mio. € (7.035 Mio. DM) (siehe ▶ Arzneiverordnungs-Report 1988, Überblick über die Arzneiverordnungen im Jahre 1987). Die berechneten Einsparpotenziale der Generika stiegen bis 2010 auf 1.584 Mio. € (◘ Abbildung 1.5). Seit 2003 haben die Krankenkassen die Möglichkeit, mit Arzneimittelherstellern Rabattverträge abzuschließen, die 2007 mit der Verpflichtung der Apotheker zur Abgabe rabattierter Arzneimittel wesentlich effektiver wurden. Bereits vier Jahre später erreichten die Rabatterlöse der Krankenkassen 1.721 Mio. €. Damit wurden die berechneten Einsparpotenziale der Generika vollständig durch die Rabattverträge abgeschöpft. Inzwischen sind die Rabatterlöse im Jahre 2017 weiter auf 4.033 Mio. € (Vorjahr 3.888 Mio. €) angestiegen (◘ Abbildung 1.5), so dass rabattierte Generika im Durchschnitt deutlich billiger als die preisgünstigsten deutschen Generika sind (▶ Kapitel 5, ▶ Abschnitt 5.4.2 Arzneimittel-Rabattverträge).

Wie bereits mehrfach dargestellt, sind die Generikapreise in Deutschland deutlich höher als in vielen europäischen Nachbarländern. Teilweise sind die hohen deutschen Generikapreise durch unsere gesetzlichen Regelungen (Apothekenfestzuschlag von derzeit 8,51 € pro Packung, voller Mehrwertsteuersatz von 19%) bedingt, wodurch gerade preisgünstige Generika überproportional verteuert werden. Aber auch ein Preisvergleich der Generika auf der Basis der Herstellerabgabepreise hat gezeigt, dass Deutschland zusammen mit Frankreich und den Niederlanden das höchste Preisniveau hatte (Simoens 2007). Das wurde in den vorangegangenen Jahren durch exemplarische Preisvergleiche der umsatzstärksten deutschen Generika und generikafähigen Wirkstoffe mit entsprechenden schwedischen, britischen und niederländischen Arzneimitteln auf der Basis der jeweils umsatzstärksten Packungsgrößen bestätigt (▶ Arzneiverordnungs-Report 2010, 2011, 2012 und 2015, jeweils Tabellen 1.6).

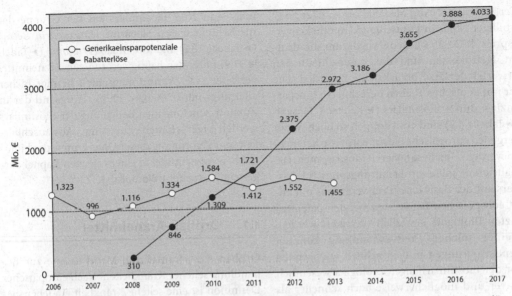

1.6 Biosimilars

Der Markt der Biosimilars ist seit 2010 sprunghaft gewachsen, erkennbar an einer siebenfachen Zunahme der Nettokosten von 75 Mio. € auf 555 Mio. € im Jahre 2017 (▶ Kapitel 4, Biosimilars, ▶ Abbildung 4.1). Allerdings ist der prozentuale Anteil der Biosimilars am biosimilarfähigen Gesamtmarkt mit 22,5% weiterhin nicht viel höher als im Jahre 2010 (damals 20,5%). Bei den Verordnungen liegt der Anteil der Biosimilars sogar noch niedriger und beträgt mit 0,8 Mio. nur 9,9% an den 8,1 Mio. Verordnungen des biosimilarfähigen Gesamtmarktes (■ Tabelle 1.1). Die Einsparpotenziale durch Umstellung auf das jeweils preisgünstigste Biosimilar sind 2017 ebenfalls gestiegen (▶ Kapitel 4, Biosimilars, ▶ Abbildung 4.1). Sie betragen allerdings nur 279 Mio. € (Vorjahr: 246 Mio. €) und sind damit im Vergleich zu den Einsparpotenzialen bei den Generika noch sehr gering, da die Verkaufspreise der Biosimilars immer noch relativ hoch liegen. So betrug 2017 die durchschnittliche Differenz der Nettokosten pro DDD zwischen Referenzarzneimittel und den jeweils günstigsten Biosimilars 17,2%, am höchsten war sie mit 34,8% bei Filgrastim.

Bei der Berechnung der Einsparpotenziale ist allerdings zu berücksichtigen, dass bisher alle bio-similarfähigen Biologika vor Inkrafttreten des AMNOG ohne Nutzenbewertung und ohne Verhandlung eines Erstattungspreises auf den Markt kamen. Aufgrund der freien Preisbildung waren die deutschen Preise von Patentarzneimitteln und insbesondere von Biologika schon immer teurer als in anderen europäischen Ländern. Das zeigt das Beispiel des umsatzstärksten deutschen Arzneimittels *Humira* (Wirkstoff Adalimumab), das 2017 mit Nettokosten von 975 Mio. € an der Spitze der umsatzstärksten Arzneimittel steht (■ Tabelle 1.4). Schon 2012 haben wir durch einen internationalen Preisvergleich nachgewiesen, dass *Humira* 16,5% teurer war als in den Niederlanden, wenn die deutschen Nettokosten nach Abzug der gesetzliche Abschläge und die unterschiedlichen deutschen und niederländischen Mehrwertsteuersätze berücksichtigt wurden (siehe ▶ Arzneiverordnungs-Report 2012, Kapitel 1, ▶ Tabelle 1.4). Daran hat sich auch im Jahre 2018 nichts geändert, außer dass *Humira* in den Niederlanden etwas billiger als 2012 ist (*Humira* 6 Pen 40 mg, deutscher Apothekenverkaufspreis 5.231,36 €, niederländische Medicijnkosten 3.200,96 €). Ähnliche Preisunterschiede bestehen auch bei dem umsatzstärksten Biosimilar *Benepali* für den TNFα-Inhibitor Etanercept, der derzeit in den Niederlanden in der größten Packungsgröße

(12 Fertigspritzen 50 mg, Medicijnkosten 2.726,56 €) 23% billiger ist als in Deutschland (Apothekenverkaufspreis 4.231,35 €), wenn wiederum die deutschen Nettokosten und die unterschiedlichen Mehrwertsteuersätze berücksichtigt werden. Die bisher mit deutschen Preisen berechneten Einsparpotenziale durch Biosimilars (▶ Kapitel 4, Biosimilars, ▶ Tabelle 4.2) sind etwa doppelt so hoch, wenn als Vergleich europäische Biosimilarpreise herangezogen werden. Um diese höheren Einsparpotenziale zu realisieren, sollte ein Erstattungspreis für Biosimilars auf der Basis eines Preisvergleichs mit anderen europäischen Ländern wie bei den patentgeschützten Biologika gesetzlich verankert werden. Mit einer solchen Preisverhandlung könnten Kosteneinsparungen in dem schnell wachsenden Sektor der biosimilarfähigen Biologika wesentlich effektiver und möglicherweise auch schneller als derzeit erzielt werden. Der Kostenanteil der biosimilarfähigen Biologika (2,466 Mrd. €) am Gesamtmarkt der Biologika (10,885 Mrd. €) beträgt derzeit 23% und liegt damit deutlich niedriger als der Kostenanteil von allen generikafähigen Arzneimitteln (16,663 Mrd. €) am Gesamtmarkt der nichtbiologischen Arzneimittel (25,731 Mrd. €) 64,8% (◻ Tabelle 1.1).

Die bisher noch deutlich geringere Marktpräsenz der Biosimilars beruht darauf, dass viele Biologika erst in den letzten 15 Jahren entwickelt wurden und daher noch unter Patentschutz stehen. Das wird sich aber in den kommenden Jahren relativ schnell ändern. Nachdem es in den vorangehenden Jahren bei den bisher vertretenen Hauptgruppen der Biosimilars (Epoetine, Follitropine, Somatropin, Filgrastim) relativ wenig Änderungen gegeben hatte, hat die Einführung von Biosimilars der TNFα-Inhibitoren (Infliximab, Etanercept) und Analoginsulinen (Insulin glargin, Insulin lispro) in den letzten drei Jahren deutliche Bewegung in das Verordnungsgeschehen gebracht. Die Biosimilars von Infliximab (*Inflectra, Remsima*) und Etanercept (*Benepali*) haben im Jahre 2017 inzwischen schon Verordnungsanteile von 47% bzw. 33% an den jeweiligen Biologika erreicht (▶ Tabelle 19.4). Auch bei Insulin glargin hat sich die Verordnung des Biosimilars *Absaglar* 2017 mehr als verdoppelt, erreicht allerdings aber gerade einmal 6,6% am Verordnungsvolumen dieses Insulins (▶ Tabelle 15.4). Erst-

mals sind 2017 Biosimilars aus der Gruppe der niedermolekularen Heparine (*Enoxaparin Becat*) (▶ Tabelle 18.2) und Rituximab (*Truxima*) (▶ Tabelle 37.9) unter den häufig verordneten Arzneimittel vertreten. Der Verordnungsanteil beträgt bisher allerdings nur 0,5% bzw. 11,3%. Aufgrund der in Zukunft zunehmenden Bedeutung der Biosimilars werden Eigenschaften, Zulassung, Austauschbarkeit und Verordnung dieser Untergruppe der biologischen Arzneimittel in einem eigenen Kapitel dargestellt (▶ Kapitel 4, Biosimilars).

1.7   Orphan-Arzneimittel

Orphan-Arzneimittel sind Medikamente zur Behandlung seltener Krankheiten. Nach europäischer Definition ist eine seltene Krankheit ein lebensbedrohendes oder chronisch verlaufendes Leiden, von dem nicht mehr als fünf von 10 000 Menschen betroffen sind (Europäisches Parlament 2000). Nach dieser Definition gilt eine Krankheit in Deutschland als selten, wenn weniger als 40 000 Patienten daran erkrankt sind. Lange Zeit wurde die Entwicklung von Arzneimitteln zur Behandlung seltener Krankheiten von der pharmazeutischen Industrie wegen hoher Kosten und geringer Umsatzerwartungen vernachlässigt (Schieppati et al. 2008). Das hat sich in den USA 1983 mit dem ersten Orphan-Arzneimittelgesetz und in Europa im Jahre 2000 mit der Verordnung des Europäischen Parlaments und des Europäischen Rates über Arzneimittel für seltene Leiden grundlegend geändert (Orphan Drug Act 1983, Europäisches Parlament 2000). Eine besondere Schwierigkeit bei der Zulassung von Orphan-Arzneimitteln besteht wegen der niedrigen Prävalenz seltener Krankheiten in der Rekrutierung ausreichender Patientenzahlen für klinische Studien. Nur 52% der Zulassungsunterlagen von Orphan-Arzneimitteln enthielten randomisierte kontrollierte klinische Studien im Vergleich zu 84% bei einer entsprechenden Zahl von Nichtorphan-Arzneimitteln (Dupont und Van Wilder 2011). Weiterhin zeigte eine Analyse von sechs Orphan-Arzneimitteln, dass die bei der Zulassung im Jahre 2004 bestehenden Datenmängel auch zehn Jahre später nicht durch aussagekräftige klinische Studien behoben worden waren (Joppi et al. 2016). Darüber hinaus

1.7 · Orphan-Arzneimittel

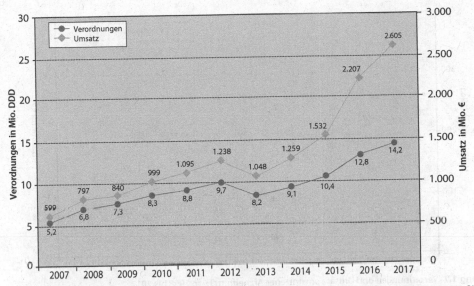

● **Abbildung 1.6** Verordnungsvolumen (DDD) und Umsatz von Orphan-Arzneimitteln von 2007 bis 2017 einschließlich aller Arzneimittel nach Ablauf der 10-jährigen Marktexklusivität, aber ohne Arzneimittel nach Rückzug der Orphan-Designation durch Hersteller (seit 2016 mit Zubereitungen).

wurden die Hersteller nicht verpflichtet, weitere Studien durchzuführen. Trotz bestehender Evidenzlücken wurden die ursprünglichen Zulassungsentscheidungen nicht revidiert, und bis auf eine Ausnahme waren alle diese Orphan-Arzneimittel noch auf dem Markt.

Aus ähnlichen Gründen haben Arzneimittel für seltene Krankheiten in Deutschland im Arzneimittelmarktneuordnungsgesetz (AMNOG) besondere Beachtung gefunden. Das Gesetz hat festgelegt, dass der medizinische Zusatznutzen von Orphan-Arzneimitteln bereits durch die europäische Zulassung als belegt gilt (§ 35a Absatz 1 SGB V). Die Bundesärztekammer und das Institut für Qualität und Wirtschaftlichkeit im Gesundheitswesen haben sich gegen diese Ausnahmeregelung ausgesprochen, die erst in der Schlussphase des Gesetzgebungsverfahrens eingebracht wurde (Windeler et al. 2010). Diese Kritik hat dazu beigetragen, dass schließlich eine Umsatzobergrenze für die Freistellung von der nationalen Nutzenbewertung in das Gesetz aufgenommen wurde. Übersteigt der Jahresumsatz eines Orphan-Arzneimittels den Betrag von 50 Mio. €, muss der Zusatznutzen auch für Orphan-Arzneimittel nachgewiesen werden. Im Jahre 2017 hatten 18 Orphan-Arzneimittel mehr als 50 Mio. Netto-

kosten, darunter 12 Orphan-Arzneimittel, die vor dem Inkrafttreten des AMNOG im Jahre 2011 in Deutschland auf den Markt gekommen sind (► Kapitel 5, ► Tabelle 5.4). Die Zweifel an der Eignung der europäischen Zulassung als Basis für den Nutzennachweis von Orphan-Arzneimitteln haben sich in der praktischen Umsetzung voll und ganz bestätigt, da der G-BA für acht von elf Orphan-Arzneimitteln des Jahres 2017 nur einen nicht quantifizierbaren Zusatznutzen beschlossen hat (► Kapitel 3, ► Tabelle 3.1).

Europäische Orphan-Arzneimittel hatten bereits 2010 vor dem Inkrafttreten des AMNOG einen Anteil von 30% an den jährlichen Neueinführungen von Arzneimitteln in Deutschland (vgl. ► Arzneiverordnungs-Report 2011, Kapitel 3, ► Abbildung 3.1). Im Jahre 2017 sind unter den 34 Neueinführungen 11 Orphan-Arzneimittel entsprechend einem Anteil von 32% vertreten (► Kapitel 3, ► Tabelle 3.1). Orphan-Arzneimittel haben naturgemäß nur kleine Verordnungsvolumina und erreichten 2017 in Deutschland insgesamt nur 14,2 Mio. DDD (● Abbildung 1.6). Das sind gerade einmal 0,03% des gesamten DDD-Volumens (● Tabelle 1.1). Trotz des geringen Verordnungsvolumens hatten Orphan-Arzneimittel 2017 ein Umsatzvolu-

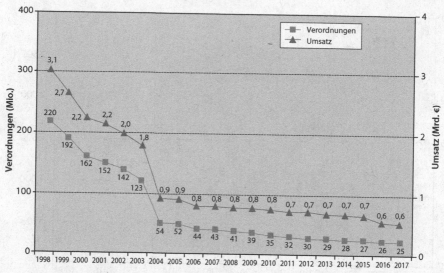

◘ Abbildung 1.7 Verordnungen und Umsatz umstrittener Arzneimittel von 1998 bis 2017.

men von 2.605 Mio. € erreicht. Aufgrund eines besonders dynamischen Wachstums ist der Umsatz von Orphan-Arzneimitteln in den letzten zehn Jahren vierfach angestiegen (◘ Abbildung 1.6) und umfasste 2017 6,3% des Bruttoumsatzes des gesamten GKV-Arzneimittelmarktes von 41,471 Mrd. €. Das Umsatzvolumen ist nicht mit den Angaben in früheren Ausgaben des Arzneiverordnungs-Reports vergleichbar, weil für 2017 erstmals Fertigarzneimittel und Rezepturarzneimittel analysiert wurden. Aufgrund hoher DDD-Kosten (183,45 €) sind Orphan-Arzneimittel 26-fach teurer als alle patentgeschützten Arzneimittel (◘ Tabelle 1.1, ◘ Abbildung 1.6).

1.8   Umstrittene Arzneimittel

Arzneimittel mit umstrittener Wirksamkeit sind dadurch definiert, dass ihre therapeutische Wirksamkeit nicht in ausreichendem Maße durch kontrollierte klinische Studien nachgewiesen wurde. Die erste Aufstellung im Arzneiverordnungs-Report umfasste 1986 elf Arzneimittelgruppen mit einem Verordnungsvolumen von 1,7 Mrd. € (3,4 Mrd. DM) (Arzneiverordnungs-Report 1986). Die rückläufige Entwicklung der umstrittenen Arzneimittel hat sich 2017 mit einer Abnahme auf 24,6 Mio. Verordnungen (-3,9%) und Nettokosten von

496 Mio. € (-3,0%) fortgesetzt (◘ Tabelle 1.6). Viele umstrittene Arzneimittel sind in den USA, Großbritannien und den skandinavischen Ländern nicht erhältlich oder nur als Nahrungsergänzungsmittel im Handel. Daher wurde schon vor 30 Jahren gefolgert, dass wir ohne Nachteil für unsere Patienten auf diese umstrittenen Arzneimittel verzichten können (Gysling und Kochen 1987). Die Verordnungsentwicklung hat diese Prognose eindrucksvoll bestätigt. Gegenüber dem Spitzenwert von 5,1 Mrd. € im Jahre 1992 (hier dargestellt ab 1997) sind die Umsätze in dem Bereich jetzt auf 0,6 Mrd. € zurückgegangen (◘ Abbildung 1.7).

Das noch verbleibende Umsatzvolumen der umstrittenen Arzneimittel ist nicht in vollem Umfang für Einsparungen verfügbar, weil nur ein Teil durch wirksame Arzneimittel ersetzt werden kann. In einigen Arzneimittelgruppen werden nicht verschreibungspflichtige Arzneimittel zur Substitution vorgeschlagen, die nicht mehr erstattungsfähig sind und daher nicht mehr bei den Substitutionskosten berücksichtigt werden. Bei weiteren Indikationsgruppen können keine anderen Arzneimittel empfohlen werden, weil ein Leistungsausschluss festgelegt wurde. Häufig handelt es sich um die Behandlung geringfügiger Gesundheitsstörungen, die eine hohe Selbstheilungstendenz haben und den leistungsrechtlichen Verordnungsausschlüssen nach § 34 Abs. 1 SGB V unterliegen.

◻ **Tabelle 1.6** Arzneimittel mit umstrittener Wirksamkeit 2017.

Arzneimittelgruppen	Verordnungen		Nettokosten	
	in Tsd.	Änderung %	in Mio. €	Änderung %
Antacidakombinationen	633	3,6	16,8	0,2
Antiarthrotika u. Antiphlogistika	50	−11,5	1,0	−11,1
Antibiotika (pflanzliche)	80	−7,5	0,8	−6,4
Antidementiva	256	−7,4	11,2	−1,2
Antihypotonika	16	−14,6	0,4	−14,4
Antipruriginosa	421	−0,3	3,5	1,6
Antitussivakombinationen	37	−52,5	0,5	−45,9
Antivertiginosa	1.040	−6,6	16,7	−6,1
Carminativa	436	−1,9	4,0	−2,6
Clenbuterolkombinationen	147	−24,3	2,5	−23,9
Cromoglicinsäurekombinationen	234	12,1	15,5	−10,0
Darmfloramittel	542	−12,7	7,1	−7,2
Dermatika (Antimykotika-Kortikoid)	2.583	1,5	62,6	2,3
Dermatika (Bäder)	114	1,0	1,4	1,6
Dermatika (Keratolytika)	500	1,0	10,6	1,7
Dermatika (sonstige)	30	−13,8	2,5	−3,8
Dimenhydrinatkombinationen	717	−0,4	23,5	−1,7
Durchblutungsfördende Mittel	198	−13,7	8,0	−13,3
Expektorantien	5.601	−6,5	36,0	−5,3
Expektorantien-Antibiotika-Kombinationen	13	−55,5	0,1	−55,6
Grippemittel	107	−19,0	1,2	−16,2
Hämorrhoidenmittel	103	−14,7	2,7	−11,1
Hypnotika (pflanzliche)	116	−12,9	0,9	−11,4
Immunstimulantien	90	−3,7	1,1	−14,0
Immunstimulantien (Zytostatika)	73	−8,7	7,4	−9,8
Koronarmittel	72	−6,1	1,9	−2,8
Laxantien	180	8,2	2,1	16,2
Lipidsenker (andere)	107	−0,8	8,5	−3,5
Magnesiumpräparate	186	−1,6	2,8	0,7
Migränemittelkombinationen	16	−22,0	0,4	−23,1
Mund- und Rachentherapeutika	753	−5,7	5,4	−3,7
Muskelrelaxantien (Tolperison etc.)	350	−6,8	20,9	13,8
Ophthalmika (sonstige)	315	−0,5	1,8	0,8
Ophthalmikakombinationen (Antibiotika)	3.044	−0,7	42,5	−0,7
Otologikakombinationen (Antibiotika)	74	−10,2	1,1	−10,2
Otologikakombinationen (Corticoide)	173	−9,1	2,4	−8,8
Pankreasmittel (pflanzliche)	142	−3,6	1,2	−5,1
Prokinetika (pflanzliche)	174	−10,0	1,9	−8,1
Psychopharmaka (pflanzliche)	290	−5,3	12,6	4,0
Rheumamittel (Externa)	140	−19,1	1,3	−20,6
Rhinologikakombinationen	1.040	−6,9	8,4	−7,8

◘ Tabelle 1.6 Arzneimittel mit umstrittener Wirksamkeit 2017 (Fortsetzung).

Arzneimittelgruppen	Verordnungen		Nettokosten	
	in Tsd.	Änderung %	in Mio. €	Änderung %
Spasmolytika (sonstige)	279	−5,8	7,5	−4,6
Tiaprid	143	−7,0	7,6	−7,2
Urologika (Antiinfektiva + pflanzliche)	130	10,0	4,6	6,1
Urologika (Spasmolytika)	2.064	−2,9	104,6	−10,3
Weitere Einzelpräparate	387	−3,2	13,3	37,7
Wundbehandlungsmittel (Dexpanthenol etc.)	275	−0,3	1,8	4,9
Wundbehandlungsmittel (sonstige)	105	−9,1	2,7	−7,1
Summe	24.575	−4,4	495,6	−3,4

◘ Tabelle 1.7 Bruttoumsatz für Arzneimittel mit Erstattungsbeträgen und Einsparung durch Erstattungsbeträge im Fertigarzneimittelmarkt gemäß §130b SGB V. Angaben nach Arzneiverordnungs-Report 2013 bis 2017. Ab 2015 mit Einsparungen aus individuellen parenteralen Zubereitungen

Jahr	Bruttoumsatz	Einsparung durch Erstattungsbeträge	Quelle
	Mio. €	Mio. €	
2012	670	25	AVR 2013, Seite 179
2013	833	150	AVR 2014, Tabelle 4.4
2014	1.979	443	AVR 2015, Seite 225
2015	4.339	925	AVR 2016, Seite 160
2016	5.094	1.350	AVR 2017, Kapitel 5.1.2
2017	6.713	1.750	AVR 2018, Kapitel 6
Summe		4.642	

1.9 Wirtschaftlichkeitsreserven von Arzneimitteln

Seit 1998 werden im Arzneiverordnungs-Report Wirtschaftlichkeitsreserven von Arzneimitteln dargestellt, die bis 2009 im Bereich Generika, Analogpräparate und umstrittene Arzneimittel ermittelt wurden. Der bisher größte Erfolg bei der Mobilisierung von Wirtschaftlichkeitsreserven war der erwähnte Verordnungsrückgang der umstrittenen Arzneimittel mit einer Einsparung von insgesamt 4,4 Mrd. €, der seit 1992 durch eigenständige Sparanstrengungen der Ärzteschaft ohne Unterstützung durch gesetzliche Regelungen erreicht wurde (Kassenärztliche Bundesvereinigung 2000). Ein weiterer Erfolg war 2006 das Gesetz zur Verbesserung der Wirtschaftlichkeit in der Arzneimittelversorgung (AVWG), mit dem bestehende Defizite bei der Steuerung der Arzneimittelausgaben beseitigt wurden. Schon bald nach Inkrafttreten des Gesetzes gingen die Einsparpotenziale vor allem von Analogpräparaten zurück (vgl. ► Arzneiverordnungs-Report 2007, Kapitel 1, ► Tabelle 1.8). Hauptgründe waren die Anpassung von Festbeträgen aber auch die Mehrverordnung preiswerter Generika von teuren Analogpräparaten. Wesentlichen Anteil hatte eine Initiative der Kassenärztlichen Vereinigung Nordrhein mit einer Liste von Analogpräparaten (Metoo-Liste), die trotz heftiger juristischer Gegenwehr zahlreicher Arzneimittelhersteller vom Landessozialgericht Nordrhein-Westfalen und anderen Sozialgerichten bestätigt wurde (Grill 2007). Sie wurde von mehren Kassenärztlichen Vereinigungen übernommen und ist auch nach 11 Jahren ein Instrument für eine wirtschaftliche Arzneiverordnung von Bestandsmarktarzneimitteln. Mit dem Patentablauf vieler Analogpräparate stehen inzwischen allerdings nur noch 29 Arzneimittel auf der aktuellen Me-too-Liste (Kassenärztliche Vereinigung Nordrhein 2018).

Das wichtigste Instrument zur Ausschöpfung von Wirtschaftlichkeitsreserven ist die Neubildung und Aktualisierung von Festbetragsgruppen für Arzneimittel (§ 35 SGB V). Seit 1989 hat sich das mit dem Gesundheitsreformgesetz (GRG) eingeführte Festbetragssystem mit Erstattungshöchstgrenzen für Arzneimittel als erfolgreiche Maßnahme zur Kostenstabilisierung etabliert. Der G-BA bestimmt die einzelnen Arzneimittelgruppen, für die Festbeträge festgesetzt werden können (mit denselben Wirkstoffen, mit pharmakologisch-therapeutisch vergleichbare Wirkstoffen insbesondere mit chemisch verwandten Stoffen, mit therapeutisch vergleichbarer Wirkung insbesondere Arzneimittelkombinationen). Festbeträge stellen dabei eine indirekte Form der Preissteuerung dar, da sie nicht direkt in die Preisfestlegung eingreifen, sondern Erstattungshöchstgrenzen setzen. Referenzpreissysteme werden dabei allgemein als weniger restriktiv angesehen als direkte Preiskontrollen, weil mit diesem Instrument ein wirksamer Preiswettbewerb gefördert wird, ohne dass die therapeutisch notwendige Arzneimittelauswahl und die Versorgungsqualität eingeschränkt werden. Deutschland gehört im internationalen Vergleich zu den Pionieren bei der Etablierung von so genannten Referenzpreissystemen. Die Preisstabilität für Arzneimittel im deutschen Arzneimittelmarkt ist seit 1989 im Wesentlichen ein Erfolg der Festbeträge (Kanavos und Reinhardt 2003). Arzneimittel für alle drei Festbetragsgruppen haben zum Juli 2018 insgesamt 533,2 Mio. Verordnungen und Einsparungen von 7,9 Mrd. € pro Jahr erreicht (GKV-Spitzenverband 2018).

Ein weiteres Instrument zur Ausschöpfung von Wirtschaftlichkeitsreserven haben die Krankenkassen mit der Möglichkeit, mit Herstellern kassenspezifische Arzneimittelrabattverträge abzuschließen (§ 130a Abs. 8 SGB V). Seit die Apotheken im April 2007 verpflichtet wurden, die kassenspezifischen Rabattverträge bei der Arzneimittelabgabe vorrangig zu bedienen, wurde eine umfangreiche und jährlich wachsende Senkung der Arzneimittelausgaben erreicht. Das begann erstmals 2008 mit einem Rabattbetrag von 310 Mio. €. Nach zehn Jahren einer erfolgreichen Umsetzung ist der GKV-Rabattbetrag 2017 auf 4,033 Mrd. € gestiegen und entspricht damit 10,8% der Arzneimittelausgaben (▶ Kapitel 5, ▶ Abbildung 5.13). Der Schwerpunkt dieser Arzneimittelrabattverträge liegt weiterhin im Generikamarkt, auch wenn es bereits Rabattverträge für neue patentgeschützte Arzneimittel vor der Vereinbarung von Erstattungsbeträgen durch den GKV-Spitzenverband gibt (▶ Kapitel 5, ▶ Abbildung 5.15). In den meisten europäischen Ländern werden vertraglich Rabatte vor allem bei neuen Arzneimitteln als unverzichtbares Instrument zur Sicherung des Marktzugangs eingesetzt, weil zahlreiche hochpreisige Arzneimittel ohne derartige vertragliche Vereinbarungen nicht über die öffentlichen Solidarsysteme zugänglich gemacht werden können (▶ Kapitel 7, ▶ Abschnitt 7.4.2).

Alle diese Aktivitäten zur Förderung einer wirtschaftlichen Arzneitherapie haben aber nicht verhindern können, dass die Arzneimittelausgaben in den folgenden Jahren überdurchschnittlich angestiegen sind. Hauptursache waren patentgeschützte Arzneimittel als einziger Bereich des deutschen Arzneimittelmarktes, in dem die pharmazeutischen Unternehmen die Preise im ersten Jahr weiterhin frei festlegen können. Mit der freien Preisbildung für patentgeschützte Arzneimittel ist Deutschland innerhalb der Europäischen Union eine Ausnahme, denn fast alle anderen Länder haben unter dem wachsenden Kostendruck im Gesundheitswesen zahlreiche Maßnahmen ergriffen, um die Preise oder den Verbrauch von Arzneimitteln zu regulieren. Selbst die wirtschaftsliberale Schweiz war nicht mehr bereit, die von den Arzneimittelherstellern geforderten Preise zu akzeptieren. Das zeigt das Beispiel einer Preisreduktion um 33% für einen HPV-Impfstoff (*Gardasil*) nach zentralen Preisverhandlungen der Schweizer Kantone mit dem Hersteller (Pesenti 2008). Schon unser erster internationaler Preisvergleich mit Schweden hat bestätigt, dass die umsatzstarken Patentarzneimittel in Deutschland 2010 deutlich teurer als in anderen europäischen Staaten sind. Damals waren die 50 umsatzstärksten Patentarzneimittel mit einem Marktanteil von 57% in Deutschland im Durchschnitt 48% teurer und

□ Tabelle 1.8 Analyse von Einsparpotenzialen für das Jahr 2017.

Arzneimittelgruppe	GKV-Nettokosten Mrd. €	Einsparpotenzial Nettokosten Mrd. €
Generika und generikafähige Wirkstoffe (□ Tabelle 1.1)	16,663	3,646
Patentarzneimittel, Gesamtmarkt	17,487	*1,500
Patentarzneimittel, rückwirkende Geltung des Erstattungsbetrages 2017		0,353
Biosimilars und biosimilarfähige Arzneimittel (▶ Abbildung 4.1)	2,467	0,279
Umstrittene Arzneimittel (□ Tabelle 1.8)		0,496
Zwischensumme	36,617	6,274
Abzüglich vertraglich vereinbarte Rabatte mit pharmazeutischen Unternehmen (KJ1, Konto 04396)		4,033
Gesamtsumme		2,241

* Daten aus Arzneiverordnungs-Report 2017 (Kapitel 7, Europäischer Preisvergleich für patentgeschützte Arzneimittel)

ohne die unterschiedlichen Mehrwertsteuersätze immer noch 25% teurer als die entsprechenden Präparate in Schweden (vgl. ▶ Arzneiverordnungs-Report 2010, Kapitel 1, □ Tabelle 1.4). Europäische Preisvergleiche für den Patentmarkt in acht Ländern haben erneut bestätigt, dass die deutschen Arzneimittelpreise weiterhin deutlich höher sind als in unseren Nachbarländern (vgl. ▶ Arzneiverordnungs-Report 2016 und 2017, ▶ Kapitel 7, Europäischer Preisvergleich für patentgeschützte Arzneimittel).

1.9.1 Einsparung von Arzneimittelausgaben durch das AMNOG

Eine verbesserte Mobilisierung von Wirtschaftlichkeitsreserven patentgeschützter Arzneimittel wurde mit dem Arzneimittelmarktneuordnungsgesetz (AMNOG) angestrebt, das am 1. Januar 2011 in Kraft trat. Mit der gesetzlichen Neuregelung wurde festgelegt, dass für jedes Arzneimittel mit neuen Wirkstoffen eine Nutzenbewertung durchzuführen ist. Damit wurde die Nutzenbewertung in Deutschland erheblich erweitert und beschleunigt, denn eine Nutzenbewertung war schon 2004 mit dem GKV-Modernisierungsgesetz (GMG) eingeführt worden, jedoch nur als Kann-Bestimmung und ohne zeitliche Vorgaben. Die maßgebende Grundlage für die mit dem AMNOG angestrebten Einspa-

rungen waren internationale Preisvergleiche von patentgeschützten Arzneimitteln, mit denen eine Gesamtentlastung von rund 2 Mrd. € pro Jahr für die GKV geschätzt wurde (Deutscher Bundestag 2010). Mit dem Inkrafttreten des AMNOG wurde erstmals eine verpflichtende Bewertung des Zusatznutzens von Arzneimitteln in Deutschland eingeführt und eine jahrzehntelange Sonderstellung des deutschen Arzneimittelmarktes teilweise beseitigt.

Statt der angestrebten Einsparungen in Höhe von jährlich 2 Mrd. € wurden jedoch bisher wesentlich geringere Beträge bei den Arzneimittelausgaben eingespart. Im Jahre 2017 betrug die realisierte Einsparung durch Erstattungsbeträge 1,75 Mrd. €, wobei die jährlichen Einsparungen von Jahr zu Jahr um 300–500 Mio. € anstiegen (□ Tabelle 1.7). Die Summe aller AMNOG-Einsparungen in der Zeit von 2012 bis 2017 beträgt insgesamt 4.642 Mio. € anstelle der ursprünglich angestrebten Einsparungen von 12 Mrd. € in diesem Zeitraum. Einsparungen von jährlich 2 Mrd. € werden wahrscheinlich erst 2019 erreicht werden, wenn wie bisher etwa 400 Mio. € jährlich zusätzlich gespart werden. Der Hauptgrund für die schleppende Realisierung der angekündigten Sparmaßnahmen sind mehrere nachträgliche Beschränkungen der Nutzenbewertung durch gesetzliche Änderungen. Damit sind der Gesetzlichen Krankenversicherung seit 2012 insgesamt 7,3 Mrd. € an gesetzlich geplanten Einsparungen vorenthalten worden.

1.9.2 Pharmakologisch-therapeutische Einsparpotenziale

Mit den verschiedenen Methoden von Arzneimittelpreisvergleichen errechnet sich für die Nettokosten von Generika, generikafähigen Erstanbieterpräparaten, Patentarzneimitteln, Biosimilars, biosimilarfähigen Arzneimitteln und umstrittenen Arzneimitteln für das Jahr 2017 ein Einsparpotenzial von 6,274 Mrd. € bei Nettokosten von 36,617 Mrd. € im GKV-Arzneimittelmarkt (◘ Tabelle 1.8). Größte Einzelposition ist das Einsparpotenzial bei den Generika mit 3,646 Mrd. €, die vor allem durch eine schnellere Umsetzung von Festbeträgen für generikafähige Erstanbieterpräparate mobilisiert werden könnte. So sind für viele umsatzstarke neu hinzugekommene generikafähige Wirkstoffe des Jahres 2017 bisher noch keine Festbeträge vom GKV-Spitzenverband beschlossen worden (▶ Abschnitt 1.5, Generika). Vermutlich wird der größte Teil dieses Einsparpotenzials bereits mit den Arzneimittelrabattverträgen der Krankenkassen mit pharmazeutischen Unternehmen realisiert, allerdings mit dem Nachteil der Intransparenz.

An zweiter Stelle folgt das Einsparpotenzial der Patentarzneimittel, das sich allerdings auf einen europäischen Preisvergleich für das Jahr 2016 aus dem Arzneiverordnungs-Report 2017 stützt und insofern nicht aktuell ist. Da aber der vorangehende europäische Preisvergleich für das Jahr 2015 aus dem Arzneiverordnungs-Report 2016 ein ähnliches Einsparpotenzial ergeben hatte, erscheint eine Fortschreibung der Daten auf das Jahr 2017 gerechtfertigt. Hinzu kommt ein Einsparpotenzial von 353 Mio. €, das durch die rückwirkende Geltung des Erstattungsbetrages für die Patentarzneimittel des Jahres 2017 mobilisiert werden könnte (▶ Abschnitt 1.4, Patentarzneimittel). Das Einsparpotenzial der Biosimilars von biotechnologisch erzeugten Arzneimitteln ist mit 279 Mio. € bisher ohne große Bedeutung für die Mobilisierung von Wirtschaftlichkeitsreserven, wird aber in Zukunft mit dem Patentablauf weiterer umsatzstarker biologischer Arzneimittel überproportional wachsen. Das Einsparpotenzial der umstrittenen Arzneimittel stagniert seit mehreren Jahren bei etwa 500 Mio. €. Von der Gesamtsumme von 6,274 Mrd. € sind die vertraglich vereinbarten Arzneimittelrabatte von Krankenkassen aus Rabattverträgen mit pharmazeutischen Unternehmen in Höhe von 4,033 Mrd. € abzuziehen, so dass sich für 2017 ein Einsparpotenzial von 2,241 Mrd. € entsprechend einem Anteil von 6,1% an der Gesamtsumme der Nettokosten von 36,617 Mrd. € ergibt.

Literatur

Bundesministerium für Gesundheit (2018a): Gesetzliche Krankenversicherung – Vorläufige Rechnungsergebnisse der GKV 1. bis 4. Quartal 2017. Stand: 16. März 2018. Internet: https://www.bundesgesundheitsministerium. de/themen/krankenversicherung/zahlen-und-fakten-zur-krankenversicherung/finanzergebnisse.html

Deutscher Bundestag (2010): Gesetzentwurf der Fraktionen der CDU/CSU und FDP: Entwurf eines Gesetzes zur Neuordnung des Arzneimittelmarktes in der gesetzlichen Krankenversicherung (Arzneimittelmarktneuordnungsgesetz – AMNOG). Drucksache 17/2413, 17. Wahlperiode, 06.07.2010

Dupont AG, Van Wilder PB (2011): Access to orphan drugs despite poor quality of clinical evidence. Br J Clin Pharmacol 71: 488–496

Europäisches Parlament (2000): Verordnung (EG) Nr. 141/2000 des Europäischen Parlaments und des Rates vom 16. Dezember 1999 über Arzneimittel für seltene Leiden. Amtsblatt der Europäischen Gemeinschaften L18/1 vom 22.1. 2000. Internet: http://eur-lex.europa.eu/LexUriServ/LexUriServ.do? uri=OJ:L:2000:018:0001:0005:DE:PDF

Europäisches Parlament (2011): Arzneimittel in der EU – Unterschiede bei Kosten und Zugänglichkeit. Die Studie wurde vom Ausschuss für Umweltfragen, Volksgesundheit und Lebensmittelsicherheit des Europäischen Parlaments angefordert und von der Generaldirektion interne Politikbereiche, Fachabteilung Wirtschafts- und Wissenschaftspolitik herausgegeben. Internet: www.europarl. europa.eu/committees/en/studiesdownload.html?languageDocument=DE&file=66237

Garattini L, Motterlini N, Cornago D (2008): Prices and distribution margins of in-patent drugs in pharmacology: A comparison in seven European countries. Health Policy 85: 305–313

GKV-Spitzenverband (2018): Faktenblatt Thema: Arzneimittelfestbeträge 13.08.2018, Pressestelle GKV-Spitzenverband

Grill M (2007): Vorsicht, Pharma - Wie die Industrie Ärzte manipuliert und Patienten täuscht. Internet: www.stern. de/wirtschaft/news/pharmaindustrie-vorsicht--pharma--wie-die-industrie-aerzte-manipuliert-und-patienten-taeuscht-3262192.html

Gysling E, Kochen M (1987): Beschränkung als Prinzip rationaler Pharmakotherapie. Pharma-Kritik 9: 1–4

Jönsson B, Kobelt G, Smolen J (2008): The burden of rheumatoid arthritis and access to treatment: uptake of new therapies. Eur J Health Econ 8: Suppl 2: S61–86

Joppi R, Gerardi C, Bertele V, Garattini S (2016): Letting post-marketing bridge the evidence gap: the case of orphan drugs. BMJ. 2016 Jun 22; 353: i2978

Kanavos P, Reinhardt U (2003): Reference pricing for drugs: Is it compatible with U.S. health care? Health Affairs 22: 16–30

Kanavos P, Schurer W, Vogler S (2011): The pharmaceutical distribution chain in the European Union: Structure and impact on pharmaceutical prices. Internet: http://ec.europa.eu/enterprise/sectors/healthcare/files/docs/structimpact_pharmaprices_032011_en.pdf

Kassenärztliche Bundesvereinigung (2000): Aktionsprogramm 2000. Rationale Arzneimitteltherapie unter Bedingungen der Rationierung. Internet: www.aerzteblatt.de/download/files/2004/07/x0000778.pdf

Kassenärztliche Vereinigung Nordrhein (2018): Patent-geschützte Analogpräparate, Me-too-Liste 2018 in der modifizierten Fassung von 2011. Stand 15.06.2018. Internet: https://www.kvno.de/downloads/verordnungen/7532_me_too.pdf

Machado M, O'Brodovich R, Krahn M, Einarson TR (2011): International drug price comparisons: quality assessment. Rev Panam Salud Publica 29: 46–51

Mailankody S, Prasad V (2015): Five years of cancer drug approvals: Innovation, efficacy, and costs. JAMA Oncol 1: 539–540

Orphan Drug Act (1983): An Act to amend the Federal Food, Drug, and Cosmetic Act to facilitate the development of drugs for rare diseases and conditions, and for other purposes. Public Law 97-414, 97th Congress, Jan. 41 1983. Internet: http://history.nih.gov/research/downloads/PL97-414.pdf

Pesenti P (2008): HPV-Impfprogramme in den Kantonen – Schweizerische Konferenz der Gesundheitsdirektorinnen- und direktoren (GDK), Medienorientierung vom 15. September 2008,. Internet: http://www.gdk-cds.ch/index.php?id=661

Schieppati A, Henter JI, Daina E, Aperia A (2008): Why rare diseases are an important medical and social issue. Lancet 371: 2039–2041

Simoens S (2007): International comparison of generic medicine prices. Curr Med Res Opin 23: 2647–2654

Vogler S, Zimmermann N, Habl C (2014): Kostenintensive Arzneispezialitäten im europäischen Preisvergleich. Wissenschaftlicher Ergebnisbericht. Gesundheit Österreich GmbH

Wagner JL, McCarthy E (2004): International differences in drug prices. Annu Rev Public Health 25: 475–495

Windeler J, Koch K, Lange S, Ludwig WD (2010): Zu guter Letzt ist alles selten. Dtsch Ärztebl 107: A2032–A2034

Zulassungsverfahren für neue Arzneimittel in Europa

Wolf-Dieter Ludwig

© Springer-Verlag GmbH Deutschland, ein Teil von Springer Nature 2018
U. Schwabe, D. Paffrath, W.-D. Ludwig, J. Klauber (Hrsg.), *Arzneiverordnungs-Report 2018*
https://doi.org/10.1007/978-3-662-57386-0_2

Auf einen Blick

Die Zulassung neuer Humanarzneimittel wird in Europa durch die Richtlinie 2001/83/EC sowie verschiedene Verordnungen der Europäischen Gemeinschaft geregelt. Das zentralisierte Verfahren ermöglicht auf der Grundlage von nur einem Zulassungsantrag bei der Europäischen Arzneimittel-Agentur die Zulassung in allen Mitgliedsstaaten des europäischen Wirtschaftsraumes. Daneben existieren nationale und zwei gemeinschaftliche Zulassungsverfahren. In den letzten beiden Jahrzehnten wurden sowohl in Europa als auch in den USA verschiedene Prozeduren eingeführt, die eine beschleunigte Zulassung neuer Arzneimittel ermöglichen und dadurch Patienten mit schwerwiegenden Erkrankungen bzw. ohne geeignete arzneitherapeutische Alternativen einen raschen Zugang zu neuen Wirkstoffen ermöglichen sollen. Im Rahmen beschleunigter Verfahren müssen nach Zulassung das Nutzen-Risiko-Verhältnis regelmäßig – in der Regel jährlich – überprüft und die mit der Zulassung verbundenen Auflagen erfüllt werden. Ein Sonderweg betrifft Arzneimittel, die zur Behandlung für seltene Leiden (Orphan-Arzneimittel) zugelassen werden. Sie werden grundsätzlich im zentralisierten Verfahren zugelassen und können zusätzlich eine bedingte Zulassung bzw. eine Zulassung unter außergewöhnlichen Umständen beantragen, falls umfangreiche Daten zu Wirksamkeit und Sicherheit aus klinischen Studien noch nicht vorliegen.
Auswertungen der in den letzten beiden Jahrzehnten in den USA und Europa abgeschlossenen beschleunigten Zulassungsverfahren belegen, dass bei Markteintritt neuer Arzneimittel die Erkenntnisse zu Wirksamkeit und Sicherheit häufig noch unvollständig sind. Diese Aussage wird auch gestützt durch die Beschlüsse des Gemeinsamen Bundesausschusses in der frühen Nutzenbewertung von neuen, beschleunigt zugelassenen Arzneimitteln, die häufig einen nicht quantifizierbaren oder nicht belegten Zusatznutzen ergeben. Daraus resultiert die Notwendigkeit, nach Zulassung in kontrollierten klinischen Prüfungen bzw. Beobachtungsstudien weitere Evidenz für den klinischen Nutzen und die Sicherheit neuer Arzneimittel zu generieren.
Trotz intensiver Bemühungen, die Anforderungen für Zulassungsverfahren weltweit zu harmonisieren, existieren weiterhin deutliche Unterschiede zwischen den in Europa, USA und Japan erteilten Zulassungen für Arzneimittel mit neuen Wirkstoffen, beispielsweise hinsichtlich der Art des Zulassungsverfahrens, der Dauer der Begutachtung des vom pharmazeutischen Unternehmer eingereichten Antrags und der zugelassenen Indikationen.

2.1 Zulassungsverfahren für neue Arzneimittel in Europa

In der Europäischen Union (EU) existieren heute vier unterschiedliche Verfahren, um Arzneimittel mit neuen Wirkstoffen („new active substances") zuzulassen: das *zentralisierte Verfahren*, das auf Basis von nur einem Zulassungsantrag bei der Europäischen Arzneimittel-Agentur (EMA) die Zulassung in allen Mitgliedsstaaten des Europäischen Wirtschaftsraumes (EWR; EU-Mitglieder plus Island, Lichtenstein, Norwegen) ermöglicht; die *nationalen Zulassungsverfahren*, die zur Zulassung in den jeweiligen Staaten führen, und zwei *gemeinschaftliche Verfahren*, die zur Zulassung in zwei oder mehreren EU-Staaten führen (Bundesinstitut für Arzneimittel und Medizinprodukte).

Das Verfahren zur zentralisierten Zulassung und Überwachung neuer Humanarzneimittel wird in Europa durch das Arzneimittelrecht der EU geregelt (Richtlinie 2001/83/EC, Verordnung 726/2004, zuletzt geändert durch Verordnung 1394/2007). Ferner ist diese Verordnung die Rechtsgrundlage für die Errichtung und Arbeit der EMA. Da inzwischen die überwiegende Zahl an neuen Arzneimitteln über das zentralisierte Verfahren zugelassen wird, hat diese Verordnung entscheidende Bedeutung für das europäische Arzneimittelrecht. Als EG-Verordnung des Europäischen Parlaments und Rats ist sie in allen Mitgliedstaaten der EU unmittelbar verbindlich. Die im Zulassungsverfahren bewertete Evidenz sowie bestimmte Informationen zu einer Arzneimittelzulassung sind anschließend in einem europäischen öffentlichen Beurteilungsbericht (European Public Assessment Report, EPAR) zu veröffentlichen. Dieser Beurteilungsbericht wird von der EMA auf ihrer Webseite veröffentlicht (EMA: European public assessment reports). Die EMA berichtet auf ihrer Homepage monatlich zusätzlich über die bei ihr eingegangenen Anträge auf Zulassung, die Art der Wirkstoffe und das Ergebnis der Bewertung.

Das zentralisierte Zulassungsverfahren wurde im Jahr 1993 in die europäische Gesetzgebung eingeführt und ist 1995 in Kraft getreten. Dieses Verfahren ist heute obligatorisch für alle Arzneimittel, die für folgende therapeutische Anwendungsgebiete vorgesehen sind: Krebserkrankungen, neurodegenerative Erkrankungen, Diabetes mellitus, erworbenes Immundefizienz-Syndrom (AIDS), Virus- und Autoimmunerkrankungen sowie andere Immundefekte. Grundsätzlich im zentralisierten Verfahren zuzulassen sind ebenfalls Arzneimittel, die für die Behandlung von seltenen Leiden (Orphan-Arzneimittel) entwickelt wurden sowie alle Biologika und Arzneimittel für neuartige Therapien (Advanced Therapy Medicinal Products, AMTP), wie beispielsweise somatische Zelltherapeutika und Gentherapeutika. Das zentralisierte Verfahren ist optional für Arzneimittel, die einen bisher in der EU noch nicht zugelassenen, neuen Wirkstoff enthalten und nicht für die o. g. Anwendungsgebiete vorgesehen sind, oder für Arzneimittel, für die eine bedeutende therapeutische, wissenschaftliche oder technische Innovation nachgewiesen werden kann (Bundesinstitut für Arzneimittel und Medizinpro-

dukte). Die wissenschaftliche Bewertung dieser Arzneimittel wird vom Ausschuss für Humanarzneimittel (Committee for Medicinal Products for Human Use, CHMP) vorgenommen, der anhand der vom pharmazeutischen Unternehmer vorgelegten Antragsunterlagen die pharmazeutische Qualität, die Wirksamkeit und die Sicherheit bzw. die Unbedenklichkeit, einschließlich der Umweltverträglichkeit, bewertet (EMA, Committee for Medicinal Products for Human Use 2005).

Über das CHMP sind wissenschaftliche Mitarbeiter aus den nationalen Zulassungsbehörden in Europa an der Bearbeitung und Bewertung der Anträge beteiligt. Zwei Mitgliedsländer der EU übernehmen bei jedem Antrag als Rapporteur bzw. Co-Rapporteur die Federführung und erstellen einen Bewertungsbericht, der von den anderen Mitgliedsländern der EU kommentiert und anschließend im CHMP diskutiert sowie verabschiedet wird. Das CHMP erstellt am Ende des Zulassungsverfahrens ein wissenschaftliches Gutachten und gibt eine positive oder eine negative Empfehlung zur Zulassung. Hierfür stehen dem CHMP im Rahmen des regulären Verfahrens 210 Werktage zur Verfügung sowie zusätzlich ein Zeitraum, in dem der pharmazeutische Unternehmer zusätzliche Informationen bereitstellen bzw. Fragen des CHMP beantworten muss. Diese Zulassungsempfehlung bildet die Grundlage für die Entscheidung der Europäischen Kommission (EC), die alleine über die Zulassung entscheidet und die Zulassung ausspricht. Eine erneute Bewertung des Nutzen-Risiko-Verhältnisses erfolgt bei regulären Zulassungsverfahren alle 5 Jahre und berücksichtigt die nach Zulassung generierte Evidenz zu Wirksamkeit und Sicherheit. Infolge dieser Bewertung kann die Kennzeichnung des Arzneimittels verändert, beispielsweise das Anwendungsgebiet auf spezielle Subgruppen beschränkt werden, oder das Arzneimittel bei negativem Nutzen-Risiko-Verhältnis vom Markt genommen werden.

Neben dem zentralisierten Verfahren gibt es zwei weitere Verfahren, mit denen innerhalb der EU nationale Zulassungen in mehreren Mitgliedsstaaten erworben werden können (Bundesinstitut für Arzneimittel und Medizinprodukte): das dezentralisierte Verfahren und das Verfahren der gegenseitigen Anerkennung. Im Rahmen dieser beiden

Verfahren wird ein Mitgliedsstaat der EU als das für das Verfahren verantwortliche Land bestimmt. Neben der administrativen Durchführung des Verfahrens auf der Basis des vom pharmazeutischen Unternehmer vorgelegten Arzneimitteldossiers erstellt das verantwortliche Land einen Bewertungsbericht, der den Wirkstoff in Bezug auf seine Wirksamkeit, Sicherheit und Qualität beschreibt und kritisch bewertet. Dieser Bewertungsbericht wird zusammen mit einem für alle Länder der EU identischen Dossier und weiteren Unterlagen den anderen beteiligten Staaten durch das verantwortliche Land zur Verfügung gestellt. In dem sich anschließenden 90-tägigen Verfahren haben dann die anderen beteiligten Staaten die Möglichkeit, offene Fragen bzw. Kritikpunkte mit dem verantwortlichen Land und dem pharmazeutischen Unternehmer zu klären.

Das Verfahren der gegenseitigen Anerkennung („mutual recogition") betrifft Wirkstoffe, für die bereits in einem EU-Mitgliedsstaat eine nationale Zulassung vorliegt, und die auch in anderen EU-Staaten in den Verkehr gebracht werden sollen. Dabei erstellt der Mitgliedsstaat, in dem die Zulassung bereits vorliegt, innerhalb von 90 Tagen den Beurteilungsbericht auf der Basis der bereits erteilten Zulassung. Auf der Grundlage dieses Bewertungsberichtes sowie des Dossiers stimmen die anderen beteiligten EU-Staaten der Zulassung innerhalb von 90 Tagen zu, es sei denn, ein Mitgliedsstaat erkennt eine „ernsthafte Gefahr für die öffentliche Gesundheit" für den jeweiligen Wirkstoff. In diesem Fall muss eine Klärung durch die Koordinierungsgruppe für das dezentralisierte Verfahren und das Verfahren der gegenseitigen Anerkennung („Coordination Group for Mutual Recognition Procedures and Decentralised Procedures, CMDh") vorgenommen werden, die innerhalb von 60 Tagen eine Entscheidung herbeiführen soll. Gelingt dies nicht, folgt ein Schiedsverfahren durch das CHMP der EMA.

Beide Verfahren – das dezentralisierte Verfahren und das Verfahren der gegenseitigen Anerkennung – sind für alle Zulassungsanträge offen, die nicht aufgrund einer biotechnologischen Herstellung oder bestimmter Anwendungsgebiete bei neuen Arzneimitteln (siehe oben) obligatorisch dem zentralisierten Verfahren unterliegen. Die Anzahl der jährlich durchgeführten dezentralisierten

Verfahren bzw. Verfahren der gegenseitigen Anerkennung übersteigt bei weitem die Zahl der zentralisierten Zulassungsverfahren (Ebbers et al. 2015). Die Gründe, weshalb im Rahmen dieser Verfahren die Zulassung verwehrt wurde, sind weitgehend intransparent (Ebbers et al. 2015). Demgegenüber zeigen Untersuchungen zu dem zentralisierten Verfahren, dass verschiedene Faktoren mit einer positiven Entscheidung des CHMP bei der Zulassung neuer Arzneimittel assoziiert sind. Hierzu zählen neben der Größe des pharmazeutischen Unternehmers und seinen Erfahrungen in der Entwicklung neuer Wirkstoffe vor allem das Vorliegen eines strukturierten Entwicklungsplans, die frühzeitig vom pharmazeutischen Unternehmer eingeholte wissenschaftliche Beratung durch die EMA sowie ein positives klinisches Ergebnis und überzeugender klinischer Bedarf des Arzneimittels (Eichler et al. 2010a, Regnstrom et al. 2010, Putzeist et al. 2012).

Ökonomische Aspekte spielen bei den Zulassungsentscheidungen keine Rolle und auch die Identifizierung von Patientenuntergruppen (z. B. anhand von Biomarkern in der Onkologie), die von einem neuen Wirkstoff tatsächlich profitieren, ist nicht zwingende Voraussetzung für die Zulassung. Bei Vorliegen eines positiven Nutzen- (oder präzise: Wirksamkeit)-Risiko-Verhältnisses wird die Zulassung erteilt. Der therapeutische Stellenwert eines neuen Arzneimittels und seine Effizienz zeigen sich jedoch häufig erst nach der Zulassung bei der Verwendung im klinischen Alltag. Deshalb wird im englischen Sprachgebrauch auch unterschieden zwischen der Wirksamkeit, die in klinischen Studien zum Zeitpunkt der Zulassung nachgewiesen wurde („efficacy"), der Wirksamkeit im therapeutischen Alltag nach der Zulassung („effectiveness") und der Effizienz („efficiency") – dem Einsatz des neuen Arzneimittels im Alltag auch unter Berücksichtigung seiner Wirtschaftlichkeit.

„Die proaktive Ermittlung, Bewertung, Minimierung und Kommunikation von Nebenwirkungen, unter gebührender Berücksichtigung des therapeutischen Nutzens des Humanarzneimittels" (Verordnung (EG) Nr. 726/2004, geändert durch Verordnung (EU) Nr. 1235/2010), ist eine zentrale Aufgabe des mit dem neuen Pharma-Paket der EU 2012 eingerichteten Ausschusses für Risikobewertung im Bereich der Pharmakovigilanz (Pharmacovigilance Risk Assessment Committee, PRAC) bei der EMA (Farzan 2011, Huber und Keller-Stanislawski 2013). Mit dem Pharma-Paket wurde ebenfalls die Einführung eines Risikomanagement-Systems für neu zugelassene Arzneimittel verbindlich. Risiko-Management-Pläne (RMP) enthalten u. a. das detaillierte Sicherheitsprofil eines Arzneimittels sowie Informationen dazu, wie bekannte Risiken des Arzneimittels minimiert und potentielle Risiken weiter erforscht werden sollen. Während des „Lebenszyklus" eines Arzneimittels wird der RMP kontinuierlich angepasst. Erfahrungen aus einer Untersuchung von 48 zwischen 2006 und 2009 neu zugelassenen Arzneimitteln unterstreichen die Notwendigkeit einer optimierten proaktiven Pharmakovigilanz. In dieser Studie waren nach 5 Jahren nur etwa 20% der bei Zulassung bestehenden Unsicherheiten hinsichtlich potenzieller Risiken bei neuen Arzneimittel beseitigt worden, gleichzeitig aber neue Sicherheitsbedenken in die RMPs in ähnlichem Umfang aufgenommen worden (Vermeer et al. 2014). Durch die Verordnung im Rahmen des Pharma-Pakets wurden auch neue Bestimmungen zu nicht-interventionellen Unbedenklichkeitsstudien nach der Zulassung verabschiedet. Protokolle für derartige Studien müssen künftig vor Studienbeginn dem PRAC angezeigt werden, soweit sie in mehreren Mitgliedsstaaten der EU durchgeführt werden. Ihre Durchführung wird untersagt, wenn durch sie die Anwendung eines Arzneimittels gefördert werden soll. Insgesamt nimmt der PRAC heute in Europa eine zentrale Stellung in der Pharmakovigilanz für neu zugelassene Arzneimittel ein, ist aber auch engagiert in der Überwachung seit langem eingeführter Arzneimittel. Inwieweit durch die Arbeit des PRAC Erkenntnislücken, insbesondere zu den Risiken neu zugelassener Arzneimittel, schneller behoben werden, kann noch nicht endgültig beurteilt werden. Die bisherigen Erfahrungen sind jedoch positiv und sprechen dafür, dass die neue Gesetzgebung die Zahl und Qualität der im Rahmen der Spontanerfassung gemeldeten Nebenwirkungen erhöht und dadurch wichtige Informationen zur frühzeitigen Erkennung von Risiken bei neuen Arzneimitteln zur Verfügung stehen und entsprechende Studien initiiert werden können (Arlett et al. 2014).

2.2   Beschleunigte Zulassungsverfahren

Die Zulassungsbehörden haben in den letzten 25 Jahren verschiedene Verfahren eingeführt, die eine Beschleunigung der Zulassung neuer Arzneimittel ermöglichen und somit Patienten mit schweren Erkrankungen einen rechtzeitigen Zugang zu neuen Arzneimitteln ermöglichen sollen (Sherman et al. 2013, Baird et al. 2014, Kesselheim et al. 2015). Bereits im Jahr 1992 wurde mit dem Prescription Drug User Act (PDUFA) ein zweistufiges Verfahren für die Begutachtung neuer Arzneimittel durch die FDA eingeführt: eine reguläre („Standard Review") bzw. prioritäre Begutachtung („Priority Review"). Die Vorreiterrolle der FDA bei der Etablierung beschleunigter Zulassungsverfahren war im Wesentlichen verursacht durch den Druck von Interessengruppen, neue Wirkstoffe zur Behandlung von AIDS rasch den Patienten zur Verfügung zu stellen (Eichler et al. 2013, Kesselheim et al. 2015, Gonsalves und Zuckerman 2015, Farrell 2017). Dabei sollten jedoch ausreichende klinische Evidenz für die Wirksamkeit eines neuen Arzneimittels – in der Regel aus mehr als einer kontrollierten klinischen Prüfung vor der Zulassung – vorliegen und angesichts des schnelleren Markteintritts vielversprechender Wirkstoffe zur Behandlung schwerer Erkrankungen eine kontinuierliche Überwachung nach Zulassung erfolgen (Pease et al. 2017).

Untersuchungen haben verdeutlicht, dass von pharmazeutischen Unternehmern die in den USA von der FDA angebotenen Möglichkeiten für beschleunigte Zulassungen in den letzten Jahren zunehmend genutzt werden. So haben beispielsweise 2013 bereits 15 von 27 neu zugelassenen Arzneimitteln eines und 12 sogar mehrere dieser Verfahren für eine beschleunigte Marktzulassung verwendet (Kesselheim et al. 2015). Dieser Trend zu beschleunigten Zulassungen hat sich in den letzten Jahren nochmals deutlich verstärkt. Im Jahr 2015 wurden in den USA 45 neue Arzneimittel von der FDA zugelassen, darunter 14 für onkologische Anwendungsgebiete und 11 Orphan-Arzneimittel (Mullard 2016). Fast alle in den USA zugelassenen onkologischen Arzneimittel (11 von 14) hatten ein beschleunigtes Verfahren durchlaufen, das von der FDA für neue Wirkstoffe zur Behandlung von schwerwiegenden Erkrankungen vorgesehen ist. Es ist verbunden mit einer verkürzten Begutachtung – sechs anstelle von 10 Monaten bei normalen Verfahren („Priority-Review Designation") (FDA 2018a) –, intensiver Beratung durch die FDA („Breakthrough-Therapy Designation") und der Akzeptanz von Surrogatendpunkten als Beleg für den Nutzen der Arzneimittel („Accelerated-Approval Pathway") (Sherman et al. 2013, FDA 2018b). Im Jahr 2016 wurden in den USA 22 neue Arzneimittel von der FDA zugelassen, davon jedoch nur 7 in Standardverfahren (Mullard 2017). Von den insgesamt 15 beschleunigt zugelassenen Arzneimitteln waren 7 Orphan-Arzneimittel und 5 wurden für die Behandlung bzw. ein radioaktiv markiertes Somatostatin-Analogon (DOTATOC) für Diagnostik und Therapie onkologischer Erkrankungen zugelassen. Im Jahr 2017 wurden in den USA 46 neue Arzneimittel zugelassen, die höchste Zahl seit dem Spitzenwert mit 59 neuen Arzneimitteln im Jahr 1996, darunter jedoch nur 15 – knapp ein Drittel – im Standardverfahren (Mullard 2018a). Von den insgesamt 31 beschleunigt zugelassenen Arzneimitteln waren 15 Orphan-Arzneimittel und 12 neue Wirkstoffe für die Behandlung onkologischer Erkrankungen, darunter 9 als Orphan-Arzneimittel. Nur 3 Orphan-Arzneimittel wurden im Standardverfahren zugelassen. Diese Zahlen verdeutlichen eindrucksvoll die derzeitigen Trends in der Entwicklung neuer Wirkstoffe (IQVIA Institute for Human Data Science 2018): Es dominieren Orphan-Arzneimittel, häufig für die Behandlung onkologischer Erkrankungen, die fast immer nach beschleunigten Zulassungsverfahren auf den Markt kommen. Arzneimittel, die als erste in einer neuen Wirkstoffgruppe („first-in-class") die Zulassung anstreben, machen inzwischen nur noch knapp ein Drittel der neu zugelassenen Arzneimittel aus. Analysten erwarten auch im Jahr 2018 die Zulassung zahlreicher neuer Arzneimittel, da Ende November 2017 bereits 43 Anträge für neue Wirkstoffe der FDA zur Begutachtung vorlagen (Mullard 2018a). Zum Vergleich: Von der EMA wurden im Jahr 2017 35 neue Arzneimittel zugelassen, darunter 19 Orphan-Arzneimittel, und 6 Anträge auf Zulassung neuer Wirkstoffe wurden vom CHMP abgelehnt (Mullard 2018b, EMA 2018a). Ähnlich wie bei der FDA wurden zahlreiche neue Arzneimittel zur Behandlung on-

kologischer Erkrankungen zugelassen (N=11), von denen 5 Orphan-Arzneimittel sind. Eine beschleunigte Beurteilung (vgl. ◘ Tabelle 2.1) erfolgte bei 4 und eine bedingte Zulassung bei 2 der 35 neuen Arzneimittel.

Insbesondere die 2012 in den USA eingeführte „Breakthrough-Therapy Designation" wurde kritisiert, da sie die Anforderungen an den Nachweis von Wirksamkeit und Sicherheit absenkt, vorschnell Erwartungen an besonders gute therapeutische Wirksamkeit weckt und für Patienten zahlreiche Risiken in sich birgt (Darrow et al. 2014). Außerdem haben Wissenschaftler aus den USA auf die Gefahren hingewiesen, die aus der Kombination verschiedener Verfahren zur beschleunigten Zulassung resultiert (Carpenter 2014).

Diese in den USA initiierten Programme zur Förderung der Arzneimittelentwicklung und beschleunigten Zulassung wurden nicht nur für („first-in-class") Arzneimittel beansprucht, sondern häufig auch von weniger innovativen Arzneimitteln mit fraglichem therapeutischen Stellenwert (Kesselheim et al. 2015). Da die FDA ihre Anforderungen an die Zulassung neuer Arzneimittel im Rahmen der beschleunigten Zulassungen abgesenkt hat und inzwischen häufig sehr begrenzte Erkenntnisse zu Wirksamkeit bzw. Sicherheit neuer Arzneimittel und somit erhebliche Unsicherheit hinsichtlich ihrer Risiken akzeptiert, wird in den USA von kritischen Wissenschaftlern gefordert, dass Ärzte und Patienten hierüber rechtzeitig informiert werden (Naci et al. 2017a). Außerdem sollte verstärkt darauf geachtet werden, dass nach einer beschleunigten Zulassung prospektive Studien oder zumindest kontrollierte Beobachtungsstudien zu Nutzen und Risiken rechtzeitig begonnen und auch abgeschlossen werden (Carpenter 2014, Avorn und Kesselheim 2015). Aktuelle Untersuchungen zu den zwischen 2000 und 2013 in beschleunigten Verfahren zugelassenen Arzneimitteln belegen jedoch eindrucksvoll, dass eine gute Evidenz für den Nutzen dieser Arzneimittel mitunter auch Jahre nach Zulassung nicht vorliegt, obwohl sie bereits häufig als Standardtherapie verwendet und in Leitlinien empfohlen werden (Naci et al. 2017a, Naci et al. 2017b). Über die nach beschleunigter Zulassung häufig erforderlichen Sicherheitswarnungen und mitunter auch Marktrücknahmen wurde inzwischen in verschiedenen Untersuchungen berichtet (Lexchin 2014, Frank et al. 2014, Downing et al. 2017). Für ein Drittel der von der FDA zwischen 2001 und 2010 neu zugelassenen Arzneimittel wurden Sicherheitswarnungen ausgesprochen, darunter befanden sich besonders häufig beschleunigt zugelassene Arzneimittel, aber auch Biologika und Wirkstoffe zur Behandlung psychiatrischer Erkrankungen (Downing et al. 2017).

Auch in Europa fordern bereits seit einigen Jahren pharmazeutische Unternehmer bzw. ihr europäischer Dachverband (European Federation of Pharmaceutical Industries, EPFIA), die Zulassungsverfahren besser an neue wissenschaftliche Entwicklungen und die Bedürfnisse der Patienten anzupassen, vor allem bei schweren Erkrankungen mit nur wenigen medikamentösen Therapieoptionen. Vorschläge, die in diesem Zusammenhang unterbreitet wurden, beziehen sich vor allem auf eine stärkere Orientierung der regulatorischen Verfahren am wissenschaftlichen Fortschritt, beispielsweise die Verfügbarkeit von Biomarkern zur genauen Charakterisierung von Patientensubgruppen und die Entwicklung neuer Studiendesigns sowie statistischer Methoden. Außerdem wurde verlangt, die Vereinbarungen zwischen der EMA und den pharmazeutische Unternehmern hinsichtlich der Beurteilung des Nutzen-Risiko-Verhältnisses bei Zulassung, aber auch während des gesamten weiteren Lebenszyklus eines Arzneimittels, an neue Entwicklungen in der Forschung anzupassen (Forda et al. 2013). Europäische und nordamerikanische Vertreter der Zulassungsbehörden sowie von Health Technology Assessment (HTA) Institutionen haben kürzlich die in Europa, den USA, Kanada und Singapur existierenden Verfahren verglichen, die Patienten einen frühzeitigen Zugang zu neuen Arzneimitteln ermöglichen sollen. Eine engere Zusammenarbeit zwischen regulatorischen Behörden, HTA Institutionen, Kostenträgern im Gesundheitswesen sowie pharmazeutischen Unternehmern, auch unter stärkerer Berücksichtigung der Präferenzen von Ärzten und Patienten, wurde als eine wesentliche Voraussetzung gesehen, den Zugang von Patienten zu neuen Arzneimitteln zu verbessern. Darüber hinaus wurde erneut die Bedeutung einer kontinuierlichen Bewertung von Nutzen und

Schäden neuer Arzneimittel auch nach Zulassung betont (Baird et al. 2014).

Die in der EU derzeit existierenden Verfahren für eine beschleunigte Zulassung neuer Arzneimittel und die mit diesen Verfahren verbundenen Anforderungen werden im Folgenden dargestellt.

2.2.1 Bedingte Zulassung

Für die Erteilung der Zulassung auf der Grundlage weniger umfangreicher Daten, als dies normalerweise der Fall ist, wurde mit der Verordnung (EG) Nr. 507/2006 ein Verfahren etabliert, das an bestimmte Auflagen geknüpft ist (bedingte Zulassung bzw. „conditional marketing authorisation", CMA). Diese bedingte Zulassung wird für Arzneimittel mit noch unvollständigen klinischen Daten erteilt, die zur Behandlung, Vorbeugung oder ärztlichen Diagnose von zu schwerer Invalidität führenden oder lebensbedrohlichen Krankheiten bestimmt sind, für Orphan-Arzneimittel oder für Arzneimittel, die in Krisensituationen gegen eine Bedrohung der öffentlichen Gesundheit eingesetzt werden sollen. Bedingungen sind weiterhin, dass umfangreiche Daten zu Wirksamkeit und Sicherheit später nach der Zulassung eingereicht werden und ein ungedeckter medizinischer Bedarf („unmet medical need") besteht (Escher 2014).

Das in der Richtlinie 2001/83/EG definierte Nutzen-Risiko-Verhältnis muss für Arzneimittel nach bedingter Zulassung positiv sein. Der Nutzen für die öffentliche Gesundheit infolge der sofortigen Verfügbarkeit des Arzneimittels auf dem Markt sollte das Risiko aufgrund noch fehlender zusätzlicher Daten überwiegen. Bedingte Zulassungen sind jeweils ein Jahr gültig und werden jährlich überprüft. Der pharmazeutische Unternehmer ist verpflichtet, die mit der Zulassung erteilten Auflagen (z. B. Vorlage von Ergebnissen aus laufenden oder neuen klinischen Studien, Daten zur Pharmakovigilanz) zu erfüllen, damit die bei Zulassung noch bestehende Unsicherheit hinsichtlich Wirksamkeit und Risiken des neuen Arzneimittels rasch vermindert bzw. beseitigt wird. Sobald umfangreiche Daten zum Nutzen-Risiko-Verhältnis vorliegen, kann eine bedingte Zulassung in eine reguläre Zulassung umgewandelt werden.

Seit Inkrafttreten der Verordnung über die bedingte Zulassung von Humanarzneimitteln im Jahr 2006 sind bis Ende 2016 insgesamt 36 Arzneimittel über dieses Verfahren zugelassen worden (EMA 2017a). Gründlich analysiert wurden inzwischen die über dieses Verfahren bisher zugelassenen Arzneimittel, ihre Anwendungsgebiete und die mit der Zulassung verbundenen Auflagen (Hoekman et al. 2015, Banzi et al. 2015, EMA 2017a, Banzi et al., 2017). Die EMA berichtete 2017 über ihre Erfahrungen mit bedingter Zulassung bei 30 Arzneimitteln, die zwischen 2006 und 30.6.2016 zugelassen wurden (EMA 2017a). Bei insgesamt 11 Arzneimitteln wurde die bedingte Zulassung nach Erfüllung der Auflagen (z. B. Vorlage finaler Ergebnisse klinischer Studien, zusätzliche Analysen) in eine reguläre Zulassung umgewandelt, wobei die mediane Zeit bis zur Erfüllung der Auflagen durch pharmazeutische Unternehmer vier Jahre (Spannweite: 0,2–7,7 Jahre) betrug. Bei zwei Impfstoffen zog der pharmazeutische Unternehmer aus kommerziellen Gründen seinen Antrag auf bedingte Zulassung zurück, und bei 17 Arzneimitteln besteht weiterhin eine bedingte Zulassung (EMA 2017a, Banzi et al. 2017). Der Antrag auf eine bedingte Zulassung wurde bei 22 Arzneimitteln, darunter 8 für onkologische Indikationen, abgelehnt, meist aufgrund eines negativen Nutzen-Risiko-Verhältnis. Von insgesamt 58 für die bedingte Zulassung durchgeführte klinische Studien waren mehr als die Hälfte Studien der Phase II und nur ein Drittel Studien der Phase III (Banzi et al. 2017). Insbesondere Arzneimittel für Anwendungsgebiete wie Onkologie (N=17), Infektionskrankheiten (N=9), Neurologie (N=3) waren erfolgreich bei Beantragung einer bedingten Zulassung, wobei für mehr als die Hälfte der onkologischen Arzneimittel nur einarmige Studien vorgelegt wurden. Eine genaue Übersicht der Wirkstoffe, ihrer Anwendungsgebiete, der für die bedingte Zulassung berücksichtigten klinischen Studien und der genauen Anforderungen zum Zeitpunkt der Zulassung finden sich im aktuellen Bericht der EMA (2017a) und bei Banzi et al. (2015).

Die Ergebnisse der bisher durchgeführten Analysen zur bedingten Zulassung werden unterschiedlich interpretiert. Die EMA beurteilt die bedingte Zulassung als wichtiges Instrument, um Patienten mit „unmet medical need" einen raschen Zugang – im Durchschnitt nach 4 Jahren – zu neuen Arzneimitteln zu ermöglichen (EMA 2017a). Demgegenüber fordern pharmakologische Experten, dass durch gute Evidenz belegt werden sollte, dass ein rascher Zugang – fast immer mit unvollständigen Daten zur Sicherheit und Wirksamkeit – Patienten tatsächlich nützt (Banzi et al., 2017). Bei einigen der bedingt zugelassenen Arzneimittel sind auch 7 Jahre nach der Zulassung die Auflagen noch nicht erfüllt. Daraus resultiert einerseits eine erhebliche Unsicherheit für Ärzte bei der Verordnung und Information über diese Arzneimittel, und andererseits bedeutet dies für Patienten, dass sie mit Arzneimitteln behandelt werden, deren klinischer Nutzen und Risiken weiterhin unklar sind (Banzi et al. 2017). Deshalb wird auch gefordert, dass die Erfüllung der bei Zulassung definierten Auflagen konsequenter von der EMA überwacht werden sollte (Banzi et al. 2015) und ggf. auch entsprechende Sanktionen (z. B. Ruhen der Marktzulassung bzw. Marktrücknahme) ausgesprochen werden können.

Seit Inkrafttreten des Arzneimittelmarktneuordnungsgesetzes (AMNOG) im Jahr 2011 wurde bei insgesamt 18 Arzneimitteln mit bedingter Zulassung der Zusatznutzen bewertet, darunter 15 Wirkstoffe zur Behandlung hämatologischer oder onkologischer Erkrankungen und 12 Orphan-Arzneimittel (◘ Tabelle 2.1). Eine beschleunigte Beurteilung erfolgte bei 3 der bedingt zugelassenen Arzneimittel. Bei zwei Arzneimitteln war der Zusatznutzen nicht belegt, bei 6 nicht quantifizierbar, bei 4 gering, und bei 6 beträchtlich. Drei Arzneimittel wurden zweimal bewertet, wobei in den ersten Verfahren der Zusatznutzen als nicht quantifizierbar, nicht belegt oder als beträchtlich und im zweiten Verfahren (für ein neues Anwendungsgebiet) bei 2 Arzneimitteln als nicht belegt und einem Arzneimittel als gering beurteilt wurde (Gemeinsamer Bundesausschuss 2016). Diese Beschlüsse des Gemeinsamen Bundesausschusses (G-BA) verdeutlichen die Notwendigkeit weiterer klinischer Studien nach Zulassung, da bei bedingter Zulassung die vorliegenden Ergebnisse häufig eine Beurteilung von Mortalität, Morbidität oder Lebensqualität nicht erlauben.

2.2.2 Zulassung unter außergewöhnlichen Umständen

Ein weiteres Verfahren der beschleunigten Zulassung, das bereits seit 1995 existiert und durch die Verordnung (EG) Nr. 726/2004 geregelt wird, ist die Zulassung unter außergewöhnlichen Umständen („exceptional circumstances", EC). Sie wird erteilt, wenn es prinzipiell unmöglich ist, die für eine Zulassung gewöhnlich geforderten Studiendaten vorzulegen. Folgende Bedingungen gelten für die Zulassung unter außergewöhnlichen Umständen:

— Die Anwendungsgebiete, für die das Arzneimittel zugelassen werden soll, sind so selten, dass von dem pharmazeutischen Unternehmer nicht erwartet werden kann, umfangreiche Evidenz zur Wirksamkeit und Sicherheit zur Verfügung zu stellen.
— Angesichts des derzeitigen wissenschaftlichen Kenntnisstandes können umfangreiche Informationen nicht geliefert werden.
— Es würde nicht den Prinzipien der medizinischen Ethik entsprechen, derartige Informationen in klinischen Studien zu generieren.

Auch bei diesem Verfahren erfolgt die erneute Bewertung des Nutzen-Risiko-Verhältnis nach Markteinführung jährlich und es wird dabei überprüft, ob neue Daten vorliegen, die gegen eine Aufrechterhaltung der Zulassung sprechen. Die Marktzulassung wird, ebenso wie beim regulären Verfahren, nach fünf Jahren erneuert. Bei insgesamt 8 Arzneimitteln mit Zulassung unter außergewöhnlichen Umständen, darunter 6 Orphan-Arzneimittel, erfolgte bisher eine frühe Nutzenbewertung, die bei 6 Wirkstoffen einen nicht quantifizierbaren Zusatznutzen und bei jeweils einem Wirkstoff einen nicht belegten (im 2. Verfahren) oder geringen Zusatznutzen ergab (◘ Tabelle 2.1).

2.2.3 Beschleunigte Beurteilung

Eine beschleunigte Beurteilung („accelerated assessment", AA) von Humanarzneimitteln im zentralen Zulassungsverfahren erfolgt für Arzneimittel, die von besonderer Bedeutung für die öffentliche Gesundheit sind, insbesondere solchen, die therapeutische Innovationen darstellen. Die beschleunigte Beurteilung wird ebenso wie die Zulassung unter außergewöhnlichen Umständen geregelt durch die Verordnung (EG) Nr. 726/2004, Artikel 14 (9). Der Antragsteller muss bereits bei Einreichen des Antrags ein beschleunigtes Beurteilungsverfahren beantragen und ausreichend begründen. Bei diesen beschleunigten Beurteilungen verkürzt sich die Zeit, die dem CHMP hierfür zur Verfügung steht, von 210 auf 150 Tage, wobei der Zeitraum, in dem der pharmazeutischen Unternehmer zusätzliche Informationen bereitstellen bzw. Fragen des CHMP beantworten muss, nicht einberechnet wird.

Von 2011 bis 2017 erfolgte laut den Annual Reports der EMA (EMA 2012, 2013, 2014, 2015a, 2016a, 2017b, 2018a) auf Antrag des pharmazeutischen Unternehmers bei 27 Arzneimitteln eine beschleunigte Beurteilung, darunter 11 Orphan-Arzneimittel und 4 der neuen Arzneimittel des Jahres 2017: Cenegermin, Glecaprevir/Pibrentasvir, Nusinersen, Voxilaprevir/Velpatasvir/Sofosbuvir (◘ Tabelle 2.1; vgl. ▶ Kapitel 3, ▶ Abschnitt 3.1). Bei zwei Arzneimitteln, die bereits 2014 (Cabozantinib) bzw. 2015 (Lenvatinib) für die Behandlung des Schilddrüsenkarzinoms zugelassen wurden, erfolgte 2016 jeweils die beschleunigte Beurteilung eines weiteren Anwendungsgebietes (Nierenzellkarzinom). Die frühe Nutzenbewertung, bisher durchgeführt bei 23 Arzneimitteln mit beschleunigter Beurteilung, ergab bei 4 Wirkstoffen einen nicht quantifizierbaren Zusatznutzen, einen nicht belegten bei 3 Arzneimitteln oder geringen Zusatznutzen bei 4 Arzneimitteln und bei 12 Arzneimitteln einen beträchtlichen Zusatznutzen, darunter jeweils 5 Wirkstoffe zur Behandlung der Hepatitis C bzw. onkologischer Erkrankungen. Bei einem Arzneimittel mit beschleunigter Beurteilung wurde sogar ein erheblicher Zusatznutzen vom G-BA gesehen (Nusinersen zur Behandlung der 5q-assoziierten spinalen Muskelatrophie; vgl. ▶ Kapitel 3, ▶ Abschnitt 3.1.24). Bei einem Orphan-Arzneimittel (Ivacaftor) erfolgten insgesamt 3 Bewertungen durch den G-BA, die im ersten Verfahren einen beträchtlichen Zusatznutzen und in zwei weiteren Verfahren (wegen eines neuen Anwendungsgebietes) einen geringen Zusatznutzen ergaben. Bei einem weiteren Orphan-Arzneimittel zur Behandlung des Multiplen Myeloms, Carfilzomib, wurde im ersten Verfahren ein nicht quantifizierbarer und im 2. Verfahren (für ein neues Anwendungsgebiet) ein geringer Zusatznutzen gesehen.

2.2.4 Orphan-Arzneimittel

Unter Orphan-Arzneimitteln („Orphan Medicinal Products" bzw. „Orphan Drugs") versteht man Arzneimittel, die zur Behandlung für seltene Leiden eingesetzt werden (► Kapitel 1, ► Abschnitt 1.6; ► Kapitel 5, ► Abschn. 5.3.3). Als selten gilt innerhalb der EU eine Krankheit, wenn sie nicht mehr als 5 pro 10.000 EU-Einwohner betrifft. Nach Schätzungen sind derzeit 6.000–8.000 aller bekannten Krankheiten als selten anzusehen und etwa 30–40 Mio. Einwohner in der EU von seltenen Leiden betroffen (Windeler et al. 2010, Joppi et al. 2013). Das Spektrum seltener Leiden reicht von Krankheiten mit geringer Prävalenz und kurzem Überleben (z. B. schweres kombiniertes Immundefizit-Syndrom) über Krankheiten mit geringer Prävalenz und langem Überleben (z. B. zystische Fibrose, Duchenne-Muskeldystrophie) bis hin zu Krankheiten mit relativ hoher Prävalenz und sehr kurzem Überleben (verschiedene onkologische Erkrankungen). Bereits 1983 wurde in den USA ein Gesetz eingeführt, das die Zulassung von Orphan-Arzneimitteln regelt. Später folgten Japan (1993), Australien (1997) und schließlich Europa (2000). Am 16. Dezember 1999 verabschiedete das Europäische Parlament und der Rat die Verordnung (EG) Nr. 141/2000, die durch ökonomische und regulatorische Anreize pharmazeutische Unternehmer motivieren sollte, verstärkt Orphan-Arzneimittel für Patienten mit seltenen Leiden zu entwickeln. Zu diesen Anreizen zählen kostenlose wissenschaftliche Beratung zur Erstellung des Prüfplanes für die klinischen Studien, Befreiung oder Ermäßigung von Gebühren im Rahmen des Zulassungsverfahrens bei der EMA, 10-jähriges Marktexklusivitätsrecht und beschleunigte Zulassungsverfahren (z. B. über bedingte Zulassungen oder Zulassung unter außergewöhnlichen Umständen). Außerdem existieren in Europa Förderprogramme für die Grundlagenforschung und auch eine Förderung von krankheitsspezifischen Forschungsprojekten bei seltenen Erkran-

kungen, von denen pharmazeutische Unternehmer ebenfalls profitieren (Roll et al. 2011).

Bevor ein Orphan-Arzneimittel von der EU zugelassen wird, muss der pharmazeutische Unternehmer beim hierfür zuständigen Komitee der EMA (Committee for Orphan Medicinal Products, COMP) eine Zuerkennung des Orphan Drug-Status beantragen. Das COMP berücksichtigt dabei vor allem epidemiologische Daten (Prävalenz ≤ 5/10.000 Personen) und den potenziellen Nutzen des Arzneimittels. Orphan-Arzneimittel, die diesen Status besitzen, werden dann im zentralisierten Verfahren zugelassen.

Untersuchungen zu den Erfahrungen in den ersten 10 Jahren der europäischen Gesetzgebung zu Orphan-Arzneimitteln haben gezeigt, dass mehr als 80 % der 845 Orphan-Kandidaten einen derartigen Status vom COMP auch erhielten und über 63 von 108 Anträgen auf Markzulassung von der EC positiv entschieden wurde (Joppi et al. 2013).

Die Qualität klinischer Studien zu Orphan-Arzneimitteln vor, aber auch nach der Zulassung, wurde in den letzten Jahren gründlich analysiert. Untersuchungen am Beispiel von Arzneimitteln, die für onkologische oder neurologische Anwendungsgebiete zugelassen wurden, haben gezeigt, dass die Evidenz zum Zeitpunkt der Zulassung meist nicht ausreicht, um Wirksamkeit und Sicherheit sicher zu beurteilen – vor allem aufgrund der meist wenigen, in diesen Studien eingeschlossenen Patienten (100 – 200 in mehr als der Hälfte der Studien), der häufigen Verwendung von Surrogaten als Endpunkte und Placebo im Kontrollarm sowie der kurzen Nachbeobachtung (Mitsumoto et al. 2009, Kesselheim et al. 2011). Diese zum Zeitpunkt der Zulassung offensichtlichen Evidenzlücken bei Orphan-Arzneimitteln werden fast immer auch durch Studien nach der Zulassung nicht oder erst sehr spät geschlossen (Joppi et al 2016).

Während sich ursprünglich nur wenige pharmazeutische Unternehmer aufgrund der Seltenheit des Erkrankung und des geringen Gewinns im Bereich der Forschung und Entwicklung von Orphan-Arzneimitteln engagiert hatten (Haffner et al., Joppi et al. 2009, Roll et al. 2011), bewirkten die mit der Gesetzgebung in den USA, in Japan und Europa eingeräumten finanziellen Anreize für die Entwicklung von Orphan-Arzneimitteln, ebenso wie die

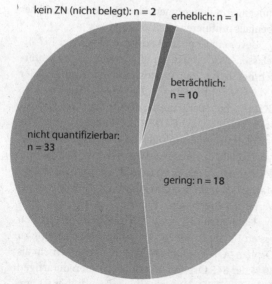

kein ZN (nicht belegt): n = 2   erheblich: n = 1

beträchtlich:
n = 10

nicht quantifizierbar:
n = 33

gering: n = 18

◨ **Abbildung 2.1 Ergebnisse der frühen Nutzenbewertung bei Orphan-Arzneimitteln** (Verfahren 01.10.2011–31.12.2017), Anzahl der Verfahren n = 64.

heute anhand von Biomarkern mögliche Unterscheidung kleiner Patientenuntergruppen (sogenannte Präzisionsmedizin) – vor allem in der Hämatologie und Onkologie –, dass zunehmend auch große pharmazeutische Unternehmer Orphan-Arzneimittel als sehr lukratives Geschäftsfeld erkannten – mit stabilem Umsatzwachstum, Wachstumsraten von etwa 7,5 % und inzwischen einem globalen Umsatz von mehr als 100 Mrd. US-$ pro Jahr sowie einem Anteil von etwa 15 % am weltweiten Umsatz von Arzneimitteln (Grundlehner 2013, Voigt 2015). Dies verdeutlichen auch die aktuellen Analysen zum Umsatzvolumen von Orphan-Arzneimitteln im Arzneiverordnungs-Report 2017 (► Kapitel 1, ► Abbildung 1.8), ebenso wie aktuelle Prognosen für den weltweiten als auch für den US-amerikanischen beziehungsweise europäischen Markt (Evaluate Pharma® Orphan Drug Report 2017). Verantwortlich hierfür sind vor allem die für Orphan-Arzneimittel häufig verlangten sehr hohen Preise, eine im Zeitalter der Präzisionsmedizin zunehmende Stratifizierung therapeutischer Anwendungsgebiete mit Entstehen seltener Erkrankungen (vor allem in der Onkologie), der nicht seltene Off-Label Gebrauch nach Zulassung und die mit der Zulassung erlangte Markexklusivität von 10 Jahren.

Diese vom Gesetzgeber primär nicht intendierte Entwicklung wurde inzwischen wiederholt kritisiert (Windeler et al. 2010, Coté et al. 2012, Joppi et al. 2013, Voigt 2015, Joppi et al. 2016, Ludwig 2017). Trotzdem gilt der medizinische Zusatznutzen von Orphan-Arzneimitteln in Deutschland gemäß AMNOG (§ 35a Absatz 1 SGB V) durch die europäische Zulassung als belegt, so dass Orphan-Arzneimittel nur einer eingeschränkten AMNOG-Nutzenbewertung unterliegen. In den meisten anderen europäischen Ländern durchlaufen Orphan-Arzneimittel demgegenüber eine reguläre Nutzenbewertung (Gammi et al. 2015).

Seit Inkrafttreten der Verordnung (EG) Nr. 141/2000 sind etwa 120 Orphan-Arzneimittel in Europa zugelassen worden, darunter mehr als ein Drittel für die Behandlung onkologischer und hämatologischer Erkrankungen (Verband forschender Arzneimittelhersteller e. V. 2016). In beschleunigten Verfahren wurden seit 2011 35 Orphan Arzneimittel zugelassen: 16 von ihnen im Rahmen einer bedingten Zulassung, 11 unter außergewöhnlichen Umständen, 10 nach beschleunigter Beurteilung (◨ Tabelle 2.1). Die Ergebnisse der frühen Nutzenbewertung in insgesamt 64 Verfahren von 2011 bis 2017 verdeutlicht ◨ Abbildung 2.1. Aufgrund der oben beschriebenen Merkmale bzw. Mängel in den für die Zulassung relevanten klinischen Studien überrascht es nicht, dass bei 33 Verfahren vom G-BA der Zusatznutzen als nicht quantifizierbar beurteilt wurde. Bei 2 Orphan-Arzneimittel war kein Zusatznutzen belegt, bei 18 Orphan-Arzneimitteln wurde ein geringer, bei 10 Orphan-Arzneimitteln ein beträchtlicher und bei einem ein erheblicher Zusatznutzen festgestellt (◨ Abbildung 2.1). Bei fünf Arzneimitteln, bei denen, teilweise wegen neuer Anwendungsgebiete mehrere Nutzenbewertungen erfolgten, wurde zunächst ein nicht quantifizierbarer Zusatznutzen und im 2. Verfahren ein geringer Zusatznutzen vom G-BA gesehen (Carfilzomib) bzw. im 1. Verfahren ein beträchtlicher Zusatznutzen und in 2 weiteren Verfahren ein geringer Zusatznutzen (Ivacaftor) festgestellt (◨ Tabelle 2.1).

Angesichts der Entwicklung von Orphan-Arzneimitteln in den letzten Jahren gilt es jetzt, Maßnahmen zu ergreifen, die einen weiteren Missbrauch bestehender Regularien vermeiden und dem ur-

□ Tabelle 2.1 Übersicht über die seit 2011 in beschleunigten Verfahren zugelassenen neuen Arzneimittel.

Wirkstoff	Handelsname	Indikation	Zulassung		Zusatznutzen
			Jahr	Art	
Afamelanotid	Scenesse	Prävention von Phototoxizität bei Erythropoetischer Protoporphyrie	2014	EC, O	nicht quantifizierbar
Alipogentiparvovec*	Glybera	Lipoproteinlipasedefizienz (LPLD)	2012	EC, O	nicht quantifizierbar
Allogene, genetisch modifizierte T-Zellen	Zalmoxis	haploidentische hämatopoetische Stammzelltransplantation (HSCT)	2016	CMA, O	nicht quantifizierbar
Asfotase alfa	Strensiq	Hypophosphatasie	2015	EC, O	nicht quantifizierbar
Ataluren	Translarna	Duchenne-Muskeldystrophie	2014	CMA, O	gering
Avelumab	Bavencio	Merkelzellkarzinom	2017	CMA, O	nicht quantifizierbar
Bedaquilin	Sirturo	multiresistente Tuberkulose	2014	CMA, O	Verfahren eingestellt (stationärer Einsatz)
Blinatumomab	Blincyto	Akute lymphatische Leukämie	2015	CMA, O	beträchtlich
Bosutinib	Bosulif	chronische myeloische Leukämie	2013	CMA, O	nicht quantifizierbar
Brentuximab Vedotin	Adcetris	Hodgkin-Lymphom und anaplastisches großzelliges Lymphom; kutanes T-Zell-Lymphom	2012	CMA, O	nicht quantifizierbar (1. Verfahren + nAWG); gering (nAWG)
Cabozantinib	Cometriq	Schilddrüsenkarzinom	2014	CMA, O	gering
Cabozantinib	Cabometyx	Nierenzellkarzinom	2016	AA	gering (Neubewertung nach Fristablauf)
Carfilzomib	Kyprolis	multiples Myelom	2015	AA, O	beträchtlich (Überschreitung 50 Mio. € Grenze)
Cenegermin	Oxervate	neurotrophe Keratitis	2017	AA, O	nicht quantifizierbar
Ceritinib**	Zykadia	Nicht-kleinzelliges Lungenkarzinom	2015	CMA	beträchtlich (Neubewertung nach Fristablauf); nicht belegt (nAWG)
Cerliponase alfa	Brineura	neuronale Ceroid-Lipofuszinose Typ 2	2017	EC, O	nicht quantifizierbar
Chenodeoxycholsäure	Chenodes-oxycholsäure Leadian	angeborene Störungen der primären Gallensäuresynthese	2017	EC, O	keine G-BA-Bewertung
Cholsäure	Kolbam	angeborene Störungen der primären Gallensäuresynthese	2015	EC, O	keine G-BA-Bewertung
Cholsäure	Orphacol	angeborene Störungen der primären Gallensäuresynthese	2013	EC, O	nicht quantifizierbar
Crizotinib**	Xalkori	Bronchialkarzinom	2012	CMA	beträchtlich (nAWG); beträchtlich (Neubewertung nach Fristablauf); nicht belegt (nAWG)

◨ Tabelle 2.1 Übersicht über die seit 2011 in beschleunigten Verfahren zugelassenen neuen Arzneimittel (Fortsetzung).

Wirkstoff	Handelsname	Indikation	Zulassung		Zusatznutzen
			Jahr	Art	
Daclatasvir	Daklinza	chronische Hepatitis-C-Virusinfektion	2014	AA	beträchtlich
Daratumumab**	Darzalex	Rezidiviertes und refraktäres multiples Myelom	2016	CMA, AA, O	beträchtlich (Überschreitung 50 Mio. € Grenze, nAWG)
Dasabuvir	Exviera	chronische Hepatitis C	2015	AA	beträchtlich
Defibrotid	Defitelio	(schwere) Lebervenen-Verschlusskrankheit	2013	EC, O	freigestellt (Antrag auf Freistellung von der NB wegen Geringfügigkeit)
Delamanid	Deltyba	multiresistente Tuberkulose	2014	CMA, O	freigestellt (zu erwartende Ausgaben geringfügig)
Dinutuximab beta	Qarziba (vorher: Dinutuximab beta EUSA, Dinutuximab beta Apeiron)	Neuroblastom	2017	EC, O	freigestellt (zu erwartende Ausgaben geringfügig)
Elbasvir/Grazoprevir	Zepatier	chronische Hepatitis C	2016	AA	nicht belegt
Elotuzumab	Empliciti	multiples Myelom	2016	AA	gering
Fampridin**	Fampyra	Multiple Sklerose	2011	CMA	nicht belegt
Glecaprevir/Pibrentasvir	Maviret	chronische Hepatitis-C-Virusinfektion	2017	AA	nicht belegt
humaner Gerinnungsfaktor X	Coagadex	hereditärer Faktor-X-Mangel	2016	AA	keine G-BA-Bewertung
Idarucizumab	Praxbind	Antidot für Dabigatran	2015	AA	keine G-BA-Bewertung
Idebenon	Raxone	Lebersche hereditäre Optikusneuropathie	2015	EC, O	nicht quantifizierbar
Ivacaftor	Kalydeco	zystische Fibrose	2012	AA, O	beträchtlich; gering (nAWG); gering (nAWG)
Ixazomib	Ninlaro	multiples Myelom	2016	CMA, O	nicht quantifizierbar
Ketoconazol	Ketoconazol HRA	Cushing-Syndrom	2014	AA, O	keine G-BA-Bewertung
Lebendes (Hornhaut)-Gewebeäquivalent (autologe Hornhautepithelzellen, die Stammzellen enthalten)	Holoclar	Limbusstammzellen-insuffizienz	2015	CMA, O	keine G-BA Bewertung
Ledipasvir/Sofosbuvir	Harvoni	chronische Hepatitis C	2014	AA	beträchtlich; nicht quantifizierbar (nAWG)
Lenvatinib	Lenvima	Schilddrüsenkarzinom	2015	AA, O	nicht quantifizierbar
Lenvatinib	Kisplyx	Nierenzellkarzinom	2016	AA	gering
Lomitapid	Lojuxta	homozygote familiäre Hypercholesterinämie	2013	EC	nicht belegt (Neubewertung nach Fristablauf)
Nintedanib	Ofev	idiopathische pulmonale Fibrose	2015	AA, O	gering (nAWG)

◻ Tabelle 2.1 Übersicht über die seit 2011 in beschleunigten Verfahren zugelassenen neuen Arzneimittel (Fortsetzung).

Wirkstoff	Handelsname	Indikation	Zulassung		Zusatznutzen
			Jahr	Art	
Nusinersen	Spinraza	5q-assoziierte spinale Muskelatrophie	2017	AA	erheblich
Obeticholsäure	Ocaliva	primäre biliäre Cholangitis	2016	CMA, O	nicht quantifizierbar
Olaratumab	Lartruvo	Weichgewebesarkom	2016	CMA, AA, O	beträchtlich
Ombitasvir/Parita-previr/ Ritonavir	Viekirax	chronische Hepatitis C	2015	AA	beträchtlich
Osimertinib**	Tagrisso	nicht kleinzelliges Lungenkarzinom	2016	CMA, AA	beträchtlich (Neubewertung nach Fristablauf)
Pandemischer Influenzaimpfstoff H5N1 (nasal)	Pandemischer Influenzaimpfstoff H5N1 AstraZeneca (vorher: Pandemischer Influenzaimpfstoff H5N1 Medimmune)	Influenzaprophylaxe bei offiziellen Pandemiesituationen	2016	CMA	keine G-BA-Bewertung
Parathyroidhormon	Natpar	chronischer Hypoparathyreoidismus	2017	CMA, O	keine G-BA-Bewertung
Pixantron	Pixuvri	Non-Hodgkin-B-Zell-Lymphom	2012	CMA	nicht belegt
Radiumdichlorid	Xofigo	kastrationsresistentes Prostatakarzinom, symptomatische Knochenmetastasen	2013	AA	beträchtlich
Sebelipase alfa	Kanuma	Mangel an lysosomaler saurer Lipase	2015	AA, O	nicht quantifizierbar
Siltuximab	Sylvant	multizentrische Castleman-Krankheit	2014	AA, O	nicht quantifizierbar
Susoctocog alfa	Obizur	erworbene Hämophilie	2015	EC	keine G-BA-Bewertung
Tafamidis Meglumin	Vyndaqel	familiäre Amyloid-Polyneuropathie vom Transthyretin-Typ	2011	EC, O	gering
Vacciniavirus Ankara Bavarian-Nordic-Lebendvirus, modifiziert	Imvanex	Pocken-Impfstoff	2013	EC	keine G-BA-Bewertung
Valsartan/Sacubitril	Entresto	Herzinsuffizienz	2015	AA	beträchtlich
Vandetanib	Caprelsa	Schilddrüsenkarzinom	2012	CMA	gering (erneute NB nach Absatz 5b); nicht quantifizierbar (nAWG)
Velpatasvir/Sofosbuvir	Epclusa	chronische Hepatitis-C-Virusinfektion	2016	AA	beträchtlich
Venetoclax	Venclyxto	chronische lymphatische Leukämie	2016	CMA, O	nicht quantifizierbar

◘ Tabelle 2.1 Übersicht über die seit 2011 in beschleunigten Verfahren zugelassenen neuen Arzneimittel (Fortsetzung).

Wirkstoff	Handelsname	Indikation	Zulassung		Zusatznutzen
			Jahr	Art	
Vismodegib**	Erivedge	Basalzellkarzinom	2013	CMA	gering (Neubewertung nach Fristablauf)
Voxilaprevir/Velpatasvir/Sofosbuvir	Vosevi	chronische Hepatitis-C-Virusinfektion	2017	AA	nicht belegt

* Marktzulassung erloschen, da pharmazeutischer Unternehmer keine Verlängerung der Zulassung beantragt hat.
** Bedingte Zulassung (CMA) wurde nach Erfüllung der Auflagen in eine reguläre Zulassung umgewandelt.
O Orphan-Arzneimittel; *EC* Zulassung unter außergewöhnlichen Umständen („exceptional circumstances"); *CMA* bedingte Zulassung („conditional marketing authorisation"); *AA* beschleunigte Beurteilung („accelerated assessment");
G-BA Gemeinsamer Bundesausschuss; *NB* Nutzenbewertung; *nAWG* neues Anwendungsgebiet

sprünglichen Geist der Verordnung (EG) Nr. 141/2000 für Orphan-Arzneimittel entsprechen: Förderung der Entwicklung von Orphan-Arzneimitteln mit großem Aufwand für die klinische Erforschung und geringer Nachfrage. Nur so können Patienten vor unzureichend geprüften Wirkstoffen besser geschützt und unangemessene finanzielle Belastungen für unser solidarisch finanziertes Gesundheitssystem verhindert werden. In diesem Zusammenhang ist die Verordnung (EU) 2018/781 der Kommission vom 29. Mai 2018 zu erwähnen, die wichtige Begriffe für die Ausweisung eines Arzneimittels als Arzneimittel für seltene Leiden (vgl. Verordnung (EG) Nr. 847/2000 der Kommission) wie „ähnliches Arzneimittel" und „Hauptmerkmale der Molekülstruktur" neu definiert und in Artikel 3 unterscheidet zwischen chemischen Arzneimitteln, biologischen Arzneimitteln (ausgenommen Arzneimitteln für neuartige Therapien), Arzneimitteln für neuartige Therapien (AMTP) und Radiopharmaka (Europäische Kommission 2018).

2.2.5 PRIORITY MEDICINES (PRIME)

Im April 2016 wurde von der EMA ein weiteres Verfahren eingeführt, das eine beschleunigte Zulassung neuer Wirkstoffe ermöglicht. Dieses als PRIME (**PRIO**RITY **ME**DICINES) im englischen Sprachgebrauch bezeichnete Verfahren ist ebenfalls für Erkrankungen mit ungedecktem medizinischem Bedarf („unmet medical need") vorgesehen, bei denen Patienten keine wirksamen Therapie-

optionen zur Verfügung stehen bzw. das neue Arzneimittel einen therapeutischen Vorteil gegenüber den vorhandenen Alternativen bietet (EMA 2016b). Die EMA verspricht sich von PRIME, dass vielversprechende Arzneimittel die Patienten, die sie benötigen, früher erreichen, ohne dabei die hohen regulatorischen Standards für ihre Beurteilung und auch Sicherheitsaspekte zu vernachlässigen. Die EMA wird im Zusammenhang mit PRIME die Entwicklung derartiger Arzneimittel unterstützen, ihre Bewertung beschleunigen und dadurch den rechtzeitigen Zugang der Patienten zu diesen Wirkstoffen garantieren (EMA 2016b). Aus Sicht von Vertretern der EMA werden nur Arzneimittel, die tatsächlich benötigt werden und ihr Potenzial in ersten klinischen Studien belegen konnten, über PRIME zugelassen – somit ein Verfahren, das eher die Ausnahme bleiben als die Regel sein wird (Mende 2016). Die EMA wird bei Kandidaten für das PRIME Verfahren frühzeitig einen Rapporteur aus dem CHMP oder CAT (Committee for Advanced Therapies) bestimmen, der bis zur Zulassung proaktiv und intensiv die klinische Entwicklung und Forschung des Arzneimittels unterstützt und den pharmazeutischen Unternehmer bei der Erfüllung regulatorischer Vorgaben beraten soll (EMA 2016b). Insbesondere „Start-Up" Unternehmen und universitäre Forschungseinrichtungen sollen von diesem Verfahren profitieren. Rechtzeitig beteiligt werden sollen auch HTA Organisationen und Patienten.

Eine Analyse der ersten zwei Jahre von PRIME ergab, dass von insgesamt 177 Anträgen auf Durchführung dieses beschleunigten Zulassungsverfahrens 36 Anträge (21 %) genehmigt, die Mehrzahl jedoch abgelehnt wurden. Etwa 40 % der Anträge für PRIME sind Arzneimittel für neuartige Therapien (ATMP). Von den bewilligten 36 Anträgen betrafen 83 % Arzneimittel für die Behandlung seltener Leiden und 44 % Arzneimittel für die medikamentöse Behandlung pädiatrischer Patienten (EMA 2018b). Auch bei PRIME, vergleichbar mit dem Verfahren der bedingten Zulassung, dominieren Anträge für neue Arzneimittel zur Behandlung onkologischer, hämatologischer oder hämostaseologischer Erkrankungen. Viele Anträge beziehen sich jedoch auch auf neue Arzneimittel zur Behandlung von Infektionen und neurologische bzw. psychiatrische Erkrankungen (EMA 2018b). Eine wissenschaftliche Beratung („scientifc advice") – unter Beteiligung von Patientenvertretern und HTA Organisationen – erfolgte inzwischen bei 22 Arzneimitteln. Die ersten beiden Arzneimittel, die im Rahmen von PRIME als Arzneimittel für neuartige Therapien (ATMP) zugelassen wurden, sind sog. CAR-T Zellen (EMA 2018 c). Mit neuartigen Immuntherapien der Krebserkrankungen – sowohl Checkpoint-Inhibitoren (vgl. ► Kapitel 3, ► Abschnitt 3.1.2 und ► Abschnitt 3.1.3 sowie ► Kapitel 37, ► Abschnitt 37.5.5) als auch CAR-T Zellen werden heute große Hoffnungen verbunden (Hartmann et al. 2017). Für die Behandlung mit CAR-T Zellen werden Patienten – nach einer Chemotherapie zur Depletion der Lymphozyten – ihre eigenen, gesunden T-Lymphozyten entnommen und im Labor mit Hilfe von Viren als Vehikel genetisch modifiziert, sodass sie auf der Oberfläche der T-Lymphozyten einen chimären Antigenrezeptor (CAR) exprimieren.

Bei den ersten zugelassenen CAR-T Zelltherapien erkennen Tisagenlecleucel (*Kymriah*) und Axicabtagene Ciloleucel (*Yescarta*) das CD19 Antigen, das auf normalen B-Lymphozyten, aber auch malignen Zellen bei akuten lymphatischen Leukämien oder malignen Lymphomen der B-Zellreihe exprimiert wird. Ziel dieser Form der Immuntherapie ist es, durch Infusion der gegen CD19 gerichteten CAR-T Zellen residuale Leukämie-/Lymphomzellen bzw. Leukämie-/Lymphomzellen bei Patienten mit Rezidiv ihrer malignen B-Zell Erkrankung zu zerstören. Erste Ergebnisse klinischer Studien belegen eindrucksvoll die Wirksamkeit dieses neu-

artigen Therapiekonzepts (Park et al. 2018, Maude et al. 2018).

2.3 Adaptive Pathways – Konzept, Ziele und Risiken

Adaptive Pathways, früher auch bezeichnet als Adaptive Licensing (AL) (Eichler et al. 2012, Eichler et al. 2015) oder Medicine Adaptive Pathways to Patients (MAPPs) (Schulthess et al. 2014), werden derzeit noch im Rahmen von Pilotprojekten der EMA untersucht. Sie sollen besonders bei Arzneimitteln zur Behandlung von Patienten mit schweren Krankheiten zur Anwendung kommen, bei denen ein hoher und durch zugelassene Arzneimittel nicht gedeckter medizinischer Bedarf (high unmet medical need; z. B. in der Onkologie) besteht. Aus Sicht der EMA war es in der Vergangenheit schwierig, relevante Ergebnisse für Patienten mit derartigen Krankheiten im Rahmen der regulären Zulassungsverfahren zu erheben.

Im Jahr 2010 wurde zuerst von Vertretern der EMA und Pharmakologen auf den potenziellen Nutzen von adaptiven Studiendesigns hingewiesen und vorgeschlagen, dass bereits nach dem Nachweis der Überlegenheit eines neuen Wirkstoffs gegenüber Placebo bzw. Standardtherapie in einer kleinen Patientenpopulation die Zulassung beantragt werden kann. Weitere Erkenntnisse zur Wirksamkeit bzw. zur Sicherheit sollten dann unter Bedingungen der täglichen ärztlichen Praxis generiert werden (Eichler et al. 2010b). Potenzielle Vorteile der adaptiven Designs für pharmazeutische Unternehmer (etwa deutlich geringere Investitionen in die klinische Forschung vor Zulassung) wurden in diesem Zusammenhang ebenso erwähnt wie wichtige Vorbehalte: beispielsweise Probleme der statistischen Auswertungen in kleinen Patientengruppen und die Gefahr der schwer kontrollierbaren Verzerrung der Studienergebnisse.

Ziel der Adaptive Pathways (Eichler et al. 2010b, Eichler et al. 2012, Eichler et al. 2015, Schulthess et al. 2014) ist es, vielversprechende neue medikamentöse Therapien rasch zu erkennen und weiterzuentwickeln bzw. weniger gut wirksame oder sogar nebenwirkungsreiche Therapiestrategien frühzeitig zu stoppen – noch bevor sie an größeren Patientenkollektiven untersucht wurden. Gekennzeichnet sind Adaptive Pathways durch die Verwendung neuer, moderner Studiendesigns (z. B. Plattform-, Umbrella- und Basket-Studien), bei denen auf Basis aktueller Studiendaten Aspekte des Studiendesigns (z. B. Ein-/Ausschlusskriterien, Fallzahl, Dosis des zu prüfenden Wirkstoffs, Endpunkte) geändert werden können (Saville und Berry 2016, Le Tourneau et al. 2015, Redig und Jänne 2015). Geplant ist somit die schrittweise Entwicklung und bedingte Zulassung von neuen, einen therapeutischen Fortschritt versprechenden Arzneimitteln für – meist anhand von Biomarkern – hinsichtlich Patientenzahl begrenzten, aber gut definierten Patientenpopulationen. Nach bedingter Zulassung sollte dann rasch der Nachweis eines positiven Nutzen-Risiko-Verhältnisses erfolgen. Vorgesehen von der EMA sind außerdem die frühe Beteiligung von Vertretern der Health Technology Assessment (HTA)-Einrichtungen, Gesundheitsberufe und Patientenorganisationen an Diskussionen zur klinischen Entwicklung sowie Zulassung dieser Arzneimittel (EMA 2015b). Grundlage der Adaptive Pathways sind laut EMA die bereits in den gesetzlichen Rahmenbedingungen der EU festgelegten regulatorischen Verfahren.

Als Gründe für diese Abkehr von jahrelang erprobten, evidenzbasierten Anforderungen an die Zulassung neuer Arzneimittel und Hinwendung zu Adaptive Pathways werden von der EMA und den pharmazeutischen Unternehmern vor allem genannt (EMA 2015b): die gesteigerte Nachfrage der Patienten nach rascher Verfügbarkeit neuer, vielversprechender medikamentöser Therapien bei schweren Krankheiten, wissenschaftliche Entwicklungen (z. B. Präzisionsmedizin), das Vorhandensein moderner adaptiver Studiendesigns, aber auch der wachsende Druck auf pharmazeutische Unternehmer bzw. Investoren, die Nachhaltigkeit der Arzneimittelentwicklung zu sichern (Eichler et al. 2015, Baird et al. 2014). Diese Abkehr vom Grundsatz, dass nur wissenschaftlich ausreichend geprüfte Arzneimittel eine Zulassung erhalten können, wurde heftig kritisiert und auf die Konsequenzen, insbesondere für die Arzneimittelsicherheit, hingewiesen (Garattini et al. 2016, Zentner und Haas 2016, Hagemann 2017, Ludwig 2017a; vgl. auch ▶ Kapitel 5). Gleichzeitig wurde aber auch betont, dass neue Studienansätze von großer Bedeutung sind, die aber aufgrund ihrer Komplexität neben Vorteilen natürlich auch Unabwägbarkeiten beinhalten, insbesondere hinsichtlich Validität der Ergebnisse, Sicherheit der Patienten, ethischer Vertretbarkeit und praktischer Durchführung (Keller-Stanislawski et al. 2017).

Angesichts der von Wissenschaftlern – sowohl in den USA als auch in Europa – häufig kritisch kommentierten Verfahren der beschleunigten Zulassung, einschließlich PRIME, ist zu befürchten, dass bei den im Rahmen dieser Sonderregelungen zugelassenen Arzneimittel, die Wirksamkeit und Sicherheit der Therapie nicht gewährleistet ist, da Erkenntnisse zu klinisch relevanten Endpunkten bei Zulassung häufig nicht zur Verfügung stehen und Anforderungen an weitere klinische Studien nach der Zulassung zu spät oder überhaupt nicht erfüllt werden (Avorn und Kesselheim 2012, Banzi et al. 2015, Carpenter 2014, Kesselheim et al. 2015, Naci et al. 2017a, Pease et al. 2017).

Ein von der EMA Ende 2016 veranstalteter Workshop zu Adaptive Pathways hat die z. T. sehr unterschiedlichen Meinungen, Standpunkte, aber auch Bedenken zu diesem Verfahren verdeutlicht (EMA 2017c). Statt weiter das Konzept der Adaptive Pathways zu verfolgen, wäre es deshalb sinnvoll, eine Anpassung und Optimierung der bereits heute zunehmend genutzten, beschleunigten Zulassungsverfahren vorzunehmen. Hierfür liefern die vorliegenden Analysen zur praktischen Umsetzung – vor allem der bedingten Zulassung – wichtige Hinweise, um die offensichtlichen Mängel dieser Verfahren zu beseitigen. Besonders wichtig dabei ist, aus den bisherigen Erfahrungen mit beschleunigten Zulassungsverfahren in Europa und den USA zu lernen und nach der Zulassung die hiermit verbundenen Auflagen, insbesondere in Bezug auf die Durchführung weiterer klinischer Studien und die systematische Erfassung von Nebenwirkungen, regelmäßig zu überwachen und auf rechtzeitiger Erfüllung der Auflagen zu bestehen (Banzi et al. 2015).

2.4 Zulassung von neuen Arzneimitteln durch die EMA: begrenzte Kenntnisse über Wirksamkeit und Sicherheit

Um die im Rahmen der Zulassung verlangten wissenschaftlichen Nachweise zu pharmazeutischer Qualität, Wirksamkeit und medizinischer Unbedenklichkeit eines neuen Wirkstoffs zu erbringen, sollten die für die Zulassung relevanten („pivotal") klinischen Studien in der Regel als „kontrollierte klinische Prüfungen" und, soweit möglich, randomisiert durchgeführt werden. Dabei ist zum Vergleich mit dem neuen Wirkstoff je nach Einzelfall ein Placebo heranzuziehen oder aber ein bereits bekanntes Arzneimittel mit nachgewiesenem therapeutischem Wert. Die derzeitige europäische Arzneimittelgesetzgebung verlangt nicht explizit, dass neue Arzneimittel verglichen werden mit den häufig bereits auf dem Markt vorhandenen alternativen Wirkstoffen (Richtlinie 2001/83/EG).

Auswertungen der zwischen 1999 und 2005 abgeschlossenen Zulassungsverfahren ergaben, dass nur 48% der neu zugelassenen Wirkstoffe mit den bereits auf dem Markt verfügbaren Arzneimitteln verglichen wurden (Van Lujin et al. 2007). In den Fällen, wo neue Arzneimittel mit bereits zugelassenen Arzneimitteln verglichen wurden, war eine Nicht-Unterlegenheit das entscheidende Kriterium, nicht jedoch ein in klinischen Studien belegter Zusatznutzen.

Untersuchungen zur Zulassung neuer Arzneimittel auf der Basis der EPARs haben gezeigt, dass die Vorgaben für die Zulassung nicht immer konsequent beachtet und eingehalten werden (Eichler et al. 2010b). So wurde beispielsweise in nur etwa 50 % der in den EPARs erwähnten klinischen Studien (Zeitraum der Auswertung: 1. Januar 2007 bis 31. Dezember 2008) der neue Wirkstoff mit einem Arzneimittel mit nachgewiesener therapeutischer Wirksamkeit verglichen und nur in etwa 20 % der Fälle war das Design der Zulassungsstudie darauf ausgerichtet, eine Überlegenheit des neuen Wirkstoffs im Vergleich zur Standardtherapie in randomisierten kontrollierten Studien zu belegen.

Diese Ergebnisse werden auch bestätigt durch eine retrospektive Auswertung der EPARs von 39 Fertigarzneimitteln, die erstmals mit neuem (64 %) bzw. erweitertem (36 %) Anwendungsgebiet von der EMA in den Jahren 2009 und 2010 zugelassen wurden (Ujeyl et al. 2012). Bei weniger als der Hälfte (46 %) der Arzneimittel erfolgte ein Vergleich mit einer aktiven Kontrolle und nur bei 28 % der Wirkstoffe wurde geprüft, ob das neue Arzneimittel der aktiven Kontrolle überlegen ist. Ein patientenrelevanter Endpunkt wurde bei weniger als 50 % der Zulassungen untersucht. Diese von der Arzneimittelkommission der deutschen Ärzteschaft (AkdÄ) analysierten Daten lassen erkennen, wie begrenzt die Datenlage zum Zeitpunkt der Zulassung ist und wie wichtig deshalb konkrete formale Vorgaben sowie gesetzliche Regelungen sind, um diese bei Zulassung unzureichende Datenbasis künftig zu verbessern.

Die begrenzte Evidenz zum Zeitpunkt der Zulassung verdeutlicht auch eine Untersuchung von Pharmakologen und Mitarbeitern der nationalen Zulassungsbehörden aus den Niederlanden und Großbritannien (Duijnhoven et al., 2013). Auf der Grundlage der sog. E1-Leitlinie des ICH aus dem Jahre 1994 wurden alle im Zeitraum 2000 bis 2010 im zentralisierten Verfahren in der EU zugelassenen Arzneimittel hinsichtlich der Zahl untersuchter Patienten und der Dauer der Einnahme, besonders bei chronischem Gebrauch (> 6 Monate), untersucht. Die ICH-E1-Leitlinie empfiehlt für neue Arzneimittel, die länger als sechs Monate angewendet werden, dass mindestens 1000 bis 1500 Patienten die Prüfsubstanz erhalten sollten. Von diesen sollten 300 den Wirkstoff über sechs Monate und 100 über zwölf Monate erhalten. Zur Identifikation der Neuzulassungen wurde das öffentlich zugängliche „Community Register of Medicinal Products" der EC herangezogen. In Europa wurden neue Arzneimittel im Zeitraum 2000–2010 vor ihrer Zulassung an durchschnittlich 1708 Patienten geprüft und Orphan-Arzneimittel an 438 Patienten. Etwa ein Viertel der neu zugelassenen Wirkstoffe wurde an weniger als 1000 Patienten geprüft. Nur 80 % der neuen Arzneimittel, die für einen chronischen Gebrauch vorgesehen sind, wurden bei mindestens 300 Patienten länger als sechs Monate untersucht. Diese Abweichungen von den Standards der ICE-E1-Leitlinie für die Zulassung neuer Arzneimittel führen dazu, dass viele Risiken vor der Zulassung übersehen werden und Aussagen zur langfristigen Wirksamkeit meist nicht möglich sind. Seltene Nebenwirkungen sind aus statistischen Gründen prospektiv nicht zu erkennen.

Auch detaillierte Analysen zum Stand der Erkenntnisse zu neuen Arzneimitteln bei Zulassung belegen, dass die Qualität der Evidenz in klinischen Studien, die der FDA als Basis für die Zulassung neuer Wirkstoffe dienten, sehr unterschiedlich war und wesentlich vom untersuchten Wirkstoff und der Indikation abhing (Downing et al. 2014). Ausgewertet wurden in dieser Untersuchung alle FDA-Dokumente zu insgesamt 188 neuen, zwischen 2005 und 2012 zugelassene Wirkstoffen, – darunter 154 „Standard-Arzneimittel" und 34 Biologika. Von diesen Wirkstoffen hatten 31 einen Orphan Drug-Status, und 22 wurden in beschleunigten Verfahren zugelassen. Knapp die Hälfte dieser Arzneimittel waren zugelassen worden für die Behandlung von Krebserkrankungen, Infektionen, kardiovaskulären Erkrankungen, Diabetes mellitus oder Fettstoffwechselstörungen. Besonderes Augenmerk legte diese Analyse auf *die Patientenzahl, das Design, die Dauer* und *die Endpunkte* in den für die Zulassung relevanten („pivotal") klinischen Studien. Von insgesamt 448 zulassungsrelevanten Studien waren 400 randomisiert und 356 doppelblind durchgeführt wurden. Mehr als die Hälfte aller Studien (55,1 %) verglich den neuen Wirkstoff mit einem Placebo. Nur 143 Studien verglichen das neue Arzneimittel mit einem aktiven Wirkstoff und in 58 Studien fehlte eine Kontrollgruppe. Aufgrund der Defizite in diesen Studien – vor allem in Hinsicht auf die Zahl der untersuchten Patienten, die ausgewählten Endpunkte sowie das Design und die Dauer – bleiben viele Fragen unbeantwortet, die wichtig sind für eine rationale und sichere Pharmakotherapie nach der Zulassung. Die Autoren schlagen deshalb vor, dass die FDA auch die Qualität der Evidenz der klinischen Studien bewertet, die zur Zulassung geführt haben, und eventuell sogar benotet, um solche mit robuster von solchen mit schwächerer Evidenz unterscheiden zu können.

Beim Vergleich neuer mit bereits vorhandenen Arzneimitteln im Rahmen der Zulassungsstudien wird sowohl von der EMA als auch der FDA weiterhin sehr häufig eine Gleichwertigkeit (Äquivalenz) des neuen Wirkstoffs als für die Wirksamkeit ausreichender Beleg akzeptiert – mitunter sogar nur der Nachweis einer nicht vorhandenen Unterlegenheit (Eichler et al. 2010b, Ujeyl et al. 2012, Downing et al. 2014, Naci et al. 2015). Folgende Merkmale, die inzwischen in zahlreichen Untersuchungen der für die Zulassung relevanten Studien analysiert wurden, schränken die Übertragbarkeit der Ergebnisse zu neuen Arzneimitteln auf die Behandlung von Patienten unter Alltagsbedingungen in Klinik oder Praxis (externe Validität) ein: die häufig strikten Ein- und Ausschlusskriterien, die Verwendung von Surrogat- bzw. kombinierten Endpunkten als primäre Endpunkte, die unzureichende Berücksichtigung patientenrelevanter Parameter (z. B. gesundheitsbezogene Lebensqualität) und die in Zulassungsstudien häufig sehr kurzen Zeiträume der Behandlung bzw. Nachbeobachtung (Ludwig 2015).

Der Status quo der Zulassungen bei onkologischen Arzneimitteln wurde im Arzneiverordnungs-Report 2016 unter dem Motto „Mehr Unsicherheit als gute Evidenz" ausführlich dargestellt (Ludwig 2016). Anhand einer systematischen Literatursuche hatten Onkologen und Mitarbeiter des National Cancer Institute 2015 alle onkologischen Wirkstoffe analysiert, deren Zulassung durch die FDA im Zeitraum von Januar 2008 bis Dezember 2012 auf Surrogatendpunkten wie Ansprechrate und progressionsfreies Überleben basierte. Dies war bei etwa zwei Drittel der in diesem Zeitraum von der FDA zugelassenen onkologischen Wirkstoffe der Fall. Nach einer Nachbeobachtung von im Median 4,4 Jahren konnte nur bei fünf der insgesamt 36 onkologischen Arzneimittel eine Verlängerung des Gesamtüberlebens gezeigt werden. Darüber hinaus basierte die Zulassung bei allen beschleunigt zugelassenen (N=15) und bei 21 von 39 regulär zugelassenen Onkologika (54 %) auf einem Surrogatendpunkt (Kim et al. 2015). Zu ähnlichen Ergebnissen kam eine Untersuchung zu den von der EMA im Zeitraum 2009 bis 2013 zugelassenen Onkologika: 48 Arzneimittel für 68 Indikationen (Davis et al. 2017). Zum Zeitpunkt der Marktzulassung konnte nur bei 24 der 68 Arzneimittel (35 %) eine signifikante Verlängerung des Überlebens von 1 bis maximal 5,8 Monaten (Median: 2,7 Monate) gezeigt werden. Eine Verbesserung der Lebensqualität war sogar nur für 7 Indikationen belegt. Auch in klinischen Studien nach der Zulassung konnte ein patientenrelevanter Nutzen anhand einer Verlängerung des Überlebens oder einer Verbesserung der Lebensqualität nur selten gezeigt werden. Von den Autoren dieser Studie und in einem Editorial wurden deshalb die eher laxe Zulassungspraxis in der Onkologie kritisiert und auf mögliche Konsequenzen dieser, meist auf geringer Evidenz basierenden Zulassungen hingewiesen: Schaden für individuelle Patienten, Verschwendung wichtiger Ressourcen in solidarisch finanzierten Gesundheitssystemen infolge Verordnung neuer, sehr teurer Onkologika und Beeinträchtigung der Verabreichung notwendiger, erschwinglicher medikamentöser Behandlungen (Davis et al. 2017, Cohen 2017).

Aussagen zur Sicherheit bzw. zu den unerwünschten Ereignissen neuer Wirkstoffe sind in Zulassungsstudien nur sehr eingeschränkt möglich, da aufgrund der mitunter kleinen Patientenzahlen – vor allem bei beschleunigten Zulassungsverfahren – und in der Regel kurzen Studiendauer bzw. Nachbeobachtung fast ausschließlich (sehr) häufige bzw. akut auftretende Nebenwirkungen erfasst werden. Dies verdeutlicht auch ein genauer Vergleich zwischen den 2008 im regulären Verfahren in den USA zugelassenen 12 neuen Arzneimitteln mit 8 Arzneimitteln, die beschleunigt bewertet und zugelassen wurden (Moore und Furberg 2014, Carpenter 2014). Bei den beschleunigt bewerteten Arzneimitteln wurden deutlich weniger Patienten vor der Zulassung untersucht und zahlreiche Fragen zur Sicherheit dieser Wirkstoffe blieben unbeantwortet. Zu ähnlichen Ergebnisse kamen auch Untersuchungen aus Kanada (Lexchin 2014). Leider werden diese offenen Fragen bei beschleunigt zugelassenen Arzneimitteln häufig auch nicht durch Studien nach der Zulassung in den USA beantwortet (Pease et al. 2017). Aktuelle Auswertungen einer Überwachungsorganisation des US-amerikanischen Kongresses ergaben kürzlich, dass die Ergebnisse der FDA hinsichtlich Überwachung von Sicherheitsaspekten und Studien nach der Zulassung unvollständig, ungenau und veraltet waren (U.S. Government Accountability Office 2016, Dyer 2016). Systematische Analysen zur Sicherheit neuer Arzneimittel werden dadurch erschwert, und mehr als die Hälfte der von der FDA verlangten Studien nach der Zulassung waren 2015 nicht abgeschlossen und viele noch nicht einmal begonnen worden (Dyer 2016).

Von der neuen Gesetzgebung zur Pharmakovigilanz in Europa und dem 2012 in diesem Zusammenhang etablierten neuen Ausschuss für Risikobewertung der EMA werden erwartet, dass dadurch die Voraussetzungen für eine sichere und wirksame Anwendung neuer Arzneimittel verbessert werden (Arlett et al. 2014, vgl. ▶ Abschnitt 2.1). Analysen, die sich allerdings auf den Zeitpunkt vor der neuen Pharmakovigilanz-Gesetzgebung beziehen, ergaben keine eindeutigen Hinweise für erhöhte Sicherheitsrisiken oder vermehrte Warnhinweise bei Arzneimitteln mit bedingter Zulassung oder Zulassung unter außergewöhnlichen Umständen (Boon et al. 2010, Arnadottir et al. 2011). Systematische Untersuchungen, die sich mit Sicherheitsaspekten der in beschleunigten Verfahren zugelassenen Arzneimittel und Durchführung entsprechender Studien beschäftigen, liegen für Europa bisher nur vereinzelt vor.

2.5 Unterschiede der Zulassungsverfahren in Europa, USA und Japan

Seit langem gibt es Bemühungen, die Anforderungen für Zulassungsverfahren auch über den europäischen Raum hinaus anzugleichen. Bereits 1990 wurde die International Conference on Harmonization of Technical Requirements for Registration of Pharmaceuticals for Human Use (ICH) gegründet (International Council for Harmonisation 1994). Ihr gehören Vertreter der Zulassungsbehörden der EU, der USA und Japans sowie Vertreter der jeweiligen Pharmaindustrieverbände an, die gemeinsam beraten, wie die wissenschaftlichen und technischen Anforderungen an die Arzneimittelzulassung einander angepasst werden können (Deutscher Bundestag 2014). Das 2003 in Europa, in Japan und in den USA verbindlich eingeführte gemeinsame Dossier (International Council for Harmonisation 2000) zur Beantragung einer Zulassung, war ein erster wichtiger Schritt auf dem Weg zur Harmonisierung.

Wie wesentlich eine derartige Harmonisierung der Anforderungen in den Zulassungsverfahren bzw. die engere Zusammenarbeit der Zulassungsbehörden sind, zeigen Untersuchungen, die von 2001 bis 2015 sowohl den Zeitraum verglichen haben, den regulatorische Behörden benötigten für die Überprüfung und Bewertung der vom pharmazeutischen Unternehmer eingereichten Dossiers zu neuen Arzneimitteln, als auch die Art der Zulassungsverfahren und die zugelassenen Indikationen. Vergleiche der zwischen 2001 und 2010 der FDA, EMA und kanadischen Zulassungsbehörde (Health Canada) vorgelegten Zulassungsanträge – insgesamt 510 – ergaben, dass die erste Bewertung der Dossiers im Median 303 Tage bei der FDA, 366 Tage bei der EMA und 352 Tage bei Health Canada beanspruchte und auch der gesamte Zeitraum für die Bewertung der Unterlagen kürzer war bei der FDA im Vergleich zur EMA und Health Canada. Fast zwei Drittel (63,7%) der neuen Arzneimittel wurden zunächst in den USA zugelassen (Downing et al. 2012). Eine 2017 von denselben Wissenschaftlern publizierte Analyse für den Zeitraum 2011 bis 2015 bestätigte diese Ergebnisse und ergab erneut signifikante Unterschiede hinsichtlich der Zeitspanne der Bewertung (Downing et al. 2017). In diesem Zeitraum wurden von der FDA 170 und von der EMA 144 neue Arzneimittel für vergleichbare Indikationen zugelassen, darunter 43,5 % als Orphan-Arzneimittel in den USA und 25 % in Europa. Die Dauer für die gesamte Bewertung der Dossiers betrug im Median bei der FDA 306 Tage und bei der EMA 383 Tage. Bemerkenswert ist, dass diese Unterschiede vor allem aus der schnelleren Bewertung der FDA von neuen Arzneimitteln für die Indikationen Krebs und hämatologische Erkrankungen resultieren, signifikante Unterschiede bei anderen Indikationen bzw. Orphan-Arzneimitteln jedoch nicht festgestellt wurden. Über eine ähnliche Zeitdauer für die Bewertung von Anträgen für neue Arzneimittel berichtete auch die japanische Zulassungsbehörde (Pharmaceutical and Medical Advice Agency, PMDA). Die Bewertung der im Zeitraum 2011 bis 2015 von der PMDA insgesamt neu zugelassenen 213 Arzneimittel dauerte 322 Tage (Median). Orphan-Arzneimittel und beschleunigt zugelassene Arzneimittel benötigten im Median nur etwa 270 Tage, die regulär zugelassenen Arzneimittel demgegenüber 358 Tage. Da aber nur 5 % der neuen Arzneimittel zunächst von der PMDA – vor FDA und/oder EMA – bewertet wurden, konnte die PMDA vermutlich auf die Erkenntnisse anderer regulatorischer Behörden zurückgreifen und dadurch die Bewertung rascher durchführen (Fujiwara 2017, Downing et al. 2017). Auch der kürzlich publizierte

Vergleich der von der FDA, EMA und der schweizerischen Zulassungsbehörde (Swissmedic) im Zeitraum 2007 bis 2016 zugelassenen neuen Arzneimittel ergab deutliche Unterschiede – sowohl hinsichtlich Zeitdauer der Bewertung als auch der Indikationen, Dosierung und Applikationsform der neu zugelassenen Wirkstoffe (Zeukeng et al. 2018). Insgesamt wurden 134 neue Arzneimittel von FDA, EMA und Swissmedic gemeinsam zugelassen, davon zwei Drittel (66,4 %) zunächst von der FDA, 30,6 % zuerst von der EMA und nur 3 % zuerst von Swissmedic. Nur bei 23,1 % aller 134 Arzneimittel stimmten die Indikationen überein, wobei signifikante Unterschiede bestanden zwischen FDA und EMA bzw. FDA und Swissmedic, nicht aber zwischen EMA und Swissmedic. Analysen von 100 neuen Wirkstoffen, die sowohl von der FDA im Zeitraum 1999–2011 im Rahmen des „Priority Review" als auch von der EMA zugelassen wurden, verdeutlichten ebenfalls, dass die Mehrzahl dieser Arzneimittel zunächst von der FDA (87 %) zugelassen wurden, die Begutachtung der Anträge deutlich kürzer war bei der FDA (9,2 versus 14,6 Monate) und von der FDA diese Wirkstoffe häufiger eine Ausweisung als Orphan-Arzneimittel erhielten als von der EMA (43 % versus 32 %). Auch hinsichtlich Applikationsform, Dosierung, Indikationen und Anwendungsbeschränkungen unterschieden sich die Empfehlungen der beiden Zulassungsbehörden (Alqahtani et al. 2015, Seoane-Vazquez et al. 2016).

Insbesondere am Beispiel der Zulassung von onkologischen Arzneimitteln durch die EMA, FDA, Health Canada und PMDA wurden erhebliche Unterschiede deutlich – sowohl hinsichtlich formaler Faktoren (z. B. Interpretation von Endpunkten in klinischen Studien) als auch der Interaktion zwischen regulatorischen Behörden, pharmazeutischen Unternehmern und Patientenvertretern (Trotta et al. 2011, Tafuri et al. 2014, Nagai und Ozawa 2016, Zhang et al. 2017). Dabei war der unterschiedliche Umgang mit Unsicherheit der für die Zulassung vorgelegten Ergebnisse zu Wirksamkeit und Sicherheit neuer Arzneimittel besonders auffallend: Anders als bei der EMA ist die vorherrschende Grundhaltung der FDA, Unsicherheit bzw. Risiken bei neuen Arzneimitteln in Kauf zu nehmen, um einen schnellen Zugang zu neuen Arzneimitteln zu garantieren (Tafuri et al. 2014). Dies trifft auch für

Arzneimittel zu, deren Zulassung nicht auf randomisierten kontrollierten Studien (RCT) basiert. Zwischen Januar 1999 und Mai 2014 erhielten von der EMA und FDA neue Arzneimittel für insgesamt 76 Anwendungsgebiete – ganz überwiegend für hämatologische Neoplasien bzw. solide Tumoren – eine Zulassung, obwohl keine RCT durchgeführt wurden. Für die meisten dieser neuen Arzneimittel wurde vom pharmazeutischen Unternehmer zunächst bei der FDA eine Zulassung beantragt und in der Regel auch rascher von der FDA als von der EMA erteilt. Klare Vorgaben, wie mit derartigen Anträgen auf Zulassung neuer Arzneimittel ohne RCT umgegangen und welche Ergebnisse aus klinischen Studien nach Zulassung rasch vorgelegt werden sollten, sind deshalb dringend erforderlich (Hatswell et al. 2016).

Literatur

Alqahtani S, Seoane-Vazquez E, Rodriguez-Monguio R, Eguale T (2015): Priority review drugs approved by the FDA and the EMA: time for international regulatory harmonization of pharmaceuticals? Pharmacoepidemiol and Drug Saf 24:709–715

Arlett P, Portier G, de Lisa R, Blake K, Wathion N, Dogne I-M, Spooner A, Rain J, Rasi G (2014): Proactively managing the risk of marketed drugs: experience with the EMA pharmacovigilance risk assessment committee. Nat Rev Drug Discovery 13: 395–397

Arnadottir AH, Haajer-Ruskamp FM, Straus SMJ, Eichler HG, de Graeff PA, Mol PGM (2011): Additional safety risk to exceptionally approved drugs in Europe? Br J Clin Pharmacol 72: 490–499

Avorn J, Kesselheim AS (2015): The 21st century cures act – Will it take us back in time? N Engl J Med 372: 2473–2475

Baird LG, Banken R, Eichler HG, Kristensen FB, Lee DK, Lim JC, Lim R, Longson C, Pezalla E, Salmonson T, Samaha D, Tunis S, Woodcock J, Hirsch G (2014): Accelerated access to innovative medicines for patients in need. Clin Pharmacol Ther 96: 559–571

Banzi R, Gerardi C, Bertele'V, Garattini S (2015): Approvals of drugs with uncertain benefit-risk profiles in Europe. Eur J Intern Med 26: 572–584

Banzi R, Gerardi C, Bertele'V, Garattini S (2017): Conditional approval of medicines by the EMA. BMJ 357:j2062

Boon WPC, Moors EHA, Meijer A, Schellekens H (2010): Conditional approval and approval under exceptional circumstances as regulatory instruments for stimulating responsible drug innovation in Europe. Clin Pharmacol Ther 88: 848–853

Bundesinstitut für Arzneimittel und Medizinprodukte: Zulassungsverfahren. Internet: https://www.bfarm.de/DE/Arzneimittel/Arzneimittelzulassung/Zulassungsverfahren/_node.html (Zugriff: 08.08.2018)

Carpenter D (2014): Can expedited FDA drug approval without expedited follow-up be trusted? JAMA Intern Med 174: 95–97

Cohen D (2017): Cancer drugs: high price, uncertain value. BMJ 359:j4543

Coté A, Keating B (2012): What is wrong with orphan drug policies? Value in Health 15: 1185–1191

Darrow JJ, Avorn J, Kesselheim AS (2014): New FDA breakthrough-drug category – implications for patients. N Engl J Med 370: 1252–1258

Davis C, Naci H, Gurpinar E, Poplavska E, Pinto A, Aggarwal A (2017): Availability of evidence of benefits on overall survival and quality of life of cancer drugs approved by European Medicines Agency: retrospective cohort study of drug approvals 2009-13. BMJ 359:j4530

Deutscher Bundestag (2014): Verfahren zur Medikamentenzulassung und mögliche Auswirkungen eines Freihandelsabkommens mit den USA auf das deutsche Gesundheitswesen. Dokumentation WD 9 – 3000 – 037/14

Downing NS, Aminawung JA, Shah ND, Braunstein JB, Krumholz HM, Ross JS (2012): Regulatory review of novel therapeutics – comparison of three regulatory agencies. N Engl J Med 366:2284–2293

Downing NS, Aminawung JA, Shah ND, Krumholz HM, Ross JS (2014): Clinical trial evidence supporting FDA approval of novel therapeutic agents, 2005–2012. JAMA 311: 368–377

Downing NS, Shah ND, Aminawung JA, Pease AM, Zeitoun J-D, Krumholz HM, Ross JS (2017): Postmarket safety events among novel therapeutics approved by the US Food and Drug Administration between 2001 and 2010. JAMA 317: 1854–1863

Downing NS, Zhang AD, Ross JS (2017): Regulatory review of new therapeutic agents – FDA versus EMA, 2011-2015. N Engl J Med 376:1386-1387Duijnhoven RG, Straus SM, Raine JM, de Boer A, Hoes AW, De Bruin ML (2013): Number of patients studied prior to approval of new medicines: a database analysis. PLoS Med 10: e1001407

Dyer O (2016): FDA fails to monitor fast tracked drugs after approval, says US watchdog. BMJ 352: i371

Ebbers HC, Langedijk J, Bouvy JC, Hoekman J, Boon WP, de Jong JP, De Bruin ML (2015): An analysis of marketing authorisation applications via the mutual recognition and decentralised procedures in Europe. Eur J Clin Pharmacol 71: 1237–1244

Eichler HG, Aronsson B, Abadie E, Salmonson T (2010a): New drug approval success rate in Europe in 2009. Nat Rev Drug Discov 9: 355–356

Eichler HG, Bloechl-Daum B, Abadie E, Barnett D, König F, Pearson S (2010b): Relative efficacy of drugs: an emerging issue between regulatory agencies and third-party payers. Nat Rev Drug Discov 10: 277–291

Eichler HG, Oye K, Baird LG, Abadie E, Brown J, Drum CL, Ferguson J, Garner S, Honig P, Hukkelhoven M, Lim JC, Lim R, Lumpkin MM, Neil G, O'Rourke B, Pezalla E, Shoda D, Seyfert-Margolis V, Sigal EV, Sobotka J, Tan D, Unger TF, Hirsch G (2012): Adaptive licensing: taking the next step in the evolution of drug approval. Clin Pharmacol Ther 91: 426–437

Eichler HG, Bloechl-Daum B, Brasseur D, Breckenridge A, Leufkens H, Raine J, Salmonson T, Schneider CK, Rasi G (2013): The risks of risk aversion in drug regulation. Nat Rev Drug Discov 12: 907–916

Eichler HG, Baird LG, Barker R, Bloechl-Daum B, Børlum-Kristensen F, Brown J, Chua R, Del Signore S, Dugan U, Ferguson J, Garner S, Goettsch W, Haigh J, Honig P, Hoos A, Huckle P, Kondo T, Le Cam Y, Leufkens H, Lim R, Longson C, Lumpkin M, Maraganore J, O'Rourke B, Oye K, Pezalla E, Pignatti F, Raine J, Rasi G, Salmonson T, Samaha D, Schneeweiss S, Siviero PD, Skinner M, Teagarden JR, Tominaga T, Trusheim MR, Tunis S, Unger TF, Vamvakas S, Hirsch G (2015): From adaptive licensing to adaptive pathways: delivering a flexible life-span approach to bring new drugs to patients. Clin Pharmacol Ther 97: 234–246

EMA: European public assessment reports: background and context. Internet: http://www.ema.europa.eu/ema/index.jsp?curl=pages/medicines/general/general_content_000433.jsp (Zugriff: 08.08.2018)

EMA, Committee for Medicinal Products for Human Use (CHMP) (2005): Guideline on procedures for the granting of a marketing authorisation under exceptional circumstances, pursuant to article 14 (8) of regulation (ec) no 726/2004. Internet: http://www.ema.europa.eu/docs/en_GB/document_library/Regulatory_and_procedural_guideline/2009/10/WC500004883.pdf (Zugriff: 08.08.2018)

EMA (2012): Annual Report 2011. Internet: http://www.ema.europa.eu/docs/en_GB/document_library/Annual_report/2012/06/WC500128162.pdf (Zugriff: 08.08.2018)

EMA (2013): Annual Report 2012. Internet: http://www.ema.europa.eu/docs/en_GB/document_library/Annual_report/2013/04/WC500142077.pdf (Zugriff: 08.08.2018)

EMA (2014): Annual Report 2013. Internet: http://www.ema.europa.eu/docs/en_GB/document_library/Annual_report/2014/04/WC500165986.pdf (Zugriff: 08.08.2018)

EMA (2015a): Annual Report 2014. Internet: http://www.ema.europa.eu/docs/en_GB/document_library/Annual_report/2015/04/WC500186306.pdf (Zugriff: 08.08.2018)

EMA (2015b): EU Medicines Agencies Network Strategy to 2020: Working together to improve health Internet: www.ema.europa.eu/docs/en_GB/document_library/Other/2015/12/WC500199060.pdf (Zugriff: 08.08.2018)

EMA (2016a): Annual Report 2015. Internet: http://www.ema.europa.eu/docs/en_GB/document_library/Annual_report/2016/05/WC500206482.pdf (Zugriff: 08.08.2018)

EMA (2016b): PRIME: priority medicines. Internet: http://www.ema.europa.eu/ema/index.jsp%3Fcurl%3Dpages/regulation/general/general_content_000660.jsp%26 mid%3DWC0b01ac058096f643 (Zugriff: 08.08.2018)EMA, Adaptive Pathways Workshop. Internet: http://www.ema.europa.eu/docs/en_GB/document_library/Report/2017/02/WC500222153.pdf (Zugriff: 08.08.2018)

EMA (2017a): Conditional marketing authorisation. Report on ten years of experience at the European Medicines Agency. Internet: http://www.ema.europa.eu/docs/en_GB/document_library/Report/2017/01/WC500219991.pdf (Zugriff: 08.08.2018)

EMA (2017b): Annual Report 2016. Internet: http://www.ema.europa.eu/docs/en_GB/document_library/Annual_report/2017/05/WC500227334.pdf (Zugriff: 08.08.2018)

EMA (2017c): Adaptive Pathways Workshop 2016. Internet: http://www.ema.europa.eu/docs/en_GB/document_library/Report/2017/02/WC500222153.pdf (Zugriff: 08.08.2018)

EMA (2018a): Annual Report 2017. Internet: http://www.ema.europa.eu/docs/en_GB/document_library/Annual_report/2018/04/WC500248201.pdf (Zugriff: 08.08.2018)

EMA (2018b): PRIME: a two-year overview. Internet: http://www.ema.europa.eu/docs/en_GB/document_library/Report/2018/05/WC500248828.pdf (Zugriff: 08.08.2018)

EMA (2018c): First two CAR-T cell medicines recommended for approval in the European Union. Internet: http://www.ema.europa.eu/docs/en_GB/document_library/Press_release/2018/06/WC500251219.pdf (Zugriff: 08.08.2018)

Enzmann H, Broich K (2013): Krebs – alles ganz anders? Besonderheiten onkologischer Arzneimittel aus Sicht der Arzneimittelzulassung. Z Evid Fortbild Qual Gesundhwes 107:120–128

Escher – The TI Pharma Platform for regulatory Innovation (2014): Improving the EU system for the marketing authorisation of medicines. Learning from regulatory practice. Leiden (Niederlande): TI Pharma

Europäische Kommission (2018): Verordnung (EU) 2018/781 der Kommission vom 29. Mai 2018 zur Änderung der Verordnung (EG) Nr. 847/2000 in Bezug auf die Bestimmung des Begriffs „ähnliches Arzneimittel". Internet: https://eur-lex.europa.eu/legal-content/DE/TXT/PDF/?uri=CELEX:32018R0781&from=DE (Zugriff: 08.08.2018)

Evaluate Pharma® Orphan Drug Report (2017), 4. Auflage. Internet: http://info.evaluategroup.com/rs/607-YGS-364/images/EPOD17.pdf (Zugriff am 08.08.2018)

Farrell AT, Goldberg KB, Pazdur R (2017): Flexibility and innovation in FDA's novel regulatory approval strategies for hematologic drugs. Blood 130:1285–1289

Farzan J (2011): Neue Pharmakovigilanz-Gesetzgebung in der EU. Bulletin zur Arzneimittelsicherheit 2: 14–17

FDA (2018a): For Patients: Priority Review. Internet: https://www.fda.gov/ForPatients/Approvals/Fast/ucm405405 (Zugriff: 08.08.2018)

FDA (2018b): Fast-Track Programs for Drugs and Medical Devices. Internet: https://www.drugwatch.com/fda/fast-track/ (Zugriff: 08.08.2018)

Flacco ME, Manzoli L, Boccia S, Capasso L, Aleksovska K, Rosso A, Scaioli G, De Vito C, Siliquini R, Villari P, Ioannidis JP (2015): Head-to-head randomized trials are mostly industry sponsored and almost always favor the industry sponsor. J Clin Epidemiol 68: 811–820

Forda SR, Bergström R, Chlebus M, Barker R, Andersen PH (2013): Priorities for improving drug research, development and regulation. Nat Rev Drug Discov 12: 247–248

Frank C, Himmelstein DU, Woolhandler S, Bor DH, Wolfe SM, Heymann O, Zallman L, Lasser KE (2014): Era of faster FDA approval has also seen increased black-box warnings and market withdrawals. Health Aff 33: 1453–1459

Fujiwara Y, Ono S (2017): Regulatory review of new therapeutic agents. N Engl J Med 376:2598

Gammie T, Lu CY, Babar ZU (2015): Access to orphan drugs: A comprehensive review of legislations, regulations and policies in 35 countries. PLoS One. 2015 Oct 9; 10(10): e0140002

Garattini, S., Gotzsche, P. C., Jefferson, T. et al. (2016): Letter to Prof. Rasi and Dr. Eichler. Internet: https://epha.org/wp-content/uploads/2016/05/Letter-to-Drs-Rasi-and-Eichler_-13-May-2016.pdf (Zugriff: 14.08.2017)

Gemeinsamer Bundesausschuss (2016): Die Nutzenbewertung von Arzneimitteln gemäß § 35a SGB V. Internet: https://www.g-ba.de/institution/themenschwerpunkte/arzneimittel/nutzenbewertung35a/.

Gemeinsamer Bundesausschuss https://www.g-ha.de/informationen/nutzenbewertung/ (Zugriff: 14.08.2017)

Gonsalves G, Zuckerman D (2015): Commentary - Will 20th century patient safeguards be reversed in 21st century? BMJ 350: h1500

Grundlehner W (2013): Stete Gewinne mit seltenen Krankheiten. Neue Zürcher Zeitung. Internet: http://www.nzz.ch/finanzen/uebersicht/boersen_und_maerkte/stete-gewinne-mit-seltenen-krankheiten-1.18127746 (Zugriff: 14.08.2017)

Haffner ME, Torrent-Farnell J, Maher PD (2008): Does orphan drug legislation really answer the needs of patients? Lancet 371:2041–2044

Hagemann U (2017): Adaptive Pathways – steht ein Paradigmenwechsel in der Arzneimittelzulassung und Arzneimittelsicherheit bevor? Arzneiverordnung in der Praxis 44:147–154

Hartmann J, Schüßler-Lenz M, Bondanza A, Buchholz CJ (2017): Clinical development of CAR T cells – challenges and opportunities in translating innovative treatment concepts. EMBO Mol Med 9:1183–1197

Hatswell AJ, Baio G, Berlin JA, Irs A, Freemantle N (2016): Regulatory approval of pharmaceuticals without a randomised controlled study: analysis of EMA and FDA approvals 1999-2014. BMJ Open 6:e011666

Hoekman J, Boon WP, Bouvy JC, Ebbers HC, de Jong JP, De Bruin ML (2015): Use of the conditional marketing authorization pathway for oncology medicines in Europe. Clin Pharmacol Ther 98: 534–541

Huber M, Keller-Stanislawski B (2013): Der Ausschuss für Risikobewertung im Bereich der Pharmakovigilanz (PRAC). Bulletin zur Arzneimittelsicherheit 4: 18–20

International Council for Harmonisation (ICH) (1994): The extent of population exposure to assess clinical safety for drugs intended for long-term treatment of non-life-threatening conditions E1. http://www.ich.org/products/guidelines/efficacy/article/efficacy-guidelines.html (Zugriff:14.08.2016)

International Council for Harmonisation (ICH) (2000): The Common Technical Document. Internet: http://www.ich.org/products/ctd.html (Zugriff: 08.08.2018)

IQVIA Institute for Human Data Science (2018): Global Oncology Trends 2018. Innovation, Expansion and Disruption. Internet: https://www.iqvia.com/-/media/iqvia/pdfs/institute-reports/global-oncology-trends-2018.pdf?_=1533812168999

Joppi R, Bertele V, Garattini S (2009): Orphan drug development is not taking off. Br J Clin Pharmacol 67: 494–502

Joppi R, Bertele'V, Garattini S (2013): Orphan drugs, orphan diseases. The first decade of orphan drug legislation in the EU. Eur J Clin Pharmacol 69: 1009–1024

Joppi R, Gerardi C, Bertele'V, Garattini S (2016): Letting post-marketing bridge the evidence gap: the case of orphan drugs. BMJ (353): i2978

Keller-Stanislawski B, Krafft H, Szalay G, Volkers P, Sudhop T, Riedel C, Stahl E (2017): Umbrella-, Basket-Studien und adaptive Studienansätze – Aspekte des Genehmigungsverfahrens der klinischen Prüfung. Bulletin zur Arzneimitteltherapiesicherheit 7: 28–31

Kesselheim AS, Myers JA, Avorn J (2011): Characteristics of clinical trials to support approval of orphan vs non-orphan drugs for cancer. JAMA 305: 2320–2326

Kesselheim AS, Wang B, Franklin JM, Darrow JJ (2015): Trends in utilization of FDA expedited drug development and approval programs, 1987-2014: cohort study. BMJ 351: h4633

Prasad V, Kim C, Burotto M, Vandross A (2015): The strength of association between surrogate end points and survival in oncology: a systematic review of trial-level meta-analyses. JAMA Intern Med 175:1389–1398

LeTourneau C, Delord JP, Gonçalves A, Gavoille C, Dubot C, Isambert N, Campone M, Trédan O, Massiani MA, Mauborgne C, Armanet S, Servant N, Bièche I, Bernard V, Gentien D, Jezequel P, Attignon V, Boyault S, Vincent-Salomon A, Servois V, Sablin MP, Kamal M, Paoletti X; SHIVA investigators (2015): Molecularly targeted therapy based on tumour molecular profiling versus conventional therapy for advanced cancer (SHIVA): a multicentre, open-label, proof-of-concept, randomised, controlled phase 2 trial. Lancet Oncology 16:1324-1334

Lexchin J (2015): Post-market safety warnings for drugs approved in Canada under the Notice of Compliance with conditions policy. Br J Clin Pharmacol 79: 847–859

Ludwig W-D (2015): Nutzenbewertung von Arzneimitteln im Bestandsmarkt: Weshalb ist sie für eine qualitativ hochwertige, wirtschaftliche Verordnung von Arzneimitteln unverzichtbar? In: Greiner W, Witte J (Hrsg.): AMNOG-Report 2015. Nutzenbewertung von Arzneimitteln in Deutschland. Beiträge zur Gesundheitsökonomie und Versorgungsforschung. Band 8, Heidelberg: medhochzwei Verlag; 240–260

Ludwig W-D (2016): Zulassungsverfahren für neue Arzneimittel in Europa. In: Schwabe U, Paffrath D (Hrsg.): Arzneiverordnungs-Report 2016. Berlin: Springer-Verlag; 29–47

Ludwig W-D (2017): Nutzen und Risiken von Orphan Drugs und Adaptive Pathways für Patient, Arzt und Hersteller. In: Grandt D, Schubert I (Hrsg.): Arzneimittelreport 2017 Schriftenreihe zur Gesundheitsanalyse, Band 3, Siegburg: Verlag Ansgard Verlagservice GmbH

Martinalbo J, Bowen D, Camarero J, Chapelin M, Démolis P, Foggi P, Jonsson B, Llinares J, Moreau A, O'Connor D, Oliveira J, Vamvakas S, Pignatti F (2016): Early market access of cancer drugs in the EU. Ann Oncol 27: 96–105Maude SL, Laetsch TW, Buechner J, Rives S, Boyer M, Bittencourt H, Bader P, Verneris MR, Stefanski HE, Myers GD, Qayed M, De Moerloose B, Hiramatsu H, Schlis K, Davis KL, Martin PL, Nemecek ER, Yanik GA, Peters C, Baruchel A, Boissel N, Mechinaud F, Balduzzi A, Krueger J, June CH, Levine BL, Wood P, Taran T, Leung M, Mueller KT, Zhang Y, Sen K, Lebwohl D, Pulsipher MA, Grupp SA (2018): Tisagenlecleucel in children and young adults with B-cell lymphoblastic leukemia: N Engl J Med 378:439–448

Mende A (2016): Schneller, aber dennoch sicher. Pharmazeutische Zeitung online http://www.pharmazeutische-zeitung.de/index.php?id=63337

Mitsumoto J, Dorsey ER, Beck CA, Kieburtz K, Griggs RC (2009): Pivotal studies of orphan drugs approved for neurological diseases. Ann Neurol 66: 184–190

Moore TJ, Furberg CD (2014): Development times, clinical testing, postmarket follow-up, and safety risks for the new drugs approved by the US Food and Drug Administration: the class of 2008. JAMA Intern Med 174: 90–95

Mullard A (2016): 2015 FDA drug approvals. Nat Rev Drug Discov 15: 73–76

Mullard A (2017): 2016 FDA drug approvals. Nat Rev Drug Discov 16:73–76

Mullard A (2018a): 2017 FDA drug approvals. Nat Rev Drug Discov 17:81–85

Mullard A (2018b): EMA recommended 35 new drugs. Nat Rev Drug Discov 17:86Naci H, Carter A, Mossialos E (2015): Why the drug development pipeline is not delivering better medicines. BMJ 351: h5542

Naci, H, Wouters OJ, Gupta R, Ioannidis JPA (2017a): Timing and characteristics of cumulative evidence available on novel therapeutic agents receiving Food and Drug Administration accelerated approval. The Milbank Quartely 95: 261–290

Naci H, Smalley KR, Kesselheim AS (2017b): Characteristics of preapproval and postapproval studies for drugs granted accelerated approval by the US Food and Drug Administration. JAMA 318:626–636

Nagai S, Ozawa K (2016): Regulatory approval pathways for anticancer drugs in Japan, the EU and the US. Int J Hematol 104:73–84

Park JH, Rivière I, Gonen M, Wang X, Sénéchal B, Curran KJ, Sauter C, Wang Y, Santomasso B, Mead E, Roshal M, Maslak P, Davila M, Brentjens RJ, Sadelain M: Long-term follow-up of CD19 CAR therapy in acute lymphoblastic leukemia. N Engl J Med 378:449–459

Pease AM, Krumholz HM, Hines HH, Downing NS, Aminawung JA, Shah ND, Ross JS (2017): Postapproval studies of drugs initially approved by the FDA on the basis of limited evidence: systematic review. BMJ 357: j1680

Putzeist M, Mantel-Teeuwisse AK, Aronsson B, Rowland M, Gispen-de Wied CC, Vamvakas S, Hoes AW, Leufkens HGM, Eichler HG (2012): Factors influencing non-approval of new drugs in Europe. Nat Rev Drug Discov 11: 903–904

Redig AJ und Jänne PA (2015): Basket trials and the evolution of clinical trial design in an era of genomic medicine. J Clin Oncol 33: 975–977

Regnstrom J, Koenig F, Aronson B, Reimer T, Svendsen K, Tsigkos S, Flamion B, Eichler H-G, Vamvakas (2010): Factors associated with success of market authorisation applications for pharmaceutical drugs submitted to the European Medicines Agency. Eur J Clin Pharmacol 66: 39–48

Richtlinie 2001/83/EG des Europäischen Parlaments und des Rates vom 6. November 2001 zur Schaffung eines Gemeinschaftskodexes für Humanarzneimittel. Amtsblatt der Europäischen Gemeinschaften Nr. L 311 S. 67, ber. 2003 Nr. L 302 S. 40, 2014 Nr. L 239 S. 81; zuletzt geändert durch Art. 1 ÄndRL 2012/26/EU vom 25. Oktober 2012. Amtsblatt der Europäischen Gemeinschaften Nr. L 299 S. 1

Roll K, Stargardt T, Schreyögg J (2011): Zulassung und Erstattung von Orphan Drugs im internationalen Vergleich. Gesundheitswesen 73: 504–514

Rubin EH, Gilliland DG (2012): Drug development and clinical trials – the path to an approved cancer drug. Nat Rev Clin Oncol 9: 215–222

Saville BR, Berry SM (2016): Efficiencies of platform clinical trials: a vision of the future. Clin Trials 13:358–366

Schulthess D, Chlebus M, Bergstrom R, Baelen, K V (2014): Medicine adaptive pathways to patients (MAPPs): using regulatory innovation to defeat Eroom's law. Chin Clin Oncol 3: 21–26

Seoane-Vazquez, Rodriguez-Monguio R, Alqahtani S (2016): Response to letter to the editor regarding Alqahtani et al. Article on priority review drugs approved by the FDA and the EMA: time for international regulatory harmonization of pharmaceuticals? Pharmacoepidemiol Drug Saf 25:745–746

Sherman RE, Li J, Shapley S, Robb M, Woodcock J (2013): Expediting drug development – the FDA's new „breakthrough therapy" designation. N Engl J Med 369: 1877–1880

Tafuri G, Stolk P, Trotta F, Putzeist M, Leufkens H-G, Laing RO, De Allegri M (2014): How do the EMA and FDA decide which anticancer drugs make it to the market? A comparative qualitative study on decision makers' views. Ann. Oncol. 25: 265–269

Trotta F, Leufkens HGM, Schellens JHM, Laing R, Tafuri G (2011): Evaluation of oncology drugs at the European Medicines Agency and US Food and Drug Administration: When differences have an impact on clinical practice. J Clin Oncol 16: 2266–2272

U.S. Government Accountability Office (GAO) (2016): Drug Safety: FDA expedites many applications, but data for postapproval oversight need improvement. Internet: http://www.gao.gov/products/GAO-16-192. GAO-16-192

Ujeyl M, Schlegel C, Walter S, Gundert-Remy U (2012): New drugs: evidence relating to their therapeutic value after introduction to the market. Dtsch Arztebl Int 109: 117–123

Van Luijn JCF, Gribnau FWJ, Leufkens HGM (2006): Availability of comparative trials for the assessment of new medicines in the European Union at the moment of market authorization. Br J Clin Phamacol 63: 159–162

Verband Forschender Arzneimittelhersteller e.V. (vfa) (2016): Zugelassene Orphan Drugs. Internet: http://www.vfa.de/de/arzneimittel-forschung/datenbanken-zu-arzneimitteln/orphan-drugs-list

Vermeer NS, Duijnhoven RG, Straus SMJS, Mantel-Teeuwisse AK, Arlett PR, Egberts ACG, Leufkens HGM, De Bruin ML (2014): Risk management plans as a tool for proactive pharmacovigilance: A cohort study of newly approved drugs in Europe. Clin Pharmacol Ther 96: 723–731

Verordnung (EG) Nr. 141/2000 des Europäischen Parlaments und des Rates vom 16. Dezember 1999 über Arzneimittel für seltene Leiden. Amtsblatt der Europäischen Gemeinschaften Nr. L18 S. 1; zuletzt geändert durch Anh. Nr. 1.4 ÄndVO (EG) 596/2009 vom 18. Juni 2009, Amtsblatt der Europäischen Gemeinschaften Nr. L 188 S. 14

Verordnung (EG) Nr. 726/2004 des Europäischen Parlaments und des Rates vom 31. März 2004 zur Festlegung von Gemeinschaftsverfahren für die Genehmigung und Überwachung von Human- und Tierarzneimitteln und zur Errichtung einer Europäischen Arzneimittel-Agentur. Amtsblatt der Europäischen Gemeinschaften Nr. L 136 S. 1; zuletzt geändert durch Art. 1 ÄndVO (EU) 1027/2012 vom 25. Oktober 2012, Amtsblatt der Europäischen Gemeinschaften Nr. L 316 S. 38

Verordnung (EG) Nr. 507/2006 der Kommission vom 29. März 2006 über die bedingte Zulassung von Humanarzneimitteln, die unter den Geltungsbereich der Verordnung (EG) Nr. 726/2004 des Europäischen Parlaments und des Rates fallen. Amtsblatt der Europäischen Gemeinschaften Nr. L 92 S. 6

Verordnung (EG) Nr. 1394/2007 des Europäischen Parlaments und des Rates vom 13. November 2007 über Arzneimittel für neuartige Therapien und zur Änderung der Richtlinie 2001/83/EG und der Verordnung (EG) Nr. 726/2004. Amtsblatt der Europäischen Gemeinschaften Nr. L 324 S. 121, ber. Amtsblatt der Europäischen Gemeinschaften 2009 Nr. L 87 S. 174); zuletzt geändert durch Art. 2 ÄndVO (EU) 1235/2010 vom 15. Dezember 2010, Amtsblatt der Europäischen Gemeinschaften Nr. L 348 S. 1

Verordnung (EG) Nr. 1235/2010 des Europäischen Parlaments und des Rates vom 15. Dezember 2010 zur Änderung der Verordnung (EG) Nr. 726/2004 zur Festlegung von Gemeinschaftsverfahren für die Genehmigung und Überwachung von Human- und Tierarzneimitteln und zur Errichtung einer Europäischen Arzneimittel-Agentur

hinsichtlich der Pharmakovigilanz von Humanarzneimitteln und der Verordnung (EG) Nr. 1394/2007 über Arzneimittel für neuartige Therapien

Voigt B (2015): Lukratives Geschäft mit seltenen Krankheiten. Neue Zürcher Zeitung http://www.nzz.ch/nzzas/nzz-am-sonntag/lukratives-geschaeft-mit-seltenen-krankheiten-1.18534575 (Zugriff: 14.08.2017)

Windeler J, Koch K, Lange S, Ludwig WD (2010): Zu guter Letzt ist alles selten. Dtsch Ärztebl 107:A2032–2034

Zentner A, Haas A (2016): Adaptive pathways. Was würde ein beschleunigter Marktzugang von Arzneimitteln in Deutschland bedeuten? Gesundheits- und Sozialpolitik 70: 59–66

Zeukeng M-J, Seoane-Vazquez E, Bonnabry P (2018): A comparison of new drugs approved by the FDA, the EMA, and Swissmedic: an assessment of the international harmonization of drugs. Eur J Clin Pharmacol 74:811–818

Zhang Y, Hueser HC, Hernandez I (2017): Comparing the approval and coverage decisions of new oncology drugs in the United States and other selected countries. J Manag Care Spec Pharm 23:247–254

Neue Arzneimittel 2017

Uwe Fricke, Lutz Hein und Ulrich Schwabe

© Springer-Verlag GmbH Deutschland, ein Teil von Springer Nature 2018
U. Schwabe, D. Paffrath, W.-D. Ludwig, J. Klauber (Hrsg.), *Arzneiverordnungs-Report 2018*
https://doi.org/10.1007/978-3-662-57386-0_3

Auf einen Blick

Trend

Im Jahr 2017 wurden 34 neue Wirkstoffe in Deutschland auf den Markt gebracht und damit etwas mehr als im Vorjahr (31 Arzneimittel). Davon wurden 11 neue Wirkstoffe als Orphan-Arzneimittel zugelassen. Weitere Neueinführungen betrafen patentgeschützte Arzneimittel mit neuen Indikationen bereits bekannter Wirkstoffe (19 Präparate) sowie neue Kombinationen bekannter Wirkstoffe (5 Präparate).

Bewertung

Auf Innovationen entfielen 2017 insgesamt 15 Wirkstoffe (44%) mit einem neuartigen Wirkmechanismus. Besondere Beachtung hat der erste Interleukin-4-Antikörper (Dupilumab) zur Behandlung der schweren atopischen Dermatitis gefunden, der bei der Hälfte der Patienten eine symptomatische Besserung erzielt. Eine weitere therapeutisch interessante Gruppe von Arzneimitteln sind die Januskinase-Inhibitoren Baricitinib und Tofacitinib als orale Alternative zu den TNFα-Inhibitoren für die Behandlung der rheumatoiden Arthritis. Vier Wirkstoffe wiesen verbesserte pharmakodynamische oder pharmakokinetische Eigenschaften bereits bekannter Wirkprinzipien auf. Die Gruppe der Analogpräparate war 2017 mit 15 Wirkstoffen vertreten.

Die frühe Nutzenbewertung neuer Arzneimittel zeigte bei 19 der 34 neuen Wirkstoffe einen Zusatznutzen in mindestens einer bewerteten Teilindikation gegenüber der zweckmäßigen Vergleichstherapie. Bei 10 neuen Arzneimitteln ergab die frühe Nutzenbewertung keinen Zusatznutzen. Fünf weitere neue Wirkstoffe wurden nicht bewertet, weil es sich primär um Krankenhausarzneimittel oder andere formale Ausschlussgründe handelte.

Im Jahr 2017 wurden in Deutschland 34 neuartige Arzneistoffe in den Markt eingeführt (◻ Tabelle 3.1). Die Zahl der jährlich neu eingeführten Arzneimittel zeigte seit 2010 zunächst einen leicht rückläufigen Trend, hatte sich aber 2014 gegenüber dem Vorjahr mit 46 Neueinführungen fast verdoppelt und damit die höchste Zahl seit 15 Jahren erreicht (◻ Abbildung 3.1). Größte Indikationsgruppe der neuen Arzneimittel waren wieder die Onkologika (11 Wirkstoffe), gefolgt von Psoriasismitteln (3), Antirheumatika (3), Hepatitis-C-Präparaten (2) und Hämophiliepräparaten (2). Alle übrigen Indikationsgruppen waren jeweils mit einem neuen Wirkstoff vertreten.

Die Arzneimittel mit neuen Wirkstoffen werden seit 1987 im Arzneiverordnungs-Report mit den pharmakologisch-therapeutischen Bewertungen nach der Methode von Fricke und Klaus (siehe Fricke 2000) tabellarisch dargestellt. Seit dem Jahr 2000 werden zusätzlich kurze Charakterisierungen der einzelnen neuen Wirkstoffe gegeben. Nach Inkrafttreten des Arzneimittelmarktneuordnungsgesetzes (AMNOG) im Jahr 2011 werden auch die Ergebnisse der frühen Nutzenbewertungen durch den Gemeinsamen Bundesausschuss (G-BA) einbezogen. Darüber hinaus werden seit 2011 neue Arzneimittel mit neuen Indikationen oder neuen Kombinationen bekannter Wirkstoffe analysiert.

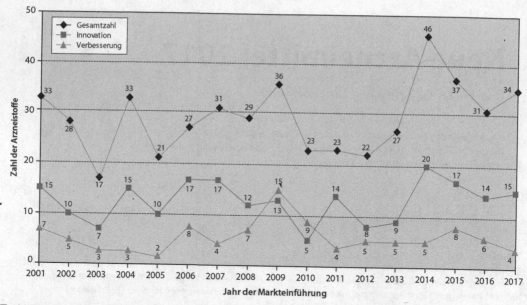

Abbildung 3.1 Markteinführung neuer Arzneistoffe mit der Anzahl innovativer und verbesserter Wirkstoffe von 2001 bis 2017

3.1   Neue Wirkstoffe des Jahres 2017

Fast alle 34 neuen Arzneimittel des Jahres 2017 mit bisher nicht allgemein bekannten Wirkstoffen wurden zentral durch die European Medicines Agency (EMA) zugelassen. Lediglich zwei Wirkstoffe (Landiolol, Nabilon), erhielten eine nationale Zulassung durch das Bundesinstitut für Arzneimittel und Medizinprodukte (BfArM). Nationale Zulassungen haben damit nur noch eine geringe Bedeutung für den Marktzugang neuer Wirkstoffe. Seit 1998 besteht die Verpflichtung für das zentrale europäische Zulassungsverfahren für gentechnisch hergestellte Arzneimittel. Das EU-Zulassungsverfahren ist optional, wenn neue oder in der EU bisher noch nicht zugelassene Wirkstoffe in mehr als einem Mitgliedstaat der EU in den Verkehr gebracht werden sollen. Daneben gibt es das nationale Zulassungsverfahren durch das BfArM sowie das dezentrale Zulassungsverfahren als gegenseitiges Anerkennungsverfahren innerhalb von 90 Tagen, wenn eine Zulassung bereits in einem anderen Mitgliedsstaat der EU besteht. Der Schwerpunkt des nationalen Zulassungsverfahrens liegt im Bereich neuer Arzneimittel mit bekannten Wirkstoffen in neuen Kombinationen (2 von 4 Arzneimitteln, ▶ siehe Abschnitt 3.3). Bei den

neuen Indikationen bekannter Arzneimittel gab es 2017 nur Zulassungen durch die EMA.

Die pharmakologisch-therapeutische Bewertung der 34 neuen Wirkstoffe zeigt, dass 15 Substanzen als innovativ (Kategorie A) klassifiziert wurden (▶ Tabelle 3.1). Darunter befindet sich der erste Interleukin-4-Antikörper (Dupilumab) zur Behandlung der schweren atopischen Dermatitis, der bei 50% der Patienten eine symptomatische Besserung erzielte. Eine weitere neue Gruppe von Arzneimitteln sind die beiden Januskinase-Inhibitoren Baricitinib und Tofacitinib, die als orale Alternative zu den TNFα-Inhibitoren für die Behandlung der rheumatoiden Arthritis zugelassen sind und in vergleichenden Studien eine ähnliche Ansprechquote wie Adalimumab erreichten. Allerdings wurde trotz des neuen Wirkungsmechanismus in dieser Indikation keine Überlegenheit gegenüber bereits bekannten therapeutischen Alternativen nachgewiesen (A/C). Ein weiterer neuer Wirkstoff aus der Gruppe der synthetischen Cannabinoide (Nabilon) zur Behandlung von chemotherapiebedingter Emesis und Nausea zeigte ebenfalls trotz eines neuartigen Wirkungsmechanismus keine Überlegenheit gegenüber bereits bekannten therapeutischen Alternativen (A/C). Vier weitere Wirkstoffe (Atezolizumab, Ixa-

🔲 **Tabelle 3.1 Arzneimittel mit neuen Wirkstoffen 2017.** Zusatznutzen gemäß Nutzenbewertung des Gemeinsamen Bundesausschusses (G-BA) nach § 35a SGB V, bei mehreren Indikationssubgruppen mit der jeweils höchsten Nutzenbewertung. Die pharmakologisch-therapeutische Bewertung erfolgte nach der Methode von Fricke und Klaus (Fricke 2000): A: Innovative Struktur bzw. neuartiges Wirkprinzip mit therapeutischer Relevanz, B: Verbesserung pharmakodynamischer oder pharmakokinetischer Eigenschaften bereits bekannter Wirkprinzipien, C: Analogpräparat mit keinen oder nur marginalen Unterschieden zu bereits eingeführten Präparaten, D: Nicht ausreichend gesichertes Wirkprinzip oder unklarer therapeutischer Stellenwert. Zulassungsstatus: O = Orphan-Arzneimittel, C = Zulassung mit Auflagen (conditional approval), E = Zulassung unter außergewöhnlichen Umständen (exceptional circumstances).

Wirkstoff	Handelsname Einführung	Hersteller	Indikation	Bewertung	Zusatznutzen
Alectinib	Alecensa 01.05.2017	Roche	ALK-positives, fortgeschrittenes nicht-kleinzelliges Bronchialkarzinom (NSCLC) nach vorheriger Behandlung mit Crizotinib	C	gering
Atezolizumab	Tecentriq 15.10.2017	Roche	Metastasiertes Urothelkarzinom nach vorheriger platinhaltiger Chemotherapie	B	gering
			Metastasiertes nicht kleinzelliges Lungenkarzinom nach vorheriger platinhaltiger Chemotherapie		beträchtlich
Avelumab	Bavenclo (O) (C) 15.10.2017	Merck	Monotherapie des metastasierten Merkelzellkarzinoms	A	nicht quantifizierbar
Baricitinib	Olumiant 01.04.2017	Lilly	Rheumatoide Arthritis nach vorheriger Therapie mit krankheitsmodifizierenden Antirheumatika	A/C	nicht belegt
Brodalumab	Kyntheum 01.09.2017	Leo Pharma	Mittelschwere bis schwere Plaque-Psoriasis	A	nicht quantifizierbar
Ceftazidim/ Avibactam	Zavicefta 15.02.2017	Pfizer	Komplizierte intraabdominelle Infektionen, komplizierte Harnwegsinfektionen, nosokomiale Pneumonien	C	keine G-BA-Bewertung
Cenegermin	Oxervate (O) 15.11.2017	Dompé	Neurotrophe Keratitis	A	nicht quantifizierbar
Cerliponase alfa	Brineura (O) (E) 01.07.2017	BioMarin International	Neuronale Ceroid-Lipofuszinose (NCL) Typ 2	A	nicht quantifizierbar
Dupilumab	Dupixent 01.12.2017	Sanofi	Mittelschwere bis schwere atopische Dermatitis bei erwachsenen Patienten	A	beträchtlich
Etelcalcetid	Parsabiv 01.06.2017	Amgen	Sekundärer Hyperparathyreoidismus bei chronischer Nierenerkrankung und Hämodialysetherapie	C	nicht belegt
Follitropin delta	Rekovelle 15.02.2017	Ferring	Kontrollierte ovarielle Stimulation multipler Follikel bei Frauen für assistierte Reproduktionstechnik	C	keine G-BA-Bewertung
Glecaprevir/ Pibrentasvir	Maviret 01.08.2017	AbbVie	Chronische Hepatitis-C-Virusinfektion	C	nicht belegt
Guselkumab	Tremfya 15.12.2017	Janssen	Mittelschwere bis schwere Plaque-Psoriasis	A	beträchtlich
Inotuzumab/ Ozogamicin	Besponsa (O) 01.08.2017	Pfizer	Rezidivierte oder refraktäre CD22-positive B-Vorläufer akute lymphatische Leukämie (ALL)	A	gering
Ixazomib	Ninlaro (O) (C) 15.01.2017	Takeda	Multiples Myelom nach mindestens einer vorausgegangenen Therapie	B	nicht quantifizierbar
Ixekizumab	Taltz 01.03.2017	Lilly	Mittelschwere bis schwere Plaque-Psoriasis	C	beträchtlich

⬛ Tabelle 3.1 Arzneimittel mit neuen Wirkstoffen 2017 (Fortsetzung).

Wirkstoff	Handelsname Einführung	Hersteller	Indikation	Bewertung	Zusatznutzen
Landiolol	Rapibloc 01.06.2017	Amomed Pharma	Supraventrikuläre Tachykardie, Kontrolle der Kammerfrequenz bei Vorhofflimmern oder Vorhofflattern, nicht-kompensatorische Sinustachykardie	C	Freistellung
Lonoctocog alfa	Afstyla 01.02.2017	CSL Behring	Hämophilie A (angeborener Faktor-VIII-Mangel).	C	nicht belegt
Meningokokkengruppe B-Impfstoff	Trumenba 01.08.2017	Pfizer	Aktive Immunisierung zur Prävention von invasiven Meningokokkenerkrankungen durch Neisseria meningitidis der Serogruppe B	C	keine G-BA-Bewertung
Midostaurin	Rydapt (O) 15.10.2017	Novartis	Akute myeloische Leukämie (AML) mit FLT3-Mutation, aggressive systemische Mastozytose, systemische Mastozytose mit assoziierter hämatologischer Neoplasie oder Mastzellleukämie	A	beträchtlich
Nabilon	Canemes 01.01.2017	AOP Orphan	Chemotherapiebedingte Emesis und Nausea bei Krebspatienten, die auf andere antiemetische Behandlungen nicht adäquat ansprechen	A/C	keine G-BA-Bewertung
Niraparib	Zejula (O) 15.12.2017	Tesaro	Rezidiv eines platinsensiblen, gering differenzierten serösen Karzinoms der Ovarien, der Tuben oder einer primären Peritonealkarzinose	B	nicht quantifizierbar
Nonacog beta pegol	Refixia 15.10.2017	Novo Nordisk	Hämophilie B (angeborener Faktor-IX-Mangel)	C	nicht belegt
Nusinersen	Spinraza (O) 01.07.2017	Biogen	5q-assoziierte spinale Muskelatrophie	A	erheblich
Obeticholsäure	Ocaliva (O) (C) 15.01.2017	Intercept	Primäre biliäre Zirrhose	A	nicht quantifizierbar
Reslizumab	Cinqaero 15.01.2017	Teva	Zusatztherapie bei schwerem eosinophilem Asthma	C	gering
Ribociclib	Kisqali 15.09.2017	Novartis	Hormonrezeptor-positives, HER2-negatives, lokal fortgeschrittenes oder metastasiertes Mammakarzinom	C	nicht belegt
Rolapitant	Varuby 01.06.2017	Tesaro	Verzögert auftretende Übelkeit und Erbrechen bei emetogener antineoplastischer Chemotherapie	B	nicht belegt
Sarilumab	Kevzara 15.08.2017	Sanofi	Rheumatoide Arthritis nach vorheriger Therapie mit krankheitsmodifizierenden Antirheumatika	C	beträchtlich
Telotristatethyl	Xermelo (O) 15.10.2017	Ipsen Pharma	Karzinoid-Syndrom-bedingte Diarrhö	A	nicht quantifizierbar
Tivozanib	Fotivda 01.11.2017	EUSA Pharma	Erstlinientherapie des fortgeschrittenen Nierenzellkarzinoms	C	nicht belegt
Tofacitinib	Xeljanz 01.05.2017	Pfizer	Rheumatoide Arthritis nach vorheriger Therapie mit krankheitsmodifizierenden Antirheumatika	A/C	nicht belegt
Venetoclax	Venclyxto (O) (C) 01.01.2017	AbbVie	Chronische lymphatische Leukämie (CLL)	A	nicht quantifizierbar
Voxilaprevir/ Sofosbuvir/ Velpatasvir	Vosevi 01.09.2017	Gilead	Chronische Hepatitis-C-Virusinfektion	C	nicht belegt

zomib, Niraparib, Rolapitant) weisen gegenüber bereits verfügbaren Arzneistoffen mit gleicher Indikation Verbesserungen auf, die sowohl pharmakodynamische als auch pharmakokinetische Eigenschaften betreffen (B). In die Gruppe der Analogpräparate (C) wurden 15 Wirkstoffe eingestuft, da sie keine oder nur marginale pharmakologische Unterschiede gegenüber vergleichbaren Arzneimitteln haben. Bei der frühen Nutzenbewertung haben allerdings zwei Analogpräparate einen beträchtlichen Zusatznutzen (Ixekizumab, Sarilumab) und zwei weitere einen geringen Zusatznutzen (Alectinib, Reslizumab) erreicht.

Die frühe Nutzenbewertung durch den G-BA nach der Arzneimittel-Nutzenbewertungsverordnung des Bundesministers für Gesundheit (2010) hat insgesamt für 19 der 34 neuen Wirkstoffe einen Zusatznutzen ergeben (◘ Tabelle 3.1). Davon zeigte das Gentherapeutikum Nusinersen (*Spinraza*) einen erheblichen Zusatznutzen, da die Mortalität bei der schwersten Form (Typ 1, Lebensdauer 10,5 Monate) um 63% gesenkt wurde (► Abschnitt 3.1.24). Sechs neue Wirkstoffe hatten einen beträchtlichen Zusatznutzen (Atezolizumab, Dupilumab, Guselkumab, Ixekizumab, Midostaurin, Sarilumab) in mindestens einer Teilindikation. Vier neue Wirkstoffe (Alectinib, Atezolizumab, Inotuzumab Ozogamicin, Reslizumab) hatten in mindestens einer Teilindikation einen geringen Zusatznutzen. Schließlich erreichten neun weitere Wirkstoffe (Avelumab, Brodalumab, Cenegermin, Cerliponase alfa, Ixazomib, Niraparib, Obeticholsäure, Telotristatethyl, Venetoclax) einen nicht quantifizierbaren Zusatznutzen. Auffälligerweise gehören diese neun Wirkstoffe (bis auf Brodalumab) wieder zur Gruppe der Orphan-Arzneimittel, deren medizinischer Zusatznutzen allein schon durch die EMA-Zulassung als belegt gilt. Schließlich hatten zehn Arzneimittel in keiner der bewerteten Teilindikationen einen Zusatznutzen. Ein neuer Wirkstoff (Landiolol) wurde vom G-BA von der frühen Nutzenbewertung freigestellt und bei weiteren vier neu eingeführten Arzneimitteln wurden aus verschiedenen Gründen keine frühen Nutzenbewertungen vom G-BA durchgeführt. Von den 34 Arzneimitteln des Jahres 2017 mit neuen Wirkstoffen haben zwei Arzneimittel (Baricitinib, Tofacitinib) im Jahr ihrer Einführung mehr als 5.000 Verordnungen erreicht. Darüber hinaus wurde ein bereits bekannter Wirkstoff (Dimethylfumarat) mit 2017 zugelassener neuer Indikation (◘ Tabelle 3.17) mehr als 5.000-mal verordnet (◘ Tabelle 3.2).

Die pharmakologisch-therapeutischen Eigenschaften und der Zusatznutzen der neuen Wirkstoffe werden im Folgenden unter Berücksichtigung der wichtigsten klinischen Studien dargestellt. Darüber hinaus werden entsprechend den Anforderungen im Fünften Buch Sozialgesetzbuch (SGB V, §73, Abs. 8) rechnerisch mittlere Tagesbehandlungskosten mit den Preisen des Jahres 2018 (Stand 1. April 2018) angegeben. Sie werden in der Regel anhand der größten therapierelevanten Packungsgröße auf der Basis der von der WHO (WHO Collaborating Centre for Drug Statistics Methodology 2018) bzw. in der amtlichen Fassung des ATC-Index mit DDD-Angaben für Deutschland im Jahr 2018 festgelegten definierten Tagesdosen (DDD) berechnet (Deut-

◘ Tabelle 3.2 Verordnungen von Arzneimitteln mit neuen Wirkstoffen und neuen Indikationen bekannter Wirkstoffe 2017. Angegeben sind definierte Tagesdosen (DDD), Verordnungen und Nettokosten der Präparate mit mindestens 5.000 Verordnungen im Jahr 2017.

Präparat	Wirkstoff	DDD Mio.	Verordnungen	Nettokosten Mio. €
Neue Wirkstoffe				
Olumiant	Baricitinib	0,576	9,604	30,50
Xeljanz	Tofacitinib	0,258	6,051	12,59
		0,834	15,655	43,09
Neue Indikationen				
Skilarence	Dimethylfumarat	0,170	5,683	1,53
Summe		1,004	21,337	44,62

sches Institut für Medizinische Dokumentation und Information 2018). Sind keine entsprechenden Angaben verfügbar, wird die DDD nach der Herstellerempfehlung aus der Fachinformation ermittelt. Die DDD-Angaben sind eine rechtssichere Grundlage für die Bestimmung von Tagestherapiekosten, durch die dem Arzt der Vergleich von Arzneimittelkosten erleichtert werden soll. Sie gewährleisten für alle Präparate einen einheitlichen Bezug für die Angabe von Tagestherapiekosten. Die Preisangaben neuer Arzneimittel beziehen sich auf die Apothekenverkaufspreise bei der Markteinführung sowie auf die Erstattungsbeträge, sofern die Preisverhandlungen des GKV-Spitzenverbandes mit den Herstellern oder die Entscheidungen der Schiedsstelle abgeschlossen sind. Die aktuellen Bruttokosten (Apothekenverkaufspreise ohne GKV-Rabatte) der vom G-BA bewerteten neuen Arzneimittel wurden der Lauertaxe entnommen.

3.1.1 Alectinib   C

Alectinib (*Alecensa*) ist nach Crizotinib und Ceritinib der dritte Tyrosinkinaseinhibitor der anaplastischen Lymphomkinase (ALK) zur Behandlung von Patienten mit einem ALK-positiven, fortgeschrittenen, nicht-kleinzelligen Lungenkarzinom (NSCLC), die mit Crizotinib vorbehandelt wurden. Das Präparat wurde am 16. Februar 2017 von der EMA unter der Auflage zugelassen, dass das Unternehmen weitere Nachweise für das Arzneimittel bereitstellt. Die Markteinführung in Deutschland erfolgte am 1. Mai 2017.

Das Lungenkarzinom war 2013 mit 53 500 Neuerkrankungen (34 690 Männer, 18 810 Frauen) und 44 848 Todesfällen (29 708 Männer, 15 140 Frauen) weiterhin der häufigste letale Tumor in Deutschland (Robert Koch Institut 2016a). Bei Männern ist seit Ende der 1980er Jahre ein rückläufiger Trend erkennbar, während die Inzidenz bei Frauen weiter ansteigt. Häufigster Risikofaktor ist das Zigarettenrauchen, aber ein Viertel aller Lungenkarzinome treten auch bei Nichtrauchern auf. Nach Beendigung des Rauchens nähert sich das Krebsrisiko nach 15 Jahren dem der Nichtraucher an, erreicht dieses aber nicht. Passivrauchen erhöht das Risiko ungefähr 1,5fach. Das nicht-kleinzellige Lungenkarzi-

nom hat mit 85% den größten Anteil. Seine wichtigsten histologischen Untergruppen sind das deutlich angestiegene Adenokarzinom (50%), das Plattenepithelkarzinom (25%) und das großzellige Lungenkarzinom (10%). Für die weitere Klassifikation haben molekularpathologische Subtypen durch onkogene Mutationen eine zunehmende therapeutische Bedeutung gewonnen. Wichtigste diagnostische Maßnahme ist die Gewebebiopsie, um onkogene Mutationen des epidermalen Wachstumsfaktorrezeptors (EGFR) und BRAF V600E sowie die Suche nach onkogenen Translokationen im Gen der anaplastischen Lymphomkinase (ALK) und im Protoonkogen ROS1 zu erfassen. Als neueste Entwicklung ist die Testung der Expression des Programmed Death-1-Liganden (PD-L1) hinzugekommen. Bei lokaler Begrenzung des Tumors ist die Lungenresektion die Therapie der Wahl. Das stadienabhängige 5-Jahresüberleben beträgt nach kurativer Lobektomie im Stadium I 68–92% und im Stadium II 53–60%. Zum Zeitpunkt der Diagnose sind jedoch 60% der Patienten bereits inoperabel (Stadium IIIB und IV), so dass die relativen 5-Jahres-Überlebensraten dann insgesamt nur noch 16–21% betragen. Traditionelle Erstlinientherapie beim fortgeschrittenen nichtkleinzelligen Lungenkarzinom ohne behandelbare Mutationen sind weiterhin platinhaltige Zweifachkombinationen (z. B. Carboplatin plus Paclitaxel). Damit werden Ansprechraten von 25–35% der Patienten und ein Gesamtüberleben von 8–12 Monaten erreicht. Die Kombination mit monoklonalen Antikörpern gegen den vaskulären endothelialen Wachstumsfaktor (VEGF) wie Bevacizumab und Ramucirumab hatte nur begrenzte Erfolge, häufig aber zusätzliche toxische Nebenwirkungen. Die gezielte Behandlung onkogener Veränderungen des Lungenkarzinoms begann mit den Mutationen des epidermalen Wachstumsfaktorrezeptors (EGFR), die bei 10–20% der nichtasiatischen Bevölkerung vorkommen. Die Tyrosinkinaseinhibitoren Erlotinib (*Tarceva*), Gefitinib (*Iressa*) und Afatinib (*Giotrif*) werden als Erstlinientherapie eingesetzt. Bisher wurde allerdings nur eine Verlängerung des progressionsfreien Überlebens im Vergleich zur platinbasierten Standardtherapie nachgewiesen. In einer weiteren genetisch identifizierbaren Patientengruppe wurden Translokationen der onkogenen anaplastischen Lymphomkinase (ALK) als therapeutisches Zielprotein identifiziert, die mit einer Prävalenz von 2–7% an der Entstehung des nicht-kleinzelligen Lungenkarzinoms beteiligt ist. BRAF-Mutationen wurden bei 2% der Patienten mit nicht-kleinzelligem Lungenkarzinom identifiziert, von denen die Hälfte eine BRAF-V600E-Mutation aufweist. Die häufigsten onkogenen Mutationen beim nicht-kleinzelligem Lungenkarzinom sind KRAS-Mutationen, die bei 30% der Adenokarzinome vorkommen, aber bisher nicht erfolgreich behandelbar sind (Übersicht bei Reck und Rabe 2017). Die ALK-Inhibitoren Crizotinib (*Xalkori*) und Ceritinib (*Zykadia*) sind beide für die Erstlinientherapie und die Zweitlinientherapie des ALK-positiven, fortgeschrittenen, nicht-kleinzelligen Lungenkarzinoms zugelassen. Die Nutzenbewertung von Crizotinib (*Xalkori*) durch den G-BA hat in beiden Therapielinien einen beträchtlichen Zusatznutzen ergeben (Bundesministerium für Gesundheit 2016a, Bundesministerium für Gesundheit 2017a). Ceritinib (*Zykadia*) hat bisher nur für die Zweitlinientherapie nach Vorbehandlung mit Crizotinib einen beträchtlichen Zusatznutzen vom G-BA erhalten (Bundesministerium für Gesundheit 2017b), während die kürzlich zugelassene Erstlinientherapie keinen Zusatznutzen erhalten hat (vgl. ► Abschnitt 3.2.2).

Alectinib ist ein ATP-kompetitiver, hochselektiver ALK-Inhibitor mit einer niedrigen Hemmkonzentration (IC_{50} 1,9 nmol/l) und hoher inhibitorischer Aktivität gegen Crizotinib-induzierte Mutationen. Die primäre Wirkung besteht in einer Hemmung der zellulären Phosphorylierung von ALK, wodurch es zu einer Blockade der nachgeschalteten Signalwege und damit zu einer Hemmung der Proliferation ALK-positiver Tumorzellen kommt. Im Gegensatz zu Crizotinib hat Alectinib eine hohe ZNS-Penetration, da es kein Substrat des Effluxtransporters P-Glykoprotein an der Bluthirnschranke ist und daher auch das Wachstum von Hirnmetastasen hemmt. Nach oraler Gabe erreicht Alectinib innerhalb von 4–6 Stunden maximale Plasmaspiegel mit einer oralen Bioverfügbarkeit von 37%. Der Stoffwechsel erfolgt hauptsächlich über CYP3A mit überwiegender Ausscheidung über die Leber und einer Eliminationshalbwertszeit von 33 Stunden (Übersicht bei McKeage 2015).

Nachdem Alectinib in präklinischen Modellen eine Wirksamkeit bei Crizotinib-resistenten Tumoren gezeigt hatte, wurde als erstes eine unkontrollierte offene Phase-1–2-Studie an 70 ALK-positiven Patienten mit fortgeschrittenem, nicht-kleinzelligem Lungenkarzinom durchgeführt, um die maximal tolerierte Dosis, die pharmakokinetischen Eigenschaften und Antitumoraktivität der maximal tolerierten Dosis (300 mg 2mal täglich) zu untersuchen. Im Phase-2-Teil der Studie an 46 Patienten betrug die Gesamtansprechrate (primärer Endpunkt) 93,5%, die deutlich höher als die Ansprechrate von 53–61% in den frühen Crizotinibstudien lag. Therapiebedingte Nebenwirkungen (Grad 3) traten bei 26% der Patienten auf (Seto et al. 2013). Aufgrund dieser Studie wurde Alectinib 2014 in Japan zugelassen. Eine hohe klinische Aktivität wurde auch in zwei unkontrollierten Phase-2-Studien an ALK-positiven Patienten mit fortgeschrittenem, nicht-kleinzelligem Lungenkarzinom nach Vorbehandlung mit Crizotinib beobachtet, die zur beschleunigten Zulassung von Alectinib durch die amerikanische Food and Drug Administration (FDA) und die European Medicines Agency (EMA) führten. In der ersten Studie mit 138 Patienten betrug die objektive Gesamtansprechrate (primärer Endpunkt) 50% und das mediane progressionsfreie Überleben 8,9 Monate (Ou et al. 2016). Bei Studienbeginn hatten 61% der Patienten Hirnmetastasen mit einer Ansprechrate von 83%. Häufigste Nebenwirkungen waren Obstipation (33%), Müdigkeit (26%) und periphere Ödeme (25%). Ähnliche Ergebnisse hatte die zweite Phase-2-Studie an 87 Patienten (Shaw et al 2016). Alectinib wurde mit der Auflage zugelassen, dass die Ergebnisse dieser Vergleichsstudie von Alectinib mit Crizotinib bei zuvor unbehandelten Patienten mit ALK-positivem Tumor nachgeliefert werden (European Medicines Agency 2017a). Diese Auflage wurde inzwischen erfüllt. In der neuesten Phase-3-Studie an 303 zuvor unbehandelten Patienten mit fortgeschrittenem, nicht-kleinzelligem ALK-positivem Lungenkarzinom war das progressionsfreie Überleben (primärer Endpunkt) nach 12 Monaten mit Alectinib höher als mit Crizotinib (68,4% versus 48,7%) (Peters et al. 2017). Auch die Progressionsrate von Hirnmetastasen war mit Alectinib niedriger als mit Crizotinib (12% versus 45%). Dagegen zeigte die Gesamtüberlebensrate nach 12 Monaten keinen signifikanten Unterschied (84,3% versus 82,5%). Die meisten Nebenwirkungen waren mit Crizotinib häufiger als mit Alectinib: Übelkeit (48% versus 14%), Diarrhö (45% versus 12%), Erbrechen (38% versus 7%), Transaminaseanstiege (30% versus 15%), periphere Ödeme (28% versus 17%), Anämie (5% versus 20%), Myalgie (2% versus 16%), Bilirubinanstieg (1% versus 15%).

Die Nutzenbewertung durch den G-BA hat ergeben, dass ein Anhaltspunkt für einen geringen Zusatznutzen von Alectinib bei Patienten mit vorbehandeltem fortgeschrittenem ALK-positiven nicht-kleinzelligen Lungenkarzinom belegt ist, für die eine Behandlung mit Docetaxel oder Pemetrexed oder Ceritinib infrage kommt (Bundesministerium für Gesundheit 2017c). Entscheidend für die Gesamtbewertung war die Tatsache, dass trotz des fehlenden Zusatznutzens für das Gesamtüberleben bei einzelnen Symptomen die positiven Effekte überwogen und dass bei den schweren Nebenwirkungen ein positiver Effekt von Alectinib im Vergleich zu Docetaxel oder Pemetrexed vorhanden war (Gemeinsamer Bundesausschuss 2017). Die Bruttokosten von *Alecensa* (224 Hartkps. 150 mg Listenpreis 8.425,66 €, bisher kein Erstattungsbetrag, Tagesdosis 1200 mg) betragen 300,92 € pro Tag bzw. 109.835 € pro Jahr (◘ Tabelle 3.3). Sie sind damit deutlich höher als die Kosten der Tyrosinkinaseinhibitoren (Erlotinib, Gefitinib, Afatinib) zur Behandlung des nicht-kleinzelligen Lungenkarzinoms mit aktivierenden EGFR-Mutationen, aber auch teurer als die ALK-Inhibitoren Crizotinib (*Xalkori*) und Ceritinib (*Zykadia*).

Fazit: Alectinib (*Alecensa*) ist ein weiterer ALK-Inhibitor zur Behandlung von Patienten mit einem ALK-positiven, fortgeschrittenen, nicht-kleinzelligen Lungenkarzinom, die mit Crizotinib vorbehandelt wurden. Bisher wurden im direkten Vergleich mit Crizotinib ein verbessertes progressionsfreies Überleben und eine bessere Verträglichkeit nachgewiesen. Die frühe Nutzenbewertung durch den G-BA hat einen Anhaltspunkt für einen geringen Zusatznutzen im Verhältnis zur zweckmäßigen Vergleichstherapie ergeben. Dagegen zeigte die Gesamtüberlebensrate nach 12 Monaten keinen signifikanten Unterschied. Die Kosten liegen deutlich höher als mit den beiden anderen ALK-Inhibitoren Crizotinib und Ceritinib.

3.1.2 Atezolizumab   B

Atezolizumab (*Tecentriq*) ist ein weiterer monoklonaler Antikörper gegen den Liganden des Programmed-Death-1-Rezeptors (PD-L1), der am 21. September 2017 von der EMA als Monotherapie zur Behandlung von Patienten mit lokal fortgeschrittenen oder metastasierten Urothelkarzinom nach vorheriger platinhaltiger Chemotherapie oder bei Nichtanwendbarkeit von Cisplatin zugelassen wurde. Als zweite Indikation wurde gleichzeitig die Monotherapie des lokal fortgeschrittenen oder metastasierten nicht-kleinzelligen Lungenkarzinoms (NSCLC) nach vorheriger Chemotherapie zugelassen. Am 15. Oktober 2017 erfolgte die Markteinführung in Deutschland. Eine kurze Beschreibung des Lungenkarzinoms und der verfügbaren Therapieoptionen findet sich im vorangehenden Abschnitt bei Alectinib (*Alecensa*) (▶ Abschnitt 3.1.1).

Das Harnblasenkarzinom ist mit jährlich 29 480 Neuerkrankungen (22 270 Männer, 7 210 Frauen) und 7192 Todesfällen (3996 Männer, 1937 Frauen) in Deutschland die zweithäufigste urogenitale Krebserkrankung nach dem Prostatakarzinom. Ganz überwiegend handelt es sich um Urothelkarzinome (90%), die vom Deckgewebe (Urothel) der Harnblase ausgehen. Wichtigster Risikofaktor ist der Tabakkonsum, während die berufsbedingte Exposition mit krebserregenden Stoffen (Farben, Gummiproduktion) nur noch eine untergeordnete Rolle spielt (Robert Koch Institut 2016a). Häufigstes Initialsymptom ist eine Hämaturie. Bei Diagnosestellung haben 75% der Patienten ein oberflächliches Harnblasenkarzinom und 25% ein muskelinvasives oder metastasierendes Harnblasenkarzinom. Bei nichtinvasiven oberflächlichen Harnblasenkarzinomen beträgt die 5-Jahresüberlebensrate 90%. Bei invasiven Tumoren mit Infiltration der Nachbarorgane sinkt sie auf 50%, bei Lymphknotenbefall oder Fernmetastasen auf weniger als 10%. Standardtherapie des nichtinvasiven Harnblasenkarzinoms ist die radikale transurethrale Tumorresektion und die anschließende Immuntherapie mit intravesikaler Instillation von Bacillus Calmette-Guerin (BCG) oder intravesikaler Chemotherapie. Bei muskelinvasivem Harnblasenkarzinom bietet eine multimodale Behandlung mit radikaler Zystek-

◻ **Tabelle 3.3 Arzneimittel zur Behandlung des fortgeschrittenen nicht-kleinzelligen Lungenkarzinoms.** Angegeben sind Wirkstoffe, Präparate, Jahr der Zulassung, empfohlene Dosierung, Halbwertszeit (HWZ) und Therapiekosten pro Jahr.

Wirkstoffe	Präparate (Auswahl)	Zulassung	Dosierung	HWZ	Bruttokosten pro Jahr (€)
Chemotherapeutika					
Carboplatin	Carboplatin GRY	1988	400 mg/m^2 i.v. Tag 1 alle 28 Tage	3–6 h	4.521
Paclitaxel	Paclitaxel GRY	1994	175 mg/m^2 i.v. Tag 1 alle 21 Tage	2–20 h	19.076
Pemetrexed	Alimta	2004	500 mg/m^2 i.v. Tag 1 alle 21 Tage	3,5 h	79.254
Tyrosinkinaseinhibitoren					
Erlotinib	Tarceva	2006	800 mg/Tag oral	25–48 h	35.133
Gefitinib	Iressa	2006	250 mg/Tag oral	40–60 h	42.080
Afatinib	Giotrif	2013	40 mg/Tag oral	36 h	32.784
Nintedanib	Vargatef	2015	400 mg/Tag oral	13–19 h	33.592
Osimertinib	Tagrisso*	2016	80 mg/Tag oral	14 Tage	103.595
VEGF-Inhibitoren					
Bevacizumab	Avastin	2005	7,5–15 mg/kg i.v. alle 21 Tage	5,3 Tage	38.395–76.790
Ramucirumab	Cyramza	2016	10 mg/kg i.v. alle 21 Tage	6 Tage	52.098
ALK-Inhibitoren					
Crizotinib	Xalkori	2012	500 mg/Tag oral	42 h	66.968
Ceritinib	Zykadia	2015	450 mg/Tag oral	42 h	66.968
Alectinib	Alecensa	2017	2x600 mg/Tag oral	33 h	109.835
EGFR-Inhibitoren					
Necitumumab	Portrazza**	2016	800 mg i.v. Tag 1+8 alle 21 Tage	48 h	20.166
PD-L1/PD-1-Inhibitoren					
Nivolumab	Opdivo	2015	3 mg/kg i.v. alle 14 Tage	27 Tage	70.692
Pembrolizumab	Keytruda	2016	200 mg i.v. alle 21 Tage	25 Tage	113.765
Atezolizumab	Tecentriq	2017	1200 mg i.v. alle 21 Tage	27 Tage	110.378
BRAF- und MEK-Inhibitoren					
Dabrafenib	Tafinlar	2017	300 mg/Tag oral	8 h	75.261
Trametinib	Mekinist	2017	2 mg/Tag oral	5,3 Tage	56.531

* Vertriebseinstellung 11/2016 (neue Nutzenbewertung durch G-BA, Beschluss Okt 2017), Wiedereinführung 01.11.2017,
** Vertriebseinstellung 2/2017, Wiedereinführung 01.08.2017

tomie und neoadjuvanter Chemotherapie die besten Heilungsaussichten. Patienten mit metastasiertem Harnblasenkarzinom sind mit den derzeitigen therapeutischen Möglichkeiten nicht heilbar. Standardtherapie ist eine systemische Cisplatin-basierte Kombinationstherapie mit dem MVAC-Schema (Methotrexat, Vinblastin, Adriamycin, Cisplatin) oder mit dem etwas besser verträglichen GC-Schema (Gemcitabin, Cisplatin). Damit wird ein medianes Überleben von 12–15 Monaten im Vergleich zu 6 Monaten ohne Chemotherapie ermöglicht. Leider kommen viele Patienten wegen Niereninsuffizienz oder anderen Komorbiditäten nicht für die Cisplatintherapie infrage, die dann auf eine Carboplatinbasierte Chemotherapie mit einem medianen Überleben von 8–9 Monaten ausweichen müssen. Mit der Zulassung von mehreren Immuntherapeutika, die den PD-1-Liganden (Nivolumab, Atezolizumab) oder den PD-1-Rezeptor (Pembrolizumab) blockieren, haben sich die therapeutischen Möglichkeiten wesentlich verbessert (Übersicht bei Kamat et al. 2016).

Atezolizumab ist ein monoklonaler Antikörper mit hoher Affinität für den PD-1-Liganden (K_d 0,4 nanomol/l), der die Wirkung auf den PD-1-Rezeptor von T-Zellen blockiert und dadurch die immunsuppressive T-Zell-Aktivität gegen den Tumor reaktiviert. Atezolizumab wird initial mit einer Dosis von 1200 mg als einstündige intravenöse Infusion alle drei Wochen appliziert, die bei guter Verträglichkeit auf 30 Minuten verkürzt werden kann. Die Halbwertszeit beträgt 27 Tage (Übersicht bei Aydin et al. 2017).

Die erste Indikation von Atezolizumab wurde nach einer erfolgreichen Phase-1-Studie in einer unkontrollierten Phase-2-Studie an 310 Patienten mit inoperablem, lokal fortgeschrittenem oder metastasiertem Urothelkarzinom nach Progression unter einer vorherigen platinhaltigen Chemotherapie untersucht (Rosenberg et al. 2016). Koprimäre Endpunkte waren die objektiven Ansprechraten nach unabhängiger Bewertung und Prüfarztbewertung gemäß RECIST-Kriterien. Die primäre Analyse zeigte gegenüber einer historischen Ansprechrate von 10% eine verbesserte objektive Ansprechrate von 15% bei allen Patienten und höhere Ansprechraten von 27% für präspezifizierte Immunzellgruppen mit über 5% PD-L1-positiven Tumorimmunzellen. Häufigste Nebenwirkungen waren Müdigkeit (30%), Übelkeit (14%), Pruritus (10%), Fieber (9%) und Diarrhö (8%). In einer anschließenden Phase-3-Studie mit 931 Patienten wurde das Gesamtüberleben durch Atezolizumab im Vergleich zur Chemotherapie mit Vinflunin oder einem Taxan in der Patientengruppe mit über 5% PD-L1-positiven Tumorimmunzellen nicht signifikant verlängert (11,1 versus 10,6 Monate), es traten aber weniger schwere Nebenwirkungen (20% versus 43%) und weniger nebenwirkungsbedingte Therapieabbrüche auf (7% versus 18%) (Powles et al. 2018, IMvigor211).

Basis für die Zulassung der zweiten Indikation von Atezolizumab war eine Hauptstudie an 850 Patienten mit lokal fortgeschrittenem oder metastasiertem nicht-kleinzelligen Lungenkarzinom nach vorheriger Chemotherapie, die entweder mit Atezolizumab (1200 mg/m^2 i.v. alle 3 Wochen) oder Docetaxel (75 mg/m^2 i.v. alle 3 Wochen) behandelt wurden (Rittmeyer et al. 2017, OAK). Atezolizumab verbesserte das mediane Gesamtüberleben im Vergleich zu Docetaxel (13,8 Monate versus 9,6 Monate), aber auch bei Patienten mit geringer oder nicht messbarer PD-L1-Expression (12,6 versus 8,9 Monate). Unter Atezolizumab traten auch weniger behandlungsbedingte Nebenwirkungen als unter Docetaxel auf (15% versus 43%).

Die Nutzenbewertung von Atezolizumab durch den G-BA hat bei Patienten mit lokal fortgeschrittenem oder metastasiertem Urothelkarzinom nach vorheriger platinhaltiger Chemotherapie einen Anhaltspunkt für einen geringen Zusatznutzen wegen verminderter Nebenwirkungen ergeben, bei der Erstlinientherapie jedoch keinen Beleg für einen Zusatznutzen (Bundesministerium für Gesundheit 2018a). Bei Patienten mit metastasiertem, nicht-kleinzelligem Lungenkarzinom nach vorheriger Chemotherapie, für die eine Chemo- oder Immuntherapie angezeigt ist, ergab die Nutzenbewertung einen Hinweis auf einen beträchtlichen Zusatznutzen (Bundesministerium für Gesundheit 2018b). Die Bruttokosten von *Tecentriq* (1 Durchstechfl. 1200 mg/20 ml Listenpreis 6.350,52 €, bisher kein Erstattungsbetrag, Dosis 1200 mg alle 3 Wochen als i.v. Infusion) betragen 302,41 € pro Tag bzw. 110.378 € pro Jahr (◘ Tabelle 3.3). Sie sind damit deutlich höher als die Kosten der Tyrosinkinaseinhibitoren (Erlotinib, Gefitinib, Afatinib) zur Behandlung des nicht-kleinzelligen Lungenkarzinoms mit aktivierenden EGFR-Mutationen, aber auch teurer als die ALK-Inhibitoren Crizotinib (*Xalkori*) und Ceritinib (*Zykadia*).

Fazit: Atezolizumab (*Tecentriq*) ist ein weiterer monoklonaler Antikörper gegen den Liganden des Programmed-Death-1-Rezeptors (PD-L1) zur Zweitlinientherapie des lokal fortgeschrittenen oder metastasierten Urothelkarzinom und des lokal fortgeschrittenen oder metastasierten nicht-kleinzelligen Lungenkarzinoms. Beim Urothelkarzinom nach konventioneller Chemotherapie wurde mit Atezolizumab nur eine verbesserte Verträglichkeit beobachtet, beim Lungenkarzinom auch eine Verlängerung des Gesamtüberlebens gegenüber der Vergleichstherapie. Dementsprechend ergab die frühe Nutzenbewertung beim Urothelkarzinom einen geringen und beim metastasierten Lungenkarzinom einen beträchtlichen Zusatznutzen. Die Jahrestherapiekosten liegen bei 110.000 €.

3.1.3 Avelumab   A

Avelumab (*Bavencio*) ist ein weiterer monoklonaler Antikörper gegen den Liganden des Programmed-Death-1-Rezeptors (PD-L1), der als Monotherapie zur Behandlung des metastasierten Merkelzellkarzinoms am 18. September 2017 von der EMA unter Auflagen zugelassen wurde. Daher muss das pharmazeutische Unternehmen weitere Nachweise für das Arzneimittel bereitstellen, die von der EMA jedes Jahr geprüft werden. Am 15. Oktober 2017 erfolgte die Markteinführung in Deutschland. Da es nur wenige Patienten mit Merkelzellkarzinom gibt, wurde *Bavencio* von der EMA als Arzneimittel für seltene Leiden (Orphan-Arzneimittel) ausgewiesen.

Das Merkelzellkarzinom ist ein seltener neuroendokriner Hauttumor des höheren Lebensalters mit steigender Inzidenz. Wichtigste Risikofaktoren sind chronische UV-Lichtbelastung und Immunsuppression sowie eine Assoziation mit einer Polyomavirusinfektion. Die 5-Jahres-Überlebensrate von Patienten ohne Lymphknotenmetastasen beträgt 64%, bei Lymphknotenbefall oder Fernmetastasen jedoch nur 39% bzw. 18%. Standardtherapie ist die chirurgische Exzision des Primärtumors und befallener Lymphknoten in Kombination mit adjuvanter Bestrahlung. Bei Lymphknoten- oder Fernmetastasen wird zusätzlich eine platinbasierte Chemotherapie (Carboplatin plus Etoposid) eingesetzt, die Ansprechraten von 60–76% hat. Nachteilig sind die damit verbundene Toxizität und häufige Tumorrezidive nach 4–15 Monaten. Eine neue vielversprechende Option ist die Immuntherapie durch Blockade des PD-1-Rezeptors oder PD-L1-Liganden, die beim fortgeschrittenen Merkelzellkarzinom ein lang anhaltendes Ansprechen und eine gute Verträglichkeit gezeigt hat (Übersicht bei Cassler et al. 2016).

Avelumab ist ein monoklonaler Antikörper mit hoher Affinität für den PD-1-Liganden, der die Wirkung auf den PD-1-Rezeptor von T-Zellen blockiert und dadurch die immunsuppressive T-Zell-Aktivität gegen den Tumor reaktiviert. Daneben bindet Avelumab an Fc-Rezeptoren natürlicher Killerzellen und induziert durch Antikörper-vermittelte zelluläre Zytotoxizität eine direkte Tumorzelllyse. Avelumab wird mit einer Dosis von 10 mg/kg als einstündige intravenöse Infusion alle zwei Wochen appliziert und mit einer Eliminationshalbwertszeit von 6,1 Tagen ausgeschieden (Übersicht bei Kim 2017a).

Nach einer Phase-1-Studie wurde Avelumab (10 mg/kg i.v. alle 2 Wochen) in einer einarmigen, offenen Phase-2-Studie an 88 Patienten mit metastasiertem Merkelzellkarzinom nach vorangegangener Chemotherapie untersucht (Kaufmann et al. 2016). Nach 10,4 Monaten betrug die Ansprechrate (primärer Endpunkt) 31,8% mit weiterhin anhaltendem Ansprechen bei 82% dieser Patienten. Das mediane progressionsfreie Überleben betrug 2,7 Monate, das mediane Gesamtüberleben 11,3 Monate. Nebenwirkungen waren überwiegend geringgradig (Grad 1–2), darunter am häufigsten Müdigkeit (24%), Infusionsreaktionen (17%), Diarrhö (9%), Übelkeit (9%), Hautausschlag (7%), Hypothyreose (3%) und Lymphopenie (2%, Grad 3). Aufgrund dieser Studie erhielt Avelumab eine beschleunigte Zulassung durch die amerikanische FDA und eine bedingte Zulassung durch die EMA.

Der medizinische Zusatznutzen von Orphan-Arzneimitteln gilt durch die EMA-Zulassung als belegt, ebenso entfallen Angaben zur zweckmäßigen Vergleichstherapie. Das Ausmaß des Zusatznutzens von Avelumab ist nach der Bewertung des G-BA nicht quantifizierbar (Bundesministerium für Gesundheit 2018c). Die Bruttokosten von *Bavencio* (1 Durchstechfl. 200 mg/10 ml, Listenpreis 1.165,88 €, bisher kein Erstattungsbetrag, Dosis 10 mg/kg alle 2 Wochen als i.v. Infusion) betragen 291,47 € pro Tag bzw. 106.387 € pro Jahr. Sie liegen damit im mittleren Bereich der bisher für andere Indikationen verfügbaren PD-L1/PD-1-Inhibitoren (◘ Tabelle 3.3).

Fazit: Avelumab (*Bavencio*) ist ein weiterer monoklonaler Antikörper gegen den PD-L1-Liganden, der als Orphan-Arzneimittel für die Immuntherapie des metastasierten Merkelzellkarzinoms zugelassen wurde. Bisher wurde allerdings nur eine höhere Ansprechrate in einer unkontrollierten Studie im Vergleich zu historischen Kontrollen nachgewiesen. Die Jahrestherapiekosten liegen bei 106.000 €.

3.1.4 Baricitinib   A/C

Baricitinib (*Olumiant*) ist der erste Vertreter der Januskinase (JAK)-Inhibitoren zur Behandlung von Patienten mit einer mittelschweren bis schweren aktiven rheumatoiden Arthritis, die auf eine vorangegangene Behandlung mit einem oder mehreren krankheitsmodifizierenden Antirheumatika (DMARDs) unzureichend angesprochen oder diese nicht vertragen haben. Er kann als Monotherapie oder in Kombination mit Methotrexat eingesetzt werden. Die Zulassung durch die EMA erfolgte am 13. Februar 2017, die Markteinführung in Deutschland am 1. April 2017.

Die rheumatoide Arthritis ist eine chronisch entzündliche Gelenkkrankheit, die bei Erwachsenen mit einer Prävalenz von 0,5–1% und überwiegend bei Frauen auftritt. Entscheidend für einen optimalen Therapieerfolg ist die frühe Diagnose von einzelnen weichen Gelenkschwellungen mit polyartikulärem Gelenkbefall, Seropositivität von Rheumafaktor und anti-citrullinierten Peptid-Antikörpern (ACPA) sowie mit dem Nachweis von juxtaartikulären Erosionen. Wesentliche Elemente der Behandlung sind eine zielgerichtete Therapie (Treat-to-Target) mit der kombinierten Messung der Krankheitsaktivität (Disease Activity Score) an 28 Zielgelenken (DAS28). Nach einer Remission bestehen die derzeitigen Therapieziele in der Erhaltung der Gelenkfunktion sowie der Vermeidung von bleibender Behinderung oder systemischen Manifestationen. Wichtigste Arzneimittel sind die krankheitsmodifizierenden Antirheumatika (disease-modifying antirheumatic drugs, DMARDs, auch Basistherapeutika genannt), welche die Entzündung hemmen und definitionsgemäß die Progression der Gelenkzerstörung senken. Nichtsteroidale Antiphlogistika hemmen zwar Schmerz und Entzündung und verbessern damit kurzfristig die Gelenkfunktion, sie verhindern aber nicht den Gelenkabbau und gehören damit nicht zu den krankheitsmodifizierenden Antirheumatika. Glucocorticoide haben schnelle symptomatische und krankheitsmodifizierenden Eigenschaften, können aber wegen der Nebenwirkungen der Langzeittherapie nur in niedriger Dosierung eingesetzt werden (Übersicht bei Smolen et al. 2016). Krankheitsmodifizierende Antirheumatika werden in konventionelle synthetische Antirheumatika (Methotrexat, Sulfasalazin, Levoflunomid, Hydroxychloroquin), zielgerichtete synthetische Antirheumatika (Januskinase-Inhibitoren) und zielgerichtete biologische Antirheumatika eingeteilt (TNFα-Inhibitoren, Kostimulationsmodulatoren, Interleukin-6-Antagonisten) (◻ Tabelle 3.4).

Baricitinib ist ein JAK1/2-Inhibitor mit hoher Affinität an die ATP-Bindungstasche der JAK-Tyrosinkinasen, der die Enzymaktivität von JAK1 und JAK2 in niedrigen nanomolaren Konzentrationen (5,9 bzw. 5,7 nmol/l) hemmt, während die Hemmkonzentrationen anderer Kinasen mehr als 100-fach höher liegen. Dadurch wird die Bildung von Zytokinen (Interleukin 2 und 6) und Interferongamma gehemmt, woraus entzündungshemmende Effekte und eine Schutzwirkung auf Knorpel und Knochen resultieren. Nach oraler Gabe werden maximale Plasmakonzentrationen nach 1,5 Stunden erreicht. Die Elimination erfolgt überwiegend unverändert renal mit einer mittleren Halbwertszeit von 12,5 Stunden (Übersicht bei Kuriya et al. 2017).

Nach mehreren placebokontrollierten Studien wurde Baricitinib (4 mg oral/Tag) im Vergleich zu Adalimumab (40 mg i.v. alle 2 Wochen) und Placebo jeweils in Kombination mit Methotrexat an 1307 Patienten mit aktiver rheumatoider Arthritis ohne ausreichende Reaktion auf Methotrexat über einen Zeitraum von 12 Wochen (primärer Endpunkt) untersucht. Mit Baricitinib wurde nach 12 Wochen eine höhere Ansprechquote (20% Verbesserung des Index des American College of Rheumatology, ACR20-Index) als mit Adalimumab und Placebo (70% versus 61% und 40%) gemessen (Taylor et al. 2017). Nach 24 Wochen war auch die radiologische Progression (Modifikation des Sharp-Gesamtscores, mTSS) gegenüber dem Ausgangswert mit Baricitinib und Adalimumab deutlich geringer als mit Placebo (0,41 und 0,33 versus 0,90). Häufigste Nebenwirkung von Baricitinib, Adalimumab und Placebo nach 24 Wochen waren Infektionen (36%, 33% und 27%). Außerdem wurden mit Baricitinib und Adalimumab geringfügige Abnahmen der Neutrophilen und leichte Zunahmen von Kreatinin und LDL-Cholesterin beobachtet.

Die Nutzenbewertung von Baricitinib durch den G-BA hat ergeben, dass ein Zusatznutzen in vier Patientensubgruppen gegenüber der zweckmäßigen Vergleichstherapie nicht belegt ist (Bundesministerium für Gesundheit 2017d). Die Bruttokosten von *Olumiant* (98 Filmtbl. 4 mg, Listenpreis 4.994,19 €, Erstattungsbetrag 4.430,16 €, Preisre-

◻ **Tabelle 3.4 Krankheitsmodifizierende Arzneimittel (DMARDs) zur Behandlung der rheumatoiden Arthritis.** Angegeben sind Wirkstoffe, Präparate, Jahr der Zulassung, Halbwertszeit (HWZ), definierte Tagesdosis (WHO-DDD) und Jahrestherapiekosten.

Wirkstoffe	Präparate (Auswahl)	Zulassung	HWZ	DDD	Kosten €/Jahr
Synthetische krankheitsmodifizierende Arzneimittel					
Methotrexat	Lantarel	1987*	3–10 h	2,5 mg	476
Sulfasalazin	Pleon	1984	6–8 h	2000 mg	281
Leflunomid	Leflunomid Heumann	1999	14 d	20 mg	1.123
Hydroxychloroquin	Quensyl	1996*	30–60 d	300 mg	245
JAK-Inhibitoren					
Baricitinib	Olumiant	2017	12,5 h	4 mg	16.500
Tofacitinib	Xeljanz	2017	3,0 h	10 mg	15.551
TNFα-Inhibitoren					
Infliximab	Remicade	1999	9,5 d	3,75 mg	9.991
	Flixabi	2016	9,5 d	3,75 mg	7.678
Etanercept	Enbrel	2000	70 h	7 mg	22.277
	Benepali	2015	70 h	7 mg	18.018
Adalimumab	Humira	2003	10–18 d	2,9 mg	23.072
Certolizumab	Cimzia	2009	14 d	14 mg	19.633
Golimumab	Simponi	2009	12 d	1,66 mg	12.525
Kostimulationsmodulatoren					
Abatacept	Orencia	2007	12 d	7 mg	29.003
Interleukin-6-Antagonisten					
Tocilizumab	Roactemra	2009	12 d	20 mg	19.645
Sarilumab	Kevzara	2017	21 d	4,29 mg	21.061

* Zulassung für rheumatoide Arthritis.

duktion 11,3%, Dosis 4 mg/Tag) betragen 45,21 € pro Tag bzw. 16.500 € pro Jahr. Sie liegen damit unter den Kosten von Adalimumab und Etanercept, aber über den Kosten von Infliximab und Golimumab (◻ Tabelle 3.4). *Olumiant* gehört zusammen mit dem zweiten JAK-Inhibitor *Xeljanz* zu den wenigen neuen Arzneimitteln, die bereits im Jahr ihrer Einführung mehr als 5000 Verordnungen erreicht haben (◻ Tabelle 3.2).

Fazit: Baricitinib (*Olumiant*) ist der erste JAK-Inhibitor zur Behandlung von Patienten mit rheumatoider Arthritis, die auf eine vorangegangene Behandlung mit krankheitsmodifizierenden Antirheumatika unzureichend angesprochen oder diese nicht vertragen haben. Mit Baricitinib wurde eine ähnliche Ansprechquote wie mit Adalimumab beobachtet. Die Jahrestherapiekosten betragen

16.500 € und liegen damit in einem mittleren Bereich der TNFα-Inhibitoren.

3.1.5 Brodalumab   A

Brodalumab (*Kyntheum*) ist der erste Interleukin-17RA-Rezeptorantagonist, der für die systemische Behandlung der mittelschweren bis schweren Plaque-Psoriasis von der EMA am 17. Juli 2017 zugelassen wurde und am 1. September 2017 in Deutschland auf den Markt kam.

Die Psoriasis ist eine chronische, immunvermittelte entzündliche Hautkrankheit mit einer relativ hohen Prävalenz von 2%. Bei leichten Krankheitsformen (70–80% der Patienten) ist in der Regel eine topische Therapie mit Glucocorticoiden oder Vitamin-D-Analoga (Calcipotriol, Tacalcitol) ausreichend. Bei mittelschweren bis schweren Formen der Psoriasis wird auch die Phototherapie mit UVA-Bestrahlung und seltener die Photochemotherapie als kombinierte Anwendung von Photosensibilisatoren wie Methoxsalen mit UVA-Licht (PUVA) eingesetzt. Eine systemische Therapie mit Methotrexat, Immunsuppressiva (Ciclosporin), Retinoiden (Acitretin) und in einigen Ländern auch Fumarsäureestern bleibt schweren therapieresistenten Formen wie der chronisch aktiven Plaque-Psoriasis, der psoriatischen Erythrodermie und der Psoriasisarthritis vorbehalten. Bei Versagen der systemischen Behandlung kommen als weitere Therapieoption Biologika aus der Gruppe der TNFα-Inhibitoren (Infliximab, Etanercept, Adalimumab), Inhibitoren der Interleukine 12/23 (Ustekinumab) und Interleukin 17 (Secukinumab) in Frage (Übersicht bei Boehnke und Schön 2015).

Brodalumab ist ein rekombinanter humaner monoklonaler Antikörper gegen den Interleukin-17A-Rezeptor, der durch Expression in einer rekombinanten Ovarialzelllinie des chinesischen Hamsters gewonnen wird und durch selektive Bindung an den Interleukin 17A-Rezeptor die Interaktion des proinflammatorischen Zytokins Interleukin-17A mit seinem Rezeptor hemmt. Brodalumab unterscheidet sich damit von den mit gleicher Indikation verfügbaren Ixekizumab (▶ siehe Abschnitt 3.1.16) und Secukinumab (siehe Arzneiverordnungs-Report 2016), die Interleukin-17A neutralisieren. Brodalumab hat nach subkutaner Injektion eine Bioverfügbarkeit von 58% und erreicht maximale Plasmaspiegel nach drei Tagen. Die Elimination erfolgt über rezeptorabhängige Endozytose mit einer mittleren Halbwertszeit von 11 Tagen (Übersicht bei Roman und Chiu 2017).

Wirksamkeit und Sicherheit von Brodalumab (210 mg oder 140 mg s.c. alle 2 Wochen) wurden in zwei aktiv kontrollierten Studien im Vergleich mit Ustekinumab (45 mg s.c. bei einem Körpergewicht ≤100 kg, 90 mg s.c. bei >100 kg) und Placebo an 1831 Patienten bzw. 1881 Patienten mit mittelschwerer bis schwerer Plaque-Psoriasis untersucht (Lebwohl et al. 2015, AMAGINE-2 und AMAGINE-3). In der ersten Studie wurde nach 12 Wochen mit beiden Dosierungen von Brodalumab eine größere Ansprechrate des Psoriasis Area and Severity Index 75% (PASI-75,

primärer Endpunkt) als mit Placebo (86% und 67% versus 8%) beobachtet. Die höhere Dosis von Brodalumab (210 mg alle 2 Wochen) war auch wirksamer als Ustekinumab (86% versus 70%). Die zweite Studie zeigte nahezu identische Ergebnisse. Häufigste Nebenwirkungen (Ereignisse pro 100 Patientenjahre) von Brodalumab und Ustekinumab waren nach 52 Wochen Candidainfektionen (5,7 versus 1,6), lokale Injektionsreaktionen (5,7 versus 7,2), Depression (1,8 versus 0,8) und Neutropenie (1,5 versus 0,8).

Die frühe Nutzenbewertung durch den G-BA ergab für Patienten mit mittelschwerer bis schwerer Plaque-Psoriasis, die für eine systemische Therapie in Frage kommt, im Verhältnis zur zweckmäßigen Vergleichstherapie (z. B. Fumarsäureester) keinen Beleg für einen Zusatznutzen. Für Patienten mit unzureichendem Ansprechen, Kontraindikationen oder Unverträglichkeit auf systemische Therapien ergab sich im Verhältnis zur zweckmäßigen Vergleichstherapie (Adalimumab, Infliximab, Ustekinumab, Secukinumab) ein Hinweis auf einen nicht quantifizierbaren Zusatznutzen (Bundesministerium für Gesundheit 2018d). Die Bruttokosten von *Kyntheum* (Injektionslsg. 210 mg, 2 Fertigspritzen, Erhaltungstherapie 210 mg s.c. alle 2 Wochen, Listenpreis 1.895,87 €, bisher kein Erstattungsbetrag) betragen 67,71 € pro Tag und 24.714 € pro Jahr (◘ Tabelle 3.5).

Fazit: Brodalumab (Kyntheum) ist der erste Interleukin-17RA-Rezeptorantagonist für die systemische Behandlung der mittelschweren bis schweren Plaque-Psoriasis. In einer direkten Vergleichsstudie war die Ansprechrate höher als mit Ustekinumab. Die frühe Nutzenbewertung durch den G-BA ergab bei Patienten mit unzureichendem Ansprechen, Kontraindikationen oder Unverträglichkeit Hinweis auf einen nicht quantifizierbaren Zusatznutzen.

3.1.6 Ceftazidim plus Avibactam   C

Die Antibiotikakombination des bekannten Cephalosporins Ceftazidim mit dem neuen Betalactamaseinhibitor Avibactam (*Zavicefta*) wurde zur Behandlung von komplizierten intraabdominellen Infektionen, komplizierten Harnwegsinfektionen einschließlich Pyelonephritis und nosokomialen Pneumonien einschließlich beatmungsassoziierter

◻ Tabelle 3.5 Systemische Therapie der Psoriasis. Angegeben sind Wirkstoffe, Präparate, Jahr der Zulassung, definierte Tagesdosen (DDD), Halbwertszeit (HWZ) und DDD-Bruttokosten pro Jahr.

Wirkstoffe	Präparate (Beispiele)	Zulassung	DDD	HWZ	Kosten €/Jahr
Konventionelle Therapie					
Methotrexat	MTX Hexal	1990	2,5 mg oral	6–7 h	208
	Lantarel	1991	2,5 mg oral	6–7 h	476
Ciclosporin A	Sandimmun	1993	250 mg oral	6,3 h	3.687
	Deximmune	2007	250 mg oral	6,3 h	2.982
Acitretin	Neotigason	1992	35 mg oral	50 h	1.612
Fumarsäureester	Fumaderm	1994	645 mg oral	1 h	3.417
Apremilast	Otezla	2015	60 mg oral	9 h	14.234
Dimethylfumarat	Skilarence	2017	360 mg oral	1 h	3.113
TNFα-Inhibitoren					
Infliximab	Remicade	1999	3,75 mg i.v.	8–9,5 d	9.991
	Flixabi	2016	3,75 mg i.v.	8–9,5 d	7.678
Etanercept	Enbrel	2000	7 mg s.c.	70 h	22.277
	Benepali	2015	7 mg s.c.	70 h	18.018
Adalimumab	Humira	2003	2,9 mg s.c.	14 d	23.072
Interleukin-12/23-Inhibitoren					
Ustekinumab	Stelara	2009	0,54 mg s.c.	21 d	21.819
Guselkumab	Tremfya	2017	100 mg s.c. alle 8 Wochen	21 d	28.599
Interleukin-17-Inhibitoren					
Secukinumab	Cosentyx	2015	10 mg s.c.	27 d	21.404
Brodalumab	Kyntheum	2017	210 mg s.c./14 d	11 d	24.714
Ixekizumab	Taltz	2017	80 mg s.c. alle 4 Wochen	10,5 d	18.095

Pneumonien am 24. Juni 2016 durch die EMA zugelassen und kam am 15. Februar 2017 in Deutschland auf den Markt. Eine ähnliche Antibiotikakombination aus dem neuen Cephalosporin Ceftolozan und dem bekannten Betalactamaseinhibitor Tazobactam (*Zerbaxa*) wurde 2015 zugelassen (siehe Arzneiverordnungs-Report 2016 ► Kapitel 3, Neue Arzneimittel 2015, Abschnitt 3.1.7).

Komplizierte intraabdominelle Infektionen und Harnwegsinfektionen sowie nosokomiale Pneumonien sind häufige Infektionen mit einem hohen Risiko einer schweren Sepsis, die nach wie vor eine Mortalität von 20–40% hat. Ein weiteres Risiko ist die zunehmende Resistenzentwicklung vieler gramnegativer Erreger gegen die wichtigsten Antibiotika. Trotz ähnlicher Erregerspektren unterscheidet sich das initiale Vorgehen bei den einzelnen Infektionen aufgrund der verschiedenartigen Genese.

Komplizierte intraabdominelle Infektionen entstehen durch eine Perforation des Gastrointestinaltrakts und breiten sich im Peritonealraum aus, wo sie sich als Peritonealabszess oder Peritonitis manifestieren. Die Therapie besteht zunächst in einer chirurgischen Versorgung der Perforation, perkutaner Drainage des Abszesses und zusätzlich in einer empirischen Antibiotikatherapie unter Berücksichtigung der lokalen Resistenzsituation und der patientenrelevanten Risikofaktoren. Bei der Auswahl von Antibiotika ist zu berücksichtigen, dass im Abdominalbereich häufig polymikrobielle Infektionen mit Beteiligung gramnegativer Erreger (Escherichia coli, Klebsiella pneumoniae, seltener Pseudomonas aeruginosa und Proteus mirabilis) aber auch grampositiver Kokken (Enterokokken, Staphylokokken) vorliegen. Bei ambulant erworbenen Hochrisikoinfektionen und nosokomialen Infektionen werden

Breitspektrumantibiotika wie Carbapeneme (Imipenem, Meropenem, Doripenem) oder Piperacillin-Tazobactam sowie in Kombination mit Metronidazol Cephalosporine (Ceftazidim, Cefepim) oder Fluorchinolone (Ciprofloxacin, Levofloxacin) empfohlen. Bei Patienten mit septischem Schock, multiresistenten Erregern und vorangegangener Antibiotikatherapie kommen auch Kombinationen verschiedener Antibiotikaklassen in Betracht (Übersicht bei Sartelli et al. 2017).

Komplizierte Harnwegsinfektionen treten bei Patienten mit strukturellen oder funktionellen Anomalien des Harntrakts sowie bei relevanten Begleitkrankheiten mit erhöhtem Infektionsrisiko auf. Sie reichen von der meist leicht behebbaren, postoperativen katheterassoziierten Harnwegsinfektion bis zur schweren obstruktiven Pyelonephritis mit hohem Risiko einer Urosepsis. Dominierende Erreger sind Enterobakterien, vor allem Escherichia coli, aber auch Pseudomonas aeruginosa und grampositive Kokken (Enterokokken, Staphylokokken). Wichtigste Therapiestrategien sind die Beseitigung der urologischen Anomalie, geeignete antimikrobielle Therapie, Hospitalisierung und ggf. supportive Maßnahmen bei schweren Verläufen (Sepsis). Um die Entwicklung resistenter Keime zu verhindern, sollte die Antibiotikatherapie durch Urinkulturen gesteuert werden. Die empirische Antibiotikatherapie ist ähnlich wie bei komplizierten intraabdominellen Infektionen und besteht aus renal eliminierten Fluorchinolonen (Ciprofloxacin, Levofloxacin), Cephalosporinen der Gruppe 3a (Cefotaxim, Ceftriaxon) oder Aminoglykosiden (Gentamicin), nach Therapieversagen Cephalosporine der Gruppe 3b (Ceftazidim), Piperacillin-Tazobactam oder einem Carbapenem (Imipenem, Meropenem, Ertapenem) (Übersicht bei Grabe et al. 2015).

Nosokomiale Pneumonien sind die zweithäufigste krankenhausbedingte Infektion und die häufigste Todesursache nosokomialer Infektionen mit der höchsten Mortalität bei immunsupprimierten, chirurgischen und älteren Patienten. In Deutschland ist mit etwa 500 000 nosokomialen Infektionen und etwa 100 000 nosokomialen Pneumonien pro Jahr zu rechnen. Das Erregerspektrum ist vielfältig mit einem erheblichen Anteil polymikrobieller bakterieller Infektionen. Die häufigsten Erreger sind gramnegative Stäbchenbakterien (Pseudomonas aeruginosa, Escherichia coli, Klebsiella, Enterobacter, Haemophilus influenzae, Acinetobacter baumannii, Stenotrophomonas maltophilia) und grampositive Kokken (Staphylococcus aureus, Streptococcus pneumoniae). Bei Patienten ohne sepsisassoziierte Organdysfunktion und ohne invasive Beatmung wird eine initiale Monotherapie mit einer pseudomonaswirksamen Substanz bevorzugt. Eine Kombinationstherapie bleibt Patienten mit erhöhtem Risiko für das Vorliegen multiresistenter Erreger und sepsisassoziierter Organdysfunktion bzw. invasiver Beatmung vorbehalten. Entscheidend für die Antibiotikaauswahl sind lokales Erregerspektrum und Resistenzprofil (Übersicht bei Dahlhof et al. 2017).

Ceftazidim ist ein Breispektrumcephalosporin mit verstärkter Aktivität gegen Pseudomonas, das 1984 mit dem Handelsnamen *Fortum* zugelassen wurde, seit einigen Jahren aber nur noch als Generikum am Markt vertreten ist. Neben den oben genannten Indikationen hat es viele weitere Indikationen, darunter die Behandlung von bronchopulmonalen, gynäkologischen und zentralnervösen Infektionen sowie Bakteriämie. Die zunehmende Resistenz gegenüber Cephalosporinen und die Expression von erweiterten Spektrum-Betalactamasen (ESBL) haben jedoch die Anwendung von Cephalosporinen eingeschränkt und zu einem weit verbreiteten Einsatz von Carbapenem-Antibiotika (Meropenem, Imipenem-Cilastatin, Doripenem) geführt, was wiederum zur Entstehung von Carbapenemasen geführt hat. Die Plasmid-gebundenen Klebsiella pneumoniae-Carbapenemasen gehören derzeit zu den am weitesten verbreiteten Carbapenemasen. Durch den Zusatz von Avibactam wird die Aktivität von Ceftazidim gegen gramnegative Bakterien wiederhergestellt, die ESBLs und Carbapenemasen produzieren. Avibactam ist ein Nichtbetalactam-Betalactamaseinhibitor, der durch Acylierung eine kovalente Bindung an Betalactamasen bildet und damit weitgehend hydrolysestabil ist. Ceftazidim-Avibactam hat ein breites Wirkungsspektrum gegen gramnegative Bakterien mit minimalen Hemmkonzentrationen (MIC_{50}) von 0,02–0,5 µg/ml, lediglich Pseudomonas aeruginosa und Acinetobacter haben höhere Hemmkonzentrationen. Ähnlich wie Ceftazidim hat die Kombination mit Avibactam nur eine begrenzte Aktivität gegen grampositive Keime und Anaerobier. Ceftazidim und Avibactam werden als fixe Kombination in einer Standarddosis von 2,5 g (2 g Ceftazidim, 0,5 g Avibactam) alle 8 Stunden über 2 Stunden intravenös infundiert. Die Pharmakokinetik von Ceftazidim ist ähnlich wie bei anderen Betalactamantibiotika. Es wird überwiegend unverändert renal mit einer terminalen Eliminationshalbwertszeit von 2 Stunden ausgeschieden. Auch Avibactam wird überwiegend unverändert über die Niere mit einer Halbwertszeit von 1,4 Stunden eliminiert.

Wirksamkeit und Sicherheit von Ceftazidim-Avibactam (2,5 g i.v. alle 8 Stunden) plus Metronidazol wurden mit Meropenem an 1066 Patienten mit komplizierten intraabdominellen Infektionen in zwei identischen Phase-3-Studien verglichen (Mazuski et al. 2016). Die klinische Heilungsrate nach 28–35 Tagen zeigte eine Nichtunterlegenheit von Ceftazidim-Avibactam plus Metronidazol gegenüber Meropenem (81,6% versus 85,1%). Ähnliche Heilungsraten wurden auch bei Ceftazidim-resistenten Erregern beobachtet (83,0% versus 85,9%). Behandlungsbedingte Nebenwirkungen waren in beiden Gruppen ähnlich (45,9% versus 42,9%), am häufigsten waren Diarrhö (7,6 versus 3,2%) und Übelkeit (6,8% versus 4,5%).

Als zweite Indikation wurden komplizierte Harnwegsinfektionen einschließlich akuter Pyelonephritis an 1033 randomisierten Patienten in zwei identischen Phase-3-Studien untersucht, von denen 810 Patienten in die mikrobiologische, modifizierte Intention-to-Treat Population einbezogen wurden, da Patienten mit grampositiven Erregern oder Bakterien, die typischerweise nicht auf die Prüfarzneimittel ansprechen, ausgeschlossen wurden (Wagenlehner et al. 2016, RECAPTURE). Die ausgewerteten Patienten hatten fast ausschließlich monomikrobielle Infektionen (98,9%), darunter vor allem E. coli (74,3%) und weniger Klebsiella pneumoniae (11,2%), Proteus mirabilis (4,3%) und Pseudomonas aeruginosa (4,6%). Ceftazidim-Avibactam (2,5 g i.v. alle 8 Stunden) zeigte im Vergleich zu Doripenem (500 mg alle 8 Stunden i.v.) bei der Heilungsrate (mikrobiologische Eradikation nach 28–35 Tagen, primärer Endpunkt gemäß EMA) wiederum eine Nichtunterlegenheit (77,4% versus 71,0%). Die beiden Antibiotika zeigten auch eine ähnliche Wirksamkeit auf Ceftazidim-resistente Erreger und eine ähnliche Verträglichkeit wie Ceftazidim allein.

Auch in der dritten Indikation, nosokomiale Pneumonie, zeigte Ceftazidim-Avibactam (2,5 g i.v. alle 8 Stunden) im Vergleich zu Meropenem (1,0 g alle 8 Stunden i.v.) an 879 Patienten eine Nichtunterlegenheit der klinischen Heilungsraten nach 21–25 Tagen (68,8% versus 73%) bei der klinisch modifizierten Intention-to-Treat Population (Torres et al. 2018, REPROVE). Sicherheit und Verträglichkeit von Ceftazidim-Avibactam waren ebenfalls ähnlich wie bei Meropenem und Ceftazidim allein.

Da Ceftazidim-Avibactam (*Zavicefta*) ausschließlich im Krankenhaus angewendet wird, hat der G-BA keine frühe Nutzenbewertung durchgeführt. Die Bruttokosten von Zavicefta (Krankenhausapothekeneinkaufspreis mit 19% Mwst. 10 Durchstechfl. 2,5 g/20 ml 1.150,00 €, Tagesdosis 3mal 2,5 g) betragen 345,00 € pro Tag und liegen dreimal so hoch wie der Apothekenverkaufspreis von Meropenem (*Meropenem Noridem* 10 Durchstechfl. 1,0 g 355,88 €, Tagesdosis 3,0 g) mit 106,76 € pro Tag.

Fazit: Avibactam ist ein weiterer Betalactamase-inhibitor, der zusammen mit dem Cephalosporin Ceftazidim als fixe Kombination (*Zavicefta*) zur Behandlung komplizierter intraabdomineller Infektionen, komplizierter Harnwegsinfektionen und nosokomialer Pneumonien zugelassen wurde. Mit Ceftazidim-Avibactam wurden ähnliche klinische Heilungsraten wie mit der Vergleichstherapie (Meropenem oder Doripenem) erzielt. Die Kombination wird ausschließlich im Krankenhaus angewendet. Trotz fehlenden Zusatznutzens ist das neue Kombinationspräparat dreifach teurer als die Vergleichstherapie.

3.1.7 Cenegermin   A

Cenegermin (*Oxervate*) ist eine rekombinante Form des menschlichen Nervenwachstumsfaktors, der zur Behandlung von mittelschwerer (persistierende epitheliale Defekte) oder schwerer (Hornhautgeschwüre) neurotropher Keratitis bei Erwachsenen von der EMA am 6. Juli 2017 zugelassen wurde und am 15. November 2017 in Deutschland auf den Markt kam. Da es nur wenige Patienten mit neurotropher Keratitis gibt, wurde *Oxervate* am 14. Dezember 2015 als Arzneimittel für seltene Leiden (Orphan-Arzneimittel) ausgewiesen.

Die neurotrophe Keratitis ist eine seltene degenerative Hornhauterkrankung, die durch eine Schädigung des Nervus trigeminus bedingt ist und zu einer Abnahme der sensiblen Hornhautinnervation, einem spontanen Epithelabbau und einer Beeinträchtigung der Hornhautheilung führt. Die Folge sind korneale Epitheldefekte, Ulzera und Perforationen. Häufigste Ursachen der Trigeminusschädigung sind virale Infektionen (Herpessimplex, Herpes-zoster-Keratokonjunktivitis), chemische Unfälle, physikalische Traumata und Hornhautchirurgie. Bisher gibt es bis auf Tränenersatzmittel nur chirurgische Verfahren, um die Funktion der Cornea zu sichern (Amnionmembrantransplantation, Bindehautlappen), ohne dass dadurch Hornhautempfindlichkeit oder Sehfunktion verbessert werden (Übersicht bei Sacchetti und Lambiase 2014).

Nervenwachstumsfaktor ist ein Neurotrophin, das natürlicherweise im Auge vorhanden ist und für das Überleben und Wachstum von sympathischen und sensorischen Neuronen wesentlich ist. Cenegermin wird als rekombinanter humaner Nervenwachstumsfaktor (rhNGF) in Escherichia coli als Pro-Peptid produziert wird und später in das fertige Protein gespalten, das 118 Aminosäuren mit einem Molekulargewicht von 13,3 Kilodalton enthält. Das Arzneimittel wird in Form von Augentropfen angewendet, verteilt sich vor allem in der Cornea und erreicht in geringeren Mengen auch die Retina. Die Elimination erfolgt hauptsächlich durch Tränensekretion, der Rest wird durch lokale Gewebeproteasen abgebaut.

Die Zulassung von Cenegermin basiert auf zwei vehikelkontrollierten klinischen Studien an 156 und 48 Patienten mit mittelschwerer (persistierendem Epitheldefekt) oder schwerer (Hornhautgeschwür) neurotropher Keratitis, bei denen nichtchirurgische Behandlungen nicht erfolgreich waren (European Medicines Agency 2017b). In beiden Studien wurden Cenegermin (20 µg/ml) und Vehikel 6mal täglich in das betroffene Auge für 8 Wochen appliziert und über 48 Wochen nachbeobachtet. In der ersten Studie verbesserte Cenegermin die komplette Heilung (primärer Endpunkt) nach 8 Wochen im Vergleich zur Kontrolle (74,0% versus 43,1%), aber nicht die komplette Aufhellung der Hornhaut, den Fernvisus und die Hornhautemp-

findlichkeit. Häufigste Nebenwirkungen waren Infektionen (13,5% versus 3,8%), Augenschmerzen (9,6% versus 7,7%) und verminderte Sehschärfe (5,8% versus 3,8%). Ähnliche Ergebnisse zeigte die zweite Studie.

Der medizinische Zusatznutzen von Orphan-Arzneimitteln gilt durch die EMA-Zulassung als belegt, ebenso entfallen Angaben zur zweckmäßigen Vergleichstherapie. Das Ausmaß des Zusatznutzens von Cenegermin ist nach der Bewertung des G-BA nicht quantifizierbar (Bundesministerium für Gesundheit 2018e). Die Bruttokosten von *Oxervate* (Augentropfen mit 7 Mehrdosendurchstechflaschen 1 ml 20 µg/ml für 7 Tage, Dosis 6mal täglich 1 Tropfen aus einer Mehrdosendurchstechflasche für 8 Wochen, Listenpreis 2.824,71 €, bisher kein Erstattungsbetrag) betragen 121,06 € pro Tag und 6.779 € pro 8 Wochen.

Fazit: Cenegermin (*Oxervate*) ist ein rekombinanter humaner Nervenwachstumsfaktor, der als erstes Orphan-Arzneimittel zur Behandlung der mittelschweren oder schweren neurotrophen Keratitis zugelassen wurde. In einer vehikelkontrollierten Vergleichsstudie verbesserte Cenegermin die komplette Heilung, aber nicht die komplette Aufhellung der Hornhaut, den Fernvisus und die Hornhautempfindlichkeit.

3.1.8 Cerliponase alfa   A

Cerliponase alfa (*Brineura*) ist eine rekombinante Form der humanen Tripeptidylpeptidase-1, die zur Behandlung der neuronalen Zeroidlipofuszinose Typ 2 (CLN2) von der EMA am 30. Mai 2017 zugelassen wurde und am 1. Juli 2017 in Deutschland auf den Markt kam. Da es nur wenige Patienten mit neuronalen Zeroidlipofuszinose Typ 2 gibt, wurde *Brineura* am 13. März 2013 als Arzneimittel für seltene Leiden (Orphan-Arzneimittel) ausgewiesen. *Brineura* wurde unter außergewöhnlichen Umständen zugelassen. Das pharmazeutische Unternehmen ist daher verpflichtet, weitere Studiendaten zur Sicherheit, einschließlich des Risikos allergischer Reaktionen sowie zu seiner langfristigen Wirksamkeit in Bezug auf die Verlangsamung oder das Aufhalten der Verschlechterung der Beweglichkeit und der Sprachfähigkeiten bereitzustellen.

Neuronale Zeroidlipofuszinosen sind eine Gruppe von lysosomalen Speicherkrankheiten, die vor allem im Kindesalter auftreten. Sie sind durch eine intrazelluläre Akkumulation von Zeroidlipofuszin und gemeinsame klinische Symptome charakterisiert. Die Inzidenz aller Unterformen in Deutschland wird mit 1,3 bis 3,3:100 000 angeben, was 9–23 Neuerkrankungen pro Jahr entspricht (Krohne et al. 2010). Traditionell wurden die einzelnen Krankheiten nach Erkrankungsalter in infantile, spät-infantile, juvenile und adulte Formen eingeteilt. Die Krankheit wird durch Mutationen in 14 verschiedenen Genen verursacht, die derzeit die Basis für die genetische Klassifikation bilden (CLN1–CLN14). Die einzelnen Krankheitsphänotypen unterscheiden sich nach Alter und klinischem Bild, zeigen aber alle typischerweise einen fortschreitenden kognitiven Abbau, Kleinhirnatrophie, Retinopathie und myoklonische Epilepsie. Die klassische spätinfatile Krankheitsform (CLN2) ist durch einen Mangel an lysosomaler Tripeptidylpeptidase bedingt, wodurch es zu Proteinablagerungen in den Lysosomen kommt. Sie manifestiert sich im dritten Lebensjahr mit therapieresistenter Epilepsie, kognitivem und motorischem Abbau und führt schließlich im frühen Jugendalter zum Tod der Patienten (Übersicht bei Nita et al. 2016).

Cerliponase alfa ist eine unmodifizierte rekombinante Form der humanen Tripeptidylpeptidase-1, die als inaktives Proenzym mit 563 Aminosäuren in CHO-Zellen exprimiert wird. Da das Makromolekül die Blut-Hirn-Schranke nicht durchdringen kann, wird Cerliponase alfa mittels intrazerebroventrikulärer Infusion mit einem chirurgisch implantierten Reservoir über einen Katheter in den lateralen Hirnventrikel der nichtdominanten Hemisphäre appliziert. Nach Aufnahme in die Zielzellen wird die Cerliponase alfa über den kationenunabhängigen Mannose-6-Phosphat-Rezeptor in die Lysosomen transportiert und dort nach Abspaltung eines 195-Aminosäurepeptidfragments die aktive Tripeptidyl-Peptidase-1 freigesetzt, die dann Tripeptide ohne bekannte Substratspezifität vom N-Terminus der Zielproteine abspaltet. Das rekombinante Protein wird durch Proteasen zu Aminosäuren abgebaut. Die lysosomale Halbwertszeit beträgt 11,5 Tage, die Halbwertszeit im Liquor 7 Stunden (European Medicines Agency 2017c).

Eine einarmige offene Dosiseskalationsstudie (Phase-1/2) an 23 Kindern mit neuronaler Zeroidlipofuszinose Typ 2 (Durchschnittsalter 4,3 Jahre) über 48 Wochen und die daran anschließende Nachbeobachtungsstudie waren die Basis der Zulassung von Cerliponase alfa (European Medicines Agency 2017c). Primärer Endpunkt war die Ansprechrate, definiert als Änderung des klinischen Schweregrads, der mit zwei modifizierten klinischen Skalen, bestehend aus zwei Domänen (Motorik, Sprache) mit jeweils 3 Punkten für die altersgemäße beste Funktion oder 0 Punkte für keine Funktion, gemessen wurde. Der Gesamtwert wurde durch Addition der beiden Domänenpunkte von 0 Punkten (schwer beeinträchtigt) bis 6 Punkten (normal) berechnet. Der Ausgangswert betrug 3,5 Punkte in der Dosiseskalationsstudie. Der natürliche Krankheitsverlauf in einer zuvor durchgeführten, historischen Kontrollgruppe hatte eine Abnahme um 2,1 Punkte in 48 Wochen ergeben. Cerliponase alfa (300 mg intrazerebroventrikulär alle 2 Wochen) verhinderte bei 20 der 23 behandelten Kinder (87%) die Abnahme um 2 Punkte bei Motorik und Sprachfähigkeit des natürlichen Krankheitsverlaufs. In der Nachbeobachtungsstudie hielt der Nutzen ein weiteres Jahr an, da bei den meisten Patienten das Fortschreiten der Krankheit verlangsamt wurde. Alle Patienten hatten behandlungsbedingte Nebenwirkungen, am häufigsten waren Fieber (71%), epileptische Anfälle (58%), Erbrechen (58%) und Atemwegsinfektionen (50%).

Der medizinische Zusatznutzen von Orphan-Arzneimitteln gilt durch die EMA-Zulassung als belegt, ebenso entfallen Angaben zur zweckmäßigen Vergleichstherapie. Das Ausmaß des Zusatznutzens von Cerliponase alfa ist nach der Bewertung des G-BA nicht quantifizierbar (Bundesministerium für Gesundheit 2018f). Die Bruttokosten von *Brineura* (150 mg/5 ml Infusionslösung, 1 Packung (2x5ml *Brineura*-Lsg. + 1x5ml Spüllösung, Listenpreis 30.471,71 €, Erstattungsbetrag 25.042,74 €, Preisreduktion 17,8%, Dosis 300 mg alle zwei Wochen) betragen 1.788,77 € pro Tag und 652.900 € pro Jahr.

Fazit: Cerliponase alfa (*Brineura*) ist eine rekombinante Tripeptidylpeptidase-1, die unter außergewöhnlichen Umständen als Orphan-Arzneimittel zur Behandlung der neuronalen Zeroidlipofuszinose Typ 2 (CLN2) zugelassen wurde. In einer einarmigen klinischen Studie verbesserte Cerliponase alfa den natürlichen Krankheitsverlauf bei 87% der Patienten im Vergleich zu einer historischen Kontrollgruppe.

3.1.9 Dupilumab   A

Dupilumab (*Dupixent*) ist der erste monoklonale Interleukin-4-Antikörper zur Behandlung der mittelschweren bis schweren atopischen Dermatitis bei erwachsenen Patienten, die für eine systemische Therapie in Betracht kommen. Das Arzneimittel wurde am 26. September 2017 von der EMA zugelassen und kam am 1. Dezember 2017 in Deutschland auf den Markt.

Die atopische Dermatitis ist die häufigste chronisch entzündliche Hautkrankheit, die durch Juckreiz und rezidivierende ekzematöse Läsionen geprägt wird. Sie manifestiert sich häufig schon im ersten Lebensjahr und erreicht bei Kindern eine Prävalenz von 10–15% und bei Erwachsenen von 2–3%. Daneben ist das Risiko für Nahrungsmittelallergien, Asthma, allergische Rhinitis und weitere immunvermittelte Entzündungsreaktionen erhöht. Die Pathogenese der atopischen Dermatitis ist komplex, wobei eine Hautbarrierestörung, ein erhöhtes Risiko für bakterielle Hautinfektionen und veränderte Immunreaktionen beteiligt sind. Die entzündete Haut zeigt eine deutliche Infiltration von T-Zellen mit verstärkter Aktivierung von Typ2-T-Helferzellen (Th2), die mehrere B-Zell-aktivierende Interleukine (IL-4, IL-5, IL-6, IL-13) bilden und für die humorale Immunantwort wichtig sind. Daher wird die atopische Dermatitis als typische Th2-dominante Entzündungsreaktion angesehen. Die gegenwärtige Behandlung konzentriert sich zunächst auf die Wiederherstellung der epidermalen Barrierefunktion, die am besten durch eine Basistherapie mit hydratisierenden Hautpflegemitteln (Emollientien) erreicht wird. Standardtherapie sind bei akuten entzündlichen Reaktionen seit Jahrzehnten topische Glucocorticoide, die bei unzureichender Wirkung seit einiger Zeit auch in Kombination mit topischen Calcineurininhibitoren (Tacrolimus, Pimecrolimus) angewendet werden. Bei nicht ausreichender Wirkung der topischen Therapie kommt eine Phototherapie in Frage. Bei schwerer atopischer Dermatitis hat sich eine systemische Therapie mit Immuntherapeutika als wirksam erwiesen, von denen aber nur Ciclosporin für diese Indikation zugelassen ist (Übersicht bei Weidinger und Novak 2016).

Dupilumab ist ein humaner monoklonaler Antikörper mit spezifischer Bindung an die Alphakettenuntereinheit des Interleukin-4-Rezeptors, die Bestandteil des Interleukin-4-Rezeptors und auch des Interleukin-13-Rezeptors ist. Aufgrund dieser Bindung hemmt Dupilumab gleichzeitig die Signaltransduktion der beiden Interleukinrezeptoren und unterdrückt damit wesentliche Komponenten der Th2-abhängigen atopischen Entzündungsreaktion einschließlich der Freisetzung proinflammatorischer Zytokine, Chemokine und IgE. Nach subkutaner Injektion erreicht Dupilumab maximale Plasmaspiegel nach einer Woche mit einer geschätzten Bioverfügbarkeit von 64%. Als monoklonaler IgF4-Antikörper wird Dupilumab zu kleineren Peptiden und Aminosäuren abgebaut, so dass nach 10–13 Wochen kein aktiver Wirkstoff mehr nachweisbar ist (Übersicht bei D‹Erme et al. 2017).

Die Zulassung von Dupilumab basiert auf zwei identischen placebokontrollierten Studien an 671 und 708 erwachsenen Patienten mit mittelschwerer bis schwerer atopischer Dermatitis, die nicht ausreichend auf eine topische Therapie mit Glucocorticoiden angesprochen hatten und Dupilumab (300 mg s.c.) wöchentlich oder zweiwöchentlich erhielten (Simpson et al. 2016, SOLO 1 und SOLO 2). Schweregrad der atopischen Dermatitis und Wirksamkeit der Behandlung wurden mit dem Investigators Global Assessment (IGA), einer globalen Prüfer-basierten Beurteilungsskala mit 4 Punkten (0 symptomfrei, 2 gering, 3 moderat, 4 schwer), und dem Eczema Area and Severity Index (EASI) bestimmt, mit dem Schwere und Ausmaß von Symptomen (Erythem, Induration, Exkoriation, Lichenifikation) in 4 Körperregionen mit einer Gesamtpunktzahl von 0–72 (höchster Schweregrad) erfasst werden. Einschlusskriterien waren eine IGA-Punktzahl von 3–4 und eine EASI-Punktzahl von über 16. Primärer Endpunkt war nach 16 Wochen der Anteil der Patienten, bei denen eine IGA-Punktzahl auf von 0–1 oder eine Besserung um mindestens 75% der EASI-Punktzahl (EASI-75) gemessen wurde. In der

SOLO-1-Studie wurde die angestrebte Besserung auf 0–1 IGA-Punkte durch die wöchentliche oder zweiwöchentliche Gabe von Dupilumab bei mehr Patienten als durch Placebo (38% oder 37% versus 10%) erreicht. Auch beim EASI-75 zeigten beide Dosierungen von Dupilumab eine höhere Erfolgsquote als Placebo (51% oder 52% versus 15%). Ähnlich waren die Ergebnisse der SOLO-2-Studie. Dupilumab besserte auch weitere klinische Symptome der atopischen Dermatitis (Pruritus, Angst) und die Lebensqualität. Nebenwirkungen waren mit Dupilumab etwas häufiger als mit Placebo, darunter Reaktionen an der Injektionsstelle (13% versus 6%) und Konjunktivitis (5% versus 1%). Eine Langzeitstudie über 52 Wochen an 740 erwachsenen Patienten mit mittelschwerer bis schwerer atopischer Dermatitis und unzureichender Reaktion auf topische Glucocorticoide zeigte ähnliche Verbesserungen wie die beiden SOLO-Studien (Blauvelt et al. 2017, LIBERTY AD CHRONOS).

Die frühe Nutzenbewertung von Dupilumab durch den G-BA ergab im Verhältnis zur zweckmäßigen Vergleichstherapie einen Hinweis auf einen beträchtlichen Zusatznutzen (Bundesministerium für Gesundheit 2018g). Die Bruttokosten von *Dupixent* (6 Fertigspritzen 300 mg/2 ml), Dosis initial 600 mg s.c, danach 300 mg s.c. alle 2 Wochen, Listenpreis 5.233,55 €, bisher kein Erstattungsbetrag) betragen 64,52 € pro Tag und 23.551 € im ersten Jahr und danach 22.679 € pro Jahr.

Fazit: Dupilumab (*Dupixent*) ist der erste monoklonale Interleukin-4-Antikörper für die systemische Therapie der mittelschweren bis schweren atopischen Dermatitis bei erwachsenen Patienten. Bei ungenügendem Ansprechen auf topische Glucocorticoide wurde etwa bei der Hälfte der Patienten eine symptomatische Besserung erzielt. Die Nutzenbewertung durch den G-BA hat einen Hinweis auf einen beträchtlichen Zusatznutzen im Verhältnis zur zweckmäßigen Vergleichstherapie ergeben. *Dupixent* kostet im ersten Behandlungsjahr etwa 24.000 € und würde bei der Behandlung aller in Frage kommenden Patienten (52 000) jährliche Gesamtkosten von 1,2 Mrd. € verursachen.

3.1.10 Etelcalcetid   C

Etelcalcetid (*Parsabiv*) ist nach Cinacalcet (*Mimpara*) ein weiteres Calcimimetikum, das zur Behandlung des sekundären Hyperparathyreoidismus bei hämodialysepflichtigen Patienten mit chronischer Nierenerkrankung von der EMA am 11. November 2016 zugelassen wurde und am 1. Juni 2017 in Deutschland auf den Markt kam.

Der sekundäre Hyperparathyreoidismus ist eine wichtige Komplikation der chronischen Nierenkrankheit, die sich als Anpassung an eine sich verschlechternde Nierenfunktion entwickelt und insbesondere bei hämodialysierten Patienten auftritt. Mehrere Faktoren führen zum Anstieg des Parathormons: Die sinkende glomeruläre Filtrationsrate (GFR) in fortschreitenden Krankheitsstadien, die Abnahme der zirkulierenden Plasmaspiegel von Calcitriol (1,25-Dihydroxyvitamin D) durch Hemmung der renalen 1α-Hydroxylase, die Hyperphosphatämie bei eingeschränkter Nierenfunktion (GFR unter 60 ml/min/1,73 m^2) und die daraus resultierende phosphatbedingte Stimulation der Parathormonsynthese. Die erhöhten Parathormonspiegel tragen zur renalen Osteopathie und der erhöhten kardiovaskulären Mortalität bei. Als Behandlungsoptionen sind intestinale Phosphatbinder, Vitamin D-Derivate und Calcimimetika verfügbar (Übersicht bei Fraser 2009).

Das Calcimimetikum Etelcalcetid ist ein synthetisches Peptid, das aus einer linearen Kette von sieben Aminosäuren besteht. Die calcimimetische Wirkung wird über die Bindung an den calciumsensitiven Rezeptor der Nebenschilddrüse vermittelt, der normalerweise durch erhöhtes extrazelluläres Calcium aktiviert wird und dadurch die Parathormonsekretion senkt. Nach Bindung des Calcimimetikums signalisiert der Calciumrezeptor schon bei normalem Calciumspiegel einen höheren Wert, so dass die Sekretion von Parathormon abnimmt. Nach intravenöser Gabe wird Etelcalcetid überwiegend durch reversiblen Disulfidaustausch mit endogenen Thiolen des Albumins im Blut biotransformiert und bei normaler Nierenfunktion rasch ausgeschieden. Bei Patienten mit chronischer Nierenkrankheit erfolgt die Elimination vorwiegend durch die Hämodialyse mit einer effektiven Halbwertzeit von 3–5 Tagen (Subramanian et al. 2016).

◻ **Tabelle 3.6 Arzneimittel zur Behandlung der Hyperparathyreoidismus bei chronischer Nierenkrankheit.** Angegeben sind Wirkstoffe, Präparate, Jahr der Zulassung, definierte Tagesdosis (DDD) und DDD-Bruttokosten.

Wirkstoffe	Präparate	Zulassung	DDD	DDD-Kosten (€)
Phosphatbinder				
Aluminiumchlorid-hydroxid-Komplex	Phosphonorm	1991	1,35 g	2,45
Calciumacetat	z.B. Calcet	1998	6,0 g	0,87
Sevelamer	Renagel	2000	6,4 g	11,69
	Sevelamer STADA	2014	6,4 g	9,04
Lanthancarbonat	Fosrenol	2006	2,25 g	7,74
Vitamin-D-Derivate				
Calcitriol	Rocaltrol	1984	1 µg	2,71
	Calcitriol-GRY	2002	1 µg	1,70
Alfacalcidol	EinsAlpha	2000	1 µg	1,17
	Alfacalcidol-HEXAL	2011	1 µg	0,84
Paricalcitol	Zemplar	2008	2 µg	9,79
	Paricalcitol-ratiopharm	2014	2 µg	8,22
Calcimimetika				
Cinacalcet	Renagel	2004	60 mg	16,54
Etelcalcetid	Parsabiv	2017	2,1 mg	16,51

In einer 26wöchigen klinischen Studie an 683 Hämodialysepatienten mit sekundärem Hyperparathyreoidismus, die alle die Standardtherapie mit Phospatbindern und Vitamin-D-Derivaten erhielten, wurde Etelcalcetid (mediane Wochendosis 15,0 mg i.v.) im Vergleich mit Cinacalcet (mediane Tagesdosis 51,4 mg oral) untersucht. Mit Etelcalcetid erreichten mehr Patienten den primären Endpunkt (über 30%ige Senkung des Parathormonplasmaspiegels) als mit Cinacalcet (68,2% versus 57,7%) (Block et al. 2017). Häufigste Nebenwirkungen waren eine Abnahme des Serumcalciums (68,9% versus 59,8%), Übelkeit (18,3% versus 22,6%), Erbrechen (13,3% versus 13,8%) und Hypotonie (6,8% versus 2,9%). Die Nutzenbewertung durch den G-BA hat ergeben, dass ein Zusatznutzen im Verhältnis zur zweckmäßigen Vergleichstherapie (Cinacalcet) nicht belegt ist (Bundesministerium für Gesundheit 2017e). Ausschlaggebend war die Tatsache, dass Parathormonplasmaspiegel als Surrogatmarker angesehen wurden und dass die patientenrelevanten sekundären Endpunkte (Übelkeit, Erbrechen) keine Unterschiede zeigten. Die Bruttokosten von *Parsabiv* (12 Durchstechfl. 5 mg/1 ml Listenpreis 519,23 €, Erstattungsbetrag 471,82 €, Preisreduktion 9,1%, DDD 2,1 mg) betragen 16,51 € pro Tag und 6.028 € pro Jahr und sind damit genauso hoch wie Kosten von *Renagel* (◻ Tabelle 3.6).

Fazit: Etelcalcetid (*Parsabiv*) ist ein weiteres Calcimimetikum zur Behandlung des sekundären Hyperparathyreoidismus bei hämodialysepflichtigen Patienten mit chronischer Nierenkrankheit. Der Parathormonspiegel wird durch Etelcalcetid etwas stärker als durch Cinacalcet gesenkt, patientenrelevante Endpunkte (Übelkeit, Erbrechen) zeigten jedoch keine Unterschiede. Die Nutzenbewertung durch den G-BA hat daher keinen Zusatznutzen im Verhältnis zur zweckmäßigen Vergleichstherapie ergeben.

3.1.11 Follitropin delta   C

Follitropin delta (*Rekovelle*) ist ein weiteres rekombinantes humanes follikelstimulierendes Hormon für die kontrollierte ovarielle Stimulation zur Entwicklung multipler Follikel bei Frauen, die sich einer assistierten Reproduktionstechnik wie der In-vitro-Fertilisation (IVF) oder der intrazytoplasmatischen Spermieninjektion (ICS) unterziehen. Das Arzneimittel wurde am 12. Dezember 2016 von der

◨ **Tabelle 3.7 Vergleich von Follitropinpräparaten.** Angegeben sind Wirkstoffe, Präparate, Jahr der Einführung, definierte Tagesdosis (DDD) und DDD-Kosten.

Wirkstoffe	Präparate	Zulassung	DDD	DDD-Kosten (€)
Urogonadotropine				
Menotropin	Menogon HP	2003	75 IE	36,96
Rekombinante Gonadotropine				
Follitropin alfa	Gonal-f	1996	75 IE	44,77
	Ovaleap	2013	75 IE	35,83
Follitropin beta	Puregon	1996	75 IE	43,84
Follitropin delta	Rekovelle	2016	12 µg	66,98–133,95
Corifollitropin alfa	Elonva	2009	150 µg/5 Tage	148,67

EMA zugelassen und kam am 15. Februar 2017 in Deutschland auf den Markt.

Nach den Daten des Deutschen IVF-Registers (2017) wurden 2016 insgesamt 62 797 Frauen mit assistierter Reproduktionstechnik behandelt und 20.880 (2014: 19 030) Lebendgeburten erfasst. Damit liegen die Geburten inzwischen wieder deutlich über dem Stand von 2003 (18 788 Lebendgeburten), nachdem 2004 aufgrund der geänderten gesetzlichen Rahmenbedingungen (50% Selbstbeteiligung der Patientinnen an den Kosten, § 27 Abs. 3 SGB V) ein Rückgang der Lebendgeburten auf 10.437 Kinder eingetreten war. Bei der assistierten Reproduktionstechnik zielt die ovarielle Stimulation mit Follitropinen auf die Entwicklung multipler dominanter Follikel, um eine ausreichende Zahl befruchtungsfähiger Eizellen zu gewinnen. Im normalen menstruellen Zyklus wird die pulsatile hypothalamische Gonadorelinsekretion in der späten lutealen Phase gesteigert, wodurch die Sekretion von Follitropin (FSH) im Hypophysenvorderlappen stimuliert wird. Als Folge davon steigt der FSH-Spiegel in der frühen Follikelphase kontinuierlich an und überschreitet damit die Schwellenkonzentration für eine fortgesetzte Follikelreifung. Nach einer kurzen Plateauphase fallen die FSH-Spiegel infolge der negativen Rückkopplung durch in den wachsenden Follikeln gebildetes Estradiol und Inhibin wieder unter die Schwellenkonzentration, so dass bis auf den dominanten Follikel alle anderen atretisch werden. Bei der ovariellen Stimulation vor einer In-vitro-Fertilisation werden dagegen hohe Follitropindosen verabreicht, um die FSH-Spiegel für einen ausreichend langen Zeitraum über die

Schwellenkonzentration für ein multifolliculäres Wachstum anzuheben. Ursprünglich wurden Urogonadotropinpräparate eingesetzt, die aus dem Harn postmenopausaler Frauen gewonnen werden. Im Jahr 1996 wurden rekombinante Follitropine (Follitropin alfa, Follitropin beta) eingeführt, die inzwischen auch als Biosimilars verfügbar sind (◨ Tabelle 3.7). Mehrere Metaanalysen, in denen die Ergebnisse von Urogonadotropinen und rekombinanten Follitropinen bei In-vitro-Fertilisation verglichen wurden, zeigten keine signifikanten Unterschiede in den Schwangerschaftsraten. Die anhaltende Debatte über die relative Wirksamkeit der verschiedenen Gonadotropinpräparate beruht eher auf kommerziellen als auf wissenschaftlichen Interessen (Übersicht bei Macklon et al. 2006, van Wely et al. 2011).

Follitropin delta ist ein rekombinantes humanes follikelstimulierendes Hormon (FSH), das in einer Zelllinie von primären humanen embryonalen Retinazellen (PER.C6) hergestellt wird. Es hat die identische Aminosäuresequenz wie die bisher verfügbaren rekombinanten FSH-Präparate aus chinesischen Hamsterovarialzellen (Follitropin alfa, Follitropin beta), unterscheidet sich aber im Glykosylierungsprofil. Follitropin delta hat einen höheren Anteil an tri- und tetrasialylierten Glykanen mit alpha-2,3- und alpha-2,6-gebundener Sialinsäure und entspricht damit dem nativen humanen FSH aus dem Harn postmenopausaler Frauen, während Follitropin alfa neben anderen Unterschieden nur alpha-2,3-gebundene Sialinsäure enthält. Der höhere Sialysierungsgrad von Follitropin delta hat Einfluss auf die Pharmakokinetik. Nach subkutaner

Gabe hat Follitropin delta bei gesunden Frauen mit supprimierten endogener FSH-Produktion die gleiche absolute Bioverfügbarkeit von 60–65% wie Follitropin alfa, zeigt aber nach wiederholter Gabe eine längere Eliminationshalbwertszeit (30 versus 24 Stunden) und etwa zweifach höhere Serumspiegel von Estradiol und Inhibin B (Olsson et al. 2014).

In einer großen Nichtunterlegenheitsstudie wurde Follitropin delta mit individueller Dosierung bezogen auf Serumspiegel des Anti-Müller-Hormons (<15 pmol/l: 12 µg/d, ≥15 pmol/l: 0,10–0,19 µg/kg/d, maximal 12 µg/d) und konstanter Dosierung während des gesamten Stimulationszyklus an 1329 Patientinnen (Durchschnittsalter 33 Jahre, Körpergewicht 64 kg) untersucht, bei denen eine In-vitro-Fertilisation (IVF) oder eine intrazytoplasmatische Spermieninjektion (ICS) mit kontrollierter ovarieller Stimulation und gleichzeitiger Gabe eines Gonadorelinantagonisten am Stimulationstag 6 durchgeführt wurde. Vergleichstherapie war rekombinantes Follitropin alfa in konventioneller Dosierung (150 IE/Tag für 5 Tage und anschließende Dosisanpassung) (Nyboe Andersen et al. 2017, ESTHER-1). Mit individuell dosiertem Follitropin delta und konventionell dosiertem Follitropin alfa waren die Schwangerschaftsraten ähnlich (30,7% versus 31,6%), ebenso Implantationsraten (35,2% versus 35,8%) und Lebendgeburten (29,8% versus 30,7%). Mit Follitropin delta erreichten jedoch mehr Frauen den Zielwert der ovariellen Stimulation (8–14 Oozyten) (43,3% versus 38,4%). Weniger Frauen zeigten unzureichende Stimulationswerte (weniger als 4 Oozyten) (11,8% versus 17,9%) sowie ein ovarielles Hyperstimulationssyndrom (5,6% versus 8,0%). Eine frühe Nutzenbewertung von Follitropin delta wurde vom G-BA nicht durchgeführt. Die Bruttokosten von *Rekovelle* (1 Patrone 72 µg Listenpreis 803,70 €, Dosis 6–12µg s.c./Tag) betragen 66,98–133,95 €/Tag. Sie liegen damit 2–4fach höher als die DDD-Kosten der Standardtherapie mit Follitropin alfa (◘ Tabelle 3.7).

Fazit: Follitropin delta (*Rekovelle*) ist ein weiteres rekombinantes humanes follikelstimulierendes Hormon für die kontrollierte ovarielle Stimulation im Rahmen der assistierten Reproduktionstechnik (IVF, ICS). Mit individuell dosiertem Follitropin delta wurden ähnliche Schwangerschaftsraten wie mit konventionell dosiertem Follitropin alfa erreicht, während unzureichende ovarielle Stimulationswerte oder ein ovarielles Hyperstimulationssyndrom seltener auftraten. *Rekovelle* ist allerdings 2–4fach teurer als die Standardtherapie mit Follitropin alfa. Das stellt eine zusätzliche finanzielle Belastung der Patientinnen dar, da bei künstlicher Befruchtung nur 50% der Behandlungskosten erstattet werden.

3.1.12 Glecaprevir plus Pibrentasvir   C

Glecaprevir ist ein neuer Proteaseinhibitor, der mit dem ebenfalls neuen pangenotypischen NS5A-Replikationsinhibitor Pibrentasvir als fixe Kombination (*Maviret*) zur Behandlung der chronischen Hepatitis C am 26. Juli 2017 von der EMA zugelassen wurde und am 1. September 2017 in Deutschland auf den Markt kam.

Das Hepatitis-C-Virus (HCV) ist ein einzelsträngiges RNA-Virus mit einer hohen genomischen Variabilität, erkennbar an sieben Genotypen (GT1 bis GT7) und 67 weiteren Subtypen, die teilweise zusätzlich klinisch bedeutsam sind (z. B. GT1a und GT1b). Weltweit ist der Genotyp 1 am meisten verbreitet. Auch in Deutschland kommt GT1 mit 63% am häufigsten vor, gefolgt von GT3 (27%), während GT2 (6%), GT4 (3%), GT5 (0,2%) und GT6 (0,2%) deutlich seltener sind. Die Infektion beginnt mit der Aufnahme des Virus in die Leberzelle über eine rezeptorvermittelte Endozytose. Nach der Fusion mit dem Endosom und Freisetzung der viralen RNA erfolgt in den Leberzellribosomen die Translation in ein einzelnes Polypeptid, das durch zelleigene Peptidasen und virale Proteasen in drei strukturelle und sieben nichtstrukturelle virale Proteine aufgespalten wird. Zu den nichtstrukturellen Proteinen (NS) gehören Serinproteasen (NS3/4A), Replikationsproteine (NS5A) und RNA-abhängige RNA-Polymerasen (NS5B), die als selektive Angriffspunkte für die direkt wirkenden Hepatitis-C-Therapeutika bedeutsam sind. Die nichtstrukturellen Proteine bilden einen Multiproteinkomplex in einem heterogenen Membrannetz, in dem die Replikation und Reifung (Assembly) des Hepatitis-C-Virus zusammen mit zelleigenen Faktoren abläuft. Eine besondere Komponente des Replikationskomplexes ist das Phosphoprotein NS5A, das keine eigene enzymatische Aktivität aufweist, aber für die Replikation und virale Reifung benötigt wird (Übersicht bei Webster et al. 2015).

Weltweit sind über 180 Mio. Menschen mit dem Hepatitis-C-Virus infiziert, was 3% der Weltbevölkerung entspricht. In Europa liegt die Prävalenz zwischen 0,3% in Nordeuropa und 3% in einigen Mittelmeerländern. Deutschland gehört mit einer Prävalenz von 0,3% für die Hepatitis C zu den Niedrigprävalenzregionen, so dass bei uns etwa 300 000 Personen mit dem Hepatitis-C-Virus (HCV) infiziert sind. Im Jahr 2016 wurden in Deutschland 4368 Fälle von erstdiagnostizierter Hepatitis C gemeldet (2015: 4887 Fälle), für die gemäß Infektionsschutzgesetz eine namentliche Labor- und Arztmeldepflicht besteht (Robert Koch-Institut 2017). Die regionalen Inzidenzen waren in Berlin, Schleswig-Holstein und Bayern deutlich höher. Die Infektion wird parenteral über das Blut übertragen. Häufigste wahrscheinliche Übertragungswege sind derzeit intravenöser Drogenkonsum (79,7%) und Sexualpartner (9,8%), während die früher häufige Übertragung über Blutprodukte durch das HCV-Screening von Blutspendern praktisch ausgeschlossen ist und neu erfasste Fälle nur noch durch Blutübertragungen vor 1990 bedingt sind (8,6%) (Robert Koch-Institut 2017). Wegen der unspezifischen Symptomatik bleibt die Infektion meistens unerkannt und führt in 70–80% der Fälle zur chronischen Hepatitis C. Nach mehr als 20-jährigem Krankheitsverlauf entsteht bei 15–20% der Patienten eine Leberzirrhose und als Folge davon bei 1–4% pro Jahr ein Leberzellkarzinom. Bis 2013 bestand die Standardtherapie der chronischen Hepatitis C aus einer Kombination von Peginterferon alfa und Ribavirin über einem Zeitraum bis zu einem Jahr, wobei der Therapieerfolg jedoch stark vom Genotyp und vom Krankheitsstadium abhing. Die neuen Hepatitis-C-Therapeutika haben durch ihre selektiven Angriffspunkte eine wesentlich stärkere Wirkung auf Hepatitis-C-Viren, so dass die derzeitige Standardtherapie nur noch 8–12 Wochen dauert. Als Surrogatparameter für die Ausheilung der Hepatitis C hat sich die anhaltende virologische Antwort definiert als HCV-RNA-Negativität etabliert. Proteaseinhibitoren wirken auf Serinproteasen, Polymeraseinhibitoren auf RNA-abhängige RNA-Polymerasen und NS5A-Inhibitoren auf das Phosphoprotein NS5A des Replikationskomplexes (◻ Tabelle 3.8). Derzeitiger Standard ist die interferonfreie Kombinationstherapie direkt wirkender Hepatitis-C-Therapeutika als Zweifachkombination (Polymeraseinhibitor plus NS5A-Inhibitor oder Proteaseinhibitor plus NS5A-Inhibitor, ggf. plus Ribavirin). Die interferonfreie Kombinationstherapie ermöglicht kürzere Therapiezeiten, dauerhafte Viruseradikation von über 95% und verbesserte Verträglichkeit als interferonhaltige Kombinationen (Übersicht bei Bartenschlager et al. 2017).

Glecaprevir ist ein pangenotypischer NS3/4A-Proteaseinhibitor, der eine hohe antivirale Aktivität gegen alle sechs HCV-Genotypen aufweist (IC_{50} 0,85–2,8 nmol/l). Nach oraler Gabe zeigt Glecaprevir im Plasma eine hohe Proteinbindung von 97,5%, wird kaum metabolisiert und mit einer Eliminationshalbwertszeit von 6–9 Stunden biliär ausgeschieden. Pibrentasvir ist ein pangenotypischer HCV-NS5A-Inhibitor mit sehr hoher antiviraler Aktivität gegen alle sechs HCV-Genotypen (IC_{50} 1–5 pmol/l) mit einer hohen Hemmschwelle für die Auswahl üblicher Varianten mit resistenzassoziierten Substitutionen. Nach oraler Gabe zeigt Pibrentasvir im Plasma eine sehr hohe Proteinbindung von 99,9% und wird unverändert mit einer Eliminationshalbwertszeit von 23–29 Stunden biliär ausgeschieden (Übersicht bei Lamb 2017).

Die Zweifachkombination Glecaprevir-Pibrentasvir wurde bisher in acht klinischen Studien mit über 2 300 Patienten an mehreren Subgruppen mit chronischer Hepatitis C-Infektion untersucht, darunter therapienaive Patienten und Therapieversager sowie Patienten mit Zirrhose, Nierenversagen und HIV-Infektion (Übersicht bei Lamb 2017). Nach 8-wöchiger Behandlung erreichten 99% der Patienten mit Genotyp 1 ohne Leberzirrhose ein dauerhaftes virologisches Ansprechen, bei Patienten mit Zirrhose lag die Ansprechrate nach 12 Wochen bei 97%. Ähnliche Ansprechraten wurden auch für die Genotypen 2 und 4 bis 6 erzielt, lediglich beim Genotyp 3 war die Ansprechrate mit 95% etwas geringer. Das Sicherheitsprofil von Glecaprevir-Pibrentasvir zeigte nur wenige schwerwiegende Nebenwirkungen bei 2–3% der Patienten ohne offensichtliche Unterschiede zu den Placebogruppen. Nebenwirkungsbedingte Studienabbrüche wa-

◘ Tabelle 3.8 **Arzneimittel zur Behandlung der Hepatitis C.** Angegeben sind Wirkstoffe, Präparate, Hersteller, Jahr der Zulassung, Halbwertszeit (HWZ), definierte Tagesdosis (DDD), Therapiedauer und Bruttokosten pro Therapiedauer.

Wirkstoffe	Präparate	Hersteller	Zulassung	HWZ h	DDD	Therapie-dauer Wochen	Kosten pro Therapiedauer €
Nukleosidanaloga							
Ribavirin	Ribavirin	TEVA	2012	300	1000 mg	24–48	1.185–2.370
Proteaseinhibitoren							
Simeprevir	Olysio	Janssen	2014	10–41	150 mg	12	28.079
Grazoprevir	in Zepatier	MSD	2016	31	100 mg	12	siehe unten
Glecaprevir	in Maviret	AbbVie	2017	6–9	300 mg	8–12	siehe unten
Voxilaprevir	in Vosevi	Gilead	2017	6–9	300 mg	8–12	siehe unten
Polymeraseinhibitoren							
Sofosbuvir	Sovaldi	Gilead	2014	18–26	400 mg	12–24	50.624–100.852
NS5A-Inhibitoren							
Daclatasvir	Daklinza	BMS	2014	13–15	60 mg	12–24	26.892–53.784
Ledipasvir + Sofosbuvir	Harvoni	Gilead	2014	47	90 mg + 400 mg	8–24	34.957–104.872
Elbasvir + Grazoprevir	Zepatier	MSD	2016	24, 31	50 mg + 100 mg	12	26.000
Sofosbuvir + Velpatasvir	Epclusa	Gilead	2016	18–26, 15	400 mg + 100 mg	12	34.957
Sofosbuvir + Velpatasvir + Voxilaprevir	Vosevi	Gilead	2017	18–26, 15	400 mg + 100 mg + 100 mg	12	44.522–66.783
Glecaprevir + Pibrentasvir	Maviret	AbbVie	2017	6–9, 23–29	300 mg + 120 mg	8–12	29.990–44.990

ren sehr selten (0,4%) (European Medicines Agency 2017d).

Die Nutzenbewertung durch den G-BA ergab keinen Beleg für einen Zusatznutzen von Glecaprevir plus Pibrentasvir im Vergleich zur zweckmäßigen Vergleichstherapie (Bundesministerium für Gesundheit 2018h). Die aktuellen Bruttotherapiekosten von *Maviret* (4mal 21 Filmtbl. 100 mg/40 mg, Listenpreis 17.478,72 €, Erstattungsbetrag 14.995,00 € Preisreduktion 14,2%, Dosis 1mal 3 Filmtbl. pro Tag) betragen 535,54 € pro Tag und für die Therapiedauer von 8 Wochen ohne Zirrhose 29.990 € sowie für die Therapiedauer von 12 Wochen mit Zirrhose 44.985 €. Aufgrund neuer Rabattverträge von Herstellern mit Krankenkassen war eine Aktualisierung bisher publizierter Therapiehinweise nicht mehr möglich (Gemeinsame Prüfeinrichtungen Baden-Württemberg 2017).

Fazit: Die neue pangenotypische Glecaprevir-Pibrentasvir-Kombination (*Maviret*) zur Behandlung der chronischen Hepatitis C erreicht bei allen Patientengruppen (Genotyp 1–6) bereits nach 8 Wochen hohe Ansprechraten von über 95%. Lediglich bei Patienten mit Leberzirrhose beträgt die Therapiedauer 12 Wochen. Die Nutzenbewertung ergab keinen Beleg für einen Zusatznutzen.

3.1.13 Guselkumab   A

Guselkumab (*Tremfya*) ist der erste Interleukin-23-Antagonist, der für die systemische Behandlung der mittelschweren bis schweren Plaquepsoriasis von der EMA am 10. November 2017 zugelassen wurde und am 15. Dezember 2017 in Deutschland auf den Markt kam. Eine kurze Beschreibung der

Krankheit und der verfügbaren Therapieoptionen findet sich bei Brodalumab (*Kyntheum*) in diesem Kapitel (▶ Abschnitt 3.1.5).

Guselkumab ist ein rekombinanter humaner monoklonaler Antikörper gegen Interleukin-23, der durch Expression in einer rekombinanten Ovarialzelllinie des chinesischen Hamsters gewonnen wird und durch selektive Bindung an die p19-Untereinheit von Interleukin-23 die Wirkung auf den Interleukin 23-Rezeptor von dendritischen Zellen hemmt. Interleukin-23 ist ein regulatorisches Zytokin, das am Anfang der Entzündungskaskade der Psoriasis für Wachstum und Reifung von bestimmten T-Zellen benötigt wird und dadurch die Bildung nachgeschalteter Effektorzytokine wie Interleukin-17A und TNFα in TH17-Zellen steigert. Durch die Interleukin-23-Blockade vermindert Guselkumab zusätzlich die Serumspiegel von Interleukin-17A und weiterer Entzündungsmediatoren. Guselkumab hat nach subkutaner Injektion eine Bioverfügbarkeit von 49% und erreicht maximale Plasmaspiegel nach 6 Tagen. Die Elimination erfolgt vermutlich über den Abbau zu Peptiden und Aminosäuren mit einer mittleren Halbwertszeit von 15–18 Tagen (Übersicht bei Markham 2017).

Wirksamkeit und Sicherheit von Guselkumab wurden in drei aktiv kontrollierten Studien untersucht. In der ersten Studie wurde Guselkumab (100 mg s.c. in Woche 0, 4, 12 und danach alle 8 Wochen) mit Adalimumab (80 mg s.c. in Woche 0, 40 mg s.c. in Woche 1 und danach 40 mg alle 2 Wochen) und Placebo an 837 Patienten mit mittelschwerer bis schwerer Plaque-Psoriasis verglichen (Blauveldt et al. 2017, VOYAGE-1). Nach 16 Wochen wurde mit Guselkumab eine größere Ansprechrate des Investigator Global Assessment Score (IGA, koprimärer Endpunkt) als mit Adalimumab oder Placebo (85,1% und 65,9% versus 6,9%) erreicht, ebenso mit dem Psoriasis Area and Severity Index 90% (PASI-90, koprimärer Endpunkt) (73,3% und 49,7% versus 2,9%). Ähnliche Ansprechraten wurden mit Guselkumab und Adalimumab auch bei den sekundären Endpunkten nach 48 Wochen (IGA-Score 80,5% versus 55,4%, PASI-90 76,3% versus 47,9%) beobachtet. Die Nebenwirkungsraten von Guselkumab und Adalimumab waren vergleichbar, nach 48 Wochen traten häufigsten Nasopharyngitis (25,2% versus 22,2%), obere Atemwegsinfektionen (14,3%

versus 12,6%), Kopfschmerzen (5,5% versus 7,5%) und lokale Injektionsreaktionen (2,4% versus 6,6%) auf. Die zweite Vergleichstudie mit Adalimumab (Reich et al. 2017, VOYAGE-2) zeigte nahezu identische Ergebnisse. In einer weiteren Vergleichstudie erreichten Patienten mit unzureichendem Ansprechen auf Ustekinumab ebenfalls eine deutliche Verbesserung (Langley et al. 2017, NAVIGATE).

Die frühe Nutzenbewertung ergab für Patienten mit mittelschwerer bis schwerer Plaque-Psoriasis im Verhältnis zur zweckmäßigen Vergleichstherapie (z. B. Ciclosporin, Methotrexat, Secukinumab) einen Hinweis auf einen beträchtlichen Zusatznutzen (Bundesministerium für Gesundheit 2018i). Die Bruttokosten von *Tremfya* (Injektionslsg. 100 mg, 1 Fertigspritze, Erhaltungstherapie 100 mg s.c. alle 8 Wochen, Listenpreis 4.387,74 €, bisher kein Erstattungsbetrag) betragen 78,35 € pro Tag und 28.599 € pro Jahr (◘ Tabelle 3.5).

Fazit: Guselkumab (*Tremfya*) ist ein Interleukin-23-Antagonist für die systemische Behandlung der mittelschweren bis schweren Plaquepsoriasis. In einer Vergleichsstudie war die Ansprechrate höher als mit Adalimumab. Die frühe Nutzenbewertung durch den G-BA ergab einen Hinweis für einen beträchtlichen Zusatznutzen.

3.1.14 Inotuzumab Ozogamicin   A

Inotuzumab Ozogamicin (*Besponsa*) ist ein Antikörperkonjugat des humanisierten monoklonalen Anti-CD22-Antikörpers Inotuzumab mit einem Derivat des zytotoxischen Antibiotikums Calicheamicin zur Behandlung von Erwachsenen mit rezidivierter oder refraktärer CD22-positiver B-Vorläufer akuter lymphatischer Leukämie (ALL). Das Arzneimittel wurde am 29. Juni 2017 von der EMA zugelassen und kam am 1. August 2017 in Deutschland auf den Markt. Da es nur wenige Patienten mit B-Vorläufer-ALL gibt, wurde *Besponsa* am 7. Juni 2013 als Arzneimittel für seltene Leiden (Orphan-Arzneimittel) ausgewiesen.

Die akute lymphatische Leukämie ist eine hämatologische Neoplasie mit klonaler Expansion lymphatischer Blasten in Knochenmark, Blut und peripheren Geweben. Die Krankheit manifestiert sich vor allem bei Kindern und Jugendlichen bis zum 20. Lebensjahr, aber nur zu 20% bei Erwachsenen. Durch zahlreiche Therapiefortschritte liegen die Heilungsraten bei der kindlichen ALL heute bereits bei 90%, während Erwachsene und ältere Patienten lediglich Fünfjahresüberlebensraten von 30–40% erreichen. Erwachsene haben tendenziell höhere Risikofaktoren bei der Diagnose und mehr Begleitkrankheiten. Darüber hinaus sind mit zunehmendem Alter häufig Dosisreduktionen wegen der chemotherapiebedingten Toxizität erforderlich. Die ALL wird nach immunologischen, zytogenetischen und molekulargenetischen Kriterien in zahlreiche Subtypen klassifiziert. Am häufigsten sind die Leukämien der B-Zellreihe (Inzidenz 76%) mit Vorläufer-B-Zell-ALL (72%) und reifzelliger B-Zell-ALL (4%) sowie die T-Zellreihen-ALL mit einer Inzidenz von 24% und weiteren Untergruppen. Wegen der zunehmenden Komplexität der Diagnostik gibt es keine Standardtherapie sondern die generelle Empfehlung, alle Patienten in spezialisierten Zentren oder kontrollierten Studien zu behandeln. Wesentliche Fortschritte wurden bei der Neudefinition der Klassifikation der ALL, beim Nachweis neuer zytogenetischer und molekularer Anomalien sowie bei der Entwicklung neuartiger zielgerichteter Wirkstoffe erzielt. Grundlage der Therapie ist eine zyklische Kombinationschemotherapie mit Induktions-, Konsolidierungs- und Erhaltungstherapie sowie der Möglichkeit der Stammzelltransplantation bei Hochrisikopatienten nach kompletter Remission. Eine neuere Strategie ist die Anwendung zielgerichteter Wirkstoffe aus der Gruppe der Tyrosinkinaseinhibitoren oder Antikörper gegen Zelloberflächenantigene wie der CD20-Antikörper Rituximab. Weitere Zielproteine sind CD19 und CD22, die auf der Zelloberfläche während der B-Zell-Entwicklung exprimiert werden und bei über 90% der B-Lymphoblasten der Vorläufer-B-Zell-ALL vorkommen. Diese neuen Entwicklungen verändern die Behandlung der ALL des Erwachsenen in steigendem Maße von einem einheitlichen Therapieansatz hin zu einer individualisierten Behandlung, die auf dem zytogenetischen und molekularen Profil des Patienten basiert (Übersicht bei Paul et al. 2016).

Inotuzumab ist ein humanisierter monoklonaler CD22-Antikörper mit kovalenter Bindung an das zytotoxisch wirkende Ozogamicin. Das Antikörperkonjugat bindet mit subnanomolarer Affinität an CD22-exprimierende Tumorzellen, wird über Endozytose internalisiert und setzt dann das zytotoxische Calicheamicin nach hydrolytischer Spaltung des Linkers intrazellulär im Zytoplasma frei. Calicheamicin bewegt sich zum Kern, bindet an DNA und verursacht dadurch DNA-Doppelstrangbrüche, Zellzyklusarrest und Zelltod. Nach intravenöser Infusion wird Inotuzumab Ozogamicin stark an Plasmaproteine gebunden und mit einer terminalen Eliminationshalbwertszeit von 12,3 Tagen ausgeschieden (Übersicht bei Thota und Advani 2017).

Auf der Basis von eindruckvollen präklinischen Untersuchungen und klinischen Phase 1/2-Studien wurden Wirksamkeit und Sicherheit von Inotuzumab Ozogamicin im Vergleich mit intensivierter Chemotherapie in einer Phase-3-Studie an 218 erwachsenen Patienten mit rezidivierter oder refraktärer akuter Lymphoblastenleukämie untersucht (Katarjian et al. 2016, INO-VATE ALL). Mit Inotuzumab Ozogamicin war die komplette Remissionsrate (erster primärer Endpunkt) deutlich höher als in der Chemotherapiegruppe (80,7% versus 29,4%), ebenso der Anteil der Patienten mit minimaler Restrkrankung (<0,01% Markblasten) (78,4% versus 28,1%). Auch progressionsfreies Überleben (5,0 versus 1,8 Monate) und medianes Gesamtüberleben (7,7 versus 6,7 Monate, zweiter primärer Endpunkt) wurden durch Inotuzumab Ozogamicin verlängert. Häufigste schwere Nebenwirkungen von Inotuzumab Ozogamicin und intensivierter Chemotherapie waren febrile Neutropenie (12% versus 18%), venookklusive Lebererkrankung (11% versus 1%), Pneumonie (4% versus 1%) und Sepsis (2% versus 5%).

Der medizinische Zusatznutzen von Orphan-Arzneimitteln gilt durch die EMA-Zulassung als belegt, ebenso entfallen Angaben zur zweckmäßigen Vergleichstherapie. Das Ausmaß des Zusatznutzens von Inotuzumab Ozogamicin ist nach der Bewertung des G-BA gering (Bundesministerium für Gesundheit 2018j). Die Bruttokosten von *Besponsa* (1 mg Pulver für ein Konzentrat und Lösung zur Herstellung einer Infusionslösung, 1 Durchstechfl., Listenpreis 16.531,96 €, bisher kein Erstattungspreis) betragen bei der Dosierung im ersten Zyklus über 21 Tage (i.v. Infusion Tag 1 0,8 mg/m^2, Tag 8

0,5 mg/m², Tag 15 0,5 mg/m², Standardkörperoberfläche 1,8 m², Gesamtdosis 3,24 mg) 53.563,55 €, danach für nachfolgende Zyklen über 28 Tage bei kompletter Remission (i.v. Infusion Tag 1 0,5 mg/m², Tag 8 0,5 mg/m², Tag 15 0,5 mg/m², Standardkörperoberfläche 1,8 m², Gesamtdosis 2,7 mg) 44.636,29 € pro Therapiezyklus. Bei einem medianen progressionsfreien Überleben von 5 Monaten betragen die Gesamtkosten 259.509 €.

Fazit: Inotuzumab Ozogamicin (*Besponsa*) ist ein CD22-Antikörperkonjugat, das als Orphan-Arzneimittel zur Behandlung von Erwachsenen mit rezidivierter oder refraktärer CD22-positiver B-Vorläufer akuter lymphatischer Leukämie (ALL) zugelassen wurde. Das neue Antikörperkonjugat erreichte bei 81% der Patienten eine komplette Remission, verlängerte das Gesamtüberleben aber nur um einen Monat. Die Bruttokosten für eine fünfmonatige Therapie betragen fast 260.000 €.

3.1.15 Ixazomib   B

Ixazomib (*Ninlaro*) ist der erste orale Proteasominhibitor, der in Kombination mit Lenalidomid und Dexamethason für die Behandlung des multiplen Myeloms bei erwachsenen Patienten mit mindestens einer vorausgegangenen Therapie von der EMA am 21. November 2016 unter Auflagen zugelassen wurde. Daher muss das pharmazeutische Unternehmen weitere Nachweise für das Arzneimittel bereitstellen, die von der EMA jedes Jahr geprüft werden. Die Markteinführung in Deutschland erfolgte am 15. Januar 2017. Da es nur wenige Patienten mit multiplem Myelom gibt, wurde *Ninlaro* von der EMA als Arzneimittel für seltene Leiden (Orphan-Arzneimittel) ausgewiesen.

Das multiple Myelom ist eine maligne Plasmazellkrankheit aus der Gruppe der reifzelligen B-Zelllymphome und nach dem Non-Hodgkin-Lymphom die zweithäufigste hämatologische Neoplasie. Die jährliche Inzidenz von 6 Neuerkrankungen pro 100 000 Einwohner entspricht 10% aller hämatologischen Neoplasien und 1% aller malignen Tumoren. Das mittlere Erkrankungsalter beträgt etwa 70 Jahre. Das aktive multiple Myeloms entwickelt sich in einem mehrstufigen Prozess. Am Anfang steht ein gutartiges, asymptomatisches Vorläuferstadium

mit einer monoklonalen Gammopathie unbestimmter Signifikanz (MGUS), die durch die Infiltration von klonalen Plasmazellen in das Knochenmark und die Sekretion eines monoklonalen Proteins gekennzeichnet ist. Danach folgt als ebenfalls asymptomatisches Zwischenstadium das sogenannte smoldering multiple Myelom mit einem höheren Progressionsrisiko, das durch eine größere Anzahl von Plasmazellen im Knochenmark und einen höherem Blutspiegel des monoklonalen Proteins definiert ist. Später entwickeln sich typische Symptome eines Endorganversagens, die als sogenannte CRAB Kriterien definiert sind: Hypercalcämie (C), renale Insuffizienz (R), Anämie (A) und Knochenläsionen (B, bone lesions) und die Indikation für die Therapie begründen. Als zusätzliche myelomdefinierende Ereignisse wurden vor einigen Jahren drei neue validierte Biomarker (klonale Plasmazellen im Knochenmark ≥60%, freies Leichtketten-Verhältnis ≥100, fokale MRT-Läsionen ≥2) identifiziert, die erstmals eine Therapieindikation bei asymptomatischen Patienten begründen, da ein hohes Progressionsrisiko zum aktiven multiplem Myelom von etwa 80% innerhalb von 2 Jahren besteht. Die Behandlung des multiplen Myeloms hat sich in den letzten 10 Jahren durch eine bessere Kenntnis der Krankheitsbiologie und die Einführung mehrerer wirksamer Arzneimittel aus den Gruppen der Immunmodulatoren (Thalidomid, Lenalidomid, Pomalidomid), Proteasominhibitoren (Bortezomib, Carfilzomib), Histondeacetylase (HDAC)-Inhibitoren (Panobinostat) und der monoklonalen Antikörper (Daratumumab alfa, Elotuzumab) grundsätzlich geändert (◘ Tabelle 3.9).

Wichtige initiale Therapieziele sind Verhinderung von Organkomplikationen und Symptomfreiheit sowie bei jüngeren hochdosisfähigen Patienten die autologe Stammzelltransplantation. Um eine lang andauernde Remission zu erzielen, erhalten jüngere Patienten ohne gravierende Begleitkrankheiten zunächst eine Induktionstherapie (z. B. Bortezomib plus Cyclophosphamid plus Dexamethason) und anschließend eine hoch dosierte Chemotherapie mit Melphalan und nachfolgender autologer Stammzelltransplantation. Nach autologer Stammzelltransplantation besteht die Möglichkeit einer Erhaltungstherapie mit relativ gut verträglichen Einzelsubstanzen (z. B. Thalidomid, Le-

◻ Tabelle 3.9 Arzneimittel zur Behandlung des multiplen Myeloms. Angegeben sind Wirkstoffe, Präparate, Jahr der Zulassung, Dosierung oder definierte Tagesdosis (DDD), Halbwertszeit (HWZ) und Bruttotherapiekosten pro Jahr.

Wirkstoffe	Präparate (Auswahl)	Zulassung	Dosierung (DDD)	HWZ	Bruttokosten pro Jahr (€)
Chemotherapeutika					
Melphalan	Alkeran	1964	0,25 mg/kg oral, Tag 1–4 alle 28 d	1,0 h	1.485
Bendamustin	Levact	2010	17 mg i.v.	0,7 h	19.529
Immunmodulatoren					
Thalidomid	Thalidomide Celgene	2008	200 mg oral	5–7 h	25.581
Lenalidomid	Revlimid	2007	10 mg oral	3–5 h	120.917
Pomalidomid	Imnovid	2013	3 mg oral	7,5 h	163.150
Proteasominhibitoren					
Bortezomib	Velcade	2004	450 µg i.v.	40–193 h	77.115
Carfilzomib	Kyprolis	2015	10 mg i.v.	0,5 h	96.188
Ixazomib	Ninlaro	2017	3mal 4 mg alle 28 d oral	9,5 Tage	83.832
HDAC-Inhibitoren					
Panobinostat	Farydak	2015	5,7 mg oral	37 h	89.725
Monoklonale Antikörper					
Daratumumab alfa	Darzalex	2016	16 mg/kg i.v.*	9 Tage	184.097
Elotuzumab	Empliciti	2016	50 mg i.v.	37 h	90.693

* 16 mg/kg i.v. pro Woche in Woche 1–8, alle 2 Wochen in Woche 9–24, alle 4 Wochen ab Woche 25.

nalidomid oder Bortezomib), deren Stellenwert jedoch angesichts offener Fragen zur Verlängerung des Gesamtüberlebens, Behandlungsdauer, Verträglichkeit und Spättoxizität noch unklar ist. Die meisten Patienten kommen jedoch aus Altersgründen oder aufgrund schwerer Begleitkrankheiten für eine autologe Stammzelltransplantation nicht in Frage und erhalten daher unterschiedliche Kombinationen der heute verfügbaren Wirkstoffe. Eine der wirksamsten Primärtherapien ist die Dreifachkombination aus dem Proteasominhibitor Bortezomib, dem Immunmodulator Lenalidomid und niedrig dosiertem Dexamethason, die das Gesamtüberleben im Vergleich zur Zweifachkombination mit Lenalidomid und Dexamethason um 11 Monate verlängert. Zweifachkombinationen (Lenalidomid und Dexamethason) werden aber weiterhin als Standardtherapie für ältere und gebrechliche Patienten empfohlen. Bei Rezidiv oder Progression können etablierte Arzneimittel aus der Gruppe der Immunmodulatoren und Proteasominhibitoren als Monotherapie oder in Kombination mit Glucocorticoiden, Zytostatika oder neueren Wirkstoffen eingesetzt werden. Die neuen Therapiemöglichkeiten haben wesentlich dazu beigetragen, dass ein steigender Teil der Patienten über lange Zeit in kompletter Remission bleibt. In den letzten 20 Jahren ist das mediane Überleben von 3 auf 6 Jahre angestiegen. Trotz dieser Fortschritte ist eine Heilung des multiplen Myeloms weiterhin sehr selten, da die meisten Patienten nach primärer oder sekundärer Resistenzentwicklung ein Rezidiv erleiden (Übersicht bei Kumar et al. 2017).

Ixazomib ist ein reversibler Proteasominhibitor, der nach Bindung an das 20S-Proteasom die Chymotrypsin-ähnliche proteolytische Aktivität des Proteasoms in nanomolaren Konzentrationen (IC_{50} 5 nmol/l) hemmt. Dadurch wird der Abbau nicht mehr benötigter Proteine blockiert und eine Apoptose multipler Myelomzellen induziert. Ixazomib wird als Prodrug verabreicht und erreicht eine Stunde nach oraler Gabe maximale Plasmaspiegel mit einer oralen Bioverfügbarkeit von 58%. Es wird über multiple CYP-Enzyme und Non-CYP-Proteine metabolisiert und mit einer terminalen Halbwertszeit von 9,5 Tagen überwiegend renal eliminiert (Richardson et al. 2017).

Die Zulassung von Ixazomib beruht auf einer klinischen Phase-3-Studie an 722 Patienten mit rezidiviertem oder refraktärem multiplem Myelom, die eine Dreifachkombination aus Ixazomib (4 mg oral an Tag 1, 8, 15), Lenalidomid (25 mg oral an Tag 1–21, 10 mg bei einer Kreatininclearance unter 50 oder 60 ml/Minute) und Dexamethason (40 mg oral an Tag 1, 8, 15, 22) oder eine Zweifachkombination aus Lenalidomid und Dexamethason mit Placebo erhielten (Moreau et al. 2016, TOURMALINE-MM1). Nach 15 Monaten wurde das progressionsfreie Überleben (primärer Endpunkt) durch Ixazomib im Vergleich zur Kontrollgruppe verlängert (20,6 versus 14,7 Monate). Nach einer medianen Nachbeobachtungszeit von 23 Monaten war das mediane Gesamtüberleben in beiden Studiengruppen noch nicht erreicht. Häufigste Nebenwirkungen waren Diarrhö (45% versus 39%), Hautausschlag (36% versus 23%), Obstipation (35% versus 26%), Neutropenie (33% versus 31%), Thrombozytopenie (31% versus 16%), Anämie (29% versus 27%), Übelkeit (29% versus 22%), periphere Ödeme (28% versus 20%) und periphere Neuropathie (27% versus 22%), die bei 17% versus 14% der Patienten zum Studienabbruch führten. In einer regionalen Auswertung von 115 chinesischen Patienten der TOURMALINE-MM1-Studie wurde auch das mediane Gesamtüberleben durch Ixazomib verlängert (25,8 versus 15,8 Monate) (Hou et al. 2017).

Der medizinische Zusatznutzen von Orphan-Arzneimitteln gilt durch die EMA-Zulassung als belegt, ebenso entfallen Angaben zur zweckmäßigen Vergleichstherapie. Das Ausmaß des Zusatznutzens von Ixazomib ist nach der Bewertung des G-BA nicht quantifizierbar (Bundesministerium für Gesundheit 2017f). Die Bruttokosten von *Ninlaro* (3 Packungen mit 1 Kps. 4 mg, Listenpreis 9.985,49 €, Erstattungsbetrag 6.430,96 €, Preisreduktion 35,6%, Dosis 3mal 4mg/28 Tage) betragen 229,68 € pro Tag und 83.832 € pro Jahr. Sie liegen etwas höher als die Kosten von Bortezomib (◘ Tabelle 3.9).

Fazit: Ixazomib (*Ninlaro*) ist der erste orale Proteasominhibitor, der als Orphan-Arzneimittel zur Zweitlinientherapie des multiplen Myeloms in Kombination mit Lenalidomid und Dexamethason zugelassen wurde. Die Dreifachkombination verlängerte das progressionsfreie Überleben im Vergleich zur Zweifachkombination (20,6 versus 14,7 Monate). Die frühe Nutzenbewertung durch den G-BA ergab einen nicht quantifizierbaren Zusatznutzen. Die Bruttokosten von Ixazomib liegen etwas höher als die Kosten von Bortezomib.

3.1.16 Ixekizumab　　　　C

Ixekizumab (*Taltz*) ist nach Secukinumab (*Cosentyx*) ein weiterer Interleukin-17-Antikörper zur Behandlung von Patienten mit mittelschwerer bis schwerer Plaque-Psoriasis, die für eine systemische Therapie in Frage kommen. Die Zulassung erfolgte am 25. April 2016 und die Markteinführung in Deutschland am 1. März 2017. Eine kurze Beschreibung der Psoriasis und der verfügbaren Therapieoptionen findet sich bei Brodalumab (*Kyntheum*) in diesem Kapitel (► Abschnitt 3.1.5).

Ixekizumab ist ein rekombinanter humaner monoklonaler Antikörper, der durch Expression in einer rekombinanten Ovarialzelllinie des chinesischen Hamsters gewonnen wird und durch spezifische Bindung an das proinflammatorische Interleukin 17A (K_D 1,8 pmol/l) die Wirkung auf den Interleukin 17A-Rezeptor hemmt. Ixekizumab hat nach subkutaner Injektion eine Bioverfügbarkeit von 54–90% und erreicht nach 4–7 Tagen maximale Plasmaspiegel. Die Elimination erfolgt über rezeptorabhängige Endozytose mit einer mittleren Halbwertszeit von 10,5 Tagen (Übersicht bei Giunta et al. 2017).

Wirksamkeit und Sicherheit von Ixekizumab wurden in mehreren Phase-3-Studien geprüft. In zwei identischen Hauptstudien wurde Ixekizumab (80 mg s.c. alle 2 oder 4 Wochen) im Vergleich mit Etanercept (50 mg s.c. 2mal/Woche) und Placebo an 1224 Patienten bzw. 1346 Patienten mit mittelschwerer bis schwerer Plaque-Psoriasis untersucht (Griffiths et al. 2015, UNCOVER-2 und UNCOVER-3). In der ersten Studie wurde nach 12 Wochen mit beiden Dosierungsintervallen von Ixekizumab eine höhere Ansprechrate des Psoriasis Area and Severity Index 75% (PASI-75, primärer Endpunkt)

(89,7% und 75,5%) als mit Etanercept oder Placebo (41,6% oder 2,4%) beobachtet. Die zweite Studie zeigte nahezu identische Ergebnisse. Häufigste Nebenwirkungen von Ixekizumab und Etanercept waren in beiden Studien Infektionen (26% versus 22%), lokale Injektionsreaktionen (9% versus 11%), Kopfschmerzen (5% versus 4%) und Juckreiz (2% versus 1%).

Die frühe Nutzenbewertung ergab für Patienten mit mittelschwerer bis schwerer Plaque-Psoriasis, die für eine systemische Therapie geeignet sind, im Verhältnis zur zweckmäßigen Vergleichstherapie mit Fumarsäureestern einen Hinweis für einen beträchtlichen Zusatznutzen. Für Patienten mit unzureichendem Ansprechen, Kontraindikationen oder Unverträglichkeit auf systemische Therapien ergab sich im Verhältnis zur zweckmäßigen Vergleichstherapie mit Ustekinumab ein Hinweis auf einen geringen Zusatznutzen (Bundesministerium für Gesundheit 2017g). Die Bruttokosten von *Taltz* (3 Fertigpens 80 mg/1 ml, Dosis 160 mg s.c. in Woche 0, dann 80 mg s.c. in den Wochen 2, 4, 6, 8, 10 und 12 sowie anschließende Erhaltungsdosis 80 mg s.c. alle 4 Wochen entsprechend 18 Fertigpens im ersten Jahr und 13 Fertigpens in den darauffolgenden Jahren, Listenpreis 5.805,62 €, Erstattungsbetrag 4.175,67 €, Preisreduktion 28,1%) betragen im ersten Jahr 25.054 € und ab dem zweiten Jahr 18.095 € pro Jahr (◘ Tabelle 3.5). Ixekizumab ist damit preisgünstiger als der erste Interleukin-17-Antikörper Secukinumab (*Cosentyx*).

Fazit: Ixekizumab (*Taltz*) ist der zweite Interleukin-17-Antikörper für die systemische Behandlung der mittelschweren bis schweren Plaque-Psoriasis. In einer direkten Vergleichsstudie war die Ansprechrate höher als mit Etanercept. Die frühe Nutzenbewertung durch den G-BA ergab bei Patienten mit unzureichendem Ansprechen, Kontraindikationen oder Unverträglichkeit je nach Vorbehandlung einen geringen oder sogar einen beträchtlichen Zusatznutzen. Ixekizumab ist sogar preisgünstiger als der erste Interleukin-17-Antikörper Secukinumab.

3.1.17 Landiolol C

Landiolol (*Rapibloc*) ist – wie das bereits am 29. Januar 1990 zugelassene Esmolol (*Brevibloc*) – ein kurz wirksamer Betarezeptorenblocker, der zur intravenösen Behandlung supraventrikulärer Tachykardien zugelassen ist, wenn eine schnelle und kurz andauernde Reduktion der Herzfrequenz erforderlich ist. Es ist nicht zur Behandlung chronischer Erkrankungen geeignet. Landiolol wurde am 25. November 2016 von der EMA für die Anwendung im Krankenhaus oder in einer medizinisch überwachten Umgebung zugelassen und kam am 1. Juni 2017 in Deutschland auf den Markt.

Perioperative Arrhythmien sind eine häufige Komplikation kardiothorakaler und nicht-kardiothorakaler Operationen (Creswell et al. 1993, Yadava et al. 2016). Dabei treten vor allem transientes Vorhofflimmern und andere supraventrikuläre Tachykardien auf, die mit einer erhöhten Morbidität und Mortalität assoziiert sind. Präoperative Gabe von Betarezeptorenblockern vor herzchirurgischen Operationen kann die Inzidenz postoperativen Vorhofflimmerns reduzieren (Oesterle et al. 2018).

Landiolol ist ein Betarezeptorenblocker mit über 200-facher Selektivität für β_1- versus β_2-adrenerge Rezeptoren (Nasrollahi-Shirazi et al. 2016). β_1-adrenerge Rezeptoren sind die im Herzen überwiegenden Subtypen und steigern nach Aktivierung durch Noradrenalin oder Adrenalin die Herzfrequenz, die AV-Überleitungsgeschwindigkeit und die ventrikuläre Pumpkraft. Landiolol blockiert diese Effekte und reduziert dadurch die Frequenz des Sinusknotens, die AV-Überleitung und löst eine Bradykardie aus (Syed 2018). Nach intravenöser Injektion hat Landiolol einen schnellen Wirkeintritt von 1–2 Minuten und eine sehr kurze Plasmahalbwertszeit von 3–4 Minuten (Syed 2018). Landiolol wird durch Carboxylesterase und Pseudocholinesterase bereits im Plasma an der Esterbindung in unwirksame Metaboliten gespalten, die dann überwiegend renal eliminiert werden. Unerwünschte Nebenwirkungen, die nach Landiolol-Gabe beobachtet wurden, sind vor allem durch die Blockade von β-adrenergen Rezeptoren bedingt wie z. B. Bradykardie, Hypotonie, Bronchokonstriktion.

Landiolol ist seit über 15 Jahren in Japan im klinischen Einsatz. Wirksamkeit und Sicherheit wurden in zahlreichen klinischen Studien untersucht (Übersicht bei Seyd 2018). Bei Patienten mit postoperativer supraventrikulärer Tachykardie wurde Landiolol in einer randomisierten, doppel-blinden, placebokontrollierten, multizentrischen Studie untersucht. Landiolol senkte die Herzfrequenz innerhalb von 6 Minuten nach der Injektion stärker als Placebo. Innerhalb von 30 Minuten nach der Applikation war der bradykarde Effekt wieder aufgehoben (Taenaka und Kikawa 2013). In der JL-KNIGHT-Studie bei herzchirurgischen Patienten war Landiolol wirksamer als Diltiazem, um postoperatives Vorhofflimmern wieder in Sinusrhythmus zu konvertieren (Sakamoto et al. 2012).

Da Landiolol nur im Krankenhaus angewendet wird, wurde es am 19.10.2017 von der Nutzenbewertung nach § 35a Abs. 3 SGB V freigestellt. Die Bruttokosten von *Rapibloc* (1 Durchstechfl. 300 mg Pulver zur Herstellung einer Infusionslösung, Listenpreis 376,36 €, Dosis 10–40 µg/kg/min als i.v. Infusion, bei einem WHO-Standardkörpergewicht von 70 kg 105 mg pro Stunde) betragen 131,73 pro Stunde. Sie liegen damit deutlich höher als die Kosten des ebenfalls kurz wirksamen Betarezeptorenblockers Esmolol (*Brevibloc*) (1 Beutel 250 ml mit 10 mg/ml, Listenpreis 175,35 €, Dosis 50–200 µg/kg/min als i.v. Infusion, bei einem WHO-Standardkörpergewicht von 70 kg 525 mg pro Stunde) mit 36,82 € pro Stunde.

Fazit: Landiolol (*Rapibloc*) ist nach Esmolol (*Brevibloc*) der zweite kurz wirksame, β_1-selektive Betarezeptorenblocker zur akuten Therapie perioperativer supraventrikulärer Tachykardien. Es wird intravenös appliziert und steht nur zur Anwendung im Krankenhaus zur Verfügung, ist aber teurer als Esmolol.

3.1.18 Lonoctocog alfa   C

Lonoctocog alfa (*Afstyla*) ist ein rekombinanter Gerinnungsfaktor VIII, der zur Therapie und Prophylaxe von Blutungen bei Patienten mit Hämophilie A bei allen Altersgruppen am 4.1.2017 von der EMA zugelassen wurde und am 1. Februar 2017 in Deutschland auf den Markt kam.

Die Hämophilie A ist ein angeborener Gerinnungsdefekt aufgrund eines Faktor VIII-Mangels. Diese Erkrankung tritt weltweit bei etwa 1 von 5000 männlichen Neugeborenen auf (Peyvandi et al. 2016). Da das Faktor VIII-Gen auf dem X-Chromosom liegt, tritt die Hämophilie A vor allem bei männlichen Neugeborenen auf. Faktor VIII übernimmt eine zentrale Rolle bei der Aktivierung von Faktor X und Thrombin und ist damit essentiell für die Hämostase. Je nach klinischer Ausprägung des Faktor VIII-Mangels kann es bei Unfällen oder spontan zu Blutungen kommen. Insbesondere Hirn- und Magen-Darm-Blutungen können einen bedrohlichen Verlauf nehmen, während mehrfache Gelenkblutungen zu schweren Gelenkschäden führen können (Peyvandi et al. 2016). Die bisherige Standardtherapie erfolgt im Blutungsfall bzw. prophylaktisch mit aus humanem Plasma gereinigtem oder rekombinantem Faktor VIII, der intravenös appliziert wird (Srivastava et al. 2013). Bei prophylaktischer Gabe muss der endogene Faktor VIII (Halbwertszeit 12 Stunden) in der Regel alle 2–3 Tage erfolgen (Tiede 2015).

Lonoctocog alfa ist ein rekombinanter, einkettiger Gerinnungsfaktor VIII (rVIII-SingleChain), der in Ovarialzellen des chinesischen Hamsters (CHO-Zellen) hergestellt wird. Lonoctocog alfa wird als einkettiges Protein mit einer Deletion von Aminosäuren in der A- sowie in der B-Domäne exprimiert. Gegenüber dem endogenen Faktor VIII hat Lonoctocog alfa nach intravenöser Applikation eine höhere Affinität für die Bindung an den von Willebrand-Faktor (Pipe et al. 2016) und eine etwas längere Verweildauer im Plasma (Halbwertszeit 14,2 Stunden, Klamroth et al. 2016). Bei der Verabreichung zur Blutungsprophylaxe wurde Lonoctocog alfa wie human-plasmatischer Faktor VIII alle 2–3 Tage appliziert (Mahlangu et al. 2016, Stasyshyn et al. 2017). Es gibt Hinweise, dass die Bindung an den von-Willebrandt-Faktor ebenfalls vor der Entstehung von Antikörpern gegen Lonoctocog alfa schützt (Klamroth et al. 2016).

Wirksamkeit und Sicherheit von Lonoctocog alfa wurden in zwei Phase-1/3-Studien untersucht. In der ersten Studie wurden Jugendliche und Erwachsene (12–65 Jahre) mit schwerer Hämophilie A eingeschlossen (Mahlangu et al. 2016), die zweite Studie wurde bei Kindern unter 12 Jahren durchgeführt (Stasyshyn et al. 2017). In der ersten Studie wurden 173 Patienten mit Hämophilie A, die über 12 Jahre alt waren, mit Lonoctocog alfa entweder bei Bedarf, d.h. im Fall von Blutungen (n=27), oder prophylaktisch (n=146) behandelt (Mahlangu et al. 2016). Die prophylaktisch behandelte Gruppe er-

◻ **Tabelle 3.10** Blutgerinnungsfaktor VIII-Präparate zur Behandlung der Hämophilie A. Angegeben sind Hersteller, Jahr der Zulassung, definierte Tagesdosis (DDD), Halbwertszeit (HWZ) und Bruttokosten (Großhandelseinkaufpreis inkl. Mehrwertsteuer) pro Jahr.

Wirkstoff	Präparat	Hersteller	Zulassung	DDD	HWZ	Bruttokosten pro Jahr €
Humanplasmatische Faktor VIII-Präparate						
Faktor VIII	Haemoctin	Biotest	1991	1000 E	12 h	364.854
Faktor VIII	Beriate	CSL Behring	1998	1000 E	12 h	390.915
Faktor VIII	Octanate	Octapharma	1998	1000 E	12 h	389.316
Rekombinante Faktor VIII-Präparate						
Moroctocog alfa	Refacto AF	Pfizer	1999	1000 E	15 h	421.320
Octocog alfa	Kogenate	Bayer	2000	1000 E	15 h	476.741
Octocog alfa	Advate	Baxter	2004	1000 E	10 h	469.098
Turoctocog alfa	NovoEight	Novo Nordisk	2013	1000 E	11 h	360.511
Simoctocog alfa	Nuwiq	Octapharma	2014	1000 E	15 h	380.056
Efmoroctocog alfa	Elocta	SOBI	2015	1000 E	19 h	409.158
Susoctocog alfa	Obizur	Baxalta	2015	14.000 E	10 h	Kein Preis
Lonoctocog alfa	Afstyla	CSL Behring	2017	1000 E	14 h	423.882

hielt Lonoctocog alfa jeden zweiten Tag oder 2–3mal pro Woche intravenös. In dieser Gruppe betrug die mediane jährliche Gesamtblutungsrate 1,14 (Mahlangu et al. 2016). Bei der Anwendung nach Bedarf war die hämostatische Wirksamkeit bei 93,8% von 835 aufgetretenen Blutungen exzellent oder gut (Mahlangu et al. 2016). Hemmende Antikörper gegen Faktor VIII wurden nicht beobachtet. Häufigste Nebenwirkungen waren Nasopharyngitis, Arthralgie und Kopfschmerzen. Eine Hypersensitivitätsreaktion trat auf (Mahlangu et al. 2016). In die pädiatrische Studie wurden 84 Kinder unter 12 Jahren mit schwerer Hämophilie A eingeschlossen. Im prophylaktischen Arm betrug die mediane jährliche Gesamtblutungsrate 3,69 (Stasyshyn et al. 2017). Bei 96,3% von 347 Blutungen war die hämostatische Wirksamkeit von Lonoctocog alfa exzellent oder gut (Stasyshyn et al. 2017).

Die Nutzenbewertung durch den G-BA hat keinen Beleg für einen Zusatznutzen von Lonoctocog alfa im Vergleich zu der festgelegten zweckmäßigen Vergleichstherapie ergeben (Bundesministerium für Gesundheit 2017h). Die Jahrestherapiekosten von *Afstyla* liegen im oberen Bereich anderer rekombinanter Faktor VIII-Präparate (◻ Tabelle 3.10).

Fazit: Lonoctocog alfa (*Afstyla*) ist ein rekombinanter, einkettiger Gerinnungsfaktor VIII mit erhöhter Affinität zum von Willebrand-Faktor, der zur Therapie und Prophylaxe von Blutungen bei Hämophilie A zugelassen wurde.

3.1.19 Meningokokkengruppe B-Impfstoff   C

Der Meningokokkengruppen-B-Impfstoff (*Trumenba*) wurde als zweiter Impfstoff zur aktiven Immunisierung von Personen ab einem Alter von 10 Jahren zur Prävention von invasiven Meningokokkenerkrankungen durch Neisseria meningitidis der Serogruppe B am 24. Mai 2017 von der EMA zugelassen und kam am 1. August 2017 in Deutschland auf den Markt. Der erste Meningokokken-Gruppe-B-Impfstoff (*Bexsero*) wurde 2013 zugelassen (siehe Arzneiverordnungs-Report 2014 ► Kapitel 2, Neue Arzneimittel 2013).

Meningokokken verursachen invasive Erkrankungen (Meningitis, Sepsis), die in Deutschland überwiegend durch Erreger der Serogruppe B (69%) und der Serogruppe C (20%) ausgelöst werden. Die Übertragung erfolgt durch Tröpfcheninfektion von asymptomatischen Keimträgern oder von Erkrankten auf enge Kontaktpersonen. Eine Meningokokkenmeningitis oder Meningokokkensepsis tritt in der Regel nach einer Inkubationszeit von 3–4 Tagen auf. Im Jahr 2015 wurden dem Robert Koch-Institut (2016b) 293 Fälle invasiver Meningokokkenerkrankungen gemeldet. Die Inzidenz (0,36 Erkrankungen pro 100 000 Einwohner) liegt nur noch halb so hoch wie 2005. Etwa 80% der Erkrankungen betreffen Kinder und Jugendliche. Die höchste Inzidenz zeigen Kleinkinder, ein zweiter Häufigkeitsgipfel liegt bei den 15- bis 19-Jährigen. Auch bei korrekter Antibiotikatherapie haben invasive Meningokokkeninfektionen eine hohe Mortalität von etwa 10%. Im Jahr 2015 wurden 28 Todesfälle gemeldet.

Die Ständige Impfkommission (STIKO) (2017) empfiehlt die Impfung gegen Meningokokken der Serogruppe C mit einem konjugierten Meningokokken-C-Impfstoff (Neisvac-C, Menjugate) für alle Kinder möglichst früh im 2. Lebensjahr als Standardimpfung. Die Grundimmunisierung erfolgt mit einer Impfdosis. Weiterhin stehen in Deutschland tetravalente Polysaccharidimpfstoffe für die Impfung gegen Meningokokken der Serogruppen A/C/W/Y für gesundheitlich gefährdete Personen mit Immundefizienz (insbesondere Komplement-/ Properdindefizienz, Eculizumabtherapie, Hypogammglobulinämie, Asplenie), gefährdetes Laborpersonal und für Reisende in Endemiegebiete zur Verfügung (Nimenrix, Menveo).

Während die Entwicklung von Polysaccharidimpfstoffen gegen Kapselpolysaccharide von Meningokokken der Serogruppen A, C, W und Y erfolgreich war, sind die Kapselpolysaccharide der Serogruppe B nur wenig immunogen, weil sie eine ähnliche Struktur wie die Komponenten einiger humaner neuraler Glykoproteine haben. Als alternativer Ansatz zu den Kapselpolysaccharid-basierten Impfstoffen wurden oberflächenexponierte Proteine von Meningokokken ausgewählt, um protektive bakterizide Antikörper gegen einen Großteil der invasiven Stämme zu gewinnen. Der erste Impfstoff gegen Meningokokken der Serogruppe B (Bexsero) ist in Deutschland seit Dezember 2013 verfügbar. Auch nach der neuesten Empfehlung der STIKO reichen die bisher vorliegenden Studienergebnisse für eine abschließende Entscheidung über eine generelle Impfempfehlung noch nicht aus. Lediglich für Personen mit spezifischen Grundkrankheiten wird eine Impfung gegen Meningokokken B zusätzlich zu einer Impfung gegen Meningokokken der Serogruppen A, C, W und Y empfohlen (Ständige Impfkommission 2017). Die STIKO-Bewertung des Meningokokken-B-Impfstoffs (Bexsero) wurde durch eine aktuelle Metaanalyse bestätigt, die zwar ein akzeptables kurzfristiges Sicherheitsprofil, aber nur eine suboptimale Langzeitimmunogenität ergeben hat (Flacco et al. 2018).

Der neue Meningokokken-B-Impfstoff (Trumenba) enthält zwei rekombinante komplementbindende Lipoproteine (Faktor H-bindende Proteine A und B), die von über 96% der Meningokokken der Serogruppe B exprimiert werden. Die Zulassung des neuen Meningokokkengruppen-B-Impfstoffs (Trumenba) basiert auf zwei Phase-3-Studien an 3596 Jugendlichen (10–18 Jahre) und an 3304 jungen Erwachsenen (18–25 Jahre), die zwei bzw. drei Injektionen des Impfstoff oder einer Kontrolle (Hepatitis-A-Virus-Impfstoff und Kochsalzlösung) bei Studienbeginn sowie nach 2 und 6 Monaten erhielten (Ostergaard et al. 2017). Die Wirksamkeit wurde durch einen mindestens vierfachen Anstieg der bakteriziden Antikörpertiter von vier Hauptstämmen der Serogruppe B gemessen. In der ersten Studie an Jugendlichen wurde nach einem Monat ein ausreichender Anstieg der Antikörpertiter bei 78,8–90,2% der Teilnehmer erreicht, in der zweiten Studie an jungen Erwachsenen bei 78,9–89,7% der Teilnehmer. Antikörperreaktionen gegen 10 sekundäre Serogruppe-B-Stämme bestätigten die Ergebnisse, die bei den 4 Hauptstämmen beobachtet wurden. Die Persistenz der Antikörpertiter bei Jugendlichen war nach 12 Monaten bei drei der vier Hauptstämme mäßig bis gering (45,0%, 49,1%, 22,5%) (European Medicines Agency 2017e). Deshalb soll bei fortbestehendem Risiko einer invasiven Meningokokkenerkrankung eine Auffrischimpfung in Betracht gezogen werden. Häufigste Nebenwirkungen des Meningokokkengruppen-B-Impfstoffs im Vergleich zur Kontrollinjektion waren bei Jugendlichen Schmerzen an der Injektionsstelle (86,7% versus 47,0%), ebenso bei jungen Erwachsenen (86,7% versus 47,0%). Eine frühe Nutzenbewertung wurde vom G-BA nicht durchgeführt, da Impfstoffe auf der Grundlage der Empfehlungen der STIKO in die Schutzimpfungs-Richtlinie aufgenommen werden. Eine STIKO-Bewertung des neuen Meningokokken-B-Impfstoffs steht noch aus. Die Impfung mit Trumenba

(1 Fertigspr. 0,5 ml 108,34 €) kostet bei Anwendung mit 2 Impfstoffdosen 216,68 € und mit 3 Impfstoffdosen 325,02 € und entspricht damit exakt den Kosten des ersten Meningokokkengruppen-B-Impfstoff (*Bexsero*).

Fazit: Der Meningokokkengruppen-B-Impfstoff (*Trumenba*) ist der zweite Impfstoff zur aktiven Immunisierung gegen invasive Meningokokkenerkrankungen der Serogruppe B. Die Impfung erreicht bei 80–90% der Teilnehmer ausreichende Antikörpertiter, die jedoch nach 12 Monaten nur eine mäßige Persistenz hatten. Die Bewertung der Ständigen Impfkommission beim Robert-Koch-Institut (STIKO) steht noch aus.

3.1.20 Midostaurin   A

Midostaurin (*Rydapt*) ist ein Tyrosinkinaseinhibitor zur Kombinations- und Monotherapie einer neu diagnostizierten akuten myeloischen Leukämie (AML) mit einer FLT3-Mutation sowie zur Monotherapie von aggressiver systemischer Mastozytose, systemischer Mastozytose mit assoziierter hämatologischer Neoplasie oder Mastzellleukämie. Das Arzneimittel wurde am 18. September 2017 von der EMA zugelassen und kam am 15. Oktober 2017 in Deutschland auf den Markt. Da es nur wenige Patienten mit diesen Krankheiten gibt, wurde Rydapt als Arzneimittel für seltene Leiden (Orphan-Arzneimittel) ausgewiesen.

In Deutschland erkrankten 2013 insgesamt 13 390 Personen (7570 Männer, 5820 Frauen) an einer Leukämie. Die Zahl der Todesfälle betrug 7308 (Robert Koch-Institut 2016a). Die AML ist die häufigste akute Leukämie des Erwachsenen (3950 Neuerkrankungen pro Jahr). Das mediane Erkrankungsalter liegt bei etwa 70 Jahren. In den meisten Fällen tritt die Erkrankung ohne eine erkennbare Ursache auf (De-novo-AML). Lediglich bei 10–30% der Patienten besteht eine sekundäre AML nach einem früheren myelodysplastischen Syndrom oder nach Exposition mit Benzol (insbesondere beim Rauchen), ionisierender Strahlung oder zytotoxischen Chemotherapeutika. Bei der AML-Diagnostik wird neben Knochenmarkszytologie, Immunphänotypisierung und Zytogenetik auch eine molekulargenetische Analytik durchgeführt, um pathogenetische Subgruppen mit therapeutisch bedeutsamen Treibermutationen (NPM1, cEBPa, FLT3-ITD) zu identifizieren. Die therapeutische Strategie der AML hat sich seit über 40 Jahren nicht wesentlich geändert. Als Standardtherapie wird eine Kombination aus einem Anthrazyklin (Daunorubicin oder Idarubicin) und Cytarabin eingesetzt, die in zwei Phasen abläuft. Die Induktionstherapie (3+7 Induktion) besteht aus einer intravenösen Dauerinfusion von Daunorubicin (3 Tage 60 mg/m^2/Tag) und Cytarabin (7 Tage 100 mg/m^2/Tag). Ziel ist die komplette Remission mit weniger als 5% Blasten im Knochenmark. Sie wird von 60–85% der unter 60 Jahre alten Patienten erreicht, während die Ansprechraten der Patienten über 60 Jahre geringer sind (40–60%). Anschließend folgt die Konsolidierungstherapie (Postremissionstherapie) bei unter 60 Jahre alten Patienten mit intermediär dosiertem Cytarabin (1000–1500 mg/m^2 alle 12 Stunden über 3 Tage in 2–4 Zyklen), mit der Heilungsraten von 60–70% erreicht werden. Dagegen bleibt die Prognose für ältere Patienten, die eine intensive Chemotherapie nicht vertragen, mit einem medianen Überleben von 5–10 Monaten immer noch schlecht (Übersicht bei Döhner et al. 2015).

Die systemische Mastozytose ist eine seltene hämatologische Neoplasie mit einer Inzidenz von 10 Neuerkrankungen pro 1 Mio. Einwohner, die durch Akkumulation von klonalen Mastzellen im Knochenmark und in der Haut, in fortgeschrittenen Stadien auch in Leber, Milz oder Lymphknoten verursacht wird. Klinische Symptomatik, Krankheitsverlauf und Prognose sind individuell heterogen und abhängig von der Mastzelllast und dem Ausmaß der Organinfiltration. Das Spektrum reicht von fast normaler Lebenserwartung bei der indolenten systemischen Mastozytose bis zu aggressiven Verläufen (aggressive systemische Mastozytose, systemische Mastozytose mit assoziierter hämatologischer Neoplasie, Mastzellleukämie) mit einem medianen Gesamtüberleben von 6 Monaten. Symptome werden durch die Freisetzung von vasoaktiven Mastzellmediatoren (Histamin, Heparin) und durch Organschäden nach Infiltration mit neoplastischen Mastzellen verursacht. Klinische Befunde werden als C-Befunde bezeichnet und umfassen Zytopenien, Leberfunktionsstörungen, Hypalbuminämie, Gewichtsverlust, Aszites und osteolytische Knochenläsionen. Über 80% der Patienten weisen die onkogene KIT-D816V-Mutation auf, die mit einer gesteigerten Differenzierung und Reifung von Mastzellen einhergeht (Übersicht bei Tremblay et al. 2015).

Midostaurin ist ein Alkaloid aus dem Bakterium Streptomyces staurosporeus mit einem breiten Hemmprofil für zahlreiche Rezeptortyrosinkinasen. Für die Behandlung der AML ist die Hemmung von FLT3-Mutationen (IC_{50} 1–10 nmol/l) von Bedeutung, wodurch eine Apoptose leukämischer Zellen induziert wird. Bei der systemischen Mastozytose hemmt Midostaurin KIT-Mutationen (IC_{50} 44 nmol/l) und vermindert dadurch Zellproliferation und Histaminfreisetzung von Mastzellen. Midostaurin erreicht 1–1,5 Stunden nach oraler Gabe maximale Plasmaspiegel, wird hauptsächlich in der Leber über CYP3A4 metabolisiert und überwiegend biliär mit einer terminalen Halbwertszeit von 21 Stunden ausgeschieden, zwei aktive Metaboliten haben längere Halbwertszeiten (32 Stunden, 36 Tage) (Übersicht bei Gallogly et al. 2017).

Basis der Zulassung von Midostaurin zur Behandlung einer neu diagnostizierten AML war eine Phase-3-Studie an 717 Patienten mit einer FLT3-Mutation, die initial eine Standard-Chemotherapie (Induktionstherapie mit Daunorubicin und Cytarabin, Konsolidierungstherapie mit hochdosiertem Cytarabin) plus Midostaurin (2mal 50 mg/Tag oral, Tag 8–28) oder Placebo sowie nach Remission eine Erhaltungsphase mit Midostaurin oder Placebo erhielten (Stone et al. 2017, RAFERTY). Midostaurin verlängerte das mediane Gesamtüberleben (primärer Endpunkt) im Vergleich zu Placebo (74,7 versus 25,6 Monate), wobei der Nutzen von Midostaurin in allen FLT3-Subtypen nachweisbar war. Die Häufigkeit schwerer unerwünschter Ereignisse (Thrombozytopenie, febrile Neutropenie, Anämie, Infektionen, Leukopenie) war in beiden Gruppen ähnlich.

Die Wirkung von Midostaurin (100 mg 2mal/Tag oral) bei systemischer Mastozytose wurde in einer einarmigen, offenen Studie an 116 Patienten (davon auswertbar mit Anämie oder Thrombozytopenie: 16 mit aggressiver systemischer Mastozytose, 57 mit systemischer Mastozytose und assoziierter hämatologischer Neoplasie, 16 mit Mastzellleukämie) untersucht (Gotlib et al. 2016). Das mediane progressionsfreie Überleben aller Patienten betrug 14,1 Monate und das mediane Gesamtüberleben 28,7 Monate. Patienten mit Mastzellleukämie erreichten ein medianes Gesamtüberleben von 9,4 Monaten, während für historische Kontrollen 2–6 Monate angegeben werden. Bei 56% der Patienten war eine temporäre nebenwirkungsbedingte Dosisreduktion erforderlich, bei 32% dieser Patienten war eine Rückkehr zur Anfangsdosis möglich. Häufigste unerwünschte Wirkungen waren Übelkeit (79%), Erbrechen (66%), Durchfall (54%), periphere Ödeme (28%), Müdigkeit (28%) und Fieber (27%).

Der medizinische Zusatznutzen von Orphan-Arzneimitteln gilt durch die EMA-Zulassung als belegt, ebenso entfallen Angaben zur zweckmäßigen Vergleichstherapie. Das Ausmaß des Zusatznutzens von Midostaurin zur Behandlung der AML ist nach der Bewertung des G-BA beträchtlich (Bundesministerium für Gesundheit 2018k), für die aggressive systemische Mastozytose nicht quantifizierbar (Bundesministerium für Gesundheit 2018kk). Bei der Behandlung der AML mit FLT3-Mutation betragen die Bruttokosten von *Rydapt* (112 Kps. 25 mg, Listenpreis 21.569,84 €, bisher kein Erstattungsbetrag, Dosis 100 mg/Tag oral) 770,35 € pro Tag und 281.178 € pro Jahr, bei Behandlung der systemischen Mastozytose liegen die Kosten doppelt so hoch.

Fazit: Midostaurin (*Rydapt*) ist ein Tyrosinkinaseinhibitor, der als Orphan-Arzneimittel zur Behandlung einer neu diagnostizierten akuten myeloischen Leukämie (AML) mit FLT3-Mutation und mehrerer Formen der systemischer Mastozytose zugelassen wurde. Bei AML-Patienten verlängerte Midostaurin das mediane Gesamtüberleben um 4 Jahre. Bei Patienten mit Mastzellleukämie deutete sich eine Verlängerung des medianen Gesamtüberlebens um einige Monate im Vergleich zu historischen Kontrollen an. Die Jahrestherapiekosten liegen für beide Indikationen extrem hoch.

3.1.21 Nabilon   A/C

Nabilon (*Canemes*) ist ein synthetisches Cannabinoid, das zur Behandlung von chemotherapiebedingter Emesis und Nausea bei jenen Krebs-Patienten indiziert ist, die auf andere antiemetische Behandlungen nicht adäquat ansprechen. Das Arzneimittel wurde am 8. September 2015 vom BfArM als Betäubungsmittel zugelassen und kam am 1. Januar 2017 in Deutschland auf den Markt.

Übelkeit und Erbrechen treten bei 70–80% aller Chemotherapien auf (Navari und Aapro 2016). Dabei kann das Erbrechen sowohl früh, d.h. in den ersten 24 Stunden nach Beginn der Chemotherapie, als auch in verzögerter Form an den folgenden Tagen auftreten. Verschiedene Neurotransmitter, darunter Serotonin, Substanz P und Dopamin, spielen eine wichtige pathophysiologische Rolle beim Chemotherapie-induzierten Erbrechen (Navari und Aapro 2016). Essenzielle Antiemetika zur Verhinderung des Chemotherapie-induzierten Erbrechens sind Serotonin 5-HT$_3$-Antagonisten, Glucocorticoide und Neurokinin-1-Rezeptorantagonisten (Leitlinienprogramm Onkologie 2016).

Nabilon ist ein synthetisches Cannabinoid, das dem natürlichen Inhaltsstoff der Cannabis-Pflanze Δ^9-Tetrahydrocannabinol (THC) strukturell verwandt ist und ähnliche pharmakologische Effekte auslöst. Wie andere Cannabinoide vermittelt Nabilon seine Wirkungen über die Aktivierung von G-Protein-gekoppelten Cannabinoid-Rezeptoren, von denen zwei verschiedene Subtypen (CB$_1$, CB$_2$) sowohl im Zentralnervensystem als auch in vielen Zellen und Geweben des Körpers exprimiert werden und nicht nur psychotrope, sondern auch zahlreiche andere Effekte auslösen (Pertwee et al. 2010). Nabilon wird peroral appliziert, in der Regel am Abend vor Beginn der Chemotherapie und dann zweimal täglich im Verlauf der Chemotherapie. Der größte Teil einer peroralen Dosis wird enteral resorbiert, extensiv in den Körpergeweben verteilt und mit einer Halbwertszeit von 2 Stunden aus dem Plasma eliminiert. Die Ausscheidung erfolgt vor allem über die Leber. Zahlreiche unerwünschte Wirkungen können auftreten, wozu neben den psychotropen Effekten wie Somnolenz, Euphorie, Dysphorie auch vegetative Effekte wie Tachykardie, Hypotonie und Mundtrockenheit zählen. Nabilon sollte nicht bei Patienten mit psychischen Erkrankungen wie manisch-depressiver Erkrankung und Depression angewendet werden.

Da Nabilon bereits vor der Marktzulassung in Deutschland verkehrs- und verschreibungsfähig war, mussten keine neuen Zulassungsstudien durchgeführt werden. Die antiemetische Wirkung von Nabilon wurde in klinischen Studien untersucht, die seit 1979 durchgeführt wurden (Übersicht bei Ware et al. 2008). In mehreren Studien wurde Nabilon vor allem im Vergleich mit dem Neuroleptikum Prochlorperazin getestet. Bei Patienten mit einer Tumorchemotherapie sprachen 80% auf die antiemetische Behandlung mit Nabilon an, aber nur 32% auf Prochlorperazin (Herman et al. 1979). Eine komplette Verhinderung von Übelkeit oder Erbrechen war nur bei 8% der Nabilon-behandelten Patienten festzustellen (Herman et al. 1979). In einer systematischen Übersichtsarbeit zeigten Cannabinoide bei drei Studien einen größeren Anteil von Patienten mit einer ausgeprägten antiemetischen Wirkung als Placebo (47% versus 20%) (Whiting et al. 2015). Es liegen jedoch keine Vergleichsstudien zur antiemetischen Wirksamkeit von Nabilon versus 5-HT$_3$-Antagonisten oder Neurokininrezeptorantagonisten vor. Da Nabilon kein neuer Wirkstoff ist, hat der G-BA keine frühe Nutzenbewertung durchgeführt. Die Bruttokosten von *Canemes* (28 Kps. 1 mg, DDD 3 mg/Tag, Listenpreis 478,73 €) betragen 51,29 € pro Tag (◧ Tabelle 3.14).

Obwohl Nabilon (*Canemes*) bereits im Januar 2017 in Deutschland auf dem Markt kam, wurde das Präparat für GKV-Patienten 2017 kaum verordnet (1.100 Verordnungen, 10.000 DDD, Kosten 0,511 Mio. €). Etwas höher lagen die Verordnungen von Cannabis-haltigen Rezepturarzneimitteln (18.300 Verordnungen, Kosten 7,040 Mio. €). Aus dieser niedrigen Verordnungsquote kann geschlossen werden, dass die Ärzteschaft trotz der Änderung des Betäubungsmittelgesetzes bei Verordnungen von Cannabinoiden bisher sehr zurückhaltend war. Das entspricht der kritischen Bewertung der Bundesärztekammer und der Arzneimittelkommission der deutschen Ärzteschaft, die bei der Anhörung des Gesetzentwurfs eine Verordnungsfähigkeit für Medizinal-Cannabisblüten aufgrund der bislang hierfür nicht verfügbaren wissenschaftlichen Evidenz abgelehnt hatten (Deutscher Bundestag 2016).

Fazit: Nabilon (*Canemes*) ist ein synthetisches Cannabinoid, das zur Vorbeugung und Therapie von Chemotherapie-induzierter Übelkeit und Erbrechen zugelassen wurde, wenn andere Antiemetika nicht ausreichend wirksam sind. Es liegen keine klinischen Studien zur antiemetischen Wirksamkeit bei Chemotherapie-induzierter Übelkeit und Erbrechen von Nabilon im Vergleich mit 5-HT$_3$-Antagonisten oder Neurokininrezeptorantagonisten vor.

3.1.22 Niraparib   B

Niraparib (*Zejula*) ist der zweite Inhibitor der Poly(ADP-ribose)-Polymerase (PARP) zur Erhaltungstherapie bei Patientinnen mit Rezidiv eines platinsensiblen, gering differenzierten serösen Karzinoms der Ovarien, der Tuben oder mit primärer Peritonealkarzinose, die sich nach einer platinbasierten Chemotherapie in Remission (komplett oder partiell) befinden. Die Zulassung durch die EMA erfolgte am 16. November 2017 und die Markteinführung in Deutschland am 15. Dezember 2017. Da es nur wenige Patientinnen mit Ovarialkarzinom gibt, wurde *Zejula* am 4. August 2010 als Arzneimittel für seltene Leiden (Orphan-Arzneimittel) ausgewiesen.

Das Ovarialkarzinom war 2013 mit 7320 Neuerkrankungen und 5466 Todesfällen in Deutschland der zweithäufigste maligne Genitaltumor nach dem Endometriumkarzinom und gehört wegen der Diagnose in späteren Krankheitsstadien weiterhin zu den prognostisch ungünstigen Tumoren, da die Fünfjahresüberlebensrate nur 41% beträgt (Robert Koch Institut 2016a). Das Ovarialkarzinom bleibt lange asymptomatisch, so dass die Diagnose bei den meisten Patientinnen erst im fortgeschrittenen Stadium mit Ausbreitung des Karzinoms im Peritoneum erfolgt (International Federation of Gynecology und Obstetrics, FIGO-Stadium III). Standardtherapie ist eine Operation mit maximaler Tumorreduktion (Hysterektomie, bilaterale Salpingo-Oophorektomie, Netzresektion) und eine platinbasierte Chemotherapie mit Carboplatin und Paclitaxel. Trotz des initial guten Ansprechens auf die postoperative Chemotherapie entwickeln über 75% der Patientinnen eine Chemoresistenz mit vielen Rezidiven und zunehmend kürzeren krankheitsfreien Intervallen. Seit 2011 ist zusätzlich die antiangiogene Therapie mit Bevacizumab in Kombination mit Carboplatin und Paclitaxel zur Primärbehandlung des fortgeschrittenen epitheliale Ova-

rialkarzinoms zugelassen, die jedoch nur bei Hochrisikopatientinnen einen Überlebensvorteil zeigte. Auch PARP-Inhibitoren bieten ein Potenzial für ein verbessertes Überleben (Übersicht bei Jayson et al. 2014). Als erster PARP-Inhibitor wurde Olaparib (*Lynparza*) 2014 zugelassen (siehe Arzneiverordnungs-Report 2016 ▶ Kapitel 3, Neue Arzneimittel 2015, Abschnitt 3.1.27).

Poly(ADP-ribose)-Polymerasen (PARP) sind eine Gruppe von Enzymen, die unter physiologischen Bedingungen an der Reparatur von DNA-Einzelstrangbrüchen durch Nukleotidexzision beteiligt sind. PARP-Inhibitoren blockieren die Reparatur von Einzelstrangbrüchen durch kompetitive Bindung an die NAD-Substratbindungsdomäne von PARP und verursachen während der DNA-Replikation in der S-Phase vermehrt Doppelstrangbrüche. In gesunden Zellen werden Doppelstrangbrüche über homologe Rekombination repariert. In BRCA-defizienten Tumoren wie Mammakarzinom und Ovarialkarzinom fehlt jedoch eine intakte homologe Rekombination für eine fehlerfreie Reparatur von DNA-Doppelstrangbrüchen, so dass eine PARP-Hemmung in BRCA-defizienten Tumorzellen zu einer Akkumulation von unreparierten Doppelstrangbrüchen mit der Folge von genomischer Instabilität, Blockade der Zellteilung und Apoptose führt. Das entspricht dem Konzept der synthetischen Letalität. In BRCA-defizienten Tumorzellen hemmt Niraparib PARP-1 und PARP-2 im niedrigen nanomolaren Bereich (IC$_{50}$ 3,8 und 2,1 nmol/l) und ist damit fast 100-fach wirksamer als in nichtmutierten Zellen. Maximale Plasmaspiegel werden 1–3 Stunden nach oraler Gabe von Niraparib erreicht. Primärer Stoffwechselweg ist der Abbau über Carboxylesterasen mit anschließender Glucuronidierung. Niraparib und seine Metaboliten werden sowohl biliär wie renal mit einer mittleren terminalen Eliminationshalbwertszeit von 48–51 Stunden eliminiert (Übersicht bei Caruso et al. 2017).

Wichtigste Studie für die Zulassung war eine placebokontrollierte Phase-3-Studie mit Niraparib (300 mg/Tag oral) an 553 Patientinnen mit platinsensitivem Ovarialkarzinom, Tubenkarzinom oder primärem Peritonealkarzinom, die zuvor mindestens zwei platinbasierte Behandlungen mit partiellem oder komplettem Ansprechen erhalten hatten und in über 50% eine schädliche BRCA-Mutation in der Keimbahn oder im Tumor hatten (Mirza et al. 2016, ENGOT-OV16/NOVA). Niraparib verlängerte das progressionsfreie Überleben (primärer Endpunkt) bei Patientinnen mit einer BRCA-Mutation im Vergleich zu Placebo (21,0 versus 5,5 Monate) und ohne BRCA-Mutation (12,9 versus 3,8 Monate), nicht aber die Mortalität nach einer medianen Gesamtbeobachtungsdauer von 16,9 Monaten (16,1% versus 19,3%). Häufigste Nebenwirkungen waren Übelkeit (73,6% versus 35,2%), Thrombozytopenie (63,1% versus 5,6%), Abgeschlagenheit (59,4% versus 51,3%), Anämie (50,1% versus 6,7%), Obstipation (39,8% versus 20,1%), Erbrechen (34,3% versus 16,2%) und Neutropenie (30,2% versus 6,1%). Therapieabbrüche wegen Nebenwirkungen waren überschaubar (14,7% versus 2,2%), häufig waren jedoch Dosisreduktionen (66,5% versus 14,5%) oder Therapieunterbrechungen (68,9% versus 5,0%).

Der medizinische Zusatznutzen von Orphan-Arzneimitteln gilt durch die EMA-Zulassung als belegt, ebenso entfallen Angaben zur zweckmäßigen Vergleichstherapie. Das Ausmaß des Zusatznutzens von Niraparib ist nach der Bewertung des G-BA derzeit nicht quantifizierbar (Bundesministerium für Gesundheit 2018l). Die Bruttokosten von *Zejula* (84 Hartkps. 100 mg, Dosierung 300 mg/Tag, Listenpreis 11.822,20 €, bisher kein Erstattungsbetrag) betragen 422,22 € pro Tag und 154.216 € pro Jahr.

Fazit: Niraparib (*Zejula*) ist der zweite PARP-Inhibitor, der als Orphan-Arzneimittel für die Erhaltungstherapie des rezidivierten, platinsensitiven Ovarialkarzinoms, Tubenkarzinoms oder primären Peritonealkarzinoms zugelassen wurde. Die Substanz verlängert das progressionsfreie Überleben, hat aber keinen Effekt auf das Gesamtüberleben. Aufgrund zahlreicher Nebenwirkungen waren bei vielen Patientinnen Dosisreduktionen oder Therapieunterbrechungen erforderlich.

3.1.23 Nonacog beta pegol   C

Nonacog beta pegol (*Refixia*) ist ein rekombinanter humaner Gerinnungsfaktor IX mit gebundenem Polyethylenglykol (PEG), der zur Therapie und Prophylaxe von Blutungen bei Patienten über 12 Jahre mit Hämophilie B am 6. Juni 2017 von der EMA zugelassen wurde und am 15. Oktober 2017 in Deutschland auf den Markt kam.

Analog zur Hämophilie A liegt bei der Hämophilie B eine angeborene Gerinnungsstörung vor, die auf einem genetischen Defekt im Gen beruht, das für den Faktor IX kodiert (Peyvandi et al. 2016). Bisher wurden zahlreiche genetische Varianten identifiziert, die zu einem Mangel oder funktionellen Defekt des Faktors IX führen. Da das Faktor IX-Gen auf dem X-Chromosom liegt, sind vor allem männliche Neugeborene von der Hämophilie B betroffen. Die Häufigkeit der Hämophilie B liegt bei etwa 1 auf 30 000 männliche Neugeborene (Peyvandi et al. 2016). Faktor IX ist gemeinsam mit Faktor VIII ein essenzieller Faktor für die Aktivierung des Gerinnungssystems und Ausbildung eines Fibrinthrombus. Faktorenmangel äußert sich durch Blutungen bei Verletzungen oder Operationen, bei schwerer Hämophilie B treten auch spontane Blutungen auf. Die Therapie der Hämophilie erfolgt bisher vor allem bei Auftreten von Blutungen oder durch prophylaktische intravenöse Applikation von humanplasmatischem Faktor IX oder von rekombinant hergestelltem Faktor IX (Srivastava et al. 2013). Wegen seiner kurzen Plasmahalbwertszeit (18 Stunden) erfolgt die prophylaktische Gabe von humanplasmatischem Faktor IX mit einem Intervall von 2–4 Tagen.

Nonacog beta pegol ist ein rekombinant hergestelltes Faktor IX-Präparat, das mit einer Polyethylenkette (PEG) verbunden ist, sodass das pegylierte Protein ein Molekulargewicht von 40 kDa hat. Die Fusion von Faktor IX mit PEG verlängert die Plasmahalbwertszeit von 18 Stunden auf 73–111 Stunden, wodurch das Dosierungsintervall deutlich verlängert werden kann (Syed 2017a). So wurde Nonacog beta pegol in der paradigm™ 4 Studie prophylaktisch einmal pro Woche appliziert (Young et al. 2016). Während der Aktivierung des Gerinnungssystems wird das Faktor IX-Aktivierungspeptid mit der PEG-Kette gespalten, sodass aktiver, rekombinanter Faktor IXa (rFIXa) entsteht (Syed 2017a).

Wirksamkeit und Sicherheit von Nonacog beta pegol wurden im Rahmen der internationalen Phase-3-Studie PARADIGM 2 bei 74 Patienten mit Hämophilie B untersucht (Collins et al. 2014). Die Patienten erhielten zur Prophylaxe entweder 10 IU/kg oder 40 IU/kg Nonacog beta pegol einmal pro Wo-

◘ **Tabelle 3.11 Blutgerinnungsfaktor IX-Präparate zur Behandlung der Hämophilie B.** Angegeben sind Hersteller, Jahr der Zulassung, definierte Tagesdosis (DDD), Halbwertszeit (HWZ) und Bruttokosten (Großhandelseinkaufpreis inkl. Mehrwertsteuer) pro Jahr.

Wirkstoffe	Präparate (Beispiele)	Hersteller	Zulassung	DDD	HWZ	Bruttokosten pro Jahr €
Humanplasmatische Faktor IX-Präparate						
Faktor IX	Berinin	CSL Behring	1993	600 E	23 h	336.231
Faktor IX	Octanine	Octapharma	2000	600 E	29 h	218.901
Faktor IX	Haemonine	Biotest	2008	600 E	30 h	208.488
Rekombinante Faktor IX-Präparate						
Nonacog alfa	BeneFIX	Pfizer	1997	800 E	36 h	349.911
Nonacog gamma	Rixubis	Baxalta	2014	800 E	26 h	333.581
Albutrepenonacog alfa	Idelvion	CSL Behring	2016	400 E	89 h	347.480
Eftrenonacog alfa	Alprolix	SOBI	2016	400 E	82 h	254.529
Nonacog alfa pegol	Refixia	Novo Nordisk	2017	400 E	73–111 h	482.165

che oder sie wurden beim Auftreten von akuten Blutungen behandelt. In der nach Bedarf behandelten Gruppe traten insgesamt 345 Blutungen auf, von denen 92,2% erfolgreich mit Nonacog beta pegol behandelt wurden (Collins et al. 2014). Die mediane jährliche Gesamtblutungsrate betrug 1,04 bzw. 2,93 in den Prophylaxegruppen (10 IU/kg vs. 40 IU/kg) und 15,58 in der Bedarfsgruppe (Collins et al. 2014). Hemmende Antikörper gegen Faktor IX wurden nicht festgestellt. Häufigste Nebenwirkungen waren Nasopharyngitis, Grippe-ähnliche Symptome und Infekte des oberen Respirationstraktes (Collins et al. 2014).

Die frühe Nutzenbewertung von Nonacog beta pegol durch den G-BA hat ergeben, dass ein Zusatznutzen gegenüber der zweckmäßigen Vergleichstherapie mangels direkter Vergleichsstudien nicht belegt ist (Bundesministerium für Gesundheit 2018m). Die Jahrestherapiekosten von *Refixia* liegen höher als die anderer rekombinanter Faktor IX-Präparate (◘ Tabelle 3.11).

Fazit: Nonacog beta pegol (*Refixia*) ist ein rekombinantes Faktor IX-Protein mit einer Polyethylenglykol-Kette, das zur Therapie und Prophylaxe von Blutungen bei Hämophilie B zugelassen wurde. Die PEG-Verbindung verlängert die Plasmahalbwertszeit gegenüber dem endogenen Faktor IX um das 4–6fache, sodass das Applikationsintervall bei der Prophylaxe auf einmal wöchentlich verlängert werden kann.

3.1.24 Nusinersen   A

Nusinersen (*Spinraza*) ist ein Antisense-Oligonukleotid, das zur Therapie der 5q-assoziierten spinalen Muskelatrophie am 30. Mai 2017 von der EMA zugelassen wurde und am 1. Juli 2017 in Deutschland auf den Markt kam. Da es nur wenige Patienten mit spinaler Muskelatrophie gibt, wurde *Spinraza* am 2. April 2012 als Arzneimittel für seltene Leiden (Orphan-Arzneimittel) ausgewiesen.

Die spinale Muskelatrophie (SMA) ist eine rezessiv vererbbare neuromuskuläre Erkrankung mit fortschreitender Degeneration von Motorneuronen, Muskelschwäche und Lähmungen vor allem der Extremitäten (Awano et al. 2014). Durch Atrophie der Atemmuskulatur treten respiratorische Schwäche und Atemwegsinfekte auf. Abhängig vom Beginn der Symptome werden vier Formen der SMA unterschieden. Bei SMA Typ 1 treten die Symptome bereits im ersten halben Jahr nach der Geburt auf, die motorische Entwicklung ist stark beeinträchtigt, Lähmungen treten auf und die Lebenserwartung ist verkürzt. Typ 2 zeigt sich im Säuglings- oder Kindesalter mit zunehmender Muskelschwäche. Typ 3 und 4 treten im Kindes- bis Erwachsenenalter mit Symptomen auf. SMA wird bei 1 auf 10.000 Lebendgeburten durch homozygote Defekte im Gen für „survival motor neuron 1" (SMN1) ausgelöst. Das SMN1 Protein spielt eine zentrale Rolle bei der Reifung („Splicing") der mRNA in Neuronen und zahlreichen anderen Zelltypen. Fehlt SMN1, reifen insbesondere die Motorneurone im Hirnstamm und im Rückenmark nicht und können die Skelettmuskulatur nicht korrekt innervieren, so dass eine Muskelschwäche und -atrophie entsteht. Zwar enthält das Genom ein zweites SMN-Gen (SMN2), bei dem aber wegen eines Basenaustausches das 7. Exon nicht in die RNA eingeschlossen wird, sodass nur ein verkürztes und instabiles SMN2-Protein in geringer Menge gebildet wird (Singh et al. 2017). Der klinische Schweregrad der SMA hängt von der Anzahl der SMN2-Genkopien ab. Je mehr SMN2-Kopien vorliegen, umso milder ist der Phänotyp der Erkrankung.

Nusinersen korrigiert den Gendefekt des SMN1-Gens, indem es das verwandte SMN2-Gen zur Bildung einer vollständigen mRNA stimuliert. Nusinersen ist ein Antisense-Oligonukleotid, das sich an eine Splice-Erkennungsstelle im Intron 7 des SMN2-Gens bindet. Dadurch wird das Exon 7 in die SMN2-mRNA eingeschlossen, sodass ein intaktes, funktionelles SMN2-Protein gebildet wird (Singh et al. 2017). Nusinersen wird in vier Dosen (Tage 0, 14, 28, 63) intrathekal in den Liquorraum injiziert. Alle vier Monate erfolgt eine weitere Injektion. Nusinersen verteilt sich im Liquorraum und im Zentralnervensystem und verbleibt mit einer Halbwertszeit von 135–177 Tagen im Liquor (Singh et al. 2017). Der Abbau erfolgt durch Exonukleasen. Es bestehen keine Interferenzen mit CYP-Enzymen oder bekannten Arzneistofftransportern.

Wirksamkeit und Sicherheit von Nusinersen wurden in zwei kontrollierten Phase-3-Studien bei Kindern mit einem Symptombeginn in den ersten sechs Lebensmonaten (Typ 1 SMA, ENDEAR-Studie, Finkel et al. 2017) bzw. bei Beginn nach sechs Monaten (CHERISH-Studie, Mercuri et al. 2018) getestet. In den ENDEAR-Studien erhielten 81 Patienten Nusinersen an den Tagen 1, 15, 29, 64, 183 und 302 intrathekal. Die beiden primären Endpunkte waren der Anteil der Kinder, die motorische Fähigkeiten nach der Hammersmith Infant Neurological Examination (HINE) erreichten bzw. das ereignisfreie Überleben (Tod oder dauerhafte Beatmung). Da bis zur prädefinierten Interimsanalyse signifikant mehr Kinder in der Nusinersen-Gruppe eine Reifung der motorischen Entwicklung zeigten (Nusinersen 21 von 51 Kindern versus Kontrolle 0 von 27 Kindern), wurde die Studie vorzeitig abgebrochen (Finkel et al. 2017). Auch in der Endauswertung erreichten mehr Nusinersen-behandelte Kinder die motorischen HINE-Kriterien (37 von 73) als Kinder in der Kontrollgruppe (0 von 37). Auch das ereignisfreie Überleben war in der Nusinersen-Gruppe signifikant gegenüber der Kontrolle verbessert (Hazard Ratio 0,53). Vergleichbare Ergebnisse wurden in der CHERISH-Studie bei SMA-Kindern mit einem späteren Symptombeginn (medianer Beginn 10–11 Monate) erzielt (Mercuri et al. 2018). Wegen einer signifikant besseren motorischen Entwicklung in der Nusinersengruppe wurde auch diese Studie vorzeitig abgebrochen. In der abschließenden Auswertung zeigten 57% der Kinder in der Nusinersengruppe und 26% in der Kontroll-Gruppe eine Verbesserung des motorischen HFMSE-Scores um mindestens drei Punkte (Mercuri et al. 2018). Als Nebenwirkungen, die 5% häufiger in der Nusinersengruppe als in der Kontrollgruppe beobachtet wurden, traten Erbrechen, Kopf- und Rückenschmerzen auf, die wahrscheinlich auf die Lumbalpunktion und nicht auf den Wirkstoff zurückzuführen sind (Mercuri et al. 2018).

Der medizinische Zusatznutzen von Orphan-Arzneimitteln gilt durch die EMA-Zulassung als belegt, ebenso entfallen Angaben zur zweckmäßigen Vergleichstherapie. Die frühe Nutzenbewertung durch den G-BA hat bei SMA Typ 1 einen erheblichen, bei SMA Typ 2 einen beträchtlichen und bei den beiden Typen 3 und 4 einen nicht quantifizierbaren Zusatznutzen ergeben (Bundesministerium für Gesundheit 2018n). Die Bruttokosten von *Spinraza* (1 Durchstechfl. 12 mg/5ml, Dosis 6 Injektionen im ersten Jahr, ab 2. Jahr 3 Injektionen pro Jahr, Listenpreis 109.880,04 €, Erstattungsbetrag 98.269,14 €, Preisreduktion 10,6%) betragen im ersten Jahr 589.619 € und ab dem zweiten Jahr 294.807 € pro Jahr.

Fazit: Nusinersen ist ein Antisense-Oligonukleotid, das zur Therapie der spinalen Muskelatrophie (SMA) zugelassen wurde. Es wird intrathekal appliziert und führt bei SMA Typ 1 und Typ 2 zu einer motorischen Funktionsverbesserung und einem verlängerten Überleben.

3.1.25 Obeticholsäure   A

Obeticholsäure (*Ocaliva*) ist ein Farnesoid-X-Rezeptoragonist für die Behandlung der primären biliären Cholangitis in Verbindung mit Ursodesoxycholsäure bei Erwachsenen, die unzureichend auf Ursodesoxycholsäure ansprechen, oder als Monotherapie bei Erwachsenen, die Ursodesoxycholsäure nicht tolerieren. Da es nur wenige Patienten mit primärer biliärer Cholangitis gibt, wurde *Ocaliva* am 20. Juli 2010 als Arzneimittel für seltene Leiden (Orphan-Arzneimittel) ausgewiesen. Die Zulassung durch die EMA erfolgte am 12. Dezember 2016 und die Markteinführung in Deutschland am 15. Januar 2017.

Die primär biliäre Cholangitis ist eine immunvermittelte, chronische Leberkrankheit, die zu 90% Frauen betrifft. Kennzeichnend sind zirkulierende antimitochondriale Antikörper, eine selektive Zerstörung intrahepatischer Gallenwege und eine Fibrose, die zur Cholestase und unbehandelt zur Leberzirrhose führt. Mit der Cholestase assoziierte Symptome sind Pruritus, Abgeschlagenheit, Fettstoffwechselstörungen, Knochenmineralisationsstörungen und Vitaminmangel, die wesentlich zur Einschränkung der Lebensqualität beitragen. Standardtherapie ist die Gabe von Ursodesoxycholsäure, eine natürlich vorkommende Gallensäure, die bis zu 3% der normalen Gallensäuresekretion ausmacht. Mit optimaler Dosierung (14 mg/kg/Tag oral) wird der Anteil bis auf 50% des endogenen Gallensäurenpools erhöht. Nach mehrjähriger Behandlung wurde die Entwicklung einer Zirrhose verzögert und ein höheres transplantationsfreies Überleben beobachtet (Übersicht bei Strassburg 2018).

Obeticholsäure (6α-Ethyl-Chenodeoxycholsäure) ist ein Farnesoid-X-Rezeptoragonist mit einer 100-fach höheren Affinität als die natürliche Chenodeoxycholsäure. Der Farnesoid-X-Rezeptor ist im Zellkern lokalisiert und wird insbesondere in der Leber exprimiert, wo er eine bedeutende Rolle für die Synthese und enterohepatische Zirkulation der Gallensäuren spielt. Obeticholsäure erhöht daher bei Cholestase den Gallenfluss, schützt Hepatozyten vor der Ansammlung zytotoxischer Gallensäuren und hat außerdem antifibrotische Eigenschaften. Obeticholsäure wird in der Leber mit Glycin oder Taurin konjugiert, in die Galle ausgeschieden und in Form der Gallensäurekonjugate im Dünndarm rückresorbiert (enterohepatische Zirkulation). Die endgültige Elimination erfolgt überwiegend biliär in den Fäzes (Übersicht bei Jhaveri und Kowdley 2017).

Basis der Zulassung war eine placebokontrollierte Phase-3-Studie mit Obeticholsäure (5–10 mg/Tag oral, 10 mg/Tag oral) an 216 Patienten bei unzureichendem Ansprechen auf Ursodesoxycholsäure (93% als Hintergrundtherapie) oder als Monotherapie bei Unverträglichkeit von Ursodesoxycholsäure (Nevens et al. 2016, POISE). Die Wirksamkeit wurde als kombinierter primärer Endpunkt mit der Senkung der Blutspiegel von alkalischer Phosphatase (um mindestens 15%) und Bilirubin (auf Normalwert) gemessen. Nach einjähriger Therapie mit den beiden Dosierungen von Obeticholsäure (10 mg und 5–10 mg/Tag oral) erreichten mehr Patienten die Zielwerte der alkalischen Phosphatase und von Bilirubin als mit Placebo (47% und 46% versus 10%). Häufigste Nebenwirkung war ein Pruritus (68% und 56% versus 38%). Schwere unerwünschte Ereignisse (Arthrose, Ösophagusvarizenblutung, Anämie) waren mit Obeticholsäure ebenfalls häufiger als mit Placebo (11% und 16% versus 4%).

Der medizinische Zusatznutzen von Orphan-Arzneimitteln gilt durch die EMA-Zulassung als belegt, ebenso entfallen Angaben zur zweckmäßigen Vergleichstherapie. Das Ausmaß des Zusatznutzens von Obeticholsäure ist nach der Bewertung des G-BA nicht quantifizierbar (Bundesministerium für Gesundheit 2017i). Die Bruttokosten von *Ocaliva* (100 Filmtbl. 10 mg, Dosierung 10 mg/Tag, Listenpreis 14.147,41 €, Erstattungsbetrag 11.139,00 €, Preisreduktion 21,3%) betragen 111,39 € pro Tag und 40.657 € pro Jahr.

Fazit: Obeticholsäure (*Ocaliva*) ist ein Farnesoid-X-Rezeptoragonist, der als Orphan-Arzneimittel für die Behandlung der primären biliären Cholangitis in Verbindung mit Ursodesoxycholsäure (*Ursofalk*) zugelassen wurde. Der Wirkstoff senkt die Blutspiegel von alkalischer Phosphatase und Bilirubin und hat damit einen nicht quantifizierbaren Zusatznutzen.

3.1.26 Reslizumab   C

Reslizumab (*Cinqaero*) ist nach Mepolizumab (*Nucala*) der zweite humanisierte monoklonale Interleukin-5-Antikörper für die Zusatztherapie bei Patienten mit schwerem refraktärem eosinophilem Asthma, der am 16. August 2016 von der EMA als zugelassen wurde und am 15. Januar 2017 in Deutschland auf den Markt kam.

Das Asthma bronchiale umfasst eine heterogene Gruppe von Krankheiten mit reversibler Bronchialobstruktion, die in den meisten Fällen bereits in der Kindheit beginnen und etwa 10% der Kinder und 5% der Erwachsenen betreffen. Trotz ähnlicher Symptomatik hat das Asthma keineswegs eine einheitliche Pathophysiologie, sondern beschreibt zunächst eine breit gefächerte Gruppierung von Patienten und Phänotypen. Entzündungshemmende und bronchodilatatorische Arzneimittel haben eine zentrale Bedeutung für die Asthmatherapie und werden in einem Stufenschema eingesetzt. Wichtigstes Therapieziel ist die Symptomkontrolle unter Berücksichtigung von Risikofaktoren, Komorbiditäten, Nebenwirkungen und Patientenzufriedenheit. Leichte und mäßige Schweregrade werden seit 40 Jahren erfolgreich mit inhalativen Glucocorticoiden behandelt, die wesentlich dazu beigetragen haben, dass Hospitalisierungen selten geworden sind und die Asthmamortalität gesenkt wurde. Bei den Bronchodilatatoren haben langwirkende β_2-Rezeptoragonisten und Muscarinrezeptoragonisten (Anticholinergika) die Wirksamkeit und die Compliance der Asthmatherapie wesentlich verbessert. Daneben gibt es eine Subgruppe von etwa 5–10% Patienten mit schwerem Asthma, die mit der Standardtherapie nicht ausreichend kontrolliert werden. Diese relativ kleine Patientengruppe gewinnt zunehmend an Bedeutung, da auf sie fast die Hälfte der Therapiekosten entfällt. Nach der gemeinsamen Leitlinie der europäischen und amerikanischen Fachgesellschaften (European Respiratory Society, American Thoracic Society) ist schweres Asthma dadurch definiert, dass trotz Therapie mit hochdosierten inhalierten oder oralen Glucocorticoiden in Kombination mit langwirkenden Beta$_2$-Rezeptoragonisten (LABA) häufige oder schwere Exazerbationen auftreten und die Lungenfunktion eingeschränkt ist. Auch mit dieser therapiebezogenen Definition erfasst das schwere Asthma keine einheitliche Patientengruppe, sondern beschreibt Patienten mit hohem therapeutischem Bedarf aber unterschiedlichen pathophysiologischen und klinischen Merkmalen. Um diese Heterogenität besser zu verstehen, entstand das Konzept einzelner Asthmaphänotypen mit unterschiedlichen molekularen und patientenbezogenen Merkmalen. Mit der Identifizierung von entzündungsbedingten Phänotypen wurden dann gezielte biologische Therapien gegen einzelne Entzündungsmediatoren entwickelt, die eine individuelle Therapie ermöglichen. Erster monoklonaler Anti-IgE-Antikörper zur Behandlung von Patienten mit schwerem allergischem Asthma war 2005 Omalizumab, das die Mastzelldegranulation verhindert und Asthmaexazerbationen deutlich reduziert. Weiterhin zeigen etwa 50% der Asthmapatienten eine Zunahme von Eosinophilen im Blut und Gewebe, die überwiegend durch das proeosinophile Zytokin Interleukin-5 aktiviert werden. Darauf basiert die Entwicklung von Interleukin-5-Antikörpern zur Behandlung des schweren eosinophilen Asthmas (Übersicht bei Papi et al. 2018).

Reslizumab ist ein monoklonaler Antikörper gegen Interleukin-5, der das Zytokin mit hoher Affinität (K_d 81 pmol/l) bindet. Durch die Blockade von Interleukin-5 wird die Bildung und Aktivierung von Eosinophilen vermindert und dementsprechend die Zahl der Eosinophilen im Blut und Gewebe von Asthmapatienten gesenkt. Nach intravenöser Gabe beträgt die mittlere Halbwertszeit 24 Tage. Obwohl die genaue Elimination von Reslizumab nicht bekannt ist, wird angenommen, dass der Abbau durch unspezifische proteolytische Enzyme erfolgt (Übersicht bei Deeks und Brusselle 2017).

Die Zulassung von Reslizumab basiert auf zwei placebokontrollierten klinischen Studien an insgesamt 953 Patienten (489 Patienten Studie 1, 464 Patienten Studie 2) mit schwerem Asthma (unzureichende Kontrolle mit mittleren bis hohen Dosierungen inhalativer Glucocorticoide, mehr als 400 Eosinophile/µl Blut, eine oder mehrere Exazerbationen im Vorjahr) (Castro et al. 2015). In beiden Studien senkte Reslizumab die Häufigkeit von Asthmaexazerbationen auf 50% bzw. 41% im Vergleich zu Placebo. Häufige unerwünschte Ereignisse unter

◘ **Tabelle 3.12 Arzneimittel zur Behandlung des Asthma bronchiale und der chronisch obstruktiven Lungenkrankheit (COPD).** Angegeben sind Wirkstoffe, Präparate, Jahr der Zulassung, Halbwertszeit (HWZ), definierte Tagesdosis (DDD) und DDD-Bruttokosten.

Wirkstoffe	Präparate (Beispiele)	Zulassung	HWZ	DDD	DDD-Brutto-kosten, €
Inhalative Glucocorticoide					
Beclometason	Sanasthmax	1976	3 h	800 µg	0,59
	Beclomethason-ratiopharm	2002	3 h	800 µg	0,46
Budesonid	Pulmicort	1993	3 h	800 µg	0,58
	Novopulmon	2002	3 h	800 µg	0,48
Fluticason	Flutide	1997	3 h	600 µg	0,65
Langwirkende Beta$_2$-Rezeptoragonisten					
Salmeterol	Serevent	1995	5 h	100 µg	1,86
	Salmeterol HEXAL	1995	5 h	100 µg	1,15
Formoterol	Oxis	1997	2–5 h	24 µg	1,18
	Formoterol STADA	2010	2 5 h	24 µg	0,69
Indacaterol	Onbrez	2010	40–52 h	150 µg	1,60
Olodaterol	Striverdi	2014	45 h	5 µg	3,00
Muscarinrezeptorantagonisten					
Tiotropiumbromid	Spiriva*	2002	5–6 d	10 µg	1,88
	Braltus*	2016	5–6 d	10 µg	1,60
Aclidiniumbromid	Bretaris*	2012	2–3 h	644 µg	1,39
Glycopyrroniumbromid	Seebri*	2012	33–57 h	44 µg	1,85
Umeclidiniumbromid	Incruse	2016	19 h	55 µg	1,31
Monoklonale Antikörper					
Omalizumab	Xolair**	2005	26 d	16 mg	51,63
Mepolizumab	Nucala***	2015	16–22 d	3,6 mg	49,66
Reslizumab	Cinqaero***	2016	24 d	7,5 mg	44,69

* Nur für COPD zugelassen, **für IgE- vermitteltes Asthma zugelassen, ***nur für schweres, eosinophiles Asthma zugelassen.

Reslizumab waren vergleichbar mit Placebo. Die häufigsten Nebenwirkungen waren unter Reslizumab und Placebo in Studie 1 Verschlechterung der Asthmasymptome (40% versus 52%), Atemwegsinfektionen (16% versus 13%) und Nasopharyngitis (11% versus 14%). Unter Reslizumab traten bei zwei Patienten anaphylaktische Reaktionen 20 Minuten nach Infusionsende auf, die mit der Standardtherapie im Studienzentrum beherrschbar waren und bei diesen Patienten zum Abbruch der Studie führten.

Die Nutzenbewertung durch den G-BA ergab für Patienten mit schwerem refraktärem eosinophilem Asthma, die nicht oder nur im Rahmen von akuten Exazerbationen mit oralen Corticosteroiden behandelt werden, keinen Beleg für einen Zusatznutzen im Vergleich zur zweckmäßigen Vergleichstherapie. Bei Patienten, die regelmäßig mit oralen Glucocorticoiden behandelt werden, bestand ein Anhaltspunkt für einen geringen Zusatznutzen (Bundesministerium für Gesundheit 2017j). Die Bruttokosten von *Cinqaero* (1 Durchstechflache 100 mg/10 ml 639,86 €, Erstattungsbetrag 595,84 €, Preisreduktion 6,9%, Dosierung 3 mg/kg i.v. alle 4 Wochen) betragen 44,69 € pro Tag und 16.311 € pro Jahr (◘ Tabelle 3.12).

Fazit: Reslizumab (*Cinqaero*) ist der zweite humanisierte monoklonale Interleukin-5-Antikörper für die Zusatztherapie bei Patienten mit schwerem refraktärem eosinophilem Asthma. Die Exazerbationsrate wird deutlich um etwa 50% gesenkt. Die Therapie ist jedoch mit 16.311 € pro Jahr relativ teuer und kostet für die infrage kommenden Patientenzahlen (4 800 bis 12 000) insgesamt 78 bis 196 Mio. € pro Jahr.

3.1.27 Ribociclib   C

Ribociclib (*Kisqali*) ist der zweite Inhibitor der Cyclin-abhängigen Kinasen 4 und 6 (CDK4, CDK6) zur Behandlung von postmenopausalen Frauen mit einem hormonrezeptorpositiven, HER2-negativen, lokal fortgeschrittenen oder metastasierten Mammakarzinom als initiale endokrinbasierte Therapie in Kombination mit einem Aromatasehemmer. Er wurde am 22. August 2017 von der EMA zugelassen und kam am 15. September 2017 in Deutschland auf den Markt.

Brustkrebs ist der häufigste maligne Tumor der Frau. In Deutschland traten 2013 insgesamt 71 640 Neuerkrankungen und 17 853 Todesfälle auf (Robert Koch-Institut 2016a). Die absolute Fünfjahresüberlebensrate hat in den letzten 15 Jahren durch Fortschritte der Früherkennung und der Therapie stetig zugenommen und beträgt derzeit 88%. Der häufigste Subtyp mit einem Anteil von 70% ist das östrogenrezeptorpositive, HER2-negative Mammakarzinom. Für diese Patientinnen wird wegen der erheblich besseren Verträglichkeit grundsätzlich eine endokrine Therapie bevorzugt. Mittel der ersten Wahl ist bei prämenopausalen Patientinnen der Östrogenrezeptorantagonist Tamoxifen als Monotherapie oder in Kombination mit Gonadorelinanaloga zur Ovarialsuppression. Für postmenopausale Patientinnen werden Aromatasehemmer (Anastrozol, Letrozol, Exemestan) bevorzugt, insbesondere wenn ein erhöhtes Rezidivrisiko besteht. Die adjuvante endokrine Therapie reduziert das relative Rezidivrisiko um etwa 40%. Das bedeutet aber auch, dass sich trotz initial erfolgreicher endokriner Therapie bei vielen Patientinnen im weiteren Verlauf eine Resistenz mit Rezidiv und metastasiertem Mammakarzinom entwickelt. Wesentlich für eine Resistenzentwicklung beim Mammakarzinom ist neben onkogenen Mutationen des Östrogenrezeptors eine Dysregulation des Zellzyklus mit verstärkter Aktivierung der Cyclin-abhängigen

Kinasen CDK4 und CDK6. Cycline sind zelluläre Proteine, die 1983 bei Studien über die Zellteilung von Seeigeleiern beschrieben wurden und zusammen mit Cyclin-abhängigen Kinasen (CDK) eine Schlüsselrolle für die Steuerung des Zellzyklus spielen. Für diese Entdeckungen wurden Hartwell, Hunt und Nurse 2001 mit dem Nobelpreis ausgezeichnet. Der Name der Cycline leitet sich davon ab, dass sie im Rhythmus des Zellzyklus phasenspezifisch exprimiert werden und damit zyklische Konzentrationsänderungen durchlaufen. In der frühen G1-Phase binden sie an die Cyclin-abhängigen Kinasen (CDK) und aktivieren dadurch den CDK-Komplex, der das Retinoblastom-Tumorsuppressorprotein durch Phosphorylierung inaktiviert, so dass Transkriptionsfaktoren freigesetzt werden und damit die Zellteilung gestartet wird. Beim östrogenrezeptorpositiven Mammakarzinom ist Cyclin D1 häufig überexprimiert, so dass es zu einer verstärkten Aktivierung Cyclin-abhängiger Kinasen, einer unkontrollierten Proliferation und zu einer Resistenzentwicklung gegen die endokrine Therapie des Mammakarzinoms kommt (Übersicht bei Turner et al. 2017).

Zur Hemmung Cyclin-abhängiger Kinasen wurden zunächst sogenannte Pan-CDK-Inhibitoren mit einem breiten Wirkungsspektrum entwickelt, die zwar an zellulären Tumormodellen hoch wirksam waren, aber in klinischen Studien ähnlich wie die klassischen Zytostatika eine erhebliche Toxizität aufwiesen. Ribociclib ist der zweite hochselektive Inhibitor von CDK4 und CDK6 mit niedriger Hemmkonzentration (IC_{50} 51–89 nmol/l). Dadurch wird die CDK-abhängige Phosphorylierung des Retinoblastom-Tumorsuppressorprotein blockiert und der Zellzyklus in der G1-Phase arretiert. Außerdem wurde ein synergistischer Effekt in Kombination mit Tamoxifen und eine erhöhte Empfindlichkeit Tamoxifen-resistenter Zellen beobachtet. Ribociclib erreicht die maximale Serumkonzentration nach 1–5 Stunden, wird weitgehend in der Leber über CYP3A, Sulfotransferasen und Glucuronidierung metabolisiert und überwiegend biliär mit einer mittleren Eliminationshalbwertszeit von 32 Stunden ausgeschieden (Übersicht bei Syed 2017b).

Die Zulassung von Ribociclib basiert auf einer placebokontrollierten Phase-3-Studie an 668 postmenopausalen Frauen mit hormonrezeptorpositi-

◨ **Tabelle 3.13 Arzneimittel zur Behandlung des östrogenrezeptorpositiven, HER2-negativen fortgeschrittenen Mammakarzinoms.** Angegeben sind Wirkstoffe, Präparate, Jahr der Zulassung, Halbwertszeit (HWZ), Dosierung und Bruttotherapiekosten pro Jahr.

Wirkstoffe	Präparate (Auswahl)	Zulassung	HWZ	Dosierung	Kosten/Jahr (€)
Antiöstrogene					
Tamoxifen	Tamoxifen AL	1984	7 d	20 mg/d	77
Fulvestrant	Faslodex	2004	50 d	500 mg/30 d	10.806
	Fulvestrant-ratiopharm	2016	50 d	500 mg/30 d	10.192
Aromatasehemmer					
Anastrozol	Arimidex	1996	40–50 h	1 mg/d	2.161
	Anastrozol Denk	2010	40–50 h	1 mg/d	178
Letrozol	Letrozol Bluefish	1997	2–4 d	2,5 mg/d	151
Exemestan	Aromasin	1999	24 h	25 mg	2.373
	Exemestan Devatis	2011	24 h	25 mg	376
CDK-Inhibitoren					
Palbociclib	Ibrance	2016	29 h	125 mg/d 21 d, 7 d Pause	35.763
Ribociclib	Kisqali	2017	30–55 h	600 mg/d 21 d, 7 d Pause	70.280

vem, HER2-negativem, rezidiviertem oder metastasierendem Brustkrebs, die Ribociclib (600 mg oral/ Tag über 3 Wochen, 1 Wochen Pause) in Kombination mit Letrozol (2,5 mg oral/Tag) oder Placebo plus Letrozol (Kontrollgruppe) als Erstlinientherapie erhalten hatten (Hortobagyi et al. 2016, MONALEESA-2). Nach 18 Monaten verlängerte Ribociclib das progressionsfreie Überleben (primärer Endpunkt) im Vergleich zur Kontrollgruppe (63,0% versus 42,2%). Die Daten zum Gesamtüberleben waren zu diesem Zeitpunkt noch unvollständig (23 Todesfälle unter Ribociclib und 20 in der Kontrollgruppe). Häufigste unerwünschte Ereignisse waren Neutropenie (74,3% versus 5,2%), Übelkeit (51,5% versus 28,5%), Infektionen (50,3% versus 42,4%), Müdigkeit (36,5% versus 30,0%), Diarrhö (35,0% versus 22,1%), Alopezie (33,2% versus 15,5%) und Leukopenie (32,9% versus 3,9%). Nebenwirkungsbedingte Studienabbrüche waren mit Ribociclib ebenfalls häufiger (7,5% versus 2,1%).

Die Nutzenbewertung durch den G-BA ergab keinen Zusatznutzen von Ribociclib (Bundesministerium für Gesundheit 2018o). Entscheidend für die Gesamtbewertung war die Tatsache, dass kein statistisch signifikanter Unterschied für das Gesamtüberleben zwischen den Studienarmen besteht (Gemeinsamer Bundesausschuss 2018a). Die Brut-

tokosten von *Kisqali* (3x63 Filmtbl. 200 mg, Listenpreis 16.163,02 €, bisher kein Erstattungsbetrag, Dosis 600 mg/Tag, 28-Tagezyklus mit 1 Woche Pause) betragen 192,42 € pro Tag und 70.280 € pro Jahr (◨ Tabelle 3.13). Sie sind damit fast doppelt so teuer wie die Kosten des ersten CDK-Inhibitors Palbociclib (*Ibrance*), bei dem inzwischen ein Erstattungsbetrag verhandelt wurde.

Fazit: Ribociclib (*Kisqali*) ist nach Palbociclib (*Ibrance*) der zweite CDK4/6-Inhibitor zur Erstlinienbehandlung des östrogenrezeptorpositiven, HER2-negativen fortgeschrittenen Mammakarzinoms. In Kombination mit Letrozol verlängerte Ribociclib das progressionsfreie Überleben um 9 Monate im Vergleich zur Letrozolmonotherapie. Die frühe Nutzenbewertung durch den G-BA ergab trotz eines verlängerten progressionsfreien Überlebens keinen Unterschied im Gesamtüberleben und damit keinen Beleg für einen Zusatznutzen im Verhältnis zur zweckmäßigen Vergleichstherapie.

3.1.28 Rolapitant   B

Rolapitant (*Varuby*) ist ein weiterer Neurokinin-1-Rezeptorantagonist für die Prävention von verzögert auftretender Übelkeit und Erbrechen in

Zusammenhang mit einer hoch oder mäßig emetogenen antineoplastischen Chemotherapie. Der Wirkstoff wurde am 20. April 2017 von der EMA zugelassen und kam am 1. Juni 2017 in Deutschland auf den Markt.

Chemotherapieinduziertes Erbrechen ist eine häufige Nebenwirkung mit nachteiligen Auswirkungen auf die Lebensqualität von Tumorpatienten, die eine Dosisreduktion oder einen Abbruch der Chemotherapie erfordert. Nach dem zeitlichen Ablauf werden fünf Kategorien des chemotherapieinduzierten Erbrechens unterschieden (akut, verzögert, Durchbruch, antizipatorisches, refraktäres Erbrechen). Mehrere Neurotransmitter (Dopamin, Serotonin, Substanz P) sind als Mediatoren in der Peripherie und im Zentralnervensystem an der Auslösung von Übelkeit und Erbrechen beteiligt. Das akute chemotherapieinduzierte Erbrechen tritt innerhalb von 24 Stunden nach Beginn der Chemotherapie auf und beruht vor allem auf der Freisetzung von Serotonin aus den enterochromaffinen Zellen des Dünndarms. Das verzögerte chemotherapieinduzierte Erbrechen beginnt erst 24 Stunden nach Beginn der Chemotherapie und wird hauptsächlich im Gehirn durch Freisetzung von Substanz P vermittelt, das Neurokinin-1-Rezeptoren aktiviert. Antizipatorisches Erbrechen tritt nicht beim ersten Chemotherapiezyklus auf, sondern ist eine typische Konditionierung nach vorausgegangener emetogener Chemotherapie. Es ist nur schwer behandelbar. Wirksamste Antiemetika für die initiale akute Phase sind 5-HT$_3$-Rezeptorantagonisten und für das verzögerte Erbrechen die Neurokinin-1-Rezeptorantagonisten (◻ Tabelle 3.14). Für die hoch emetogene Chemotherapie wird daher in allen internationalen Leitlinien eine Kombination aus 5-HT$_3$-Rezeptorantagonisten und Neurokinin-1-Rezeptorantagonisten zusammen mit Dexamethason empfohlen. Vor der Einführung der neuen Antiemetika trat chemotherapieinduziertes Erbrechen bei über 80% der Patienten auf, während die Inzidenz jetzt nur noch bei 13–35% liegt (Übersicht bei Navari und Aapro 2016).

Rolapitant ist ein langwirkender Neurokinin-1-Rezeptorantagonist, der mit hoher Affinität (K_i 0,66 nmol/l) an den humanen Neurokinin-1-Rezeptor bindet und 5 Tage nach der oralen Standarddosis von 180 mg noch mehr als 90% Rezeptorbindung zeigt. Maximale Plasmaspiegel werden 4 Stunden nach oraler Gabe mit einer absoluten Bioverfügbarkeit von 100% erreicht. Rolapitant wird in der Leber über CYP3A metabolisiert und überwiegend biliär mit einer terminalen Eliminationshalbwertszeit von 169–183 Stunden ausgeschieden (Übersicht bei Heo und Deeks 2017).

Die Zulassung von Rolapitant basiert auf zwei Hauptstudien an 532 Patienten und 555 Patienten mit hochemetogener Chemotherapie, die zusätzlich zu Rolapitant (Einmaldosis 180 mg oral) alle Granisetron (10 µg/kg i.v.) und Dexamethason (20 mg oral) an Tag 1 und Dexamethason (2mal 8 mg/Tag oral) an Tag 2–4 erhielten (Rapoport et al. 2015, HEC-1 und HEC-2). Die kombinierte Analyse der beiden Studien zeigte, dass verzögertes Erbrechen in dem Zeitraum von 24–120 Stunden nach der Chemotherapie (primärer Endpunkt) bei den mit Rolapitant behandelten Patienten seltener als in der Kontrollgruppe auftrat (71% versus 60% der Patienten). Die Häufigkeit behandlungsbedingter Nebenwirkungen (Dyspepsie, Kopfschmerzen, Obstipation, Schluckauf) war in allen Behandlungsgruppen ähnlich und lag unter 2%.

Die Nutzenbewertung durch den G-BA ergab keinen Beleg für einen Zusatznutzen, da Rolapitant nicht mit der zweckmäßigen Dreifachtherapie (Neurokinin-1-Rezeptorantagonist, 5-HT$_3$-Rezeptorantagonist, Dexamethason) verglichen wurde (Bundesministerium für Gesundheit 2017k). Die Bruttokosten von *Varuby* (2 Filmtbl. 90 mg, Listenpreis 91,24 €, bisher kein Erstattungsbetrag, Dosis 180 mg als Einmalgabe) betragen 91,24 € pro Behandlungszyklus (◻ Tabelle 3.14).

Fazit: Rolapitant (*Varuby*) ist ein langwirkender oraler Neurokinin-1-Rezeptorantagonist zur Prävention des chemotherapieinduzierten Erbrechens. Die frühe Nutzenbewertung durch den G-BA ergab keinen Beleg für einen Zusatznutzen, da Rolapitant nur mit einer antiemetischen Zweifachkombination aber nicht mit der zweckmäßigen Dreifachkombination verglichen wurde.

3.1.29 Sarilumab   C

Sarilumab (*Kevzara*) ist nach Tocilizumab (*RoActemra*) der zweite Interleukin-6-Inhibitor zur

Tabelle 3.14 Arzneimittel zur Behandlung des chemotherapieinduzierten Erbrechens. Angegeben sind Wirkstoffe, Präparate, Jahr der Zulassung, Halbwertszeit (HWZ), definierte Tagesdosis (DDD) und Bruttokosten pro DDD.

Wirkstoffe	Präparate (Auswahl)	Zulassung	HWZ	DDD	DDD-Kosten (€)
Metoclopramid	Paspertin	1985	3–5 h	30 mg	0,53
	MCP AL	1990	3–5 h	30 mg	0,47
Alizaprid	Vergentan	2004	3 h	150 mg	2,86
5-HT₃-Rezeptorantagonisten					
Ondansetron	Zofran	1990	3 h	16 mg	13,76
	Ondansetron Denk	2010	3 h	16 mg	6,88
Granisetron	Kevatril	1997	9 h	2 mg	17,03
	Granisetron STADA	2006	9 h	2 mg	12,58
Palonosetron	Aloxi*	2005	37–48 h	0,5 mg	94,49
Palonosetron + Netupitant	Akynzeo*	2015	37–48 h bzw. 88 h	0,5 mg + 300 mg	88,67
Neurokinin-1-Rezeptorantagonisten					
Aprepitant	Emend**	2003	9–13 h	5 mg	30,41
Fosaprepitant	Ivemend*	2008	11 h	150 mg	93,59
Rolapitant	Varuby*	2017	169–183 h	180 mg	91,24
Cannabinoide					
Nabilon	Canemes	2015	2 h	3 mg	51,29

* Einmalgabe, ** Dreitägige Therapie

Behandlung von Patienten mit mittelschwerer bis schwerer aktiver rheumatoider Arthritis in Kombination mit Methotrexat, die auf ein oder mehrere krankheitsmodifizierende antirheumatische Arzneimittel unzureichend angesprochen oder diese nicht vertragen haben. Sarilumab kann auch als Monotherapie gegeben werden, wenn Methotrexat nicht vertragen wird oder wenn eine Behandlung mit Methotrexat ungeeignet ist. Das Arzneimittel wurde am 23. Juni 2017 von der EMA zugelassen und kam am 15. August 2017 in Deutschland auf den Markt. Eine kurze Beschreibung der rheumatoiden Arthritis und der verfügbaren Therapieoptionen findet sich bei Baricitinib (*Olumiant*) in diesem Kapitel (▶ Abschnitt 3.1.4).

Interleukin-6 ist ein multifunktionelles Zytokin mit zahlreichen proinflammatorischen Eigenschaften. Während akuter Krankheitsphasen der rheumatoiden Arthritis ist es in den Gelenken, aber auch im Blut der Patienten nachweisbar und vermittelt lokale und systemische Entzündungserscheinungen. Dazu gehören Fieber, allgemeine Abgeschlagenheit und Appetitlosigkeit. In entzündeten Gelenken steigert Interleukin-6 das Wachstum von synovialen Fibroblasten und die Angiogenese über vermehrte Bildung von vaskulärem endothelialen Wachstumsfaktor (VEGF). Weiterhin werden die Differenzierung von B-Zellen zu Plasmazellen und die Bildung von C-reaktivem Protein (CRP) in Leberzellen gesteigert. Schließlich wird auch die Differenzierung von reifen Osteoklasten induziert und damit der Knochenabbau und die Gelenkzerstörung beschleunigt. Wegen der vielfältigen Beteiligung von Interleukin-6 an den Entzündungsvorgängen der rheumatoiden Arthritis sind Interleukin-6-Rezeptorantagonisten ein erfolgversprechendes Therapieprinzip. Als erster Interleukin-6-Inhibitor wurde Tocilizumab als humanisierter monoklonaler Antikörper entwickelt. Sarilumab ist ein vollständig humaner monoklonaler Antikörper mit einem geringeren Risiko für die Entwicklung neutralisierender Antikörper und allergischer Reaktionen im Vergleich zu chimären monoklonalen Antikörpern. Er hemmt die Interleukin-6-Signaltransduktion durch Bindung an lösliche und membranständige Interleukin-6-Rezeptoren mit hoher Affinität (12,8 pmol/l) und war damit wirksamer als Tocilizumab. Dadurch werden T-Zell-Aktivierung, Ig-Sekretion und Entzündung vermindert. Maximale Plasmaspiegel von Sarilumab werden 2–4 Tage nach subkutaner Injektion erreicht, Gleichgewichtskonzentrationen nach 12–16 Wochen. Der monoklonale Antikörper wird vermutlich genauso wie endogene Immunglobuline zu kleinen Peptiden und Aminosäuren abgebaut. Die Halbwertszeit beträgt initial 8–10 Tage und nach Erreichen der Gleichgewichtszustands 21 Tage (Übersicht bei Boyce et al. 2018).

Basis der Zulassung waren drei Phase-3-Studien mit Sarilumab an Patienten mit mäßiger bis schwerer rheumatoider Arthritis. In der ersten placebokontrollierten Studie an 1197 Patienten mit unzureichender Reaktion auf Methotrexat lag die Ansprechrate nach 24 Wochen (koprimärer Endpunkt) mit Sarilumab (150 oder 200 mg/Tag s.c. alle 2 Wochen) höher als mit Placebo (58,0%, 66,4% versus 33,4%), die als 20% Verbesserung mit dem Index des American College of Rheumatology (ACR20-Index) gemessen wurde (Genovese et al. 2015, MOBILITY). Häufigste Nebenwirkungen waren Infektionen (40,1%, 39,6% versus 31,1%), gastrointestinale Störungen (11,4%, 15,1% versus 10,8%), Neutropenie (9,3%, 14,4% versus 0,2%) und Anstieg der Alaninaminotransferase (9,5%, 8.0% versus 2,1%). Ein ähnliches Ergebnis hatte eine weitere placebokontrollierte Phase-3-Studie (Fleischmann et al. 2017a, TARGET). In der dritten Studie wurde Sarilumab (200 mg/kg s.c. alle 2 Wochen) direkt mit Adalimumab (40 mg s.c. alle 2 Wochen) an 369 Patienten mit aktiver rheumatoider Arthritis verglichen, bei denen eine Behandlung mit Methotrexat wegen Intoleranz oder unzureichender Wirksamkeit nicht möglich war (Burmester et al. 2017, MONARCH). Die quantitative Beurteilung der rheumatoiden Arthritis (primärer Endpunkt) erfolgte mit der Krankheitsaktivitätsauswertung an 28 definierten Gelenken unter Verwendung der Erythrozytensedimentationsrate (ESR) nach den Kriterien der European League Against Rheumatism (EULAR) (Disease Activity Score 28, DAS28-ESR). Nach 24 Wochen hatte Sarilumab den DAS28-ESR (Ausgangswert 6,8 Punkte) stärker als Adalimumab gesenkt (–3,28 versus –2,20 Punkte). Mit Sarilumab wurden auch höhere ACR20-Ansprechraten als mit Adalimumab erreicht (71,7% versus 58,4%).

Die Nutzenbewertung von Sarilumab durch den G-BA ergab nur für die relativ kleine Gruppe der Biologika-naiven Patienten mit Unverträglichkeit oder Unwirksamkeit von Methotrexat einen beträchtlichen Zusatznutzen, während bei allen anderen Patientengruppen ein Zusatznutzen nicht belegt war (unzureichendes Ansprechen oder Unverträglichkeit von klassischen krankheitsmodifizierenden Antirheumatika, Kombinationstherapie mit Methotrexat, unzureichendes Ansprechen oder Unverträglichkeit von Methotrexat) (Bundesministerium für Gesundheit 2018p). Die Bruttokosten von *Kevzara* (6 Fertigpens 200 mg, Listenpreis 4.843,68 €, bisher kein Erstattungsbetrag, Dosis 200 mg s.c. alle 2 Wochen) betragen 57,66 € pro Tag bzw. 21.046 € pro Jahr. Sie liegen damit unter den Kosten von Adalimumab und Etanercept, aber über den Kosten von Infliximab und Golimumab (◘ Tabelle 3.4).

Fazit: Sarilumab (*Kevzara*) ist ein weiterer Interleukin-6-Inhibitor zur Behandlung von Patienten mit mittelschwerer bis schwerer aktiver rheumatoider Arthritis. Mit Sarilumab wurde eine höhere Ansprechquote als mit Adalimumab beobachtet. Die Jahrestherapiekosten betragen 21.046 € und liegen damit in einem mittleren Bereich der TNFα-Inhibitoren.

3.1.30 Sofosbuvir/Velpatasvir/Voxilaprevir C

Sofosbuvir/Velpatasvir/Voxilaprevir (*Vosevi*) ist die erste pangenotypische Dreifachkombination zur Behandlung der chronischen Hepatitis C-Virusinfektion, die am 26. Juli 2017 von der EMA zugelassen wurde und am 1. September 2017 in Deutschland auf den Markt kam. Sie besteht aus dem bekannten Polymeraseinhibitor Sofosbuvir (Einführung 2014), dem bekannten NS5A-Replikationsinhibitor Velpatasvir (Einführung 2016 als Zweifachkombination mit Sofosbuvir) und dem neuen Proteasehemmer Voxilaprevir. Eine kurze Beschreibung der Hepatitis C und der verfügbaren Therapieoptionen findet sich in diesem Kapitel bei dem Kombinationspräparat aus Glecaprevir und Pibrentasvir (*Maviret*) (► Abschnitt 3.1.12).

Voxilaprevir ist ein Hepatitis C (HCV)-Protease-inhibitor mit hoher Aktivität gegen die Genotypen 1–6 (IC_{50} 0,33–6,6 nmol/l) und einem verbesserten Resistenzprofil gegen häufig auftretende Genotyp 1-assoziierte Varianten im Vergleich zu anderen HCV-Proteaseinhibitoren. Voxilaprevir erreicht 4 Stunden nach oraler Gabe maximale Plasmaspiegel, wird teilweise über CYP3A4 metabolisiert, aber überwiegend unverändert biliär mit einer terminalen Eliminationshalbwertszeit von 33 Stunden ausgeschieden (Übersicht bei Heo und Deeks 2018).

Die Dreifachkombination Sofosbuvir/Velpatasvir/Voxilaprevir wurde in vier klinischen Hauptstudien an 1459 Patienten mit chronischer Hepatitis C-Infektion mit allen HCV-Genotypen untersucht, darunter therapienaive Patienten und Therapieversager sowie Patienten mit Leberzirrhose (Übersicht bei Heo und Deeks 2018). In der ersten Phase-3-Studie an 416 Patienten (46% kompensierte Leberzirrhose) mit Genotyp-1-Infektionen und vorangegangener antiviraler Therapie mit einem NS5A-Inhibitor lag die dauerhafte virologische Ansprechrate der Dreifachkombination nach 12 Wochen bei 96% (Bourlière et al. 2017, POLARIS-1). Häufigste Nebenwirkungen der Dreifachkombination im Vergleich zu Placebo waren Kopfschmerzen (25% versus 17%), Müdigkeit (21% versus 20%), Diarrhö (18% versus 12%) und Übelkeit (14% versus 8%). In der zweiten 12-wöchigen Phase-3-Studie an 333 Patienten mit Infektionen des Genotyp 1, 2 oder 3 und vorangegangener antiviraler Therapie ohne NS5A-Inhibitor lag die dauerhafte virologische Ansprechrate mit der Dreifachkombination höher als mit der Zweifachkombination aus Sofosbuvir und Velpatasvir (98% versus 90%) (Bourlière et al. 2017, POLARIS-4). In einer weiteren Phase-3-Studie an therapienaiven Patienten mit allen HCV-Genotypen mit oder ohne Zirrhose (außer Patienten mit Genotyp 3 und Zirrhose) war die Therapie mit der Dreifachkombination über 8 Wochen der Therapie mit der Zweifachkombination aus Sofosbuvir und Velpatasvir über 12 Wochen nur geringfügig unterlegen (95% versus 98%) (Jacobson et al. 2017, POLARIS-2). In der vierten Phase-3-Studie an Patienten mit Genotyp-3-Infektion und Zirrhose erreichten beide Therapiegruppen eine dauerhafte virologische Ansprechrate von 96% (Jacobson et al. 2017, POLARIS-3).

Die Nutzenbewertung durch den G-BA ergab keinen Beleg für einen Zusatznutzen der Dreifachkombination (*Vosevi*) in sechs verschiedenen Subgruppen im Vergleich zur festgelegten zweckmäßigen Vergleichstherapie (Bundesministerium für Gesundheit 2018q). Die aktuellen Bruttotherapiekosten von *Vosevi* (28 Filmtbl. 400 mg/100 mg/100 mg, Listenpreis 22.260,88 €, bisher kein Erstattungsbetrag, Dosis 1 Filmtbl. pro Tag) betragen 795,03 € pro Tag und für eine Therapiedauer von 8 Wochen bei nicht vorbehandelten Patienten ohne Zirrhose 44.522 € sowie für eine Therapiedauer von 12 Wochen bei vorbehandelten Patienten ohne oder mit Zirrhose 66.783 €. Die neue Dreifachkombination ist damit erheblich teurer als die Elbasvir-Grazoprevir-Kombination (*Zepatier*), die jedoch nur bei den Genotypen 1a, 1b und 4 anwendbar ist (◻ Tabelle 3.8). Allerdings wurden bisher publizierte Therapiehinweise zur wirtschaftlichen Verordnung aufgrund von Rabattverträgen von Herstellern mit Krankenkassen seit 2017 nicht mehr aktualisiert.

Fazit: Die erste pangenotypische Dreifachkombination Sofosbuvir/Velpatasvir/Voxilaprevir (*Vosevi*) zur Behandlung der chronischen Hepatitis C erreicht bei allen therapienaiven Patienten (Genotyp 1–6) bereits nach 8 Wochen hohe Ansprechraten von über 95%. Lediglich bei vorbehandelten Patienten ohne oder mit Leberzirrhose beträgt die Therapiedauer 12 Wochen. Die Nutzenbewertung ergab keinen Beleg für einen Zusatznutzen.

3.1.31 Telotristatethyl   A

Telotristatethyl (*Xermelo*) ist ein Tryptophanhydroxylase-Inhibitor, der zur Behandlung der Karzinoidsyndrom-bedingten Diarrhö in Kombination mit einer Somatostatinanalogon-Therapie bei Erwachsenen mit unzureichender Kontrolle unter Somatostatinanalogon-Monotherapie von der EMA am 18. September 2017 zugelassen wurde und am 15. Oktober 2017 in Deutschland auf den Markt kam. Da es nur wenige Patienten mit Karzinoidsyndrom gibt, wurde *Xermelo* am 8. Oktober 2009 als Arzneimittel für seltene Leiden (Orphan-Arzneimittel) ausgewiesen.

Neuroendokrine Tumoren sind relativ seltene Tumoren (Inzidenz 6/100 000), die erstmals 1907

von dem Münchener Pathologen Siegfried Obern-
dorfer als Karzinoide beschieben wurden. Sie entwickeln sich aus enterochromaffinen Zellen und sind
am häufigsten im Dünndarm, in der Bauchspeicheldrüse, in der Lunge und im Rektum lokalisiert. Etwa
20% der Patienten weisen ein Karzinoidsyndrom
auf, das sich mit typischen Symptomen (Flush, Diarrhö, Bauchschmerzen, Schweißausbrüche, Bronchospasmen) manifestiert und durch übermäßige
Sekretion von bioaktiven Peptiden und Neurotrans-
mittern (Serotonin, Somatostatin, Histamine, Gas-
trin) bedingt ist. Als wichtigster Botenstoff gilt
Serotonin, das bei jahrelanger Überproduktion
mesenteriale Fibrosen und Herzklappenfibrosen
mit karzinoidbedingter Herzkrankheit verursacht.
Einzige kurative Therapie ist die chirurgische Resektion des Primärtumors, die jedoch nur selten
erfolgreich ist. Wichtigste Arzneitherapie ist die Anwendung von Somatostatinanaloga (Octreotid,
Lanreotid), die jedoch die Symptome aufgrund von
dosislimitierenden Nebenwirkungen und Tachyphylaxie nicht bei allen Patienten lindern (Übersicht bei Modlin et al. 2008).

Telotristatethyl ist ein peripherer Inhibitor der
Tryptophanhydroxylase-1, der einen entscheidenden Schritt der Serotoninbiosynthese hemmt. Es
wird in Form seines Prodrugs Telotristatetiprat oral
angewendet, das durch Carboxylesterasen zu seiner
aktiven Form metabolisiert wird. Die Elimination
erfolgt mit einer Halbwertszeit von 5 Stunden fast
ausschließlich über die Fezes (Übersicht bei Chan
und Singh 2018).

Die Zulassung von Telotristatethyl basiert auf
einer 12-wöchigen placebokontrollierten Phase-
3-Studie an 135 Patienten mit Karzinoidsyndrom,
die trotz stabil dosierter Therapie mit Somatostatinanaloga mindestens 4 Stuhlgänge pro Tag (Ausgangswert 5,06–5,49 Stuhlgänge/Tag) aufwiesen
(Kulke et al. 2017). Telotristatethyl (250 mg oder
500 mg/Tag oral) senkte die Stuhlfrequenz (primärer Endpunkt) im Vergleich zu Placebo (–1,7
oder –2,1 versus 0,9 Stuhlgänge/Tag). Häufigste
Nebenwirkungen der beiden Dosierungen von
Telotristatethyl im Vergleich zu Placebo waren
Übelkeit (13,3% und 31,3% versus 11,1%), Depression (6,7% und 15,6% versus 6,7%) und Gamma-
Glutamyltransferaseanstieg (8,9% und 8,9% versus
0,0%).

Der medizinische Zusatznutzen von Orphan-
Arzneimitteln gilt durch die EMA-Zulassung als
belegt, ebenso entfallen Angaben zur zweckmäßigen Vergleichstherapie. Das Ausmaß des Zusatznutzens von Telotristatethyl ist nach der Bewertung des
G-BA nicht quantifizierbar (Bundesministerium
für Gesundheit 2018r). Ausschlaggebend war die
unklare klinische Relevanz der Ergebnisse, weil
nicht beurteilbar war, ob die Abnahme der Stuhlfrequenz im Vergleich zu Placebo (–0,8 Stuhlgänge/
Tag) eine spürbare Verbesserung des Gesundheitszustandes für den einzelnen Patienten darstellt (Gemeinsamer Bundesausschuss 2018b). Die Bruttokosten von *Xermelo* (90 Filmtbl. 250 mg Listenpreis
2.371,44 €, bisher kein Erstattungspreis, Dosis 250
mg 3mal/Tag oral) betragen 79,05 € pro Tag und
28.852 € pro Jahr und liegen damit im gleichen
Bereich wie die Kosten der Somatostatinanaloga
Octreotid (*Sandostatin LAR-Monatsdepot*) und
Lanreotid (*Somatuline Autogel*).

Fazit: Telotristatethyl (*Xermelo*) ist ein Tryptophanhydroxylase-Inhibitor, der als Orphan-Arzneimittel zur Behandlung der karzinoidbedingten
Diarrhö in Kombination mit Somatostatinanaloga
bei unzureichender Kontrolle mit Somatostatinanaloga zugelassen wurde. In einer placebokontrollierten Studie wurde eine statistisch signifikante, aber
relativ geringe Abnahme der Stuhlfrequenz beobachtet, deren klinische Relevanz nicht beurteilbar
war.

3.1.32 Tivozanib   C

Tivozanib (*Fotivda*) ist ein weiterer Tyrosinkinaseinhibitor zur Erstlinientherapie bei Patienten mit fortgeschrittenem Nierenzellkarzinom sowie als Therapie bei Patienten, die noch nicht mit VEGFR- und
mTOR-Inhibitoren behandelt wurden und bei denen
es nach einer vorherigen Zytokintherapie zur Krankheitsprogression kam. Der Wirkstoff wurde am 24.
August 2017 von der EMA zugelassen und kam am
1. November 2017 in Deutschland auf den Markt.

Die Zahl der jährlichen Neuerkrankungen an
Nierenkrebs beträgt in Deutschland 14 910 (9360
Männer, 5550 Frauen) mit 5458 Todesfällen (3358
Männer, 2100 Frauen), das relative Fünfjahresüber-
leben beträgt 75,9% bis 77,2% (Robert-Koch-Insti-

☐ Tabelle 3.15 Arzneimittel zur Behandlung des Nierenzellkarzinoms. Angegeben sind Wirkstoffe, Präparate, Jahr der Zulassung, Dosierung, Halbwertszeit (HWZ) und Bruttotherapiekosten pro Jahr.

Wirkstoffe	Präparate	Zulassung	Dosierung	HWZ	Kosten pro Jahr (€)
Tyrosinkinaseinhibitoren					
Sorafenib	Nexavar	2006	800 mg/d	25–48 h	63.540
Sunitinib	Sutent	2006	35 mg/d	40–60 h	61.439
Pazopanib	Votrient	2010	800 mg/d	31 h	55.844
Axitinib	Inlyta	2012	10 mg/d	2,5–6 h	46.891
Cabozantinib	Cabometyx	2016	60 mg/d	99 h	76.277
Lenvatinib	Kisplyx	2016	18 mg/d	28 h	80.831
Tivozanib	Fotivda	2017	1 mg/d	4,5–5,1 d	59.154
mTOR-Inhibitoren					
Temsirolimus	Torisel	2007	25 mg/Woche	23 h	49.756
Everolimus	Afinitor	2009	10 mg/d	19 h	56.987
VEGF-Inhibitor					
Bevacizumab	Avastin	2009	10 mg/kg/14 d	20 d	76.790

tut 2016a). Im Erwachsenenalter handelt es sich zu 85% um Nierenzellkarzinome (Hypernephrome). Die meisten Nierenzellkarzinome werden zufällig als kleine Tumoren mit niedrigem Risiko entdeckt, bei etwa 17% der Patienten bestehen zum Zeitpunkt der Diagnose bereits Metastasen. Rauchen, Hypertonie und Übergewicht erhöhen das Nierenkrebsrisiko. Auch die chronische Niereninsuffizienz begünstigt die Krebsentstehung. Eine entscheidende Rolle für die Pathogenese der Klarzellkarzinome spielen endothelialer Wachstumsfaktor (VEGF) und Platelet-derived Growth Factor (PDGF) über die Beteiligung des von-Hippel-Lindau-Gens (VHL.). Dieses Gen fördert den Abbau eines Proteins (Hypoxie-induzierbarer Faktor-1α), das die Synthese der Wachstumsfaktoren VEGF und PDGF induziert. Bei 80% der sporadischen Klarzellkarzinome ist das VHL-Gen durch Deletion, Mutation oder Methylierung inaktiviert. Infolgedessen wird der Hypoxie-induzierbare Faktor-1α stabilisiert, woraus eine anhaltende Überstimulation durch die beteiligten Wachstumsfaktorrezeptoren und eine Beschleunigung von Angiogenese, Wachstum und Metastasierung des Tumors resultieren (Übersicht siehe Capitanio und Montorsi 2016).

Bei lokalisierten Tumoren ist die operative nierenerhaltende Entfernung die Standardtherapie, mit der 85–96% der Patienten in den Tumorstadien T1 und T2 geheilt werden. Ein Drittel der Patienten hat jedoch bei Erstdiagnose oder nach initial kurativer Resektion ein fortgeschrittenes oder metastasiertes Nierenzellkarzinom. Diese Patienten haben mit einer Fünfjahresüberlebensrate von unter 10% eine wesentlich schlechtere Prognose. Wegen weitgehender Chemotherapieresistenz des metastasierenden Nierenzellkarzinoms wurde in der Regel eine Immuntherapie mit Aldesleukin (Interleukin-2) oder Interferon alfa eingesetzt. Die Ansprechraten mit Zytokinen waren jedoch niedrig (5–20%), die mittlere Gesamtüberlebenszeit betrug nur 8 Monate. Basierend auf dem besseren Verständnis der Pathogenese des Nierenzellkarzinoms wurden in den letzten 10 Jahren mehrere neue Therapieoptionen entwickelt (☐ Tabelle 3.15). Neben den antiangiogenetischen Tyrosinkinaseinhibitoren wurden die beiden Inhibitoren des Mammalian Target of Rapamycin (mTOR) Temsirolimus und Everolimus für die Behandlung des metastasierten Nierenzellkarzinoms sowie Bevacizumab, ein antiangiogenetischer Inhibitor des VEGF, in Kombination mit Interferon alfa zugelassen.

Tivozanib ist ein hochselektiver Tyrosinkinaseinhibitor aller drei vaskulären endothelialen Wachstumsfaktorrezeptoren (VEGF-Rezeptoren), der in deutlich niedrigeren Konzentrationen (IC$_{50}$ 0,16–0,24 nmol/l) als andere Tyrosinkinaseinhibitoren (Sorafenib, Sunitinib, Pazopanib, IC$_{50}$ 10–90 nmol/l) wirksam ist. Durch die Blockade der VEGF-Rezeptoraktivierung wird die Angiogenese verhindert, die Blutversorgung von Tumorgeweben reduziert und damit das Tumorwachstum verlangsamt. Maximale Plasmaspiegel werden 2–24 Stunden nach oraler Gabe erreicht. Der Wirkstoff wird überwiegend als unverändertes Molekül (79%) mit einer langen Halbwertszeit von 4,5–5,1 Tagen biliär eliminiert (Übersicht bei Kim 2017b).

Die Zulassung von Tivozanib basiert auf einer Hauptstudie an 517 Patienten mit metastasiertem Nierenzellkarzinom, in der Tivozanib (1,5 mg/Tag oral über 3 Wochen und 1 Woche Pause) mit Sorafenib (2mal 400 mg/Tag oral kontinuierlich) verglichen wurde (Motzer et al. 2013). Tivozanib verlängerte das mediane progressionsfreie Überleben (primärer Endpunkt) im Vergleich zu Sorafenib (11,9 versus 9,1 Monate), während das mediane Gesamtüberleben keinen signifikanten Unterschied zeigte (28,8 versus 29,3 Monate). Häufigste Nebenwirkungen waren Hypertonie (44% versus 34%), Aspartataminotransferaseanstieg (37% versus 51%), Diarrhö (23% versus 33%), Stimmstörung (21% versus 5%), Hand-Fuß-Syndrom (14% versus 54%) und Alopezie (2% versus 31%). Die frühe Nutzenbewertung von Tivozanib zur Behandlung des fortgeschrittenen Nierenzellkarzinoms ergab keinen Beleg für einen Zusatznutzen im Vergleich mit anderen Tyrosinkinaseinhibitoren (Bundesministerium für Gesundheit 2018s). Die Bruttokosten von *Fotivda* (21 Hartkaps. 1.340 µg, Listenpreis 4537,86 €, bisher kein Erstattungsbetrag, Dosis einmal täglich 1,34 mg über 21 Tage, gefolgt von einer 7-tägigen Pause) betragen 162,07 € pro Tag und 59.154 € pro Jahr. Sie liegen damit im Bereich anderer, beim Nierenzellkarzinom eingesetzter Tyrosinkinaseinhibitoren.

Fazit: Tivozanib (*Fotivda*) ist ein weiterer Tyrosinkinaseinhibitor zur Erstlinientherapie bei Patienten mit fortgeschrittenem Nierenzellkarzinom sowie als Therapie bei Patienten, die noch nicht mit VEGFR- und mTOR-Signalweginhibitoren behandelt wurden und bei denen es nach einer vorherigen Zytokintherapie zur Krankheitsprogression kam. Die Nutzenbewertung durch den G-BA ergab keinen Beleg für einen Zusatznutzen, da das Gesamtüberleben im Vergleich zur Standardtherapie nicht verlängert wurde.

3.1.33 Tofacitinib   A/C

Tofacitinib (*Xeljanz*) ist nach Baricitinib (*Olumiant*) der zweite Januskinase (JAK)-Inhibitor, der zur Behandlung der mittelschweren bis schweren aktiven rheumatoiden Arthritis indiziert ist, die auf eine vorangegangene Behandlung mit einem oder mehreren krankheitsmodifizierenden Antirheumatika (DMARDs) unzureichend angesprochen oder diese nicht vertragen haben. Es kann als Monotherapie oder in Kombination mit Methotrexat eingesetzt werden. Die Zulassung durch die EMA erfolgte am 22. März 2017, die Markteinführung in Deutschland am 1. Mai 2017. Eine kurze Beschreibung der rheumatoiden Arthritis und der verfügbaren Therapieoptionen findet sich bei Baricitinib (*Olumiant*) in diesem Kapitel (Abschnitt 3.1.4).

Tofacitinib ist ein JAK-Inhibitor mit hoher Affinität an die ATP-Bindungstasche der JAK-Tyrosinkinasen, der die Enzymaktivität von JAK1, JAK2 und JAK3 in niedrigen nanomolaren Konzentrationen (1,6–3,2 nmol/l) hemmt. Dadurch wird die Bildung von Zytokinen (Interleukin 2 und 6) und Interferon-γ gehemmt, woraus entzündungshemmende Effekte und eine Schutzwirkung auf Knorpel und Knochen resultieren. Die orale Bioverfügbarkeit von Tofacitinib beträgt 74%, maximale Plasmakonzentrationen werden nach 0,5–1,0 Stunden erreicht. Die Elimination erfolgt überwiegend durch Abbau über CYP3A4 in der Leber (70%) und in geringerem Umfang über renale Ausscheidung von unverändertem Tofacitinib (30%). Die Halbwertszeit beträgt nur 3 Stunden, so dass eine zweimal tägliche Einnahme erforderlich ist (Übersicht bei Dhillon 2017a).

Nach mehreren placebokontrollierten Studien wurde Tofacitinib (5 mg 2mal täglich oral) im Vergleich mit Tofacitinib plus Methotrexat (15–25 mg/Woche) oder Adalimumab (40 mg i.v. alle 2 Wochen) plus Methotrexat an 1146 Patienten mit aktiver rheumatoider Arthritis ohne ausreichende Reaktion auf Methotrexat über einen Zeitraum von 52 Wochen (primärer Endpunkt) untersucht (Fleischmann et al. 2017b, ORAL Strategy). Nach 6 Monaten zeigten Tofacitinib und Adalimumab jeweils in Kombination mit Methotrexat eine höhere Ansprechquote (50% Verbesserung des Index des American College of Rheumatology, ACR50-Index) als die Monotherapie mit Tofacitinib (46% und 44% versus 38%). Für Tofacitinib plus Methotrexat und Adalimumab plus Methotrexat bestand Nichtunterlegenheit. In allen drei Behandlungsgruppen wurde die Therapie bei einigen Patienten wegen unerwünschter Ereignisse abgesetzt (7% und 9% versus 6%). Zwei Patienten (1%) starben unter der Monotherapie mit Tofacitinib an schweren Infektionen.

Die Nutzenbewertung von Tofacitinib durch den G-BA ergab in drei Patientensubgruppen keinen Zusatznutzen gegenüber der zweckmäßigen Vergleichstherapie (Bundesministerium für Gesundheit 2017l). Die Bruttokosten von *Xeljanz* (182 Filmtbl. 5 mg, Listenpreis 4.641,56 €, Erstattungsbetrag 3.877,14 €, Preisreduktion 16,5%, Dosis 2mal 5 mg/Tag) betragen 542,61 € pro Tag bzw. 15.551 € pro Jahr. Sie liegen damit unter den Kosten von Adalimumab und Etanercept, aber über den Kosten von Infliximab und Golimumab (◘ Tabelle 3.4). *Xeljanz* gehört zusammen mit einem weiteren JAK-Inhibitor (*Olumiant*) zu den wenigen neuen Arzneimitteln, die bereits im Jahr ihrer Einführung mehr als 5000 Verordnungen erreicht haben (◘ Tabelle 3.2).

Fazit: Tofacitinib (*Xeljanz*) ist der zweite Vertreter der JAK-Inhibitoren zur Behandlung von Patienten mit rheumatoider Arthritis, die auf eine vorangegangene Behandlung mit krankheitsmodifizierenden Antirheumatika unzureichend angesprochen oder diese nicht vertragen haben. Mit Tofacitinib wurde eine ähnliche Ansprechquote wie mit Adalimumab beobachtet. Die Jahrestherapiekosten betragen 15.551 € und liegen damit in einem mittleren Bereich der TNFα-Inhibitoren.

3.1.34 Venetoclax A

Venetoclax (*Venclyxto*) ist der erste Inhibitor des antiapoptotischen B-Zell-Lymphom-2-Proteins (BCL-2) für die Monotherapie von Patienten mit einer chronischen lymphatischen Leukämie (CLL), die eine 17p-Deletion oder TP53-Mutation aufweisen und für eine Behandlung mit einem Inhibitor des B-Zell-Rezeptor-Signalwegs nicht geeignet sind oder ein Therapieversagen zeigten. Weiterhin ist Venetoclax als Monotherapie auch bei Patienten ohne Vorliegen einer 17p-Deletion oder TP53-Mutation zugelassen, bei denen sowohl unter einer Chemoimmuntherapie als auch unter einem Inhibitor des B-Zell-Rezeptor-Signalwegs ein Therapieversagen auftrat. Da es nur wenige Patienten mit chronischer lymphatischer Leukämie gibt, wurde *Venclyxto* am 6. Oktober 2012 als Arzneimittel für seltene Leiden (Orphan-Arzneimittel) ausgewiesen. Venetoclax wurde am 5. Dezember 2016 von der EMA zugelassen und kam am 1. Januar 2017 in Deutschland auf den Markt.

Die chronische lymphatische Leukämie ist die häufigste Leukämie und befällt vorwiegend ältere Patienten im Alter von 70-75 Jahren. Charakteristisch ist eine progressive klonale Expansion maligner B-Lymphozyten in Blut, Knochenmark und lymphatischen Geweben. Die meisten Patienten werden zufällig bei Routinekontrollen des Blutbildes entdeckt und sind zum Zeitpunkt der Diagnose asymptomatisch, haben aber häufig Lymphknotenschwellungen. Nur 10% der Patienten berichten bereits bei Diagnosestellung sogenannte B-Symptome (Fieber, Gewichtsverlust, Nachtschweiß) in den letzten 6 Monaten. Eine Behandlung ist erforderlich, wenn sich Symptome oder eine Progression mit schwerer Anämie, Thrombozytopenie, Splenomegalie oder Lymphadenopathie entwickeln. Für die Therapie symptomatischer Patienten wurden in den letzten 30 Jahren zunächst alkylierende Zytostatika als Monotherapie oder in Kombination mit Prednisolon oder Purinanaloga eingesetzt. Seit einigen Jahren hat sich als Therapiestandard bei körperlich fitten Patienten die Chemoimmuntherapie mit Fludarabin, Cyclophosphamid und Rituximab (FCR) etabliert, die das Gesamtüberleben im Vergleich zur Zweifachkombination (Fludarabin, Cyclophosphamid) nach 5,9 Jahren verlängerte (69% versus 62% der Patienten). Für ältere und komorbide Patienten wird das Zytostatikum Chlorambucil in Kombination mit einem CD20-Antikörper (Ofatumumab, Obinutuzumab, Rituximab) empfohlen. Bei Patienten mit ungünstigen genetischen Risikomerkmalen (17p-Deletion, TP53-Mutation) und aggressivem Verlauf haben neue Kinaseinhibitoren

(Ibrutinib, Idelalisib) eine eindrucksvolle Wirksamkeit gezeigt und den Behandlungsstandard verändert (Übersicht bei Hallek et al. 2018).

Eine weitere therapeutische Zielstruktur ist das B-Zell-Lymphom-2-Protein, das eine wesentliche Rolle für die Regulierung des programmierten Zelltods (Apoptose) spielt. Es wurde 1985 beim follikulären Lymphom als erstes antiapoptotisches Protein der großen BCL-2-Genfamilie mit mehr als 20 Proteinen entdeckt, die in einem komplexen Netzwerk das Gleichgewicht von Zellüberleben und Zelltod steuern. Bei der chronischen lymphatischen Leukämie wurde ebenfalls eine Überexpression des Protoonkogens BCL-2 nachgewiesen. Der antiapoptotische Effekt von BCL-2 wird durch eine Blockade von proapoptotischen Proteinen in der äußeren Mitochondrienmembran vermittelt. In normalen Zellen erhöhen proapoptotische Proteine die Permeabilität von Mitochondrien, steigern dadurch eine Freisetzung von Cytochrom C und starten über eine Aktivierung der Caspasekaskade den programmierten Zelltod. Die Hemmung der normalen Apoptose durch Überexpression von BCL-2 verursacht eine ungesteuerte Proliferation des Gewebes, aus der sich dann eine klinisch aggressive, chemotherapieresistente Neoplasie entwickelt. Venetoclax ist der erste BCL-2-Inhibitor, der mit hoher Selektivität an das BCL-2-Protein bindet und bereits in nanomolaren Konzentrationen (IC_{50} 3 nmol/l) eine Apoptose von CLL-Zellen bewirkt. Maximale Plasmaspiegel von Venetoclax werden 5–8 Stunden nach oraler Gabe erreicht, die bei gleichzeitiger Einnahme mit Mahlzeiten 3–5fach höher liegen. Venetoclax wird hauptsächlich über CYP3A4 metabolisiert und dann mit einer Eliminationshalbwertszeit von 26 Stunden überwiegend in den Fäzes ausgeschieden (Übersicht bei Roberts und Huang 2017).

Basis der Zulassung von Venetoclax war eine einarmige Phase-2-Studie an 107 Patienten mit rezidivierter oder refraktärer chronischer lymphatischer Leukämie mit 17p-Deletion, die nach initialer wöchentlicher Dosistitration (1mal täglich 20 mg, 50 mg, 100 mg, 200 mg, 400 mg oral über 4–5 Wochen) eine kontinuierliche Dosis von 400 mg/Tag oral bis zur Krankheitsprogression oder einen anderen Grund zum Absetzen erhielten (Stilgenbauer et al. 2016). Nach einer medianen Studiendauer von 12,1 Monaten betrug die Gesamtansprechrate

79,4% der Patienten (primärer Endpunkt). Darüber hinaus war bei 20% der Patienten mit Therapieansprechen keine minimale Resterkrankung mehr nachweisbar (MRD-Negativität). Häufigste schwere Nebenwirkungen (Stufe 3–4) waren Neutropenie (40% der Patienten), Infektion (20%), Anämie (8%) und Thrombozytopenie (15%). Trotz stufenweiser Dosistitration wurde bei fünf Patienten ein Tumorlysesyndrom beobachtet, das jedoch nur bei zwei Patienten eine eintägige Therapieunterbrechung erforderte. Während der Studie starben 11 Patienten innerhalb von 30 Tagen nach Absetzen von Venetoclax (7 infolge Krankheitsprogression, 4 infolge von unerwünschten Ereignissen).

Der medizinische Zusatznutzen von Orphan-Arzneimitteln gilt durch die EMA-Zulassung als belegt, ebenso entfallen Angaben zur zweckmäßigen Vergleichstherapie. Das Ausmaß des Zusatznutzens von Venetoclax ist nach der Bewertung des G-BA wegen der fehlenden Kontrollgruppe nicht quantifizierbar, wobei der Beschluss wegen noch laufender Studien bis 2022 befristet wurde (Bundesministerium für Gesundheit 2017m). Die Bruttokosten von *Venclyxto* (112 Filmtbl. 100 mg, Listenpreis 8.268,41 €, Erstattungsbetrag 6.523,13 €, Preisreduktion 21,1%, Dosis nach Titration 400 mg/Tag oral) betragen 94,36 € pro Woche 1 (20 mg/Tag), 219,40 € pro Woche 2 (50 mg/Tag), 407,70 € pro Woche 3 (100 mg/Tag), 815,39 € pro Woche 4 (200 mg/Tag) und ab 5. Woche 232,97 € pro Tag und insgesamt 80.106 € pro Jahr (◘ Tabelle 3.16).

Fazit: Venetoclax (*Venclyxto*) ist der erste BCL-2-Inhibitor für die Monotherapie von Patienten mit einer chronischen lymphatischen Leukämie. In einer unkontrollierten Studie wurde eine hohe Ansprechquote von fast 80% erreicht. Das Ausmaß des Zusatznutzens ist wegen der fehlenden Kontrollgruppe nicht quantifizierbar.

3.2   Bekannte Wirkstoffe mit neuen Indikationen

Neben den 34 neuen Wirkstoffen wurden 19 Arzneimittel mit neuen Indikationen bekannter Wirkstoffe 2017 in Deutschland auf den Markt gebracht (◘ Tabelle 3.17). Darunter befinden sich 14 Arzneimittel mit patentgeschützten Wirkstoffen im Sinne

◼ Tabelle 3.16 Arzneimittel zur Behandlung der chronischen lymphatischen Leukämie. Angegeben sind Wirkstoffe, Präparate, Jahr der Zulassung, Dosierung und Bruttokosten pro Jahr.

Wirkstoffe	Präparate (Beispiele)	Zulassung	Dosierung	Kosten pro Jahr (€)
Chemotherapeutika				
Chlorambucil	Leukeran	1957	0,8 mg/kg oral Tag 1+15 alle 28 Tage (4 mg/Tag)	2.006
Cyclophosphamid	Endoxan	1959	600 mg/m² i.v., Tag 6 alle 21 Tage (50 mg/Tag)	181
Fludarabin	Fludara	1997	25 mg/m² i.v. 5 Tage alle 28 Tage (8 mg/Tag)	6.383
CD20-Antikörper				
Rituximab	MabThera	1998	Zyklus 1 (28 Tage) Tag 0 375 mg/m² i.v., Zyklus 2–6 (28 Tage) Tag 1 500 mg/m² i.v. (DDD 32 mg)	47.759
Ofatumumab	Arzerra	2010	Zyklus 1 (28 Tage) Tag 1 300 mg i.v., Tag 8 1000 mg i.v., Zyklus 2–6 (28 Tage) Tag 1 1000 mg i.v. (DDD 133 mg)	155.345
Obinutuzumab	Gazyvaro	2014	Zyklus 1 (28 Tage) Tag 1, Tag 8, Tag 15 1000 mg i.v., Zyklus 2–6 (28 Tage) Tag 1 1000 mg i.v. (DDD 48 mg)	70.024
Kinaseinhibitoren				
Ibrutinib	Imbruvica	2014	420 mg 1mal/Tag oral	77.712
Idelalisib	Zydelig	2014	150 mg 2mal/Tag oral	55.173
BCL-2-Inhibitoren				
Venetoclax	Venclyxto	2016	Initial 20 mg/Tag, wöchentliche Titration bis auf 400 mg/Tag oral ab Woche 5	80.106

der G-BA-Verfahrensordnung, die dementsprechend eine Nutzenbewertung durch den G-BA erhielten. Weitere fünf Arzneimittel (Chenodesoxycholsäure, Cladribin, Mercaptamin, Parathyroidhormon, Pentosanpolysulfat) enthalten keine neuen patentgeschützten Wirkstoffe und erhielten daher auch keine Nutzenbewertung durch den G-BA. Auffälligerweise wurden nur diese fünf Arzneimittel in dem 14-täglich erscheinenden Abschnitt Neueinführungen der Pharmazeutischen Zeitung als Arzneimittel mit neuen Indikationen gelistet.

3.2.1 Abirateronacetat

Abirateronacetat (*Zytiga*) ist ein CYP17-Inhibitor, der 2011 zuerst zur Behandlung des metastasierten, kastrationsresistenten Prostatakarzinoms in Kombination mit Prednison oder Prednisolon zugelassen wurde, wenn die Krankheit während oder nach einer Docetaxel-haltigen Chemotherapie progredient ist (siehe Arzneiverordnungs-Report 2012 ► Kapitel 2, Neue Arzneimittel 2011). Am 12. Oktober 2017 wurde als weitere Indikation das neu diagnostizierte Hochrisiko-metastasierte hormonsensitive Prostatakarzinom in Kombination mit einer Androgenentzugstherapie von der EMA zugelassen. Die Markteinführung in Deutschland erfolgte am 15. Dezember 2017.

Das Prostatakarzinom ist die häufigste Krebserkrankung des Mannes. In Deutschland traten 2013 59 520 Neuerkrankungen auf, die Zahl der Todesfälle betrug 13 408 (Robert Koch-Institut 2016a). Im Laufe des Lebens erkrankt jeder zehnte Mann an einem Prostatakarzinom. Die Inzidenz steigt mit dem Lebensalter und führt dazu, dass im Alter von 85 Jahren bei über 75% aller Männer ein Prostatakarzinom autoptisch nachweisbar ist. Trotz erfolgreicher Behandlung des lokalisierten Prostatakarzinoms mit kurativer Intention kommt es bei 35–40% der Patienten innerhalb von 10 Jahren zu einem biochemischen Rezidiv mit Anstieg des Prostataspezifischen Antigens (PSA). Danach dauert es im Mittel weitere acht Jahre, bis Metastasen auftreten und weitere fünf Jahre bis zum Tod infolge Metastasierung. Wichtigstes Prinzip der systemischen Therapie des Prostatakarzinoms ist der Androgenentzug, da Androgene definitiv zur Entstehung des

◻ **Tabelle 3.17 Patentgeschützte Arzneimittel bekannter Wirkstoffe mit neuen Indikationen 2017.** Angegeben sind Wirkstoffe, Präparate mit Datum der Markteinführung, Hersteller, neue Indikation und Zusatznutzen gemäß Nutzenbewertung des Gemeinsamen Bundesausschusses (G-BA) nach § 35a SGB V, bei mehreren Indikationssubgruppen mit der jeweils höchsten Nutzenbewertung. O=Orphan-Arzneimittel, C=Zulassung mit Auflagen (conditional approval).

Wirkstoffe	Präparate Markteinführung	Hersteller	Neue Indikation	Zusatznutzen
Abirateronacetat	Zytiga 15.12.2017	Janssen	Hochrisiko-metastasiertes Prostatakarzinom kombiniert mit Androgenentzugstherapie.	beträchtlich
Ceritinib	Zykadia 01.08.2017	Novartis	Erstlinienbehandlung des fortgeschrittenen, ALK-positiven NSCLC	nicht belegt
Chenodesoxycholsäure	Chenodesoxycholsäure Leadiant 01.07.2017	Leadiant	Gallensäuresynthesestörung aufgrund eines Sterol-27-Hydroxylase-Mangels	keine G-BA-Bewertung
Cladribin	Mavenclad 15.09.2017	Merck	Hochaktive schubförmige multiple Sklerose	nicht belegt
Dabrafenib	Tafinlar 01.05.2017	Novartis	Fortgeschrittenes, nicht-kleinzelliges Lungenkarzinom mit BRAF-V600-Mutation	nicht belegt
Dimethylfumarat	Skilarence · 01.10.2017	Almirall	Mittelschwere bis schwere Psoriasis vulgaris	nicht belegt
Dolutegravir	Tivicay 01.04.2017	ViiV Healthcare	HIV-1-Infektion bei Erwachsenen, Jugendlichen und Kindern ab einem Alter von 6 Jahren	nicht belegt
Elvitegravir/Cobicistat/ Emtricitabin/ Tenofovirdisoproxil	Stribild 15.11.2017	Gilead	HIV-1-Infektion bei Erwachsenen und Jugendlichen in einem Alter von 12 bis 17 Jahren	nicht belegt
Mercaptamin	Cystadrops (O) 15.06.2017	Orphan Europe	Cystinablagerungen in der Hornhaut bei Patienten mit Cystinose	keine G-BA-Bewertung
Nivolumab	Opdivo 01.01.2017	Bristol-Myers Squibb	Rezidivierendes Hodgkin-Lymphom nach Stammzelltransplantation und Brentuximab Vedotin	nicht belegt
	Opdivo 01.06.2017	Bristol-Myers Squibb	Plattenepithelkarzinom des Kopf-Hals-Bereichs nach platinbasierter Therapie	Beträchtlich
	Opdivo 01.07.2017	Bristol-Myers Squibb	Metastasiertes Urothelkarzinom nach Versagen einer platinhaltigen Therapie	nicht belegt
Obinutuzumab	Gazyvaro (O) 15.10.2017	Roche	Nicht vorbehandeltes, fortgeschrittenes follikuläres Lymphom	nicht quantifizierbar
Parathyroidhormon	Natpar (O) (C) 01.09.2017	Shire	Chronischer Hypoparathyreoidismus	keine G-BA-Bewertung
Pembrolizumab	Keytruda 15.02.2017	MSD	Erstlinienbehandlung des metastasierenden nicht-kleinzelligen Lungenkarzinoms mit PD-L1-Tumor	beträchtlich
	Keytruda 01.06.2017	MSD	Rezidivierendes Hodgkin-Lymphom nach Stammzelltransplantation und Brentuximab Vedotin	nicht belegt
	Keytruda 15.09.2017	MSD	Metastasiertes Urothelkarzinom nach Versagen einer platinhaltigen Therapie	beträchtlich

◘ Tabelle 3.17 Patentgeschützte Arzneimittel bekannter Wirkstoffe mit neuen Indikationen 2017 (Fortsetzung).

Wirkstoffe	Präparate Markteinführung	Hersteller	Neue Indikation	Zusatznutzen
Pentosanpolysulfat	Elmiron 01.10.2017	Pfleger	Chronische Blasenschmerzen	keine G-BA-Bewertung
Perampanel	Fycompa 01.12.2017	Eisai	Zusatztherapie bei primär generalisierten tonisch-klonischen Anfällen bei Erwachsenen und Jugendlichen	nicht belegt
Saxagliptin/ Metformin	Komboglyze 01.08.2017	AstraZeneca	Kombination mit anderen Arzneimitteln zur Diabetesbehandlung außer Insulin und Sulfonylharnstoff	nicht belegt
Sofosbuvir	Sovaldi 15.10.2017	Gilead	Chronische Hepatitis C bei Erwachsenen und Jugendlichen im Alter von 12 bis 18 Jahren	nicht quantifizierbar
Trametinib	Mekinist 01.05.2017	Novartis Pharma	Fortgeschrittenes, nicht-kleinzelliges Lungenkarzinom mit BRAFV600-Mutation kombiniert mit Dabrafenib	nicht belegt
Vandetanib	Caprelsa (C) 15.01.2017	Sanofi	Medulläres Schilddrüsenkarzinom bei nicht resektabler Erkrankung für Erwachsene, Jugendliche und Kinder im Alter ab 5 Jahre	nicht quantifizierbar

Prostatakarzinoms beitragen. Als Methoden stehen die chirurgische Kastration sowie die Hormonentzugstherapie mit Gonadorelinanaloga oder Antiandrogenen zur Verfügung. Gonadorelinanaloga sind der derzeitige Therapiestandard, da sie bei gleicher Wirksamkeit potenziell reversibel sind und nicht mit den physischen und psychologischen Beeinträchtigungen einer Orchiektomie belastet sind. Die beiden wichtigsten evidenzbasierten Indikationen für den Androgenentzug sind die adjuvante Behandlung bei perkutaner Strahlentherapie von Hochrisikopatienten und die palliative Gabe zur Senkung tumorbedingter Komplikationen bei lokal fortgeschrittenem und metastasiertem Prostatakarzinom. Der Androgenentzug bewirkt bei den meisten Patienten eine Abnahme des PSA-Wertes und eine Tumorregression sowie eine Linderung der Krankheitssymptome. Alle Verfahren haben eine hohe Ansprechquote, wirken aber nur temporär und nicht kurativ, da das Prostatakarzinom bei vielen Patienten hormonrefraktär wird. Nach 12–18 Monaten steigen die PSA-Werte erneut an und zeigen damit, dass der Androgenrezeptor trotz Androgenresistenz wieder aktivierbar ist. Für die Behandlung des kastrationsresistenten metastasierten Prostatakarzinoms sind in den letzten 10 Jahren

mehrere neue Arzneimittel hinzugekommen, die eine lebensverlängernde Wirkung sowie Schmerzlinderung und verbesserte Lebensqualität gezeigt haben (Radium-223, Abirateron, Enzalutamid, Cabazitaxel). Bisher ist die Auswahl der Patienten für diese neuen Arzneimittel und die beste Reihenfolge zur Behandlung des kastrationsresistenten Prostatakarzinoms noch nicht optimiert (Attard et al. 2016).

Abirateron ist ein irreversibler Hemmstoff von CYP17A, einem Schlüsselenzym der gonadalen und adrenalen Steroidsynthese, das über zwei unabhängig regulierte Enzymaktivitäten (17α-Hydroxylase, C17,20-Lyase) verfügt und für die Biosynthese von Androgenen benötigt wird. Die 17α-Hydroxylase hydroxyliert Pregnenolon und Progesteron zu den entsprechenden 17α-Derivaten, die dann anschließend von der C17,20-Lyase in Androgene und Testosteronvorstufen (Dehydroepiandrosteron, Androstendion) umgewandelt werden. CYP17A wird nicht nur in Hoden und Nebenniere exprimiert, sondern auch im Tumorgewebe, vor allem aber auch in vielfach höherer Menge in den Metastasen des Prostatakarzinoms. Abirateron hemmt CYP17A bereits in nanomolaren Konzentrationen (IC$_{50}$ 3–4 nmol/l) und senkt die Testosteronplasmaspiegel auf

Kastrationsniveau. Da Abirateron nur eine geringe orale Bioverfügbarkeit hat, wird es in Form des Prodrugs Abirateronacetat angewendet, dessen Resorption bei gleichzeitiger Nahrungsaufnahme stark variiert und das daher mindestens zwei Stunden vor den Mahlzeiten eingenommen werden soll. Das Prodrug wird nach oraler Gabe schnell zu Abirateron deacetyliert, das in Form von sulfatierten Metaboliten mit einer Halbwertszeit von 15 Stunden überwiegend enteral eliminiert wird (Übersicht bei Gartrell und Saad 2015).

Die Zulassung von Abirateron für das neue Indikationsgebiet basiert auf einer placebokontrollierten Phase-3-Studie an 1199 Patienten mit neu diagnostiziertem, metastasiertem Hochrisiko-Prostatakarzinom (Gleason-Score über 8, drei Knochenmetastasen, viszerale Metastasen), die eine Androgenentzugstherapie plus Abirateron oder nur eine Androgenentzugstherapie erhalten hatten (Fizazi et al. 2017, LATITUDE). Abirateron verbesserte das mediane Gesamtüberleben im Vergleich zur alleinigen Androgenentzugstherapie (nicht erreicht versus 34,7 Monate) und erhöhte die Gesamtüberlebensrate nach 3 Jahren (66% versus 49%). Auch das radiologische progressionsfreie Überleben wurde deutlich verlängert (33,0 versus 14,8 Monate). Häufigste Nebenwirkungen waren Hypertonie (37% versus 22%) und Hypokaliämie (20% versus 4%). Ähnliche Ergebnisse zeigte eine weitere Studie an 1917 Hochrisikopatienten (James et al. 2017, STAMPEDE). Die frühe Nutzenbewertung von Abirateron durch den G-BA ergab einen Hinweis auf einen beträchtlichen Zusatznutzen (Bundesministerium für Gesundheit 2018t). Die Bruttokosten von *Zytiga* (56 Tbl. 500 mg, Listenpreis 5.090.87 €, Erstattungsbetrag 3.557,92 €, Preisreduktion 30,1% Dosis 1000 mg/Tag oral) betragen 127,07 € pro Tag und 46.380 € pro Jahr.

Fazit: Abirateronacetat (*Zytiga*) ist ein CYP17-Inhibitor, der 2011 zuerst zur Behandlung des metastasierten kastrationsresistenten Prostatakarzinoms nach Progredienz unter Docetaxeltherapie zugelassen wurde. Am 15. November 2017 wurde als weitere Indikation das neu diagnostizierte, metastasierte hormonsensitive Hochrisiko-Prostatakarzinom in Kombination mit einer Androgenentzugstherapie zugelassen. Abirateron verbesserte das mediane Gesamtüberleben im Vergleich zur alleini-

gen Androgenentzugstherapie. Die frühe Nutzenbewertung von Abirateron durch den G-BA ergab einen Hinweis auf einen beträchtlichen Zusatznutzen.

3.2.2 Ceritinib

Ceritinib (*Zykadia*) ist ein Tyrosinkinaseinhibitor der anaplastischen Lymphomkinase (ALK), der 2015 zuerst zur Zweitlinienbehandlung von Patienten mit einem ALK-positiven, fortgeschrittenen, nichtkleinzelligen Lungenkarzinom (NSCLC) nach Vorbehandlung mit Crizotinib zugelassen wurde (siehe Arzneiverordnungs-Report 2016 7 Kapitel 3, Neue Arzneimittel 2015, Abschnitt 3.1.8). Am 23. Juni 2017 wurde Ceritinib auch für die Erstlinienbehandlung des fortgeschrittenen, ALK-positiven, nichtkleinzelligen Lungenkarzinoms zugelassen. Die Markteinführung in Deutschland erfolgte am 1. August 2017. Eine kurze Beschreibung des Lungenkarzinoms und der verfügbaren Therapieoptionen findet sich bei Alectinib (*Alecensa*) in diesem Kapitel (▶ Abschnitt 3.1.1).

Ceritinib ist ein ATP-kompetitiver, hochselektiver ALK-Inhibitor mit einer gegenüber Crizotinib 20-fach erhöhten Wirksamkeit (IC_{50} 0,15 nmol/l). Anders als Crizotinib hemmt Ceritinib nicht die Mesenchymal-Epithelial-Transitions (MET)-Tyrosinkinase, sondern den insulinähnlichen Wachstumsfaktor 1-Rezeptor, den Insulin-Rezeptor und das c-ros Onkogen 1 (ROS1). Die primäre Wirkung besteht in einer Hemmung der Phosphorylierung von ALK, wodurch es zu einer Blockade der nachgeschalteten Signalwege und damit zu einer Hemmung der Proliferation ALK-positiver Tumorzellen kommt. Nach oraler Gabe erreicht Ceritinib innerhalb von 4–6 Stunden maximale Plasmaspiegel, wo die Substanz zu 97% in proteingebundener Form vorliegt. Der Stoffwechsel erfolgt hauptsächlich über CYP3A mit überwiegender Ausscheidung über die Leber und einer Eliminationshalbwertszeit von 42 Stunden (Übersicht bei Cooper et al. 2015).

Basis für die neu zugelassene Erstlinienbehandlung des fortgeschrittenen, ALK-positiven, nichtkleinzelligen Bronchialkarzinoms ist eine klinische Phase-3-Studie an 376 bisher unbehandelten Patienten, in der Ceritinib (750 mg/Tag oral) und eine platinbasierte Chemotherapie (Cisplatin 75 mg/m² oder Carboplatin Ziel-AUC 5–6 mg/ml/min plus Pemetrexed 500 mg/m^2 alle 3 Wochen für vier Zyklen), gefolgt von einer Erhaltungstherapie mit Pemetrexed verglichen wurden (Soria et al. 2017, ASCEND-4). Ceritinib verlängerte das mediane progressionsfreie Überleben (primärer Endpunkt) im Vergleich zur Chemotherapie (16,6 versus 8,1 Monate). Die häufigsten Nebenwirkungen waren Diarrhö (85% versus 11%), Übelkeit (69% versus 55%), Erbrechen (66% versus 36%) und ein Anstieg der Alaninaminotransferase (60% versus 22%).

Die frühe Nutzenbewertung von Ceritinib in der neuen Indikation ergab keinen Beleg für einen Zusatznutzen, da keine verwertbaren Daten für die Nutzenbewertung von Ceritinib gegenüber der zweckmäßigen Vergleichstherapie Crizotinib vorgelegt wurden (Bundesministerium für Gesundheit 2018u). Die Bruttokosten von Zykadia (150 Kps. 150 mg, Listenpreis 9.023,40 €, Erstattungsbetrag 5.409,26 €, Preisreduktion 40,1%, Dosis 750 mg/Tag oral) betragen 180,31 € pro Tag und 65.813 € pro Jahr.

Fazit: Ceritinib (*Zykadia*) ist ein Tyrosinkinaseinhibitor der anaplastischen Lymphomkinase (ALK), der jetzt auch zur Erstlinienbehandlung des fortgeschrittenen, ALK-positiven, nichtkleinzelligen Lungenkarzinoms zugelassen wurde, nachdem er 2015 zunächst für die Zweitlinienbehandlung bei dieser Indikation eingeführt worden war. Die frühe Nutzenbewertung von Ceritinib in der neuen Indikation ergab keinen Beleg für einen Zusatznutzen.

3.2.3 Chenodesoxycholsäure

Chenodesoxycholsäure ist eine primäre Gallensäure, die von der Leber gebildet wird und ein wesentlicher Bestandteil der Gallenflüssigkeit für die Fettverdauung ist. Bis 2010 war Chenodesoxycholsäure als *Chenofalk* (100 Hartkps. 58,69 €) zur Auflösung von Cholesteringallensteinen der Gallenblase im Handel. Danach wurde das Nachfolgepräparat *Xenbilox* (100 Hartkps. 867,14 €) mit dem gleichen Wirkstoff und der gleichen Indikation von der Firma Sigma-Tau vertrieben (Person 2010). Am 10. April 2017 wurde Chenodesoxycholsäure (*Chenodesoxycholsäure Leadiant*) von der EMA für die Behandlung der zerebrotendinösen Xanthomatose

zugelassen. Die Markteinführung in Deutschland erfolgte am 1. Juli 2017. Da es nur wenige Patienten mit dieser Erkrankung gibt, wurde *Chenodesoxycholsäure Leadiant* am 16. Dezember 2014 als Arzneimittel für seltene Leiden (Orphan-Arzneimittel) ausgewiesen. Wegen der Seltenheit der Krankheit wurde das Präparat unter außergewöhnlichen Umständen zugelassen. Daher wird die EMA jedes Jahr sämtliche neuen Informationen prüfen und die Zulassung gegebenenfalls aktualisieren.

Die zerebrotendinöse Xanthomatose ist eine seltene autosomal rezessive Stoffwechselkrankheit der Gallensäuresynthese, die durch Mutationen des CYP27A1-Gens einen Sterol-27-Hydroxylasemangel verursacht. Die weitgehende Hemmung der Gallensäuresynthese aus Cholesterin bewirkt einen Mangel an Gallensäuren (Cholsäure, Chenodesoxycholsäure) und gleichzeitig einen Anstieg von Cholesterin sowie eine gesteigerte Bildung von Cholestanol und atypischen Gallensäuren aus Cholesterin. Die Folge sind hohe Konzentrationen von Cholestanol und Cholesterin in Blut und Galle sowie eine Akkumulation in Sehnen und im Gehirn. Typische Symptome sind eine im Kindesalter beginnende Diarrhö, juvenile Katarakte, Sehnenxanthome und neurologische Defizite mit intellektueller Behinderung und chronisch progredienter dementieller Entwicklung. Die derzeitige Standardtherapie besteht in der Gabe von Chenodesoxycholsäure, die seit 40 Jahren ohne Zulassung erfolgreich eingesetzt wird. Chenodesoxycholsäure vermindert die Synthese von Cholestanol und atypischen Gallensäuren durch eine direkte Hemmung der Cholestero-7α-Hydroxylase über den nukleären Farnesoid-X-Rezeptor. Daneben wird auch die HMG-CoA-Reduktase durch Chenodesoxycholsäure gehemmt und dadurch die Cholesterinsynthese reduziert. Über diese Mechanismen werden dann die Gallensäure- und Cholestanolspiegel wieder normalisiert und bei frühzeitiger Gabe auch die klinischen Symptome der Krankheit verhindert (Übersicht bei Salen und Steiner 2017).

Nach oraler Gabe wird Chenodesoxycholsäure fast vollständig resorbiert, erreicht maximale Plasmaspiegel nach 1–2 Stunden und wird in der Leber mit den Aminosäuren Glycin und Taurin konjugiert. Die Gallensäurenkonjugate werden anschließend wieder mit der Galle ausgeschieden. Unter physiologischen Bedingungen stimulieren Nahrungsfette die Sekretion von Gallensäuren in den Dünndarm, wo sie für die Emulgierung von Lipiden benötigt werden. Die normale Sekretion von Gallensäuren beträgt täglich 20–30 g, die zu 90% über den enterohepatischen Kreislauf rückresorbiert werden, während nur ein kleiner Anteil über den Darm oder die Niere endgültig ausgeschieden wird (European Medicines Agency 2016).

Die Zulassung von Chenodesoxycholsäure für das neue Indikationsgebiet basiert auf zwei retrospektiven einarmigen Kohortenstudien an Patienten mit zerebrotendinöser Xanthomatose (European Medicines Agency 2016). In der ersten Studie wurden 35 Patienten neun Jahre mit Chenodesoxycholsäure (750 mg/Tag oder 15 mg/kg/Tag oral) behandelt. Bei 23 Patienten mit verfügbaren Messwerten wurden die Cholestanol-Serumspiegel von 72,1 µmol/l auf 9,1 µmol/l gesenkt. Einige Patienten zeigten auch Verbesserungen von klinischen Symptome im Vergleich zu den Ausgangswerten: Diarrhö (0% versus 74,2%), kognitive Einschränkungen (51,6% versus 58,1%), neurologische Einschränkungen (54,8% versus 64,5%) und psychiatrische Symptome (16,1% versus 19,4%). Xanthome bildeten sich nicht zurück (32,3% versus 25,8%), Katarakte wurden bei allen Patienten operativ entfernt. Behandlungsbedingte Nebenwirkungen (2 Patienten Obstipation, 1 Patient Hepatotoxizität) waren selten. Ähnliche Daten wurden in einer zweiten retrospektiven Kohortenstudie an 28 Patienten beschrieben (European Medicines Agency 2016).

Eine frühe Nutzenbewertung wurde vom G-BA nicht durchgeführt, weil Chenodesoxycholsäure kein neuer Wirkstoff mit Unterlagenschutz ist. Die Bruttokosten von *Chenodesoxycholsäure Leadiant* (100 Hartkapseln 250 mg, Listenpreis 27.513,00 €) betragen bei der für Erwachsene zugelassenen Dosierung von 3mal 250 mg/Tag oral 825,39 € pro Tag und 301.267 € pro Jahr. Damit ist der Wirkstoff Chenodesoxycholsäure mit der neuen Indikation 469-mal teurer als das bis 2010 verfügbare Präparat *Chenofalk* (100 Hartkps. 250 mg 58,69 €) mit dem identischen Wirkstoff zur Auflösung von Cholesteringallensteinen der Gallenblase.

Fazit: Chenodesoxycholsäure (*Chenodesoxycholsäure Leadiant*) ist ein Orphan-Arzneimittel zur Behandlung der zerebrotendinösen Xanthomatose.

Die Zulassung beruht auf zwei einarmigen retrospektiven Kohortenstudien. Eine frühe Nutzenbewertung und Preisverhandlungen wurden nicht durchgeführt. Das neue Präparat ist allerdings erheblich teurer als zwei Arzneimittel (*Chenofalk, Xenbilox*) mit dem Wirkstoff Chenodesoxycholsäure, die zur Auflösung von Cholesteringallensteinen der Gallenblase im Handel waren.

3.2.4 Cladribin

Cladribin ist ein Purinnukleosid, das 1997 zuerst für die Behandlung der Haarzellleukämie (*Leustatin*) zugelassen wurde (► siehe Arzneiverordnungs-Report 1998, Kapitel 1). Am 22. August 2017 wurde Cladribin (*Mavenclad*) von der EMA zusätzlich zur Behandlung von Patienten mit hochaktiver schubförmiger multipler Sklerose zugelassen. Die Markteinführung in Deutschland erfolgte am 15. September 2017.

Die multiple Sklerose ist eine primär entzündliche Autoimmunkrankheit des Zentralnervensystems, von der in Deutschland ca. 120 000 Patienten betroffen sind. Die Krankheit beginnt typischerweise zwischen dem 20. und 40. Lebensjahr mit multiplen Herden entzündlicher Demyelinisierungen und vielfältigen neurologischen Ausfallerscheinungen. Ein früher Schritt in der Entstehung dieser entzündlichen Läsionen ist eine fokale Infiltration durch autoreaktive Lymphozyten, die zur Entmarkung von Myelinscheiden und zur Schädigung von Axonen führt. Frühe axonale Verluste treten bereits bei der ersten Episode einer multiplen Sklerose (klinisch isoliertes Syndrom, CIS) auf, das initial bei 80% der Patienten beobachtet wird. Am Anfang verläuft die multiple Sklerose bei der Mehrzahl der Patienten schubförmig remittierend mit weitgehender Erholung, geht aber später häufig in die chronisch progrediente Verlaufsform mit ausgedehnter Neurodegeneration und zunehmender Behinderung über. An der Pathogenese sind Umweltfaktoren und komplexe genetische Risikoprofile der betroffenen Personen beteiligt. Die Therapie gliedert sich in drei Hauptabschnitte: Akute Schubbehandlung, krankheitsmodifizierende Therapie und symptomatische Therapie. Akute Schübe werden traditionell 3–5 Tage mit hochdosierten Glucocorticoiden (Methyl-

☐ **Tabelle 3.18 Arzneimittel zur Behandlung der multiplen Sklerose.** Angegeben sind Wirkstoffe, Präparate, Jahr der Zulassung, Halbwertszeit (HWZ), definierte Tagesdosis (DDD) und Bruttotherapiekosten pro Jahr.

Wirkstoffe (Präparat)	Präparate	Zulassung	HWZ	DDD	Kosten pro Jahr (€)
Beta-Interferone					
Interferon beta-1a	Avonex	1997	10 h	4,3 µg i.m.	22.154
	Rebif	1998	10 h	18,86 µg s.c.	25.102
Interferon beta-1b	Betaferon	1996	5 h	4 Mio. E s.c.	17.887
	Extavia	2008	5 h	4 Mio. E s.c.	15.472
Peginterferon beta-1a	Plegridy	2014	78 h	8,9 µg s.c.	22.986
Polypeptidgemisch					
Glatirameracetat	Copaxone	2001	3–5 h	20 mg s.c.	18.550
Orale Multiple-Sklerosemittel					
Fingolimod	Gilenya	2011	6–9 d	0,5 mg oral	23.478
Teriflunomid	Aubagio	2013	18–19 d	14 mg oral	14.406
Dimethylfumarat	Tecfidera	2014	1 h	480 mg oral	14.345
Cladribin	Mavenclad	2017	24 h	3,5 mg/kg/2 Jahre oral	32.039
Monoklonale Antikörper					
Natalizumab	Tysabri	2006	16 d	10 mg i.v.	29.031
Alemtuzumab	Lemtrada	2013	4–5 d	130 µg i.v.	42.126
Daclizumab	Zinbryta*	2016	21 d	5 mg s.c.	25.554
Immunsuppressiva					
Mitoxantron	Ralenova	2002	9 d	240 µg s.c.	1.206

*Marktrücknahme 2. März 2018

prednisolon) behandelt. Für die krankheitsmodifizierende Therapie der schubförmig-remittierenden multiplen Sklerose sind inzwischen über zehn verschiedene Optionen verfügbar (☐ Tabelle 3.18). Therapieziel ist die Verhinderung von weiteren Schüben und neuen Läsionen, die mit der Magnetresonanztomographie (MRT) messbar sind. Zwei therapeutische Strategien werden verwendet. Bei der Induktionstherapie werden schon initial hochwirksame Immuntherapeutika (Natalizumab, Alemtuzumab) trotz ihrer beträchtlichen Nebenwirkungen eingesetzt, wenn negative prognostische Faktoren und ein typisches Krankheitsbild mit mindestens zwei Schüben im ersten Jahr vorliegen. Die meisten Patienten erhalten zuerst die Eskalationstherapie mit moderat wirksamen, aber sicheren Arzneimitteln (Betainterferone, Glatirameracetat, Teriflunomid, Dimethylfumarat) und wechseln nur bei Therapieversagen zu den aggressiveren Therapien. Mittel der Wahl sind die krankheitsmodifizierenden Arzneimittel Inter-

feron beta-1a (*Avonex, Rebif*), Interferon beta-1b (*Betaferon, Extavia*) und das Polypeptidgemisch Glatirameracetat (*Copaxone*) (☐ Tabelle 3.18). Sie senken die Schubrate um etwa 30% und vermindern das Auftreten neuer MRT-Läsionen. Sie zeigen ein günstiges Sicherheitsprofil, haben aber nur fragliche Effekte auf die Krankheitsprogression und die Langzeitentwicklung von Behinderungen. Bei Patienten mit negativen prognostischen Faktoren oder hochaktivem Krankheitsverlauf ist die Eskalationstherapie mit Natalizumab (*Tysabri*), Fingolimod (*Gilenya*), Alemtuzumab (*Lemtrada*) oder Mitoxantron (*Ralenova*) indiziert, die jedoch wegen besonderer Risiken nur als Zweitlinientherapie zugelassen sind. In jedem Fall soll die Therapie so früh wie möglich begonnen werden, insbesondere auch bei Patienten mit CIS-Syndrom (Übersicht bei Comi et al. 2017).

Cladribin (2-Chlordesoxyadenosin) ist ein synthetisches Purinnukleosidanalogon mit einer selektiven Zytotoxizität gegen Lymphozyten. Das Adenosinderivat ist resistent gegen den Abbau durch Adenosindeaminase, wird aber durch einen relativ hohen Gehalt der Lymphozyten an Desoxycytidinkinase zu seinem aktiven Metaboliten Cladribintriphosphat phosphoryliert. Dadurch kommt es in Lymphozyten zu einer intrazellulären Anreicherung von zytotoxischen Desoxynukleotiden, die zur Hemmung der DNA-Synthese, Apoptose und zu einer anhaltenden Abnahme von CD4$^+$ und CD8$^+$ Zellen führen. Cladribin erreicht 30–50 Minuten nach oraler Gabe maximale Plasmaspiegel mit einer oralen Bioverfügbarkeit von 37–51%. Wegen einer guten Penetration durch die Bluthirnschranke werden auch ausreichende Liquorspiegel erreicht, was für die Wirkung auf die Lymphozyten in den entzündeten Hirnarealen bedeutsam ist (Übersicht bei Giovannoni et al. 2017).

Die Zulassung von Cladribin für das neue Indikationsgebiet basiert auf einer placebokontrollierten Phase-3-Studie an 1326 Patienten mit schubförmig remittierender multipler Sklerose (Giovannoni et al. 2010, CLARITY). Cladribin wurde in zwei kumulativen Dosierungen (3,5 mg/kg oder 5,25 mg/kg oral) oder entsprechende Placebotabletten in zwei oder vier kurzen Zyklen in den ersten 48 Wochen verabreicht, dann zwei kurze Zyklen ab Woche 48 und Woche 52 (insgesamt 8–20 Tage pro Jahr). Mit Cladribin (3,5 mg/kg oder 5,25 mg/kg) wurde die annualisierte Schubrate nach 96 Wochen (primärer Endpunkt) deutlich gegenüber Placebo gesenkt (0,14 und 0,15 versus 0,33). Ebenso wurde das Risiko für die Krankheitsprogression gesenkt (Hazard-Ratio 0,67 und 0,69). Häufigste Nebenwirkungen von Cladribin und Placebo waren Lymphopenie (26,7% versus 1,8%), Kopfschmerzen (22,4% versus 17,2%), Nasopharyngitis (13,6% versus 12,9%), Atemwegsinfektionen (12,0% versus 9,7%) und Übelkeit (10,5% versus 9,0%). Die frühe Nutzenbewertung von Cladribin ergab in zwei Patientensubgruppen keinen Beleg für einen Zusatzutzen (Bundesministerium für Gesundheit 2018zf). Die Bruttokosten von *Mavenclad* (6 Tbl. 10 mg, Listenpreis 15.692,35 €, Dosis 3,5 mg/kg oral über 2 Jahre) betragen 87,78 € pro Tag und 32.039 € pro Jahr. Das neue orale Cladribinpräparat (2.615,39 €/10 mg) ist damit fünfmal teurer als das parenterale Cladribinpräparat *Leustatin* (1 Durchstechfl. 10 mg/10 ml, Listenpreis 482,31 €).

Fazit: Cladribin (*Mavenclad*) ist ein Purinnukleosid zur Behandlung von Patienten mit hochaktiver schubförmiger multipler Sklerose. Der Wirkstoff wurde bereits 1997 als Leustatin für die Behandlung der Haarzellleukämie zugelassen. Bei Patienten mit multipler Sklerose senkte Cladribin die jährliche Schubrate und die Progression der Behinderung. Die frühe Nutzenbewertung ergab keinen Beleg für einen Zusatznutzen. Die Wirkstoffkosten von Cladribin sind in der neuen Indikation fünfmal höher als in der ersten Indikation für die Behandlung der Haarzellleukämie.

3.2.5 Dabrafenib

Dabrafenib (*Tafinlar*) ist ein selektiver BRAF-Inhibitor, der 2013 zuerst zur Monotherapie von Patienten mit BRAF-V600-Mutation-positivem, nicht resezierbarem oder metastasiertem Melanom zugelassen wurde (siehe Arzneiverordnungs-Report 2014 ► Kapitel 2, Neue Arzneimittel 2013, Abschnitt 2.1.5). Am 29. März 2017 wurde Dabrafenib in Kombination mit Trametinib auch zur Behandlung des fortgeschrittenen, nicht-kleinzelligen Lungenkarzinoms mit einer BRAF-V600-Mutation zugelassen. Die Markteinführung in Deutschland erfolgte am 1. Mai 2017. Eine kurze Beschreibung des Lungenkarzinoms findet sich bei Alectinib (*Alecensa*) in diesem Kapitel (► Abschnitt 3.1.1).

Dabrafenib ist ein selektiver Hemmstoff der BRAF-V600E-Mutante mit einer halbmaximalen Hemmkonzentration von 0,65 nmol/l, während die nichtmutierte Wildtypkinase erst mit höheren Konzentrationen gehemmt wird (5,0 nmol/l). Die Folge ist eine präferentielle Hemmung der Zellteilung und die weitgehende Tumorrückbildung bei Patienten mit BRAF-V600E-positiven Tumoren. Dabrafenib hat beim Menschen unter Nüchternbedingungen eine orale Bioverfügbarkeit von 95% mit einem maximalen Plasmaspiegel nach 2 Stunden. Eine fettreiche Mahlzeit vermindert die Plasmaspiegel um 51%. Dabrafenib wird über CYP2C8 und CYP3A4 metabolisiert und mit einer terminalen Halbwertszeit von 8 Stunden eliminiert (Übersicht bei Ballantyne und Garnock-Jones 2013).

Die Erweiterung der Zulassung von Dabrafenib plus Trametinib für das neue Indikationsgebiet beruht auf zwei einarmigen Phase-2-Studien an Patienten mit nicht-kleinzelligem BRAF-V600E-positivem Lungenkarzinom. In der ersten Studie an 59 Patienten erreichte Dabrafenib (150 mg 2mal/Tag oral) in Kombination mit dem MEK-Kinaseinhibitor Trametinib (2 mg/Tag oral) eine Ansprechrate von 63,2% (primärer Endpunkt) (Planchard et al. 2016). Schwerwiegende unerwünschte Ereignisse wurden bei 42% der Patienten beobachtet, am häufigsten kutanes Plattenepithelkarzinom (12%), Asthenie (5%) und Basalzellkarzinom (5%). Höhere Ansprechraten zeigte die Kombination in einer weiteren einarmigen Phase-2-Studie (Planchard et al. 2017). Die frühe Nutzenbewertung von Dabrafenib in der neuen Indikation ergab keinen Beleg für einen Zusatznutzen, da nur Daten aus unkontrollierten Studien mit wenigen Patienten vorgelegt wurden (Bundesministerium für Gesundheit 2017n). Die Bruttokosten von *Tafinlar* (120 Kps. 75 mg, Listenpreis 8.551,42 €, Erstattungsbetrag 6.185,82 €, Preisreduktion 27,7%, Dosis 300 mg/Tag oral) betragen 206,19 € pro Tag und 75.261 € pro Jahr. Die Kosten der Kombinationstherapie mit Trametinib (*Mekinist*) belaufen sich trotz der erneuten Senkung des Erstattungsbetrages immer noch auf 131.612 € pro Jahr (◘ Tabelle 3.3).

Fazit: Dabrafenib (*Tafinlar*) ist ein selektiver BRAF-Inhibitor, der jetzt auch zur Behandlung des fortgeschrittenen, nicht-kleinzelligen BRAF-V600E-positiven Lungenkarzinoms in Kombination mit Trametinib zugelassen wurde, nachdem er 2013 zunächst als Monotherapie des BRAF-V600-Mutation-positiven metastasierten Melanoms eingeführt worden war. Die frühe Nutzenbewertung der neuen Indikation hat keinen Beleg für einen Zusatznutzen ergeben, da nur Daten aus unkontrollierten Studien mit wenigen Patienten vorgelegt wurden.

3.2.6 Dimethylfumarat

Dimethylfumarat ist ein Wirkstoff mit immunmodulierenden und entzündungshemmenden Eigenschaften, der 2014 zuerst zur oralen Behandlung der schubförmig remittierenden multiplen Sklerose zugelassen wurde (siehe Arzneiverordnungs-Report 2015 ► Kapitel 2, Neue Arzneimittel 2014, Abschnitt 2.1.16). Am 23. Juni 2017 wurde Dimethylfumarat (*Skilarence*) auch zur Behandlung der mittelschweren bis schweren Psoriasis vulgaris bei Patienten von der EMA zugelassen, die eine systemische Arzneimitteltherapie benötigen, und kam am 1. Oktober 2017 in Deutschland auf den Markt. Eine kurze Beschreibung der Krankheit und der verfügbaren Therapieoptionen findet sich bei Brodalumab (*Kyntheum*) in diesem Kapitel (► Abschnitt 3.1.5).

Dimethylfumarat gehört zu den Fumarsäureestern, die schon seit 1959 zur Psoriasisbehandlung eingesetzt wurden. Später war die Substanz Hauptbestandteil eines Kombinationspräparates aus Dimethylfumarat und Ethylhydrogenfumarat (*Fumaderm*), das 1994 zur Behandlung mittelschwerer bis schwerer Formen der Psoriasis vulgaris in Deutschland zugelassen wurde. Das Kombinationspräparat wird derzeit in Deutschland am häufigsten für die orale Behandlung der Psoriasis verschrieben (◘ Tabelle 25.14). Außerhalb Deutschlands wird es jedoch kaum verwendet, da nur wenig Evidenz für Wirksamkeit und Sicherheit verfügbar ist (Balak 2017). Dimethylfumarat hat entzündungshemmende und zytoprotektive Eigenschaften, die noch nicht vollständig geklärt sind. Über Interaktion mit Glutathion hemmt Dimethylfumarat wahrscheinlich die Aktivität des Transkriptionsfaktors NF-κB, wodurch proinflammatorische Zytokine herunterreguliert werden und die Proliferation von Keratinozyten gehemmt wird. Nach oraler Gabe wird Dimethylfumarat teilweise bereits im Dünndarm durch Esterasen zu Monomethylfumarat hydrolysiert, anschließend zu Fumarsäure metabolisiert, über den Zitratzyklus weiter in Wasser und Kohlendioxid umgewandelt und dann überwiegend als Kohlendioxid exhaliert. Die Plasmahalbwertszeit von Monomethylfumarat beträgt zwei Stunden (Übersicht bei Blair 2018).

Die EMA-Zulassung beruht in erster Linie auf den Daten einer Phase-3-Studie an 671 Patienten mit mittelschwerer bis schwerer Psoriasis vulgaris, in der Dimethylfumarat (maximal 720 mg/Tag oral, durchschnittlich ca. 600 mg/Tag), eine Dimethylfumaratkombination (*Fumaderm*) und Placebo über einen Zeitraum von 16 Wochen verglichen wurden (Mrowietz et al. 2017, BRIDGE). Mit Dimethylfumarat und einer Dimethylfumaratkombination erreichten mehr Patienten eine 75% Verbesserung des Psoriasis Area und Severity Index (PASI 75) (koprimärer Endpunkt) als mit Placebo (37,5% und 40,3% versus 15,3%). Ähnliche Ansprechraten wurden mit dem Physician‹s Global Assessment (PGA) (koprimärer Endpunkt) beobachtet. Häufigste Nebenwirkungen waren Diarrhö (38,7%, 39,9% versus 16,8%), Bauchschmerzen (19,7%, 15,9% versus 5,1%), Flush (18,3%, 16,3% versus 1,5%), Übelkeit (10,8%, 8,5% versus 3,6%), Lymphopenie (10,0%, 10,6% versus 0%) und Erythem (9,7%, 8,8% versus 2,2%). Therapieabbrüche waren relativ häufig (37,1%, 38,5% versus 29,0%).

Die frühe Nutzenbewertung von Dimethylfumarat in der neuen Indikation ergab wegen der kurzen Behandlungsdauer von 16 Wochen keinen Beleg für einen Zusatznutzen, da für chronische Krankheiten wie die Psoriasis vulgaris eine Behandlungsdauer von mindestens 24 Wochen als notwendig erachtet wird (Bundesministerium für Gesundheit 2018v). Die Bruttokosten von *Skilarence* (180 Tbl. 120 mg, Listenpreis 511,65 €, bisher noch kein Erstattungsbetrag, Dosis ca. 360 mg/Tag oral nach 8 Wochen) betragen 8,53 € pro Tag und 3.113 € pro Jahr. Sie liegen damit erheblich niedriger als die Kosten des gleichen Wirkstoffs (*Tecfidera*) für die Behandlung der multiplen Sklerose (◘ Tabelle 3.18). Trotz des fehlenden Zusatznutzens ist *Skilarence* das einzige Arzneimittel mit einer neuen Indikation, das bereits im Jahr seiner Einführung mehr als 5000 Verordnungen erreicht hat (◘ Tabelle 3.2).

Fazit: Dimethylfumarat (*Skilarence*) wurde zur systemischen Behandlung der mittelschweren bis schweren Psoriasis vulgaris bei Patienten von der EMA zugelassen, nachdem es 2014 zuerst als *Tecfidera* zur oralen Behandlung der schubförmig remittierenden multiplen Sklerose auf den Markt gekommen war. Die frühe Nutzenbewertung der neuen Indikation hat keinen Beleg für einen Zusatznutzen ergeben, da nur Daten aus einer 16-wöchigen klinischen Studie vorgelegt wurden.

3.2.7 Dolutegravir

Dolutegravir (*Tivicay*) ist ein Integraseinhibitor, der 2014 zuerst zur Behandlung von Infektionen mit dem humanen Immundefizienzvirus (HIV) bei Erwachsenen und bei Jugendlichen im Alter von über 12 Jahren in Kombination mit anderen antiretroviralen Arzneimitteln zugelassen wurde. Am 23. Februar 2017 wurde Dolutegravir von der EMA auch zur HIV-Behandlung von Kindern ab einem Alter von 6 Jahren zugelassen und war ab 1. April 2017 für diese Indikation in Deutschland verfügbar.

Seit der Einführung von Zidovudin (*Retrovir*) im Jahr 1987 und der breiten Anwendung einer effektiven antiretroviralen Kombinationstherapie hat sich die Prognose von HIV-infizierten Patienten dramatisch verbessert. Wesentlicher Grund war die Entwicklung von über 30 antiretroviralen Arzneimitteln mit verbesserter Wirksamkeit und Verträglichkeit. Ein weiterer wichtiger Schritt war die Einführung von langwirkenden Substanzen und Kombinationspräparaten, wodurch es gelang, die Zahl der täglich einzunehmenden Tabletten zu senken und die Compliance zu verbessern. Als Initialtherapie wird derzeit eine Kombination aus zwei Nukleosid-/Nukleotid-Reverse-Transkriptase-Inhibitoren (NRTI) und einem dritten Kombinationspartner aus einer der folgenden Gruppen empfohlen: Nicht-Nukleosid-Reverse-Transkriptase-Inhibitoren (NNRTI), Integraseinhibitoren oder geboosterten Proteaseinhibitoren (Deutsche AIDS-Gesellschaft 2015).

Für die HIV-Behandlung von Kindern wurden Daten aus einer einarmigen, unpublizierten Studie an 23 vorbehandelten Patienten im Alter von 6 bis 12 Jahren im Rahmen der frühen Nutzenbewertung vorgelegt, während für therapienaive Kinder nur Daten aus Studien mit therapienaiven Erwachsenen auf Kinder übertragen wurden (Institut für Qualität und Wirtschaftlichkeit im Gesundheitswesen 2017). Da keine relevanten Daten für die Nutzenbewertung vorliegen, ist ein Zusatznutzen der HIV-Behandlung von Kindern ab einem Alter von 6 Jahren nicht belegt (Bundesministerium für Gesundheit 2017o). Die Bruttokosten von *Tivicay* sind abhängig vom Körpergewicht und betragen bei 15–20 kg (Dosis 20 mg/Tag oral, 30 Tbl. 10 mg, Listenpreis 145,07 € Erstattungsbetrag 145,07 €) 9,67 € pro Tag und 3.530 € pro Jahr. Bei einem Körpergewicht von 50 kg (Dosis 50 mg/Tag oral, 90 Tbl. 50 mg Listenpreis 2.719,57 €, Erstattungsbetrag 2.134,88 €, Preisreduktion 21,5%) betragen die Kosten 23,72 € pro Tag und 8.658 € pro Jahr.

Fazit: Dolutegravir (*Tivicay*) wurde jetzt auch zur Behandlung von HIV-Infektionen bei Kindern im Alter von 6–12 Jahren in Kombination mit anderen antiretroviralen Arzneimitteln zugelassen. Die frühe Nutzenbewertung der neuen Indikation hat keinen Beleg für einen Zusatznutzen ergeben, da keine relevanten Daten für die Behandlung von Kindern vorgelegt wurden.

3.2.8 Elvitegravir/Cobicistat/ Emtricitabin/Tenofovirdisoproxil

Das Kombinationspräparat Elvitegravir/Cobicistat/ Emtricitabin/Tenofovirdisoproxil (*Stribild*) wurde zuerst 2013 zur Behandlung von HIV-Infektionen bei Erwachsenen zugelassen. Am 19. Oktober 2017 wurde Dolutegravir von der EMA auch zur HIV-Behandlung von Jugendlichen im Alter von 12–17 Jahren zugelassen und war ab 15. November 2017 für diese Indikation in Deutschland verfügbar. Eine kurze Beschreibung der HIV-Infektion und der verfügbaren Therapieoptionen findet sich im vorangehenden Abschnitt bei Dolutegravir (*Tivicay*) (▶ Abschnitt 3.2.7).

Für die HIV-Behandlung von Jugendlichen sind Daten aus einer einarmigen, unpublizierten Studie an 48 vorbehandelten Jugendlichen im Alter von 12–18 Jahren verfügbar, von denen 91,3% nach 24 Behandlungswochen eine HIV-RNA von 50 Kopien/ml erreichten (Übersicht bei Dehority et al. 2015). Die Nutzenbewertung durch den G-BA ergab keinen Beleg für einen Zusatznutzen der HIV-Behandlung dieser Altersgruppe (Bundesministerium für Gesundheit 2018w). Die Bruttokosten von *Stribild* (90 Filmtbl. mit Elvitegravir 150 mg, Cobicistat 150 mg, Emtricitabin 200 mg und Tenofovirdisoproxil 245 mg, Listenpreis 5.228,17 € Erstattungsbetrag 3.440,06 €, Preisreduktion 34,2%, Dosis 1 Filmtbl. pro Tag) betragen 38,22 € pro Tag und 13.951 € pro Jahr.

Fazit: Das Kombinationspräparat Elvitegravir/ Cobicistat/ Emtricitabin/Tenofovirdisoproxil (*Stribild*) wurde jetzt auch zur antiretroviralen Behandlung von HIV-Infektionen bei Jugendlichen im Alter von 12–17 Jahren zugelassen. Die frühe Nutzenbewertung der neuen Indikation ergab keinen Beleg für einen Zusatznutzen, da keine relevanten Daten für die Behandlung von Jugendlichen vorgelegt wurden.

3.2.9 Mercaptamin

Mercaptamin (*Cysteamin*) ist ein Abbauprodukt der Aminosäure Cystin, das seit 40 Jahren zur systemischen Behandlung der Cystinose (Handelsname *Cystagon*) eingesetzt wird. Am 19. Januar 2017 wurde Mercaptamin (*Cystadrops*) als Augentropfen von der EMA zur Behandlung von Cystinablagerungen in der Hornhaut bei Patienten mit Cystinose zugelassen. Die Markteinführung in Deutschland erfolgte am 15. Juni 2017. Da es nur wenige Patienten mit Cystinose gibt, wurde *Cystadrops* am 7. November 2008 als Arzneimittel für seltene Leiden (Orphan-Arzneimittel) ausgewiesen.

Die Cystinose ist eine seltene autosomal-rezessive lysosomale Speicherkrankheit mit einem pathologischen Cystinstoffwechsel und einer Inzidenz von 1:179 000 Lebendgeburten. Sie wird durch Mutationen des CTNS-Gens für das Trägerprotein Cystinosin verursacht, das Cystin aus den Lysosomen transportiert. Die defekte Cystinosinfunktion führt zu einer intralysosomalen Cystinakkumulation in allen Körperzellen und Organen. Bei der infantilen Cystinose stehen schon im ersten Lebensjahr renale Funktionsausfälle im Vordergrund, die ohne Behandlung nach wenigen Jahren zum Nierenversagen führen. Weitere betroffene Organe sind Augen, Schilddrüse, Bauchspeicheldrüse, Gonaden, Muskeln und Gehirn. Am Auge sind Cystinablagerungen in der Kornea schon im dritten Lebensmonat zu beobachten. Sie führen zu Photophobie, Blepharospasmus, Hornhauterosionen und Hornhauteintrübungen bis zum kompletten Sehverlust. Die orale Cysteaminbehandlung ist bisher die einzige spezifische Therapie der Cystinose durch eine schnelle Depletion von lysosomalem Cystin. Cysteamin gelangt über einen bisher unbekannten Transporter in die Lysosomen und bildet dort nach Spaltung der Disulfidbrücke von Cystin zwei Moleküle der Aminosäure Cystein, die sich mit Cysteamin zu Cystein-Cysteamin-Disulfid verbindet und in dieser Form über den Lysin-Arginin-Transporter aus dem Lysosom entfernt werden kann. Durch Cysteamin wird die systemische Cystinakkumulation vermindert, aber nicht die korneale Ablagerung von Cystinkristallen wegen der fehlenden Vaskularisierung der Hornhaut (Übersicht bei Elmonem et al. 2016).

Die Herstellung von Cysteamin-Augentropfen war lange Zeit durch Stabilitätsprobleme geprägt, so dass Cysteaminlösungen bisher nur als Rezepturarzneimittel aus Apotheken verfügbar waren. Die Zulassung des neuen Fertigarzneimittels beruht auf einer offenen Phase-3-Studie an 31 Patienten mit Cystinose, in der visköse Cysteamin-Augentropfen (0,55%) mit einer weniger konzentrierten Standardlösung (0,1%) über einen Zeitraum von 90 Tagen verglichen wurden (Liang et al. 2017). Die Wirksamkeit wurde durch Messung der kornealen Cystinkristalle mit konfokaler In-vivo-Mikroskopie (IVCM-Score) bestimmt. Der IVCM-Score wurde durch visköse Cysteamin-Augentropfen (0,55%) stärker gesenkt (10,6 auf 6,0) als durch 0,1% Cysteamin-Augentropfen (10,8 auf 9,8). Auch Photophobie und korneale Cystinkristall-Scores wurden durch visköse Cysteamin-Augentropfen (0,55%) verbessert. Die häufigsten lokalen Nebenwirkungen waren in beiden Gruppen Stechen, Brennen, Rötung und verschwommenes Sehen mit Vorteilen für die viskösen Cysteamin-Augentropfen (0,55%). Eine frühe Nutzenbewertung wurde nicht durchgeführt, weil visköse Cysteamin-Augentropfen keinen neuen Wirkstoff mit Unterlagenschutz enthalten. Die Bruttokosten von *Cystadrops* (5 ml Augentropfen mit 3,8 mg/ml, 1.401,30 €, Dosis 4-mal täglich ein Tropfen pro Auge, Anwendungsdauer der Tropfflache maximal eine Woche) betragen 200,19 € pro Tag und 73.068 € pro Jahr und sind damit deutlich teurer als die systemische Therapie mit *Cystagon* (100 Hartkps. 150 mg 402,35 €, Dosis für Erwachsene 2,0 g/Tag oral) mit Kosten von 53,65 € pro Tag und 19.581 € pro Jahr.

Fazit: Mercaptamin (*Cystadrops*) wurde als Orphan-Arzneimittel zur lokalen Behandlung von Cystinablagerungen in der Hornhaut bei Patienten mit Cystinose zugelassen. Der gleiche Wirkstoff ist bereits seit 1997 als *Cystagon* für die systemische Behandlung der nephropathischen Cystinose zugelassen. Cysteamin-Augentropfen (0,55%) vermindern die Cystinablagerungen in der Hornhaut und damit verbundene Begleitsymptome. Die neue Lokaltherapie mit Cysteamin-Augen-

tropfen ist allerdings viermal teurer als die systemische Therapie.

3.2.10 Nivolumab

Nivolumab (*Opdivo*) ist ein monoklonaler Antikörper gegen den Programmed-Death-1-Rezeptor (PD-1-Rezeptor), der im Juni 2015 zuerst zur Behandlung des nicht resezierbaren oder metastasierten Melanoms und kurz danach im Juli 2015 auch zur Behandlung des lokal fortgeschrittenen oder metastasierten nicht-kleinzelligen Lungenkarzinoms mit plattenepithelialer Histologie nach vorheriger Chemotherapie zugelassen wurde (► siehe Arzneiverordnungs-Report 2016 ► Kapitel 3, Neue Arzneimittel 2015, Abschnitt 3.1.25). Im Jahr 2017 wurde Nivolumab für drei weitere onkologische Indikationen zugelassen, die im Folgenden dargestellt werden.

Rezidivierendes Hodgkin-Lymphom

Am 21. November 2016 wurde Nivolumab auch als Monotherapie zur Behandlung des rezidivierenden oder refraktären klassischen Hodgkin-Lymphoms nach autologer Stammzelltransplantation und Behandlung mit Brentuximab Vedotin von der EMA zugelassen und war ab 1. Januar 2017 für diese Indikation in Deutschland verfügbar.

Das Hodgkin-Lymphom war 2013 mit einer Inzidenz von 2350 Neuerkrankungen die häufigste maligne Erkrankung des lymphatischen Systems (Robert Koch Institut 2016a). Es manifestiert sich meistens durch supradiaphragmatische Lymphknotenschwellungen und wird oft von auffälligen systemischen Symptomen begleitet (Fieber, Nachtschweiß, Juckreiz). Diagnostisch bedeutsam ist der Nachweis von malignen Riesenzellen (Hodgkin- und Sternberg-Reed-Zellen), die nur eine kleine Fraktion (0,1–10%) in dem entzündlichen Granulationsgewebe der Lymphknoten bilden. Durch Fortschritte der kombinierten Chemotherapie und der Strahlentherapie ist das Hodgkin-Lymphom sehr gut heilbar, das Fünfjahresüberleben ist auf 90–96% der Patienten angestiegen. Seit vielen Jahren werden das ABVD-Schema (Doxorubicin, Bleomycin, Vinblastin Dacarbazin) und für jüngere Patienten das BEACOPP-Schema (Bleomycin, Etoposid, Doxorubicin, Cyclophosphamid, Vincristin, Procarbazin,

Prednison) als Standardtherapie eingesetzt. Neuere risikoadaptierte Therapieschemata haben dazu beigetragen, die Therapie bei Patienten mit niedrigem Risiko zu deeskalieren und die Behandlung für Patienten mit höherem Risiko zu intensivieren. Wenn Patienten mit einer Initialtherapie nicht geheilt werden, können als weitere Möglichkeiten alternative Chemotherapiekombinationen, das Anti-CD30 Antikörperkonjugat Brentuximab Vedotin, Antikörper gegen den Programmed-Death-1-Rezeptor (PD-1-Rezeptor) oder eine hämatopoetische Stammzelltransplantation eingesetzt werden (Übersicht bei Shanbhag und Ambinder 2017).

Nivolumab ist ein vollhumanisierter IgG4-Antikörper gegen den von aktivierten T-Zellen und B-Zellen exprimierten PD-1-Rezeptor. Er unterbricht die Interaktion mit dem von Tumorzellen überexprimierten Rezeptorliganden PD-L1, der auch von malignen Hodgkin/Sternberg-Reed-Zellen exprimiert wird. Dadurch wird die immunsuppressive T-Zell-Aktivität gegen Tumorzellen reaktiviert. Nivolumab wird als einstündige intravenöse Infusion appliziert und mit einer Halbwertszeit von 26,7 Tagen eliminiert (Übersicht bei Bröckelmann und Engert 2017).

Basis der EMA-Zulassung für die neue Indikation war eine einarmige Phase-2-Studie mit Nivolumab (3 mg/kg i.v. alle 2 Wochen) an 80 Patienten mit rezidivierendem klassischem Hodgkin-Lymphom, die auf eine autologe Stammzelltransplantation oder Brentuximab Vedotin nicht ansprachen (Younes et al. 2016). Nach einer medianen Nachbeobachtungszeit von 8,9 Monaten erreichten 66,3% der Patienten ein objektives Ansprechen (primärer Endpunkt). Häufigste arzneimittelbedingte Nebenwirkungen waren Müdigkeit (25%), Infusionsreaktionen (20%), Hautausschlag (16%), Pruritus (10%), Neutropenie (9%) und erhöhte Lipase (8%). Die frühe Nutzenbewertung von Nivolumab in der neuen Indikation hat keinen Beleg für einen Zusatznutzen ergeben, da keine validen Daten vorliegen, die eine Bewertung des Zusatznutzens ermöglichen (Bundesministerium für Gesundheit 2017p). Die Bruttokosten von Opdivo (100 mg/10 ml Infusionslösung, Listenpreis 1.803,94 €, Erstattungsbetrag 1.291,17 €, Preisreduktion 28,4%, Dosis 3 mg/kg i.v. alle 2 Wochen, Körpergewicht 70 kg) betragen 193,68 € pro Tag und 70.692 € pro Jahr.

Fazit: Nivolumab (*Opdivo*) ist ein PD-1-Rezeptorantikörper, der im November 2016 auch zur Behandlung des rezidivierenden oder refraktären klassischen Hodgkin-Lymphoms nach einer autologen Stammzelltransplantation und Behandlung mit Brentuximab Vedotin zugelassen wurde, nachdem er 2015 zuerst zur Behandlung des nicht resezierbaren oder metastasierten Melanoms eingeführt worden war. Die frühe Nutzenbewertung von Nivolumab in der neuen Indikation hat keinen Beleg für einen Zusatznutzen ergeben, da bisher nur die Ergebnisse über die Ansprechrate aus einer einarmigen Studie vorgelegt wurden.

Plattenepithelkarzinom des Kopf-Hals-Bereichs

Weiterhin wurde Nivolumab am 28. April 2017 zur Behandlung des Plattenepithelkarzinoms des Kopf-Hals-Bereichs mit Progression während oder nach platinbasierter Therapie von der EMA zugelassen und war ab 1. Juni 2017 für diese Indikation in Deutschland verfügbar.

Als Kopf- und Hals-Tumoren werden bösartige Tumoren der anatomisch zusammenhängenden Regionen von Mund, Rachen, Nase und Kehlkopf zusammengefasst. Mit 17 524 Neuerkrankungen (12 992 Männer, 4532 Frauen) und 7192 Todesfällen (5494 Männer, 1698 Frauen) gehörten sie 2013 weiterhin zu den häufigen malignen Tumoren in Deutschland (Robert Koch Institut 2016a). Wesentliche Risikofaktoren sind Tabak- und Alkoholkonsum sowie eine chronische Infektion mit humanen Papillomviren. Zum Zeitpunkt der Diagnose weist etwa ein Drittel aller Patienten ein prognostisch günstiges lokalisiertes Plattenepithelkarzinom der Kopf-Hals-Region im Stadium I oder II auf, das mit potentiell kurativer Operation oder Strahlentherapie behandelt wird. Die wesentlich häufigeren fortgeschrittenen Kopf- und Hals-Tumoren (Stadium III und IV) haben jedoch eine unbefriedigende Prognose, da bei 50–60% der Patienten nach der Erstbehandlung ein lokoregionales Rezidiv und bei bis zu 20% der Patienten Fernmetastasen auftreten. Lokalisierte Rezidive können bei wenigen Patienten kurativ behandelt werden, bei der großen Mehrzahl der Patienten kommt nur noch eine palliative Behandlung mit systemischer Therapie in Betracht. Bei der Erstlinienbehandlung wurden bisher die besten Ergebnisse mit einer platinbasierten Kombinationstherapie mit Cetuximab und anschließender Erhaltungstherapie mit Cetuximab erzielt. Bei erneuter Progression erreichten die bisher verfügbaren Zweitlinienbehandlungen nur ein Überleben von 5–6 Monaten. Hier bieten die Checkpoint-Inhibitoren aus der Gruppe der PD-1-Rezeptorantikörper neue Möglichkeiten (Übersicht bei Argiris et al. 2017).

Die Zulassungserweiterung von Nivolumab für die Zweitlinienbehandlung von Kopf-Hals-Tumoren beruht auf einer kontrollierten Phase-3-Studie an 361 Patienten mit rezidivierendem oder metastasiertem Plattenepithelkarzinom von Kopf und Hals, das innerhalb von 6 Monaten nach platinbasierter Chemotherapie fortgeschritten war (Ferris et al. 2016). Das mediane Gesamtüberleben (primärer Endpunkt) wurde durch Nivolumab (3 mg/kg i.v. alle 2 Wochen) im Vergleich zur Standardtherapie (Methotrexat, Docetaxel, Cetuximab) geringfügig verlängert (7,5 versus 5,1 Monate) ebenso wie die Einjahresüberlebensrate (36,0% versus 16,6%). Häufigste Nebenwirkungen waren Müdigkeit (14,0% versus 17,1%), Übelkeit (8,5% versus 20,7%), Hautausschlag (7,6% versus 4,5%), Pruritus (7,2% versus 0%), Diarrhö (6,8% versus 13,5%) und Anämie (5,1% versus 16,1%). Die frühe Nutzenbewertung von Nivolumab in der neuen Indikation hat einen beträchtlichen Zusatznutzen für Patienten mit einer frühen Progression während oder nach platinbasierter Therapie ergeben (Bundesministerium für Gesundheit 2018x). Die Bruttokosten von *Opdivo* sind genauso hoch wie beim rezidivierenden Hodgkin-Lymphom angegeben.

Fazit: Nivolumab (*Opdivo*) wurde im April 2017 auch zur Behandlung des Plattenepithelkarzinoms des Kopf-Hals-Bereichs mit Progression während oder nach platinbasierter Therapie zugelassen. Die Zweitlinienbehandlung mit Nivolumab verlängerte das Gesamtüberleben im Vergleich zur Standardtherapie um 2,4 Monate. Die frühe Nutzenbewertung hat für die neue Indikation einen beträchtlichen Zusatznutzen für Patienten mit einer frühen Progression ergeben.

Urothelkarzinom

Am 2. Juni 2017 wurde Nivolumab auch zur Behandlung des lokal fortgeschrittenen, nicht resezierbaren oder metastasierten Urothelkarzinoms nach Versagen einer vorherigen platinhaltigen Therapie von der EMA zugelassen und war ab 1. Juli 2017 für diese Indikation in Deutschland verfügbar. Eine kurze Beschreibung der Krankheit und der verfügbaren Therapieoptionen findet sich bei Atezolizumab (*Tecentriq*) in diesem Kapitel (▶ Abschnitt 3.1.2).

Basis für die Indikationserweiterung war eine einarmige Phase-2-Studie an 270 Patienten mit metastasiertem oder lokal fortgeschrittenem Urothelkarzinom, die bis zur Krankheitsprogression mit Nivolumab (3 mg/kg i.v. alle 2 Wochen) behandelt wurden (Sharma et al. 2017, CheckMate 275). Nach 7 Monaten wurde eine Gesamtansprechrate (primärer Endpunkt) von 19,6% der Patienten erreicht. Das Gesamtüberleben der Patienten mit höherer PD-L1-Expression (>1%) war länger als mit geringerer PD-L1-Expression (<1%) (11,30 versus 5,95 Monate). Das Nebenwirkungsprofil war ähnlich wie bei Patienten mit Hodgkin-Lymphom und Kopf-Hals-Tumoren. Die frühe Nutzenbewertung von Nivolumab in der neuen Indikation hat keinen Zusatznutzen ergeben, da keine Daten vorliegen, die eine Bewertung des Zusatznutzens ermöglichen (Bundesministerium für Gesundheit 2018y). Die Bruttokosten von *Opdivo* für diese Indikation entsprechen den Angaben für das rezidivierende Hodgkin-Lymphom.

Fazit: Nivolumab (*Opdivo*) wurde im Juni 2017 auch zur Behandlung des lokal fortgeschrittenen oder metastasierten Urothelkarzinoms nach Versagen einer vorherigen platinhaltigen Therapie von der EMA zugelassen. Die frühe Nutzenbewertung von Nivolumab in der neuen Indikation hat keinen Beleg für einen Zusatznutzen ergeben, da bisher nur die Ergebnisse über die Ansprechrate aus einer einarmigen Studie vorgelegt wurden.

3.2.11 Obinutuzumab

Obinutuzumab (*Gazyvaro*) ist ein CD20-Antikörper, der von der EMA im Juli 2014 zuerst zur Behandlung von Patienten mit nicht vorbehandelter chronischer lymphatischer Leukämie (CLL) in Kombination mit Chlorambucil zugelassen wurde und im Juni 2016 auch zur Zweitlinienbehandlung von Patienten mit follikulärem Lymphom, die auf eine Behandlung mit Rituximab oder einem Rituximab-haltigen Regime nicht angesprochen haben oder während bzw. bis zu sechs Monate nach der Behandlung progredient wurden. Am 18. September 2017 wurde Obinutuzumab auch zur Erstlinienbehandlung von Patienten mit fortgeschrittenem follikulärem Lymphom in Kombination mit Chemotherapie zugelassen, gefolgt von einer Erhaltungstherapie mit Obinutuzumab bei Patienten mit einem Therapieansprechen. Die Markteinführung für die neue Indikation erfolgte am 15. Oktober 2017.

Das follikuläre Lymphom ist mit einem Anteil von 10–20% eines der häufigsten Non-Hodgkin-Lymphome. Viele Patienten zeigen einen indolenten Verlauf und bleiben über lange Zeiträume asymptomatisch. In den begrenzten Stadien I und II (15–25%) kann eine Strahlentherapie zu dauerhaften Remissionen führen. Bei Patienten in den fortgeschrittenen Stadien III und IV mit niedriger Tumorlast ist abwartendes Beobachten weiterhin das Vorgehen der ersten Wahl. Bei Patienten mit hoher Tumorlast ist eine Immunchemotherapie gefolgt von einer zweijährigen Erhaltungstherapie mit Rituximab der weltweit akzeptierte Standard (Übersicht bei Hiddemann et al. 2016).

Obinutuzumab ist ein monoklonaler humaner CD20-Antikörper, der sich von Rituximab durch andere Bindungseigenschaften unterscheidet. Rituximab bindet als Typ I-Antikörper an mehrere CD20-Tetramere, die dadurch in große lipophile Mikrodomänen der Plasmamembran verlagert werden und dann vermehrt eine Komplement-abhängige Zytotoxizität auslösen. Obinutuzumab ist ein Typ II-Antikörper, der das gleiche CD20-Epitop erkennt aber in einer anderen Orientierung über eine größere Zelloberfläche bindet und dadurch eine etwa 20-fach stärkere Antikörper-abhängige Zytotoxizität als Rituximab aufweist. Die Komplement-induzierte Zytotoxizität von Obinutuzumab ist dagegen 10–1000-fach geringer. Nach intravenöser Infusion verteilt sich Obinutuzumab im Plasmavolumen und wird wie alle Antikörper über den katabolischen Stoffwechsel mit einer medianen Halbwertszeit von 36,8 Tagen eliminiert (Übersicht bei Dhillon 2017b).

Die zulassungsbegründende Studie war eine aktiv kontrollierte Phase-3-Studie an 1202 Patienten mit follikulärem Lymphom, die mit Obinutuzumab (1000 mg an Tag 1, 8 und 15 von Zyklus 1 und an Tag 1 der folgenden Zyklen alle 28 Tage) oder Rituximab (375 mg/m^2 an Tag 1 in jedem Zyklus alle 28 Tage) als Induktionstherapie jeweils in Kombination mit einer Chemotherapie behandelt wurden, gefolgt von einer Erhaltungsbehandlung bis zu zwei Jahre (Marcus et al. 2017, GALLIUM). Eine geplante Zwischenanalyse zeigte nach 34,5 Monaten ein längeres progressionsfreies Überleben (primärer Endpunkt) für die Obinutuzumab-basierte Chemotherapie als für die Rituximab-basierte Chemotherapie (80,0% versus 73,3%). Eine ungeplante vorläufige Auswertung des Gesamtüberlebens ergab keinen signifikanten Unterschied für die Zahl der gestorbenen Patienten (7,2% versus 8,7%). Schwere unerwünschte Ereignisse (Grad 3–5) traten mit Obinutuzumab häufiger als mit Rituximab auf (74,6% versus 67,8%).

Die Nutzenbewertung von Obinutuzumab in der neuen Indikation hat einen Beleg für einen nicht quantifizierbaren Zusatznutzen ergeben, da kein Wirksamkeitseffekt zugunsten der Intervention ableitbar war und sich die Anzahl der Patienten mit schweren Nebenwirkungen zwischen den Therapiearmen zuungunsten der Intervention unterscheidet (Bundesministerium für Gesundheit 2018z). Die Bruttokosten von *Gazyvaro* (1 Durchstechfl. 1000 mg/40 ml Infusionslösung, Listenpreis 4.923,35 €, Erstattungsbetrag 3.996,79 €, Preisreduktion 18,8%) betragen bei der Induktionstherapie mit einer Dosierung von 9mal 1000 mg i.v. in 6 Zyklen mit 28 Tagen durchschnittlich 214,11 € pro Tag und 35.971 € pro 6 Therapiezyklen. Die Erhaltungstherapie mit Obinutuzumab (1000 mg i.v. alle 2 Monate über 2 Jahre) kostet 23.981 € pro Jahr. Die Induktionstherapie mit Rituximab (*Truxima* 1 Durchstechfl. 500 mg/50 ml Infusionslösung, Listenpreis 1.777,00 €, Dosis 375 mg/m^2 i.v. pro 28 Tagezyklus über 6 Zyklen) kostet 85,68 € pro Tag und 14.394 € pro 6 Therapiezyklen und die Erhaltungstherapie (375 mg i.v. alle 2 Monate über 2 Jahre) 14.394 € pro Jahr.

Fazit: Obinutuzumab (*Gazyvaro*) wurde jetzt auch zur Erstlinienbehandlung von Patienten mit fortgeschrittenem follikulärem Lymphom in Kombination mit Chemotherapie von der EMA zugelassen. Die frühe Nutzenbewertung ergab einen nicht quantifizierbaren Zusatznutzen in der neuen Indikation im Vergleich mit Rituximab, da mit Obinutuzumab kein Wirksamkeitseffekt ableitbar war und schwere Nebenwirkungen sogar häufiger auftraten. Obinutuzumab ist etwa 2,5-fach teurer als Rituximab.

3.2.12 Parathyroidhormon

Parathyroidhormon (Parathormon) ist ein Peptidhormon der Nebenschilddrüse, das bereits 2006 mit dem Handelnamen *Preotact* zur Behandlung der Osteoporose von Hochrisikopatientinnen in der Postmenopause mit einem hohen Frakturrisiko von der EMA zugelassen wurde (▶ siehe Arzneiverordnungs-Report 2007, Kapitel 2, Neue Arzneimittel 2006), aber 2014 vom Hersteller aus wirtschaftlichen Gründen aus dem Handel genommen wurde (European Medicines Agency 2014). Am 24. April 2017 wurde Parathyroidhormon (*Natpar*) von der EMA als Zusatztherapie bei Patienten mit chronischem Hypoparathyreoidismus zugelassen, deren Erkrankung sich durch die Standardtherapie allein nicht hinreichend kontrollieren lässt. Aufgrund der begrenzten Daten wurde *Natpar* unter Auflagen zugelassen, so dass das pharmazeutische Unternehmen weitere Nachweise bereitstellen muss, die von der EMA jedes Jahr geprüft werden. Die Markteinführung in Deutschland erfolgte am 1. September 2017. Da es nur wenige Patienten mit Hypoparathyreoidismus gibt, wurde *Natpar* am 18. Dezember 2013 als Arzneimittel für seltene Leiden (Orphan-Arzneimittel) ausgewiesen.

Hypoparathyreoidismus ist eine seltene endokrine Störung, die durch einen Mangel an Parathormon verursacht wird. Häufigste Ursache ist der postoperative Hypoparathyreoidismus durch versehentliche Entfernung der Nebenschilddrüsen (Epithelkörperchen) bei einer Schilddrüsenoperation. Typische Symptome sind Myoklonien, Hypokalzämie-bedingte Krämpfe sowie kardiale Störungen mit verlängertem QT-Intervall und akuter Kardiomyopathie. Wichtigste Komplikationen sind Nierenfunktionsstörungen (Nephrokalzinose, Nierensteine), intrazerebrale Verkalkungen und subkapsuläre Katarakte. Die Standardtherapie besteht aus Vitamin-D-Analoga und Calcium, um die erniedrigten Calciumserumspiegel zu normalisieren. Mit der Einführung von rekombinantem Parathormon besteht jetzt erstmals die Möglichkeit einer routinemäßigen Hormonsubstitution des Hypoparathyreoidismus (Übersicht bei Abate und Clarke 2017).

Parathormon ist neben Vitamin D und Calcitonin der wichtigste physiologische Regulator des Calciumstoffwechsels. Die physiologische Sekretion von Parathormon wird durch niedrige Calciumkonzentrationen stimuliert und durch hohe Calciumkonzentrationen gehemmt. Parathormon normalisiert einen erniedrigten Calciumserumspiegel durch Stimulation der renalen tubulären Calciumrückresorption, durch gesteigerte osteoklastische Knochenresorption und durch vermehrte renale Produktion von Calcitriol (1,25-Dihydroxycalciferol) über eine Aktivierung der renalen 1α-Hydroxylase. Über das vermehrt gebildete aktive Vitamin D (Calcitriol) bewirkt Parathormon dann eine indirekte Steigerung der gastrointestinalen Calciumaufnahme. Alle drei Mechanismen wirken synergistisch auf die Normalisierung des Serumcalciums. Rekombinantes Parathyroidhormon wird in Colibakterien mittels DNA-Rekombinationstechnik mit einer Sequenz von 84 Aminosäuren hergestellt und ist mit dem endogenen menschlichen Hormon identisch. Nach subkutaner Gabe hat das rekombinante Präparat eine Bioverfügbarkeit von 57%, wird schnell durch Gewebsendopeptidasen in Leber und Niere metabolisiert und mit einer terminalen Halbwertszeit von 3 Stunden renal eliminiert (Übersicht bei Tay et al. 2017).

Die Zulassung von Parathormon für das neue Indikationsgebiet basiert auf einer placebokontrollierten Phase-3-Studie an 134 Patienten mit chronischem Hypoparathyreoidismus über einen Zeitraum von 24 Wochen (Mannstadt et al. 2013, REPLACE). In der initialen Optimierungsphase wurden zunächst die Dosierungen von Calcium (Calciumcitrat, Calciumcarbonat) und aktiven Vitamin-D-Analoga (Calcitriol, Alfacalcidol) angepasst, um ein konstantes Serumcalcium von 2,0–2,25 mmol/l zu erreichen. Anschließend wurden die Dosierungen von Vitamin-D-Analoga und Calcium in den Wochen 0–5 fortlaufend reduziert und gleichzeitig die Parathormondosis schrittweise von 50 µg bis maximal 100 µg s.c. pro Tag titriert. Mit Parathormon erreichten mehr Patienten eine mindestens 50%ige Senkung der Tagesdosen von Calciumpräparaten und Vitamin-D-Analoga, die zur Einstellung eines akzeptablen Calciumserumspiegels (primärer Endpunkt) als unter Placebo (53% versus 2%) benötigt werden. Die Gesamthäufigkeit von Nebenwirkungen war mit Parathormon und Placebo ähnlich, wobei am häufigsten Hypokalzämien (37,8% versus 22,7%), Parästhesien (34,4% versus 22,7%), Muskelspasmen (32,2% versus 31,8%), Kopfschmerzen (26,7% versus 27,3%) und Übelkeit (21,1% versus 18,2%) auftraten.

Eine frühe Nutzenbewertung von rekombinantem Parathyroidhormon wurde nicht durchgeführt, weil es sich nicht um einen neuen Wirkstoff mit Unterlagenschutz handelt. Die Bruttokosten von *Natpar* (2 Patronen mit 700 µg, Listenpreis 6.968,26 €, empfohlene Initialdosis 50 µg s.c. pro Tag) betragen 248,87 € pro Tag und 90.836 € pro Jahr. Das neue Parathyroidhormonpräparat *Natpar* kostet 2.489 € pro mg und ist damit 16-mal teurer als das bis 2014 verfügbare Präparat *Preotact* (6 Doppelkammerpatronen 1,61 mg/1,13 ml Lösungsmittel, Listenpreis 1.498,92 €, 155,17 €/mg).

Fazit: Rekombinantes Parathyroidhormon (*Natpar*) wurde als Zusatztherapie für Patienten mit chronischem Hypoparathyreoidismus bei nicht ausreichender Kontrolle durch die Standardtherapie zugelassen. Der gleiche Wirkstoff war bereits von 2006 bis 2014 als *Preotact* für die Behandlung der postmenopausalen Osteoporose von Hochrisikopatientinnen auf dem Markt. Bei Patienten mit chronischem Hypoparathyreoidismus senkte Parathyroidhormon die Tagesdosen von Calciumpräparaten und Vitamin-D-Analoga, die als Standardtherapie zur Einstellung eines akzeptablen Calciumserumspiegels benötigt werden. Eine frühe Nutzenbewertung wurde nicht durchgeführt. Die Wirkstoffkosten von Parathyroidhormon sind in der neuen Indikation 16-fach teurer als in der ersten Indikation für die Behandlung der postmenopausalen Osteoporose.

3.2.13 Pembrolizumab

Pembrolizumab (*Keytruda*) ist der zweite PD-1-Rezeptorantikörper, der zuerst als Monotherapie des fortgeschrittenen Melanoms im Juli 2015 zugelassen

wurde (siehe Arzneiverordnungs-Report 2016 ▶ Kapitel 3, Neue Arzneimittel 2015, Abschnitt 3.1.30) und ein Jahr später am 29. Juli 2016 auch als Monotherapie des lokal fortgeschrittenen oder metastasierenden nicht-kleinzelligen Lungenkarzinoms mit PD-L1-exprimierenden Tumoren (Tumor Proportion Score ≥1%) nach vorheriger Chemotherapie. Pembrolizumab (2 mg/kg) wird alle 3 Wochen intravenös infundiert und hat eine Eliminationshalbwertszeit von 26 Tagen, die weitgehend unabhängig von Leber- und Nierenfunktion ist (Übersicht bei Improta et al. 2015). Im Jahr 2017 wurde Pembrolizumab für drei weitere onkologische Indikationen zugelassen, die im Folgenden dargestellt werden.

Erstlinienbehandlung des metastasierenden nicht-kleinzelligen Lungenkarzinoms

Am 27. Januar 2017 wurde Pembrolizumab zusätzlich als Monotherapie zur Erstlinienbehandlung des metastasierenden nicht-kleinzelligen Lungenkarzinoms mit PD-L1-exprimierenden Tumoren (Tumor Proportion Score ≥50%) ohne EGFR oder ALK-positive Tumormutationen zugelassen und war ab 15. Februar 2017 für diese Indikation in Deutschland verfügbar. Eine kurze Beschreibung des Lungenkarzinoms und der verfügbaren Therapieoptionen findet sich bei Alectinib (*Alecensa*) in diesem Kapitel (▶ Abschnitt 3.1.1).

Basis der Zulassung für die neue Indikation war eine offene Phase-3-Studie an 305 zuvor unbehandelten Patienten mit fortgeschrittenem, metastasierendem nicht-kleinzelligem Lungenkarzinom mit mindestens 50% PD-L1-Expression, die mit Pembrolizumab (200 mg i.v. alle 3 Wochen) oder einer platinbasierten Chemotherapie behandelt wurden (Reck et al. 2014, KEYNOTE-024). Das mediane progressionsfreie Überleben (primärer Endpunkt) wurde durch Pembrolizumab im Vergleich zur Chemotherapie verlängert (10,3 versus 6,0 Monate), ebenso die Gesamtüberlebensrate nach 6 Monaten (80,2% versus 72,4%). Häufigste behandlungsbedingte Nebenwirkungen waren Diarrhö (14,3% versus 13,3%), Müdigkeit (10,4% versus 28,7%), Fieber (10,4% versus 5,3%), Übelkeit (9,7% versus 43,3%) und Anämie (5,2% versus 44,0%). Die frühe Nutzenbewertung von Pembrolizumab in der neuen Indikation ergab einen beträchtlichen Zusatznutzen

(Bundesministerium für Gesundheit 2017q). Die Bruttokosten von *Keytruda* (Durchstechfl. 100 mg/4 ml Infusionslösung, Listenpreis 4.433,07 €, Erstattungsbetrag 3.272,70 €, Preisreduktion 26,2%, Dosis 200 mg i.v. alle 3 Wochen) betragen 311,69 € pro Tag und 113.765 € pro Jahr.

Fazit: Pembrolizumab (*Keytruda*) ist ein PD-1-Rezeptorantikörper, der im Januar 2017 auch zur Erstlinienbehandlung des metastasierenden nicht-kleinzelligen Lungenkarzinoms mit PD-L1-exprimierenden Tumoren zugelassen wurde, nachdem er im Juli 2016 zunächst zur Zweitlinienbehandlung dieses Tumors eingeführt worden war. Die frühe Nutzenbewertung von Pembrolizumab in der neuen Indikation hat einen beträchtlichen Zusatznutzen ergeben.

Rezidivierendes Hodgkin-Lymphom

Weiterhin wurde Pembrolizumab am 2. Mai 2017 als Monotherapie zur Behandlung des rezidivierenden oder refraktären klassischen Hodgkin-Lymphoms nach Versagen einer autologen Stammzelltransplantation und einer Behandlung mit Brentuximab Vedotin von der EMA zugelassen und war ab 1. Juni 2017 für diese Indikation in Deutschland verfügbar. Eine kurze Beschreibung der Krankheit und der verfügbaren Therapieoptionen findet sich bei Nivolumab (*Opdivo*) in diesem Kapitel (▶ Abschnitt 3.2.10).

Die Zulassung für die neue Indikation basiert auf einer einarmigen Phase-2-Studie mit Pembrolizumab (200 mg i.v. alle 3 Wochen) an 210 Patienten mit rezidivierendem klassischem Hodgkin-Lymphom in drei Kohorten (Chen et al. 2017, KEYNOTE-087). Nach einer medianen Studiendauer von 10,1 Monaten betrug die Gesamtansprechrate aller Patienten 69,0% (primärer Endpunkt). Das Sicherheitsprofil von Pembrolizumab war ähnlich wie bei anderen Indikationen. Die frühe Nutzenbewertung von Pembrolizumab in der neuen Indikation hat keinen Beleg für einen Zusatznutzen ergeben, da keine validen Daten vorliegen, die eine Bewertung des Zusatznutzens ermöglichen (Bundesministerium für Gesundheit 2017r). Die Bruttokosten von *Keytruda* sind genauso hoch wie beim metastasierenden nicht-kleinzelligen Lungenkarzinom.

Fazit: Pembrolizumab (*Keytruda*) wurde im Mai 2017 auch zur Behandlung des rezidivierenden oder refraktären klassischen Hodgkin-Lymphoms nach einer autologen Stammzelltransplantation und Behandlung mit Brentuximab Vedotin zugelassen, nachdem es zuvor bereits für drei andere Indikationen eingeführt worden war. Die frühe Nutzenbewertung von Pembrolizumab in der neuen Indikation hat keinen Beleg für einen Zusatznutzen ergeben, da bisher nur die Ergebnisse über die Ansprechrate aus einer einarmigen Studie vorgelegt wurden.

Urothelkarzinom

Am 24. August 2017 wurde Pembrolizumab auch zur Monotherapie zur Behandlung des lokal fortgeschrittenen oder metastasierenden Urothelkarzinoms nach vorheriger platinbasierter Therapie von der EMA zugelassen und war ab 15. September 2017 für diese Indikation in Deutschland verfügbar. Eine kurze Beschreibung der Krankheit und der verfügbaren Therapieoptionen findet sich bei Atezolizumab (*Tecentriq*) in diesem Kapitel (▶ Abschnitt 3.1.2).

Die Basis für die Indikationserweiterung war eine Phase-3-Studie an 542 Patienten mit fortgeschrittenem Urothelkarzinom, die nach platinbasierter Chemotherapie eine Progression gezeigt hatten und danach mit Pembrolizumab (200 mg i.v. alle 3 Wochen) oder Chemotherapie (Paclitaxel, Docetaxel oder Vinflunin) behandelt wurden (Bellmunt et al. 2017). Das mediane Gesamtüberleben (primärer Endpunkt) wurde durch Pembrolizumab im Vergleich zur Chemotherapie verlängert (10,3 versus 7,4 Monate). Unter Pembrolizumab traten weniger behandlungsbedingte Nebenwirkungen auf (60,9% versus 90,2%). Die frühe Nutzenbewertung von Pembrolizumab in der neuen Indikation ergab einen Hinweis auf einen beträchtlichen Zusatznutzen (Bundesministerium für Gesundheit 2018za). Die Bruttokosten von *Keytruda* sind genauso hoch wie beim metastasierenden nicht-kleinzelligen Lungenkarzinom.

Fazit: Pembrolizumab (*Keytruda*) wurde im August 2017 auch zur Behandlung des lokal fortgeschrittenen oder metastasierten Urothelkarzinoms nach Versagen einer vorherigen platinhaltigen Therapie zugelassen. Die frühe Nutzenbewertung in der neuen Indikation ergab einen Hinweis auf einen beträchtlichen Zusatznutzen, da das Gesamtüberleben durch Pembrolizumab verlängert wurde.

3.2.14 Pentosanpolysulfat

Pentosanpolysulfat ist ein niedermolekulares Heparinoid, das seit vielen Jahrzehnten zur Behandlung von Venenentzündungen (*Thrombocid*) und peripheren arteriellen Durchblutungsstörungen (*Pentosanpolysulfat SP 54*) angewendet wird. Am 2. Juni 2017 wurde Pentosanpolysulfat (*Elmiron*) von der EMA zur Behandlung von durch Glomerulationen oder Hunner-Läsionen charakterisierten chronischen Blasenschmerzen mit mittelstarken bis starken Schmerzen, sowie Harndrang und Miktionshäufigkeit zugelassen. Die Markteinführung in Deutschland erfolgte am 1. Oktober 2017. Weiterhin war Pentosanpolysulfat (*Cyst-u-ron*) bis zum 1. September 2017 als Medizinprodukt zur Blaseninstillation bei schmerzhaftem Blasensyndrom auf dem Markt, das nach einer aktuellen behördlichen Entscheidung nicht mehr als Medizinprodukt eingestuft und verkauft werden kann, da es gleichzeitig auch Bestandteil von Arzneimitteln mit vergleichbaren Wirkmechanismen ist (Bene-Arzneimittel 2018).

Das Blasenschmerz-Syndrom (früher auch als interstitielle Zystitis bezeichnet) ist gekennzeichnet durch chronische Schmerzen mit Druckgefühl im Bereich der Harnblase, die von persistierendem Harndrang oder erhöhter Miktionshäufigkeit ohne Nachweis einer Infektion begleitet sind. Das Syndrom ist bei Frauen 5–10mal häufiger als bei Männern und hat eine Prävalenz von 197–850 pro 100 000 Frauen. Therapieempfehlungen stützen sich auf die Leitlinie der American Urological Association (AUA). Neben Verhaltenstherapie, Patientenaufklärung, psychosozialer Unterstützung und Physiotherapie werden als orale Medikamente Amitriptylin, Pentosanpolysulfat oder Antihistaminika empfohlen. Bei Persistenz der Beschwerden können Neuromodulation, Ciclosporin oder intravesikale Injektion von Botulinumtoxin eingesetzt werden (Übersicht bei Scheiner et al. 2015).

Pentosanpolysulfat ist ein halbsynthetisches, sulfatiertes Polysaccharid mit struktureller Ähnlichkeit zu Glykosaminoglykanen und Heparin. Es wird angenommen, dass das Arzneimittel nach renaler Ausscheidung an die Glykosaminoglykanschicht auf dem Blasenepithel bindet und dadurch die Permeabilität beschädigter Schleimhautareale vermindert. Die orale Bioverfügbarkeit liegt unter 3%, so dass nur eine sehr kleine Menge im Urin mit einer Eliminationshalbwertszeit von 26,5 Stunden ausgeschieden wird (Übersicht bei Anderson 2006).

Die EMA-Zulassung von Pentosanpolysulfat für das neue Indikationsgebiet basiert auf Daten von 6 placebokontrollierten Studien aus der wissenschaftlichen Literatur (European Medicines Agency 2017f). In der größten Studie wurden 368 Patienten mit Blasenschmerzsyndrom mit zwei Dosierungen von Pentosanpolysulfat (100 mg oral 1mal oder 3mal/Tag oral) und Placebo untersucht (Nickel et al. 2015). Die Wirksamkeit wurde mit dem Interstitial Cystitis Symptom Index (ICSI) gemessen, der mit einem von Patienten ausgefüllten Fragebogen vier Symptome (Harndrang, Harnfrequenz, Nykturie, Schmerz) erfasste und einen Ausgangswert von 13,5 Punkten hatte. Primärer Endpunkt war der Anteil der Patienten mit einer Abnahme der Gesamtpunktzahl von mindestens 30% bis zum Studienende. Nach 24 Wochen zeigte der primäre Endpunkt keinen signifikanten Unterschied der beiden Dosierungen von Pentosanpolysulfat im Vergleich zu Placebo (39,8% und 42,6% versus 40,7%). Die Verträglichkeit von Pentosanpolysulfat wurde als gut beschrieben, allerdings war die Abbruchquote in allen drei Patientengruppen sehr hoch (42,2% und 43,4% versus 46,6%). Erstaunlicherweise ergab eine Metaanalyse dieser Studie zusammen mit fünf älteren Studien aus der Zeit von 1987 bis 2003 einen signifikanten Effekt von Pentosanpolysulfat mit einer Verbesserung von 12,4% (European Medicines Agency 2017f), der jedoch nach den üblichen Kriterien nicht als klinisch relevant anzusehen ist.

Eine frühe Nutzenbewertung von Pentosanpolysulfat wurde nicht durchgeführt, weil es sich nicht um einen neuen Wirkstoff mit Unterlagenschutz handelt. Die Bruttokosten von *Elmiron* (90 Tbl. 100 mg, Listenpreis 644,50 €, Dosis 300 mg oral pro Tag) betragen 21,48 € pro Tag und 7.841 € pro Jahr. Damit ist *Elmiron* fünfmal teurer als ein anderes orales Präparat von Pentosanpolysulfat zur Behandlung von peripheren arteriellen Durchblutungsstörungen (*Pentosanpolysulfat SP 54*, 100 Tbl. 25 mg 35,30 € außer Vertrieb, Dosis 3-mal täglich 75–100 mg oral pro Tag), das bei der identischen Tagesdosis von 300 mg 4,24 € pro Tag und 1.546 € pro Jahr kostete.

Fazit: Pentosanpolysulfat (*Elmiron*) ist ein niedermolekulares Heparoinoid zur Behandlung von chronischen Blasenschmerzen mit Harndrang und erhöhter Miktionshäufigkeit. Bis zum 1. September 2017 war es als Medizinprodukt (*Cyst-u-ron*) zur Blaseninstillation bei schmerzhaftem Blasensyndrom und bis Januar 2018 zur Behandlung von Venenentzündungen (*Thrombocid*) und peripheren arteriellen Durchblutungsstörungen (*Pentosanpolysulfat SP 54*) auf dem Markt. Die Belege für die Wirksamkeit bei chronischen Blasenschmerzen sind widersprüchlich, da eine neuere große klinische Studie keinen Unterschied zu Placebo gezeigt hat. Das neue orale Präparat *Elmiron* ist bei fast identischer Dosierung fünfmal teurer als das bisherige Präparat *Pentosanpolysulfat SP 54* zur Behandlung von peripheren arteriellen Durchblutungsstörungen.

3.2.15 Perampanel

Perampanel (*Fycompa*) ist ein AMPA-Rezeptorantagonist, der bereits 2012 als Zusatztherapie fokaler Anfälle mit oder ohne sekundäre Generalisierung bei Epilepsiepatienten ab 12 Jahren zugelassen wurde (siehe Arzneiverordnungs-Report 2013 ▶ Kapitel 2, Neue Arzneimittel 2012). Am 6. April 2017 wurde Perampanel auch als Zusatztherapie bei primär generalisierten tonisch-klonischen Anfällen bei Erwachsenen und Jugendlichen ab 12 Jahren mit idiopathischer generalisierter Epilepsie zugelassen und war ab 1. Dezember 2017 für diese Indikation in Deutschland verfügbar.

Die Epilepsie ist die häufigste neurologische Krankheit mit einer Prävalenz von 0,5–1,0% der Bevölkerung. Wichtigstes Verfahren zur Behandlung der Epilepsie ist die Arzneitherapie mit Antiepileptika, von denen in den letzten 25 Jahren zahlreiche neue Wirkstoffe entwickelt wurden. Maßgebend für die Auswahl von Antiepileptika sind arzneimittelspezifische Variable (Anfallstyp, Nebenwirkungsprofil, Teratogenität, Pharmakokinetik, Interaktionspotenzial, Arzneiformen) und Patienten-abhängige Faktoren (Alter, Geschlecht, Komedikation, Begleitkrankheiten, genetischer Hintergrund). Trotz der bisher erreichten Fortschritte haben 30% der Patienten eine therapieresistente Epilepsie mit

einem massiv erhöhten Risiko eines plötzlichen unerwarteten Todes (Moshé et al. 2015).

Perampanel ist ein hochselektiver, nichtkompetitiver Antagonist der ionotropen Glutamatrezeptoren mit hoher Affinität zu den exzitatorischen postsynaptischen α-Amino-3-hydroxy-5-methyl-4-isoxazolpropionat (AMPA)-Glutamat-Rezeptoren. Das aus Nervenenden freigesetzte Glutamat wirkt auf drei Rezeptoren an schnellen ligandengesteuerten Ionenkanälen (ionotrope Rezeptoren), die als N-Methyl-D-Aspartat (NMDA)-Rezeptor, AMPA-Rezeptor und Kainatrezeptor bezeichnet werden. Daneben wirkt Glutamat auf langsamere G-Protein-gekoppelte Rezeptoren (metabotrope Glutamatrezeptoren). Der weitaus wichtigste Mediator für die schnelle exzitatorische Erregungsübertragung im Gehirn ist der AMPA-Glutamatrezeptor. Dieser Rezeptorsubtyp spielt für die Entstehung epileptischer Anfälle eine wichtige Rolle, da die intrazerebrale Gabe von AMPA in tierexperimentellen Modellen Krämpfe auslöst und bei Krampfanfällen eine massive Glutamatfreisetzung stattfindet. Perampanel ist der erste nichtkompetitive Inhibitor, der an eine andere Bindungsstelle des AMPA-Glutamatrezeptors als Glutamat bindet und dadurch die physiologische exzitatorische Antwort auf Glutamat verhindert (Übersicht bei Faulkner 2017).

Wirksamkeit und Sicherheit von Perampanel wurden in einer placebokontrollierten Phase-3-Studie (4 Wochen Titrationsphase, 13 Wochen Erhaltungstherapie) an 164 Patienten (Alter ab 12 Jahre) mit therapieresistenter, primär generalisierter tonisch-klonischer Epilepsie als Zusatztherapie untersucht (French et al. 2015). Perampanel (2–8 mg/Tag) senkte die Anfallsfrequenz im Vergleich zu Placebo (–64,2% versus –38,4%). Während der Erhaltungstherapie mit Perampanel erreichten mehr Patienten eine Anfallsfreiheit als mit Placebo (30,9% versus 12,3%). Häufigste Nebenwirkungen waren Schwindel (32,1% versus 6,1%) und Müdigkeit (14,8% versus 6,1%).

Die frühe Nutzenbewertung von Perampanel in der neuen Indikation hat keinen Beleg für einen Zusatznutzen ergeben, da nur Daten aus placebokontrollierten Studien vorgelegt wurden (Bundesministerium für Gesundheit 2018zb). Die Bruttokosten von *Fycompa* (98 Filmtbl. 8 mg, Listenpreis 1.002,21 €, Erstattungsbetrag 392,25 €, Preisreduk tion 60,9%, DDD 8 mg oral) betragen 4,00 € pro Tag und 1.461 € pro Jahr.

Fazit: Perampanel (*Fycompa*) ist ein AMPA-Rezeptorantagonist, der jetzt auch zur Zusatztherapie bei primär generalisierten tonisch-klonischen Anfällen zugelassen wurde, nachdem er bereits 2012 als Zusatztherapie fokaler Anfälle mit oder ohne sekundäre Generalisierung bei Epilepsiepatienten eingeführt worden war. Die frühe Nutzenbewertung der neuen Indikation hat keinen Beleg für einen Zusatznutzen ergeben, da nur Daten aus placebokontrollierten Studien vorgelegt wurden.

3.2.16 Saxagliptin plus Metformin

Die orale Antidiabetikakombination aus dem DPP-4-Inhibitor Saxagliptin und Metformin (*Komboglyze*) wurde bereits im November 2011 in Kombination mit Insulin als Ergänzung zu Diät und Bewegung zugelassen, um die Blutzuckerkontrolle bei Patienten mit Typ-2-Diabetes mellitus zu verbessern, wenn Insulin und Metformin allein den Blutzucker nicht ausreichend kontrollieren. Am 26. Juni 2017 wurde das fixe Kombinationspräparat auch in Kombination mit anderen Arzneimitteln zur Behandlung des Diabetes einschließlich Insulin bei Patienten zugelassen, die mit Metformin und diesen Arzneimitteln nicht ausreichend kontrolliert sind. Die Markteinführung für diese Indikation in Deutschland erfolgte am 1. August 2017. Die frühe Nutzenbewertung der neuen Indikation durch den G-BA hat ergeben, dass ein Zusatznutzen für die Kombination mit anderen Arzneimitteln nicht belegt ist, da keine Daten vorliegen, die eine Bewertung des Zusatznutzens ermöglichen (Bundesministerium für Gesundheit 2018zc). Die Bruttokosten von *Komboglyze* (196 Filmtbl. 2,5 mg/1000 mg, Listenpreis 188,16 €, Erstattungsbetrag 114,99 €, Preisreduktion 38,9%, DDD 5 mg/2000 mg/Tag oral) betragen 1,17 € pro Tag und 428 € pro Jahr.

3.2.17 Sofosbuvir

Sofosbuvir (*Sovaldi*) ist ein Polymeraseinhibitor des Hepatitis-C-Virus, der bereits 2014 zur Behandlung der chronischen Hepatitis C in Kombination mit anderen Arzneimitteln bei Erwachsenen zugelassen wurde (siehe Arzneiverordnungs-Report 2015 ▶ Kapitel 2, Neue Arzneimittel 2014, Abschnitt 2.1.38). Am 14. September 2017 wurde Sofosbuvir auch für die Behandlung von Jugendlichen im Alter von 12 bis unter 18 Jahren zur Behandlung der chronischen Hepatitis C zugelassen und war ab 15. Oktober 2017 für diese Indikation in Deutschland verfügbar. Eine kurze Beschreibung der Hepatitis C und der verfügbaren Therapieoptionen findet sich in diesem Kapitel bei dem Kombinationspräparat aus Glecaprevir und Pibrentasvir (*Maviret*) (▶ Abschnitt 3.1.12).

Die orale Kombination von Sofosbuvir (400 mg/Tag) und Ribavirin (15 mg/kg/Tag in 2 Dosierungen) wurde in einer einarmigen Studie an 52 Jugendlichen im Alter von 12–17 Jahren mit Hepatitis-C-Virus-Genotyp 2 oder 3 für 12 (Genotyp 2) oder 24 (Genotyp 3) Wochen untersucht, wobei 75% der Patienten Genotyp 3 hatten (Wirth et al. 2017). Ein dauerhaftes virologisches Ansprechen wurde bei 98% der Patienten erreicht. Häufigste unerwünschte Ereignisse waren Übelkeit (27%) und Kopfschmerzen (23%). Die frühe Nutzenbewertung der neuen Indikation durch den G-BA ergab einen Anhaltspunkt für einen nicht quantifizierbaren Zusatznutzen von Sofosbuvir in Kombination mit anderen Arzneimitteln für therapienaive Jugendliche mit chronischer Hepatitis C (Bundesministerium für Gesundheit 2018zd). Die Bruttokosten von *Sovaldi* (28 Filmtbl. 400 mg, Listenpreis 19.999,46 €, Erstattungsbetrag 16.808,56 €, Preisreduktion 16,0%, DDD 400 mg/Tag oral) betragen 600,31 € pro Tag sowie 50.624 € pro 12 Wochen (Genotyp 2) und 100.851 € pro 24 Wochen (Genotyp 3).

Fazit: Sofosbuvir (*Sovaldi*) ist ein Polymeraseinhibitor des Hepatitis-C-Virus, der jetzt auch für die Behandlung von Jugendlichen im Alter von 12 bis unter 18 Jahren zur Behandlung der chronischen Hepatitis C zugelassen wurde, nachdem er bereits 2014 zur Behandlung der chronischen Hepatitis C bei Erwachsenen eingeführt worden war. Die frühe Nutzenbewertung der neuen Indikation ergab einen Anhaltspunkt für einen nicht quantifizierbaren Zusatznutzen.

3.2.18 Trametinib

Trametinib (*Mekinist*) ist ein MEK-Inhibitor, der bereits 2014 in Kombination mit Dabrafenib zur Behandlung von Patienten mit nicht resezierbarem oder metastasiertem Melanom mit einer BRAF-V600-Mutation zugelassen wurde (▶ siehe Arzneiverordnungs-Report 2016 ▶ Kapitel 3, Neue Arzneimittel 2015, Abschnitt 3.1.36). Am 27. März 2017 wurde Trametinib in Kombination mit Dabrafenib auch zur Behandlung des fortgeschrittenen nicht-kleinzelligen Lungenkarzinoms mit einer BRAFV600-Mutation zugelassen und war ab 1. Mai 2017 für diese Indikation in Deutschland verfügbar. Eine kurze Beschreibung des Lungenkarzinoms und der verfügbaren Therapieoptionen findet sich bei Alectinib (*Alecensa*) in diesem Kapitel (▶ Abschnitt 3.1.1).

Die Erweiterung der Zulassung von Trametinib plus Dabrafenib für das neue Indikationsgebiet beruht auf zwei einarmigen Phase-2-Studien an Patienten mit nicht-kleinzelligem BRAF-V600E-positivem Lungenkarzinom (Planchard et al. 2016, Planchard et al. 2017), die bei Dabrafenib (Abschnitt 3.2.5) beschrieben sind. Die frühe Nutzenbewertung von Trametinib in der neuen Indikation hat keinen Beleg für einen Zusatznutzen ergeben, da nur Daten aus unkontrollierten Studien mit wenigen Patienten vorgelegt wurden (Bundesministerium für Gesundheit 2017s). Die Bruttokosten von *Mekinist* (30 Filmtbl. 2 mg, Listenpreis 9.156,63 €, Erstattungsbetrag 4.631,63 €, Preisreduktion 49,4%, Dosis 2 mg/Tag oral) betragen 154,39 € pro Tag und 56.351 € pro Jahr. Die Kosten der Kombinationstherapie mit Dabrafenib (*Tafinlar*) belaufen sich trotz der erneuten Senkung des Erstattungsbetrages immer noch auf 131.612 € pro Jahr (◘ Tabelle 3.3).

Fazit: Trametinib (*Mekinist*) ist ein MEK-Inhibitor, der jetzt auch zur Behandlung des fortgeschrittenen, nicht-kleinzelligen BRAF-V600E-positiven Lungenkarzinoms in Kombination mit Dabrafenib (*Tafinlar*) zugelassen wurde, nachdem er 2014 zunächst zur Behandlung des nicht resezierbaren oder metastasierten Melanom mit einer BRAF-V600-Mutation in Kombination mit Dabrafenib eingeführt worden war. Die frühe Nutzenbewertung der neuen Indikation hat keinen Beleg für einen Zusatznutzen ergeben, da nur Daten aus un-kontrollierten Studien mit wenigen Patienten vorgelegt wurden.

3.2.19 Vandetanib

Vandetanib (*Caprelsa*) ist ein Tyrosinkinaseinhibitor, der bereits 2012 für die Behandlung des aggressiven und symptomatischen medullären Schilddrüsenkarzinoms bei Patienten mit nicht resektabler, lokal fortgeschrittener oder metastasierter Erkrankung zugelassen wurde (siehe Arzneiverordnungs-Report 2013 ▶ Kapitel 2, Neue Arzneimittel 2012). Am 16. Dezember 2016 wurde Vandetanib auch für die Behandlung dieser Krankheit bei Jugendlichen und Kindern im Alter von 5 Jahren und älter zugelassen und war ab 15. Januar 2017 für diese Indikation in Deutschland verfügbar.

Das Schilddrüsenkarzinom ist ein relativ seltener maligner Tumor, jedoch mit steigender Inzidenz aufgrund zunehmender radiologischer Diagnostik. In Deutschland gab es 2013 insgesamt 6190 Neuerkrankungen und 776 Sterbefälle (Robert Koch-Institut 2016a), davon jedoch nur 2–8 Neuerkrankungen bei Kindern und Jugendlichen mit medullärem Schilddrüsenkarzinom (Bundesministerium für Gesundheit 2017t). Größte Gruppen der Schilddrüsenkarzinome sind die von Thyreozyten ausgehenden differenzierten papillären (85%) und follikulären Adenokarzinome (10%). Wesentlich seltener ist das medulläre Schilddrüsenkarzinom (3–4%), das als neuroendokriner Tumor von den paramedullären Calcitonin-produzierenden C-Zellen ausgeht. Der wichtigste Risikofaktor für die Entstehung des papillären Schilddrüsenkarzinoms ist eine Strahlenexposition, während das follikuläre Schilddrüsenkarzinom vor allem in Jodmangelgebieten vorkommt. Standardtherapie des differenzierten Schilddrüsenkarzinoms ist die Thyreoidektomie gefolgt von adjuvanter Radiojodtherapie und Levothyroxintherapie. Die Prognose ist mit einer 10-Jahresüberlebensrate von 85% allgemein gut. Bei 5–15% der Patienten entwickeln sich jedoch Fernmetastasen, die im weiteren Verlauf resistent gegen eine Radioiodtherapie werden und dann eine ungünstige Prognose haben (Übersicht bei Cabanillas et al. 2016).

Die Erweiterung der Zulassung für Jugendliche und Kinder stützt sich auf eine kleine, unkontrol-

◘ Tabelle 3.19 Neue patentgeschützte Arzneimittel bekannter Wirkstoffen mit neuen Kombinationen 2017. Angegeben sind Wirkstoffe, Präparate mit Datum der Einführung, Hersteller, Indikation und Zusatznutzen gemäß Nutzenbewertung des Gemeinsamen Bundesausschusses (G-BA), ggf. bei mehreren Indikationssubgruppen mit der jeweils höchsten Nutzenbewertung.

Wirkstoffe	Präparate Einführung	Hersteller	Indikation	Zusatznutzen
Beclometason/Formoterol/ Glycopyrronium	Trimbow 15.08.2017	Chiesi	Chronisch obstruktive Lungenkrankheit (COPD)	keine G-BA-Bewertung
Benzydamin/Cetylpyridium	Septolete 01.06.2017	TAD Pharma	Halsschmerzen	keine G-BA-Bewertung
Darunavir/Cobicistat/ Emtricitabin/Tenofoviralafenamid	Symtuza 15.10.2017	Janssen	HIV-Infektion	nicht belegt
Tropicamid/Phenylephrin/ Lidocain	Mydrane 01.03.2017	Thea Pharma	Mydriasis und intraokulare Anästhesie während einer Kataraktoperation	keine G-BA-Bewertung

lierte Phase-1/2-Studie an 16 Patienten, in der Vandetanib (100 mg/m^2 oral, ggf. erhöht auf 150 mg/m^2) über 27 Zyklen (á 28 Tage) verabreicht wurde (Fox et al. 2013). Die radiologische Gesamtansprechrate betrug 44% der Patienten. Häufigste dosislimitierende Nebenwirkung war eine Diarrhö bei 56% der Patienten. Die frühe Nutzenbewertung der erweiterten Indikation ergab auf der Grundlage der Evidenzübertragung auf eine pädiatrische Population einen Anhaltspunkt für einen nicht quantifizierbaren Zusatznutzen gegenüber der zweckmäßigen Vergleichstherapie (Best-Supportive-Care), da vergleichende Daten für die pädiatrische Population nicht vorlagen (Bundesministerium für Gesundheit 2017t). Die Bruttokosten von *Caprelsa* (30 Filmtbl. 100 mg, Listenpreis 3.121,57 €, Erstattungsbetrag 2.407,98 €, Preisreduktion 22,9%, Dosis entsprechend der Körperoberfläche 50–200 mg/Tag) betragen 40,13 € bis 160,53 € pro Tag und 14.649 € bis 58.594 € pro Jahr.

Fazit: Vandetanib (*Caprelsa*) ist ein Tyrosinkinaseinhibitor, der jetzt auch für die Behandlung des aggressiven und symptomatischen medullären Schilddrüsenkarzinoms bei Jugendlichen und Kindern im Alter ab 5 Jahre zugelassen wurde, nachdem er 2012 zunächst nur zur Behandlung von Erwachsenen mit dieser Krankheit eingeführt worden war. Die frühe Nutzenbewertung der neuen Indikation hat einen Anhaltspunkt für einen nicht quantifizierbaren Zusatznutzen gegenüber der zweckmäßigen Vergleichstherapie ergeben.

3.3 Bekannte Wirkstoffe in neuen Kombinationen

Weiterhin wurden 2017 nach den Angaben in der Pharmazeutischen Zeitung (14-täglich erscheinender Abschnitt Neueinführungen) 4 neue Arzneimittel mit bekannten Wirkstoffen in neuen Kombinationen in Deutschland auf den Markt gebracht (◘ Tabelle 3.19). Alle diese Kombinationen haben keine frühe Nutzenbewertung erhalten, da sie keine neuen patentgeschützten Wirkstoffe im Sinne der G-BA-Verfahrensordnung enthalten.

3.3.1 Beclometason/Formoterol/ Glycopyrronium

Die Dreifachkombination aus dem inhalativen Glucocorticoid Beclometason, dem langwirkenden Beta-2-Rezeptoragonisten Formoterol und dem langwirkenden Muscarinrezeptorantagonisten Glycopyrronium (*Trimbow*) wurde am 17. Juli 2017 von der EMA zur Erhaltungstherapie bei Patienten mit moderater bis schwerer chronisch obstruktiver Lungenerkrankung (COPD) zugelassen, die mit einer Kombination aus einem inhalativen Glucocorticoid und einem langwirksamen Beta-2-Rezeptoragonisten nicht ausreichend eingestellt sind. Die Markteinführung erfolgte am 15. August 2017.

Die COPD geht mit einer progressiven Abnahme der Lungenfunktion einher und ist eine häufige Todesursache. Mit Ausnahme der Raucherentwöhnung in frühen Krankheitsstadien und der Sauerstoffbehandlung in späten Krankheitsstadien wird die Mortalität durch keine der vielen Therapiemaßnahmen gesenkt. Ziele der Arzneitherapie sind die Besserung der Symptome, Senkung der Häufigkeit und Schwere von Exazerbationen sowie die Besserung des Gesundheitszustandes und der körperlichen Belastbarkeit. In Leitlinien werden mehrere Arzneimittelgruppen zur Behandlung der COPD empfohlen: Kurz- und langwirkende Betarezeptoragonisten, Muscarinrezeptorantagonisten (Anticholinergika), Methylxanthine, inhalative und systemische Glucocorticosteroide und Phosphodiesterase-4-Inhibitoren sowie fixe inhalative Kombinationen aus Betarezeptoragonisten mit Anticholinergika bzw. Betarezeptoragonisten mit Glucocorticosteroiden. Die duale Bronchodilatation mit einem langwirksamen Muscarinrezeptorantagonisten (LAMA) und einem langwirksamen Betarezeptoragonisten (LABA) verbessert die Lungenfunktion und lindert damit wesentliche Symptome der COPD. Inhalative Glucocorticoide senken die Häufigkeit von Exazerbationen, vor allem in Kombination mit β_2-Rezeptoragonisten. Die Auswahl der einzelnen Bronchodilatatoren hängt von der Verfügbarkeit, den Kosten und der Patientenreaktion ab (Vogelmeier et al. 2017).

Die EMA-Zulassung der Dreifachkombination aus Beclometason, Formoterol und Glycopyrronium basiert auf den Daten von zwei aktiv kontrollierten Studien. In der ersten Studie wurde die Dreifachkombination mit einer Beclometason-Formoterol-Kombination an 1368 Patienten mit chronisch-obstruktiver Lungenkrankheit (COPD) verglichen. Nach 26 Wochen verbesserte die Dreifachkombination die Lungenfunktion vor Inhalation (Prädosis-FEV_1) um 81 ml l und 2 Stunden nach Inhalation (Postdosis-FEV_1) um 117 ml im Vergleich zu der Zweifachkombination (Singh et al. 2016, TRILOGY). In der zweiten Studie an 2691 COPD-Patienten zeigte die fixe Dreifachkombination im Vergleich zu einer freien Dreifachkombination (inhalatives Glucocorticoid, langwirkender Betarezeptoragonist, langwirkender Muscarinrezeptorantagonist) keinen Unterschied bei den mittleren bis schweren Exazerbationsraten (0,46 versus 0,45) (Vestbo et al. 2017, TRINITY).

Eine frühe Nutzenbewertung wurde nicht durchgeführt. Die Bruttokosten der fixen Dreifachkombination *Trimbow* (3 Inhalatoren mit je 120 Hüben, Dosis 2 Inhalationen 2mal/Tag, Listenpreis 268,19 €) betragen 2,98 € pro Tag und liegen damit höher als die Summe der Bruttokosten einer freien Kombination einer Formoterol-Aclidinium-Zweifachkombination (*Anoro*) (3 Inhalatoren mit je 30 Dosen, Dosis 1 Inhalation 1mal/Tag, Listenpreis 155,05 €) mit 1,72 € pro Tag und einem Beclometason-Monopräparat (z. B. *Beclometason Easyhaler*) (3 Inhalatoren mit je 200 Hüben, Dosis 1 Inhalation 2mal/Tag, Listenpreis 29,57 €) mit 0,15 € pro Tag.

Fazit: Die inhalative Dreifachkombination aus Beclometason, Formoterol und Glycopyrronium (*Trimbow*) wurde von der EMA als Erhaltungstherapie bei Patienten mit moderater bis schwerer chronisch obstruktiver Lungenerkrankung (COPD) zugelassen. Eine Vergleichsstudie mit einer freien Dreifachkombination zeigte keinen Unterschied in der Wirkung auf die Exazerbationsrate. Die neue fixe Dreifachkombination ist teurer als freie Dreifachkombinationen (inhalatives Glucocorticoid, langwirkender Betarezeptoragonist, langwirkender Muscarinrezeptorantagonist).

3.3.2 Benzydamin/Cetylpyridium

Die Zweifachkombination aus dem Antiphlogistikum Benzydamin und dem Antiseptikum Cetylpyridium (*Septolete*) ist ein apothekenpflichtiges Arzneimittel, das am 5. Mai 2017 vom BfArM zur Behandlung von Halsschmerzen in Verbindung mit Infektionen der oberen Atemwege zugelassen wurde und am 1. Juni 2017 in Deutschland auf den Markt kam. Nach den Angaben in der Fachinformation wurde mit dem Kombinationspräparat in einer placebokontrollierten Studie 15 Minuten nach Anwendung einer Lutschtablette der Beginn der Schmerzbefreiung mit einer Wirkungsdauer bis zu 3 Stunden beobachtet. Die Bruttokosten von *Septolete* (1 Lutschtbl. mit 3 mg Benzydaminhydrochlorid und 1 mg Cetylpyridiniumchlorid, 40 Lutschtbl. 22,28 €, Dosis 3–4 Lutschtbl. pro Tag) betragen 1,95 € pro Tag. Die meisten Mund- und Rachentherapeutika haben niedrigere Tagestherapiekosten (vgl. ▶ Kapitel 36, Tabelle 36.2).

3.3.3 Darunavir/Cobicistat/Emtricitabin/Tenofoviralafenamid

Die antiretrovirale Vierfachkombination aus dem Proteasehemmer Darunavir, dem CYP3A4-Inhibitor Cobicistat und den beiden Nukleosid-Reverse-Transkriptase-Inhibitoren (NRTI) Emtricitabin und Tenofoviralafenamid (*Symtuza*) wurde am 21. September 2017 von der EMA zur Therapie einer HIV-1-Infektion bei Erwachsenen und Jugendlichen zugelassen und kam am 1. Oktober 2017 in Deutschland auf den Markt. Eine kurze Beschreibung der HIV-Infektion und der verfügbaren Therapieoptionen findet sich in diesem Kapitel bei Dolutegravir (*Tivicay*) (▶ Abschnitt 3.2.7).

Das neue antiretrovirale Kombinationspräparat (*Symtuza*) ist ein weiterer Vertreter der Vierfachkombinationen, die seit 2013 in die Therapie von HIV-Infektionen eingeführt wurden, um die Zahl der täglich einzunehmenden Tabletten zu senken und damit die Compliance zu verbessern. Das neue Präparat ist bis auf den Proteaseinhibitor Darunavir genauso wie die Vierfachkombination Elvitegravir/Cobicistat/Emtricitabin/Tenofoviralafenamid (*Genvoya*) zusammengesetzt, die stattdessen den Integraseinhibitor Elvitegravir enthält (◘ Tabelle 3.20).

Wirksamkeit und Sicherheit der fixen Vierfachkombination (Darunavir 800 mg, Cobicistat 150 mg, Emtricitabin 200 mg, Tenofoviralafenamid 10 mg, 1mal täglich oral) wurden in einer Phase-3-Studie an 1141 virologisch supprimierten HIV-1-Patienten über 48 Wochen im Vergleich mit einer Kontrollgruppe (geboosterter Proteaseinhibitor, Emtricitabin, Tenofovirdisoproxil) untersucht (Orkin et al. 2018, EMERALD). Der kumulative virologische Rebound (HIV-1-RNA-Last >50 Kopien/ml) (primärer Endpunkt) zeigte eine Nichtunterlegenheit der fixen Vierfachkombination im Vergleich zur Kontrollgruppe (2,5% versus 2,1% der Patienten). Schwere Nebenwirkungen (7% versus 8%) und nebenwirkungsbedingte Studienabbrüche (1% versus 1%) waren in beiden Gruppen ähnlich.

Die frühe Nutzenbewertung durch den G-BA ergab keinen Zusatznutzen im Verhältnis zur zweckmäßigen Vergleichstherapie (Bundesministerium für Gesundheit 2018ze). Die Bruttokosten von *Symtuza* (90 Filmtbl. Listenpreis 4024,39 €, bisher kein Erstattungsbetrag, Dosis 1 Tbl. tgl.) betragen 44,72 € pro Tag und 16.321 € pro Jahr. Sie sind damit 17% teurer als die Kosten der beiden anderen Vierfachkombinationen *Stribild* und *Genvoya* (◘ Tabelle 3.20), die bis auf Tenofovirdisoproxil die gleichen Bestandteile wie *Symtuza* enthalten.

Fazit: Das neue antiretrovirale Kombinationspräparat Darunavir/Cobicistat/Emtricitabin/Tenofoviralafenamid (*Symtuza*) ist eine weitere fixe Vierfachkombination zur Behandlung der HIV-1-Infektion. Eine Vergleichsstudie zeigte eine Nichtunterlegenheit gegenüber einer frei kombinierten Kontrollgruppe. Die frühe Nutzenbewertung durch den G-BA ergab keinen Zusatznutzen. *Symtuza* ist allerdings teurer als andere Vierfachkombinationen.

3.3.4 Tropicamid/Phenylephrin/Lidocain

Die Fixkombination aus dem Muscarinrezeptorantagonisten Tropicamid, dem Alpharezeptoragonisten Phenylephrin und dem Lokalanästhetikum Lidocain (*Mydrane*) wurde am 23. Oktober 2015 vom BfArM für die Anwendung im Rahmen einer Kataraktoperation zur Erzielung einer Mydriasis und intraokularen Anästhesie zugelassen und kam am 1. März 2017 in Deutschland auf den Markt.

Jährlich werden in Deutschland etwa 650.000 Kataraktoperationen durchgeführt (Wolfram und Pfeiffer 2012). Wesentliche Voraussetzungen für einen erfolgreichen Eingriff sind eine ausreichende Mydriasis und eine wirksame Schmerzkontrolle. Zu diesem Zweck werden zahlreiche topische oder intrakamerale Arzneimittel eingesetzt, um Pupille zu erweitern und postoperative Schmerzen zu lindern. Am häufigsten werden Cyclopentolat, Tropicamid und Phenylephrin verwendet. Bei Kataraktoperationen werden die Arzneimittel meistens topisch appliziert, weil sich das Sehvermögen schneller erholt und die Augenmotilität erhalten bleibt. Die präoperative Verwendung mehrerer Augentropfen für Pupillenerweiterung und Anästhesie ist jedoch zeitaufwendig und muss oft mehrfach wiederholt werden, um eine ausreichende intraoperative Mydriasis zu gewährleisten. Aus diesem Grund wurde die intrakamerale Verabreichung von Mydriatika in

◩ Tabelle 3.20 **Antiretrovirale Arzneimittel zur Behandlung der HIV-Infektion.** Angegeben sind Wirkstoffe, Präparate, Jahr der Zulassung, Halbwertszeit (HWZ), Dosierung nach definierten Tagesdosen (DDD) und Bruttotherapiekosten pro DDD.

Wirkstoffe	Präparate (Auswahl)	Zulassung	HWZ	DDD	DDD-Kosten (€)
Nukleosid-Reverse-Transkriptase-Inhibitoren (NRTI)					
Zidovudin	Retrovir	1990	1,1 h	600 mg	14,98
Stavudin	Zerit	1996	1,3–2,3 h	80 mg	9,70
Lamivudin	Epivir	1996	5–7 h	300 mg	9,94
Abacavir	Ziagen	1999	1,5 h	600 mg	16,18
Didanosin	Videx	2000	1,4 h	400 mg	8,81
Tenofovirdisoproxil	Viread	2002	12–18 h	245 mg	17,38
Emtricitabin	Emtriva	2003	10 h	200 mg	10,08
Lamivudin + Abacavir	Kivexa	2004		1 Tbl.	24,17
Emtricitabin + Tenofovirdisoproxil	Truvada	2005		1 Tbl.	27,28
Emtricitabin + Tenofoviralafenamid	Descovy	2016		1 Tbl.	21,43
Nichtnukleosid-Reverse-Transkriptase-Inhibitoren (NNRTI)					
Nevirapin	Viramune	1998	25–45 h	400 mg	14,53
Efavirenz	Sustiva	1999	40–55 h	600 mg	14,05
Efavirenz + Emtricitabin + Tenofovirdisoproxil	Atripla	2007		1 Tbl.	41,72
Etravirin	Intelence	2008	30–40 h	400 mg	21,14
Rilpivirin	Edurant	2011	45 h	25 mg	12,47
Emtricitabin + Rilpivirin + Tenofovirdisoproxil	Eviplera	2011		1 Tbl.	40,10
Emtricitabin + Rilpivirin + Tenofoviralafenamid	Odefsey	2016		1 Tbl.	40,10
Proteasehemmer					
Saquinavir	Invirase	1996	7 h	1800 mg	19,22
Indinavir	Crixivan	1996	1,8 h	2400 mg	12,14
Ritonavir	Norvir	1996	3–5 h	1200 mg	22,66
Lopinavir + Ritonavir	Kaletra	2001	5–6 h	800 mg	28,12
Fosamprenavir	Telzir	2004	7,7 h	1400 mg	23,64
Atazanavir	Reyataz	2004	12 h	300 mg	27,90
Tipranavir	Aptivus	2005	4,8–6 h	1000 mg	31,53
Darunavir	Prezista	2007	15 h	1200 mg	31,03
Darunavir + Cobicistat + Emtricitabin + Tenofovirdisoproxil	Symtuza	2017		1 Tbl.	44,72
Integraseinhibitoren					
Raltegravir	Isentress	2007	9 h	800 mg	28,82
Elvitegravir + Cobicistat + Emtricitabin + Tenofovirdisoproxil	Stribild	2013		1 Tbl.	38,22
Dolutegravir	Tivicay	2014	14 h	50 mg	23,72
Dolutegravir + Abacavir + Lamivudin	Triumeq	2014		1 Tbl.	39,24
Elvitegravir + Cobicistat + Emtricitabin + Tenofoviralafenamid	Genvoya	2015		1 Tbl.	38,22

die vordere Augenkammer als alternative Option zu der traditionellen topischen Therapie für die Kataraktchirurgie entwickelt (Übersicht bei Grob et al. 2014).

Wirksamkeit und Sicherheit einer einmaligen intrakameralen Injektion der fixen Dreifachkombination aus Tropicamid, Phenylephrin und Lidocain wurde mit einer topischen Standardbehandlung (Phenylephrin, Tropicamid) in einer Phase-3-Studie an 555 Patienten verglichen, bei denen nach Entfernung der getrübten Augenlinse mittels Ultraschall (Phakoemulsifikation) eine Intraokularlinse implantiert wurde (Labetoulle et al. 2016). Die Linsenkapselentfernung (Kapsulorhexis) ohne zusätzliche Mydriasis (primärer Endpunkt) wurde mit der Dreifachkombination und der Standardtherapie (98,9% versus 94,7% der Patienten) erfolgreich durchgeführt, womit die Nichtunterlegenheit belegt war. Weiterhin erreichten beide Patientengruppen während Kapsulorhexis, Phakoemulsifikation und Linsenimplantation eine adäquate Mydriasis (>7 mm). Mit der Dreifachkombination hatten die Patienten vor der Linsenimplantation etwas weniger Schmerzen oder Druckgefühl als mit der Standardtherapie (68% versus 78%). Sicherheit und Verträglichkeit waren in beiden Patientengruppen ähnlich.

Eine frühe Nutzenbewertung der fixen Dreifachkombination wurde vom G-BA nicht durchgeführt, weil bei allen drei Wirkstoffen der Unterlagenschutz abgelaufen ist. Die Bruttokosten von Mydrane (20 Amp. mit 0,6 ml Injektionslösung enthält Tropicamid 0,2 mg/ml, Phenylephrinhydrochlorid 3,1 mg/ml und Lidocainhydrochlorid 10 mg/ml, Listenpreis 204,01 €, Dosis 0,2 ml pro Eingriff aus 1 Amp. zur Einmalanwendung) betragen 10,20 € pro Anwendung. Sie sind damit fast doppelt so hoch wie die Kosten einer Standardtherapie mit Phenylephrin und Tropicamid (Mydriasert 20 Inserts, 1 Insert enthält Tropicamid 0,28 mg, Phenylephrin-HCl 5,4 mg, Listenpreis 113,70 €, Dosis 1 Insert pro Eingriff) mit 5,69 €.

Fazit: Die neue fixe Dreifachkombination aus Tropicamid, Phenylephrin und Lidocain (Mydrane) wurde für Kataraktoperationen zur Erzielung einer Mydriasis und intraokularen Anästhesie zugelassen. Eine Vergleichsstudie zeigte eine Nichtunterlegenheit gegenüber einer freien Phenylephrin-Tropicamid-Kombination. Da es sich um bekannte Wirkstoffe ohne Unterlagenschutz handelt, wurde keine frühe Nutzenbewertung durchgeführt. Mydrane ist allerdings fast doppelt so teuer wie eine Phenylephrin-Tropicamid-Kombination.

Literatur

Abate EG, Clarke BL (2017): Review of hypoparathyroidism. Front Endocrinol (Lausanne) 7: 172

Anderson VR, Perry CM (2006): Pentosan polysulfate: a review of its use in the relief of bladder pain or discomfort in interstitial cystitis. Drugs 66: 821–835

Argiris A, Harrington KJ, Tahara M, Schulten J, Chomette P, Ferreira Castro A, Licitra L (2017): Evidence-based treatment options in recurrent and/or metastatic squamous cell carcinoma of the head and neck. Front Oncol 7: 72. doi: 10.3389/fonc.2017.00072

Attard G, Parker C, Eeles RA, Schröder F, Tomlins SA, Tannock I, Drake CG, de Bono JS (2016): Prostate cancer. Lancet 387: 70–82

Awano T, Kim JK, Monani UR (2014): Spinal muscular atrophy: journeying from bench to bedside. Neurotherapeutics 11: 786–795

Aydin AM, Woldu SL, Hutchinson RC, Boegemann M, Bagrodia A, Lotan Y, Margulis V, Krabbe LM (2017): Spotlight on atezolizumab and its potential in the treatment of advanced urothelial bladder cancer. Onco Targets Ther 10: 1487–1502

Balak DM (2017): Dimethyl fumarate finally coming of age. Br J Dermatol 176: 563–564

Ballantyne AD, Garnock-Jones KP (2013): Dabrafenib: First global approval. Drugs 73: 1367–1376

Bartenschlager R, Cornberg M, Pietschmann T (2017): Maßgeschneiderte Therapie der Virushepatitis der Gegenwart und Zukunft. Internist 58: 666–674

Bellmunt J, de Wit R, Vaughn DJ, Fradet Y, Lee JL, Fong L, Vogelzang NJ, Climent MA, Petrylak DP, Choueiri TK, Necchi A, Gerritsen W, Gurney H, Quinn DI, Culine S, Sternberg CN, Mai Y, Poehlein CH, Perini RF, Bajorin DF; KEYNOTE-045 Investigators (2017): Pembrolizumab as second-line therapy for advanced urothelial carcinoma. N Engl J Med 376: 1015–1026

Bene-Arzneimittel (2018): Cyst-u-ron. Internet: http://www.bene-arzneimittel.de

Blair HA (2018): Dimethyl fumarate: A review in moderate to severe plaque psoriasis. Drugs 78: 123–130

Blauvelt A, de Bruin-Weller M, Gooderham M, Cather JC, Weisman J, Pariser D, Simpson EL, Papp KA, Hong HC, Rubel D, Foley P, Prens E, Griffiths CEM, Etoh T, Pinto PH, Pujol RM, Szepietowski JC, Ettler K, Kemény L, Zhu X, Akinlade B, Hultsch T, Mastey V, Gadkari A, Eckert L, Amin N, Graham NMH, Pirozzi G, Stahl N, Yancopoulos GD, Shumel B (2017a): Long-term management of moderate-to-severe atopic dermatitis with dupilumab and concomitant topical corticosteroids (LIBERTY AD CHRONOS):

a 1-year, randomised, double-blinded, placebo-controlled, phase 3 trial. Lancet 389: 2287–2303

Blauvelt A, Papp KA, Griffiths CE, Randazzo B, Wasfi Y, Shen YK, Li S, Kimball AB (2017b): Efficacy and safety of guselkumab, an anti-interleukin-23 monoclonal antibody, compared with adalimumab for the continuous treatment of patients with moderate to severe psoriasis: Results from the phase III, double-blinded, placebo- and active comparator-controlled VOYAGE 1 trial. J Am Acad Dermatol 76: 405–417

Block GA, Bushinsky DA, Cheng S, Cunningham J, Dehmel B, Drueke TB, Ketteler M, Kewalramani R, Martin KJ, Moe SM, Patel UD, Silver J, Sun Y, Wang H, Chertow GM (2017): Effect of etelcalcetide vs cinacalcet on serum parathyroid hormone in patients receiving hemodialysis with secondary hyperparathyroidism: A randomized clinical trial. JAMA 317: 156–164

Boehnke WH, Schön MP (2015): Psoriasis. Lancet 386: 983–994

Bourlière M, Gordon SC, Flamm SL, Cooper CL, Ramji A, Tong M, Ravendhran N, Vierling JM, Tran TT, Pianko S, Bansal MB, de Lédinghen V, Hyland RH, Stamm LM, Dvory-Sobol H, Svarovskaia E, Zhang J, Huang KC, Subramanian GM, Brainard DM, McHutchison JG, Verna EC, Buggisch P, Landis CS, Younes ZH, Curry MP, Strasser SI, Schiff ER, Reddy KR, Manns MP, Kowdley KV, Zeuzem S; POLARIS-1 and POLARIS-4 Investigators (2017): Sofosbuvir, velpatasvir, and voxilaprevir for peviously treated HCV infection. N Engl J Med 376: 2134–2146

Boyce EG, Rogan EL, Vyas D, Prasad N, Mai Y (2018): Sarilumab: Review of a second IL-6 receptor antagonist indicated for the treatment of rheumatoid arthritis. Ann Pharmacother 52: 780–791

Bröckelmann PJ, Engert A (2017): Checkpoint Inhibition in Hodgkin Lymphoma - a Review. Oncol Res Treat 40: 654–660

Bundesminister für Gesundheit (2010): Verordnung über die Nutzenbewertung von Arzneimitteln nach § 35a Absatz 1 SGB V für Erstattungsvereinbarungen nach § 130b SGB V (Arzneimittel-Nutzenbewertungsverordnung – AM-NutzenV) vom 28. Dezember 2010. Internet: www.bgbl.de/Xaver/start.xav?startbk=Bundesanzeiger_BGBl&bk=Bundesanzeiger_BGBl&start=//*[@attr_id=%27bgbl110s2324.pdf%27]

Bundesministerium für Gesundheit (2016a): Bekanntmachung eines Beschlusses des Gemeinsamen Bundesausschusses über eine Änderung der Arzneimittel-Richtlinie (AM-RL): Anlage XII – Beschlüsse über die Nutzenbewertung von Arzneimitteln mit neuen Wirkstoffen nach § 35a des Fünften Buches Sozialgesetzbuch (SGB V) Crizotinib (neues Anwendungsgebiet) vom 16. Juni 2016, veröffentlicht am Dienstag, 20. September 2016 BAnz AT 20.09.2016 B2

Bundesministerium für Gesundheit (2017a): Bekanntmachung eines Beschlusses des Gemeinsamen Bundesausschusses über eine Änderung der Arzneimittel-Richtlinie (AM-RL): Anlage XII – Beschlüsse über die Nutzenbewertung von Arzneimitteln mit neuen Wirkstoffen nach § 35a des

Fünften Buches Sozialgesetzbuch (SGB V) Crizotinib vom 15. Dezember 2016, veröffentlicht am Freitag, 20. Januar 2017 BAnz AT 20.01.2017 B2

Bundesministerium für Gesundheit (2017b): Bekanntmachung eines Beschlusses des Gemeinsamen Bundesausschusses über eine Änderung der Arzneimittel-Richtlinie (AM-RL): Anlage XII – Beschlüsse über die Nutzenbewertung von Arzneimitteln mit neuen Wirkstoffen nach § 35a des Fünften Buches Sozialgesetzbuch (SGB V) Ceritinib (Ablauf der Befristung) vom 16. März 2017, veröffentlicht am Mittwoch, 19. April 2017 BAnz AT 19.04.2017 B4

Bundesministerium für Gesundheit (2017c): Bekanntmachung eines Beschlusses des Gemeinsamen Bundesausschusses über eine Änderung der Arzneimittel-Richtlinie (AM-RL): Anlage XII – Beschlüsse über die Nutzenbewertung von Arzneimitteln mit neuen Wirkstoffen nach § 35a des Fünften Buches Sozialgesetzbuch (SGB V) Alectinib vom 19. Oktober 2017, veröffentlicht am Mittwoch, 15. November 2017 BAnz AT 15.11.2017 B2

Bundesministerium für Gesundheit (2017d): Bekanntmachung eines Beschlusses des Gemeinsamen Bundesausschusses über eine Änderung der Arzneimittel-Richtlinie (AM-RL): Anlage XII – Beschlüsse über die Nutzenbewertung von Arzneimitteln mit neuen Wirkstoffen nach § 35a des Fünften Buches Sozialgesetzbuch (SGB V) Baricitinib vom 21. September 2017, veröffentlicht am Montag, 13. November 2017 BAnz AT 13.11.2017 B2 Seite 1 von 8

Bundesministerium für Gesundheit (2017e): Bekanntmachung eines Beschlusses des Gemeinsamen Bundesausschusses über eine Änderung der Arzneimittel-Richtlinie (AM-RL): Anlage XII – Beschlüsse über die Nutzenbewertung von Arzneimitteln mit neuen Wirkstoffen nach § 35a des Fünften Buches Sozialgesetzbuch (SGB V) Etelcalcetid vom 17. November 2017, veröffentlicht am Freitag, 8. Dezember 2017 BAnz AT 08.12.2017 B3 Seite 1 von 3

Bundesministerium für Gesundheit (2017f): Bekanntmachung eines Beschlusses des Gemeinsamen Bundesausschusses über eine Änderung der Arzneimittel-Richtlinie (AM-RL): Anlage XII – Beschlüsse über die Nutzenbewertung von Arzneimitteln mit neuen Wirkstoffen nach § 35a des Fünften Buches Sozialgesetzbuch (SGB V) Ixazomib vom 6. Juli 2017, veröffentlicht am Donnerstag, 27. Juli 2017 BAnz AT 27.07.2017 B2 Seite 1 von 7

Bundesministerium für Gesundheit (2017g): Bekanntmachung eines Beschlusses des Gemeinsamen Bundesausschusses über eine Änderung der Arzneimittel-Richtlinie (AM-RL): Anlage XII – Beschlüsse über die Nutzenbewertung von Arzneimitteln mit neuen Wirkstoffen nach § 35a des Fünften Buches Sozialgesetzbuch (SGB V) Ixekizumab vom 17. August 2017, veröffentlicht am Donnerstag, 7. September 2017 BAnz AT 07.09.2017 B4 Seite 1 von 6

Bundesministerium für Gesundheit (2017h): Bekanntmachung eines Beschlusses des Gemeinsamen Bundesausschusses über eine Änderung der Arzneimittel-Richtlinie (AM-RL): Anlage XII – Beschlüsse über die Nutzenbewertung von Arzneimitteln mit neuen Wirkstoffen nach § 35a des Fünften Buches Sozialgesetzbuch (SGB V) Lonoctocog alfa vom 20. Juli 2017, veröffentlicht am Dienstag, 8. August 2017 BAnz AT 08.08.2017 B4 Seite 1 von 2

Bundesministerium für Gesundheit (2017i): Bekanntmachung eines Beschlusses des Gemeinsamen Bundesausschusses über eine Änderung der Arzneimittel-Richtlinie (AM-RL): Anlage XII – Beschlüsse über die Nutzenbewertung von Arzneimitteln mit neuen Wirkstoffen nach § 35a des Fünften Buches Sozialgesetzbuch (SGB V) Obeticholsäure vom 6. Juli 2017, veröffentlicht am Dienstag, 1. August 2017 BAnz AT 01.08.2017 B4 Seite 1 von 6

Bundesministerium für Gesundheit (2017j): Bekanntmachung eines Beschlusses des Gemeinsamen Bundesausschusses über eine Änderung der Arzneimittel-Richtlinie (AM-RL): Anlage XII – Beschlüsse über die Nutzenbewertung von Arzneimitteln mit neuen Wirkstoffen nach § 35a des Fünften Buches Sozialgesetzbuch (SGB V) Reslizumab vom 6. Juli 2017, veröffentlicht am Freitag, 28. Juli 2017 BAnz AT 28.07.2017 B3 Seite 1 von 7

Bundesministerium für Gesundheit (2017k): Bekanntmachung eines Beschlusses des Gemeinsamen Bundesausschusses über eine Änderung der Arzneimittel-Richtlinie (AM-RL): Anlage XII – Beschlüsse über die Nutzenbewertung von Arzneimitteln mit neuen Wirkstoffen nach § 35a des Fünften Buches Sozialgesetzbuch (SGB V) Rolapitant vom 17. November 2017, veröffentlicht am Mittwoch, 13. Dezember 2017 BAnz AT 13.12.2017 B3 Seite 1 von 5

Bundesministerium für Gesundheit (2017l): Bekanntmachung eines Beschlusses des Gemeinsamen Bundesausschusses über eine Änderung der Arzneimittel-Richtlinie (AM-RL): Anlage XII – Beschlüsse über die Nutzenbewertung von Arzneimitteln mit neuen Wirkstoffen nach § 35a des Fünften Buches Sozialgesetzbuch (SGB V) Tofacitinib vom 19. Oktober 2017, veröffentlicht am Dienstag, 21. November 2017 BAnz AT 21.11.2017 B1 Seite 1 von 13

Bundesministerium für Gesundheit (2017m): Bekanntmachung eines Beschlusses des Gemeinsamen Bundesausschusses über eine Änderung der Arzneimittel-Richtlinie (AM-RL): Anlage XII – Beschlüsse über die Nutzenbewertung von Arzneimitteln mit neuen Wirkstoffen nach § 35a des Fünften Buches Sozialgesetzbuch (SGB V) Venetoclax vom 15. Juni 2017, veröffentlicht am Freitag, 14. Juli 2017 BAnz AT 14.07.2017 B2 Seite 1 von 4

Bundesministerium für Gesundheit (2017n): Bekanntmachung eines Beschlusses des Gemeinsamen Bundesausschusses über eine Änderung der Arzneimittel-Richtlinie (AM-RL): Anlage XII – Beschlüsse über die Nutzenbewertung von Arzneimitteln mit neuen Wirkstoffen nach § 35a des Fünften Buches Sozialgesetzbuch (SGB V) Dabrafenib (neues Anwendungsgebiet: nicht-kleinzelliges Lungenkarzinom) vom 19. Oktober 2017, veröffentlicht am Montag, 13. November 2017 BAnz AT 13.11.2017 B3 Seite 1 von 5

Bundesministerium für Gesundheit (2017o): Bekanntmachung eines Beschlusses des Gemeinsamen Bundesausschusses über eine Änderung der Arzneimittel-Richtlinie (AM-RL): Anlage XII – Beschlüsse über die Nutzenbewertung von Arzneimitteln mit neuen Wirkstoffen nach § 35a des

Fünften Buches Sozialgesetzbuch (SGB V) Dolutegravir (neues Anwendungsgebiet: HIV-Behandlung ab 6 Jahren) vom 21. September 2017, veröffentlicht am Donnerstag, 19. Oktober 2017 BAnz AT 19.10.2017 B3 Seite 1 von 2

Bundesministerium für Gesundheit (2017p): Bekanntmachung eines Beschlusses des Gemeinsamen Bundesausschusses über eine Änderung der Arzneimittel-Richtlinie (AM-RL): Anlage XII – Beschlüsse über die Nutzenbewertung von Arzneimitteln mit neuen Wirkstoffen nach § 35a des Fünften Buches Sozialgesetzbuch (SGB V) Nivolumab (neues Anwendungsgebiet: Hodgkin-Lymphom) vom 15. Juni 2017, veröffentlicht am Montag, 17. Juli 2017 BAnz AT 17.07.2017 B3 Seite 1 von 2

Bundesministerium für Gesundheit (2017q): Bekanntmachung eines Beschlusses des Gemeinsamen Bundesausschusses über eine Änderung der Arzneimittel-Richtlinie (AM-RL): Anlage XII – Beschlüsse über die Nutzenbewertung von Arzneimitteln mit neuen Wirkstoffen nach § 35a des Fünften Buches Sozialgesetzbuch (SGB V) Pembrolizumab (neues Anwendungsgebiet: nicht-kleinzelliges Lungenkarzinom nach vorheriger Chemotherapie) vom 2. Februar 2017, veröffentlicht am Dienstag, 21. Februar 2017 BAnz AT 21.02.2017 B1 Seite 1 von 7

Bundesministerium für Gesundheit (2017r): Bekanntmachung eines Beschlusses des Gemeinsamen Bundesausschusses über eine Änderung der Arzneimittel-Richtlinie (AM-RL): Anlage XII – Beschlüsse über die Nutzenbewertung von Arzneimitteln mit neuen Wirkstoffen nach § 35a des Fünften Buches Sozialgesetzbuch (SGB V) Pembrolizumab (neues Anwendungsgebiet: Hodgkin-Lymphom) vom 17. November 2017, veröffentlicht am Dienstag, 5. Dezember 2017 BAnz AT 05.12.2017 B1 Seite 1 von 2

Bundesministerium für Gesundheit (2017s): Bekanntmachung eines Beschlusses des Gemeinsamen Bundesausschusses über eine Änderung der Arzneimittel-Richtlinie (AM-RL): Anlage XII – Beschlüsse über die Nutzenbewertung von Arzneimitteln mit neuen Wirkstoffen nach § 35a des Fünften Buches Sozialgesetzbuch (SGB V) Trametinib (neues Anwendungsgebiet: nicht-kleinzelliges Lungenkarzinom) vom 19. Oktober 2017, veröffentlicht am Montag, 13. November 2017 BAnz AT 13.11.2017 B4 Seite 1 von 5

Bundesministerium für Gesundheit (2017t): Bekanntmachung eines Beschlusses des Gemeinsamen Bundesausschusses über eine Änderung der Arzneimittel-Richtlinie (AM-RL): Anlage XII – Beschlüsse über die Nutzenbewertung von Arzneimitteln mit neuen Wirkstoffen nach § 35a des Fünften Buches Sozialgesetzbuch (SGB V) Vandetanib (neues Anwendungsgebiet: medulläres Schilddrüsenkarzinom bei Jugendlichen und Kindern im Alter von fünf Jahren und älter) Vom 6. Juli 2017 Veröffentlicht am Mittwoch, 9. August 2017 BAnz AT 09.08.2017 B3 Seite 1 von 3

Bundesministerium für Gesundheit (2018a): Bekanntmachung eines Beschlusses des Gemeinsamen Bundesausschusses über eine Änderung der Arzneimittel-Richtlinie (AM-RL): Anlage XII – Beschlüsse über die Nutzenbewertung von

Arzneimitteln mit neuen Wirkstoffen nach § 35a des Fünften Buches Sozialgesetzbuch (SGB V) Atezolizumab (nicht-kleinzelliges Lungenkarzinom) vom 16. März 2018 veröffentlicht am Montag, 16. April 2018v BAnz AT 16.04.2018 B2 Seite 1 von 8

Bundesministerium für Gesundheit (2018b): Bekanntmachung eines Beschlusses des Gemeinsamen Bundesausschusses über eine Änderung der Arzneimittel-Richtlinie (AM-RL): Anlage XII – Beschlüsse über die Nutzenbewertung von Arzneimitteln mit neuen Wirkstoffen nach § 35a des Fünften Buches Sozialgesetzbuch (SGB V) Atezolizumab (Urothelkarzinom) vom 16. März 2018 veröffentlicht am Dienstag, 17. April 2018 BAnz AT 17.04.2018 B2 Seite 1 von 5

Bundesministerium für Gesundheit (2018c): Bekanntmachung eines Beschlusses des Gemeinsamen Bundesausschusses über eine Änderung der Arzneimittel-Richtlinie (AM-RL): Anlage XII – Beschlüsse über die Nutzenbewertung von Arzneimitteln mit neuen Wirkstoffen nach § 35a des Fünften Buches Sozialgesetzbuch (SGB V) Avelumab vom 16. März 2018 veröffentlicht am Mittwoch, 25. April 2018 BAnz AT 25.04.2018 B2 Seite 1 von 5

Bundesministerium für Gesundheit (2018d): Bekanntmachung eines Beschlusses des Gemeinsamen Bundesausschusses über eine Änderung der Arzneimittel-Richtlinie (AM-RL): Anlage XII – Beschlüsse über die Nutzenbewertung von Arzneimitteln mit neuen Wirkstoffen nach § 35a des Fünften Buches Sozialgesetzbuch (SGB V) Brodalumab vom 1. März 2018, veröffentlicht am Donnerstag, 22. März 2018 BAnz AT 22.03.2018 B2 Seite 1 von 5

Bundesministerium für Gesundheit (2018e): Bekanntmachung eines Beschlusses des Gemeinsamen Bundesausschusses über eine Änderung der Arzneimittel-Richtlinie (AM-RL): Anlage XII – Beschlüsse über die Nutzenbewertung von Arzneimitteln mit neuen Wirkstoffen nach § 35a des Fünften Buches Sozialgesetzbuch (SGB V) Cenegermin vom 3. Mai 2018, veröffentlicht am Donnerstag, 24. Mai 2018 BAnz AT 24.05.2018 B1

Bundesministerium für Gesundheit (2018f): Bekanntmachung eines Beschlusses des Gemeinsamen Bundesausschusses über eine Änderung der Arzneimittel-Richtlinie (AM-RL): Anlage XII – Beschlüsse über die Nutzenbewertung von Arzneimitteln mit neuen Wirkstoffen nach § 35a des Fünften Buches Sozialgesetzbuch (SGB V) Cerliponase alfa vom 21. Dezember 2017, veröffentlicht am Donnerstag, 11. Januar 2018 BAnz AT 11.01.2018 B4 Seite 1 von 5

Bundesministerium für Gesundheit (2018g): Bekanntmachung eines Beschlusses des Gemeinsamen Bundesausschusses über eine Änderung der Arzneimittel-Richtlinie (AM-RL): Anlage XII – Beschlüsse über die Nutzenbewertung von Arzneimitteln mit neuen Wirkstoffen nach § 35a des Fünften Buches Sozialgesetzbuch (SGB V) Dupilumab vom 17. Mai 2018 veröffentlicht am Dienstag, 19. Juni 2018 BAnz AT 19.06.2018 B3

Bundesministerium für Gesundheit (2018h): Bekanntmachung eines Beschlusses des Gemeinsamen Bundesausschusses über eine Änderung der Arzneimittel-Richtlinie (AM-RL):

Anlage XII – Beschlüsse über die Nutzenbewertung von Arzneimitteln mit neuen Wirkstoffen nach § 35a des Fünften Buches Sozialgesetzbuch (SGB V) Glecaprevir/Pibrentasvir vom 1. Februar 2018, veröffentlicht am Dienstag, 20. Februar 2018 BAnz AT 20.02.2018 B5 Seite 1 von 4

Bundesministerium für Gesundheit (2018i): Bekanntmachung eines Beschlusses des Gemeinsamen Bundesausschusses über eine Änderung der Arzneimittel-Richtlinie (AM-RL): Anlage XII – Beschlüsse über die Nutzenbewertung von Arzneimitteln mit neuen Wirkstoffen nach § 35a des Fünften Buches Sozialgesetzbuch (SGB V) Guselkumab vom 17. Mai 2018, veröffentlicht am veröffentlicht am Mittwoch, 4. Juli 2018 BAnz AT 04.07.2018 B2 Seite 1 von 15

Bundesministerium für Gesundheit (2018j): Bekanntmachung eines Beschlusses des Gemeinsamen Bundesausschusses über eine Änderung der Arzneimittel-Richtlinie (AM-RL): Anlage XII – Beschlüsse über die Nutzenbewertung von Arzneimitteln mit neuen Wirkstoffen nach § 35a des Fünften Buches Sozialgesetzbuch (SGB V) Inotuzumab Ozogamicin vom 18. Januar 2018, veröffentlicht am Dienstag, 6. Februar 2018 BAnz AT 06.02.2018 B3 Seite 1 von 4

Bundesministerium für Gesundheit (2018k): Bekanntmachung eines Beschlusses des Gemeinsamen Bundesausschusses über eine Änderung der Arzneimittel-Richtlinie (AM-RL): Anlage XII – Beschlüsse über die Nutzenbewertung von Arzneimitteln mit neuen Wirkstoffen nach § 35a des Fünften Buches Sozialgesetzbuch (SGB V) Midostaurin (akute myeloische Leukämie) vom 5. April 2018 veröffentlicht am Dienstag, 24. April 2018 BAnz AT 24.04.2018 B3 Seite 1 von 5

Bundesministerium für Gesundheit (2018kk): Bekanntmachung eines Beschlusses des Gemeinsamen Bundesausschusses über eine Änderung der Arzneimittel-Richtlinie (AM-RL): Anlage XII – Beschlüsse über die Nutzenbewertung von Arzneimitteln mit neuen Wirkstoffen nach § 35a des Fünften Buches Sozialgesetzbuch (SGB V) Midostaurin (aggressive systemische Mastozytose) vom 5. April 2018, veröffentlicht am Dienstag, 24. April 2018 BAnz AT 24.04.2018 B2 Seite 1 von 4

Bundesministerium für Gesundheit (2018l): Bekanntmachung eines Beschlusses des Gemeinsamen Bundesausschusses über eine Änderung der Arzneimittel-Richtlinie (AM-RL): Anlage XII – Beschlüsse über die Nutzenbewertung von Arzneimitteln mit neuen Wirkstoffen nach § 35a des Fünften Buches Sozialgesetzbuch (SGB V) Niraparib vom 7. Juni 2018 veröffentlicht am Donnerstag, 12. Juli 2018, BAnZ 12.07. Seite 1 von 6

Bundesministerium für Gesundheit (2018m): Bekanntmachung eines Beschlusses des Gemeinsamen Bundesausschusses über eine Änderung der Arzneimittel-Richtlinie (AM-RL): Anlage XII – Beschlüsse über die Nutzenbewertung von Arzneimitteln mit neuen Wirkstoffen nach § 35a des Fünften Buches Sozialgesetzbuch (SGB V) Nonacog beta pegol vom 19. April 2018, veröffentlicht am Montag, 14. Mai 2018 BAnz AT 14.05.2018 B3

Bundesministerium für Gesundheit (2018n): Bekanntmachung eines Beschlusses des Gemeinsamen Bundesausschusses über eine Änderung der Arzneimittel-Richtlinie (AM-RL): Anlage XII – Beschlüsse über die Nutzenbewertung von Arzneimitteln mit neuen Wirkstoffen nach § 35a des Fünften Buches Sozialgesetzbuch (SGB V) Nusinersen vom 21. Dezember 2017, veröffentlicht am Montag, 5. Februar 2018 BAnz AT 05.02.2018 B1Seite 1 von 4

Bundesministerium für Gesundheit (2018o): Bekanntmachung eines Beschlusses des Gemeinsamen Bundesausschusses über eine Änderung der Arzneimittel-Richtlinie (AM-RL): Anlage XII – Beschlüsse über die Nutzenbewertung von Arzneimitteln mit neuen Wirkstoffen nach § 35a des Fünften Buches Sozialgesetzbuch (SGB V) Ribociclib vom 16. März 2018 veröffentlicht am Donnerstag, 12. April 2018 BAnz AT 12.04.2018 B1 Seite 1 von 6

Bundesministerium für Gesundheit (2018p): Bekanntmachung eines Beschlusses des Gemeinsamen Bundesausschusses über eine Änderung der Arzneimittel-Richtlinie (AM-RL): Anlage XII – Beschlüsse über die Nutzenbewertung von Arzneimitteln mit neuen Wirkstoffen nach § 35a des Fünften Buches Sozialgesetzbuch (SGB V) Sarilumab vom 15. Februar 2018 veröffentlicht am Mittwoch, 11. April 2018 BAnz AT 11.04.2018 B3 Seite 1 von 9

Bundesministerium für Gesundheit (2018q): Bekanntmachung eines Beschlusses des Gemeinsamen Bundesausschusses über eine Änderung der Arzneimittel-Richtlinie (AM-RL): Anlage XII – Beschlüsse über die Nutzenbewertung von Arzneimitteln mit neuen Wirkstoffen nach § 35a des Fünften Buches Sozialgesetzbuch (SGB V) Sofosbuvir/ Velpatasvir/Voxilaprevir vom 15. Februar 2018, veröffentlicht am Freitag, 9. März 2018 BAnz AT 09.03.2018 B1 Seite 1 von 10

Bundesministerium für Gesundheit (2018r): Bekanntmachung eines Beschlusses des Gemeinsamen Bundesausschusses über eine Änderung der Arzneimittel-Richtlinie (AM-RL): Anlage XII – Beschlüsse über die Nutzenbewertung von Arzneimitteln mit neuen Wirkstoffen nach § 35a des Fünften Buches Sozialgesetzbuch (SGB V) Telotristatethyl (Karzinoid-Syndrom-bedingte Diarrhö) vom 5. April 2018 veröffentlicht am Mittwoch, 16. Mai 2018 BAnz AT 16.05.2018 B4

Bundesministerium für Gesundheit (2018s): Bekanntmachung eines Beschlusses des Gemeinsamen Bundesausschusses über eine Änderung der Arzneimittel-Richtlinie (AM-RL): Anlage XII – Beschlüsse über die Nutzenbewertung von Arzneimitteln mit neuen Wirkstoffen nach § 35a des Fünften Buches Sozialgesetzbuch (SGB V) Tivozanib vom 19. April 2018, veröffentlicht am Mittwoch, 13. Juni 2018 BAnz AT 13.06.2018 B2

Bundesministerium für Gesundheit (2018t): Bekanntmachung eines Beschlusses des Gemeinsamen Bundesausschusses über eine Änderung der Arzneimittel-Richtlinie (AM-RL): Anlage XII – Beschlüsse über die Nutzenbewertung von Arzneimitteln mit neuen Wirkstoffen nach § 35a des Fünften Buches Sozialgesetzbuch (SGB V) Abirateronacetat (neues Anwendungsgebiet: metastasiertes hormon-

sensitives Prostatakarzinom) von 7. Juni veröffentlicht am Dienstag, 17. Juli 2018 BAnz AT 17.07.2018 B1

Bundesministerium für Gesundheit (2018u): Bekanntmachung eines Beschlusses des Gemeinsamen Bundesausschusses über eine Änderung der Arzneimittel-Richtlinie (AM-RL): Anlage XII – Beschlüsse über die Nutzenbewertung von Arzneimitteln mit neuen Wirkstoffen nach § 35a des Fünften Buches Sozialgesetzbuch (SGB V) Ceritinib (neues Anwendungsgebiet: Erstlinienbehandlung, nicht-kleinzelliges Lungenkarzinom) vom 1. Februar 2018, veröffentlicht am Freitag, 23. Februar 2018 BAnz AT 23.02.2018 B3 Seite 1 von 2

Bundesministerium für Gesundheit (2018v): Bekanntmachung eines Beschlusses des Gemeinsamen Bundesausschusses über eine Änderung der Arzneimittel-Richtlinie (AM-RL): Anlage XII – Beschlüsse über die Nutzenbewertung von Arzneimitteln mit neuen Wirkstoffen nach § 35a des Fünften Buches Sozialgesetzbuch (SGB V) Dimethylfumarat (neues Anwendungsgebiet: Plaque-Psoriasis) vom 16. März 2018 veröffentlicht am Donnerstag, 5. April 2018 BAnz AT 05.04.2018 B6 Seite 1 von 3

Bundesministerium für Gesundheit (2018w): Bekanntmachung eines Beschlusses des Gemeinsamen Bundesausschusses über eine Änderung der Arzneimittel-Richtlinie (AM-RL): Anlage XII – Beschlüsse über die Nutzenbewertung von Arzneimitteln mit neuen Wirkstoffen nach § 35a des Fünften Buches Sozialgesetzbuch (SGB V) Elvitegravir/ Cobicistat/Emtricitabin/Tenofovirdisoproxil (neues Anwendungsgebiet: jugendliche Patienten 12–17 Jahre) vom 3. Mai 2018 veröffentlicht am Mittwoch, 13. Juni 2018 BAnz AT 13.06.2018 B1

Bundesministerium für Gesundheit (2018x): Bekanntmachung eines Beschlusses des Gemeinsamen Bundesausschusses über eine Änderung der Arzneimittel-Richtlinie (AM-RL): Anlage XII – Beschlüsse über die Nutzenbewertung von Arzneimitteln mit neuen Wirkstoffen nach § 35a des Fünften Buches Sozialgesetzbuch (SGB V) Nivolumab (neues Anwendungsgebiet: Plattenepithelkarzinom im Kopf-Hals-Bereich) vom 17. November 2017, veröffentlicht am Dienstag, 2. Januar 2018 BAnz AT 02.01.2018 B2 Seite 1 von 5

Bundesministerium für Gesundheit (2018y): Bekanntmachung eines Beschlusses des Gemeinsamen Bundesausschusses über eine Änderung der Arzneimittel-Richtlinie (AM-RL): Anlage XII – Beschlüsse über die Nutzenbewertung von Arzneimitteln mit neuen Wirkstoffen nach § 35a des Fünften Buches Sozialgesetzbuch (SGB V) Nivolumab (neues Anwendungsgebiet: Urothelkarzinom) vom 21. Dezember 2017, veröffentlicht am Dienstag, 16. Januar 2018 BAnz AT 16.01.2018 B3 Seite 1 von 2

Bundesministerium für Gesundheit (2018z): Bekanntmachung eines Beschlusses des Gemeinsamen Bundesausschusses über eine Änderung der Arzneimittel-Richtlinie (AM-RL): Anlage XII – Beschlüsse über die Nutzenbewertung von Arzneimitteln mit neuen Wirkstoffen nach § 35a des Fünften Buches Sozialgesetzbuch (SGB V) Obinutuzumab (neues Anwendungsgebiet: nicht vorbehandeltes fortgeschrittenes follikuläres Lymphom) vom 5. April 2018, veröffentlicht am Freitag, 18. Mai 2018 BAnz AT 18.05.2018 B3 Seite 1 von 7

Bundesministerium für Gesundheit (2018za): Bekanntmachung eines Beschlusses des Gemeinsamen Bundesausschusses über eine Änderung der Arzneimittel-Richtlinie (AM-RL): Anlage XII – Beschlüsse über die Nutzenbewertung von Arzneimitteln mit neuen Wirkstoffen nach § 35a des Fünften Buches Sozialgesetzbuch (SGB V) Pembrolizumab (neues Anwendungsgebiet: Urothelkarzinom) vom 16. März 2018, veröffentlicht am Mittwoch, 4. April 2018 BAnz AT 04.04.2018 B4 Seite 1 von 4

Bundesministerium für Gesundheit (2018zb): Bekanntmachung eines Beschlusses des Gemeinsamen Bundesausschusses über eine Änderung der Arzneimittel-Richtlinie (AM-RL): Anlage XII – Beschlüsse über die Nutzenbewertung von Arzneimitteln mit neuen Wirkstoffen nach § 35a des Fünften Buches Sozialgesetzbuch (SGB V) Perampanel (neues Anwendungsgebiet: Zusatztherapie bei primär generalisierten tonisch-klonischen Epilepsieanfällen; Erwachsene und Jugendliche ab 12 Jahren) vom 17. Mai 2018 veröffentlicht am Donnerstag, 14. Juni 2018 BAnz AT 14.06.2018 B3 Seite 1 von 2

Bundesministerium für Gesundheit (2018zc): Bekanntmachung eines Beschlusses des Gemeinsamen Bundesausschusses über eine Änderung der Arzneimittel-Richtlinie (AM-RL): Anlage XII – Beschlüsse über die Nutzenbewertung von Arzneimitteln mit neuen Wirkstoffen nach § 35a des Fünften Buches Sozialgesetzbuch (SGB V) Saxagliptin/ Metformin (neues Anwendungsgebiet: in Kombination mit anderen blutzuckersenkenden Arzneimitteln [außer Insulin und Sulfonylharnstoff]) vom 1. Februar 2018, veröffentlicht am Dienstag, 13. März 2018 BAnz AT 13.03.2018 B2 Seite 1 von 3

Bundesministerium für Gesundheit (2018zd): Bekanntmachung eines Beschlusses des Gemeinsamen Bundesausschusses über eine Änderung der Arzneimittel-Richtlinie (AM-RL): Anlage XII – Beschlüsse über die Nutzenbewertung von Arzneimitteln mit neuen Wirkstoffen nach § 35a des Fünften Buches Sozialgesetzbuch (SGB V) Sofosbuvir (neues Anwendungsgebiet: Chronische Hepatitis C bei Jugendlichen) vom 5. April 2018 veröffentlicht am Donnerstag, 26. April 2018, BAnz AT 26.04.2018 B3 Seite 1 von 3

Bundesministerium für Gesundheit (2018ze): Bekanntmachung eines Beschlusses des Gemeinsamen Bundesausschusses über eine Änderung der Arzneimittel-Richtlinie (AM-RL): Anlage XII – Beschlüsse über die Nutzenbewertung von Arzneimitteln mit neuen Wirkstoffen nach § 35a des Fünften Buches Sozialgesetzbuch (SGB V) Darunavir/ Cobicistat/Emtricitabin/Tenofoviralafenamid vom 16. März 2018 veröffentlicht am Donnerstag, 3. Mai 2018 BAnz AT 03.05.2018 B3 Seite 1 von 4

Bundesministerium für Gesundheit (2018zf): Bekanntmachung eines Beschlusses des Gemeinsamen Bundesausschusses über eine Änderung der Arzneimittel-Richtlinie (AM-RL): Anlage XII – Beschlüsse über die Nutzenbewer-

tung von Arzneimitteln mit neuen Wirkstoffen nach § 35a des Fünften Buches Sozialgesetzbuch (SGB V) Cladribin vom 17. Mai 2018, veröffentlicht am Freitag, 8. Juni 2018 BAnz AT 08.06.2018 B1 Seite 1 von 3

Burmester GR, Lin Y, Patel R, van Adelsberg J, Mangan EK, Graham NM, van Hoogstraten H, Bauer D, Ignacio Vargas J, Lee EB (2017): Efficacy and safety of sarilumab monotherapy versus adalimumab monotherapy for the treatment of patients with active rheumatoid arthritis (MONARCH): a randomised, double-blind, parallel-group phase III trial. Ann Rheum Dis 76: 840–847

Cabanillas ME, McFadden DG, Durante C (2016): Thyroid cancer. Lancet 388: 2783–2795

Capitanio U, Montorsi F (2016): Renal cancer. Lancet 387: 894–906

Caruso D, Papa A, Tomao S, Vici P, Panici PB, Tomao F (2017): Niraparib in ovarian cancer: results to date and clinical potential. Ther Adv Med Oncol 9: 579–588

Cassler NM, Merrill D, Bichakjian CK, Brownell I (2016): Merkel cell carcinoma therapeutic update. Curr Treat Options Oncol 17(7): 36. doi: 10.1007/s11864-016-0409-1

Castro M, Zangrilli J, Wechsler ME, Bateman ED, Brusselle GG, Bardin P, Murphy K, Maspero JF, O‹Brien C, Korn S (2015): Reslizumab for inadequately controlled asthma with elevated blood eosinophil counts: results from two multicentre, parallel, double-blind, randomised, placebo-controlled, phase 3 trials. Lancet Respir Med 3: 355–366

Chan DL, Singh S (2018): Developments in the treatment of carcinoid syndrome – impact of telotristat. Ther Clin Risk Manag 14: 323–329

Chen R, Zinzani PL, Fanale MA, Armand P, Johnson NA, Brice P, Radford J, Ribrag V, Molin D, Vassilakopoulos TP, Tomita A, von Tresckow B, Shipp MA, Zhang Y, Ricart AD, Balakumaran A, Moskowitz CH; KEYNOTE-087 (2017): Phase II study of the efficacy and safety of pembrolizumab for relapsed/ refractory classic Hodgkin lymphoma. J Clin Oncol 35: 2125–2132

Collins PW, Young G, Knobe K, Karim FA, Angchaisuksiri P, Banner C, Gürsel T, Mahlangu J, Matsushita T, Mauser-Bunschoten EP, Oldenburg J, Walsh CE, Negrier C; paradigm 2 Investigators (2014): Recombinant long-acting glycoPEGylated factor IX in hemophilia B: a multinational randomized phase 3 trial. Blood 124: 3880–3886

Comi G, Radaelli M, Soelberg Sørensen P (2017): Evolving concepts in the treatment of relapsing multiple sclerosis. Lancet 389: 1347–1356

Cooper MR, Chim H, Chan H, Durand C (2015): Ceritinib: a new tyrosine kinase inhibitor for non-small-cell lung cancer. Ann Pharmacother 49: 107–112

Creswell LL, Schuessler RB, Rosenbloom M, Cox JL (1993): Hazards of postoperative atrial arrhythmias. Ann Thorac Surg 56: 539–549

Dalhoff K, Abele-Horn M, Andreas S, Deja M, Ewig S, Gastmeier P, Gatermann S, Gerlach H, Grabein B, Heußel CP, Höffken G, Kolditz M, Kramme E, Kühl H, Lange C, Mayer K, Nachtigall I, Panning M, Pletz M, Rath PM, Rohde G, Rosseau S, Schaaf B, Schreiter D, Schütte H, Seifert H,

Spies C, Welte T (2017): S3-Leitlinie Epidemiologie, Diagnostik und Therapie erwachsener Patienten mit nosokomialer Pneumonie – Update 2017. Internet: http://www.awmf.org/leitlinien/detail/ll/020-013.html

Deeks ED, Brusselle G (2017): Reslizumab in eosinophilic asthma: A review. Drugs 77: 777–784

D‹Erme AM, Romanelli M, Chiricozzi A (2017): Spotlight on dupilumab in the treatment of atopic dermatitis: design, development, and potential place in therapy. Drug Des Devel Ther 11: 1473–1480

Dehority W, Abadi J, Wiznia A, Viani RM (2015): Use of integrase inhibitors in HIV-infected children and adolescents. Drugs 75: 1483–1497

Deutsche AIDS-Gesellschaft (DAIG) (2015): Deutsch-Österreichische Leitlinien zur antiretroviralen Therapie der HIV-Infektion. Internet: http://www.daignet.de/site-content/hiv-therapie/leitlinien-1

Deutsches Institut für Medizinische Dokumentation und Information (2018): Anatomisch-therapeutisch-chemische Klassifikation mit Tagesdosen - Amtliche Fassung des ATC-Index mit DDD-Angaben für Deutschland im Jahre 2018. Internet: http://www.dimdi.de/static/de/klassi/atcddd/index.htm

Deutsches IVF-Register (2017): Jahrbuch 2016. J Reproduktionsmed Endokrinol 14: 275–305

Dhillon S (2017a): Tofacitinib: A review in rheumatoid arthritis. Drugs 77: 1987–2001

Dhillon S (2017b): Obinutuzumab: A review in rituximab-refractory or -relapsed follicular lymphoma. Target Oncol 12: 255–262

Döhner H, Weisdorf DJ, Bloomfield CD (2015): Acute myeloid leukemia. N Engl J Med 373: 1136–1152

Elmonem MA, Veys KR, Sollman NA, van Dyck M, van den Heuvel LP, Levtchenko E (2016): Cystinosis: A review. Orphanet J Rare Dis 11: 47

European Medicines Agency (2014): Preotact (PTH (parathyroid hormone). Withdrawal of the marketing authorisation in the European Union. Internet: http://www.ema.europa.eu/ema/index.jsp?curl=pages/medicines/human/medicines/000659/human_med_000984.jsp&mid=WC0b01ac058001d124

European Medicines Agency (2016): Assessment report: Chenodeoxycholic acid sigma-tau, international non-proprietary name chenodeoxycholic acid. Internet: http://www.ema.europa.eu/ema/index.jsp?curl=pages/medicines/human/medicines/004061/human_med_002019.jsp&mid=WC0b01ac058001d124

European Medicines Agency (2017a): Zusammenfassung des EPAR für die Öffentlichkeit, Alecensa, Alectinib. Internet: www.ema.europa.eu/ema/index.jsp?curl=pages/medicines/human/medicines/004164/human_med_002068.jsp&mid=WC0b01ac058001d124

European Medicines Agency (2017b): Assessment Report: Oxervate, international non-proprietary name: Cenegermin. Internet: http://www.ema.europa.eu/ema/index.jsp?curl=pages/medicines/human/medicines/004209/human_med_002135.jsp&mid=WC0b01ac058001d124

European Medicines Agency (2017c): Assessment Report: Brineura, international non-proprietary name: Cerliponase alfa. Internet: http://www.ema.europa.eu/ema/index.jsp?curl=pages/medicines/human/medicines/004065/human_med_002111.jsp&mid=WC0b01ac058001d124

European Medicines Agency (2017d): Assessment Report: Maviret, international non-proprietary name: Glecaprevir/pibrentasvir. Procedure No. EMEA/H/C/004430/0000. Internet: http://www.ema.europa.eu/ema/index.jsp?curl=pages/medicines/human/medicines/004430/human_med_002151.jsp&mid=WC0b01ac058001d124

European Medicines Agency (2017e): European Medicines Agency (2017d): Assessment report: Trumenba, Common name: meningococcal group b vaccine (recombinant, adsorbed). Procedure No. EMEA/H/C/004051/0000. Internet: http://www.ema.europa.eu/ema/index.jsp?curl=pages/medicines/human/medicines/004051/human_med_002101.jsp&mid=WC0b01ac058001d124

European Medicines Agency (2017f): Assessment report Elmiron, international non-proprietary name: pentosan polysulfate sodium. Procedure No. EMEA/H/C/004246/0000. Internet: http://www.ema.europa.eu/ema/index.jsp?curl=pages/medicines/human/medicines/004246/human_med_002103.jsp&mid=WC0b01ac058001d124

Faulkner MA (2017): Spotlight on perampanel in the management of seizures: design, development and an update on place in therapy. Drug Des Devel Ther 11: 2921–2930

Ferris RL, Blumenschein G Jr, Fayette J, Guigay J, Colevas AD, Licitra L, Harrington K, Kasper S, Vokes EE, Even C, Worden F, Saba NF, Iglesias Docampo LC, Haddad R, Rordorf T, Kiyota N, Tahara M, Monga M, Lynch M, Geese WJ, Kopit J, Shaw JW, Gillison ML (2016): Nivolumab for recurrent squamous-cell carcinoma of the head and neck. N Engl J Med 375: 1856–1867

Finkel RS, Mercuri E, Darras BT, Connolly AM, Kuntz NL, Kirschner J, Chiriboga CA, Saito K, Servais L, Tizzano E, Topaloglu H, Tulinius M, Montes J, Glanzman AM, Bishop K, Zhong ZJ, Gheuens S, Bennett CF, Schneider E, Farwell W, De Vivo DC, ENDEAR Study Group (2017): Nusinersen versus sham control in infantile-onset spinal muscular atrophy. N Engl J Med 377: 1723–1732

Fizazi K, Tran N, Fein L, Matsubara N, Rodriguez-Antolin A, Alekseev BY, Özgüroğlu M, Ye D, Feyerabend S, Protheroe A, De Porre P, Kheoh T, Park YC, Todd MB, Chi KN; LATITUDE Investigators (2017): Abiraterone plus prednisone in metastatic, castration-sensitive prostate cancer. N Engl J Med 377: 352–360

Flacco ME, Manzoli L, Rosso A, Marzuillo C, Bergamini M, Stefanati A, Cultrera R, Villari P, Ricciardi W, Ioannidis JPA, Contopoulos-Ioannidis DG (2018): Immunogenicity and safety of the multicomponent meningococcal B vaccine (4CMenB) in children and adolescents: a systematic review and meta-analysis. Lancet Infect Dis 18: 461–472

Fleischmann R, van Adelsberg J, Lin Y, Castelar-Pinheiro GD, Brzezicki J, Hrycaj P, Graham NM, van Hoogstraten H,

Bauer D, Burmester GR (2017a): Sarilumab and nonbiologic disease-modifying antirheumatic drugs in patients with active rheumatoid arthritis and inadequate response or intolerance to tumor necrosis factor inhibitors. Arthritis Rheumatol 69: 277–290

Fleischmann R, Mysler E, Hall S, Kivitz AJ, Moots RJ, Luo Z, DeMasi R, Soma K, Zhang R, Takiya L, Tatulych S, Mojcik C, Krishnaswami S, Menon S, Smolen JS; ORAL Strategy investigators (2017b): Efficacy and safety of tofacitinib monotherapy, tofacitinib with methotrexate, and adalimumab with methotrexate in patients with rheumatoid arthritis (ORAL Strategy): a phase 3b/4, double-blind, head-to-head, randomised controlled trial. Lancet 390: 457–468

Fox E, Widemann BC, Chuk MK, Marcus L, Aikin A, Whitcomb PO, Merino MJ, Lodish M, Dombi E, Steinberg SM, Wells SA, Balis FM (2013): Vandetanib in children and adolescents with multiple endocrine neoplasia type 2B associated medullary thyroid carcinoma. Clin Cancer Res 19: 4239–4248

Fraser WD (2009): Hyperparathyroidism. Lancet 374: 145–158

French JA, Krauss GL, Wechsler RT, Wang XF, DiVentura B, Brandt C, Trinka E, O‹Brien TJ, Laurenza A, Patten A, Bibbiani F (2015): Perampanel for tonic-clonic seizures in idiopathic generalized epilepsy A randomized trial. Neurology 85: 950–957

Fricke U (2000): Arzneimittelinnovationen – Neue Wirkstoffe: 1978–1999. Eine Bestandsaufnahme. In: Klauber J, Schröder H, Selke GW (Hrsg): Innovation im Arzneimittelmarkt, Springer-Verlag, Berlin-Heidelberg-New York, pp. 85–97

Gallogly MM, Lazarus HM, Cooper BW (2017): Midostaurin: a novel therapeutic agent for patients with FLT3-mutated acute myeloid leukemia and systemic mastocytosis. Ther Adv Hematol 8: 245–261

Gartrell BA, Saad F (2015): Abiraterone in the management of castration-resistant prostate cancer prior to chemotherapy. Ther Adv Urol 7: 194–202

Gemeinsame Prüfeinrichtungen Baden-Württemberg (2017): Therapiehinweis zur wirtschaftlichen Behandlung der chronischen Hepatitis C: Internet: http://www.gpe-bw.de/facharztgruppen/

Gemeinsamer Bundesausschuss (2017): Tragende Gründe zum Beschluss des Gemeinsamen Bundesausschusses über eine Änderung der Arzneimittel-Richtlinie (AM-RL): Anlage XII - Beschlüsse über die Nutzenbewertung von Arzneimitteln mit neuen Wirkstoffen nach § 35a SGB V – Alectinib vom 19. Oktober 2017. Internet: https://www.g-ba.de/informationen/nutzenbewertung/285/#tab/beschluesse

Gemeinsamer Bundesausschuss (2018a): Tragende Gründe zum Beschluss des Gemeinsamen Bundesausschusses über eine Änderung der Arzneimittel-Richtlinie (AM-RL): Anlage XII - Beschlüsse über die Nutzenbewertung von Arzneimitteln mit neuen Wirkstoffen nach § 35a SGB V – Ribociclib vom 16. März 2018. Internet: https://www.g-ba.de/informationen/nutzenbewertung/311/#tab/beschluesse

Gemeinsamer Bundesausschuss (2018b): Tragende Gründe zum Beschluss des Gemeinsamen Bundesausschusses über eine Änderung der Arzneimittel-Richtlinie (AM-RL): Anlage XII - Beschlüsse über die Nutzenbewertung von Arzneimitteln mit neuen Wirkstoffen nach § 35a SGB V – Telotristatethyl vom 5. April 2018. Internet: https://www.g-ba.de/informationen/nutzenbewertung/319/#tab/beschluesse

Genovese MC, Fleischmann R, Kivitz AJ, Rell-Bakalarska M, Martincova R, Fiore S, Rohane P, van Hoogstraten H, Garg A, Fan C, van Adelsberg J, Weinstein SP, Graham NM, Stahl N, Yancopoulos GD, Huizinga TW, van der Heijde D (2015): Sarilumab plus methotrexate in patients with active rheumatoid arthritis and inadequate response to methotrexate: Results of a phase III study. Arthritis Rheumatol 67: 1424–1437

Giovannoni G, Comi G, Cook S, Rammohan K, Rieckmann P, Soelberg Sørensen P, Vermersch P, Chang P, Hamlett A, Musch B, Greenberg SJ; CLARITY Study Group (2010): A placebo-controlled trial of oral cladribine for relapsing multiple sclerosis. N Engl J Med 362: 416–426

Giovannoni G (2017): Cladribine to treat relapsing forms of multiple sclerosis. Neurotherapeutics 14: 874–887

Giunta A, Ventura A, Chimenti MS, Bianchi L, Esposito M (2017): Spotlight on ixekizumab for the treatment of moderate-to-severe plaque psoriasis: design, development, and use in therapy. Drug Des Devel Ther 11: 1643–1651

Gotlib J, Kluin-Nelemans HC, George TI, Akin C, Sotlar K, Hermine O, Awan FT, Hexner E, Mauro MJ, Sternberg DW, Villeneuve M, Huntsman Labed A, Stanek EJ, Hartmann K, Horny HP, Valent P, Reiter A (2016): Efficacy and safety of midostaurin in advanced systemic mastocytosis. N Engl J Med 374: 2530–2541

Grabe M, Bartoletti R, Bjerklund Johansen TE, Cai T, Cek M, Koves B, Naber KG, Pickard RS, Tenke P, Wagenlehner F, Wullt B (2015): Guidelines on urological infections. European Association of Urology. Internet: https://uroweb.org/guideline/urological-infections/

Griffiths CE, Reich K, Lebwohl M, van de Kerkhof P, Paul C, Menter A, Cameron GS, Erickson J, Zhang L, Secrest RJ, Ball S, Braun DK, Osuntokun OO, Heffernan MP, Nickoloff BJ, Papp K; UNCOVER-2 and UNCOVER-3 investigators (2015): Comparison of ixekizumab with etanercept or placebo in moderate-to-severe psoriasis (UNCOVER-2 and UNCOVER-3): results from two phase 3 randomised trials. Lancet 386: 541–551

Grob SR, Gonzalez-Gonzalez LA, Daly MK (2014): Management of mydriasis and pain in cataract and intraocular lens surgery: review of current medications and future directions. Clin Ophthalmol 8: 1281–1289

Hallek M, Shanafelt TD, Eichhorst B (2018): Chronic lymphocytic leukaemia. Lancet 391: 1524–1537

Heo YA, Deeks ED (2017): Rolapitant: A review in chemotherapy-induced nausea and vomiting. Drugs 77: 1687–1694

Heo YA, Deeks ED (2018): Sofosbuvir/velpatasvir/voxilaprevir: A review in chronic hepatitis C. Drugs 78: 577–587

Herman TS, Einhorn LH, Jones SE, Nagy C, Chester AB, Dean JC, Furnas B, Williams SD, Leigh SA, Dorr RT, Moon TE (1979): Superiority of nabilone over prochlorperazine as an antiemetic in patients receiving cancer chemotherapy. N Engl J Med 300: 1295–1297

Hiddemann W, Hoster E, Schmidt C, Dreyling M, Unterhalt M (2016): Aktuelle Therapiestrategien beim follikulären Lymphom. Internist 57: 222–229

Hortobagyi GN, Stemmer SM, Burris HA, Yap YS, Sonke GS, Paluch-Shimon S, Campone M, Blackwell KL, André F, Winer EP, Janni W, Verma S, Conte P, Arteaga CL, Cameron DA, Petrakova K, Hart LL, Villanueva C, Chan A, Jakobsen E, Nusch A, Burdaeva O, Grischke EM, Alba E, Wist E, Marschner N, Favret AM, Yardley D, Bachelot T, Tseng LM, Blau S, Xuan F, Souami F, Miller M, Germa C, Hirawat S, O‹Shaughnessy J (2016): Ribociclib as first-line therapy for HR-positive, advanced breast cancer. N Engl J Med 375: 1738–1748

Hou J, Jin J, Xu Y, Wu D, Ke X, Zhou D, Lu J, Du X, Chen X, Li J, Liu J, Gupta N, Hanley MJ, Li H, Hua Z, Wang B, Zhang X, Wang H, van de Velde H, Richardson PG, Moreau P (2017): Randomized, double-blind, placebo-controlled phase III study of ixazomib plus lenalidomide-dexamethasone in patients with relapsed/refractory multiple myeloma: China Continuation study. Hematol Oncol 10: 137

Improta G, Leone I, Donia M, Gieri S, Pelosi G, Fraggetta F (2015): New developments in the management of advanced melanoma - role of pembrolizumab. Onco Targets Ther 8: 2535–2543

Institut für Qualität und Wirtschaftlichkeit im Gesundheitswesen (2017): Dolutegravir (HIV-Infektion) – Nutzenbewertung gemäß § 35a SGB V. Dossierbewertung. Auftrag: Version: Stand: A17-11 1.0 28.06.2017 Internet: https://www.iqwig.de/download/A17-11_Dolutegravir_Nutzenbewertung-35a-SGB-V_V1-0.pdf

Jacobson IM, Lawitz E, Gane EJ, Willems BE, Ruane PJ, Nahass RG, Borgia SM, Shafran SD, Workowski KA, Pearlman B, Hyland RH, Stamm LM, Svarovskaia E, Dvory-Sobol H, Zhu Y, Subramanian GM, Brainard DM, McHutchison JG, Bräu N, Berg T, Agarwal K, Bhandari BR, Davis M, Feld JJ, Dore GJ, Stedman CAM, Thompson AJ, Asselah T, Roberts SK, Foster GR (2017): Efficacy of 8 weeks of sofosbuvir, velpatasvir, and voxilaprevir in patients with chronic HCV infection: 2 Phase 3 randomized trials. Gastroenterology 153: 113–122

James ND, de Bono JS, Spears MR, Clarke NW, Mason MD, Dearnaley DP, Ritchie AWS, Amos CL, Gilson C, Jones RJ, Matheson D, Millman R, Attard G, Chowdhury S, Cross WR, Gillessen S, Parker CC, Russell JM, Berthold DR, Brawley C, Adab F, Aung S, Birtle AJ, Bowen J, Brock S, Chakraborti P, Ferguson C, Gale J, Gray E, Hingorani M, Hoskin PJ, Lester JF, Malik ZI, McKinna F, McPhail N, Money-Kyrle J, O'Sullivan J, Parikh O, Protheroe A, Robinson A, Srihari NN, Thomas C, Wagstaff J, Wylie J, Zarkar A, Parmar MKB, Sydes MR; STAMPEDE Investigators (2017): Abiraterone for prostate cancer not previously treated with hormone therapy. N Engl J Med 377: 338–351

Jayson GC, Kohn EC, Kitchener HC, Ledermann JA (2014): Ovarian cancer. Lancet 384: 1376–1388

Jhaveri MA, Kowdley KV (2017): New developments in the treatment of primary biliary cholangitis - role of obeticholic acid. Ther Clin Risk Manag 13: 1053–1060

Kamat AM, Hahn NM, Efstathiou JA, Lerner SP, Malmström PU, Choi W, Guo CC, Lotan Y, Kassouf W (2016): Bladder cancer. Lancet 388: 2796–2810

Kantarjian HM, DeAngelo DJ, Stelljes M, Martinelli G, Liedtke M, Stock W, Gökbuget N, O‹Brien S, Wang K, Wang T, Paccagnella ML, Sleight B, Vandendries E, Advani AS (2016): Inotuzumab ozogamicin versus standard therapy for acute lymphoblastic leukemia. N Engl J Med 375: 740–753

Kaufman HL, Russell J, Hamid O, Bhatia S, Terheyden P, D'Angelo SP, Shih KC, Lebbé C, Linette GP, Milella M, Brownell I, Lewis KD, Lorch JH, Chin K, Mahnke L, von Heydebreck A, Cuillerot JM, Nghiem P (2016): Avelumab in patients with chemotherapy-refractory metastatic Merkel cell carcinoma: a multicentre, single-group, open-label, phase 2 trial. Lancet Oncol 17: 1374–1385

Kim ES (2017a): Avelumab: First global approval. Drugs 77: 929–937

Kim ES (2017b): Tivozanib: First global approval. Drugs 77: 1917–1923

Klamroth R, Simpson M, von Depka-Prondzinski M, Gill JC, Morfini M, Powell JS, Santagostino E, Davis J, Huth-Kühne A, Leissinger C, Neumeister P, Bensen-Kennedy D, Feussner A, Limsakun T, Zhou M, Veldman A, St Ledger K, Blackman N, Pabinger I (2016): Comparative pharmacokinetics of rVIII-SingleChain and octocog alfa (Advate®) in patients with severe haemophilia A. Haemophilia 22: 730–738

Krohne TU, Herrmann P, Kopitz J, Ruther K, Holz FG (2010): Juvenile neuronale Zeroidlipofuszinose. Ophthalmologe 107: 606–611

Kulke MH, Hörsch D, Caplin ME, Anthony LB, Bergsland E, Öberg K, Welin S, Warner RR, Lombard-Bohas C, Kunz PL, Grande E, Valle JW, Fleming D, Lapuerta P, Banks P, Jackson S, Zambrowicz B, Sands AT, Pavel M (2017): Telotristat ethyl, a tryptophan hydroxylase inhibitor for the treatment of carcinoid syndrome. J Clin Oncol 35: 14–23

Kumar SK, Rajkumar V, Kyle RA, van Duin M, Sonneveld P, Mateos MV, Gay F, Anderson KC (2017): Multiple myeloma. Nat Rev Dis Primers 3: 17046

Kuriya B, Cohen MD, Keystone E (2017): Baricitinib in rheumatoid arthritis: evidence-to-date and clinical potential. Ther Adv Musculoskelet Dis 9: 37–44

Labetoulle M, Findl O, Malecaze F, Alió J, Cochener B, Lobo C, Lazreg S, Hartani D, Colin J, Tassignon MJ, Behndig A; Intracameral Mydrane Study 2 Group (2016): Evaluation of the efficacy and safety of a standardised intracameral combination of mydriatics and anaesthetics for cataract surgery. Br J Ophthalmol 100: 976–985

Lamb YN (2017): Glecaprevir/pibrentasvir: First global approval. Drugs 77: 1797–1804

Langley RG, Tsai TF, Flavin S, Song M, Randazzo B, Wasfi Y, Jiang J, Li S, Puig L (2017): Efficacy and safety of guselkumab in patients with psoriasis who have an inadequate response to ustekinumab: results of the randomized, double-blind, phase III NAVIGATE trial. Br J Dermatol. 2017 Jun 21. doi: 10.1111/bjd.15750. [Epub ahead of print]

Lebwohl M, Strober B, Menter A, Gordon K, Weglowska J, Puig L, Papp K, Spelman L, Toth D, Kerdel F, Armstrong AW, Stingl G, Kimball AB, Bachelez H, Wu JJ, Crowley J, Langley RG, Blicharski T, Paul C, Lacour JP, Tyring S, Kircik L, Chimenti S, Callis Duffin K, Bagel J, Koo J, Aras G, Li J, Song W, Milmont CE, Shi Y, Erondu N, Klekotka P, Kotzin B, Nirula A (2015): Phase 3 Studies Comparing Brodalumab with Ustekinumab in Psoriasis. N Engl J Med 373: 1318–1328

Leitlinienprogramm Onkologie (Deutsche Krebsgesellschaft, Deutsche Krebshilfe, AWMF): Supportive Therapie bei onkologischen Patientinnen - Langversion 1.0, 2016, AWMF Registernummer: 032/054OL, http://leitlinienprogramm- onkologie.de/Supportive-Therapie.95.0.html (Zugriff am 01.05.2018)

Liang H, Labbé A, Le Mouhaër J, Plisson C, Baudouin C (2017): A new viscous cysteamine eye drops treatment for ophthalmic cystinosis: An open-label randomized comparative phase III pivotal study. Invest Ophthalmol Vis Sci 8: 2275–2283

Macklon NS, Stouffer RL, Giudice LC, Fauser BC (2006): The science behind 25 years of ovarian stimulation for in vitro fertilization. Endocr Rev 27: 170–207

Mahlangu J, Kuliczkowski K, Karim FA, Stasyshyn O, Kosinova MV, Lepatan LM, Skotnicki A, Boggio LN, Klamroth R, Oldenburg J, Hellmann A, Santagostino E, Baker RI, Fischer K, Gill JC, P‹Ng S, Chowdary P, Escobar MA, Khayat CD, Rusen L, Bensen-Kennedy D, Blackman N, Limsakun T, Veldman A, St Ledger K, Pabinger I; AFFINITY Investigators (2016): Efficacy and safety of rVIII-SingleChain: results of a phase 1/3 multicenter clinical trial in severe hemophilia A. Blood 128: 630–637

Mannstadt M, Clarke BL, Vokes T, Brandi ML, Ranganath L, Fraser WD, Lakatos P, Bajnok L, Garceau R, Mosekilde L, Lagast H, Shoback D, Bilezikian JP (2013): Efficacy and safety of recombinant human parathyroid hormone (1-84) in hypoparathyroidism (REPLACE): a double-blind, placebo-controlled, randomised, phase 3 study. Lancet Diabetes Endocrinol 1: 275–283

Marcus R, Davies A, Ando K, Klapper W, Opat S, Owen C, Phillips E, Sangha R, Schlag R, Seymour JF, Townsend W, Trněný M, Wenger M, Fingerle-Rowson G, Rufibach K, Moore T, Herold M, Hiddemann W, GALLIUM (2017): Obinutuzumab for the first-line treatment of follicular lymphoma. N Engl J Med 377: 1331–1344

Markham A (2017): Guselkumab: First global approval. Drugs 77: 1487–1492

Mazuski JE, Gasink LB, Armstrong J, Broadhurst H, Stone GG, Rank D, Llorens L, Newell P, Pachl J (2016): Efficacy and safety of ceftazidime-avibactam plus metronidazole versus meropenem in the treatment of complicated intra-abdominal infection: Results from a randomized, controlled, double-blind, phase 3 program. Clin Infect Dis 62: 1380–1389

McKeage K (2015): Alectinib: a review of its use in advanced ALK-rearranged non-small cell lung cancer. Drugs 75: 75–82

Mercuri E, Darras BT, Chiriboga CA, Day JW, Campbell C, Connolly AM, Iannaccone ST, Kirschner J, Kuntz NL, Saito K, Shieh PB, Tulinius M, Mazzone ES, Montes J, Bishop KM, Yang Q, Foster R, Gheuens S, Bennett CF, Farwell W, Schneider E, De Vivo DC, Finkel RS, CHERISH Study Group (2018): Nusinersen versus sham control in later-onset spinal muscular atrophy. N Engl J Med 378: 625–635

Mirza MR, Monk BJ, Herrstedt J, Oza AM, Mahner S, Redondo A, Fabbro M, Ledermann JA, Lorusso D, Vergote I, Ben-Baruch NE, Marth C, Madry R, Christensen RD, Berek JS, Dorum A, Tinker AV, du Bois A, Gonzalez-Martin A, Follana P, Benigno B, Rosenberg P, Gilbert L, Rimel BJ, Buscema J, Balser JP, Agarwal S, Matulonis UA, Investigators E-ON (2016): Niraparib maintenance therapy in platinum-sensitive, recurrent ovarian cancer. N Engl J Med 375: 2154–2164

Modlin IM, Oberg K, Chung DC, Jensen RT, de Herder WW, Thakker RV, Caplin M, Delle Fave G, Kaltsas GA, Krenning EP, Moss SF, Nilsson O, Rindi G, Salazar R, Ruszniewski P, Sundin A (2008): Gastroenteropancreatic neuroendocrine tumours. Lancet Oncol 9: 61–72

Moreau P, Masszi T, Grzasko N, Bahlis NJ, Hansson M, Pour L, Sandhu I, Ganly P, Baker BW, Jackson SR, Stoppa AM, Simpson DR, Gimsing P, Palumbo A, Garderet L, Cavo M, Kumar S, Touzeau C, Buadi FK, Laubach JP, Berg DT, Lin J, Di Bacco A, Hui AM, van de Velde H, Richardson PG; TOURMALINE-MM1 Study Group (2016): Oral ixazomib, lenalidomide, and dexamethasone for multiple myeloma. N Engl J Med 374: 1621–1634

Moshé SL, Perucca E, Ryvlin P, Tomson T (2015): Epilepsy: new advances. Lancet 385: 884–898

Motzer RJ, Nosov D, Eisen T, Bondarenko I, Lesovoy V, Lipatov O, Tomczak P, Lyulko O, Alyasova A, Harza M, Kogan M, Alekseev BY, Sternberg CN, Szczylik C, Cella D, Ivanescu C, Krivoshik A, Strahs A, Esteves B, Berkenblit A, Hutson TE (2013): Tivozanib versus sorafenib as initial targeted therapy for patients with metastatic renal cell carcinoma: results from a phase III trial. J Clin Oncol 31: 3791–3799

Mrowietz U, Szepietowski JC, Loewe R, van de Kerkhof P, Lamarca R, Ocker WG, Tebbs VM, Pau-Charles I (2017): Efficacy and safety of LAS41008 (dimethyl fumarate) in adults with moderate-to-severe chronic plaque psoriasis: a randomized, double-blind, Fumaderm®- and placebo-controlled trial (BRIDGE). Br J Dermatol 176: 615–623

Nasrollahi-Shirazi S, Sucic S, Yang Q, Freissmuth M, Nanoff C (2016): Comparison of the beta-adrenergic receptor antagonists landiolol and esmolol: Receptor selectivity, partial agonism, and pharmacochaperoning actions. J Pharmacol Exp Ther 359: 73– 81

Navari RM, Aapro M (2016): Antiemetic prophylaxis for chemotherapy-induced nausea and vomiting. N Engl J Med 374: 1356–1367

Nevens F, Andreone P, Mazzella G, Strasser SI, Bowlus C, Invernizzi P, Drenth JP, Pockros PJ, Regula J, Beuers U, Trauner M, Jones DE, Floreani A, Hohenester S, Luketic V, Shiffman M, van Erpecum KJ, Vargas V, Vincent C, Hirschfield GM, Shah H, Hansen B, Lindor KD, Marschall HU, Kowdley KV, Hooshmand-Rad R, Marmon T, Sheeron S, Pencek R, MacConell L, Pruzanski M, Shapiro D; POISE Study Group (2016): A placebo-controlled trial of obeticholic acid in primary biliary cholangitis. N Engl J Med 375: 631–643

Nickel JC, Herschorn S, Whitmore KE, Forrest JB, Hu P, Friedman AJ, Baseman AS (2015): Pentosan polysulfate sodium for treatment of interstitial cystitis/bladder pain syndrome: insights from a randomized, double-blind, placebo controlled study. J Urol 193: 857–862

Nita DA, Mole SE, Minassian BA (2016): Neuronal ceroid lipofuscinoses. Epileptic Disord 18: 73–88

Nyboe Andersen A, Nelson SM, Fauser BC, García-Velasco JA, Klein BM, Arce JC; ESTHER-1 study group (2017): Individualized versus conventional ovarian stimulation for in vitro fertilization: a multicenter, randomized, controlled, assessor-blinded, phase 3 noninferiority trial. Fertil Steril 107: 387–396

Olsson H, Sandström R, Grundemar L (2014): Different pharmacokinetic and pharmacodynamic properties of recombinant follicle-stimulating hormone (rFSH) derived from a human cell line compared with rFSH from a non-human cell line. J Clin Pharmacol 54: 1299–1307

Orkin C, Molina JM, Negredo E, Arribas JR, Gathe J, Eron JJ, Van Landuyt E, Lathouwers E, Hufkens V, Petrovic R, Vanveggel S, Opsomer M; EMERALD study group (2018): Efficacy and safety of switching from boosted protease inhibitors plus emtricitabine and tenofovir disoproxil fumarate regimens to single-tablet darunavir, cobicistat, emtricitabine, and tenofovir alafenamide at 48 weeks in adults with virologically suppressed HIV-1 (EMERALD): a phase 3, randomised, non-inferiority trial. Lancet HIV 5: e23–e34. doi: 10.1016/S2352-3018(17)30179-0. Epub 2017 Oct 6

Oesterle A, Weber B, Tung R, Choudhry NK, Singh JP, Upadhyay GA (2018): Preventing postoperative atrial fibrillation after noncardiac surgery: A Meta-analysis. Am J Med 131: 795–804

Ostergaard L, Vesikari T, Absalon J, Beeslaar J, Ward BJ, Senders S, Eiden JJ, Jansen KU, Anderson AS, York LJ, Jones TR, Harris SL, O‹Neill R, Radley D, Maansson R, Prégaldien JL, Ginis J, Staerke NB, Perez JL; B1971009 and B1971016 Trial Investigators (2017): A bivalent meningococcal B vaccine in adolescents and young adults. N Engl J Med 377: 2349–2362

Ou SH, Ahn JS, De Petris L, Govindan R, Yang JC, Hughes B, Lena H, Moro-Sibilot D, Bearz A, Ramirez SV, Mekhail T, Spira A, Bordogna W, Balas B, Morcos PN, Monnet A, Zeaiter A, Kim DW (2016): Alectinib in Crizotinib-Refractory ALK-Rearranged Non-Small-Cell Lung Cancer: A Phase II Global Study. J Clin Oncol 34: 661–668

Papi A, Brightling C, Pedersen SE, Reddel HK (2018): Asthma. Lancet 391: 783–800

Paul S, Kantarjian H, Jabbour EJ (2016): Adult acute lymphoblastic leukemia. Mayo Clin Proc 91: 1645–1666

Person A (2010): Xenobilox: Verteuerung um den Faktor 15. Arzneitelegramm 41: 30

Pertwee RG, Howlett AC, Abood ME, Alexander SP, Di Marzo V, Elphick MR, Greasley PJ, Hansen HS, Kunos G, Mackie K, Mechoulam R, Ross RA (2010): International Union of Basic and Clinical Pharmacology. LXXIX. Cannabinoid receptors and their ligands: beyond CB_1 and CB_2. Pharmacol Rev 62: 588–631

Peters S, Camidge DR, Shaw AT, Gadgeel S, Ahn JS, Kim DW, Ou SI, Pérol M, Dziadziuszko R, Rosell R, Zeaiter A, Mitry E, Golding S, Balas B, Noe J, Morcos PN, Mok T; ALEX Trial Investigators (2017): Alectinib versus crizotinib in untreated ALK-positive non-small-cell lung cancer. N Engl J Med 377: 829 838

Peyvandi F, Garagiola I, Young G (2016): The past and future of hemophilia: diagnosis, treatments, and its complications. Lancet 388: 187–197

Pipe SW, Montgomery RR, Pratt KP, Lenting PJ, Lillicrap D (2016): Life in the shadow of a dominant partner: the FVIII-VWF association and its clinical implications for hemophilia A. Blood 128: 2007–2016

Planchard D, Besse B, Groen HJM, Souquet PJ, Quoix E, Baik CS, Barlesi F, Kim TM, Mazieres J, Novello S, Rigas JR, Upalawanna A, D'Amelio AM Jr, Zhang P, Mookerjee B, Johnson BE (2016): Dabrafenib plus trametinib in patients with previously treated BRAF(V600E) mutant metastatic non small cell lung cancer: an open-label, multicentre phase 2 trial. Lancet Oncol 17: 984–993

Planchard D, Smit EF, Groen HJM, Mazieres J, Besse B, Helland Å, Giannone V, D'Amelio AM Jr, Zhang P, Mookerjee B, Johnson BE (2017): Dabrafenib plus trametinib in patients with previously untreated BRAFV600E-mutant metastatic non-small-cell lung cancer: an open-label, phase 2 trial. Lancet Oncol 18: 1307–1316

Powles T, Durán I, van der Heijden MS, Loriot Y, Vogelzang NJ, De Giorgi U, Oudard S, Retz MM, Castellano D, Bamias A, Fléchon A, Gravis G, Hussain S, Takano T, Leng N, Kadel EE 3rd, Banchereau R, Hegde PS, Mariathasan S, Cui N, Shen X, Derleth CL, Green MC, Ravaud A (2018): Atezolizumab versus chemotherapy in patients with platinum-treated locally advanced or metastatic urothelial carcinoma (IMvigor211): a multicentre, open-label, phase 3 randomised controlled trial. Lancet 391, 748–757

Rapoport BL, Chasen MR, Gridelli C, Urban L, Modiano MR, Schnadig ID, Poma A, Arora S, Kansra V, Schwartzberg LS, Navari RM (2015): Safety and efficacy of rolapitant for prevention of chemotherapy-induced nausea and vomiting after administration of cisplatin-based highly emetogenic chemotherapy in patients with cancer: two randomised, active-controlled, double-blind, phase 3 trials. Lancet Oncol 16: 1079–1089

Reck M, Rabe KF (2017): Precision diagnosis and treatment for advanced non-small-cell lung cancer. N Engl J Med 377: 849–861

Reck M, Rodríguez-Abreu D, Robinson AG, Hui R, Csőszi T, Fülöp A, Gottfried M, Peled N, Tafreshi A, Cuffe S, O'Brien M, Rao S, Hotta K, Leiby MA, Lubiniecki GM, Shentu Y, Rangwala R, Brahmer JR; KEYNOTE-024 Investigators (2016): Pembrolizumab versus chemotherapy for PD-L1-positive non-small-cell lung cancer. N Engl J Med 375: 1823–1833

Reich K, Armstrong AW, Foley P, Song M, Wasfi Y, Randazzo B, Li S, Shen YK, Gordon KB (2017): Efficacy and safety of guselkumab, an anti-interleukin-23 monoclonal antibody, compared with adalimumab for the treatment of patients with moderate to severe psoriasis with randomized withdrawal and retreatment: Results from the phase III, double-blind, placebo- and active comparator-controlled VOYAGE 2 trial. J Am Acad Dermatol 76: 418–431

Richardson PG, Kumar S, Laubach JP, Paba-Prada C, Gupta N, Berg D, van de Velde H, Moreau P (2017): New developments in the management of relapsed/refractory multiple myeloma - the role of ixazomib. J Blood Med 8: 107–121

Rittmeyer A, Barlesi F, Waterkamp D, Park K, Ciardiello F, von Pawel J, Gadgeel SM, Hida T, Kowalski DM, Dols MC, Cortinovis DL, Leach J, Polikoff J, Barrios C, Kabbinavar F, Frontera OA, De Marinis F, Turna H, Lee JS, Ballinger M, Kowanetz M, He P, Chen DS, Sandler A, Gandara DR; OAK Study Group (2017): Atezolizumab versus docetaxel in patients with previously treated non-small-cell lung cancer (OAK): a phase 3, open-label, multicentre randomised controlled trial. Lancet 389: 255–265

Robert Koch-Institut (2016a): Bericht zum Krebsgeschehen in Deutschland 2016. Internet: http://www.krebsdaten.de/Krebs/DE/Content/Publikationen/Krebsgeschehen/Krebsgeschehen_node.html

Robert Koch-Institut (2016b): Invasive Meningokokken-Erkrankungen 2012–2015. Epidemiologisches Bulletin Nr. 43: 471–484

Robert Koch-Institut (2017): Zur Situation bei wichtigen Infektionskrankheiten in Deutschland. Hepatitis C im Jahr 2016. Epidemiologisches Bulletin Nr. 30: 279–290

Roberts AW, Huang D (2017): Targeting BCL2 with BH3 mimetics: Basic science and clinical application of venetoclax in chronic lymphocytic leukemia and related B cell malignancies. Clin Pharmacol Ther 101: 89–98

Roman M, Chiu MW (2017): Spotlight on brodalumab in the treatment of moderate-to-severe plaque psoriasis: design, development, and potential place in therapy. Drug Des Devel Ther 11: 2065–2075

Rosenberg JE, Hoffman-Censits J, Powles T, van der Heijden MS, Balar AV, Necchi A, Dawson N, O‹Donnell PH, Balmanoukian A, Loriot Y, Srinivas S, Retz MM, Grivas P, Joseph RW, Galsky MD, Fleming MT, Petrylak DP, Perez-Gracia JL, Burris HA, Castellano D, Canil C, Bellmunt J, Bajorin D, Nickles D, Bourgon R, Frampton GM, Cui N, Mariathasan S, Abidoye O, Fine GD, Dreicer R (2016): Atezolizumab in patients with locally advanced and metastatic urothelial carcinoma who have progressed following treatment with platinum-based chemotherapy: a single-arm, multi-centre, phase 2 trial. Lancet 387: 1909–1920

Sacchetti M, Lambiase A (2014): Diagnosis and management of neurotrophic keratitis. Clin Ophthalmol 8: 571–579

Sakamoto A, Kitakaze M, Takamoto S, Namiki A, Kasanuki H, Hosoda S; JL-KNIGHT study group (2012): Landiolol, an ultra-short-acting β_1-blocker, more effectively terminates atrial fibrillation than diltiazem after open heart surgery: prospective, multicenter, randomized, open-label study (JL-KNIGHT study). Circ J 76: 1097–1101

Salen G, Steiner RD (2017): Epidemiology, diagnosis, and treatment of cerebrotendinous xanthomatosis (CTX). J Inherit Metab Dis 40: 771–781

Sartelli M, Catena F, Abu-Zidan FM, Ansaloni L, Biffl WL, Boermeester MA, Ceresoli M, Chiara O, Coccolini F, De Waele JJ, Di Saverio S, Eckmann C, Fraga GP, Giannella M, Girardis M, Griffiths EA, Kashuk J, Kirkpatrick AW, Khokha V, Kluger Y, Labricciosa FM, Leppaniemi A, Maier RV, May AK, Malangoni M, Martin-Loeches I, Mazuski J, Montravers P, Peitzman A, Pereira BM, Reis T, Sakakushev B, Sganga G, Soreide K, Sugrue M, Ulrych J, Vincent JL, Viale P, Moore EE (2017): Management of intra-abdominal infections: recommendations by the WSES 2016 consensus conference. World J Emerg Surg 12: 22. doi: 10.1186/s13017-017-0132-7

Scheiner DA, Peruccchini D, Fink D, Betschart C (2015): Wenn die Blase brennt: interstitielle Zystitis/Bladder Pain Syndrome (IC/BPS). Praxis (Bern) 104: 909–918

Seto T, Kiura K, Nishio M, Nakagawa K, Maemondo M, Inoue A, Hida T, Yamamoto N, Yoshioka H, Harada M, Ohe Y, Nogami N, Takeuchi K, Shimada T, Tanaka T, Tamura T (2013): CH5424802 (RO5424802) for patients with ALK-rearranged advanced non-small-cell lung cancer (AF-001JP study): a single-arm, open-label, phase 1-2 study. Lancet Oncol 14: 590–598

Shanbhag S, Ambinder RF (2017): Hodgkin lymphoma: A review and update on recent progress. CA Cancer J Clin. 2017 Dec 1. doi: 10.3322/caac.21438. [Epub ahead of print]

Sharma P, Retz M, Siefker-Radtke A, Baron A, Necchi A, Bedke J, Plimack ER, Vaena D, Grimm MO, Bracarda S, Arranz JÁ, Pal S, Ohyama C, Saci A, Qu X, Lambert A, Krishnan S, Azrilevich A, Galsky MD (2017): Nivolumab in metastatic urothelial carcinoma after platinum therapy (CheckMate 275): a multicentre, single-arm, phase 2 trial. Lancet Oncol 18: 312–322

Shaw AT, Gandhi L, Gadgeel S, Riely GJ, Cetnar J, West H, Camidge DR, Socinski MA, Chiappori A, Mekhail T, Chao BH, Borghaei H, Gold KA, Zeaiter A, Bordogna W, Balas B, Puig O, Henschel V, Ou SI; study investigators (2016): Alectinib in ALK-positive, crizotinib-resistant, non-small-cell lung cancer: a single-group, multicentre, phase 2 trial. Lancet Oncol 17: 234–242

Simpson EL, Bieber T, Guttman-Yassky E, Beck LA, Blauvelt A, Cork MJ, Silverberg JI, Deleuran M, Kataoka Y, Lacour JP, Kingo K, Worm M, Poulin Y, Wollenberg A, Soo Y, Graham NM, Pirozzi G, Akinlade B, Staudinger H, Mastey V, Eckert

L, Gadkari A, Stahl N, Yancopoulos GD, Ardeleanu M; SOLO 1 and SOLO 2 Investigators (2016): Two Phase 3 Trials of Dupilumab versus Placebo in Atopic Dermatitis. N Engl J Med 375: 2335–2348

Singh NN, Howell MD, Androphy EJ, Singh RN (2017): How the discovery of ISS-N1 led to the first medical therapy for spinal muscular atrophy. Gene Ther 24: 520–526

Singh D, Papi A, Corradi M, Pavlišová I, Montagna I, Francisco C, Cohuet G, Vezzoli S, Scuri M, Vestbo J (2016): Single inhaler triple therapy versus inhaled corticosteroid plus long-acting β2-agonist therapy for chronic obstructive pulmonary disease (TRILOGY): a double-blind, parallel group, randomised controlled trial. Lancet 388: 963–973

Smolen JS, Aletaha D, McInnes IB (2016): Rheumatoid arthritis. Lancet 388: 2023–2038

Soria JC, Tan DSW, Chiari R, Wu YL, Paz-Ares L, Wolf J, Geater SL, Orlov S, Cortinovis D, Yu CJ, Hochmair M, Cortot AB, Tsai CM, Moro-Sibilot D, Campelo RG, McCulloch T, Sen P, Dugan M, Pantano S, Branle F, Massacesi C, de Castro G Jr (2017): First-line ceritinib versus platinum-based chemotherapy in advanced ALK-rearranged non-small-cell lung cancer (ASCEND-4): a randomised, open-label, phase 3 study. Lancet 389: 917–929

Srivastava A, Brewer AK, Mauser-Bunschoten EP, Key NS, Kitchen S, Llinas A, Ludlam CA, Mahlangu JN, Mulder K, Poon MC, Street A and Treatment Guidelines Working Group on Behalf of The World Federation Of H (2013): Guidelines for the management of hemophilia. Haemophilia 19: e1–47

Ständige Impfkommission (STIKO) (2017): Empfehlungen der Ständigen Impfkommission (STIKO) am Robert Koch-Institut – 2017/2018. Epidemiologisches Bulletin Nr. 34: 333–380

Stasyshyn O, Djambas Khayat C, Iosava G, Ong J, Abdul Karim F, Fischer K, Veldman A, Blackman N, St Ledger K, Pabinger I (2017): Safety, efficacy and pharmacokinetics of rVIII-SingleChain in children with severe hemophilia A: results of a multicenter clinical trial. J Thromb Haemost 15: 636–644

Stilgenbauer S, Eichhorst B, Schetelig J, Coutre S, Seymour JF, Munir T, Puvvada SD, Wendtner CM, Roberts AW, Jurczak W, Mulligan SP, Böttcher S, Mobasher M, Zhu M, Desai M, Chyla B, Verdugo M, Enschede SH, Cerri E, Humerickhouse R, Gordon G, Hallek M, Wierda WG (2016): Venetoclax in relapsed or refractory chronic lymphocytic leukaemia with 17p deletion: a multicentre, open-label, phase 2 study. Lancet Oncol 17: 768–778

Strassburg CP (2018): Moderne Therapie der primär biliären Cholangitis. Internist 59: 105–112

Stone RM, Mandrekar SJ, Sanford BL, Laumann K, Geyer S, Bloomfield CD, Thiede C, Prior TW, Döhner K, Marcucci G, Lo-Coco F, Klisovic RB, Wei A, Sierra J, Sanz MA, Brandwein JM, de Witte T, Niederwieser D, Appelbaum FR, Medeiros BC, Tallman MS, Krauter J, Schlenk RF, Ganser A, Serve H, Ehninger G, Amadori S, Larson RA, Döhner H (2017): Midostaurin plus chemotherapy for acute myeloid leukemia with a FLT3 mutation. N Engl J Med 377: 454–464

Subramanian R, Zhu X, Kerr SJ, Esmay JD, Louie SW, Edson KZ, Walter S, Fitzsimmons M, Wagner M, Soto M, Pham R, Wilson SF, Skiles GL (2016); Nonclinical pharmacokinetics, disposition, and drug-drug interaction potential of a novel d-amino acid peptide agonist of the calcium-sensing receptor AMG 416 (etelcalcetide). Drug Metab Dispos 44: 1319–1331

Syed YY (2017a): Nonacog Beta Pegol: A Review in Haemophilia B. Drugs 77: 2003-2012

Syed YY (2017b): Ribociclib: First global approval. Drugs 77: 799–807

Syed YY (2018): Landiolol: A review in tachyarrhythmias. Drugs 78: 377–388

Taenaka N, Kikawa S (2013): The effectiveness and safety of landiolol hydrochloride, an ultra-short-acting β_1-blocker, In postoperative patients with supraventricular tachyarrhythmias: a multicenter, randomized, double-blind, placebo-controlled study. Am J Cardiovasc Drugs 13: 353–364

Tay D, Cremers S, Bilezikian JP (2017): Optimal dosing and delivery of parathyroid hormone and its analogues for osteoporosis and hypoparathyroidism - translating the pharmacology. Br J Clin Pharmacol 2017 Oct 19. doi: 10.1111/bcp.13455. [Epub ahead of print]

Taylor PC, Keystone EC, van der Heijde D, Weinblatt ME, Del Carmen Morales L, Reyes Gonzaga J, Yakushin S, Ishii T, Emoto K, Beattie S, Arora V, Gaich C, Rooney T, Schlichting D, Macias WL, de Bono S, Tanaka Y (2017): Baricitinib versus placebo or adalimumab in rheumatoid arthritis. N Engl J Med 376: 652–662

Thota S, Advani A (2017): Inotuzumab ozogamicin in relapsed B-cell acute lymphoblastic leukemia. Eur J Haematol 98: 425–434

Tiede A (2015): Half-life extended factor VIII for the treatment of hemophilia A. J Thrombosis Haemostasis 13, S1: S176–S179

Torres A, Zhong N, Pachl J, Timsit JF, Kollef M, Chen Z, Song J, Taylor D, Laud PJ, Stone GG, Chow JW (2018): Ceftazidime-avibactam versus meropenem in nosocomial pneumonia, including ventilator-associated pneumonia (REPROVE): a randomised, double-blind, phase 3 non-inferiority trial. Lancet Infect Dis. 2017 Dec 15. pii: S1473-3099(17)30747-8. doi: 10.1016/S1473-3099(17)30747-8. [Epub ahead of print]

Tremblay D, Carreau N, Kremyanskaya M, Mascarenhas J (2015): Systemic mastocytosis: Clinical update and future directions. Clin Lymphoma Myeloma Leuk 15: 728–738

Turner NC, Neven P, Loibl S, Andre F (2017): Advances in the treatment of advanced oestrogen-receptor-positive breast cancer. Lancet 389: 2403–2414

van Wely M, Kwan I, Burt AL, Thomas J, Vail A, Van der Veen F, Al-Inany HG (2011): Recombinant versus urinary gonadotrophin for ovarian stimulation in assisted reproductive technology cycles. Cochrane Database Syst Rev 2011 Feb 16; (2): CD005354

Vestbo J, Papi A, Corradi M, Blazhko V, Montagna I, Francisco C, Cohuet G, Vezzoli S, Scuri M, Singh D (2017): Single

inhaler extrafine triple therapy versus long-acting muscarinic antagonist therapy for chronic obstructive pulmonary disease (TRINITY): a double-blind, parallel group,
randomised controlled trial. Lancet 389: 1919–1929

Vogelmeier CF, Criner GJ, Martinez FJ, Anzueto A, Barnes PJ,
Bourbeau J, Celli BR, Chen R, Decramer M, Fabbri LM,
Frith P, Halpin DM, López Varela MV, Nishimura M, Roche
N, Rodriguez-Roisin R, Sin DD, Singh D, Stockley R, Vestbo
J, Wedzicha JA, Agustí A (2017): Global strategy for the
diagnosis, management, and prevention of chronic
obstructive lung disease 2017 Report. GOLD Executive
Summary. Am J Respir Crit Care Med 195: 557–582

Wagenlehner FM, Sobel JD, Newell P, Armstrong J, Huang X,
Stone GG, Yates K, Gasink LB (2016): Ceftazidime-avibac-
tam versus doripenem for the treatment of complicated
urinary tract infections, including acute pyelonephritis:
RECAPTURE, a phase 3 randomized trial program. Clin
Infect Dis 63: 754–762

Ware MA, Daeninck P, Maida V (2008): A review of nabilone in
the treatment of chemotherapy-induced nausea and
vomiting. Ther Clin Risk Manag 4: 99–107

Webster DP, Klenerman P, Dusheiko GM (2015): Hepatitis C.
Lancet 385: 1124–1135

Weidinger S, Novak N (2016): Atopic dermatitis. Lancet 387:
1109–1122

Whiting PF, Wolff RF, Deshpande S, Di Nisio M, Duffy S, Hernandez AV, Keurentjes JC, Lang S, Misso K, Ryder S,
Schmidlkofer S, Westwood M, Kleijnen J (2015): Cannabi-
noids for medical use: A systematic review and meta-
analysis. JAMA 313: 2456–2473

WHO Collaborating Centre for Drug Statistics Methodology
(2018): Anatomisch-therapeutisch-chemischer (ATC)
Index mit definierten Tagesdosen (DDD). Oslo. Internet:
www.whocc.no/atcddd

Wirth S, Rosenthal P, Gonzalez-Peralta RP, Jonas MM, Balistreri
WF, Lin CH, Hardikar W, Kersey K, Massetto B, Kanwar B,
Brainard DM, Shao J, Svarovskaia E, Kirby B, Arnon R,
Murray KF, Schwarz KB (2017): Sofosbuvir and ribavirin in
adolescents 12-17 years old with hepatitis C virus geno-
type 2 or 3 infection. Hepatology 66: 1102–1110

Wolfram C, Pfeiffer N (2012): Weißbuch zur Situation der
ophthalmologischen Versorgung in Deutschland.
Deutsche Ophthalmologische Gesellschaft 2012. Internet: http://www.dog.org/wp-content/uploads/2013/03/
DOG_Weissbuch_2012_fin.pdf

Yadava M, Hughey AB, Crawford TC (2016): Postoperative
atrial fibrillation: Incidence, mechanisms, and clinical
correlates. Heart Fail Clin 12: 299–308

Younes A, Santoro A, Shipp M, Zinzani PL, Timmerman JM,
Ansell S, Armand P, Fanale M, Ratanatharathorn V, Kuru-
villa J, Cohen JB, Collins G, Savage KJ, Trneny M, Kato K,
Farsaci B, Parker SM, Rodig S, Roemer MG, Ligon AH,
Engert A (2016): Nivolumab for classical Hodgkin's lymphoma after failure of both autologous stem-cell transplantation and brentuximab vedotin: a multicentre,
multicohort, single-arm phase 2 trial. Lancet Oncol 17:
1283–1294

Young G, Collins PW, Colberg T, Chuansumrit A, Hanabusa H,
Lentz SR, Mahlangu J, Mauser-Bunschoten EP, Négrier C,
Oldenburg J, Patiroglu T, Santagostino E, Tehranchi R, Zak
M, Karim FA (2016): Nonacog beta pegol (N9-GP) in
haemophilia B: A multinational phase III safety and effica-
cy extension trial (paradigm™4). Thromb Res 141: 69–76

Biosimilars

Stanislava Dicheva-Radev und Wolf-Dieter Ludwig

© Springer-Verlag GmbH Deutschland, ein Teil von Springer Nature 2018
U. Schwabe, D. Paffrath, W.-D. Ludwig, J. Klauber (Hrsg.), *Arzneiverordnungs-Report 2018*
https://doi.org/10.1007/978-3-662-57386-0_4

Auf einen Blick

Biosimilars sind in der EU seit mehr als zehn Jahren verfügbar. Im Rahmen des zentralisierten Zulassungsverfahrens wird die Vergleichbarkeit von Biosimilars und Referenzarzneimitteln bezüglich Qualität, Wirksamkeit und Sicherheit geprüft. Die in der EU nach diesem streng kontrollierten Verfahren zugelassenen Biosimilars sind therapeutisch gleichwertig mit ihren Referenzarzneimitteln und können deshalb wie diese eingesetzt werden. Durch die Verordnung von Biosimilars können wirtschaftliche Effizienzreserven erschlossen und Einsparungen erzielt werden. Damit kann ein wichtiger Beitrag zur Versorgung von Patienten mit den heute bei zahlreichen Erkrankungen unverzichtbaren Biologika geleistet werden. Ende 2017 waren in Deutschland bereits 26 Biosimilars zu zehn verschiedenen Wirkstoffen verfügbar. Obwohl 2017 die Verordnung bei allen Biosimilars im Vergleich zum Vorjahr zugenommen hat, war sie immer noch sehr zurückhaltend, sodass viele Biosimilars noch keine besonders hohe Marktdurchdringung erzielen konnten. Damit bleibt das Einsparpotenzial durch Biosimilars weiterhin ungenutzt. Als Grund dafür müssen Unsicherheit und Unkenntnis infolge unzureichender Information der Ärzteschaft und der Patienten angenommen werden. Es ist deswegen sehr wichtig, Bedenken und Unsicherheit durch unabhängige, transparente Informationen auszuräumen, damit Einsparungen erzielt werden und alle Patienten – auch zukünftig – eine hochqualitative medikamentöse Versorgung genießen können.

4.1 Definitionen

Biologische Arzneimittel (Biologika, Biopharmazeutika) sind Arzneimittel, deren Wirkstoffe entweder biologische Stoffe sind, biologischen Ursprungs sind oder aus biologischem Ursprungsmaterial erzeugt werden (Europäische Union 2001). Zu den biologischen Arzneimitteln gezählt werden beispielsweise auch Arzneimittel, die aus Blut und Plasma gewonnen werden, sowie Arzneimittel für neuartige Therapien („advanced therapy medicinal products", ATMP) und Arzneimittel, die mittels biotechnologischer Prozesse hergestellt werden (◘ Tabelle 4.1). Das erste gentechnisch hergestellte Arzneimittel war Anfang der 1980er Jahre Humaninsulin. Seitdem hat die Anzahl gentechnisch hergestellter Wirkstoffe stetig zugenommen: 2017 kamen 15 neue gentechnisch hergestellte Arzneimittel auf den Markt (vfa 2018).

Biosimilars (biosimilare Arzneimittel) sind biologische Arzneimittel, die als arzneilich wirksamen Bestandteil eine strukturelle, biotechnologisch ähnliche Variante eines bereits in der EU zugelassenen Biologikums (Referenzarzneimittel) enthalten, dessen Patent- und Unterlagenschutz abgelaufen ist. In der Regel sind Biosimilars gentechnologisch erzeugte Proteine, die in komplexen Prozessen in lebenden, gentechnisch veränderten Mikroorganismen oder Zellen produziert werden (European Medicines Agency 2014, 2018a). Sogenannte „Bioidenticals" (bioidentische Arzneimittel) sind Biologika, die in derselben Produktionsstätte im selben Herstellungsverfahren produziert und unter unterschiedlichen Fertigarzneimittelnamen durch unterschiedliche pharmazeutische Unternehmer vertrieben werden (◘ Tabelle 4.1).

Die pharmakologische Wirkung eines Biosimilars entspricht der des Referenzarzneimittels. Die

◪ Tabelle 4.1 Definitionen.

Begriff	Definition
Biologika (Biopharmazeutika)	Arzneimittel, deren Wirkstoffe **biologische Stoffe** sind, die biologischen Ursprungs sind oder aus biologischem Ursprungsmaterial erzeugt werden. Biochemische Klasse: z. B. Proteine, RNA, DNA, Zellen; pharmakologische Anwendung: z. B. als Impfstoffe, monoklonale Antikörper, Blutprodukte, ATMP.
Biosimilar (biosimilares Arzneimittel)	Arzneimittel, das als arzneilich wirksamen Bestandteil eine **strukturelle, biosimilar ähnliche Version** des Wirkstoffes eines bereits in der EU zugelassenen Biologikums (Referenzarzneimittel) enthält und eine identische pharmakologische Wirkung wie dieses ausübt.
Referenzarzneimittel (Originator, Original-biologikum)	Bereits in der EU zugelassenes biologisches Arzneimittel, auf das Biosimilars bei ihrer Zulassung referenzieren. Beispiel Infliximab: Referenzarzneimittel *Remicade*, Biosimilars *Inflectra, Remsima, Flixabi*.
Bioidenticals (bioidentische Arzneimittel)	Biologische Arzneimittel, die in **derselben Produktionsstätte in demselben Herstellungsverfahren** produziert werden und unter unterschiedlichen Fertigarzneimittelnamen durch unterschiedliche pharmazeutische Unternehmer im Rahmen des Co-Marketings vertrieben werden. Bioidenticals können Originalbiologika sowie Biosimilars sein. Beispiel Interferon beta-1b: *Extavia* (Novartis*) und *Betaferon* (Bayer*); Beispiel Infliximab: *Inflectra* (Hospira*) und *Remsima* (Celltrion*).

* Zulassungsinhaber laut EPAR

Aminosäuresequenz, die Proteinfaltung (die 3D-Struktur) und die biologische Aktivität müssen gleich sein, während kleine (posttranslationale) Modifikationen erlaubt sind, sofern sie keine klinisch relevanten Unterschiede bedingen. Aufgrund des biotechnologischen Herstellungsprozesses in lebenden, gentechnisch veränderten Organismen, der für jeden Hersteller eines Biologikums unterschiedlich ist und daher eine ihm eigene Mikrovariabilität aufweist, sind das Biosimilar und das entsprechende Referenzarzneimittel strukturell nicht völlig identisch (Weise et al. 2012). Hier liegt der Unterschied zu den Generika, die chemisch synthetisiert werden und identische, leicht charakterisierbare Moleküle liefern, sodass der arzneilich wirksame Bestandteil von Generika identisch mit dem des Originators (Erstanbieter) ist.

4.2 Zulassung von Biosimilars

Biosimilars werden in der EU zentralisiert zugelassen (vgl. ▶ Kapitel 2). Als rechtliche Grundlage dafür dienen der Artikel 10 Abs. 4 der Richtlinie 2001/83/EC und die Richtlinie 2003/63/EC. Für die Zulassung von Biosimilars wurden von der Europä-ischen Arzneimittel-Agentur (European Medicines Agency, EMA) bereits 2005 eine Richtlinie und darüber hinaus 15 allgemeine und produktspezifische Leitlinien veröffentlicht (European Medicines Agency 2014). Die produktspezifischen Leitlinien regeln die genauen Anforderungen für den Nachweis der vergleichbaren Wirksamkeit und Sicherheit für die unterschiedlichen Wirkstoffklassen: Somatropin, Granulozyten-Kolonienstimulierende Wachstumsfaktoren (G-CSF), Erythropoetin, niedermolekulare Heparine, rekombinantes Humaninsulin und Insulinanaloga, monoklonale Antikörper, Interferon beta, Follikel-stimulierendes Hormon (FSH) und Interferon alpha.

Die Zulassung von Biosimilars basiert auf dem Nachweis der hochgradigen strukturellen und funktionellen Ähnlichkeit (Biosimilarität) mit einem Referenzarzneimittel. Die Prüfung der pharmazeutischen Qualität, die strukturelle und funktionelle biologische Charakterisierung, die Evaluation der präklinischen Sicherheit, der Pharmakodynamik und Pharmakokinetik erfolgen in einem direkten „Head-to-Head"-Vergleich mit dem Referenzarzneimittel. Zusätzlich – und hier liegt der wesentliche Unterschied zur Zulassung von Generika – wird die Vorlage von Ergebnissen aus klinischen Studien im direkten Vergleich zum Referenzarzneimittel zur Evaluation der vergleichbaren Wirksamkeit und Sicherheit verlangt. Dabei muss in einer sensitiven Indikation an mehreren hundert Patienten gezeigt werden, dass sich etwaige Abweichungen zwischen dem Biosimilar und seinem Referenzarzneimittel klinisch nicht negativ auswirken auf die Wirksamkeit und Sicherheit einschließlich des Risikos für Immunogenität („immune-related adverse events", IRAE) (European Medicines Agency and European Commission 2017). Auch muss ein Biosimilar die gleiche pharmazeutische Darreichungsform, die gleiche Wirkstärke und den gleichen Applikationsweg haben wie das Referenzarzneimittel.

Das Ziel der Entwicklung von Biosimilars ist es nicht die Wirksamkeit per se oder den Nutzen des Biosimilars für bestimmte Indikationen oder Patientengruppen zu belegen, da der Nachweis hierfür bereits bei der Zulassung des Referenzarzneimittels erbracht wurde. Durch einen umfassenden Vergleich („Comparability Exercise") soll belegt werden, dass zwischen dem Biosimilar und dem Referenzarzneimittel keine klinisch relevanten Unterschiede hinsichtlich Wirksamkeit und Sicherheit bestehen (Weise et al. 2012). Die Zulassung der Biosimilars orientiert sich an den Prinzipien der evidenzbasierten Medizin, allerdings wird die Evidenz dafür nicht nur mit klinischen sondern vor allem mit analytischen Untersuchungen generiert, bedingt durch ihre höhere Sensitivität, relevante Unterschiede aufzudecken (Dingermann und Zündorf 2017).

4.3 Mikrovariabilität

In der posttranslationalen Glykosylierung von Proteinen treten häufig natürliche Phänomene auf, die dazu führen, dass bei Glykoproteinen mit der gleichen Aminosäuresequenz, die durch die genetische Information vorgegeben ist, die Anzahl, die Lokalisation und die Sequenz der gebundenen Polysaccharidketten sich unterscheiden. Dieses Phänomen ist für alle Biologika und Biosimilars charakteristisch und bedingt, dass das Herstellungsverfahren die Produktstruktur bestimmt. Aufgrund dieser Mikrovariabilität können Biosimilars und Referenzarzneimittel nie völlig identisch sein, sondern

nur biotechnologisch ähnlich (biosimilar). Die häufige Behauptung, dass die Mikrovariabilität nur bei Biosimilars auftritt, ist allerdings falsch. Aufgrund ihrer Komplexität unterliegen alle biotechnologischen Herstellungsverfahren den gleichen natürlichen Schwankungen, sodass Mikrovariabilität auch zwischen Endprodukten aus unterschiedlichen Produktionszyklen des gleichen Arzneimittels, also zwischen aufeinander folgenden Chargen desselben biologischen Arzneimittels, besteht. Auch können Änderungen des Herstellungsprozesses, z. B. der produzierenden Zelllinie, des Kulturmediums oder der Kulturbedingungen, zu Arzneimittelmolekülen führen, die Änderungen in der Tertiärstruktur, in den Isoformen, in den Nukleinsäurevarianten und in der Glykosylierung aufweisen (Weise et al. 2012).

Die Abweichungen zwischen dem Biosimilar und seinem Referenzarzneimittel dürfen aber nicht größer sein als die Abweichungen einer Charge des Referenzarzneimittels zur vorherigen bzw. zur nächsten. Im Zulassungsverfahren aller Biologika werden daher substanzspezifisch Spezifikations- oder Äquivalenzkorridore definiert, um sicherzustellen, dass die Mikrovariabilität die Wirksamkeit und die Sicherheit des Biologikums nicht negativ beeinflusst. Sie müssen dann nicht nur bei den Biosimilars sondern auch im Rahmen der Qualitätssicherung des Referenzarzneimittels eingehalten werden. Zulässig sind dabei nur solche Abweichungen, die das definierte Ausmaß nicht überschreiten und als unkritisch eingestuft werden können, weil sie keine klinisch relevanten Unterschiede in Wirksamkeit und Sicherheit inkl. Immunogenität bedingen. Durch analytische Verfahren, die eine höhere Sensitivität als klinische Studien haben, strukturelle und funktionelle Abweichungen aufzudecken, wird kontinuierlich sichergestellt, dass alle Chargen eines Biologikums – und damit auch eines Biosimilars –, auch bei Änderungen des Produktionsprozesses, gleich wirksam und sicher bleiben (European Medicines Agency and European Commission 2017).

4.4 Sicherheit und Immunogenität

Bei Biosimilars werden häufig Bedenken geäußert, dass die zum Zeitpunkt der Zulassung vorliegenden Daten nicht ausreichend sind, um die Sicherheit und insbesondere die Immunogenität abschließend zu beurteilen (Weise et al. 2012).

Biologische Arzneimittel, d.h. auch alle Biosimilars und ihre Referenzarzneimittel, haben aufgrund ihrer Größe und ihrer molekularen Komplexität per se das Potenzial, eine unerwünschte Immunantwort auszulösen. In der Regel handelt es sich bei diesen immunologischen Reaktionen um bereits bekannte Nebenwirkungen wie Infusionsreaktionen, Hypersensitivitätsreaktionen und Anaphylaxie. Es kann aber auch zu Änderung der Bioverfügbarkeit und zum Verlust der Wirksamkeit kommen. Immunogenität kann u.a. induziert werden durch: 1) Behandlungsfaktoren wie den Wirkmechanismus, den Applikationsweg (s.c. versus i.m. versus i.v.), die Häufigkeit der Verabreichung (einmalig versus Dauertherapie) und die Dauer der Behandlung; 2) Patientenfaktoren wie Art der Erkrankung, Stadium der Erkrankung, Funktionalität des Immunsystems, Ko-Medikation, Ko-Morbiditäten, vorausgegangene Exposition, vorausgegangene Sensibilisierung und genetische Faktoren (z. B. Polymorphismen im Haupthistokompatibilitätskomplex) und 3) Arzneimittelfaktoren wie Expressionssystem und Struktur (E. coli versus Chinese Hamster Ovary-Zellen; chimär versus humanisiert), posttranslationale Modifikationen, Verunreinigungen, Kontaminationen, Veränderungen in Zelllinien oder Medienkomponenten, strukturelle Veränderungen und Proteinaggregation. Daher muss die Immunogenität aller Biologika während der Zulassung in klinischen Studien evaluiert und bewertet sowie nach der Zulassung überwacht werden. Die Beurteilung der Biosimilarität beinhaltet auch die Evaluation der Immunogenität eines Biosimilars, um auszuschließen, dass es immunogener ist als das Referenzarzneimittel (Chamberlain 2013, Pineda et al. 2016). Seit der Erstzulassung eines Biosimilars im Jahr 2006 sind bei keinem Biosimilar unbekannte Sicherheitsprobleme wie schwere Nebenwirkungen oder immunogene Reaktionen bekannt geworden (Weise et al. 2012).

Bei der Zulassung eines Biosimilars wird sein Nebenwirkungsprofil im direkten Vergleich mit dem Referenzarzneimittel evaluiert. Für Biosimilars muss – wie für alle neuen Arzneimittel – ein Risikomanagementplan („risk management plan", RMP) eingereicht werden, in dem u.a. alle Maßnahmen zur Risikominimierung und Sicherheitsüberwachung nach der Markteinführung dargestellt sind, die potentielle Risiken des Biosimilars, des Referenzarzneimittels und der Wirkstoffklasse berücksichtigen (Weise et al. 2012).

4.5   Extrapolation

Klinische Studien zur Zulassung von Biosimilars werden in der Regel nur für eine oder zwei Indikationen des Referenzarzneimittels durchgeführt. Wenn dies eine sensitive Indikation ist, die dazu geeignet ist, mögliche klinisch relevante Unterschiede aufzuzeigen, und wenn die Biosimilarität zum Referenzarzneimittel bezüglich Wirksamkeit, Sicherheit und Immunogenität in dieser Indikation nachgewiesen wurde, kann die Extrapolation von Wirksamkeits- und Sicherheitsdaten vom Biosimilar auf das Referenzarzneimittel von der EMA akzeptiert werden. Damit verzichtet die EMA auf zusätzliche Studien für andere Indikationen und das Biosimilar kann für Indikationen des Referenzarzneimittels zugelassen werden, in denen keine klinischen Studien durchgeführt wurden. Erforderlich dafür ist eine wissenschaftliche Begründung. Zulässig ist dieses Vorgehen, wenn der relevante Wirkmechanismus und/oder die an den extrapolierten Indikationen beteiligten Rezeptoren die gleichen sind. Wenn der Wirkmechanismus ein anderer oder unbekannt ist, und/oder mehrere Rezeptoren oder Bindungsstellen umfasst, deren Beteiligung je nach Indikation unterschiedlich sein kann, sind weitere Daten, beispielsweise zu pharmakodynamischen Parametern, sowie spezifische und sensitive Funktionstests erforderlich, um sicherzustellen, dass keine klinisch relevanten Unterschiede zwischen dem Biosimilar und dem Referenzarzneimittel bestehen (Weise et al. 2014, Ebbers et al. 2016).

Bei der Extrapolation handelt es sich um ein wissenschaftlich etabliertes, im Rahmen der Arzneimittelzulassung akzeptiertes Konzept, das auch bei patentgeschützten Biologika nach einer Änderung des Herstellungsprozesses oder im Rahmen der Zulassung einer neuen Darreichungsform angewendet wird (Ebbers et al. 2016, Weise et al. 2014. Weise et al. 2016). Der Fall des monoklonalen Anti-HER2-Antikörpers Trastuzumab (*Herceptin*), der im Jahr

2000 in der EU erstmals für den intravenösen Applikationsweg zugelassen wurde, ist ein Beispiel dafür. Im Jahr 2013 wurde eine neue subkutane Formulierung von Trastuzumab basierend auf den klinischen Daten im neoadjuvanten Bereich auch im metastasierten Bereich durch Extrapolation zugelassen (Curigliano et al. 2016, Declerck et al. 2017).

Die Zulassung von Biosimilars in Indikationen des Referenzarzneimittels auf der Grundlage der Extrapolation von Daten bedeutet daher keine Vereinfachung des Zulassungsverfahrens, die originär für Biosimilars entwickelt worden wäre. Vielmehr ist die Extrapolation ein Verfahren, das in der EU seit Jahren erfolgreich zur Anwendung kommt. Praktisch alle Biologika, haben seit ihrer Zulassung mehrfache Änderungen des Herstellungsverfahrens erfahren, die häufig mehr als nur geringfügig waren. Darüber wurden weder Ärzte noch Patienten explizit informiert. Der Nachweis, dass diese Änderungen die Wirksamkeit und Sicherheit nicht beeinträchtigen, also dass sich das Arzneimittel nicht verändert hat, wurde i.d.R. durch Extrapolation erbracht. Die jahrelange Anwendung dieser Biologika sowie von Biosimilars lieferte bisher keine Hinweise auf relevante Nachteile hinsichtlich Wirksamkeit oder Sicherheit nach Änderungen des Herstellungsverfahrens bzw. in den Indikationen, die durch Extrapolation der Daten zugelassen wurden (Weise et al. 2014). Die häufig geäußerten Bedenken gegen das Verfahren der Extrapolation beruhen daher primär auf unzureichender Kenntnis der Anforderungen im zentralisierten Zulassungsverfahren sowie subjektiven (unbegründeten) Vorbehalten. Dabei werden häufig klinische Studien in allen zugelassenen Indikationen eines Biosimilars – und damit eine absolute Gewissheit – gefordert, die heute selbst zum Zeitpunkt der Zulassung von Originalbiologika selten vorliegt. Die gewisse Restunsicherheit, die bei neu zugelassenen Biologika deutlich höher ist als bei Biosimilars, wird bei manchen vermeintlich innovativen Arzneimitteln vorbehaltslos akzeptiert, während sie bei Biosimilars – teilweise auch interessengeleitet – als Nährboden für Bedenken und Desinformation missbraucht wird (Weise et al. 2014, Osterloh und Vetter 2017, vfa/vfa bio 2018, Declerck et al. 2015, Mellstedt 2013).

4.6 Zugelassene Biosimilars in der EU

Seit 2006 wurden in der EU 46 Biosimilars zugelassen. Auf Wunsch der pharmazeutischen Unternehmer wurden drei Zulassungen wieder zurückgenommen, sodass derzeit 43 Arzneimittel als Biosimilars zugelassen sind (Stand: 01.07.2018, European Medicines Agency 2018b). Davon wurden bis zum 31.12.2017 25 Biosimilars in zehn Wirkstoffklassen in den deutschen Markt eingeführt: Somatropin, Epoetin alfa/zeta, Filgrastim, Infliximab, Follitropin alfa, Insulin glargin, Insulin lispro, Etanercept, Rituximab und Enoxaparin (◘ Tabelle 4.2). Ein Enoxaparin-Biosimilar wurde 2017 dezentralisiert zugelassen.

Zum 01.07.2018 waren bereits 29 Biosimilars auf dem Markt verfügbar: drei Biosimilars mit Trastuzumab wurden im April bzw. Juni 2018 eingeführt. 15 Biosimilars sind zwar bereits in der EU zentralisiert zugelassen, wurden aber in Deutschland noch nicht in den Arzneimittelmarkt eingeführt: vier mit Adalimumab (*Amgevita, Solymbic, Imraldi, Cyltezo*), vier mit Rituximab (*Blitzima, Ritemvia, Rituzena, Riximyo*), zwei mit Insulin glargin (*Lusduna, Semglee*), zwei mit Teriparatid (*Movymia, Terrosa*), eins mit Enoxaparin (*Thorinane*), eins mit Infliximab (*Zessly*) und eins mit Bevacizumab (*Mvasi*) (European Medicines Agency 2018b).

Tatsächlich sind aber neben den Referenzarzneimitteln und den Biosimilars noch mehr gentechnisch hergestellte Arzneimittel mit diesen Wirkstoffen auf dem deutschen Markt verfügbar (◘ Tabelle 4.2). Das ist auf den ersten Blick verwirrend und zeigt die besondere Komplexität der einzelnen Produkte, ihrer Herstellungsverfahren, der Patentsituation der Referenzarzneimittel, der unterschiedlichen Zulassungsstrategien und der Marketinginteressen der pharmazeutischen Unternehmer.

Die meisten Arzneimittel mit dem Wachstumshormon Somatropin (*Genotropin, Humatrope, Norditropin, Saizen, Zomacton*) wurden vor 1995 noch nach dem dezentralisierten Verfahren zugelassen und später über das Verfahren der gegenseitigen Anerkennung auf der Grundlage der ersten Genehmigung in einem europäischen Land in den einzelnen Ländern der EU zugelassen. *NutropinAq* wurde 2001 zentralisiert als Originalbiologikum mit

□ Tabelle 4.2 Biosimilars und biosimilarfähige Arzneimittel gemäß Zulassung in der EU 2017. Einsparpotenziale durch Biosimilars 2017.

Arzneimittel	Wirkstoff	Markt-eintritt	DDD Mio.	Netto-kosten in Mio. €	DDD-Netto-kosten in €	Nettokosten nach Substitu-tion in Mio. €	Einspar-potenzial in Mio. €
Somatropin							
Genotropin	Somatropin	1996	1,12	41,12	36,66	31,78	9,34
Humatrope	Somatropin	1998	0,58	21,59	37,30	15,73	5,86
Norditropin	Somatropin	1996	1,23	47,17	38,22	33,51	13,65
Nutropinaq	Somatropin	2004	0,42	15,31	36,52	11,37	3,94
Omnitrope*	Somatropin	2006	1,02	27,35	26,88	27,32	0,03
Saizen	Somatropin	1998	0,72	27,36	37,99	19,54	7,81
Zomacton	Somatropin	1999	0,25	9,29	36,56	6,89	2,40
			5,35	189,18		146,15	43,02
Erythropoietin							
Abseamed*	Epoetin alfa	2007	1,99	16,41	8,23	15,11	1,30
Binocrit*	Epoetin alfa	2007	0,31	2,49	8,09	2,34	0,15
Biopoin	Epoetin theta	2010	0,15	1,21	8,24	1,12	0,09
Epoetin alfa HEXAL*	Epoetin alfa	2007	3,37	27,60	8,20	25,54	2,04
Eporatio	Epoetin theta	2010	0,30	2,43	8,14	2,19	0,19
Erypo	Epoetin alfa	1990	1,36	11,13	8,19	10,19	0,80
Neorecormon	Epoetin beta	1997	1,19	9,72	8,20	9,01	0,71
Retacrit*	Epoetin zeta	2008	1,81	13,81	7,62	13,49	0,32
Silapo*	Epoetin zeta	2008	2,09	16,42	7,87	15,65	0,77
			12,56	101,22		94,63	6,38
Filgrastim							
Accofil*	Filgrastim	2015	0,01	1,21	128,70	0,94	0,12
Filgrastim HEXAL*	Filgrastim	2009	0,13	17,85	133,42	14,77	2,07
Grastofil*	Filgrastim	2014	0,01	1,53	134,51	1,34	0,19
Neupogen	Filgrastim	1996	0,09	16,70	193,66	9,79	6,23
Nivestim*	Filgrastim	2010	0,04	4,86	128,25	4,41	0,39
Ratiograstim*	Filgrastim	2008	0,03	4,15	132,05	3,64	0,41
Tevagrastim*	Filgrastim	2016	0,00	0,04	131,62	0,04	0,00
Zarzio*	Filgrastim	2014	0,03	4,22	126,27	3,94	0,28
			0,34	50,56		38,86	9,70
Follitropin alfa							
Bemfola*	Follitropin alfa	2014	0,05	1,88	35,65	1,80	0,08
Gonal-f	Follitropin alfa	1996	0,57	23,28	40,49	19,51	3,77
Ovaleap*	Follitropin alfa	2015	0,16	5,47	34,20	5,42	0,05
			0,79	30,63		26,73	3,90
Infliximab							
Flixabi*	Infliximab	2016	0,46	12,87	27,80	9,36	1,18
Inflectra*	Infliximab	2015	3,92	97,44	24,88	57,36	0,57
Remicade	Infliximab	1999	7,49	235,74	31,48	148,56	41,71
Remsima*	Infliximab	2015	2,80	72,17	25,82	47,31	2,81
			14,66	418,22		262,59	46,27

☐ Tabelle 4.2 Biosimilars und biosimilarfähige Arzneimittel gemäß Zulassung in der EU 2017. Einsparpotenziale durch Biosimilars 2017 (Fortsetzung).

Arzneimittel	Wirkstoff	Markt-eintritt	DDD Mio.	Netto-kosten in Mio. €	DDD-Netto-kosten in €	Nettokosten nach Substitu-tion in Mio. €	Einspar-potenzial in Mio. €
Insulin glargin							
Abasaglar*	Insulin glargin	2015	13,21	21,51	1,63	21,02	0,49
Lantus	Insulin glargin	2000	131,71	245,10	1,86	207,39	37,70
Toujeo	Insulin glargin	2015	56,52	102,77	1,82	90,93	11,84
			201,45	369,37	·	319,34	50,03
Etanercept							
Benepali*	Etanercept	2016	3,43	160,23	46,72	160,14	0,09
Enbrel	Etanercept	2000	6,79	390,23	57,43	321,89	64,42
Erelzi*	Etanercept	2017	0,09	4,07	46,73	4,07	0,00
			10,31	554,53		486,10	64,51
Insulin lispro							
Humalog	Insulin lispro	1996	99,58	143,63	1,44	81,83	3,34
Insulin Lispro Sanofi*	Insulin lispro	2017	0,04	0,05	1,39	0,05	0,00
Liprolog	Insulin lispro	2005	38,05	56,27	1,48	31,42	2,08
			137,66	199,95		113,31	5,42
Enoxaparin							
Clexane	Enoxaparin	1995	92,82	241,19	2,60	132,53	24,48
Enoxaparin Becat*	Enoxaparin	2017	0,51	1,11	2,19	1,00	0,11
Inhixa*	Enoxaparin	2017	0,13	0,33	2,50	0,27	0,06
			93,46	242,63		133,80	24,66
Rituximab							
Mabthera	Rituximab	1998	2,27	270,10	118,86	178,49	24,65
Rixathon*	Rituximab	2017	0,09	9,52	108,28	8,80	0,73
Truxima*	Rituximab	2017	0,30	29,93	98,91	29,93	0,00
			2,66	309,55		217,22	25,38
Summe:			479,23	2.465,85			279,28

* Biosimilars gemäß zentralisierter Zulassung; **dezentralisierte Zulassung, Kennzeichnung als Biosimilar; *kursiv: Refe-renzarzneimittel*

Somatropin zugelassen, *Omnitrope 2006* als Biosimilar zu *Genotropin*. Die gentechnisch herge-stellten rekombinanten Epoetine besitzen die glei-che Aminosäuresequenz wie das endogene humane Erythropoetin und unterscheiden sich davon im Glykosylierungsmuster, worauf der beigefügte grie-chische Buchstabe hinweist: Epoetin alfa, Epoetin beta, Epoetin theta und Epoietin zeta. *Abseamed, Binocrit, Epoetin alfa Hexal* (untereinander Bioiden-ticals, INN Epoetin alfa) sowie *Retacrit* und *Silapo* (Bioidenticals, INN Epoetin zeta) wurden als Bio-similars zum Referenzarzneimittel *Erypo* zugelas-sen. Die Epoetin theta-Präparate *Biopoin* und *Epo-ratio* sind keine Biosimilars, sondern Originalbiolo-gika. Die Filgrastim-Biosimilars *Ratiograstim* und *Tevagrastim* einerseits sowie *Filgrastim Hexal* und *Zarzio* sowie *Accofil* unf *Grastofil* andererseits sind untereinander bioidentisch. Auch die Infliximab-Biosimilars *Inflectra* und *Remsima* sind Bio-identicals.

Im Jahr 2017 wurden zwei biosimilare Rituximab-Formulierungen als insgesamt sechs Fertigarzneimittel in der EU zugelassen. *Truxima, Blitzima, Rituzena* und *Ritemvia* sind untereinander bioidentisch, ebenso wie *Rixathon* und *Riximyo* untereinander. Die einzelnen zugelassenen Biosimilars mit Rituximab weisen unterschiedliche Indikationen im Vergleich untereinander und zum Referenzarzneimittel *MabThera* auf. So sind *Blitzima, Ritemvia* und *Rituzena* nicht bei rheumatoider Arthritis zugelassen, während ihr Bioidentical *Truxima* in allen Indikationen des Referenzarzneimittels zugelassen wurde. *Riximyo* wurde nicht bei chronischer lymphatischer Leukämie zugelassen, während sein Bioidentical *Rixathon* alle Indikationen des Referenzarzneimittels trägt. Die Zulassung von *Blitzima, Rituzena* und *Ritemvia* erfolgte als eine Duplikatzulassung („duplicate marketing authorisation" nach Artikel 82 (1) der Verordnung (EC Nr. 726/2004) zu *Truxima*, von *Riximyo* als Duplikatzulassung zu *Rixathon* (European Medicines Agency 2018b). Eine solche Duplikatzulassung ist zulässig, wenn objektive, die öffentliche Gesundheit betreffende Gründe vorliegen und angenommen werden kann, dass dadurch die Verfügbarkeit von Arzneimitteln für Angehörige der Gesundheitsberufe und/oder Patienten gesteigert wird. Die Unterschiede in den zugelassenen Indikationen erscheinen aus medizinischer Sicht nicht nachvollziehbar. Dabei ist nicht zu beurteilen, ob patentrechtliche Gründen dafür vorlagen oder eher ökonomische Vermarktungsstrategien der pharmazeutischen Unternehmer verantwortlich sind, da die Europäische Kommission ihre Entscheidung zu Duplikatzulassungen nicht öffentlich zugänglich begründet. Bis Juni 2018 wurden lediglich *Truxima* und *Rixathon* in den deutschen Arzneimittelmarkt eingeführt. Somit haben die Duplikatzulassungen die Verfügbarkeit von Rituximab-Biosimilars in Deutschland nicht gesteigert.

Enoxaparin ist ein niedermolekulares Heparin („low molecular weight heparin, LMWH") und wird zusammen mit u.a. Glatiramoiden, Eisen-Kohlenhydrat-Komplexen und liposomalen Parenteralia zu den sog. „Non-biological complex drugs" (NBCD) gezählt. NBCD bestehen wie biologische Arzneimittel aus verschiedenen (eng verwandten) Strukturen, die nicht vollständig quantifiziert, charakterisiert oder durch (physikalisch-)chemische Analysemethoden erfasst werden können. Die Zusammensetzung und Qualität dieser Arzneimittel sind abhängig vom Herstellungsprozess. Also definiert der Herstellungsprozess – genau wie bei Biologika – die Eigenschaften der Arzneisubstanz. Die Zuordnung von LMWH zu NBCD ist nicht wissenschaftlich stringent, weil sie aus unfraktioniertem Heparin – also aus biologischem Ursprungsmaterial – hergestellt werden. Sie können aber auch nicht zu den gentechnisch hergestellten Biologika gezählt werden, weil sie lediglich durch Extraktion und verschiedene chemische oder enzymatische Depolymerisationsprozesse produziert werden. LMWH bestehen aus einer Mischung von Tausenden von Oligosacchariden, die ebenfalls unvollständig charakterisiert sind, sodass jedes Verfahren zu einem eigenen Endprodukt führt. Inwieweit die verschiedenen Oligosaccharide zu den für die Wirksamkeit und Sicherheit von LMWH relevanten klinischen Effekten beitragen, ist auch Jahre nach ihrer Zulassung nicht genau bekannt (Rottembourg et al. 2014).

Allen NBCD gemeinsam ist lediglich die Komplexität ihrer Zusammensetzung; (bio-)chemisch bestehen keine unmittelbaren Gemeinsamkeiten. Daher fehlt bislang ein einheitliches regulatorisches Konzept zur Zulassung von Nachahmer-Präparaten. Die EMA hat bestimmte Produktfamilien, z. B. Glatiramoide, Liposomen oder Eisenkohlenhydrate, nicht formal als NBCD klassifiziert. Nachahmerpräparate dieser NBCD wurden daher über den Generika-Zulassungspfad in den Markt gebracht (Schellekens et al. 2014). Für LMWH bezieht sich die EMA – mutmaßlich aufgrund ihres biologischen Ursprungs bei der Beurteilung von Nachahmerpräparaten auf die Vorschriften zu Biosimilars und hat bereits 2009 eine produktspezifische Leitlinie für LMWH entwickelt (Rottembourg et al. 2014). Auch bei LMWH ist trotzdem – im Gegensatz zu gentechnisch hergestellten Biosimilars – eine Zulassung über das dezentralisierte Verfahren möglich. Dies hat dazu geführt, dass *Inhixa* und *Thorinane* als Biosimilars zentralisiert zugelassen wurden, während *Enoxaparin Becat* über eine dezentralisierte Zulassung in Spanien 2017 auf den Markt kam (ROVI 2018). Die frühere Leitlinie der EMA sah für die Zulassung von Biosimilars zu

◻ Tabelle 4.3 Austauschbarkeit von Biologika und Biosimilars.

Austauschbarkeit		
Die medizinische Praxis, ein Arzneimittel gegen ein anderes auszutauschen, von dem zu erwarten ist, dass es in einer bestimmten Indikation und bei jedem beliebigen Patienten den gleichen klinischen Effekt erzielt.		
Vorgehen	**Definition**	
Switch (Switching, ärztlich veranlasste Umstellung)	Die Entscheidung des behandelnden Arztes, ein Arzneimittel gegen ein anderes mit dem zu erwartenden gleichen therapeutischen Effekt bei einem bestimmten Patienten auszutauschen.	
Automatische Substitution	Die Praxis der Abgabe eines Arzneimittels anstelle eines anderen gleichwertigen und austauschbaren Arzneimittels auf Apothekenebene ohne Rücksprache mit dem verordnenden Arzt.	

LMWH die Durchführung mindestens einer ausreichend gepowerten, randomisierten, doppelblinden, klinischen Studie mit Parallelgruppendesign vor, um die therapeutische Äquivalenz des Biosimilars mit dem Referenzarzneimittel nachzuweisen (European Medicines Agency 2009). In der aktuell gültigen Fassung der Leitlinie, die 2016 geändert wurde, ist diese Forderung nicht mehr enthalten, sodass der Nachweis der therapeutischen Äquivalenz von *Inhixa* und *Thorinane* mit dem Referenzarzneimittel anhand physikochemischer, funktioneller und pharmakodynamischer Vergleiche erfolgte. Die pharmakodynamischen Parameter – die Anti-FXa- und Anti-FIIa-Wirkung – sowie die Induktion der Freisetzung des endogenen Tissue Factor Pathway Inhibitors (TFPI) – wurden in einer offenen, randomisierten Einzeldosis-Studie mit zweifachem Cross-over an gesunden Probanden untersucht (European Medicines Agency 2016). Die Zulassungsunterlagen von *Enoxaparin becat* sind nicht öffentlich zugängig.

Die amerikanische Food and Drug Agency (FDA) stuft die Nachahmer-Präparate zu LMWH als Generika ein, sodass für ihre Zulassung nur der Nachweis der Bioäquivalenz erforderlich ist. Zur Anwendung kommt zusätzlich ein Fünf-Kriterien-Ansatz zum Nachweis der „Gleichheit" („sameness") mit dem Originator: physikalische und chemische Eigenschaften; Art des Ursprungsmaterials und der Depolymerisationsprozesse; Art und Sequenz der Oligosaccharide; bestimmte Labormessungen der gerinnungshemmenden Wirkung sowie die Bestimmung ausgewählter pharmakodynamischer Parameter beim Menschen (Food and Drug Agency 2018).

4.7   Austauschbarkeit von Biosimilars

Bei der Austauschbarkeit von Arzneimitteln geht es um die medizinische Praxis, ein Arzneimittel gegen ein anderes auszutauschen, das in einer bestimmten Indikation und bei jedem beliebigen Patienten den gleichen therapeutischen Effekt erzielt. Dabei sind die ärztlich veranlasste Umstellung und die automatische Substitution zu unterscheiden (◻ Tabelle 4.3). Zwar prüft die EMA Biosimilars zu Zulassungszwecken und gibt eine Empfehlung für ihre Zulassung („positive opinion"). Die Frage der Austauschbarkeit von Biosimilars und Referenzarzneimitteln wird aber bei der zentralisierten Zulassung nicht beantwortet (Kurki et al. 2017). Daher ist die Austauschbarkeit von Biosimilars und Referenzarzneimitteln ein Thema, das seit der Zulassung des ersten Biosimilars immer wieder kontrovers diskutiert wird. In den meisten europäischen Ländern ist die automatische Substitution nicht erlaubt, sodass sie in der EU nicht routinemäßig und nur eingeschränkt praktiziert wird (GaBI 2017a).

Während bioidentische Biologika in Deutschland nach § 4 Absatz 1 des Rahmenvertrags nach § 129 SGB V als gegeneinander austauschbar und automatisch substituierbar gelten, betrifft diese Regelung nicht Referenzarzneimittel und Biosimilars (GKV-Spitzenverband 2016). Eine Sonderstellung nehmen die Arzneimittel mit Enoxaparin ein. Hier sind das Erstanbieterarzneimittel *Clexane*, das zentralisiert zugelassene Biosimilar *Inhixa* und das dezentralisiert zugelassene Arzneimittel *Enoxaparin Becat* gegeneinander automatisch substituierbar. Die Biosimilars *Inhixa* und *Enoxaparin Becat* wurden am 15. August 2017 bzw. am 1. September 2017 in den deutschen Markt eingeführt. Zu diesem Zeitpunkt waren sie untereinander sowie mit den Parallel- und Reimporten von *Clexane* als „aut-idem"-austauschbar gekennzeichnet, nicht aber mit dem Originator *Clexane* (Lauer-Taxe, Stand: 15.12.2017). Ab dem 1. Januar 2018 wurde eine Kennzeichnung zur automatischen Austauschbarkeit beider Biosimilars mit dem Original implementiert (Lauer-Taxe, Stand: 01.01.2018).

Frankreich war das erste europäische Land, das die Substitution von Biosimilars ausdrücklich zugelassen hat. Apotheker dürfen das vorgeschriebene Referenzarzneimittel durch ein Biosimilar ersetzen, wenn eine Behandlung begonnen wird und der verordnende Arzt das Rezept nicht als „nicht substituierbar" gekennzeichnet hat (Taylor 2014). In den Niederlanden soll laut der dort zuständigen Arzneimittelzulassungsbehörde eine unkontrollierte Substitution zwischen biologischen Arzneimitteln – unabhängig davon, ob es sich um ein Originalarzneimittel oder ein Biosimilar handelt – vermieden werden. Eine Substitution ist daher nur dann zulässig, wenn der Patient über die Substitution informiert wird und die Substitution klinisch überwacht wird (Medicines Evaluation Board 2017). In Ländern ohne spezielle gesetzliche Regelungen oder Richtlinien (z. B. osteuropäische Länder) erfolgt aus wirtschaftlichen Gründen häufig eine automatische Substitution (GaBI 2017a).

Die Arzneimittelkommission der deutschen Ärzteschaft (AkdÄ) hat bereits 2008 in einer Stellungnahme zu Biosimilars darauf hingewiesen, dass Biosimilars aufgrund der behördlichen Zulassungsanforderungen an Qualität, Wirksamkeit, und Sicherheit bei Beginn einer Behandlung ebenso eingesetzt werden können wie die Referenzarzneimittel (Arzneimittelkommission der deutschen Ärzteschaft 2008). Im Leitfaden der AkdÄ aus dem Jahr 2017 werden ausführlich die Austauschbarkeit von Referenzarzneimitteln und Biosimilars sowie die bereits in zahlreichen Studien gesammelten Erfahrungen zum Switch von Referenzarzneimitteln auf Biosimilars bei Patienten dargestellt. Diese Switch-Studien bestätigen die therapeutische Gleichwertigkeit von Biosimilars und haben bisher keine Hinweise auf umstellungsbedingte Sicherheitsprobleme geliefert (Ebbers et al. 2012, Braun et

al. 2016, Jorgensen et al. 2017, Vegh et al. 2017, Griffiths et al. 2018). Aus Sicht der AkdÄ können Biosimilars deshalb heute als gleichwertige therapeutische Alternative zum Referenzarzneimittel bei therapienaiven Patienten sowie bei bereits mit dem Referenzarzneimittel behandelten Patienten verordnet werden. Voraussetzung ist jedoch, dass eine Zulassung für die zu behandelnde Erkrankung besteht und eine praxistaugliche Einzeldosisstärke zur Vermeidung von Kosten durch Verwurf sowie eine für die Behandlung geeignete Darreichungsform (z. B. Applikationssystem wie Injektor, Pen, Fertigspritze) verfügbar sind. Des Weiteren ist es essenziell, dass die Patienten ausführlich informiert und beraten werden (Arzneimittelkommission der deutschen Ärzteschaft 2017).

Auch das Paul-Ehrlich-Institut (PEI), die für die meisten Biologika zuständige regulatorische Bundesoberbehörde in Deutschland, weist in einem Positionspapier darauf hin, dass Biosimilars nach erwiesener Äquivalenz und erfolgter Zulassung in Europa grundsätzlich wie die Referenzarzneimittel eingesetzt werden können. Dies gilt sowohl für Patienten, die noch keine Therapie mit Biologika erhalten haben, als auch für Patienten, die bereits mit dem Referenzarzneimittel behandelt wurden (Paul-Ehrlich-Institut 2015).

Die European Crohn's and Colitis Organisation (ECCO) hat 2017 ihre frühere, zurückhaltende Stellungnahme zum Einsatz von Biosimilars für die Therapie chronisch-entzündlicher Darmerkrankungen aktualisiert und den Einsatz von Biosimilars für diese Indikation befürwortet. Die Gastroenterologen betonen, dass Biosimilars mit Infliximab vergleichbar wirksam und sicher wie das Referenzarzneimittel sind, sodass die Umstellung auf Biosimilars im Einverständnis zwischen Ärzten, Krankenschwestern, Apothekern und Patienten und nach nationaler Empfehlung befürwortet wird. Des Weiteren wird darauf hingewiesen, dass klinische Äquivalenz-Studien in der sensitivsten Indikation die Grundlage für die Extrapolation darstellen, sodass die Zulassung von Biosimilars bei chronisch-entzündlichen Darmerkrankungen auf Basis der Daten aus einer anderen sensitiven Indikation erfolgen kann (Danese et al. 2017).

Auch die European Society for Medical Oncology (ESMO) befürwortet in einem Anfang 2017 erschienenen Positionspapier den Einsatz von Biosimilars in der Onkologie und betont die Bedeutung biosimilarer Arzneimittel für die Bezahlbarkeit onkologischer Therapien und die finanzielle Nachhaltigkeit der Gesundheitssysteme in Europa. Die automatische Substitution durch den Apotheker soll aus Sicht der ESMO aufgrund der Komplexität von Biologika nicht erlaubt werden, während die Umstellung durch den behandelnden Arzt – vom Referenzarzneimittel auf ein Biosimilar sowie vice versa und von einem Biosimilar auf ein anderes – unter der Voraussetzung der ausführlichen Information und Beratung des Patienten unterstützt wird (Tabernero et al. 2017).

Für fast alle Biosimilars wurden bereits im Zulassungsverfahren Switch-Studien durchgeführt, die im europäischen öffentlichen Beurteilungsbericht (European Public Assessment Report, EPAR) beschrieben sind und ebenfalls keine relevanten Unterschiede in der Sicherheit und Wirksamkeit, aber auch keinen Anstieg der Immunogenität zeigten (Arzneimittelkommission der deutschen Ärzteschaft 2017). So zeigte der Switch vom Infliximab-Referenzarzneimittel Remicade auf das Biosimilar CT-P13 (Remsima) in einer Nichtunterlegenheitsstudie (NOR-SWITCH) an 482 Patienten mit Morbus Crohn, Colitis ulcerosa, Spondylarthritis, rheumatoider Arthritis, Psoriasisarthritis und chronischer Plaque-Psoriasis keine signifikanten Unterschiede zwischen den umgestellten und den weiterhin mit Remicade behandelten Patienten hinsichtlich Wirksamkeit, Sicherheit und Immunogenität (Jorgensen et al. 2017). Der primäre Endpunkt – die je nach Indikation spezifisch prädefinierte Verschlechterung der Krankheitsaktivität – wurde nach 52 Wochen von 26,2% im Remicade-Arm und von 29,6% im Biosimilar-Arm erreicht. Auch hinsichtlich der sekundären Endpunkte, wie u. a. die Zeit bis zur Krankheitsverschlechterung und die Krankheitsaktivität, sowie hinsichtlich der Inzidenz von Antikörpern gegen Infliximab und von Nebenwirkungen wurden keine signifikanten Unterschiede zwischen kontinuierlicher Weiterbehandlung mit dem Referenzarzneimittel und dem Switch auf das Biosimilar festgestellt. Die 26-wöchige offene Extensionsphase der NOR-SWITCH-Studie, in der 380 Patienten eingeschlossen wurden, wobei 197 Patienten davon weiterhin mit CT-P13 behandelt

und 183 zuvor mit Remicade behandelten Patienten auf CT-P13 umgestellt wurden, lieferte keine Hinweise auf Wirksamkeits- oder Sicherheitsprobleme durch das Switching. Eine Verschlechterung der Krankheitsaktivität zeigte sich bei 16,8% der weiterbehandelten und 11,6% der umgestellten Patienten (Goll et al. 2017).

Die EGALITY-Studie war die erste Studie, die einen mehrfachen Switch zwischen einem Referenzarzneimittel und einem Biosimilar untersucht hat. Die multizentrische, internationale, pivotale Phase-III-Studie zur Zulassung des Etanercept-Biosimilars GP2015 (Erelzi) bestand aus einer klassischen, 12-wöchigen, doppelblinden, zweiarmigen Behandlungsphase zum Nachweis der vergleichbaren Wirksamkeit und Sicherheit, an der sich eine 18-wöchige, doppelblinde, vierarmige Behandlungsphase mit mehrfachem Switch anschloss. In der ersten Phase wurden 531 Patienten mit mittelschwerer bis schwerer chronischer Plaque-Psoriasis randomisiert, die entweder mit dem Referenzarzneimittel Enbrel oder mit dem Biosimilar GP2015 behandelt wurden. Nach 12 Wochen wurden Patienten, die mindestens ein PASI50-Ansprechen (mindestens 50%ige Verbesserung des Psoriasis Area and Severity Index) erreicht hatten, neu in vier Gruppen randomisiert und erhielten bis Woche 30 entweder weiter einmal wöchentlich die gleiche Behandlung wie in der ersten Behandlungsphase (151 Patienten Enbrel; 150 Patienten GP2015) oder wurden alle sechs Wochen auf die jeweils andere Behandlung umgestellt (196 Patienten). Bis Woche 30 erfolgten insgesamt drei sequenzielle Switches zwischen GP2015 und Enbrel. Danach wurden die Patienten ohne weitere Umstellungen in einer Extensionsphase mit dem jeweils zuletzt eingesetzten Arzneimittel für weitere 22 Wochen behandelt. Nach insgesamt 52 Wochen zeigten sich keine Unterschiede bezüglich Wirksamkeit, Sicherheit und Immunogenität zwischen den durchgängig behandelten und den mehrfach umgestellten Patienten (Gerdes et al. 2017, Griffiths et al. 2018).

4.8   Verordnung von Biosimilars

Der Gesamtumsatz für gentechnisch hergestellte Biologika ist in den letzten zwölf Jahren kontinuier-

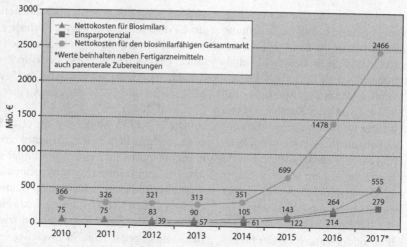

▣ Abbildung 4.1 Nettokosten und Einsparpotenziale von Biosimilars 2010 bis 2017.

lich gestiegen, seit 2013 um jährlich rund 1 Mrd. €. Er betrug 2017 11,3 Mrd. € und hat sich damit seit 2007 verdreifacht (vgl. ▸ Kapitel 5). Auf gentechnisch hergestellte Biologika entfielen 2017 damit 27,2% des Gesamtumsatzes für Arzneimittel (+ 1,4% im Vergleich zum Vorjahr). Mit 18,8 Mio. Verordnungen beanspruchten sie 2017 aber gerade mal 2,8% des Verordnungsvolumens für Arzneimittel. 2016 betrug der Verordnungsanteil 2,8%, damit zeigte sich keine Steigerung im Vergleich zum Vorjahr. Vom Biologika-Bruttoumsatz entfielen 77% (8,7 Mrd. €) auf Originalbiologika, 1,85 Mrd. € (16,4%) davon auf Biologika, die vor mehr als 15 Jahren zugelassen wurden und somit patentfrei sind. Der Umsatzanteil des biosimilarfähigen Marktes am Gesamtarzneimittelmarkt betrug 23% (2,6 Mrd. €), auf Biosimilars entfiel aber mit 600 Mio. € nur etwa ein Viertel des Umsatzes im biosimilarfähigen Markt. Die Nettokosten des biosimilarfähigen Gesamtmarktes sind im Zeitraum 2010–2017 von 366 Mio. Euro auf 2,5 Mrd. € gestiegen und haben sich damit versiebenfacht. Die Nettokosten für Biosimilars sind im gleichen Zeitraum von 75 Mio. € auf 555 Mio. € gestiegen und machen 2017 22,5% der Nettokosten des biosimilarfähigen Gesamtmarktes aus (▣ Abbildung 4.1).

Die Nettokosten für den biosimilarfähigen Gesamtmarkt hatten sich bereits 2015 durch zahlreiche Patentabläufe umsatzstarker Biologika wie *Remicade* und *Lantus* und die darauffolgende Einführung von Biosimilars verdoppelt. Im Jahr 2016 hat sich dieser Trend durch die Einführung eines weiteren Infliximab-Biosimilars sowie eines Biosimilars mit Etanercept fortgesetzt. Ein starker Anstieg (+ 67%) zeigte sich auch 2017, als die Biosimilars zu Rituximab (Referenzarzneimittel *MabThera*) und Enoxaparin (Referenzarzneimittel *Clexane*) verfügbar wurden. Auch die Nettokosten für Biosimilars sind in den Jahren 2015 bis 2017 kontinuierlich gestiegen und haben sich 2017 im Vergleich zum Vorjahr mehr als verdoppelt. Das Einsparpotenzial durch Umstellung auf das jeweils preisgünstigste Biosimilar ist 2017 allerdings nur marginal angestiegen (▣ Abbildung 4.1) und beträgt lediglich 279 Mio. € (Vorjahr: 214 Mio. €). Die größten absoluten Einsparungen hätten 2017 bei den TNF-α-Inhibitoren Infliximab (46,3 Mio. €) und Etanercept (64,5 Mio. €) durch Umstellung auf das jeweils preisgünstigste Präparat erzielt werden können (▣ Tabelle 4.2).

Im Vergleich zum Einsparpotenzial durch Generika ist das Einsparpotenzial durch Biosimilars noch sehr gering, da der Preisabstand zwischen Biosimilars und Referenzarzneimitteln immer noch relativ gering ist. So betrug 2017 die durchschnittliche Differenz der Nettokosten pro DDD zwischen Referenzarzneimittel und den jeweils günstigsten Biosimilars 17,2%, am höchsten war sie mit 34,8% bei den Filgrastim-Arzneimitteln, am niedrigsten mit 3,7% bei Insulin lispro. Die geringen Unter-

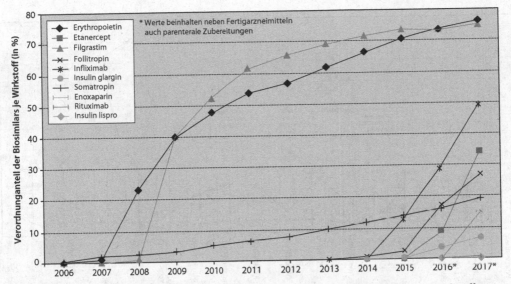

Abbildung 4.2 Verordnungsanteile der Biosimilars am biosimilarfähigen Markt (in DDD) 2006–2017 je Wirkstoff.

schiede sind auch bedingt durch die (noch) wenigen biosimilaren Marktteilnehmer, ein wirksamer Preiswettbewerb kann deshalb nicht entstehen (vgl. ▶ Kapitel 5).

Die Verfügbarkeit von Biosimilars kann hohe durchschnittliche Preisreduktionen in einer bestimmten Indikation erzielen, da der Wettbewerb durch Biosimilars nicht nur den Preis des Referenzarzneimittels, sondern auch die Preise anderer Arzneimittel beeinflusst, die in der gleichen Indikation zum Einsatz kommen (QuintilesIMS 2017). Auch wenn die Biosimilars – besonders anfangs – eine nur sehr geringe Marktdurchdringung erzielen, trägt ihre Markteinführung dazu bei, ein wettbewerbsorientiertes Umfeld zu schaffen und dadurch das Preisniveau zu beeinflussen. In Deutschland waren solche Effekte bei Biologika zur Anwendung in der Rheumatologie und Gastroenterologie noch nicht erkennbar, da bisher nur sehr wenige Biosimilars mit Infliximab (3), Etanercept (2) und Rituximab (2) verfügbar sind.

Biologika werden heute insbesondere in der Endokrinologie, Rheumatologie, Gastroenterologie, Dermatologie und Onkologie eingesetzt. Biosimilars sind seit über zehn Jahren in Europa verfügbar und haben in dieser Zeit als preisgünstige und hinsichtlich Wirksamkeit und Sicherheit vergleichbare therapeutische Alternativen zunehmend an

Bedeutung für die Arzneimitteltherapie gewonnen. Die – auch Jahre nach Zulassung – teilweise noch geringe Marktdurchdringung von Biosimilars ist vermutlich vor allem auf unzureichende Kenntnisse über und unbegründete Bedenken gegen diese Arzneimittel zurückzuführen. Die Marktdurchdringung der Biosimilars hat sich seit 2006 bei den einzelnen Wirkstoffen unterschiedlich entwickelt (▶ Abbildung 4.2).

So haben die Infliximab-Biosimilars bereits im 3. Jahr nach ihrer Markteinführung einen Verordnungsanteil (in DDD) von fast 50% erzielt, während der Verordnungsanteil der Biosimilars mit Somatropin auch nach zehn Jahren Marktverfügbarkeit immer noch unter 20% liegt. Dass die biosimilaren Epoetin- und Filgrastim-Arzneimittel 2017 einen Verordnungsanteil von nur etwa 76 bzw. 74% statt kompletter Marktpenetration erzielten, ist besonders bei Filgrastim nicht nachvollziehbar, da die Biosimilars deutlich niedrigere Kosten pro DDD im Vergleich zum Referenzarzneimittel *Neupogen* aufweisen. Den niedrigsten Verordnungsanteil erzielten 2017 das Insulin lispro-Biosimilar *Insulin lispro Sanofi* und die Biosimilars mit Enoxaparin (*Inhixa, Enoxaparin Becat*) mit jeweils 0,7%. Enoxaparin-Biosimilars wurden allerdings erst im August bzw. September 2017 in den deutschen Markt eingeführt. Von den Biosimilars, die bereits 2016 in den Markt

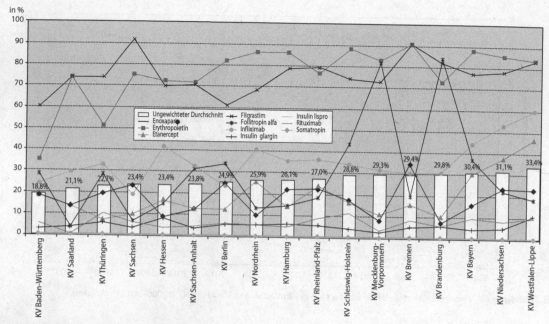

Abbildung 4.3 Verordnungsanteil der Biosimilars je KV-Region im Jahr 2017.

eingeführt wurden, hatte 2017 das Insulin glargin-Biosimilar *Abasaglar* den niedrigsten Verordnungsanteil von 6,6%. Die Etanercept-Biosimilars (*Benepali, Erelzi*) konnten 2017 im Vergleich zum Vorjahr ihren Verordnungsanteil auf 34% vervierfachen, die Rituximab-Biosimilars (*Truxima, Rixathon*) erzielten bereits in den ersten Monaten nach ihrer Markteinführung im April bzw. Juli 2017 einen Verordnungsanteil von 19%.

4.9 Regionale Unterschiede in der Verordnung von Biosimilars

Bei Betrachtung der unterschiedlichen KV-Regionen in Deutschland fällt die starke regionale Variation im Gesamtverordnungsanteil der Biosimilars sowie zwischen den erzielten Verordnungsanteilen der einzelnen biosimilaren Wirkstoffe untereinander auf. In ◘ Abbildung 4.3 ist der DDD-Anteil der verordneten Biosimilars am Gesamtverordnungsvolumen aller Präparate des gleichen Wirkstoffes (in DDD) gegenübergestellt. Diese Vergleichsgruppe umfasst neben den Biosimilars und den Referenzarzneimitteln gemäß zentralisierter Zulassung ggf. auch weitere wirkstoffgleiche Originalbiologika.

Der ungewichtete durchschnittliche Biosimilaranteil reicht im Jahr 2017 von 18,8% in Baden-Württemberg bis 33,4% in Westfalen-Lippe. Im Jahr 2016 war der Verordnungsanteil der Biosimilars im Bereich der KV Brandenburg und KV Westfalen-Lippe am höchsten, wo er mit 41,4% bzw. 41,3% fast doppelt so hoch war wie im Bereich der KV Baden-Württemberg (22%). 2017 beträgt der durchschnittliche Biosimilaranteil in der KV Brandenburg 29,8%. Dieser Rückgang, der sich im Vergleich zum Vorjahr in vielen KV-Regionen zeigt, liegt u.a. am Markteintritt der Insulin-lispro- und Enoxaparin-Biosimilars sowie des zweiten Etanercept-Biosimilars *Erelzi*, die den biosimilarfähigen Markt zwar erweitert haben, aber im Jahr 2017 noch keine nennenswerte Marktdurchdringung erzielen konnten. Der Verordnungsanteil von *Insulin lispro Sanofi* lag 2017 in allen KV-Bereichen unter 0,03% (im Durchschnitt 0,01%), von *Inhixa* und *Enoxaparin Becat* unter 0,6% (im Durchschnitt 0,35%). Von den Biosimilars, die bereits vor dem 1. Januar 2017 in den Markt eingeführt wurden, erzielen 2017 die biosimilaren Erythropoetine und Filgrastim in allen Regionen relativ hohe Verordnungsanteile von im Durchschnitt 76% bzw. 75%, während die Biosimilaranteile von Insulin glargin in allen Regionen

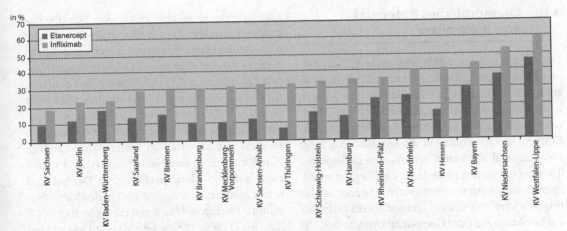

Abbildung 4.4 Regionale Verordnungsanteile der Biosimilars mit Infliximab und Etanercept am biosimilarfähigen Markt (in DDD) im Jahr 2017.

relativ niedrig sind, im Durchschnitt etwa 5% (zwischen 2,3% in Mecklenburg-Vorpommern und 10,6% in Westfalen-Lippe). Am stärksten variieren die Biosimilaranteile bei Follitropin alfa: zwischen 3,4% im Saarland und 83,7% in Brandenburg. Die höchsten erzielten Verordnungsanteile im Jahr 2017 unter allen Biosimilars erreichen Filgrastim-Biosimilars in Sachsen (91,6%) sowie Filgrastim-Biosimilars (90,4%) und biosimilare Epoetine (90,1%) in Bremen.

Ein Vergleich zwischen den einzelnen Regionen bildet nicht nur den Status quo des biosimilarfähigen Marktes ab, er verdeutlicht auch unterschiedliche Herangehensweisen im Umgang mit diesen Arzneimitteln (z. B. Verordnungsquoten und Information der Ärzte) sowie unterschiedliche Wirksamkeit der einzelnen Marktregulierungsinstrumente und Steuerungsmaßnahmen. Zu den Steuerungsmaßnahmen gehören v.a. regional vereinbarte Verordnungsmindestquoten oder -zielquoten in den Rahmenvorgaben für Arzneimittel nach § 84 SGB V, die jedoch zwischen den einzelnen KV-Regionen stark divergieren. Wie sich diese Vereinbarungen – insbesondere die Quotenhöhen – in den unterschiedlichen Biosimilar-Anteilen niederschlagen, ist schwer nachzuvollziehen. Es findet sich keine eindeutige Korrelation zwischen der Höhe der vereinbarten Zielverordnungsanteile und der Höhe der erzielten Verordnungsanteile der Biosimilars. Allerdings deuten Analysen beispielsweise für Infliximab darauf hin, dass Unterschiede zwischen den realisierten Verordnungsanteilen für Biosimilars bestehen, je nachdem ob es eine vereinbarte Biosimilarquote gibt: Regionen mit Verordnungsmindestquote weisen höhere Verordnungsanteile für Biosimilars auf (AG Pro Biosimilars 2017).

Generell erscheinen Zielvereinbarungen der KV als ein sinnvolles Steuerungsinstrument zur Steigerung der Verordnung von Biosimilars. Erfolgreich kann ein solches Instrument aber nur dann sein, wenn es zusätzlich von unabhängigen Informationen und Beratungsmaßnahmen begleitet wird. Dass kontinuierliche Informationsmaßnahmen ein besonders effizientes Instrument zur Steigerung der Biosimilars-Verordnungen sind, zeigt sich gut am Beispiel der Region Westfalen-Lippe, die bei allen betrachteten Wirkstoffen vergleichsweise hohe Biosimilaranteile aufweist. Bei den TNF-α-Hemmern Infliximab und Etanercept wurden hier 2017 die höchsten Biosimilaranteile erzielt: 59,7% für Infliximab und 46,1% für Etanercept. Im Vergleich dazu beträgt der durchschnittliche Verordnungsanteil in den restlichen 16 KV-Regionen 33,5% für Infliximab (zwischen 18,8% im Saarland und 52,6% in Niedersachsen) bzw. 17,0% für Etanercept (zwischen 6,9% in Thüringen und 37,3% in Niedersachsen) (**■** Abbildung 4.4). Bereits seit 2009 werden in Westfallen-Lippe Biosimilars in den Arzneimittelvereinbarungen berücksichtigt und die verordnenden Ärzte aktiv über ihre persönlich erreichte Quote informiert (KV Westfalen-Lippe 2016).

4.10 Ökonomisches Potenzial von Biosimilars

Das erste Biosimilar wurde 2006 in der EU zugelassen. Biosimilars sind somit mittlerweile seit mehr als zehn Jahren in Europa erhältlich. Bisher wurden keine Daten veröffentlicht, die Nachteile des Einsatzes von Biosimilars aufzeigen. Die erfolgreiche Einführung von Biosimilars in die klinische Praxis hat das Potenzial, die Behandlungskosten biologischer Therapien zu senken und damit den Zugang zu solchen Behandlungen zu verbessern. Darüber hinaus trägt die Verfügbarkeit von Biosimilars zur finanziellen Nachhaltigkeit der Gesundheitssysteme bei. Die Marktdurchdringung der Biosimilars zeigt jedoch enorme Unterschiede zwischen den verschiedenen europäischen Ländern und auch zwischen den einzelnen KV-Regionen in Deutschland, die nicht durch medizinische oder wissenschaftliche Gründe erklärt werden können. Es ist daher anzunehmen, dass Wissensdefizite und Mangel an transparenten, unabhängigen und verständlichen Informationen zu Biosimilars zu einer schlechten Akzeptanz dieser Arzneimittel bei Ärzten und Patienten führen.

Im Jahr 2017 waren im deutschen Markt 26 Biosimilars zu zehn Wirkstoffen verfügbar. Die Preisdifferenz (pro DDD) zwischen diesen und den jeweiligen Erstanbieterpräparaten ist mit im Mittel ca. 17% (zwischen 3,8% und 34,8%) deutlich geringer als bei Generika und ihren ehemals patentgeschützten Originalen. Diese vergleichsweise geringen Preisabstände werden oft mit den deutlich höheren Anforderungen an die Entwicklung und Zulassung von Biosimilars im Vergleich zu Generika begründet (vgl. ▶ Kapitel 5); so müssen bei Biosimilars unter anderem klinische Studien im „Head-to-head"-Vergleich mit dem Referenzarzneimittel durchgeführt werden. Auch ist die Anbietervielfalt im Biosimilarmarkt deutlich geringer als bei Generika. Im Gegensatz zum Generikamarkt sind im Biosimilarmarkt nicht nur Generikaanbieter sondern mittlerweile auch klassische Originalhersteller wie Lilly, Pfizer, Biogen, Amgen, Medice und MSD aktiv. Auch dies ist ein Faktor, der bei Betrachtung des Marktes berücksichtigt werden muss. Solche pharmazeutischen Unternehmer agieren mit Blick auf das eigene breite Portfolio an Originalarzneimitteln, sodass angenommen werden muss, dass im Biosimilarmarkt offenbar keine freien Marktbedingungen herrschen. Dies zeigt sich am Beispiel der niedermolekularen Heparine: Bereits seit Jahren sind die Patente aller sieben Originalpräparate abgelaufen und die EMA hat frühzeitig die Voraussetzungen zur Zulassung von Biosimilars geschaffen (European Medicines Agency 2009). Die ersten Biosimilars zu Enoxaparin wurden im September 2016 zugelassen und waren in anderen EU-Ländern (Großbritannien, den Niederlanden) auch relativ zügig auf dem Markt verfügbar. In Deutschland wurde *Inhixa* erst im August 2017 in den Markt eingeführt, *Enoxaparin becat* erst im September 2017. Ein Grund dafür könnte sein, dass in Deutschland für die gesamte Gruppe der niedermolekularen Heparine ein Festbetrag der Stufe II besteht. Die Einführung mehrerer günstigerer Biosimilars würde eine Anpassung der Höhe des Festbetrags veranlassen, sodass die Preise der Originalpräparate ggf. gesenkt werden müssten. Es kann daher vermutet werden, dass besonders lukrative Marktsegmente in Deutschland, wie beispielsweise der Markt der niedermolekularen Heparine mit einem Umsatzwert von insgesamt 400 Mio. €, den sich einige wenige Originalanbieter teilen, gezielt vor biosimilarer Konkurrenz geschützt werden.

Die Gesundheitsausgaben steigen seit Jahren weltweit kontinuierlich an, die Ausgaben für Arzneimittel werden bis 2021 auf fast 1,5 Billionen USD ansteigen, was in erster Linie auf immer mehr neue Wirkstoffe in den entwickelten Ländern und auf ein höheres Verordnungsvolumen in so genannten „Pharmerging-Märkten" (z. B. China, Indien, Brasilien, Russland, Türkei, Mexiko) zurückzuführen ist (QuintilesIMS Instutute 2016). Ein stetig wachsender Anteil der neuen Arzneimittel sind Biologika, die in immer mehr neuen Therapiegebieten eingesetzt werden (vgl. ▶ Kapitel 5). Die Verordnung dieser neuen, i.d.R. kostenintensiven Biologika wird in der Zukunft die Ausgaben für medikamentöse Therapie maßgeblich beeinflussen. Die hohen Kosten der Biologika sind daher in den Fokus der Aufmerksamkeit gerutscht und durch die Einführung der Biosimilars ein offensichtliches Ziel für Einsparungen für die nationalen Gesundheitssysteme geworden (Blackstone und Joseph 2013).

In den letzten Jahren sind die Patente für zahlreiche biotechnologisch hergestellte, umsatzstarke

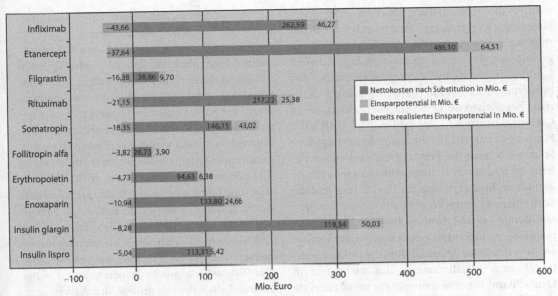

Abbildung 4.5 Gesamtnettokosten, Einsparpotenziale je biosimilarfähigen Wirkstoff in Mio. € und bereits realisierte Einsparungen durch Verordnung von preisgünstigen Produkten im Jahr 2017.

Arzneimittel abgelaufen. Nach Meldung des Branchenverbands Pro Biosimilars sollen 2018 Biologika mit einem Umsatzvolumen von 825 Mio. € (nach Herstellerabgabepreis) aus dem Patent kommen (AG Pro Biosimilars 2018). Daher ist in den nächsten Jahren mit einer deutlichen Ausweitung des Biosimilarmarktes zu rechnen, die es ermöglichen würde, größere Einsparungen zu realisieren.

Dass über einen höheren Verordnungsanteil von Biosimilars Einsparungen erzielt werden können, ist offensichtlich. Durch die tatsächlich von den Ärzten realisierten Umstellungen bzw. Neueinstellungen auf günstigere Produkte wurden für die biosimilarfähigen Wirkstoffe 2017 bereits Einsparungen in Höhe von 170 Mio. € realisiert. Effekte durch Rabattverträge können hierbei nicht berücksichtigt werden. Wurde 2016 erst ein Viertel des theoretisch nach Verkaufspreisen berechneten Gesamteinsparpotenzials realisiert, so waren es 2017 bereits etwa zwei Drittel des theoretischen Gesamteinsparpotenzials in der Höhe von 279,3 Mio. €. Bei konsequenter Umsteuerung auf die jeweils preiswertesten Arzneimittel hätten 2017 weitere 109 Mio. € eingespart werden können (Abbildung 4.5). Die präparatebezogenen Einsparpotenzialberechnungen werden in Tabelle 4.2 aufgeführt. Die unterschiedlichen Trends bei den zehn Wirkstoffen

machen deutlich, dass zum Zeitpunkt der Zulassung und Markteinführung nicht einzuschätzen ist, wie sich die unterschiedlichen Biosimilars auf dem Markt entwickeln werden. Die deutlich geringeren Preisabstände der Biosimilars zum Originator ermöglichen aktuell deutlich weniger Einsparungen nach Patentablauf als im Generikamarkt. Im Generikamarkt korreliert die Wettbewerbsintensität mit Reduktion der Generikapreise (Dave et al. 2017). Es ist deshalb wichtig, zukünftig einen funktionierenden Wettbewerb im Biosimilarmarkt und gleichzeitig adäquate Instrumente zur Erschließung der Effizienzreserven zu entwickeln (vgl. Kapitel 5).

Wie groß das ökonomische Potenzial im Markt der Biologika ist, zeigen besonders eindrucksvoll die Bestrebungen der pharmazeutischen Unternehmer, das sog. „Patent-Cliff-Problem" zu umgehen. Darunter wird der starke Umsatzrückgang (also der Fall von einem besonders hohen „Umsatzcliff"), wenn ein umsatzstarkes Arzneimittel, also ein Blockbuster, aufgrund des Patentschutzablaufs generische bzw. biosimilare Konkurrenz bekommt (Aiolfi S. 2017). Pharmazeutische Unternehmer versuchen seit langem durch unterschiedliche Strategien, diese negativen ökonomischen Auswirkungen zu verhindern. Zu den häufigsten Strategien gehören insbesondere die Verlängerung des Patentschutzes durch Beantragung neuer Anwendungsgebiete, sog. „Evergreening"-Strategien wie die Beantragung neuer Patente für Medikamente mit nur geringfügig veränderten chemischen Eigenschaften (Analog- oder „Me-too"-Arzneimittel) und die Verhinderung des Markteintritts preisgünstiger Generika, beispielsweise durch illegale Zahlungen an Generika-Hersteller („Pay for Delay") (AMB 2013, Hitchings et al. 2012). Eine besonders erfolgreiche Strategie scheint die Beantragung zahlreicher Patente bei biologischen Arzneimitteln zu sein, die die komplexe, biotechnologische Herstellung und die Formulierung betreffen, also von Sekundärpatenten, deren Laufzeit deutlich über die Laufzeit des primären Arzneimittelpatents hinausgeht. Ein besonders brisantes Beispiel dafür ist das Arzneimittel *Humira* (Adalimumab), das nicht nur in Deutschland sondern weltweit das umsatzstärkste Arzneimittel seit Jahren ist. Für *Humira* wurden etwa 70 Zusatzpatente angemeldet, die vor allem das Herstellungsverfahren (24 Patente) und die galenische Formulierung (14 Patente) betreffen und von denen manche erst 2027 ablaufen. Der pharmazeutische Unternehmer hat deutlich verkündet, dass jede Patentverletzung energisch verfolgt werden würde (Storz 2017). Das führte dazu, dass die in der EU bereits Anfang 2017 zugelassenen Adalimumab-Biosimilars erst im Oktober 2018 auf den Markt kommen werden, ermöglicht erst durch eine Patentvereinbarung mit den Biosimilars-Herstellern mit entsprechenden Lizenzzahlungen, deren Höhe geheim gehalten wird. In den USA wird der Markteintritt von Adalimumab-Biosimilars erst im Jahr 2023 möglich sein (GaBI 2018, Sagonowsky 2018).

4.11 Marktregulierungsinstrumente bei Biologika und Biosimilars

Der Biosimilarmarkt ist in Deutschland – obwohl sehr kostenintensiv – relativ wenig reguliert. Die möglichen, im Generikamarkt etablierten Instrumente zur pharmaökonomischen Regulation des Marktes sind die Festbeträge nach § 35 SGB V, die Rabattverträge nach § 130a SGB V sowie die automatische Substitution nach § 129 SGB V. Regionale Zielvereinbarungen wie Verordnungsmindestquoten bzw. -zielquoten sind kein direktes Marktregu-

lierungsinstrument, haben aber eine Steuerungswirkung auf ärztliche Verordnungen.

Festbeträge (vgl. ▶ Kapitel 5) haben sich im biosimilarfähigen Markt bei Epoetinen und Filgrastim seit Jahren etabliert. Infliximab-haltige Arzneimittel wurden im Jahr 2018 auch in einer Festbetragsgruppe der Stufe 1 zusammengefasst, und zwar unter massivem „Protest" aller pharmazeutischen Unternehmer, völlig unabhängig davon, ob sie Biosimilars oder Originalbiologika im Portfolio führen (Gemeinsamer Bundesausschuss 2017). Der Gemeinsame Bundesausschuss (G-BA) argumentierte hierzu, dass nach § 16 Abs. 2 VerfO G-BA biologische Wirkstoffe im Sinne des SGB V dann als identisch einzustufen sind, wenn die Aminosäuresequenzen übereinstimmen, auch bei unterschiedlicher Glykosylierung oder Tertiärstruktur. Etwaige Unterschiede in der Herstellung, den Ausgangsmaterialien, Hilfsstoffen, Applikationssystemen und Lagerungsvorschriften stehen aus Sicht des G-BA einer Festbetrags-Gruppenbildung nicht entgegen. Auch fand der G-BA keine Anhaltspunkte für unterschiedliche Bioverfügbarkeit sowie auch keine Hinweise auf klinisch relevante Unterschiede bezüglich des Sicherheitsprofils und wies darauf hin, dass die Fachinformationen der einzelnen Arzneimittel völlig identische Angaben zu Häufigkeit, Art und Schweregrad der möglichen Nebenwirkungen beinhalten.

Der zum 1. April 2018 in Kraft getretene Festbetrag führte zu einer 22%igen Senkung des Verkaufspreises von *Remicade*. Der Preis des Biosimilars *Remsima* wurde um 3 bis 3,5% gesenkt. Die 32%ige Preissenkung von *Flixabi* erfolgte bereits zum 1. Januar 2018. Diese relativ hohe Preisreduktion, die mit dem Festbetrag erzielt wurde, zeigt die Wirkkraft der Festbeträge als Regulierungsinstrument. Davon schein aber auch eine „Signalwirkung" im Sinne eines negativen Einflusses auszugehen: Die pharmazeutischen Unternehmer scheinen die Senkung des Verkaufspreises durch Festbetragsgruppenbildung bereits bei der Markteinführung „einzukalkulieren". So wurden 2017 die Rituximab-Biosimilars mit einem Verkaufspreis in den Markt eingeführt, der entweder gleich mit dem des Originators war oder gerade mal 1,3 bis 1,9 % unter diesem lag. Jeweils zwei Wochen später wurde der Preis abgesenkt, bei einem Marktteilnehmer dann einige

Wochen später wieder erhöht, sodass er zum 1.7.2018 lediglich 11,0 bis 14,7% unter dem Originatorpreis liegt. Bei dem im April 2018 eingeführten Trastuzumab-Biosimilar *Herzuma* war der Markteinführungspreis 11,2% höher als der Originatorpreis. Zwei Wochen später wurde der Preis gesenkt, sodass *Herzuma* aktuell 7,9 % günstiger als das Originalbiologikum ist. Die anderen zwei Biosimilars *Kanjinti* und *Ontruzant* kamen im Juni 2018 auf den Markt mit einem Verkaufspreis, der genau 7,9% unter dem des Originators liegt (Quelle: Lauer-Taxe, Stand: 1.7.2018).

Da die automatische Substitution bei Biologika in Deutschland nicht erlaubt ist, können klassische Rabattverträge nach § 130a SGB V analog zum generischen Markt nicht abgeschlossen werden. Die gesetzlichen Krankenkassen schreiben daher sog. „Open-House-Verträge" aus, zu denen alle Marktteilnehmer – Referenzarzneimittel und Biosimilars inkl. Parallel- und Reimporte – beitreten können. Solche Verträge gewähren keine Exklusivität, sodass die einzelnen Teilnehmer keinen wettbewerblichen Vorteil haben. Da alle Teilnehmer den gleichen Rabatt gewähren müssen, sollen alle Präparate im „Open-House-Vertrag" als „wirtschaftlich" im Sinne des § 12 SGB V gelten. Damit solche Verträge eine Steuerungswirkung entfalten können, müssen die Vertragsparteien – gesetzliche Krankenkassen und pharmazeutische Unternehmer – durch vielfältige Informationsmaßnahmen versuchen, Ärzte dazu zu „animieren", diese Verträge bei ihren Verordnungen zu berücksichtigen. Je nachdem wie erfolgreich die jeweilige Strategie implementiert wird, kann sie die Höhe des Biosimilaranteils positiv oder negativ beeinflussen, abhängig davon, welches Arzneimittel – ob Biosimilar, Referenzprodukt oder ein anderes wirkstoffgleiches Original – am „Open-House-Vertrag" teilnimmt. Ein niedriger Biosimilaranteil in einer Region muss somit nicht unmittelbar mit einer unwirtschaftlicheren Verordnungsweise gleichzusetzen sein. Es ist allerdings – weder für die verordnenden Ärzte, noch für die Patienten – transparent nachvollziehbar, ob durch solche Rabattverträge erwirtschaftete Einsparungen tatsächlich größer sind als die Einsparungen, die durch den konsequenten Austausch von Referenzarzneimitteln gegen die jeweils günstigste biosimilare Alternative erzielt werden könnten. Eine objektive Beurteilung der Wirtschaftlichkeit einer Verordnung – wie nach § 12 SGB V vorgesehen – ist aufgrund der Geheimhaltung der genauen Rabatte für die Ärzteschaft nicht möglich. Unter Berücksichtigung aller Faktoren eines Vertrags – Anzahl der gesetzlichen Krankenkassen, Anzahl der möglichen Teilnehmer und Beitritt zu nahezu jeder Zeit während der Laufdauer des Vertrags – ergeben sich zahlreiche Kombinationsmöglichkeiten. Ende 2017 gab es in Deutschland 110 gesetzliche Krankenkassen (GKV Spitzenverband 2018). Zu diesem Zeitpunkt waren unter Berücksichtigung der Parallel- und Reimporte sowie der unterschiedlichen Packungsgrößen 70 verschiedene Fertigarzneimittel von 20 pharmazeutischen Unternehmern unter dem Namen *Remicade* auf dem Markt. Als Biosimilars waren 48 *Inflectra*-Präparate von 12 pharmazeutischen Unternehmern, 54 *Remsima*-Präparate von 14 pharmazeutischen Unternehmern sowie 6 *Flixabi*-Präparate von zwei pharmazeutischen Unternehmern verfügbar (Lauer-Taxe, Stand: 15.12.2017). Alle diesen Arzneimitteln könnten zu einem bestimmten Zeitpunkt Bestandteil eines „Open-House-Vertrages" von einer oder mehreren der gesetzlichen Krankenkassen sein. Bei einigen Krankenkassen sind gleichzeitig Referenzarzneimittel und alle Biosimilars rabattiert, bei anderen nur die Biosimilars. Diese Zahlen zeigen deutlich, dass es für Ärzte unmöglich ist, die Rabattvertragssituation zu überblicken und bei der Verordnungsentscheidung zu berücksichtigen.

„Open-House-Verträge" können auch einen negativen Effekt auf den Wettbewerb ausüben, insbesondere dann, wenn sie zu einem Zeitpunkt ausgeschrieben werden, zu dem noch keine Biosimilars auf dem Markt verfügbar sind, wie es im Februar 2018 für Adalimumab-haltige Arzneimittel erfolgt ist (Techniker Krankenkasse 2018). Durch solche Ausschreibungen werden zwar kurzfristige Spareffekte erzielt, langfristig verhindern sie aber, dass Biosimilars mit einem deutlichen Preisabstand zum Referenzarzneimittel in den Markt eingeführt werden. Zwar treten Biosimilars nach ihrer Markteinführung auch solchen Verträgen bei, ihre Marktdurchdringung wird aber dadurch nicht positiv beeinflusst. Auswertungen zeigen, dass gesetzliche Krankenkassen mit solchen „Open-House-Verträgen" deutlich niedrigere Verordnungsanteile für die Infliximab-Biosimilars aufweisen als gesetzliche

Krankenkassen ohne entsprechende Verträge (AG Pro Biosimilars 2016). Insgesamt erscheinen solche „Open-House-Verträge" daher als Instrument ungeeignet, die Erfolgsziele zu reproduzieren, die im Generikamarkt mit Rabattverträgen seit Jahren eindrucksvoll erreicht werden: Intensivierung des Preiswettbewerbs und Reduktion der Marktkonzentration und der Arzneimittelkosten.

Eine besondere Konstellation besteht für Enoxaparin-haltige Arzneimittel, weil sie automatisch austauschbar sind. Die Biosimilars *Inhixa* und *Enoxaparin Becat* wurden im August bzw. September 2017 in den deutschen Markt eingeführt. Bereits zum 1. Oktober 2017 wurden die ersten Rabattverträge zu *Clexane* abgeschlossen, zum 1. Januar 2018 war *Clexane* bereits für über 12 Mio. gesetzlich Versicherte rabattiert. Zum 1. Juli 2018 sind alle drei Marktteilnehmer – *Clexane, Inhixa, Enoxaparin becat* – bei vielen gesetzlichen Krankenkassen gleichzeitig „unter Vertrag" und werden als gleichberechtigte Rabattpartner in den Apothekensoftwareprogrammen dargestellt. Aufgrund der fehlenden Exklusivität der Verträge und der möglichen automatischen Substitution führen solche Verträge nicht zu einer Steigerung der Verordnung von Biosimilars. Angesicht des Preisabstandes, der je nach Dosisstärke und Packungsgröße bis zu 29% betragen kann, ist es anzunehmen, dass vor allem ökonomische Überlegungen eine wichtige Rolle bei der Auswahl und Abgabe in der Apotheke spielen würden, sodass preisgünstigere Biosimilars nicht vorrangig abgegeben werden. Ob durch solche Verträge, die alle Marktteilnehmer – Original und Biosimilars – einschließen, höhere Einsparungen als durch die konsequente Verordnung der günstigeren Biosimilars zu erzielen sind, kann nicht beurteilt werden, da die gewährten Rabatte nicht öffentlich bekannt sind. Glaubwürdig ist eine solche Annahme allerdings nicht, da der Vertragsbeitritt in der Regel mit einem prozentuellen Rabatt auf den Herstellerabgabepreis einhergeht. Daher ist es anzunehmen, das bei solchen Verträgen, bei denen Originale und wirkstoffgleiche Biosimilars als gleichberechtigte Partner in der Apotheke substituiert werden können, die Abgabe des Originalarzneimittels geringere Einsparungen generiert und die Erschließung wirtschaftlicher Effizienzreserven durch Biosimilars verhindert.

Mit dem GKV-Versorgungsstärkungsgesetz wurde 2016 die sog. Richtgrößenprüfung abgeschafft und durch regionale Vereinbarungen zwischen den KV und den gesetzlichen Krankenkassen ersetzt. Solche Vereinbarungen sollen jährlich neu abgeschlossen werden und neben Ausgabenvolumen und allgemeinen Versorgungszielen auch konkrete Maßnahmen definieren. Die Basis dafür stellen die von der Kassenärztlichen Bundesvereinigung und dem GKV-Spitzenverband beschlossenen Rahmenvorgaben für Arzneimittel nach § 84 SGB V. Mit der Umsetzung dieser Vorgaben in regionalen Zielvereinbarungen sollen die Vertragsärzte angeleitet werden, durch Verlagerung der Verordnungen hin zur Leitsubstanz, zu rabattierten bzw. preisgünstigen Arzneimitteln sowie zu wirtschaftlichen Versorgungsalternativen noch vorhandene Wirtschaftlichkeitsreserven zu erschließen. Solche Zielvereinbarungen – als Verordnungsmindestquoten oder -zielquoten definiert – betreffen mittlerweile in allen Bundesländern die biosimilarfähigen Wirkstoffe Erythropoetine, Infliximab und Etanercept. Darüber hinaus wurden für das Jahr 2017 auch Quoten für Filgrastim, Insuline, Follitropin alfa und Somatropin in einzelnen KV-Bereichen vereinbart, für 2018 auch für Enoxaparin und Rituximab (KV Westfalen-Lippe 2017). Je nach Ausgangssituation sollen bereits erzielte Verordnungsquoten ggf. gesteigert werden.

Der genaue Einfluss solcher regionalen Verordnungsquoten und vor allem die Korrelation mit den tatsächlich erzielten Verordnungsanteilen für Biosimilars sind schwer beurteilbar und nicht genau zu beziffern. Für das Jahr 2017 wurde in der KV-Region Westfalen-Lippe für Infliximab eine Verordnungszielquote von mehr als 75% und für Etanercept von mehr als 55% definiert (KV Westfalen-Lippe). Zwar wurden diese nicht erreicht, allerdings wurden in dieser Region die höchsten Verordnungsanteile biosimilarer Infliximab- und Etanercept-Arzneimittel bundesweit erzielt. Mit 59,7% bzw. 46,1% lagen sie deutlich über den in den anderen KV-Regionen erreichten Verordnungsanteilen (⬛ Abbildung 4.3). Die niedrigsten Verordnungsanteile für Infliximab-Biosimilars wurden in Sachsen (18,8%) verzeichnet, für Etanercept-Biosimilars in Thüringen (6,9%). In Sachsen war im Rahmen der Arzneimittelvereinbarung gemäß § 84 SGB V für das Jahr 2017 für Infliximab eine biosimilare Mindestverordnungsquote von 20% definiert, für Etanercept von 8 bis 15% je nach Facharztgruppe (KV Sachsen 2017). Hier lag der biosimilare Verordnungsanteil von Etanercept 2017 bei 9,8% und war damit im regionalen Vergleich auffällig niedrig. In Thüringen war für das Jahr 2017 eine biosimilare Mindestverordnungsquote für TNF-α-Blocker von 25% definiert, zu der aber auch Adalimumab, Certolizumabpegol und Golimumab – letztere zwei vermutlich aufgrund des niedrigeren Preises – gezählt wurden (KV Thüringen 2017). Im Gegensatz zum sehr niedrigen Verordnungsanteil für biosimilares Etanercept, wurde für biosimilares Infliximab ein Verordnungsanteil von 32,6% erreicht (Abbildung 4.4).

In Niedersachsen wurden in der Arzneimittelzielvereinbarung für das Jahr 2017 erstmals Zielquoten vereinbart, bei deren Erreichen sich Ärzte von der Durchschnittswerteprüfung befreien können. Für TNF-α-Inhibitoren (Etanercept/Infliximab) wurde eine biosimilare Mindestverordnungsquote von 11,5% (für internistische Rheumatologen) bzw. 19% (für Dermatologen) definiert, für Infliximab allein von 45% (für Gastroenterologen). Erzielt wurden jeweils die zweithöchsten Quoten von 52,6% für biosimilares Infliximab und 37,3% für biosimilares Etanercept im regionalen Vergleich (KV Niedersachsen 2018). In Bayern wurde 2017 für biosimilare TNF-α-Blocker eine Leitsubstanzquote von 23% definiert. Der erreichte Verordnungsanteil in Bayern für biosimilares Infliximab betrug 2017 43,9% und für biosimilares Etanercept 29,9% und stellte damit den dritthöchsten Wert im Regionalvergleich dar (KV Bayerns 2017).

Die Höhe der Quote scheint daher nicht direkt mit den erzielten Verordnungsanteilen der Biosimilars zu korrelieren, allerdings werden seit Jahren in manchen KV-Regionen auffällig höhere Verordnungsanteile im Vergleich mit den anderen KV-Regionen erzielt. Vor diesem Hintergrund sind die einzelnen Regionen besonders gefordert. Um eine qualitativ hochwertige und wirtschaftliche Versorgung zu gewährleisten, müssen Instrumente wie Biosimiliarquoten mit unabhängigen Arzneimittelinformationen gekoppelt und in geeigneter Weise in die Praxis gebracht werden.

4.12 Biosimilars in der Pipeline

Zum 01.07.2018 bestand eine Empfehlung zur Zulassung durch den CHMP (Committee for Medicinal Products for Human Use) der EMA für drei weitere Biosimilars mit Adalimumab (*Halimatoz, Hyrimoz, Hefiya*) sowie für ein Biosimilar mit Trastuzumab (*Trazimera*) (European Medicines Agency 2018c). Des Weiteren werden derzeit (Stand: 1. Juli 2018) weitere Biosimilars mit Adalimumab (2), Bevacizumab (1), Etanercept (1), Pegfilgrastim (8) und Trastuzumab (1) von der EMA beurteilt (European Medicines Agency 2018d). Bis 2022 sollen in Europa die Patente u.a. für Abatacept, Alemtuzumab, Belimumab, Certolizumab pegol, Cetuximab, Eculizumab, Ipilimumab, Natalizumab, Omalizumab, Panitumumab, Ranibizumab und Tocilizumab ablaufen (GaBI 2017b).

In den nächsten Jahren sind somit zahlreiche Zulassungen von Biosimilars zu einigen der umsatzstärksten Biologika in der EU zu erwarten, die den biosimilarfähigen Markt sowie die Einsparpotenziale durch Biosimilars deutlich erweitern werden. Für den rationalen Einsatz von Biosimilars sind unabhängige, verständliche Informationen für Ärzte und Patienten das wichtigste Hilfsmittel, um unbegründete Bedenken gegen Biosimilars zu beseitigen. Geeignete Informationsquellen sind beispielsweise die Publikationen der EMA und der EC (European Medicines Agency and European Commission 2017) sowie von unabhängigen Experten (Weise et al. 2012, Schneider und Weise 2015, Kurki et al. 2017, Lyman et al., 2018, Arzneimittelkommission der deutschen Ärzteschaft 2017).

Literatur

AG Pro Biosimilars (2016): Open-House-Rabattverträge behindern Biosimilars. Internet: https://probiosimilars.de/img_upload/2016/02/PM-vom-12.02.2016.pdf?ddl=1

AG Pro Biosimilars (2017): Handbuch Biosimilars 2017. Internet: https://probiosimilars.de/publikationen/handbuch-biosimilars-2017/

AG Pro Biosimilars (2018): Biosimilars in Zahlen. Marktdaten 2017. Internet: https://probiosimilars.de/img_upload/2018/04/Biosimilars-in-Zahlen_Der-Markt-2017.pdf?ddl=1

Aiolfi S (2017): Roche bangt einer Diagnose entgegen. Neue Zürcher Zeitung. Internet: https://www.nzz.ch/wirtschaft/

pharmaindustrie-roche-bangt-einer-diagnose-entgegen-Id.145375

AMB (2013): „Evergreening"-Strategien pharmazeutischer Unternehmer kurz vor oder nach Ablauf der Patente umsatzstarker Wirkstoffe. 47: 64DB01

Arzneimittelkommission der deutschen Ärzteschaft (2008): Stellungnahme der Arzneimittelkommission der deutschen Ärzteschaft zu Biosimilars. Stand: 09. Dezember 2008. Internet: http://www.akdae.de/Stellungnahmen/Weitere/20081209.pdf

Arzneimittelkommission der deutschen Ärzteschaft (2017): Leitfaden „Biosimilars". Stand: 30. Juni 2017. Internet: https://www.akdae.de/Arzneimitteltherapie/LF/PDF/Biosimilars.pdf

Blackstone EA, Joseph PF (2013): The economics of biosimilars. American health & drug benefits 6: 469–478

Braun J, Kudrin A (2016): Switching to biosimilar infliximab (CT-P13): Evidence of clinical safety, effectiveness and impact on public health. Biologicals 44(4): 257–266

Chamberlain P (2013): Assessing immunogenicity of biosimilar therapeutic monoclonal antibodies: regulatory and bioanalytical considerations. Bioanalysis 5(5): 561–574

Curigliano G, O'Connor DP, Rosenberg JA, Jacobs I (2016): Biosimilars: Extrapolation for oncology. Critical reviews in oncology/hematology 104: 131–137

Danese S, Fiorino G, Raine T, Ferrante M, Kemp K, Kierkus J, Lakatos PL, Mantzaris G, van der Woude J, Panes J, Peyrin-Biroulet L (2017): ECCO position statement on the use of biosimilars for inflammatory bowel disease-an update. J Crohns Colitis 11(1): 26–34

Dave CV, Kesselheim AS, Fox ER, Qiu P, Hartzema A (2017): High generic drug prices and market competition: a retrospective cohort study. Ann Intern Med 167(3): 145–151

Declerck P, Mellstedt H, Danese S (2015): Biosimilars – terms of use. Curr Med Res Opin 31(12): 2325–2330

Declerck P, Danesi R, Petersel D, Jacobs I (2017): The Language of Biosimilars: Clarification, Definitions, and Regulatory Aspects. Drugs 77: 671–677

Dingermann T, Zündorf I (2017): Aufklärung tut Not. Deutsche Apotheker Zeitung 39: 38–39

Ebbers HC, Muenzberg M, Schellekens H (2012): The safety of switching between therapeutic proteins. Expert Opin Biol Ther 12(11): 1473–1485

Ebbers HC, Chamberlain P (2016): Controversies in establishing biosimilarity: extrapolation of indications and global labeling practices. BioDrugs 30(1): 1–8

Europäische Union (2001): Richtlinie 2001/83/EG des Europäischen Parlament und des Rates zur Schaffung eines Gemeinschaftskodexes für Humanarzneimittel. Stand: 06. November 2001. Internet: http://eur-lex.europa.eu/LexUriServ/LexUriServ.do?uri=CONSLEG:2001L0083:20070126:de:PDF

European Medicines Agency (2009): Non-clinical and clinical development of similar biological medicinal products containing low-molecular-weight heparins. Adopted guideline. Internet: www.ema.europa.eu/ema/pages/includes/document/open_document.jsp?webContentId=WC500003927

European Medicines Agency (2014): Guideline on similar biological medicinal products. Internet: http://www.ema.europa.eu/docs/en_GB/document_library/Scientific_guideline/2014/10/WC500176768.pdf

European Medicines Agency (2016): Assessment report: Inhixa. International non-proprietary name: enoxaparin sodium. Internet: www.ema.europa.eu/docs/en_GB/document_library/EPAR_-_Public_assessment_report/human/004264/WC500215211.pdf

European Medicines Agency (2018a): Multidisciplinary. Biosimilar. Internet: http://www.ema.europa.eu/ema/index.jsp?curl=pages/regulation/general/general_content_000408.jsp&mid=WC0b01ac058002958c

European Medicines Agency (2018b): European public assessment report. Internet: http://www.ema.europa.eu/ema/index.jsp?curl=pages/medicines/landing/epar_search.jsp&mid=WC0b01ac058001d125

European Medicines Agency (2018c): Pending EC decisions. Internet: http://www.ema.europa.eu/ema/index.jsp?curl=pages/medicines/landing/smop_search.jsp&mid=WC0b01ac058001d127

European Medicines Agency (2018d): Applications for new human medicines under evaluation by the Committee for Medicinal Products for Human Use. June 2018. Internet: www.ema.europa.eu/docs/en_GB/document_library/Report/2018/06/WC500250423.pdf

European Medicines Agency and European Commission (2017): Biosimilars in the EU: Information guide for healthcare professionals. Internet: http://www.ema.europa.eu/docs/en_GB/document_library/Leaflet/2017/05/WC500226648.pdf

Food and Drug Agency (2018): Generic Enoxaparin Questions and Answers. Internet: https://www.fda.gov/Drugs/DrugSafety/PostmarketDrugSafetyInformationforPatientsandProviders/ucm220037.htm

GaBI (2017a): Biosimilar substitution in Europe. Internet: http://www.gabionline.net/Reports/Biosimilar-substitution-in-Europe

GaBI (2017b): Patent expiry dates for biologicals: 2016 update. Internet: http://gabi-journal.net/patent-expiry-dates-for-biologicals-2016-update.html

GaBI (2018): AbbVie and Samsung Bioepis reach patent deal over Humira biosimilar. Internet: http://www.gabionline.net/Biosimilars/General/AbbVie-and-Samsung-Bioepis-reach-patent-deal-over-Humira-biosimilar

Gemeinsamer Bundesausschuss (2017): Zusammenfassende Dokumentation über die Änderung der Arzneimittel-Richtlinie (AM-RL): Anlage IX – Festbetragsgruppenbildung Infliximab, Gruppe 1, in Stufe 1 nach § 35 Abs. 1 SGB V. Internet: https://www.g-ba.de/downloads/40-268-4668/2017-11-17_AM-RL-IX_Infliximab_G1S1_ZD.pdf

Gerdes S, Thaçi D, Griffiths CEM, Arenberger P, Poetzl J, Wuerth G, Afonso M, Woehling H. (2018): Multiple switches between GP2015, an etanercept biosimilar, with originator product do not impact efficacy, safety and immunogenicity in patients with chronic plaque-type psoriasis: 30-week results from the phase 3, confirmatory EGALITY study. J Eur Acad Dermatol Venereol 32(3): 420–427

GKV-Spitzenverband (2016): Rahmenvertrag über die Arzneimittelversorgung nach § 129 Absatz 2 SGB V in der redaktionellen Fassung vom 30. September 2016. Internet: https://www.gkv-spitzenverband.de/media/dokumente/krankenversicherung_1/arzneimittel/rahmenvertraege/apotheken/AM_20160930_Rahmenvertrag_129_Absatz-2_SGB-V.pdf

GKV-Spitzenverband (2018): Die gesetzlichen Krankenkassen. Internet: https://www.gkv-spitzenverband.de/kranken versicherung/kv_grundprinzipien/alle_gesetzlichen_krankenkassen/alle_gesetzlichen_krankenkassen.jsp

Goll GL, Jorgensen KK, Sexton J, Olsen IC, Bolstad N, Lorentzen M, Haavardsholm EA, Mork C, Jahnsen J, Kvien TK (2017): Long-term safety and efficacy of biosimilar infliximab (CT-P13) after switching from originator infliximab: results from the 26-week open label extension of a randomized Norwegian trial. Arthritis Rheumatol 69 (suppl 10)

Griffiths CEM, Thaçi D, Gerdes S, Arenberger P, Pulka G, Kingo K, Weglowska J, EGALITY study group, Hattebuhr N, Poetzl J, Woehling H, Wuerth G, Afonso M (2017): The EGALITY study: a confirmatory, randomized, double-blind study comparing the efficacy, safety and immunogenicity of GP2015, a proposed etanercept biosimilar, vs. the originator product in patients with moderate-to-severe chronic plaque-type psoriasis. Br J Dermatol 176(4): 928–938

Hitchings AW, Baker EH, Khong TK (2012): Making medicines evergreen. BMJ 345: e7941

Jorgensen KK, Olsen IC, Goll GL, Lorentzen M, Bolstad N, Haavardsholm EA, Lundin KEA, Mork C, Jahnsen J, Kvien TK. Nor-Switch study group (2017): Switching from originator Infliximab to biosimilar CT-P13 compared with maintained treatment with originator infliximab (NOR-SWITCH): a 52-week, randomised, double-blind, non-inferiority trial. Lancet 389: 2304–2316

Kurki P, van Aerts L, Wolff-Holz E, Giezen T, Skibeli V, Weise M (2017): Interchangeability of biosimilars: a European perspective. BioDrugs 31(2): 83–91

KV Bayerns (2017): Wirkstoffvereinbarung vom 31.10.2014 in der Fassung des Beschlusses des Landesschiedsamtes vom 02./03.11.2016 zur Prüfungsvereinbarung gemäß § 106 Abs. 1 Satz 2 und § 106b Abs. 1 Satz 1 SGB V sowie des 1. Nachtrags vom 14.11.2016 mit Wirkung zum 01.12.2016 und des 2. Nachtrags vom 21.09.2017 mit Wirkung ab 01.10.2017. Internet: https://www.kvb.de/fileadmin/kvb/dokumente/Praxis/Rechtsquellen/S-Z/KVB-RQ-Wirkstoffvereinbarung-2017.pdf

KV Niedersachsen (2018): Persönliche Auskunft

KV Sachsen (2017): Arzneimittelvereinbarung für das Jahr 2017 gemäß § 84 SGB V. Internet: https://www.kvs-sachsen.de/fileadmin/data/kvs/downloads/vertrag/170109-AMV_2017_Endf.pdf

KV Thüringen (2017): Arzneimittelvereinbarung für das Jahr 2017 gemäß § 84 SGB V. Internet: http://www.kv-thueringen.de/presse/30_publ/01_archiv/2017/RS_01/RS_01_2017_anlage02.pdf

KV Westfalen-Lippe (2017): Arzneimittelvereinbarung nach § 84 Abs. 1 SGB V für das Jahr 2018 für Westfalen-Lippe. Internet: https://www.kvwl.de/arzt/recht/kvwl/amv_hmv/avm_wl_2018.pdf

Lyman GH, Balaban E, Diaz M, Ferris A, Tsao A, Voest E, Zon R, Francisco M, Green S, Sherwood S, Harvey RD, Schilsky RL (2018): American Society of Clinical Oncology Statement: Biosimilars in Oncology. J Clin Oncol 36(12):1260–1265

Medicines Evaluation Board (2017): Biosimilar medicines. Internet: https://english.cbg-meb.nl/human/healthcare-providers/biosimilar-medicines

Mellstedt H (2013): Anti-neoplastic biosimilars--the same rules as for cytotoxic generics cannot be applied. Ann Oncol 24 Suppl 5: v23–28

Osterloh F, Vetter, C (2017): Biosimilars: Diskussion um Verordnungszahlen. Dtsch Arztebl International 114(41): A-1850/B-1572/C-1538

Paul-Ehrlich-Institut (2015): Position des Paul-Ehrlich-Instituts zum Einsatz von Biosimilars. Internet: http://www.pei.de/DE/arzneimittel/immunglobuline-monoklonale-anti koerper/monoklonale-antikoerper/zusatz/position-pei-interchangebility-biosimilars-inhalt.html

Pineda C, Castañeda Hernández G, Jacobs IA, Alvarez DF, Carini C (2016): Assessing the immunogenicity of biopharmaceuticals. BioDrugs 30(3): 195–206

QuintilesIMS Instutute (2016): Outlook for global medicines through 2021. Balancing cost and value. Internet: http://www.imshealth.com/en/thought-leadership/quinti lesims-Institute/reports/outlook_for_global_medicines_through_2021

QuintilesIMS (2017): The impact of biosimilar competition in Europe. Internet: http://www.medicinesforeurope.com/wp-content/uploads/2017/05/IMS-Biosimilar-2017_V9.pdf

Rottembourg J, Schellekens H (2014): Non biologic complex drug concept: experiences with iron sucrose and low molecular weight heparin. J Blood Lymph 4(2): 123

ROVI (2018): Über Enoxaparin BECAT. Internet: https://www.enoxaparinbecat.de/enoxaparin-becat#

Sagonowsky E (2018): AbbVie's Humira gets biosim reprieve – and Amgen wins copycat advantage – in patent deal with Samsung Bioepis. Internet: https://www.fiercepharma.com/legal/abbvie-biogen-agree-2023-date-for-u-s-humira-biosim-launch

Schellekens H, Stegemann S, Weinstein V, de Vlieger JS, Flühmann B, Mühlebach S, Gaspar R, Shah VP, Crommelin DJ (2014): How to regulate nonbiological complex drugs (NBCD) and their follow-on versions: points to consider. AAPS J 16(1): 15–21

Schneider CK, Weise M (2015): Regulatory aspects of biosimilars. Myths and facts. Z Rheumatol 74(8): 695–"700

Storz U (2017): Of patents and patent disputes: The TNFα patent files. Part 1:Humira. Hum Antibodies 25(1-2): 1–16

Tabernero J, Vyas M, Giuliani R, Arnold D, Cardoso F, Casali PG, Cervantes A, Eggermont AM, Eniu A, Jassem J, Pentheroudakis G, Peters S, Rauh S, Zielinski CC, Stahel RA, Voest E, Douillard JY, McGregor K, Ciardiello F (2017): Biosimilars: a position paper of the European Society for Medical Oncology, with particular reference to oncology prescribers. ESMO Open 1(6): e000142

Taylor L (2014): France moving ahead with biosimilar substitution. Internet: http://www.pharmatimes.com/news/france_moving_ahead_with_biosimilar_substitution_1001811

Techniker Krankenkasse (2018): Auftragsbekanntmachung. Internet: https://vergabe.tk.de/Satellite/public/company/project/287979/de/overview

Vegh Z, Kurti Z, Lakatos PL (2017): Real-life efficacy, immunogenicity and safety of biosimilar infliximab. Dig Dis 35 (1–2): 101–106

vfa (2018): 2017 in Deutschland neu eingeführte Medikamente mit neuem Wirkstoff. Internet: https://www.vfa.de/embed/2017-in-deutschland-neu-eingefuehrte-medikamente-mit-neuem-wirkstoff.pdf

vfa/vfa bio (2018): Positionspapier Biopharmazeutika – Originalprodukte und Biosimilars. Internet: https://www.vfa-bio.de/vb-de/download-manager/_pos-biopharmazeutika-originalprodukte-und-biosimilars.pdf

Weise M, Bielsky MC, De Smet K, Ehmann F, Ekman N, Giezen TJ, Gravanis I, Heim HK, Heinonen E, Ho K, Moreau A, Narayanan G, Kruse NA, Reichmann G, Thorpe R, van Aerts L, Vleminckx C, Wadhwa M, Schneider CK (2012): Biosimilars: what clinicians should know. Blood 120(26): 5111–5117

Weise M, Kurki P, Wolff-Holz E, Bielsky MC, Schneider CK (2014): Biosimilars: the science of extrapolation. Blood 124(22): 3191–3196

Weise M, Wolff-Holz E (2016): Opportunities and challenges of extrapolation for biosimilars. Z Gastroenterol 54(11): 1211–1216

Der GKV-Arzneimittelmarkt 2017: Trends und Marktsegmente

Melanie Schröder und Carsten Telschow

© Springer-Verlag GmbH Deutschland, ein Teil von Springer Nature 2018
U. Schwabe, D. Paffrath, W.-D. Ludwig, J. Klauber (Hrsg.), *Arzneiverordnungs-Report 2018*
https://doi.org/10.1007/978-3-662-57386-0_5

Auf einen Blick

Die Datengrundlage wurde für den Arzneiverordnungs-Report 2018 in allen Marktauswertungen um die individuellen Zubereitungen erweitert. Der gesamte GKV-Arzneimittelumsatz ist im Jahr 2017 mit 41,47 Mrd. € gegenüber dem Vorjahr um 3,5 % angestiegen. Hauptursache hierfür ist die Entwicklung der Strukturkomponente (+6,1 %). Die Gründe sind maßgeblich bei neueren, patentgeschützten Arzneimitteln zu finden, die häufig mit besonders hohen Preisen auf den Markt gebracht werden. Mit einem durchschnittlichen ungewichteten Packungspreis von 4.491 € waren neue Arzneimittel aus den letzten drei Jahren im Mittel fast doppelt so teuer wie alle Patent-Arzneimittel im Durchschnitt. Rund 17,5 Mrd. € (45 % Nettokostenanteil im Gesamtmarkt) entfielen 2017 insgesamt auf patentgeschützte Wirkstoffe. Biologika mit Nettokosten von 10,6 Mrd. € erreichten 2017 einen Anteil von rund 27,5 % des gesamten Arzneimittelmarktes, ihr Verordnungsanteil nach Tagesdosen ist jedoch mit 2,7 % vergleichsweise gering. Starke Dynamik ist auch im Bereich der Orphan Drugs zu finden. So kann beobachtet werden, dass unter anderem durch Indikationsausweitungen Umsätze generiert werden, die diese Arzneimittel zu Blockbustern werden lassen. Im Markt für Zweitanbieter sind die Verordnungsanteile der Originalpräparate insbesondere bei teuren und umsatzstarken generikafähigen Arzneimitteln oft auffällig hoch. Rabattverträge haben sich als ausgabensenkendes Instrument etabliert: Sie stabilisieren zudem die Versorgung der Versicherten und ermöglichen eine größere Anbietervielfalt. Aus der freien Preisbildung für Arzneimittel im ersten Marktjahr resultiert eine Kostenbelastung der GKV seit 2011 von 1.090 Mio. €. Regional gibt es erhebliche Unterschiede in Bezug auf Ausgaben und Mengen verordneter Arzneimittel, die nicht allein mit strukturellen Unterschieden begründet werden können.

Im Jahr 2017 lagen die Ausgaben der gesetzlichen Krankenversicherung (GKV) abzüglich der Zuzahlungen der Versicherten bei knapp 230 Mrd. € und damit um 4,3 % über den Ausgaben des Vorjahres. Nachdem die GKV im Vorjahr bereits einen Überschuss von 1,6 Mrd. € erzielt hatte, wurde 2017 erneut ein Überschuss von 3,5 Mrd. € erreicht. Größter Ausgabenposten waren erneut die Ausgaben für die Krankenhausbehandlung mit einem Anteil von 32,2 %. Den zweiten Platz belegen die Ausgaben für die vertragsärztliche Behandlung (16,5 %), dicht gefolgt von den Arzneimittelausgaben mit einem Anteil von 16,4 %. Je Versicherten lagen die Ausgaben für Arzneimittel bei 521,99 €, 14,03 € höher als im Vorjahr. Die Ausgaben für die Krankenhausbehandlung summierten sich auf 1.026,40 € je Versicherten und damit auf 4,76 € mehr als noch 2016 (Bundesministerium für Gesundheit 2018). Indexiert auf die Ausgaben des Jahres 2000, ergibt sich, dass die Arzneimittelausgaben im Vergleich zu den anderen Leistungsbereichen um ca. 87 % und damit am stärksten angestiegen sind (◘ Abbildung 5.1).

Grundlage für die Marktanalysen im Arzneiverordnungs-Report bilden die Ausgaben für Produkte aus Apotheken – einschließlich der Ausgaben für Impfstoffe. Diese beliefen sich im Jahr 2017 auf 39,6 Mrd. € und sind gegenüber dem Anstieg im Vorjahr (+3,7 %) zwar weniger stark, aber erneut deut-

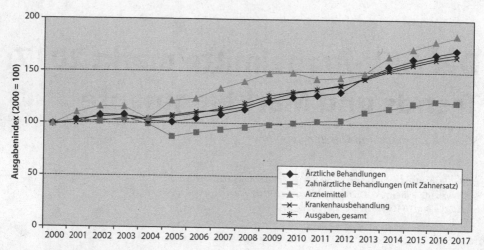

◘ Abbildung 5.1 Entwicklung von Ausgaben der einzelnen Leistungsbereiche seit dem Jahr 2000, indexiert auf die Ausgaben des Jahres 2000 nach amtlicher Statistik KJ1.

lich angestiegen (+3,1 %). Nicht berücksichtigt sind hier Produkte von sonstigen Lieferanten und die nur in Summe bekannten vertraglichen Rabatte der Hersteller. Die genaue Darstellung der berücksichtigten Ausgaben und der Berechnung des Umsatzes und der Nettokosten für Arzneimittel finden sich im ergänzenden statistischen Anhang (▶ Kapitel 48).

5.1 Entwicklung der Marktkomponenten

Mit dem vorliegenden Arzneiverordnungs-Report 2018 wird die Methodik des GKV-Arzneimittelindex erweitert: Die zugrundeliegende Datenbasis besteht nun nicht mehr nur aus verordneten Fertigarzneimitteln und Hilfsmitteln, sondern wird um die in Apotheken aus Fertigarzneimitteln hergestellten sogenannten individuellen Zubereitungen erweitert. Die Anpassung der Methodik trägt der wachsenden Relevanz dieses Marktsegments Rechnung, da der Markt dieser speziellen Arzneimittel in den vergangenen Jahren überdurchschnittlich stark – seit 2012 um über 50 Prozent – gewachsen ist und im Jahr 2017 einen Umsatz von 4,2 Mrd. Euro erreicht, was einem Anteil von 10,2 % an den gesamten Arzneimittelumsätzen von 41,5 Mrd. Euro entspricht (◘ Abbildung 5.2). Um interpretierbare Veränderungswerte gegenüber dem Vorjahr ausweisen zu können, wurden die Verordnungsdaten des Jah-

res 2016 nachträglich für den Arzneiverordnungs-Report 2018 um die Zubereitungen ergänzt. Damit ergeben sich in bestimmten Bereichen abweichende Werte für das Verordnungsjahr 2016 gegenüber dem Arzneiverordnungs-Report 2017.

Für die folgende differenzierte Analyse der Entwicklungen im Arzneimittelmarkt werden statt der Ausgaben der GKV gemäß amtlicher Statistik die Umsätze im gesamten Arzneimittelmarkt betrachtet. Im Unterschied zu den Arzneimittelausgaben berücksichtigen diese für die Fertigarzneimittel und Zubereitungen zusätzlich die gesetzlichen Abschläge sowie die Zuzahlungen der Patienten. Damit werden Veränderungen des Marktes möglichst unabhängig von sich wandelnden gesetzlichen Rahmenbedingungen dargestellt, die nur auf der Ausgaben-, nicht aber auf der Umsatzebene wirksam sind. Zugleich werden bei der Analyse des Arzneimittelmarktes weder Sprechstundenbedarf noch andere Nicht-Fertigarzneimittel wie beispielsweise Verbandstoffe oder Teststreifen berücksichtigt. Der Umsatz im Arzneimittelmarkt ist im Jahr 2017 gegenüber dem Vorjahr insgesamt um +3,5 % (1.390 Mio. €) angestiegen (◘ Abbildung 5.3, ◘ Tabelle 5.1).

Zurückzuführen ist der Umsatzanstieg 2017 auf den gestiegenen Wert je Verordnung mit einem Plus von 4,2 % bei einer rückläufigen Verordnungsmenge (−0,7 %). In den letzten zehn Jahren ist der Bruttoumsatz je Verordnung von 42,61 € im Jahr 2007 auf 62,48 € im Jahr 2017 gestiegen (◘ Abbil-

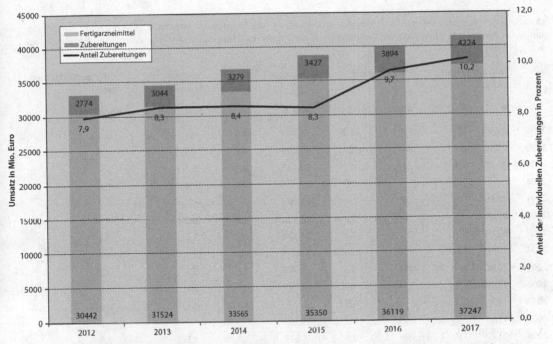

■ **Abbildung 5.2** Entwicklung der Umsätze im Arzneimittelmarkt, differenziert nach Fertigarzneimitteln und Zubereitungen sowie Anteil der Zubereitungen in den Jahren 2012 bis 2017.

dung 5.4). Allerdings muss für den 10-Jahres-Vergleich berücksichtigt werden, dass der Wert für das Jahr 2017 neben den Fertigarzneimitteln auch individuelle Zubereitungen beinhaltet. Nur für Fertigarzneimittel liegt der Wert je Verordnung im Jahr 2017 bei 56,50 €. Der gestiegene Wert je Verordnung ist zurückzuführen auf einen Umsatzeffekt der Strukturkomponente von +6,1 %, der die erneut rückläufige Preiskomponente von −0,9 % überkompensiert hat.

Wie lässt sich die negative Preiskomponente vor dem Hintergrund der Diskussion um immer mehr Hochpreisarzneimittel mit so genannten Mondpreisen (Bausch 2016; Glaeske 2016; Korzilius und Osterloh 2016; Ludwig 2016; Richard 2016) erklären? Die Komponentenanalyse berücksichtigt Preise von Arzneimitteln in einem definierten Warenkorb. In diesem sind alle Arzneimittel enthalten, die in beiden Jahren auf dem Markt waren und verordnet wurden. Die Änderung der Preise dieser Arzneimittel wird über die Komponentenanalyse in der Preiskomponente abgebildet. So stellt beispielsweise das Preismoratorium sicher, dass Hersteller die Preise nicht wirksam erhöhen können, gleich-

zeitig sorgen Festbetragsanpassungen und die AMNOG-Erstattungsbeträge dafür, dass für viele Arzneimittel die Preise sogar abgesenkt werden. Diese gesetzlichen Maßnahmen spiegeln sich in der rückläufigen Preiskomponente wider. Nicht von diesen Maßnahmen beeinflusst sind jedoch neue Arzneimittel, die erstmals 2017 auf den Markt gekommen sind und innerhalb des ersten Jahres einer freien Preisbildung unterliegen. Hier lässt sich anhand der Betrachtung der durchschnittlichen ungewichteten Packungspreise für neu eingeführte Arzneimittel erkennen, dass die Diskussion um sogenannte Mondpreise ihre Berechtigung hat: Im Jahresdurchschnitt 2017 lag der durchschnittliche ungewichtete Packungspreis patentgeschützter Arzneimittel bei 2.555,29 €, während der durchschnittliche ungewichtete Packungspreis der Marktneueinführungen (Neueinführungen der letzten 36 Monate) dieses Marktsegmentes mit 4.490,71 € beinah doppelt so hoch war. Wird die Entwicklung der durchschnittlichen Packungspreise über die letzten Jahre betrachtet, so wird deutlich, dass sich die durchschnittlichen Preise der neuen, patentgeschützten Arzneimittel von denen des gesamten

◻ **Tabelle 5.1** Umsatz-, Mengen- und Strukturentwicklung im GKV-Fertigarzneimittelmarkt 1998 bis 2017 (durch Änderungen in den Warenkörben 2001, 2007 und 2016 sind diese nicht mehr kontinuierlich mit den Vorjahren vergleichbar, vgl. ▶ Kapitel 48).

Jahr	Wert je Verordnung		Verordnungen		Umsatz		Struktur-komponente	Intermedikamenten-effekt
	€	Änd. (%)	Mio.	Änd. (%)	Mio. €	Änd. (%)	Änd. (%)	Änd. (%)
1998	22,65	8,3	807	−3,2	18.265	4,8	8,1	5,6
1999	24,03	6,1	783	−3,0	18.802	2,9	5,6	4,2
2000	25,80	7,4	749	−4,3	19.333	2,8	6,7	6,4
2001		11,5		−1,0		10,4	10,4	8,6
2001	28,02		760		21.298			
2002	29,80	6,3	761	0,2	22.689	6,5	6,6	5,4
2003	32,21	8,1	749	−1,6	24.121	6,3	9,1	6,5
2004	37,99	18,0	570	−23,9	21.663	−10,2	23,0	19,9
2005	39,86	4,9	591	3,6	23.561	8,7	5,2	3,2
2006	41,30	3,6	574	−3,0	23.692	0,6	6,1	3,9
2007		3,2		1,5		4,8	4,5	2,0
2007	42,61		594		25.306			
2008	43,87	3,0	608	2,4	26.677	5,4	4,5	1,5
2009	45,51	3,7	626	3,0	28.499	6,8	3,2	0,5
2010	47,46	4,3	626	0,0	29.725	4,3	4,2	2,3
2011	47,51	0,1	625	−0,1	29.716	−0,0	2,4	0,3
2012	48,05	1,1	633	1,3	30.442	2,4	2,3	0,7
2013	48,89	1,7	645	1,8	31.524	3,6	1,8	0,4
2014	52,52	5,4	651	1,0	33.565	6,5	6,5	4,7
2015	53,81	4,5	657	0,8	35.350	5,3	6,5	4,1
2016	54,43	1,1	664	1,0	36.119	2,2	3,1	1,4
2016*	59,98		668		40.081			
2017	62,48	4,2	664	−0,7	41.471	3,5	6,1	5,0

2016* einschließlich Zubereitungen

Patentmarktes seit 2011 geradezu entkoppelt haben. Seitdem werden offenbar immer höhere Preise für neue Arzneimittel verlangt (◻ Abbildung 5.5).

Die Strukturkomponente erfasst Umsatzveränderungen im Gesamtmarkt, die auf eine veränderte Struktur der Verordnungen zurückzuführen sind. Hierbei wird zwischen der so genannten Intramedikamentenkomponente – Verschiebungen zwischen verschiedenen Wirkstärken, Packungsgrößen und Darreichungsformen des gleichen Medikaments – und der Intermedikamentenkomponente – Verschiebungen zwischen verschiedenen Medikamenten – unterschieden. Die Strukturkomponente hat 2017 zu einem Umsatzanstieg von knapp 2,4 Mrd. € geführt, dabei hatte der Intermedikamenteneffekt einen Anteil von +5,0 %. Durch diesen ist der Gesamtumsatz um 2,0 Mrd. € gestiegen, weil es im Jahr 2017 eine Verschiebung der Verordnungen hin zu vergleichsweise teureren Arzneimitteln gab. Diese Effekte ergeben sich beispielsweise durch die Umstellung auf ein anderes Arzneimittel innerhalb der gleichen Indikation. Die Intramedikamentenkomponente mit einem Plus von 1,0 % ist in erster Linie auf die vermehrte Verordnung teurerer Darreichungsformen oder Wirkstärken zurückzuführen. Dies sorgt für ein Umsatzwachstum von 179 Mio. €.

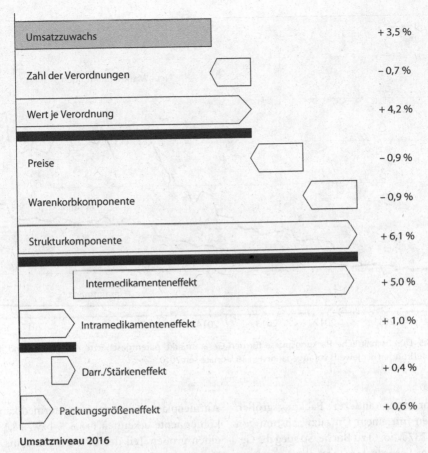

Umsatzzuwachs   + 3,5 %

Zahl der Verordnungen   – 0,7 %

Wert je Verordnung   + 4,2 %

Preise   – 0,9 %

Warenkorbkomponente   – 0,9 %

Strukturkomponente   + 6,1 %

Intermedikamenteneffekt   + 5,0 %

Intramedikamenteneffekt   + 1,0 %

Darr./Stärkeneffekt   + 0,4 %

Packungsgrößeneffekt   + 0,6 %

Umsatzniveau 2016

◨ Abbildung 5.3 Komponentenzerlegung der Umsatzentwicklung 2016/2017.

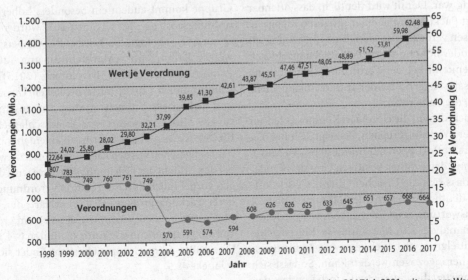

◨ Abbildung 5.4 Entwicklung von Verordnungen und Wert je Verordnung von 1998 bis 2017 (ab 2001 mit neuem Warenkorb, seit 2016 mit Zubereitungen).

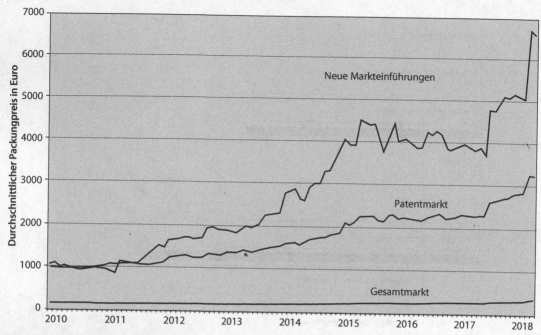

◘ **Abbildung 5.5** Durchschnittliche Packungspreise für den Gesamtmarkt, patentgeschützte Arzneimittel und patentgeschützte Neueinführungen der jeweils vorangegangenen 36 Monate seit 2010.

Die Verordnung anderer Packungsgrößen schlug dagegen mit einem Umsatzwachstum von knapp 0,6 % (237 Mio. €) zu Buche. So stieg die Gesamtmenge der verordneten Tagesdosen um 0,3% an, obwohl die Anzahl der Verordnungen mit 0,7 % rückläufig war. Damit wird deutlich, dass offenbar vermehrt Packungen mit einer größeren Menge an Tagesdosen verordnet wurden. Eine Umstellung auf größere oder höher dosierte Packungen macht sich umsatzsenkend bei der Verordnungskomponente und umsatzsteigernd bei der Intramedikamentenkomponente bemerkbar.

Betrachtet man die einzelnen Komponenten auf Ebene der Wirkstoffgruppen, so zeigt sich bei den zehn Wirkstoffgruppen mit mindestens 100 Mio. € Umsatz und den größten positiven Umsatzveränderungen, dass sich die Ursachen über die Wirkstoffgruppen deutlich unterscheiden (◘ Abbildung 5.6). Diese Auswertung zeigt beispielhaft, wie die Komponentenanalyse zur Marktanalyse für einzelne Arzneimittelgruppen beziehungsweise Indikationsgruppen herangezogen werden kann. So lässt sich bei den meisten dieser Gruppen – insbesondere den Antihämorrhagika, den Antithrombotika und den Antineoplastika – eine hohe Intermedikamentenkomponente erkennen (+8,8 % bzw. +8,1 %), die einen großen Teil des Umsatzwachstums erklärt. Der Anstieg um +8,1 % bei den Antineoplastika entspricht ca. 404 Mio. € Umsatzzuwachs. Bei dieser Gruppe kommt zudem ein besonders hoher Verordnungsanstieg (+6,1 %) hinzu. 2017 wurden einige neuere onkologische Wirkstoffe wie beispielsweise Palbociclib (Markteinführung 2016), Pembrolizumab (2015), Nivolumab (2015) und Daratumumab (2016) mit erheblichen Umsätzen und deutlichem Umsatzwachstum von zusammen ca. 489 Mio. € verordnet, was als ausschlaggebend für den Anstieg in der Intermedikamentenkomponente angesehen werden kann. Der Umsatzzuwachs bei den Mitteln der Calciumhomöostase wird dagegen vornehmlich durch vermehrte Verordnung anderer Packungsgrößen (+5,0 %) erklärt; der Umsatzanstieg bei den Vitaminen ist zu einem großen Teil auf gestiegene Preise zurückzuführen (+4,1 %). Eine vollständige Gruppenübersicht findet sich in ► Tabelle 48.5.

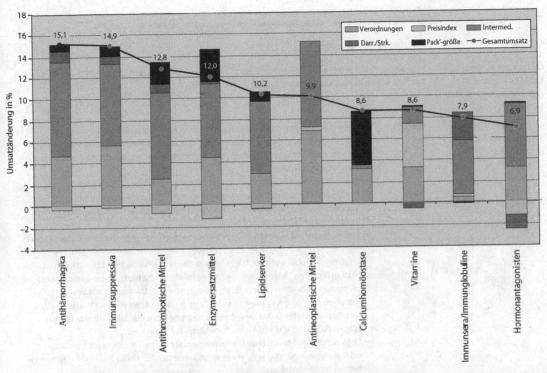

Abbildung 5.6 Die zehn Wirkstoffgruppen mit den größten positiven prozentualen Umsatzveränderungen im Jahr 2017 im Vergleich zum Vorjahr bei mindestens 100 Mio. € Umsatz, dargestellt hinsichtlich der Komponenten der Umsatzentwicklung mit Angabe der Gesamtumsatzveränderung der Gruppen.

5.2 Gesetzliche Maßnahmen im Arzneimittelmarkt und deren Auswirkungen

Die gesetzlichen Maßnahmen der vorangegangenen Jahre wurden bereits ausführlich in den früheren Ausgaben des Arzneiverordnungs-Reports beschrieben. Im Jahr 2017 wurde mit dem Gesetz zur Änderung betäubungsmittelrechtlicher und anderer Vorschriften der Bezug von Cannabis-Arznei erleichtert. Weitere Regelungen, insbesondere Justierungen am Verfahren der Frühen Nutzenbewertung, wurden 2017 mit dem GKV-Arzneimittelversorgungsstärkungsgesetz (GKV-AMVSG) getroffen. Eine Übersicht der Änderungen der gesetzlichen Regelungen in 2017 findet sich in **Tabelle 5.2.**

5.3 Entwicklung ausgewählter Marktsegmente

Der Blick auf die ausgabenstärksten Arzneimittel 2017 zeigt, dass in erster Linie patentgeschützte Arzneimittel für die hohen Umsätze und Nettokosten der GKV verantwortlich sind. So sind zwar zehn der 30 Arzneimittel mit den höchsten Nettokosten 2017 generika- oder biosimilarfähig und zu diesen auch günstigere, vergleichbare Alternativen verfügbar, allerdings sind gerade einmal zwei Generika in der Liste vertreten. Die anderen acht generika- bzw. biosimilarfähigen Wirkstoffe in dieser Liste werden zu 92 % noch immer als Original verordnet. Hier sollten die Möglichkeiten für eine wirtschaftlichere Verordnung über Selektivverträge besonders genutzt werden. Zusammen erreichten diese 30 Arzneimittel einen Anteil von 24,4 % an den gesamten Arzneimittel-Nettokosten des Jahres in Höhe von 38,7 Mrd. € (vgl. ► Tabelle 1.4).

☐ Tabelle 5.2 Übersicht über ausgewählte gesetzliche Regulierungen des GKV-Arzneimittelmarktes 2017.

Gesetz	Datum	Regelungen
Gesetz zur Änderung betäubungsmittel-rechtlicher und anderer Vorschriften	Februar 2017	Schwerkranke Patientinnen und Patienten können künftig zu Lasten der GKV Cannabis erhalten.
GKV-Arzneimittelver-sorgungsstärkungs-gesetz – AMVSG	Mai 2017	– Die Besonderheit von Kinderarzneimitteln soll bei der Nutzenbewertung stärker berücksichtigt werden. Nur für Kinder und Jugendliche erstattungs-fähige, verschreibungspflichtige Arzneimittel werden von der Nutzenbewer-tung ausgenommen. – Bei Antibiotika wird die Resistenzsituation bei der Nutzenbewertung und bei der Festbetragsgruppenbildung einbezogen. Zudem werden die Regelungen zur Erstattung von diagnostischen Verfahren verbessert, um den zielgenauen Einsatz von Antibiotika zu fördern. – Damit die Ergebnisse der Nutzenbewertung schneller in der Praxis ankommen, werden Ärzte künftig über ihre Praxissoftware besser über diese Ergebnisse informiert. Dabei wird auch der Aspekt der Wirtschaftlichkeit berücksichtigt. – In begründeten Einzelfällen – wenn es für den Patienten eine wichtige Thera-pieoption bedeuten kann – ist es möglich, bei der Vereinbarung von Erstattungsbeträgen bei nicht belegtem Zusatznutzen von der Vorgabe abzu-weichen, dass der Erstattungsbetrag nicht zu höheren Jahrestherapiekosten führen darf als die wirtschaftlichste Vergleichstherapie. – Legt ein pharmazeutischer Unternehmer das Nutzendossier nicht rechtzeitig oder nicht vollständig vor, ist ein angemessener Abschlag auf den Erstattungs-betrag zu vereinbaren. – Das geltende Preismoratorium wird bis Ende des Jahres 2022 verlängert. Ab 2018 wird ein Inflationsausgleich eingeführt. – Zur Sicherstellung der flächendeckenden Arzneimittelversorgung durch Apo-theken wird die Vergütung bei Standard-Rezepturarzneimitteln und Betäu-bungsmitteln erhöht. – Im Bereich der Versorgung mit Arzneimitteln zur Krebsbehandlung (Zytosta-tika) wird die Möglichkeit zum Abschluss von Versorgungsverträgen zwischen Krankenkassen und Apotheken abgeschafft. Als Alternative werden Rabattver-träge zwischen Krankenkassen und Herstellern ermöglicht und die Verhand-lungsmöglichkeiten der Selbstverwaltung über die Preise (Hilfstaxe) erweitert. – Rabattverträge der Krankenkassen für Impfstoffe werden abgeschafft, um die Versorgungssicherheit zu garantieren. – Um Lieferengpässe bei der Arzneimittelversorgung zu vermeiden, erhalten die Bundesoberbehörden durch Änderung des Arzneimittelgesetzes die Möglich-keit, von den Herstellern Informationen zu Absatzmenge und Verschreibungs-volumen des betroffenen Arzneimittels zu fordern. – Um die Lieferfähigkeit von Generika im Zusammenhang mit den Rabattver-trägen zwischen einzelnen Krankenkassen und Pharmaunternehmen sicher-zustellen, werden den Unternehmen Vorlaufzeiten von sechs Monaten ein-geräumt.

5.3.1 Markt der patentgeschützten Arzneimittel

Nach der kurzzeitigen Stagnation als Folge der Re-gelungen des AMNOG 2011 sind die Umsätze für patentgeschützte Arzneimittel im vergangenen Jahr auf 18,5 Mrd. € angestiegen (Nettokosten: 17,5 Mrd. €) und das trotz rückläufiger Verordnungs-mengen (vgl. ▶ Abbildung 1.3). Damit machten 6 % aller Verordnungen 45 % des gesamten Umsatzes 2017 aus. Dabei hatten einzelne (neue) Präparate einen starken Einfluss auf die Umsatzsteigerungen:

◘ Tabelle 5.3 Die fünf patentgeschützten Arzneimittel 2017 mit den höchsten Nettokostendifferenzen im Vergleich zu 2016.

Präparat	Nettokosten 2017	Nettokosten 2016	Differenz Nettokosten
Ibrance	216,6	5,2	211,4
Eliquis	504,7	335,8	168,9
Cosentyx	246,6	151,7	94,9
Keytruda	169,7	77,2	92,5
Opdivo	319,4	227,7	91,6
Summe	1.457,0	797,7	659,3
Anteil an Gesamt in %	3,8	2,1	47,9
Gesamtmarkt	38.651,6	37.275,6	1.376,0

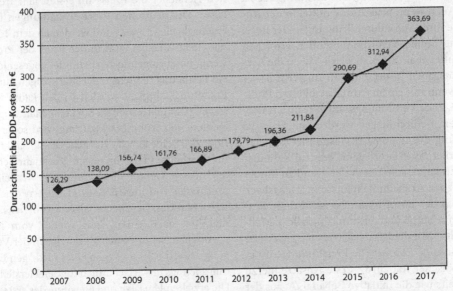

◘ Abbildung 5.7 Entwicklung des obersten Perzentils der durchschnittlichen DDD-Kosten aller verordneten Arzneimittel in den Jahren 2007 bis 2017 (nach Kosten je Tagesdosis, n = ca. 80; kein einheitlicher Warenkorb). Seit 2016 ergänzt um Zubereitungen.

◘ Tabelle 5.3 zeigt die fünf Patentarzneimittel, die 2017 die höchsten Nettokostenzuwächse gegenüber 2016 verzeichneten. In Summe haben diese zusätzliche Kosten für die GKV in Höhe von ca. 659 Mio. € verursacht. Dies entspricht knapp der Hälfte des absoluten Nettokostenanstiegs im Arzneimittelmarkt. Die Nettokosten dieser fünf Arzneimittel summierten sich 2017 auf ca. 1,5 Mrd. € und damit auf fast 4 % der gesamten Nettokosten im GKV-Arzneimittelmarkt (◘ Tabelle 5.3).

Bei den durchschnittlichen Kosten je DDD für alle ca. 8.000 tatsächlich verordneten Arzneimittel fällt auf, dass das eine Prozent der teuersten Produkte (ca. 80 Arzneimittel) eine hohe Kostendynamik im Zeitverlauf zeigt. Betrachtet man für dieses Segment die DDD-Kosten über die letzten zehn Jahre, so zeigt sich: Während die Perzentilgrenze im Jahr 2008 bei 138,09 € lag – 1 % der Arzneimittel kosteten mindestens 138,09 € je DDD – so ist dieser Wert in nur zehn Jahren um mehr als 160 % gestiegen und lag 2017 nun bei 363,69 € je DDD (◘ Abbildung 5.7). Unter den 81 Präparaten sind auch im Jahr 2017 hauptsächlich Arzneimittel, die nur für wenige Patienten eingesetzt werden, wie beispielsweise spezielle Präparate zur Behandlung der Hämophilie (Bluterkrankheit) oder als Enzymersatztherapie. Die hohen Preise führten jedoch dazu, dass diese Präparate Nettokosten von zusammen über 1,9 Mrd. € verursachten, was 4,9 % der gesamten Nettokosten im Arzneimittelmarkt entsprach, und dies trotz häufig geringer Patientenzahlen: Nach Tagesdosen hatten diese Arzneimittel lediglich einen Marktanteil von 0,006% am Gesamtmarkt.

Diese Ergebnisse zeigen, dass insbesondere spezielle und neu auf den Markt gebrachte Arzneimittel für den weiteren Kostenschub bei den Arzneimittelausgaben verantwortlich sind. Darüber hinaus nutzen die pharmazeutischen Unternehmen das erste Jahr der freien Preisbildung, um ihre Umsätze zu steigern. Auch wenn neue Arzneimittel in der Anfangsphase ihrer Marktdurchdringung in der Regel noch keine hohen Verordnungszahlen erreichen (vgl. Schaufler et al. 2013), so werden diese die Arzneimittelausgaben in der Zukunft ungleich höher belasten, wenn mit einem einmal etablierten Preisniveau steigende Verordnungszahlen realisiert werden können. Befürchtungen werden laut, dass die Finanzierung der nationalen Gesundheitssysteme immer stärker unter Druck gerät, was zur Rationierung führen kann, sofern sich der Trend zu immer teureren neuen Arzneimitteln fortsetzt (Hengsbach 2016). Auch der Europäische Rat sieht diese Entwicklung mit Sorge und diskutiert mögliche Maßnahmen der Mitgliedstaaten, wie beispielsweise eine gemeinsame Europäische Preisfindungsstrategie (Europäischer Rat 2016). Erste Ansätze hierzu gibt es bereits wie die Initiative BeNeLuxA, aus der heraus Belgien und den Niederlanden eine gemeinsame Preisverhandlung für das hochpreisige Arzneimittel Spinraza gelungen ist (Beneluxa 2018).

Die Preisentwicklung gerade neuerer Arzneimittel im europäischen Ausland zeigt, dass es sich nicht um ein rein deutsches Phänomen handelt. Auch wenn diese Entwicklung also offenbar keine direkte Folge der deutschen Gesetzgebung und des AMNOG zu sein scheint, so stellt dies doch insbesondere für den deutschen Markt eine besondere Herausforderung dar. Aus vergleichenden, länderübergreifenden Untersuchungen der Preisniveaus von Arzneimitteln geht Deutschland regelmäßig als Hochpreisland hervor (Busse et al. 2016; Busse et al. 2017; Vogler et al. 2016; Vogler et al. 2014). Ursachen lassen sich in einigen Besonderheiten des

deutschen Arzneimittelmarktes finden. So haben neue Arzneimittel einen direkten Marktzugang: es gibt in Deutschland – anders als in vielen europäischen Ländern – keine sogenannte vierte Hürde, mit der nach der erfolgreichen arzneimittelrechtlichen Zulassung zunächst die erstattungsrechtlichen Voraussetzungen festgelegt werden, bevor neue Arzneimittel den Patienten verordnet werden können (vgl. ▸ Kapitel 7). Diese Möglichkeit zur vergleichsweise frühzeitigen Markteinführung wird von den Herstellern genutzt: In Deutschland sind neue Arzneimittel häufig früher im Markt als in anderen Ländern (Busse et al. 2015). Zudem können Hersteller die Preise im ersten Jahr frei festlegen. Die deutschen Preisverhandlungen finden erst nachgelagert statt und werden ab dem 13. Monat effektiv. Dabei wird in der Regel der Preis für wenig nutzbringende Arzneimittel abgesenkt bzw. ein Festbetrag festgelegt, der Marktzugang und die Erstattungsfähigkeit werden jedoch kaum beeinträchtigt. Es gibt also nicht nur keine Marktzugangsbarriere, der frühe Marktzugang wird sogar noch finanziell befördert, da Hersteller keine Sanktionen für überhöhte Preise im ersten Marktjahr befürchten müssen. Gerade wenig innovative Arzneimittel profitieren von diesen Besonderheiten des deutschen Marktes. Gegebenenfalls wird ein neues Arzneimittel nach einem Jahr wieder vom Markt genommen, wenn es sich als nutzlos in der Versorgung erweist oder es wegen eines niedrigen Erstattungsbetrags unwirtschaftlich für den Hersteller ist. Die erzielten Umsätze und Gewinne des ersten Jahres werden jedoch nicht geschmälert, während in anderen Gesundheitssystemen möglicherweise erst gar kein Marktzugang gewährt wird. Dass Deutschland trotz Preisverhandlungen offenbar immer noch ein Hochpreisland für patentgeschützte Arzneimittel ist, zeigte sich auch in der separaten Betrachtung dieser Arzneimittelgruppe innerhalb des EU-Preisvergleichs im Arzneiverordnungs-Report 2017 (Busse et al. 2017).

Nach wie vor ist der Patentmarkt durch den sogenannten Bestandsmarkt geprägt. Das sind Arzneimittel, die bereits vor Einführung des AMNOG im Jahr 2011 auf dem Markt waren und nicht entsprechend bewertet wurden. So hatten diese Arzneimittel im Jahr 2017 aufgrund ihrer nach wie vor hohen Marktbedeutung einen Umsatz-Marktanteil von 58 % am gesamten Patentarzneimittelmarkt. Mit Aufhebung der Nutzenbewertung für den Bestandsmarkt im 14. SGB-V-Änderungsgesetz vom April 2014 lassen sich mit dem zur Verfügung stehenden Instrumentarium die Preise für diese Arzneimittel nicht wirksam beeinflussen. In das AMVSG wurde zwar eine Regelung aufgenommen, dass auch Bestandsmarkt-Arzneimittel in Ausnahmen für eine Nutzenbewertung herangezogen werden können, wenn für das Arzneimittel eine neue Zulassung mit neuem Unterlagenschutz erteilt wird. Da Arzneimittel mit bekannten Wirkstoffen unter den bestehenden EU-Regularien jedoch selbst bei sehr stark abweichenden Therapiegebieten gar keinen neuen Unterlagenschutz erhalten (GKV-Spitzenverband 2016), ist die Effektivität dieser Regelung zu hinterfragen. Keines der fünf Arzneimittel des Bestandsmarktes, die im Jahr 2017 mit neuen Indikationen auf den Markt gekommen sind, wurde einer Nutzenbewertung zugeführt (vgl. ▶ Tabelle 3.17).

Diese Regulierungslücke haben einige Hersteller offenbar erkannt und recyceln zunehmend alte Arzneimittel für neue Indikationen. Vom AMNOG und den nachfolgenden Preisverhandlungen scheinen die neuen Anwendungsgebiete weitgehend nicht betroffen zu sein. Sofern die Mittel unter einem neuen Handelsnamen in Verkehr gebracht werden, wird auch das Preismoratorium erst auf den Preis nach der erneuten Markteinführung angewendet. In der Wahl ihres Markteintrittspreises genießen die pharmazeutischen Unternehmen daher alle Freiheiten und scheinen diese auch zu nutzen. In einigen Beispielen orientieren die Preise sich weder an den tatsächlichen Entwicklungs- oder gar Produktionskosten noch am damit verbundenen Nutzen für die Patienten, sondern vielmehr am bereits etablierten indikationsbezogenen Preisniveau (Schröder und Telschow 2017): Das Parathyroid Hormon war bis 2013 unter dem Namen Preotact des Herstellers Takeda zur Behandlung der Osteoporose zu einem Preis von 595 € im Handel. Die identische Wirkstoffmenge wird seit 2017 als Natpar für 6.968 € zur Behandlung des chronischen Hypoparathyreoidismus wieder von der Firma Shire verkauft. Takeda hat aktuell Bestrebungen, die Firma Shire zu übernehmen (Manager Magazin 2018). Natrium-Pentosanpolysulfat war jahrzehntelang im Handel, unter anderem bei Durchblutungs-

störungen und um versehentliche Zytostatika-Intoxikationen zu mildern. 100 Tabletten kosteten zuletzt ca. 35 €. Als Elmiron wurde ein Präparat mit diesem Wirkstoff zur Behandlung des Blasenschmerz-Syndroms vom selben Hersteller weiterentwickelt und wird seit 2017 zu einem Preis von ca. 645 € von der Firma Pfleger vertrieben. An diesen Beispielen zeigt sich ein Muster: Altbekannte Wirkstoffe, deren kommerzieller Höhepunkt lange zurückliegt, werden vom Markt genommen und mit vergleichsweise geringen Aufwendungen, oft noch unter den erleichterten Bedingungen der Orphan-Gesetzgebung, kurze Zeit später für andere Indikationen reaktiviert und zu kaum nachvollziehbaren und nicht regulierbaren Preisen erneut vermarktet. Selbst wenn die Präparate nach AMNOG bewertet würden, wäre eine Absenkung des Preises in einer Erstattungsbetrags-Verhandlung nach der Logik des AMNOG nur auf das Preisniveau der indikationsbezogenen Vergleichstherapie möglich. Ist dieses Preisniveau aber bereits hoch oder gibt es gar keine adäquate Vergleichstherapie, so können nach heutigem Stand auch nicht die früheren Preise wirkstoffgleicher Präparate herangezogen werden. Die Entscheidung der Hersteller, die alten und meist sehr viel günstigeren, wirkstoffgleichen Präparate aus dem Handel zu nehmen, erscheint nachvollziehbar: Konnten diese doch unter Umständen off-label auch in den Indikationen der hochpreisigen „neuen" Präparate eingesetzt werden. Ist durch ein Präparat einmal ein Preisanker in einem Therapiegebiet gesetzt, ist dieses Niveau dann für alle nachfolgenden Präparate auch die preisliche Referenz.

Überlegungen zur Reformierung der Preisfindung bestehen beispielsweise darin, die tatsächlich entstandenen Forschungs- und Entwicklungskosten für die Arzneimittel einzubeziehen (Cassel und Ulrich 2015). Ob die Industrie diese Forderung tatsächlich umsetzen würde, scheint zweifelhaft, da die entsprechenden Kosten in einer Verhandlung zu offenbaren wären. Auch wenn mehr als 30 US-Staaten seit 2016 Gesetze (Pharmaceutical Cost Transparency Acts) erlassen haben, die die Hersteller von hochpreisigen Arzneimitteln verpflichten, ihre Produktionskosten detailliert zu offenbaren, steht man hier noch am Anfang und es gibt noch keine konkreten Regelungen zur Umsetzung (Hollis 2016; Vogler et al. 2017).

Die anhaltend hohe Zahl neuer Arzneimittel mit neu entwickelten Wirkstoffen deutet nicht darauf hin, dass sich die Bedingungen für Forschung und Entwicklung verschlechtert hätten. Im Gegenteil: Durch neue, verkürzte Zulassungsverfahren wird den Herstellern ermöglicht, die Patentlaufzeiten über einen früheren Marktzugang immer weiter auszunutzen und somit länger von der Exklusivität profitieren zu können. Zudem ist zu vermuten, dass mit den geringeren Anforderungen an die klinischen Studien in beschleunigten Zulassungsverfahren auch reduzierte Entwicklungskosten verbunden sind (Eichler et al. 2012; Mühlbauer 2016). So ist bei den weltweit 21 umsatzstärksten Pharmaunternehmen auch der Anteil der Forschungs- und Entwicklungsausgaben am Umsatz deutlich unterschiedlich: Merck gab in 2017 27,4 %, Pfizer jedoch nur 7,4 % für Entwicklungen aus (Ernst & Young 2018). An diesen Ausgaben lassen sich eher in die Zukunft gerichtete unternehmerische Entscheidungen ablesen, als dass diese für die Preisfindung aktuell am Markt befindlicher Produkte genutzt werden könnten. Gesamtwirtschaftlich betrachtet werden in der Branche Pharma und Biotechnologie die mit Abstand höchsten EBIT-Margen sowohl in Europa als auch in den Vereinigten Staaten erzielt: Im Jahr 2017 lag das durchschnittliche Betriebsergebnis der umsatzstärksten 21 Unternehmen bei 26,5 % (Ernst & Young 2018). Die Liste wird von Biotechnologieunternehmen angeführt, von denen einzelne wie beispielsweise Gilead sogar EBIT-Margen von 55,2 % und Biogen mit 46,4 % erreichen (Ernst & Young 2018). Im Vergleich dazu lag diese Kennzahl für das Jahr 2016 in der ebenfalls finanzkräftigen Automobilbranche lediglich bei 7,6 % (Ernst & Young 2017). Vor diesem Hintergrund erscheinen Aussagen, dass getätigte Investitionen nicht angemessen vergütet würden, kaum plausibel. Die Forderung nach weiterer steuerlicher Industrieförderung für Forschung und Entwicklung (Verband forschender Arzneimittelhersteller 2015) erscheint nicht nachvollziehbar, da die Versichertenbeiträge offensichtlich schon heute die Erwirtschaftung stattlicher Gewinne ermöglichen.

In einigen lukrativen Indikationsgebieten zeigt sich gar eine Vormachtstellung einzelner Anbieter, die durch eine strategisch günstige Positionierung innerhalb dieser Indikationsgebiete ihre marktbeherrschende Stellung auch zukünftig sichern. Das augenfälligste Beispiel hierfür war in den letzten Jahren der Markt der Hepatitis-C-Arzneimittel, der wesentlich von dem Unternehmen Gilead gestaltet wurde. Mit dem innovativen Produkt Sovaldi, das den Erkrankten eine Heilung von dieser schweren Infektionskrankheit ermöglichte und dabei besser verträglich war als ältere Arzneimittel, hat das Unternehmen diesen Markt sehr schnell beherrscht. Im Jahrestakt folgten dann weitere Arzneimittel desselben pharmazeutischen Unternehmens (Harvoni, Epclusa), die die Therapie jeweils weiter schrittweise verbesserten. Obwohl auch andere Unternehmen mit eigenen Entwicklungen nachlegten, konnten diese nur geringe Marktanteile erreichen und haben mittlerweile ihre Produkte sogar teilweise wieder vom deutschen Markt genommen. Um die Anbieterkonzentration in definierten Märkten zu messen, kann z. B. der Herfindahl-Hirschman-Index (HHI) berechnet werden. Dieser Index kann Werte zwischen 1 und 10.000 annehmen, wobei eine höhere Marktkonzentration durch höhere Indexwerte angezeigt wird. Eine hohe und bedenkliche Marktkonzentration ist nach Auffassung der Europäischen Kommission für Werte oberhalb von 1.800 anzunehmen (Europäische Kommission 2003). Der Indexwert für den Markt der Hepatitis-C-Arzneimittel liegt im Jahr 2017 bei 4.703: Zusammen haben zehn Unternehmen ca. 500 Mio. € an Umsätzen mit diesen Mitteln erzielt. Der Hersteller Gilead vereint dabei 63,9 % dieser Umsätze auf sich, bereits 98,8 % entfallen auf nur drei Unternehmen. Ähnliches zeigt sich im Markt der HIV-Arzneimittel mit einem HHI von 4.282. Die 27 Hersteller, die Arzneimittel zur Behandlung von HIV anbieten, erreichen zusammen einen Umsatz von ca. 640 Mio. €. 62,9 % dieses Umsatzes erwirtschaftet auch hier die Firma Gilead mit ihren Arzneimitteln: Über mehrere Jahre war der Wirkstoff Tenofovirdisoproxil patentgeschützt und in vielen von Gilead angebotenen Präparaten enthalten, die häufig Bestandteil der modernen antiretroviralen Kombinationstherapie sind. Kurz vor dem Patentauslauf hat Gilead den Wirkstoff geringfügig modifiziert (Tenofoviralafenamid) und in seinen Kombinationspräparaten mit neuem Patentschutz in den Handel gebracht. Gilead konnte so rückläufige Umsätze nahezu vollständig ausgleichen ohne jedoch eine wirkliche Produktverbesserung anzubieten (WIdO

2017). Die Anbieter des nunmehr generischen Tenofovirdisoproxil konnten kaum Marktanteile gewinnen, da Produkte mit der älteren Wirkstoffkombination nicht gegen die neue Kombination ausgetauscht werden können. Nach Auffassung der Monopolkommission birgt eine allgemeine Unternehmenskonzentration zugunsten von Effizienzgewinnen gleichsam das Risiko der gesamtwirtschaftlichen Abhängigkeit von einzelnen Unternehmen (Monopolkommission 2018). Insbesondere dürfte dies der Fall sein, wenn sich wie im Falle hoch wirksamer Arzneimittel in der Spezialversorgung kaum Alternativen durchsetzen können. Noch größere Probleme ergeben sich für Märkte in ärmeren Ländern, für die eine große Abhängigkeit bzw. mangelnde Alternativen bedeutet, dass wirksame Therapien noch unerschwinglicher werden und der Zugang der Menschen zu Heilung in weite Ferne rückt (BUKO Pharma-Kampagne 2018).

5.3.2 Biologika

Arzneimittel, deren Wirkstoff aus einem lebenden Organismus hergestellt wird, so genannte biologische Arzneimittel, Biologika oder auch Biopharmazeutika, haben in den vergangenen Jahren zunehmend an Bedeutung für die Arzneimitteltherapie gewonnen. Bei diesen Substanzen handelt es sich in aller Regel um große Proteinmoleküle aus mehreren und langen Aminosäureketten, die als hochkomplexe Gemische verschiedener Molekülformen vorliegen. Deren Herstellung funktioniert meist nur mithilfe gentechnologischer Methoden in großem Maßstab. Als erster Wirkstoff wurde Humaninsulin seit Ende der 70er Jahre des 20. Jahrhunderts entwickelt und 1982 auf den Markt gebracht (Dingermann und Zündorf 2013). Seitdem hat der Anteil gentechnologisch hergestellter Wirkstoffe an den neu in den Markt eingeführten Wirkstoffen eines Jahres deutlich zugenommen: Wurde in den 1990er Jahren noch jeder zehnte neue Wirkstoff gentechnologisch hergestellt, ist dies von den 38 neuen Wirkstoffen des Jahres 2017 bei 15 der Fall, also bei nahezu 40 %. Es ist kaum verwunderlich, dass die Bedeutung dieser therapeutisch wichtigen Wirkstoffe für die Arzneimittelausgaben kontinuierlich gestiegen ist. Die umsatzstärksten Gruppen der gen-

technologisch hergestellten Arzneimittel sind Immunsuppressiva, Antineoplastische Mittel (Onkologika) und Antidiabetika mit zusammen über 70 % der gesamten Biologika-Nettokosten. Im Jahr 2017 umfassen diese Biologika mit Nettokosten von 10,6 Mrd. € (und 11,3 Mrd. Euro Umsatz) rund 27,5 % des gesamten Arzneimittelmarktes (◘ Abbildung 5.8), der Verordnungsanteil nach Tagesdosen ist jedoch mit 2,7 % vergleichsweise gering.

Die Verordnung eines gentechnologisch hergestellten Arzneimittels kostet im Durchschnitt 563,62 € und ist damit dreizehnmal so teuer wie die durchschnittliche Verordnung im restlichen Markt (43,38 €). Die Umsatzdynamik gentechnologisch hergestellter Arzneimittel macht deutlich, dass diese stetig wachsenden Einfluss auf die Arzneimittelausgaben der Krankenkassen haben und wohl auch weiter haben werden.

5.3.3 Orphan Drugs

Arzneimittel gegen seltene Leiden, sogenannte Orphan Drugs, erfahren immer wieder Aufmerksamkeit, da ihre Relevanz in der Arzneimittellandschaft seit einigen Jahren zunimmt und einige Beispiele der „Mondpreis-Diskussion" diese Arzneimittel betreffen. Als selten gilt eine Krankheit innerhalb der Europäischen Union, wenn sie nicht mehr als fünf je 10.000 Personen betrifft. Aufgrund der geringen Anzahl an Patienten und die damit einhergehende geringere Umsatzerwartung wurde die Entwicklung von Arzneimitteln gegen seltene Erkrankungen lange Zeit vernachlässigt. Um die Attraktivität zu erhöhen und Forschung in diesem Gebiet zu fördern, wurden 2001 in der EU Anreizstrukturen geschaffen. So erhalten pharmazeutische Unternehmen, die für ihr Arzneimittel eine Orphan-Designation erfolgreich beantragt haben, finanzielle Anreize im Rahmen der Zulassung: Neben kostenfreier wissenschaftlicher Beratung, der Reduktion der Gebühren vor Marktzulassung um 50 % bzw. um 100 % für kleinere Unternehmen erhalten die Hersteller auch eine Marktexklusivität für zehn bzw. eine Erweiterung um zwei Jahre bei pädiatrischen Indikationen. Einzelne europäische Länder bieten Steuervergünstigungen (Frankreich, Niederlande und Großbritannien) und Forschungs-

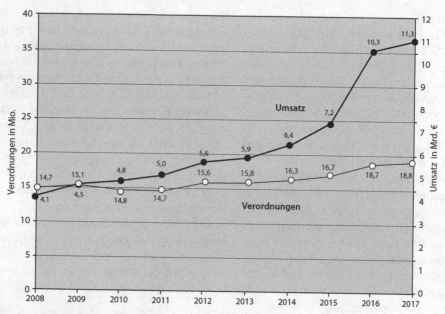

Abbildung 5.8 Verordnungen und Umsatz gentechnologisch hergestellter Arzneimittel 2008 bis 2017. Ab 2016 einschließlich Zubereitungen.

förderungen (Deutschland, Frankreich, Niederlande) für Unternehmen an (Roll et al., 2011).

Als gängiges Vorgehen in Marktanalysen des Marktes für Orphan Drugs (EvaluatePharma 2015, 2018) werden in den folgenden Analysen alle Arzneimittel betrachtet, die jemals mit einer Orphan Indikation bei der EMA zugelassen wurden, unabhängig von ihrem aktuellen Orphan Drug Status. Dass diese Regelungen Früchte tragen, wird sowohl auf europäischer Ebene als auch in der deutschen Arzneimittellandschaft deutlich. So steigt nicht nur die Anzahl der zugelassenen Orphan Drugs in Europa seit 2001 kontinuierlich an (European Medicines Agency, 2018). Auch in Deutschland wächst die Anzahl an verfügbaren Orphan Drugs seit Jahren stark, sodass in den letzten Jahren rund jeder dritte neue Wirkstoff ein Arzneimittel gegen seltene Leiden darstellt (🅾 Abbildung 5.9). In der Folge nimmt auch deren Umsatz der Arzneimittel, die jemals mit einer Orphan Designation zugelassen waren zu Lasten der GKV zu (🅾 Abbildung 5.10). Im Jahr 2017 betrugen die Umsätze aller Orphan Drugs rund 3,3 Mrd. €. Die Umsatzdynamik des Orphan-Drug-Marktes ist zudem deutlich stärker als die des Restmarktes, sodass der Umsatzanteil der Orphan Drugs jährlich steigt. Während vor zehn Jahren noch rund 2 % des Gesamtumsatzes auf

Orphan Drugs entfielen, sind es in 2017 bereits rund 8 %. Analog dazu verhalten sich die verordneten Tagesdosen, die um 355 % im gleichen Zeitraum anstiegen. Zukünftig – so prognostiziert EvaluatePharma für den weltweiten Markt – kann davon ausgegangen werden, dass die Umsätze für Orphan Drugs doppelt so schnell steigen wie die Umsätze anderer Arzneimittel. Im Jahr 2024 soll dieser Umsatz bereits rund ein Fünftel aller pharmazeutischen Erzeugnisse erreichen (EvaluatePharma 2018). Die Pipelines der Anbieter sehen auch weiterhin besonders profitabel aus: Für rund 40 % der Arzneimittel gegen seltene Erkrankungen, die sich in der Pipeline befinden, wird 2024 der Status eines Blockbusters angenommen (EvaluatePharma 2018).

In einem Vergleich von 22 europäischen Ländern zeigen Detiček et al. (2018), dass der deutsche Markt ein Paradies für Anbieter von Orphan Drugs zu sein scheint: In Deutschland sei nicht nur die höchste Anzahl von Präparaten dauerhaft verfügbar, diese seien auch am schnellsten im Markt vertreten und die Orphan-Umsätze je Einwohner seien ebenfalls in Deutschland am höchsten (Detiček et al. 2018).

Folglich ist es nicht überraschend, dass Orphan Drugs als das „neue Lieblingskind der Pharmaindustrie" (PlusMinus 2017) bezeichnet werden,

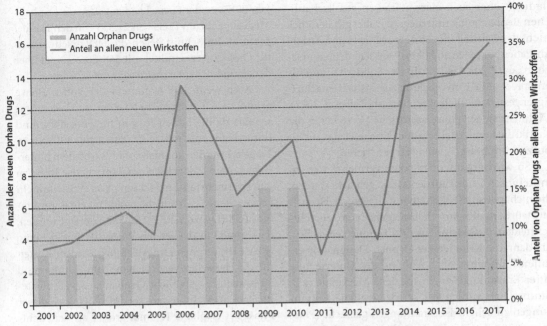

⧉ Abbildung 5.9 Anzahl der jährlich neuen Orphan Drugs seit 2001 sowie der Anteil der Orphan Drugs an allen neuen Wirkstoffen.

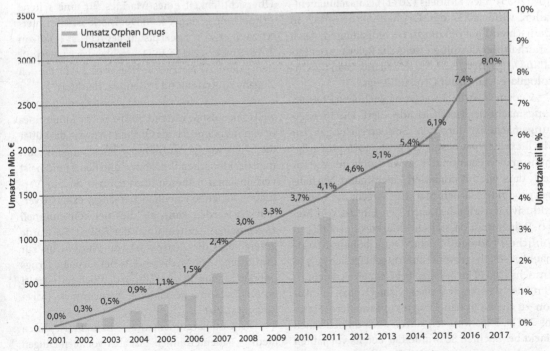

⧉ Abbildung 5.10 Umsatz und Anteil am Gesamt-Bruttoumsatz für Orphan Drugs (alle Arzneimittel, die jemals mit einer Orphan Designation zugelassen wurden) 2001 bis 2017. Ab 2016 mit Zubereitungen.

dadurch aber auch einer stärkeren gesellschaftlichen Beobachtung unterliegen. Dabei gilt der Blick nicht der Beurteilung, ob eine relativ kleine Anzahl an Patienten einen so hohen Umsatzanteil verursachen „darf", da das Prinzip der Solidarität und die entsprechende Umverteilung zugunsten Benachteiligter gesellschaftlich akzeptiert ist (Roll et al. 2011). Vielmehr stehen pharmazeutische Hersteller in der Kritik, die Sonderstellung der Orphan Drugs auszunutzen, um hohe Gewinne zu generieren.

So wird argumentiert, dass vermehrt Arzneimittel gegen Leiden auf den Markt gebracht werden, die nicht per se als selten eingestuft werden. Hersteller würden die Anwendungsgebiete so zurechtschneiden, dass kleine Sub-Indikationen entstehen, die dann die Kriterien der Orphan-Designation erfüllen (Simoens 2011). Anhand der Unterteilung einer Erkrankung durch spezielle Merkmale (z.B. Biomarker) würden per se nicht-seltene Erkrankungen zu seltenen Erkrankungen gemacht (PlusMinus 2017). Gerade die Onkologie und der Bereich der Pharmakogenetik seien attraktive Felder, um neue seltene Erkrankungen zu kreieren (Loughnot (2005) nach Simoens (2011)). Tatsächlich entfallen rund 40 % der Orphan-Arzneimittel in Deutschland auf onkologische Indikationen. Auch innerhalb der Onkologie steigt die Relevanz der Orphan Drugs: Bereits 27,5 % der Nettokosten für Onkologika entfallen auf Orphan Drugs.

Zudem wird die Ausnutzung der hohen Preissetzungsmacht der Hersteller adressiert. Die Preissetzungsmacht ist durch die Sonderregelungen zur Marktexklusivität besonders groß, noch größer als im normalen Patentmarkt. So wird nicht nur verhindert, dass wie im normalen Patentmarkt Nachahmerprodukte auf den Markt gelangen; die Marktexklusivität verhindert auch den Eintritt von Me-too-Präparaten, da sich die Marktexklusivität auf ähnliche Produkte bezieht. Diese höhere Marktmacht gegenüber dem Restmarkt schlägt sich gemäß Simoens (2011) im höheren Preis für ein Arzneimittel nieder, wenn es von einer Nicht-Orphan-Indikation zu einer Orphan-Designation wandert (Simoens 2011). Dies wird seit Jahren auch im deutschen Markt beobachtet: So wurde der bereits vor Jahren vom Markt genommene Wirkstoff Chenodesoxycholsäure – zuletzt bis 2010 unter dem Namen Chenofalk mit Kosten von ca. 58 € im Handel – im

Jahr 2017 von der Firma Leadiant als neues Orphan-Medikament zum Preis von 27.513 € in den Handel gebracht. Im Schnitt liegen die DDD-Nettokosten für Orphan-Arzneimittel mit 168 Euro 23mal über denen eines Patentarzneimittels mit ca. 7 Euro.

Auch wenn das Argument der hohen Preise grundsätzlich nachvollziehbar ist und akzeptiert scheint, da die hohen Kosten für Forschung und Entwicklung nur auf kleine Patientenpopulationen umgelegt werden können, sollte es trotzdem hinterfragt werden. Zunächst einmal spricht der Trend zu einer vermehrten Entwicklung von Arzneimitteln gegen seltene Leiden nicht gerade für ein unprofitables Feld (Danzon 2018). So kann gezeigt werden, dass gerade in der letzten Phase der Entwicklung (Phase III) Orphan Drugs deutlich weniger Kosten für die Hersteller verursachen – im Schnitt rund 50 % weniger – als Nicht-Orphan Drugs (EvaluatePharma 2015). Insgesamt sei die Rentabilität dieser Phase bei Orphans 1,14mal größer als bei Nicht-Orphan-Arzneimitteln (Danzon 2018).

Auch die Marketingkosten, die einen hohen Stellenwert einnehmen, können aufgrund der Übersichtlichkeit eines Marktes für eine seltene Erkrankung geringer sein: Der Markt ist informierter, weil er von Spezialisten geprägt ist (Danzon 2018; Simoens 2011). In Deutschland existieren zudem geförderte Netzwerke (Roll et al. 2011), die den Zugang zu Ärzten und Patienten erleichtern.

Der für die Unternehmen aber sicherlich finanziell lohnendste Umstand für die Entwicklung eines neuen Arzneimittels als Orphan Drug ist, dass über die häufig weniger aufwendige Forschung im Rahmen der klinischen Erprobung und den damit meist verbundenen früheren Markteintritt die zur Verfügung stehende Patentlaufzeit länger exklusiv vermarktet werden kann als dies bei konventionell zugelassenen Arzneimitteln der Fall ist. So wurde gezeigt, dass die Zeitspanne von Phase II bis zur Einführung des Medikaments bei Orphan Drugs mit durchschnittlich 3,9 Jahren deutlich geringer ist als mit 5,4 Jahren bei anderen Arzneimitteln (Meekings et al. 2012).

Die Kostenargumentation – hohe Preise durch niedrige Patientenzahlen – ist aber vor allen Dingen vor dem Hintergrund konstant hoher Preise für Orphan Drugs bei einer Indikationsausweitung – in der Regel um weitere Orphan-Indikationen – schwer

◘ Tabelle 5.4 Nettokosten und Verordnungen sowie Anzahl der Orphan-Indikationen bei Zulassung und aktuell der 20 umsatzstärksten Arzneimittel 2017, die einen Orphan-Drug-Status haben oder hatten.

Rang nach Netto-kosten	Wirkstoff	Präparat	Verord-nungen in DDD in Tsd.	Netto-kosten in Mio. €	Markt-eintritt	Ende des Orphan Status	Anzahl Or-phan Indika-tionen bei Zulassung	Anzahl aktuelle (Orphan) Indikationen
1	Lenalidomid	Revlimid	1.567	355	2007		1	5
2	Eculizumab	Soliris	214	242	2007		1	3
3	Ibrutinib	Imbruvica	679	172	2014		2	4
4	Ruxolitinib	Jakavi	1.138	169	2012	Feb. 15	1	2
5	Imatinib	Glivec	934	113	2001	Apr. 12	2	9
6	Nilotinib	Tasigna	856	109	2008		1	2
7	Daratumumab	Darzalex	444	101	2016		1	2
8	Agalsidase alfa	Replagal	147	95	2001	Aug. 11	1	1
9	Alglucosidase alfa	Myozyme	81	93	2006	Mrz. 16	1	1
10	Dasatinib	Sprycel	377	78	2006	Nov. 16	2	3
11	Sunitinib	Sutent	489	77	2006	Jul. 08	2	3
12	Azacitidin	Vidaza	415	70	2009		3	4
13	Carfilzomib	Kyprolis	296	69	2015		1	1
14	Deferasirox	Exjade	591	56	2006	Sep. 16	2	3
15	Bosentan	Tracleer	407	51	2002	Mai. 12	2	4
16	Macitentan	Opsumit	575	51	2014		1	1
17	Eltrombopag	Revolade	563	50	2010	Jan. 12	1	2
18	Ivacaftor und Lumacaftor	Orkambi	112	50	2015	Okt. 15	1	1
19	Ramucirumab	Cyramza	222	47	2015	Dez. 15	2	4
20	Everolimus	Afinitor	279	47	2009	Jul. 11	1	4
Summe TOP 20			10.386	2.093			29	59
Anteil am Gesamtmarkt			0,03%	5,05%				
Gesamtmarkt			41.268.197	41.471				

haltbar. ◘ Tabelle 5.4 zeigt die 20 umsatzstärksten Orphan Drugs des Jahres 2017, die Anzahl der verordneten Tagesdosen, die Nettokosten und die Anzahl der Orphan-Indikationen, für die diese Arzneimittel zugelassen sind. So wird zunächst deutlich, dass die 20 umsatzstärksten Orphan Drugs sich auf Nettokosten in Höhe von 2,1 Mrd. € summieren, was rund 5 % des gesamten Marktes für Arzneimittel entspricht. Anhand der Anzahl der Indikationen, für die diese Arzneimittel zugelassen wurden, wird deutlich, dass das mögliche Wirkspektrum des Arzneimittels, das mindestens die Ausprägung der aktuellen Orphan-Indikationen umfasst, viel größer ist als das Indikationsspektrum bei Erstzulassung.

Auch wenn jede Indikation eine seltene Krankheit gemäß Definition beschreibt, fällt es angesichts der Umsätze und Anzahl der Indikationen zumindest bei den umsatzstärksten dieser Arzneimittel schwer, das Bild eines förderungsbedürftigen Arzneimittels gegen seltene Erkrankungen aufrechtzuerhalten.

Als Paradebeispiel ist *Glivec* zu nennen, das im Jahr 2001 zunächst in der Orphan-Indikation der chronisch-myeloischen Leukämie zugelassen wurde. Mittlerweile (nach Stand der aktuellen Fachinformation: 11/2017) besitzt es Zulassungen in neun verschiedenen Indikationen – die meisten davon sind Orphan-Indikationen – sodass nicht verwunderlich ist, dass sich dieses ehemalige Orphan-Arzneimittel zum Blockbuster entwickelt hat. Jahrelang gehörte es zu den 20 umsatzstärksten Arzneimitteln. Auch wenn sich die Menge der verordneten Tagesdosen von Glivec positiv entwickelt hat – auch durch ein Ausweiten der Zulassung – bleibt der Umsatz je DDD nach einer Steigerung im Jahr 2010 seitdem konstant, trotz generischer Konkurrenz seit Dezember 2016. Auch das umsatzstärkste Orphan Arzneimittel Revlimid kann auf eine Erfolgsgeschichte zurückblicken: Ursprünglich 2003 zugelassen gegen das multiple Myelom, gab es zwei Indikationserweiterungen, zuletzt 2011. Trotz einer immer noch andauernden Orphan-Designation findet sich dieses Arzneimittel innerhalb der zehn umsatzstärksten Arzneimittel der GKV (▶ Tabelle 1.4). Die Kosten je DDD sind seit 2003 sogar um 20 % gestiegen.

Auch wenn die vermehrte Entwicklung von Orphan Drugs als Erfolg der Anreizstrukturen gewertet werden kann, rufen die beobachtete Marktentwicklung und die aktuelle und zukünftig erwartete Umsatzdynamik Besorgnis hervor. Betreffen die Anreizstrukturen tatsächlich noch die Arzneimittel, für die sie einmal entwickelt wurden? So wird die Kritik immer wieder laut, dass eine reine Prävalenzgrenze für die Gewährung einer Besserstellung vor dem Hintergrund des Fortschritts in der Pharmakogenomik und der individualisierten Medizin zu hinterfragen ist, da sie möglicherweise heute Fehlanreize biete (Danzon 2018; Greiner 2012). So kommen Arzneimittel, die der individualisierten Medizin zugeordnet werden und deswegen eine kleine Anzahl an Patienten betreffen, in den Genuss einer Förderung, die für sie nicht intendiert war. Durch die beispielsweise über Biomarker stratifizierte Medizin mithilfe der molekularen Diagnostik wird der klassische „one size fits all"-Ansatz zukünftig immer weiter verdrängt (Greiner 2012). Auch wenn sich der Hersteller von individualisierter Medizin durch die geringeren Skaleneffekte bei der Produktion höheren Kosten für die Produktion gegenübergestellt sieht, so zeigt die aktuelle Marktsituation doch, dass trotz der kleinen Populationen attraktive Umsätze erzielt werden können (Greiner 2012). Das Anreizinstrumentarium für Orphan Drugs zielt auf die Förderung der Entwicklung von Arzneimitteln gegen „echte" seltene Erkrankungen ab und war nicht als Begleitinstrument der stratifi-

zierten Medizin gedacht, die sich vermutlich auch unabhängig von den Anreizstrukturen für Orphan Drugs in dieser Form entwickelt hätte. Vor dem Hintergrund knapper Ressourcen ist ein solcher Mitnahmeeffekt kritisch zu bewerten.

Zudem sind die Instrumente der Förderung im Detail zu hinterfragen. Am Beispiel der Marktexklusivität zeigt sich, dass Europa besondere Vorzüge gewährt: Während die Marktexklusivität hier zehn bzw. zwölf Jahre andauert, ist diese Periode in den USA auf sieben Jahre begrenzt; in Australien und Kanada gibt es eine solche Marktexklusivität gar nicht (Roll et al. 2011). Eine Absenkung der Marktexklusivität würde die Preissetzungsmacht des Herstellers eindämmen und könnte folglich zu geringeren Preisen führen. Zudem sollten bei Preisverhandlungen auch alle weiteren Indikationen betrachtet werden. Aus dieser Perspektive ist die im AMVSG verankerte Berücksichtigung des Gesamtvolumens bei Preis-Mengen-Vereinbarungen im Rahmen der Erstattungsbetragsverhandlungen zu begrüßen.

Grundsätzlich bleiben aber die Preis- und Erstattungsregulierungen von Arzneimitteln, die der individualisierten Medizin zugerechnet werden, eine Herausforderung, wie das aktuelle Beispiel der baldigen europäischen Zulassung der CAR-T-Zelltherapeutika Kymriah und Yescarta – beide Orphan Drugs – zeigt. Eine Behandlung mit diesen Arzneimitteln, die im Rahmen der klinischen Studien bei Leukämien und Lymphomen teilweise spektakuläre Erfolge zu erzielen scheinen, andererseits jedoch auch starke Nebenwirkungen hervorrufen, kostet in den USA, in denen sie seit Anfang 2018 zugelassen sind, rund 475.000 (Kymriah®) bzw. 373.000 (Yescarta®) US-Dollar (Deutsches Ärzteblatt 2018). Die Lösung ist in den USA mit einer Pay-for-Performance Regelung gefunden worden: So erhält der Hersteller den Preis nur, wenn der Patient innerhalb eines Monats auf das Präparat anspricht (Fortune 2018). Es bleibt abzuwarten, wie andere Gesundheitssysteme mit dieser Herausforderung umgehen.

5.3.4　Generikafähiger und biosimilarfähiger Markt

Generika haben zusammen mit den überwiegend im generikafähigen Markt wirksamen Selektivra-

◘ **Tabelle 5.5** Generikanteil Wirkstoffe mit Patentablauf in den Jahren 2015 bis 2017 im Verordnungsjahr 2017.

Beginn Zweit-anbieter-Wettbewerb	Wirkstoff	Netto-kosten in Mio. €	Generikaanteil Nettokosten in %	Verord-nungen in Tsd.	Anteil Zweitan-bieter an Verord-nungen in %
2015					
1	Valganciclovir	24,7	82,4	15,7	77,3
2	Candesartan und Amlodipin	5,0	100,0	130,7	100,0
2	Dienogest und Estrogen	12,7	12,8	371,8	16,8
2	*Infliximab*	418,2	43,6	158,5	53,4
2	Sevelamer	35,0	58,2	160,9	62,3
3	Paricalcitol	13,7	60,9	109,9	64,6
3	Rasagilin	28,2	81,6	94,3	85,7
4	Brinzolamid	21,2	17,5	524,9	17,6
5	Atorvastatin, Acetylsalicyl-säure und Ramipril	0,6	100,0	13,1	100,0
5	Duloxetin	8,2	78,1	88,1	83,9
6	Bupropion	33,1	50,0	318,4	54,2
7	Miglustat	13,2	2,0	1,5	2,2
9	*Insulin glargin*	369,4	5,8	2.985,7	7,5
9	Zonisamid	17,5	47,3	112,2	51,5
10	Levomethadon	2,2	22,4	39,8	19,6
		1.003,0	31,8	5.125,4	23,1
2016					
1	Linezolid	10,1	93,4	11,5	96,0
1	Teicoplanin	0,4	9,3	0,9	20,0
1	Bendamustin	20,0	73,4	63,6	91,1
2	*Etanercept*	554,5	29,6	151,6	36,2
3	Fondaparinux	18,3	0,0	173,9	0,0
6	Lamivudin und Abacavir	26,8	27,3	16,1	30,2
6	Palonosetron	10,3	54,2	124,0	62,8
7	Tiotropiumbromid	217,9	5,3	1.708,1	5,9
7	Glycopyrroniumbromid	0,3	0,1	9,0	0,2
8	Sildenafil	39,7	41,2	37,5	39,9
8	Milnacipran	3,9	100,0	73,7	100,0
8	Losartan und Amlodipin	0,2	100,0	4,9	100,0
8	Cinnarizin und Dimenhydrinat	23,5	11,5	716,7	12,7
8	Voriconazol	17,4	36,2	9,1	49,5
9	Glatirameracetat	261,1	0,5	90,7	0,8
12	Imatinib	249,6	0,1	39,7	0,1
		1.454,0	16,8	3.230,8	15,4

▣ Tabelle 5.5 Ausgewählte Wirkstoffe mit Patentablauf in den Jahren 2015 bis 2017 im Verordnungsjahr 2017.

Beginn Zweit-anbieter-Wettbewerb	Wirkstoff	Netto-kosten in Mio. €	Generikaanteil Nettokosten in %	Verord-nungen in Tsd.	Anteil Zweitan-bieter an Verord-nungen in %
2017					
1	Rupatadin	3,7	4,9	135,6	5,8
2	Etoricoxib	81,4	33,4	1662,3	42,9
2	Fulvestrant	71,5	27,5	85,7	28,9
2	Valsartan und Amlodipin	63,0	7,5	582,5	9,3
3	Bimatoprost	16,5	3,1	338,2	3,8
3	Tolcapon	3,9	0,0	16,5	0,0
3	Olmesartanmedoxomil	2,8	59,1	111,1	58,8
4	*Rituximab*	309,6	12,7	181,8	14,4
5	Hydroxychloroquin	7,7	0,6	273,6	0,6
5	Entecavir	42,8	27,0	29,9	34,2
6	Travoprost	8,3	7,8	230,2	8,9
7	Melphalan	0,4	1,4	3,3	0,6
8	Vaginalring mit Gestagenen und Estrogenen	3,2	0,0	75,6	0,0
8	Tenofovirdisoproxil	64,8	0,0	51,8	0,0
8	Dutasterid	0,5	0,0	8,6	0,0
8	Tenofovirdisoproxil und Emtricitabin	134,4	0,0	73,3	0,0
8	*Enoxaparin*	242,6	0,6	2333,5	0,9
9	Bosentan	55,4	7,3	18,7	9,4
9	Timolol und Travoprost	9,0	4,4	189,7	5,2
9	*Insulin lispro*	229,3	0,0	1919,6	0,0
10	Anagrelid	20,0	1,5	38,7	1,5
10	Oxycodon und Naloxon	170,9	26,1	1117,7	27,2
11	Tetrabenazin	3,9	0,0	21,6	0,0
11	Ivabradin	53,3	0,1	468,7	0,1
11	Ganirelix	6,2	0,1	64,5	0,3
11	Tadalafil	12,1	0,0	15,4	0,0
12	Emtricitabin, Tenofovirdiso-proxil und Efavirenz	47,1	0,0	14,7	0,0
		1.664,4	9,4	10.062,7	12,7
Summe hier		4.121,3		18.418,9	
Durchschnitt (2015 bis 2017)			17,5		16,1

batten und Festbeträgen in den vergangenen Jahren maßgeblich kostendämpfend im deutschen Arzneimittelmarkt gewirkt. Generika sind Arzneimittel mit patentfreien Wirkstoffen, deren Hersteller nicht der jeweilige Erstanbieter ist. Ihr Marktanteil hat sich seit 1997 stark erhöht: Vor 20 Jahren waren noch 45 % aller verordneten Arzneimittel Generika, bis zum Jahr 2017 stieg dieser Anteil auf 76,4 % an. Der Umsatzanteil liegt hingegen bei rund einem Drittel (vgl. ▶ Abbildung 1.4). Im internationalen Vergleich der OECD weist Deutschland – wie bereits seit vielen Jahren – mit rund 80 % fast den höchsten Generikaanteil am Gesamtmarkt auf, unter den europäischen Ländern liegt lediglich das Vereinigte Königreich mit 84 % im Jahr 2014 leicht darüber, andere Länder wie Belgien oder die Schweiz liegen mit 33 % bzw. 25 % jedoch deutlich unterhalb des deutschen Wertes (OECD 2017). Deutschland nimmt zwar weiterhin einen Spitzenplatz bei den verordneten Volumina ein, jedoch werden die Arzneimittel in anderen europäischen Ländern nach Listenpreisen deutlich kostengünstiger angeboten (Danzon und Furukawa 2008; Kanavos et al. 2008; Kanavos et al. 2011). Ob Generika dort auch faktisch kostengünstiger angeboten werden, kann jedoch vor dem Hintergrund des umfänglichen und weitgehend intransparenten Rabattierungsgeschehens im Generikamarkt nur unzureichend beurteilt werden.

Im Jahr 2017 verzeichnet der Anteil der Zweitanbieter innerhalb des generikafähigen Marktes mit 65,6 % nach Nettokosten einen etwas geringeren Anteil gegenüber dem Vorjahr (72,4 %)(vgl. ▶ Tabelle 48.9). Die Patentabläufe der Jahre 2015 bis 2017 zeigen, dass der Verordnungsanteil der Zweitanbieter deutlich variiert (◻ Tabelle 5.5).

Die Wirkstoffkombination Candesartan und Amlodipin ist im dritten generikafähigen Jahr nun vollständig über generische Präparate vertreten. Beim Wirkstoff Miglustat – einem Orphan Drug, bei dem generische Alternativen ebenfalls seit 2015 zur Verfügung stehen – liegt der Nettokostenanteil hingegen nur bei 2,0 % und der Verordnungsanteil der Generika bei 2,2 %. Bei dem verordnungsstarken Insulin glargin verläuft die Umstellung im dritten Jahr mit nur 5,8 % biosimilarem Nettokostenanteil und 7,5 % biosimilarem Verordnungsanteil enttäuschend (vgl. ▶ Kapitel 4). Im Jahr 2017 sind

insgesamt 27 Wirkstoffe und Wirkstoffkombinationen mit Gesamtnettokosten von 1.664 Mio. € generikafähig bzw. biosimilarfähig geworden, von denen die bedeutendsten in ◻ Tabelle 5.5 gelistet sind. Dabei entfallen über 47 % dieser Nettokosten (zusammen 782 Mio. €) auf nur drei biologische Wirkstoffe: Rituximab, Enoxaparin und Insulin lispro. Die Anteile der Biosimilar-Zweitanbieter sind praktisch kaum existent, was abermals enttäuscht, selbst wenn man bedenkt, dass Enoxaparin und Insulin lispro erst im 3. Quartal biosimilarfähig geworden sind. Es besteht daher Hoffnung, dass diese Anteile noch steigen werden. Bei den umsatzstärksten und am wenigsten als Generika verordneten Wirkstoffen des Jahres 2016 in dieser Zusammenstellung – Imatinib, Glatirameracetat und Tiotropiumbromid – sind indes die Generika-Anteile kaum angestiegen. Einzig bei Etanercept zeigt sich eine positive Entwicklung mit einem Nettokostenanteil der Biosimilars von knapp 30 %.

In ◻ Abbildung 5.11 werden die Zweitanbieterquoten an den gesamten Verordnungsquoten der generika- bzw. biosimilarfähigen Wirkstoffe dargestellt: Je weniger der hier betrachteten 482 Wirkstoffe eine annähernd 100-prozentige Generikaquote aufweisen, desto weiter ist der Anstieg der Kurve nach rechts verschoben. Hierdurch wird das Potenzial der nicht ausgeschöpften Zweitanbieterverordnungen als Fläche links der Kurve verdeutlicht (schraffiert dargestellt). So weisen nur rund 55 % dieser Wirkstoffe eine Generikaquote von über 90 % auf. Allerdings kann auch die Verordnung ehemaliger Originalpräparate wirtschaftlich sein, wenn das Arzneimittel nicht teurer ist oder ein Rabattvertrag besteht.

Gemäß Abschlussbericht der Europäischen Kommission über den Wettbewerb im Arzneimittelsektor verzögern Originalhersteller den Markteintritt von Generika nach Patentablauf um durchschnittlich sieben Monate, indem sie den Umfang und die Dauer ihres Patentschutzes ausweiten, Patentstreitigkeiten gerichtlich austragen oder bei den Marktzulassungsbehörden intervenieren. Es gibt Hinweise darauf, dass auch nach erfolgter Zulassung von Generika die Hersteller der Originalpräparate im Rahmen ihrer Werbeaktionen bei niedergelassenen Ärzten die Qualität und Erhältlichkeit der Generika in Zweifel ziehen und versuchen, den Vertrieb

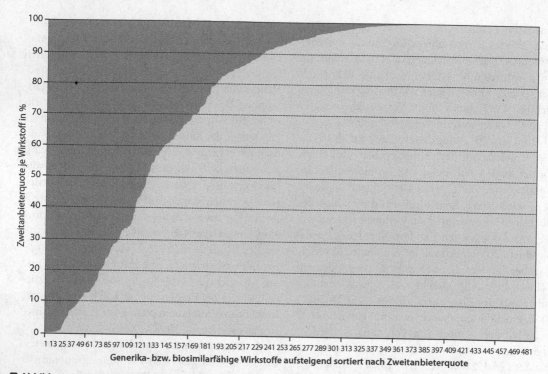

Abbildung 5.11 Verordnungsanteile der Zweitanbieter an den 482 generika- bzw. biosimilarfähigen Wirkstoffen im Jahr 2017.

der Generika zu beeinflussen (Europäische Kommission 2009). Im Juli 2014 endete ein Verfahren gegen die Arzneimittelhersteller Servier, Teva und vier weitere Unternehmen zum Wirkstoff Perindopril mit einer Strafzahlung von 428 Mio. €; mittels Geldzahlungen soll der Patentinhaber bei mehreren Generikaherstellern den Markteintritt von Generika verzögert haben (Europäische Kommission 2014). Dass sogenannte „Pay-for-Delay"-Abkommen wettbewerbshemmend wirken, liegt auf der Hand. Indes scheinen solche Absprachen mit einer zunehmenden Unternehmensverflechtung zuzunehmen (Monopolkommission 2018; Xie und Gerakos 2018).

Für Biologika entsteht ein Wettbewerb nach Patentablauf durch die Markteinführung von Biosimilars. Biosimilars können in einer groben Annäherung als generische Biologika, also Generika bio- oder gentechnologisch hergestellter Wirkstoffe, bezeichnet werden (vgl. Ausführungen dazu in ▶ Kapitel 4). Nach dem Erfolg der Generika wird auch von Biosimilars eine Belebung des Wettbewerbs erhofft, die ebenfalls eine qualitativ gleichwertige und wirtschaftliche Versorgung sichern.

Das Paul-Ehrlich-Institut betont in einer Stellungnahme, dass Biosimilars grundsätzlich nach erwiesener Äquivalenz und erfolgter Zulassung so eingesetzt werden können wie Originatorprodukte auch (Paul-Ehrlich-Institut 2015). Die Arzneimittelkommission der deutschen Ärzteschaft (AkdÄ) unterstützt diese Beurteilung in ihren Stellungnahmen zu Biosimilars (Arzneimittelkommission der Deutschen Ärzteschaft 2008; Arzneimittelkommission der Deutschen Ärzteschaft 2017). Betrachtet man die Entwicklung der durchschnittlichen DDD-Nettokosten für insgesamt 77 Arzneimittel, deren Patentausläufe zwischen 2014 und 2017 einen Wettbewerb mit Zweitanbietern ermöglicht haben, so wird deutlich, dass die mittleren Kosten chemischer Wirkstoffe deutlich stärker sinken als bei den Wirkstoffen mit Biosimilar-Wettbewerb (▶ Abbildung 5.12). So zeigt sich, dass Wirkstoffe mit Biosimilar-Wettbewerb nach einem Jahr im Durchschnitt noch 93 % der ursprünglichen Kosten unter Patentschutz verursachen, nach zwei Jahren sinken die Kosten nur leicht auf 90 % ab. Die korrespondierenden Werte für den Wettbewerb im generikafähi-

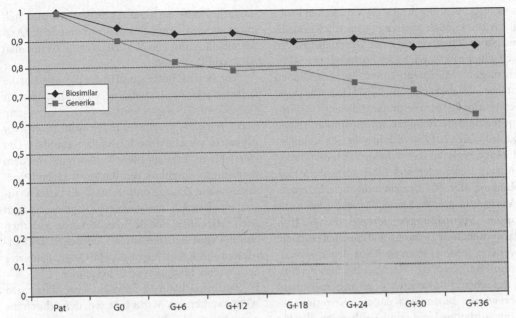

Abbildung 5.12 Entwicklung der durchschnittlichen Nettokosten je Tagesdosis für Wirkstoffe mit Zweitanbieter-Wettbewerb seit 2014 in Prozent, jeweils bezogen auf den Monat des Patentablaufs (=100 %) für Generika- und Biosimilar-Wettbewerb.

gen Markt liegen hingegen nach einem Jahr bereits bei durchschnittlich 80 % und nach zwei Jahren bei 76 %. Dabei fallen die Werte einzelner Wirkstoffe deutlich unterschiedlich aus: So lagen etwa die Nettokosten zwölf Monate nach Patentablauf (G+12) für den nun generischen Wirkstoff Escitalopram nur noch bei 23% der ursprünglichen Kosten, für das auch als Biosimilar erhältliche Follitropin alfa jedoch immer noch bei 99 %. Die unterschiedlichen Entwicklungen werden durch zwei Größen getrieben: Die relativ geringen Preisabstände zwischen Erst- und Zweitanbieter sowie die geringeren Verordnungsanteile im biosimilarfähigen gegenüber dem generikafähigen Markt.

Die vergleichsweise geringen Preisabstände der Biosimilars werden oft mit den hohen Anforderungen an die Entwicklung begründet, unter anderem müssen zusätzliche klinische Studien zur Vergleichbarkeit durchgeführt werden. Als Entwicklungskosten werden Größenordnungen von 60 bis 200 Mio. € genannt (Arbeitsgemeinschaft probiosimilars 2015). Dies ist zwar deutlich mehr als für Generika mit ca. 5 Mio. €, allerdings auch erheblich weniger als mit ca. 0,9 bis 1,2 Mrd. € für die Entwicklung eines neuen Biologikums aufgewendet wird (Deut-

sche Apothekerzeitung 2008; Reinwald 2015; Verband forschender Arzneimittelhersteller 2006; Zylka-Menhorn und Korzilius 2014). Vor dem Hintergrund der Entwicklungskosten, die bei einem Biosimilar bei etwa 25 Prozent der Entwicklungskosten eines Originalproduktes liegen, bleibt bei Biosimilarpreisen von rund 80 Prozent des Originalpreises noch viel Luft nach unten.

Warum die Preisabstände zum Biologika-Originalanbieter dennoch nur so gering sind, erklärt sich vermutlich aus einer überschaubaren Anbietervielfalt, die keinen echten Wettbewerb erkennen lässt: So waren 2017 vierzehn Anbieter von Biosimilars im deutschen Markt vertreten, worunter allerdings sechs Originalanbieter mit ihren Zweitprodukten bzw. deren Tochterfirmen vertreten sind: Lilly, Medice, Sanofi-Aventis, Pfizer, Biogen und Mundipharma. 83 % der Gesamtnettokosten für Biosimilars im Jahr 2017 verteilen sich auf diese Originalanbieter. Durchschnittlich stehen für die betrachteten 70 generikafähigen Wirkstoffe 6 Zweitanbieter zur Verfügung, während es bei den sieben biosimilarfähigen nur 2 Zweitanbieter sind.

Hier werden Anreize für den Markteintritt von Zweitanbietern benötigt, von denen dann eine kostensenkende Wirkung für die GKV ausgehen kann. Zugleich gibt es auch Anstrengungen von Krankenkassen, über Rabattverträge mit Originalanbietern wirtschaftliche Reserven in den hochpreisigen biosimilarfähigen Marktsegmenten zu erschließen (Deutsche Apothekerzeitung 2015; Deutsche Apothekerzeitung 2016). Die präparatebezogenen Einsparpotenzialberechnungen im biosimilarfähigen Markt des Jahres 2017 werden in ▶ Tabelle 4.2 aufgeführt. Auch regional unterscheiden sich die Marktdurchdringungsquoten von Biosimilars stark (vgl. ▶ Abbildung 4.3). Die Ursachen für diese heterogenen Verordnungsanteile sind divers. So kann die regionale Verordnungssteuerung durch Biosimilarquoten diese Heterogenität zum Teil erklären. Ein weiterer Einfluss kann auch von der Informationspolitik der jeweiligen Kassenärztlichen Vereinigung ausgehen. Ein weiteres Steuerungsinstrument im Bereich der Biosimilars, das eine Verordnungslenkung initiieren kann, sind Festbeträge, die für Erythropoietine bereits seit 2007 und seit 2017 auch für den Wirkstoff Infliximab genutzt werden.

Angesichts der Beurteilungen der therapeutischen Vergleichbarkeit und Austauschbarkeit aus Wissenschaft und Zulassungsinstitutionen (s. o.) überrascht, warum die tatsächlichen Verordnungsanteile der Biosimilarpräparate mit durchschnittlich 30,0 % immer noch vergleichsweise niedrig sind. Die großen Unterschiede in den Biosimilaranteilen der einzelnen Wirkstoffe verdeutlichen, dass schwer einzuschätzen ist, wie sich die Biosimilars insgesamt weiterhin im Markt platzieren werden und ob sich zeitnah ein relevanter Wettbewerb um Preise und Marktanteile einstellt. Grundsätzlich gewinnt man aber den Eindruck, dass die Akzeptanz von Biosimilars zugenommen hat, da die Geschwindigkeit der Marktdurchdringung in der ersten Phase über die Jahre gestiegen ist. So haben die Rituximab-Biosimilars Truxima (Mai) und Rixathon (Juni) den Markt zwar erst innerhalb des Jahres 2017 betreten. Sie weisen aber trotzdem bereits im gesamten Jahr 2017 einen zweistelligen Verordnungsanteil in Höhe von 15 % auf (▶ Abbildung 4.2) – ein Wert, der bei den ersten Biosimilars im Schnitt erst nach mehreren Jahren erreicht wurde und für andere Biosimilars – hier sind vor allen Dingen Insuline zu nennen – immer noch nicht annähernd erreicht ist. Die höhere Akzeptanz von Biosimilars in der Versorgung kann möglicherweise auch auf die Expertisen und Stellungnahmen des Paul-Ehrlich-Instituts und der Arzneimittelkommission der Deutschen Ärzteschaft zurückzuführen sein.

Vor diesem Hintergrund ist der Patentablauf des umsatzstärksten Arzneimittels Humira, der für Oktober 2018 erwartet wird, besonders interessant (siehe ▶ Kapitel 4). Hier stünden wohl bereits vor Ablauf 20 verschiedene Biosimilars am Start. Der Hersteller reagiert auf diese Konkurrenz mit dem vermehrten Abschluss von Rabattverträgen (Pharmazeutische Zeitung online 2018). Es bleibt abzuwarten, ob durch den stärkeren Wettbewerb dann auch tatsächlich höhere Preisabstände zwischen Humira und den Biosimilars entstehen und inwieweit die Rabattverträge dem Originalanbieter helfen, seine Marktanteile zu behaupten.

Zukünftig kann es durchaus sein, dass mehr Wettbewerber den Markt betreten, denn durch die Ausdehnung des Biosimilarmarktes – seit Mitte 2017 wird der Markteintritt von Biosimilars in den USA beschleunigt (IQVIA 2018) – sollte die Attraktivität der weltweiten Biosimilarproduktion steigen. Zukünftig ist auch deshalb mit einer Ausweitung des Biosimilarmarktes zu rechnen, weil zunehmend mehr biotechnologisch hergestellte Wirkstoffe ihren Patentschutz verlieren werden – wobei Humira zweifelsohne die größte Relevanz besitzen wird. So besteht Hoffnung, dass auch in diesem Segment insbesondere für verordnungsstarke Wirkstoffe zukünftig größere Wirtschaftlichkeitspotenziale realisiert werden. Mit Blick auf die gesamte Kostenentwicklung ist jedoch zu betonen, dass immer mehr neue Wirkstoffe teure Biologika sind. Zudem werden zukünftig Biologika auch in Therapiegebieten zu finden sein, in denen bisher noch kein Biologikum verfügbar war. Dies trifft auf rund die Hälfte der momentan in Entwicklung befindlichen Produkte zu (IMS Health 2017). Deren zunehmende Verordnung wird die gesamten Arzneimittelausgaben der kommenden Jahre maßgeblich bestimmen. Aufgrund des – im Vergleich zu Generika – deutlich geringeren Preisabstandes der Zweitanbieterpräparate zum Original werden die Kosten wirkstoffbezogen nach Patentablauf nicht mehr so stark sinken wie im Generikamarkt, wenn es nicht gelingt, den Wettbewerb im Biosimilarmarkt zu beleben bzw. geeignete Instrumente zur Kostensenkung und Verordnungssteuerung zu entwickeln und zu etablieren.

Der Abschluss von Rabattverträgen kurz vor bzw. direkt nach Patentablauf des Original-Biologikums mag zwar für die einzelne Kasse kurzfristig wirtschaftlich attraktiv sein, kann aber auch dazu beitragen, dass der Markteintritt für Anbieter unattraktiv erscheint und sich infolgedessen kein ernst zu nehmender Wettbewerb entfalten kann. Zudem wird den verschreibenden Ärzten durch flächendeckende Verträge mit den Originalanbietern bereits vor Ablauf des Patentschutzes das Signal gegeben, dass eine Original-Verordnung wirtschaftlich sei. Dabei könnte ein echter Preiswettbewerb zwischen Erst- und Zweitanbieterpräparaten die bekannte Abwärtsspirale aus dem Generikamarkt in Gang bringen und auf lange Sicht größere Preissenkungen ermöglichen. In diesem Sinne könnte beispielsweise eine Frist von mehreren Monaten bis zum Abschluss von Verträgen oder ein Ausschluss von Verträgen mit den Originalanbietern hilfreich sein, damit sich ein intensiverer Wettbewerb entwickeln kann.

5.4 Gesetzliche und vertragliche Steuerungsinstrumente

Viele Steuerungsinstrumente sind von dem Bemühen geprägt, die Steigerungen bei den Arzneimittelausgaben durch Kostendämpfungsmaßnahmen in den Griff zu bekommen. Derartige Maßnahmen ziehen jedoch meist keine strukturellen Änderungen nach sich und bewirken häufig einen einmaligen kostensenkenden Effekt, der sich in den Folgejahren fortsetzt. Derartige kostendämpfende Instrumente sind beispielsweise Festbeträge und die verschiedenen flächendeckend wirksamen gesetzlichen Abschläge (Packungsabschlag, Preismoratorium, Generikaabschlag). Seit Inkrafttreten des Arzneimittelmarktneuordnungsgesetzes (AMNOG) gibt es zudem ein Instrumentarium, mit dem für einzelne Arzneimittel Preise kollektiv verhandelt werden können. Neben diesen für alle Kassen gleichsam wirksam werdenden Steuerungs- und Kostendämpfungsinstrumenten sind die kassenindividuell abgeschlossenen Rabattverträge zu nennen, die hauptsächlich ausgabensenkend wirken.

5.4.1 Gesetzliche Abschläge

Die drei verschiedenen Arten von packungsbezogenen Herstellerabschlägen nach § 130a SGB V wirken auf unterschiedliche Marktsegmente. Der Herstellerabschlag für verschreibungspflichtige Nicht-Festbetragsarzneimittel wurde ab 2014 mit dem 14. SGB-V-Änderungsgesetz auf 7 % für nicht generikafähige bzw. 6 % für generikafähige Arzneimittel festgesetzt. Insgesamt konnten hierdurch mit 1.296 Mio. € im Jahr 2017 wieder mehr Einnahmen für die GKV erzielt werden als noch im Vorjahr. Für generikafähige Arzneimittel – unabhängig von der Festbetragssituation – gilt zudem auch noch ein Generikaabschlag von zusätzlichen 10 % je Packung, die jedoch durch Preissenkungen seitens der Hersteller abgelöst werden können. Diese summierten sich 2017 auf nahezu stabile 134 Mio. € (◘ Tabelle 5.9).

Gleichzeitig gilt nach wie vor ein temporäres Preismoratorium für Arzneimittel, die nicht durch Festbeträge reguliert werden. Mit dem AMVSG wurde das Preismoratorium bis Ende des Jahres 2022 verlängert, wobei der Industrie erstmals ab Juli 2018 ein jährlicher Inflationsausgleich für die betroffenen Präparate gewährt wird. Liegen die Herstellerabgabepreise höher als zum festgelegten Stichtag 1. August 2009, erhöht sich der gesetzliche Abschlag um die Differenz auf der Ebene des Herstellerabgabepreises. Die daraus resultierenden höheren Aufschläge der Handelsstufen werden durch das Preismoratorium jedoch nicht ausgeglichen, da hierfür die Listenpreise maßgeblich sind. Begründet wurde die Maßnahme bei der Einführung 2010 damit, dass bei verschreibungspflichtigen Arzneimitteln nur ein eingeschränkter Preiswettbewerb herrsche und die jährlichen Mehrausgaben zu einem überwiegenden Teil durch Zuwächse bei den nicht festbetragsgebundenen Arzneimitteln verursacht würden. Zwar entstehen durch die zurück gezahlten Abschläge bezifferbare Einsparungen für die GKV, die Hauptwirkung des Preismoratoriums wird jedoch dadurch erzielt, dass die Arzneimittelpreise eben gerade nicht erhöht werden. Die Abschläge aufgrund des Preismoratoriums beliefen sich 2017 auf 293 Mio. €, mit 17 Mio. € etwas weniger als noch im Vorjahr (◘ Tabelle 5.9).

Der packungsbezogene Apothekenabschlag wurde 2015 per Gesetz auf 1,77 € festgelegt. Die Vertreter der Apotheker und der Krankenkassen verhandeln seitdem nicht mehr jährlich neu über die Höhe des Abschlags. Gegenüber dem Vorjahr sind die Apothekenabschläge im Jahr 2017 parallel zum Mengenrückgang der Verordnungen um 5 Mio. € (-0,5 %) auf 1,094 Mrd. € gesunken. Im Dezember 2017 hat das Bundeswirtschaftsministerium ein Gutachten zur Vergütungsstruktur von Apotheken und Arzneimittel-Großhandel veröffentlicht, mit dem Anhaltspunkte für eine grundsätzliche Neuordnung und Neubewertung der einzelnen Honorierungsbestandteile gegeben werden (Bundesministerium für Wirtschaft und Energie 2018). Auch die Monopolkommission empfiehlt in ihrem Gutachten 2018 eine Neuordnung der Honorierung (Monopolkommission 2018). Die aktuelle Diskussion lässt erwarten, dass die Bundesregierung dieses Thema, auch unter Überprüfung des Apothekenabschlags, in der nächsten Zeit in den Blick nehmen wird.

Die kontinuierlichen Änderungen der gesetzlichen Abschläge von Herstellern und Apotheken im Fertigarzneimittelmarkt haben in den letzten zehn Jahren dazu geführt, dass das Verhältnis von Bruttoumsätzen nach Apothekenverkaufspreisen zu Nettokosten (Bruttoumsatz abzüglich der gesetzlichen Hersteller- und Apothekenabschläge) jährlich schwankt. So erreichen die gesetzlichen Abschläge im Jahr 2016 einen Anteil von 7,0 % am Brutto-Arzneimittelumsatz von 40,08 Mrd. €, im Jahr 2017 blieb die Summe der gesetzlichen Abschläge nahezu konstant, wodurch sich der Anteil auf 6,8 % am gestiegenen Arzneimittelumsatz von 41,47 Mrd. € verringerte (vgl. ▶ Tabelle 48.2). Zwischen 2002 und 2015 liegen die gesetzlichen Abschläge zwischen 5,9 % und 12,5 % des jährlichen Bruttoumsatzes (vgl. frühere Ausgaben des Arzneiverordnungs-Reports). Für die Berechnung des Nettoumsatzes der einzelnen Fertigarzneimittel müssen in diesen Betrachtungen die vertraglich zwischen Krankenkassen und pharmazeutischen Herstellern ausgehandelten Rabatte nach § 130a Abs. 8 SGB V unberücksichtigt bleiben, da diese auf der Produktebene der Öffentlichkeit nicht bekannt sind und ausschließlich als Rabattsummen in den amtlichen Rechnungsergebnissen veröffentlicht werden.

5.4.2 Arzneimittel-Rabattverträge

Seit 2003 haben die Krankenkassen mit dem § 130a Abs. 8 SGB V die Möglichkeit, mit Herstellern kassenspezifische Rabattverträge abzuschließen. Seit dem 1. April 2007 wurden diese Verträge auch „scharf gestellt", indem die Apotheken verpflichtet wurden, die kassenspezifischen Rabattverträge bei der Produktauswahl vorrangig zu bedienen, sofern der verordnende Arzt eine Substitution nicht ausgeschlossen hat. Seitdem wird der Wettbewerb von Krankenkassen und pharmazeutischen Herstellern intensiv genutzt, die Krankenkassen erzielen über den Vertragswettbewerb eine relevante Senkung ihrer Ausgaben. Eine Darstellung der finanziellen Auswirkungen erlaubt das seit Mitte 2008 bestehende eigene Haushaltskonto der Krankenkassen in der amtlichen Statistik (KJ 1, seit 2010 ebenfalls in der KV 45), in dem die Einnahmen aus Rabattverträgen ausgewiesen werden. Für das Jahr 2008 wurde hier im zweiten Halbjahr 2008 erstmals ein Rabattbetrag von 310 Mio. € gebucht. Für das Gesamtjahr 2017 beträgt der GKV-Rabattbetrag 4,03 Mrd. € (2016: 3,89 Mrd. €, jeweils nach amtlicher Statistik KJ 1) und entspricht damit nun 10,8 % der Arzneimittelausgaben (◨ Abbildung 5.13).

Seit 2009 erfolgen beispielsweise die wirkstoffbezogenen AOK-Ausschreibungen europaweit in regionalen Losen. Zuletzt sind am 1. April 2018 die Verträge aus der 19. AOK-Beschaffungsrunde gestartet. Damit bestanden für die AOK im Jahr 2017 Rabattverträge für Arzneimittel aus der 14. bis 18. AOK-Beschaffungsrunde mit einem jährlichen AOK-Umsatzvolumen von rund 5,0 Mrd. € (AOK Bundesverband 2017). Die Marktperformance der Arzneimittel in den AOK-Rabattverträgen der Wellen 1 bis 18 belegt beispielhaft die deutliche Marktwirksamkeit dieses Instruments: Im Jahr 2017 wurden durchschnittliche Verordnungsquoten im rabattfähigen Marktsegment von über 80 Prozent erreicht (◨ Abbildung 5.14). Bei der Bewertung dieser Verordnungsquoten ist zu berücksichtigen, dass eine vollständige Umsetzung weder realistisch noch sinnvoll ist: In der Arzneimitteltherapie achten Ärzte auf Besonderheiten ihrer Patienten und geben in begründeten Einzelfällen konkreten Produkten den Vorzug vor Rabattarzneimitteln.

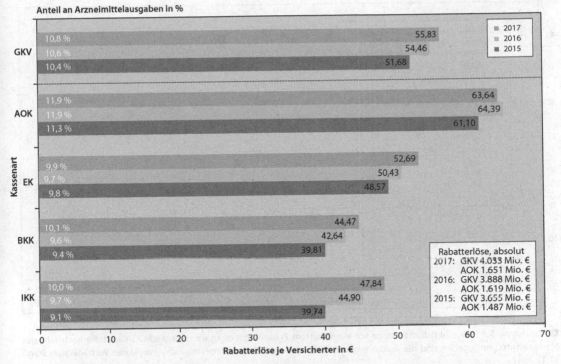

Abbildung 5.13 Erlöse aus Rabattverträgen nach § 130a Abs. 8 SGB V für 2015 bis 2017 nach amtlicher Statistik KJ 1.

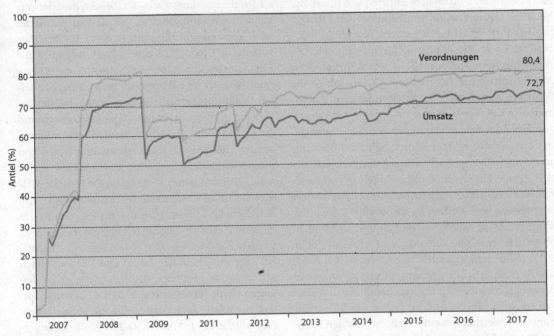

Abbildung 5.14 Marktperformance der AOK-Rabattwellen von 2007 bis Dezember 2017, Anteil rabattierter Arzneimittel an den Rabattwirkstoffen.

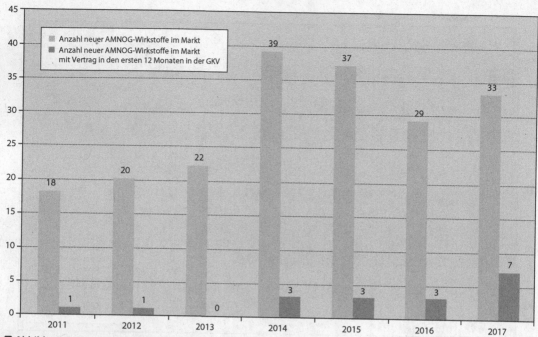

◪ **Abbildung 5.15** Anzahl Rabattverträge vor vereinbartem Erstattungbetrag für neue AMNOG Wirkstoffe nach Jahr des Markteintritts. Angegeben sind die an die zentrale Meldestelle des GKV-Spitzenverbands gemeldeten Verträge zum Stand 31.12.2017.

Neben den Verträgen im generikafähigen Marktsegment sind weitere Formen wie Bundling-Verträge (Kombination von Generika und Patentprodukten), Verträge für patentgeschützte Arzneimittel vor Patentauslauf, für patentgeschützte Analogarzneimittel oder für neue patentgeschützte Arzneimittel zu beobachten (Kaesbach 2008; Schremser et al. 2017). Insbesondere im Patentmarkt existieren Verträge, in denen Umsatzobergrenzen oder Rückerstattungen vereinbart werden. In der Literatur wurden aber lediglich 17 derartige arzneimittelbezogene Verträge gefunden, von denen jedoch ein Großteil nicht eindeutig von anderen Vertragsarten nach konventionellem Muster abgrenzbar war. Zudem ist zu beachten, dass derartige Verträge häufig vertraulich und somit nicht öffentlich einsehbar sein dürften (Schremser et al. 2017). Neue patentgeschützte Arzneimittel, die sich seit 2011 einer frühen Nutzenbewertung und einer daran anschließenden Preisverhandlung unterziehen müssen, sind aktuell im Fokus von Rabattverträgen. So werden von einzelnen gesetzlichen Krankenkassen bereits vor Abschluss der kollektiven Preisverhandlungen des GKV-Spitzenverbandes

Selektivverträge abgeschlossen. Damit wird zunächst die Regelungslücke überbrückt, dass der verhandelte Erstattungbetrag erst ab dem 13. Monat nach Markteinführung gültig ist. Der GKV-Spitzenverband hat jedoch in einem Positionspapier zur Finanzierbarkeit der Arzneimittelversorgung grundsätzlich eine Rückwirkung des ausgehandelten Erstattungbetrages ab dem ersten Tag des Inverkehrbringens gefordert (GKV-Spitzenverband 2015). Mit Stand 31.12.2017 wurden zu 18 von insgesamt 198 AMNOG-bewerteten Präparaten von mindestens einer gesetzlichen Krankenkasse innerhalb des ersten Jahres Verträge an die zentrale Meldestelle im GKV-Spitzenverband gemeldet. Von den 33 neuen Präparaten, die 2017 in den Markt eintraten und im AMNOG-Verfahren bewertet werden, wurden bisher für sieben Präparate Rabattverträge innerhalb der ersten zwölf Monate nach Markteintritt gemeldet, deutlich mehr als in den Jahren zuvor (◪ Abbildung 5.15). Die Verträge laufen aber häufig auch darüber hinaus, sodass inzwischen für 30 der 198 AMNOG-Präparate Rabattverträge gemeldet wurden. Da die Präparate in der Regel nicht in der Apotheke austauschbar sind, besteht keine Verpflichtung zur Meldung an den GKV-Spitzenverband. Insofern kann die tatsächliche Zahl der Vertragsschlüsse bei patentgeschützten Arzneimitteln höher liegen.

Aus ordnungspolitischer Perspektive sind diese Verträge zu diskutieren: Denkbar wäre, dass die Einsparungen mit dieser Art von Rabattverträgen durch „vermutlich ungünstigere Ergebnisse" der zentralen Erstattungsbetragsverhandlungen erkauft werden (Diessel und Focke 2015). So erscheint es nicht unplausibel, dass die Verhandlungsmacht des GKV-Spitzenverbandes durch die Rabattverträge vor Abschluss der Erstattungsbetragsverhandlungen geschwächt wird. Darüber hinaus ist das Informationsdefizit der einzelnen Krankenkasse in Verhandlungen, die zu einem derart frühen Zeitpunkt des Lebenszyklus eines Arzneimittels eingegangen werden, besonders groß und größer als in den zentral geführten Verhandlungen nach der Veröffentlichung der Frühen Nutzenbewertung. Auch wenn es also für die einzelne vertragsschließende Krankenkasse im Kassenwettbewerb temporär vorteilhaft erscheint, einen Selektivvertrag bereits vor Festlegung des kollektiven Erstattungspreises zu schließen, kann dies möglicherweise für das Kollektiv aller Versicherten mittel- und langfristig zu Nachteilen führen. Die Neigung einer Krankenkasse, einen solchen Vertrag einzugehen, würde sich jedoch vermutlich reduzieren, sofern die Rückwirkung des Erstattungsbetrages zum Markteintritt gesichert wäre. Damit entfiele weitgehend der wirtschaftliche Handlungsdruck, bereits im Jahr der freien Preisbildung die Preise und Kosten selektivvertraglich senken zu müssen, und die Kassen könnten den Abschluss ergänzender Verträge nach § 130c SGB V auf den Zeitpunkt nach der Kollektivverhandlung verschieben, ohne auf den kostensenkenden Effekt im ersten Jahr verzichten zu müssen.

Stabilere Versorgung mit Arzneimittel-Rabattverträgen

Durch die grundsätzliche Abgabe des Vertragsmedikaments können Rabattverträge zu einer höheren Verordnungsstabilität führen. Seltenere Wechsel können zur Therapieadhärenz der Patienten beitragen und damit die Qualität der Versorgung erhö-

hen. Eine aktuelle Analyse zeigt, dass im Jahr 2016 unter den Bedingungen der Rabattverträge deutlich weniger Medikamentenwechsel stattfanden als noch 2006 ohne den Einfluss von Rabattverträgen. Untersucht wurden hierfür 45 Mio. wirkstoffbezogene Patientenprofile der AOK zu 228 dauerhaft generikafähigen Wirkstoffen, die 2016 unter Rabattvertrag standen und bereits 2006 generikafähig waren. Während im Jahr 2006 – vor Beginn der Rabattverträge – lediglich 74 % der Patienten während des gesamten Jahres das gleiche Arzneimittel des jeweiligen Wirkstoffs innerhalb des Betrachtungsjahres erhalten hatten, lag dieser Anteil im Jahr 2016 mit 85 % deutlich höher. Nur 2 % der Patienten erhielten 2016 ihr Arzneimittel von drei oder mehr Anbietern, 2006 waren es dagegen noch 5 % (WIdO 2018). Die Patienten werden also unter den aktuellen Bedingungen der Rabattverträge deutlich stabiler mit Arzneimitteln versorgt. Diese Erkenntnisse bezüglich der Patienten der AOK stehen damit der häufig geäußerten Kritik entgegen, dass Rabattverträge zu mehr Umstellungen führen würden (beispielsweise BAII (2010); BPI (2015)).

Jedoch ist damit zu rechnen, dass sich bei nicht exklusiv von nur einem Hersteller bedienten Rabattverträgen, wie beispielsweise bei einem verpflichtenden Drei-Partner-Modell, die Umstellungsquote erhöht, da die Apotheke bei jeder Abgabe unter mehreren bezuschlagten Anbietern wählen kann. Dadurch kann die Therapietreue negativ beeinflusst werden (AOK-Bundesverband 2017).

Veränderungen der Anbieterstruktur durch Arzneimittelrabattverträge

Der Wettbewerb der Generikahersteller im Markt der gesetzlichen Krankenversicherung hat sich mit Einführung der Rabattverträge wesentlich verstärkt. In einer Studie (Bauer et al. 2015) wurde ausgeführt, dass sinkende Preise unmittelbar zu sinkenden Unternehmensgewinnen führen können. Einer Verlagerung der Produktion von ineffizienten zu effizienten Unternehmen und eine möglicherweise verstärkte Erzielung von Skaleneffekten kann die Folge sein. Diese industrieweiten Kostenersparnisse könnten die Umsatzeinbußen zumindest mittelfristig teilweise kompensieren. Gesamtwirtschaftlich sind diese Kostenersparnisse ein wünschenswerter Effekt von Wettbewerb.

◘ **Tabelle 5.6** Ausgewählte Kennwerte der Bruttoumsatzverteilung nach pharmazeutischen Anbietern in den Jahren 2006 und 2017.

	2006	2017
Gesamtmarkt		
Bruttoumsatzanteil der 10 umsatzstärksten Hersteller	44%	36%
Bruttoumsatzanteil der 20 umsatzstärksten Hersteller	63%	57%
Herfindahl-Hirschman-Index[1]	276	219
Generikamarkt		
Bruttoumsatzanteil der 10 umsatzstärksten Hersteller	53%	48%
Bruttoumsatzanteil der 20 umsatzstärksten Hersteller	69%	64%
Herfindahl-Hirschman-Index	478	298
Rabattvertragsmarkt (generikafähig)		
Bruttoumsatzanteil der 10 umsatzstärksten Hersteller		50%
Bruttoumsatzanteil der 20 umsatzstärksten Hersteller		66%
Herfindahl-Hirschman-Index		321

1 Der Herfindahl-Hirschman-Index ist die Summe der quadrierten Anteilswerte und kann Werte von 1 bis 10.000 annehmen, wobei der minimale Wert bei Gleichverteilung des Absatzes über alle Anbieter (= minimale Konzentration), der maximale Wert hingegen bei maximaler Konzentration (also wenn der gesamte Absatz auf einen einzigen Anbieter entfällt) erreicht wird. Der ausgewiesene Rückgang beim Herfindahl-Hirschman-Index zwischen 2006 und 2017 zeigt, dass die Marktkonzentration abgenommen hat.

Mit der möglichen Verringerung von Gewinnen stellt sich die Frage nach den Auswirkungen auf die Anbieterstruktur. Es wird befürchtet, dass eine Konzentration der Absätze auf wenige Unternehmen beobachtbar sein könnte, aus der sich möglicherweise Marktmacht ergibt. Mit einer größeren Zahl an im Wettbewerb stehenden Herstellern sinkt üblicherweise der Preis. Je größer der Markt im Volumen ist, desto eher können die Hersteller ihre Fixkosten aufgrund der höheren Menge decken. Die Hersteller sind grundsätzlich in der Wahl der angebotenen Wirkstoffe frei. Die Betrachtung der Umsatzkonzentration kann auf mehreren Ebenen erfolgen, bspw. für alle Arzneimittel, generikafähige Arzneimittel oder Arzneimittel einzelner Wirkstoffe. Die Betrachtung des generikafähigen Marktes insgesamt geht davon aus, dass Generikaanbieter die Möglichkeit haben, sich mit entsprechenden Investitionen als Anbieter eines jeglichen Arzneimittels im patentfreien Markt zu betätigen. Die notwendigen Investitionen sind vor allem im Vergleich zur Entwicklung innovativer Arzneimittel relativ gering: Die Entwicklung eines Generikums erfordert nur geringe finanzielle und zeitliche Aufwände (5 Millionen € bei zwei Jahren Entwicklungszeit) (Bretthauer 2014).

Generische Anbieter können daher mit vergleichsweise wenig Aufwand flexibel ihr Marktsortiment verändern und nutzen dies rege: Eine Untersuchung der Wirkstoffsortimente der einzelnen ca. 200 marktrelevanten Anbieter im generikafähigen Markt in den Jahren 2012 und 2013 zeigte, dass im Durchschnitt jeweils über 20 Prozent der Wirkstoffsortimente innerhalb dieser Zeit verändert wurden (Schröder et al. 2014). Dies macht deutlich, dass es sich hierbei um einen hochdynamischen Markt handelt. Für eine Betrachtung der Arzneimittel auf Wirkstoffebene spricht, dass dies die Verteilung der kurzfristig für den deutschen Markt genutzten Produktionskapazitäten widerspiegelt.

Im Folgenden wird die Umsatzkonzentration für den Gesamtmarkt und für den gesamten generikafähigen Markt betrachtet. Die Umsatzkonzentration ist im Generikamarkt ein wenig höher als im Gesamtmarkt. Dies spiegelt aber lediglich wider, dass patentgeschützte Arzneimittel von vielen verschiedenen und nicht nur von einigen wenigen Anbietern entwickelt werden. Bei Betrachtung der Umsatzkonzentrationen im Gesamtmarkt und im generikafähigen Markt zeigt sich, dass diese im Jahr 2017 jeweils geringer waren als 2006 (◘ Tabelle 5.6).

Betrachtet man den Indexwert des Jahres 2017 für den generikafähigen Markt und vergleicht ihn mit dem Ergebnis für den generikafähigen Rabattvertragsmarkt, so sind diese sehr ähnlich. Diese Märkte sind nicht vollständig deckungsgleich, da es auch generikafähige Wirkstoffe gibt, die GKV-weit nicht in Rabattverträgen ausgeschrieben werden. Für diese über die vergangenen Jahre abnehmende Konzentrations-Entwicklung gibt es mehrere Gründe. So handelt es sich beispielsweise bei den elf AOK-Rabattpartnern der ersten AOK-Rabattwelle 2007 primär um Marktbeteiligte ohne bis dahin größere Marktbedeutung. Trotzdem kam es in den Jahren 2007 und 2008 zu höheren Werten bei der Branchenkonzentration. Die Ursache hierfür mag darin liegen, dass zu Anfang die meisten anderen Krankenkassen eher auf Portfolioverträge mit großen Herstellern setzten. Mit den Änderungen der gesetzlichen Rahmenbedingungen 2009 wurden wirkstoffbezogene Ausschreibungen zum Regelfall. Mit der Anwendung des Vergaberechts müssen die Ausschreibungen auch beispielsweise durch Losteilungen mittelständischen Unternehmen zugänglich sein. Es zeigt sich, dass in der Folge auch kleinere Anbieter häufiger Zuschläge erhielten, wodurch die Unternehmenskonzentration insgesamt sank.

Ein Blick auf die einzelnen Wirkstoffmärkte zeigt, dass es hier in den letzten Jahren vereinzelt zu einer Zunahme der Umsatzkonzentration kam (Bauer et al. 2015). Die Wirkung von Rabattverträgen in Deutschland auf die Konzentrationsentwicklung ist dabei aber nicht so eindeutig wie es scheint, da es sich hierbei um international tätige Unternehmen handelt. Ein Anstieg der Anbieterkonzentration in Deutschland bei einzelnen Wirkstoffen muss nicht zwingend mit der Steigerung von Marktmacht einhergehen. Dies gilt insbesondere, wenn Eintritt bzw. Wiedereintritt möglich ist und die Kosten für den Markteintritt infolge der Einführung gemeinsamer europäischer Zulassungsstandards gesunken sind. Außerdem ist durch Rabattverträge der Eintritt in deutsche GKV-Generikamärkte leichter geworden. Da in den heutigen europaweiten Ausschreibungen das Markenimage eines Anbieters für die Auswahl des Präparats keine Rolle mehr spielt und der Vergabemechanismus transparent ist, besitzen auch noch nicht etablierte Anbieter bessere Chancen, in den deutschen Markt einzutreten. Dafür müssen sie lediglich die formalen Anforderungen erfüllen. Durch die gesetzliche Befristung der Laufzeit von Rabattverträgen auf zwei Jahre ist gewährleistet, dass die einzelnen Krankenkassen (ggf. unter weiterer Einschränkung auf Gebietslose) einen Wirkstoff nur für eine begrenzte Dauer vergeben. Durch die Neuausschreibung kann es stets Wechsel zwischen Herstellern geben. Dies lässt sich auch für bestimmte Wirkstoffe, wie beispielsweise Metoprolol, Omeprazol oder Simvastatin, immer wieder beobachten (Bauer et al. 2015). Auch wenn Wechsel in manchen Märkten weniger häufig auftreten, so ist die Marktmacht der bestehenden Anbieter durch die Möglichkeit eines Wiedereintritts der Wettbewerber restringiert. Ein Rückzug der potenziellen Anbieter vom europäischen Markt ist nicht plausibel. Eine Gefahr für den Wettbewerb kann hingegen durch die zunehmende Verflechtung von Generikaanbietern untereinander und insbesondere mit Originalanbietern bestehen: Eine aktuelle Untersuchung im amerikanischen Markt zeigt, dass die Wahrscheinlichkeit, ein Nachahmerpräparat auf den Markt zu bringen, geringer ist, wenn ein Generikahersteller und der Hersteller des Originalpräparats finanziell verflochten sind. Der dadurch verringerte Wettbewerb kann letztlich auch zu höheren Preisen bzw. geringeren Rabatten der anderen Anbieter fuhren (Newham et al. 2018).

Manchmal wird mit der Forderung, die Generikaproduktion im Inland zu erhalten, gegen Rabattverträge argumentiert (BPI 2009; BPI 2015; Sträter 2014). Zwar könnte man postulieren, dass eine solche Produktion in Krisensituationen einen strategischen Wert für Deutschland hat, der von den einzelnen Krankenkassen nicht einkalkuliert wird. Dem ist entgegenzuhalten, dass auch ein weniger intensiver Wettbewerb eine ansonsten nicht konkurrenzfähige Generikaproduktion in Deutschland nicht sicherstellt. Falls die Produktion im Ausland ohnehin günstiger ist, werden gewinnmaximierende Unternehmen die Produktion mittelfristig dorthin verlagern. Daher ist der Wert einer strategischen Generikaproduktion im Inland, falls er denn besteht, kein ökonomisch plausibles Argument gegen Rabattverträge oder Generikawettbewerb im Allgemeinen (siehe auch Bauer et al. 2015). Eine solche Entwicklung ist dabei auch nicht typisch für Deutschland, sondern bereits auf europäischer

Ebene beobachtbar. Wurden vor 20 Jahren noch 80 Prozent aller Wirkstoffe in Europa hergestellt, wird heute geschätzt, dass bereits 80 Prozent der Wirkstoffe aus Indien oder China kommen und zwischenzeitlich auch die gesamte Produktion in weitere Länder ausgelagert wird (Deutsche Pharmazeutische Gesellschaft und Zentrallaboratorium Deutscher Apotheker 2011). Ob durch eine Einschränkung oder Abschwächung der Rabattverträge wieder vermehrt Wirkstoff- und Arzneimittelproduktion nach Deutschland verlagert würde, darf angesichts der gesamtökonomischen Rahmenbedingungen bezweifelt werden.

Liefersicherheit für Arzneimittel unter Rabattvertrag

Seit mehreren Jahren lässt sich weltweit eine Zunahme von Lieferausfällen bei Arzneimitteln beobachten. Die Gründe hierfür sind vielfältig. Genannt werden häufig steigende Qualitätsanforderungen, eine gestiegene Nachfrage aus Schwellenländern sowie eine steigende Konzentration bei der Wirkstoffproduktion. Die Ausfälle sind kein spezifisch deutsches Problem (Sachverständigenrat zur Begutachtung der Entwicklung im Gesundheitswesen 2014).

Während Rabattverträge nicht ursächlich für diese allgemeine Entwicklung sind, lässt sich zunächst konstatieren, dass Lieferengpässe oder -ausfälle von Rabattvertragspartnern mehr Aufmerksamkeit erregen, als dies in einem System mit Kontrahierungszwang der Fall war. Zunächst ist dabei aber zu untersuchen, zu welchen Problemen Lieferausfälle im Zusammenhang mit Rabattverträgen überhaupt führen können. Hierbei ist zu unterscheiden, inwieweit diese Lieferausfälle den Gesamtmarkt für einen Wirkstoff oder nur einzelne Rabattpartner bzw. einzelne Versichertengruppen betreffen.

Im ersten Fall eines umfassenden Lieferausfalls für alle Präparate mit einem Wirkstoff – wenn dieser beispielsweise nur von einem oder wenigen Anbietern vertrieben wird – drohen Versorgungsprobleme. Es wird deswegen häufig propagiert, keine Verträge für „unverzichtbare" Arzneimittel abzuschließen (Deutsche Apothekerzeitung 2016; Pro Generika 2016). Da trotz einiger Maßnahmen in letzter Zeit Lieferengpässe weiterhin ein Problem darstellen, wurde diese Forderung der Industrie auf Initiative einzelner Länder in der Gesundheitsministerkonferenz im Juni 2018 beraten. Daraus resultierte ein Prüfauftrag an das zuständige BMG, inwieweit eine Notwendigkeit weiterer gesetzlicher Änderungen oder anderer Maßnahmen besteht, um Lieferengpässen zu begegnen (Gesundheitsministerkonferenz 2018). Das Thema wird daher wohl in der Weiterführung des Pharmadialogs diskutiert werden. Insgesamt muss jedoch darauf hingewiesen werden, dass keine Meldepflicht für Lieferengpässe besteht und somit keine vollständige Betrachtung von Lieferdefekten erfolgen kann. Eine verpflichtende Meldung wird sowohl von Seiten der Krankenkassen als auch von Apotheken und der Ärzteschaft gefordert, um die Transparenz in der Handelskette zu erhöhen und Lieferproblemen bei versorgungskritischen Wirkstoffen, die vor allen Dingen in der stationären Versorgung auftreten, zu begegnen (AOK Baden-Württemberg 2018a; Deutsche Apothekerzeitung 2018; Tebroke 2017). Auf der Internetseite des BfArM, auf der die Hersteller Lieferausfälle zentral melden sollen, waren zum Stichtag 6. Juli 2018 insgesamt 78 Arzneimittel zu 54 Wirkstoffen als aktuell lieferunfähig gekennzeichnet. Davon sieben Arzneimittel, für die Rabattverträge bestehen (BfArM 2018).

Für den zweiten Fall, in dem Lieferausfälle einzelne Unternehmen oder Versicherte betreffen, kann stets eine Substitution durch ein gleichwertiges, nichtrabattiertes Arzneimittel anderer Hersteller erfolgen. Dafür muss die abgebende Apotheke lediglich ein Lieferproblem des Rabattpartners bestätigen. In der Folge erzielt eine Krankenkasse, bei der es zu einer schlechten Umsetzung des Vertrags kommt, weniger Einsparungen. In einem solchen Fall können Vertragsstrafen gegen den nicht lieferfähigen Rabattpartner Verluste kompensieren und eine Lenkungsfunktion erfüllen. Nach Auswertungen der AOK Baden-Württemberg haben im ambulanten Bereich die Apotheken bundesweit nur bei 0,6 Prozent der abgegebenen Fertigarzneien ein Lieferversagen des Herstellers dokumentiert und infolgedessen ein gleichwertiges Produkt eines anderen Herstellers abgegeben (AOK Baden-Württemberg 2018b). Für diese Fälle entsteht für die Versicherten daher in der Regel keine problematische Versorgungssituation.

Eine Krankenkasse kann unter bestimmten Voraussetzungen auch mehrere Hersteller unter Vertrag nehmen. Hierbei besteht ein Zielkonflikt: Je mehr Unternehmen ein Zuschlag in Aussicht gestellt wird, desto wahrscheinlicher wird eine hohe Abdeckung durch rabattierte Arzneimittel. Umgekehrt sinkt aber bei einer höheren Anzahl an Vertragspartnern auch der Preisdruck, da die Wahrscheinlichkeit eines Zuschlags steigt. Durch die geringere Planungssicherheit bezüglich der absetzbaren Menge wird es zudem auch zu ungünstigeren Konditionen für die Kassen kommen: Der pharmazeutische Rabattpartner wird die Ungewissheit durch geringere Rabatte beim Angebot berücksichtigen (Bauer et al. 2015; IMS Health 2015). Die summarische Auswirkung dieser beiden Effekte – höhere Marktabdeckung versus geringerer Rabatt pro Packung – ist dabei nicht für alle Wirkstoffe und alle Krankenkassen gleich: Bei einer ausreichenden Anzahl an potenziellen Wettbewerbern ist der Rückgang des Preisdrucks beispielsweise geringer. Krankenkassen mit regional starker Präsenz laufen weniger Gefahr, dass es lokal zu Engpässen und deswegen zur Substitution mit nichtrabattierten Arzneimitteln kommt, da die Apotheken sich meist ausreichend mit den Rabattvertragsprodukten entsprechend der häufigsten Kassenzugehörigkeiten ihrer Kunden bevorraten (Laitenberger 2017).

Mit Inkrafttreten des GKV-Arzneimittel-Versorgungsstärkungsgesetzes (GKV-AMVSG) im Mai 2017 wurden die Möglichkeiten der Rabattverträge für Impfstoffe abgeschafft. Dadurch sollen die Versorgungssicherheit verbessert und die Impfquote erhöht werden. Es bleibt abzuwarten, ob diese Ziele erreicht werden. Anzunehmen ist allerdings, dass sich die Impfstoffversorgung in den Regionen erheblich verteuern wird. Weiterhin wurde mit dem AMVSG die Möglichkeit, im Segment der individuellen onkologischen Zubereitungen Selektivverträge zu vereinbaren, abgeschafft, mit dem Ziel, die Qualität und Sicherheit der Versorgung sicherzustellen. Seit 2009 konnten die Apotheken Rabatte mit den Herstellern aushandeln, die jedoch nur begrenzt an die Krankenkassen weitergegeben wurden (Thelen 2016). Die von einigen Kassen seit 2010 zunehmend praktizierten regional begrenzten Exklusivbelieferungen dieser Verordnungen durch hoch spezialisierte Apotheken bargen große Einsparpotenziale, vor allem in der Reduzierung von Arzneimittelverwürfen und über geringere Honorare durch eine skalierte Herstellung. Mit der Abschaffung im AMVSG fielen jedoch auch die Möglichkeiten weg, die beliefernden Apotheken zur Einhaltung von Standards in Qualität und Belieferungssicherheit zu verpflichten. Auch Argumente, dass damit die Wahlfreiheit der Versicherten für eine Apotheke wiederhergestellt würde, greifen nicht, da üblicherweise die verordnende Arztpraxis in diesem Bereich die Apotheke direkt auswählt. Um die somit fehlenden Einsparungen zu kompensieren, wurde den Kassen auf Landesebene ermöglicht, Wirkstoffe für diese Zubereitungen auszuschreiben, die dann exklusiv von Herstellern geliefert werden. Dies birgt jedoch ein erheblich geringeres Potenzial zur Kostenreduktion, da nur bei wenigen Wirkstoffen eine tatsächliche Wettbewerbssituation auf Herstellerebene besteht: Nur knapp 29 % der Umsätze in diesem Bereich werden mit generikafähigen Arzneimitteln erzielt (Bauckmann et al. 2017). So können die hohen Effizienzreserven in Höhe von 20–30 % (Rohrer 2016) in diesem Milliarden-Euro-Markt bei Weitem nicht erreicht werden.

5.4.3 Festbeträge

Die gesetzlichen Maßnahmen der vergangenen Jahre haben mit der Weiterentwicklung im Festbetragssystem und den selektivvertraglichen Möglichkeiten dazu beigetragen, den Preiswettbewerb – in erster Linie bei patentfreien, generikafähigen Wirkstoffen – zu fördern. Im Gegensatz zu rein kostendämpfenden Maßnahmen wie Packungsabschlägen oder dem Preismoratorium haben diese Instrumente neben dem ausgabensenkenden Effekt eine strukturelle Steuerungsintention.

Das 1989 im Rahmen des Gesundheitsreformgesetzes (GRG) eingeführte Festbetragssystem zur Festlegung von Erstattungshöchstgrenzen für Arzneimittel in der GKV hat sich seit über 25 Jahren als dauerhaft erfolgreiche Maßnahme zur Kostenstabilisierung etabliert. Nach den Regelungen des § 35 SGB V bestimmt der Gemeinsame Bundesausschuss, für welche Gruppen von Arzneimitteln Festbeträge festgesetzt werden können. Im Einzelnen handelt es sich dabei um Arzneimittel mit

◨ Tabelle 5.7 Anzahl im Handel befindlicher Festbetrags-Arzneimittel zum Stand 1. Juni 2018 mit deren Verordnungen und Nettokosten im Jahr 2017.

	Anzahl PZN	Anzahl Standardaggregate	Anzahl ATC	Verordnungen in Mio.	Nettokosten in Mio. €
Festbetragsarzneimittel insgesamt	35.293	5.358	830	532,9	12.676,9
Zuzahlungsbefreite Festbetragsarzneimittel	3.740	845	190	55,4	1.122,0
Patengeschützte Festbetrags-arzneimittel	596	34	34	2,9	289,6

- denselben Wirkstoffen,
- pharmakologisch-therapeutisch vergleichbaren, insbesondere chemisch verwandten Wirkstoffen,
- therapeutisch vergleichbarer Wirkung, insbesondere Arzneimittelkombinationen.

Deutschland gehört im internationalen Vergleich zu den Pionieren bei der Etablierung von so genannten Referenzpreissystemen. Nachdem 1989 in Deutschland Festbeträge eingeführt worden waren, folgten 1991 die Niederlande, 1993 Dänemark und Schweden, Spanien im Jahr 2000 sowie Belgien und Italien 2001 (Kanavos und Reinhardt 2003). In den meisten europäischen Ländern und auch im außereuropäischen Ausland wurden mittlerweile Festbeträge eingeführt, so zum Beispiel auch in Kanada und Neuseeland (Galizzi et al. 2011; Habl et al. 2008).

Festbeträge stellen eine indirekte Form der Preissteuerung dar, da sie nicht direkt in die Preisfestlegung eingreifen, sondern Erstattungshöchstgrenzen setzen. Referenzpreissysteme werden allgemein als weniger restriktiv angesehen als direkte Preiskontrollen (Danzon und Ketcham 2004). Einen umfassenden Überblick über die Geschichte der Festbeträge und die damit verbundenen Rationale gibt Selke (2014).

Die Festbetragsregelungen wurden in den letzten Jahren mehrfach modifiziert, um die Wirksamkeit des Festbetragssystems auszubauen, wie durch die erneute Einbeziehung patentgeschützter Analogpräparate in die Festbeträge mit dem GMG, die Einführung von Zuzahlungsbefreiungsmöglichkeiten sowie die Modifikation der Festbetragsfestlegung in den Festbetragsstufen 2 und 3 mit dem

AVWG (Nink und Schröder 2007). Im Rahmen der frühen Nutzenbewertung sollen neue patentgeschützte Arzneimittel ohne belegten Zusatznutzen unmittelbar in das Festbetragssystem überführt werden. Diese Regelung wurde bislang jedoch erst für fünf Arzneimittel bzw. Wirkstoffe angewendet: Azilsartan, Pitavastatin, Olodaterol und Vilanterol/Fluticason, sowie seit 1. September 2017 für Safinamid, für das zunächst im Jahr 2016 ein Erstattungsbetrag verhandelt worden war, zusammen mit dem generisch verfügbaren Rasagilin (vgl. ▶ Kapitel 6). Die Möglichkeit, Festbetragsgruppen ausschließlich mit vergleichbaren patentgeschützten Arzneimitteln zu bilden (§ 35 Abs. 1a SGB V), wurde mit dem AMVSG 2017 abgeschafft. Insbesondere in der Konstellation zwischen neuen Arzneimitteln ohne Zusatznutzen und vergleichbaren Patent-Arzneimitteln des Bestandsmarktes gibt es nunmehr keine Möglichkeit mehr, letztere in das Festbetragssystem aufzunehmen. Nicht nur aus Gründen der gleichen Marktvoraussetzungen für vergleichbare Arzneimittel ist unverständlich, warum diese so einfach zu handhabende wie effektive Regelung aufgegeben wurde.

Zum Stichtag 1. Juni 2018 waren über das „GKV-Abrechnungsverzeichnis Arzneimittel" 35.293 einzelne im Handel befindliche Produkte in 5.358 Arzneimittel-Standardaggregaten mit 830 unterschiedlichen Wirkstoffen bzw. Wirkstoffkombinationen als Festbetrags-Arzneimittel gemeldet. Die 532,9 Mio. Verordnungen dieser Arzneimittel (2016: 538,6 Mio.) verursachten im Jahr 2017 Nettokosten von zusammen 12,7 Mrd. € (2016: 12,1 Mrd. €). In ◨ Tabelle 5.7 sind diese Informationen auch für die zuzahlungsbefreiten und für die patentgeschützten Festbetragsarzneimittel dargestellt.

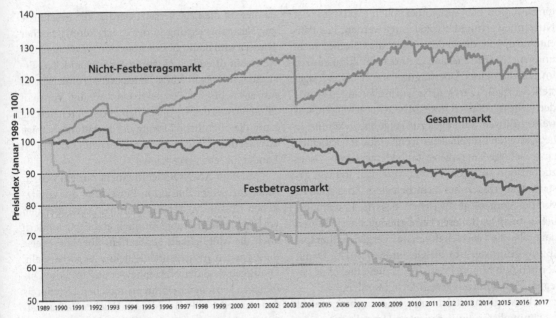

◘ Abbildung 5.16 Preisindex nach Marktsegmenten seit 1989 (ab 1991 mit den neuen Bundesländern). Zur Jahresmitte werden jeweils aktuelle Warenkörbe der Preisindexberechnung zugrunde gelegt. Durch neue Festbetragsgruppen und Preisanpassungen bestehender Festbetragsgruppen kann es zu Preisniveausprüngen kommen.

Mit der sukzessiven Definition der Festbetragsgruppen haben sich seit 1989 stufenweise Preisanpassungen nach unten im Markt durchgesetzt (◘ Abbildung 5.16). In der langen Rückschau wird erkennbar, in welchem Maße die Festbetragsabsenkungen zur Stabilisierung der Gesamtausgaben beigetragen haben, insbesondere vor Inkrafttreten des AMNOG 2011 mit Auswirkungen auch auf den Nicht-Festbetragsmarkt, der im Wesentlichen den Patentmarkt umfasst. Naturgemäß werden solche Effekte jedoch immer kleiner, da zusätzliche neue Festbetragsgruppen immer geringere Marktanteile umfassen. 2017 gab es Änderungen bei 20 Festbetragsgruppen, darunter wurden in drei Gruppen die Festbeträge angepasst, 17 neue Festbetragsgruppen wurden gebildet. Die Marktbedeutung der Festbeträge hat seit dem Jahr 1997 mit einer Umsatzabdeckung von immerhin knapp 60 % deutlich abgenommen. 2017 betrug der Anteil des Festbetragsmarktsegments am GKV-Bruttoumsatz 32,9 % und 80,3 % an Verordnungen.

5.4.4 Die Frühe Nutzenbewertung seit dem AMNOG

Die im Jahr 2011 eingeführte Frühe Nutzenbewertung mit nachgelagerter Erstattungspreisvereinbarung patentgeschützter Arzneimittel hat neben einer ordnungspolitischen Richtungsänderung auch eine kostendämpfende Wirkung: Im Jahr 2017 konnten Einsparungen in Höhe von 1,75 Mrd. € für die als Fertigarzneimittel und Zubereitungen verordneten Präparate erreicht werden (vgl. ► Kapitel 6). Diese resultieren aus der Differenz zwischen den vom jeweiligen Hersteller bei Markteinführung frei festgelegten Listenpreisen und den vereinbarten Erstattungsbeträgen. Da das Marktsegment der AMNOG-Arzneimittel erst seit 2011 betrachtet werden kann, ergeben sich hier bei den Einsparungen relativ hohe jährliche Steigerungsraten.

Mit dem AMVSG wurden 2017 erneut Justierungen am AMNOG vorgenommen. So wurden unter anderem mehrere Ausnahmetatbestände für das Verfahren der frühen Nutzenbewertung bzw. die nachfolgenden Preisverhandlungen geschaffen: Besonderheiten von Kinderarzneimitteln und die Resistenzsituation bei Antibiotika sollen explizit bei der Nutzenbewertung berücksichtigt werden. Für Patientengruppen, die in den verfügbaren Studien nicht untersucht wurden, kann dennoch ein Zusatznutzen im Rahmen einer Übertragung von Evidenz festgestellt werden. Durch diese Formulierungen wurde der Geltungsbereich des AMNOG beschnitten, was weitere Einschränkungen zur Folge haben könnte. In begründeten Einzelfällen – wenn es für den Patienten eine wichtige Therapieoption bedeuten kann – ist es zudem nun möglich, bei der Vereinbarung von Erstattungsbeträgen bei nicht belegtem Zusatznutzen von der Vorgabe abzuweichen, dass der Erstattungsbetrag nicht zu höheren Jahrestherapiekosten führen darf als die wirtschaftlichste Vergleichstherapie (Bundesministerium für Gesundheit 2017). Damit können nun höhere Preise für Arzneimittel ohne belegten Zusatznutzen gerechtfertigt werden.

Die Möglichkeit der Sanktionierung bei gar nicht oder unvollständig vorgelegten Hersteller-Dossiers durch niedrigere Erstattungsbeträge ist mit Blick auf eine Verbesserung der Prozessqualität positiv zu bewerten. Auch der Aufbau eines Informationssystems für niedergelassene Ärzte ist positiv hervorzuheben,

da diese in die Lage versetzt werden, die Beschlüsse zur Nutzenbewertung in der Praxis künftig rascher erfassen und damit besser umsetzen zu können. Die weiterhin öffentliche Listung der verhandelten Erstattungsbeträge ist aus Transparenzgründen nicht nur aus deutscher Perspektive notwendig. Vor dem Hintergrund der europäischen Preisreferenzierung kann die öffentliche Listung der Erstattungsbeträge zu einer finanziellen Entlastung der referenzierenden Länder führen (vgl. ▶ Kapitel 7).

Mit dem AMNOG wurde nicht nur ein Instrument zur evidenzbasierten Bewertung des zusätzlichen Nutzens neuer Arzneimittel gegenüber den vorhandenen Therapieoptionen etabliert, sondern auch die Möglichkeit geschaffen, über die Preise dieser neuen Arzneimittel kollektiv zu verhandeln. Die Ergebnisse der Nutzenbewertung und die Differenzen zwischen dem ursprünglichen Listenpreis der Hersteller (PPU) und den aktuellen verhandelten Erstattungsbeträgen (ApU) für die im Handel befindlichen verordnungsstärksten Packungen der 26 neuen Arzneimittel des Jahres 2016, für die ein Erstattungsbetrag vereinbart wurde, sind ◘ Tabelle 5.8 zu entnehmen.

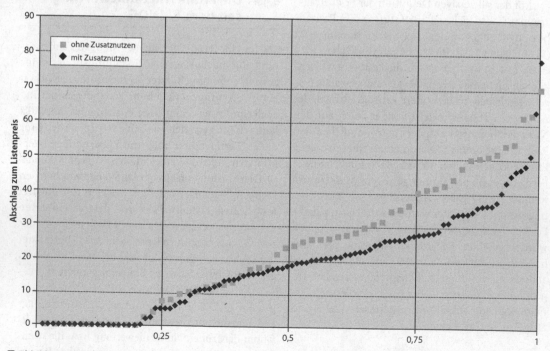

◘ **Abbildung 5.17** Abschläge auf den ursprünglichen Listenpreis des Herstellers durch vereinbarte Erstattungsbeträge für Arzneimittel mit und ohne Zusatznutzen.

◼ **Tabelle 5.8** Höchstes Nutzenbewertungsergebnis, Gesamtverordnungen im Jahr 2017 sowie Hersteller-Listenpreis, Erstattungsbetrag und Preisabschlag der im Handel befindlichen, verordnungsstärksten Packung für 26 neue Wirkstoffe bzw. Wirkstoffkombinationen des Jahres 2016 mit Erstattungsbetrag (Stichtag 01.05.2018).

Präparat	Wirkstoff	ATC-Code	Höchstes Nutzen-bewertungs-ergebnis	ursprüng-licher Herstel-ler-Listen-preis (PPU) in € der verord-nungsstärks-ten Packung	Erstattungs-betrag (ApU) in € der ver-ordnungs-stärksten Packung	Ab-schlag in %	Verord-nungen des Präpa-rates 2017 in Tsd.
Entresto	Valsartan und Sacubitril	C09DX04	beträchtlicher Zusatznutzen	154,00	122,72	20,3	289,4
Darzalex	Daratumumab	L01XC24	beträchtlicher Zusatznutzen	2.285,50	1.684,00	26,3	62,7
Descovy	Emtricitabin und Tenofovi-ralafenamid	J05AR17	Zusatznutzen ist nicht belegt	1.956,05	1.527,00	21,9	47,7
Ibrance	Palbociclib	L01XE33	Zusatznutzen ist nicht belegt	4.380,00	2.190,00	50,0	42,4
Incruse	Umeclidinium	R03BB07	Zusatznutzen ist nicht belegt	110,97	84,57	23,8	41,6
Genvoya	Emtricitabin, Tenofovirala-fenamid, Elvite-gravir und Cobicistat	J05AR18	Zusatznutzen ist nicht belegt	2.759,85	2.759,85	–	37,7
Briviact	Brivaracetam	N03AX23	Zusatznutzen ist nicht belegt	502,32	229,71	54,3	22,9
Ongentys	Opicapon	N04BX04	Zusatznutzen ist nicht belegt	421,20	246,15	41,6	19,6
Odefsey	Emtricitabin, Tenofovirala-fenamid und Rilpivirin	J05AR19	Zusatznutzen ist nicht belegt	2.898,00	2.828,91	2,4	19,1
Empliciti	Elotuzumab	L01XC23	geringer Zusatznutzen	1.181,25	918,00	22,3	14,7
Nucala	Mepolizumab	R03DX09	geringer Zusatznutzen	1.549,98	1.118,81	27,8	11,4
Lonsurf	Trifluridin, Kombina-tionen	L01BC59	geringer Zusatznutzen	3.850,00	2.492,30	35,3	9,4
Epclusa	Sofosbuvir und Velpatasvir	J05AP55	beträchtlicher Zusatznutzen	18.115,00	9.460,03	47,8	9,4
Lartruvo	Olaratumab	L01XC27	beträchtlicher Zusatznutzen	1.533,60	1.269,70	17,2	8,7
Zepatier	Elbasvir und Grazoprevir	J05AP54	Zusatznutzen ist nicht belegt	9.577,61	7.024,03	26,7	8,3
Elocta	Efmoroctocog alfa	B02BD32	Zusatznutzen ist nicht belegt	2.700,00	1.884,00	30,2	7,2
Wakix	Pitolisant	N07XX11	nicht quantifizier-barer Zusatznutzen	465,00	310,00	33,3	3,7

◻ **Tabelle 5.8** Höchstes Nutzenbewertungsergebnis, Gesamtverordnungen im Jahr 2017 sowie Hersteller-Listenpreis, Erstattungsbetrag und Preisabschlag der im Handel befindlichen, verordnungsstärksten Packung für 26 neue Wirkstoffe bzw. Wirkstoffkombinationen des Jahres 2016 mit Erstattungsbetrag (Stichtag 01.05.2018) (Fortsetzung).

Präparat	Wirkstoff	ATC-Code	Höchstes Nutzen-bewertungs-ergebnis	ursprüng-licher Herstel-ler-Listen-preis (PPU) in € der verord-nungsstärks-ten Packung	Erstattungs-betrag (ApU) in € der ver-ordnungs-stärksten Packung	Ab-schlag in %	Verord-nungen des Präpa-rates 2017 in Tsd.
Idelvion	Albutrepeno-nacog alfa	B02BD33	nicht quantifizier-barer Zusatznutzen	5.500,00	4.000,00	27,3	3,4
Uptravi	Selexipag	C02KX09	Zusatznutzen ist nicht belegt	4.315,07	2.547,95	41,0	2,2
Imlygic	Talimogen laherparepvec	L01XX51	Zusatznutzen ist nicht belegt	2.398,50	1.220,52	49,1	1,6
Alprolix	Eftrenonacog alfa	B02BD34	nicht quantifizier-barer Zusatznutzen	4.400,00	2.930,00	33,4	1,3
Galafold	Migalastat	A16AX14	nicht quantifizier-barer Zusatznutzen	18.053,17	15.419,18	14,6	0,9
Tagrisso	Osimertinib	L01XE35	beträchtlicher Zusatznutzen	6.900,00	6.900,00	–	0,6
Portrazza	Necitumumab	L01XC22	Zusatznutzen ist nicht belegt	1.480,00	450,16	69,6	0,4
Scenesse	Afamelanotid	D02BB02	nicht quantifizier-barer Zusatznutzen	21.971,00	14.100,95	35,8	0,2
Hetlioz	Tasimelteon	N05CH03	nicht quantifizier-barer Zusatznutzen	8.200,00	5.676,30	30,8	0,1

In ◻ Abbildung 5.17 ist die Differenz der resultierenden Abschläge für die im Handel befindlichen 160 Arzneimittel, die nach dem AMNOG bewertet wurden und für die eine gültige, gemeldete Preisinformation in Monat 18 nach Markteintritt vorgelegen hat, dargestellt. Hier zeigt sich, dass die Abschläge in Monat 18 nach Markteintritt insgesamt zwischen 0 % und 78 % liegen. Der Vergleich der Verteilungen der Preisabschläge für Präparate mit und ohne Zusatznutzen verdeutlicht, dass der Preisabstand abhängig vom zu diesem Zeitpunkt gültigen Zusatznutzen ist: So liegt der mittlere Abschlag für Arzneimittel ohne Zusatznutzen mit 24 % oberhalb des Abschlages für Arzneimittel mit Zusatznutzen von 19 %. In der Abbildung wird allerdings auch deutlich, dass auf rund 20 % der Präparate unabhängig vom Zusatznutzen keine Abschläge entfallen. Hier ist anzunehmen, dass Preise noch nicht in den Verzeichnissen gemeldet wurden oder Schiedsamtsentscheidungen ausstehen.

Betrachtet man die Umsätze der Arzneimittel, die in den Jahren 2011 bis 2017 einer frühen Nutzenbewertung unterzogen wurden und für die bis Ende 2017 ein Erstattungsbetrag verhandelt wurde und die sich 2017 im Markt befanden, und vergleicht deren GKV-Umsätze mit den Umsätzen, die sich ergeben hätten, wenn der verhandelte Erstattungsbetrag bereits bei Markteinführung gegolten hätte, so zeigt sich, dass einige Hersteller den Preis ihres neuen Arzneimittels zunächst deutlich höher kalkuliert hatten als nach erfolgter Nutzenbewertung angemessen erscheint. Addiert man diese Mehrkosten, die sich die Hersteller dieser Arzneimittel aufgrund der freien Preisbildung im ersten Jahr zugestanden haben, so ergeben sich in Summe 1.090 Mio. €, die der GKV in den Jahren 2011 bis 2017 zu viel in Rechnung gestellt wurden, da die Er-

◘ Tabelle 5.9 Zentrale Kennwerte zum GKV-Arzneimittelmarkt 2016 und 2017.

Kennwert	2017	2016	Änderung absolut	Änderung in %
Bruttoumsatz in Mio. Euro	41.471	40.081	1.390	3,5
Nettokosten in Mio. Euro	38.652	37.276	1.376	3,7
Verordnungen in Mio.	664	668	–4	–0,7
Tagesdosen in Mio.	41.268	41.135	133	0,3
Gesetzliche Abschläge insgesamt in Mio. Euro	2.819	2.805	14	0,5
Apothekenabschläge in Mio. Euro (§130 SGB V)	1.094	1.100	–5	–0,5
Herstellerabschläge in Mio. Euro (§130a SGB V)	1.724	1.705	19	1,1
Packungsabschlag in Mio. Euro (§130a Abs. 1 SGB V)	*1.296*	*1.263*	33	2,6
Preismoratorium in Mio. Euro (§130a Abs. 3a SGB V)	*293*	*311*	–17	–5,6
Generikaabschlag in Mio. Euro (§130a Abs. 3b SGB V)	*134*	*131*	3	2,4
AMNOG Erstattungsbeträge in Mio. Euro (§130b SGB V)	1.750	1.350	400	29,6
Rabattverträge in Mio. Euro (§130a Abs. 8 SGB V)	4.033	3.888	144	3,7

stattungsbeträge nicht schon bei Markteinführung gültig waren. Umsätze von Arzneimitteln ohne Erstattungsbeträge (opt-out) sind in dieser Berechnung nicht enthalten, da die Preisdifferenzen für diese nicht berechnet werden können. Um dem erheblichen Kostenproblem zu begegnen, das sich für die GKV aus dem Jahr der einseitig freien Preissetzung ergibt, wurde als ein Ergebnis aus dem Pharmadialog zwischen der Bundesregierung und der pharmazeutischen Industrie festgehalten, eine Umsatzschwelle für die Rückwirkung der Erstattungsbeträge einzuführen (Bundesministerium für Gesundheit 2016). Diese Umsatzschwelle wurde jedoch nicht wie geplant ins AMVSG im Mai 2017 übernommen, sodass dieses – wie gezeigt – kostenträchtige Problem nach wie vor ungelöst ist. Da ohnehin mit den Bedingungen der Umsatzschwelle nur wenige Arzneimittel adressiert worden wären, hätte diese in der einst geplanten Form zumindest für die Vergangenheit kaum eine Einsparwirkung erzielt (Schaufler und Telschow 2016). Eine einfach umzusetzende Regelung wäre, den erstmals vereinbarten oder von der Schiedsstelle festgesetzten Erstattungsbetrag zum Zeitpunkt der Markteinführung rückwirkend gelten zu lassen. Für entsprechende Rückforderungen der Krankenkassen gibt es bereits ein etabliertes Verfahren und die Kostenbelastung der GKV ließe sich so wirksam um etliche Millionen Euro pro Jahr reduzieren. Hierbei kann

auch ein gewisser präventiver Effekt angenommen werden, da einige Hersteller vermutlich ihre Launchpreise zurückhaltender kalkulieren würden, um keine zu großen Rückstellungen für spätere Rückzahlungen bilden zu müssen.

5.4.5 Zusammenfassung

Die Umsatz- und Verordnungsentwicklung im Vergleich der Jahre 2016 und 2017 und die finanziellen Auswirkungen zentraler bestehender gesetzlicher Maßnahmen werden anhand von Kennwerten dargestellt. Die Instrumente, die für die GKV derzeit die relevantesten Einsparungen ergeben, sind die Rabattverträge und die AMNOG-Erstattungsbeträge (◘ Tabelle 5.9).

5.5 Regionale Betrachtung des Verordnungsgeschehens

Regelmäßig zeigen sich Unterschiede in Bezug auf Umsätze und Verordnungsmengen von Arzneimitteln zwischen den Regionen (Kern et al. 2016; Niepraschk-von Dollen et al. 2017). Für das Jahr 2017 sind in ◘ Abbildung 5.18 erneut deutliche Unterschiede in den altersstandardisierten Gesamtverordnungen und Umsätzen je GKV-Versicherten

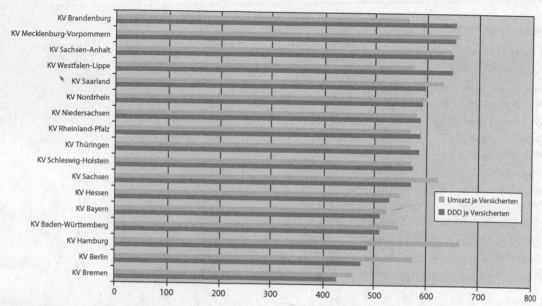

◘ Abbildung 5.18 Regionale Arzneiverordnungen in definierten Tagesdosen (DDD) je Versicherten und Umsatz in Euro je Versicherten im Jahr 2017, altersstandardisiert.

im Arzneimittelmarkt zwischen den einzelnen KV-Regionen erkennbar. Die Werte werden jeweils sowohl bezogen auf die Anzahl der Versicherten als auch altersstandardisiert angegeben. Somit wird der unterschiedlichen Größe der Regionen Rechnung getragen und es wird verhindert, dass Unterschiede in der Altersstruktur der Versicherten in der Region zu Verzerrungen führen. So ist bekannt, dass der Arzneimittelverbrauch im höheren Alter zunimmt. Trotz standardisierter Berechnungen bleiben erhebliche Unterschiede in den KV-Regionen sowohl nach Verbrauch als auch nach Kosten bestehen. Das Verordnungsvolumen in Tagesdosen (DDD) je Versicherten im Jahr 2017 war in den KV-Regionen Brandenburg mit 658, Mecklenburg-Vorpommern mit 657 und Sachsen-Anhalt mit 653 am höchsten, während die KV-Regionen Bremen mit 429 und Berlin mit 476 das geringste DDD-Volumen (altersstandardisiert) aufweisen. Andere Spitzenreiter gibt es, wenn die regionalen Unterschiede in Bezug auf die altersstandardisierten Umsätze je Versicherten betrachtet werden: Zwar liegt Bremen wieder am unteren Ende mit den geringsten Umsätzen je Versicherten, allerdings weist Hamburg die höchsten Werte auf.

Mögliche Ursachen für die teilweise beträchtlichen regionalen Unterschiede könnten in der regionnal unterschiedlichen Morbidität, der sozioökonomischen Struktur der Versicherten (Lampert und Kroll 2014) oder auch in einem unterschiedlichen Handeln der Ärzte bei der Verordnung von Arzneimitteln begründet sein. Auffällig sind die in der KV Region Hamburg höchsten Umsätze bei gleichzeitig niedrigem DDD-Volumen. Hier müssen andere Erklärungsansätze wie kostenintensive Krankheiten, teure Arzneimittel oder Effekte der Umlandversorgung herangezogen werden. Es ist zu vermuten, dass sich die intensive Spezialversorgung von Versicherten aus angrenzenden KV-Regionen umsatzsteigernd für diese Regionen auswirkt.

Literatur

AOK Baden-Württemberg (2018a) AOK: Rabattverträge nur noch mit mehreren Partnern nützt vor allem Pharmakonzernen. https://aok-bw-presse.de/ressorts/lesen/aok-rabattvertraege-nur-noch-mit-mehreren-partnern-nuetzt-vor-allem-pharmakonzernen.html. Zugegriffen: 06.07.2018

AOK Baden-Württemberg (2018b) Wissenschaftliche Forschung belegt: Versorgungssicherheit durch Arzneirabattverträge gewährleistet. https://aok-bw-presse.de/ressorts/lesen/wissenschaftliche-forschung-belegt-versorgungssicherheit-durch-arzneirabattvertraege-gewaehrleistet.html. Zugegriffen: 06.07.2018

AOK Bundesverband (2017) Pressemitteilung: „Rabattverträge sind ein Maßstab für die gesetzliche Krankenversicherung überhaupt". https://portal.bv.aok.de/download/attachments/131596465/aok_amv_aok18_start_pm_020617.pdf?version=1&modificationDate=1496395477000&api=v2. Zugegriffen: 07.08.2018

Arbeitsgemeinschaft probisimilars (2015) Biosimilars erfordern viel Zeit und hohe Entwicklungskosten. Grafik des Monats November 2015. http://probiosimilars.de/presse/gdm-entwicklungskosten-biosimilars/. Zugegriffen: 07.08.2018

Arzneimittelkommission der Deutschen Ärzteschaft (2008) Stellungnahme der Arzneimittelkommission der Deutschen Ärzteschaft zu Biosimilars. http://www.akdae.de/Stellungnahmen/Weitere/index.html. Zugegriffen: 10.07.2017

Arzneimittelkommission der Deutschen Ärzteschaft (2017) Leitfaden der Arzneimittelkommission der Deutschen Ärzteschaft zu Biosimilars. https://www.akdae.de/Arzneimitteltherapie/LF/Biosimilars/index.html. Zugegriffen: 26.07.2017

BAH (2010) Rabattverträge. https://www.bah-bonn.de/themen-und-positionen/rabattvertraege/. Zugegriffen: 31.05.2017

Bauckmann J, Laitenberger U, Schröder M, Telschow C (2017) Rabattverträge. In: Arzneiverordnungs-Report 2017. Springer, S 181–194

Bauer C et al. (2015) Rabattvertragsausschreibungen in der Generikaindustrie in Deutschland - Auswirkungen auf Marktstruktur, Anbietervielfalt und Wettbewerb, Band 104. Nomos, Baden-Baden

Bausch J (2016) Innovations- und Kostenexplosion. KVH aktuell 2016: 22–25

Beneluxa (2018) Positive outcome of joint reimbursement negotiations on Spinraza. http://beneluxa.org/news1. Zugegriffen: 25.7.2018

BfArM (2018) Gemeldete Lieferengpässe für Humanarzneimittel in Deutschland (ohne Impfstoffe). http://lieferengpass.bfarm.de/ords/f?p=30274:2:5185096784539::NO:::. Zugegriffen: 06.07.2018

BPI (2009) Pressekonferenz zum 14. Unternehmertag. Statement von Dr. Bernd Wegener. http://www.bpi.de/fileadmin/media/bpi/Downloads/Internet/Presse/Pressekonferenzen/2009/2009-11-12_Pressekonferenz_zum_14._Unternehmertag/2009-11-12%20Pressekonferenz%20zum%2014.%20Unternehmertag%20Statement%20Dr.%20Bernd%20Wegener.pdf. Zugegriffen: 31.05.2017

BPI (2015) Patient im Mittelpunkt, Standort im Blick? Pressemitteilung vom 16.06.2015. http://www.bpi.de/fileadmin/media/bpi/Downloads/Internet/Presse/Pressemitteilungen/2015/2015-06-16_BPI-Pressemitteilung_-_Patient_im_Mittelpunkt__Standort_im_Blick.pdf. Zugegriffen: 31.05.2017

Bretthauer B (2014) Biosimilars 2.0. Weichen für die nachhaltige Versorgung stellen. IMPLICONplus 06

BUKO Pharma-Kampagne (2018) Wir setzen uns ein für eine global gerechte Arzneimittelversorgung. https://www.bukopharma.de/index.php/de/themen/gerechte-arzneimittelversorgung. Zugegriffen: 13.07.2018

Bundesministerium für Gesundheit (2016) Bericht zu den Ergebnissen des Pharmadialogs. Exzellente Forschung, leistungsstarker Produktionsstandort und bestmögliche Arzneimittelversorgung. https://www.bundesgesundheitsministerium.de/fileadmin/Dateien/3_Downloads/P/Pharmadialog/Pharmadialog_Abschlussbericht.pdf. Zugegriffen: 29.05.2017

Bundesministerium für Gesundheit (2017) Gröhe: Arzneimittelversorgung wird zum Nutzen der Patienten weiterentwickelt. Bundestag verabschiedet Gesetz zur Stärkung der Arzneimittelversorgung Berlin. Zugegriffen: 04.07.2017

Bundesministerium für Gesundheit (2018) Gesetzliche Krankenversicherung. Kennzahlen und Faustformeln. Stand: Juni 2018. https://www.bundesgesundheitsministerium.de/fileadmin/Dateien/3_Downloads/Statistiken/GKV/Kennzahlen_Daten/KF2018Bund_Juni-2018.pdf. Zugegriffen: 03.07.2018

Bundesministerium für Wirtschaft und Energie (2018) Ermittlung der Erforderlichkeit und des Ausmaßes von Änderungen der in der Arzneimittelpreisverordnung (AMPreisV) geregelten Preise https://www.bmwi.de/Redaktion/DE/Publikationen/Studien/ermittlung-der-erforderlichkeit-und-des-ausmasses-von-aenderungen-der-in-der-arznei mittelpreisverordnung.html. Zugegriffen: 13.07.2018

Busse R, Panteli D, Henschke C (2015) Arzneimittelversorgung in der GKV und 15 anderen europäischen Gesundheitssystemen. Ein systematischer Vergleich, Band 11. Universitätsverlag der TU Berlin, Berlin

Busse R, Panteli D, Schaufler J, Schröder H, Telschow C, Weiss J (2016) Europäischer Preisvergleich für patentgeschützte Arzneimittel. In: Arzneiverordnungs-Report 2016. Springer, S 193–206

Busse R, Panteli D, Schröder H, Schröder M, Telschow C, Weiss J (2017) Europäischer Preisvergleich für patentgeschützte Arzneimittel. In: Arzneiverordnungs-Report 2017. Springer, S 195–208

Cassel D, Ulrich V (2015) AMNOG auf dem ökonomischen Prüfstand. Funktionsweise, Ergebnisse und Reformbedarf der Preisregulierung für neue Arzneimittel in Deutschland. Gutachten für den Bundesverband der Pharmazeutischen Industrie e.V. (BPI). Nomos, Baden-Baden

Danzon PM (2018) Affordability challenges to value-based pricing: mass diseases, orphan diseases, and cures. Value in Health 21:252–257

Danzon PM, Furukawa MF (2008) International prices and availability of pharmaceuticals in 2005. Health affairs (Project Hope) 27:221-233. doi:10.1377/hlthaff.27.1.221

Danzon PM, Ketcham JD (2004) Reference pricing of pharmaceuticals for Medicare: evidence from Germany, The Netherlands, and New Zealand. Frontiers in health policy research 7:1–54

Detiček A, Locatelli I, Kos M (2018) Patient access to medicines for rare diseases in European countries. Value in Health 21:553–560

Deutsche Apothekerzeitung (2008) DAZ Online. Die neuen Hoffnungsträger Biosimilars. https://www.deutsche-apotheker-zeitung.de/daz-az/2008/daz-42-2008/die-neuen-hoffnungstraeger-biosimilars

Deutsche Apothekerzeitung (2015) Rheumavertrag. Erste Infliximab-Rabattverträge geschlossen. https://www.deutsche-apotheker-zeitung.de/news/artikel/2015/03/23/erste-infliximab-rabattvertrage-geschlossen. Zugegriffen: 29.05.2017

Deutsche Apothekerzeitung (2016) AOK BW vs PRO Generika -„Die Wirkung entscheidet, nicht die Quote". https://www.deutsche-apotheker-zeitung.de/news/artikel/2016/01/06/die-wirkung-entscheidet-nicht-die-quote. Zugegriffen: 30.05.2017

Deutsche Apothekerzeitung (2018)„Es gibt nur wenige Arzneimittel, die nicht lieferfähig sind". https://www.deutsche-apotheker-zeitung.de/news/artikel/2018/05/14/es-gibt-nur-wenige-arzneimittel-die-nicht-lieferfaehig-sind. Zugegriffen: 16.07.2018

Deutsche Pharmazeutische Gesellschaft, Zentrallaboratorium Deutscher Apotheker (2011) Multinationale Medikamente – Qualitätssicherung im Zeitalter der Globalisierung. https://www.deutsche-apotheker-zeitung.de/daz-az/2011/daz-2-2011/multinationale-medikamente-qualitaetssicherung-im-zeitalter-der-globalisierung. Zugegriffen: 11.07.2018

Deutsches Ärzteblatt (2018) EMA: CAR-T Zelltherapie demnächst auch in Europa. https://www.aerzteblatt.de/treffer?mode=s&wo=&typ=1&nid=96169&s=Yescarta. Zugegriffen: 11.07.2018

Diessel C, Focke K (2015) Neue Arzneimittel: Zentrale Erstattungsbetragsverhandlungen versus dezentrale Vertragsabschlüsse. G&S Gesundheits-und Sozialpolitik 69:74–78

Dingermann T, Zündorf I (2013) Charakteristika der Insuline. Pharmakon 1:120–127

Eichler HG et al. (2012) Adaptive licensing: taking the next step in the evolution of drug approval. Clinical Pharmacology & Therapeutics 91:426–437

Ernst & Young (2017) Top 300 Europa – USA. Die jeweils 300 umsatzstärksten Unternehmen Europas und der USA im Vergleich (Geschäftsjahr 2016). https://www.ey.com/Publication/vwLUAssets/EY_Analyse_Top-300-Unternehmen_USA_vs._Europa_-_Mai_2017/$FILE/EY-Analyse%20Top-300%20Europa%20vs.%20USA%20Mai%202017.pdf. Zugegriffen: 03.07.2018

Ernst & Young (2018) Ökosysteme in der Pharmaindustrie. Die Branche 2030: Neue Wettbewerber, Digitalisierung und Vernetzung. https://www.ey.com/de/de/industries/life-sciences/ey-oekosysteme-fuer-life-sciences-und-pharmaunternehmen#section7. Zugegriffen: 12.07.2018

European Medicines Agency (2018). Factsheet: Orphan medicines in the EU. http://www.ema.europa.eu/docs/en_GB/document_library/Leaflet/2017/12/WC500240710.pdf. Zugegriffen: 12.07.2018

Europäische Kommission (2003) Glossar der Wettbewerbspolitik der EU. Kartellrecht und Kontrolle von Unternehmenszusammenschlüssen. https://publications.europa.eu/en/publication-detail/-/publication/c477c511-4dce-4d6d-bcdf-ebc2a27007bb/language-en. Zugegriffen: 07.08.2018

Europäische Kommission (2009) Abschlussbericht über den Wettbewerb im Arzneimittelsektor. http://ec.europa.eu/competition/sectors/pharmaceuticals/inquiry/communication_de.pdf. Zugegriffen: 30.05.2017

Europäische Kommission (2014) Kartellrecht: Kommission verhängt Geldbußen gegen Servier und 5 Generikahersteller wegen Behinderung der Markteinführung kostengünstigerer Herz-Kreislauf-Arzneimittel http://europa.eu/rapid/press-release_IP-14-799_de.htm. Zugegriffen: 30.05.2017

Europäischer Rat (2016) Schlussfolgerungen des Rates zur Verstärkung der Ausgewogenheit der Arzneimittelsysteme in der Europäischen Union und ihren Mitgliedstaaten. http://www.consilium.europa.eu/press-releases-pdf/2016/6/47244642812_de.pdf. Zugegriffen: 30.05.2017

EvaluatePharma (2015). Orphan Drug Report 2015. http://info.evaluategroup.com/rs/607-YGS-364/images/EPOD15.pdf. Zugegriffen: 30.07.2018

EvaluatePharma (2018). Orphan Drug Report 2018. http://www.evaluategroup.com/public/Reports/EvaluatePharma-Orphan-Drug-Report-2018.aspx. Zugegriffen: 30.07.2018

Fortune (2018) Innovative Drugs Deserve Innovative Pricing. http://fortune.com/2017/08/31/novartis-gene-therapy-kymriah-cancer-treatment/. Zugegriffen: 11.07.2018

Galizzi MM, Ghislandi S, Miraldo M (2011) What do we really know about reference pricing for pharmaceuticals? Eurohealth 17:17–19

Gesundheitsministerkonferenz (2018) Beschlüsse der 91. GMK (2018). TOP: 8.1 Steuerungsinstrumente für versorgungsrelevante Arzneimittel. https://www.gmkonline.de/Beschluesse.html?id=708&jahr=. Zugegriffen: 06.07.2018

GKV-Spitzenverband (2015) 10 Handlungsfelder für Qualität und Finanzierbarkeit der Arzneimittelversorgung. Positionspapier des GKV Spitzenverbandes. https://www.gkv-spitzenverband.de//media/dokumente/presse/publikationen/Positionspapier_Arzneimittel_barrierefrei.pdf. Zugegriffen: 30.05.2017

GKV-Spitzenverband (2016) Stellungnahme des GKV-Spitzenverbandes vom 09.12.2016 zum Entwurf eines GKV Arzneimittelversorgungsstärkungsgesetzes

Glaeske G (2016) Zwischen Kosteneffektivität und „Mondpreisen" – Zur Preisdiskussion auf dem Pharmamarkt. Implicon plus 06

Greiner W (2012) Wirtschaftliche Potenziale individualisierter Medizin [The economic potential of individualised medicine]. Gesundheit und Gesellschaft Wissenschaft 12:20–26

Habl C, Vogler S, Leopold C, Schmickl B, Fröschl B (2008) Referenzpreissysteme in Europa. Analyse und Umsetzungsvoraussetzung für Österreich. http://whocc.goeg.at/Literaturliste/Dokumente/BooksReports/EB_RPS_31_3_08.pdf. Zugegriffen: 30.05.2017

Hengsbach F (2016) Staat müsste deutlich stärker eingreifen. Gesundheit und Gesellschaft Spezial 19:13

Hollis A (2016) Sustainable financing of innovative therapies: a review of approaches. PharmacoEconomics 34:971–980

IMS Health (2015) Best Practice Ansätze bei Arzneimittelengpässen im internationalen Vergleich. Gutachten zu Maßnahmen bei Arzneimittelengpässen in Deutschland, den USA, Kanada und ausgewählten europäischen Staaten (mit Fokus auf Generika). http://www.progenerika.de/wp-content/uploads/2015/03/ProGenerika_IMS-Gutachten-Lieferengp%C3%A4sse-final.pdf. Zugegriffen: 01.06.2017

IMS Health (2017) Biologische Arzneimittel: „Diese Therapieklasse wird ein fester Bestandteil in einer Vielzahl von Therapiegebieten werden". Quintiles IMS Flashlight 2017:10–14

IQVIA (2018) Newsletter Fokus Biosimilars. https://www.iqvia.com/-/media/iqvia/pdfs/cese/germany/news/newsletter fokus-biosimilars.pdf. Zugegriffen: 11.07.2018

Kaesbach W (2008) Arzneimittelmarkt: Aus für Rabattverträge? Was sind sinnvolle Alternativen? Präsentation beim Deutscher Generikaverband am 5. Mai 2008 in Berlin, Präsentiert auf der Konferenz: Deutscher Generikaverband, Berlin, 05.08.2008. Zugegriffen: 12.07.2018

Kanavos P, Costa-Font J, Seeley E (2008) Competition in Off-Patent Drug Markets: Issues, Regulation and Evidence. Economic Policy 55:499–544

Kanavos P, Reinhardt U (2003) Reference pricing for drugs: is it compatible with U.S. health care? Health affairs (Project Hope) 22:16–30. doi:10.1377/hlthaff.22.3.16

Kanavos P, Vandoros S, Irwin R, Nicod E, Casson M (2011) Differences in Costs of and Access to Pharmaceutical Products in the EU. http://www.europarl.europa.eu/RegData/etudes/etudes/join/2011/451481/IPOL-ENVI_ET (2011)451481_EN.pdf. Zugegriffen: 30.05.2017

Kern WV, Schaufler J, Telschow C (2016) Antibiotikaverbrauch in der Humanmedizin. In: Lebensmittelsicherheit BfVu (Hrsg) GERMAP 2015 – Antibiotika-Resistenz und -Verbrauch. Bundesamt für Verbraucherschutz und Lebensmittelsicherheit, Rheinbach, S 9–15

Korzilius H, Osterloh F (2016) Arzneimittel: Preise müssen sich am Nutzen orientieren. Deutsches Ärzteblatt 113:A-1070 / B-1901/C-1885

Laitenberger, U. (2017). Drug Procurement Auctions and Supply Uncertainty. ZEW Discussion Papers. Im Erscheinen

Lampert T, Kroll L (2014) Soziale Unterschiede in der Mortalität und Lebenserwartung. GBE kompakt 5

Loughnot D (2005) Potential interactions of the Orphan Drug Act and pharmacogenomics: a flood of orphan drugs and abuses? American journal of law & medicine 31: 365–380

Ludwig WD (2016) Preise mit Mängeln. Gesundheit und Gesellschaft Spezial 19:3

Manager Magazin (2018) Takeda gibt für Shire Milliarden-Betrag aus. Japaner kaufen Iren http://www.manager-magazin.de/unternehmen/industrie/takeda-pharmaceutical-uebernimmt-shire-pharmaceuticals-a-1206757.html. Zugegriffen: 06.07.2018

Meekings K, Williams C, Arrowsmith J (2012) Orphan drug development: an economically viable strategy for biopharma R&D Drug Discovery Today 17:660–664

Monopolkommission (2018) Wettbewerb 2018XXII. Hauptgutachten der Monopolkommission gemäß § 44 Abs. 1 Satz 1 GWB. http://monopolkommission.de/de/pressemitteilungen/211-xxii-gesamt.html. Zugegriffen: 01.06.2017

Mühlbauer B (2016) Adaptive Licensing–Gefahr für Patienten? Zeitschrift für Evidenz, Fortbildung und Qualität im Gesundheitswesen 112:S34–S37

Newham M, Seldeslachts J, Banal-Estanol A (2018) Common Ownership and Market Entry: Evidence from the Pharmaceutical Industry. Deutsches Institut für Wirtschaftsforschung

Niepraschk-von Dollen K, Schröder M, Zawinell A (2017) Arzneimittelverordnungen nach Regionen. In: Arznei-verordnungs-Report 2017. Springer, S 793–803

Nink K, Schröder H (2007) Ökonomische Aspekte des deutschen Arzneimittelmarktes 2006. In: Schwabe U, Paffrath DH (Hrsg) Arzneiverordnungs-Report 2006. Springer Verlag, Berlin, Heidelberg

OECD (2017) OECD Statistics - Pharmaceutical Market: Generic market. http://stats.oecd.org/. Zugegriffen: 07.08.2018

Paul-Ehrlich-Institut (2015) Position des Paul-Ehrlich-Instituts zum Einsatz von Biosimilars. http://www.pei.de/DE/arzneimittel/immunglobuline-monoklonale-antikoerper/monoklonale-antikoerper/zusatz/position-pei-inter changebility-biosimilars-inhalt.html. Zugegriffen: 31.05.2017

Pharmazeutische Zeitung online (2018) Humira: Umsatzstarkstes Medikament verliert Patentschutz. https://www.pharmazeutische-zeitung.de/index.php?id=73546. Zugegriffen: 11.07.2018

PlusMinus (2017). Die Recherche vom Plusminus und Handelsblatt-Team im Detail. https://www.daserste.de/information/wirtschaft-boerse/plusminus/sendung/recherche-details-orphan-drugs-100.pdf. Zugegriffen: 36.06.2018

Pro Generika (2016) Zahl des Monats Februar 2016. http://www.progenerika.de/wp-content/uploads/2016/02/Zahl-des-Monats-Februar_4-aus-59.pdf. Zugegriffen: 01.06.2017

Reinwald M (2015) Ausblicke im Markt der Biologika und Biosimilars. Patentklippe 2016? innovations

Richard S (2016) Neue Regeln im Pillenpoker. Gesundheit und Gesellschaft 03/16:32–37

Rohrer B (2016) Der 150-Millionen-Euro-Deal steht vor dem Aus. https://www.deutsche-apotheker-zeitung.de/news/artikel/2016/09/26/der-150-millionen-euro-deal-steht-vor-dem-aus/chapter:all Zugegriffen: 05.07.2017

Roll K, Stargardt T, Schreyögg J (2011) Zulassung und Erstattung von Orphan Drugs im internationalen Vergleich. Das Gesundheitswesen 73:504–514

Sachverständigenrat zur Begutachtung der Entwicklung im Gesundheitswesen (2014) Bedarfsgerechte Versorgung

– Perspektiven für ländliche Regionen und ausgewählte Leistungsbereiche. http://www.svr-gesundheit.de/fileadmin/user_upload/Aktuelles/2014/SVR-Gutachten_2014_Kurzfassung_01.pdf. Zugegriffen: 01.06.2017

Schaufler J, Schröder H, Telschow C, Weiss J (2013) Ökonomische Aspekte des deutschen Arzneimittelmarktes 2012. In: Schwabe U, Paffrath DH (Hrsg) Arzneiverordnungs-Report 2013. Springer Verlag, Berlin, Heidelberg

Schaufler J, Telschow C (2016) GKV-Arzneimittelmarkt 2015: Trends und Marktsegmente. In: Schwabe U, Paffrath D (Hrsg) Arzneiverordnungs-Report 2016. Springer, Heidelberg, S 135–157

Schremser K, Butzke B, Wilman N, Brandes A, Rogowski W (2017) Managed Entry Agreements in Deutschland: Konzepte, rechtliche Grundlagen und systematischer review. Gesundh Ökonom Qualitätsmanagement 22: 20–34

Schröder H, Telschow C, Schaufler J (2014) Auswirkung von Rabattvertragsausschreibungen. Monitor Versorgungsforschung 7:31–37

Schröder M, Telschow C (2017) Der GKV-Arzneimittelmarkt 2016: Trends und Marktsegmente. In: Arzneiverordnungs-Report 2017. Springer, S 137–166

Selke GW (2014) Mit Festbeträgen zu fairen Pillenpreisen. Gesundheit und Gesellschaft 17:37–41

Simoens S (2011) Pricing and reimbursement of orphan drugs: the need for more transparency. Orphanet journal of rare diseases 6:42

Sträter B (2014) Rabattverträge und Wettbewerb. Pharm Ind 76:837–838

Tebroke E (2017) Meldepflicht gegen den Engpass. Pharmazeutische Zeitung 2017

Thelen P (2016) Das hässliche Milliardengeschäft mit Krebsmitteln. http://www.handelsblatt.com/politik/deutschland/apotheken-das-haessliche-milliardengeschaeft-mit-krebsmitteln/14508168.html. Zugegriffen: 04.07.2017

Verband forschender Arzneimittelhersteller (2006) Hohe Entwicklungskosten für Biopharmazeutika. https://www.vfa-bio.de/vb-de/aktuelle-themen/branche/entwicklungskosten-biopharmazeutika.html. Zugegriffen: 27.07.2017

Vogler S et al. (2017) How Can Pricing and Reimbursement Policies Improve Affordable Access to Medicines? Lessons Learned from European Countries. Applied health economics and health policy 15:307–321

Vogler S, Vitry A, Babar ZU (2016) Cancer drugs in 16 European countries, Australia, and New Zealand: a cross-country price comparison study. The Lancet Oncology 17:39-47. doi:10.1016/s1470-2045(15)00449-0

Vogler S, Zimmermann N, Habl C (2014) Kostenintensive Arzneispezialitäten im europäischen Preisvergleich. Wissenschaftlicher Ergebnisbericht. Gesundheit Österreich GmbH, Wien

WIdO (2017) HIV-Therapie: Pharmaanbieter Gilead hält die Preise hoch. .http://www.wido.de/fileadmin/wido/downloads/pdf_pressemitteilungen/wido_arz_pm_hiv-therapie-pharmaanbieter-gilead-h%C3%A4lt-die-preise-hoch_112017.pdf. Zugegriffen: 06.07.2018

WIdO (2018) Erfolg der Arzneimittelrabattverträge: Stabilere Versorgung, mehr Anbietervielfalt und geringere Preise. http://www.wido.de/fileadmin/wido/downloads/pdf_pressemitteilungen/wido_arz_pm_arzneimittelrabattvertraege_0418.pdf. Zugegriffen: 06.07.2018

Xie J, Gerakos J (2018) Institutional cross-holdings and generic entry in the pharmaceutical industry. Working Paper.

Zylka-Menhorn V, Korzilius H (2014) Biosimilars. Das Wettrennen ist in vollem Gange. Deutsches Ärzteblatt 111:A452-A455

Ergebnisse des AMNOG-Erstattungsbetragsverfahrens

Johann-Magnus v. Stackelberg, Antje Haas, Anja Tebinka-Olbrich, Annette Zentner, Michael Ermisch, Angela Schubert und Daniel Erdmann

© Springer-Verlag GmbH Deutschland, ein Teil von Springer Nature 2018
U. Schwabe, D. Paffrath, W.-D. Ludwig, J. Klauber (Hrsg.), *Arzneiverordnungs-Report 2018*
https://doi.org/10.1007/978-3-662-57386-0_6

Auf einen Blick

Das mit dem Gesetz zur Neuordnung des Arzneimittelmarktes (AMNOG) eingeführte Bewertungs- und Preisregulierungsverfahren für Arzneimittel mit neuen Wirkstoffen ist insgesamt positiv zu bewerten. Der vorliegende Beitrag beschreibt die Funktionsweise des AMNOG-Verfahrens und bietet einen Überblick über die Ergebnisse der Zusatznutzenbewertung und Erstattungsbetragsverhandlung. Aktuelle Herausforderungen wie die Geltung des Erstattungsbetrags als Höchstpreis im stationären Sektor, die vorläufige Erstattung für Arzneimittel mit eingeschränkten Daten und die Preisfindung für Kombinationsarzneimittel in der Onkologie werden diskutiert. Im dritten Teil werden Fragestellungen beleuchtet, die Arzneimittel für neuartige Therapien und die zunehmende Komplexität des ärztlichen Wissensmanagement in der ärztlich-therapeutischen Entscheidung für die Zukunft aufwerfen.

6.1 AMNOG: Ziel, Funktionsweise und Ergebnisse

6.1.1 Bewertung des Zusatznutzens

Im Mittelpunkt des Arzneimittelmarktneuordnungsgesetzes (AMNOG) steht die Sicherstellung einer zweckmäßigen, qualitativ hochwertigen und wirtschaftlichen Arzneimittelversorgung in Deutschland. Die Nutzenbewertung hat eine interessensneutrale Bewertung in einem transparenten Verfahren zum Ziel und liefert die Basis für die Aushandlung fairer Erstattungspreise. Hersteller neuer patentgeschützter Arzneimittel mit einem relevanten Zusatznutzen für die Patienten können damit einen angemessenen Preisabstand zur bisherigen Standardtherapie erwarten. Das Gesetz verpflichtet pharmazeutische Unternehmer, für jedes ab dem 1. Januar 2011 in den deutschen Markt eingeführte erstattungsfähige Arzneimittel mit einem neuen Wirkstoff den Zusatznutzen gegenüber einer zweckmäßigen Vergleichstherapie nachzuweisen (§ 35a SGB V). Die zweckmäßige Vergleichstherapie muss dem Therapiestandard im jeweiligen Anwendungsgebiet gemäß internationalen Standards der evidenzbasierten Medizin entsprechen und wird durch den Gemeinsamen Bundesausschuss (G-BA) entsprechend der Vorgaben der Verfahrensordnung (VerfO) bestimmt (siehe 5. Kapitel § 6 VerfO GBA). Bei Alternativen steht dem pharmazeutischen Unternehmer ein Wahlrecht zu.

Die Zusatznutzenbewertung wird spätestens sechs Monate nach Markteintritt des Arzneimittels mit dem Beschluss des G-BA abgeschlossen und veröffentlicht. Der G-BA prüft, mit welcher Wahrscheinlichkeit (Aussagesicherheit)[1] und in welchem

---

[1] Ein Beleg entspricht einer hohen, ein Hinweis einer mittleren und ein Anhaltspunkt einer geringen Aussagesicherheit.

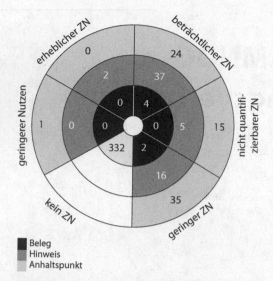

Beleg
Hinweis
Anhaltspunkt

◘ **Abbildung 6.1** Ausmaß und Wahrscheinlichkeit des Zusatznutzens auf Ebene von Teilindikationen (Patientengruppen der G-BA Beschlüsse), alle Beschlüsse exkl. Orphan-Arzneimittel und Festbetragseingruppierungen. *Quelle:* Auswertung GKV-SV, Stand 01.07.2018; *ZN* – Zusatznutzen

Ausmaß ein Zusatznutzen vorliegt. Bei 61 % der bisher 203 im Rahmen des § 35a SGB V bewerteten Arzneimittel hat der G-BA einen Zusatznutzen feststellen können, davon jedoch bei 43 % nur für bestimmte Teilindikationen der Zulassung (Auswertung GKV-SV, Stand 01.07.2018).

Die Ergebnisse der Bewertungen des G-BA nach Ausmaß und Wahrscheinlichkeit auf der Ebene von Teilindikationen (Patientengruppen des G-BA Beschlusses) sind in ◘ Abbildung 6.1 und ◘ Abbildung 6.2 dargestellt.

Einen Beleg für einen Zusatznutzen konnte der G-BA bei Arzneimitteln, die nicht zur Behandlung von seltenen Leiden eingesetzt werden (Nicht-Orphan-Arzneimittel), nur für sechs von 473 Patientengruppen (ca. 1,3 %) ableiten (hohe Aussagesicherheit). Bei allen anderen Patientengruppen war der attestierte Zusatznutzen nicht eindeutig belegt und mit Unsicherheit behaftet. Bei der Gruppe der Nicht-Orphan-Arzneimittel konnte der G-BA bei 4 % der Patientengruppen den Zusatznutzen nicht quantifizieren, da die wissenschaftliche Datengrundlage unzureichend war. Bei der Gruppe der Orphan-Arzneimittel war dies bei 57 % der Patientengruppen der Fall. Diese Diskrepanz spiegelt die

zu hinterfragende gesetzliche Sonderstellung von Orphan-Arzneimitteln wider[2].

Auf Basis des G-BA-Beschlusses verhandeln der GKV-Spitzenverband und der pharmazeutische Unternehmer für das Arzneimittel einen Erstattungsbetrag, es sei denn, der G-BA hat das Arzneimittel einer Festbetragsgruppe zugeordnet. Der Erstattungsbetrag gilt dann als neuer Preis für die gesetzlich Versicherten und auch für alle sonstigen Endverbraucher. Im Krankenhaus hat er Höchstpreiswirkung (siehe ▸ Abschnitt 6.2.1).

6.1.2 Erstattungsbetrag: Der zusatznutzenorientierte Preis

Kern des AMNOG ist die Schaffung eines Instruments zur leistungsgerechten Preisfindung von neuen patentgeschützten Arzneimitteln. Im Jahr 2017 konnte mit diesem Instrument ein Einsparvolumen von insgesamt ca. 1,75 Mrd. Euro erwirtschaftet werden[3]. ◘ Abbildung 6.3 gibt eine Über-

---

2 Bei Arzneimitteln zur Behandlung eines seltenen Leidens (Orphan-Arzneimittel) gilt der medizinische Zusatznutzen durch die Zulassung bis zu einem GKV-Umsatz von 50 Mio. Euro in den letzten 12 Kalendermonaten als belegt. Nachweise zum Zusatznutzen im Verhältnis zur zweckmäßigen Vergleichstherapie müssen durch den pharmazeutischen Unternehmer nicht vorgelegt werden. Gesetzlich wird somit ein Zusatznutzen angenommen. Nur das Ausmaß des Zusatznutzens ist nachzuweisen und wird durch den Gemeinsamen Bundesausschuss (G-BA) bewertet.

3 Der ausgewiesene Wert für die im Jahr 2017 erzielten Einsparungen ergibt sich aus einer Verknüpfung der Differenz zwischen den GKV-Abrechnungspreisen auf Basis des frei gewählten Listenpreises und des gültigen Erstattungsbetrages (jeweils in Euro je Packung) mit den entsprechenden Absatzzahlen nach GAmSi (konsolidierter Stand für 2017: 01.07.2018). Insofern werden sowohl die durch die Verhandlung erzielte Preissenkung als auch die sich daraus ergebenden verringerten Herstellerabschläge und Handelsmargen sowie die im GKV-Abrechnungspreis enthaltene Umsatzsteuer berücksichtigt. Bei der Berechnung finden sowohl Fertigarzneimittel als auch Zubereitungen Berücksichtigung. Ergänzend wurde berücksichtigt, ob für die betrachteten Produkte Aspekte vorliegen, die das eigentliche AMNOG-Ergebnis verringern, wie z. B. freiwillige Preisabsenkungen oder unterhalb des Listenpreises liegende Zentrumspreise.

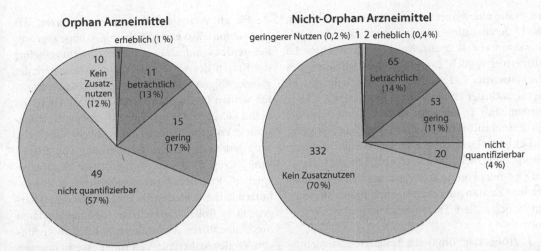

Abbildung 6.2 Ausmaß des Zusatznutzens bei Orphan-Arzneimitteln und Nicht-Orphan-Arzneimitteln auf Ebene von Teilindikationen (Patientengruppen der G-BA Beschlüssse). *Quelle:* Auswertung GKV-SV, Stand 01.07.2018

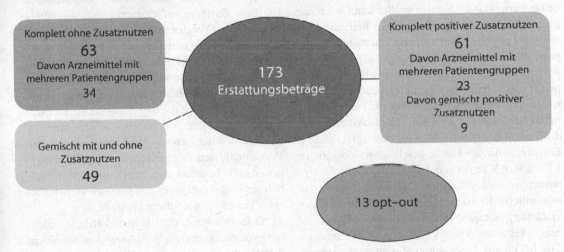

Abbildung 6.3 Anzahl gültiger Erstattungsbeträge. *Quelle:* Darstellung GKV-SV, Stand 01.07.2018

sicht über die Verhandlungsergebnisse, aufgeschlüsselt nach den Zusatznutzenergebnissen. Zum Stichtag 01.07.2018 gelten insgesamt 173 Erstattungsbeträge[4], die sich zu etwa je einem Drittel auf Arzneimittel ohne Zusatznutzen (63), auf Arzneimittel mit durchgängig positivem Zusatznutzen (61) sowie auf Arzneimittel mit gemischten Ergebnissen hinsichtlich ihres Zusatznutzens (49) verteilen (**Abbildung 6.3**). In ca. 60 % der Fälle liegt ein Mischpreis auf der Basis von Preiskomponenten mehrerer Teilindikationen vor.

Die Mehrzahl der Erstattungsbeträge für Arzneimittel ohne Zusatznutzen wurde mit einem einvernehmlichen Ergebnis abgeschlossen. In knapp einem Fünftel der Fälle (12 von insgesamt 61 Wirkstoffen) musste die Schiedsstelle den Erstattungsbetrag festsetzen. Bei 8 dieser 12 Preisfestsetzungen durch die Schiedsstelle entschieden sich die pharmazeutischen Unternehmer aus wirtschaftlichen Überlegungen nachfolgend dafür, das betreffende Arzneimittel vom Markt zu nehmen. Zusätzlich ha-

---

4 Die Abweichung zu 203 bewerteten Arzneimitteln im G-BA resultiert aus dem zeitlichen Verzug zwischen der Veröffentlichung neuer G-BA Beschlüsse und der Geltung des entsprechenden Erstattungsbetrages.

ben es die pharmazeutischen Unternehmer bislang bei 13 Arzneimitteln vorgezogen, das AMNOG-Verfahren vorzeitig abzubrechen. Sie nutzten die rahmenvertraglich eingeräumte Möglichkeit des Marktaustritts („Opt out"), der innerhalb von 14 Tagen nach der ersten Verhandlungsrunde erklärt werden kann. In der Folge eines Opt-outs wird für das Arzneimittel kein Erstattungsbetrag festgelegt und es ist in Deutschland, außer im Falle von Einzelimporten, nicht mehr verfügbar. Für alle bisherigen Opt-outs konnte kein Zusatznutzen festgestellt werden. Zu den zurückgezogenen Präparaten stehen jedoch andere Therapiealternativen zur Verfügung.

Je größer der vom G-BA bestätigte patientenrelevante Zusatznutzen ausfällt, desto größer stellt sich der Verhandlungsspielraum für den Erstattungsbetrag dar und umso größer kann auch der preisliche Abstand zum bisherigen Behandlungsstandard ausfallen. Nur wenn ein Zusatznutzen vorliegt, dürfen in den Verhandlungen als ergänzende Bewertungskriterien die tatsächlichen Abgabepreise in 15 definierten europäischen Ländern sowie die Jahrestherapiekosten vergleichbarer Arzneimittel berücksichtigt werden.[5] Ebenso ist nur dann die Vereinbarung einer Praxisbesonderheit zulässig. Entsprechend der klaren gesetzlichen Vorgabe in § 130b SGB V ist der vom G-BA festgestellte Zusatznutzen in den einzelnen Patientengruppen das wesentliche Kriterium für die Bestimmung des Erstattungsbetrags. In der Rahmenvereinbarung nach § 130b Abs. 9 SGB V (RahmenV) ist festgelegt, dass bei einem Arzneimittel, das einen Zusatznutzen gegenüber der zweckmäßigen Vergleichstherapie aufweist, „der Erstattungsbetrag durch einen Zuschlag auf die Jahrestherapiekosten der zweckmäßigen Vergleichstherapie" zu vereinbaren ist.

Für ein Arzneimittel ohne Zusatznutzen, das nicht unmittelbar einer Festbetragsgruppe zugeordnet werden kann, *sollen* mit dem Erstattungsbetrag die Kosten der wirtschaftlichsten Alternative der zweckmäßigen Vergleichstherapie nicht überschritten werden (vgl. § 130b Abs. 3 SGB V). Diese seit dem 13.05.2017 nur noch als Soll-Vorschrift ausgestaltete Vorgabe bedeutet eine Abkehr vom Leistungsgedanken bei der Bestimmung von Erstattungsbeträgen. Die wirtschaftlichste Alternative spielt als Preisobergrenze bei fehlendem Zusatznutzen in der Schiedsstelle zunehmend eine untergeordnete Rolle. Vielmehr werden bei unklaren medikamentösen Alternativen in der zweckmäßigen Vergleichstherapie Verordnungsgewichtungen das Erstattungsbetragsniveau anheben. Und bei Arzneimitteln mit (gemischtem) Zusatznutzen führt der Zuschlag auf eine entsprechend teurere zweckmäßige Vergleichstherapie – quasi als Zweitrundeneffekt – zu einem weiteren Preisanstieg. Im Ergebnis dieser Effekte ist davon auszugehen, dass das allgemeine Preisniveau durch die Aufweichung des Preisdeckels bei fehlendem Zusatznutzen weiter steigen wird. Damit die leistungsgerechte Preisdifferenzierung nicht zunehmend verschwimmt, ist bei einem Zusatznutzen mit sich weiter erhöhenden Preisabschlüssen zu rechnen. Vor diesem Hintergrund ist nicht davon auszugehen, dass erstattungsbetragsgeregelte Arzneimittel per se zu wirtschaftlichen Verordnungen führen können.

◪ Abbildung 6.4 zeigt die wirtschaftliche Bedeutung von Arzneimitteln in Abhängigkeit von ihrem Zusatznutzen im Zeitraum 2011 bis 2017. Arzneimittel mit einem gemischten Votum weisen demnach die größte Verordnungs- und Ausgabenrelevanz für die GKV auf. Es folgen Arzneimittel ohne Zusatznutzen mit bislang einem vergleichsweise moderaten Umsatzniveau. Prognostisch ist bei gleichstarker Verordnungsentwicklung aufgrund der Soll-Regelung ein weiterer Anstieg der Umsätze in beiden Arzneimittelnutzenkategorien zu erwarten.

---

5 Anders als die zweckmäßige Vergleichstherapie, die gemäß § 35a SGB V in § 6 der Arzneimittelnutzenverordnung als diejenige Therapie definiert wird, deren Nutzen mit dem neuen Wirkstoff verglichen wird, sind vergleichbare Arzneimittel gemäß der Rahmenvereinbarung nach § 130b Abs. 9 SGB V für das Anwendungsgebiet zugelassene Arzneimittel, deren Zweckmäßigkeit sich aus den internationalen Standards der evidenzbasierten Medizin ergibt. Die vergleichbaren Arzneimittel spielen allein in den Erstattungsbetragsverhandlungen eine Rolle.

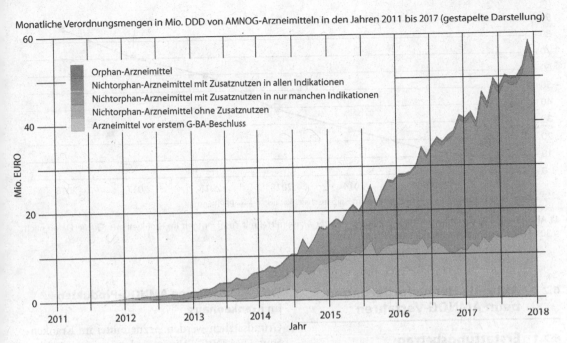

Monatliche Verordnungsmengen in Mio. DDD von AMNOG-Arzneimitteln in den Jahren 2011 bis 2017 (gestapelte Darstellung)

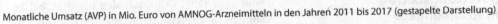

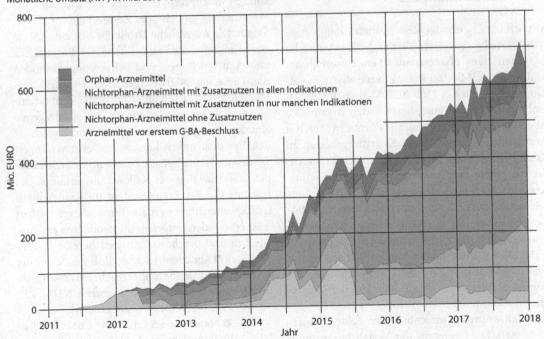

Monatliche Umsatz (AVP) in Mio. Euro von AMNOG-Arzneimitteln in den Jahren 2011 bis 2017 (gestapelte Darstellung)

☐ **Abbildung 6.4** Verordnungen und Umsätze nach Zusatznutzenbeschluss des G-BA. *Quelle:* GAmSi Daten nach § 84 SGB V, Stand 01.07.2018

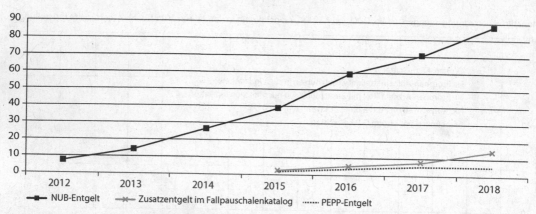

Abbildung 6.5 Anzahl erstattungsbetragsgeregelter Arzneimittel mit Zusatzentgelt im Krankenhaus. *Quelle:* Daten nach § 301 SGB V; eigene Berechnung; Stand: 01.07.2018

6.2   Aktuelle Herausforderungen beim AMNOG-Verfahren

6.2.1   Erstattungsbetrag im Krankenhaus

Mit einer Ergänzung des Arzneimittelgesetzes (AMG) stellte der Gesetzgeber jüngst klar[6], dass der zwischen dem pharmazeutischen Unternehmer und dem GKV-Spitzenverband vereinbarte Erstattungsbetrag nach § 130b SGB V auch im nicht-ambulanten Versorgungsbereich den maximalen Abgabepreis darstellt. Somit dürfen AMNOG-Arzneimittel maximal zum Erstattungsbetrag an Krankenhäuser abgegeben werden. Nach dieser Änderung passte der Gemeinsame Bundesausschuss seine Verfahrensordnung im März 2018 dahingehend an, dass zukünftig auch allein in der stationären Versorgung angewandte neue Arzneimittel grundsätzlich die frühe Nutzenbewertung gemäß § 35a SGB V durchlaufen werden. Bislang waren diese regelmäßig von der Nutzenbewertung ausgenommen, sofern sie nicht zusätzlich zu den Umsätzen im stationären Sektor mindestens eine Million Euro Jahresumsatz im ambulanten Sektor erwirtschafteten. Die Änderung der Verfahrensordnung trat am 05.07.2018 in Kraft.

Zur Bedeutung von AMNOG-Produkten im Krankenhaus

Grundsätzlich werden Arzneimittel im Krankenhaus über DRG-Fallpauschalen vergütet. Bei besonders hochpreisigen Arzneimitteln kann die Finanzierung jedoch über Zusatzentgelte (ZE) erfolgen. Die wesentliche Größe für neu eingeführte Arzneimittel stellen dabei zunächst Entgelte für neue Untersuchungs- und Behandlungsmethoden dar. Diese sog. NUB-Entgelte werden direkt zwischen Krankenkassen und Krankenhäusern vereinbart und gelten jeweils nur für das beantragende Krankenhaus und nur für ein Jahr. Die entsprechenden Vereinbarungen können begrenzt verlängert werden und dann ggf. als Zusatzentgelt in den Fallpauschalenkatalog per Kalkulationsverfahren des Instituts für das Entgeltsystem im Krankenhaus (InEK) überführt werden. Ein analoges System existiert mit den Entgelten im stationären psychiatrischen und psychosomatischen Bereich (PEPP-Entgelte). Abbildung 6.5 zeigt die Entwicklung der Anzahl erstattungsbetragsgeregelter Arzneimittel, für die mindestens eine entsprechende NUB-, ZE- oder PEPP-Abrechnungsoption existiert.

Aus Abbildung 6.5 geht hervor, dass seit dem Jahr 2012 immer mehr Arzneimittel mit Erstattungsbetrag von Kliniken mithilfe eines Zusatzentgeltes abgerechnet werden können. Bezogen auf den Datenstand vom 01.07.2018 können deutschlandweit bereits 89 AMNOG-Arzneimittel in entsprechend berechtigten Kliniken über eines der drei o. g.

6 siehe § 78 Absatz 3 Satz 3 AMG in der durch das Arzneimittelversorgungsstärkungsgesetz (AMVSG) vom 04.05.2017 geänderten Fassung

Entgelte (NUB, ZE, PEPP) abgerechnet werden[7]. Der Wirkstoff mit den meisten vereinbarten NUB-Entgelten ist dabei Nivolumab (304 Krankenhäuser). Abirateronacetat kann in 285 Krankenhäusern mithilfe eines im Fallpauschalenkatalog aufgenommenen Zusatzentgelts abgerechnet werden. Diese Auflistung verdeutlicht, dass dem Thema „Erstattungsbetrag im Krankenhaus" bereits heute eine hohe Bedeutung zukommt. Wie ◘ Abbildung 6.6 veranschaulicht, beziehen sich gut drei Viertel dieser Entgeltansprüche auf Arzneimittel, die gegen onkologische Erkrankungen eingesetzt werden. Weitere 10 % beziehen sich auf Arzneimittel gegen Infektionskrankheiten und die restlichen 14 % verteilen sich auf alle übrigen Therapiegebiete.

Auffälligkeiten im Preis- und Produktverzeichnis zu Krankenhauseinkaufspreisen

Pharmazeutische Unternehmer können in den Preis- und Produktverzeichnissen auch Angaben zum Krankenhausapothekeneinkaufspreis (KHAEP) ihrer angebotenen Produkte machen. Die Informationsstelle für Arzneispezialitäten (IFA) räumt pharmazeutischen Unternehmern aber auch explizit die Möglichkeit ein, im KHAEP-Feld keine Angaben zu machen. Dies hat zur Folge, dass lediglich für 38 % der erstattungsbetragsgeregelten Arzneimittel eine entsprechende Preismeldung zum KHAEP für sämtliche Packungsgrößen vorliegt (Stand 01.07.2018). Demgegenüber liegt bei 50 % der über Erstattungsbetrag geregelten Arzneimittel für keine Packungsgröße ein entsprechender Eintrag vor und bei den übrigen 12 % melden die pharmazeutischen Unternehmer lediglich für einen Teil der Packungsgrößen des Arzneimittels einen KHAEP. Selbst bei den allein für den stationären Bereich vorgesehenen „Klinikpackungen" liegt lediglich für 47 % aller entsprechenden Arzneimittel mit Erstattungsbetrag eine Meldung zum KHAEP vor. Von allen Arzneimitteln mit Erstattungsbetrag, für die eine Meldung zum KHAEP vorliegt, wird nur in 63 % der Fälle ein KHAEP in Höhe des gültigen Erstattungsbetrages oder darunter gemeldet. Für 37 % der erstattungsbetragsgeregelten Arzneimittel mit einer Angabe zum KHAEP wird entsprechend ein Preis oberhalb des Erstattungsbetrages angeben. Dies verdeutlicht, dass sowohl Krankenhäuser als auch Krankenkassen darauf achten müssen, dass maximal der jeweils gültige Erstattungsbetrag abgerechnet wird.

Aktuelle Umsetzungsfragen

Für die Umsetzung der Nutzenbewertung nach § 35a SGB V für im Krankenhaus angewandte Arzneimittel wird es entscheidend sein, dass Absätze und Umsätze im stationären Sektor zeitnah und zuverlässig erfasst und an die notwendigen Stellen weitergeleitet werden. So benötigt der Gemeinsame Bundesausschuss entsprechende Kenntnis der Umsatzzahlen aus dem stationären Sektor, um feststellen zu können, ob den gesetzlichen Krankenkassen für die gem. § 35a Abs. 1a SGB V von der Nutzenbewertung freigestellten Arzneimittel mehr als nur geringfügige Ausgaben entstanden sind. Die gegenwärtig vorliegenden Informationen geben lediglich Auskunft über das Bestehen von Verträgen, die eine Abrechnung ermöglichen, nicht jedoch über die Zahl der Abrechnungen. Diese Informationen sind hingegen Bestandteil der Daten gemäß

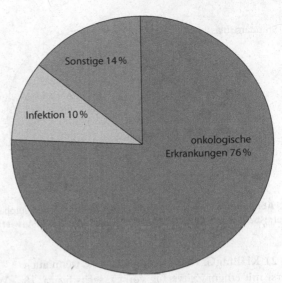

◘ Abbildung 6.6 Verteilung der Therapiegebiete bei Zusatzentgelten für AMNOG-Arzneimittel. *Quelle:* Daten nach § 301 SGB V; eigene Berechnung; Stand: 01.07.2018

---

7 Für bestimmte Wirkstoffe liegen mehrere Abrechnungsmöglichkeiten innerhalb eines Kalenderjahres vor, weshalb die Summe der drei in der Abbildung angegebenen Teilwerte größer als die Anzahl der mit einem der drei Entgelte abrechenbaren Präparate ist.

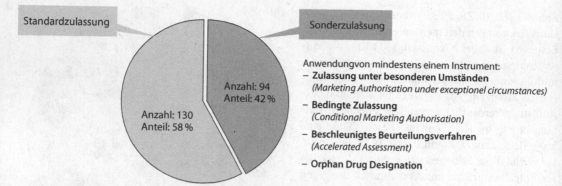

◘ Abbildung 6.7 Arzneimittel mit neuen Wirkstoffen und europäischer Standard- bzw. Sonderzulassung, die unter den Geltungsbereich des AMNOG nach § 35a SGB V fallen. *Quelle: Auswertung GKV-SV, Stand 31.03.2018*

§ 21 KHEntgG. Diese ermöglichen es, wenn auch erst mit einem Zeitverzug von ca. sechs bis ca. 18 Monaten nach Abrechnung eines entsprechenden Zusatzentgelts, eine Umsatzübersicht zu neuen Arzneimitteln mit Zusatzentgelten in Krankenhäusern zu erstellen. Gegenwärtig wird allerdings diskutiert, ob diese Daten für Belange rund um das Thema Nutzenbewertung nach § 35a SGB V bzw. Verhandlung des Erstattungsbetrages verwendet werden dürfen. Hier ist ggf. der Gesetzgeber gefragt, eine entsprechende Nutzungsmöglichkeit abzusichern. Davon könnten dann bspw. auch die AMNOG-Vertragspartner profitieren, um bspw. in die in § 130b Abs. 1a SGB V geforderten Preis-Mengen-Modelle auch Krankenhausumsätze einzubeziehen.

6.2.2 Vorläufige Erstattung unter Auflagen von Arzneimitteln mit frühem Marktzugang

Trotz breiter Kritik werden neue Arzneimittel zunehmend in beschleunigten Verfahren zugelassen (siehe auch ► Kapitel 2). Bei 42 % der Arzneimittel mit neuen Wirkstoffen und europäischer Zulassung, für die seit 2011 in Deutschland die frühe Nutzenbewertung nach § 35a SGB V gilt, wurde (mindestens) ein europäisches Zulassungsverfahren wie die „Bedingte Zulassung", die „Zulassung unter besonderen Umständen", die „Orphan Drug Designation" oder das „Beschleunigte Beurteilungsverfahren" angewandt (◘ Abbildung 6.7).

Diesen Zulassungsverfahren gemeinsam ist, dass Wirksamkeit und Sicherheit aufgrund der Datenlage nur sehr eingeschränkt bewertbar sind (Ludwig 2017). Zugleich wird den Unternehmen damit die frühzeitigere Markteinführung ermöglicht. Auch wenn die Datenlage für die Nutzenbewertung bei konventionell zugelassenen Arzneimitteln nicht immer ausreicht, stellt dies bei den beschleunigt zugelassenen Arzneimitteln häufig eine noch größere Herausforderung dar. Bisherige Erfahrungen mit beschleunigten Zulassungen zeigen jedoch, dass die Evidenzlage zum Nutzen auch in der Phase nach Markteinführung oftmals unklar bleibt (Banzi et al. 2017, Naci et al. 2017, Pease et al. 2017, Joppi et al. 2016, Banzi et al. 2015, Kim und Prasad 2015, Fain et al 2013). Konsequenz dieser Entwicklung ist eine wachsende und möglicherweise langfristige Unsicherheit zu Wirksamkeit und Unbedenklichkeit, zum Zusatznutzen im Vergleich zum Therapiestandard und dem daraus resultierenden Wert dieser Arzneimittel für die Patientenversorgung.

Die Zunahme von Arzneimitteln mit beschleunigter Zulassung bei unreifer Datenlage geht paradoxerweise mit einem steigenden Preisniveau einher. Aufgrund eines postulierten dringlichen Behandlungsbedarfs werden in diesen Spezialmärkten höhere Arzneimittelpreise verlangt, die selten die F&E-Kosten widerspiegeln (Prasad und Mailankody 2017, Scannel 2015). Orphan-Arzneimittel sind in Deutschland je DDD etwa 33-fach teurer als patentgeschützte Nicht-Orphan-Arzneimittel (Schwabe und Ludwig 2017). Angesichts dieser Entwicklung kam der EU-Gesundheitsministerrat folgerichtig zu der Einschätzung, dass der Zugang zu wirksamen und bezahlbaren Arzneimitteln in der EU gefährdet sei (Rat der EU 2016).

Denkbarer Ansatz: Stufenweise Bewertung und angepasste Erstattung

Vor diesem Hintergrund bedarf es grundsätzlicher Überlegungen, wie mit neuen Arzneimitteln umgegangen werden soll, deren Nutzen aufgrund von Daten mit begrenzter Aussagekraft für die Gesundheitsversorgung von Patientinnen und Patienten sowie für die Versichertengemeinschaft nicht einschätzbar ist. Um einerseits einen schnellen Zugang zu neuen Arzneimitteln bei hohem, dringlichem Versorgungsbedarf zu eröffnen, andererseits Patientinnen und Patienten vor einer möglichen Gefährdung zu bewahren und die finanziellen Lasten für die Versichertengemeinschaft begrenzt zu halten, wäre vor Übergang in die Regelversorgung als Zwischenphase eine temporäre, konditionale Erstattung denkbar (Haas et al. 2017). In einem solchen Modell zur Überbrückung der hohen Datenunsicherheit würde die erste zeitlich befristete AMNOG-Bewertung für den Hersteller mit Auflagen zur verpflichtenden Datengenerierung versehen (s. auch Glaeske et al. 2017); eine zweite Bewertung zur Verifizierung oder Falsifizierung der vorherigen Entscheidungen würde folgen (siehe ◘ Abbildung 6.8). Diese stufenweise Bewertung ermöglichte eine am jeweiligen Wissensstand angepasste adaptive Erstattung.

Für diesen Ansatz bedarf es verlässlicher Anreize und Strukturen. Sicherzustellen ist erstens, dass pharmazeutische Unternehmer die für die Bewertung des Zusatznutzens fehlenden validen Daten generieren sowie rechtzeitig und vollständig liefern. Da Patientinnen und Patienten in dieser Phase zwar den früheren Zugang genießen, aber einem höheren Risiko potenziell unwirksamer oder schädlicher Therapien ausgesetzt sind, muss zweitens die Versorgung durch qualitätssichernde Maßnahmen flankiert werden. Drittens muss die initial größere Unsicherheit bei den Erstattungsbetragsverhandlungen ebenso angemessen Berücksichtigung finden wie etwaige Neueinschätzungen zum Wert des Arzneimittels nach Folgebewertung.

Die freie Preisgestaltung im ersten Jahr nach Inverkehrbringen ist aus Sicht des GKV-Spitzenver-

bandes unter solchen Umständen erst recht nicht mehr haltbar, sondern sollte in einen rückwirkend geltenden Erstattungsbetrag überführt werden. Darüber hinaus muss ein Ausgleich dafür geschaffen werden, dass die Versichertengemeinschaft für die Unsicherheit bei Arzneimitteln, für die nur Daten mit begrenzter Aussagekraft vorliegen in „Vorleistung" tritt. Hierbei sind zur differenzierten Gestaltung der Erstattung unterschiedliche Möglichkeiten der Risikoumverteilung denkbar:

Es könnte ein *einfacher Abschlag* auf den Abgabepreis des Herstellers beim Erstattungsbetrag angesetzt werden. Allerdings könnten Unternehmer einen solchen Abschlag antizipieren und einpreisen. Geeigneter erscheint daher ein Abschlag *auf die Jahrestherapiekosten der zweckmäßigen Vergleichstherapie (zVT) oder der vergleichbaren Arzneimittel (VAM)* im Anwendungsgebiet. Ein solcher Abschlag wäre zwar eine aufwandsarme Lösung, zugleich aber unter Umständen zu grobkörnig, um das jeweils spezifische Ausmaß an Unsicherheit preislich abzubilden.

Alternativ könnten *mengenbezogene Aspekte* eine vertragliche Option bilden, wie dies der Gesetzgeber den Vereinbarungspartnern mit dem Arzneimittelversorgungsstärkungsgesetz AMVSG ausdrücklich nahegelegt hat (siehe § 130b Absatz 1a SGB V). Wenn die Unsicherheit aufgrund unreifer oder fehlender Daten wenigstens ansatzweise – bspw. mit Blick auf einzelne Teilpopulationen – eingrenzbar ist, könnte z. B. die Vereinbarung einer mengenbezogenen Staffelung oder eines jährlichen Gesamtvolumens eine sachgerechtere spezifische Lösung darstellen. Liefert der Hersteller die geforderten Daten nach, kann sich das in der Folgeverhandlung sowohl in der preislichen als auch in der mengenbezogenen Komponente der Erstattungsbetragsvereinbarung widerspiegeln. Aber als Risiko bleibt: Unsichere Daten zu bestimmten Patientengruppengrößen in der Ausgangssituation bergen stets die Gefahr nicht hinreichend fundierter Annahmen der pharmazeutischen Unternehmer.

Vorstellbar ist es auch, die pharmazeutischen Unternehmer beim Prinzip Hoffnung in die Pflicht zu nehmen. So könnten die Therapieversprechen bezogen auf patientenrelevante Vorteile in der Phase der größten Datenunsicherheit in Form von *erfolgsabhängigen Erstattungsvereinbarungen* (Pay

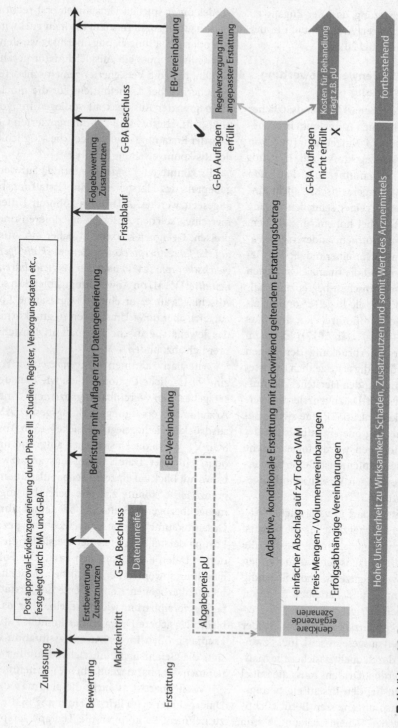

Abbildung 6.8 Erstattungsmodell für Arzneimittel mit unreifen Daten. *Quelle:* Darstellung GKV-SV nach Haas et al. 2017; *EB* – Erstattungsbetrag, *EMA* – European Medicines Agency, *G-BA* – Gemeinsamer Bundesausschuss, *pU* – pharmazeutischer Unternehmer, *VAM* – vergleichbare Arzneimittel, *zVT* – zweckmäßige Vergleichstherapie

for Performance, P4P) abgebildet werden. Allerdings setzt dies die sehr konkrete Definition des Behandlungserfolges sowie die Existenz von geeigneten Parametern für dessen Ermittlung aus Abrechnungsdaten voraus. In anderen europäischen Ländern existieren auch negative Erfahrungen mit diversen Formen der erfolgsabhängigen Vergütung (Pauwels et al. 2017, Wild et al. 2017, Navarria et al. 2015, siehe auch ▶ Kapitel 7). Dass die finanziellen Erwartungen von Kostenträgern nicht zu realisieren waren, führte in einigen Fällen zu einer Kehrtwende weg von komplexen Erstattungsmodellen hin zu wieder vornehmlich einfacheren Rabattmodellen (Pauwels et al. 2017, NHS Scotland o.J., Finance and NHS /Medicines, Pharmacy and Industry Group/ 17080 2013).

Werden die Auflagen des G-BA in der Folgebewertung nicht erfüllt und besteht die hohe Unsicherheit über den Wert des Arzneimittels daher auch nach der Überbrückungsphase fort, ist das vereinbarte Preisniveau als überhöht zu betrachten und nicht länger zu rechtfertigen. Ist gleichwohl eine Behandlung von Patientinnen und Patienten mit dem jeweiligen neuen Arzneimittel gewünscht, muss politisch entschieden werden, wer in welchem Umfang die Kosten zu tragen hat. Aus Sicht des GKV-Spitzenverbands erscheint es durchaus sachgerecht, an dieser Stelle den pharmazeutischen Unternehmer in die Pflicht zu nehmen. Das medizinische Risiko tragen an diesem Punkt allerdings weiterhin die Patientinnen und Patienten und ihre behandelnden Ärztinnen und Ärzte.

6.2.3 Bepreisung von Kombinationsarzneimitteln in der Onkologie

Der kombinierte Einsatz von mehreren Arzneimitteln ist fester Bestandteil der Arzneitherapie, insbesondere im Rahmen der Behandlung von Krebserkrankungen. Dabei können Arzneimittel simultan oder sequentiell kombiniert werden. Die Arzneimittel können weiterhin explizit für den Kombinationseinsatz zugelassen sein, oder aber frei miteinander kombiniert werden, wenn die Fachinformation die Monotherapie nicht explizit vorschreibt. Für die Krankenkassen führt die damit verbundene Addition der Arzneimittel-Einzelpreise zu steigen-

den Therapiekosten (Bausch et al. 2016). Diese lineare Entwicklung der Therapiekosten wird dabei meist von einer unterproportionalen Entwicklung des patientenrelevanten Zusatznutzens begleitet, wenn bspw. der nachgewiesene Überlebensvorteil einer Kombination deutlich hinter der Summe der Überlebensvorteile der Monotherapien zurückbleibt. In diesem Fall sollten auch die Therapiekosten der Kombination deutlich geringer sein als die einfache Summe der Therapiekosten der Kombinationspartner wenn diese als Monotherapie eingesetzt werden. Im Extremfall kann für den Kombinationseinsatz mehrerer Arzneimittel kein Zusatznutzen gegenüber einer Monotherapie nachgewiesen werden. Dieses sog. Add-on ohne Zusatznutzen darf dann nicht zu höheren Kosten führen als die Monotherapie, was bedeutet, dass der Erstattungsbetrag des zusätzlichen Kombinationspartners in diesem Fall 0 Euro betragen müsste.

Diese Kostenwirkung pro Patient sowie der Budget Impact soll im Folgenden beispielhaft anhand der Indikation des multiplen Myeloms, einer Krebserkrankung des blutbildenden Systems, veranschaulicht werden. ◻ Tabelle 6.1 zeigt eine Übersicht über die Wirkstoffe, die Kombinationsmöglichkeiten sowie das Ergebnis der frühen Nutzenbewertung.

◻ Abbildung 6.9 zeigt die GKV-Abrechnungskosten zu diesen Kombinationen, d. h. die Kosten auf Basis des Apothekenverkaufspreises (AVP) abzüglich gesetzlicher Rabatte[8] der jeweiligen (Kombinations-)therapien pro Patient und Kalendertag. Dabei fällt auf, dass die GKV-Abrechnungskosten pro Tag aktuell bereits bei bis zu 700 Euro liegen.[9] Zusätzlich zu den aktuell bereits zugelassenen Zwei- und Dreifachkombinationen finden sich in den Verzeichnissen zu klinischen Studien laufende Testungen für diverse weitere Kombinationen bis hin

---

8 Basis sind dabei die jeweiligen Erstattungsbeträge, nicht die Markteinführungspreise sowie die in den jeweiligen G-BA Beschlüssen aufgeführten Dosierungen und Verbrauchsmengen.

9 Valide Aussagen zu den tatsächlichen Behandlungsdauern und den damit verbundenen Kosten sind derzeit noch nicht möglich, da die Einführung der Wirkstoffe sowie die Zulassung der neuen Anwendungsgebiete zum Zeitpunkt des Redaktionsschlusses noch nicht lange genug zurücklagen.

● Tabelle 6.1 Überblick über Kombinationsmöglichkeiten im Indikationsgebiet des Multiplen Myeloms. *Quelle:* GKV-SV, G-BA Beschlüsse, Stand: 01.07.2018.

	Bestandsmarkt unbewertet		Nutzenbewertung durchlaufen					
Wirkstoff	Bortezomib	Lenalidomid	Pomalidomid	Panobinostat	Carfilzomib	Daratumumab	Elotuzumab	Ixazomib
Handelsname	Velcade®	Revlimid®	Imnovid®	Farydak®	Kyprolis®	Darzalex®	Empliciti®	Ninlaro®
Abkürzung*	V	R	I	F	K	D	E	N
Orphan Drug	nein	ja	ja	ja	ja	ja	nein	ja
Conditional Approval	nein	nein	nein	nein	nein	nein	nein	ja
Einsatz als Mono- oder Kombinationstherapie gemäß Fachinformation	Kombination mit Dexamethason und weiteren Wirkstoffen möglich	Kombination mit Dexamethason	Kombination mit Dexamethason	Kombination mit Bortezomib und Dexamethason	Kombination mit Lenalidomid und Dexamethason oder nur Dexamethason	Monotherapie, Kombination mit Lenalidomid und Dexamethason oder Bortezomib und Dexamethason	Kombination mit Lenalidomid und Dexamethason	Kombination mit Lenalidomid und Dexamethason
Abkürzung Therapieschemata	Vd**	Rd	Id	FVd	KRd oder Kd	D oder DRd oder DVd	ERd	NRd
Ergebnis der frühen Nutzenbewertung vor Überschreitung der Umsatzgrenze von 50 Mio. € (nur Orphan Drugs)			beträchtlich	nicht quantifizierbar	KRd: nicht quantifizierbar Kd: gering	Monotherapie D: nicht quantifizierbar DRd, DVd nicht bewertet	Anhaltspunkt für einen geringen Zusatznutzen	nicht quantifizierbar
Ergebnis der frühen Nutzenbewertung nach Überschreitung der Umsatzgrenze von 50 Mio. € (nur Orphan Drugs)			Id gegenüber hochdosiertem Dexamethason: Anhaltspunkt für beträchtlichen Zusatznutzen Id gegenüber patientenindividueller Therapie: Zusatznutzen ist nicht belegt		KRd: Anhaltspunkt für einen beträchtlichen Zusatznutzen Kd: Anhaltspunkt für einen beträchtlichen Zusatznutzen	Monotherapie D: Ein Zusatznutzen ist nicht belegt DRd oder DVd: Hinweis auf einen beträchtlichen Zusatznutzen		
Patientenzahl laut G-BA			2.300	2.300	4.700–7.000	2.300 bzw. 4.700–7.000	4.700–7.000	4.700–7.000

* Die Abkürzungen der Therapieschemata orientieren sich an den Anfangsbuchstaben der beteiligten Arzneimittel. **d steht im Folgenden für den Wirkstoff Dexamethason.

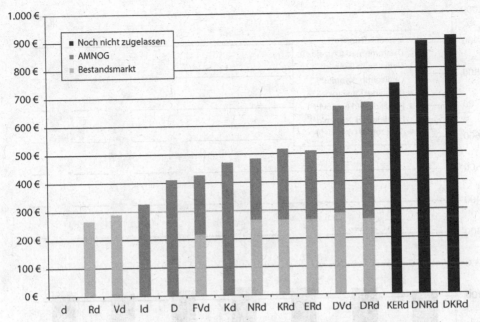

◘ Abbildung 6.9 GKV-Abrechnungskosten der Kombinationstherapien im Indikationsgebiet des Multiplen Myeloms pro Patient und Kalendertag. *Quelle:* Darstellung GKV-SV, G-BA Beschlüsse, Lauer-Taxe, Stand: 01.07.2018; Abkürzungen s. ◘ Tabelle 6.1

zu Vierfachkombinationen (schwarze Säulen). Auf Basis der aktuellen Preisgestaltung kann in diesen Fällen mit GKV-Abrechnungskosten pro Tag von über 900 Euro gerechnet werden.

Anhand einer Kombination mit dem Wirkstoff Daratumumab soll nun exemplarisch die Kostenwirkung der Verknüpfung unzureichender Evidenz bei Zulassung mit hohen Arzneimittelpreisen aufgezeigt werden. Mit Blick auf die frühe Nutzenbewertung nach § 35a SGB V galt für die zunächst bewertete Monotherapie von Daratumumab aufgrund der gesetzlichen Vorgaben als Orphan Arzneimittel der Zusatznutzen als belegt, war aber im Ausmaß nicht quantifizierbar. Der pharmazeutische Unternehmer hatte keinerlei vergleichende Evidenz generiert. Auf dieser Basis setzte die Schiedsstelle nach §130b Abs. 5 SGB V einen Erstattungsbetrag auf der Ebene der GKV-Abrechnungskosten in Höhe von ca. 150 Tausend Euro pro Patient und Jahr fest. Nach Überschreitung der 50 Mio. Euro-Umsatzgrenze erhielt die Monotherapie Daratumumab keinen Zusatznutzen mehr zuerkannt, da der pharmazeutische Unternehmer abermals keine vergleichenden Daten vorgelegt hatte. Daratumumab wird nun seinerseits mit Arzneimit-

teln des Bestandsmarktes, bei denen vor 2011 keine Nutzenbewertung erfolgte, kombiniert. Die GKV-Abrechnungskosten pro Patient und Jahr für die Bestandsmarktkombinationen Lenalidomid und Dexamethason belaufen sich aktuell auf ca. 97 Tausend Euro [10]. Bei der nutzenbewerteten Kombination aus Daratumumab, Lenalidomid und Dexamethason addieren sich die Kosten auf ca. 247 Tausend Euro.

Trotz der teilweise ungewissen Evidenzlagen belief sich im Jahr 2017 der Gesamtumsatz der ambulanten Verordnungen nach GAmSi der in ◘ Tabelle 6.1 aufgeführten Wirkstoffe (ohne Dexamethason) in Summe auf fast 800 Mio. Euro, wovon ca. 115 Mio. Euro (14 %) alleine auf den Wirkstoff Daratumumab[11] entfielen. Jeweils ca. 400 Mio. Euro

---

10 Berechnungsbasis sind hier abermals die GKV-Abrechnungskosten, also der Apothekenverkaufspreis auf Basis des Erstattungsbetrages abzüglich der gesetzlichen Rabatte sowie die in den jeweiligen G-BA Beschlüssen aufgeführten Dosierungen und Verbrauchsmengen.

11 Neben Daratumumab konnten auch die Wirkstoffe Pomalidomid und Carfilzomib bereits einen Umsatz von mehr als 50 Mio. Euro pro Jahr erzielen.

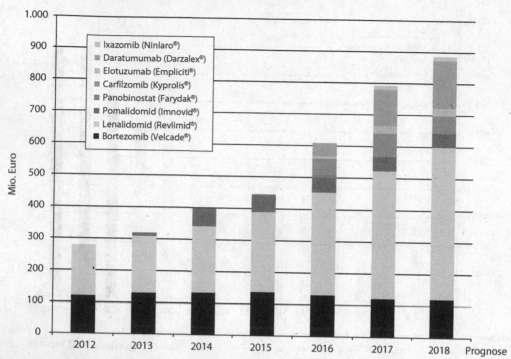

◧ **Abbildung 6.10** Umsatz pro Jahr und Wirkstoff für den Zeitraum 01.01.2012 bis 28.02.2018. *Quelle:* Darstellung GKV-SV, GAmSi, Stand: 01.07.2018

(50 %) und ca. 121 Mio. Euro (15 %) entfielen auf die unbewerteten zweckmäßigen Vergleichstherapien bzw. Kombinationspartner Lenalidomid sowie Bortezomib[12]. Im Zeitraum 2012 bis 2017 hat sich der Umsatz der aufgeführten Wirkstoffe von 280 Mio. Euro auf fast 800 Mio. Euro fast verdreifacht. ◧ Abbildung 6.10 stellt die Umsatzentwicklung der aufgeführten Wirkstoffe seit Beginn des Jahres 2012 dar und bietet eine Prognose für das Jahr 2018 auf Basis der Monate Januar und Februar 2018.

Kombinationstherapien werden in Zukunft eine große Herausforderung für eine angemessene monetäre Bewertung darstellen. Bei nicht linearer Innovationskraft ist nicht zu erwarten, dass der durch die Kombination generierte Zusatznutzen identisch mit der Summe der Einzelzusatznutzen der Monotherapien ist (Ledford 2016).

Das AMNOG stößt bei der Regulierung der Kombinationen gegenwärtig auch dann an Grenzen, sobald ein Kombinationspartner nicht nach § 35 a SGB V bewertet wird (Bestandsmarkt; Neumarkt, aber kein neues Anwendungsgebiet) und die einzelnen Kombinationspartner von mehreren unterschiedlichen pharmazeutischen Unternehmern vertrieben werden oder die Kombination sequentiell erfolgt. In diesen Fällen fehlt mit dem Zusatznutzenbeschluss zugleich eine adäquate Verhandlungsgrundlage. Dies ist bei den in ◧ Tabelle 6.1 aufgeführten Kombinationen mit den Bestandsmarktwirkstoffen Lenalidomid bzw. Bortezomib (und Dexamethason) gegeben, die sowohl die zweckmäßige Vergleichstherapie als auch die Kombinationspartner bilden.

Welche Lösungen sind nun denkbar, um die Evidenz für Kombinationen zu verbessern und die Vervielfachung der Kosten zu verhindern? Sowohl aus Patientensicht als auch mit Blick auf die Notwendigkeit einer soliden Grundlage für die Verhandlungen des Erstattungsbetrags ist eine Nutzenbewertung aller Kombinationspartner – auch aus

---

12 Die Wirkstoffe Bortezomib und Lenalidomid sind in weiteren Anwendungsgebieten zugelassen. Der Umsatz wird deshalb nicht nur in den oben aufgeführten Therapielinien und Kombinationstherapien innerhalb des Multiplen Myelom erzielt.

dem Bestandsmarkt – notwendig. Hierzu ist eine Anpassung der gesetzlichen Grundlagen der Nutzenbewertung und Verhandlungen des Erstattungsbetrags unabdingbar. Die bisherigen Abläufe müssen um die Möglichkeit erweitert werden, mit mehr als einem pharmazeutischen Unternehmer zu einer gemeinsamen preislichen Lösung zu kommen. Da ein Mehr an Verhandlungsteilnehmern aber auch ein mehr an Verteilungskämpfen und Partikularinteressen mit sich bringt, sollte alternativ zur Verhandlungslösung auch über einen Abschlag auf die Jahrestherapiekosten der Monotherapien nachgedacht werden, sobald diese kombiniert werden.

Um den Einsatz eines Wirkstoffes im Rahmen einer Kombinationstherapie zeitnah detektieren zu können, bedarf es darüber hinaus einer Verbesserung der Datenqualität. Besonders wichtig ist dabei die Herstellung des pseudonymisierten Patientenbezugs in den Daten nach § 84 Abs. 5 SGB V (GKV-Arzneimittel-Schnellinformation, kurz: GAmSi) sowie - zur fairen Preisfindung - die Möglichkeit der Dokumentation der Teilindikationen, in denen eine Verordnung erfolgt.

Der zunehmende Kombinationseinsatz, die enormen Umsätze und sicher noch stark steigenden Kosten je Patient sind dabei kein isoliertes Phänomen der oben aufgeführten Wirkstoffe oder des multiplen Myeloms[13]. Sie zeigen aber beispielhaft, dass perspektivisch eine intensivere gesellschaftliche Diskussion um den medizinischen Fortschritt und angemessene Preise unumgänglich sein wird. Zu diesem Zweck sollte auch über eine schnelle und effektive Form der Kosten-Nutzen-Bewertung nachgedacht werden, die den Einsatz von Kombinationstherapien sachgerecht erfassen kann.

---

13 Ähnliche Entwicklungen sind insbesondere auch in den Indikationen NSCLC (nichtkleinzelliges Lungenkarzinom) und Melanom zu beobachten, aber auch beim kombinierten Einsatz von Krebsimmuntherapien untereinander und mit anderen Wirkstoffklassen, wo die GKV-Abrechnungskosten ebenfalls den Wert von 100.000 Euro übersteigen.

6.3 AMNOG in der Zukunft

6.3.1 Herausforderungen bei Arzneimitteln für neuartige Therapien

Eine weitere Herausforderung für die GKV werden in den kommenden Jahren die sogenannten ATMP (Advanced Therapy Medicinal Products – Arzneimittel für neuartige Therapien) darstellen.

Bei diesen technologisch hochkomplexen Arzneimitteln gelten besondere Regeln für Zulassung und Pharmakovigilanz (Europäisches Parlament und Rat 2007). Innerhalb der Gruppe der ATMP findet eine Klassifikation in die Gruppen Gentherapeutika, somatische Zelltherapeutika und biotechnologisch bearbeitete Gewebeprodukte statt, deren Zuordnungskriterien durch die Europäische Arzneimittel-Agentur (EMA) klar beschrieben wurden (CAT 2015).

Aufgrund ihrer Komplexität und teilweise ihrer Individualität stellt die Produktion der Arzneimittel in gleichbleibend hoher Qualität für Hersteller eine besondere Herausforderung dar. Für Patientinnen und Patienten bergen sie in vielen Fällen die Hoffnung auf Heilung oder zumindest auf dauerhafte Linderung einer schwerwiegenden Erkrankung, mitunter bereits nach einmaliger Anwendung (CAT 2010). Für Ärztinnen und Ärzte begründen diese Arzneimittel oftmals die Notwendigkeit, bekannte Behandlungspfade zu verlassen und teilweise hochriskante Verfahren zur Anwendung zu bringen. So hätte eine Therapie mit dem somatischen Zelltherapeutikum Provenge® (Sipuleucel T) von Urologen erfordert, anstelle der etablierten, abwartenden Fortführung oder Intensivierung der ambulant durchgeführten Androgenblockade, den Patienten zur Durchführung einer Apherese mit anschließender Zelltherapie an einen hämatologischen Spezialisten zu überweisen. Für die Zukunft wird die Zulassung weiterer Gentherapien erwartet, unter anderem zur Behandlung der Beta-Thalassämie. Hierdurch wird die Notwendigkeit begründet werden, anstelle regelmäßiger ambulanter Bluttransfusionen eine Apherese gefolgt von einer stationär durchzuführenden Depletion hämatopoetischer Stammzellen und schließlich der Rekonstitution des blutbildenden Systems vorzunehmen. Und Kostenträger sehen sich mit teils exorbitant hohen Behandlungskosten konfrontiert (Hildreth 2017), ohne dass zum Zeitpunkt der arzneimittelrechtlichen Zulassung bereits ausreichend Daten vorlägen, die die erhoffte positive Langzeitwirkung belegen (CHMP 2009, CHMP 2018).

Erschwert wird die Situation durch die Tatsache, dass für diese hochkomplexen Arzneimittel neben der arzneimittelrechtlichen Zulassung weitere Zugangswege in den deutschen Markt bestehen. So ist es für Produkte, die als individuelle Zubereitung für einen einzelnen Patienten ärztlich verschrieben, nach spezifischen Qualitätsnormen nicht routinemäßig hergestellt und in einer spezialisierten Einrichtung der Krankenversorgung unter der fachlichen Verantwortung eines Arztes angewendet werden, möglich, vom Paul-Ehrlich-Institut (PEI) eine Genehmigung zur Abgabe an Dritte zu erhalten (§ 4b AMG). Auch eine Herstellung zur persönlichen Anwendung ist mit entsprechender Herstellungserlaubnis (§ 13 AMG) möglich. Dabei scheint allerdings nach der Rechtsprechung des Bundessozialgerichts zur Anwendung nicht zugelassener Arzneimittel relativ klar, dass einzig zugelassene Arzneimittel der Leistungspflicht der GKV unterliegen (BSG 1995, BSG 1998, BSG 2004). Im stationären Sektor erwächst jedoch zugelassenen Arzneimitteln durch diese nicht gleichwertig geprüften Produkte eine Konkurrenz, deren Verwendung aufgrund von Evidenz und Qualität Gegenstand von Diskussionen ist (ARM 2017, Grell 2018).

Bis Ende 2017 waren in Europa neun ATMP zugelassen worden:

Drei Gentherapeutika (Glybera®, Imlygic® und Strimvelis®), zwei somatische Zelltherapeutika (Provenge®, Zalmoxis®) und vier biotechnologisch bearbeitete Gewebeprodukte (Holoclar®, Chondrocelect®, MACI® und Spherox®). Dabei handelte es sich in der Mehrzahl um Arzneimittel, die für die Anwendung bei einer recht begrenzten Zielpopulation vorgesehen sind und in vier Fällen explizit um Arzneimittel zur Anwendung bei seltenen Erkrankungen. Bei den drei Gewebeprodukten, bei denen theoretisch eine Bewertung nach § 35a SGB V hätte durchgeführt werden müssen, hatte der G-BA festgestellt (G-BA 2013, G-BA 2017b), dass der Handhabung durch den Arzt für den Therapieerfolg ein mindestens ebenso großes Gewicht zukommt wie dem Wirkprinzip des Arzneimittels und diese daher in Analogie zu einer Einstufung durch das Bundessozialgericht nicht im Rahmen der Nutzenbewertung nach § 35a SGB V, sondern im Rahmen der Bewertung einer neuen Untersuchungs- und Behandlungsmethode geprüft werden sollten (BSG 2004).

Mit den genannten Arzneimitteln sind zumeist erhebliche Herausforderungen in der Versorgung verbunden:

Strimvelis®, eine Gentherapie zur Heilung von Kindern, die mit der schweren, kombinierten, auf einem intrinsischen Adenosindeaminase-Mangel beruhenden Immunschwäche ADA-SCID geboren wurden, wurde trotz europaweiter Zulassung in Deutschland nicht in Verkehr gebracht. Die Behandlung kann einzig an einem Krankenhaus in Italien durchgeführt werden. Allein der Listenpreis des Arzneimittels beträgt 594.000 Euro, zuzüglich der weiteren Behandlungs- und Arzneimittelkosten. Zur Durchführung der Therapie muss vom erkrankten Kind eine ausreichende Menge hämatopoetischer Stammzellen gewonnen werden. Diese werden durch den pharmazeutischen Unternehmer durch Transduktion mit einem retroviralen Vektor, der die humane ADA cDNA-Sequenz kodiert, gentechnisch modifiziert und somit in das Arzneimittel Strimvelis® umgewandelt. Parallel dazu wird das Kind mittels einer Chemotherapie konditioniert und anschließend einer Stammzelltransplantation unter Verwendung von Strimvelis® als Transplantat unterzogen. Kommt es im Erfolgsfall zu einem Anwachsen der Stammzellen und einer Immunrekonstitution, ist eine lebenslange, mindestens aber 15-jährige Nachbeobachtung vorzusehen. Es ist also erkennbar eine enge und langfristige Zusammenarbeit zwischen verschiedenen Ärzten und Institutionen erforderlich (European Medicines Agency 2017b).

Der Vertrieb der Arzneimittel Chondrocelect® MACI®, Provenge® und Glybera® wurde jeweils eingestellt und die Zulassungen wurden zurückgezogen bzw. ruhend gestellt. In allen Fällen führten die Unternehmer nach Auskunft der EMA wirtschaftliche Gründe für diese Entscheidungen an (European Medicines Agency 2014, European Medicines Agency 2015, European Medicines Agency 2016, European Medicines Agency 2017a). Im Nutzenbewertungsverfahren von Provenge® und

Glybera® war der G-BA jeweils zu dem Ergebnis gekommen, der Zusatznutzen sei auf Basis der vorgelegten Studiendaten nicht quantifizierbar (G-BA 2015b, G-BA 2017a). Glybera® hatte in den fünf Jahren seiner Marktverfügbarkeit Bekanntheit erlangt als erste Therapie, deren Durchführung mehr als eine Million Euro kostete (Kutter 2015) – soweit den Autoren bekannt, wurde in Deutschland bisher nur eine einzige Patientin behandelt (DAK Gesundheit 2015).

Für die nächsten Jahre ist zu erwarten, dass die jahrzehntelange (Grundlagen-)Forschung auf dem Gebiet der Gentherapien (im weiteren Sinne) Früchte tragen wird (Dunbar et al. 2018). So wird für 2018 der Markteintritt weiterer Arzneimittel erwartet: Mit dem durch die FDA bereits zugelassenen Luxturna® wird nach Glybera® die zweite in vivo durchgeführte Gentherapie verfügbar sein, die eine Erblindung aufgrund von RPE65-mutations-assoziierten retinalen Dystrophien verhindern soll. Großes Marktpotential wird den CAR-T Zelltherapien zugesprochen: Bei deren ersten beiden Vertretern Yescarta® und Kymriah® (beide stehen zum Zeitpunkt des Artikels nach positivem Votum der EMA kurz vor der Zulassung durch die Europäische Kommission) handelt es sich um autologe T-Zellen, die extrakorporal mit Vektoren transduziert werden, die die cDNA eines chimären Antigenrezeptors gegen das B-Zellspezifische Oberflächenantigen CD19 kodieren. Diese genetisch modifizierten T-Zellen sind in der Lage, bei mehrfach vorbehandelten Patienten mit B-Zelllymphomen eine langanhaltende Remission zu erreichen, bei jedoch substanziellen, mit dem Wirkmechanismus zusammenhängenden Behandlungsrisiken (Hartmann et al. 2017, Maude et al. 2018; Neelapu et al. 2017). Wie auch schon bei früheren Innovationen (beispielsweise bei den Immuntherapeutika) ist aufgrund der laufenden Forschungsbemühungen zu erwarten, dass CAR-T mittelfristig jenseits der eher seltenen B-Zelllymphome weitere, größere Anwendungsgebiete erschließen werden (D'Aloia et al. 2018). Wie auch Gentherapien verursachen sie dabei hohe Behandlungskosten zu einem singulären Zeitpunkt (Hernandez et al. 2018), die daher bisher im morbiditätsorientierten Risikostrukturausgleich methodisch bedingt keine Berücksichtigung finden. Für die Erstattungsbetragsverhandlungen nach § 130b SGB V resultieren aus den Spezifika dieser Arzneimittel weitere, für die Bestimmung angemessener Preise relevante Aspekte. Für viele Therapien ist zu erwarten, dass sie primär im stationären Sektor Anwendung finden werden. Im ambulanten Sektor garantiert der Erstattungsbetrag gemeinsam mit der Arzneimittelpreisverordnung einen einheitlichen Arzneimittelpreis. Demgegenüber ist der Einkaufspreis eines Arzneimittels durch das Krankenhaus frei verhandelbar, der Erstattungsbetrag stellt hierfür einzig die Obergrenze dar. Die Abrechnung des Krankenhauses wiederum unterliegt den Regelungen des DRG-Systems, hier aufgrund des Preisniveaus mit der Verhandlung von NUBs und später der Festsetzung von Zusatzentgelten. Unstrittig scheint weiterhin, dass zum Zeitpunkt der Marktverfügbarkeit der Arzneimittel Unsicherheiten zu längerfristigen Erfolgsaussichten der Therapien bestehen. Deshalb und angesichts der hohen Preise wird kontrovers diskutiert, ob die Vereinbarung erfolgsabhängiger Zahlungen oder Ratenzahlungen zielführend ist (Brennan et al. 2014; Schaffer et al. 2018; Touchot und Flume 2015). In Abhängigkeit davon, welche Möglichkeiten zur Messung von Therapieerfolgen bestehen und zu welchen Zeitpunkten diese Messungen vorgenommen werden können, kann auch eine erfolgsabhängige (prospektive oder retrospektive) Anpassung eines als Einmalzahlung ausgestalteten Erstattungsbetrags erwogen werden. In bestimmten Fällen, können auch ergänzende Regelungen auf Basis kassenindividueller oder kassenübergreifender lokaler Vertragslösungen sinnvoll sein. Zudem ist die Erfolgsmessung in solchen Verträgen ihrerseits mit Problemen behaftet (Ferrario und Kanavos 2013; Pauwels et al. 2017). Außerdem ist zu bedenken, dass für einige dieser Überlegungen Anpassungen des Sozialgesetzbuchs zur Weiterentwicklung des AMNOG erforderlich wären.

6.3.2 Vom AMNOG zum STRATNOG

Die Komplexität der ärztlich-therapeutischen Entscheidung zur bestmöglichen Behandlung eines Patienten hat aufgrund des medizinischen Fortschritts und Wissenszuwachses um ein Vielfaches zugenommen. Die Errungenschaften der biotechnologischen Forschung haben zu einer differenzierteren Charakterisierung von Erkrankungen und Identifizierung von neuen Zielstrukturen anhand von Biomarkern als diagnostisches Instrument und therapeutisches Target geführt. War beispielsweise in der Onkologie eine überschaubare und begrenzte Anzahl an Merkmalen, wie Tumorstadium, Histologie, Komorbiditäten und ggf. einzelne, etablierte Biomarker, z. B. HER2/neu beim Brustkrebs, zu berücksichtigen, so ist die therapeutische Indikationsstellung mittlerweile unter Abwägung einer Vielzahl von Kriterien zu treffen, die in hochkomplexen Therapiealgorithmen münden können. Dazu zählt die Abgrenzung einer potentiell kurativen bzw. (neo-)adjuvanten von einer palliativen Therapieintention, ebenso wie die – durch die Zulassung teils unscharf gefasste - Zuordnung zu bestimmten Therapielinien und etwaigen Vortherapien. Hinzu kommt die Möglichkeit, Arzneimittel synchron oder in sequentieller Abfolge kombiniert zu verabreichen. In dynamischen Therapiegebieten sind viele neue therapeutische Alternativen in enger Zeitfolge verfügbar. Beispielsweise sind für die Behandlung des Lungenkarzinoms seit 2011 14 Arzneimittel mit neuen Wirkstoffen zugelassen worden, die sechs unterschiedliche biomarkerbasierte Zielstrukturen adressieren. Zudem ist eine Fülle an Publikationen mit therapierelevantem Wissen aus neuen Studien oder Datenauswertungen bereits publizierter Studien zu beachten.

Aber auch die sekundäre, praxisbezogene Aufarbeitung und Bewertung von medizinischen Erkenntnissen in Form von Leitlinien- und Konsensus-Empfehlungen hat an Überschaubarkeit verloren. So steht Ärztinnen und Ärzten eine Vielfalt an Handlungsempfehlungen von nationalen und internationalen Fachgesellschaften mit Fokus auf unterschiedliche Versorgungsrealitäten und Zulassungsvoraussetzungen und mit stark divergierendem Ausmaß an Evidenzbasierung, Erstellungsqualität und Interessenneutralität zur Verfügung. Zudem stehen Fachgesellschaften auch vor dem Problem der Aktualisierung von Leitlinien (Wörmann 2018). Es verwundert daher nicht, dass Leitlinienempfehlungen den aktuellen, allgemein anerkannten Stand der medizinischen Erkenntnisse in unterschiedlicher methodischer Qualität und in sich zum Teil widersprechender Weise abbilden.

Die Zusatznutzenbewertung nach § 35a SGB V und die zukünftige Abbildung der Beschlüsse des G-BA im Arztinformationssystem (AIS) sind in diesem Kontext wichtige Bausteine, können aber zum Zweck der Verbesserung der Versorgungsqualität nur einen ersten Schritt darstellen. Denn beurteilt wird allein die vertikale Fragestellung, welchen Nutzen ein Wirkstoff gegenüber einer konkreten zweckmäßigen Vergleichstherapie hat. Der Zusatznutzen im Vergleich zu anderen vom GBA ggf. als gleichermaßen zweckmäßig bestimmten medikamentösen oder nicht-medikamentösen Standardtherapien wird dagegen nicht bewertet. Das Verfahren der Zusatznutzenbewertung sieht auch nicht vor, dass die neuen Wirkstoffe horizontal gegeneinander verglichen werden. Beim Urothelkarzinom wurden bspw. drei monoklonale Antikörper für dasselbe Anwendungsgebiet bewertet, aber die Ergebnisse können nicht sinnvoll in Beziehung zueinander gesetzt werden (IQWiG 2018). Auch das Verhältnis eines neuen Medikaments zum Bestandsmarkt wird durch das AMNOG angesichts der gesetzlichen Vorgabe nicht wesentlich erhellt (Haas und Kuhn 2018). Schließlich bleibt die Einordnung des Produkts in mögliche Therapieabfolgen oder -kombinationen außer Betracht, es sei denn, dies ist bereits eindeutig über die Formulierung des zugelassenen Anwendungsgebiets definiert.

Insgesamt ergeben sich aus dieser Situation zunehmend blinde Flecken im komplexen ärztlichen Wissensmanagement, die trotz der wertvollen Informationsgewinne aus dem AMNOG und der Arbeit von Fachgesellschaften derzeit nicht zufriedenstellend aufgelöst werden.

Ärztinnen und Ärzten sollte im Arbeitsalltag nicht zugemutet werden, ausschließlich eigenhändig den aktuellen allgemein anerkannten Stand der medizinischen Erkenntnisse zu ermitteln, um daraus eine angemessene, evidenzbasierte Entscheidung für die Auswahl der geeigneten Therapiestrategie in der indikationsbezogenen Individualsituation abzuleiten. Perspektivisch bedarf es daher einer Unterstützung des ärztlichen Managements von hochkomplexen Entscheidungssituationen entlang des Behandlungswegs im gesamten Therapiegebiet und zwar aus dem Blickwinkel der jeweiligen ärztlichen Indikationsstellung. Intention ist hier allein die Optimierung der ärztlichen Behandlungsqualität und nicht eine ggf. unterstellte politisch-regulative Steuerung mit dem Ziel einer Beschränkung der therapeutischen Freiheit und Entscheidungsverantwortung der Ärztin oder des Arztes.

In Umsetzung dieser Vision sind etliche Fragen zu klären. Welche Organe werden in Zukunft die Verantwortlichkeit für ein solches Unterfangen in sachkundiger, nachhaltiger und interessenneutraler Funktion übernehmen können? Welcher Institutionalisierungsgrad und welche Arbeitsteilung sind hierfür erforderlich? Reicht es aus, wenn die wissenschaftlich-medizinischen Fachgesellschaften ihre Rolle in der Leitlinienarbeit weiter ausbauen, deren Empfehlungen in der Ärzteschaft hohe Akzeptanz genießen? Aus Sicht der Autoren bestehen Zweifel, ob sich die Problematik auf Dauer ohne eine übergeordnet verantwortliche Struktur wird lösen lassen, da eine solche Aufgabe klar zugewiesene Verantwortlichkeiten, umfangreiche methodische wie medizinische Expertise sowie zeitliche, personelle und strukturelle Ressourcen erfordert. Eine Lösung sollte im Rahmen der gemeinsamen Selbstverwaltung gefunden werden. Denkbar wäre, bestimmte Aufgabenbereiche, wie die Identifikation neuer wissenschaftlicher Erkenntnisse, systematische Literaturrecherche, methodische Aufbereitung der Evidenz oder Leitliniensynthese, einem unabhängigen wissenschaftlichen Institut, etwa dem IQWiG, zu übertragen. Offen ist zudem, wie die nötigen Finanzmittel tragfähig und nachhaltig gestaltet werden können, ohne die Beitragszahlenden mit systemfremden Leistungen zu belasten.

Für die Nutzenbewertung wäre in jedem Fall eine Perspektivergänzung erforderlich. Denn anstelle der Produktsicht mit Fokus auf die Bewertung einzelner Therapiemodalitäten steht für Behandler die patientenbezogene Indikation und damit die Beurteilung aller Therapiestrategien bei der Abwägung alternativer Behandlungswege im Mittelpunkt des Interesses. Dies würde bedeuten, gesetzlich eine Neuordnung für einen Übergang von der alleinigen Bewertung einzelner Wirkstoffe oder einzelner Behandlungsmethoden hin zu einer Bewertung von indikationsbezogenen, therapeutischen Strategien unter Berücksichtigung sämtlicher medikamentöser Therapieoptionen einschl. Bestandsmarktarzneimitteln und nicht-medikamentöser Behandlungen zu schaffen (STRATNOG = TherapieSTRATegieNeuOrdnungsGesetz).

Insgesamt kann es für ein derartig umfangreiches Anliegen nur schwerlich eine vorgefertigte Gesamtlösung geben. Im Sinne einer qualitativ hochwertigen Patientenversorgung sind dafür stufenweise tragfähige Strukturen und Verantwortlichkeiten zu schaffen. Perspektivisch bleibt festzuhalten: Ärztinnen und Ärzte benötigen verstärkt alltagstaugliche und interessenneutrale Unterstützung ihres Wissens- und Entscheidungsmanagements unter Wahrung der ärztlichen Therapiefreiheit und Eigenverantwortlichkeit.

Literatur

ARM (Alliance for Regenerative Medicine) (2017). Position on Hospital Exemption. https://alliancerm.org/sites/default/file/FARM_position_on_HE_final.pdf . Zugegriffen 31.05.2018

Banzi R, Gerardi C, Bertele< V, Garattini S (2015). Approvals of drugs with uncertain benefit-risk profiles in Europe. Eur J Intern Med. Oct;26(8):572-84. doi: 10.1016/j.ejim.2015.08.008. Epub 2015 Sep

Banzi R, Gerardi C, Bertele< V, Garattini S (2017). Conditional approval of medicines by the EMA. BMJ May 2;357:j2062. doi: 10.1136/bmj.j2062

Bausch J, Bruns J, Kaesbach W, Schmidt P, Ulrich V, Wasem J (2016). Wirkstoffkombinationen qualitative und quantitative Herausforderungen. Ein aktueller Diskussionsbeitrag mit konkreten Lösungsansätzen. https://www.krebsgesellschaft.de/positionen.html?file=files/dkg/deutsche-krebsgesellschaft/content/pdf/Gesundheitspolitik/Dokumente%20zur%20Diskussion/13012016_Erstattungsmodelle_Kombitherapien_V1.pdf. Zugegriffen 19.06.2018

Brennan TA, Wilson JM (2014). The special case of gene therapy pricing. Nature Biotechnology 32, 874–876. https://doi.org/10.1038/nbt.3003

BSG (1995). Edelfosin (1 RK 8/94)

BSG (1998). Jomol (B 1 KR 19/96 R)

BSG (2004). Photodynamische Therapie (PDT) mit dem Arzneimittelwirkstoff Verteporfin (B 1 KR 27/02 R)

BSG (2005). Wobe-Mugos (B 1 KR 6/04 R)

CAT (Committee for Advanced Therapies) (2010). Challenges with advanced therapy medicinal products and how to meet them. Nature Reviews Drug Discovery 9, 195–201. https://doi.org/10.1038/nrd3052

CAT (Committee for Advanced Therapies) (2015). Reflection paper on classification of advanced therapy medicinal products (EMA/CAT/600280/2010 rev.1). http://www.ema.europa.eu/docs/en_GB/document_library/Scientific_guideline/2015/06/WC500187744.pdf. Zugegriffen 30.05.2018

CHMP (Committee for Medicinal Products for Human Use) (2009). Guideline on follow-up of patients administered with gene therapy medicinal products (EMEA/CHMP/GTWP/60436/2007). http://www.ema.europa.eu/docs/en_GB/document_library/Scientific_guideline/2009/11/WC500013424.pdf. Zugegriffen 30.05.2018

CHMP (Committee for Medicinal Products for Human Use) (2018). Draft Guideline on safety and efficacy follow-up and risk management of Advanced Therapy Medicinal Products (EMEA/149995/2008 rev.1). http://www.ema.europa.eu/docs/en_GB/document_library/Scientific_guideline/2018/02/WC500242959.pdf. Zugegriffen 30.05.2018

D'Aloia MM, Zizzari IG, Sacchetti B, Pierelli L, Alimandi M (2018). CAR-T cells: the long and winding road to solid tumors. Cell Death & Disease 9. https://doi.org/10.1038/s41419-018-0278-6

DAK Gesundheit (2015). Spritzen gegen Gendefekt. innovare Forschung Netzwerke Versorgung 2015/2016. https://www.dak.de/dak/download/innovare-20152016-1075862.pdf. Zugegriffen 30.05.2018

Dunbar, CE, High KA, Joung JK, Kohn DB, Ozawa K, Sadelain M (2018). Gene therapy comes of age. Science 359, eaan4672. https://doi.org/10.1126/science.aan4672

Europäisches Parlament und Rat (2007). Verordnung (EG) Nr. 1394/2007 über Arzneimittel für neuartige Therapien und zur Änderung der Richtlinie 2001/83/EG und der Verordnung (EG) Nr. 726/2004, 2007/1394/EG

European Medicines Agency (2014). Closure of EU manufacturing site for MACI (EMA/733307/2014). http://www.ema.europa.eu/docs/en_GB/document_library/Referrals_document/Maci_20/WC500173680.pdf. Zugegriffen 30.05.2018

European Medicines Agency (2015). Public statement: Provenge – Withdrawal of the marketing authorisation in the European Union (EMA/303072/2015, EMEA/H/C/002513). http://www.ema.europa.eu/docs/en_GB/document_library/Public_statement/2015/05/WC500186950.pdf. Zugegriffen 30.05.2018

European Medicines Agency (2016). Public statement: ChondroCelect – Withdrawal of the marketing authorisation in the European Union. http://www.ema.europa.eu/docs/en_GB/document_library/Public_statement/2016/08/WC500211564.pdf. Zugegriffen 30.05.2018

European Medicines Agency (2017a). Public statement: Glybera - Expiry of the marketing authorisation in the European Union (EMA/713863/2017, EMEA/H/C/002145). http://www.ema.europa.eu/docs/en_GB/document_library/Public_statement/2017/10/WC500237864.pdf. Zugegriffen 30.05.2018

European Medicines Agency (2017b). Strimvelis: EPAR – Public assessment report. http://www.ema.europa.eu/docs/en_GB/document_library/EPAR_-_Public_assessment_report/human/003854/WC500208201.pdf. Zugegriffen 30.05.2018

Fain K, Daubresse M, Alexander GC (2013). The Food and Drug Administration Amendments Act and postmarketing commitments. JAMA. 310(2):202-4. doi: 10.1001/jama.2013.7900

Ferrario A, Kanavos P (2013). Managed entry agreements for pharmaceuticals: The European experience. LSE. http://www.ema.europa.eu/ema/index.jsp?curl=pages/medicines/human/medicines/002513/human_med_001680.jsp&mid=WC0b01ac058001d124. Zugegriffen 30.05.2018

Finance and NHS /Medicines, Pharmacy and Industry Group/17080 (2013). The Pharmaceutical Price Regulation Scheme 2014. https://www.gov.uk/government/uploads/system/uploads/attachment_data/file/621983/2014_PPRS_Scheme.pdf. Zugegriffen 30.05.2018

G-BA (2013). Nutzenbewertung von Arzneimitteln mit neuen Wirkstoffen nach § 35a SGB V – matrixassoziierte autologe kultivierte Chondrozyten. Beschluss vom 20.06.2013. https://www.g-ba.de/informationen/beschluesse/1739/. Zugegriffen 30.05.2018

G-BA (2015a). Nutzenbewertung von Arzneimitteln mit neuen Wirkstoffen nach § 35a SGB V – Ex-vivo expandierte autologe menschliche Horn-hautepithelzellen, die Stammzellen enthalten. Beschluss vom 05.03.2015. https://www.g-ba.de/informationen/beschluesse/2203/. Zugegriffen 30.05.2018

G-BA (2015b). Arzneimittel-Richtlinie/Anlage XII: Sipuleucel-T. Beschluss vom 19.03.2015. https://www.g-ba.de/informationen/beschluesse/2208/. Zugegriffen 30.05.2018

G-BA (2017a). Arzneimittel-Richtlinie/Anlage XII: Alipogentiparvovec. Beschluss vom 18.05.2017. https://www.g-ba.de/informationen/beschluesse/2950/. Zugegriffen 30.05.2018

G-BA (2017b). Nutzenbewertung von Arzneimitteln mit neuen Wirkstoffen nach § 35a SGB V – Sphäroide aus humanen autologen matrixassoziierten Chondrozyten. Beschluss vom 06.07.2017. https://www.g-ba.de/informationen/beschluesse/2997/. Zugegriffen 30.05.2018

Glaeske G, Ludwig WD, Weißbach, L (2017). AMNOG: Pflicht zur späten Nutzenbewertung. Dtsch Arztebl 2017; 114(45): A-2086 / B-1758 / C-1716

Grell, L (2018). Begutachtungsherausforderungen am Beispiel der Chondrozyten. Präsentation beim 14. Diskussionsforum 2018 der SEG 6 „Arzneimittelversorgung" am 28.02.2018, Dortmund. https://www.mdk-wl.de/fileadmin/user/redakteur1/Grell.pdf. Zugegriffen 30.05.2018

Haas A, Kuhn M (2018). Arztinformationssystem- eine Vision im Detail. In: Arztinformation via Software: Wege und Ziele. Schriftenreihe Interdisziplinäre Plattform zur Nutzenbewertung. Heft 6 Februar 2018. Springer Medizin. https://www.aerztezeitung.de/POLITIK_GESELLSCHAFT/GP_SPECIALS/PLATTFORM_ZUR_NUTZENBEWERTUNG/. Zugegriffen 30.05.2018

Haas A, Zentner A, Schubert A, Ermisch M (2017). Erstattung von Arzneimitteln mit unreifen Daten. Gesundheits- und Sozialpolitik 71 (6): 16–22

Hartmann J, Schüßler-Lenz M, Bondanza A, Buchholz C (2017). Clinical development of CAR T cells-challenges and opportunities in translating innovative treatment concepts. EMBO Mol Med. 2017 Sep;9(9):1183-1197. doi: 10.15252/emmm.201607485

Hernandez, I, Prasad, V, Gellad, WF (2018). Total Costs of Chimeric Antigen Receptor T – Cell Immunotherapy. JAMA Oncology. https://doi.org/10.1001/jamaoncol.2018.0977

Hildreth, C (2017). Pricing Of Approved Cell Therapy Products – Stem Cells, CAR-T, And More. https://www.bioinformant.com/price-of-cell-therapy-products/. Zugegriffen 30.05.2018

IQWiG (2018). Atezolizumab, Pembrolizumab und Nivolumab bei Urothelkarzinom: Direkte Vergleichsstudien sinnvoll. Pressemitteilung vom 04.01.2018. https://www.iqwig.de/de/presse/pressemitteilungen/2018/atezolizumab-pembrolizumab-und-nivolumab-bei-urothelkarzinom-direkte-vergleichsstudien-sinnvoll.8335.html. Zugegriffen 30.05.2018

Joppi R, Gerardi C, Bertele‹ V, Garattini S. (2016). Letting post-marketing bridge the evidence gap: the case of orphan drugs. BMJ. Jun 22;353:i2978. doi: 10.1136/bmj.i2978

Kim C, Prasad V (2015). Cancer Drugs Approved on the Basis of a Surrogate End Point and Subsequent Overall Survival: An Analysis of 5 Years of US Food and Drug Administration Approvals. JAMA Intern Med Dec;175(12):1992-4. doi: 10.1001/jamainternmed.2015.5868

Kutter (2015). Die 1-Million-Euro-Spritze. Wirtschaftswoche. https://www.wiwo.de/technologie/forschung/gen-therapie-erobert-deutschland-die-1-million-euro-spritze/11499176.html. Zugegriffen 30.05.2018

Ledford H (2016). The perfect blend. NATURE April 14, 532: 162-168. doi:10.1038/532162a

Ludwig WD (2017). Zulassungsverfahren für neue Arzneimittel in Europa. In: Schwabe U, Paffrath D, Ludwig WD, Klauber J (Hrsg.). Arzneiverordnungsreport 2017. Springer Verlag. S. 33–53

Maude, SL, Laetsch, TW, Buechner, J, Rives, S, Boyer, M, Bittencourt, H, Bader, P, Verneris, MR, Stefanski, HE, Myers, GD, Qayed, M, De Moerloose, B, Hiramatsu, H, Schlis, K, Davis, KL, Martin, PL, Nemecek, ER, Yanik, GA, Peters, C, Baruchel, A, Boissel, N, Mechinaud, F, Balduzzi, A, Krueger, J, June, CH, Levine, BL, Wood, P, Taran, T, Leung, M, Mueller, KT, Zhang, Y, Sen, K, Lebwohl, D, Pulsipher, MA, Grupp, SA (2018). Tisagenlecleucel in Children and Young Adults with B-Cell Lymphoblastic Leukemia. New England Journal of Medicine 378, 439–448. https://doi.org/10.1056/NEJMoa1709866

Naci H, Smalley KR, Kesselheim AS (2017). Characteristics of Preapproval and Postapproval Studies for Drugs Granted Accelerated Approval by the US Food and Drug Administration. JAMA Aug 15;318(7):626-636. doi: 10.1001/jama.2017.9415

Navarria A, Drago V, Gozzo L, Longo L, Mansueto S, Pignataro G, Drago F (2015). Do the current performance-based schemes in Italy really work? "Success fee": a novel measure for cost-containment of drug expenditure. Value Health Jan;18(1):131-6. doi: 10.1016/j.jval.2014.09.007. Epub 2014 Nov 11

Neelapu, SS, Locke, FL, Bartlett, NL, Lekakis, LJ, Miklos, DB, Jacobson, CA, Braunschweig, I, Oluwole, OO, Siddiqi, T, Lin, Y, Timmerman, JM, Stiff, PJ, Friedberg, JW, Flinn, IW,

Goy, A, Hill, BT, Smith, MR, Deol, A, Farooq, U, McSweeney, P, Munoz, J, Avivi, I, Castro, JE, Westin, JR, Chavez, JC, Ghobadi, A, Komanduri, KV, Levy, R, Jacobsen, ED, Witzig, TE, Reagan, P, Bot, A, Rossi, J, Navale, L, Jiang, Y, Aycock, J, Elias, M, Chang, D, Wiezorek, J, Go, WY (2017). Axicabtagene Ciloleucel CAR T-Cell Therapy in Refractory Large B-Cell Lymphoma. New England Journal of Medicine 377, 2531–2544. https://doi.org/10.1056/NEJMoa1707447

NHS Scotland. Patient Access Scheme (PAS) Guidance V4.0. https://www.scottishmedicines.org.uk/files/PAS/NHS_Scotland_Patient_Access_Scheme__PAS__Guidance_V4.0_Final.pdf. Zugegriffen 17.10.2017

Pauwels K, Huys I, Vogler S, Casteels M, Simoens S (2017). Managed Entry Agreements for Oncology Drugs: Lessons from the European Experience to Inform the Future. Front Pharmacol. Apr 4;8:171. doi: 10.3389/fphar.2017.00171. eCollection 2017

Pease AM, Krumholz HM, Downing NS, Aminawung JA, Shah ND, Ross J (2017). Postapproval studies of drugs initially approved by the FDA on the basis of limited evidence: systematic review BMJ May 3;357:j1680. doi: 10.1136/bmj.j1680

Prasad V, Mailankody S (2017). Research and Development Spending to Bring a Single Cancer Drug to Market and Revenues After Approval. JAMA Intern Med. Sep 11. doi: 10.1001/jamainternmed.2017.3601. [Epub ahead of print]

Rat der EU (2016). Schlussfolgerungen des Rates zur Verstärkung der Ausgewogenheit der Arzneimittelsysteme in der EU und ihren Mitgliedstaaten. Pressemitteilung 350/16 vom 17.06.2016. http://www.consilium.europa.eu/press-releases-pdf/2016/6/47244642812_de.pdf. Zugegriffen 17.10.2017

Scannell J (2015). Four Reasons Drugs Are Expensive, Of Which Two Are False. Forbes Media. https://www.forbes.com/sites/matthewherper/2015/10/13/four-reasons-drugs-are-expensive-of-which-two-are-false/2/#307ee29b6522. Zugegriffen 17.10.2017

Schaffer, SK, Messner, D, Mestre-Ferrandiz, J, Tambor, E, Towse, A (2018). Paying for Cures: Perspectives on Solutions to the "Affordability Issue." Value in Health 21, 276–279. https://doi.org/10.1016/j.jval.2017.12.013

Schwabe U, Ludwig WD (2017). Arzneiverordnungen 2016 im Überblick. In: Schwabe U, Paffrath D, Ludwig WD, Klauber J (Hrsg.). Arzneiverordnungsreport 2017. Springer Verlag. S. 21

Touchot, N., Flume, M., 2015. The payers' perspective on gene therapies. Nature Biotechnology 33, 902–904. https://doi.org/10.1038/nbt.3332

Wild C, Zechmeister-Koss I, Vogler S (2017). Risk-sharing Schemes und weitere Managed-Entry Agreements: Sind vertrauliche Abkommen zielführend oder kontraproduktiv? Ludwig-Boltzman-Institut - Health Technology Assessment. Newsletter Februar 2017 | Nr. 154. http://hta.lbg.ac.at/page/risk-sharing-schemes-und-weitere-managed-entry-agreements-sind-vertrauliche-abkommen-zielfuehrend-oder-kontraproduktiv/de. Zugegriffen 30.05.2018

Wörmann B (2018). Wird die Therapiefreiheit durch ein Arzt-informationssystem eingeschränkt? In: Arztinformation via Software: Wege und Ziele. Schriftenreihe Interdisziplinäre Plattform zur Nutzenbewertung. Heft 6 Februar 2018. Springer Medizin. https://www.aerztezeitung.de/POLITIK_GESELLSCHAFT/GP_SPECIALS/PLATTFORM_ZUR_NUTZENBEWERTUNG/. Zugegriffen 30.05.2018

Marktzugang, Erstattung und Preissetzung neuer patentgeschützter Arzneimittel in der Europäischen Union

Sabine Vogler

© Springer-Verlag GmbH Deutschland, ein Teil von Springer Nature 2018
U. Schwabe, D. Paffrath, W.-D. Ludwig, J. Klauber (Hrsg.), *Arzneiverordnungs-Report 2018*
https://doi.org/10.1007/978-3-662-57386-0_7

Auf einen Blick

Preissetzung und Erstattung für neue patentgeschützte Arzneimittel in Deutschland unterscheiden sich in einigen wenigen, aber relevanten Punkten von anderen europäischen Ländern. In Deutschland kann ein Arzneimittel nach Vorliegen der Zulassung unverzüglich auf den Markt gebracht werden; es ist im ersten Jahr grundsätzlich erstattungsfähig und kann zu einem vom pharmazeutischen Unternehmer bestimmten Preis angeboten werden. Dies ist in keinem anderen europäischen Land in dieser Form möglich. Abgesehen von Dänemark und Großbritannien entscheiden in anderen Ländern die Behörden vor Markteintritt eines patentgeschützten rezeptpflichtigen Medikaments über dessen Erstattungsfähigkeit und (Erstattungs-)Preis. Zentrale Methode der Preisregulierung ist in den meisten europäischen Ländern die internationale Preisreferenzierung (d. h. Berücksichtigung von Preisen desselben Arzneimittels in anderen Ländern), die allerdings bei hochpreisigen Medikamenten meist nur als erster Schritt angewandt und in der Folge um vertrauliche Rabattverträge ergänzt wird. Rabattabkommen werden in anderen Ländern vor allem für hochpreisige patentgeschützte Arzneimittel abgeschlossen und nicht – wie in Deutschland – im generikafähigen Markt. Um nachhaltig Zugang zu neuen Arzneimitteln zu erschwinglichen Ausgaben zu gewährleisten, setzen eine Reihe von europäischen Staaten auf länderübergreifende Kooperation in den Bereichen Horizon Scanning, Health Technology Assessment (HTA), Informationsaustausch und gemeinsame Preisverhandlungen. Deutschland zählt mit seiner frühen Nutzenbewertung und seiner elaborierten Vorgehensweise zu den führenden HTA-Anwendern in Europa, hingegen wurde noch kein offizielles Horizon Scanning-System etabliert.

In der Europäischen Union (EU) liegt bei Arzneimitteln die Kompetenz zur Preissetzung (d. h. Festlegung, Überprüfung und eventuelle Anpassung der Medikamentenpreise) und Erstattung (d. h. welche Arzneimittel werden in die öffentliche Finanzierung aufgenommen, und in welchem Ausmaß) bei den Mitgliedstaaten. Sie haben dabei gemäß der EU-Transparenzrichtlinie (Rat der Europäischen Gemeinschaften 1988) einige Prinzipien für die Preis- und Erstattungsentscheidung (z. B. Fristen, Begründungsbedarf, Publikationsverpflichtung, Rechtsmittel) zu beachten.

Für die Preissetzung und Erstattung von Arzneimitteln verfügen die nationalen Behörden über ein Instrumentarium an unterschiedlichen Politikmaßnahmen, das sie entsprechend ihrer nationalen Ziele und Prioritäten sowie landesspezifischen Rahmenbedingungen einsetzen und zum bestmöglichen „Policy Mix" optimieren können. Wie der vorliegende Beitrag zeigen wird, nutzen zahlreiche

EU-Mitgliedstaaten die gleichen Maßnahmen, aber mit Unterschieden in der Ausgestaltung. Dies kann in der Folge zu unterschiedlichen Ergebnissen führen. Des Weiteren sind in den europäischen Ländern die Maßnahmen unterschiedlich weit entwickelt, was auf eine frühere oder spätere Einführung sowie auf das Ausmaß der Evaluierung und Adaptierung im Laufe der Jahre zurückzuführen ist.

Deutschland hat ein spezifisches Preissetzungs- und Erstattungssystem zur Steuerung des Marktzugangs für neue Arzneimittel, das sich in ein paar Punkten von anderen EU-Mitgliedstaaten unterscheidet. Ziel dieses Beitrags ist es, von Deutschland aus auf Marktzugang, Erstattung und Preissetzung neuer patentgeschützter Arzneimittel im niedergelassenen Sektor in anderen europäischen Ländern zu schauen.

Als Vergleichsländer wurden jene Länder herangezogen, die laut des Gesetzes zur Neuordnung des Arzneimittelmarktes (AMNOG) als Referenzländer der internationalen Preisreferenzierung für Deutschland dienen (GKV-Spitzenverband und Verbände der pharmazeutischen Unternehmer 2016; Deutsche Apotheker-Zeitung online 28.7.2015). Dies sind Belgien (BE), Dänemark (DK), Finnland (FI), Frankreich (FR), Großbritannien (UK; im Wesentlichen beziehen sich die Regelungen auf England), Irland (IE), Italien (IT), die Niederlande (NL), Österreich (AT), Portugal (PT), Schweden (SE), Slowakei (SK), Spanien (ES) und Tschechien (CZ). Es werden somit insgesamt 15 Länder, inklusive Deutschland (DE), analysiert.

Im Rahmen der Wertschöpfungskette durchläuft ein Arzneimittel mehrere Phasen, und Behörden können zu verschiedenen Zeitpunkten unterschiedliche Maßnahmen ergreifen. Diese werden als Prä-Launch-, Peri-Launch- und Post-Launch-Aktivitäten bezeichnet (WHO Regional Office for Europe 2015). Nutzenbewertung, Entscheidungen über Erstattungsfähigkeit und -höhe sowie Preissetzung stehen als zentrale Peri-Launch-Aktivitäten im Mittelpunkt dieses Beitrags. Daneben werden auch relevante Prä-Launch und Post-Launch-Aktivitäten angesprochen. Die Zulassung von Arzneimitteln (siehe ▶ Kapitel 2) ist nicht Gegenstand des vorliegenden Kapitels. Die Darstellung bezieht sich ausschließlich auf Maßnahmen von Behörden und öffentlichen Zahlern.

Sofern keine anderen Quellen angeführt sind, basieren die Informationen in diesem Beitrag auf den vom Behördennetzwerk Pharmaceutical Pricing and Reimbursement Information (PPRI) bereitgestellten Daten. PPRI ist ein von der Gesundheit Österreich GmbH (GÖG) betriebenes Netzwerk von Behörden für Preisbildung und Erstattung von Arzneimitteln in 46, schwerpunktmäßig europäischen Ländern (vgl. ▶ Abschnitt 7.6.2). Die dargestellten Daten und Informationen beziehen sich, falls nicht anders gekennzeichnet, auf das Jahr 2018.

7.1 Zusammenspiel von Marktzugang, Erstattungsfähigkeit und Preissetzung im niedergelassenen Sektor

In Deutschland können pharmazeutische Unternehmer neue patentgeschützte Arzneimittel sofort auf den Markt bringen. Zugelassene Arzneimittel sind unverzüglich erstattungsfähig (d. h. Kostenübernahme durch öffentliche Zahler), und die pharmazeutischen Unternehmer können im ersten Jahr nach Markteinführung den Preis selbst festlegen.

Mit Ausnahme von Großbritannien ist dies für neue Arzneimittel des niedergelassenen Sektors in keinem anderen EU-Mitgliedstaat möglich. In Deutschland und Großbritannien (England) liegt zum Zeitpunkt der Markteinführung noch keine Nutzenbewertung vor (Paris und Belloni 2013). Wie ◘ Tabelle 7.1 zeigt, unterliegen in den meisten Vergleichsländern die erstattungsfähigen Arzneimittel einer behördlichen Preissetzung. In den Niederlanden und Portugal bezieht sich die Preisregulierung auf die verschreibungspflichtigen Arzneimittel, wobei diese im Allgemeinen erstattungsfähig sind.

Aufgrund dieser Regelungen zeichnet sich der in anderen Ländern übliche Prozess für neue patentgeschützte Arzneimittel (im Allgemeinen erstattungsfähig, da der pharmazeutische Unternehmer Interesse an Finanzierung durch die öffentlichen Zahler hat) dadurch aus, dass bei Vorliegen der Zulassung der pharmazeutische Unternehmer einen Antrag auf Preis und Erstattung stellt und erst nach Entscheidung darüber das Arzneimittel auf den Markt bringt. In manchen Ländern (z. B. Italien, Portugal) ist die gleiche Behörde für Zulassung, Preissetzung und Er-

◼ Tabelle 7.1 Umfang der Preissetzung auf Herstellerpreisebene für Arzneimittel im niedergelassenen Sektor in europäischen Ländern 2018.

Land	Arzneimittel unter Preisregulierung	Land	Arzneimittel unter Preisregulierung
DE	Keine Preisregulierung im ersten Jahr, erstattungsfähige Arzneimittel ab dem zweiten Jahr		
Europäische Vergleichsländer			
AT	Erstattungsfähige Arzneimittel	IE	Erstattungsfähige Arzneimittel
BE	Alle Arzneimittel	IT	Erstattungsfähige Arzneimittel
CZ	Erstattungsfähige Arzneimittel	NL	Rezeptpflichtige Arzneimittel
DK	Keine Preisregulierung, aber indirekt (Festsetzung der Erstattungspreise) für erstattungsfähige Arzneimittel	PT	Rezeptpflichtige Arzneimittel
ES	Erstattungsfähige Arzneimittel	SE	Erstattungsfähige Arzneimittel
FI	Erstattungsfähige Arzneimittel	SK	Erstattungsfähige Arzneimittel
FR	Erstattungsfähige Arzneimittel	UK	Keine direkte Preisregulierung, aber indirekt (mittels Gewinnlimitierung) für erstattungsfähige Arzneimittel

AT = Österreich, BE = Belgien, CZ = Tschechien, DE = Deutschland, DK = Dänemark, ES = Spanien, FI = Finnland, FR = Frankreich, IE = Irland, IT = Italien, NL = Niederlande, PT = Portugal, SE = Schweden, SK = Slowakei, UK = Großbritannien
In Dänemark, Finnland, den Niederlanden, Schweden und UK werden die Preise nicht auf der Ebene der Herstellerpreise, sondern der Großhandelspreise festgelegt (siehe ▶ Abschnitt 7.3.3).
Quelle: Pharmaceutical Pricing and Reimbursement Information (PPRI)

stattung zuständig, dennoch erfolgen auch dort Zulassung und Preissetzung bzw. Erstattung als getrennte Prozesse nacheinander.

Nur in Großbritannien können – wie in Deutschland – die Arzneimittel unverzüglich nach Zulassung den Patienten und Patientinnen im Nationalen Gesundheitsdienst zur Verfügung gestellt werden (Panteli et al. 2016). Die pharmazeutischen Unternehmer können den Preis des patentgeschützten Arzneimittels (nicht nur im ersten Jahr) selbst festsetzen; allerdings besteht indirekte Preiskontrolle über das „Pharmaceutical Price Regulation Scheme" (PPRS), das die Gewinne der pharmazeutischen Unternehmer limitiert. Das PPRS ist ein System zur Regulierung der Gewinne der pharmazeutischen Unternehmer, welche die Arzneimittelpreise frei festlegen können, solange sie unter einem definierten Gewinnlimit bleiben. Großbritannien ist das einzige Land Europas mit einer derartigen Gewinnregulierung.

In Österreich stehen Arzneimittel im niedergelassenen Sektor bereits während der Entscheidung über die Aufnahme in den Erstattungskodex (Positivliste für erstattungsfähige Arzneimittel) den Patienten und Patientinnen zu Lasten der Sozialver-

sicherung zur Verfügung – zu einem Preis, der nicht den EU-Durchschnittspreis übersteigen darf. Die Entscheidung über den Verbleib im Erstattungskodex muss entsprechend der EU-Transparenzrichtlinie innerhalb von 180 Tagen getroffen werden; nichtsdestotrotz können zwischenzeitlich bei Patienten und Patientinnen, die auf dieses Medikament eingestellt wurden, Hoffnungen geweckt worden sein.

Die Prozesse von Preissetzung und Erstattung stehen im Allgemeinen in engem Zusammenhang. In Italien verhandeln die pharmazeutischen Unternehmer mit der Arzneimittelbehörde gleichzeitig über Preis und Erstattung. Auch beim schwedischen „Value-Based-Pricing"-System (vgl. ▶ Abschnitt 7.3.1) werden die Elemente von Preissetzung und Erstattung als Einheit behandelt und eine gemeinsame Preis- und Erstattungsentscheidung getroffen. In anderen Ländern erfolgen die Abläufe der Preissetzung und Erstattung nacheinander: In Belgien und Österreich wird beispielsweise zuerst der Höchstpreis festgelegt, und die Sozialversicherung verhandelt daraufhin den Erstattungsbetrag („Erstattungspreis").

In einigen Ländern (z. B. Italien, Österreich) gelten die verhandelten Erstattungspreise landesweit für alle öffentlichen Zahler, während in anderen Ländern (z. B. den Niederlanden, Slowakei, Tschechien) – so wie ja auch in Deutschland – die einzelnen Krankenkassen in der Folge weitere Rabatte bei den Erstattungspreisen vereinbaren können.

7.2　Erstattung neuer Arzneimittel

In Europa werden neue Arzneimittel zugelassen, wenn sie den Kriterien Wirksamkeit, Sicherheit und Qualität entsprechen, also ein positives Wirksamkeit-Risiko-Verhältnis aufweisen (Ludwig 2017). Während dazu der Nachweis eines Vorteils gegenüber Placebo ausreichend ist, steht bei der Erstattung der (therapeutische oder auch ökonomische) Zusatznutzen im Vordergrund; es wird mit therapeutischen Alternativen verglichen. Dabei spielt die Nutzenbewertung eine zentrale Rolle.

7.2.1　Nutzenbewertung (Health Technology Assessment)

Das System der frühen Nutzenbewertung in Deutschland kommt für alle neu zugelassenen Arzneimittel, falls deren Erstattungsfähigkeit nicht vom Gemeinsamen Bundesausschuss (G-BA) ausgeschlossen wurde, zur Anwendung: Das Institut für Qualität und Wirtschaftlichkeit im Gesundheitswesen (IQWIG) bewertet industrieunabhängig auf Basis des vom pharmazeutischen Unternehmer eingereichten Dossiers den Zusatznutzen, der in der Folge vom G-BA festgestellt wird und als Basis für die Preisverhandlungen zwischen GKV-Spitzenverband und pharmazeutischen Unternehmer dient (Schwabe 2012).

Angesichts neuer hochpreisiger Arzneimittel, deren (Zusatz-)Nutzen nicht immer – insbesondere in der klinischen Anwendung – belegt werden konnte (Davis et al. 2017; Howard et al. 2015; Light und Kantarjian 2013), wird der Nutzenbewertung (Teil des Health Technology Assessment/HTA) in zahlreichen Ländern Bedeutung zugemessen. In manchen Ländern wurden HTA-Institutionen bzw. Gremien neu geschaffen bzw. wird deren Einrichtung disku-

tiert. Manchmal war dies mit hohen Erwartungshaltungen verbunden, die HTA nicht leisten kann. HTA ist ein multidisziplinärer Prozess, bei dem Informationen über medizinische, soziale, wirtschaftliche und ethische Fragen im Zusammenhang mit der Verwendung von Gesundheitstechnologien (z. B. eines Arzneimittels) systematisch, transparent, unvoreingenommen und wissenschaftlich gesichert zusammengefasst werden (deutsche Übersetzung der EuNetHTA-Definition in EunetHTA 2018). HTA liefert somit eine Basis für Entscheidungen, ist aber selbst keine Maßnahme der Preissetzung- oder Erstattungsentscheidung. Die zusammengetragene Evidenz (Assessment) gilt es in der Folge zu bewerten (Appraisal).

Bei der Bewertung (Appraisal) des Nutzens als Basis für Preissetzung und Erstattung werden grundsätzlich zwei Zugänge unterschieden: ein einstufiges Verfahren, in dem Nutzen und der vom pharmazeutischen Unternehmer vorgeschlagene Preis gemeinsam bewertet werden (z. B. in Dänemark, Großbritannien, den Niederlanden) und ein mehrstufiges Verfahren (z. B. Belgien, Frankreich) (Zentner und Busse 2011; Paris und Belloni 2013). Voraussetzung für die Finanzierung durch die öffentlichen Zahler ist im einstufigen Verfahren, dass die Preise unter dem Schwellenwert („Threshold") pro Nutzeneinheit – üblicherweise gemessen in qualitätsadjustierten Lebensjahren (Quality Adjusted Life Years, QALY) – liegen.

Mit der frühen Nutzenbewertung hat Deutschland ein mehrstufiges Verfahren eingeführt, bei dem zuerst der Nutzen unabhängig vom Preis bewertet wird und in einem zweiten Schritt Preis und Erstattung bestimmt werden. Es wurde argumentiert, dass das deutsche AMNOG-System ähnlich dem französischen System aufgebaut wurde (Zentner und Busse 2011). In Frankreich prüft die Haute Autorité de Santé (HAS) zunächst, ob das Arzneimittel ausreichend Nutzen (Service Médical Rendu, SMR) bringt. Falls nein, wird es nicht erstattet. Falls der SMR für ausreichend erachtet wird, prüft die HAS den Grad des Zusatznutzens (Amélioration du Service Médical Rendu, ASMR), der in fünf Abstufungen (ASMR I = wesentliche Verbesserung, ASMR II = deutliche Verbesserung, ASMR III = mäßige Verbesserung, ASMR IV = geringfügige Verbesserung und ASMR V = keine Verbesserung) angegeben werden kann. Bei ASMR V werden Arzneimittel nur dann erstattet, wenn ihr Preis unter jenem von vergleichbaren Produkten liegt; bei den übrigen ASMR-Stufen wird ein höherer Preis als den Komparatoren zugestanden. Bei ASMR I bis III darf der Preis nicht niedriger sein als der günstigste Preis für das Arzneimittel in einem der vier Vergleichsländer Deutschland, Großbritannien, Italien und Spanien (Cours de Comptes 2017; Lopes et al. 2011).

In den untersuchten Vergleichsländern liegen im Allgemeinen langjährige Erfahrungen mit HTA vor. Das IQWIG wird neben dem englischen National Institute for Health and Care Excellence (NICE) und der französischen HAS zu den führenden HTA-Institutionen in Europa gezählt. Die Vorrangstellung, die diesen Institutionen zugeschrieben wird, ist unter anderem in dem Repertoire an weit entwickelten Methoden und Prozessen begründet. In einigen weiteren Vergleichsländern (z. B. Belgien, Österreich, Tschechien) wird die Nutzenbewertung bzw. die medizinisch-therapeutische und/oder gesundheitsökonomische Evaluation als Basis für die Erstattungsentscheidung nicht von eigenen HTA-Institutionen durchgeführt, sondern von Einheiten in der Sozialversicherung (Vogler et al. 2018).

Wenngleich in den Vergleichsländern meist mehr als eine HTA-Institution besteht (WHO Regional Office for Europe 2015), sind diese Institutionen (z. B. Österreich, Spanien) oft Forschungsinstitutionen, die nicht systematisch in die Preissetzungs- und -erstattungsprozesse eingebunden sind (Vogler et al. 2018). Verbesserter Austausch zwischen den Ersteller/innen der HTA-Berichte und ihren Anwender/innen (Behörden) wird als wichtige Grundlage für die Einbettung und tatsächliche Nutzung der Ergebnisse gesehen (Sorenson et al. 2008).

7.2.2 Erstattungsbeträge und Zuzahlungen für Patienten und Patientinnen

Der Nutzen (Zusatznutzen) eines Arzneimittels bestimmt in entscheidendem Maße, ob ein Arzneimittel in die Erstattung aufgenommen wird und zu welchem „Preis" (d. h. Höhe des Erstattungsbetra-

ges). In den letzten Jahren zeigte sich bei einigen neuen Arzneimitteln (z. B. in der Behandlung von Hepatitis C und Krebs), dass diese zwar kosteneffektiv, aber für die öffentlichen Zahler nicht erschwinglich waren bzw. die nachhaltige Finanzierung der öffentlichen Solidarsysteme gefährdeten. Dies wurden in den letzten Jahren selbst in wirtschaftlich starken europäischen Ländern zur Herausforderung, und die erwarteten Ausgaben der öffentlichen Hand für die jeweiligen Arzneimittel (Budget Impact) werden zunehmend zu einem zentralen Kriterium in der Entscheidung über die Erstattung. Um einen Kompromiss zwischen Zugang für die Patienten und Patientinnen und der Finanzierbarkeit zu Lasten der öffentlichen Budgets zu finden, werden für neue, im Allgemeinen hochpreisige Arzneimittel verstärkt Verhandlungen zwischen den Zahlern und den pharmazeutischen Unternehmern geführt, in denen der von der öffentlichen Hand bezahlte Preis (Erstattungsbetrag) und die Bedingungen über die Aufnahme und den Verbleib in der Erstattung vereinbart werden (▶ Abschnitt 7.4.2).

In allen europäischen Ländern müssen im niedergelassenen Sektor Patienten und Patientinnen für (manche) patentgeschützte Arzneimittel, auch wenn diese in die Erstattung aufgenommen wurden, Zuzahlungen leisten (◘ Tabelle 7.2). Deutschland zählt zu den wenigen Ländern Europas, in denen die Selbstbeteiligung nicht (bzw. nur begrenzt) als Anteil des Preises des Arzneimittels ausgestaltet ist. Angesichts der Deckelung der Rezeptgebühr mit 10 Euro sind die Patienten und Patientinnen in Deutschland weitestgehend vor hohen Zuzahlungen geschützt. Die Rezeptgebühr mit ihrem preisabhängigen Element in Deutschland könnte zwar unter den Typ einer prozentuellen Selbstbeteiligung subsummiert werden, aber sie unterscheidet sich in ihrer Gestaltung grundsätzlich von der in anderen Ländern (z. B. Belgien, Frankreich, Portugal) üblichen, nach Arzneimittel differenzierten prozentuellen Zuzahlung: Dort werden bestimmte Erstattungssätze für die einzelnen Arzneimittel – je nach Einschätzung über dessen belegten (Zusatz-)nutzens bzw. Relevanz im Gesundheitssystem – definiert. Während für lebenswichtige Arzneimittel die Ausgaben meist zur Gänze vom öffentlichen Zahler übernommen werden, werden im niedergelassenen

◻ **Tabelle 7.2** Zuzahlungen für neue patentgeschützte Arzneimittel im niedergelassenen Sektor in europäischen Ländern 2018.

Land	Rezeptgebühr	Prozentuelle Zuzahlung	Franchise
DE	10% des Arzneimittelpreises (min. € 5,-; max. € 10,-)	Nein *(preisabhängiges Element bei Rezeptgebühr)*	Nein
Europäische Vergleichsländer			
AT	€ 6,00 pro verordnetem Arzneimittel auf dem Rezept	Nein	Nein
BE	Nein	Unterschiedliche Sätze von 25%, 50%, 60% oder 80% je nach Arzneimittel	Nein
CZ	Nein	Ja, aber keine fixen Selbstbeteiligungssätze (wird je nach Arzneimittel bei der Erstattungsentscheidung bestimmt)	Nein
DK	Ja	*Ausgestaltung der Franchise mit prozentueller Zuzahlung*	Prozentuelle Zuzahlungen (50%, 25% bzw. 15%) nach Erreichen der Franchise bzw. weiterer Schwellenwerte der Ausgaben von Patienten/Patientinnen für Arzneimittel
ES	Nein	40%–60% abhängig vom Einkommen der Patienten/Patientinnen	Nein
FI	€ 2,50 nach Erreichen der Obergrenze bei der Franchise. Im Falle von Arzneimitteln, für welche keine prozentuelle Zuzahlung anfällt, € 4,50	*Ausgestaltung der Franchise mit prozentueller Zuzahlung*	Jährliche Franchise von € 50,-, danach 60% Zuzahlung bis zum Erreichen einer Obergrenze von € 605,13 im Kalenderjahr
FR	€ 0,50 pro abgegebener Arzneimittelpackung	Unterschiedliche Sätze von 35%, 70%, oder 85% je nach Arzneimittel	Nein
IE	Ja	Nein	Ja
IT	Ja (unterschiedliche Höhe in den Regionen)	Nein	Nein
NL	Nein	Nein	Jährliche Franchise von € 385 für alle Gesundheitsleistungen (inkl. Arzneimittel)
PT	Nein	Unterschiedliche Sätze von 10%, 31%, 63% und 85% je nach Arzneimittel	Nein
SE	Nein	*Ausgestaltung der Franchise mit prozentueller Zuzahlung*	Prozentuelle Zuzahlung (50%, 25%, 10%) nach Erreichen der Franchise bzw. weiterer Limits bei den Arzneimittelausgaben von Patienten/Patientinnen
SK	Nein	Ja, aber keine fixen Selbstbeteiligungssätze (wird je nach Arzneimittel bei der Erstattungsentscheidung bestimmt)	Nein

▣ **Tabelle 7.2** Zuzahlungen für neue patentgeschützte Arzneimittel im niedergelassenen Sektor in europäischen Ländern 2018 (Fortsetzung).

Land	Rezeptgebühr	Prozentuelle Zuzahlung	Franchise
UK	GBP 8,60 (€ 9,66) bis März 2018, GBP 8,80 (€ 9,88) ab 1. April 2018; nur England, keine Rezeptgebühr in Wales, Schottland und Nordirland	Nein	Nein

Definitionen: siehe Vogler und Zimmermann (2017):
Rezeptgebühr: Form der Selbstbeteiligung, bei der Patienten und Patientinnen einen fixen Betrag pro verordnetem, von der öffentlichen Hand erstattetem Arzneimittel bzw. pro Rezept (mit mehreren Arzneimitteln) leisten.
Prozentuale Zuzahlung: Form der Selbstbeteiligung, bei der Patienten und Patientinnen einen Anteil des Preises des Arzneimitteln zahlen, wobei die Höhe des Selbstbeteiligungssatzes abhängig vom Arzneimittel bzw. von den von den Patienten und Patientinnen geleisteten Ausgaben innerhalb eines Zeitraumes ist.
Franchise: Form der Selbstbeteiligung in einer bestimmten Höhe, die die/der Versicherte entweder für eine bestimmte Leistung oder innerhalb eines bestimmten Zeitraumes bezahlen muss. Sobald dieser Selbstbehalt geleistet wurde, übernimmt die öffentliche Hand die weiteren darüber hinausgehenden Ausgaben.
Quelle: Pharmaceutical Pricing and Reimbursement Information (PPRI)

Sektor Arzneimittel mit geringerem Zusatznutzen mit Selbstbeteiligungssätzen belegt.

Einige Länder haben sich für eine Franchise entschieden, bei der die Patienten und Patientinnen zu Beginn eines Jahres die Ausgaben für Arzneimittel bis zu einem definierten Schwellenwert zur Gänze selbst tragen müssen und danach davon befreit werden bzw. niedrigere Selbstbeteiligungen leisten (wie in Schweden, wo die Franchise mit prozentuellen Zuzahlungen verknüpft ist). Die Franchise wird als eine Form der Zuzahlung gesehen, welche Personen mit hohen Arzneimittelausgaben (z. B. chronisch kranke Patienten und Patientinnen) begünstigt, aber letztlich hängt der Finanzierungsanteil für Patienten und Patientinnen von der Ausgestaltung der Selbstbeteiligungsregelungen ab. Insgesamt scheint eine Rezeptgebühr in Form einer fixen Zuzahlung pro verschriebenem Arzneimittel (wie in anderen Ländern der Fall) bzw. als gedeckelte Zuzahlung (wie in Deutschland) die finanzielle Belastung für Patienten und Patientinnen eher geringer zu halten.

7.3 Preissetzung für neue patentgeschützte Arzneimittel

7.3.1 Überblick über Kriterien und Methoden der Preissetzung

Staaten können unterschiedliche Vorgehensweisen bei der Preissetzung von Arzneimitteln wählen, wobei sich manche Preissetzungspolitiken nur für bestimmte Arzneimittelgruppen eignen (z. B. Maßnahmen, die sich den Wettbewerb zwischen therapeutischen Alternativen zunutze machen, können nach Ablauf des Patentschutzes eingesetzt werden). Zuvor steht die Grundsatzentscheidung, ob neue patentgeschützte Arzneimittel einer staatlichen Preisregulierung unterliegen. Wie in ▶ Abschnitt 7.1 beschrieben, ist dies in den anderen europäischen Ländern im Wesentlichen für Arzneimittel, die als erstattungsfähig eingestuft wurden, der Fall (Dänemark bezeichnet sich als Land mit freier Preissetzung für pharmazeutische Unternehmer (Gombocz et al. 2016), allerdings werden die Erstattungspreise bestimmt). Nur Großbritannien hat in der Tat keine behördliche Preissetzung für neue Arzneimittel. Allerdings besteht mit dem PPRS indirekte Preiskontrolle: Dabei können pharmazeutische Unternehmer die Preise von Arzneimitteln frei festlegen, solange sie unter einem definierten Gewinnlimit bleiben. Großbritannien ist das einzige Land Europas mit derartiger Gewinnregulierung.

Der in Deutschland gewählte Zugang, den Preis eines Arzneimittels erst nach dem ersten Jahr auf dem Markt zu regeln, findet sich in keinem anderen Land.

Kriterien, welche die Behörden bei der Entscheidung über den Preis eines Medikaments leiten können, sind etwa die Preise des gleichen Arzneimittels in anderen Ländern, der „Wert" des Arzneimittels (z. B. gemessen als therapeutischer Zusatznutzen), das Erreichen bestimmter Ergebnisse in der klinischen Anwendung (Health Outcomes) oder die Produktions- bzw. Forschungs- und Entwicklungskosten.

◻ Tabelle 7.3 vermittelt einen Überblick über Methoden der Preissetzung für neue patentgeschützte Arzneimittel, die in Deutschland und den analysierten Vergleichsländern angewendet werden. Diese Maßnahmen schließen einander nicht unbedingt aus, und bei manchen Arzneimitteln werden mehrere Methoden (z. B. internationale Preisreferenzierung und danach Preisverhandlungen mit Rabattabkommen) eingesetzt.

Internationale Preisreferenzierung zählt zu einer der verbreitetsten Methoden zur Preissetzung für neue Arzneimittel und wird daher in der Folge in einem eigenen Unterkapitel behandelt (▶ Abschnitt 7.3.2). Auch Rabattverträge werden gesondert behandelt (▶ Abschnitt 7.4.2).

Value Based Pricing (VBP) ist ein häufig verwendeter Begriff im Zusammenhang mit neuen Arzneimitteln, der allerdings nicht eindeutig definiert ist (Garner et al. 2018): Im engeren Sinn wird damit eine integrierte evidenz- und nutzenbasierte Preissetzungs- und Erstattungspolitik bezeichnet, bei der die Prozesse der Preissetzung und Erstattung miteinander verknüpft sind und eine gemeinsame Entscheidung über Preis und Erstattung getroffen wird (Paris und Belloni 2013). In dieser Form besteht VBP in Europa nur in Schweden. Dort wird die Entscheidung über die Erstattung auf Basis von drei Kriterien getroffen: das Prinzip des Wertes von Menschen, um Einzelne vor Diskriminierung zu schützen, das Bedürfnis- und Solidaritätsprinzip, das Menschen mit höchstem Bedarf vorzieht, und das Kosten-Wirksamkeitsprinzip. Werden die beiden erst genannten Kriterien erfüllt, wird das Arzneimittel erstattet, sofern der Preis auf Basis einer therapeutischen und ökonomischen Verbesserung gerechtfertigt, also kosteneffektiv, ist (Pontén et al. 2017). England wollte ebenfalls ein VBP-System im engeren Sinn einführen, welches das 50 Jahre alte PPRS-System ablösen sollte. Aber der Plan wurde letztlich 2014 nicht weiter verfolgt (Rafferty 2014). Nichtsdestotrotz wendet England einen auf Nutzenbewertung basierenden Ansatz („Value Based Assessments") für Entscheidungen über die Finanzierung von Arzneimitteln durch den Nationalen Gesundheitsdienst an. Diese Vorgangsweise entspricht einem Verständnis von VBP im weiteren Sinne, bei dem Preissetzung (und Erstattung) von den Ergebnissen einer Nutzenbewertung (von HTA bzw. gesundheits- bzw. pharmaökonomischer Evaluationen) geleitet wird. Dieser auf VBP-Elementen basierende Zugang findet sich in Deutschland und den untersuchten Vergleichsländern (Paris und Belloni 2013).

International ist das Cost-Plus-Pricing (d. h. Preissetzung auf Basis der Angaben des pharmazeutischen Unternehmers über die Produktionskosten) weit verbreitet, wenngleich abnehmend (World Health Organization 2013). In den europäischen Ländern wurde diese Methode der Preissetzung in den letzten beiden Jahrzehnten nicht mehr angewandt. In den letzten Jahren kam allerdings angesichts der neuen hochpreisigen Medikamente, welche sogar in reichen Ländern die nachhaltige Finanzierung der Solidarsysteme gefährden, eine Diskussion über ein „Neues Cost-Plus-Pricing" auf. Dessen Befürworter/innen lehnen zwar die gängige Umsetzung von „Cost-Plus-Pricing" wegen der damit verbundenen Abhängigkeit von nicht oder äußerst schwer überprüfbaren Angaben des pharmazeutischen Unternehmers ab und erachten die (ausschließliche) Berücksichtigung von Kostendaten als ungeeignete Basis zur Preissetzung, fordern aber, in Ergänzung zum (Zusatz-)Nutzen des Arzneimittels Produktionskosten als weiteres Entscheidungskriterium (Obergrenze für den Preis) aufzunehmen (Vogler 2018). Dies ist vor dem Hintergrund verhältnismäßig niedriger Produktionskosten für manche hochpreisige Medikamente zu sehen. Die Produktionskosten für direkt wirkende antivirale Wirkstoffe zur Behandlung von Hepatitis C (Behandlung für 12 Wochen) werden beispielsweise auf 21 – 63 US-Dollar (USD) für Ribavirin, 10 – 30 USD für Daclatasvir, 68 – 136 USD für So-

◻ **Tabelle 7.3** Methoden der Preissetzung für neue patentgeschützte Arzneimittel im niedergelassenen Sektor in europäischen Ländern 2018.

Kriterien	Preispolitik[1]		Länder
	Bezeichnungen/Varianten	Definition	
Preise in anderen Ländern	Internationale Preisreferenzierung, External Price Referencing, External Reference Pricing, Auslandspreisvergleich, internationaler Preisbenchmark	Arzneimittelpreispolitik, bei der die Preise eines Arzneimittels in einem oder mehreren anderen Ländern herangezogen und verglichen werden, um einen Referenzpreis (Benchmark) zu erhalten.	AT, BE, CZ, DE, ES, FI, FR, IE, IT, NL, PT, SK
Therapeutischer (Zusatz-) Nutzen	Value Based Pricing (VBP)	Arzneimittelpreis- und -erstattungspolitik, bei welcher der therapeutische (Zusatz-) Nutzen eines Arzneimittels auf Basis von Nutzenbewertung (Health Technology Assessment, ökonomische Evaluation) bestimmt wird (VBP im weiteren Sinn). In einem VBP-System im engeren Sinn sind Preissetzung und Erstattung miteinander verknüpft, und Preis und Erstattung werden auf Basis der Nutzenbewertung gemeinsam festgelegt.	SE (VBP im engeren Sinn) DE und Vergleichsländer (VBP im weiteren Sinn)
Erreichen bestimmter Vorgaben	Bedingungsabhängige Preissetzung, Conditional Pricing, Managed Entry Agreements, Risk-Sharing Agreements, Rabattverträge	Arzneimittelpreis- und -erstattungspolitik, bei welcher der (Erstattungs-)Preis eines Arzneimittels an bestimmte Kriterien geknüpft wird (z. B. therapeutischer Erfolg, Mindestmenge). Darunter fallen unterschiedliche Formen und Typen von Politikmaßnahmen (z. B. sogenannte Managed Entry Agreements mit Kosten- oder Risiko-Beteiligung und erfolgsabhängige Modelle wie etwa Pay-For-Performance).	Im Prinzip DE und Vergleichsländer (AT, BE, CZ, ES, FI, FR, IE, IT, NL, PT, SE, SK, UK), allerdings in unterschiedlichem Ausmaß[1] Keine Angabe zu DK
Produktionskosten (und allfällige weitere Kosten)	Kostenbasierte Preissetzung, Cost Plus Pricing	Arzneimittelpreispolitik, bei welcher der Preis eines Arzneimittels auf Basis der Produktionskosten, Werbeausgaben, Ausgaben für Forschung und Entwicklung, Overheadkosten sowie einem Gewinn ermittelt wird.	Weder DE noch Vergleichsländer
Keine	Freie Preissetzung, Free Pricing	Arzneimittelpreispolitik, bei der pharmazeutische Unternehmer den Preis ihres Arzneimittels bei Markteintritt frei festsetzen können.	DE (im ersten Jahr nach Zulassung) UK (allerdings indirekte Preisregulierung mittels Gewinnlimitierung)

[1] Darüber hinaus gibt es weitere Kriterien und entsprechende Methoden der Arzneimittelpreispolitik, die allerdings nicht auf neue patentgeschützte Arzneimittel ausgerichtet sind. Bei patentabgelaufenen Arzneimitteln können zum Beispiel „Kompetitive Preissetzung" basierend auf Wettbewerb und interne Preisreferenzierung auf Basis der Preise vergleichbarer Arzneimittel im gleichen Land eingesetzt werden.

[2] Allerdings sind in Deutschland und einer Reihe von anderen Ländern die leistungsorientierten Rabattverträge eher selten gegenüber „finanziellen", d. h. nicht an klinische Ergebnisse geknüpfte Abkommen (► Abschnitt 7.4.2). Eine häufige Bedingung bei finanziellen Rabattabkommen ist die Menge (Preis-Mengen-Vereinbarungen).

Quellen: Taxonomie für Kriterien und Politikmaßnahmen in Anlehnung an: Vogler (2018); Definitionen auf Basis von: Vogler und Zimmermann (2017); WHO Collaborating Centre for Pharmaceutical Pricing and Reimbursement Policies (2016); Information über die Länder: Pharmaceutical Pricing and Reimbursement Information (PPRI)

fosbuvir, 100 – 210 USD für Faldaprevir und 130 – 270 USD für Simeprevir geschätzt (Hill et al. 2014). Im Allgemeinen sind Produktions- wie auch Forschungs- und Entwicklungskosten nicht bekannt.

Der Vollständigkeit halber wurde in ◘ Tabelle 7.3 auch die „freie Preissetzung" angeführt. Im Falle freier Preissetzung überlässt es der Staat dem pharmazeutischen Unternehmer, den Preis selbst festzulegen. Wie beschrieben, ist dies keine übliche Methode der Preissetzung bei neuen patentgeschützten Arzneimitteln. Deutschland und Großbritannien stellen mit ihren jeweiligen Regelungen Ausnahmen dar.

7.3.2 Internationale Preisreferenzierung

Internationale Preisreferenzierung, bei der die Preise in Anlehnung an die Preise des gleichen Arzneimittels festgelegt werden, ist weltweit eine der am häufigsten angewandten Methoden der Preissetzung für neue Medikamente. Auch in den europäischen Ländern, die in diesem Beitrag untersucht werden, kommt es mit Ausnahme von Dänemark (dort wird es allerdings im Krankenhaussektor eingesetzt), Großbritannien und Schweden zur Anwendung (◘ Tabelle 7.4).

Allerdings bestehen Unterschiede zwischen den einzelnen Ländern hinsichtlich der Anwendung, Methodik und Bedeutung dieser Preispolitik. In einigen Vergleichsländern wird diese Preispolitik nur für manche der grundsätzlich preisregulierten Arzneimittel (z. B. Frankreich: für Arzneimittel ab einem bestimmten Zusatznutzen) angewandt, und auch das AMNOG sieht die Möglichkeit der internationalen Preisreferenzierung nur für neue Arzneimittel, die einen Zusatznutzen haben, vor. Wie auch Deutschland, nutzen mehrere Länder (z. B. Finnland, Italien) die Informationen über die Preise in den anderen Ländern als Hintergrundinformationen in den Preisverhandlungen. Es sei darauf hingewiesen, dass selbst Länder, welche die internationale Preisreferenzierung als zentrale Methode der Preissetzung verwenden (z. B. Österreich, Slowakei, Tschechien) durchaus in der Folge niedrigere Erstattungsbeträge (Erstattungspreise) verhandeln.

Es liegt Evidenz vor, dass die internationale Preisreferenzierung, insbesondere in ihrer Anfangszeit nach Einführung, zu Einsparungen für öffentliche Zahler beitragen konnte (World Health Organization 2013). Die Ausgestaltung der Methodik (z. B. Wahl der Referenzländer, Berechnungsmethode) kann das Kostendämpfungspotenzial dieser Preispolitik erhöhen. Allerdings scheinen in den untersuchten europäischen Ländern diese Überlegungen bei der Preissetzung mittels internationaler Preisreferenzierung nicht im Vordergrund zu stehen, da sich die meisten Länder eher für eine Ermittlung ihrer Preise auf Basis eines – gegebenenfalls gewichteten – Durchschnitts und für eher höherpreisige Referenzländer entschieden haben. Letzteres mag vielleicht auch eine Reaktion auf die Strategie von pharmazeutischen Unternehmern sein, welche die Arzneimittel zuerst in Hochpreisländern und erst nach Monaten bzw. Jahren in Ländern mit einem niedrigeren Preisniveau auf den Markt bringen (Espin et al. 2011; Danzon et al. 2005; Kyle 2007). Die sequenzielle Markteinführung ist neben den grundsätzlichen wirtschaftlichen Überlegungen der pharmazeutischen Unternehmer auch dem weit verbreiteten Einsatz der internationalen Preisreferenzierung geschuldet, da pharmazeutische Unternehmer derart versuchen, die Senkung der Preise hintan zu halten. Für Länder mit niedrigerem Preisniveau bedeutet es verzögerten Marktzugang zu neuen Arzneimitteln, wodurch zusätzlich zu immer wieder auftretenden Lieferengpässen und den nicht erschwinglichen Medikamenten für öffentliche Zahler die Zugänglichkeit von Arzneimitteln weiter eingeschränkt wird. Indem die hier analysierten Länder tendenziell eher höherpreisige Referenzländer zum Vergleich heranziehen, haben sie tendenziell höhere Verfügbarkeit an Preisdaten aus den Referenzländern, im Gegenzug wird der mittels Preisreferenzierung ermittelte Benchmarkpreis eher hoch gehalten.

Neben den negativen „Spillover-Effekten" für Länder mit einem geringeren Preisniveau wird an der internationalen Preisreferenzierung kritisiert, dass im Allgemeinen nur zu den offiziellen Listenpreisen, aber nicht zu den „echten", durch Rabatte abgesenkten Preisen verglichen wird. Simulationen über Auswirkungen methodischer Änderungen in der Ausgestaltung der internationalen Preisreferen-

Tabelle 7.4 Einsatz und Methodik der internationalen Preisreferenzierung für neue patentgeschützte Arzneimittel im niedergelassenen Sektor in europäischen Ländern 2017/2018.

Land	Relevanz	Referenzländer		Herangezogene Preisdaten	Berechnungsmethode	Umrechnung/ Gewichtung
		n	Länder			
DE	Ergänzend	14	AT, BE, CZ, DK, ES, FI, FR, IE, IT, NL, PT, SK, SE, UK	Rabattierte Preise (sowohl gesetzliche als auch vertragliche Rabatte)	Keine spezifische Formel	Gewichtet nach Kaufkraftparitäten
Europäische Vergleichsländer						
AT	Zentrale Methode	27	Alle anderen EU-Mitgliedstaaten	Listenpreise unter Berücksichtigung gesetzlicher Herstellerrabatte	Durchschnitt der Preise in den Referenzländern	Wechselkurs
BE	Ergänzend	27	Alle anderen EU-Mitgliedstaaten	Listenpreise	Durchschnitt der Preise in den Referenzländern	Wechselkurs
CZ	Zentrale Methode	19	BE, DK, EL, ES, FI, FR, HR, HU, IE, IT, LT, LV, NL, PL, PT, SE, SI, SK, UK	Listenpreise	Durchschnitt der 3 niedrigsten Preise in den Referenzländern	Wechselkurs
DK	Keine internationale Preisreferenzierung im niedergelassenen Sektor (nur im stationären Bereich)					
ES	Ergänzend	17	AT, BE, CY, DE, EE, EL, FI, FR, IE, IT, LU, LV, MT, NL, PT, SI, SK	Listenpreise	Niedrigster Preis in den Referenzländern	Wechselkurs
FI	Ergänzend	29	Alle anderen EU-Mitgliedstaaten, IS, NO	Listenpreise	Keine spezifische Formel (Preisdaten werden unterstützend herangezogen)	Wechselkurs
FR	Ergänzend	4	DE, ES, IT, UK	Listenpreise	Soll den Preisen in den Referenzländern entsprechen und nicht niedriger als der niedrigste Preis in einem der Referenzländer sein	Wechselkurs
IE	Ergänzend	9	AT, BE, DE, DK, ES, FI, FR, NL, UK	Listenpreise	Durchschnitt der Preise in den Referenzländern	Wechselkurs
IT	Ergänzend	24	AT, BE, CH, CZ, DE, DK, EE, EL, ES, FI, FR, HU, IE, IS, LT, LV, NL, NO, PL, PT, SE, SI, SK, UK	Listenpreise	Keine spezifische Formel (Preisdaten werden unterstützend herangezogen)	Wechselkurs
NL	Zentrale Methode	4	BE, DE, FR, UK	Listenpreise	Durchschnitt der Preise in den Referenzländern	Wechselkurs
PT	Zentrale Methode	3	ES, FR, IT	Listenpreise	Durchschnitt der Preise in den Referenzländern	Wechselkurs
SE	Keine internationale Preisreferenzierung					
SK	Zentrale Methode	27	Alle anderen EU-Mitgliedstaaten	Listenpreise	Durchschnitt der 3 niedrigsten Preise in den Referenzländern	Wechselkurs
UK	Keine internationale Preisreferenzierung					

Quelle: Pharmaceutical Pricing and Reimbursement Information (PPRI)

zierung zeigten, dass eine Berücksichtigung von rabattierten Preisen den höchsten preissenkenden Einfluss im Vergleich zu anderen Parametern aufwies (Vogler et al. 2016a). Allerdings sind die vertraglichen Rabatte vertraulich, und alle Länder mit Ausnahme von Deutschland haben sich dafür entschieden, nur publizierte Preisdaten zu berücksichtigen. Österreich wählte einen Mittelweg und zieht seit einer Novelle im Frühling 2017 die um die gesetzlichen Herstellerrabatte reduzierten Preise heran. Wenngleich in Summe der internationalen Preisreferenzierung in Deutschland als Preissetzungsmethode nur geringe Bedeutung im Vergleich zu anderen Methoden der Arzneimittelpreispolitik zukommt und es in der Praxis sicherlich eine Herausforderung darstellt, die rabattierten Preise aus den anderen Ländern zu erhalten, ist Deutschland zweifelsfrei ein Vorreiter: Der gewählte Ansatz, „Echtpreise" in den Preisvergleich einzufließen zu lassen, kann als Vorbild für weitere Staaten dienen. In einem weiteren Punkt kommt Deutschland bei der Ausgestaltung der internationalen Preisreferenzierung ein Alleinstellungsmerkmal zu. Deutschland ist das einzige Land, das die Preise mit Kaufkraftparitäten wie auch unter Berücksichtigung der Marktgröße gewichtet (◘ Tabelle 7.4).

7.3.3 Preissetzung entlang der Vertriebskette

Der Preis eines Arzneimittels im niedergelassenen Sektor besteht nicht nur aus dem Herstellerpreis (bzw. dem Preis auf der im ersten Schritt regulierten Preisstufe, dies kann auch der Großhandelspreis sein, siehe unten). Darüber hinaus können Zuschläge zur Abgeltung der Leistungen der Distributionsakteure und Verbrauchssteuern hinzukommen. Somit sind die finalen Preise höher, welche die öffentlichen Finanziers wie etwa die Krankenkassen (für erstattungsfähige Arzneimittel) bzw. die Patienten und Patientinnen (im Privatmarkt) zahlen.

In Deutschland wie auch in anderen europäischen Ländern sind die relevanten Distributionsakteure, deren Leistungsabgeltung sich im Arzneimittelpreis niederschlägt, Großhandel und Apotheken (im Gegensatz zu Ländern des Globalen Südens, in denen eine Reihe von Zwischenhändlern auftre-

ten, deren Aktivitäten den Preis erhöhen (WHO und HAI 2008; Cameron et al. 2009)). In Deutschland werden die Preise zunächst auf der Ebene des Herstellerpreises festgelegt, und der Großhandelspreis (Apothekeneinkaufspreis) ergibt sich durch ein gesetzlich reguliertes Großhandelsaufschlagsschema. Eine Regulierung der Großhandelsabgeltung ist in einigen, aber nicht allen Vergleichsländern gegeben. In Dänemark, Finnland, Großbritannien, den Niederlanden und Schweden setzen die Behörden den Preis auf der Großhandelsebene fest, und die Höhe der Großhandelsspanne wird vertraglich zwischen dem pharmazeutischen Unternehmern und dem Großhandelsunternehmen vereinbart. In diesen Ländern sind die Herstellerpreise nicht bekannt, meist nicht einmal den Behörden. Dies stellt somit eine Einschränkung der Transparenz in der Vertriebskette dar.

Die Honorierung der Abgabe von Arzneimitteln gegen Rezept in Apotheken ist – wie in Deutschland – in allen europäischen Vergleichsländern reguliert. Die meisten Länder wenden ein ähnliches System wie Deutschland an, bei dem jedenfalls die Apothekenverkaufspreise abhängig von den Preisen auf den niedrigeren Stufen (mittels Aufschlägen bzw. Spannenschemen) ermittelt werden (◘ Tabelle 7.5). Als Nachteil dieses preisabhängigen Systems wird für den patentfreien Markt gesehen, dass es bei therapieäquivalenten Arzneimitteln Anreize für Apotheken setzt, tendenziell höherpreisige Arzneimittel abzugeben (World Health Organization 2013). Hinzu kommt, dass es einem modernen Verständnis des Berufsbildes der Apotheker/innen als Gesundheitsdienstleister/innen (und nicht „Verkäufer/innen") nicht gerecht wird. Einen ausschließlich leistungsorientierten Zugang der Apothekenhonorierung haben Großbritannien und die Niederlanden gewählt, bei dem die apothekerlichen Leistungen (z. B. Abgabe von Arzneimitteln, Beratung, Generikasubstitution) unabhängig vom Preis des Arzneimittels abgegolten werden. In den letzten Jahren wurden in einigen europäischen Ländern (z. B. Finnland, Frankreich) kombinierte Abgeltungsmodelle eingeführt, in denen die preisabhängige Komponente (Spannenschema) um fixe Honorierungsbeiträge ergänzt wurde. Auch das deutsche System enthält mit fixer Abgeltung für bestimmte Dienstleistungen eine leistungsabhängige Komponente.

◼ Tabelle 7.5 Honorierung von Distributionsakteuren im niedergelassenen Sektor in europäischen Ländern 2018.

Land	Großhandel		Apotheken		Verbrauchssteuern auf Arzneimittel	
	Reguliert	Form	Reguliert	Form	Umsatzsteuer (in Klammer: Standard-Umsatzsteuersatz)	Sonstige
DE	Ja	Degressives Aufschlagsschema	Ja	Kombination aus degressivem Aufschlagsschema und leistungsorientierter Abgeltung	19 % (19 %)	–
Europäische Vergleichsländer						
AT	Ja	Degressives Aufschlagsschema	Ja	Degressives Aufschlagsschema	10 % (20 %)	–
BE	Ja	Degressives Aufschlagsschema	Ja	Kombination aus degressivem Aufschlagsschema und leistungsorientierter Abgeltung	6 % (21 %)	–
CZ	Ja	Gemeinsam mit Apothekenhonorierung – degressives Aufschlagsschema	Ja	Gemeinsam mit Großhandelshonorierung – degressives Aufschlagsschema	10 % (21 %)	–
DK	Nein	–	Ja	Kombination aus degressivem Aufschlagsschema und leistungsorientierter Abgeltung	25 % (25 %)	–
ES	Ja	Degressives Spannenschema	Ja	Degressives Spannenschema	4 % (21 %)	–
FI	Nein	–	Ja	Kombination aus degressivem Aufschlagsschema und leistungsorientierter Abgeltung	10 % (24 %)	
FR	Ja	Degressives Aufschlagsschema	Ja	Kombination aus degressivem Aufschlagsschema und leistungsorientierter Abgeltung	2,1 % für erstattungsfähige und 10 % für nicht-erstattungsfähige Arzneimittel (20 %)	–
IE	Ja	Degressives Aufschlagsschema	Ja	Kombination aus degressivem Aufschlagsschema und leistungsorientierter Abgeltung	0 % für orale und 23 % für nicht-orale Arzneimittel (23 %)	–
IT	Ja	Lineare Spanne	Ja	Lineare Spanne	10 % (22 %)	–
NL	Nein	–	Ja	Leistungsorientierte Abgeltung	6 % (21 %)	–
PT	Ja	Degressives Aufschlagsschema	Ja	Degressives Aufschlagsschema	6 % (23 %)	0,4 % INFARMED-Steuer
SE	Nein	–	Ja	Degressives Aufschlagsschema	0 % für rezeptpflichtige und erstattete rezeptfreie Arzneimittel und 25 % für nicht-erstattete rezeptfreie Arzneimittel (25 %)	–
SK	Ja	Degressives Aufschlagsschema	Ja	Degressives Aufschlagsschema	10 % (20 %)	–

Tabelle 7.5 Honorierung von Distributionsakteuren im niedergelassenen Sektor in europäischen Ländern 2018 (Fortsetzung).

Land	Großhandel		Apotheken		Verbrauchssteuern auf Arzneimittel	
	Regu-liert	Form	Regu-liert	Form	Umsatzsteuer (in Klammer: Standard-Umsatzsteuersatz)	Sonstige
UK	Nein	–	Ja	Leistungsorientierte Abgeltung	0 % für erstattungsfähige Arzneimittel und 20 % für nicht-erstattungsfähige Arzneimittel (20 %)	–

Quelle: Pharmaceutical Pricing and Reimbursement Information (PPRI)

In der internationalen Debatte stehen Verbrauchssteuern auf Medikamente immer wieder im Fokus, da hinterfragt wird, ob es gerechtfertigt sei, kranke Menschen mit Steuern zu belasten; es wird vorgeschlagen, stattdessen höhere Steuern auf ungesunde Produkte (z. B. Lebensmittel) zu erheben (Creese 2011). Diese Diskussion ist insbesondere vor dem Hintergrund zu sehen, dass in vielen Ländern der Welt Patienten und Patientinnen die Ausgaben für Medikamente aus der eigenen Tasche zahlen müssen. Für Länder mit öffentlich finanziertem Solidarsystem (wie Deutschland und die EU-Mitgliedstaaten) wird argumentiert, dass Änderungen in der Höhe der Umsatzsteuer und allfälliger weiterer Verbrauchssteuern auf Medikamente ohnehin lediglich Verschiebungen von einem Ressort (Gesundheit) in ein anderes (Finanzen) darstellen. Nichtsdestotrotz fällt auf, dass sich die meisten untersuchten Länder dafür entschieden haben, niedrigere Sätze auf Arzneimittel als die Standard-Umsatzsteuer und zum Teil auch differenzierte Umsatzsteuersätze (niedrigere Sätze für erstattungsfähige oder rezeptpflichtige Arzneimittel) anzuwenden (Tabelle 7.5).

7.4 Rabatte

Rabatte auf Herstellerpreisebene können einerseits gesetzlich geregelt sein (▶ Kapitel 7.4.1), andererseits auf individueller Produktebene zwischen dem pharmazeutischen Unternehmer und dem Finanzier vertraglich vereinbart werden (▶ Kapitel 7.4.2). Die beiden Formen schließen einander nicht aus, sondern können parallel zur Anwendung kommen.

Neben den in der Folge dargestellten Rabatten auf der Ebene der Herstellerpreise bestehen nicht nur in Deutschland, sondern auch einigen weiteren europäischen Ländern (etwa Spanien und Italien) gesetzliche Rabattschemen in der Vertriebskette (d. h. verpflichtende Rabatte der Vertriebsakteure, im Allgemeinen von Apotheken, an die öffentlichen Zahler). In Italien sind beispielsweise Rabatte von Apotheken an den Nationalen Gesundheitsdienst) gesetzlich vorgeschrieben, deren Höhe abhängt vom Jahresumsatz der Apotheke, dem Standort (Stadt/Land) und der Berechtigung zum Erhalt einer staatlichen Förderung. Gesetze können auch in vertragliche Rabattvereinbarungen zwischen den Vertriebsakteuren eingreifen: So dürfen in Frankreich Apotheken bei erstattungsfähigen Arzneimitteln maximal 2,5 Prozent Rabatt von ihren Lieferanten erhalten, bei erstattungsfähigen Generika gesteht das Gesetz einen höheren Betrag zu (Lopes et al. 2011). Regulierungen zur Beschränkung bzw. Offenlegung von Rabattvereinbarungen zwischen Vertriebsakteuren leisten einen Beitrag zur Transparenz in der Vertriebskette, was als wichtiger Steuerungsmechanismus gesehen wird (World Health Organization 2013). Dieses Ziel verfolgt auch die jährliche „Arzneimittelspannenerhebung" (Medicine Margin Survey) bei Apotheken in England, mit der die Behörden Einsicht in die tatsächlichen Apothekeneinkaufspreise und damit über die von Apotheken beim Einkauf erzielten Rabatte erhalten. Die Erhebung erfolgt retrospektiv auf Basis einer Stichprobe von Rechnungen der Apotheken für den Einkauf umsatzstarker Generika. In Folge dessen werden Erstattungspreise dieser Produkte angepasst (Vogler et al. 2014b).

7.4.1 Gesetzliche Herstellerrabatte

Nur in wenigen europäischen Ländern werden pharmazeutische Unternehmer gesetzlich verpflichtet, den Zahlern einen Preisnachlass in einem definierten Ausmaß des Fabrikabgabepreises auf erstattete Arzneimittel zu gewähren. Gesetzliche Herstellerrabatte gibt es in Deutschland und in den analysierten Vergleichsländern Italien und Spanien. In Irland sind die Herstellerrabatte zwar nicht gesetzlich festgeschrieben, werden aber in einem Rahmenvertrag zwischen Staat und Industrievereinigung festgelegt.

Diese gesetzlichen Herstellerrabatte auf Produktebene sind publiziert und somit öffentlich. Sie könnten daher ohne weiteren Aufwand in der internationalen Preisreferenzierung berücksichtigt werden und ihre ausgabendämpfende Wirkung entfalten. Wie in Kapitel 7.3.2 gezeigt, nutzt von den untersuchten Ländern allerdings nur Österreich diese Möglichkeit. Es sei daran erinnert, dass Deutschland das einzige europäische Land ist, dessen gesetzliche Basis eine Berücksichtigung sämtlicher Rabatte (gesetzliche wie vertragliche) in den Referenzländern bei der internationalen Preisreferenzierung vorsieht.

7.4.2 Vertragliche Rabatte (Managed Entry Agreements)

In den letzten Jahren haben in Europa vertragliche Rabatte stark an Bedeutung gewonnen (WHO Regional Office for Europe 2015). Diese Verträge, meist unter der Bezeichnung Managed Entry Agreements (MEA) subsummiert, werden in sämtlichen europäischen Ländern eingesetzt, insbesondere in den Indikationen Onkologie, Rheumatologie, Hepatitis C sowie für Arzneimittel für seltene Krankheiten (Vogler et al. 2018). Der wesentliche Unterschied zwischen Deutschland und den anderen Ländern liegt darin, dass Rabattverträge in Deutschland ein Mittel der Wahl vor allem im Generikamarkt darstellen (Bauckmann et al. 2017), während in den anderen Ländern die MEA insbesondere bei neuen Arzneimitteln eingesetzt werden. Der vorliegende Beitrag bezieht sich auf den niedergelassenen Sektor; unbeschadet dessen sei darauf hingewiesen, dass MEA vor allem im stationären Sektor zum Einsatz kommen (Vogler et al. 2018).

Die Ausgestaltung der Rabattverträge kann in unterschiedlichen Formen erfolgen. Typischerweise werden sogenannte finanzielle MEA (z. B. simple Rabatte, Capping mittels Limitierung der erstatteten Mengen, Preis-Mengen-Abkommen) und leistungsorientierte MEA (häufig als Pay-for-Performance/P4P bezeichnet) unterschieden. Bei letzteren wird das Erreichen definierter klinischer Ergebnisse zur Voraussetzung für weitere öffentliche Finanzierung zu einem ursprünglich vereinbarten Preis gemacht (Nicht-Erreichen dieser Ziele führt zu Rückzahlungen bzw. Ausschluss aus der Erstattung). Leistungsorientierte MEA können sehr aufwändig sein, sowohl was ihre Ausgestaltung und damit einhergehende Verhandlungen und Verträge als auch deren Monitoring betrifft (Adamski et al. 2010). Dies mag erklären, warum sie im Vergleich zu finanziellen Rabattverträgen seltener eingesetzt werden. Allerdings wurden jüngst mehr leistungsorientierte MEA abgeschlossen (Pauwels et al. 2017; Ferrario et al. 2017).

MEA werden von den meisten europäischen Ländern als unverzichtbares Instrument zur Sicherung des Marktzugangs angesehen, weil ohne diese vertraglichen Vereinbarungen zahlreiche hochpreisige Arzneimittel nicht den Patienten und Patientinnen über die öffentlichen Solidarsysteme zugänglich gemacht werden könnten. Manche Länder änderten sogar die Gesetzgebung, um MEA zu ermöglichen (z. B. sind in Finnland die Abkommen im niedergelassenen Sektor erst seit Anfang 2017 erlaubt). Daneben sehen Zahler (leistungsorientierte) MEA auch als Mittel, um „Unsicherheit zu managen" (Ferrario und Kanavos 2015). Dies ist im Besonderen bei neuen Arzneimitteln, deren Wirksamkeit nicht bzw. nicht ausreichend nachgewiesen ist, relevant, weil die vertraglichen Rabattverträge einen an Bedingungen geknüpften Marktzugang und – bei gleichzeitiger Einrichtung von Patientenregistern – die Generierung von Daten in der klinischen Praxis (sog. „Real World Data") ermöglichen.

In der Realität zeigt sich allerdings, dass vor allem leistungsorientierte MEA nicht immer wie geplant umgesetzt werden konnten. Dies lag unter anderem am hohen administrativen Aufwand bei der Datensammlung und bei der Überprüfung des Einhaltens der vereinbarten Ziele. Eine Analyse der in Italien abgeschlossenen MEA hinterfragte den Nutzen der gesammelten Daten für umfassendere klinische Bewertungen (Garattini et al. 2015). Insgesamt liegt wenig Evidenz für den Erfolg von MEA vor, was nicht nur der relativen Neuheit dieser Maßnahme geschuldet ist, sondern auch der Vertraulichkeit rund um diese Verträge. Das belgische Forschungsinstitut KCE konnte eine Evaluation der MEA in Belgien nicht wie ursprünglich geplant durchführen, da es trotz seiner Zusage, die Vertraulichkeit der zu untersuchenden Abkommen zu wahren – nicht Einsicht in die Verträge nehmen durfte (Gerkens et al. 2017). Vertraulichkeit bei MEA betrifft zum einen die vereinbarten Rabattschemen und Preise, was zu dem oben diskutierten Problem der Verzerrung der Preise in der internationalen Preisreferenzierung beiträgt. Im Weiteren besteht das Risiko, dass pharmazeutische Unternehmer von vornherein einen höheren Preis ansetzen, weil sie mit dem Abschluss eines MEA rechnen (Towse und Garrison 2010). Zum anderen wird der vertrauliche Charakter von MEA angeführt, um den Zugang zu im Rahmen von leistungsbasierten MEA gesammelten klinischen Daten zu verwehren.

Nach vorliegenden Informationen wendet Deutschland Rabattverträge in eher geringem Maße für neue Arzneimittel an (siehe ▶ Kapitel 5). Angesichts der geschilderten Erfahrungen mit MEA in anderen Ländern sind transparente, auf Evidenz basierende Verfahren (wie frühe Nutzenbewertung) den Rabattverträgen für neue Medikamente vorzuziehen. Sollten sich Entscheidungsträger/innen in Deutschland dennoch entscheiden, verstärkt MEA als Mittel zum Marktzugang für neue Arzneimittel zu nutzen, sollten jedenfalls folgende Anforderungen berücksichtigt werden: klare Methodik, definierte und umsetzbare Mechanismen zur Überprüfung der vereinbarten Zielvorgaben (insbesondere Einplanung ausreichender Ressourcen für das

Monitoring) und Transparenz (idealerweise hinsichtlich der Preise, aber zumindest hinsichtlich der generierten klinischen Daten, damit diese auch von nicht in den MEA involvierten Personen und Institutionen genutzt werden können). Des Weiteren sollten MEA von einer Disinvestment-Strategie begleitet sein, für den Fall, dass sich die erwarteten klinischen Erfolge nicht einstellen. Die Disinvestment-Strategie beschreibt die Vorgangsweise im Falle des Ausschlusses von Arzneimitteln aus der öffentlichen Finanzierung und sollte einen adäquaten Kommunikationsplan beinhalten, denn das nicht länger erstattete Medikament könnte bei Patienten und Patientinnen Erwartungen geschürt haben und die Änderung der Therapie könnte zu psychologischen Konsequenzen führen.

7.5 Prä- und Post-Launch-Maßnahmen

7.5.1 Prä-Launch-Aktivitäten

Seit Sofosbuvir, bei denen sich Behörden „überrumpelt" fühlten, wird es als wichtig erachtet, „vorbereitet" zu sein (Vogler et al. 2016b). Dazu können sich Behörden sogenannter Horizon Scanning-Systeme (auch Early Warning oder Early Awareness bezeichnet) bedienen, mittels derer systematisch neue Wirkstoffe mit einem hohen Budget Impact in der Pipeline identifiziert werden. Das Wissen über – insbesondere hochpreisige oder hohe Ausgaben auslösende – Arzneimittelinnovationen lange vor Marktzugang ermöglicht Entscheidungsträger/innen, frühzeitig Planungen und Priorisierungen vorzunehmen.

Horizon Scanning ist nicht neu (z. B. kooperieren damit befasste Institutionen seit 1999 im sogenannten Euroscan-Netzwerk (Nachtnebel et al. 2012)). Es wurde allerdings bislang überwiegend von akademischen Forschungsinstitutionen durchgeführt, und seine Ergebnisse flossen selten in die Planungen der Behörden für Preissetzung und Erstattung ein (WHO Regional Office for Europe 2015). Ausnahmen stellen bzw. stellten Projekte in England (Packer et al. 2012), der Region Veneto in Italien (Joppi et al. 2009) und der Provinz Stockholm in Schweden (Godman et al. 2012) dar. 2017 richtete die Niederlande eine Horizon Scanning-Stelle beim Nationalen Gesundheitsinstitut ein (ZINL 2018). Deutschland hat noch keine offiziellen Schritte in Richtung Horizon Scanning unternommen.

Horizon Scanning ist ein aufwändiger und somit teurer Prozess, der daher von länderübergreifender Kooperation profitieren könnte (Lepage-Nefkens et al. 2017). In diesem Sinne lädt die BeNeLuxA-Kooperation (► Kapitel 7.6.2) andere europäische Staaten ein, sich an einer im Aufbau befindlichen Horizon Scanning-Initiative zu beteiligen, ohne gleich Mitglied von BeNeLuxA zu werden (BeNeLuxA 2018a).

7.5.2 Post-Launch-Aktivitäten

Post-Launch-Aktivitäten von Behörden sind insbesondere für den patentabgelaufenen Arzneimittelmarkt von Relevanz: Sie betreffen die Beobachtung des Verordnungsverhaltens (und, wo erforderlich, Rückmeldung bzw. Sanktionen bei nicht-richtlinienkonformer Verschreibung), verantwortungsvollen Umgang mit Medikamenten und nachfrageseitige (d. h. an Ärzte/Ärztinnen, Apotheker/innen und Patienten/Patientinnen gerichtete) Maßnahmen zur Erhöhung des Generika- bzw. Biosimilar-Marktanteils.

Auch bei neuen Arzneimitteln können Post-Launch-Aktivitäten Bedeutung haben, insbesondere bei Arzneimitteln, deren (Zusatz-)Nutzen bei Markteintritt nicht ausreichend belegt ist. Die frühe Nutzenbewertung könnte um eine „späte" Nutzenbewertung bei Vorliegen von Daten aus der klinischen Praxis ergänzt werden (siehe ► Kapitel 2). Patientenregister stellen dabei eine wichtige Datenbasis dar. Neuere Erkenntnisse über den (Zusatz-)Nutzen sind insbesondere bei einer „bedingten Erstattung" (also bei Abschluss von MEA, vgl. ► Abschnitt 7.4.2) wichtig; unabhängig davon erweist sich eine regelmäßige Überprüfung von Erstattungsfähigkeit und –preis mit, falls erforderlich, entsprechenden darauf folgenden Anpassungen als sinnvoll (siehe ► Kapitel 6).

7.6   Entwicklungen in Europa

Der Bedarf an verstärkter Transparenz, Generierung von Evidenz, Informationsaustausch und Kooperation prägt aktuelle Diskussionen zur Arzneimittelpolitik in den europäischen Ländern. Lösungsansätze für einen fairen und nachhaltig leistbaren Zugang zu neuen (hochpreisigen) Medikamenten waren in den letzten Jahren stets auf der Agenda des jeweiligen Vorsitzlandes der EU-Präsidentschaft (siehe insbesondere die Schlussfolgerungen des Rats der EU unter der niederländischen Präsidentschaft (Der Rat der Europäischen Union 2016)). Aktuell wird der im Jänner 2018 vorgelegte Vorschlag für eine Verordnung des Europäischen Parlaments und des Rates über die Bewertung von Gesundheitstechnologien diskutiert, der durch verstärkte Kooperation und Nutzung der Ergebnisse gemeinsamer Arbeiten in den Mitgliedstaaten eine Angleichung der Instrumente, Verfahren und Methodiken im Bereich HTA fördern und bestehende Redundanzen reduzieren soll (European Commission 2018).

7.6.1   Forderung nach Transparenz und Evidenzgenerierung

Eine zentrale Forderung in diesem Zusammenhang ist jene nach Preistransparenz. Behörden wissen, dass sie mit der Vereinbarung vertraulicher Rabatte zu Intransparenz beitragen, und zugleich sind sie von den Auswirkungen dieser weitverbreiteten Praxis in anderen Ländern selbst – bei der internationalen Preisreferenzierung, aber auch in Preisverhandlungen auf Grund der Informationsasymmetrie – nachteilig betroffen (Pauwels et al. 2015; Vogler und Paterson 2017). Selbst die europäische Preisdatenbank Euripid (vgl. ◘ Tabelle 7.6), an der fast alle EU-Mitgliedstaaten (allerdings nicht Deutschland) teilnehmen, enthält nur die veröffentlichten Listenpreise, nicht aber die tatsächlichen, „rabattierten" Echtpreise. Hinweise auf vertrauliche Rabatte bietet der österreichische Erstattungskodex (Positivliste), in dem – soweit der pharmazeutische Unternehmer zugestimmt hat – Arzneimittel mit Rabattabkommen durch ein entsprechendes Kürzel gekennzeichnet sind. Einen weiteren Schritt

◻ Tabelle 7.6 Kooperationen von europäischen Ländern in der Arzneimittelpolitik 2018.

Kooperation	Start	Länder	Themen/ Geplante Aktivitäten
„Baltische Partnerschaft"	2012	Estland, Lettland, Litauen	Gemeinsamer Einkauf (Ausschreibungen, Verhandlungen)
BeNeLuxA	2015	Belgien, Niederlande, Luxemburg, Österreich (2016), Irland (2018)	Horizon Scanning, HTA, Informationsaustausch, gemeinsame Preisverhandlungen
Euripid	2008	Mind. 24 europäische Länder (alle EU-Mitgliedstaaten außer Deutschland, Kroatien und Rumänien)	Gemeinsame Datenbank der offiziellen Listenpreise von erstatteten Arzneimitteln
Nordic Pharmaceuticals Forum	2015	Dänemark, Island, Norwegen, Schweden	Horion Scanning, Austausch über Preise und Marktdaten
PPRI	2005	46 europäische Länder (darunter alle EU-Mitgliedstaaten)	Austausch über Maßnahmen der Arzneimittelpolitik
Valletta Declaration	2017	Griechenland, Irland, Italien, Malta, Portugal, Rumänien, Slowenien, Spanien, Zypern	Preisverhandlungen von neuen Arzneimitteln
„Vysegrad-Initiative"	2016	Länder in Mittel- und Südosteuropa (Bulgarien, Kroatien, Lettland, Mazedonien, Moldau, Polen, Rumänien, Serbien, Slowakei, Slowenien)	Preisverhandlungen

Quellen: Espín et al. (2016); BeNeLuxA (2018a); BeNeLuxA (2018b); Euripid Collaboration (2018); Vogler et al. (2014a); Michalopoulos (2018)

zu Preistransparenz stellt die in der österreichischen Gesundheitsreform geplante Idee einer Clearingstelle dar, welche rabattierte Preise unterschiedlicher Zahler sammeln und in aggregierter, anonymisierter Form den Datenlieferanten wieder zurückspielen würde (Zielsteuerungsvertrag auf Bundesebene). Damit wäre weiterhin Vertraulichkeit gewahrt, aber die Zahler wüssten, ob die verhandelten Preise eher im oberen oder unteren Bereich liegen und wie weit die Streuung der Rabatte zwischen den Zahlern reicht.

Neben der Preistransparenz wird auch Transparenz bei weiteren Daten gefordert, wie Produktions- und vor allem Forschungs- und Entwicklungskosten. Bei letzteren geht es auch darum, der Argumentation von pharmazeutischen Unternehmern entgegenzutreten, dass hohe Preise zur Abgeltung des Forschungs- und Entwicklungsaufwands und somit als Anreiz für weitere Forschung dienten. Die publizierten Daten über Forschungs- und Entwicklungskosten variieren beachtlich: Die häufig zitierten 2,6 Milliarden USD für die Entwicklung eines neuen Arzneimittels (Di Masi et al. 2003) werden von dem Wert von 4,2 Milliarden USD (laut Consulting-Firma PWC, zitiert in United Nations Secretary General's High-Level Panel on Access to Medicines (2016)) noch übertroffen. Aber auch deutlich niedrigere Werte von 180–250 Millionen USD (Light und Warburton 2011) bzw. 100–250 Millionen Euro im Rahmen der Public-Private-Partnership „Drugs for Neglected Diseases initiative (DNDi)" (DNDi 2014) wurden veröffentlicht. Der Anteil der öffentlichen Finanzierung bei der Entwicklung der neuen Arzneimittel ist nicht zu unterschätzen, denn pharmazeutische Unternehmer änderten ihr Business-Modell dahingehend, dass sie ihre eigenen Forschungsaktivitäten reduzierten und stattdessen erfolgversprechende, aus akademischer Forschung entstandene Start-up-Unternehmen aufkauften (EXPH 2018). Somit zahlt der Steuerzahler doppelt: einerseits durch Forschungsförderung und andererseits über hohe Preise von Arzneimitteln (Ministry of Health, Welfare and Sport 2016).

Ein weiterer Aspekt in diesem Zusammenhang ist die Generierung von Evidenz als Basis für Entscheidungen, etwa über Erstattungsfähigkeit und Preis und dessen Überprüfung. Deutschland zählt zu den Spitzenreitern in Europa, was Methodik und Umsetzung von HTA betrifft, und könnte einen wichtigen Beitrag bei der Unterstützung der europäischen Länder leisten, die erst im Aufbau von HTA-Strukturen sind.

7.6.2 Länderübergreifende Kooperation

Die Fragmentierung des Arzneimittelsystems in mehreren Belangen bewirkt in einigen europäischen Ländern eine Schwächung der Entscheidungsträger/innen. Eine Bruchstelle besteht zwischen dem niedergelassenen und dem stationären Sektor, da in manchen Ländern bestehende unterschiedliche Finanzierungssysteme Anreize für die jeweiligen Zahler setzen, medikamentöse Behandlungen in den jeweils anderen Sektor zu verschieben. Die Behörden für Preissetzung, die Zahler, die HTA-Institutionen und die Zulassungsbehörden sind häufig nur mit ihrem eigenen Tätigkeitsfeld vertraut, kennen aber nicht die Akteure der anderen Bereiche und deren Logik.

In den letzten Jahren wurden in Europa Anstrengungen unternommen, Kooperationen zwischen unterschiedlichen Bereichen zu fördern (z. B. Treffen von Zulassungsbehörden, HTA-Institutionen und Zahlern). Verstärkt wurde der Ruf nach einem gesamtheitlichen Ansatz (Berücksichtigung der gesamten Wertschöpfungskette) sowie nach alternativen Modellen der Preissetzung laut. Beispielsweise beauftragte die Europäische Kommission eine Studie, um die Machbarkeit von „Differential Pricing" für neue Arzneimittel in den EU-Ländern zu prüfen. Bei dieser Methode der Preissetzung würden die Behörden die Preise entsprechend eines vereinbarten Algorithmus, der die unterschiedliche Wirtschaftskraft der EU-Länder berücksichtigt (d. h. höhere Preise für wirtschaftlich starke Länder wie Deutschland, niedrigere Preise für wirtschaftlich schwäche Länder), festlegen. Die Studie kam zu dem Ergebnis, dass zwar für identifizierte Hindernisse (z. B. Anreiz, differenziell bepreiste Arzneimittel mittels Parallelimporten aus Niedrigpreisländern in Hochpreisländer einzufüh-

ren) Lösungen entwickelt werden könnten, aber der für die Umsetzung einer solchen gemeinsamen Preissetzungspolitik erforderliche politische Wille der EU-Mitgliedstaaten derzeit nicht erkennbar ist (Vogler et al. 2016a).

Einzelne Staaten setzen auf gemeinsame Aktivitäten – unter anderem auch in Reaktion auf die Wahrnehmung, dass europaweite Lösungen nicht realistisch scheinen. Auf eine längere Zeitdauer können Netzwerke, die primär dem Austausch von Informationen dienen und eine hohe Anzahl von Ländern umfassen, zurückblicken, wie etwa PPRI und Euripid. Neu sind hingegen Kooperationen von europäischen Ländern, die gemeinsame Preisverhandlungen planen. Dabei handelt es sich um Kooperationen von eher wenigen Ländern, die Gemeinsamkeiten (z. B. hinsichtlich ihrer Einwohner/innenzahl und der wirtschaftlichen Entwicklung) aufweisen. In der öffentlichen Diskussion werden diese Kooperationen meist als „Einkaufskooperationen" dargestellt, doch dies entspricht nicht unbedingt dem Verständnis dieser Kooperationen. BeNeLuxA macht etwa klar, dass es um gemeinsame Preisverhandlungen der Länder in der Kooperation mit pharmazeutischen Unternehmern geht, dass aber die Entscheidung über die Erstattung eine nationale ist (die nationalen Erstattungsprozesse laufen parallel) (BeNeLuxA 2018b). Wie aus ◖ Tabelle 7.6 hervorgeht, ist die Reduzierung auf das Thema Arzneimittelpreise bei den meisten Kooperationen nicht zutreffend, da Kooperation in weiteren Bereichen, z. B. HTA und Horizon Scanning, eine wichtige Rolle spielt.

7.7 Fazit

Nachhaltig finanzierbarer Marktzugang für neue patentgeschützte Arzneimittel angesichts hoher Preise und eines in zahlreichen Fällen nicht belegten Zusatznutzens wurde in den vergangenen Jahren zur zentralen Herausforderung für Behörden und Zahler in den EU-Mitgliedstaaten, auch bei wirtschaftlich starken Ländern.

Wie in dem Beitrag gezeigt, setzen europäische Länder bei den neuen hochpreisigen Arzneimitteln in erster Linie auf Nutzenbewertung (HTA) und vertragliche Rabattabkommen (Managed Entry

Agreements). Daneben versuchen einige Staaten, mittels länderübergreifender Kooperation die Informationsasymmetrie zwischen Behörden und Industrie abzubauen und damit ihre Verhandlungsmacht zu stärken. Darüber hinaus ergreifen Entscheidungsträger/innen in mehreren Ländern Maßnahmen, um frühzeitiger auf Arzneimittelinnovation reagieren zu können (z. B. Aufbau industrieunabhängiger Horizon Scanning-Systeme, verbesserte Kooperation mit Zulassungsbehörden).

Im HTA-Bereich fällt Deutschland mit seinem methodisch gut entwickelten System auf, und die Nutzenbewertung spielt eine zentrale Rolle bei Entscheidungen über die Erstattung von Arzneimitteln. Diesem elaborierten System steht das Prinzip gegenüber, dass in Deutschland alle neu zugelassenen Medikamente im ersten Jahr grundsätzlich erstattungsfähig sind und als solche im ersten Jahr ohne Preisregulierung auf den Markt gebracht werden können. Damit ermöglicht Deutschland raschen und anfangs barrierefreien Marktzugang, allerdings auf die Gefahr hin, im ersten Jahr ein Preisnehmer zu sein (also den vom pharmazeutischen Unternehmer bestimmten Preis akzeptieren zu müssen). In den anderen Ländern mündet die von den regulatorischen Behörden gewährte Zulassung eines Arzneimittels nicht automatisch im Marktzugang, da zuvor die Behörden über Erstattung und Preis entscheiden. In den untersuchten europäischen Ländern sind die Preise für neue patentgeschützte Arzneimittel im niedergelassenen Sektor reguliert bzw. werden durch Maßnahmen von staatlicher Seite beeinflusst (Dänemark, Großbritannien).

In den anderen EU-Mitgliedstaaten sind neu zugelassene Arzneimittel somit nicht sofort verfügbar. Darüber hinaus kann es beim Marktzugang zu Verzögerungen von mehreren Jahren kommen, da in Ländern mit vergleichsweise niedrigerem Preisniveau pharmazeutische Unternehmer aus strategischen wirtschaftlichen Überlegungen Arzneimittel später auf den Markt bringen.

Die Preise neuer patentgeschützter Arzneimittel sind in Deutschland im Vergleich zu anderen europäischen Ländern hoch, selbst wenn sie gewichtet nach Wirtschaftskraft verglichen werden (Busse et al. 2017). Dies ist Indiz dafür, dass die fehlende Preisregulierung in Deutschland für ein höheres Preisniveau mitverantwortlich ist.

Eine ländervergleichende Betrachtung hilft, von Erfahrungen in anderen Staaten zu lernen. In diesem Sinne mögen die in diesem Beitrag geschilderten Maßnahmen in Europa für Deutschland von Interesse sein. Dabei sollte die Aufmerksamkeit nicht allein auf Preissetzung und Erstattung im engeren Sinn liegen; vor- und nachgelagerte Aktivitäten wie Horizon Scanning und „späte Nutzenbewertung" (Sammlung und Evaluation von Daten der klinischen Praxis) könnten ebenfalls angedacht werden.

Umgekehrt blicken zahlreiche europäische Länder auf Deutschland und suchen Inspiration. Dabei können das hohe Niveau bei der Nutzenbewertung und die Einforderung von Transparenz beim internationalen Preisvergleich (Berücksichtigung rabattierter Preise) beispielgebend sein. Verstärkte Präsenz Deutschlands in Kooperationen könnte daher in mehreren Bereichen zu einem Wissenstransfer beitragen.

Literatur

Adamski J, Godman B, Ofierska-Sujkowska G, Osinska B, Herholz H, Wendykowska K, Laius O, Jan S, Sermet C, Zara C, Kalaba M, Gustafsson R, Garuoliene K, Haycox A, Garattini S, Gustafsson LL (2010) Risk sharing arrangements for pharmaceuticals: potential considerations and recommendations for European payers. BMC health services research 10:153. doi:10.1186/1472-6963-10-153

Bauckmann J, Laitenberger U, Schröder M, Telschow C (2017) Rabattverträge. In: Schwabe U, Paffrath D, Ludwig W-D, Klauber J (Hrsg.) Arzneiverordnungs-Report 2017: Aktuelle Daten, Kosten, Trends und Kommentare. Springer, Berlin, Heidelberg, 181–194

BeNeLuxA (2018a) Horizon Scanning. http://www.beneluxa. org/horizonscanning (Zugriff: 1.7.2018)

BeNeLuxA (2018b) Pilots on joint HTA (Health Technology Assessment) and joint negotiations. http://www.bene luxa.org/sites/beneluxa.org/files/2018-06/BeNeLuxA_joint_pilots_P%26R.pdf, Zugriff: 1.7.2018

Busse R, Panteli D, Schröder H, Schröder M, Telschow C, Weiss J (2017) Europäischer Preisvergleich für patentgeschützte Arzneimittel. In: Schwabe U, Paffrath D, Ludwig W-D, Klauber J (Hrsg.) Arzneiverordnungs-Report 2017. Springer, Berlin, Heidelberg, 195–208

Cameron A, Ewen M, Ross-Degnan D, Ball D, Laing R (2009) Medicine prices, availability, and affordability in 36 developing and middle-income countries: a secondary analysis. The Lancet 373 (9659):240–249

Cours de Comptes (2017) La sécurité sociale. Rapport sur l'application des lois de financement de la sécurité sociale. Paris

Creese A (2011) Sales Taxes on Medicines. World Health Organization and Health Action International, Working paper 5, WHO/HAI Project on Medicine Prices and Availability, Review Series on Pharmaceutical Pricing Policies and Interventions

Danzon PM, Wang YR, Wang L (2005) The impact of price regulation on the launch delay of new drugs-evidence from twenty-five major markets in the 1990s. Health economics 14 (3):269–292

Davis C, Naci H, Gurpinar E, Poplavska E, Pinto A, Aggarwal A (2017) Availability of evidence of benefits on overall survival and quality of life of cancer drugs approved by European Medicines Agency: retrospective cohort study of drug approvals 2009-13. BMJ (Clinical research ed) 359:j4530. doi:10.1136/bmj.j4530

Der Rat der Europäischen Union (2016) Schlussfolgerungen des Rates zur Verstärkung der Ausgewogenheit der Arzneimittelsysteme in der EU und ihren Mitgliedstaaten. 17. Juni 2016

Deutsche Apotheker-Zeitung online (28.7.2015) Griechenland vorübergehend kein Referenzland. Internet: https://www.deutsche-apotheker-zeitung.de/news/artikel/2015/07/28/Griechenland-vorubergehend-kein-Referenzland (Zugriff: 18.7.2018)

Di Masi JA, Hansen RW, Grabowski HG (2003) The price of innovation: new estimates of drug development costs. Journal of health economics 22 (2):151–185

DNDi (2014) An innovative approach to R&D for neglected patients: Ten years of experience and lessons learned by DNDi. Drugs for Neglected Diseases (DNDi)

Espín J, Rovira J, Calleja A, Azzopardi-Muscat N, Richardson E, Palm W, Panteli D (2016) How can voluntary cross-border collaboration in public procurement improve access to health technologies in Europe? Policy Brief 21

Espin J, Rovira J, de Labry AO (2011) Working paper 1: External price referencing – review series on pharmaceutical pricing policies and interventions. World Health Organization and Health Action International, Geneva

EunetHTA (2018) Assessment FAQ. What is Health Technology Assessment? https://www.eunethta.eu/services/submission-guidelines/submissions-faq/ (Zugriff: 6.6.2018)

Euripid Collaboration (2018) Euripid. https://euripid.eu/aboutus (Zugriff: 6.6.2018)

European Commission (2018) Proposal for a Regualtion of the European Parliament and of the Council on health technology assessment and amending Directive 2011/24/EU. Internet: https://ec.europa.eu/health/sites/health/files/technology_assessment/docs/com2018_51final_en.pdf (Zugriff: 6.2.2018)

EXPH (2018) Innovative payment models for high-cost innovative medicines. Report of the Expert Panel of effective ways of investing in Health (EXPH). European Commission, Luxembourg. doi:10.2875/049700

Ferrario A, Arāja D, Bochenek T, Čatić T, Dankó D, Dimitrova M, Fürst J, Greičiūtė-Kuprijanov I, Hoxha I, Jakupi A, Laidmäe E, Löblová O, Mardare I, Markovic-Pekovic V, Meshkov D, Novakovic T, Petrova G, Pomorski M, Tomek D, Voncina L,

Haycox A, Kanavos P, Vella Bonanno P, Godman B (2017) The Implementation of Managed Entry Agreements in Central and Eastern Europe: Findings and Implications. PharmacoEconomics 35 (12):1271–1285

Ferrario A, Kanavos P (2015) Dealing with uncertainty and high prices of new medicines: A comparative analysis of the use of managed entry agreements in Belgium, England, the Netherlands and Sweden. Social Science & Medicine 124 (1):39–47

Garattini L, Curto A, van de Vooren K (2015) Italian risk-sharing agreements on drugs: are they worthwhile? European Journal of Health Economics 16 (1):1–3

Garner S, Rintoul A, Hill SR (2018) Value-Based Pricing: L'Enfant Terrible? PharmacoEconomics 36 (1):5–6

Gerkens S, Neyt M, San Miguel L, Vinck I, Thiry N, Cleemput I (2017) How to improve the Belgian process for managed entry agreements? An analysis of the Belgian and international experience. KCE Report vol. 288 Belgian Health Care Knowledge Centre (KCE), Brussels

GKV-Spitzenverband, Verbände der pharmazeutischen Unternehmer (2016) Rahmenvereinbarung nach § 130b Abs. 9 SGB V

Godman B, Paterson K, Malmström RE, Selke G, Fagot J-P, Mrak J (2012) Improving the managed entry of new medicines: sharing experiences across Europe. Expert Review of Pharmacoeconomics & Outcomes Research 12 (4):439–441

Gombocz M, Vogler S, Zimmermann N (2016) Ausschreibungen für Arzneimittel: Erfahrungen aus anderen Ländern und Umsetzungsstrategien für Österreich. Gesundheit Österreich Forschungs- und Planungs GmbH, Wien

Hill A, Khoo S, Fortunak J, Simmons B, Ford N (2014) Minimum Costs for Producing Hepatitis C Direct-Acting Antivirals for Use in Large Scale Treatment Access Programs in Developing Countries. Clinical Infectious Diseases 58 (7):928–936

Howard DH, Bach PB, Berndt ER, Conti RM (2015) Pricing in the market for anticancer drugs. National Bureau of Economic Research

Joppi R, Demattè L, Menti AM, Pase D, Poggiani C, Mezzalira L (2009) The Italian horizon scanning project. European journal of clinical pharmacology 65 (8):775–781

Kyle MK (2007) Pharmaceutical price controls and entry strategies. The Review of Economics and Statistics 89 (1):88-99

Lepage-Nefkens I, Douw K, Mantjes G, de Graaf G, Leroy R, Cleemput I (2017) Horizon scanning for pharmaceuticals: proposal for the BeNeLuxA collaboration. KCE Report. Belgian Health Care Knowledge Centre (KCE), Brussels

Light DW, Kantarjian H (2013) Market spiral pricing of cancer drugs. Cancer 119 (22):3900–3902

Light DW, Warburton R (2011) Demythologizing the high costs of pharmaceutical research. BioSocieties 6 (1):34–50

Lopes S, Marty C, Berdai D (2011) PHIS Pharma Profile France. Pharmaceutical Health Information System (PHIS), Wien

Ludwig W-D (2017) Zulassungsverfahren für neue Arzneimittel in Europa. In: Schwabe U, Paffrath D, Ludwig W-D, Klauber J (Hrsg.) Arzneiverordnungs-Report 2017. Springer, Berlin, Heidelberg 33-49

Michalopoulos S (2018) EU southern alliance on drug pricing expands. https://www.euractiv.com/section/health-consumers/news/eu-southern-alliance-on-drug-pricing-expands/ (Zugriff: 1.7.2018)

Ministry of Health, Welfare and Sport (2016) Summary of Medicines Plan. The Hague

Nachtnebel A, Geiger-Gritsch S, Hintringer K, Wild C (2012) Scanning the horizon: development and implementation of an early awareness system for anticancer drugs in Austria. Health policy 104 (1):1–11

Packer C, Fung M, Stevens A (2012) Analyzing 10 years of early awareness and alert activity in the United kingdom. International journal of technology assessment in health care 28 (03):308–314

Panteli D, Arickx F, Cleemput I, Dedet G, Eckhardt H, Fogarty E, Gerkens S, Henschke C, Hislop J, Jommi C (2016) Pharmaceutical regulation in 15 European countries. Health in Transition, vol 18

Paris V, Belloni A (2013) Value in Pharmaceutical Pricing. OECD Health Working Papers, No. 63. OECD Publishing, Paris

Pauwels K, Huys I, Bielen E, Bormans S, Vincken R, Zheng H, Casteels M, Simoens S (2015) Financial based agreements and performance based agreements: the Belgian experience. Journal of Pharmaceutical Policy and Practice 8 (Suppl 1):O1

Pauwels K, Huys I, Vogler S, Casteels M, Simoens S (2017) Managed Entry Agreements for oncology drugs: lessons from the European experience to inform the future. Frontiers in Pharmacology 8:171

Pontén J, Rönnholm G, Skiöld P (2017) PPRI Pharma Profile Sweden. Dental and Pharmaceutical Benefits Agency, Stockholm

Rafferty J (2014) NICE and value based pricing – is this the end. BMJ. Internet: https://blogs.bmj.com/bmj/2014/10/22/james-raftery-nice-and-value-based-pricing-is-this-the-end (Zugriff 1.7.2018)

Rat der Europäischen Gemeinschaften (1988) Richtlinie 89/105/EWG des Rates vom 21. Dezember 1988 betreffend die Transparenz von Maßnahmen zur Regelung der Preisfestsetzung bei Arzneimitteln für den menschlichen Gebrauch und ihre Einbeziehung in die staatlichen Krankenversicherungssysteme

Schwabe U (2012) Nutzenbewertung von Arzneimitteln. In: Schwabe U, Paffrath D (Hrsg.) Arzneiverordnungs-Report 2012: Aktuelle Daten, Kosten, Trends und Kommentare. Springer, Berlin, Heidelberg 127–165

Sorenson C, Drummond M, Borlum F, Busse R (2008) How can the impact of health technology assessments be enhanced? World Health Organization

Towse A, Garrison LP (2010) Can't get no satisfaction? Will pay for performance help? Pharmacoeconomics 28 (2):93–102

United Nations Secretary General's High-Level Panel on Access to Medicines (2016) Report of the United Nations Secretary General's High-Level Panel on Access to Medicines. Promoting innovation and access to health technologies

Vogler S (2018) Assessment of EPR and alternative policies. In: Vogler S (Hrsg.) Medicine Price Surveys, Analyses and Comparisons. Elsevier (in Druck)

Vogler S, Haasis MA, Dedet G, Lam J, Bak Pedersen H (2018) Medicines reimbursement policiies in Europe. World Health Organization, Kopenhagen

Vogler S, Leopold C, Zimmermann N, Habl C, de Joncheere K (2014a) The Pharmaceutical Pricing and Reimbursement Information (PPRI) initiative – experiences from engaging with pharmaceutical policy makers. Health Policy and Technology 3 (2):139–148. doi:http://dx.doi.org/10.1016/j.hlpt.2014.01.001

Vogler S, Lepuschütz L, Schneider P, Stühlinger V (2016a) Study on enhanced cross-country coordination in the area of pharmaceutical product pricing. Gesundheit Österreich Forschungs- und Planungs GmbH; Publications Office of the European Commission, Luxembourg

Vogler S, Paterson KR (2017) Can Price Transparency Contribute to More Affordable Patient Access to Medicines? PharmacoEconomics - Open 1 (3):145–147 doi:10.1007/s41669-017-0028-1

Vogler S, Pertl D, Schmickl B, Windisch F (2014b) Apothekenhonorierung in Europa [Pharmacy remuneration in Europe]. Gesundheit Österreich Forschungs- und Planungsgesellschaft mbH, Wien

Vogler S, Zimmermann N (2017) Pharma-Glossar. WHO-Kooperationszentrum für Arzneimittelpreisbildung und -erstattung, Wien

Vogler S, Zimmermann N, Ferrario A, Wirtz VJ, de Joncheere K, Pedersen HB, Dedet G, Paris V, Mantel-Teeuwisse AK (2016b) Pharmaceutical policies in a crisis? Challenges and solutions identified at the PPRI Conference. Journal of Pharmaceutical Policy and Practice 9 (1):1

WHO, HAI (2008) Measuring medicine prices, availability, affordability and price components. 2nd Edition. World Health Organization, Health Action International, Geneva

WHO Collaborating Centre for Pharmaceutical Pricing and Reimbursement Policies (2016) Glossary of pharmaceutical terms. Update 2016. Vienna. Internet: http://whocc.goeg.at/Literaturliste/Dokumente/MethodologyTemplate/Glossary/Glossary_Update2016_final.pdf (Zugriff: 5.1.2018)

WHO Regional Office for Europe (2015) Access to new medicines in Europe: technical review of policy initiatives and opportunities for collaboration and research. Copenhagen

World Health Organization (2013) WHO Guideline on Country Pharmaceutical Pricing Policies. Geneva

Zentner A, Busse R (2011) Bewertung von Arzneimitteln – wie gehen andere Länder vor. G+ G Wissenschaft 11 (1):25–34

Zielsteuerungsvertrag auf Bundesebene. Zielsteuerung-Gesundheit 2017–2021

ZINL (2018) Horizonscan Geneesmiddelen. Zorginstituut Nederland

Teil II
Indikationsgruppen

Hemmstoffe des Renin-Angiotensin-Systems

Franz Weber und Manfred Anlauf

© Springer-Verlag GmbH Deutschland, ein Teil von Springer Nature 2018
U. Schwabe, D. Paffrath, W.-D. Ludwig, J. Klauber (Hrsg.), *Arzneiverordnungs-Report 2018*
https://doi.org/10.1007/978-3-662-57386-0_8

Auf einen Blick

Verordnungsprofil
Hemmstoffe des Renin-Angiotensin-Systems (RAS) gehören zu den erfolgreichsten Arzneimitteln zur Behandlung von Hypertonie, Herz- und Nierenkrankheiten. ACE-Hemmer dominieren zwar weiterhin die Substanzgruppe, verlieren jedoch im Vergleich zum Vorjahr Marktanteile (0,8%), während Angiotensinrezeptorantagonisten Gewinne verbuchen (6%). Der bisher einzige Renininhibitor Aliskiren sinkt auf 0,2% der Gesamtgruppe.

Trend
Die Verordnungen der Hemmstoffe des Renin-Angiotensin-Systems waren zusammen so hoch, dass sie 58% des Verordnungsvolumens der Antihypertensiva ausmachen. Die günstigsten Tagestherapiekosten für Monopräparate haben weiterhin die ACE-Hemmer (0,06 €), deutlich höher liegen Sartane (0,14 €) und das unverändert teure Aliskiren (0,78 €).

Bewertung
ACE-Hemmer und Sartane werden nach aktuellen Leitlinien als Mittel der Wahl zur antihypertensiven Therapie empfohlen. Eine Überlegenheit der Angiotensinrezeptorantagonisten im Vergleich zu ACE-Hemmern ist bei den unerwünschten Wirkungen (insbesondere Husten und Angioödem) belegt, für die Verhinderung koronarer Ereignisse ist eine leichte Unterlegenheit, bei der Vermeidung zerebraler Ereignisse eine geringe Überlegenheit wahrscheinlich. Der Renininhibitor Aliskiren bringt nach den vorliegenden Studienergebnissen keine Vorteile.
Eine Kombination von ACE-Hemmern und Angiotensinrezeptorantagonisten wird von der EMA wegen besonderer Gefahren nicht empfohlen. Eine Kombination von Aliskiren mit einem anderen Vertreter der Substanzgruppe ist kontraindiziert.

ACE-Hemmer, Angiotensinrezeptorantagonisten und Renininhibitoren sind Hemmstoffe des Renin-Angiotensin-Systems. Wichtigster Mediator dieses Systems ist das stark vasokonstriktorisch wirkende Angiotensin II, das über Kurz- und Langzeiteffekte maßgeblich an der Blutdruckregulation beteiligt ist. Zusätzlich hat es zahlreiche indirekte Gefäßeffekte, da es die Freisetzung von Noradrenalin, die adrenale Aldosteronsynthese, die tubuläre Natriumrückresorption und die Bildung von Wachstumsfaktoren (Herzhypertrophie, Remodeling) erhöht. Alle diese Angiotensinwirkungen werden über AT_1-Rezeptoren vermittelt.

Hemmstoffe des Renin-Angiotensin-Systems beeinflussen die Angiotensinwirkungen auf Gefäße, Nieren und Herz auf unterschiedliche Weise. Renininhibitoren hemmen die Bildung von Angiotensin I aus Angiotensinogen. ACE-Hemmer blockieren die Bildung von Angiotensin II durch Hemmung der Konversion aus seinem Vorläufer Angiotensin I. Gleichzeitig verhindern ACE-Hemmer den Abbau von Bradykinin und verlängern dadurch seine vaso-

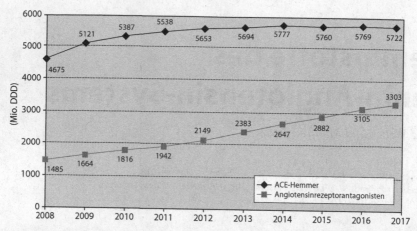

◘ Abbildung 8.1 Verordnungen von ACE-Hemmern und Angiotensinrezeptorantagonisten 2008 bis 2017. Gesamtverordnungen nach definierten Tagesdosen.

dilatierenden und antiproliferativen Effekte auf die Gefäße. Angiotensinrezeptorantagonisten (AT_1-Rezeptorantagonisten, Sartane) blockieren selektiv den Angiotensin$_1$-Rezeptor und verhindern dadurch die Wirkungen von Angiotensin II.

Durch die Blockade in entscheidenden Bereichen des Renin-Angiotensin-Systems haben ACE-Hemmer und Angiotensinrezeptorantagonisten neben der reinen Blutdrucksenkung wichtige herz-, gefäß- und organprotektive Effekte (Übersicht: Schmieder et al. 2007). Seit vielen Jahren reicht daher die Anwendung von ACE-Hemmern und AT_1-Rezeptorantagonisten weit über das ursprüngliche Indikationsgebiet der Hypertonie hinaus und umfasst inzwischen für viele Wirkstoffe auch Herzinsuffizienz, Nephropathie und koronare Herzkrankheit.

Das klassische Renin-Angiotensin-System ist in den letzten Jahren durch die Entdeckung neuer Komponenten erweitert worden, die möglicherweise in der Zukunft weitere therapeutische Angriffsmöglichkeiten zur Behandlung von Hypertonie, Herzinsuffizienz und chronischer Nierenkrankheit bieten. Dazu gehören Angiotensin 1–12 mit hohen Gewebsspiegeln, der (Pro)-Reninrezeptor, das vasoprotektive Angiotensin 1–7 mit seiner Wirkung auf den Mas-Rezeptor, ein weiteres Heptapeptid (Alamandine) mit seiner blutdrucksenkenden Wirkung auf den Mas-related Rezeptor D (MrgD) und der Angiotensin$_2$-Rezeptor mit seinem endogenen Hauptagonisten Angiotensin III (Übersichten bei Carey 2013 und Carey 2017).

Die breite therapeutische Bedeutung der Angiotensinhemmstoffe manifestiert sich in der enormen Zunahme ihrer praktischen Anwendung. Seit 2008 ist das Verordnungsvolumen der Hemmstoffe des Renin-Angiotensin-Systems weiter um fast 50% angestiegen, hat 2017 9,0 Mrd. definierte Tagesdosen (DDD) erreicht und damit im Vergleich zum Vorjahr wiederum um 1,7% zugenommen (◘ Abbildung 8.1, ◘ Tabelle 1.2). Angestiegen sind allerdings nur die Sartane, während ACE-Hemmer und Aliskiren gering rückläufig sind. Mit diesem DDD-Volumen entfallen 58% der Verordnungen aller Antihypertensiva auf die Angiotensinhemmstoffe (◘ Abbildung 17.1). Zugleich sind sie die am häufigsten angewendete Arzneimittelgruppe in Deutschland (◘ Tabelle 1.2).

8.1   ACE-Hemmer

ACE-Hemmer weisen 2017 einen geringfügigen Rückgang der Verordnungen um 0,8% auf (◘ Abbildung 8.1). Der Hauptteil der Patienten wurde mit einem der hier genannten Monopräparate (85%) behandelt, während geringere Mengen auf die fixen ACE-Hemmer-Diuretika-Kombinationen (12,5%) und die ACE-Hemmer-Calciumantagonisten-Kombinationen (2,4%) entfielen (◘ Tabellen 8.1 bis 8.3).

8.1.1 Monopräparate

Unter den verordnungstärkeren Monopräparaten ist Ramipril wie im Vorjahr der einzige ACE-Hemmer der zugenommen hat und der am häufigsten verordnete ACE-Hemmer mit 86% der DDD, gefolgt von Enalapril (8%) und Lisinopril (5%) (◘ Tabelle 8.1).

Unterschiede zwischen den ACE-Hemmern sind gering und liegen vor allem in der Kinetik. Während Captopril und Lisinopril keine „Prodrugs" sind, werden alle übrigen ACE-Hemmer in der Leber in die aktive Substanz umgewandelt. Die Plasmahalbwertszeiten liegen zwischen 2 (Captopril) und 24 Stunden. Für die Dosierung bei Dauertherapie haben sie jedoch nur eine untergeordnete Bedeutung, eine ein- oder zweimal tägliche Gabe ist in der Regel ausreichend, für Captopril wird eine 2–3mal tägliche Gabe empfohlen.

Fosinopril, in geringerem Maße auch Benazepril, Quinapril, Ramipril und Spirapril haben neben einem renalen auch einen hepatischen Ausscheidungsweg. Für die Behandlung der Hypertonie sind alle Präparate, für die Herzinsuffizienz alle Monopräparate außer dem hier nicht vertretenen Spirapril, bei diabetischer Nephropathie Captopril, Lisinopril und Ramipril zugelassen, für kardiovaskuläre Hochrisikopatienten, periphere arterielle Verschlusskrankheit und nicht-diabetische glomeruläre Nephropathie mit großer Proteinurie nur Ramipril, bei akutem Herzinfarkt Captopril und Lisinopril, bei stabiler koronarer Herzkrankheit sowie zur Sekundärprophylaxe zerebrovaskulärer Ereignisse Perindopril, das als Monopräparat hier nicht mehr vertreten ist. Es gibt Hinweise, dass RAS-Inhibitoren in der Langzeitbehandlung das Auftreten eines Diabetes mellitus vor allem bei abendlicher Einnahme verhindern können (Hermida et al. 2016).

Die mittleren DDD-Kosten für ACE-Hemmermonopräparate lagen im Berichtszeitraum bei 0,06 €. Bei den niedrigen DDD-Kosten der ACE-Hemmer ist zu berücksichtigen, dass die realen Kosten höher liegen, da insbesondere Ramipril am häufigsten mit einer höheren Tagesdosis (5 mg) als der WHO-DDD (2,5 mg) verordnet wird. Für die ACE-Monopräparate ergibt sich eine Ausgabensumme von ca. 290 Mio. € ohne Berücksichtigung der intransparenten Rabattverträge der Krankenkassen.

8.1.2 Kombinationen

Kombinationen von ACE-Hemmern mit Diuretika verstärken die Blutdrucksenkung. Als diuretischer Kombinationspartner wird überwiegend Hydrochlorothiazid verwendet. Ausnahmen sind lediglich zwei Kombinationen mit Indapamid oder Piretanid (◘ Tabelle 8.2).

Die Verordnungsentwicklung fixer Diuretikakombinationen war wiederum negativ, lediglich Ramiprilkombinationen zeigen geringe Anstiege (◘ Tabelle 8.2). Diese Fixkombinationen sind im Vergleich zu den Monopräparaten deutlich teurer, die DDD-Kosten sind dreimal, Indapamid- und Piretanidkombinationen neunmal so hoch wie ACE-Hemmer-Monopräparate. Die mittleren Kosten sind mit 0,23 Euro im Vergleich zum Vorjahr gleich geblieben. Auch wenn auf Grund der Systematik (▶ Kapitel 48) die in einer DDD eines antihypertensiven Kombinationspräparates enthaltene gesamte Substanzmenge häufig größer ist als in der DDD eines Monopräparates, dürfte eine freie Kombination gleicher Dosierung häufig deutlich preiswerter sein. Darüber hinaus ergeben sich durch Generikakombinationen bei den langwirkenden ACE-Hemmer-Diuretika-Kombinationen aber auch Einsparpotenziale. Im günstigsten Fall betragen die DDD-Kosten einer ACE-Hemmer-Hydrochlorothiazid-Kombination 0,17 €. Damit sind die ACE-Hemmerkombinationen nur unwesentlich teurer als das günstigste Hydrochlorothiazidpräparat (0,14 €, ◘ Tabelle 26.1).

Bei den fixen Kombinationen von ACE-Hemmern und Calciumantagonisten waren die Verordnungen 2017 erneut steigend wegen der anhaltenden Marktentwicklung von ACE-Hemmer-Amlodipin-Kombinationen und trotz Rückgang nahezu aller übrigen Kombinationen (◘ Tabelle 8.3). Die kombinierte Gabe eines ACE-Hemmers und eines Calciumantagonisten ist prinzipiell sinnvoll und durch Endpunktstudien gut begründet (s. auch Kapitel ▶ Antihypertonika). Die DDD-Kosten der günstigsten ACE-Hemmer-Calciumantagonisten-Kombination (0,33 €) sind zwar etwa doppelt so hoch wie die der günstigsten ACE-Hemmer-Diuretika-Kombination, im Vergleich zum Vorjahr aber wesentlich preiswerter.

◻ Tabelle 8.1 Verordnungen von ACE-Hemmern 2017 (Monopräparate). Angegeben sind die 2017 verordneten Tagesdosen, die Änderungen gegenüber 2016 und die mittleren Kosten je DDD 2017.

Präparat	Bestandteile	DDD Mio.	Änderung %	DDD-Nettokosten €
Captopril				
Captopril AbZ	Captopril	15,3	(+21,3)	0,14
Captopril AL	Captopril	4,1	(−43,9)	0,14
CaptoHEXAL	Captopril	2,6	(−6,3)	0,12
ACE-Hemmer-ratiopharm	Captopril	1,8	(−59,9)	0,21
Captogamma	Captopril	1,5	(−33,0)	0,16
		25,2	(−13,9)	0,15
Enalapril				
Enalapril AL	Enalapril	213,9	(+85,6)	0,09
Enalapril-ratiopharm	Enalapril	78,3	(−55,2)	0,12
Enalapril AbZ	Enalapril	53,8	(−25,4)	0,09
EnaHEXAL	Enalapril	21,1	(−19,5)	0,09
Enalapril-1 A Pharma	Enalapril	9,5	(−10,7)	0,08
Corvo	Enalapril	7,3	(−36,9)	0,13
Enalapril STADA	Enalapril	4,2	(−55,2)	0,10
Benalapril	Enalapril	2,1	(−15,2)	0,12
		390,3	(−7,6)	0,10
Lisinopril				
Lisinopril AbZ	Lisinopril	105,6	(+185,1)	0,10
Lisi Lich	Lisinopril	89,1	(−41,5)	0,11
Lisinopril-1 A Pharma	Lisinopril	22,5	(−32,0)	0,10
LisiHEXAL	Lisinopril	6,3	(−13,4)	0,11
Lisinopril-ratiopharm	Lisinopril	5,9	(−23,5)	0,13
Lisinopril AL	Lisinopril	3,7	(−56,2)	0,12
Lisinopril-TEVA	Lisinopril	3,2	(−43,8)	0,11
Lisinopril STADA	Lisinopril	2,8	(−10,2)	0,10
Lisi-Hennig	Lisinopril	1,9	(−15,8)	0,11
Lisinopril Actavis	Lisinopril	1,6	(−30,9)	0,13
		242,6	(−6,4)	0,10
Ramipril				
RamiLich	Ramipril	2187,6	(+0,7)	0,06
Ramipril-ISIS	Ramipril	877,6	(−5,2)	0,05
Ramipril-1 A Pharma	Ramipril	607,0	(−5,4)	0,06
Ramipril AbZ	Ramipril	213,4	(+228,0)	0,05
Ramipril-ratiopharm	Ramipril	74,8	(+16,3)	0,06
Ramipril HEXAL	Ramipril	63,6	(−31,4)	0,06
Ramipril AL	Ramipril	62,9	(−28,6)	0,04
Ramipril-PUREN	Ramipril	31,3	(neu)	0,06
Delix/-protect	Ramipril	14,1	(−15,9)	0,05
Ramipril beta	Ramipril	9,7	(−29,0)	0,05
Ramipril STADA	Ramipril	8,6	(−9,2)	0,05

◘ Tabelle 8.1 Verordnungen von ACE-Hemmern 2017 (Monopräparate). (Fortsetzung)

Präparat	Bestandteile	DDD Mio.	Änderung %	DDD-Nettokosten €
Ramipril-CT	Ramipril	7,4	(−15,3)	0,06
Ramiclair	Ramipril	6,1	(−15,5)	0,06
		4164,2	(+1,4)	0,06
Weitere ACE-Hemmer				
Benazepril-1 A Pharma	Benazepril	5,1	(−4,1)	0,09
Accupro	Quinapril	3,6	(−10,1)	0,14
Fosino-TEVA	Fosinopril	2,9	(+12,5)	0,14
Benazepril AL	Benazepril	2,9	(+3,9)	0,08
		14,5	(−1,3)	0,11
Summe		4836,8	(+0,1)	0,06

8.1.3 Therapeutische Aspekte

Hypertonie. Die Attraktivität der ACE-Hemmer für die Behandlung der Hypertonie besteht u.a. in der guten subjektiven Verträglichkeit, sieht man von dem häufig auftretenden Reizhusten ab, der bei 10–20% das Absetzen veranlasst. Es gibt Hinweise auf ein selteneres Auftreten des Hustens in der Kombinationstherapie oder bei abendlicher Medikamenteneinnahme und auch auf einen spontanen Rückgang (Sato und Fukuda 2015). Zudem haben ACE-Hemmer keine unerwünschten Stoffwechselwirkungen, die das bei Hypertonikern häufig anzutreffende metabolische Syndrom verstärken können. Zahlreiche Einzelstudien sowie auch Metaanalysen der Vergangenheit wiesen auf die zu anderen Antihypertensiva ähnliche Wirksamkeit der ACE-Hemmer bzgl. der Vermeidung kardiovaskulärer Folgeschäden hin (Blood Pressure Lowering Treatment Trialists Collaboration 2000, Czernichow et al. 2011, Blood Pressure Lowering Treatment Trialists Collaboration 2015). Allerdings erwiesen sich die ACE-Hemmer in der aktuell umfangreichsten Metaanalyse von 123 Interventionsstudien (Ettehad et al. 2016) etwas weniger geeignet bei der Vermeidung des Schlaganfalls. Diese Schlussfolgerung basiert auf den Daten von 14 Studien, in denen ACE-Hemmer überwiegend mit einer Diuretikabasierten Therapie verglichen wurden. Das gleiche Ergebnis konnte in einer früheren Metaanalyse schon für die Sekundärprophylaxe nach Schlag-

anfall gezeigt werden, wurde jedoch mit der unter Diuretika-basierter Therapie erreichten stärkeren Blutdrucksenkung erklärt (Staessen et al. 2010).

Spironolacton hat sich in den letzten Jahren bei therapieresistenter Hypertonie einen festen Platz als 4. Medikament in der Kombination mit einem ACE-Hemmer oder Angiotensinrezeptorantagonisten, einem Diuretikum und Kalziumantagonisten erworben (Dudenbostel et al. 2017, Krieger et al. 2018). Die ESCAPE-IT-Studie (Derosa et al. 2017) zeigt nun erstmals auch für Canrenon, einem aktiven Metaboliten von Spironolacton, eine deutliche zusätzliche Blutdrucksenkung bei Patienten, die unter einer maximal dosierten Kombination eines ACE-Hemmers oder Angiotensinrezeptorantagonisten und einem Diuretikum den Zielblutdruck nicht erreichten.

Eine Überlegenheit von Amlodipin im Vergleich zu Hydrochlorothiazid als Kombinationspartner von Benazepril wurde in der ACCOMPLISH-Studie mit absolut 2,2% (rel. 19,6%) weniger kombinierten kardiovaskulären Endpunkten belegt (Jamerson et al. 2008, Jamerson et al. 2011). Unter der Thiazidkombination profitierten auffälligerweise Normgewichtige weniger als Übergewichtige (Weber et al. 2013). Trotz der therapeutischen Erfolge der Amlodipin-ACE-Hemmer-Kombinationen (Lv et al. 2010), wurde erst 2013 eine entsprechende Kombination auf dem deutschen Markt verfügbar (◘ Tabelle 8.3). Beim Einsatz von Calciumantagonisten sollte die Komedikation mit Clarithromycin

◖ **Tabelle 8.2 Verordnungen von ACE-Hemmer-Diuretika-Kombinationen 2017.** Angegeben sind die 2017 verordneten Tagesdosen, die Änderungen gegenüber 2016 und die mittleren Kosten je DDD 2017.

Präparat	Bestandteile	DDD Mio.	Änderung %	DDD-Nettokosten €
Captopril und Hydrochlorothiazid				
Captopril comp. AbZ	Captopril Hydrochlorothiazid	9,5	(−6,6)	0,19
Captogamma HCT	Captopril Hydrochlorothiazid	3,3	(+0,7)	0,19
CaptoHEXAL comp	Captopril Hydrochlorothiazid	2,5	(−18,9)	0,20
		15,3	(−7,4)	0,19
Ramipril und Diuretika				
RamiLich comp	Ramipril Hydrochlorothiazid	186,4	(−38,6)	0,22
Ramipril-ratiopharm comp	Ramipril Hydrochlorothiazid	123,9	(+409,8)	0,23
Ramipril-1 A Pharma plus	Ramipril Hydrochlorothiazid	51,5	(+4,7)	0,19
Ramiplus AL	Ramipril Hydrochlorothiazid	40,8	(+18,9)	0,18
Ramipril-comp-PUREN	Ramipril Hydrochlorothiazid	38,6	(+279,9)	0,20
Ramipril comp. AbZ	Ramipril Hydrochlorothiazid	34,7	(−5,1)	0,19
Ramipril HEXAL comp	Ramipril Hydrochlorothiazid	8,9	(−40,4)	0,23
Ramipril Piretanid Winthrop	Ramipril Piretanid	4,8	(−9,5)	0,62
Delix plus	Ramipril Hydrochlorothiazid	2,7	(−18,1)	0,21
Ramipril comp-CT	Ramipril Hydrochlorothiazid	1,9	(−26,2)	0,23
Ramiclair plus	Ramipril Hydrochlorothiazid	1,5	(−17,2)	0,19
Ramiplus STADA	Ramipril Hydrochlorothiazid	1,5	(−10,7)	0,18
		497,2	(+1,9)	0,21
Enalapril und Hydrochlorothiazid				
Enalapril plus-1 A Pharma	Enalapril Hydrochlorothiazid	24,0	(−1,3)	0,19
Enaplus AL	Enalapril Hydrochlorothiazid	24,0	(+66,5)	0,22
Enalapril comp AbZ	Enalapril Hydrochlorothiazid	12,0	(−5,9)	0,17
EnaHEXAL comp.	Enalapril Hydrochlorothiazid	10,9	(−25,6)	0,23

■ Tabelle 8.2 Verordnungen von ACE-Hemmer-Diuretika-Kombinationen 2017. (Fortsetzung)

Präparat	Bestandteile	DDD Mio.	Änderung %	DDD-Nettokosten €
Corvo HCT	Enalapril Hydrochlorothiazid	9,1	(−54,1)	0,23
Enalapril HCT AAA Pharma	Enalapril Hydrochlorothiazid	1,8	(−54,5)	0,20
		81,8	(−8,9)	0,21
Lisinopril und Hydrochlorothiazid				
Lisi Lich comp.	Lisinopril Hydrochlorothiazid	48,9	(−7,7)	0,22
Lisinopril comp AbZ	Lisinopril Hydrochlorothiazid	10,4	(+61,5)	0,19
Lisinopril-comp-PUREN	Lisinopril Hydrochlorothiazid	5,9	(+176,0)	0,19
Lisinopril-1 A Pharma plus	Lisinopril Hydrochlorothiazid	4,8	(+0,8)	0,19
Lisinopril-ratiopharm comp.	Lisinopril Hydrochlorothiazid	3,6	(−43,8)	0,23
Lisinopril HCT Atid	Lisinopril Hydrochlorothiazid	3,0	(−55,7)	0,19
LIsiHEXAL comp	Lisinopril Hydrochlorothiazid	2,7	(−11,5)	0,23
		79,2	(−3,9)	0,21
Quinapril und Hydrochlorothiazid				
Quinapril/HCT Aurobindo	Quinapril Hydrochlorothiazid	4,4	(−9,6)	0,22
Quinaplus AL	Quinapril Hydrochlorothiazid	2,2	(−17,4)	0,23
		6,5	(−12,3)	0,23
Benazepril und Hydrochlorothiazid				
Benazeplus AL	Benazepril Hydrochlorothiazid	3,5	(−34,4)	0,23
Benazepril-1 A Pharma comp	Benazepril Hydrochlorothiazid	2,0	(+60,6)	0,23
Benazepril HEXAL comp	Benazepril Hydrochlorothiazid	1,4	(−7,7)	0,23
		6,9	(−14,5)	0,23
Weitere ACE-Hemmer und Diuretika				
Preterax/Bipreterax	Perindopril Indapamid	25,1	(−1,7)	0,63
Perindopril Indapamid-ratiopharm	Perindopril Indapamid	1,5	(+29,3)	0,63
		26,5	(−0,4)	0,63
Summe		713,5	(−0,7)	0,23

◘ Tabelle 8.3 Verordnungen von ACE-Hemmer-Calciumantagonisten-Kombinationen 2017. Angegeben sind die 2017 verordneten Tagesdosen, die Änderungen gegenüber 2016 und die mittleren Kosten je DDD 2017.

Präparat	Bestandteile	DDD Mio.	Änderung %	DDD-Nettokosten €
Amlodipinkombinationen				
Tonotec	Ramipril Amlodipin	39,4	(+4,6)	0,55
Ramipril HEXAL plus Amlodipin	Ramipril Amlodipin	30,2	(+3,1)	0,55
Viacoram	Perindopril Amlodipin	5,1	(+58,6)	0,73
Ramidipin	Ramipril Amlodipin	4,9	(neu)	0,33
		79,5	(+13,4)	0,55
Lercanidipinkombinationen				
Zanipress	Enalapril Lercanidipin	28,7	(+29,0)	0,74
Carmen ACE	Enalapril Lercanidipin	9,6	(−46,5)	0,71
Zaneril	Enalapril Lercanidipin	2,8	(−57,7)	0,72
Enacanpin TAD	Enalapril Lercanidipin	1,5	(neu)	0,61
		42,6	(−9,0)	0,72
Weitere Kombinationen				
Delmuno	Ramipril Felodipin	6,6	(−10,9)	0,73
Eneas	Enalapril Nitrendipin	3,9	(−13,5)	0,74
Tarka	Trandolapril Verapamil	1,8	(−14,4)	0,69
		12,3	(−12,3)	0,73
Summe		134,5	(+2,6)	0,62

bzw. Erythromycin, zwei Hemmern des Cytochrome P450 3A4, wegen der zwar geringen aber signifikant erhöhten Gefahr eines akuten Nierenversagens vermieden werden (Gandhi et al. 2013).

Auch bei sehr alten Hypertonikern (Durchschnittsalter 84 Jahre) senkte eine antihypertensive Therapie mit Indapamid und ggf. zusätzlich Perindopril die Gesamtmortalität um 21%, die Mortalität an Schlaganfall um 39% und die Herzinsuffizienzrate um 64% (Beckett et al. 2008, HYVET). Die NNT (number needed to treat) über ein Jahr für die Vermeidung eines kardiovaskulären Ereignisses be-

trug 58, eines vorzeitigen Todesfalles 80. Etwa die Hälfte der ursprünglichen Studienpatienten wurde über ein Jahr nach Studienende weiter beobachtet. Nach einem halben Jahr hatten sich die Blutdruckwerte der beiden Vergleichsgruppen angeglichen. Dennoch war am Jahresende die Gesamtmortalität der ursprünglichen Placebogruppe noch doppelt so hoch wie in der Verumgruppe (Beckett et al. 2012). Auch in der SPRINT-Studie (Williamson et al. 2016) kam es unter einer intensiveren Blutdrucksenkung (123,4/62 vs. 134,8/67,2 mm Hg) bei 2510 älteren Patienten (mittleres Alter: 79,9 J.) zu signifikant weniger kardiovaskulären Endpunkten, ohne dass darunter gravierende Komplikationen wie akutes Nierenversagen, Synkopen oder Sturzverletzungen häufiger auftraten. RAS-Inhibitoren (bei 52,2% der Patienten unter Standardtherapie und 70,6% unter intensivierter Therapie) waren die in dieser Studie am häufigsten eingesetzten Antihypertensiva.

Herzinsuffizienz. In einer retrospektiven Analyse von 685 Patienten, die wegen einer Herzinsuffizienz stationär behandelt wurden, erwies sich das Fehlen einer RAS-Inhibition bei Entlassung als Risikofaktor für die Wiederaufnahme wegen gleicher Symptomatik (Pierre-Louis et al. 2016). ACE-Hemmer sind seit vielen Jahren aufgrund zahlreicher positiver Studien fester Bestandteil der Therapie der systolischen Herzinsuffizienz, für die diastolische Herzinsuffizienz gibt es dagegen keine positiven Studiendaten dieser Medikamentengruppe (Flather et al. 2000, Hasenfuss et al. 2013). Daten des Swedish Heart Failure-Registers zeigten erstmals, dass auch die in den meisten Studien unterrepräsentierten >80-jährigen Patienten mit einer Herzinsuffizienz und reduzierter EF von einer Therapie mit ACE-Hemmern profitieren (Stiles 2018).

Die Suche nach einem weiteren Hemmstoff des Renin-Angiotensin-Aldosteron-Systems als Kombinationspartner (Angiotensinrezeptorantagonist, direkter Reninhemmer oder Aldosteronantagonist) bei unbefriedigend behandelter Herzinsuffizienz unter einem ACE-Hemmer ergab in einer Metaanalyse nur für Aldosteronantagonisten positive Ergebnisse (Bangalore et al. 2013). Einen über die kardiovaskulär protektive Wirkung der ACE-Hemmer und Angiotensinrezeptorantagonisten hinausgehenden Schutz vor kardiovaskulären Schäden, insbesondere der Herzinsuffizienz, erzielten die Autoren der EMPA-REG Outcome-Studie (Zinman et al. 2015) bei mit Empagliflozin behandelten Diabetikern mit hohem kardiovaskulärem Risiko. Die Ergebnisse der SPRINT-Studie fanden erstmals Eingang in eine Therapieempfehlung (American College of Cardiology/American Heart Association Task Force on Clinical Guidelines and the Heart Failure Society of America), in der der systolische Zielblutdruck auch für herzinsuffiziente Hypertoniker mit reduzierter und erhaltener Ejektionsfraktion

auf <130/<80 mm Hg gesenkt wurde (Whelton u. Carey 2018). Zur Prävention der Herzinsuffizienz wurde ebenfalls ein Zielblutdruck von unter 130/80 mm Hg empfohlen (Yancy et al. 2017). Allerdings weisen die Daten des OPTIMIZE-HF-Registers (Tsimploulis et al. 2018) bei Patienten mit erhaltener Ejektionsfraktion und einem systolischen Blutdruck unter 120 mm Hg bei Entlassung auf ein erhöhtes Mortalitätsrisiko hin.

Koronare Herzkrankheit: Eine Metaanalyse (Bangalore et al. 2017) von 24 Studien, die Patienten mit einer stabilen koronaren Herzkrankheit ohne manifeste Herzinsuffizienz untersuchten, ergab für ACE-Hemmer bzw. Angiotensinrezeptorantagonisten nur bei Patienten mit stark erhöhtem kardiovaskulären Risiko einen Vorteil gegenüber anderen Medikamenten.

Nephropathie. Nach einigen Studien sind ACE-Hemmer bei diabetischer und nichtdiabetischer Nephropathie besser als andere Antihypertensiva in der Lage, die Progression einer Niereninsuffizienz aufzuhalten (Lewis et al. 1993, Maschio et al. 1996, The GISEN Group 1997, Ruggenenti et al. 2004). In vielen Leitlinien werden deshalb ACE-Hemmer als Mittel der Wahl zur antihypertensiven Therapie bei Patienten mit Nephropathie empfohlen. Nach einer Metaanalyse haben ACE-Hemmer wie auch Angiotensinrezeptorantagonisten einen größeren antiproteinurischen Effekt als gleich stark blutdrucksenkende Calciumantagonisten (Kunz et al. 2008, weitere Einzelheiten siehe unten). Die Kombination aus Perindopril und Indapamid bei Patienten mit Diabetes mellitus Typ2 ergab einen Überlebensvorteil und eine Reduktion kardiovaskulärer Komplikationen vor allem bei Patienten mit Nephropathie (ADVANCE-Studie, Heerspink et al. 2010). In der ACCOMPLISH-Studie wurde unter Benazepril plus Amlodipin nahezu eine Halbierung der kombinierten Endpunkte aus Dialysepflichtigkeit und Verdopplung des Serumkreatinins gefunden im Vergleich zu Benazepril plus Hydrochlorothiazid (Bakris et al. 2010). Zu bedenken ist allerdings eine unter der ersten Kombination gering bessere Blutdruckeinstellung, vor allem aber auch die Möglichkeit, dass es sich bei den Kreatininanstiegen unter der zweiten Kombination um potenziell reversible hämodynamische Effekte gehandelt haben könnte (Heerspink und de Zeeuw 2010). Nach einer neueren Metaanalyse von Studien an Patienten mit nicht-diabetischer chronischer Nephropathie war eine intensivere Blutdrucksenkung renoprotektiv zumindest bei Patienten mit Proteinurie, jedoch ohne klaren Einfluss auf Mortalität und kardiovaskuläre Ereignisse (Lv et al. 2013). In der aktuellsten Metaanalyse (Ettehad et al. 2016) profitierten bei der Vermeidung bedeutender kardiovaskulärer Ereignisse auch Patienten mit manifester Nierenerkrankung von einer intensiveren Blutdrucksenkung (<130 mm Hg), wenn auch proportional nicht so stark wie Patienten ohne renale Erkrankung.

Normaler Blutdruck mit leicht erhöhtem kardiovaskulärem Risiko. Nach einer Metaanalyse von 20 Studien mit über 1,1 Mio. Teilnehmern waren schon noch normale („high-normal") Blutdruckwerte von 130–139/85–89 mm Hg mit einem erhöhten Schlaganfallrisiko verbunden, jedoch ohne Einfluss auf die Gesamtmortalität (Huang et al. 2014). Mit 5 mg Ramipril ließ sich innerhalb von 3 Jahren die Anzahl der Patienten, die von noch normalen Blutdruckwerten ausgehend die Normotoniegrenze von 140/90 mm Hg überschritten von 42,9% auf 34,4% signifikant reduzieren (Lüders et al. 2008, PHARAO). Nach Metaanalysen zeigte die antihypertensive Therapie selbst normotoner Patienten mit kardiovaskulären Vorerkrankung bzw. Risikofaktoren protektive Wirkungen (Thompson et al. 2011, Ettehad et al. 2016).

8.2 Angiotensinrezeptor-antagonisten

Angiotensinrezeptorantagonisten werden ebenfalls primär zur Behandlung der Hypertonie eingesetzt. Einige Vertreter (Losartan, Valsartan, Candesartan) sind zusätzlich zur Behandlung der Herzinsuffizienz und zur Behandlung bei diabetischer Nephropathie (Irbesartan, Losartan) zugelassen, Losartan zur Schlaganfallprävention bei linksventrikulärer Hypertrophie, Telmisartan wie Ramipril bei kardiovaskulären Hochrisikopatienten. Unterschiede zwischen den einzelnen Angiotensinrezeptorantagonisten bestehen in der Pharmakokinetik. Trotz etwas unterschiedlicher Halbwertszeiten wird eine einmal (bei Losartan auch zweimal) tägliche Gabe empfohlen. Der Prozentsatz renal eliminierter Substanz liegt zwischen 2% (Telmisartan) und 59% (Candesartan). Im Gegensatz zu Eprosartan, Telmisartan und Olmesartan werden alle anderen Sartane über das Cytochrom P450-System metabolisiert, was sie anfällig für Interaktionen mit Komedikamenten macht (Yang et al. 2016). Bei allen anderen Eigenschaften überwiegen aufgrund des gemeinsamen Wirkungsmechanismus die Ähnlichkeiten in der Gesamtgruppe, wenngleich sich inzwischen leichte Wirksamkeitsunterschiede andeuten und Besonderheiten bei den Nebenwirkungen auffallen (siehe unten).

Die Verordnungen der Angiotensinrezeptorantagonisten haben auch 2017 mit einem deutlichen Anstieg gegenüber dem Vorjahr die seit 2001 zu beobachtende Dynamik behalten (◘ Tabelle 8.4). Die mittleren DDD-Kosten der Monopräparate liegen im Vergleich zum Vorjahr stabil bei 0,14 €. Die höchsten Zuwächse verzeichneten die preiswertesten Sartane Valsartan und Candesartan (◘ Tabelle 8.4). Nach Auslaufen des Patentschutzes sind die DDD-Kosten einiger Generika von Valsartan (0,12 €) und Candesartan (0,11 €) damit fast so niedrig wie die mittleren Kosten von Enalapril und Lisinopril.

Wie in den vergangenen Jahren haben die fixen Kombinationen der Angiotensinrezeptorantagonisten mit 29,3% einen hohen Anteil am Verordnungsvolumen ihrer Gruppe, obwohl der Zuwachs bei den Monopräparaten deutlich höher war als bei Diuretikakombinationen und Calciumantagonistenkombinationen (◘ Tabellen 8.5 und 8.6). In den Zwei- und Dreifachkombinationen wurde als Diuretikum ausschließlich Hydrochlorothiazid verwendet, als Calciumantagonist ausschließlich Amlodipin. Die mittleren Tagesbehandlungskosten für Angiotensinrezeptorantagonisten sind bei den Monopräparaten mit 0,14 € immer noch deutlich höher als bei ACE-Hemmer-Monopräparaten (0,06 €). Ähnliche Kostenunterschiede zeigen die Sartane gegenüber den ACE-Hemmern auch bei den Diuretikakombinationen (0,31 € versus 0,23 €) und Calciumantagonistenkombinationen (1,11 € versus 0,62 €) (◘ Tabellen 8.2 bis 8.6).

◻ **Tabelle 8.4** Verordnungen von Angiotensinrezeptorantagonisten 2017. Angegeben sind die 2017 verordneten Tagesdosen, die Änderungen gegenüber 2016 und die mittleren Kosten je DDD 2017.

Präparat	Bestandteile	DDD Mio.	Änderung %	DDD-Nettokosten €
Losartan				
Losartan Atid	Losartan	64,8	(+9,0)	0,23
Losartan-1 A Pharma	Losartan	38,7	(+22,7)	0,18
Losartan HEXAL	Losartan	8,6	(−24,8)	0,22
Losartan Aristo	Losartan	7,6	(−18,6)	0,21
Losartan-Kalium TAD	Losartan	5,8	(−59,3)	0,23
Losartan Heumann	Losartan	5,0	(+842,9)	0,18
Losartan AbZ	Losartan	4,0	(−48,4)	0,16
Losar TEVA	Losartan	2,4	(+25,4)	0,21
		136,9	(+0,5)	0,21
Valsartan				
Valsacor	Valsartan	273,4	(+24,7)	0,15
Valsartan-1 A Pharma	Valsartan	136,5	(+32,6)	0,12
Valsartan AbZ	Valsartan	115,6	(+82,9)	0,13
Valsartan dura	Valsartan	106,0	(−49,1)	0,12
Valsartan Heumann	Valsartan	80,6	(+318,4)	0,13
Valsartan HEXAL	Valsartan	34,4	(−6,9)	0,14
Valsartan Zentiva	Valsartan	12,6	(66,6)	0,12
Valsartan-ratiopharm	Valsartan	10,3	(+9,8)	0,14
Valsartan Aurobindo	Valsartan	7,6	(>1000)	0,13
Valsartan STADA	Valsartan	5,8	(−58,1)	0,12
Valsartan Hennig	Valsartan	4,5	(+9,5)	0,15
Valsartan BASICS	Valsartan	4,2	(>1000)	0,13
		791,5	(+10,6)	0,13
Candesartan				
Candesartan Heumann	Candesartan	553,9	(+28,2)	0,11
Candecor	Candesartan	278,4	(+6,0)	0,15
Candesartan-1 A Pharma	Candesartan	189,9	(+80,6)	0,12
Candesartan BASICS	Candesartan	39,9	(−6,0)	0,11
Candesartan Zentiva	Candesartan	32,1	(−31,2)	0,14
Candesartan HEXAL	Candesartan	12,5	(−55,2)	0,15
Candesartan-ratiopharm	Candesartan	10,8	(−11,1)	0,14
Candesartan AbZ	Candesartan	9,4	(−41,8)	0,12
Candesartan STADA	Candesartan	7,4	(−10,7)	0,12
Candesartan Aurobindo	Candesartan	6,6	(>1000)	0,12
Atacand	Candesartan	5,0	(−12,8)	0,13
Candesartancilexetil Mylan	Candesartan	4,4	(−91,4)	0,16
Candesartancilexetil Hennig	Candesartan	4,3	(−2,8)	0,11
Candesartan-biomo	Candesartan	3,0	(+2,9)	0,11
Blopress	Candesartan	2,7	(−11,5)	0,14
		1160,2	(+13,7)	0,12

◻ **Tabelle 8.4** Verordnungen von Angiotensinrezeptorantagonisten 2017. (Fortsetzung)

Präparat	Bestandteile	DDD Mio.	Änderung %	DDD-Nettokosten €
Irbesartan				
Irbesartan-1 A Pharma	Irbesartan	18,6	(+30,2)	0,21
Irbesartan Heumann	Irbesartan	13,0	(−23,1)	0,21
Irbesartan AbZ	Irbesartan	9,9	(−7,1)	0,21
Irbesartan Micro Labs	Irbesartan	9,8	(neu)	0,21
Irbesartan Aurobindo	Irbesartan	6,2	(−66,0)	0,20
Irbesartan-PUREN	Irbesartan	3,7	(>1000)	0,20
Irbesartan Fair Med	Irbesartan	3,1	(neu)	0,17
Irbesartan STADA	Irbesartan	2,3	(+0,7)	0,18
Irbesartan HEXAL	Irbesartan	2,3	(−17,8)	0,21
		68,8	(+5,5)	0,20
Olmesartan				
Votum	Olmesartan	2,5	(−32,3)	0,25
Olmecor TAD	Olmesartan	1,9	(neu)	0,25
Olmetec	Olmesartan	1,9	(−46,2)	0,28
		6,3	(−12,6)	0,26
Telmisartan				
Telmisartan Heumann	Telmisartan	58,8	(+13,1)	0,19
Telmisartan AbZ	Telmisartan	20,1	(+49,6)	0,20
Telmisartan-1 A Pharma	Telmisartan	11,8	(+9,3)	0,18
Telmisartan-ratiopharm	Telmisartan	8,6	(−15,2)	0,20
Telmisartan Glenmark	Telmisartan	4,9	(−51,7)	0,20
Telmisartan HEXAL	Telmisartan	3,1	(−26,8)	0,18
Telmisartan Zentiva	Telmisartan	3,1	(+18,3)	0,18
		110,4	(+6,7)	0,19
Eprosartan				
Eprosartan-ratiopharm	Eprosartan	3,8	(+21,3)	0,29
Summe		2278,0	(+11,0)	0,14

8.2.1 Therapeutische Aspekte

Angiotensinrezeptorantagonisten haben bei vergleichbaren Indikationen keine den ACE-Hemmern überlegene Wirksamkeit. Sie sind daher in der Regel indiziert, wenn bei der Notwendigkeit einer Hemmung des Renin-Angiotensin-Systems ACE-Hemmer wegen Reizhustens unverträglich sind (Arzneimittelkommission der deutschen Ärzteschaft 2004, National Collaborating Centre for Chronic Conditions 2006). Allerdings ist nicht sicher, ob es sich bei den Sartanen um eine homogene Medikamentengruppe handelt. Eine nur unter Olmesartan beobachtete schwere Sprue-ähnliche Enteropathie (Rubio-Tapia et al. 2012) führte zu einer entsprechenden Warnung der FDA (FDA Drug Safety Communication 2013). Auch wies eine Untersuchung auf ein möglicherweise erhöhtes Risiko der Hospitalisierung und Gesamtmortalität unter Olmesartan bei diabetischen Patienten mit eingeschränkter Nierenfunktion hin (Padwal et al. 2014). Nach einer taiwanesischen Kohortenstudie trat unter Olmesartan im Vergleich zu 5 anderen Angiotensinrezeptorantagonisten häufiger ein Diabetes mellitus auf (Chang et al. 2014).

◘ **Tabelle 8.5 Verordnungen von Kombinationen aus Angiotensinrezeptorantagonisten und Diuretika 2017.** Angegeben sind die 2017 verordneten Tagesdosen, die Änderungen gegenüber 2016 und die mittleren Kosten je DDD 2017.

Präparat	Bestandteile	DDD Mio.	Änderung %	DDD-Nettokosten €
Losartankombinationen				
Losartan comp. Heumann	Losartan Hydrochlorothiazid	29,0	(−3,1)	0,30
Losartan HCT Dexcel	Losartan Hydrochlorothiazid	15,0	(−5,1)	0,34
Losartan Kal./Hctz Aurobindo	Losartan Hydrochlorothiazid	6,3	(−15,6)	0,28
Losartan-Kalium HCTad	Losartan Hydrochlorothiazid	4,3	(+6,7)	0,32
Losartan comp. AbZ	Losartan Hydrochlorothiazid	3,8	(−15,1)	0,31
Losarplus AL	Losartan Hydrochlorothiazid	1,4	(−22,0)	0,33
		59,7	(−5,8)	0,31
Valsartankombinationen				
Valsacor comp.	Valsartan Hydrochlorothiazid	150,5	(+10,8)	0,33
Valsartan-1 A Pharma plus	Valsartan Hydrochlorothiazid	42,8	(+67,0)	0,26
Valsartan comp. AbZ	Valsartan Hydrochlorothiazid	19,9	(+127,7)	0,26
Valsartan HEXAL comp.	Valsartan Hydrochlorothiazid	8,3	(−22,3)	0,33
Valsartan-comp-Puren	Valsartan Hydrochlorothiazid	5,4	(>1000)	0,34
Valsartan HCT STADA	Valsartan Hydrochlorothiazid	3,0	(−89,2)	0,25
Valsartan HCT Aurobindo	Valsartan Hydrochlorothiazid	3,0	(>1000)	0,25
Valsartan Zentiva comp.	Valsartan Hydrochlorothiazid	2,7	(+59,5)	0,28
Valsartan-ratiopharm comp.	Valsartan Hydrochlorothiazid	2,4	(−12,7)	0,34
Valsartan-Actavis comp	Valsartan Hydrochlorothiazid	1,6	(−91,2)	0,36
		239,6	(+3,5)	0,31
Candesartankombinationen				
Candecor comp.	Candesartan Hydrochlorothiazid	145,5	(−6,8)	0,31
Candesartan comp. AbZ	Candesartan Hydrochlorothiazid	68,9	(+22,4)	0,29
Candesartan-comp-PUREN	Candesartan Hydrochlorothiazid	15,4	(>1000)	0,34
Candesartan Zentiva comp	Candesartan Hydrochlorothiazid	10,7	(−54,1)	0,28

◻ **Tabelle 8.5** Verordnungen von Kombinationen aus Angiotensinrezeptorantagonisten und Diuretika 2017. (Fortsetzung)

Präparat	Bestandteile	DDD Mio.	Änderung %	DDD-Nettokosten €
Candesartan plus-1 A Pharma	Candesartan Hydrochlorothiazid	9,5	(+806,3)	0,27
Candesartan-ratiopharm comp.	Candesartan Hydrochlorothiazid	3,9	(−20,9)	0,35
Candesartan HEXAL comp	Candesartan Hydrochlorothiazid	3,5	(−9,2)	0,33
Candesartan/HCT Heumann	Candesartan Hydrochlorothiazid	2,8	(+20,0)	0,34
Candesarplus AL	Candesartan Hydrochlorothiazid	1,6	(+30,0)	0,26
Atacand plus/plus forte	Candesartan Hydrochlorothiazid	1,5	(−19,5)	0,28
Candesartan/HCT STADA	Candesartan Hydrochlorothiazid	1,5	(−8,2)	0,24
		264,7	(+4,6)	0,31
Irbesartankombinationen				
Irbesartan/Hydrochlorothiazid/ Heumann	Irbesartan Hydrochlorothiazid	14,9	(−26,7)	0,33
Irbesartan-comp-PUREN	Irbesartan Hydrochlorothiazid	11,7	(+344,6)	0,33
Irbesartan comp. AbZ	Irbesartan Hydrochlorothiazid	7,2	(+14,2)	0,34
Irbesartan/HCT Aurobindo	Irbesartan Hydrochlorothiazid	4,5	(>1000)	0,33
Irbecor comp.	Irbesartan Hydrochlorothiazid	2,7	(−31,2)	0,33
Irbesartan comp HEXAL	Irbesartan Hydrochlorothiazid	2,7	(−51,9)	0,33
Irbesartan/HCT AL	Irbesartan Hydrochlorothiazid	1,9	(−50,9)	0,33
Irbesartan/HCT STADA	Irbesartan Hydrochlorothiazid	1,6	(−77,3)	0,26
Irbesartan comp BASICS	Irbesartan Hydrochlorothiazid	1,5	(+627,0)	0,34
Coaprovel	Irbesartan Hydrochlorothiazid	1,4	(−22,5)	0,34
Irbesartan/Hydrochlorothiazid-1 A Pharma	Irbesartan Hydrochlorothiazid	1,3	(−55,3)	0,33
		51,3	(−6,4)	0,33
Telmisartankombinationen				
Telmisartan/Hydrochlorothiazid/ Heumann	Telmisartan Hydrochlorothiazid	21,7	(+90,0)	0,34
Telmisartan/HCT Glenmark	Telmisartan Hydrochlorothiazid	11,3	(−43,7)	0,31

◻ **Tabelle 8.5** Verordnungen von Kombinationen aus Angiotensinrezeptorantagonisten und Diuretika 2017. (Fortsetzung)

Präparat	Bestandteile	DDD Mio.	Änderung %	DDD-Nettokosten €
Telmisartan/HCT Zentiva	Telmisartan Hydrochlorothiazid	10,7	(+25,4)	0,33
Telmisartan comp. ratiopharm	Telmisartan Hydrochlorothiazid	5,4	(−19,1)	0,34
Telmisartan comp. AbZ	Telmisartan Hydrochlorothiazid	2,5	(+3,9)	0,34
Telmisartan plus HCT AL	Telmisartan Hydrochlorothiazid	2,5	(−37,0)	0,31
		54,3	(+1,8)	0,33
Weitere Kombinationen				
Eprosartan-ratiopharm comp.	Eprosartan Hydrochlorothiazid	4,4	(+22,9)	0,34
Votum plus	Olmesartan Hydrochlorothiazid	1,7	(−35,3)	0,29
		6,1	(−1,5)	0,33
Summe		675,7	(+2,0)	0,31

Die Nebenwirkungsrate ist insgesamt sehr gering, wenn auch nicht, wie gelegentlich behauptet, gleich der von Placebos (u.a. mögliche embryotoxische Wirkung). Die 2010 durch eine Metaanalyse hervorgerufenen Bedenken hinsichtlich einer erhöhten Malignomgefahr unter Angiotensinrezeptorantagonisten scheint sich zumindest für die inzwischen weitgehend obsolete Kombination mit ACE-Hemmern zu bestätigen, während für die verschiedenen Gruppen von Antihypertensiva für sich allein genommen kein signifikant erhöhtes Malignomrisiko gefunden wurde (Sipahi et al. 2010, Bangalore et al. 2011a, Bhaskaran et al. 2012). Eine neuere dänische Fall-Kontrollstudie wies bei 3660 Patienten mit malignem Melanom nach >5-jähriger Einnahme von Angiotensinrezeptorantagonisten ein um nahezu 50% erhöhtes Risiko für diesen Tumor nach (Schmidt et al. 2015). Nach einer kanadischen Fall-Kontroll-Studie an mehr als 1,6 Millionen über 65-jährigen Patienten, die entweder einen ACE-Hemmer oder einen Angiotensinrezeptorantagonisten einnahmen, soll die Kombination mit Co-trimoxazol bzw. Ciprofloxacin wegen des im Vergleich zu Amoxicillin vermehrten Auftretens eines plötzlichen Herztodes vermieden werden (Fralick et al. 2014).

Hypertonie. Angiotensinrezeptorantagonisten zeigten in Vergleichsstudien mit ACE-Hemmern und anderen Antihypertonika eine etwa gleich starke antihypertensive Wirkung (Malacco et al. 2004 PREVAIL, Julius et al. 2004 VALUE). Eine Metaanalyse belegte die Wirksamkeit von Angiotensinrezeptorantagonisten in der Primärprävention von Schlaganfällen mit einer Abnahme von 24% (Staessen et al. 2005). Auch in der Metaanalyse von Ettehad et al. (2016) waren die Angiotensinrezeptorantagonisten und die Calciumantagonisten im Vergleich zu anderen Substanzklassen die Antihypertensiva mit der sichersten Wirkung in der Primärprävention eines Schlaganfalls. In der Sekundärprävention sind die Ergebnisse dagegen widersprüchlich bis negativ (Schrader et al. ACCESS 2003; Schrader et al. 2005 MOSES, Yusuf et al. 2008 PRoFESS, Sandset et al. 2011, SCAST).

Vergleichend wurde die Wirksamkeit von Angiotensinrezeptorantagonisten oder ACE-Hemmern, allein oder in Kombination, an Hochrisikopatienten ohne Herzinsuffizienz geprüft (Yusuf 2002, The ONTARGET-Investigators 2008). Im Ergebnis waren Telmisartan und Ramipril gleichwertig, unter Telmisartan traten allerdings weniger Nebenwirkungen

◫ Tabelle 8.6 Verordnungen von Kombinationen aus Angiotensinrezeptorantagonisten und Calciumantagonisten 2017. Angegeben sind die 2017 verordneten Tagesdosen, die Änderungen gegenüber 2016 und die mittleren Kosten je DDD 2017.

Präparat	Bestandteile	DDD Mio.	Änderung %	DDD-Nettokosten €
Valsartankombinationen				
Exforge HCT	Valsartan Amlodipin Hydrochlorothiazid	55,8	(–0,7)	1,23
Exforge	Valsartan Amlodipin	40,1	(–10,8)	1,15
Dafiro HCT	Valsartan Amlodipin Hydrochlorothiazid	24,4	(–1,1)	1,23
Dafiro	Valsartan Amlodipin	10,8	(–10,2)	1,14
Amlodipin/Valsartan-ratiopharm	Valsartan Amlodipin	3,7	(neu)	0,93
		134,8	(–2,2)	1,19
Olmesartankombinationen				
Vocado HCT	Olmesartan Amlodipin Hydrochlorothiazid	37,3	(–2,3)	1,13
Vocado	Olmesartan Amlodipin	29,7	(–5,2)	1,09
Sevikar HCT	Olmesartan Amlodipin Hydrochlorothiazid	26,5	(–4,1)	1,13
Sevikar	Olmesartan Amlodipin	21,9	(–7,6)	1,08
		115,5	(–4,5)	1,11
Weitere Kombinationen				
Caramlo	Candesartan Amlodipin	9,5	(+108,9)	0,41
Twynsta	Telmisartan Amlodipin	6,1	(–8,3)	0,89
Candeamlo HEXAL	Candesartan Amlodipin	2,2	(>1000)	0,43
		17,8	(+59,1)	0,58
Summe		268,0	(–0,7)	1,11

auf. Eine Kombination beider Substanzen führte zu einer etwas stärkeren Blutdrucksenkung mit signifikant häufigeren Hypotonien, Synkopen und Verschlechterung der Nierenfunktion (siehe unten), die Häufigkeit kardiovaskulärer Ereignisse änderte sich dagegen nicht. Eine neuere Kohortenanalyse (Potier et al. 2017) von 40.625 Hochrisikopatienten, die entweder einen ACE-Hemmer oder ein Sartan einnahmen, ergab für die Sartane nach 4-jähriger Beobachtung einen Vorteil bei der Vermeidung tödlicher kardiovaskulärer Ereignisse und der Gesamtmortalität, jedoch nur in der Sekundärprävention.

Im Vorfeld zu ONTARGET war von den Blood Pressure Lowering Treatment Trialists (2007) eine Metaregressionsanalyse zur Wirksamkeit von ACE-Hemmern und Angiotensinrezeptorantagonisten vorgelegt worden. Unterschiede dieser Substanzen zu anderen Antihypertensiva waren weitgehend erklärbar durch Differenzen in den erzielten Blutdruckwerten. Während für die Herzinsuffizienz und den Schlaganfall keine entscheidenden Unterschiede zwischen den hier besprochenen Substanzgruppen gefunden wurden, bewirkten ACE-Hemmer im Vergleich zu Angiotensinrezeptorantagonisten im Mittel eine etwas stärkere Reduktion des koronaren Risikos als auf Grund der Blutdrucksenkung zu erwarten war. Auch die Metaanalyse von Ettehad et al. (2016), die für ACE-Hemmer 13 und für Angiotensinrezeptorantagonisten 9 Studien auswerteten, in denen diese gegen andere Antihypertensiva getestet wurden, kamen zu dem Schluss, dass ACE-Hemmer Vorteile bei der koronaren Herzkrankheit aufwiesen. Bei den größeren kardiovaskulären Ereignissen, der Herzinsuffizienz und der Gesamtmortalität waren beide gleichwertig.

Herzinsuffizienz und koronare Herzkrankheit. Vergleichsstudien des ACE-Hemmers Captopril und des Angiotensinrezeptorantagonisten Losartan bei herzinsuffizienten Patienten mit reduzierter Ejektionsfraktion (HFrEF) haben keine Überlegenheit für Losartan ergeben, sondern lediglich eine bessere Verträglichkeit (Pitt et al. 2000, Dickstein et al. 2002). Dabei wurden allerdings die Möglichkeiten des Losartan durch eine Beschränkung der Dosierung auf 50 mg/Tag statt einer möglichen Gabe von 150 mg/Tag nicht ausgeschöpft (Konstam et al. 2009). Nach einer neueren Metaanalyse (40 Studien, 100 354 Patienten) deutet sich bei Diabetikern ein Vorteil der Angiotensinrezeptorantagonisten gegenüber den ACE-Hemmern bei der Vermeidung der Herzinsuffizienz an (Emdin et al. 2015). In CHARM-ALTERNATIVE (Granger et al. 2003) erhielten 2018 Patienten mit einer Auswurffraktion von ≤ 40% und ACE-Hemmer-Unverträglichkeit neben einer Basistherapie entweder bis zu 32 mg Candesartan oder Placebo. Nach im Median 33,7 Monaten kam es unter Candesartan zu signifikant weniger primären Endpunkten, bestehend aus kardiovaskulärem Tod oder Klinikaufnahme

wegen Herzinsuffizienz. Von der European Society of Cardiology (Ponikowski et al. 2016) werden Sartane bei symptomatischen Patienten mit reduzierter Ejektionsfraktion empfohlen, wenn sie ACE-Hemmer nicht vertragen, mit Einschränkung auch bei symptomatischen Patienten, die bereits einen ACE-Hemmer und einen Betablocker erhalten, jedoch Mineralokortikoidrezeptorantagonisten nicht tolerieren. Wegen des Unterschieds im Wirkmechanismus erscheint eine Kombination von ACE-Hemmern und Angiotensinrezeptorantagonisten theoretisch sinnvoll. Nach den vorliegenden Studien überwiegt der Nutzen einer solchen Therapie die Risiken aber nur bei wenigen Patienten (European Society of Cardiology, Ponikowski et al. 2016, weitere Literatur im Arzneiverordnungs-Report 2015). Eine weitere Entwicklung stellt die kombinierte Hemmung von AT_1-Rezeptor und Neprilysin durch das fixe Kombinationspräparat Sacubitril-Valsartan (*Entresto*) dar, das bei Patienten mit systolischer Herzinsuffizienz im direkten Vergleich mit Enalapril eine überlegene Senkung der Gesamtmortalität und der Hospitalisierung wegen Herzinsuffizienz erreicht (McMurray et al. 2014, PARADIGM-HF) (vgl. Kapitel 28, Herztherapeutika).

Offenbar bestehen leichte Unterschiede in der kardialen Wirksamkeit zwischen ACE-Hemmern und Sartanen. Nach einer kurzen Studienübersicht (Verma und Strauss 2004) werden die koronare Morbidität und Mortalität durch Sartane möglicherweise weniger gesenkt als durch ACE-Hemmer. Tendenziell zeigt sich dieser Unterschied auch in der aktuellen Metaanalyse von Ettehad et al. (2016). Der Hypothese einer Zunahme des koronaren Risikos unter Sartanen wird jedoch auf der Grundlage einer Metaanalyse mit über 400 000 Patientenjahren widersprochen (Bangalore et al. 2011b). Allerdings ergaben sich in einer vergleichenden Metaanalyse Belege für eine blutdruckunabhängige koronare Wirksamkeit der ACE-Hemmer, die bei den Sartanen fehlte. ACE-Hemmer, nicht aber Angiotensinrezeptorantagonisten bewirkten im Mittel eine um 9% stärkere Reduktion des koronaren Risikos als auf Grund der Blutdrucksenkung zu erwarten war (Blood Pressure Lowering Treatment Trialists' Collaboration 2007). In einer neueren Metaanalyse zu Studien mit Diabetikern fand sich eine signifikante Reduktion der Gesamtmortalität, der kardiovaskulären Mortalität und der größeren kardiovaskulären Ereignisse nur unter den ACE-Hemmern, nicht aber den Angiotensinrezeptorantagonisten (Cheng et al. 2014).

Andererseits wurde bei Hypertonie und linksventrikulärer Hypertrophie anhand von Daten der LIFE-Studie eine günstige Wirkung von Losartan im Vergleich zu Atenolol auf die Entstehung einer absoluten Arrhythmie (Wachtell et al. 2005b) und das Auftreten kardiovaskulärer Komplikationen bei Patienten mit vorbestehender absoluter Arrhythmie (Wachtell et al. 2005a) beobachtet. Dagegen verhinderte Valsartan (The GISSI-AF Investigators 2009) das Wiederauftreten von Vorhofflimmern nicht bei normotonen Patienten unter umfangreicher Basismedikation, von denen nur wenige eine linksventrikuläre Hypertrophie aufwiesen. Irbesartan (The ACTIVE I Investigators 2011) verhinderte bei Patienten mit Vorhofflimmern nicht das Auftreten kardiovaskulärer Ereignisse. Die Beobachtungszeit war mit nur einem Jahr unter Valsartan deutlich kürzer als die der LIFE-Studie mit fünf Jahren, unter Irbesartan betrug sie dagegen 4,1 Jahre. Eine Übersicht vorhandener Daten ergab kein eindeutiges Argument für einen Vorzug von Angiotensinrezeptorantagonisten in der Prävention von Vorhofflimmern (Schneider et al. 2010).

Nephropathie. Es ist von einer weitgehenden Gleichwertigkeit der Sartane und ACE-Hemmer auszugehen. Entsprechend werden in Leitlinien beide Gruppen als gleichwertig behandelt (z. B. Bundesärztekammer et al. 2011). So fanden sich über 5 Jahre keine Unterschiede in der Abnahme der Nierenfunktion bei Typ-2-Diabetikern mit Mikro- oder Makroalbuminurie, wenn Enalapril oder Telmisartan gegeben wurden (Barnett et al. 2004). Auch bei kardiovaskulären Hochrisikopatienten unterschieden sich die Inzidenzen des kombinierten Endpunktes aus Verdopplung des Serumkreatinins, Dialysepflichtigkeit und Tod nicht, wenn Ramipril oder Telmisartan gegeben wurde (Mann et al. 2008, ONTARGET). Eine wirkungsvolle Blockade des Renin-Angiotensin-Systems schützt bei diabetischer Nephropathie die Niere offenbar stärker als auf Grund der Blutdrucksenkung zu erwarten ist. Eine neuere Metaanalyse (157 Studien, 43 256 Patienten) bestätigte weitgehend diesen Befund, aller-

dings waren die Angiotensinrezeptorantagonisten den ACE-Hemmern bei der Verzögerung des Nierenfunktionsverlustes überlegen (Palmer et al. 2015).

Wichtiger Ausgangspunkt dieser Entwicklung waren drei im Jahre 2001 publizierte Studien (RENAAL, IDNT und IRMA, Einzelheiten siehe Arzneiverordnungsreport 2005 S. 264), die die Möglichkeit der Prävention bzw. der Progressionshemmung einer Nephropathie bei Diabetes mellitus Typ 2 durch Behandlung mit Irbesartan und Losartan belegten. Zwischenzeitlich wurde gezeigt, dass auch mit Olmesartan das Auftreten einer Mikroalbuminurie um 23% (ca. 29 Wochen) verzögert wird bei einer um 3,1/1,9 mm Hg niedrigeren Blutdruckeinstellung als in der Vergleichsgruppe (Haller et al. 2011, ROADMAP).

Für Candesartan konnte eine dosisabhängige Reduktion der Proteinurie gezeigt werden, die unabhängig von der Blutdruckabsenkung war (Schmieder et al. 2005, Burgess et al. 2009). Bei überwiegend mit ACE-Hemmern oder Angiotensinrezeptorantagonisten vorbehandelten Diabetikern konnte mit Empagliflozin als Antidiabetikum erstmals gezeigt werden, dass eine weitere renale Prognoseverbesserung, gemessen an der Verdopplung des S-Kreatinins, der Notwendigkeit eines Nierenersatzverfahrens oder dem Tod aufgrund der Nierenerkrankung, möglich ist (Wanner et al. 2016).

Kardiovaskuläre Hochrisikopatienten ohne Makroalbuminurie zeigten im Vergleich zu Placebo unter Telmisartan keine günstigere Entwicklung der Nierenfunktion (Mann et al. 2009, TRANSCEND). Überwiegend hämodynamische Effekte in einem arteriosklerotischen Gefäßsystem könnten dafür verantwortlich sein. Eine mögliche Erklärung liefert ein kleine Studie an älteren Patienten mit fortgeschrittener chronischer Nierenkrankheit, in der die errechnete glomeruläre Filtration innerhalb eines Jahres nach Absetzen eines Hemmstoffes des Renin-Angiotensin-Systems von 16,4 auf 26,6 ml/min/1,73 m^2 stieg, verbunden mit einem Blutdruckanstieg von 134/69 auf 139/72 mm Hg (Ahmed et al. 2010).

Noch normaler Blutdruck. Wegen der guten Verträglichkeit wurden im Rahmen einer Studie (Julius et al. 2006 TROPHY) Angiotensinrezeptorantagonisten bereits bei Patienten mit „Prähypertonie" (Blutdruckwerte von 130–139/85–89 mm Hg) eingesetzt. Während einer zweijährigen Behandlung mit 16 mg Candesartan reduzierte sich zwar im Vergleich zur Placebogruppe der Anteil der Patienten, die die Grenze von 140/90 mm Hg überschritten, auf ein Viertel. Nach Absetzen der Behandlung stieg der Blutdruck jedoch rasch wieder auf das Niveau der Unbehandelten an. In der HOPE-3-Studie (Lonn et al. 2016), in die 12.705 Patienten mit intermediärem Risiko ohne manifeste kardiovaskuläre Erkrankung (62% Normotoniker, mittlerer Blutdruck 132/82 mm Hg) eingingen, wurden die Patienten entweder mit 16 mg Candesartan +12,5 mg Hydrochlorothiazid oder Placebo behandelt. Nach im Median 5,6 Jahren bestand kein Unterschied im kombinierten Endpunkt von kardiovaskulärem Tod, nicht-tödlichem Herzinfarkt oder Apoplex. Lediglich die Patienten mit erhöhtem Eingangsblutdruck profitierten von der Therapie.

8.3 Renininhibitoren

Seit 2012 nehmen die Verordnungen des ersten oralen Renininhibitors Aliskiren (*Rasilez*) jährlich ab, 2017 um 15,1% (◘ Tabelle 8.7). Die DDD-Kosten für das Monopräparat liegen bei dem 5,6-fachen der mittleren Sartankosten, für die Diuretikakombination bei dem 3,6-fachen.

Die Blutdrucksenkung in der Mono- und Kombinationstherapie entspricht den übrigen hier besprochenen Substanzen, die Verträglichkeit ist sehr gut, die häufigste Nebenwirkung Durchfälle liegt bei 1–3% und nimmt bei Überschreiten der zugelassenen Dosis von 300 mg/Tag zu. Wegen des neuen Wirkprinzips muss immer noch an die Möglichkeit neuer und überraschender Nebenwirkungen gedacht werden. Ein Vorteil ist eine lange Halbwertszeit von 24 Stunden, Nachteil eine niedrige Bioverfügbarkeit von 2,7%, die bei gleichzeitiger Einnahme einer fettreichen Mahlzeit oder Grapefruitsaft weiter sinkt. Beachtet werden sollte die Kontraindikation für eine gleichzeitige Gabe von Aliskiren und Verapamil sowie von Aliskiren und Ciclosporin durch Hemmung von P-Glykoprotein.

Aliskiren als Monotherapeutikum hat sich in der Atmosphere-Studie dem Enalapril nicht als überlegen erwiesen (McMurray et al. 2016) (siehe unten). Bei Patienten mit manifester koronarer Herzkrankheit und 2 weiteren kardiovaskulären Risikofaktoren, jedoch systolischen Blutdruckwerten zwischen 125 und 139 mm Hg („Prähypertonie"), stellte eine australische Untersuchergruppe mittels intrakoronarem Ultraschall unter Aliskiren (300 mg) keine Progressionshemmung der Atherosklerose fest (Nicholls et al. 2013, AQUARIUS).

8.4 Kombination von Hemmstoffen des Renin-Angiotensin-Systems

Schon 2008 ergab eine Metaanalyse von Patienten mit linksventrikulärer Dysfunktion, dass die Kombination eines Angiotensinrezeptorantagonisten mit einem ACE-Hemmer zu einem erhöhten kardiovaskulären Risiko führt und deshalb bei diesen Patienten nicht eingesetzt werden sollte (Lakhdar et al. 2008). Eine erweiterte (auch bei Patienten ohne Herzinsuffizienz) Metaanalyse unter Einschluss auch der Kombination mit Aliskiren (33 Studien, 68405 Patienten, mittlere Beobachtungszeit 52 Wochen) ergab im Vergleich zur Monotherapie bei dualer RAS-Blockade lediglich seltenere Einwei-

◘ **Tabelle 8.7 Verordnungen von Renininhibitoren 2017.** Angegeben sind die 2017 verordneten Tagesdosen, die Änderungen gegenüber 2016 und die mittleren Kosten je DDD 2017.

Präparat	Bestandteile	DDD Mio.	Änderung %	DDD-Nettokosten €
Rasilez	Aliskiren	13,5	(−15,1)	0,78
Rasilez HCT	Aliskiren Hydrochlorothiazid	4,2	(−12,4)	1,18
Summe		17,7	(−14,5)	0,87

sungen wegen einer Herzinsuffizienz, aber signifikant häufiger Hypotonien, Hyperkaliämien und Niereninsuffizienzen und keinen signifikanten Überlebensvorteil (Makani et al. 2013).

Vor dem gemeinsamen Einsatz von ACE-Hemmern, Angiotensinrezeptorantagonisten und direkten Renininhibitoren wird gewarnt, insbesondere bei diabetischer Nephropathie (European Medicines Agency 2014). Für die Kombination von Aliskiren mit einem ACE-Hemmer oder einem Sartan gibt es aufgrund der bisher vorgelegten Studiendaten keine Indikation, dagegen erhebliche Bedenken wegen des Risikos der Nierenfunktionsverschlechterung, der Gefahr einer Hyperkaliämie und der symptomatischen Hypotonie (Ponikowski et al. 2016). Die Kombination eines ACE-Hemmers mit einem Angiotensinrezeptorantagonisten wird von der ESC in der Herzinsuffizienztherapie nur noch unter strikter Überwachung für Patienten empfohlen, wenn diese bei Unverträglichkeit für Mineralocorticoidantagonisten unter einer Therapie mit einem ACE-Hemmer und einem Betarezeptorblocker weiterhin symptomatisch sind (Ponikowski et al. 2016).

8.5   Ausblick

Der Stellenwert von ACE-Hemmern und Angiotensinrezeptorantagonisten wird neben ihrer Bedeutung in der Hochdruck- und Herzinsuffizienzbehandlung auch bei kardiovaskulären Hochrisikopatienten und zum Teil unabhängig von ihrer blutdrucksenkenden Potenz gesehen. The Heart Outcomes Prevention Evaluation Studie (The Heart Outcomes Prevention Evaluation Study Investigators 2000, HOPE) wurde vorzeitig abgebrochen, weil bei Hochrisikopatienten ohne Herzinsuffizienz die Gabe von 10 mg Ramipril die Rate von Todesfällen, Herzinfarkten und Schlaganfällen zusammen genommen um 22% reduzierte, dies führte zu einer entsprechenden Zulassungserweiterung für Ramipril (siehe oben). Ähnlich günstige Ergebnisse wurden mit Perindopril (The EURopean trial On reduction of cardiac events with Perindopril in stable coronary Artery disease, EUROPA 2003), nicht jedoch mit Trandolapril bei gleichzeitig effektiver eingestellten LDL-Werten (Pitt 2004,

PEACE) erzielt. Bei einer kleinen Gruppe der HOPE-Patienten zeigte die 24-Stunden-Blutdruckmessung eine Unterschätzung der tatsächlichen Blutdrucksenkung durch den ACE-Hemmer. Diese erfolgte wegen der abendlichen Gabe des Medikamentes vor allem nachts (Svensson et al. 2001). In zwei Untersuchungen an insgesamt 1109 Hochrisikopatienten hatte eine abendliche Antihypertensivadosis signifikant niedrigere systolische Nachtwerte zur Folge als die Gabe aller Antihypertensiva am Morgen. Nach 5,4 Jahren war die Rate kardiovaskulärer Ereignisse bei ausschließlich morgendlicher Einnahme dreimal so hoch (Hermida et al. 2011a, Hermida et al. 2011b). In einer Metaanalyse wird der positive Effekt abendlicher Antihypertensivagabe gestützt (Roush et al. 2014). Wegen der potenziell großen Bedeutung dieser Befunde und angesichts kleiner Kollektive in den Studien wurde eine Reproduktion dieses Befundes an einem größeren Kollektiv gefordert (Carter et al. 2014).

Bei ACE-Hemmer-intoleranten Patienten gelang eine Reproduktion des HOPE-Erfolges mit einem Sartan nur teilweise (The Telmisartan Randomized Assessment Study 2008, TRANSCEND). Für den primären Endpunkt wurde der kombinierte HOPE-Endpunkt um stationäre Aufnahmen wegen Herzinsuffizienz erweitert. Eine Risikoreduktion um 8% war nicht signifikant. Die HOPE-Endpunkte galten dagegen als sekundär. Ihre Reduktion um 13% war schwach signifikant und führte zusammen mit den Ergebnissen von ONTARGET (2008) zu einer Erweiterung der Indikation für Telmisartan analog zu Ramipril.

ACE-Hemmer und Sartane werden häufiger als alle anderen Arzneimittelgruppen angewendet. Sartane sind in der preiswertesten Variante nur noch geringfügig teurer als der kostengünstigste ACE-Hemmer. Alle Hoffnungen auf eine Überlegenheit dieser Substanzgruppe in der Primärprävention kardialer, zerebrovaskulärer und renaler Hochdruckfolgen im Vergleich zu ACE-Hemmern blieben unerfüllt. Ihre überlegene Verordnungszunahme im Vergleich zu den ACE-Hemmern könnte vor allem am Fehlen des Hustens als Nebenwirkung liegen. In einem aktuellen Review (Messerli et al. 2018) wurde gezeigt, dass Angiotensinrezeptorantagonisten im direkten Vergleich zu ACE-Hemmern bei gleicher Effektivität in der Vermeidung kardiovaskulärer Ereignisse weniger Nebenwirkungen und höhere Adhärenz-Raten aufweisen. Bei sich angleichenden Therapiekosten gibt es nach Ansicht der Autoren kaum noch Gründe für den Einsatz von ACE-Hemmern. Zu den oben beschriebenen günstigen kardiovaskulären Wirkungen der Substanzgruppe tritt als weiterer Aspekt das epidemiologisch zunehmende Risiko, einen Diabetes mellitus zu entwickeln. Während unter Diuretika und Betarezeptorenblocker häufiger ein Diabetes auftritt als unter Placebo, wird dies unter ACE-Hemmern und Angiotensinrezeptorantagonisten seltener beobachtet (Metaanalyse: Elliott und Meyer 2007). Im DREAM-Trial verhinderte allerdings Ramipril, placebokontrolliert, nicht das Auftreten eines manifesten Diabetes mellitus bei Patienten mit gestörter Glukosetoleranz (The Dream-Trial 2006).

Literatur

Ahmed AK, Kamath NS, El Kossi M, El Nahas AM (2010): The impact of stopping inhibitors of the renin-angiotensin system in patients with advanced chronic kidney disease. Nephrol Dial Transplant 25: 3977–3982

Arzneimittelkommission der Deutschen Ärzteschaft (2004): Empfehlungen zur Therapie der arteriellen Hypertonie. 2. Auflage, Arzneiverordnung in der Praxis, Band 31, Sonderheft 2 (Therapieempfehlungen), Internet: www.akdae.de/35/74_Hypertonie_2004_2Auflage.pdf

Bakris GL, Sarafidis PA, Weir MR, Dahlöf B, Pitt B, Jamerson K, Velazquez EJ, Staikos-Byrne L, Kelly RY, Shi V, Chiang YT, Weber MA; ACCOMPLISH Trial investigators (2010): Renal outcomes with different fixed-dose combination therapies in patients with hypertension at high risk for cardiovascular events (ACCOMPLISH): a prespecified secondary analysis of a randomised controlled trial. Lancet 375: 1173–1181

Bangalore S, Kumar S, Kjeldsen SE, Makani H, Grossman E, Wetterslev J, Gupta AK, Sever PS, Gluud C, Messerli FH (2011a): Antihypertensive drugs and risk of cancer: network meta-analyses and trial sequential analyses of 324 168 participants from randomised trials. Lancet Oncol 12: 65–82

Bangalore S, Kumar S, Wetterslev J, Messerli FH (2011b): Angiotensin receptor blockers and risk of myocardial infarction: meta-analyses and trial sequential analyses of 147 020 patients from randomised trials. BMJ 342:d2234. doi: 10.1136

Bangalore S, Kumar S, Messerli FH (2013): When conventional heart failure therapy is not enough: Angiotensin receptor blocker, direct renin inhibitor, or aldosterone antagonist? Congest Heart Fail 19: 107–115

Bangalore S, Fakheri R, Wandel S, Toklu B, Wandel J, Messerli FH (2017): Renin angiotensin system inhibitors for patients with stable coronary artery disease without heart failure: systematic review and meta-analysis of randomized trials. BMJ 356: j4. doi: 10.1136/bmj.j4

Barnett AH, Bain SC, Bouter P, Karlberg B, Madsbad S, Jervell J, Mustonen J; Diabetics Exposed to Telmisartan and Enalapril Study Group (2004): Angiotensin-receptor blockade versus converting-enzyme inhibition in type 2 diabetes and nephropathy. N Engl J Med 351: 1952–1961

Beckett NS, Peters R, Fletcher AE, Staessen JA, Liu L, Dumitrascu D, Stoyanovsky V, Antikainen RL, Nikitin Y, Anderson C, Belhani A, Forette F, Rajkumar C, Thijs L, Banya W, Bulpitt CJ; HYVET Study Group (2008): Treatment of hypertension in patients 80 years of age or older. N Engl J Med 358: 1887–1898

Beckett N, Peters R, Tuomilehto J, Swift C, Sever P, Potter J, McCormack T, Forette F, Gil-Extremera B, Dumitrascu D, Staessen JA, Thijs L, Fletcher A, Bulpitt C; HYVET Study Group (2012): Immediate and late benefits of treating very elderly people with hypertension: results from active treatment extension to Hypertension in the Very Elderly randomised controlled trial. BMJ 344: 1–10

Bhaskaran K, Douglas I, Evans S, van Staa T, Smeeth L (2012): Angiotensin receptor blockers and risk of cancer: cohort study among people receiving antihypertensive drugs in UK General Practice Research Database. BMJ 344: e2697

Blood Pressure Lowering Treatment Trialists' Collaboration (2000): Effects of ACE inhibitors, calcium antagonists, and other blood-pressure-lowering drugs: results of prospectively designed overviews of randomised trials. Lancet 356: 1955–1964

Blood Pressure Lowering Treatment Trialists' Collaboration (2007): Blood pressure dependent and independent effects of agents that inhibit the renin-angiotensin system. J. Hypertension 25: 951–958

Blood Pressure Lowering Treatment Trialists' Collaboration (2015): Effects of blood pressure lowering on cardiovascular risk according to baseline body-mass index: a meta-analysis of randomised trials. Lancet 385: 867–874

Bundesärztekammer, Kassenärztliche Bundesvereinigung, Arbeitsgemeinschaft der Wissenschaftlichen Medizinischen Fachgesellschaften (2011): Nationale Versorgungs-Leitlinie Nierenerkrankungen bei Diabetes im Erwachsenenalter 1. Auflage Version 1.3

Burgess E, Muirhead N, Rene de Cotret P, Chiu A, Pichette V, Tobe S; SMART (Supra Maximal Atacand Renal Trial) Investigators (2009): Supramaximal dose of candesartan in proteinuric renal disease. J Am Soc Nephrol 20: 893–900

Carey RM (2013): Newly discovered components and actions of the renin-angiotensin system. Hypertension 62: 818–822

Carey RM (2017): Update on angiotensin AT2 receptors. Curr Opin Nephrol Hypertens 26: 91–96

Carter BL, Chrischilles EA, Rosenthal G, Gryzlak BM, Eisenstein EL, Vander Weg MW (2014): Efficacy and safety of nighttime dosing of antihypertensives: review of the literature and design of a pragmatic clinical trial. J Clin Hypertens (Greenwich) 16: 115–121

Chang CH, Chang YC, Wu LC, Lin JW, Chuang LM, Lai MS (2014): Different angiotensin receptor blockers and incidence of diabetes: a nationwide population-based cohort study. Cardiovasc Diabetol 13: 91

Cheng J, Zhang W, Zhang X, Han F, Li X, He X, Li Q, Chen J (2014): Effect of angiotensin-converting enzyme inhibitors and angiotensin II receptor blockers on all-cause mortality, cardiovascular deaths, and cardiovascular events in patients with diabetes mellitus: a meta-analysis. JAMA Intern Med 174: 773–785

Czernichow S, Zanchetti A, Turnbull F, Barzi F, Ninomiya T, Kengne AP, Lambers Heerspink HJ, Perkovic V, Huxley R, Arima H, Patel A, Chalmers J, Woodward M, MacMahon S, Neal B (2011): The effects of blood pressure reduction and of different blood pressure-lowering regimens on major cardiovascular events according to baseline blood pressure: meta-analysis of randomized trials. J Hypertens 29: 4–16

Derosa G, Maffioli P, D'Avino M, Sala C, Mugellini A, Vulpis V, Felis S, Guasti L, Sarzani R, Bestetti A, Vanasia M, Gaudio G (2017): Efficacy and safety of two dosages of canrenone as add-on therapy in hypertensive patients taking ace-inhibitors or angiotensin II receptor blockers and hydrochlorothiazide at maximum dosage in a randomized clinical trial: The ESCAPE-IT trial. Cardiovasc Ther 35: 47–54

Dickstein K, Kjekshus J, and the OPTIMAAL Steering Committee, for the OPTIMAAL Study Group (2002): Effects of losartan and captopril on mortality and morbidity in high-risk patients after acute myocardial infarction: the OPTIMAAL randomised trial. Lancet 360: 752–760

Dudenbostel T, Calhoun DA (2017): Use of aldosterone antagonists for treatment of uncontrolled resistant hypertension. Am J Hypertens 30:103–109

Elliott WJ, Meyer PM (2007): Incident diabetes in clinical trials of antihypertensive drugs: a network meta-analysis. Lancet 369: 201–207

Emdin CA, Rahimi K, Neal B, Callender T, Perkovic V, Patel A (2015): Blood pressure lowering in type 2 diabetes: a systematic review and meta-analysis. JAMA 313: 603–615

Ettehad D, Emdin CA, Kiran A, Anderson SG, Callender T, Emberson J, Chalmers J, Rodgers A, Rahimi K (2016): Blood pressure lowering for prevention of cardiovascular disease and death: a systematic review and meta-analysis. Lancet 387: 957–967

European Medicines Agency (2014): PRAC recommends against combined use of medicines affecting the renin-angiotensin (RAS) system. Press Release April 11, 2014; EMA/196502/2014

FDA Drug Safety Communication (2013): FDA approves label changes to include intestinal problems (sprue-like enteropathy) linked to blood pressure medicine olmesartan medoxomil. 7-3-2013

Flather MD, Yusuf S, Kober L, Pfeffer M, Hall A, Murray G, Torp-Pedersen C, Ball S, Pogue J, Moyé L, Braunwald E (2000): Long-term ACE-inhibitor therapy in patients with heart failure or left-ventricular dysfunction: a systematic overview of data from individual patients. Lancet 355: 1575–1581

Fralick M, Macdonald EM, Gomes T, Antoniou T, Hollands S, Mamdani MM, Juurlink DN; Canadian Drug Safety and Effectiveness Research Network (2014): Co-trimoxazole and sudden death in patients receiving inhibitors of renin-angiotensin system: population based study. BMJ 349: g6196

Gandhi S, Fleet JL, Bailey DG, McArthur E, Wald R, Rehman F, Garg AX (2013): Calcium-channel blocker-clarithromycin drug interactions and acute kidney injury. JAMA 310: 2544–2553

Granger CB, McMurray JJV, Yusuf S, Held P, Michelson EL, Olofsson B, Ostergren J, Pfeffer MA, Swedberg K; CHARM Investigators and Committees (2003): Effects of candesartan in patients with chronic heart failure and reduced left-ventricular systolic function intolerant to angiotensin-converting-enzyme inhibitors: the CHARM-Alternative trial. Lancet 362: 772–776

Haller H, Ito S, Izzo JL Jr, Januszewicz A, Katayama S, Menne J, Mimran A, Rabelink TJ, Ritz E, Ruilope LM, Rump LC, Viberti G; ROADMAP Trial Investigators (2011): Olmesartan for the delay or prevention of microalbuminuria in type 2 diabetes. N Engl J Med 364: 907–917

Hasenfuss G, Edelmann F, Wachter R (2013): Empfehlung zur Herzinsuffizienz Was gibt es Neues? Internist 54: 1141–1151

Heerspink HL, de Zeeuw D (2010): Composite renal endpoints: was ACCOMPLISH accomplished? Lancet 375: 1140–1142

Heerspink HJ, Ninomiya T, Perkovic V, Woodward M, Zoungas S, Cass A, Cooper M, Grobbee DE, Mancia G, Mogensen CE, Neal B, Chalmers J; ADVANCE Collaborative Group (2010): Effects of a fixed combination of perindopril and indapamide in patients with type 2 diabetes and chronic kidney disease. Eur Heart J 31: 2888–2896

Hermida RC, Ayala DE, Mojón A, Fernández JR (2011a): Bedtime dosing of antihypertensive medications reduces cardiovascular risk in CKD. J Am Soc Nephrol 22: 2313–2321

Hermida RC, Ayala DE, Mojon A, Fernandez JR (2011b): Influence of time of day of blood pressure-lowering treatment on cardiovascular risk in hypertensive patients with type 2 diabetes. Diabetes Care 34: 1270–1276

Hermida RC, Ayala DE, Mojon A, Fernandez JR (2016): Bedtime ingestion of hypertension medications reduces the risk of new-onset type 2 diabetes: a randomised controlled trial. Diabetologia 59: 255–265

Huang Y, Su L, Cai X, Mai W, Wang S, Hu Y, Wu Y, Tang H, Xu D (2014): Association of all-cause and cardiovascular mortality with prehypertension: a meta-analysis. Am Heart J 167: 160–168 e1

Jamerson K, Weber MA, Bakris GL, Dahlöf B et al ACCOMPLISH Trial Investigators (2008): Benazepril plus amlodipine or hydrochlorothiazide for hypertension in high-risk patients. N Engl J Med 359: 2417–2428

Jamerson KA, Devereux R, Bakris GL, Dahlöf B, Pitt B, Velazquez EJ, Weir M, Kelly RY, Hua TA, Hester A, Weber MA (2011):

Efficacy and duration of benazepril plus amlodipine or hydrochlorothiazide on 24-hour ambulatory systolic blood pressure control. Hypertension 57: 174–179

Julius S, Kjeldsen SE, Weber M, Brunner HR, Ekman S, Hansson L, Hua T, Laragh J, McInnes GT, Mitchell L, Plat F, Schork A, Smith B, Zanchetti A; VALUE trial group (2004): Outcomes in hypertensive patients at high cardiovascular risk treated with regimens based on valsartan or amlodipine: the VALUE randomised trial. Lancet 363: 2022–2031

Julius S, Nesbitt SD, Egan BM. for the Trial of Preventing Hypertension (TROPHY) Study Investigators (2006): Feasibility of treating prehypertension with an angiotensin-receptor blocker. N Engl J Med 354: 1685–1697

Konstam MA, Neaton JD, Dickstein K, Drexler H, Komajda M, Martinez FA, Riegger GA, Malbecq W, Smith RD, Guptha S, Poole-Wilson PA; HEAAL Investigators (2009): Effects of high-dose versus low-dose losartan on clinical outcomes in patients with heart failure (HEAAL study): a randomised, double-blind trial. Lancet 374: 1840–1848

Krieger EM, Drager LF, Giorgi DMA, et al. (2018): Spironolactone versus clonidine as a fourth-drug therapy for resistant hypertension: The ReHOT randomized study (Resistant Hypertension Optimal Treatment). Hypertension 71: 681–690

Kunz R, Friedrich C, Wolbers M, Mann JFE (2008): Meta-analysis: Effect of monotherapy and combination therapy with Inhibitors of the renin angiotensin system on proteinuria in renal disease. Ann Intern Med 148: 30–48

Lakhdar R, Al-Mallah MH, Lanfear DE (2008): Safety and tolerability of angiotensin-converting enzyme inhibitor versus the combination of angiotensin-converting enzyme inhibitor and angiotensin receptor blocker in patients with left ventricular dysfunction: a systematic review and meta-analysis of randomized controlled trials. J Card Fail 14: 181–188

Lewis EJ, Hunsicker LG, Bain RP, Rohde RD for the Collaborative Study Group (1993): The effect of angiotensin-converting-enzyme inhibition on diabetic nephropathy. N Engl J Med 329: 1456–1462

Lonn EM, Bosch J, López-Jaramillo P, Zhu J, Liu L, Pais P, Diaz R, Xavier D, Sliwa K, Dans A, Avezum A, Piegas LS, Keltai K, Keltai M, Chazova I, Peters RJ, Held C, Yusoff K, Lewis BS, Jansky P, Parkhomenko A, Khunti K, Toff WD, Reid CM, Varigos J, Leiter LA, Molina DI, McKelvie R, Pogue J, Wilkinson J, Jung H, Dagenais G, Yusuf S; HOPE-3 Investigators (2016): Blood-pressure lowering in intermediate-risk persons without cardiovascular disease. N Engl J Med 374: 2009–2020

Lüders S, Schrader J, Berger J, Unger T, Zidek W, Böhm M, Middeke M, Motz W, Lübcke C, Gansz A, Brokamp L, Schmieder RE, Trenkwalder P, Haller H, Dominiak P; PHARAO study group (2008): The PHARAO study: prevention of hypertension with the angiotensin-converting enzyme inhibitor ramipril in patients with high-normal blood pressure – a prospective, randomized, controlled prevention trial of the German Hypertension League. J Hypertens 26: 1487–1496

Lv Y, Zou Z, Chen GM, Jia HX, Zhong J, Fang WW (2010): Amlodipine and angiotensin-converting enzyme inhibitor combination versus amlodipine monotherapy in hypertension: a meta-analysis of randomized controlled trials. Blood Press Monit 15:195–204

Lv J, Ehteshami P, Sarnak MJ, Tighiouart H, Jun M, Ninomiya T, Foote C, Rodgers A, Zhang H, Wang H, Strippoli GF, Perkovic V (2013): Effects of intensive blood pressure lowering on the progression of chronic kidney disease: a systematic review and meta-analysis. CMAJ 185: 949–957

Makani H, Bangalore S, Desouza KA, Shah A, Messerli FH (2013): Efficacy and safety of dual blockade of the renin-angiotensin system: meta-analysis of randomised trials. BMJ Jan 28; 346: f360. doi: 10.1136

Malacco E, Santonastaso M, Vari NA, Gargiulo A, Spagnuolo V, Bertocchi F, Palatini P; Blood Pressure Reduction and Tolerability of Valsartan in Comparison with Lisinopril Study (2004): Comparison of valsartan 160 mg with lisinopril 20 mg, given as monotherapy or in combination with a diuretic, for the treatment of hypertension: the Blood Pressure Reduction and Tolerability of Valsartan in Comparison with Lisinopril (PREVAIL) study. Clin Ther 26: 855–865

Mann JFE, Schmieder RE, McQueen M, Dyal L et al on behalf of the ONTARGET investigators (2008): Renal outcomes with telmisartan, ramipril, or both, in people at high vascular risk (the ONTARGET study): a multicentre, randomised, double-blind, controlled trial. Lancet 372: 547–553

Mann JFE, Schmieder RE, Dyal L, McQueen MJ, Schumacher H, Pogue J, Wang X, Probstfield JL, Avezum A, Cardona-Munoz E, Dagenais GR, Diaz R, Fodor G, Maillon JM, Rydén L, Yu CM, Teo KK, Yusuf S; TRANSCEND (2009): Effect of telmisartan on renal outcomes: a randomized trial. Ann Intern Med 151: 1 10, W1-2

Maschio G, Albert D, Ganin G, Locatelli F, Mann JFE et al (1996): Effect of the angiotensin-converting-enzyme inhibitor benazepril on the progression of chronic renal insufficiency. N Engl J Med 334: 939–945

McMurray JJ, Packer M, Desai AS, Gong J, Lefkowitz MP, Rizkala AR, Rouleau JL, Shi VC, Solomon SD, Swedberg K, Zile MR; PARADIGM-HF Investigators and Committees (2014): Angiotensin-neprilysin inhibition versus enalapril in heart failure. N Engl J Med 371: 993–1004

McMurray JJ, Krum H, Abraham WT, Dickstein K, Kober LV, Desai AS, Solomon SD, Greenlaw N, Ali MA, Chiang Y, Shao Q, Tarnesby G, Massie BM (2016): Aliskiren, enalapril, or aliskiren and enalapril in heart failure. N Engl J Med 374: 1521–1532

Messerli FH, Bangalore S, Bavishi C, Rimoldi SF (2018): Angiotensin-converting enzyme inhibitors in hypertension: To use or not to use? J Am Coll Cardiol 71: 1474–1482

National Collaborating Centre for Chronic Conditions (2006): Hypertension: management of hypertension in adults in primary care: partial update. London: Royal College of Physicians. Internet: http://guidance.nice. org.uk/CG34/guidance/pdf/English

Nicholls SJ, Bakris GL, Kastelein JJ, Menon V, Williams B, Armbrecht J, Brunel P, Nicolaides M, Hsu A, Hu B, Fang H,

Puri R, Uno K, Kataoka Y, Bash D, Nissen SE (2013): Effect of aliskiren on progression of coronary disease in patients with prehypertension: the AQUARIUS randomized clinical trial. JAMA 310: 1135–1144

Padwal R, Lin M, Etminan M, Eurich DT (2014): Comparative effectiveness of olmesartan and other angiotensin receptor blockers in diabetes mellitus: retrospective cohort study. Hypertension 63: 977–983

Palmer SC, Mavridis D, Navarese E, Craig JC, Tonelli M, Salanti G, Wiebe N, Ruospo M, Wheeler DC, Strippoli GF (2015): Comparative efficacy and safety of blood pressure-lowering agents in adults with diabetes and kidney disease: a network meta-analysis. Lancet 385: 2047–2056

Pierre-Louis B, Rodriques S, Gorospe V, Guddati AK, Aronow WS, Ahn C, Wright M (2016): Clinical factors associated with early readmission among acutely decompensated heart failure patients. Arch Med Sci 12: 538–545

Pitt B, Poole-Wilson PA, Segal R, Martinez FA, Dickstein K, Camm AJ, Konstam MA, Riegger G, Klinger GH, Neaton J, Sharma D, Thiyagarajan B (2000): Effect of losartan compared with captopril on mortality in patients with symptomatic heart failure: randomised trial – the Losartan Heart Failure Survival Study ELITE II. Lancet 355: 1582–1587

Pitt B (2004): ACE inhibitors for patients with vascular disease without left ventricular dysfunction – may they rest in PEACE? N Engl J Med 351: 2115–2117

Ponikowski P, Voors AA, Anker SD, Bueno H, Cleland JG, Coats AJ, Falk V, González-Juanatey JR, Harjola VP, Jankowska EA, Jessup M, Linde C, Nihoyannopoulos P, Parissis JT, Pieske B, Riley JP, Rosano GM, Ruilope LM, Ruschitzka F, Rutten FH, van der Meer P; Authors/Task Force Members; Document Reviewers (2016): 2016 ESC Guidelines for the diagnosis and treatment of acute and chronic heart failure: The Task Force for the diagnosis and treatment of acute and chronic heart failure of the European Society of Cardiology (ESC)Developed with the special contribution of the Heart Failure Association (HFA) of the ESC. Eur J Heart Fail 18: 891–975

Potier L, Roussel R, Elbez Y, Marre M, Zeymer U, Reid CM, Ohman M, Eagle KA, Bhatt DL, Steg PG; REACH Registry Investigators (2017): Angiotensin-converting enzyme inhibitors and angiotensin receptor blockers in high vascular risk. Heart 103: 1339–1346

Roush GC, Fapohunda J, Kostis JB (2014): Evening dosing of antihypertensive therapy to reduce cardiovascular events: a third type of evidence based on a systematic review and meta-analysis of randomized trials. J Clin Hypertens 16: 561–568

Rubio-Tapia A, Herman ML, Ludvigsson JF, Kelly DG, Mangan TF, Wu TT, Murray JA (2012): Severe spruelike enteropathy associated with olmesartan. Mayo Clin Proc 87: 732–738

Ruggenenti P, Fassi A, Ilieva AP, Bruno S, Iliev IP, Brusegan V, Rubis N, Gherardi G, Arnoldi F, Ganeva M, Ene-Iordache B, Gaspari F, Perna A, Bossi A, Trevisan R, Dodesini AR, Remuzzi G; Bergamo Nephrologic Diabetes Complications Trial (BENEDICT) Investigators (2004): Preventing microalbuminuria in type 2 diabetes. N Engl J Med 351: 1941–1951

Sandset EC, Bath PM, Boysen G, Jatuzis D, Kõrv J, Lüders S, Murray GD, Richter PS, Roine RO, Terént A, Thijs V, Berge E; SCAST Study Group (2011): The angiotensin-receptor blocker candesartan for treatment of acute stroke (SCAST): a randomised, placebo-controlled, double-blind trial. Lancet 377: 741–750

Sato A, Fukuda S (2015): A prospective study of frequency and characteristics of cough during ACE inhibitor treatment. Clin Exp Hypertens 37: 563–568

Schmieder RE, Klingbeil AU, Fleischmann EH, Veelken R, Delles C (2005): Additional antiproteinuric effect of ultrahigh dose candesartan: a double-blind, randomized, prospective study. J Am Soc Nephrol. 16: 3038–3045

Schmieder RE, Hilgers KF, Schlaich MP, Schmidt MW (2007): Renin angiotensin system and cardiovascular risk. Lancet 369: 1208–1219

Schmidt SA, Schmidt M, Mehnert F, Lemeshow S, Sorensen HT (2015): Use of antihypertensive drugs and risk of skin cancer. J Eur Acad Dermatol Venereol 29: 1545–1554

Schneider MP, Hua TA, Böhm M, Wachtell K, Kjeldsen SE, Schmieder RE (2010): Prevention of atrial fibrillation by Renin-Angiotensin system inhibition a meta-analysis. J Am Coll Cardiol. 55: 2299–2307

Schrader J, Luders S, Kulschewski A, Berger J, Zidek W, Treib J, Einhäupl K, Diener HC, Dominiak P; Acute Candesartan Cilexetil Therapy in Stroke Survivors Study Group (2003): The ACCESS Study: evaluation of Acute Candesartan Cilexetil Therapy in Stroke Survivors. Stroke 234: 1699–703

Schrader J, Lüders S, Kulschewski A, Hammersen F, Plate K, Berger J, Zidek W, Dominiak P, Diener HC; MOSES Study Group (2005): Morbidity and mortality after stroke, eprosartan compared with nitrendipine for secondary prevention. Principal results of a prospective randomized controlled study (MOSES). Stroke 36: 1218–1226

Sipahi I, Debanne SM, Rowland DY, Simon DI, Fang JC (2010): Angiotensin-receptor blockade and risk of cancer: meta-analysis of randomised controlled trials. Lancet Oncol 11: 627–636

Staessen JA, Li Y, Thijs L, Wang JG (2005): Blood pressure reduction and cardiovascular prevention: an update including the 2003-2004 secondary prevention trials. Hypertens Res 28: 385–407

Staessen JA, Richart T, Wang Z, Thijs L (2010): Implications of recently published trials of blood pressure-lowering drugs in hypertensive or high-risk patients. Hypertension 55: 819–831

Stiles S (2018): Old Age and ACE Inhibitors in Heart Failure: Cohort Study Tries to Bridge Guidelines Gap – Medscape – Jun 01, 2018

Svensson P, de Faire U, Sleight P, Yusuf S, Jan Östergren J (2001): Comparative effects of ramipril on ambulatory and office blood pressures. A HOPE substudy. Hypertension 38: e28–e32

The ACTIVE I Investigators (2011): Irbesartan in patients with atrial fibrillation. N Engl J Med 364: 928–938

The DREAM Trial Investigators (2006): Effect of ramipril on the incidence of diabetes. N Engl J Med 355: 1551–1562

The EURopean trial On reduction of cardiac events with Perindopril in stable coronary Artery disease Investigators (2003): Efficacy of perindopril in reduction of cardiovascular events among patients with stable coronary artery disease: randomised, double-blind, placebo-controlled, multicentre trial (the EUROPA study). Lancet 362: 782–788

The GISEN Group (1997): Randomised placebo-controlled trial of effect of ramipril on decline in glomerular filtration rate and risk of terminal renal failure in proteinuric, non-diabetic nephropathy. Lancet 349: 1857–1863

The GISSI-AF Investigators (2009): Valsartan for prevention of recurrent atrial fibrillation. N Engl J Med 360: 1606–1617

The Heart Outcomes Prevention Evaluation (HOPE) Study Investigators (2000): Effects of an angiotensin-converting-enzyme inhibitor, ramipril, on cardiovascular events in high-risk patients. N Engl J Med 342: 145–153

The ONTARGET Investigators (2008): Telmisartan, ramipril or both in patients at high risk for vascular events. N Engl J Med 358: 1547–1559

The Telmisartan Randomised AssessmeNt Study in ACE iNtolerant subjects with cardiovascular Disease (TRANSCEND) Investigators (2008): Effects of the angiotensin-receptor blocker telmisartan on cardiovascular events in high-risk patients intolerant to angiotensin-converting enzyme inhibitors: a randomised controlled trial. Lancet 372: 1174–1183

Thompson AM, Hu T, Eshelbrenner CL, Reynolds K, He J, Bazzano LA (2011): Antihypertensive treatment and secondary prevention of cardiovascular disease events among persons without hypertension: a meta-analysis. JAMA 305: 913–922

Tsimploulis A, Lam PH, Arundel C, Singh SN, Morgan CJ, Faselis C, Deedwania P, Butler J, Aronow WS, Yancy CW, Fonarow GC, Ahmed A (2018): Systolic blood pressure and outcomes in patients with heart failure with preserved ejection fraction. JAMA Cardiol 3: 288–297

Verma S, Strauss M (2004): Angiotensin receptor blockers and myocardial infarction. These drugs may increase myocardial infarction – and patients may need to be told. BMJ 329: 1248–1249

Wachtell K, Hornestam B, Lehto M, Slotwiner DJ, Gerdts E, Olsen MH, Aurup P, Dahlöf B, Ibsen H, Julius S, Kjeldsen SE, Lindholm LH, Nieminen MS, Rokkedal J, Devereux RB (2005a): Cardiovascular morbidity and mortality in hypertensive patients with a history of atrial fibrillation: The Losartan Intervention For End Point Reduction in Hypertension (LIFE) study. J Am Coll Cardiol 45: 705–711

Wachtell K, Lehto M, Gerdts E, Olsen MH, Hornestam B, Dahlöf B, Ibsen H, Julius S, Kjeldsen SE, Lindholm LH, Nieminen MS, Devereux RB (2005b): Angiotensin II receptor blockade reduces new-onset atrial fibrillation and subsequent stroke compared to atenolol: the Losartan Intervention For End Point Reduction in Hypertension (LIFE) study. J Am Coll Cardiol 45: 712–719

Wanner C, Inzucchi SE, Lachin JM, Fitchett D, von Eynatten M, Mattheus M, Johansen OE, Woerle HJ, Broedl UC, Zinman B (2016): Empagliflozin and Progression of Kidney Disease in Type 2 Diabetes. N Engl J Med 375: 323–334

Weber MA, Jamerson K, Bakris GL, Weir MR, Zappe D, Zhang Y, Dahlof B, Velazquez EJ, Pitt B (2013): Effects of body size and hypertension treatments on cardiovascular event rates: subanalysis of the ACCOMPLISH randomised controlled trial. Lancet 381: 537–545

Whelton PK, Carey RM (2018): The 2017 American College of Cardiology/American Heart Association Clinical Practice Guideline for high blood pressure in adults. JAMA Cardiol 3: 352–353

Williamson JD, Supiano MA, Applegate WB, Berlowitz DR, Campbell RC, Chertow GM, Fine LJ, Haley WE, Hawfield AT, Ix JH, Kitzman DW, Kostis JB, Krousel-Wood MA, Launer LJ, Oparil S, Rodriguez CJ, Roumie CL, Shorr RI, Sink KM, Wadley VG, Whelton PK, Whittle J, Woolard NF, Wright JT Jr, Pajewski NM; SPRINT Research Group (2016): Intensive vs standard blood pressure control and cardiovascular disease outcomes in adults aged >/=75 Years: A randomized clinical trial. JAMA 315: 2673–2682

Yang R, Luo Z, Liu Y, Sun M, Zheng L, Chen Y, Li Y, Wang H, Chen L, Wu M, Zhao H (2016): Drug Interactions with Angiotensin Receptor Blockers: Role of Human Cytochromes P450. Curr Drug Metab May 24, ahead of print.

Yusuf S (2002): From the HOPE to the ONTARGET and the TRANSCEND studies: challenges in improving prognosis. Am J Cardiol 89: 18A–25A

Yancy CW, Jessup M, Bozkurt B, Butler J, Casey DE Jr, Colvin MM, Drazner MH, Filippatos GS, Fonarow GC, Givertz MM, Hollenberg SM, Lindenfeld J, Masoudi FA, McBride PE, Peterson PN, Stevenson LW, Westlake C (2017): 2017 ACC/AHA/HFSA Focused Update of the 2013 ACCF/AHA Guideline for the Management of Heart Failure: A Report of the American College of Cardiology/American Heart Association Task Force on Clinical Practice Guidelines and the Heart Failure Society of America. J Am Coll Cardiol 70: 776–803

Yusuf S (2002): From the HOPE to the ONTARGET and the TRANSCEND studies: challenges in improving prognosis. Am J Cardiol 89: 18A–25A

Yusuf S, Diener HC, Sacco RL, Cotton D, Ôunpuu S for the PRoFESS Study Group (2008): Telmisartan to prevent recurrent stroke and cardiovascular Events. N Engl J Med 359: 1225–1237

Zinman B, Wanner C, Lachin JM, Fitchett D, Bluhmki E, Hantel S, Mattheus M, Devins T, Johansen OE, Woerle HJ, Broedl UC, Inzucchi SE (2015): Empagliflozin, cardiovascular outcomes, and mortality in type 2 diabetes. N Engl J Med 373: 2117–2128

Analgetika

Rainer H. Böger und Gerhard Schmidt

© Springer-Verlag GmbH Deutschland, ein Teil von Springer Nature 2018
U. Schwabe, D. Paffrath, W.-D. Ludwig, J. Klauber (Hrsg.), *Arzneiverordnungs-Report 2018*
https://doi.org/10.1007/978-3-662-57386-0_9

Auf einen Blick

Trend

Die ärztliche Verordnung von Schmerzmitteln hat in den letzten 20 Jahren eine bemerkenswerte Trendwende vollzogen. Nichtopioide Analgetika wurden 30% weniger verordnet, Opioidanalgetika dagegen dreimal so viel. Das hat dazu geführt, dass jetzt fast doppelt so viele Opioidanalgetika wie nichtopioide Analgetika verschrieben werden. Dabei muss berücksichtigt werden, dass nicht verschreibungspflichtige, nichtopioide Analgetika wie Acetylsalicylsäure und Paracetamol nur in Sonderfällen zu Lasten der GKV verschrieben werden können. Weit über die Hälfte der Opioidverordnungen entfällt auf die beiden schwachwirksamen Opioide Tramadol und Tilidin/Naloxon. Die Verschreibungshäufigkeit der Tilidin/Naloxon Kombination ist fast so groß wie die aller stark wirkenden Opioidanalgetika. Führende Mittel der starkwirksamen Opioide sind Fentanylpflaster und Oxycodon sowie Hydromorphon, während das als Goldstandard empfohlene Morphin seit Jahren rückläufig ist. Einige Opioide (Methadon, Levomethadon, Buprenorphin) werden in der Substitutionsbehandlung opioidabhängiger Personen eingesetzt. Bei den nichtopioiden Analgetika ist ein auffälliger Wandel eingetreten. Die Verordnungen von Acetylsalicylsäure und Paracetamol sind in den letzten 10 Jahren um über 60% zurückgegangen, während das rezeptpflichtige Metamizol trotz des weiterhin bestehenden Agranulozytoserisikos mehr als doppelt so häufig verordnet wurde.

Für die Schmerzbehandlung werden in erster Linie Opioide und nichtopioide Analgetika eingesetzt. Nichtopioide Analgetika wirken zusätzlich antipyretisch, einige auch entzündungshemmend. In manchen Fällen bereitet es Schwierigkeiten, eine eindeutige Trennung von Analgetika gegenüber den Antirheumatika und Antiphlogistika vorzunehmen. Seit mehreren Jahren werden die nichtsteroidalen Antiphlogistika Ibuprofen, Naproxen und Diclofenac in geringerer Dosis auch als rezeptfreie Schmerzmittel verwendet.

Die Prinzipien einer rationalen Schmerztherapie basieren auf dem vor 30 Jahren eingeführten WHO-Stufenschema für die Tumorschmerztherapie (World Health Organization 1986). Nach diesen Empfehlungen sollen möglichst Einzelsubstanzen verwendet werden, solange der Schmerz damit beherrscht werden kann. Reicht die Monotherapie mit nichtopioiden Analgetika oder nichtsteroidalen Antiphlogistika nicht aus, werden diese Substanzen in der Stufe 2 des WHO-Schemas mit schwachwirksamen Opioiden kombiniert (z. B. Dihydrocodein, Tramadol, Tilidin plus Naloxon). Zur Behandlung schwerster Schmerzen können starkwirksame Opioidanalgetika wie Morphin eingesetzt werden, wobei eine Komedikation mit nichtsteroidalen Antiphlogistika beibehalten werden soll und zusätzlich Antidepressiva in Betracht gezogen werden können (Arzneimittelkommission der deutschen Ärzteschaft 2007a).

9.1 Verordnungsspektrum

Die Verordnungsentwicklung von Schmerzmitteln ist seit über 20 Jahren von einem kontinuierlichen Anstieg der Opioidanalgetika und einem massiven Rückgang der nichtopioiden Analgetika bis 2004

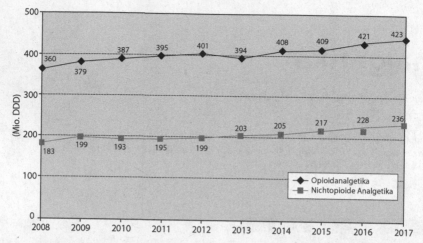

◘ Abbildung 9.1 Verordnungen von Analgetika 2008 bis 2017. Gesamtverordnungen nach definierten Tagesdosen.

geprägt, der sich seitdem nur ganz allmählich erholt (► vgl. Arzneiverordnungs-Report 2008, Abbildung 6.1). Seit 2008 ist das Verordnungsvolumen der Opioidanalgetika nach definierten Tagesdosen (DDD) um 18% angestiegen (◘ Abbildung 9.1). Die Verordnungszahlen für Opioidanalgetika sind 2017 gegenüber dem Vorjahr erneut etwas angestiegen. Morphinpräparate zeigen, einem langjährigen Trend folgend, erneut einen Verordnungsrückgang. Das mit Abstand am häufigsten verordnete, hochpotente Opioid Fentanyl weist 2017 nach langjährigen, deutlichen Zuwächsen erneut, wie ein Jahr zuvor, einen leichten Verordnungsrückgang auf (◘ Tabelle 9.1). Die Verordnungen des niedrig potenten Opioids Tramadol sind wieder gegenüber dem Vorjahr leicht rückläufig. Die ebenfalls begrenzt potente Arzneimittelkombination Tilidin/Naloxon ist 2017 erneut häufiger verordnet worden.

Bei nichtopioiden Analgetika sind gegenüber dem Vorjahr die Verordnungszahlen von Acetylsalicylsäure deutlich zurückgegangen, während die Verordnungszahlen für Paracetamol nur etwas zurückgegangen sind. Bei den rezeptpflichtigen Substanzen weist Metamizol, einem langjährigen Trend folgend, erneut einen deutlichen Zuwachs auf, während Flupirtin erneut weniger als 2016 verschrieben wurde (◘ Tabelle 9.5).

9.2   Opioidanalgetika

Opioidanalgetika werden in der Schmerzbehandlung eingesetzt, wenn nichtopioide Analgetika und nichtsteroidale Antiphlogistika nicht mehr ausreichend wirksam sind. Von besonderer Bedeutung sind die stark wirkenden Opioidanalgetika für die Behandlung von Tumorschmerzen (◘ Tabelle 9.1). Eine zunehmende Bedeutung gewinnt die Verordnung von Opioidanalgetika für Nichttumorschmerzen, die nach amerikanischen Daten seit vielen Jahren angestiegen ist und schätzungsweise 90% der Opioidverordnungen ausmacht (Sullivan et al. 2008). Ein ähnlicher Trend wurde auch für AOK-Versicherte in Hessen beobachtet (Schubert et al. 2013). Allerdings ist die Effektivität der Opioidanalgetika, z.B. bei chronischen Rückenschmerzen, gegenüber Placebo nur für die Kurzzeitbehandlung belegt, der Nachweis für einen Langzeiteffekt steht noch aus (Chaparro et al. 2014). Fast 60% des Verordnungsvolumens von Opioidanalgetika entfällt weiterhin auf die beiden schwachwirksamen Opioidanalgetika Tramadol und Tilidinkombinationen (◘ Tabelle 9.2 und 9.3), die beide von der Betäubungsmittel-Verschreibungsverordnung ausgenommen sind und leitliniengemäß vorwiegend für Nichttumorschmerzen verordnet werden. Während in der Vergangenheit in Deutschland häufig eine zu große Zurückhaltung bei der Verordnung von Opioiden in der Schmerztherapie beklagt wurde, mehren sich in letzter Zeit Berichte – besonders aus

Tabelle 9.1 Verordnungen stark wirkender Opioidanalgetika 2017. Angegeben sind die 2017 verordneten Tagesdosen, die Änderungen gegenüber 2016 und die mittleren Kosten je DDD 2017.

Präparat	Bestandteile	DDD Mio.	Änderung %	DDD-Nettokosten €
Morphin				
Morphin AL	Morphin	5,7	(−18,6)	2,42
MST/MSR/MSI Mundipharma	Morphin	2,0	(−7,0)	2,44
M-STADA	Morphin	1,2	(−15,4)	2,28
Morphin HEXAL	Morphin	1,0	(−0,3)	2,94
Morphinsulfat-GRY	Morphin	0,69	(−12,7)	3,47
Morph-1 A Pharma	Morphin	0,68	(>1000)	2,53
Morphin-ratiopharm	Morphin	0,64	(−3,4)	2,79
Sevredol	Morphin	0,61	(−18,8)	9,62
Morphin Merck/-retard	Morphin	0,58	(−3,1)	5,99
Morphin Aristo	Morphin	0,48	(+41,1)	3,12
Capros/-akut	Morphin	0,46	(+61,6)	7,28
Morphinsulfat AbZ	Morphin	0,43	(+246,7)	2,44
Morphin Hameln	Morphin	0,38	(+13,7)	3,88
Morphin Heumann	Morphin	0,37	(+119,4)	2,37
Oramorph	Morphin	0,16	(−0,3)	9,49
		15,4	(−2,9)	3,21
Buprenorphin				
Norspan transdermal	Buprenorphin	3,7	(+4,5)	8,29
Transtec	Buprenorphin	2,4	(−34,1)	5,35
Bup 4 Libraphar	Buprenorphin	1,9	(+24,8)	5,56
Buprenorphin AWD	Buprenorphin	1,1	(+0,9)	5,04
Buprenorphin-ratiopharm	Buprenorphin	0,83	(+20,9)	5,09
Temgesic	Buprenorphin	0,71	(−0,9)	2,58
Buprenorphin/Bupre HEXAL	Buprenorphin	0,53	(+17,4)	3,68
Buprenorphin Glenmark	Buprenorphin	0,18	(>1000)	6,10
Bupre-1 A Pharma	Buprenorphin	0,18	(+130,5)	7,36
		11,6	(−1,9)	6,07
Fentanyl				
Fentanyl-1 A Pharma	Fentanyl	19,5	(+7,2)	4,08
Fentanyl AL	Fentanyl	11,4	(−5,5)	2,97
Fentanyl HEXAL	Fentanyl	7,1	(−5,2)	4,08
Fentanyl AbZ	Fentanyl	3,2	(+20,6)	3,09
Durogesic	Fentanyl	2,8	(−15,8)	3,79
Fentanyl Winthrop	Fentanyl	1,9	(−6,4)	4,01
Fentanyl-ratiopharm TTS	Fentanyl	1,9	(−12,8)	3,97
Fentanyl Aristo	Fentanyl	1,2	(+42,7)	3,05
Fentanyl-Actavis	Fentanyl	1,1	(+168,0)	2,92
Fentanyl CT	Fentanyl	0,89	(−35,3)	3,97
Fentanyl TAD	Fentanyl	0,77	(−54,2)	3,25
Fentanyl STADA	Fentanyl	0,74	(−6,1)	2,88

◻ **Tabelle 9.1** Verordnungen stark wirkender Opioidanalgetika 2017 (Fortsetzung).

Präparat	Bestandteile	DDD Mio.	Änderung %	DDD-Nettokosten €
Fentanyl-/Fentamat Sandoz	Fentanyl	0,70	(−12,9)	3,98
Fentanyl Hennig	Fentanyl	0,62	(−23,3)	2,96
Effentora	Fentanyl	0,53	(+1,6)	21,88
Abstral	Fentanyl	0,41	(+6,7)	21,87
		54,8	(−1,4)	3,98
Oxycodon				
Targin	Oxycodon Naloxon	12,0	(−26,3)	10,50
Oxycodon-HCL, AL	Oxycodon	9,9	(+5,2)	5,44
Oxycodon/Naloxon Krugmann	Oxycodon Naloxon	4,2	(>1000)	10,57
Oxycodon-HCL-Winthrop	Oxycodon	3,2	(+4,3)	5,68
Oxygesic	Oxycodon	2,4	(−12,2)	6,21
Oxycodon-HCL, beta	Oxycodon	1,9	(+28,3)	5,19
Oxycodonhydrochlorid Heumann	Oxycodon	1,7	(+120,8)	6,05
Oxycodon-HCL, ratiopharm	Oxycodon	1,2	(+4,4)	6,49
Oxycodon-HCL, AbZ	Oxycodon	1,2	(−0,7)	5,44
Oxycodon-HCL-1 A Pharma	Oxycodon	1,0	(−7,9)	5,62
Oxycodon HCL, Zentiva	Oxycodon	0,70	(−16,4)	6,33
Oxycodon-HCL, HEXAL	Oxycodon	0,67	(−32,6)	5,55
Oxycodonhydrochlorid-PUREN	Oxycodon	0,44	(+245,4)	15,67
Oxycodon-HCL, dura/-Mylan	Oxycodon	0,40	(+39,3)	5,88
Oxycodonhydrochlorid STADA	Oxycodon	0,39	(−45,9)	4,04
Oxycodon HCL, Aristo	Oxycodon	0,27	(+48,3)	13,83
		41,7	(+2,8)	7,70
Hydromorphon				
Hydromorphon AL	Hydromorphon	7,3	(+3,0)	5,77
Hydromorphon dura	Hydromorphon	3,7	(+59,4)	5,61
Jurnista	Hydromorphon	3,2	(−8,7)	5,67
Palladon	Hydromorphon	2,6	(−10,2)	8,00
Hydromorphon Aristo	Hydromorphon	2,3	(+54,9)	6,64
Hydromorphon/-hydrochlorid beta	Hydromorphon	2,2	(+4,5)	6,59
Hydromorphon Winthrop	Hydromorphon	2,0	(−18,6)	5,82
Hydromorphon-HCL, Heumann	Hydromorphon	1,7	(+170,4)	4,52
Hydromorphon-HCL, PUREN	Hydromorphon	1,3	(+191,2)	5,93
Hydromorphon HEXAL	Hydromorphon	0,85	(+2,7)	5,58
Palladon injekt	Hydromorphon	0,58	(−6,1)	4,73
		27,7	(+13,7)	5,99
Opioide zur Substitution				
Methaddict	Methadon	8,8	(+16,5)	0,90
L-Polamidon zur Substitution	Levomethadon	2,3	(−7,4)	0,74
Substitol	Morphin	1,9	(+73,2)	3,20

◻ **Tabelle 9.1** Verordnungen stark wirkender Opioidanalgetika 2017 (Fortsetzung).

Präparat	Bestandteile	DDD Mio.	Änderung %	DDD-Nettokosten €
Subutex	Buprenorphin	1,1	(−2,2)	3,22
Buprenaddict	Buprenorphin	0,83	(+4,0)	3,19
Suboxone	Buprenorphin Naloxon	0,44	(−13,1)	4,57
		15,4	(+13,4)	1,55
Andere Opioide				
L-Polamidon	Levomethadon	1,1	(+3,8)	1,15
Piritramid Hameln	Piritramid	0,07	(+65,8)	5,72
Dipidolor	Piritramid	0,03	(−43,9)	9,08
		1,2	(+4,1)	1,58
Summe		167,8	(+3,0)	5,07

den Vereinigten Staaten – dass die Verschreibung von Opioiden mit einer Zunahme des Opioid-Missbrauchs korreliert ist (Boscarino et al. 2010, Brat et al. 2018).

9.2.1 Morphin

Morphin ist seit 30 Jahren der Goldstandard in der Stufe 3 des WHO-Stufenschemas der Tumorschmerztherapie (World Health Organization 1986). Dementsprechend wurde in Deutschland lange Zeit ganz überwiegend Morphin verordnet. In der Gruppe der stark wirksamen Opioidanalgetika entfielen 1996 über 60% der Verordnungen auf Morphin, während andere stark wirkende Opioide (Buprenorphin, Levomethadon) nur eine untergeordnete Rolle spielten (▶ siehe Arzneiverordnungs-Report '97). Im Jahre 2017 sind die Verordnungszahlen für Morphin, das fast nur als orales Retardpräparat zur Behandlung von Tumorschmerzen verschrieben wird, gegenüber dem Vorjahr weiterhin zurückgegangen, so dass der Verordnungsanteil von Morphin an den stark wirkenden Opioidanalgetika jetzt nur noch 9,2% beträgt (◻ Tabelle 9.1). Diese Entwicklung wurde vorwiegend dadurch geprägt, dass in den vergangenen Jahren verschiedene Alternativen zu oralem Morphin eingeführt wurden, vor allem neue Arzneiformen von seit langem bekannten Arzneistoffen. Dazu gehören transdermale Präparate von Fentanyl und Bu-

prenorphin sowie Retardpräparate von Oxycodon und Hydromorphon. Das hat dazu geführt, dass auch 2017 fast die Hälfte der verordneten Tagesdosen auf die transdermalen Präparate entfällt.

Standardmedikation für Tumorschmerzen ist nach der WHO weiterhin die orale Therapie mit retardierten Opioiden, nach Stufenplan, nach der Uhr und sorgfältig abgestimmt auf die individuellen Bedürfnisse des Patienten (World Health Organization 1996). Diese WHO-Empfehlung ist in die Therapieempfehlungen der Arzneimittelkommission der deutschen Ärzteschaft (2007a) übernommen worden. Auch nach der amerikanischen Praxisleitlinie der Agency for Health Care Policy and Research (AHCPR) ist die orale Gabe die bevorzugte Form der Analgetikaanwendung, da sie die einfachste und kostengünstigste Methode darstellt (Jacox et al. 1994). Die Arbeitsgruppe der European Association for Palliative Care (EAPC) hat in ihrer europäischen Leitlinie darauf hingewiesen, dass Morphin, das in vielen verschiedenen Arzneiformen verfügbar ist und gegen das andere Opioide zu messen sind (Hanks et al. 2001), weiterhin der Standard für die Behandlung schwerer Tumorschmerzen ist. Transdermales Fentanyl sollte nur für solche Patienten reserviert werden, die einen stabilen Morphinbedarf haben und orales Morphin nicht einnehmen können. Die Therapie mit stark wirkenden Opioidanalgetika hat sich jedoch in vielen Ländern abweichend von den Leitlinien entwickelt. In einer Untersuchung aus Italien wurde beobachtet, dass anstelle von Morphin häufig transdermales Fentanyl als Mittel der ersten Wahl bei Patienten eingesetzt wird, die keine Kontraindikationen für orales Morphin haben, deren Dosis noch nicht titriert wurde und die dazu noch ein instabiles Schmerzprofil aufwiesen (Ripamonti et al. 2006).

9.2.2 Fentanyl

Unter den stark wirkenden Opioiden ist Fentanyl die meistverordnete Substanz. Sie wird in der ambulanten Krankenversorgung vornehmlich zur transdermalen Opioidzufuhr als Membranpflaster verwendet. Insgesamt ist die Verordnung von Fentanylpflastern 2017 gegenüber dem Vorjahr etwas zurückgegangen (�‌ Tabelle 9.1). Die transdermale DDD für Fentanyl ist von der WHO im Jahre 2004 von bisher 0,6 mg auf 1,2 mg erhöht worden. Das besonders gut an Haut und Blut-Hirnschranke penetrierende Opioid Fentanyl eignet sich zur Dauertherapie schwerer chronischer Schmerzen, sollte aber nach derzeitigen Leitlinien (siehe oben) nur verwendet werden, wenn die orale Standardmedikation mit Morphin nicht möglich ist (Hanks et al. 2001). In Deutschland werden diese Leitlinienempfehlungen offenbar nicht beachtet, da nach einer neueren Arzneimittelverbrauchsstudie 85% der mit Fentanylpflastern behandelten Patienten opioidnaiv waren und 73% keine Schwierigkeiten mit oraler Arzneitherapie hatten (Garbe et al. 2012). Die Arzneimittelkommission der deutschen Ärzteschaft (2012) hat sich daher veranlasst gesehen, nochmals auf die leitlinienkonforme Opioidtherapie hinzuweisen, zumal Berichte zu Überdosierungen durch Fentanylpflaster mit schwerwiegenden Folgen vorliegen (Bewusstseinsstörungen, Somnolenz, Atemdepression). Für die Therapie von Durchbruchschmerzen von analgetisch behandelten Tumorpatienten steht Fentanyl auch in schnell, stark und kurz wirkenden Arzneiformen wie Nasenspray und Sublingual- oder Bukkaltabletten zur Verfügung. Eine Bukkaltablette (*Effentora*) ist weiterhin unter den meistverordneten Präparaten vertreten (◌ Tabelle 9.1). Für diese spezielle Indikation gibt es mehrere Vergleichsstudien, die eine Überlegenheit von Fentanyl gegenüber nichtretardiertem Morphin beschreiben (Übersicht bei Bornemann-

Cimenti et al. 2013). Die Autoren weisen jedoch darauf hin, dass die verfügbaren Vergleichsstudien alle pharmaindustrienah durchgeführt wurden. So fehlt auch der Vergleich mit Morphintropfen als Standardtherapie für eine schnell wirkende orale Opioidtherapie von Tumorschmerzen.

Fentanyl wird vermehrt auch bei anderen chronischen Schmerzzuständen (z. B. stärkere Rückenschmerzen, neuropathische Schmerzen) verwendet. In einer systematischen Übersicht über die Wirksamkeit von Opioiden bei chronischen Nichttumorschmerzen wurden 41 randomisierte Studien mit 6019 Patienten ausgewertet, in denen orale Opioide durchschnittlich 5 Wochen lang mit Placebo verglichen wurden (Furlan et al. 2006). Opioide waren bei Patienten mit nociceptiven oder neuropathischen Schmerzen wirksamer als Placebo. Starkwirksame Opioide (Morphin, Oxycodon) waren Naproxen und Nortriptylin nur bei der Schmerzlinderung, nicht aber bei funktionellen Parametern überlegen. Trotz der relativ kurzen Studiendauer brachen mehr als ein Drittel der Schmerzpatienten die Behandlung ab. Ausgewogene Empfehlungen zur Anwendung von Opioiden bei Nichttumorschmerzen gibt auch eine Leitlinie der britischen Schmerzgesellschaft (The Pain Society 2004). Eine neuere Metaanalyse von Lauche et al. (2015) kommt zu dem Ergebnis, dass nichtopioide Analgetika bei neuropathischen und osteoarthritischen Schmerzen bezüglich Funktionsverbesserung und Tolerabilität den Opioiden überlegen sind.

9.2.3 Buprenorphin

Buprenorphinpräparate sind 2017 etwas seltener verschrieben worden als im Vorjahr (◌ Tabelle 9.1). Einen leichten Rückgang weisen insgesamt auch Buprenorphin-Präparate auf, die zur Substitutionsbehandlung opioidabhängiger Patienten verwendet werden. Buprenorphin ist ein partieller Agonist an opioiden μ- und κ-Rezeptoren mit hoher Affinität, der nicht durch Morphin oder Heroin vom Rezeptor verdrängt werden kann.

Als transdermale Applikationsform weist Buprenorphin 2017 bei dem Präparat *Norspan* transdermal trotz höherer Kosten gegenüber dem Vorjahr erneut einen deutlichen Zuwachs auf, während das preisgünstigere *Buprenorphin AWD* nur etwas öfter verschrieben wurde. Aufgrund der vorliegenden Daten zeigt Buprenorphin in transdermaler Darreichungsform eine lange Wirkdauer. Der beschriebene Ceiling-Effekt spielt in analgetisch relevanten Dosierungen offenbar keine Rolle (Budd 1990). Unerwünschte Wirkungen (zentralnervöse Wirkungen, Obstipation, Atemdepression) traten nach transdermaler Buprenorphingabe im Vergleich zu anderen Opioiden selten auf. So zeigte eine Studie an gesunden Probanden, dass Buprenorphin aufgrund des Ceiling-Effektes auch in hohen Dosierungen im Gegensatz zu Fentanyl keine Apnoe induziert (Dahan et al. 2005).

9.2.4　Oxycodon

Oxycodon weist auch 2017 wie in den Jahren zuvor einen Zuwachs gegenüber dem Vorjahr auf. Ähnlich wie Morphin ist es für die orale Dauertherapie schwerer bis sehr schwerer Schmerzen geeignet, hat aber durch eine höhere orale Verfügbarkeit (65%) und eine längere Halbwertszeit (4–6 Stunden) pharmakokinetische Vorteile gegenüber Morphin, die jedoch bei der länger wirkenden Retardform keine Rolle spielen. Oxycodon wird als Alternative zu Morphin mit einem ähnlichen Wirkungs- und Nebenwirkungsspektrum angesehen (Arzneimittelkommission der deutschen Ärzteschaft 2007a, Radbruch und Elsner 2005). Es wird inzwischen weit mehr als doppelt so häufig verordnet wie Morphin (◘ Tabelle 9.1). Durch die Verfügbarkeit mehrerer Generika ist der Preisunterschied gegenüber Morphin zwar etwas geringer geworden, aber immer noch deutlich vorhanden.

Das Kombinationspräparat *Targin*, das neben Oxycodon auch Naloxon enthält, soll die spastische Obstipation vermindern. Es zeigt einen kräftigen Verordnungsrückgang gegenüber 2016. Dieser Rückgang wird aber durch ein neues Oxycodon/ Naloxon Kombinationspräparat, das auch nicht preisgünstiger als Targin ist, vollkommen ausgeglichen. Die Kombinationspräparate mit Naloxon machen fast die Hälfte der Oxycodonverordnungen aus (◘ Tabelle 9.1). Die vermeintliche Besserung der Darmfunktion durch die Kombination mit Naloxon war jedoch marginal, da die meisten Patienten (45–

70%) weiterhin Laxantien benötigten (Placebo 81%) (Meissner et al. 2009). Gleichzeitig wurden vermehrt Nebenwirkungen beobachtet, die zum Teil als Zeichen eines durch Naloxon induzierten Opioidentzuges erklärbar sind, wie Schwitzen, Diarrhö, Nausea, abdominelle Schmerzen, Unruhe, Muskelspasmen, Kopfschmerzen und Schwindel (Wilcock 2009). Ein klinischer Zusatznutzen ist bei Patienten mit regulärer Laxantientherapie nicht gesichert. Daher wird der Einsatz von Oxycodon/ Naloxon nicht empfohlen (Kassenärztliche Bundesvereinigung 2012a).

9.2.5　Hydromorphon

Hydromorphon ist ein weiteres klassisches Opioidanalgetikum, das seit 1999 auch als orales Retardpräparat (*Palladon*) mit einer Wirkungsdauer von 12 Stunden am Markt ist. Im Jahre 2006 wurde ein zweites retardiertes Hydromorphonpräparat eingeführt (*Jurnista*), das mit einem oralen osmotischen System eine einmal tägliche Gabe ermöglicht (Drover et al. 2002). Hydromorphon unterscheidet sich von Morphin nur durch eine 6-Oxogruppe und ist wie Morphin ein voller μ-Rezeptoragonist. Auch die pharmakokinetischen Eigenschaften (orale Bioverfügbarkeit 40%, Halbwertszeit 2,6 Stunden) sind ähnlich wie bei Morphin. Nach einem Cochrane-Review ist Hydromorphon ein potentes Opioidanalgetikum mit einer etwa achtfach höheren Wirkungsstärke als Morphin und einem ähnlichen Nebenwirkungsprofil wie andere μ-Rezeptoragonisten (Quigley 2002). 2017 ist Hydromorphon wieder deutlich häufiger verordnet worden als im Vorjahr, dabei weisen die preisgünstigen Präparate zu Lasten von *Palladon* erneut z. Teil massive Zuwächse auf.

9.2.6　Levomethadon und Methadon

Levomethadon (*L-Polamidon*) taucht als Fertigarzneimittel in zwei Positionen auf: Einmal als Analgetikum, bei dem die Verordnungszahlen 2017 gegenüber dem Vorjahr auf niedrigem Niveau erneut etwas angestiegen sind, zum anderen zur Substitutionsbehandlung opioidabhängiger Patienten. Bei dieser Verwendung hat die Verordnung von Levo-

◻ **Tabelle 9.2 Verordnungen von Tramadol und Tapentadol 2017.** Angegeben sind die 2017 verordneten Tagesdosen, die Änderungen gegenüber 2016 und die mittleren Kosten je DDD 2017.

Präparat	Bestandteile	DDD Mio.	Änderung %	DDD-Nettokosten €
Tramadol				
Tramadol AL	Tramadol	25,9	(−22,6)	1,01
Tramadol Librapharm	Tramadol	17,6	(+49,5)	0,86
Tramadol-1 A Pharma	Tramadol	4,0	(+242,5)	0,84
Tramal	Tramadol	3,5	(−18,8)	1,08
Tramagit	Tramadol	3,5	(−19,5)	0,92
Tramadolor	Tramadol	3,0	(−15,2)	0,96
Tramabeta	Tramadol	2,5	(−17,5)	0,97
Tramadol-ratiopharm	Tramadol	2,0	(−19,9)	1,00
Tramadol AbZ	Tramadol	1,7	(−20,1)	0,77
Tramadol STADA	Tramadol	1,5	(−33,1)	0,98
Tramadol axcount	Tramadol	1,3	(−20,7)	0,81
		66,7	(−5,2)	0,94
Tramadolkombinationen				
Tramabian	Tramadol Paracetamol	0,66	(+51,9)	3,37
Zaldiar	Tramadol Paracetamol	0,37	(−32,2)	4,53
Tramadol/Paracetamol Aristo	Tramadol Paracetamol	0,13	(>1000)	4,01
		1,2	(+17,3)	3,81
Tapentadol				
Palexia	Tapentadol	11,6	(+13,5)	10,76
Summe		79,5	(−2,6)	2,42

methadon gegenüber dem Vorjahr abgenommen (◻ Tabelle 9.1). Das Fertigarzneimittel *Methaddict*, das racemisches Methadon enthält, weist 2017 einen deutlichen Zuwachs auf.

Wesentlich höher liegen die Verordnungsmengen von racemischem D, L-Methadon in Form von Rezepturen aus Apotheken. Mit der Verwendung von Methadon zur oralen Substitutionsbehandlung von Opioidabhängigen, die 1993 durch eine Änderung der Betäubungsmittel-Verschreibungsverordnung (BtmVV) eingeführt wurde, haben die Methadonrezepturen in den darauffolgenden Jahren stark zugenommen, blieben aber seit 2001 auf einen annähernd konstanten Niveau mit 40–42 Mio. Tagesdosen (siehe Arzneiverordnungs-Report 2006).

9.2.7 Tapentadol

Tapentadol (*Palexia retard*) wurde im August 2010 in Deutschland zugelassen und ist seit 2011 unter den meistverordneten Arzneimitteln vertreten (◻ Tabelle 9.2). Ähnlich wie Tramadol hemmt Tapentadol die neuronale Noradrenalinwiederaufnahme zusätzlich zur Aktivierung des μ-Rezeptors (Übersicht bei Frampton 2010). Beide Wirkprinzipien tragen zur analgetischen Wirkung bei. Tapentadol unterliegt ebenso wie andere stark wirksame Opioidanalgetika den betäubungsmittelrechtlichen Vorschriften. *Palexia* ist zur Behandlung starker chronischer Schmerzen zugelassen, wurde bisher jedoch vornehmlich bei Nichttumorschmerzen untersucht. Nach einem Cochrane Review von 2015

◼ **Tabelle 9.3   Verordnungen von Tilidinkombinationen 2017.** Angegeben sind die 2017 verordneten Tagesdosen, die Änderungen gegenüber 2016 und die mittleren Kosten je DDD 2017.

Präparat	Bestandteile	DDD Mio.	Änderung %	DDD-Nettokosten €
Tilidin AL comp	Tilidin Naloxon	136,2	(+81,3)	1,24
Tilidin-1 A Pharma	Tilidin Naloxon	12,9	(+1,9)	1,26
Tilidin comp. STADA	Tilidin Naloxon	5,9	(−90,6)	0,85
Valoron N	Tilidin Naloxon	4,6	(+2,3)	0,94
Tilidin-ratiopharm plus	Tilidin Naloxon	1,4	(−45,1)	0,76
Tilidin comp. HEXAL	Tilidin Naloxon	1,3	(−17,5)	1,03
Tilidin AbZ	Tilidin Naloxon	0,55	(−30,6)	0,73
Summe		162,7	(+2,1)	1,21

scheint Tapentadol eine ähnliche Effektivität bei Tumorschmerzen zu haben wie Morphin oder Oxycodon (Wiffen et al. 2015). Es gibt allerdings Befunde, dass Tapentadol verglichen mit äquianalgetisch wirksamen Dosen der klassischen Opioide weniger die typischen unerwünschten Opioidwirkungen wie Atemdepression und spastische Obstipation aufweist (Langford et al. 2016). Aufgrund noch nicht ausreichender Studienergebnisse bleibt Tapentadol eine therapeutische Reserve für eine sehr überschaubare Anzahl klinischer Situationen (Kassenärztliche Bundesvereinigung 2012b). Tapentadol ist 2017 gegenüber dem Vorjahr wieder deutlich häufiger verschrieben worden. Eine neuere Zusammenstellung der vorhandenen Ergebnisse beim Vergleich von Tramadol und Tapentadol erwähnt verschiedene Vorteile von Tapentadol, weist aber auch auf die Notwendigkeit weiterer Untersuchungen bezüglich der Toxikologie hin (Faria et al. 2018).

9.2.8 Schwach wirksame Opioidanalgetika

Das schwach wirksame, nicht der Betäubungsmittelverschreibung unterliegende Tramadol bleibt mit einer gegenüber dem Vorjahr geringeren Verordnungshäufigkeit das am meisten verschriebene Opioid als Monopräparat (◼ Tabelle 9.2). Es ist auch in fixer Kombination mit dem nichtopioiden Paracetamol verfügbar. Diese Kombinationstherapie ist 2017 erneut wieder häufiger verschrieben worden.

Unter den Kombinationspräparaten mit Opioiden nehmen Tilidinkombinationen insofern eine Sonderstellung ein, als sie für die Bekämpfung schwerer Schmerzen in ähnlicher Weise verwendet werden können wie stark wirkende Opioide, die unter der BtmVV stehen. Durch den Zusatz von Naloxon, welches nach intravenöser Zufuhr die Wirkung von Tilidin antagonisiert, nach oraler Zufuhr jedoch infolge First-pass-Metabolismus weitgehend inaktiviert wird und die analgetische Wirkung von Tilidin ungeschwächt zulässt, sind diese Tilidinkombinationen aus der Bestimmung der BtmVV ausgenommen. Die Verordnung aller Tilidinkombinationen weist 2017 gegenüber dem Vorjahr wieder einen Zuwachs auf (◼ Tabelle 9.3).

Der Einsatz von *DHC-Mundipharma* (Dihydrocodein) ist gegenüber 2016 erneut zurückgegangen (◼ Tabelle 9.4). Wesentlich mehr Tagesdosen (6,8 Mio. DDD) entfallen auf die als Antitussiva im Handel befindlichen Dihydrocodeinpräparate *Paracodin* (▶ Tabelle 20.1). Die Verordnungsmengen

◘ Tabelle 9.4 Verordnungen von Codein- und Dihydrocodeinpräparaten 2017. Angegeben sind die 2017 verordneten Tagesdosen, die Änderungen gegenüber 2016 und die mittleren Kosten je DDD 2017.

Präparat	Bestandteile	DDD Mio.	Änderung %	DDD-Nettokosten €
Dihydrocodein				
DHC Mundipharma	Dihydrocodein	0,41	(−6,2)	5,22
Codein mit Paracetamol				
Titretta	Paracetamol Codein	1,1	(+1,6)	1,14
Paracetamol AL comp.	Paracetamol Codein	0,66	(−19,2)	3,46
Talvosilen	Paracetamol Codein	0,44	(−22,3)	1,44
Paracetamol comp. STADA	Paracetamol Codein	0,41	(−2,2)	2,85
Gelonida Schmerz	Paracetamol Codein	0,21	(+0,8)	3,23
		2,8	(−8,9)	2,14
Andere Codeinkombinationen				
Voltaren plus	Diclofenac Codein	1,2	(−9,1)	1,38
Dolomo TN	Acetylsalicylsäure Paracetamol Coffein/Codein	0,58	(−11,3)	3,38
		1,8	(−9,8)	2,02
Summe		5,0	(−9,0)	2,35

sind allerdings nur bedingt vergleichbar, da die nach Herstellerangaben berechnete DDD für *DHC-Mundipharma* mindestens 120 mg Dihydrocodein (als Hydrogentartrat) entspricht, während die Antitussivapräparate im Mittel nur halb so hoch dosiert sind.

Bei den Kombinationspräparaten von Codein ist die Kombination mit Paracetamol und Acetylsalicylsäure in der Verordnungshäufigkeit gegenüber dem Vorjahr weiter deutlich abgesunken (◘ Tabelle 9.4). Nach Metaanalysen verstärkt Codein die analgetische Wirkung von Acetylsalicylsäure (Zhang und Po 1997) und Paracetamol wenig bis gar nicht (Zhang und Po 1996). Auch die andere Codeinkombination mit Diclofenac ist 2017 in der Verordnungshäufigkeit zurückgegangen.

9.3   Nichtopioide Analgetika

Die nichtopioiden Analgetika Acetylsalicylsäure und Paracetamol sind rezeptfrei und damit nur in Ausnahmefällen zu Lasten der gesetzlichen Krankenversicherung verschreibbar. Ihre Verordnungszahlen sind 2017 bei Acetylsalicylsäure wie schon in den Jahren zuvor stark zurückgegangen, bei Paracetamol ist der Rückgang ebenfalls vorhanden, aber deutlich geringer. Viele Patienten bezahlen diese rezeptfreien Analgetika in Form der preiswerten Generika ohne Verordnung selbst, zumal die Zuzahlungsbeträge meist über dem Gesamtpreis der Packungen lagen. Paracetamol ist in Fertigpackungen, die mehr als 10 Gramm Paracetamol enthalten, wegen der toxischen Wirkung seit 2009 rezeptpflichtig.

Das rezeptpflichtige Metamizol, welches seit mehr als 10 Jahren kontinuierliche Zunahmen der

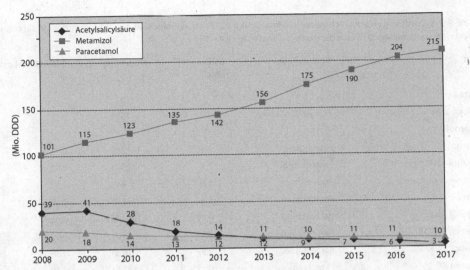

□ **Abbildung 9.2 Verordnungen von Acetylsalicylsäure, Paracetamol und Metamizol 2008 bis 2017.** Gesamtverordnungen nach definierten Tagesdosen.

Verordnung aufweist, ist auch 2017, einem langjährigen Trend folgend, wieder deutlich häufiger verordnet worden (□ Abbildung 9.2 und □ Tabelle 9.5). Es drängt sich der Verdacht auf, dass Metamizol auch deshalb verordnet wird, weil es wegen der Rezeptpflicht im Gegensatz zu den anderen nichtopioiden Analgetika zu Lasten der gesetzlichen Krankenversicherung abrechnungsfähig ist.

Es ist immer wieder darauf hingewiesen worden, dass die Gefahr der Sensibilisierung und Auslösung von Agranulozytosen und Schockreaktionen (nach i. v. Gabe) zu einer Einschränkung der Indikation für die Verwendung von Metamizol führen muss. Die zuverlässige schmerzstillende Wirkung von Metamizol durch intravenöse Anwendung z. B. bei Steinkoliken wäre sicherer, wenn nicht durch Einsatz bei leichten Schmerz- und Fieberzuständen die Sensibilisierungsrate gegenüber Pyrazolanalgetika kritiklos gesteigert würde. Obwohl das Anwendungsgebiet von Metamizol aus diesem Grunde erheblich eingeschränkt und die Rezeptpflicht angeordnet wurde (Arzneimittelkommission 1986), und obwohl das damalige Bundesgesundheitsamt 1987 für alle metamizolhaltigen Kombinationspräparate die Zulassung widerrufen hat, hält der Trend zur Mehrverordnung dieser Substanz über die letzten zehn Jahre kontinuierlich an. Eine neuere, systematische Auswertung der Publikationen über

die Risiken der Verwendung von Metamizol hat ergeben, dass ein zwischen 1.5 und 40.2 gesteigertes Risiko für das Auftreten einer Agranulozytose gefunden wurde, während für eine aplastische Anämie kein höheres Risiko nach Metamizol beobachtet wurde (Andrade et al. 2016).

Flupirtin ist ein selektiver neuronaler Kaliumkanalöffner, der überhöhte Aktionspotentiale und damit auch die neuronale Erregbarkeit hemmt. Es gibt Hinweise, dass Flupirtin chronische Muskelschmerzen, Migräne und Neuralgien vermindert, größere klinische Studien fehlen jedoch (Übersicht bei Devulder 2010). Die Substanz ist bei Leberkrankheiten oder Alkoholabusus kontraindiziert. Bisher wurden 151 Fälle von Lebererkrankungen gemeldet, darunter 70 Fälle von Hepatitis, 7mal Leberversagen und 4 Todesfälle infolge von Leberkrankheiten (Arzneimittelkommission der deutschen Ärzteschaft 2007b). Die Verordnungszahlen von Flupirtin haben 2017 gegenüber dem Vorjahr wieder deutlich abgenommen. Grund ist vermutlich die Anwendungsbeschränkung der European Medicines Agency für Flupirtin, die im Juni 2013 vom Pharmacovigilance Risk Assessment Committee (PRAC) wegen der Leberprobleme beschlossen wurde. Flupirtin darf nur noch angewendet werden, wenn eine Behandlung mit anderen Schmerzmitteln kontraindiziert ist. Die Behandlungsdauer darf

◻ **Tabelle 9.5 Verordnungen von nichtopioiden Analgetika 2017.** Angegeben sind die 2017 verordneten Tagesdosen, die Änderungen gegenüber 2016 und die mittleren Kosten je DDD 2017.

Präparat	Bestandteile	DDD Mio.	Änderung %	DDD-Nettokosten €
Salicylate				
ASS-ratiopharm	Acetylsalicylsäure	3,2	(−25,8)	0,05
Paracetamol				
Paracetamol AL	Paracetamol	2,9	(−12,3)	0,41
Paracetamol-ratiopharm	Paracetamol	2,7	(+3,7)	0,43
Paracetamol-1 A Pharma	Paracetamol	1,8	(−4,6)	0,39
Ben-u-ron	Paracetamol	1,2	(−1,1)	0,47
Paracetamol AbZ	Paracetamol	0,69	(+14,5)	0,33
Paracetamol STADA	Paracetamol	0,58	(−14,7)	0,90
Paracetamol HEXAL	Paracetamol	0,29	(−10,5)	0,39
Paracetamol BC	Paracetamol	0,17	(+127,8)	0,35
		10,3	(−3,4)	0,44
Pyrazolderivate				
Novaminsulfon Lichtenstein	Metamizol	185,5	(+3,2)	1,41
Novaminsulfon-ratiopharm	Metamizol	10,3	(+134,8)	1,23
Novaminsulfon-1 A Pharma	Metamizol	9,8	(−13,3)	1,40
Berlosin	Metamizol	7,1	(+68,0)	1,69
Novalgin/-akut	Metamizol	1,1	(−29,5)	1,27
Metamizol HEXAL	Metamizol	0,60	(−55,1)	1,47
Metamizol Heumann	Metamizol	0,20	(+96,3)	1,41
Analgin	Metamizol	0,13	(−62,7)	1,86
		214,7	(+5,8)	1,41
Flupirtin				
Katadolon	Flupirtin	3,4	(−11,1)	3,15
Flupirtinmaleat Winthrop	Flupirtin	1,3	(−11,6)	4,05
Trancopal/Trancolong	Flupirtin	0,58	(−21,8)	3,21
		5,3	(−12,6)	3,38
Summe		233,5	(+4,2)	1,39

zwei Wochen nicht überschreiten (European Medicines Agency 2013).

Literatur

Andrade S, Bartels DB, Lange R,Sandford L, Gurwitz J (2016): Safety of metamizole: a systematic review of the literature. J Clin Pharm Ther 41: 459–477

Arzneimittelkommission der deutschen Ärzteschaft (1986): Bundesgesundheitsamt schränkt Anwendungsgebiet von Metamizol-haltigen Monopräparaten ein. Dtsch Ärztebl 83: 3267

Arzneimittelkommission der deutschen Ärzteschaft (2007a): Empfehlungen zur Therapie von Tumorschmerzen. AVP-Sonderheft Therapieempfehlungen, 3. Auflage. Internet: www.akdae.de/35/10/66-Tumorschmerzen-2007-3Auflage.pdf

Arzneimittelkommission der deutschen Ärzteschaft (2007b): Leberschäden unter Flupirtin. Dtsch Ärztebl 104: A3200

Arzneimittelkommission der deutschen Ärzteschaft (2012): Die unkritische Anwendung von Fentanylpflastern erhöht das Risiko für schwerwiegende Nebenwirkungen. Dtsch Ärztebl 109: A724–A725

Bornemann-Cimenti H, Wejbora M, Szilagyi I, Sandner-Kiesling A (2013): Fentanyl zur Behandlung von tumorbedingten Durchbruchschmerzen. Dtsch Ärztebl 110: 271–277

Boscarino JA, Rukstalis M, Hoffmann SN, Han JJ, Erlich PM, Gerhard GS, Steward WF (2010): Risk factors for drug dependence among out-patients on opioid therapy in a large US health-care system. Addiction 105: 1776–1782

Brat GA, Agniel D, Beam A, Yorkgitis B, Bickel M, Homer M, Fox KP, Knecht DB, McMahill-Walraven CN, Palmer N, Kohane I (2018): Postsurgical prescriptions for opioid naïve patients and association with overdose and misuse: retrospective cohort study. Brit Med J 360: j 5790

Budd K (1990): Experience with partial antagonists in the treatment of cancer pain. In: Doyle D (Ed). Opioids in the treatment of cancer pain. Royal Society of Medicine, International Congress and Symposium Series No. 146, pp. 51–54

Chaparro LE, Furlan AD, Deshpande A, Mailis-Gagnon A, Atlas S, Turk DC (2014): Opioids compared with placebo or other treatments for chronic low back pain: an update of the Cochrane Review. Spine 39: 556–563

Dahan A, Yassen A, Bijl H, Romberg R, Sarton E, Teppema L, Olofsen E, Danhof M (2005): Comparison of the respiratory effects of intravenous buprenorphine and fentanyl in humans and rats. Br J Anaesth 94: 825–834

Devulder J (2010): Flupirtine in pain management: pharmacological properties and clinical use. CNS Drugs 24: 867–881

Drover DR, Angst MS, Valle M, Ramaswamy B, Naidu S, Stanski DR, Verotta D (2002): Input characteristics and bioavailability after administration of immediate and a new extended-release formulation of hydromorphone in healthy volunteers. Anesthesiology 97: 827–836

European Medicines Agency (2013): Restrictions in the use of flupirtine-containing medicines – CMDh endorses PRAC recommendation. Internet: http://www.ema.europa.eu/ema/index.jsp?curl=pages/news_and_events/news/2013/06/news_detail_001831.jsp&mid=WC0b01ac058001d126

Faria J, Barbosa J, Moreira R, Queirós O, Dinis-Oliveira RJ (2018): Comparative pharmacology and toxicology of tramadol and tapentalol. Eur J Pain 22: 827–844

Frampton JE (2010): Tapentadol immediate release: a review of its use in the treatment of moderate to severe acute pain. Drugs 70: 1719–1743

Furlan AD, Sandoval JA, Mailis-Gagnon A, Tunks E (2006): Opioids for chronic noncancer pain: a meta-analysis of effectiveness and side effects. CMAJ 174: 1589–1594

Garbe E, Jobski K, Schmid U (2012): Utilisation of transdermal fentanyl in Germany from 2004 to 2006. Pharmacoepidemiol Drug Saf 21:191–198

Hanks GW, De Conno F, Cherny N et al (Expert Working Group of the Research Network of the European Association for Palliative Care) (2001): Morphine and alternative opioids in cancer pain: the EAPC recommendations. Br J Cancer 84: 587–593

Jacox A, Carr DB, Payne R et al (Agency for Health Care Policy and Research (AHCPR) Pharmacological Management) (1994): Recommendations. In: Management of cancer pain. Clinical Practice Guideline No 9. U.S. Department of Health and Human Services, Public Health Service, AHCPR Publication No 94-0592, March, Rockville

Kassenärztliche Bundesvereinigung (2012a): Oxycodon/Naloxon. Wirkstoff aktuell Ausgabe 6/2012. Internet: www.akdae.de/Arzneimitteltherapie/WA/Archiv/Oxycodon-Naloxon.pdf

Kassenärztliche Bundesvereinigung (2012b): Tapentadol. Wirkstoff aktuell Ausgabe 3/2012. Internet: www.akdae.de/Arzneimitteltherapie/WA/Archiv/Tapentadol.pdf

Langford RM, Knaggs R, Farguhar-Smith P, Dickenson AH (2016): Is tapentalol different from classical opioids? A review of the evidence. Brit J Pain 10: 217–221

Lauche R, Klose P, Radbruch R, Welsch P, Häuser W (2015): Opioids in chronic noncancer pain – are opioids superior to nonopioid analgesics? A systematic review and meta-analysis to efficacy, tolerability and safety in randomized head-to-head comparisons of opioids versus nonopioid analgesics of at least four weeks duration. Schmerz 29: 85–95

Meissner W, Leyendecker P, Mueller-Lissner S, Nadstawek J, Hopp M, Ruckes C, Wirz S, Fleischer W, Reimer K (2009): A randomised controlled trial with prolonged-release oral oxycodone and naloxone to prevent and reverse opioid-induced constipation. Eur J Pain 13: 56–64

Quigley C (2002): Hydromorphone for acute and chronic pain. Cochrane Database Syst Rev. 2002 (1): CD003447

Radbruch L, Elsner F (2005): Palliative Schmerztherapie, Cannabinoide. Internist 46: 1105–1114

Ripamonti C, Fagnoni E, Campa T, Brunelli C, De Conno F (2006): Is the use of transdermal fentanyl inappropriate according to the WHO guidelines and the EAPC recommendations? A study of cancer patients in Italy. Support Care Cancer 14: 400–407

Schubert I, Ihle P, Sabatowski R (2013): Zunahme der Opioid-verordnungen in Deutschland zwischen 2000 und 2011. Dtsch Ärztebl 110: 45–51

Sullivan MD, Edlund MJ, Fan MY, Devries A, Brennan Braden J, Martin BC (2008): Trends in use of opioids for non-cancer pain conditions 2000–2005 in commercial and Medicaid insurance plans: the TROUP study. Pain 138: 440–449

The Pain Society (2004): Recommendations for the appropriate use of opioids for persistent non-cancer pain. A consensus statement prepared on behalf of the Pain Society, the Royal College of Anaesthetists, the Royal College of General Practitioners and the Royal College of Psychiatrists. March 2004. Internet: www.britishpainsociety.org/pdf/opioids_doc_2004.pdf

Wiffen PJ, Derry S, Naessens K, Bell RF (2015): Oral tapentalol for cancer pain. Cochrane Database Syst Rev. 2015: CD011460

Wilcock A (2009): Prolonged-release naloxone can cause systemic opioid withdrawal. Eur J Pain 13: 1001 (2009)

World Health Organization (WHO) (1986): Cancer Pain Relief. World Health Organization Publications, Geneva, Switzerland

World Health Organization (WHO) (1996): Cancer pain relief, 2nd edn. World Health Organization Publications, Geneva, Switzerland

Zhang WY, Po AL (1996): Analgesic efficacy of paracetamol and its combination with codeine and caffeine in surgical pain – a metaanalysis. J Clin Pharm Ther 21: 261–282

Zhang WY, Po AL (1997): Do codeine and caffeine enhance the analgesic effect of aspirin? A systematic overview. J Clin Pharm Ther 22: 79–97

Antiallergika

Anette Zawinell und Ulrich Schwabe

© Springer-Verlag GmbH Deutschland, ein Teil von Springer Nature 2018
U. Schwabe, D. Paffrath, W.-D. Ludwig, J. Klauber (Hrsg.), *Arzneiverordnungs-Report 2018*
https://doi.org/10.1007/978-3-662-57386-0_10

Auf einen Blick

Verordnungsprofil

Größte Gruppe der Antiallergika sind die allergenspezifischen Immuntherapeutika bei allergisch bedingten Atemwegskrankheiten mit einem Verordnungsanteil von 57 % und Nettokosten von 332 Mio. €. Danach folgen H_1-Antihistaminika, die vor allem zur Behandlung des Heuschnupfens, der allergischen Bindehautentzündung und der Urtikaria eingesetzt werden.

Trend

Nach dem drastischen Rückgang im Jahr 2004 haben sich die Verordnungsvolumina der H_1-Antihistaminika seit 2012 leicht erholt. Die Verordungskosten der H_1-Antihistaminika betragen 40 Mio. € mit Einsparpotenzialen von 31 Mio. € durch preisgünstige Generika. Bei der allergenspezifischen Immuntherapie entfällt der größte Teil auf Präparate mit Allergenen aus Gräser- und Getreidepollen gefolgt von Hausstaubmilben- und Baumpollenpräparaten. Obwohl die Therapieallergene seit 2011 eine Zulassung mit einem Wirksamkeitsnachweis benötigen, sind aufgrund der langen Übergangsfrist von maximal 8 Jahren immer noch über die Hälfte der Präparate mit Nettokosten von 146 Mio. € ohne reguläre Zulassung unter den häufig verordneten Arzneimitteln.

Antiallergika werden zur Behandlung der allergischen Rhinitis und Konjunktivitis, des Asthma bronchiale, allergischer Hautreaktionen (z. B. Urtikaria, Pruritus) und generalisierter allergischer Krankheiten (z. B. Insektengiftallergien, anaphylaktische Reaktionen) eingesetzt. In diesem Kapitel werden schwerpunktmäßig H_1-Antihistaminika, Epinephrin für die Notfallbehandlung und Präparate der allergenspezifischen Immuntherapie besprochen. Weitere Arzneimittel für allergische Indikationen werden in den Kapiteln über Bronchospasmolytika (► Kapitel 22), Corticosteroide (► Kapitel 24), Dermatika (► Kapitel 25), Ophthalmika (► Kapitel 38) und Rhinologika (► Kapitel 42) dargestellt. Das Verordnungsvolumen der Antihistaminika ist nach dem massiven Einbruch im Jahre 2004 als Folge des GKV-Modernisierungs-Gesetzes (GMG) in den folgenden Jahren weiter gesunken, hat sich jedoch seit 2012 erholt (► Abbildung 10.1). Die Verordnungen der allergenspezifischen Immuntherapeutika waren in den letzten 10 Jahren weitgehend konstant.

10.1 H_1-Antihistaminika

Systemisch anwendbare Antihistaminika sind zur symptomatischen Linderung der allergischen Rhinitis und der Urtikaria geeignet. Die ersten Vertreter wurden vor über 50 Jahren entwickelt. Sie haben allerdings ausgeprägte sedierende und anticholinerge Nebenwirkungen und werden nur noch selten für diese Indikation eingesetzt. In den letzten 30 Jahren wurden sie weitgehend durch die wenig sedierenden H_1-Antihistaminika verdrängt. Führende Vertreter sind Cetirizin, Fexofenadin, Ebastin, Levocetirizin und Desloratadin (► Tabelle 10.1). Bei den meisten Wirkstoffen ist inzwischen der Patentschutz abgelaufen, so dass Generika die Verord-

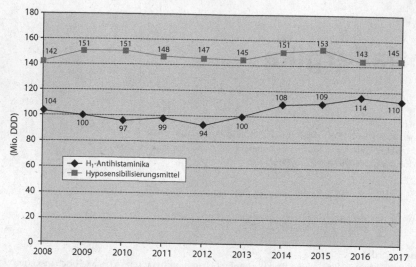

■ **Abbildung 10.1 Verordnungen von Antiallergika 2008 bis 2017.** Gesamtverordnungen nach definierten Tagesdosen.

nungslandschaft bestimmen. In klinischen Studien der verschiedenen Substanzen wurden vergleichbare Effekte auf die Reduktion allergischer Symptome beobachtet, so dass es keine Evidenz für die Überlegenheit eines Vertreters dieser Arzneimittelgruppe gibt (Übersicht bei Wheatley und Togias 2015). Insgesamt sind die Verordnungen im vergangenen Jahr geringfügig angestiegen (■ Tabelle 10.1). Am preisgünstigsten sind einige Cetirizin- und Loratadingenerika.

Die mittleren DDD-Nettokosten der wenig sedierenden H₁-Rezeptorantagonisten liegen vierfach höher als die von preiswerten Loratadingenerika (■ Tabelle 10.1). Bei einem DDD-Volumen von 94 Mio. DDD und Nettokosten von 40 Mio. € lässt sich daher ein Einsparpotenzial von 0,33 € pro DDD und damit 31 Mio. € berechnen, wobei die Rabattvereinbarungen von Krankenkassen nicht berücksichtigt sind, da sie nicht öffentlich zugänglich sind. Bei kleinen Packungen rezeptfreier Generika (z. B. *Cetirizin-ADGC KSK Pharma*, 20 Tbl. 10 mg 2,96 €) ist der Preis sogar deutlich niedriger als die Mindestzuzahlung von 5 €.

Die Verordnungen der sedierenden H₁-Antihistaminika sind 2017 erneut gesunken (■ Tabelle 10.2). Die lokale Anwendung von Antihistaminika auf der Haut ist aus dermatologischer Sicht problematisch. Sie sind wenig wirksam und können bei längerer Anwendung Sensibilisierungen und Kon-

taktdermatitiden auslösen (O'Neill und Forsyth 1988, Valsecchi et al. 1994).

10.2 Epinephrin

Epinephrinpräparate zur Notfallbehandlung von schweren, akuten allergischen Reaktionen hatten 2017 ein gestiegenes Verordnungsvolumen (■ Tabelle 10.2). Adrenalin (Epinephrin) ist einer der stärksten Agonisten der adrenergen Alpha- und Betarezeptoren und vermindert wichtige Symptome einer akuten allergischen Reaktion durch Vasokonstriktion, verminderte Gefäßpermeabilität, Bronchodilatation, Ödemreduktion und positive kardiale Inotropie. Es sind mehrere Präparate in Form von Autoinjektoren zur einmaligen Anwendung verfügbar, die in Notfallsituationen vom Patienten selbst oder von einer Begleitperson intramuskulär injiziert werden können, wenn keine sofortige ärztliche Hilfe erreichbar ist. Die Wirkung tritt etwa 8 Minuten nach intramuskulärer Gabe ein und ist bei herzgesunden Personen nicht mit schweren Nebenwirkungen verbunden (Übersicht bei Rietschel et al. 2013). Die Autoinjektoren sind unverhältnismäßig teuer (*Fastjekt* 96,96 € pro 1 Fertigpen) und haben nur eine begrenzte Haltbarkeit (18 Monate). In den USA hatte die Firma Mylan den Preis für ihren Autoinjektor *EpiPen* innerhalb weniger Jahre von

◧ **Tabelle 10.1 Verordnungen von wenig sedierenden H$_1$-Antihistaminika 2017.** Angegeben sind die 2017 verordneten Tagesdosen, die Änderungen gegenüber 2016 und die mittleren Kosten je DDD 2017.

Präparat	Bestandteile	DDD Mio.	Änderung %	DDD-Nettokosten €
Cetirizin				
Cetirizin-ADGC	Cetirizin	3,3	(−11,9)	0,13
Cetidex	Cetirizin	2,9	(+4,3)	0,14
Cetirizin HEXAL	Cetirizin	2,3	(−20,1)	0,72
Cetirizin AL	Cetirizin	1,7	(+4,6)	0,69
Cetirizin AbZ	Cetirizin	1,5	(+6,3)	0,13
Cetirizin-1 A Pharma	Cetirizin	0,79	(−13,0)	0,29
Cetirizin-ratiopharm	Cetirizin	0,74	(+0,6)	0,62
Cetirizin/-hydrochl. STADA	Cetirizin	0,23	(+15,1)	0,55
		13,5	(−5,8)	0,35
Fexofenadin				
Fexofenadin Winthrop	Fexofenadin	16,9	(−3,9)	0,41
Fexofenadinhydrochl. Cipla	Fexofenadin	2,7	(>1000)	0,41
		19,5	(+10,7)	0,41
Ebastin				
Ebastel	Ebastin	7,8	(+4,8)	0,36
Ebastin Aristo	Ebastin	7,6	(+1,5)	0,37
		15,4	(+3,1)	0,37
Levocetirizin				
Xusal/-akut	Levocetirizin	3,9	(−10,0)	0,54
Levocetirizin Glenmark	Levocetirizin	3,9	(−14,2)	0,43
Levocetirizin Micro Labs	Levocetirizin	2,9	(+78,0)	0,43
Levocetirizin Bluefish	Levocetirizin	0,91	(+41,3)	0,43
		11,7	(+4,2)	0,47
Rupatadin				
Urtimed	Rupatadin	5,1	(+7,1)	0,56
Rupafin	Rupatadin	1,3	(−23,9)	0,52
		6,3	(−1,0)	0,55
Desloratadin				
Desloratadin Glenmark	Desloratadin	7,0	(−5,7)	0,42
Aerius	Desloratadin	6,8	(−8,6)	0,57
Desloratadin-Actavis	Desloratadin	4,3	(−9,4)	0,53
Dasselta	Desloratadin	3,9	(+1,7)	0,51
Deslora Denk	Desloratadin	1,1	(+123,1)	0,41
Desloratadin Heumann	Desloratadin	0,90	(−21,0)	0,50
Desloratadin-1 A Pharma	Desloratadin	0,74	(−11,8)	0,55
		24,8	(−4,5)	0,50
Weitere wenig sedierende Antihistaminika				
Lora ADGC	Loratadin	1,5	(+2,3)	0,10
Mizollen	Mizolastin	1,1	(−5,4)	0,50
		2,5	(−1,1)	0,27
Summe		93,8	(+0,8)	0,43

◻ **Tabelle 10.2 Verordnungen von weiteren Antiallergika 2017.** Angegeben sind die 2017 verordneten Tagesdosen, die Änderungen gegenüber 2016 und die mittleren Kosten je DDD 2017.

Präparat	Bestandteile	DDD Mio.	Änderung %	DDD-Nettokosten €
Sedierende H$_1$-Antihistaminika				
Fenistil/-retard	Dimetinden	2,6	(−19,8)	1,28
Atarax	Hydroxyzin	2,6	(−11,0)	0,91
Tavegil	Clemastin	0,78	(−0,1)	1,17
AH3 N	Hydroxyzin	0,49	(−4,4)	1,03
		6,4	(−13,2)	1,10
Topische Antihistaminika				
Fenistil Gel	Dimetinden	1,6	(−5,2)	0,47
Epinephrin				
Fastjekt	Epinephrin	0,12	(+7,8)	80,43
Jext	Epinephrin	0,04	(+42,1)	82,32
Emerade	Epinephrin	0,02	(+60,5)	96,20
		0,18	(+19,5)	83,00
Summe		8,2	(−11,2)	2,80

etwa 100 US-$ auf etwa 600 US-$ erhöht und war wegen seiner Preispolitik heftig kritisiert worden (DAZ-Online 2016).

10.3 Allergenspezifische Immuntherapie

Die allergenspezifische Immuntherapie (Hyposensibilisierung) ist eine wirksame Behandlung für Patienten mit allergischer Rhinokonjunktivitis, allergisch bedingtem Asthma bronchiale und Insektengiftallergien (Abramson et al. 2003, Zuberbier et al. 2010). Eine Indikation zur Immuntherapie mit Allergenen ist gegeben, wenn eine wirksame Allergenkarenz nicht möglich ist oder eine Arzneitherapie zur Kontrolle von Symptomen nicht ausreicht. Voraussetzung für die Anwendung ist der Nachweis einer spezifischen Sensibilisierung der Patienten durch Hauttests, der Nachweis von IgE sowie die Ursache dieses Allergens für die Beschwerden der Patienten (z. B. durch Provokationstestung) und die Verfügbarkeit standardisierter Allergenextrakte.

Nach den Empfehlungen der Weltgesundheitsorganisation gliedert sich die allergenspezifische Immuntherapie in eine Phase von ansteigenden Allergenkonzentrationen und eine anschließende Erhaltungsphase. Der Trend geht dahin, die zeitaufwendige klassische Behandlung durch spezielle Therapieschemata zu verkürzen. Hier muss jedoch auf eine ausreichende Sicherheit geachtet werden, da Häufigkeit und Schwere der Nebenwirkungen einer allergenspezifischen Immuntherapie abhängig von den Dosierungsschemata sind und die meisten Reaktionen während der Dosissteigerungsphase auftreten (Mellerup et al. 2000, Zuberbier et al. 2010).

Präparate zur spezifischen Immuntherapie sind zur sublingualen und subkutanen Anwendung verfügbar. Für beide Therapieverfahren liegen mehrere systematische Übersichtsarbeiten aus placebokontrollierten Studien vor (Calderon et al. 2007, Radulovic et al. 2011, Meadows et al. 2013). In der umfangreichen Übersichtsarbeit von Meadows et al. (2013) über die Wirkung der Immuntherapie bei allergischer Rhinitis wurden 17 neue placebokontrollierte Studien über subkutane Immuntherapie (SCIT) und 11 neue placebokontrollierte Studien über sublinguale Immuntherapie (SLIT) identifiziert und zusammen mit früheren Studien aus Cochrane-Reviews insgesamt 128 Studien ausgewertet, die im folgenden kurz referiert werden. Für beide Therapieverfahren (SCIT, SLIT) wurden moderate Effektgrößen (0,4–0,7) für mehrere patientenrelevante Ergebnisse beobachtet. Wegen der erheblichen Variabilität ist die Interpretation der Ergebnisse jedoch schwierig und die klinische Bedeutung unsicher. Bei Kindern gibt es weniger Belege für die Wirksamkeit. Nach indirekten Vergleichen ist SCIT wirksamer als SLIT bei allerdings erheblicher Heterogenität. Unerwünschte Wirkungen sind bei beiden Therapieverfahren häufig, manifestieren sich jedoch überwiegend als lokale Reaktionen an der Applikationsstelle und verschwinden spontan. Allgemeinreaktionen waren bei SCIT wesentlich seltener (4,4%) und meist gering oder moderat. Schwere systemische Nebenwirkungen treten jedoch wesentlich häufiger bei SCIT (19%) als bei SLIT (2%) auf. Nach einer aktuellen Metaanalyse von 98 klinischen Studien senkt die allergenspezifische Immuntherapie auch beim allergischen Asthma die kurzfristigen Symptomenscores und den Arzneimittelbedarf, hatte jedoch keine konsistenten Effekte auf Asthmakontrolle, Exazerbationen und Lungenfunktion (Dhami et al. 2017a). Der aktuelle Stand der spezifischen Immuntherapie ist in der Leitlinie der Deutschen Gesellschaft für Allergologie und klinische Immunologie (Pfaar et al. 2014) sowie in einer Leitlinie der European Academy of Allergy and Clinical Immunology (EAACI) speziell für die Therapie der allergischen Rhinokonjunktivitis dargestellt (Roberts et al. 2018). In beiden Leitlinien wird empfohlen, standardisierte Immuntherapeutika mit Nachweis der Wirksamkeit in der klinischen Dokumentation zu verwenden.

Die sublinguale Immuntherapie (SLIT) gewinnt am Markt zunehmend an Bedeutung. So ist der Verordnungsanteil der sublingualen Präparate seit 2011 von 9,6% (vgl. ► Arzneiverordnungs-Report 2012, Tabelle 7.4) auf 18,7% im Jahre 2017 gestiegen (◘ Tabelle 10.3, ◘ Tabelle 10.4, ◘ Tabelle 10.5, ◘ Tabelle 10.6). Als Vorteile werden aufgeführt, dass die Therapie anwenderfreundlich zu Hause durchgeführt werden kann, dass die schmerzhaften Injektionen entfallen und dass das Risiko von schwerwiegenden Nebenwirkungen geringer ist. Ein bisher ungelöstes Problem ist die völlig unzureichende Compliance der oralen SLIT-Präparate, die nur 7% bei der erforderlichen Therapiedauer von 3 Jahren betrug, während sie bei der SCIT wenigstens bei 23% lag (Kiel et al. 2013). Nach Leitlinien ist eine unzureichende Compliance bei beiden Applikationsformen der spezifischen Immuntherapie eine Kontraindikation (Pfaar et al. 2014), die jedoch in den Fachinformationen nicht angegeben wird.

In Deutschland waren aufgrund einer Ausnahmebestimmung des Arzneimittelgesetzes individuell hergestellte Arzneimittel zur spezifischen Immuntherapie lange Zeit von der Zulassungspflicht ausgenommen. Mit dem Inkrafttreten der Therapieallergene-Verordnung wurden die Vorschriften des Arzneimittelgesetzes über die Zulassung der Arzneimittel auf individuell hergestellte Therapieallergene ausgedehnt (Bundesministerin für Gesundheit 2008). Nach einer Übergangsfrist werden für die wichtigsten Allergene (Süßgräser, Birke, Erle, Hasel, Hausstaubmilben, Bienengift, Wespengift) nur noch zugelassene Allergenpräparate und keine Individualrezepturen mehr verfügbar sein. Ohne Zulassung dürfen nur noch Therapieallergene in den Verkehr gebracht werden, die für einzelne Patienten mit seltenen Allergien aufgrund einer Rezeptur hergestellt werden. Voraussetzung für eine weitere Verkehrsfähigkeit der Altpräparate war eine Anzeige und ggf. ein Zulassungsantrag bei der zuständigen Bundesoberbehörde. Bis zum 14. Mai 2009 erhielt das Paul-Ehrlich-Institut 6654 Anzeigen von Therapieallergenen von 10 pharmazeutischen Unternehmern und bis Ende November 2010 insgesamt 123 Zulassungsanträge (Englert et al. 2012). Für die Zulassungsanträge gelten weitere Übergangsfristen von einem Jahr für die Zeit bis zur Mängelbehebung nach eventuellen Mängelschreiben der Zulassungsbehörde, die bis maximal 7 Jahre verlängert werden kann. Das ursprüngliche Ende dieser Übergangsregelung für noch nicht zugelassene Therapieallergene war demnach für 2018 geplant. Nach dem aktuellen Stand sind derzeit noch 71 Therapieallergene im Zulassungsverfahren, für die Unterlagen zur Qualität, präklinischen und klinischen Prüfung bewertet und Mängelschreiben teilweise noch 2018 versandt wurden (Paul-Ehrlich-Institut 2018a). Demnach geht das Paul-Ehrlich-Institut von einer Ausweitung der Übergangsphase bis ca. 2026 aus. Bisher wurden erst zwei Präparate im Rahmen der Therapieallergene-Verordnung zugelassen (Paul-Ehrlich-Institut 2018b).

Gemäß der deutschen Leitlinie zur spezifischen Immuntherapie sollten zugelassene Allergenpräpa-

Tabelle 10.3 Verordnungen von Allergenen zur Immuntherapie gegen Gräser-, Getreide- und Kräuterpollen 2017. Angegeben sind die 2017 verordneten Tagesdosen, die Änderungen gegenüber 2016 und die mittleren Kosten je DDD 2017 sowie das Jahr der Zulassung durch das Paul-Ehrlich-Institut.

Präparat	Zulassung	Bestandteile	DDD Mio.	Änderung %	DDD-Nettokosten €
Subkutane Immuntherapie					
Pollinex Gräser/Roggen		Allergenextrakte aus: Gräserpollen Roggenpollen	5,0	(+6,7)	1,95
Depigoid Gräser/Roggen		Allergenextrakte aus: Gräserpollen Roggenpollen	3,9	(+2,6)	1,52
Alk Depot SQ Gräser/Roggen	1990	Allergene aus: Gräserpollen Roggenpollen	3,7	(+12,2)	2,03
Purethal Gräser	1993	Allergoid-Depot aus: Gräserpollen	3,5	(+5,2)	3,82
Allergovit Gräser/Roggen	1992	Allergoid-Depot aus: Gräserpollen Roggenpollen	2,9	(–5,1)	3,50
Depigoid Gräser		Allergenextrakt aus: Gräserpollen	2,7	(+8,9)	1,52
Avanz Gräser/Roggen		Allergenextrakte aus: Gräserpollen Roggenpollen	1,9	(–48,5)	1,77
Allergovit Gräser	1992	Allergoid-Depot aus: Gräserpollen	1,7	(+1,8)	3,57
Allergovit Gräser/Getreide	1992	Allergoid-Depot aus: Gräserpollen Getreidepollen	1,5	(–10,9)	3,35
TA Gräser top	1976	Allergenextrakt aus: Gräserpollen	1,1	(+7,7)	3,69
Purethal Gräser/Getreide	2005	Allergoid-Depot aus: Gräserpollen Getreidepollen	1,0	(+1,2)	3,82
			28,8	(–2,8)	2,54
Sublinguale Immuntherapie					
Oralair Gräser	2008	Allergenextrakt aus: Gräserpollen	5,7	(+20,7)	1,81
Grazax	2006	Allergene aus: Wiesenlieschgraspollen	5,2	(+1,8)	3,83
Lais Gräser		Allergoid aus: Gräserpollen	1,1	(–2,4)	1,36
Sublivac fix Gräser/Roggen		Allergenextrakte aus: Gräserpollen Roggenpollen	0,53	(–3,5)	3,43
Slitone Gräser/Roggen		Allergenextrakte aus: Gräserpollen Roggenpollen	0,47	(–10,8)	4,17

◻ **Tabelle 10.3** Verordnungen von Allergenen zur Immuntherapie gegen Gräser-, Getreide- und Kräuterpollen 2017 (Fortsetzung).

Präparat	Zulassung	Bestandteile	DDD Mio.	Änderung %	DDD-Nettokosten €
Oralvac compact Gräser/Roggen		Allergenextrakte aus: Gräserpollen Roggenpollen	0,47	(−6,2)	3,12
Sublivac fix Gräser		Allergenextrakt aus: Gräserpollen	0,42	(+4,9)	3,44
			13,8	(+7,4)	2,76
Summe			42,6	(+0,3)	2,61

rate oder im Rahmen der Therapieallergene-Verordnung verkehrsfähige Präparate mit in klinischen Studien dokumentierter Wirksamkeit und Sicherheit bevorzugt eingesetzt werden (Pfaar et al. 2014). Die Leitlinie zur spezifischen Immuntherapie wurde daher für die praktische Durchführung der Verordnungstätigkeit empfohlen, weil die präparatespezifische Darstellung zur Studien- und Zulassungslage in einer halbjährlich aktualisierten Übersichtstabelle zu allen auf dem Markt befindlichen Präparaten eine evidenzbasierte Verordnungsweise erleichtert (Kassenärztliche Vereinigung Baden-Württemberg 2015). Unverständlicherweise wurde diese Empfehlung als „korrekturbedürftige Fehleinschätzung" kritisiert, weil es wissenschaftlich überhaupt keinen Sinn mache, die genannten Präparate mit einem neuen Beurteilungskriterium der „Evidenz/Zulassungsklassifikation" zu bewerten (Klimek et al. 2015). Daraufhin sahen sich die Leitlinienautoren veranlasst, die Auflistung der Präparate zur spezifischen Immuntherapie mit einer Fußnote zu versehen, dass die Tabelle als Entscheidungshilfe zur Verordnungs- oder Erstattungsfähigkeit im Sinne einer Positiv- oder Negativliste ungeeignet sei. Offenbar sind die Leitlinienautoren von ihrem ursprünglichen Mut zur Publikation einer uneingeschränkten evidenzbasierten Empfehlung wohl wieder verlassen worden.

Für die Darstellung der Verordnungsentwicklung der spezifischen Immuntherapeutika wurden 61 Präparate mit mindestens 3000 Verordnungen unter Bezug auf die jeweiligen Pharmazentralnummern analysiert (◻ Tabelle 10.3, ◻ Tabelle 10.4, ◻ Tabelle 10.5, ◻ Tabelle 10.6). Hierbei wurden die defi-

nierten Tagesdosen (DDD) der Therapieallergene anhand der angegebenen Dosierungsschemata der Hersteller in der Fach- oder Gebrauchsinformation für die einzelnen verordneten Packungen berechnet. In den DDD-Nettokosten sind diese verordnungsanteilig gewichtet auf ein Präparat zusammengefasst. Soweit vom Hersteller angegeben, wurde nach Anfangs- und Fortsetzungsbehandlung unterschieden sowie eine ganzjährige oder eine saisonale Erhaltungstherapie zu Grunde gelegt. Die allergenspezifische Verordnungsanalyse ist therapeutisch bedeutsam, da die Erfolgsaussichten entscheidend von der Art des Allergens geprägt werden. Erstaunlicherweise sind unter den analysierten 61 Arzneimitteln nur 27 Präparate zugelassen (Paul-Ehrlich-Institut 2018b), während weitere 34 Produkte mit Nettokosten von 146 Mio. € zwar gemäß der Therapieallergene-Verordnung verkehrsfähig sind, aber bisher keine reguläre Zulassung erhalten haben. Folgt man den Evidenzkriterien der deutschen Leitlinie (Pfaar et al. 2014), dann gibt es für weitere Präparate (*Clustoid Gräser, Depigoid Gräser, Depigoid Gräser/Roggen, Depigoid Bäume, Depiquick Gräser, Pollinex Gräser/Roggen, Pollinex Birke/Erle/Hasel, Lais Gräser*) klinische Studien in der Indikation allergische Rhinitis/Rhinokonjunktivitis mit oder ohne allergischem Asthma.

10.3.1 Gräserpollenpräparate

Die größte Gruppe der spezifischen Immuntherapeutika bilden Gräserpollen, Getreidepollen und Kräuterpollen, die 2017 ein praktisch unveränder-

◘ Tabelle 10.4 **Verordnungen von Allergenen zur Immuntherapie gegen Hausstaubmilben 2017.** Angegeben sind die 2017 verordneten Tagesdosen, die Änderungen gegenüber 2016 und die mittleren Kosten je DDD 2017 sowie das Jahr der Zulassung durch das Paul-Ehrlich-Institut.

Präparat	Zulassung	Bestandteile	DDD Mio.	Änderung %	DDD-Nettokosten €
Subkutane Immuntherapie					
Acaroid Milbenallergoid		Allergoid aus: Dermatophag. farinae Dermatop.pteronyssinus	9,3	(+3,7)	1,70
Depigoid Milbenmix	2004	Allergenextrakte aus: Dermatophag. farinae Dermatop.pteronyssinus	8,1	(+13,6)	1,69
Clustoid Milben		Allergoid-Depot aus: Milben	3,4	(+961,9)	2,14
Purethal Milbenmischung		Allergoide aus: Milben	2,4	(+0,3)	3,82
Tyro Milbe		Allergenextrakte aus: Dermatophag. farinae Dermatop.pteronyssinus	2,3	(+13,5)	1,79
Alk-depot SQ Milbe	1990	Allergene aus: Dermatophag. farinae Dermatop.pteronyssinus	2,3	(+12,2)	1,77
Avanz Milbenmischung		Allergene aus: Dermatophag. farinae Dermatop.pteronyssinus	0,96	(−63,8)	1,70
			28,8	(+12,6)	1,94
Sublinguale Therapie					
Acarizax	2015	Allergenextrakte aus: Dermatophag. farinae Dermatop.pteronyssinus	2,6	(+102,2)	3,15
Lais Milbe		Allergoid aus: Dermatophag. farinae Dermatop.pteronyssinus	1,4	(+4,0)	1,53
Sublivac fix Milbenmischung		Allergenextrakte aus: Dermatophag. farinae Dermatop.pteronyssinus	0,77	(+3,3)	3,44
Slitone Milbenmischung		Allergenextrakte aus: Dermatophag. farinae Dermatop.pteronyssinus	0,48	(−18,7)	4,15
Oralvac compact Milbe		Allergenextrakte aus: Dermatophag. farinae Dermatop.pteronyssinus	0,43	(−3,4)	3,78
			5,7	(+28,7)	2,92
Summe			34,6	(+15,0)	2,10

◨ **Tabelle 10.5 Verordnungen von Allergenen zur Immuntherapie gegen Baumpollen 2017.** Angegeben sind die 2017 verordneten Tagesdosen, die Änderungen gegenüber 2016 und die mittleren Kosten je DDD 2017 sowie das Jahr der Zulassung durch das Paul-Ehrlich-Institut.

Präparat	Zulassung	Bestandteile	DDD Mio.	Änderung %	DDD-Nettokosten €
Subkutane Immuntherapie					
Depigoid Bäume		Allergenextrakt aus: Baumpollen	4,3	(−3,4)	1,51
Pollinex Birke/Erle/Hasel		Allergenextrakte aus: Birkenpollen Erlenpollen Haselstrauchpollen	4,1	(−5,0)	1,98
Allergovit Birke/Erle/Hasel	1992	Allergoid-Depot aus: Birkenpollen Erlenpollen Haselstrauchpollen	4,0	(−16,7)	3,53
Alk depot SQ Frühblüher	1990	Allergene aus: Birkenpollen Erlenpollen Haselstrauchpollen	3,3	(+10,6)	2,02
Purethal Bäume	1989	Allergoid Depot aus: Baumpollen	3,0	(−7,7)	3,82
Avanz Birke/Erle/Hasel		Allergenextrakte aus: Birkenpollen Erlenpollen Haselstrauchpollen	1,9	(−45,9)	1,77
Depigoid Birke		Allergenextrakt aus: Birkenpollen	1,8	(+3,2)	1,51
Allergovit Birke	1992	Allergoid-Depot aus: Birkenpollen	1,6	(11,5)	3,62
Purethal Birke	1989	Allergoid-Depot aus: Birkenpollen	1,4	(+12,3)	3,82
Pollinex Birke		Allergenextrakt aus: Birkenpollen	1,3	(−0,2)	1,97
TA Baumpollen	1995	Allergenextrakt aus: Baumpollen	1,0	(+1,0)	3,68
Alk depot SQ Birke	1990	Allergene aus: Birkenpollen	0,92	(+18,9)	1,88
			28,6	(−8,2)	2,52
Sublinguale Therapie					
Staloral Birke/Erle/Hasel	2004	Allergenextrakte aus: Birkenpollen Erlenpollen Haselstrauchpollen	0,96	(+57,9)	3,40
Sublivac fix Bäume	2018	Allergenextrakt aus: Baumpollen	0,92	(−20,5)	3,44
Slitone Frühblüher		Allergenextrakte aus: Frühblühern	0,87	(−13,2)	4,14
Staloral Birke	2004	Allergenextrakt aus: Birkenpollen	0,81	(+27,1)	3,37

◘ Tabelle 10.5 Verordnungen von Allergenen zur Immuntherapie gegen Baumpollen 2017 (Fortsetzung).

Präparat	Zulassung	Bestandteile	DDD Mio.	Änderung %	DDD-Nettokosten €
Sulgen Spray Pollen		Allergenextrakte aus: Pollen	0,77	(>1000)	5,11
Oralvac compact Birke/Erle/Hasel		Allergenextrakte aus: Birkenpollen Erlenpollen Haselstrauchpollen	0,72	(−14,1)	3,10
Lais Bäume		Allergoid aus: Baumpollen	0,34	(+8,9)	3,19
Sublivac fix Birke	2018	Allergenextrakte aus: Birkenpollen	0,33	(+15,3)	3,43
			5,7	(+16,8)	3,70
Summe			34,3	(−4,8)	2,71

tes Verordnungsvolumen hatten (◘ Tabelle 10.3). Ihre Wirksamkeit ist bei der subkutanen und der sublingualen spezifischen Immuntherapie (SCIT) belegt (Übersicht bei Calderon et al. 2010). Bei 40 Patienten mit Graspollen-induzierter allergischer Rhinitis trat nach subkutaner Immuntherapie eine symptomatische Besserung ein, die noch mehrere Jahre nach Therapieende anhielt (Durham et al. 1999). Bei 205 Kindern mit allergischer Rhinokonjunktivitis infolge Gras- oder Birkenpollenallergie entwickelte sich ein Asthma bronchiale seltener in der Immuntherapiegruppe (20%) als in der Kontrollgruppe (44%) (Möller et al. 2002).

Der Verordnungsanteil der sublingualen Präparate ist im Vergleich zum Vorjahr weiter angestiegen, wobei fast 80% auf die beiden zugelassenen Präparate *Grazax* und *Oralair* entfallen (◘ Tabelle 10.3). *Grazax* hatte in einer placebokontrollierten Studie an 634 Patienten mit saisonaler Rhinokonjunktivitis den Symptomenscore (Schnupfen, verstopfte Nase, Niesen, Nasenjuckreiz, Augenrötung mit Juckreiz, tränende Augen) im ersten Jahr um 30% gegenüber Placebo gesenkt (Dahl et al. 2006). Der klinische Effekt blieb auch im zweiten Jahr der Studie erhalten (Dahl et al. 2008). Initial wurden häufig lokale Reaktionen im Mund (Pruritus, Mundödem, Halsreizung, Niesen) beobachtet, die jedoch nach 1–7 Tagen spontan zurückgingen. Die ersten Ergebnisse wurden später in mehreren klinischen Studien an Erwachsenen und Kindern bestä-

tigt (Übersicht bei Scaparrotta et al. 2015). Eine weitere Sublingualtablette aus fünf verschiedenen Gräserpollen (*Oralair Gräser*) besserte in einer Studie an 628 Patienten rhinokonjunktivale Symptome um 27% im Vergleich zu Placebo (Didier et al. 2007). Allerdings benötigten nur 20% der eingeschlossenen Patienten eine Arzneitherapie zur Kontrolle der allergischen Rhinokonjunktivitis. Auch diese Ergebnisse wurden in weiteren klinischen Studien bestätigt (Übersicht bei Larenas-Linnemann 2016). Eine Besonderheit von *Oralair* ist die Zulassung für die saisonale Therapie, die vier Monate vor dem erwarteten Anfang der Pollensaison beginnt und bis zum Ende der Pollensaison fortgeführt wird. Dagegen wird für *Grazax* die Fortsetzung der täglichen Behandlung über drei aufeinanderfolgende Jahre empfohlen. Es ist daher etwa doppelt so teuer wie *Oralair Gräser* (4.194 € versus 1.982 €/3 Jahre).

Die nach wie vor bedeutsame Rolle der symptomatischen Arzneitherapie wurde in einer Metaanalyse von 10 Studien über sublinguale Immuntherapie und 28 Studien über symptomatische Therapie für Patienten mit allergischer Rhinokonjunktivitis aufgrund einer Grasspollenallergie untersucht. Bei einem indirektem Vergleich war der relative klinische Effekt von Gräserpollentabletten (−29,6%) zwar günstiger als der von H_1-Antihistaminika (−15%), aber ähnlich wie der von nasalen Glucocorticoiden (−23,5%) (Devillier et al. 2014).

10.3.2 Hausstaubmilbenpräparate

An zweiter Stelle folgen 2017 Hausstaubmilben-präparate mit deutlich gestiegenen Verordnungen (◘ Tabelle 10.4). Auch hier entfällt der überwiegende Teil des DDD-Volumens auf die Präparate zur subkutanen Immuntherapie, unter denen aller-dings nur zwei zugelassene Präparate vertreten sind (*Depigoid Milbenmix, Alk-Depot SQ Milbe*), wäh-rend für fünf weitere Präparate dieser Gruppe auch keine Studien in der Präparateliste der deutschen Leitlinie angegeben wurden (Pfaar et al. 2014). Eine erfolgreiche Hyposensibilisierung wurde schon vor längerer Zeit in mehreren placebokontrollierten Studien mit definierten Hausstaubmilben (Derma-tophagoides pteryssimus, Dermatophagoides fari-nae) beschrieben (Bousquet et al. 1988, Olsen et al. 1997). Dagegen wurden mit Milbenmischpräpa-raten keine konsistenten klinischen Effekte im Ver-gleich zu Placebokontrollen erzielt (Pichler et al. 1997, Bousquet et al. 1999, Guez et al. 2000).

In der Gruppe der sublingual angewendeten Milbenextrakte wurde *Acarizax* 2015 zur Behand-lung von allergischer Rhinitis und allergischem Asthma bei Patienten mit nachgewiesener Haus-staubmilbenallergie zugelassen (was im Arzneiver-ordnungs-Report 2017 versehentlich nicht erwähnt wurde) und war 2016 erstmals unter den häufig verordneten Arzneimitteln vertreten. Das Präparat senkte in einer placebokontrollierten Studie an 992 Patienten mit allergischer Rhinitis den kombinier-ten Symptomen- und Medikationsscore um 22% (Demoly et al. 2016). In einer weiteren Studie an 834 Patienten mit allergischem Asthma wurden Asthma-exazerbationen im Vergleich zu Placebo signifikant reduziert (Virchow et al. 2016). In beiden Studien kam es initial zu lokalen Reaktionen im Mund (Pru-ritus, Halsreizung, Mundödeme), die jedoch nach 5–23 Tagen mit Fortschreiten der Behandlung ab-klangen. Vier weitere sublinguale Präparate (*Lais Milbe, Sublivac fix Milbenmischung, Slitone Milben-mischung, Oralvac compact Milbe*) sind zwar ver-kehrsfähig, verfügen aber nach den Angaben in der aktualisierten Präparateliste der deutschen Leitlinie bisher nicht über publizierte klinische Studien zur Wirksamkeit (Pfaar et al. 2014).

10.3.3 Baumpollenpräparate

Als weitere klinisch bedeutsame Gruppe folgen die Verordnungen der Baumpollenpräparate mit erneut rückläufigen Verordnungen (◘ Tabelle 10.5). Auch hier entfallen über 80% des DDD-Volumens auf Präparate zur subkutanen Immuntherapie, die bis auf eine Ausnahme über eine Zulassung oder pub-lizierte Studiendaten in der Präparateliste der deut-schen Leitlinie verfügen (Pfaar et al. 2014). Die Ausnahme war das Allergenpräparat *Avanz Birke/Erle/Hasel*, das 2017 stark rückläufig war, weil es von der Herstellerfirma eigenverantwortlich vom Markt genommen wurde. Von den acht Präparaten für die sublinguale Therapie verfügen zwei (*Staloral Birke/Erle/Hasel*, Staloral Birke) über eine Zulas-sung des Paul-Ehrlich-Instituts, während für sechs weitere Präparate dieser Gruppe auch keine Studien in der Präparateliste der deutschen Leitlinie angege-ben wurden (Pfaar et al. 2014).

Nach epidemiologischen Daten aus mehreren europäischen Ländern ist die Birke ein wesentlicher Pollenallergie-verursachender Baum. In einer pla-cebokontrollierten Zweijahresstudie an 49 Patien-ten wurde gezeigt, dass eine spezifische Immunthe-rapie mit Birkenpollenextrakten (*Alutard SQ*) den mittleren Symptomenscore (Schnupfen, Niesen, verstopfte Nase, Augensymptome, Bronchialsymp-tome) in der Pollensaison von April bis Juni gegen-über Placebo (2,6 versus 4,3) signifikant senkte (Arvidsson et al. 2002).

10.3.4 Insektengiftpräparate

In der Gruppe der Insektengiftpräparate sind drei Allergene zur subkutanen Immuntherapie vertre-ten, die alle schon vor über 25 Jahren zugelassen wurden. Bei IgE-vermittelten Insektengiftallergien ist die spezifische Immuntherapie ein wirksames Behandlungsverfahren, um anaphylaktische Reak-tionen durch Bienen- oder Wespengifte zu verhin-dern. Eine Metaanalyse von 17 klinischen Studien hat bestätigt, dass die spezifische Immuntherapie das Risiko von neuerlichen Stichreaktionen senkt und Nebenwirkungen relativ gering sind (Dhami et al. 2017b). Bei den Verordnungen der Insektengift-präparate dominieren Wespengiftallergene mit wei-tem Abstand (◘ Tabelle 10.6).

◘ **Tabelle 10.6** Verordnungen von weiteren Allergenen zur subkutanen Immuntherapie 2017. Angegeben sind die 2017 verordneten Tagesdosen, die Änderungen gegenüber 2016 und die mittleren Kosten je DDD 2017 sowie das Jahr der Zulassung durch das Paul-Ehrlich-Institut.

Präparat	Zulassung	Bestandteile	DDD Mio.	Änderung %	DDD-Nettokosten €
Insektengifte					
Alk-depot/lyophilisiert SQ Wespengift	1992	Wespengiftallergene	6,4	(−3,0)	2,00
Alk-depot/lyophilisiert SQ Bienengift	1992	Bienengiftallergene	1,6	(+10,0)	1,68
Venomil Wespe	1980	Wespengift	1,0	(+72,0)	1,67
			9,0	(+4,3)	1,90
Rezepturpräparate					
Clustoid		Allergoid-Depot nach individueller Rezeptur	10,3	(+10,3)	2,11
Pollinex Gräser/Roggen/ Birke/Erle/Hasel		Allergenextrakte nach individueller Rezeptur	1,4	(−3,2)	1,98
Tyrosin TU t.o.p.		Allergenextrakte aus: Pollen Milben Schimmelpilzen Tierepithelien (einzeln oder nach individueller Rezeptur)	0,88	(+44,7)	1,52
Roxoid Pollen		Pollen-Depot-Allergoide	0,76	(>1000)	3,12
			13,3	(+16,5)	2,12
Mischpräparate					
Purethal Gräser/Bäume	1989	Allergoid-Depot aus: Gräserpollen Baumpollen	1,2	(+1,4)	3,83
Depigoid Gräser/Bäume		Allergenextrakte aus: Gräserpollen Baumpollen	0,91	(+1,9)	1,53
Purethal Gräser/Birke	1989	Allergoid-Depot aus: Gräserpollen Birkenpollen	0,76	(+0,1)	3,83
Allergovit Gräser/ Getreide/Birke	1992	Allergoid-Depot aus: Gräserpollen Getreidepollen Birkenpollen	0,35	(−9,7)	4,44
			3,2	(−0,1)	3,24
Summe			25,5	(+9,7)	2,18

10.3.5 Individualrezepturen und Mischpräparate

Zahlreiche Hyposensibilisierungsmittel werden als Individualrezepturen oder Mischpräparate mit unterschiedlichen Allergenen verordnet (◘ Tabelle 10.6). Bei den Rezepturpräparaten können bis zu maximal vier Allergene vom Arzt für einen Patienten rezeptiert werden. Derartige Mischungen von Allergenextrakten werden in der Immuntherapie von Allergien häufig benutzt, sind aber bisher wenig in kontrollierten Studien untersucht worden. In einer Studie mit einem Fusariumextrakt ist gezeigt worden, dass durch eine Mischung mit Birken- oder Timotheepollen eine starke Abnahme der allergenen Potenz durch schnellen und vollständigen Abbau einiger Allergene auftrat, während andere unbeeinflusst blieben (Hoff et al. 2002). Ein weiterer Hinweis auf die Problematik von Mischpräparaten ist eine amerikanische Studie, in der Mischpräparate mit bis zu sieben Aeroallergenen verwendet wurden. Dabei war die subkutane Immuntherapie in einer kontrollierten Studie über 30 Monate im Vergleich zu einer adäquat durchgeführten Arzneitherapie ohne erkennbaren Nutzen (Adkinson et al. 1997). Individualrezepturen sollten nach Möglichkeit auf Immuntherapien mit seltenen Allergenen beschränkt bleiben, bei denen aus praktischen Gründen – zu kleine Studienkollektive – placebokontrollierte Studien nicht durchgeführt werden können. In keinem Fall sollten perenniale und saisonale Allergene und Pollen- bzw. Hausstaubmilbenallergenen mit Pilzallergenen gemischt werden (Nelson 2007).

Viele Verordnungen werden immer noch in Form von Einzelallergenen nach individueller Rezeptur des Arztes eingesetzt, obwohl alle hier vertretenen Rezepturpräparate ohne reguläre Zulassung auf dem Markt sind. Das Hauptproblem der rezeptierbaren Einzelallergene war lange Zeit die Tatsache, dass Arzneimittel, die für einzelne Personen aufgrund einer Rezeptur als Therapieallergene gemäß § 21 Abs. 2 AMG hergestellt werden, bis auf einige Ausnahmen keine Zulassung und damit auch keine Zulassungsstudien zur Wirksamkeit benötigten. Das wurde mit der Ausweitung der Zulassungspflicht auf Therapieallergene durch die Therapieallergene-Verordnung geändert (Bundesministerin

für Gesundheit 2008). Die vertretenen Mischpräparate aus verschiedenen Pollenextrakten (Gräserpollen, Getreidepollen, Baumpollen) sind bis auf eine Ausnahme (*Depigoid Gräser, Bäume*) schon 1989 bis 1992 zugelassen worden.

Wesentliches Risiko der Immuntherapie mit Allergenen sind anaphylaktische Reaktionen. In Deutschland wurden im Zusammenhang mit der Anwendung von Therapieallergenen in der Zeit von 1991 bis 2000 drei Todesfälle und 555 schwerwiegende unerwünschte Arzneimittelwirkungen gemeldet (Lüderitz-Püchel et al. 2001). Obwohl sich das Sicherheitsprofil der subkutanen Immuntherapie mit der Entwicklung von Praxisrichtlinien verbessert hat, sollte der verordnende Arzt Risikofaktoren für schwere Nebenwirkungen erkennen (Übersicht bei James und Bernstein 2017). Die sublinguale Immuntherapie hat ein günstigeres Sicherheitsprofil mit einer höheren Rate von lokalen Reaktionen, aber einer geringeren Inzidenz von systemischen Nebenwirkungen und sollte bei der Behandlung von allergischer Rhinitis berücksichtigt werden.

Literatur

Abramson M, Puy R, Weiner J (2003): Allergen immunotherapy for asthma (Cochrane Review). In: The Cochrane Library, Issue 1, 2003. Oxford: Update Software

Adkinson NF, Eggleston PA, Eney D, Goldstein EO, Schuberth KC et al. (1997): A controlled trial of immunotherapy for asthma in allergic children. N Engl J Med 336: 324–331

Arvidsson MB, Löwhagen O, Rak S (2002): Effect of 2-year placebo-controlled immunotherapy on airway symptoms and medication in patients with birch pollen allergy. J Allergy Clin Immunol 109: 777–783

Bousquet J, Hejjaoui A, Clauzel AM, Guerin B, Dhivert H, Skassa-Brociek W, Wichel FB (1988): Specific immunotherapy with a standardized Dermatophagoides pteronyssinus extract. II. Prediction of efficacy of immunotherapy. J Allergy Clin Immunol 82: 971–977

Bousquet J, Scheinmann P, Guinnepain MT, Perrin-Fayolle M, Sauvaget J, Tonnel AB et al. (1999): Sublingual-swallow immunotherapy (SLIT) in patients with asthma due to house-dust mites: a double-blind, placebo-controlled study. Allergy 54: 249–260

Bundesministerin für Gesundheit (2008): Verordnung über die Ausdehnung der Vorschriften über die Zulassung der Arzneimittel auf Therapieallergene, die für einzelne Personen auf Grund einer Rezeptur hergestellt werden, sowie über Verfahrensregelungen der staatlichen Chargenprüfung (Therapieallergene-Verordnung) vom 7. November 2008. Bundesgesetzblatt 2008 Teil I Nr. 51, Bonn 13. November 2008, Seite 2177–2178. Internet: www.bgbl.de/Xaver/start.xav?startbk=Bundesanzeiger_BGBl

Calderon MA, Alves B, Jacobson M, Hurwitz B, Sheikh A, Durham S (2007): Allergen injection immunotherapy for seasonal allergic rhinitis. Cochrane Database Syst Rev. 2007 Jan 24; (1): CD001936

Calderon M, Mösges R, Hellmich M, Demoly P (2010): Towards evidence-based medicine in specific grass pollen immunotherapy. Allergy 65: 420–434

Dahl R, Kapp A, Colombo G, de Monchy JG, Rak S, Emminger W, Rivas MF, Ribel M, Durham SR (2006): Efficacy and safety of sublingual immunotherapy with grass allergen tablets for seasonal allergic rhinoconjunctivitis. J Allergy Clin Immunol 118: 434–440

Dahl R, Kapp A, Colombo G, de Monchy JG, Rak S, Emminger W, Riis B, Grønager PM, Durham SR (2008): Sublingual grass allergen tablet immunotherapy provides sustained clinical benefit with progressive immunologic changes over 2 years. J Allergy Clin Immunol 121: 512–518

DAZ-Online (2016): Epipen in den USA –Lebenswichtiges Arzneimittel wird unbezahlbar Internet: https://www.deutsche-apotheker-zeitung.de/news/artikel/2016/08/31/lebenswichtiges-arzneimittel-wird-unbezahlbar

Demoly P, Emminger W, Rehm D, Backer V, Tommerup L, Kleine-Tebbe J (2016): Effective treatment of house dust mite-induced allergic rhinitis with 2 doses of the SQ HDM SLIT-tablet: Results from a randomized, double-blind, placebo-controlled phase III trial. J Allergy Clin Immunol 137: 444–451

Devillier P, Dreyfus JF, Demoly P, Calderón MA (2014): A meta-analysis of sublingual allergen immunotherapy and pharmacotherapy in pollen-induced seasonal allergic rhinoconjunctivitis. BMC Med. 2014 May 1;12:71. doi: 10.1186/1741-7015-12-71

Dhami S, Kakourou A, Asamoah F, Agache I, Lau S, Jutel M, Muraro A, Roberts G, Akdis CA, Bonini M, Cavkaytar O, Flood B, Gajdanowicz P, Izuhara K, Kalayci Ö, Mosges R, Palomares O, Pfaar O, Smolinska S, Sokolowska M, Asaria M, Netuveli G, Zaman H, Akhlaq A, Sheikh A (2017a): Allergen immunotherapy for allergic asthma: A systematic review and meta-analysis. Allergy 72: 1825–1848

Dhami S, Zaman H, Varga EM, Sturm GJ, Muraro A, Akdis CA, Antolín-Amérigo D, Bilò MB, Bokanovic D, Calderon MA, Cichocka-Jarosz E, Oude Elberink JN, Gawlik R, Jakob T, Kosnik M, Lange J, Mingomataj E, Mitsias DI, Mosbech H, Ollert M, Pfaar O, Pitsios C, Pravettoni V, Roberts G, Ruëff F, Sin BA, Asaria M, Netuveli G, Sheikh A (2017b): Allergen immunotherapy for insect venom allergy: a systematic review and meta-analysis. Allergy 72: 342–365

Didier A, Malling HJ, Worm M, Horak F, Jäger S, Montagut A, Andre C, Beaumont O de, Melac M (2007): Optimal dose, efficacy, and safety of once-daily sublingual immunotherapy with a 5-grasspollen tablet for seasonal allergic rhinitis. J Allergy Clin Immunol 120: 1338–1345

Durham SR, Walker SM, Varga EM, Jacobson MR, O'Brian F, Noble W et al. (1999): Long-term clinical efficacy of grass-pollen immunotherapy. N Engl J Med 341: 468–475

Englert L, May S, Kaul S, Vieths S (2012): Die Therapieallergene-Verordnung – Hintergrund und Auswirkungen. Bundesgesundheitsbl 55: 351–357

Guez S, Vatrinet C, Fadel R, Andre C (2000): House-dust-mite sublingual-swallow immunotherapy (SLIT) in perennial rhinitis: a double-blind, placebo-controlled study. Allergy 55: 369–375

Hoff M, Krail M, Kästner M, Haustein D, Vieths S (2002): Fusarium culmorum causes strong degradation of pollen allergens in extract mixtures. J Allergy Clin Immunol 109: 96–101

James C, Bernstein DI (2017): Allergen immunotherapy: an updated review of safety. Curr Opin Allergy Clin Immunol 17: 55–59

Kassenärztliche Vereinigung Baden-Württemberg (2015): SCIT und SLIT: Neue S2k-Leitlinie nimmt Präparate in den Fokus. Verordnungsforum 34: 8–15

Kiel MA, Röder E, Gerth van Wijk R, Al MJ, Hop WC, Rutten-van Mölken MP (2013): Real-life compliance and persistence among users of subcutaneous and sublingual allergen immunotherapy. J Allergy Clin Immunol 132: 353–360

Klimek I, Vogelberg C, Hamelmann E (2015): Allergenspezifische Immuntherapie: interessante Bewertungen und korrekturbedürftige Fehleinschätzungen. Allergo J 24, 68–71

Larenas-Linnemann D (2016): How does the efficacy and safety of Oralair® compare to other products on the market? Ther Clin Risk Manag 12: 831–850

Lüderitz-Püchel U, Keller-Stanislawski B, Haustein D (2001): Neubewertung des Risikos von Test- und Therapieallergenen. Eine Analyse der UAW-Meldungen von 1991 bis 2000. Bundesgesunheitsbl – Gesundheitsforsch – Gesundheitsschutz 44: 709–718

Meadows A, Kaambwa B, Novielli N, Huissoon A, Fry-Smith A, Meads C, Barton P, Dretzke J (2013): A systematic review and economic evaluation of subcutaneous and sublingual allergen immunotherapy in adults and children with seasonal allergic rhinitis. Health Technol Assess 17: vi, xi–xiv, 1–322

Mellerup MT, Hahn GW, Poulsen LK, Malling HJ (2000): Safety of allergen-specific immunotherapy. Relation between dosage regimen, allergen extract, disease and systemic side-effects during induction treatment. Clin Exp Allergy 30: 1423–1429

Möller C, Dreborg S, Ferdousi HA, Halken S, Høst A, Jacobsen L et al. (2002): Pollen immunotherapy reduces the development of asthma in children with seasonal rhinoconjunctivitis (the PAT-Study). J Allergy Clin Immunol 109: 251–256

Nelson HS (2007): Allergen immunotherapy: where is it now? J Allergy Clin Immunol 119: 769–779

Olsen OT, Larsen KR, Jacobsan L, Svedsen UG (1997): A 1-year placebo-controlled, double-blind house-dust-mite immunotherapy study in asthmatic adults. Allergy 52: 853–859

Literatur

O'Neill SM, Forsyth A (1988): Urticaria. Prescribers J 28: 14–20

Paul-Ehrlich-Institut (2018a): Therapie-Allergene, wissenschaftliche Beratung und Brexit im Fokus des Verbandsgesprächs zwischen PEI und BPI. Internet: https://www.pei.de/DE/home/therapie-allergene-wissenschaftliche-beratung-brexit-im-focus-verbandsgespraech-pei-bpi.html

Paul-Ehrlich-Institut (2018b): Therapieallergene-Verordnung trägt Früchte. Internet: https://www.pei.de/DE/infos/presse/pressemitteilungen/2018/13-therapieallergene-verordnung-traegt-fruechte.html;jsessionid=963253A43E82703334A3AAAA8C950649.2_cid354

Pfaar O, Bachert C, Bufe A, Buhl R, Ebner C, Eng P, Friedrichs F, Fuchs T, Hamelmann E, Hartwig-Bade D, Hering T, Hutteger I, Jung K, Klimek L, Kopp MV, Merk H, Rabe U, Saloga J, Schmid-Grendelmeier P, Schuster A, Schwerk N, Sitter H, Umpfenbach U, Wedi B, Wöhrl S, Worm M, Kleine-Tebbe J (2014): Leitlinie zur (allergen-) spezifischen Immuntherapie bei IgE-vermittelten allergischen Erkrankungen. Allergo J Int 23: 282–319

Pichler CE, Marquardsen A, Sparholt S, Lowenstein H, Bircher A, Bischof M, Pichler WJ (1997): Specific immunotherapy with Dermatophagoides ptheronyssinus and D. farinae results in decreased bronchial hyperreactivity. Allergy 52: 274–283

Radulovic S, Wilson D, Calderon M, Durham S (2011): Systematic reviews of sublingual immunotherapy (SLIT). Allergy 66: 740–752

Rietschel E, Hutegger I, Lange L, Urbanek R (2013): Anaphylaxie – Diagnostisches und therapeutisches Vorgehen. Med Klin Intensivmed Notfmed 108: 239–249

Roberts G, Pfaar O, Akdis CA, Ansotegui IJ, Durham SR, Gerth van Wijk R, Halken S, Larenas-Linnemann D, Pawankar R, Pitsios C, Sheikh A, Worm M, Arasi S, Calderon MA, Cingi C, Dhami S, Fauquert JL, Hamelmann E, Hellings P, Jacobsen L, Knol EF, Lin SY, Maggina P, Mösges R, Oude Elberink JNG, Pajno GB, Pastorello EA, Penagos M, Rotiroti G, Schmidt-Weber CB, Timmermans F, Tsilochristou O, Varga EM, Wilkinson JN, Williams A, Zhang L, Agache I, Angier E, Fernandez-Rivas M, Jutel M, Lau S, van Ree R, Ryan D, Sturm GJ, Muraro A (2018): EAACI Guidelines on Allergen Immunotherapy: Allergic rhinoconjunctivitis. Allergy 73: 765–798

Scaparrotta A, Attanasi M, Petrosino MI, Di Filippo P, Di Pillo S, Chiarelli F (2015): Critical appraisal of Timothy grass pollen extract GRAZAX in the management of allergic rhinitis. Drug Des Devel Ther 9: 5897–5909

Valsecchi R, di Landro A, Pansera B, Cainelli T (1994): Contact dermatitis from a gel containing dimethindene maleate. Contact Dermatitis 30: 248–249

Virchow JC, Backer V, Kuna P, Prieto L, Nolte H, Villesen HH, Ljørring C, Riis B, de Blay F (2016): Efficacy of a house dust mite sublingual allergen immunotherapy tablet in adults with allergic asthma: A randomized clinical trial. JAMA 315: 1715–1725

Wheatley LM, Togias A (2015): Clinical practice. Allergic rhinitis. N Engl J Med 372: 456–463

Zuberbier T, Bachert C, Bousquet PJ, Passalacqua G, Walter Canonica G, Merk H, Worm M, Wahn U, Bousquet J (2010): GA² LEN/EAACI pocket guide for allergen-specific immunotherapy for allergic rhinitis and asthma. Allergy 65: 1525–1530

Antianämika

Klaus Mengel

© Springer-Verlag GmbH Deutschland, ein Teil von Springer Nature 2018
U. Schwabe, D. Paffrath, W.-D. Ludwig, J. Klauber (Hrsg.), *Arzneiverordnungs-Report 2018*
https://doi.org/10.1007/978-3-662-57386-0_11

Auf einen Blick

Verordnungsprofil
Der größte Teil der Verordnungen von Antianämika entfällt weiterhin auf Eisenpräparate mit einem erneut steigenden Anteil von parenteralen Präparaten. Danach folgen Folsäure und Epoetinpräparate mit jeweils deutlich geringeren Verordnungsvolumina. Die Verordnungen der Eisenpräparate haben sich seit 10 Jahren wieder etwas erholt, liegen aber immer noch unter dem Niveau von 2003. Dagegen sind die Folsäureverordnungen in den letzten 10 Jahren kontinuierlich angestiegen und haben das frühere Niveau bereits überschritten. Das Verordnungsvolumen der Epoetinpräparate war seit 2008 rückläufig, weil die Zulassungsbehörden wegen zusätzlicher Risiken bei Tumorpatienten eine zurückhaltende Verordnung empfohlen hatten. Erst seit 2014 haben die Epoetinverordnungen wieder leicht zugenommen.

Eine Anämie kann zahlreiche Ursachen haben, die vor Beginn der Therapie mit Antianämika geklärt werden sollten. Am häufigsten ist die Eisenmangelanämie durch mangelnde Zufuhr, ungenügende Resorption, gesteigerten Bedarf oder Verlust von Eisen, z. B. durch okkulte Blutungen bedingt. Auch bei Blutspendern kommt es zu einem Hämoglobinabfall, der durch eine niedrig dosierte Eisensupplementation verkürzt wird (Kiss et al. 2015). Daneben gibt es sekundäre Anämien bei Leber- oder Nierenkrankheiten, Tumoren, Infektionen oder Zytostatikatherapie sowie weitere Anämieformen mit gestörter Erythrozytenbildung (z. B. aplastische Anämie) und mit gesteigertem Erythrozytenabbau (hämolytische Anämien verschiedener Art). Bei älteren Patienten kann die Prävalenz der Anämie bis zu 40% ansteigen (Röhrig et al. 2012).

11.1 Eisenpräparate

Die Verordnung von Eisenpräparaten war 2004 als Folge des GKV-Modernisierungsgesetzes auf die Hälfte eingebrochen, hat aber in den letzten 10 Jah-

ren wieder um 30% zugenommen (◘ Abbildung 11.1). Der Grund für den früheren Rückgang war wenig plausibel, da Eisenpräparate zwar nicht verschreibungspflichtig sind, aber als wirksame Standardtherapeutika einer gesicherten Eisenmangelanämie nach der Ausnahmeliste gemäß § 34 Abs. 1 SGB V weiterhin zu den erstattungsfähigen Arzneimitteln gehören.

11.1.1 Orale Eisenpräparate

Die orale Eisensubstitution ist die Therapie der Wahl einer Eisenmangelanämie, da sie wirksam, sicher, einfach und billig ist. Von den zahlreichen Eisensalzen wird üblicherweise Eisen(II)-sulfat am häufigsten verwendet, Gluconat und Fumarat sind ebenfalls wirksam. Für Erwachsene werden Tagesdosen von 100–200 mg Eisen empfohlen, für Kinder 3–6 mg/kg in flüssigen Arzneiformen (Übersicht bei Camaschella 2015). In Deutschland überwiegt bei weitem die Verordnung von Eisen(II)-glycinsulfat (*Ferro sanol/duodenal*) (◘ Tabelle 11.1), das Eisen erst im Duodenum freisetzt. Die orale Bioverfüg-

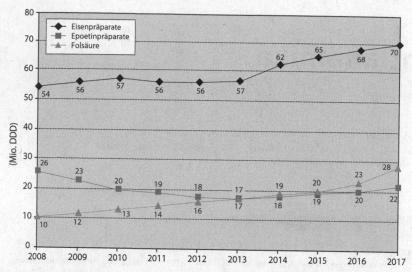

■ **Abbildung 11.1** Verordnungen von Antianämika 2008 bis 2017. Gesamtverordnungen nach definierten Tagesdosen.

barkeit dieses Präparates beträgt 11% (Nielsen et al. 2005) und liegt damit in dem bekannten Bereich von 10–15% für orale Eisen(II)-sulfatpräparate, während die Bioverfügbarkeit von Eisen(III)-sulfat wegen der geringen Löslichkeit 3–4-fach geringer ist (Übersicht bei Santiago 2012). Einziges Präparat mit dem schlecht resorbierbaren dreiwertigen Eisen ist *Ferrum Hausmann* (Sirup, Tropfen), das 2017 um fast 100% mehr verordnet wurde. Als weitere flüssige Arzneiform wird Eisen(II)-gluconat (*Ferro sanol Saft*) eingesetzt.

Die wenig sinnvollen Eisensulfatkombinationen mit Folsäure sind 2017 weniger verordnet worden (■ Tabelle 11.1). Wenn auch Eisen und Folsäure für die Anämieprophylaxe in der Schwangerschaft grundsätzlich in Frage kommen, benötigen gesunde Schwangere keine Eisensubstitution. Außerdem ist die Supplementation mit einer fixen Eisen/Folsäure-Kombination generell nicht sinnvoll. Folsäure wird im ersten Trimenon benötigt und eine Eisensubstitution kommt erst ab dem zweiten Trimenon in Frage, wenn der Eisenbedarf ansteigt. Darüber hinaus gibt es keine überzeugenden Belege, dass eine routinemäßige pränatale Eisensubstitution die mütterliche und kindliche Gesundheit verbessert (Cantor et al. 2015). Lediglich bei manifestem Eisenmangel ist eine medikamentöse Behandlung indiziert.

11.1.2 Parenterale Eisenpräparate

Die parenterale Eisenbehandlung wurde früher nur in Ausnahmefällen angewendet, wenn eine orale Gabe nicht möglich oder kontraindiziert war. Grund für diese Zurückhaltung waren zahlreiche Risiken durch hochmolekulare Dextranpräparate, insbesondere schwere anaphylaktoide Reaktionen mit zahlreichen Todesfällen in den USA (Fishbane 2003). Diese traditionelle Einstellung hat sich durch dextranfreie parenterale Eisenpräparate mit einem verbesserten Sicherheitsprofil gewandelt. Da die intravenösen Präparate die problematische orale Eisenresorption umgehen, werden die Hämoglobinwerte schneller und wirksamer als mit oralen Präparaten erhöht. Bei einigen Patienten kann die erforderliche Eisendosis (bis zu 1000 mg) in einer einzigen Infusion verabreicht werden, mit allerdings erheblich höheren Kosten (Übersicht bei Camaschella 2015). So hat ein Cochrane-Review über 28 Studien mit insgesamt 2098 Dialysepatienten gezeigt, dass mit parenteralen Eisenpräparaten höhere Hämoglobinwerte, höhere Eisenplasmaspiegel und ein geringerer Epoetinbedarf als mit oralen Eisenpräparaten erreicht wurden (Albaramki et al. 2012). Patienten mit chronisch entzündlichen Darmkrankheiten und Eisenmangelanämie zeigten mit parenteraler Eisentherapie ebenfalls höhere Anstiege von Hämoglobin und Ferritin. Die Anstiege

◻ **Tabelle 11.1 Verordnungen von Eisenpräparaten und Eisenchelatoren 2017.** Angegeben sind die 2017 verordneten Tagesdosen, die Änderungen gegenüber 2016 und die mittleren Kosten je DDD 2017.

Präparat	Bestandteile	DDD Mio.	Änderung %	DDD-Nettokosten €
Eisensulfat				
Tardyferon	Eisen(II)sulfat	8,0	(+9,9)	0,56
Eisentabletten AbZ	Eisen(II)sulfat	2,0	(+12,3)	0,41
Dreisafer	Eisen(II)sulfat	1,1	(+8,3)	0,45
Eisentabletten-ratiopharm	Eisen(II)sulfat	0,86	(+0,7)	0,46
Eisensulfat Lomapharm	Eisen(II)sulfat	0,61	(−7,4)	0,39
Eryfer	Eisen(II)sulfat	0,61	(−18,1)	0,49
		13,2	(+6,8)	0,51
Weitere Eisensalze				
Ferro sanol/duodenal	Eisen(II)glycinsulfat	48,4	(+3,5)	0,53
Ferrum Hausmann Sirup/Tr.	Eisen(III)hydroxid-Polymaltose-Komplex	0,72	(+99,7)	0,68
Lösferron	Eisen(II)gluconat	0,35	(+1,9)	0,54
Ferro sanol Saft	Eisen(II)gluconat	0,10	(+9,9)	1,21
		49,6	(+4,3)	0,54
Eisensulfatkombinationen				
Ferro sanol comp	Eisen(II)glycinsulfat Folsäure Cyanocobalamin	0,91	(+9,1)	0,97 0,28
Plastulen N/-duo	Eisen(II)sulfat Folsäure	0,83	(−29,3)	
		1,7	(−13,4)	0,64
Parenterale Eisenpräparate				
Ferinject	Eisen(III)hydroxid-Polymaltose-Komplex	1,3	(+12,9)	31,88
Ferrlecit Amp.	Eisen(III)Natrium-D-gluconat-Komplex	0,84	(+2,0)	8,77
Fermed	Eisen(III)oxid-Saccharose-Komplex	0,29	(+12,4)	15,22
		2,4	(+8,8)	21,73
Eisenchelatoren				
Exjade	Deferasirox	0,59	(+16,3)	94,16
Summe		67,5	(+4,5)	2,10

waren jedoch gering und ohne gesicherten klinischen Nutzen (Lee et al. 2012).

Ferrlecit Ampullen (Eisengluconatkomplex) waren lange das einzige parenterale Eisenpräparat unter den 3000 meistverordneten Arzneimitteln (◻ Tabelle 11.1). Es kann bis zu einer intravenösen Einzeldosis von 62,5 mg sicher verabreicht werden (Lipp 2016). Das Eisengluconatpräparat hat ein wesentlich günstigeres Sicherheitsprofil als Eisendextranpräparate. *Ferinject* (Eisenhydroxid-Polymaltosekomplex) kann bis zu einer Einzeldosis von 1000 mg intravenös infundiert werden und ist in dieser Dosis genauso gut verträglich wie orale Eisenpräparate (Lipp 2016). Die hohe Dosierung erfordert weniger Einzelinfusionen, ist aber mehr als dreimal so teuer wie *Ferrlecit Ampullen*. Im Jahre

2011 ist *Fermed* (Eisen(III)hydroxid-Saccharose-Komplex) hinzugekommen (◘ Tabelle 11.1). Es wird bis zu einer Einzeldosis von 500 mg intravenös infundiert, ist aber fast doppelt so teuer wie *Ferrlecit Ampullen*.

11.1.3 Eisenchelatoren

Deferasirox (*Exjade*) aus der Gruppe der Eisenchelatoren ist ein Orphan-Arzneimittel zur oralen Behandlung der chronischen Eisenüberladung aufgrund häufiger Transfusionen bei Patienten mit Beta-Thalassämia major und anderen Anämien. Es hat nach einem Cochrane-Review eine ähnliche Wirksamkeit wie das parenterale Deferoxamin (*Desferal*) (Meerpohl et al. 2014). Wegen der bisher noch fehlenden Daten zur Langzeitsicherheit sollte Deferasirox den Patienten als Alternative angeboten werden, die Deferoxamin nicht vertragen.

11.2 Folsäure

Folsäurepräparate sind in den letzten 10 Jahren mehr als doppelt angestiegen, allein im letzten Jahr um über 20% (◘ Abbildung 11.1) und haben damit das Niveau vor dem dramatischen Rückgang von 2004 bereits wieder überschritten (► siehe Arzneiverordnungs-Report 2006, Abbildung 8.2). Die Verordnung von Folsäure steht in Zusammenhang mit der Empfehlung einer präkonzeptionellen Folsäuregabe zur Prävention von Neuralrohrdefekten (Übersicht bei Koletzko und Pietrzik 2004). In Deutschland gibt es jährlich immer noch 800 Schwangerschaften mit Neuralrohrdefekten und somit eine fast 60% höhere Inzidenz als im europäischen Durchschnitt (Hermann und Obeid 2011). Die Entwicklung des Neuralrohrs ist nach dem 28. Tag der Schwangerschaft abgeschlossen. Infolgedessen ist eine wirksame Vorbeugung nur dann zu erzielen, wenn Frauen bereits 4 Wochen vor Beginn einer Schwangerschaft bis etwa 8 Wochen nach deren Eintritt Folsäure einnehmen. Eine längere Einnahme ist unschädlich. Obwohl die präkonzeptionelle Folsäuregabe seit 30 Jahren empfohlen wird, hat die Prävalenz der Neuralrohrdefekte seit 1991 nicht abgenommen (Khoshnood et al. 2015).

11.3 Erythropoetin

Das Glykoprotein Erythropoetin wird vorwiegend in den Nieren gebildet. Rekombinante Verbindungen mit gleicher Proteinstruktur werden Epoetine genannt. Rekombinantes humanes Epoetin alfa (z. B. *Erypo*) wurde 1988 in die Therapie eingeführt. Wenig später folgte Epoetin beta (z. B. *NeoRecormon*). Seit 2007 haben mehrere Biosimilars von Epoetin (*Epoetin alfa HEXAL, Abseamed, Retacrit, Silapo*) eine Zulassung der European Medicines Agency erhalten. Das Verordnungsvolumen der Biosimilars hat im Vergleich zum Vorjahr zugenommen, so dass ihr Verordnungsanteil jetzt 44% (Vorjahr 41%) beträgt (◘ Tabelle 11.2).

Das 2001 eingeführte Epoetinanalogon Darbepoetin alfa (*Aranesp*) unterscheidet sich von Epoetin in der Struktur des Kernproteins und durch zwei zusätzliche Kohlenhydratketten, die den Abbau des Proteins verzögern und die Halbwertszeit um den Faktor 2–3 verlängern. Dadurch wurde das Dosierungsintervall auf einmal pro Woche bei gleicher Wirksamkeit verlängert (Ibbotson und Goa 2001). Das Präparat ist 30–40% teurer als Epoetin, führt die Liste der Epoetinpräparate aber dennoch deutlich an.

Ein weiteres langwirkendes Epoetinanalogon ist Methoxy-Polyethylenglycol-Epoetin beta (*Mircera*), das seit 2007 im Handel ist und 2017 nochmals leicht zugenommen hat (◘ Tabelle 11.2). Durch Integration einer großen Methoxy-Polyethylenglycol-Polymerkette in das Molekül des Wirkstoffs resultiert eine Wirkungsdauer von 4 Wochen. In mehreren Vergleichsuntersuchungen mit Epoetin alfa und beta wurde eine nahezu identische Wirksamkeit und Verträglichkeit nachgewiesen (Curran und McCormack 2008).

Als Folge des erwünschten therapeutischen Effektes von Epoetin kann es zum sekundären Eisenmangel kommen, falls nicht rechtzeitig mit Gabe von Eisen dem zu erwartenden erhöhten Bedarf vorgebeugt wird (Thomas et al. 2005). Neuere Daten zeigen, dass bei ausreichender Eisensupplementation offenbar kein Wirkungsunterschied zwischen i.v. und s.c. Anwendung besteht (Steffensen und Stergaard 2011).

Nach jahrelangem Anstieg hatte das Verordnungsvolumen der Epoetinpräparate 2007 seinen

◻ **Tabelle 11.2** Verordnungen von Folsäure und Epoetinpräparaten 2017. Angegeben sind die 2017 verordneten Tagesdosen, die Änderungen gegenüber 2016 und die mittleren Kosten je DDD 2017.

Präparat	Bestandteile	DDD Mio.	Änderung %	DDD-Nettokosten €
Folsäure				
Folsäure AbZ	Folsäure	13,7	(+47,8)	0,27
Folsan	Folsäure	7,4	(+16,5)	0,25
Dreisafol	Folsäure	2,0	(+40,0)	0,29
Fol Lichtenstein	Folsäure	· 1,3	(−47,6)	0,30
Folsäure-ratiopharm	Folsäure	1,1	(+3,4)	0,28
Folsäure Lomapharm	Folsäure	0,55	(−24,7)	0,26
		26,1	(+22,1)	0,27
Epoetinpräparate				
Aranesp	Darbepoetin alfa	6,9	(−0,1)	10,82
Epoetin alfa HEXAL	Epoetin alfa	3,4	(+14,7)	8,20
Mircera	Methoxy-Polyethylenglycol-Epoetin beta	2,2	(+1,6)	10,65
Silapo	Epoetin zeta	2,1	(+17,6)	7,87
Abseamed	Epoetin alfa	2,0	(+25,7)	8,23
Retacrit	Epoetin zeta	1,8	(−1,0)	7,62
Erypo	Epoetin alfa	1,4	(+4,5)	8,19
Neorecormon	Epoetin beta	1,2	(−5,5)	8,20
		20,9	(+5,8)	9,25
Summe		47,0	(+14,3)	4,27

vorläufigen Höhepunkt erreicht und ist seitdem bis 2013 um fast 40% zurückgegangen, wenngleich seit 2014 wieder ein leichter kontinuierlicher Aufwärtstrend zu sehen ist (◻ Abbildung 11.1). Für den Verordnungsrückgang der Epoetinpräparate sind medizinische Gründe bedeutsam. Im Gegensatz zu früher wird bei der Behandlung der renalen Anämie mit Epoetin keine Normalisierung des Hämatokrits mehr angestrebt. Zielwert ist ein Hämoglobin von 11–12 g/dl (Hörl und Vanrenterghem 2005, Drüeke et al. 2006, Singh et al. 2006).

Weiterhin wurden Epoetinpräparate in großem Umfang zur Behandlung der Tumoranämie eingesetzt. Jedoch profitiert nur ein Teil der Tumorpatienten von einer Epoetintherapie (Marsh und Rascati 1999, Dührsen 2002). Nach einer Metaanalyse von 53 klinischen Studien mit 13933 Tumorpatienten wurde ein erhöhtes Mortalitätsrisiko (+18%) gefunden (Bohlius et al. 2009). Als mögliche Ursa-

che wird eine Stimulation des Tumorwachstums über vermehrt exprimierte Epoetinrezeptoren und eine gesteigerte Thrombogenese diskutiert. Die Zulassungsbehörden haben daher empfohlen, Erythropoese-stimulierende Arzneimittel (ESA) nur zur Behandlung der Anämie infolge einer myelosuppressiven Chemotherapie einzusetzen (Food and Drug Administration 2007, European Medicines Agency 2008). Ein Cochrane-Review über 91 Studien mit 20802 Patienten hat bestätigt, dass Epoetine zwar den Transfusionsbedarf senken, gleichzeitig aber das Risiko für thromboembolische Ereignisse und Tod erhöhen (Tonia et al. 2012).

Literatur

Albaramki J, Hodson EM, Craig JC, Webster AC (2012): Parenteral versus oral iron therapy for adults and children with chronic kidney disease. Cochrane Database Syst Rev. 2012 Jan 18; 1: CD007857

Bohlius J, Schmidlin K, Brillant C, Schwarzer G, Trelle S, Seidenfeld J, Zwahlen M, Clarke M, Weingart O, Kluge S, Piper M, Rades D, Steensma DP, Djulbegovic B, Fey MF, Ray-Coquard I, Machtay M, Moebus V, Thomas G, Untch M, Schumacher M, Egger M, Engert A (2009): Recombinant human erythropoiesis-stimulating agents and mortality in patients with cancer: a meta-analysis of randomised trials. Lancet 373: 1532–1542

Camaschella C (2015): Iron-deficiency anemia. N Engl J Med 372:1832–1843

Cantor AG, Bougatsos C, Dana T, Blazina I, McDonagh M (2015): Routine iron supplementation and screening for iron deficiency anemia in pregnancy: a systematic review for the U.S. Preventive Services Task Force. Ann Intern Med 162: 566–576

Curran MP, McCormack PL (2008): Methoxy polyethylene glycol-epoetin beta: a review of ist use in the management of anaemia associated with chronic kidney disease. Drugs 68: 1139–1156

Drüeke TB, Locatelli F, Clyne N, Eckardt KU, Mcdougall IC et al. (2006): Normalization of hemoglobin level in patients with chronic kidney disease and anemia. N Engl J Med 355: 2071–2084

Dührsen U (2002): Gibt es Indikationen für Erythropoietin in der Onkologie? Dtsch Ärztebl 99: A3470-A3475

European Medicines Agency (2008): Questions and answers on epoetins and risk of tumor growth and blood clots in the vein. Internet: www.ema.europa.eu/docs/en_GB/document_library/Medicine_QA/2009/11/WC500015145.pdf

Fishbane S (2003): Safety in iron management. Am J Kidney Dis 41 (5 Suppl): 18–26

Food and Drug Administration (2007): Information for Healthcare Professionals November 8, 2007. Erythropoesis stimulating agents (ESA). Internet: www.fda.gov/ cder/drug/InfoSheets/HCP/RHE200711HCP.htm

Hermann W, Obeid R (2011): Die obligatorische Folsäurefortifikation von Nahrungsmitteln. Ein in Deutschland kontrovers diskutiertes Thema. Dtsch Ärztebl 108: 249–254

Hörl WH, Vanrenterghem Y (2005): Optimal treatment of renal anaemia (OPTA): improving the efficacy and efficiency of renal anaemia therapy in haemodialysis patients receiving intravenous epoetin. NephrolDialTransplant 20, Suppl.3: iii25–32

Ibbotson T, Goa KL (2001): Darbepoetin alfa. Drugs 61: 2097–2104

Khoshnood B, Loane M, de Walle H, Arriola L, Addor MC, Barisic I, Beres J, Bianchi F, Dias C, Draper E, Garne E, Gatt M, Haeusler M, Klungsoyr K, Latos-Bielenska A, Lynch C, McDonnell B, Nelen V, Neville AJ, O'Mahony MT, Queisser-Luft A, Rankin J, Rissmann A, Ritvanen A, Rounding C,

Sipek A, Tucker D, Verellen-Dumoulin C, Wellesley D, Dolk H (2015): Long term trends in prevalence of neural tube defects in Europe: population based study. BMJ 2015 Nov 24; 351: h5949

Kiss JE, Brambilla D, Glynn SA, Mast AE, Spencer BR, Stone M, Kleinman SH, Cable RG; National Heart, Lung, and Blood Institute (NHLBI) Recipient Epidemiology and Donor Evaluation Study–III (REDS-III) (2015): Oral iron supplementation after blood donation: a randomized clinical trial. JAMA 313: 575–583

Koletzko B, Pietrzik K (2004): Gesundheitliche Bedeutung der Folsäurezufuhr. Dtsch Ärztebl 101: A 1670–1681

Lee TW, Kolber MR, Fedorak RN, van Zanten SV (2012): Iron replacement therapy in inflammatory bowel disease patients with iron deficiency anemia: a systematic review and meta-analysis. J Crohns Colitis 6: 267–275

Lipp HP (2016): Eisen i.v. und die Aut-idem Problematik. Klinischer Stellenwert, Produktunterschiede und Grenzen der Austauschbarkeit. Deutsche Apothekerzeitung (9), 64–69

Marsh WA, Rascati KL (1999): Meta-analyses of the effectiveness of erythropoetin for end-stage renal disease and cancer. Clin Ther 21: 1443–1455

Meerpohl JJ, Schell LK, Rücker G, Motschall E, Fleeman N, Niemeyer CM, Bassler D (2014): Deferasirox for managing transfusional iron overload in people with sickle cell disease. Cochrane Database Syst Rev. 2014 May 27; 5: CD007477

Nielsen P, Kongi R, Buggisch P, Fischer R (2005): Bioavailability of oral iron drugs as judged by a 59Fe-whole-body counting technique in patients with iron deficiency anaemia. Therapeutic efficacy of iron(II)-glycine sulfate. Arzneimittelforschung 55: 376–381

Röhrig G, Doehner W, Schaefer RM, Schulz RJ (2012): Anämie und Eisenmangel in der Geriatrie. Prävalenz, Diagnostik und neue Therapieoptionen. Z Gerontol Geriatr 45: 191–196

Santiago P (2012): Ferrous versus ferric oral iron formulations for the treatment of iron deficiency: a clinical overview. ScientificWorldJournal 2012: 846824. doi: 10.1100/2012/846824.

Singh AK, Szczech L, Tang KL, Barnhart H, Sapp S et al. (2006): Correction of anemia with epoetin alfa in chronic kidney disease. N Engl J Med 355: 2085–2098

Steffensen GK, Stergaard O (2011): Administration of the same dose of epoetin-beta intravenously subcutaneously to patients with renal anaemia. Scand J Urol Nephrol 45: 461–469

Thomas L, Thomas C, Heimpel H (2005): Neue Parameter zur Diagnostik von Eisenmangelzuständen. Dtsch Ärztebl 102: A 580–586

Tonia T, Mettler A, Robert N, Schwarzer G, Seidenfeld J, Weingart O, Hyde C, Engert A, Bohlius J (2012): Erythropoietin or darbepoetin for patients with cancer. Cochrane Database Syst Rev. 2012 Dec 12; 12: CD003407

Antibiotika und antibakterielle Chemotherapeutika

Winfried V. Kern

© Springer-Verlag GmbH Deutschland, ein Teil von Springer Nature 2018
U. Schwabe, D. Paffrath, W.-D. Ludwig, J. Klauber (Hrsg.), *Arzneiverordnungs-Report 2018*
https://doi.org/10.1007/978-3-662-57386-0_12

Auf einen Blick

Trend

Die Antibiotikaverordnungen zeigen 2017 gegenüber dem Vorjahr von der Gesamtmenge her eine leichte Abnahme. Bei den verschiedenen Substanzklassen fällt vor allem auf, dass die Verordnung von Oralcephalosporinen erneut leicht gesunken ist, und dafür wieder etwas mehr Penicillinderivate – vor allem Amoxicillin und Amoxicillin-Clavulansäure – verordnet wurden. Ein leichter Rückgang ist erneut auch bei Fluorchinolonen und Makroliden/Clindamycin zu verzeichnen. Die systemisch wirksamen oralen Azolantimykotika wurden etwas häufiger verordnet, ebenso die antivirale Substanz Aciclovir. Bei den antiretroviralen Mitteln kam es zu einer deutlichen relativen Mehrverordnung der neuen Integraseinhibitoren bzw. Integraseinhibitor-haltigen Kombinationspräparate.

Beim Verordnungsvolumen (nach definierten Tagesdosen, DDD) der antibakteriellen Substanzen war 2017 ein leichter Rückgang im Vergleich zum Vorjahr zu beobachten (vgl. ▶ Tabelle 1.2). Betalactame stellen die praktisch bedeutsamste Gruppe dar; Tetracycline, Makrolide und Fluorchinolone folgen (vgl. ◘ Abbildung 12.2).

Neben pharmakologischen Eigenschaften des Wirkstoffs sind bei der Auswahl eines Antibiotikums Art und Ort der Infektion, Erregerempfindlichkeit und die klinische Situation des Patienten maßgebend. Folgende Punkte sind zu beachten:

- Das pharmakokinetische Profil, das Nebenwirkungsprofil und die klinische Wirksamkeit aus kontrollierten Studien müssen berücksichtigt werden.
- Zu beachten sind Wirkungen auf die Resistenzentwicklung, bei denen sich die verschiedenen Antibiotikaklassen nicht gleich verhalten. Bei bakteriellen Erregern von Atemwegsinfektionen gelten Penicilline günstiger als Makrolide. Oralcephalosporine und Fluorchinolone sind keine Substanzen der ersten Wahl bei Atemwegsinfektionen und Harnwegsinfektionen.
- Bei Gleichheit aller Faktoren soll das kostengünstigste Präparat ausgewählt werden.
- Bei schweren Infektionen ist der Versuch einer Erregersicherung notwendig; nur so kann in vielen Fällen von einem (unnötig) breit wirksamen Präparat gezielt auf eine weniger breit wirksame Substanz umgestellt werden.

Hauptindikation für eine antibakterielle Therapie im ambulanten Bereich bleibt die Atemwegsinfektion. Der Hinweis, dass im Unterschied zur Pneumonie akute Atemwegsinfektionen, vor allem die akute Bronchitis, in mehr als 90% der Fälle durch Viren ausgelöst werden und daher keine primäre Indikation für Antibiotika darstellen, bleibt wichtig und ist in mehreren Studien nochmals bestätigt worden (Butler et al. 2010, Little et al. 2013, Tonkin-Crine et al. 2017).

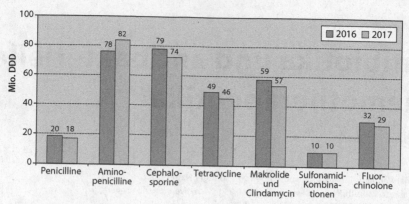

◼ **Abbildung 12.1 Verordnungen von Antibiotika und Chemotherapeutika 2017.** Gesamtverordnungen nach definierten Tagesdosen.

Bei den häufigen Atemwegs- und Harnwegsinfektionen, bei denen meist eine empirische („kalkulierte") Therapie (ohne Erregersicherung) eingeleitet wird, bieten viele neuere Wirkstoffe keine wesentlichen Vorteile gegenüber den älteren, weniger kostspieligen Antibiotika. Entscheidend in dieser Situation sind das erwartete Erregerspektrum und die erwartete Erregerempfindlichkeit. Kenntnisse zur aktuellen Situation bezüglich bakterieller Resistenzentwicklung bei den Erregern ambulant erworbener Infektionen sind somit wichtig. Dies gilt vor allem bezüglich der Empfindlichkeit von Pneumokokken und A-Streptokokken gegenüber Penicillin und Makroliden, der Empfindlichkeit von Haemophilus gegenüber Amoxicillin sowie der Empfindlichkeit von Escherichia coli gegenüber Trimethoprim bzw. Co-trimoxazol, Nitrofurantoin, Fosfomycin und Fluorchinolonen. Deutschland verfügt inzwischen – wie die skandinavischen Länder und Holland seit vielen Jahren – auch über einen Antibiotikaverbrauchs- und -Resistanzatlas (GERMAP2015), der aktuelle Informationen hierzu bietet. Daten aus der nationalen Antibiotikaresistanz-Surveillance des Robert-Koch-Institutes (Routinedaten) und aus den Querschnittserhebungen der Paul-Ehrlich-Gesellschaft sind online verfügbar (https://ars.rki.de/ bzw. http://www.p-e-g.org/econtext/Berichte%20der%20Studien).

Die langjährige Dominanz der klassischen Betalactamantibiotika (Oralpenicillin, Aminopenicilline, Cephalosporine) beruht nach über 50jähriger Anwendung auf der Kombination meist günstiger pharmakologischer Eigenschaften mit einer hohen antibakteriellen Aktivität, geringer Toxizität und der daraus resultierenden großen therapeutischen Breite. Der weitaus größte Teil der Betalactamverordnungen entfällt auf die Aminopenicilline, dicht gefolgt von Oralcephalosporinen (◼ Abbildung 12.1). Auch bei den zahnärztlichen Antibiotikaverordnungen stellen Penicillinderivate die Hauptgruppe dar (◼ Tabellen 47.2 und 47.3).

12.1   Betalactamantibiotika

12.1.1 Basispenicilline

Die Gruppe der Basispenicilline (Phenoxymethylpenicillin, Amoxicillin) liegt im Jahre 2017 gegenüber dem Vorjahr im Verbrauch höher. Dies betraf Amoxicillin und das neue Pivmecillinam, nicht jedoch Phenoxymethylpenicillin (◼ Tabellen 12.1 und 12.2).

Im Vergleich zu Phenoxymethylpenicillin haben die Aminopenicilline ein breiteres Wirkungsspektrum im gramnegativen Bereich (vor allem Haemophilus). Durch die guten Serum- und Gewebespiegel und hohe Aktivität gerade auch gegenüber Pneumokokken gilt Amoxicillin als best geeignetes orales Betalactam bei Pneumonien und wird in der neusten Auflage der Leitlinie zur Therapie der ambulant erworbenen Pneumonie und auch seitens der Arzneimittelkommission der deutschen Ärzteschaft als Mittel erster Wahl empfohlen (Ewig et al. 2016, Arzneimittelkommission der deutschen Ärzteschaft 2013). Indikationen sind darüber hinaus obere Atemwegsinfektionen wie eitrige Otitis media

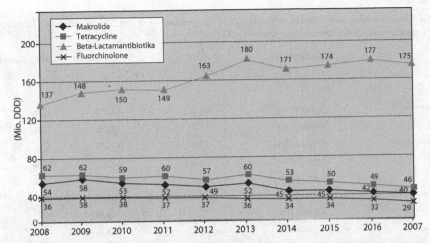

◘ Abbildung 12.2 Verordnungen von Antibiotika 2008 bis 2017. Gesamtverordnungen nach definierten Tagesdosen.

◘ Tabelle 12.1 Verordnungen von Penicillinen 2017. Angegeben sind die 2017 verordneten Tagesdosen, die Änderungen gegenüber 2016 und die mittleren Kosten je DDD 2017.

Präparat	Bestandteile	DDD Mio.	Änderung %	DDD-Nettokosten €
Phenoxymethylpenicillin				
Penicillin V AL	Phenoxymethylpenicillin	3,3	(+0,9)	1,17
Penicillin V-ratiopharm	Phenoxymethylpenicillin	3,3	(−5,8)	1,24
Infectocillin	Phenoxymethylpenicillin	2,9	(+20,3)	1,71
Penicillin V STADA	Phenoxymethylpenicillin	2,1	(+5,1)	1,32
PenHEXAL	Phenoxymethylpenicillin	1,9	(−33,8)	1,22
Pen Mega-1 A Pharma	Phenoxymethylpenicillin	1,9	(−11,8)	1,15
Isocillin	Phenoxymethylpenicillin	0,45	(−38,4)	1,69
Penicillin Sandoz	Phenoxymethylpenicillin	0,43	(+22,1)	1,17
Penicillin V acis	Phenoxymethylpenicillin	0,36	(+15,3)	2,52
		16,6	(−5,5)	1,34
Weitere Penicilline				
Infectobicillin	Phenoxymethylpenicillin-Benzathin	1,6	(−1,4)	3,66
Staphylex	Flucloxacillin	0,12	(−22,9)	12,84
X-Systo	Pivmecillinam	0,12	(+290,4)	2,69
Flucloxacillin Altamedics	Flucloxacillin	0,10	(+111,7)	11,03
Tardocillin	Benzylpenicillin-Benzathin	0,01	(−3,7)	69,50
		1,9	(+4,5)	5,10
Summe		18,5	(−4,6)	1,73

und akute Rhinosinusitis, soweit hier eine Antibiotikaindikation besteht (Arzneimittelkommission der deutschen Ärzteschaft 2013, Berner et al. 2015).

Die Tagestherapiekosten von Amoxicillin sind günstig (◘ Tabelle 12.2).

◻ **Tabelle 12.2 Verordnungen von Aminopenicillinen 2017.** Angegeben sind die 2017 verordneten Tagesdosen, die Änderungen gegenüber 2016 und die mittleren Kosten je DDD 2017.

Präparat	Bestandteile	DDD Mio.	Änderung %	DDD-Nettokosten €
Amoxicillin				
Amoxi-1 A Pharma	Amoxicillin	29,0	(+12,0)	1,21
Amoxicillin AL	Amoxicillin	13,7	(−18,6)	1,19
Amoxicillin-ratiopharm	Amoxicillin	13,4	(+75,7)	1,24
AmoxiHEXAL	Amoxicillin	4,8	(−22,8)	1,28
Infectomox	Amoxicillin	1,3	(−7,5)	1,39
Amoxicillin Heumann	Amoxicillin	0,92	(−61,8)	1,16
Amoxibeta	Amoxicillin	0,58	(−47,9)	1,17
Amoxicillin AbZ	Amoxicillin	0,37	(−44,2)	1,11
Amoxi-saar	Amoxicillin	0,12	(−0,4)	1,54
		64,2	(+3,1)	1,22
Andere Aminopenicilline				
Unacid PD	Sultamicillin	1,9	(+18,4)	8,99
Ampicillin-ratiopharm	Ampicillin	0,23	(−5,4)	2,19
Sultamicillin-ratiopharm	Sultamicillin	0,19	(−66,5)	9,05
		2,3	(−3,8)	8,31
Kombinationen				
Amoxi Clavulan Aurobindo	Amoxicillin Clavulansäure	6,6	(+307,0)	4,46
Amoxiclav BASICS	Amoxicillin Clavulansäure	3,3	(−23,2)	4,65
Amoxiclav-1 A Pharma	Amoxicillin Clavulansäure	2,0	(−24,7)	4,60
Amoxicillin-ratiopharm comp.	Amoxicillin Clavulansäure	1,0	(−41,0)	4,38
Amoclav/Amoxclav HEXAL	Amoxicillin Clavulansäure	0,91	(−18,2)	4,45
Amoxi Clavulan STADA	Amoxicillin Clavulansäure	0,67	(−49,1)	3,84
Amoxclav Sandoz	Amoxicillin Clavulansäure	0,22	(+0,5)	4,64
Amoxiclav Aristo	Amoxicillin Clavulansäure	0,20	(+181,4)	4,78
Infectosupramox	Amoxicillin Clavulansäure	0,14	(+8,7)	2,76
Amoxicillin plus/Clavulansäure Heumann	Amoxicillin Clavulansäure	0,13	(+30,3)	4,67
		15,1	(+15,0)	4,48
Summe		81,6	(+4,9)	2,02

12.1.2 Aminopenicillin-Betalactamase-inhibitor-Kombinationen

Zwei verschiedene Kombinationspräparate sind zur oralen Verabreichung erhältlich, Amoxicillin-Clavulansäure und Ampicillin-Sulbactam (in Form von Sultamicillin, eine Doppelesterverbindung von Ampicillin und Sulbactam). Vorteil dieser Substanzen im Vergleich zu Amoxicillin ist das um Moraxella, Klebsiella, Staphylococcus aureus und Anaerobier erweiterte Spektrum. Die gelegentlich auftretenden Betalactamase-positiven Haemophilusspezies werden ebenfalls erfasst. Die Hälfte der amoxicillinresistenten Escherichia coli ist empfindlich gegenüber Amoxicillin-Clavulansäure. Nachteile sind die gastrointestinalen Störungen, die häufiger im Vergleich zu Basispenicillinen zu sein scheinen. Insgesamt kam es 2017 wie auch bereits im Vorjahr zu einer Zunahme der Verordnung dieser Substanzen um rund 15%. Amoxicillin-Clavulansäure wird in der Pneumonie-Leitlinie als erst Wahl bei Patienten mit ambulant erworbener Pneumonie und komplizierender Grunderkrankung empfohlen (Ewig et al. 2016, Arzneimittelkommission der deutschen Ärzteschaft 2013).

12.1.3 Cephalosporine

Die Oralcephalosporine zeigten 2016 erstmals seit vielen Jahren keine Verordnungszunahme, 2017 setzt sich nun dieser Trend mit einem Rückgang der Verordnungen um rund 4% gegenüber 2016 fort (◘ Tabelle 12.3). Oralcephalosporine entsprechen in ihrem Wirkungsspektrum weitgehend den Aminopenicillin-Betalactamaseinhibitor-Kombinationen mit Ausnahme der schlechteren bzw. fehlenden Anaerobierwirksamkeit. Auch ist die Wirksamkeit gegenüber Pneumokokken etwas geringer als die von Penicillin und Amoxicillin.

Cefuroximaxetil ist seit vielen Jahren bis heute die führende Substanz. 2017 sieht man eine minimale Reduktion der Verordnungsmenge bei diesem Präparat (−2,5%) (◘ Tabelle 12.3). Cefuroxim hat gegenüber Cefaclor eine bessere Wirksamkeit gegenüber Pneumokokken und ein im gramnegativen Bereich erweitertes Spektrum. Als oral zu verabreichende Substanz (Cefuroximaxetil) sind jedoch

deren Serum- und Gewebespiegel meist unzureichend, sodass diese Substanz bei Atemwegsinfektionen nicht oder nur als Reserve empfohlen wird, und bei Haut-/Weichteilinfektionen durch Staphylokokken als nicht ausreichend wirksam gilt. Die sehr hohen Zahlen der in Deutschland verordneten Cefuroximaxetil-Tagesdosen weisen auf eine häufig nicht leitlinienkonforme Verschreibung hin (Bätzing-Feigenbaum et al 2016).

Die neueren Oralcephalosporine Cefixim und Cefpodoximproxetil sind im Wirkungsspektrum gegenüber Cefuroxim wiederum um gramnegative Bakterien erweitert, wirken gegenüber Pneumokokken jedoch nicht besser als Cefuroximaxetil. Cefpodoxim gilt als Reservesubstanz bei Harnwegsinfektionen (Deutsche Gesellschaft für Urologie 2010). Die Verordnungsmenge sowohl von Cefixim sind im Jahr 2017 im Vergleich zum Vorjahr deutlich zurückgegangen.

Bei nahezu allen Oralcephalosporinen als problematisch gilt das erhöhte Risiko für Clostridium difficile, das zumindest teilweise durch die nur mäßige orale Bioverfügbarkeit und im Vergleich zu Amoxicillin stärkere Veränderung der Darmflora erklärt wird.

12.2 Tetracycline

Tetracycline hatten ursprünglich ein breites Wirkungsspektrum. Heute sind sie noch sehr aktiv gegenüber Haemophilus und Moraxella (Olzowy et al. 2017), wirken gut gegen Erreger der sogenannten atypischen Pneumonie und sind Mittel der Wahl bei der Chlamydienurethritis und bei der Lyme-Borreliose. Interessanterweise sind Tetracycline auch gegen viele Stämme von Methicillin-resistenten Staphylococcus aureus (MRSA) wirksam und hier auch im Fall von leichten bis mittelschweren Haut- und Weichteilinfektionen einsetzbar (Ruhe und Menon 2007). Zusätzlich scheinen sie protektiv gegenüber Clostridium difficile zu wirken (Brown et al. 2013, Deshpande et al. 2013). Die Tetracyclinresistenz von Pneumokokken ist in den letzten Jahren in Deutschland auf einem niedrigen Niveau (5–10%) geblieben.

Doxycyclin war auch 2017 das mit Abstand meistverordnete Tetracyclin (◘ Tabelle 12.4). Die

◘ **Tabelle 12.3 Verordnungen von Cephalosporinen 2017.** Angegeben sind die 2017 verordneten Tagesdosen, die Änderungen gegenüber 2016 und die mittleren Kosten je DDD 2017.

Präparat	Bestandteile	DDD Mio.	Änderung %	DDD-Nettokosten €
Cefaclor				
Cefaclor BASICS	Cefaclor	4,9	(−17,3)	2,37
Infectocef	Cefaclor	1,5	(−22,8)	1,89
Cefaclor AL	Cefaclor	1,2	(+35,7)	2,29
Cefaclor-1 A Pharma	Cefaclor	1,1	(+45,0)	2,30
Cefaclor Aristo	Cefaclor	0,83	(+55,6)	2,31
CEC	Cefaclor	0,74	(−19,9)	2,58
Cefaclor-ratiopharm	Cefaclor	0,09	(−48,4)	2,68
		10,4	(−6,9)	2,30
Cefadroxil				
Grüncef	Cefadroxil	0,55	(−10,1)	2,82
Cefadroxil-1 A Pharma	Cefadroxil	0,17	(−2,0)	4,06
Cefadroxil HEXAL	Cefadroxil	0,11	(−20,1)	4,36
		0,83	(−10,1)	3,27
Cefuroximaxetil				
Cefurox BASICS	Cefuroximaxetil	25,0	(+21,7)	1,39
Cefurax	Cefuroximaxetil	15,2	(−33,7)	1,43
Cefuroxim Heumann	Cefuroximaxetil	10,6	(+27,4)	1,41
Cefuroxim-1 A Pharma	Cefuroximaxetil	3,2	(−18,0)	1,34
Cefuroxim AL	Cefuroximaxetil	0,79	(+374,3)	1,43
Cefuroxim-ratiopharm	Cefuroximaxetil	0,46	(−31,8)	2,53
Cefu HEXAL	Cefuroximaxetil	0,28	(−30,5)	2,17
		55,5	(−2,5)	1,41
Cefixim				
Cefixdura	Cefixim	0,81	(−7,6)	3,04
Cefixim AL	Cefixim	0,75	(−48,0)	2,93
Cefixim STADA	Cefixim	0,41	(−31,4)	3,14
		2,0	(−32,5)	3,02
Cefpodoxim				
Cefpodoxim-1 A Pharma	Cefpodoxim	1,3	(−19,8)	3,69
Cefpodoxim AL	Cefpodoxim	1,1	(+94,2)	3,65
Cefpodoxim-ratiopharm	Cefpodoxim	0,75	(−0,7)	4,29
Cefpo BASICS	Cefpodoxim	0,66	(+21,8)	3,47
Cefpodoxim HEXAL	Cefpodoxim	0,40	(−27,4)	3,94
		4,2	(+3,4)	3,78
Weitere Cephalosporine				
Cephalexin-ratiopharm	Cefalexin	0,28	(−4,8)	2,91
Summe		73,2	(−4,1)	1,74

◨ Tabelle 12.4 Verordnungen von Tetracyclinen 2017. Angegeben sind die 2017 verordneten Tagesdosen, die Änderungen gegenüber 2016 und die mittleren Kosten je DDD 2017.

Präparat	Bestandteile	DDD Mio.	Änderung %	DDD-Nettokosten €
Doxycyclin				
Doxycyclin AL	Doxycyclin	26,8	(−6,6)	0,51
Doxycyclin-1 A Pharma	Doxycyclin	9,6	(+4,5)	0,54
Oraycea	Doxycyclin	1,8	(+0,6)	2,07
Doxyderma	Doxycyclin	1,8	(−3,3)	0,45
DoxyHEXAL	Doxycyclin	1,0	(+27,8)	0,54
Doxakne	Doxycyclin	0,72	(−3,4)	0,46
Doxycyclin STADA	Doxycyclin	0,50	(−71,0)	0,52
Doxycyclin-ratiopharm/ Doxy M-ratiopharm	Doxycyclin	0,26	(−32,6)	0,70
		42,4	(−5,9)	0,58
Minocyclin				
Skid	Minocyclin	2,9	(+6,6)	1,08
Minocyclin-ratiopharm	Minocyclin	0,37	(−46,7)	1,06
		3,2	(−4,3)	1,08
Tetracyclin				
Tetracyclin-Wolff	Tetracyclin	0,22	(−0,1)	1,19
Summe		45,9	(−5,8)	0,62

mittleren DDD-Kosten waren wie in den Jahren zuvor im Vergleich zu anderen Substanzen sehr günstig. Minocyclin hat ein nahezu identisches Wirkungsspektrum wie Doxycyclin, es ist jedoch etwas teurer und hat bei einer dem Doxycyclin vergleichbaren Dosierung mehr zentrale Nebenwirkungen. Minocyclin ist besonders lipophil, was als Vorteil bei der Aknebehandlung angesehen wird, bei der geringere Dosen eingesetzt werden. Es gibt jedoch keine zuverlässige Evidenz für eine Überlegenheit gegenüber anderen Aknetherapeutika (Garner et al. 2003).

12.3 Makrolidantibiotika und Clindamycin

Makrolidantibiotika besitzen eine gute antibakterielle Aktivität gegen grampositive Bakterien mit zusätzlichen Wirkungen gegen Legionellen, Mycoplasma pneumoniae, Campylobacter, Helicobacter und Chlamydien. Die Wirkung der meisten Substanzen gegenüber Haemophilus ist nicht überzeugend (Courter et al. 2010, Sahm et al. 2000). Seit 1992 wurde eine zunehmende Resistenzentwicklung bei Pneumokokken und A-Streptokokken in Deutschland beobachtet, die inzwischen durch die Pneumokokkenimpfung gestoppt zu sein scheint. Die Resistenzrate bei Pneumokokken betrug 2010 15–20%; 2015 beträgt sie nur noch ~10%.

Die neueren Makrolide besitzen gegenüber dem Erythromycin eine bessere orale Bioverfügbarkeit und gelten als besser verträglich. Auf Arzneimittelinteraktionen und Herzrhythmusstörungen ist zu achten (Simko et al. 2008, Abo-Salem et al. 2014, Bin-Abdulhak et al. 2015). Clarithromycin sowie Azithromycin haben ein dem Roxithromycin vergleichbares Wirkspektrum. Clarithromycin wird zusätzlich in Kombination mit anderen Substanzen zur Eradikation von Helicobacter pylori bei peptischen Ulzera eingesetzt.

Azithromycin hat eine ungewöhnlich hohe Gewebsaffinität und eine lange terminale Halbwertszeit (2–4 Tage), so dass die Substanz noch bis

◨ Tabelle 12.5 Verordnungen von Makrolidantibiotika und Clindamycin 2017. Angegeben sind die 2017 verordneten Tagesdosen, die Änderungen gegenüber 2016 und die mittleren Kosten je DDD 2017.

Präparat	Bestandteile	DDD Mio.	Änderung %	DDD-Nettokosten €
Erythromycin				
Erythromycin-ratiopharm	Erythromycin	1,2	(−9,2)	1,31
Infectomycin	Erythromycin	1,1	(−11,7)	3,14
EryHEXAL	Erythromycin	0,56	(−27,5)	1,76
		2,8	(−14,4)	2,10
Roxithromycin				
Roxi Aristo	Roxithromycin	3,9	(−9,5)	1,64
Roxi-1 A Pharma	Roxithromycin	2,0	(−4,5)	1,60
Roxithromycin AbZ	Roxithromycin	1,3	(−16,8)	1,43
Roxithro-Lich	Roxithromycin	0,65	(−52,0)	1,81
Roxithromycin Heumann	Roxithromycin	0,55	(+107,9)	1,65
RoxiHEXAL	Roxithromycin	0,20	(+1,6)	1,91
Roxithromycin AI	Roxithromycin	0,17	(+100,4)	1,88
		8,7	(−11,1)	1,62
Clarithromycin				
Clarithromycin BASICS	Clarithromycin	5,7	(−2,6)	1,23
Clarilind	Clarithromycin	4,9	(−5,7)	1,29
Clarithromycin-1 A Pharma	Clarithromycin	1,9	(−6,8)	1,33
Clarithromycin HEXAL	Clarithromycin	0,70	(−17,8)	1,31
Clarithromycin Micro Labs	Clarithromycin	0,38	(+479,6)	1,09
Clarithromycin-ratiopharm	Clarithromycin	0,15	(−19,0)	1,33
		13,7	(−3,2)	1,27
Azithromycin				
Azithromycin-HEC Pharm	Azithromycin	6,4	(+35,9)	2,23
Azithromycin-1 A Pharma	Azithromycin	5,2	(−13,7)	2,43
Azithromycin Aristo	Azithromycin	0,96	(−33,0)	1,90
Azithromycin HEXAL	Azithromycin	0,53	(−9,6)	2,89
Azithromycin-ratiopharm	Azithromycin	0,46	(−0,1)	2,87
Azithromycin AbZ	Azithromycin	0,31	(+35,5)	2,35
Azi-TEVA	Azithromycin	0,22	(−23,9)	2,37
Azithromycin AL	Azithromycin	0,17	(−46,0)	3,01
Azithromycin STADA	Azithromycin	0,08	(−65,7)	2,51
		14,3	(+0,2)	2,34
Clindamycin				
Clinda-saar	Clindamycin	4,4	(−5,2)	2,23
Clindasol	Clindamycin	2,7	(−8,7)	2,41
Clindamycin-1 A Pharma	Clindamycin	2,7	(+1,6)	2,31
Clindamycin-ratiopharm	Clindamycin	2,4	(−1,7)	2,24
Clindamycin Aristo	Clindamycin	2,1	(−11,2)	2,17
ClindaHEXAL	Clindamycin	1,7	(+23,7)	2,37

◘ Tabelle 12.5 Verordnungen von Makrolidantibiotika und Clindamycin 2017. Angegeben sind die 2017 verordneten Tagesdosen, die Änderungen gegenüber 2016 und die mittleren Kosten je DDD 2017.

Präparat	Bestandteile	DDD Mio.	Änderung %	DDD-Nettokosten €
Sobelin Vaginal	Clindamycin	0,75	(+1,8)	3,38
Clindamycin AL	Clindamycin	0,20	(−3,8)	2,56
Sobelin	Clindamycin	0,11	(−6,7)	5,46
Clindamycin AbZ	Clindamycin	0,08	(−4,5)	3,16
		17,1	(−2,4)	2,36
Summe		56,6	(−4,1)	1,96

zur vierten Woche nach der letzten Gabe im Urin ausgeschieden wird. Deshalb wirkt eine 3–5tägige Therapie genauso gut wie eine zehntägige Erythromycintherapie. Sowohl Clarithromycin als auch Azithromycin verändern für Wochen nach Einnahme die orale Mikroflora im Sinne des vermehrten Nachweises von makrolidresistenten Streptokokken (Malhotra-Kumar et al. 2007) – anders als es bei Amoxicillin beobachtet wurde (Malhotra-Kumar et al. 2016).

Die Verordnungen der Makrolide haben seit 2009 abgenommen (◘ Abbildung 12.2). Auch 2017 sind die Verordnungsmengen der Makrolide mit Ausnahme von Azithromycin im Vergleich zum Vorjahr weiter zurückgegangen (◘ Tabelle 12.5).

Clindamycin hat ein ähnliches Wirkungsspektrum wie die Makrolidantibiotika, die Anwendung bei schweren Anaerobier- und Staphylokokkeninfektionen ist jedoch sicherer. Knapp die Hälfte der Verbrauchsmenge wird von Zahnärzten verordnet (◘ Tabelle 47.3). Die Substanz ist teurer als Makrolide und führt häufiger zu gastrointestinalen Nebenwirkungen (z. B. pseudomembranöse Colitis). Das Verordnungsvolumen lag im Jahr 2017 unter dem des Vorjahres (◘ Tabelle 12.5).

12.4 Sulfonamid-Kombinationen und Trimethoprim

Sulfonamide und Trimethoprim bewirken nach dem Prinzip der Sequenzialblockade eine synergistische Hemmung der bakteriellen Folsäuresynthese und stellen ein wirksames Kombinationsprinzip mit einem breiten antibakteriellen Wirkungsspektrum dar. Auch aus pharmakokinetischen Gründen ist die Kombination sinnvoll. Beide Komponenten werden renal eliminiert und haben bei normaler Nierenfunktion ähnliche Eliminationshalbwertszeiten. Die Kombination (Co-trimoxazol) ist viele Jahre Mittel der Wahl bei Harnwegsinfektionen gewesen; bei unkomplizierter Zystitis ist allerdings Trimethoprim alleine ähnlich wirksam wie die Kombination. Co-trimoxazol gilt als mögliche Reservetherapie bei MRSA-Haut-Weichteilinfektionen (Cadena et al. 2011, Schmitz et al. 2010) – auch in Deutschland. Bei schweren Staphylokokken-Infektionen sollte sie nicht in der Initialtherapie verwendet werden (Paul et al. 2015). Die Substanz wurde früher auch bei Otitis media eingesetzt.

Bei Escherichia coli ist auch in Deutschland eine kritische Resistenzsituation entstanden: 20–30% der Isolate sind resistent gegenüber Trimethoprim wie auch gegenüber Co-trimoxazol (GERMAP 2015). Bei Escherichia coli-Isolaten von Patientinnen mit unkomplizierten Harnwegsinfektionen gilt dies mit Einschränkung ebenfalls (Kresken et al. 2016), so dass die Substanzen nicht mehr als Mittel der ersten Wahl empfohlen werden. Alternativen sind Fosfomycin und Nitrofurantoin (Deutsche Gesellschaft für Urologie 2010). Co-trimoxazol – wie auch Amoxicillin bzw. Amoxicillin-Clavulansäure – kann nach Austestung und bestätigter Empfindlichkeit nach wie vor verabreicht werden – auch bei Pyelonephritis. Die Verordnungen von Co-trimoxazol waren im Jahr 2017 anders als in den Vorjahren nicht mehr weiter rückläufig (◘ Tabelle 12.6).

◘ Tabelle 12.6 Verordnungen von Sulfonamiden und Trimethoprim 2017. Angegeben sind die 2017 verordneten Tagesdosen, die Änderungen gegenüber 2016 und die mittleren Kosten je DDD 2017.

Präparat	Bestandteile	DDD Mio.	Änderung %	DDD-Nettokosten €
Sulfonamid-Trimethoprim-Kombinationen				
Cotrim-ratiopharm	Trimethoprim Sulfamethoxazol	4,7	(+38,9)	1,68
Cotrimoxazol AL	Trimethoprim Sulfamethoxazol	3,8	(−19,8)	1,54
Cotrim-1 A Pharma	Trimethoprim Sulfamethoxazol	1,4	(+6,5)	0,92
Cotrim-CT	Trimethoprim Sulfamethoxazol	0,33	(−34,8)	1,48
Cotrim HEXAL	Trimethoprim Sulfamethoxazol	0,12	(−0,4)	1,57
		10,4	(+2,9)	1,51
Trimethoprim				
Infectotrimet	Trimethoprim	1,3	(+2,9)	2,62
Summe		11,8	(+2,9)	1,64

12.5 Fluorchinolone

Fluorchinolone (Gyrasehemmer) stellen seit einiger Zeit die viertstärkste Verordnungsgruppe dar (nach Betalactamen, Makroliden und Tetracyclinen) und hatten in früheren Jahren einen sehr starken Verordnungsanstieg gezeigt. Dies hat zu einem Resistenzanstieg vor allem bei gramnegativen Erregern geführt. Isolate von Patienten mit rezidivierenden Harnwegsinfektionen und Isolate von Krankenhauspatienten sind nur noch zu 70–80% empfindlich (GERMAP 2015), Escherichia coli-Isolate von Patientinnen mit unkomplizierten Harnwegsinfektionen nur noch zu etwa 85–90% (Kresken et al. 2016).

Die Fluorchinolone können in einer therapeutisch ausgerichteten Klassifikation dargestellt werden. Die erste Gruppe bilden die Harnwegs-Fluorchinolone mit dem Hauptvertreter Norfloxacin (◘ Tabelle 12.7), das bei der unkomplizierten Zystitis durch empfindliche Erreger eine sehr gute Wirksamkeit hat und bei dieser Indikation den anderen Fluorchinolonen vorzuziehen ist. Die Verordnungen der Norfloxacinpräparate gingen 2017 im Vergleich zum Vorjahr erneut zurück.

Die nächste Gruppe bilden Fluorchinolone mit breiter Indikation, die heute auch als Standardfluor-

chinolone bezeichnet werden. Mit Abstand führender Vertreter ist Ciprofloxacin, während auf das enantiomerselektive Levofloxacin und das ältere racemische Ofloxacin deutlich weniger Verordnungen entfallen (◘ Tabelle 12.7). Ciprofloxacin zeigte 2017 einen Rückgang der Verordnungsmengen um fast 9% (◘ Tabelle 12.7). Bei ambulant erworbener Pneumonie, aber auch den meisten anderen ambulant erworbenen Atemwegsinfektionen ist Ciprofloxacin wegen der schlechten Wirksamkeit gegenüber Pneumokokken nicht indiziert (Fuller und Low 2005). Auch Levofloxacin wurde 2017 weniger häufig verordnet wie 2016 (◘ Tabelle 12.7). Das ältere Ofloxacin macht zu Recht nur noch einen geringen Anteil unter den verordneten Fluorchinolonen aus und ging 2017 weiter zurück (◘ Tabelle 12.7).

Zur dritten Gruppe der Fluorchinolone mit verbesserter Aktivität gegen grampositive und atypische Erreger sowie gegen Anaerobier („Atemwegsinfektions"-Fluorchinolone) gehört Moxifloxacin. Es hat im Vergleich zu Ciprofloxacin und Levofloxacin eine verminderte Aktivität gegen Pseudomonas aeruginosa und andere gramnegative Bakterien (Balfour und Wisemann 1999). Das Präparat hatte rasch eine ungewöhnlich hohe Bedeutung als Reservemittel bei ambulant erworbenen Pneumonien

◻ **Tabelle 12.7 Verordnungen von Fluorchinolonen (Gyrasehemmern) 2017.** Angegeben sind die 2017 verordneten Tagesdosen, die Änderungen gegenüber 2016 und die mittleren Kosten je DDD 2017.

Präparat	Bestandteile	DDD Mio.	Änderung %	DDD-Nettokosten €
Harnwegs-Fluorchinolone				
Norfloxacin AL	Norfloxacin	0,68	(+28,4)	2,37
NorfloHEXAL	Norfloxacin	0,18	(−49,3)	2,26
		0,86	(−2,5)	2,35
Ciprofloxacin				
Cipro BASICS	Ciprofloxacin	7,8	(−5,1)	2,50
Ciprofloxacin Aristo	Ciprofloxacin	2,7	(−26,6)	2,14
Cipro-1 A Pharma	Ciprofloxacin	2,6	(−13,1)	2,34
Ciprofloxacin AL	Ciprofloxacin	1,2	(+101,2)	2,50
CiproHEXAL	Ciprofloxacin	1,1	(−15,9)	2,44
Ciprofloxacin AbZ	Ciprofloxacin	0,56	(+26,2)	2,96
Ciprofloxacin axcount	Ciprofloxacin	0,54	(−18,5)	2,96
Ciprobeta/Uro	Ciprofloxacin	0,45	(−38,5)	2,64
Ciprofloxacin-ratiopharm	Ciprofloxacin	0,10	(−25,4)	3,04
Ciprofloxacin STADA	Ciprofloxacin	0,08	(−15,8)	2,82
Ciprofloxacin HEC Pharm	Ciprofloxacin	0,06	(>1000)	3,04
		17,2	(−8,9)	2,46
Ofloxacin				
Oflox BASICS	Ofloxacin	0,57	(−3,8)	2,53
Ofloxacin-ratiopharm Tabl.	Ofloxacin	0,36	(−23,1)	2,76
		0,93	(−12,4)	2,62
Levofloxacin				
Levofloxacin Aurobindo	Levofloxacin	1,8	(+262,3)	1,90
Levofloxacin-1 A Pharma	Levofloxacin	1,6	(−9,6)	1,76
Levofloxacin Heumann	Levofloxacin	1,5	(−14,4)	1,93
Levofloxacin Aristo	Levofloxacin	0,70	(−45,9)	1,82
Levofloxacin HEXAL	Levofloxacin	0,37	(−9,7)	2,06
Levofloxacin-ratiopharm	Levofloxacin	0,36	(−61,5)	1,96
Levofloxacin STADA	Levofloxacin	0,24	(−25,2)	1,80
Levofloxacin AL	Levofloxacin	0,12	(−38,5)	1,93
Levofloxacin HEC Pharm	Levofloxacin	0,11	(+6,8)	1,96
		6,7	(−6,8)	1,87
Moxifloxacin				
Moxifloxacin Heumann	Moxifloxacin	0,57	(+15,8)	4,15
Moxifloxacin AL	Moxifloxacin	0,55	(+44,6)	4,08
Moxifloxacin-1 A Pharma	Moxifloxacin	0,44	(−15,5)	4,10
Moxifloxacin Actavis	Moxifloxacin	0,28	(−19,4)	3,29
Moxifloxacin TAD	Moxifloxacin	0,25	(−30,2)	4,18
Moxifloxacin AbZ	Moxifloxacin	0,22	(−5,5)	4,03
Moxifloxacin Aurobindo	Moxifloxacin	0,18	(+64,7)	4,17
Moxifloxacin HEXAL	Moxifloxacin	0,10	(−34,3)	4,15
		2,6	(−0,2)	4,03
Summe		28,3	(−7,6)	2,46

und bei akuten Exazerbationen chronischer Bronchitiden erlangt. Seine Verordnungen sind jedoch in den letzten 10 Jahren (2007: 6,9 Mio. DDD) um über 60% auf jetzt 2,1 Mio. DDD zurückgegangen (◘ Tabelle 12.7).

Ein wesentlicher Grund ist wahrscheinlich, dass in einigen Fällen schwere hepatotoxische Reaktionen nach oraler Einnahme von Moxifloxacin (European Medicines Agency 2008), aber auch der anderen Chinolone beobachtet wurden. Es kann zur Sehnenruptur kommen. Herzrhythmusstörungen und Dysglykämien sind beschrieben. Bekannt ist das erhöhte Risiko für Clostridium difficile-Infektionen – sowohl im Krankenhaus als auch im ambulanten Bereich (Deshpande et al. 2013, Feazel et al. 2014). Fluorchinolone sollten daher nur ausnahmsweise als Therapeutika der ersten Wahl eingesetzt werden.

12.6 Weitere antibakterielle Substanzen

12.6.1 Nitroimidazole

Hauptvertreter der Nitroimidazole ist Metronidazol, das seit über 50 Jahren bei Trichomoniasis, bakterieller Vaginose (Aminkolpitis), Amöbenruhr, Lambliasis und Anaerobierinfektionen erfolgreich eingesetzt wird (Übersicht bei Löfmark et al. 2010). Eine wichtige Indikation unter den Anaerobierinfektionen ist die Clostridium difficile-Infektion, bei der in leichten bis mittelschweren Fällen Metronidazol weiterhin verordnet werden kann, obwohl einige Leitlinien jetzt Vancomycin als erste Wahl empfehlen. Bedeutsam ist der Einsatz im Rahmen der Therapie des Ulcus ventriculi et duodeni zur Eradikation von Helicobacter pylori. Die Verordnungen der Metronidazolpräparate lagen im Jahr 2017 in derselben Größenordnung wie im Vorjahr (◘ Tabelle 12.8).

12.6.2 Nitrofurantoin

Nitrofurantoin wird seitens in deutschen Leitlinien bei unkomplizierter Harnwegsinfektion (Zystitis) empfohlen (DEGAM 2009, Deutsche Gesellschaft für Urologie 2017). Die Resistenzsituation ist gut. Die Tagestherapiekosten sind vergleichsweise günstig. Die Wirksamkeit ist bei Verlängerung der Behandlung der unkomplizierten Zystitis von drei auf fünf Tage akzeptabel (Cunha 2006). Das Verordnungsvolumen ist bis 2014 angestiegen, seither wieder etwas gesunken (◘ Tabelle 12.8).

Die Halbwertzeit von Nitrofurantoin ist sehr kurz (<30 Minuten); die Substanz wird rasch abgebaut. Im Urin werden jedoch ausreichend hohe Konzentrationen erreicht. Verwendet wird in der Regel die retardierte Form. Häufige Nebenwirkungen sind gastrointestinale Unverträglichkeit. Es treten gelegentlich eine Allergie, selten Lupus-ähnliche Syndrome auf. Problematisch sind akute und chronische Lungenreaktionen, zentralnervöse Symptome, und Polyneuropathie. Nitrofurantoin hat bei Tieren zu erhöhten Fehlbildungen geführt, die bisherigen Daten beim Menschen sind hierzu unschlüssig (Goldberg et al. 2013, Goldberg et al. 2015), der Einsatz sollte zurückhaltend erfolgen. Die Substanz soll nicht angewendet werden bei Überempfindlichkeit, eingeschränkter Nierenfunktion, Polyneuropathie, während der letzten 3 Monate der Schwangerschaft, bei Frühgeborenen und Säuglingen bis Ende des 3. Lebensmonats, Glukose-6-Phosphatdehydrogenasemangel (Risiko für hämolytische Anämie) und Lungenfibrose. Umstritten ist vor allem die prophylaktische Gabe über einen längeren Zeitraum.

12.6.3 Fosfomycin

Monuril (Fosfomycin-Trometamol) war früher Reservemedikament zur Therapie von Harnwegsinfektionen. Die Substanz, ursprünglich aus Streptomycesarten isoliert, wird auch zur parenteralen Therapie bei komplizierten Staphylokokkeninfektionen verwendet. Hier ist sie in der Regel nur indiziert, wenn eine Penicillin- und Cephalosporinallergie und Resistenz gegen andere Antibiotika oder Multiresistenz vorliegen.

Fosfomycin-Trometamol als orale Form hat aufgrund der bakteriellen Resistenzentwicklung bei Harnwegs-E.coli Bedeutung erlangt. Bei unkomplizierten Harnwegsinfektionen gilt die orale Einmalgabe in Form des Granulates als Mittel der Wahl

◻ **Tabelle 12.8** Verordnungen sonstiger Chemotherapeutika und Antibiotika 2017. Angegeben sind die 2017 verordneten Tagesdosen, die Änderungen gegenüber 2016 und die mittleren Kosten je DDD 2017.

Präparat	Bestandteile	DDD Mio.	Änderung %	DDD-Nettokosten €
Nitroimidazole				
Metronidazol Aristo	Metronidazol	1,0	(−20,2)	3,70
Arilin Vaginal	Metronidazol	1,0	(−0,7)	4,46
Metronidazol AL	Metronidazol	0,55	(+47,8)	3,76
Arilin oral	Metronidazol	0,17	(+30,3)	4,31
Metronidazol Heumann	Metronidazol	0,09	(+51,7)	4,07
Vagi Metro	Metronidazol	0,08	(−6,7)	2,76
Metronidazol HEXAL	Metronidazol	0,07	(+493,8)	3,77
Metronidazol-ratiopharm	Metronidazol	0,06	(−3,0)	3,97
		3,1	(+0,9)	3,99
Nitrofurantoin				
Nifurantin/Nifuretten	Nitrofurantoin	2,9	(+24,0)	0,80
Nitrofurantoin-ratiopharm	Nitrofurantoin	2,6	(−43,4)	0,54
Furadantin	Nitrofurantoin	2,5	(+30,1)	0,81
Uro-Tablinen	Nitrofurantoin	1,4	(+3,6)	0,84
Nifurantin B6	Nitrofurantoin Vitamin B6	0,24	(−1,1)	2,53
		9,7	(−7,7)	0,78
Fosfomycin				
Fosfomycin Aristo	Fosfomycin	0,64	(+128,8)	14,46
Fosfomycin Eberth	Fosfomycin	0,37	(+27,4)	14,02
Monuril	Fosfomycin	0,33	(−55,6)	15,71
Fosfuro	Fosfomycin	0,32	(+77,2)	14,50
		1,7	(+11,8)	14,62
Vancomycin				
Vancomycin Enterocaps	Vancomycin	0,04	(+47,8)	151,25
Vancomycin Eberth oral	Vancomycin	0,04	(−30,4)	111,61
		0,08	(−3,1)	132,71
Andere Mittel				
Eremfat	Rifampicin	1,8	(+16,1)	2,82
Dapson-Fatol	Dapson	1,6	(−0,7)	0,50
Isozid comp. N	Isoniazid Pyridoxin-HCl	1,4	(+15,8)	0,34
Nitroxolin MIP Pharma	Nitroxolin	0,90	(+12,7)	3,67
Resochin	Chloroquin	0,64	(−5,1)	0,80
Gentamicin HEXAL	Gentamicin	0,04	(+9,0)	10,55
		6,3	(+8,5)	1,66
Anthroposophische Mittel				
Erysidoron 1 Tropfen	Apis D2 Belladonna D2	0,07	(−10,9)	3,92
Summe		20,9	(−0,6)	3,16

(Deutsche Gesellschaft für Urologie 2017). Das Granulat wird in einer Dosis von 8 g (entsprechend 3 g Fosfomycin) verabreicht. Nur 40% der verabreichten Dosis werden resorbiert; die Substanz wird jedoch nahezu unverändert mit dem Urin ausgeschieden und erreicht hier hohe Konzentrationen. Eine neue Studie zeigt eine gewisse Unterlegenheit des Präparates gegenüber Nitrofurantoin, möglicherweise zurückzuführen auf die lediglich einmalige Gabe (Huttner et a. 2018). Es gibt auch Erfahrung mit der Substanz in der Behandlung der asymptomatischen Bakteriurie in der Schwangerschaft. Im Vergleich zum Vorjahr wurden 2017 erneut mehr Tagesdosen (12%) verordnet – zuungunsten von Nitrofurantoin und Fluorchinolonen (◻ Tabelle 12.8).

12.7 Orale Antimykotika

Zu den systemisch wirkenden oralen Antimykotika zählen u. a. Fluconazol und Itraconazol. Wenig Bedeutung in der ambulanten Medizin haben die aspergilluswirksamen Substanzen Voriconazol (*Vfend*) und Posaconazol (*Noxafil*) sowie das neue Isavuconazol (*Cresemba*). Terbinafin ist oral (*Lamisil* und andere) und topisch einsetzbar; es gehört zur Gruppe der Allylamine.

Fluconazol ist eine bewährte, seit vielen Jahren auf dem Markt befindliche Substanz. Nach oraler Gabe wird sie innerhalb von zwei Stunden nahezu vollständig resorbiert; die orale Bioverfügbarkeit ist mit >90% sehr gut. Die Halbwertszeit erlaubt eine einmal tägliche Gabe. Bei der Candidiasis der Mundhöhle oder der Speiseröhre (Soor) ist die Behandlung mit 50–100 mg Fluconazol ausreichend (Reinel et al. 2008), bei vaginaler Candidiasis ist die eine einmalige Gabe von 150 mg wirksam (Hof 2006). Die Gesamtverordnungsmenge von Fluconazol ist 2017 im Vergleich zum Vorjahr kaum angestiegen (◻ Tabelle 12.9).

Itraconazol wird nach oraler Gabe gut resorbiert, sofern es zusammen mit einer Mahlzeit eingenommen wird; die Resorptionsquote nach Nüchterngabe liegt lediglich bei 40%. Es steht auch eine Lösung zur Verfügung, die als Hilfsstoff ein Cyclodextrinderivat enthält. Die Lösung muss im Gegensatz zu den Kapseln auf nüchternen Magen einge-

nommen werden. Die Proteinbindung von Itraconazol ist sehr hoch, die Gewebepenetration ist gut, insbesondere in die Haut und die Nägel lagert sich Itraconazol ein. Es sind eine Reihe von Arzneimittelwechselwirkungen zu beachten. Die Verordnungen von Itraconazol haben 2017 wie im Vorjahr deutlich zugenommen (◻ Tabelle 12.9).

Fluconazol und Itraconazol sind auch bei Dermatomykosen und Onychomykosen indiziert. Bei Onychomykosen bewährt hat sich dabei die intermittierende Therapie (meist 1 Woche Einnahme, 3 Wochen Einnahmepause, Wiederholung des Behandlungszyklus). Itraconazol hat hier Vorteile gegenüber dem Fluconazol.

Das oben erwähnte Terbinafin hat im Vergleich zu den Azolen bei Dermatomykosen und Onychomykosen Vorteile (Bell-Syer et al. 2003). Die Hepatotoxizität ist zu beachten. Sie scheint bei der für Terbinafin empfohlenen kontinuierlichen Gabe höher zu sein als bei intermittierender Gabe der Azole. In der Regel reversibel, jedoch als sehr unangenehm empfundene Geschmacksstörungen und Geschmacksverlust stellen die Hauptzahl der unter Terbinafin berichteten unerwünschten Arzneimittelwirkungen dar. Terbinafin wird deutlich häufiger verordnet als die Azolpräparate (siehe ▶ Tabelle 25.5).

12.8 Antiretrovirale Mittel

Als Standardtherapie bei HIV-Infektion wird eine Kombination von mindestens drei antiretroviralen Substanzen empfohlen, die neben zwei Nukleosiden typischerweise einen Proteaseinhibitor, einen nichtnukleosidischen Reverse-Transkriptase-Inhibitor (NNRTI) oder einen Integraseinhibitor enthalten (DAIG/ÖAG 2014). Durch die breite Anwendung der hochaktiven antiretroviralen Therapie (HAART) wurde die Prognose HIV-infizierter Patienten entscheidend verbessert. Während die Letalitätsrate von HIV-infizierten Patienten 1995 noch 23% betrug, sank sie in der zweiten Hälfte der 90er Jahre auf <5% und liegt inzwischen noch darunter (Mocroft et al. 2003, Lohse et al. 2007, Gueler et al. 2017). Dies gilt nicht für Regionen mit eingeschränkter HAART-Verfügbarkeit bzw. für Patienten, die sehr spät in medizinische Behandlung kommen. Die Kosten dieser zum Teil innovativen

◙ **Tabelle 12.9 Verordnungen von Antimykotika 2017.** Angegeben sind die 2017 verordneten Tagesdosen, die Änderungen gegenüber 2016 und die mittleren Kosten je DDD 2017.

Präparat	Bestandteile	DDD Mio.	Änderung %	DDD-Nettokosten €
Itraconazol				
Itraconazol Heumann	Itraconazol	0,77	(+69,2)	3,77
Itraconazol Aristo	Itraconazol	0,70	(−8,2)	3,73
Itraconazol-1 A Pharma	Itraconazol	0,25	(−9,3)	3,72
Itraisdin	Itraconazol	0,09	(+373,3)	7,92
		1,8	(+19,9)	3,96
Fluconazol				
Fluconazol BASICS	Fluconazol	1,5	(+8,7)	6,91
Fluconazol Aristo	Fluconazol	0,67	(−12,5)	6,13
		2,2	(+1,3)	6,68
Weitere Antimykotika				
Ampho-Moronal Tabletten/ Suspension	Amphotericin B	2,4	(−1,4)	3,15
Noxafil	Posaconazol	0,26	(+15,3)	131,59
		2,6	(+0,1)	15,98
Gynäkologische Antimykotika				
Kadefungin	Clotrimazol	0,81	(−4,0)	2,24
Inimur myko Vaginal	Ciclopirox	0,34	(+13,8)	2,19
Gyno Mykotral	Miconazol	0,25	(5,4)	1,54
Canifug Vaginal	Clotrimazol	0,17	(−23,7)	2,28
Gyno-Pevaryl	Econazol	0,16	(−5,9)	4,48
Antifungol Vaginal	Clotrimazol	0,08	(−55,0)	2,57
		1,8	(−8,6)	2,35
Summe		8,5	(+1,9)	8,05

Substanzen sind hoch (◙ Tabelle 12.10). Die Verordnungen sind 2017 im Vergleich zum Vorjahr leicht angestiegen.

Zahlreiche Substanzen stehen inzwischen zur Verfügung. Vor allem Substanzen mit langer Halbwertszeit, die eine einmal tägliche Einnahme erlaubt, und die in einer Einzeltablette verabreicht werden können und so die Compliance verbessern, gehören dazu wie die Kombinationspräparate *Atripla*, *Eviplera* und *Triumeq* (◙ Tabelle 12.10). Spitzenreiter in der Verordnung von Kombinationspräparaten ist inzwischen – neben *Triumeq* – *Genvoya*. Die Verordnungen des Integrasehemmers Raltegravir (*Isentress*) haben zugunsten des Dolutegravir (*Tivicay*) abgenommen.

12.9   Weitere Virostatika

Aciclovir ist ein Virostatikum zur Behandlung von Herpes-simplex- und Varicella-zoster-Virusinfektionen. Es hemmt nach Phosphorylierung zu Aciclovirtriphosphat die DNS-Polymerase und damit die Virusreplikation. Die Bioverfügbarkeit ist gering. Für Varicella-zoster-Virusinfektionen werden sehr viel höhere Dosen benötigt als für Herpes-simplex-Virusinfektionen. Die Verordnung von Aciclovir hat 2017 erneut leicht zugenommen (◙ Tabelle 12.11).

Die Verordnung des Virostatikums Brivudin (*Zostex*) hat 2017 ebenfalls gering zugenommen. Es wird zur Behandlung von Herpes zoster eingesetzt und kann aufgrund einer fast vollständigen Resorp-

◻ Tabelle 12.10 Verordnungen antiretroviraler Mittel 2017. Angegeben sind die 2017 verordneten Tagesdosen, die Änderungen gegenüber 2016 und die mittleren Kosten je DDD 2017.

Präparat	Bestandteile	DDD Mio.	Änderung %	DDD-Nettokosten €
Nukleosid-Reverse-Transkriptase-Inhibitoren (NRTI)				
Descovy	Emtricitabin Tenofoviralafenamid	3,7	(+140,3)	22,73
Viread	Tenofovirdisoproxil	3,5	(−14,5)	15,76
Truvada	Emtricitabin Tenofovirdisoproxil	2,8	(−48,3)	25,10
		9,9	(−9,3)	20,96
Nichtnukleosid-Reverse-Transkriptase-Inhibitoren (NNRTI)				
Viramune	Nevirapin	1,5	(−26,6)	13,71
Odefsey	Emtricitabin Rilpivirin Tenofoviralafenamid	1,5	(+273,7)	37,46
Atripla	Tenofovirdisoproxil Efavirenz Emtricitabin	1,2	(−25,9)	38,63
		4,3	(+3,1)	29,27
Proteasehemmer				
Prezista	Darunavir	1,7	(−7,6)	30,69
Norvir	Ritonavir	0,30	(−14,3)	20,40
		2,0	(−8,7)	29,13
Integraseinhibitoren				
Genvoya	Elvitegravir Cobicistat Emtricitabin Tenofoviralafenamid	2,9	(+63,2)	36,13
Tivicay	Dolutegravir	2,8	(+29,1)	23,75
Triumeq	Lamivudin Abacavir Dolutegravir	2,7	(+17,6)	39,64
Isentress	Raltegravir	2,0	(−5,7)	27,02
		10,4	(+24,4)	31,98
Summe		26,6	(+3,8)	27,23

tion oral gegeben werden. Aufgrund der vereinfachten 1mal täglichen Einnahme besitzt es eine gewisse Überlegenheit gegenüber Valaciclovir und Famciclovir insbesondere bei älteren Patienten. Auch hinsichtlich der Entwicklung einer postherpetischen Neuralgie ist es mindestens gleichwertig (Gross et al. 2003).

Oseltamivir (*Tamiflu*) ist ein zur Therapie und Prophylaxe der Influenza zugelassener oral verabreichbarer Neuraminidaseinhibitor, dessen klinischer Nutzen umstritten ist (Jefferson et al. 2012, Muthuri et al. 2014, Dobson et al. 2015). Nach einem vierfachen Anstieg im Jahre 2015 und einem Rückgang 2016 stiegen die Verordnungen 2017 wieder an (◻ Tabelle 12.11).

Weitere Virostatika mit Wirkung gegen Hepatitis B- und Hepatitis C-Viren sind bei den Lebertherapeutika (◻ Tabelle 33.3) aufgeführt.

■ **Tabelle 12.11 Weitere Virostatika 2017.** Angegeben sind die 2017 verordneten Tagesdosen, die Änderungen gegenüber 2016 und die mittleren Kosten je DDD 2017.

Präparat	Bestandteile	DDD Mio.	Änderung %	DDD-Nettokosten €
Aciclovir				
Aciclo BASICS	Aciclovir	2,4	(+69,6)	3,06
Aciclovir Aristo	Aciclovir	1,1	(−39,0)	3,14
Aciclovir-1 A Pharma	Aciclovir	0,50	(−18,7)	3,10
Aciclovir Heumann oral	Aciclovir	0,40	(+56,1)	2,72
Aciclovir AL	Aciclovir	0,24	(+5,9)	3,05
Aciclostad	Aciclovir	0,21	(−40,9)	3,21
Acic HEXAL oral/i.v.	Aciclovir	0,08	(−26,8)	3,28
Zovirax oral/i.v.	Aciclovir	0,05	(+4,2)	4,52
		5,0	(+3,3)	3,08
Weitere Mittel				
Zostex	Brivudin	1,4	(+4,6)	12,94
Tamiflu	Oseltamivir	0,19	(+52,0)	7,01
Valaciclovir Aurobindo	Valaciclovir	0,12	(+55,9)	14,54
		1,7	(+10,8)	12,41
Summe		6,8	(+5,1)	5,48

Literatur

Abo-Salem E, Fowler JC, Attari M, Cox CD, Perez-Verdia A, Panikkath R, Nugent K (2014): Antibiotic-Induced cardiac arrhythmias. Cardiovasc Ther 32: 19–25

Arzneimittelkommission der deutschen Ärzteschaft (2013): Empfehlungen zur Therapie akuter Atemwegsinfektionen und der ambulant erworbenen Pneumonie, 3. Auflage, Berlin

Balfour JAB, Wiseman LR (1999): Moxifloxacin. Drugs 57: 363–373

Bätzing-Feigenbaum J, Schulz M, Schulz M, Hering R, Kern WV (2016): Antibiotikaverordnung in der ambulanten Versorgung - Eine bevölkerungsbezogene Untersuchung in Deutschland zum regionalen, altersgruppenbezogenen Verbrauch von Cephalosporinen und Fluorchinolonen. Dtsch Ärztebl 113: 454–459

Bell-Syer SEM, Hart R, Crawford F, Torgerson DJ, Tyrell W, Russell I (2006): Oral treatments for fungal infections of the skin of the foot (Cochrane Review). In: The Cochrane Library, Issue 1 2006. Oxford: Update Software

Berner R, Steffen G, Toepfner N, Waldfahrer F, Windfuhr JP (2015): S2k-Leitlinie Therapie entzündlicher Erkrankungen der Gaumenmandeln – Tonsillitis. AWMF, 2015. http://www.awmf.org/uploads/tx_szleitlinien/017-024l_S2k_Tonsillitis_Gaumenmandeln_2015-08_01.pdf

Bin Abdulhak AA, Khan AR, Garbati MA, Qazi AH, Erwin P, Kisra S, Aly A, Farid T, El-Chami M, Wimmer AP (2015): Azithro-mycin and risk of cardiovascular death: a meta-analytic review of observational studies. Am J Ther 22: e122–129

Brown KA, Khanafer N, Daneman N, Fisman DN (2013): Meta-analysis of antibiotics and the risk of community-associated Clostridium difficile infection. Antimicrob Agents Chemother 57: 2326–2332

Butler CC, Hood K, Kelly MJ, Goossens H, Verheij T, Little P, Melbye H, Torres A, Mölstad S, Godycki-Cwirko M, Almirall J, Blasi F, Schaberg T, Edwards P, Rautakorpi UM, Hupkova H, Wood J, Nuttall J, Coenen S (2010): Treatment of acute cough/lower respiratory tract infection by antibiotic class and associated outcomes: a 13 European country observational study in primary care. J Antimicrob Chemother 65: 2472–2478

Cadena J, Nair S, Henao-Martinez AF, Jorgensen JH, Patterson JE, Sreeramoju PV (2011): Dose of trimethoprim-sulfamethoxazole to treat skin and skin structure infections caused by methicillin-resistant Staphylococcus aureus. Antimicrob Agents Chemother 55: 5430–5432

Courter JD, Baker WL, Nowak KS, Smogowicz LA, Desjardins LL, Coleman CI, Girotto JE (2010): Increased clinical failures when treating acute otitis media with macrolides: a meta-analysis. Ann Pharmacother 44: 471–478

Cunha BA (2006): New uses for older antibiotics: nitrofurantoin, amikacin, colistin, polymyxin B, doxycycline, and minocycline revisited. Med Clin North Am 90: 1089–1107

DAIG/ÖAG (2014): Deutsch-Österreichische Leitlinien zur antiretroviralen Therapie der HIV-Infektion. Version vom 13.5.2014. Internet: http://www.daignet.de/site-content/

hiv-therapie/leitlinien-1/Deutsch_Osterreichische%20
Leitlinien%20zur%20antiretroviralen%20Therapie%20
der%20HIV_Infektion.pdf

DEGAM (2009): Brennen beim Wasserlassen – DEGAM-Leit-
linie Nr. 1. Update 2009. Internet: www.degam.de/
uploads/media/Brennen_Langfassung_006gesch.pdf

Deshpande A, Pasupuleti V, Thota P, Pant C, Rolston DD, Sferra
TJ, Hernandez AV, Donskey CJ (2013): Community-associated Clostridium difficile infection and antibiotics: a
meta-analysis. J Antimicrob Chemother 68: 1951–1961

Deutsche Gesellschaft für Urologie (2017): Interdisziplinäre
S3-Leitlinie Epidemiologie, Diagnostik, Therapie, Prävention
und Management unkomplizierter, bakterieller, ambulant
erworbener Harnwegsinfektionen bei erwachsenen Patienten – Aktualisierung, Version 1.1-2, 2017 – AWMF-Register-
Nr. 043/044. https://www.awmf.org/uploads/tx_szleit-
linien/043-044k_S3_Harnwegsinfektionen_2017-05.pdf

Dobson J, Whitley RJ, Pocock S, Monto AS (2015): Oseltamivir
treatment for influenza in adults: a meta-analysis of
randomised controlled trials. Lancet 385: 1729–1737

European Medicines Agency (EMA) (2008): Presseerklärung zu
Moxifloxacin vom 24. Juli 2008. http://www.emea.
europa.eu/pdfs/human/press/pr/ 38292708en.pdf

Ewig S, Höffken G, Kern WV, Rohde G, Flick H, Krause R, Ott S,
Bauer T, Dalhoff K, Gatermann S, Kolditz M, Krüger S,
Lorenz J, Pletz M, de Roux A, Schaaf B, Schaberg T,
Schütte H, Welte T (2016): Management of adult commu-
nity-acquired pneumonia and prevention – update 2016.
Pneumologie 70: 151–200

Feazel LM, Malhotra A, Perencevich EN, Kaboli P, Diekema DJ,
Schweizer ML (2014): Effect of antibiotic stewardship
programmes on Clostridium difficile incidence: a systematic review and meta-analysis. J Antimicrob Chemother
69: 1748–1754

Fuller JD, Low DE (2005): A review of Streptococcus pneumoniae infection treatment failures associated with fluoro-
quinolone resistance. Clin Infect Dis 41: 118–121

Garner SE, Eady EA, Popescu C, Newton J, Li WA (2003): Minocycline for acne vulgaris: efficacy and safety. Cochrane
Database Syst Rev: CD002086

GERMAP (2015): Antibiotika-Resistenz und -Verbrauch. Bericht
über den Antibiotikaverbrauch und die Verbreitung von
Antibiotikaresistenzen in der Human- und Veterinär-
medizin in Deutschland. Herausgegeben von BVL/PEG.
https://www.bvl.bund.de/SharedDocs/Downloads/05_
Tierarzneimittel/germap2015.pdf?__blob=publication-
File&v=3

Goldberg O, Koren G, Landau D, Lunenfeld E, Matok I, Levy A
(2013): Exposure to nitrofurantoin during the first trimes-
ter of pregnancy and the risk for major malformations.
J Clin Pharmacol 3: 991–995

Goldberg O, Moretti M, Levy A, Koren G (2015): Exposure to
nitrofurantoin during early pregnancy and congenital
malformations: a systematic review and meta-analysis.
J Obstet Gynaecol Can 7: 150–156

Gross G, Schöfer H, Wassilew S, Friese K, Timm A, Guthoff R,
Pau HW, Malin JP, Wutzler P, Doerr HW (2003): Herpes

zoster guideline of the German Dermatology Society
(DDG). J Clin Virol 26: 277–289

Gueler A, Moser A, Calmy A, Günthard HF, Bernasconi E, Furrer
H, Fux CA, Battegay M, Cavassini M, Vernazza P, Zwahlen
M, Egger M; Swiss HIV Cohort Study, Swiss National
Cohort (2017): Life expectancy in HIV-positive persons in
Switzerland: matched comparison with general popula-
tion. AIDS 31: 427-436

Hof H (2006): Vaginale Candidose. Gynäkologe 39: 206–213

Huttner A, Kowalczyk A, Turjeman A, Babich T, Brossier C,
Eliakim-Raz N, Kosiek K, Martinez de Tejada B, Roux X,
Shiber S, Theuretzbacher U, von Dach E, Yahav D, Leibo-
vici L, Godycki-Cwirko M, Mouton JW, Harbarth S (2018):
Effect of 5-day nitrofurantoin vs single-dose fosfomycin
on clinical resolution of uncomplicated lower urinary
tract infection in women: a randomized clinical trial.
JAMA 319:1781–1789

Jefferson T, Jones MA, Doshi P, Del Mar CB, Hama R, Thompson
MJ, Spencer EA, Onakpoya I, Mahtani KR, Nunan D,
Howick J, Heneghan CJ (2012): Neuraminidase inhibitors
for preventing and treating influenza in healthy adults
and children. Cochrane Database Syst Rev: CD008965

Kresken M, Körber-Irrgang B, Biedenbach DJ, Batista N, Besard
V, Cantón R, García-Castillo M, Kalka-Moll W, Pascual A,
Schwarz R, Van Meensel B, Wisplinghoff H, Seifert H
(2016): Comparative in vitro activity of oral antimicrobial
agents against Enterobacteriaceae from patients with
community-acquired urinary tract infections in three
European countries. Clin Microbiol Infect 22: 63.e1–5

Little P, Stuart B, Moore M, Coenen S, Butler CC, Godycki-Cwirko M, Mierzecki A, Chlabicz S, Torres A, Almirall J,
Davies M, Schaberg T, Mölstad S, Blasi F, De Sutter A,
Kersnik J, Hupkova H, Touboul P, Hood K, Mullee M,
O<Reilly G, Brugman C, Goossens H, Verheij T; GRACE
consortium (2013): Amoxicillin for acute lower-respirato-
ry-tract infection in primary care when pneumonia is not
suspected: a 12-country, randomised, placebo-controlled
trial. Lancet Infect Dis 13: 123–129

Löfmark S, Edlund C, Nord CE (2010): Metronidazole is still the
drug of choice for treatment of anaerobic infections.
Clin Infect Dis 50 Suppl 1: S16–23

Lohse N, Hansen AB, Pedersen G, Kronborg G, Gerstoft J,
Sørensen HT, Vaeth M, Obel N (2007): Survival of persons
with and without HIV infection in Denmark, 1995–2005.
Ann Intern Med 146: 87–95

Malhotra-Kumar S, Lammens C, Coenen S, Van Herck K, Goossens H (2007): Effect of azithromycin and clarithromycin
therapy on pharyngeal carriage of macrolide-resistant
streptococci in healthy volunteers: a randomised, double-
blind, placebo-controlled study. Lancet 369: 482–490

Malhotra-Kumar S, van Heirstraeten L, Coenen S, Lammens C,
Adriaenssens N, Kowalczyk A, Godycki-Cwirko M, Bielicka
Z, Hupkova H, Lannering C, Mölstad S, Fernandez-Vandel-
los P, Torres A, Parizel M, Ieven M, Butler CC, Verheij T,
Little P, Goossens H; GRACE study group (2016): Impact of
amoxicillin therapy on resistance selection in patients
with community-acquired lower respiratory tract infec-

tions: a randomized, placebo-controlled study. J Antimicrob Chemother 2016 Jun 26 [Epub ahead of print]

Mocroft A, Ledergerber B, Katlama C, Kirk O, Reiss P, d‹Arminio Monforte A, Knysz B, Dietrich M, Phillips AN, Lundgren JD; EuroSIDA study group (2003): Decline in the AIDS and death rates in the EuroSIDA study: an observational study. Lancet 362: 22–29

Muthuri SG, Venkatesan S, Myles PR et al (2014): Effectiveness of neuraminidase inhibitors in reducing mortality in patients admitted to hospital with influenza A H1N-1pdm09 virus infection: a meta-analysis of individual participant data. Lancet Respir Med 2: 395-404

Olzowy B, Kresken M, Havel M, et al (2017): Antimicrobial susceptibility of bacterial isolates from patients presenting with ear, nose and throat (ENT) infections in the German community healthcare setting. Eur J Clin Microbiol Infect Dis 36: 1685–1690

Paul M, Bishara J, Yahav D, Goldberg E, Neuberger A, Ghanem-Zoubi N, Dickstein Y, Nseir W, Dan M, Leibovici L (2015): Trimethoprim-sulfamethoxazole versus vancomycin for severe infections caused by meticillin resistant Staphylococcus aureus: randomised controlled trial. BMJ 350: h2219

Reinel D, Plettenberg A, Seebacher C, Abeck D, Brasch J, Cornely O, Effendy I, Ginter-Hanselmayer G, Haake N, Hamm G, Hipler UC, Hof H, Korting HC, Mayser P, Ruhnke M, Schlacke KH, Tietz HJ (2008): Orale Candidiasis – Leitlinie der Deutschen Dermatologischen Gesellschaft und der Deutschsprachigen Mykologischen Gesellschaft. J Dtsch Dermatol Ges 6: 593–597

Ruhe JJ, Menon A (2007): Tetracyclines as an oral treatment option for patients with community onset skin and soft tissue infections caused by methicillin-resistant Staphylococcus aureus. Antimicrob Agents Chemother 51: 3298–3303

Sahm DF, Johnes ME, Hickey ML, Diakun DR, Mani SV, Thornsberry C (2000): Resistance surveillance of Streptococcus pneumoniae, Haemophilus influenzae and Moraxella catarrhalis isolated in Asia and Europe 1997-1998. J Antimicrob Chemother 45: 457–466

Schmitz GR, Bruner D, Pitotti R, Olderog C, Livengood T, Williams J, Huebner K, Lightfoot J, Ritz B, Bates C, Schmitz M, Mete M, Deye G (2010): Randomized controlled trial of trimethoprim-sulfamethoxazole for uncomplicated skin abscesses in patients at risk for community-associated methicillin-resistant Staphylococcus aureus infection. Ann Emerg Med 56: 283–287

Simkó J, Csilek A, Karászi J, Lorincz I (2008): Proarrhythmic potential of antimicrobial agents. Infection 36:194–206

Tonkin-Crine SK, Tan PS, van Hecke O, Wang K, Roberts NW, McCullough A, Hansen MP, Butler CC, Del Mar CB (2017): Clinician-targeted interventions to influence antibiotic prescribing behaviour for acute respiratory infections in primary care: an overview of systematic reviews. Cochrane Database Syst Rev 9:CD012252

Antidementiva

Ulrich Schwabe

© Springer-Verlag GmbH Deutschland, ein Teil von Springer Nature 2018
U. Schwabe, D. Paffrath, W.-D. Ludwig, J. Klauber (Hrsg.), *Arzneiverordnungs-Report 2018*
https://doi.org/10.1007/978-3-662-57386-0_13

Auf einen Blick

Verordnungsprofil

Größte Gruppe der Antidementiva sind die Cholinesterasehemmer gefolgt von Memantin, das aber nur etwa halb so viel verordnet wird. In beiden Gruppen sind fast nur noch Generika vertreten. Traditionelle Antidementiva (Piracetam, Ginkgoextrakt, Nicergolin) ohne gesicherten Nutzen haben ihren rückläufigen Trend fortgesetzt.

Bewertung

Der symptomatische Nutzen der Cholinesterasehemmer bei Patienten mit leichter bis mäßiger Alzheimerdemenz ist begrenzt. Trotz positiver Studienbelege gibt es eine fortgesetzte Debatte über den klinischen Nutzen der Cholinesterasehemmer, da die Behandlungseffekte klein sind und in der Praxis nicht immer in Erscheinung treten. In der NICE-Leitlinie wird Memantin nur noch bei Intoleranz oder Kontraindikationen gegen Cholinesterasehemmer empfohlen. Eine Kombination von Memantin mit Donepezil hatte keinen klaren Zusatznutzen.

Die Demenz ist eine Krankheit des höheren Lebensalters und hat sich durch den steigenden Anteil der älteren Bevölkerung in vielen Industrieländern zu einem großen Gesundheitsproblem entwickelt. Auch in den Entwicklungsländern ist ein Zuwachs an Demenzpatienten zu erwarten. Häufigste Ursache ist die Alzheimersche Krankheit. Die Prävalenz nimmt ab dem 60. Lebensjahr rasch zu und erreicht bei 85jährigen 24–33% der Bevölkerung (Übersicht bei Ballard et al. 2011). Etwa 70% des Krankheitsrisikos ist genetisch bedingt. Bei 10% der Demenzkranken liegen potentiell reversible Grundkrankheiten vor, die sich nach rechtzeitiger Diagnose und spezifischer Therapie teilweise oder vollständig rückbilden können.

Die Alzheimerdemenz ist eine progressive neurodegenerative Krankheit, die zu einem irreversiblen Verlust von Nervenzellen und Nervenzellverknüpfungen führt. Sie entwickelt sich nach heutiger Kenntnis über einen langen präklinischen Zeitraum von mehreren Jahrzehnten. Der manifesten Alzheimer-Demenz geht jahrelang ein Stadium der leichten kognitiven Beeinträchtigung (Mild Cognitive Impairment, MCI) voraus, das von weiteren klinischen Veränderungen (depressive Symptome, Geruchsstörungen) begleitet sein kann. Manifeste klinische Symptome sind ein zunehmender Verlust von Gedächtnis, Urteilsfähigkeit, Orientierung und Sprache. Bei vielen Alzheimerpatienten kommen Verhaltensänderungen und psychiatrische Störungen hinzu, die eine enorme Belastung für den Patienten selbst wie auch für die Betreuungspersonen darstellen und für einen großen Teil der Kosten nach Aufnahme in institutionalisierte Pflegeeinrichtungen verantwortlich sind. Nach epidemiologischen Daten lebten in Deutschland im Jahre 2007 1,07 Millionen über 60-jährige Personen mit mittlerer bis schwerer Demenz, ca. 244 000 Fälle davon waren Neuerkrankungen (Ziegler und Doblhammer 2009). Für die nächsten Jahrzehnte wird aufgrund der Altersentwicklung der Bevölkerung eine Steigerung der Zahl der Erkrankten prognostiziert.

Als entscheidende neuropathologische Ursache der Alzheimerschen Krankheit wird weiterhin das

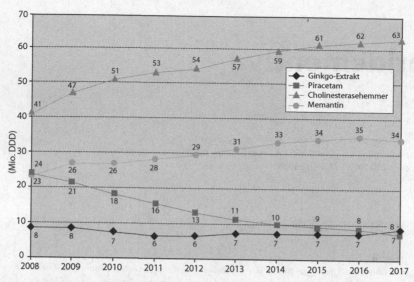

■ Abbildung 13.1 Verordnungen von Antidementiva 2008 bis 2017. Gesamtverordnungen nach definierten Tagesdosen.

kombinierte Auftreten von extrazellulären Amyloidablagerungen und intrazellulären Tau-Aggregaten in Form von Neurofibrillenbündeln angesehen. Amyloid-beta-Peptid 1–42, Gesamt-Tau-Proteine und Phospho-Tau-181 sind daher auch wichtige zerebrospinale Biomarker, die eine hohe diagnostische Sensitivität und Spezifität von 85–90% haben, um präklinische Veränderungen im Stadium der leichten kognitiven Beeinträchtigung zu erfassen. Als bildgebende Verfahren sind Magnetresonanztomographie (MRT) und Positronen-Emissions-Tomographie (PET) mit Fluorodeoxyglucose zur Erkennung von zerebralen Atrophiemustern und regionalem Glucosehypometabolismus etabliert. Weiterhin gewinnen Amyloid-PET und Tau-PET im Rahmen klinischer Studien an Bedeutung (Übersicht bei Scheltens et al. 2016). Die liquorbasierte neurochemische Demenzdiagnostik ist inzwischen evidenzbasiert und wird in der neuesten deutschen Demenzleitlinie für die verbesserte Früh- und Differenzialdiagnostik der multigenetischen Alzheimerdemenz empfohlen (Deutsche Gesellschaft für Psychiatrie und Psychotherapie, Psychosomatik und Nervenheilkunde und Deutsche Gesellschaft für Neurologie 2016). Die liquorbasierte Demenzdiagnostik ist in Verbindung mit Amyloid-PET eine wichtige Methode für die klinische Therapieforschung, wird aber in der Leitlinie für die Routinediagnostik noch nicht empfohlen, da

derzeit keine präventive Therapie der Alzheimerdemenz zur Verfügung steht. Trotz vieler Anstrengungen war die Reduktion der Betaamyloidplaques in klinischen Studien bisher nicht erfolgreich. Nach einer Immunisierung mit Betaamyloidpeptid (AN1792) kam es bei Alzheimerpatienten zwar zu einer beträchtlichen Abnahme der Betaamyloidplaques, die progressive Neurodegeneration wurde jedoch nicht verhindert (Holmes et al. 2008). Fehlgeschlagen sind auch vier Phase-3-Studien mit insgesamt 4500 Alzheimerpatienten, die das Ziel verfolgten, mit den monoklonalen Antikörpern Solanezumab und Bapineuzumab die löslichen Formen von Betaamyloid zu binden und den Abtransport aus dem Gehirn zu fördern (Doody et al. 2014, Salloway et al. 2014). Nach diesen Misserfolgen wurde überlegt, ob Anti-Amyloid-Arzneimittel vielleicht in frühen Krankheitsstadien wirksamer sind. Aber auch in Studien an prodromalen Alzheimerpatienten mit niedriger Liquorkonzentration von Amyloid-beta-Peptid 1–42 waren die Ergebnisse mit dem monoklonalen Antikörper Gantenerumab und dem γ-Sekretase-Inhibitor Avagacestat nicht ermutigend (Übersicht bei Scheltens et al. 2016).

Die einzige bisher theoretisch fundierte Therapie der Alzheimerschen Krankheit basiert immer noch auf der Hypothese des cholinergen Defizits, die bereits vor 40 Jahren aufgestellt wurde (Davies und Maloney 1976). Auffällig ist die Abnahme der

Zahl cholinerger Neurone im basalen Vorderhirn (vor allem Nucleus basalis Meynert) und ein entsprechender Verlust cholinerger Axone im Cortex von Alzheimerpatienten. Diese Hirnareale sind mit Lernen, Gedächtnis, Funktionssteuerung, Verhalten und emotionalen Reaktionen assoziiert. Aktuelle Behandlungsstrategien zur Behebung des cholinergen Defizits zielen daher auf eine Steigerung cholinerger Funktionen durch Acetylcholinesterasehemmstoffe, die den Abbau von Acetylcholin hemmen.

13.1 Verordnungsspektrum

Größte Gruppe der Antidementiva sind die Cholinesterasehemmer mit einem weiterhin steigenden Verordnungsvolumen (◘ Abbildung 13.1). Der NMDA-Rezeptorantagonist Memantin folgt mit deutlichem Abstand und wird etwa nur halb so viel wie die Cholinesterasehemmer verordnet. In der Gruppe der traditionellen Antidementiva hat der seit langem rückläufige Trend bei Piracetam weitere Verordnungsabnahmen zur Folge. Ginkgoextrakt stagniert seit vielen Jahren auf niedrigem Niveau.

13.1.1 Cholinesterasehemmer

In der Gruppe der Cholinesterasehemmer entfällt der größte Teil der Verordnungen weiterhin auf Donepezil gefolgt von Rivastigmin und Galantamin (◘ Tabelle 13.1). Durch den hohen Generikaanteil sind die Kosten der Cholinesterasehemmer mit 57 Mio. € trotz gestiegener Verordnungen im Vergleich zum Vorjahr gesunken.

Zu Donepezil liegen zahlreiche klinische Studien vor. In einem Cochrane-Review über 23 klinische Studien mit 5272 Patienten fanden sich Besserungen kognitiver Funktionen und der Alltagsaktivität und eine positivere globale ärztliche Beurteilung (Birks und Harvey 2006). Eine Langzeitstudie an 565 ambulanten Alzheimerpatienten, die vom britischen National Health Service initiiert wurde, bestätigte die leichten Verbesserungen des kognitiven Status (0,8 Punkte der Mini Mental State Examination, 30-Punkteskala) und der funktionellen Alltagsaktivität (1,0 Punkte der Bristol Activities of Daily Living Scale, 60-Punkteskala) über einen Zeitraum von 2 Jahren (AD2000 Collaborative Group 2004). Dagegen hatte Donepezil nach 3 Jahren keinen signifikanten Nutzen für den Beginn der institutionalisierten Pflege oder Progression der Alltagsbeeinträchtigung (primäre Endpunkte). Weiterhin hatten Alzheimerpatienten, die zuvor 2–3 Jahre mit Donepezil behandelt worden waren, unter Fortführung der Therapie über 52 Wochen bessere Werte für kognitive Leistungen und Alltagsaktivitäten als nach Absetzen dieser Medikation (Howard et al. 2012). Bei der Behandlung leichter kognitiver Störungen wurde die Progression zur Alzheimerschen Krankheit durch Donepezil in den ersten 12 Monaten geringfügig verzögert, jedoch nicht über einen Zeitraum von 3 Jahren (Petersen et al. 2005, ADCS-Studie). Leichte kognitive Störungen sind jedoch eine ätiologisch heterogene Gruppe, die nur zum Teil in eine Alzheimersche Demenz übergehen, so dass potentielle krankheitsverzögernde Effekte von Cholinesterasehemmern verwässert werden können.

Der zweite Cholinesterasehemmer Rivastigmin ermöglicht ähnlich wie Donepezil eine begrenzte Verbesserung der kognitiven Leistungsfähigkeit. Neben der Acetylcholinesterase wird auch die Butyrylcholinesterase gehemmt. Nach einer Cochrane-Metaanalyse über 13 Studien verbessert Rivastigmin im Vergleich zu Placebo kognitive Funktionen, Alltagsaktivität und den Schweregrad in Tagesdosen von 6–12 mg (Birks und Grimley Evans 2015). Ein transdermales Rivastigminpflaster (9,5 mg/Tag) war genauso wirksam wie das orale Präparat (12 mg/Tag), hatte aber weniger Nebenwirkungen. Insgesamt ist die Qualität der Evidenz ist jedoch wegen hoher nebenwirkungsbedingter Abbruchquoten nur begrenzt.

Galantamin bindet zusätzlich zu seiner Acetylcholinesterase-blockierenden Wirkung allosterisch an den nicotinischen Acetylcholinrezeptor und verstärkt dadurch die Wirkung des endogenen Acetylcholins. In einem Cochrane-Review über zehn Studien mit 6805 Patienten zeigte Galantamin konsistente positive Effekte über eine Dauer von 3–6 Monaten (Loy und Schneider 2006). In zwei Studien an Patienten mit leichten kognitiven Störungen hatte Galantamin über einen Zeitraum von zwei Jahren keinen Einfluss auf die Konversion in eine

◻ **Tabelle 13.1** Verordnungen von Cholinesterasehemmern und NMDA-Rezeptorantagonisten 2017. Angegeben sind die 2017 verordneten Tagesdosen, die Änderungen gegenüber 2016 und die mittleren Kosten je DDD 2017.

Präparat	Bestandteile	DDD Mio.	Änderung %	DDD-Nettokosten €
Donepezil				
Donepezil HCL BASICS	Donepezil	21,3	(−10,1)	0,52
Donepezilhydrochlorid Bluefish	Donepezil	4,6	(+202,5)	0,35
Donepezilhydrochlorid Heumann	Donepezil	3,8	(−7,4)	0,63
Donepezil HCL-1 A Pharma	Donepezil	2,4	(−16,9)	0,52
Donepezil HCL Aurobindo	Donepezil	2,2	(>1000)	0,53
Donepezil HCL-neuraxpharm	Donepezil	1,6	(+182,3)	0,59
		35,8	(+9,3)	0,52
Galantamin				
Galantamin Heumann	Galantamin	5,6	(−16,0)	0,68
Galantamin-ratiopharm	Galantamin	1,9	(+140,9)	0,66
		7,5	(+0,8)	0,67
Rivastigmin				
Rivastigmin Glenmark	Rivastigmin	3,2	(+369,9)	2,37
Rivastigmin Heumann	Rivastigmin	1,9	(+68,1)	1,89
Rivastigmin beta	Rivastigmin	1,7	(−17,4)	3,19
Rivastigmin Aurobindo	Rivastigmin	1,4	(+207,4)	1,36
Rivastigmin Zentiva	Rivastigmin	1,3	(+8,1)	3,21
Exelon	Rivastigmin	1,2	(−33,6)	2,78
Rivastigmin HEXAL	Rivastigmin	1,1	(−73,6)	2,88
Rivastigmin-neuraxpharm	Rivastigmin	1,0	(−9,2)	2,67
Rivastigmin-1 A Pharma	Rivastigmin	0,98	(−18,8)	1,55
		13,9	(−1,2)	2,43
NMDA-Rezeptorantagonisten				
Memantin Aurobindo	Memantin	11,8	(+73,6)	1,35
Memantin Abdi	Memantin	8,1	(−9,2)	1,01
Memantin Heumann	Memantin	2,7	(+146,7)	1,10
Memantin BASICS	Memantin	2,6	(+6,7)	1,24
Memantinhydrochlorid beta	Memantin	2,2	(−38,0)	1,98
Memantin Winthrop	Memantin	1,1	(−38,9)	1,82
Memantin/-hydrochl.-neurax	Memantin	0,88	(−54,3)	2,01
		29,4	(+10,8)	1,31
Summe		86,6	(+7,2)	1,10

Demenz, erhöhte aber die Mortalität im Vergleich zu Placebo (Winblad et al. 2008).

Trotz der Evidenz aus über 30 kontrollierten Studien und der zusätzlichen klinischen Erfahrung gibt es eine fortgesetzte Debatte über den klinischen Nutzen von Cholinesterasehemmern. Nach Metaanalysen sind alle drei Cholinesterasehemmer bei leichter bis mittelschwerer Alzheimerkrankheit wirksam (Birks 2006, Raina et al. 2008). Die meisten Studien haben eine bescheidene Besserung kognitiver Symptome um 2,7 Punkte der ADAS-Cog-Subskala und 1,4 MMSE-Punkte gezeigt. Trotz geringfügiger Unterschiede im Wirkungsmechanismus gibt es keine Belege für eine unterschiedliche klinische Wirksamkeit.

Eine deutsche S3-Leitlinie über Demenzen empfiehlt die Gabe von Cholinesterasehemmern bei leichter bis moderater Demenz vom Alzheimer-Typ (Deutsche Gesellschaft für Psychiatrie, Psychotherapie und Nervenheilkunde, Deutsche Gesellschaft für Neurologie 2016). Die Auswahl soll sich am Nebenwirkungsprofil orientieren, da keine ausreichenden klinischen Unterschiede in der Wirksamkeit vorliegen. Zusätzlich wird besonderes Gewicht auf die Behandlung von psychischen und Verhaltenssymptomen sowie auf psychosoziale Interventionen und nichtpharmakologische Therapieverfahren gelegt. Auch das britische National Institute for Health and Clinical Excellence (NICE) (2011) empfiehlt die drei Cholinesterasehemmer in seiner aktualisierten Leitlinie für Patienten mit leichter bis mittelschwerer Alzheimerkrankheit. Die Behandlung soll nur fortgesetzt werden, wenn eine angemessene Wirkung auf globale, funktionelle und verhaltensorientierte Parameter vorliegt.

13.1.2 NMDA-Rezeptorantagonisten

Nach einem Cochrane-Review hat Memantin bei Patienten mit mäßiger bis schwerer Alzheimerdemenz nach 6 Monaten begrenzte positive Effekte und weist eine relativ gute Verträglichkeit auf (McShane et al. 2006). Die deutsche S3-Leitlinie beurteilt Memantin als wirksam auf Kognition, Alltagsfunktion und klinischen Gesamteindruck und empfiehlt eine Behandlung bei Patienten mit moderater bis schwerer Alzheimer-Demenz (Deutsche

Gesellschaft für Psychiatrie, Psychotherapie und Nervenheilkunde, Deutsche Gesellschaft für Neurologie 2016). In der Leitlinie des britischen National Institute for Health and Clinical Excellence (NICE) (2011) wird die Anwendung von Memantin bei Patienten mit mittelschwerer bis schwerer Alzheimerkrankheit nur bei Intoleranz oder Kontraindikationen gegen Cholinesterasehemmer empfohlen. Die Kombination von Memantin mit Cholinesterasehemmern zeigte in einer neueren Metaanalyse von 14 randomisierten Studien mit 5019 Patienten bei mäßiger bis schwerer Alzheimerdemenz im Vergleich zur Monotherapie keine Überlegenheit in Bezug auf die kognitive Funktion und Alltagsaktivitäten sondern nur bei neuropsychiatrischen Symptomen und Verhaltensstörungen (Tsoi et al. 2016). Trotz der relativ guten Verträglichkeit wurden daher die zusätzlichen Kosten der Kombinationstherapie als unnötig angesehen.

13.1.3 Ginkgoextrakt

Der langjährige Verordnungsrückgang der Ginkgopräparate hat sich in den letzten Jahren nicht weiter fortgesetzt (◘ Abbildung 13.1). Nach einem Cochrane-Review gibt es keine konsistente Evidenz, dass Ginkgo trotz akzeptabler Verträglichkeit einen klinischen Nutzen für Patienten mit Demenz oder leichten kognitiven Störungen hat (Birks und Grimley Evans 2009). In einer französischen placebokontrollierten Studie an 2854 Patienten mit Gedächtnisstörungen hatte ein standardisierter Ginkgoextrakt über 5 Jahre keinen Effekt auf die Progression zur Alzheimerschen Krankheit (Vellas et al. 2012). Dagegen kann nach der deutschen S3-Leitlinie Demenzen eine Behandlung mit einem standardisierten Ginkgoextrakt bei Patienten mit leichter bis mittelgradiger Alzheimerdemenz erwogen werden, allerdings nur mit dem Empfehlungsgrad 0 (Expertenmeinung, klinische Studien von guter Qualität nicht verfügbar).

13.1.4 Piracetam

Piracetam ist auch 2017 erneut rückläufig gewesen (◘ Tabelle 13.2). Nach einem Cochrane-Review

◻ **Tabelle 13.2 Verordnungen von sonstigen Antidementiva 2017.** Angegeben sind die 2017 verordneten Tagesdosen, die Änderungen gegenüber 2016 und die mittleren Kosten je DDD 2017.

Präparat	Bestandteile	DDD Mio.	Änderung %	DDD-Nettokosten €
Ginkgo-biloba-Extrakt				
Tebonin	Ginkgoblätterextrakt	2,0	(+3,3)	0,99
Gingium	Ginkgoblätterextrakt	1,9	(−6,0)	0,98
Ginkobil-ratiopharm	Ginkgoblätterextrakt	1,5	(−13,9)	0,98
		5,5	(−5,2)	0,98
Piracetam				
Piracetam AL	Piracetam	4,9	(−4,2)	0,37
Piracetam-neuraxpharm	Piracetam	1,4	(−18,4)	0,38
		6,3	(−7,7)	0,37
Nicergolin				
Nicergolin-neuraxpharm	Nicergolin	1,1	(+14,9)	0,53
Summe		12,9	(−5,0)	0,65

wird die Anwendung von Piracetam bei Demenz oder kognitiven Störungen nicht durch die vorliegende Literatur gestützt (Flicker et al. 2001), während eine Hersteller-gesponserte Übersicht zu einem gegenteiligen Ergebnis kam (Winblad 2005). In der deutschen S3-Leitlinie Demenzen wird eine Behandlung mit Piracetam nicht empfohlen, da die Evidenz für eine Wirksamkeit bei Alzheimer-Demenz unzureichend ist.

13.2 Wirtschaftliche Aspekte

Der Überblick über die Antidementivaverordnungen zeigt mehrere auffällige Entwicklungen. Trotz der steigenden Bedeutung dementieller Erkrankungen im höheren Lebensalter haben die Verordnungen von Antidementiva nach den Daten des Arzneiverordnungs-Reports seit 1992 kontinuierlich abgenommen. Damals wurden noch 516 Mio. definierte Tagesdosen (DDD) von Antidementiva mit einem Umsatz von 467 Mio. € verordnet (Arzneiverordnungs-Report 2002, ▶ Abbildung 11.1), mit denen rein rechnerisch täglich 1,4 Mio. Patienten behandelt werden konnten. Bis 2017 sind die Antidementiva-DDD um knapp 80% auf 113 Mio. zurückgegangen. Damit können 310 000 Patienten behandelt werden.

Die Verordnungen von Cholinesterasehemmstoffen und NMDA-Antagonisten haben sich gegenläufig entwickelt. Hier wurden 2017 insgesamt 97 Mio. Tagesdosen mit einem Kostenaufwand von 95 Mio. € verordnet, die für eine Dauerbehandlung von täglich 266 000 Patienten ausreichend sind. Damit sind die Kosten gegenüber früheren Jahren zurückgegangen, so dass die bisher kritisierte Fehlversorgung weiter abgebaut worden ist.

Literatur

AD2000 Collaborative Group (2004): Long-term donepezil treatment in 565 patients with Alzheimer's disease (AD2000): randomised double-blind trial. Lancet 363: 2105–2115

Ballard C, Gauthier S, Corbett A, Brayne C, Aarsland D, Jones E (2011): Alzheimer's disease. Lancet 377: 1019–1031

Birks J (2006): Cholinesterase inhibitors for Alzheimer's disease. Cochrane Database Syst Rev. 2006 Jan 25;(1):CD005593

Birks J, Grimley Evans J (2009): Ginkgo biloba for cognitive impairment and dementia. Cochrane Database Syst Rev 2009 Jan 21; (1): CD003120

Birks J, Harvey RJ (2006): Donepezil for dementia due to Alzheimer's disease. Cochrane Database Syst Rev. 2006 Jan 25; (1): CD001190

Birks JS, Grimley Evans J (2015): Rivastigmine for Alzheimer's disease. Cochrane Database Syst Rev. 2015 Apr 10; 4: CD001191

Literatur

Davies P, Maloney AJ (1976): Selective loss of central cholinergic neurons in Alzheimer's disease. Lancet 2: 1403

Deutsche Gesellschaft für Psychiatrie, Psychotherapie und Nervenheilkunde (DGPPN), Deutsche Gesellschaft für Neurologie (DGN) (2016): S3-Leitlinie Demenzen. Internet: http://www.dgn.org/leitlinien/3177-die-leitlinie-demenzen-2016-punkt-fuer-punkt

Doody RS, Thomas RG, Farlow M, Iwatsubo T, Vellas B, Joffe S, Kieburtz K, Raman R, Sun X, Aisen PS, Siemers E, Liu-Seifert H, Mohs R; Alzheimer's Disease Cooperative Study Steering Committee; Solanezumab Study Group (2014): Phase 3 trials of solanezumab for mild-to-moderate Alzheimer's disease. N Engl J Med 370: 311–321

Flicker L, Grimley Evans G (2001): Piracetam for dementia or cognitive impairment. Cochrane Database Syst Rev. 2001;(2):CD001011

Holmes C, Boche D, Wilkinson D, Yadegarfar G, Hopkins V, Bayer A, Jones RW, Bullock R, Love S, Neal JW, Zotova E, Nicoll JA (2008): Long-term effects of Abeta42 immunisation in Alzheimer's disease: follow-up of a randomised, placebo-controlled phase I trial. Lancet 372: 216–223

Howard R, McShane R, Lindesay J, Ritchie C, Baldwin A, Barber R, Burns A, Dening T, Findlay D, Holmes C, Hughes A, Jacoby R, Jones R, Jones R, McKeith I, Macharouthu A, O'Brien J, Passmore P, Sheehan B, Juszczak E, Katona C, Hills R, Knapp M, Ballard C, Brown R, Banerjee S, Onions C, Griffin M, Adams J, Gray R, Johnson T, Bentham P, Phillips P (2012): Donepezil and memantine for moderate-to-severe Alzheimer's disease. N Engl J Med 366: 893–903

Loy C, Schneider L (2006): Galantamine for Alzheimer's disease and mild cognitive impairment. Cochrane Database Syst Rev. 2006 Jan 25; (1): CD001747

McShane R, Areosa Sastre A, Minakaran N (2006): Memantine for dementia. Cochrane Database Syst Rev. 2006 Apr 19;(2):CD003154

National Institute for Health and Clinical Excellence (2011): NICE technology appraisal guidance 217 Donepezil, galantamine, rivastigmine and memantine for the treatment of Alzheimer's disease (review of NICE technology appraisal guidance 111). Internet: www.nice.org.uk/nicemedia/live/13419/ 53619/53619.pdf

Petersen RC, Thomas RG, Grundman M, Bennett D, Doody R, Ferris S, Galasko D, Jin S, Kaye J, Levey A, Pfeiffer E, Sano M, van Dyck CH, Thal LJ; Alzheimer's Disease Cooperative Study Group (2005): Vitamin E and donepezil for the treatment of mild cognitive impairment. N Engl J Med 352: 2379–2388

Raina P, Santaguida P, Ismaila A, Patterson C, Cowan D, Levine M, Booker L, Oremus M (2008): Effectiveness of cholinesterase inhibitors and memantine for treating dementia: evidence review for a clinical practice guideline. Ann Intern Med 148: 379–397

Salloway S, Sperling R, Fox NC, Blennow K, Klunk W, Raskind M, Sabbagh M, Honig LS, Porsteinsson AP, Ferris S, Reichert M, Ketter N, Nejadnik B, Guenzler V, Miloslavsky M, Wang D, Lu Y, Lull J, Tudor IC, Liu E, Grundman M, Yuen E,

Black R, Brashear HR; Bapineuzumab 301 and 302 Clinical Trial Investigators (2014): Two phase 3 trials of bapineuzumab in mild-to-moderate Alzheimer's disease. N Engl J Med 370: 322–333

Scheltens P, Blennow K, Breteler MM, de Strooper B, Frisoni GB, Salloway S, Van der Flier WM (2016): Alzheimer's disease. Lancet 388: 505–517

Tsoi KK, Chan JY, Leung NW, Hirai HW, Wong SY, Kwok TC (2016): Combination therapy showed limited superiority over monotherapy for Alzheimer disease: A meta-analysis of 14 randomized trials. J Am Med Dir Assoc 17: 863.e1–8

Vellas B, Coley N, Ousset PJ, Berrut G, Dartigues JF, Dubois B, Grandjean H, Pasquier F, Piette F, Robert P, Touchon J, Garnier P, Mathiex-Fortunet H, Andrieu S; GuidAge Study Group (2012): Long-term use of standardised Ginkgo biloba extract for the prevention of Alzheimer's disease (GuidAge): a randomised placebo-controlled trial. Lancet Neurol 11: 851–859

Winblad B (2005): Piracetam: a review of pharmacological properties and clinical uses. CNS Drug Rev 11: 169–182

Winblad B, Gauthier S, Scinto L, Feldman H, Wilcock GK, Truyen L, Mayorga AJ, Wang D, Brashear HR, Nye JS; The GAL-INT-11/18 Study Group (2008): Safety and efficacy of galantamine in subjects with mild cognitive impairment. Neurology 70: 2024–2035

Ziegler U, Doblhammer G (2009): Prävalenz und Inzidenz von Demenz in Deutschland – Eine Studie auf Basis von Daten der gesetzlichen Krankenversicherungen von 2002. Gesundheitswesen 71: 281–290

Antidiabetika

Marc Freichel und Klaus Mengel

© Springer-Verlag GmbH Deutschland, ein Teil von Springer Nature 2018
U. Schwabe, D. Paffrath, W.-D. Ludwig, J. Klauber (Hrsg.), *Arzneiverordnungs-Report 2018*
https://doi.org/10.1007/978-3-662-57386-0_14

Auf einen Blick

Trend
Die Arzneitherapie des Diabetes mellitus hat in den letzten zehn Jahren weiter zugenommen. Insulinverordnungen stagnieren seit 2014 trotz des ungebrochenen Anstiegs der Insulinanaloga auf Grund des kontinuierlichen Rückgangs der Humaninsuline. Die Verordnungen von Metformin stagnieren zwar seit einigen Jahren, sind aber seit 2008 immer noch um 17% angestiegen. Die Verordnung von Gliniden war nach der Verordnungseinschränkung seit Juli 2016 erwartungsgemäß gegenüber dem Vorjahr erneut stark rückläufig. Die Sulfonylharnstoffverordnungen haben seit 2008 um fast 60% abgenommen und liegen mittlerweile niedriger als die Verordnungen der DPP-4-Hemmer, die trotz einschränkender Therapiehinweise 2017 erneut um 3% gestiegen sind. Auch die GLP-1-Agonisten nahmen 2017 weiter deutlich um 30% zu. SGLT-2-Inhibitoren wurden 2017 aufgrund von positiven kardiovaskulären Endpunkt-studien erneut deutlich mehr verordnet.

Kosten
Die Antidiabetika stehen 2017 nach einem erneuten Anstieg der Nettokosten auf 2.352 Mio. € (+3,4%) auf Rang 3 der umsatzstärksten Arzneimittelgruppen. Insuline haben mit 1.290 Mio. € den höchsten Kostenanteil. Die ersten Biosimilars ermöglichen neue Einsparpotentiale bei den langwirkenden Analoginsulinen.

Ziele der Diabetestherapie sind Symptomfreiheit, Verbesserung der Lebensqualität und Vermeidung von Sekundärkomplikationen. Diese werden nach den Daten der vorliegenden Studien immer noch in erster Linie durch eine möglichst optimale Blutzuckereinstellung erreicht, wobei sich in den letzten Jahren gezeigt hat, dass optimal nicht mit möglichst niedrig gleichzusetzen ist. Für den Typ-1-Diabetes ist die Wirkung der Blutzuckereinstellung durch die klassische DCCT-Studie gesichert (Diabetes Control and Complications Trial Research Group 1993). Eine Nachuntersuchung der Patienten bestätigte, dass sogar 17 Jahre nach Beendigung der DCCT-Studie das Risiko für kardiovaskuläre Ereignisse durch die intensivierte Therapie um 42% gesenkt wurde (The Diabetes Control and Complications Trial/Epidemiology of Diabetes Interventions and Complications (DCCT/EDIC) Study Research Group 2005). Eine weitere Optimierung wird mit der Insulinpumpentherapie angestrebt, die vor allem bei Kleinkindern indiziert und verordnungsfähig ist (Ziegler und Neu 2018).

Für den Typ-2-Diabetes haben die Ergebnisse der UKPDS-Studie gezeigt, dass eine intensivierte Diabetestherapie mit einem HbA$_{1c}$-Wert unter 7% über die ersten zehn Jahre nach der Diagnose die Häufigkeit mikrovaskulärer und – in geringerem Ausmaß – makrovaskulärer Komplikationen senkt (UK Prospective Diabetes Study Group 1998a, Stratton et al. 2000). Auch 10 Jahre nach Beendigung der UKPDS-Studie wurde eine andauernde Risikoreduktion für Diabetesendpunkte, Herzinfarkte und Mortalität beobachtet, obwohl die ursprünglichen Unterschiede in der Blutglucosekontrolle (HbA$_{1c}$) bald verschwunden waren (Holman et al. 2008).

Einige Studien haben jedoch die Grenzen der intensivierten Therapie (HbA$_{1c}$ <6,5%) des Typ-2-Diabetes gezeigt. In der ADVANCE-Studie änderten sich kardiovaskuläre Endpunkte und die Mortalität nicht, lediglich die Nephropathie wurde reduziert (The ADVANCE Collaborative Group 2008). In der ACCORD-Studie wurde die Mortalität im Vergleich zur Standardtherapie sogar erhöht (The Action to Control Cardiovascular Risk in Diabetes Study Group 2008). Eine Metaanalyse fünf großer randomisierter Studien mit 33 040 Patienten hat bestätigt, dass die Intensivtherapie lediglich koronare Ereignisse um 15% senkt, während die Häufigkeit von Schlaganfällen und die Mortalität nicht beeinflusst wurden (Ray et al. 2009). In einer weiteren Metaanalyse wird der Zusatznutzen einer verstärkten Blutzuckersenkung als mäßig eingeschätzt (geringe Risikoreduktion für das Auftreten von Myokardinfarkten und für Mikroalbuminurie bei unveränderter Gesamtmortalität) und steht einem erhöhten Risiko für schwere Hypoglykämien gegenüber (Boussageon et al. 2011). Eine retrospektive Kohorten-Studie zeigte sogar, dass bei mit Insulin behandelten Typ-2-Diabetikern mit einem HbA$_{1c}$ zwischen 7,5 und 8,0% das geringste Risiko für Mortalität und kardiale Ereignisse besteht, während bei Patienten mit höheren aber auch bei Patienten mit HbA$_{1c}$ Werten unter 7,5% ein erhöhtes Risiko aufwiesen (Currie et al. 2010). Hier besteht also eine U-förmige Korrelation zwischen HbA$_{1c}$ und Lebenserwartung, wobei eine Senkung des HbA$_{1c}$ unter 7,5% die Mortalität erhöht. Trotz der seit langem bekannten Risiken empfiehlt die deutsche Nationale Versorgungsleitlinie zur Therapie des Typ-2-Diabetes immer noch einen HbA$_{1c}$-Korridor von 6,5–7,5% (Bundesärztekammer et al. 2014). Die aktuelle Leitlinie der American Diabetes Association (2017) gibt dagegen für die meisten Erwachsenen <7,0% als angemessenen Zielwert an, während geringere Werte nur bei ausgewählten Patienten in Frage kommen, wenn das ohne wesentliche hypoglykämische Nebenwirkungen erreichbar ist. Ein weiteres Problem der deutschen Leitlinie ist die Tatsache, dass bei einzelnen Schritten der Pharmakotherapie des Typ-2-Diabetes keine Einigung der beteiligten Fachgesellschaften erreicht wurde, weil die vorliegende Evidenz unterschiedlich interpretiert und gewichtet wurde (Bundesärztekammer

et al. 2014). So basieren die Empfehlungen der Arzneimittelkommission der Deutschen Ärzteschaft und der Deutschen Gesellschaft für Allgemein- und Familienmedizin auf einem Nutzennachweis von Antidiabetika in klinischen Endpunktstudien, so dass bei nicht ausreichender HbA$_{1c}$-Senkung durch Metformin zusätzlich primär Glibenclamid und Humaninsulin empfohlen werden. Dagegen erwähnen die Deutsche Gesellschaft für Innere Medizin und die Deutsche Diabetes Gesellschaft (DDG) auch andere neue orale Antidiabetika, die lediglich ein günstigeres Nebenwirkungsprofil als Sulfonylharnstoffe, aber bisher keine klinischen Endpunktergebnisse gezeigt haben.

Inzwischen wurden neue klinische Studiendaten publiziert, die 2008 von der amerikanischen FDA und 2010 von der EMA in Sicherheitsrichtlinien gefordert worden waren. Neue Antidiabetika sollten nicht nur eine blutzuckersenkende Wirkung nachweisen, sondern auch kardiovaskulären Risiken ausschließen, die bei Rosiglitazon zur Einschränkung der Zulassung durch die FDA und in Europa zur Marktrücknahme geführt hatten. Insgesamt wurden über 25 klinische Sicherheitsstudien mit 195.000 Teilnehmern begonnen und teilweise auch schon abgeschlossen. Bisher sind die Ergebnisse von neun Studien publiziert worden, davon drei mit DPP4-Inhibitoren, zwei mit einem SGLT2-Inhibitor und vier mit GLP-1-Rezeptoragonisten. In diesen Studien wurde ein inakzeptables kardiovaskuläres Risiko für Insulin glargin und degludec, Sitagliptin, Alogliptin, Saxagliptin, Lixisenatid und für einmal wöchentlich appliziertes Exenatid ausgeschlossen. In vier Studien wurde eine Senkung der kardiovaskulären Mortalität mit den SGLT2-Inhibitoren Empagliflozin und Canagliflozin sowie den GLP-1-Rezeporagonisten Liraglutid und Semaglutid nachgewiesen (Übersicht bei Kaul 2017, Cefalu et al. 2018).

Nach wie vor ist eine Diätbehandlung Grundlage jeder Diabetestherapie (Bundesärztekammer et al. 2014, American Diabetes Association 2017). Die Ersteinstellung übergewichtiger Typ-2-Diabetiker mit Absenkung des HbA$_{1c}$-Wertes um 1–2 Prozentpunkte ist grundsätzlich allein durch Diät und Normalisierung des Körpergewichts möglich (Nathan et al. 2009). Gewichtsabnahme und körperliche Betätigung reduzieren die Progredienz einer gestörten

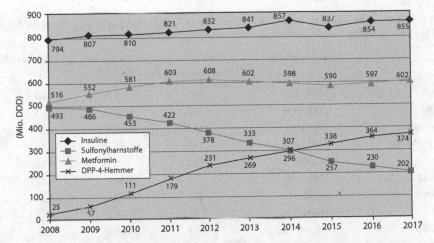

Abbildung 14.1 Verordnungen von Antidiabetika 2008 bis 2017. Gesamtverordnungen nach definierten Tagesdosen.

Glucosetoleranz zur Nüchternhyperglykämie um 60% (Tuomilehto et al. 2001). Eine Lebensstiländerung senkte das Diabetesrisiko übergewichtiger Patienten in drei Jahren um 50% (Knowler et al. 2002). Erst bei unzureichendem Erfolg von Diät und körperlicher Aktivität ist eine Arzneitherapie des Typ-2-Diabetes erforderlich. Für die initiale Monotherapie ist Metformin das orale Antidiabetikum der ersten Wahl. Wird der HbA$_{1c}$-Zielwert innerhalb von 3 Monaten nicht erreicht, wird ein zweites orales Antidiabetikum (Sulfonylharnstoff, DPP4-Inhibitor, SGLT2-Inhibitor), ein GLP-1-Rezeptoragonist oder Basalinsulin zusätzlich als Zweifachtherapie oder ggf. auch als Tripeltherapie gegeben (American Diabetes Association 2017).

Insgesamt hat die Arzneitherapie des Diabetes in den letzten 10 Jahren zugenommen, denn bis auf die stark rückläufigen Sulfonylharnstoffe sind alle anderen Antidiabetika mehr verordnet worden (◻ Abbildung 14.1). Seit 2008 ist das Verordnungsvolumen von Metformin um 17% angestiegen. Die Verordnungen von Sulfonylharnstoffen haben seit 2008 um fast 60% abgenommen und sind mittlerweile von den Dipeptidylpeptidase-4-Inhibitoren (Gliptinen) deutlich überholt worden (◻ Abbildung 14.1). Die Insulinverordnungen sind in den letzten 10 Jahren um 8% angestiegen, wobei die Humaninsuline einen kontinuierlichen Rückgang zu verzeichnen. Die gesamte Indikationsgruppe der Antidiabetika steht 2017 mit einem erneuten Anstieg der Nettokosten auf 2.352

Mio. € (+3,4%) auf Rang 3 der umsatzstärksten Arzneimittelgruppen (▶ Tabelle 1.2).

14.1 Orale Antidiabetika

14.1.1 Metformin

Metformin ist nach wie vor das Mittel der ersten Wahl für die Behandlung des Typ-2-Diabetes (Nathan et al. 2009, Bundesärztekammer et al. 2014, American Diabetes Association 2017). Die Wirkung beruht neben einer erhöhten peripheren Glucoseutilisation auf einer Senkung der hepatischen Gluconeogenese und Glucoseabgabe, woran höchstwahrscheinlich eine Hemmung der mitochondrialen Atmungskette mit nachfolgendem ATP-Abfall und indirekter Stimulation der AMP-Kinase sowie eine Hemmung der Fettsäuresynthese beteiligt sind (Stumvoll et al. 1995, Phielix et al. 2011). HbA$_{1c}$-Werte werden um 1–2 Prozentpunkte gesenkt (Inzucchi und McGuire 2008, Nathan et al. 2009). Im Gegensatz zu den insulinotropen Antidiabetika löst Metformin kaum Hypoglykämien und keine Gewichtszunahme aus und wird daher vor allem für übergewichtige Typ-2-Diabetiker empfohlen. In einer 10-Jahresstudie senkte Metformin die Gesamtletalität von übergewichtigen Typ-2-Diabetikern um 36% im Vergleich zu Patienten, die mit Sulfonylharnstoffen (Glibenclamid, Chlor-

◘ **Tabelle 14.1 Verordnungen von Metformin 2017.** Angegeben sind die 2017 verordneten Tagesdosen, die Änderungen gegenüber 2016 und die mittleren Kosten je DDD 2017.

Präparat	Bestandteile	DDD Mio.	Änderung %	DDD-Nettokosten €
Metformin Lich	Metformin	394,3	(+4,7)	0,20
Metformin Atid	Metformin	98,8	(+31,9)	0,23
Metformin axcount	Metformin	47,7	(+20,3)	0,20
Metformin-1 A Pharma	Metformin	19,5	(−61,6)	0,21
Siofor	Metformin	10,6	(+3,3)	0,25
Metformin HEXAL	Metformin	8,1	(−35,3)	0,22
Metformin-ratiopharm	Metformin	6,7	(−16,4)	0,22
Metformin AL	Metformin	4,4	(−51,4)	0,22
Metformin STADA	Metformin	2,8	(−14,4)	0,22
Glucophage	Metformin	2,2	(−4,4)	0,25
Metformin-CT	Metformin	2,0	(−18,5)	0,21
Metformin AbZ	Metformin	1,1	(−13,7)	0,21
Juformin	Metformin	0,90	(−20,5)	0,24
Diabesin	Metformin	0,74	(−11,9)	0,24
Summe		599,8	(+1,2)	0,21

propamid) oder Insulin behandelt wurden (UK Prospective Diabetes Study Group 1998b). Die mit Metformin behandelten Patienten zeigten außerdem eine geringere Gewichtszunahme und seltener Hypoglykämien. Die Laktatspiegel ändern sich unter den therapeutischen Dosierungen nicht. Bei Beachtung der Kontraindikationen (z. B. Niereninsuffizienz, Leberfunktionsstörungen, schwere Herzinsuffizienz) ist das Auftreten einer Laktazidose daher unwahrscheinlich, wobei die Kontraindikation bei eingeschränkter Niereninsuffizienz kürzlich gelockert wurden, wenn keine zusätzlichen Erkrankungen vorliegen, die das Risiko für eine Laktazidose erhöhen (Bundesinstitut für Arzneimittel und Medizinprodukte 2015). Eine Metaanalyse fand im Unterschied zur UKPDS-Studie allerdings keine Reduktion der Mortalität (Boussageon et al. 2012). Die Verordnung von Metformin ist seit über 20 Jahren kontinuierlich angestiegen, stagniert aber seit 2011 auf einem Niveau von etwa 600 Millionen DDD (◘ Abbildung 14.1). Im Jahre 2017 hat es wieder eine geringfügige Zunahme gegeben (◘ Tabelle 14.1). Die Arzneimittelkommission der deutschen Ärzteschaft (2013) beobachtete eine Zunahme der Spontanberichte über Laktatazidosen

unter Metformin, darunter auch Fälle mit tödlichem Ausgang, möglicherweise als Folge der breiteren Anwendung bei älteren Patienten, bei denen häufig eine eingeschränkte Nierenfunktion besteht.

14.1.2 Sulfonylharnstoffe

Sulfonylharnstoffderivate haben durch einen kontinuierlichen Rückgang in den letzten 10 Jahren viel von ihrer früheren Bedeutung verloren (◘ Abbildung 14.1, ◘ Tabelle 14.2). Sie steigern die Sekretion von Insulin aus den B-Zellen der Pankreasinseln. Eine noch vorhandene Funktionsfähigkeit des Inselorgans ist daher Voraussetzung für ihre Anwendung. Sulfonylharnstoffe sind ähnlich wirksam wie Metformin (HbA$_{1c}$-Senkung um 1–2 Prozentpunkte, Inzucchi und McGuire 2008, Nathan et al. 2009), haben jedoch den Nachteil der Hypoglykämie insbesondere bei älteren Patienten. Außerdem steigt häufig das Körpergewicht (um ca. 2 kg) an (Nathan et al. 2009).

Glibenclamid ist der bislang einzige insulinotrope Wirkstoff, für den ein positives Langzeitergebnis auf mikrovaskuläre diabetische Sekundärkompli-

◻ Tabelle 14.2 Verordnungen von Sulfonylharnstoffen und Gliniden 2017. Angegeben sind die 2017 verordneten Tagesdosen, die Änderungen gegenüber 2016 und die mittleren Kosten je DDD 2017.

Präparat	Bestandteile	DDD Mio.	Änderung %	DDD-Nettokosten €
Glibenclamid				
Glibenclamid AbZ	Glibenclamid	10,6	(+34,6)	0,18
Glibenclamid AL	Glibenclamid	6,2	(−50,7)	0,17
Maninil	Glibenclamid	2,4	(−4,1)	0,28
Glib-ratiopharm	Glibenclamid	2,2	(−8,7)	0,21
		21,4	(−15,8)	0,19
Glimepirid				
Glimepirid Winthrop	Glimepirid	145,2	(−8,5)	0,14
Glimepirid-1 A Pharma	Glimepirid	18,4	(−9,7)	0,13
Glimepirid Aristo	Glimepirid	4,1	(−4,2)	0,13
Glimepirid-ratiopharm	Glimepirid	3,3	(−54,4)	0,15
		170,9	(−10,2)	0,14
Gliquidon				
Glurenorm	Gliquidon	0,92	(−19,9)	0,39
Repaglinid				
Repaglinid AL	Repaglinid	3,8	(−61,8)	0,95
Summe		197,0	(−13,1)	0,16

kationen nachgewiesen wurde (UK Prospective Diabetes Study Group 1998a). Es kommt daher üblicherweise als zweite orale Medikation in Betracht, wenn eine Lebensstiländerung und Metformin nicht ausreichend wirksam sind oder Metformin kontraindiziert ist (Nathan et al. 2009, Bundesärztekammer et al. 2014). Die Anwendung von Glibenclamid ist allerdings dadurch belastet, dass seine Kombination mit Metformin mit einer Zunahme von Diabetes-bedingten Todesfällen assoziiert war (UK Prospective Diabetes Group 1998b). Eine Metaanalyse über die zweckmäßige antidiabetische Therapie nach Versagen von Metformin kam zu dem Ergebnis, dass alle bei der Zweitlinientherapie eingesetzten Antidiabetika (Sulfonylharnstoffe, Glitazone, DPP-4-Hemmer, GLP-1-Analoga, Analoginsuline) eine klinisch relevante Senkung des HbA_{1c} (0,6–1%) erreichten (McIntosh et al. 2011).

Glimepirid verbessert die Stoffwechselkontrolle von Typ-2-Diabetikern vergleichbar wie andere Sulfonylharnstoffe, hat aber keine überlegene Wirkung auf Nüchternplasmaglucose und HbA_{1c}-Werte (Dills und Schneider 1996, Draeger et al. 1996).

Die Einführung des Glimepirid wurde mit einer niedrigeren Hypoglykämieinzidenz begründet, insbesondere bei älteren Patienten mit eingeschränkter Nierenfunktion, und der längeren Wirkungsdauer, die eine nur einmalige tägliche Gabe ermöglicht. Eine aktuelle Netzwerkmetaanalyse zeigte, dass Glimepirid und Gliclazid ein geringeres Mortalitätsrisiko als Glibenclamid aufweisen (Simpson et al. 2015). Glimepirid wird seit vielen Jahren weitaus mehr als Glibenclamid verordnet (◻ Tabelle 14.2).

Ein älteres Sulfonylharnstoffpräparat ist Gliquidon (*Glurenorm*), das ähnlich wie die Glinide eine kurze Halbwertszeit (1,5 Stunden) hat und vorwiegend biliär eliminiert wird. Seine Verordnungen sind wie in den Vorjahren erneut rückläufig (◻ Tabelle 14.2).

14.1.3 Glinide

Mit den Gliniden Repaglinid und Nateglinid sollte nach den Angaben der Hersteller ein neues Therapiekonzept, die Mahlzeiten-angepasste Sekretions-

◘ **Tabelle 14.3 Verordnungen von weiteren oralen Antidiabetika 2017.** Angegeben sind die 2017 verordneten Tagesdosen, die Änderungen gegenüber 2016 und die mittleren Kosten je DDD 2017.

Präparat	Bestandteile	DDD Mio.	Änderung %	DDD-Nettokosten €
α-Glucosidasehemmer				
Acarbose dura	Acarbose	1,0	(−42,7)	1,25
Acarbose Genevida	Acarbose	0,76	(>1000)	1,20
Glucobay	Acarbose	0,53	(−21,8)	1,23
		2,3	(−7,1)	1,23
SGLT2-Inhibitoren				
Jardiance	Empagliflozin	46,1	(+103,3)	2,03
Forxiga	Dapagliflozin	38,5	(+22,9)	1,13
Xigduo	Metformin Dapagliflozin	19,2	(+26,9)	1,20
		103,7	(+50,2)	1,54
Summe		106,0	(+48,2)	1,54

steigerung (prandiale Therapie), eingeführt werden. Beide haben eine Eliminationshalbwertszeit von 1–2 Stunden. Repaglinid wird hauptsächlich hepatisch eliminiert, die renale Clearance ist nur bei Patienten mit stark eingeschränkter Nierenfunktion vermindert. Aufgrund der kurzen Wirkdauer könnte man erwarten, dass durch Repaglinid eine bessere Blutzuckereinstellung bei geringerer Hypoglykämiehäufigkeit als mit Glibenclamid erreicht wird (Moses 2000). HbA$_{1c}$-Werte werden um 0,5–1,5 Prozentpunkte gesenkt (Inzucchi und McGuire 2008, Nathan et al. 2009). Nach einem Cochrane-Review sind Glinide eine mögliche Alternative bei Unverträglichkeit oder Kontraindikation gegen Metformin, jedoch fehlt eine Evidenz aus Langzeitstudien, insbesondere Daten über die Mortalität (Black et al. 2007).

Die Verordnungen der Glinide hatten 2005 ihren Höhepunkt mit 36,5 Mio. DDD erreicht und sind seither deutlich zurückgegangen (◘ Tabelle 14.2). Nach Inkrafttreten der Verordnungseinschränkung der Glinide im Juli 2016 durfte Nateglinid nicht mehr zu Lasten der GKV verordnet werden, Repaglinid nur noch bei niereninsuffizienten Patienten mit einer Kreatininclearance unter 25 ml/min verordnet werden, für die andere orale Antidiabetika nicht infrage kommen (Gemeinsamer Bundesausschuss 2016). Danach sind die Verord-

nungen von Repaglinid 2017 weiter massiv zurückgegangen (◘ Tabelle 14.2).

14.1.4 α-Glucosidasehemmer

α-Glucosidashemmer verzögern den Abbau von Di- und Polysacchariden im Darm und hemmen damit die Resorption von Glucose. Acarbose vermindert bei Typ-2-Diabetikern selektiv postprandiale Hyperglykämien und senkt das glykosylierte Hämoglobin um 0,5–0,8 Prozentpunkte (Chiasson et al. 1994, Holman et al. 1999, Inzucchi und McGuire 2008, Nathan et al. 2009). Zudem reduziert Acarbose nach der STOP-NIDDM-Studie das Fortschreiten von gestörter Glucosetoleranz zu Typ 2-Diabetes um ca. 25% (Chiasson et al. 2002). Nach einem Cochrane-Review bleibt unklar, ob α-Glucosidaseinhibitoren Mortalität und Morbidität von Patienten mit Typ-2-Diabetes beeinflussen (Van de Laar et al. 2005). Auch die kürzlich durchgeführte ACE-Studie, die Acarbose im Hinblick auf kardiovaskuläre Komplikationen an 6522 Patienten in China untersuchte, zeigte keinen Nutzen (Holman et al. 2017). Die Verordnung der α-Glucosidasehemmer hat seit 1996 um über 90% abgenommen und ist auch in 2017 leicht rückläufig (◘ Tabelle 14.3).

14.1.5 SGLT2-Inhibitoren

Als erster Vertreter der Natrium-Glucose-Kotransporter-2-Inhibitoren (SGLT2-Inhibitoren) kam Dapagliflozin (*Forxiga*) 2012 in Deutschland auf den Markt. Im März 2014 wurde Canagliflozin (*Invokana*) als zweiter Vertreter dieser Substanzklasse eingeführt, der vom Gemeinsamen Bundesausschuss keinen Beleg für einen Zusatznutzen erhalten hat und daher vom Hersteller ab September 2014 in Deutschland aus dem Handel genommen wurde (▶ Arzneiverordnungs-Report 2015, Kapitel 2, Neue Arzneimittel 2014).

SGLT2-Inhibitoren hemmen die Rückresorption von Glucose im proximalen Tubulus der Niere und senken durch eine vermehrte renale Glucoseausscheidung die Blutglucose (Übersicht bei Bailey 2011). Die damit verbundene osmotische Diurese führt zu Gewichtsverlust und Blutdrucksenkung ohne durch den Wirkmechanismus bedingtes Hypoglykämierisiko. Weitere zusätzliche Effekte von SGLT2-Inhibitoren, die bei der Beurteilung der Langzeitwirkungen dieser Substanzen in Betracht gezogen werden müssen, umfassen eine Senkung der Harnsäurespiegel sowie Reduktion von oxidativem Stress (Inzucchi et al. 2015). Die Wirksamkeit ist aber nicht von der Betazellfunktion oder der Insulinsensitivität abhängig. SGLT2-Inhibitoren fanden bereits Einzug in die Leitlinie der American Diabetes Association (2017) als Kombinationstherapie mit Metformin sowie in verschiedenen Kombinationen einer Tripletherapie. Die Anwendung wird jedoch bei fortgeschrittener Niereninsuffizienz, Volumenmangel, Hypotonie, Elektrolytstörungen, Harnwegsinfektionen und Patienten über 75 Jahre nicht empfohlen. Unerwünschte Wirkungen sind Harnwegs- und Genitalinfektionen. Außerdem wurden 2013/2014 20 Verdachtsberichte über Krankenhausaufnahmen wegen diabetischer Ketoazidose oder Ketose unter SGLT-2-Inhibitoren dokumentiert, wobei in der Hälfte der Fälle weder Triggerfaktoren für eine diabetische Ketoazidose noch alternative Erklärungen für die Entwicklung einer metabolischen Azidose vorlagen (Food and Drug Administration 2015).

Dapagliflozin (*Forxiga*) ist zugelassen für die Monotherapie bei Unverträglichkeit bzw. Kontraindikationen von Metformin sowie in Kombination mit anderen antihyperglykämisch wirkenden Substanzen inklusive Insulin. In den USA wurde Dapagliflozin erst nach zweijähriger Verzögerung im Januar 2014 mit Auflagen zur Abklärung eines Blasenkrebsrisikos bei Patienten zugelassen (Food and Drug Administration 2014). Die Nutzenbewertung durch den Gemeinsamen Bundesausschuss hat keinen Zusatznutzen von Dapagliflozin im Verhältnis zur zweckmäßigen Vergleichstherapie mit den Sulfonylharnstoffen Glibenclamid oder Glimepirid (Monotherapie oder Kombinationstherapie mit Metformin) bzw. mit Metformin (Kombinationstherapie mit Sulfonylharnstoffen oder Insulin) ergeben (Bundesministerium für Gesundheit 2013b). Wegen Uneinigkeit bei der Preisverhandlung wurde Dapagliflozin im Dezember 2013 vom Markt genommen, ist aber seit Februar 2014 mit einem um fast 50% reduzierten Preis wieder im Handel. Forxiga wurde 2017 um 23% häufiger verordnet als im Vorjahr (◘ Tabelle 14.3). Auch die fixe Kombination aus Dapagliflozin und Metformin (*Xigduo*) wurde trotz fehlenden Zusatznutzens um 27% häufiger verordnet als in 2016.

Die Verordnungshäufigkeit von Empagliflozin (*Jardiance*) hat sich 2017 nach bereits drastischem Anstieg in 2016 nochmals verdoppelt (◘ Tabelle 14.3). In der ersten Nutzenbewertung des G-BA war ein Zusatznutzen nicht belegt (▶ ArzneiverordnungsReport 2015, Kapitel 2, Neue Arzneimittel 2014). Ein Grund für den starken Verordnungsanstieg sind vermutlich die viel diskutierten Ergebnisse der EMPA-REG-OUTCOME Studie. Hier führte Empagliflozin bei 7020 Typ 2-Diabetespatienten mit hohem kardiovaskulären Risiko nach 3,1 Jahren im Vergleich zur Standardtherapie zu einer Reduktion des primären kombinierten Endpunktes (kardiovaskuläre Mortalität, nichttödlicher Herzinfarkt, nichttödlicher Schlaganfall) (10,5% versus 12,1%) sowie der Gesamtsterblichkeit (5,7% versus 8,3%) führte (Zinman et al 2015). Es ist nach wie vor unklar, inwieweit diese Ergebnisse auf eine Senkung des Blutzuckerspiegels oder andere Wirkungen wie gesteigerte Diurese bzw. Blutdrucksenkung zurückzuführen sind. Aufgrund der neuen wissenschaftlichen Erkenntnisse wurde vom pharmazeutischen Unternehmer eine neue Nutzenbewertung beantragt, die für vier Patientensubgruppen mit manifester kardiovaskulärer Beteiligung aufgrund der

Senkung der Mortalität einen Anhaltspunkt für einen beträchtlichen Zusatznutzen von Empagliflozin ergab (Bundesministerium für Gesundheit 2016). In einer nachfolgenden Analyse sekundärer Endpunkte der EMPA-REG OUTCOME-Studie wurde berichtet, dass auch die Verschlechterung der Nierenfunktion (Progression von Albuminurie bzw. Verdopplung des Serumkreatinin) unter Empaglifozintherapie signifikant vermindert war (Wanner et al. 2016). Gestützt werden die positiven Ergebnisse aus EMPA-REG-OUTCOME durch eine Langzeitstudie (188 Wochen) mit Canagliflozin an 10.142 Patienten mit Typ-2-Diabetes und hohem kardiovaskulären Risiko, in der Canagliflozin zusätzlich zur Standardtherapie den primären Endpunkt aus Herzinfarkt, Schlaganfall oder kardiovaskulär bedingten Tod signifikant senkte (26,9% versus 31,5%) (Neal et al. 2017, CANVAS). Bei den unerwünschten Wirkungen fiel eine zweifache Zunahme der Amputationen (6,3% versus 3,4%) auf. Ob diese neuen Ergebnisse als Klasseneffekt der SGLT2-Inhibitoren angesehen werden können, sollte durch zusätzliche Informationen aus laufenden Endpunktstudien über kardiovaskuläre Wirkungen von Dapagliflozin und Ertugliflozin belegt werden (Scheen 2018).

14.2   Inkretinmimetika

Zwei Gruppen von Inkretinmimetika stehen für die Inkretin-basierte Therapie des Typ-2-Diabetes zur Verfügung: Hemmstoffe des Enzyms Dipeptidylpeptidase-4 (DPP-4-Hemmer, Gliptine) und metabolisch stabile GLP-1-Agonisten. Nach der Aufnahme von Nahrung werden Glucagon-like peptide-1 (GLP-1) und Glucose-abhängiges insulinotropes Polypeptid (GIP) als sogenannte Inkretine vom Dünndarm sezerniert. Von besonderem Interesse für die Diabetestherapie ist das Glucagon-like peptide-1, weil es bei Patienten mit Typ-2-Diabetes weniger gebildet wird. Es stimuliert normalerweise die Insulinsekretion nach oraler Glucosegabe, hemmt die postprandiale Glucagonfreisetzung, verzögert die Magenentleerung, steigert das Sättigungsgefühl und regt das Wachstum von Betazellen an. Das endogene Hormon ist nicht zur Behandlung des Diabetes geeignet, weil es im Körper durch die Dipepti-

dylpeptidase-4 (DPP-4) rasch abgebaut wird (Übersicht bei Drucker und Nauck 2006).

14.2.1   DPP-4-Hemmer (Gliptine)

Als erster DPP-4-Hemmer wurde 2007 Sitagliptin (*Januvia*) eingeführt. Als weitere Vertreter dieser Gruppe folgten 2008 Vildagliptin (*Galvus*) und 2009 Saxagliptin (*Onglyza*). Die Gruppe der DPP-4-Hemmer zeigt trotz eines Therapiehinweises durch den Gemeinsamen Bundesausschuss (siehe unten) seit 10 Jahren hohe Zuwachsraten (◘ Abbildung 14.1). Auch 2017 haben die Verordnungen von Sitagliptin gegenüber dem Vorjahr wieder leicht zugenommen, während Saxagliptinpräparate erneut rückläufig waren (◘ Tabelle 14.4).

DPP-4-Hemmer wirken auf eine zellmembranständige Serinprotease, die den Abbau von Inkretinen einschließlich Glucagon-like Peptide-1 (GLP-1) regelt. Die DPP-4-Hemmung erhöht die zirkulierenden Inkretinspiegel und bewirkt dadurch eine verstärkte Insulinfreisetzung sowie eine Abnahme der Glucagonspiegel. Die Senkung des HbA_{1c} liegt bei 0,5–0,8 Prozentpunkten (Inzucchi und McGuire 2008, Nathan et al. 2009) und ist damit geringer als bei der üblichen Initialtherapie mit Metformin (Übersicht bei Richter et al. 2008). Im Vergleich zu Sulfonylharnstoffen ist das Hypoglykämierisiko wesentlich geringer.

Risiken der Inkretinmimetika (DPP-4-Hemmer, GLP-1-Agonisten) sind akute Pankreatitiden und Pankreaskarzinome, auf die wiederholt hingewiesen wurde (Arzneimittelkommission der deutschen Ärzteschaft 2008, Food and Drug Administration 2009, Elashoff et al. 2011, Singh et al. 2013). Nach Bekanntwerden einer weiteren Studie mit möglichen pankreatischen Sicherheitssignalen (Butler et al. 2013), haben FDA und EMA unabhängig voneinander die Befunde umfassend analysiert. Beide Zulassungsbehörden stimmten darin überein, dass die gegenwärtige Datenlage keinen kausalen Zusammenhang zwischen der Anwendung von Inkretinmimetika und dem Auftreten von Pankreatitis bzw. Pankreaskarzinomen belegt (Egan et al. 2014). Aus den Sicherheitsstudien mit DPP-4-Hemmern geht weiterhin hervor, dass die zusätzliche Gabe von Sitagliptin zur Standardtherapie bei

■ Tabelle 14.4. Verordnungen von Inkretinmimetika 2017. Angegeben sind die 2017 verordneten Tagesdosen, die Änderungen gegenüber 2016 und die mittleren Kosten je DDD 2017.

Präparat	Bestandteile	DDD Mio.	Änderung %	DDD-Nettokosten €
Sitagliptin				
Janumet	Sitagliptin Metformin	98,6	(+3,9)	1,45
Januvia	Sitagliptin	93,0	(+8,7)	1,53
Velmetia	Sitagliptin Metformin	85,4	(−1,0)	1,45
Xelevia	Sitagliptin	65,6	(+6,6)	1,54
		342,5	(+4,4)	1,49
Saxagliptin				
Komboglyze	Saxagliptin Metformin	17,1	(−11,4)	1,26
Onglyza	Saxagliptin	14,5	(−13,6)	1,38
		31,7	(−12,4)	1,32
GLP-1-Agonisten				
Trulicity	Dulaglutid	32,9	(+73,4)	2,67
Victoza	Liraglutid	23,1	(+6,9)	3,61
Byetta	Exenatid	3,4	(−22,6)	2,87
Bydureon	Exenatid	1,7	(−20,8)	4,02
		61,1	(+29,7)	3,08
Summe		435,3	(+5,8)	1,70

14 671 Diabetespatienten das Risiko kardiovaskulärer Ereignisse nicht erhöht, aber auch keine kardiovaskulären Ereignisse verhindert (Green et al. 2015, TECOS). Gleiches gilt für den DPP-4-Hemmer Alogliptin (in Deutschland nicht im Handel), der in einer 18-monatigen Studie an 5380 Patienten mit Diabetes und akutem Koronarsyndrom untersucht wurde (White et al. 2013, EXAMINE). Dagegen zeigte eine placebokontrollierte Studie mit Saxagliptin an 16 492 Patienten mit kardiovaskulären Risikofaktoren eine erhöhte Inzidenz für Hospitalisierung wegen Herzinsuffizienz (Scirica et al. 2013, SAVOR), was möglicherweise en erneuten Rückgang in den Verordnungen erklärt.

Die Behandlung mit DPP-4-Hemmern ist mit Ausnahme von Saxagliptin nach wie vor teurer als mit Insulin. Das war vermutlich ein wesentlicher Grund, die Gabe von Sitagliptin und Vildagliptin auf die Fälle zu beschränken, bei denen die vorhandenen kostengünstigeren Alternativen aufgrund von Kontraindikationen nicht eingesetzt werden können, unverträglich sind oder nicht zu einer adäquaten Blutzuckerkontrolle führen (Gemeinsamer Bundesausschuss 2008a, 2008b).

14.2.2 GLP-1-Agonisten

Eine weitere Gruppe der Inkretinmimetika sind die Glucagon-like-Peptide-1-Agonisten (GLP-1-Agonisten). Sie haben eine ähnliche Aktivität wie das endogene Hormon. Das körpereigene Peptidhormon ist jedoch für die praktische Anwendung nicht geeignet, weil es durch die Dipeptidylpeptidase-4 schnell abgebaut wird und nur eine Halbwertszeit von 1–2 Minuten hat (Übersicht bei Drucker und Nauck 2006). Als erster Vertreter der GLP-1-Agonisten wurde 2007 Exenatide (Byetta) zur Behandlung des Typ-2-Diabetes eingeführt. Dieses Peptid, das ursprünglich im Speichel einer amerikanischen

Krustenechse (Heloderma suspectum) entdeckt wurde, hat nur eine 50%ige Sequenzhomologie mit dem humanen GLP-1 und ist daher auch kein Substrat der Dipeptidylpeptidase-4. Nach subkutaner Injektion resultieren daraus eine Bioverfügbarkeit von 65–75%, eine wesentlich längere Halbwertszeit (2,4 Stunden) und eine längere Wirkungsdauer von etwa 10 Stunden. Trotzdem ist dadurch eine zweimalige Gabe pro Tag notwendig. Die Senkung des HbA_{1c} beträgt 0,5–1,0 Prozentpunkte (Inzucchi und McGuire 2008, Nathan et al. 2009). Vorteilhaft ist eine stärkere Gewichtsabnahme als mit Placebo (Übersicht bei Keating 2005). Seit 2011 ist auch eine retardierte Formulierung von Exenatide (*Bydureon*) verfügbar, die nur einmal wöchentlich appliziert werden muss (◘ Tabelle 14.4). In einer direkten Vergleichsstudie senkte langwirkendes Exenatide den HbA_{1c} über einen Zeitraum von 26 Wochen stärker als das zweimal täglich injizierte kurzwirkende Präparat (–1,9% versus –1,5%) ohne erhöhtes Hypoglykämierisiko und mit ähnlicher Gewichtsreduktion (Drucker et al. 2008).

Als zweiter GLP-1-Agonist wurde 2009 Liraglutid (*Victoza*) eingeführt, ein acyliertes Derivat des humanen GLP-1 mit einer 97%igen Strukturhomologie mit dem nativen Peptid. Durch Änderungen von zwei Aminosäuren und Einführung einer Fettsäure wird die Plasmaalbuminbindung erhöht und damit der Abbau durch die Dipeptidylpeptidase-4 verzögert. Daraus resultiert eine langsamere Anflutung und eine längere Plasmahalbwertszeit von 12,5 Stunden, so dass eine einmal tägliche Gabe möglich ist (Übersicht bei Deacon 2009). In einer direkten Vergleichsstudie bei Patienten mit Typ-2-Diabetes, die zuvor unzureichend mit oralen Antidiabetika einstellbar waren, senkte die zusätzliche Gabe von Liraglutid (1,8 mg/Tag s.c.) den HbA_{1c} um 1,12% und von Exenatide (10 µg s.c. 2mal/Tag) um 0,79% (Buse et al. 2009, LEAD-6). Auch in dieser Studie war Übelkeit die Hauptnebenwirkung beider Inkretinmimetika, die initial etwa gleich häufig (13%) auftrat, sich aber nach 6 Wochen mit Liraglutid schneller als mit Exenatide zurückbildete. In einer direkten Vergleichsstudie mit wöchentlich injiziertem Exenatide war Liraglutid ebenfalls effektiver (HbA_{1c} –1,48% versus –1,28%) aber schlechter verträglich, da es häufiger Übelkeit, Diarrhö und Erbrechen verursachte (Buse et al. 2013). Ungeklärt ist die

Bedeutung Liraglutid-induzierter C-Zelltumoren der Schilddrüse aus tierexperimentellen Untersuchungen (Joffe 2009), die vermutlich Anlass waren, unerwünschte Ereignisse im Bereich der Schilddrüse in die Fachinformation aufzunehmen. In einer Studie, in der Liraglutid bei Patienten mit Typ-2-Diabetes und hohem Risiko kardiovaskulärer Ereignisse auf Nichtunterlegenheit hinsichtlich des Auftretens kardiovaskulärer Ereignisse untersucht wurde, zeigte sich eine geringere Gesamtmortalität und kardiovaskuläre Mortalität sowie eine verminderte Rate an Herzinfarkten und renalen Komplikationen (Marso et al. 2016, LEADER). Liraglutid kann in Einzelfällen bei Adipositas mit BMI >30 kg/m^2, deutlichem Gewichtsanstieg oder klinisch inakzeptabler Hypoglykämieneigung unter Insulin indiziert sein (Kassenärztliche Bundesvereinigung 2011). Die DDD-Nettokosten von *Victoza* (3,61 €/Tag) sind erheblich höher als die von Insulin (z. B. *Protaphane* 1,19 €/Tag, siehe ◘ Tabelle 14.4).

Als dritter GLP-1-Rezeptoragonist wurde Lixisenatid (*Lyxumia*) 2013 zur Behandlung des Typ-2-Diabetes in Kombination mit unzureichend wirksamen, oralen Antidiabetika oder Insulin eingeführt. Nachdem der Gemeinsame Bundesausschuss hat keinen Beleg für einen Zusatznutzen im Verhältnis zur zweckmäßigen Vergleichstherapie sah (Bundesministerium für Gesundheit 2013d), wurde der Vertrieb von Lixisenatid aus preispolitischen Gründen eingestellt.

Die Verordnung des vierten GLP-1-Agonisten Dulaglutid (*Trulicity*) stieg nach dem sprunghaften Anstieg in 2016 auch 2017 erneut massiv an und ist jetzt der führende Vertreter dieser Antidiabetika (◘ Tabelle 14.4). Ein Grund ist vermutlich neben dem positiven Ergebnis der frühen Nutzenbewertung die Senkung des Erstattungsbetrages um 37% (► Arzneiverordnungs-Report 2016, Kapitel 3, Neue Arzneimittel 2015, Abschnitt 3.1.11). Damit hat *Trulicity* jetzt die günstigsten DDD-Kosten aller GLP-1-Agonisten.

Der Einsatz von GLP-1-Agonisten sollte Typ-2-Diabetikern vorbehalten bleiben, wenn mit oralen Antidiabetika oder auch mit einer Basalinsulintherapie keine ausreichende Plasmaglucosesenkung erreicht werden kann und zudem eine starke Adipositas die Behandlung erschwert (Bundesärztekammer et al. 2014). So kann Liraglutid in Einzelfällen

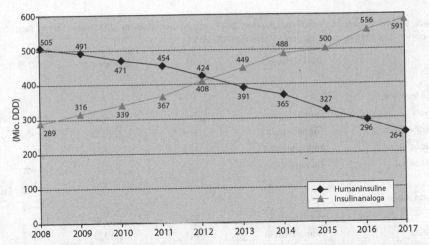

○ **Abbildung 14.2** Verordnungen von Insulinen 2008 bis 2017. Gesamtverordnungen nach definierten Tagesdosen.

bei Adipositas mit BMI >30 kg/m², deutlichem Gewichtsanstieg oder klinisch inakzeptabler Hypoglykämieneigung unter Insulin indiziert sein (Kassenärztliche Bundesvereinigung 2011).

14.3 Insuline

14.3.1 Humaninsuline

Wichtigste Insulingruppen sind mittlerweile die kurzwirkenden und langwirkenden Insulinanaloga sowie die kurzwirkenden Insuline (○ Tabelle 14.5). Mit deutlichem Abstand folgen Verzögerungsinsuline mit Protamin als Depotfaktor (NPH-Prinzip) und Mischinsuline. Ursache ist die seit Jahrzehnten erfolgreich etablierte intensivierte Insulintherapie nach dem Basis-Bolus-Prinzip (Holman et al. 1983). Die intensivierte Insulintherapie ist die Standardtherapie beim Typ-1-Diabetes und wird auch bei einem Teil der Typ-2-Diabetiker durchgeführt.

14.3.2 Insulinanaloga

Die Verordnung der Insulinanaloga hat seit der Einführung des ersten Präparates im Jahre 1996 einen rasanten Aufschwung erfahren. Seit 2008 hat sich die Verordnung von Insulinanaloga mehr als verdoppelt und liegt nun mehr als 120% über der von Humaninsulinen (○ Abbildung 14.2). Kurzwir-

kende Analoga des Humaninsulins werden nach s.c. Injektion schneller als reguläre Humaninsulin resorbiert. Die Wirkung setzt bereits nach 15 Minuten ein und hält nur 2–3 Stunden an. Als Vorteile gelten der Fortfall des Spritz-Ess-Abstandes, niedrigere postprandiale Blutzuckerspiegel und die Entbehrlichkeit von Zwischenmahlzeiten zur Vermeidung von Hypoglykämien (Wilde und McTavish 1997).

Auf die Langzeitkontrolle des Diabetes ließ sich jedoch nur ein moderater Effekt der Analoga nachweisen. In einem Cochrane Review über 42 kontrollierte Studien zeigten die Patienten mit Typ-1-Diabetes nur eine geringe Abnahme der HbA_{1c}-Werte von 0,1% zugunsten der kurzwirkenden Insulinanaloga, während bei Patienten mit Typ-2-Diabetes kein Unterschied nachweisbar war (Siebenhofer et al. 2004). Auch bei der Summe aller Hypoglykämien waren die Unterschiede bei beiden Diabetestypen gering. Die Inzidenz schwerer Hypoglykämien betrug beim Typ-1-Diabetes mit den kurzwirkenden Insulinanaloga 20,3 pro 100 Patientenjahre im Vergleich zu 37,2 Episoden mit regulärem Humaninsulin, d.h. ein Unterschied von 0,17 Hypoglykämien pro Patient und Jahr. Bei Typ-2-Diabetes unterschied sich die Hypoglykämiefrequenz nur noch marginal (0,6% versus 2,8% pro 100 Patientenjahre). Der Gemeinsame Bundesausschuss (2006) hat daraufhin beschlossen, dass kurzwirksame Insulinanaloga zur Behandlung von Typ-2-Diabetespatienten grundsätzlich nur dann verordnungsfähig sind, wenn sie nicht teurer als regu-

◻ **Tabelle 14.5 Verordnungen von Insulinpräparaten 2017.** Angegeben sind die 2017 verordneten Tagesdosen, die Änderungen gegenüber 2016 und die mittleren Kosten je DDD 2017.

Präparat	Bestandteile	DDD Mio.	Änderung %	DDD-Nettokosten €
Kurzwirkende Insuline				
Actrapid human	Humaninsulin	71,9	(−9,1)	1,18
Insuman Rapid/-Infusat	Humaninsulin	31,4	(−10,5)	1,19
Huminsulin Normal	Humaninsulin	17,0	(−7,5)	1,13
Berlinsulin H Normal	Humaninsulin	16,2	(−14,3)	1,10
		136,6	(−9,8)	1,17
Verzögerungsinsuline				
Protaphane	Humaninsulin	30,2	(−13,4)	1,19
Huminsulin Basal	Humaninsulin	14,6	(−12,3)	1,13
Insuman Basal	Humaninsulin	10,7	(−2,1)	1,19
Berlinsulin H Basal	Humaninsulin	10,4	(−15,9)	1,12
		65,8	(−11,9)	1,16
Mischinsuline				
Actraphane	Humaninsulin	36,5	(−11,5)	1,18
Insuman Comb	Humaninsulin	13,4	(−13,8)	1,18
Berlinsulin H	Humaninsulin	6,6	(−16,3)	1,10
Huminsulin Profil	Humaninsulin	4,9	(−5,5)	1,12
		61,3	(−12,1)	1,17
Kurzwirkende Insulinanaloga				
Novorapid	Insulin aspart	110,5	(−0,1)	1,57
Humalog	Insulin lispro	99,6	(+6,1)	1,44
Apidra	Insulin glulisin	53,6	(+4,6)	1,59
Liprolog	Insulin lispro	38,0	(+7,4)	1,48
Humalog Mix	Insulin lispro	13,1	(−1,2)	1,49
Fiasp	Insulin aspart	6,6	(neu)	1,56
Liprolog Mix	Insulin lispro	6,5	(−4,4)	1,49
Novomix	Insulin aspart	5,2	(−5,7)	1,60
		333,1	(+5,2)	1,52
Langwirkende Insulinanaloga				
Lantus	Insulin glargin	131,7	(−2,7)	1,86
Toujeo	Insulin glargin	56,5	(+42,1)	1,82
Levemir	Insulin detemir	56,4	(−2,8)	1,85
Abasaglar	Insulin glargin	13,2	(+103,8)	1,63
		257,8	(+7,6)	1,84
Summe		854,6	(+0,3)	1,51

läres Humaninsulin sind. Die Insulinhersteller haben mit den meisten Krankenkassen Rabattverträge für kurzwirkende Insulinanaloga abgeschlossen, die eine Lieferung zu Preisen von regulärem Humaninsulin ermöglichen.

Erneut zugenommen hat auch die Verordnung des langwirkenden Insulin glargin, allerdings nur mit dem Präparat *Toujeo* und dem Biosimilar *Abasaglar* (◘ Tabelle 14.5). Es senkt die Häufigkeit nächtlicher Hypoglykämien im Vergleich zu NPH-Insulin, verbessert aber nicht die Langzeitkontrolle der Blutglucose, so dass die Inzidenz mikrovaskulärer und kardiovaskulärer Komplikationen des Diabetes wahrscheinlich nicht gesenkt werden (Warren et al. 2004). Auch nach dem Abschlussbericht des Instituts für Qualität und Wirtschaftlichkeit im Gesundheitswesen (IQWiG) (2009) gibt es keinen Beleg für einen Zusatznutzen von langwirkenden Insulinanaloga gegenüber NPH-Insulin. Lediglich bei der basal unterstützten Therapie mit oralen Antidiabetika zeigte sich bezüglich Hypoglykämien ein Beleg für eine Überlegenheit von Insulin glargin gegenüber NPH-Insulin. Der Gemeinsame Bundesausschuss hat daraufhin beschlossen, dass langwirksame Insulinanaloga zur Behandlung von Typ-2-Diabetespatienten nicht verordnungsfähig sind, solange sie mit Mehrkosten im Vergleich zu intermediär wirkendem Humaninsulin verbunden sind und ein Zusatznutzen im Vergleich zum höheren Preis nicht erkennbar ist (Bundesministerium für Gesundheit 2010a). Diese Regelungen gelten nicht für Patienten, bei denen im Rahmen einer intensivierten Insulintherapie in Einzelfällen ein hohes Risiko für schwere Hypoglykämien bestehen bleibt. Darüber hinaus gibt es aus Beobachtungsstudien Hinweise, dass die Anwendung von Insulin glargin möglicherweise mit einem erhöhten Tumorrisiko assoziiert ist (Smith und Gale 2009).

Kurzwirkende Insulinanaloga sind im Durchschnitt immer noch ca. 30% teurer als vergleichbare Humaninsulinpräparate (◘ Tabelle 14.5). Trotz der höheren Verordnungskosten ist der Anteil der Insulinanaloga am Gesamtvolumen der Insulinverordnungen inzwischen auf 69% angestiegen (▶ Abbildung 14.2). Die Nettokosten aller Insulinpräparate betrugen 2017 1.290 Mio. € und haben damit einen Anteil von 55% an den Gesamtkosten der Antidiabetika (7 Tabelle 1.2). Bei den kurzwirkenden Insu-

linanaloga wurde das Einsparpotenzial weitgehend durch Rabattverträge der Hersteller mit den Krankenkassen realisiert, da diese Präparate nicht verordnungsfähig sind, solange sie mit Mehrkosten im Vergleich mit kurzwirkendem Humaninsulin verbunden sind (Gemeinsamer Bundesausschuss 2006). Bei den langwirkenden Insulinanaloga ergeben sich durch die neuen Biosimilars von Insulin glargin erste Einsparpotenziale von derzeit 59 Mio. € (◘ Tabelle 14.5).

Literatur

American Diabetes Association (2017): Standards of medical care in diabetes 2017. Diabetes Care 40: Suppl 1, S1–S132

Arzneimittelkommission der deutschen Ärzteschaft (2008): Pankreatitis unter Exenatid. Dtsch Ärztebl 105: A 409

Arzneimittelkommission der deutschen Ärzteschaft (2013): Aus der UAW-Datenbank: Zunahme von Spontanberichten über Metformin-assoziierte Laktatazidosen. Dtsch Ärztebl 110: A 464. Internet: http://www.akdae.de/Arzneimittelsicherheit/Bekanntgaben/20130308.html

Bailey CJ (2011): Renal glucose reabsorption inhibitors to treat diabetes. Trends Pharmacol Sci 32: 63–71

Black C, Donnelly P, McIntyre L, Royle P, Shepherd J, Thomas S (2007): Meglitinide analogues for type 2 diabetes mellitus. Cochrane Database Syst Rev. 2007 Apr 18;(2):CD004654

Boussageon R, Bejan-Angoulvant T, Saadatian-Elahi M, Lafont S, Bergeonneau C, Kassaï B, Erpeldinger S, Wright JM, Gueyffier F, Cornu C (2011): Effect of intensive glucose lowering treatment on all cause mortality, cardiovascular death, and microvascular events in type 2 diabetes: meta-analysis of randomised controlled trials. BMJ343: d4169

Boussageon R, Supper I, Bejan-Angoulvant T, Kellou N, Cucherat M, Boissel JP, Kassai B, Moreau A, Gueyffier F, Cornu C (2012): Reappraisal of metformin efficacy in the treatment of type 2 diabetes: a meta-analysis of randomised controlled trials. PLoS Med 9(4): e1001204. doi: 10.1371/journal.pmed.1001204

Bundesärztekammer, Kassenärztliche Bundesvereinigung, Arbeitsgemeinschaft der Wissenschaftlichen Medizinischen Fachgesellschaften (2014): Nationale Versorgungs-Leitlinie Therapie des Typ-2-Diabetes. Langfassung, 1. Auflage, Version 4, August 2013, zuletzt geändert: November 2014. Internet: http://www.leitlinien.de/nvl/diabetes/therapie

Bundesinstitut für Arzneimittel und Medizinprodukte (2015): Metformin: Aktualisierung der Fach- und Gebrauchsinformation hinsichtlich der Kontraindikation bei Patienten mit eingeschränkter Nierenfunktion. Internet: http://www.bfarm.de/SharedDocs/Risikoinformationen/Pharmakovigilanz/DE/RI/2015/RI-metformin.html

Bundesministerium für Gesundheit (2010a): Bekanntmachung eines Beschlusses des Gemeinsamen Bundesausschusses über eine Änderung der Arzneimittel-Richtlinie (AM-RL): Anlage III – Übersicht der Verordnungseinschränkungen und -ausschlüsse Lang wirkende Insulinanaloga zur Behandlung des Diabetes mellitus Typ 2 vom 18. März 2010, BAnz. Nr. 103 (S. 2422) vom 14.07.2010

Bundesministerium für Gesundheit (2013b): Bekanntmachung eines Beschlusses des Gemeinsamen Bundesausschusses über eine Änderung der Arzneimittel-Richtlinie (AM-RL): Anlage XII – Beschlüsse über die Nutzenbewertung von Arzneimitteln mit neuen Wirkstoffen nach § 35a des Fünften Buches Sozialgesetzbuch (SGB V) Dapagliflozin vom 6. Juni 2013 veröffentlicht am Dienstag, 16. Juli 2013, BAnz AT 16.07.2013 B2

Bundesministerium für Gesundheit (2013d): Bekanntmachung eines Beschlusses des Gemeinsamen Bundesausschusses über eine Änderung der Arzneimittel-Richtlinie (AM-RL): Anlage XII – Beschlüsse über die Nutzenbewertung von Arzneimitteln mit neuen Wirkstoffen nach § 35a des Fünften Buches Sozialgesetzbuch (SGB V) Lixisenatid vom 5. September 2013, veröffentlicht Mittwoch, 2. Oktober 2013, BAnz AT 02.10.2013 B4

Bundesministerium für Gesundheit (2016): Bekanntmachung eines Beschlusses des Gemeinsamen Bundesausschusses über eine Änderung der Arzneimittel-Richtlinie (AM-RL): Anlage XII – Beschlüsse über die Nutzenbewertung von Arzneimitteln mit neuen Wirkstoffen nach § 35a des Fünften Buches Sozialgesetzbuch (SGB V) Empagliflozin vom 1. September 2016, veröffentlicht am Donnerstag, 15. September 2016 BAnz AT 15.09.2016 B1

Buse JB, Rosenstock J, Sesti G, Schmidt WE, Montanya E, Brett JH, Zychma M, Blonde L; LEAD-6 Study Group (2009): Liraglutide once a day versus exenatide twice a day for type 2 diabetes: a 26-week randomised, parallel-group, multinational, open-label trial (LEAD-6). Lancet 374: 39–47

Buse JB, Nauck M, Forst T, Sheu WH, Shenouda SK, Heilmann CR, Hoogwerf BJ, Gao A, Boardman MK, Fineman M, Porter L, Schernthaner G (2013): Exenatide once weekly versus liraglutide once daily in patients with type 2 diabetes (DURATION-6): a randomised, open-label study. Lancet 381: 117–124

Butler AE, Campbell-Thompson M, Gurlo T, Dawson DW, Atkinson M, Butler PC (2013): Marked expansion of exocrine and endocrine pancreas with incretin therapy in humans with increased exocrine pancreas dysplasia and the potential for glucagon-producing neuroendocrine tumors. Diabetes 62: 2595–2604

Cefalu WT, Kaul S, Gerstein HC, Holman RR, Zinman B, Skyler JS, Green JB, Buse JB, Inzucchi SE, Leiter LA, Raz I, Rosenstock J, Riddle MC (2018): Cardiovascular outcomes trials in type 2 diabetes: Where do we go from here? Reflections from a Diabetes Care editors' expert forum. Diabetes Care 41: 14–31

Chiasson JL, Josse RG, Hunt JA, Palmason C, Rodger NW, Ross SA, Ryan EA, Tan MH, Wolever TM (1994): The efficacy of acarbose in the treatment of patients with non-insulin-dependent diabetes mellitus. Ann Intern Med 121: 928–935

Chiasson JL, Josse RG, Gomis R, Hanefeld M, Karasik A, Laakso M for the STOP-NIDDM Trail Research Group (2002): Acarbose for prevention of type 2 diabetes mellitus: the STOP-NIDDM randomised trial. Lancet 359: 2072–2077

Currie CJ, Peters JR, Tynan A, Evans M, Heine RJ, Bracco OL, Zagar T, Poole CD (2010): Survival as a function of HbA(1c) in people with type 2 diabetes: a retrospective cohort study. Lancet 375: 481–489

Deacon CF (2009): Potential of liraglutide in the treatment of patients with type 2 diabetes. Vasc Health Risk Manag 5: 199–211

Deutsche Apothekerzeitung (2016): Xultophy-Vetrieb wird eingestellt. Internet: https://www.deutsche-apotheker-zeitung.de/news/artikel/2016/06/16/xultophy-vetrieb-wird-eingestellt

Diabetes Control and Complications Trial Research Group (1993): The effect of intensive treatment of diabetes on the development and progression of long-term complications in insulin-dependent diabetes mellitus. N Engl J Med 329: 977–986

Dills DG, Schneider J (1996): Clinical evaluation of glimepiride versus glyburide in NIDDM in a double-blind comparative study. Glimepiride/Glyburide Research Group. Horm Metab Res 28: 426–429

Draeger KE, Wernicke-Panten K, Lomp H-J, Schüler E, Roßkamp R (1996): Long-term treatment of type 2 diabetic patients with the new oral antidiabetic agent glimepiride (Amaryl): a double-blind comparison with glibenclamide. Horm Metab Res 28: 419–425

Drucker DJ, Buse JB, Taylor K, Kendall DM, Trautmann M, Zhuang D, Porter L; DURATION-1 Study Group (2008): Exenatide once weekly versus twice daily for the treatment of type 2 diabetes: a randomised, open-label, non-inferiority study. Lancet 372: 1240–1250

Drucker DJ, Nauck MA (2006): The incretin system: glucagon-like peptide-1 receptor agonists and dipeptidyl peptidase-4 inhibitors in type 2 diabetes. Lancet 368: 1696–1705

Egan AG, Blind E, Dunder K, de Graeff PA, Hummer BT, Bourcier T, Rosebraugh C (2014): Pancreatic safety of incretin-based drugs – FDA and EMA assessment. N Engl J Med 370: 794–797

Elashoff M, Matveyenko AV, Gier B, Elashoff R, Butler PC (2011): Pancreatitis, Pancreatic and thyroid Cancer with Glucagon-LIke Peptide-1-Based Therapies. Gastroenterology 141: 150–156

Food and Drug Administration (2009): Information for health care professionals – Acute pancreatitis and sitagliptin (marketed as Januvia and Janumet). Internet: http://www.fda.gov/Drugs/DrugSafety/PostmarketDrugSafetyInformationforPatientsandProviders/DrugSafetyInformationforHeathcareProfessionals/ucm183764.htm

Food and Drug Administration (2014): FDA approves Farxiga to treat type 2 diabetes. Internet: http://www.fda.gov/NewsEvents/Newsroom/PressAnnouncements/ucm380829.htm

Food and Drug Administration (2015): FDA Drug Safety Communication: FDA warns that SGLT2 inhibitors for diabetes may result in a serious condition of too much acid in the blood. Internet: http://www.fda.gov/drugs/drugsafety/ucm446845.htm

Gemeinsamer Bundesausschuss (2006): Medizinische Versorgung von Diabetes-Typ-2-Patienten gesichert. G-BA schützt Solidargemeinschaft vor überteuerten Pharmapreisen. Pressemitteilung vom 18.07.2006. Im Internet: www.g-ba.de/downloads/39-261-313/2006-07-18-AMR-Insulinanaloga _BAnz.pdf

Gemeinsamer Bundesausschuss (2008a): Beschluss des Gemeinsamen Bundesausschusses über eine Änderung der Arzneimittel-Richtlinie in Anlage 4: Therapiehinweis zu Sitagliptin vom 10. April 2008. Dtsch Ärztebl 105: A 1801–A 1804

Gemeinsamer Bundesausschuss (2008b): Beschluss des Gemeinsamen Bundesausschusses über eine Änderung der Arzneimittel-Richtlinie in Anlage 4: Therapiehinweis zu Vildagliptin vom 18. Dezember 2008. Dtsch Ärztebl 106: A 1581–A 1584

Gemeinsamer Bundesausschuss (2016): Arzneimittel-Richtlinie/Anlage III: Glinide zur Behandlung des Diabetes mellitus Typ 2 - Einstellung des Verfahrens vom 10.03.2015, Tragende Gründe. Beschlussdatum vom 18.02.2016. Internet: https://www.g-ba.de/informationen/beschluesse/2505/

Green JB, Bethel MA, Armstrong PW, Buse JB, Engel SS, Garg J, Josse R, Kaufman KD, Koglin J, Korn S, Lachin JM, McGuire DK, Pencina MJ, Standl E, Stein PP, Suryawanshi S, Van de Werf F, Peterson ED, Holman RR; TECOS Study Group (2015): Effect of sitagliptin on cardiovascular outcomes in type 2 diabetes. N Engl J Med 373: 232–242

Holman RR, Cull CA, Turner RC (1999): A randomized double-blind trial of acarbose in type 2 diabetes shows improved glycemic control over 3 years (U.K. Prospective Diabetes Study 44). Diabetes Care 22: 960–964

Holman RR, Mayon White V, Orde-Peckar C, Steemson J, Smith B, Barbour D, McPherson K, Poon P, Rizza C, Mann JI, Knight AH, Bron AJ, Turner RC (1983): Prevention of deterioration of renal and sensory-nerve function by more intensive management of insulin-dependent diabetic patients: a two-year randomised prospective study. Lancet: 204–208

Holman RR, Paul SK, Bethel MA, Matthews DR, Neil HA (2008): 10-year follow-up of intensive glucose control in type 2 diabetes. N Engl J Med 359: 1577–1589

Holman RR, Coleman RL, Chan JCN, Chiasson JL, Feng H, Ge J, Gerstein HC, Gray R, Huo Y, Lang Z, McMurray JJ, Rydén L, Schröder S, Sun Y, Theodorakis MJ, Tendera M, Tucker L, Tuomilehto J, Wei Y, Yang W, Wang D, Hu D, Pan C; ACE Study Group (2017): Effects of acarbose on cardiovascular and diabetes outcomes in patients with coronary heart disease and impaired glucose tolerance (ACE): a randomised, double-blind, placebo-controlled trial. Lancet Diabetes Endocrinol 5: 877–886

Institut für Wirtschaftlichkeit und Qualität im Gesundheitswesen (IQWiG) (2009): Langwirksame Insulinanaloga zur Behandlung des Diabetes mellitus Typ 2. Abschluss-

bericht. Internet: www.iqwig.de/download/A05-03_Abschlussbericht_Langwirksame_Insulinanaloga_bei_Diabetes_mellitus_Typ_2_V1.1.pdf

Inzucchi SE, Bergenstal RM, Buse JB, Diamant M, Ferrannini E, Nauck M, Peters AL, Tsapas A, Wender R, Matthews DR (2015): Management of hyperglycaemia in type 2 diabetes, 2015: a patient-centred approach. Update to a position statement of the American Diabetes Association and the European Association for the Study of Diabetes. Diabetologia 58: 429–442

Inzucchi SE, McGuire DK (2008): New drugs for the treatment of diabetes: part II: Incretin-based therapy and beyond. Circulation 117: 574–584

Inzucchi SE, Zinman B, Wanner C, Ferrari R, Fitchett D, Hantel S, Espadero RM, Woerle HJ, Broedl UC, Johansen OE (2015): SGLT-2 inhibitors and cardiovascular risk: proposed pathways and review of ongoing outcome trials. Diab Vasc Dis Res 12: 90–100

Joffe HV (2009): Endocrinologic and Metabolic Drugs Advisory Committee Meeting Advisory Committee, April 1 and April 2, 2009. Internet: www.fda.gov/downloads/AdvisoryCommittees/CommitteesMeetingMaterials/Drugs/EndocrinologicandMetabolicDrugsAdvisoryCommittee/UCM151114.pdf

Kassenärztliche Bundesvereinigung (2011): Wirkstoff aktuell: Liraglutid. Internet: www.akdae.de/Arzneimitteltherapie/WA/Archiv/Liraglutid.pdf

Kaul S (2017): Mitigating cardiovascular risk in type 2 diabetes with antidiabetes drugs: A review of principal cardiovascular outcome results of EMPA-REG OUTCOME, LEADER, and SUSTAIN-6 trials. Diabetes Care 40: 821–831

Keating GM (2005): Exenatide. Drugs 65: 1681–1692

Knowler WC, Barrett Connor E, Fowler SE, Hamman RF, Lachin JM, Walker EA, Nathan DM; Diabetes Prevention Program Research Group (2002): Reduction in the incidence of type 2 diabetes with lifestyle intervention or metformin. N Engl J Med 346: 393–403

Marso SP, Daniels GH, Brown-Frandsen K, Kristensen P, Mann JF, Nauck MA, Nissen SE, Pocock S, Poulter NR, Ravn LS, Steinberg WM, Stockner M, Zinman B, Bergenstal RM, Buse JB; LEADER Steering Committee; LEADER Trial Investigators (2016): Liraglutide and cardiovascular outcomes in type 2 diabetes. N Engl J Med 375: 311–322

McIntosh B, Cameron C, Singh SR, Yu C, Ahuja T, Welton NJ, Dahl M (2011): Second-line therapy in patients with type 2 diabetes inadequately controlled with metformin monotherapy: a systematic review and mixed-treatment comparison meta-analysis. Open Med 5: e35–48

Moses R (2000): A review of clinical experience with the prandial glucose regulator, repaglinide, in the treatment of type 2 diabetes. Expert Opin Pharmacother 1: 1455–1467

Nathan DM, Buse JB, Davidson MB, Ferrannini E, Holman RR, Sherwin R, Zinman B; American Diabetes Association; European Association for the Study of Diabetes (2009): Medical management of hyperglycaemia in type 2 diabetes mellitus: a consensus algorithm for the initiation and adjustment of therapy: a consensus statement from the American Diabetes Association and the European Association for the Study of Diabetes. Diabetologia 52: 17–30

Neal B, Perkovic V, Mahaffey KW, de Zeeuw D, Fulcher G, Erondu N, Shaw W, Law G, Desai M, Matthews DR; CANVAS Program Collaborative Group (2017): Canagliflozin and cardiovascular and renal events in type 2 diabetes. N Engl J Med 377: 644–657

Phielix E, Szendroedi J, Roden M (2011): The role of metformin and thiazolidinediones in the regulation of hepatic glucose metabolism and its clinical impact. Trends Pharmacol Sci 32: 607–616

Ray KK, Seshasai SR, Wijesuriya S, Sivakumaran R, Nethercott S, Preiss D, Erqou S, Sattar N (2009): Effect of intensive control of glucose on cardiovascular outcomes and death in patients with diabetes mellitus: a meta-analysis of randomised controlled trials. Lancet 373: 1765–1772

Richter B, Bandeira-Echtler E, Bergerhoff K, Lerch C (2008): Emerging role of dipeptidyl peptidase-4 inhibitors in the management of type 2 diabetes. Vasc Health Risk Manag 4: 753–768

Scheen AJ (1018): Cardiovascular effects of new oral glucose-lowering agents: DPP-4 and SGLT-2 inhibitors. Circ Res 122: 1439–1459

Scirica BM, Bhatt DL, Braunwald E, Steg PG, Davidson J, Hirshberg B, Ohman P, Frederich R, Wiviott SD, Hoffman EB, Cavender MA, Udell JA, Desai NR, Mosenzon O, McGuire DK, Ray KK, Leiter LA, Raz I; SAVOR-TIMI 53 Steering Committee and Investigators (2013): Saxagliptin and cardiovascular outcomes in patients with type 2 diabetes mellitus. N Engl J Med 369: 1317–1326

Siebenhofer A, Plank J, Berghold A, Narath M, Gfrerer R, Pieber TR (2004): Short acting insulin analogues versus regular human insulin in patients with diabetes mellitus. Cochrane Database Syst Rev. 2004 Oct 18; (4): CD003287

Simpson SH, Lee J, Choi S, Vandermeer B, Abdelmoneim AS, Featherstone TR (2015): Mortality risk among sulfonylureas: a systematic review and network meta-analysis. Lancet Diabetes Endocrinol 3: 43–51

Singh S, Chang HY, Richards TM, Weiner JP, Clark JM, Segal JB (2013): Glucagonlike peptide 1-based therapies and risk of hospitalization for acute pancreatitis in type 2 diabetes mellitus: a population-based matched case-control study. JAMA Intern Med 173: 534–539

Smith U, Gale EA (2009): Does diabetes therapy influence the risk of cancer? Diabetologia 52: 1699–1708

Stratton IM, Adler AI, Neil HA, Matthews DR, Manley SE, Holman RR (2000): Association of glycemia with macrovascular and microvascular complications of type 2 diabetes (UKPDS 35): prospective observational study. Brit Med J 321: 405–412

Stumvoll M, Nurjhan N, Perriello G, Dailey G, Gerich JE (1995): Metabolic effects of metformin in non-insulin-dependent diabetes mellitus. N Engl J Med 333: 550–554

The Action to Control Cardiovascular Risk in Diabetes Study Group (2008): Effects of intensive glucose lowering in type 2 diabetes. N Engl J Med 358: 2545–2559

The ADVANCE Collaborative Group (2008): Intensive blood glucose control and vascular outcomes in patients with type 2 diabetes. N Engl J Med 358: 2560–2572

The Diabetes Control and Complications Trial/Epidemiology of Diabetes Interventions and Complications (DCCT/ EDIC) Study Research Group (2005): Intensive diabetes treatment and cardiovascular disease in patients with type 1 diabetes. N Engl J Med 353: 2643–2653

Tuomilehto J, Lindström J, Eriksson JG, Valle TT, Hämäläinen H, Ilanne-Parikka P, Keinänen-Kiukaanniemi S, Laakso M, Louheranta A, Rastas M, Salminen V, Uusitupa M; Finnish Diabetes Prevention Study Group (2001): Prevention of type 2 diabetes mellitus by changes in lifestyle among subjects with impaired glucose tolerance. N Engl J Med 344: 1343–1350

UK Prospective Diabetes Study (UKPDS) Group (1998a): Intensive glood-glucose control with sulphonylureas or insulin compared with conventional treatment and risk of complications in patients with type 2 diabetes (UKPDS 33). Lancet 352: 837–853

UK Prospective Diabetes Study (UKPDS) Group (1998b): Effect of intensive blood-glucose control with metformin on complications in overweight patients with type 2 diabetes (UKPDS 34). Lancet 352: 854–865

Van de Laar FA, Lucassen PL, Akkermans RP, Van de Lisdonk EH, Rutten GE, Van Weel C (2005): Alpha-glucosidase inhibitors for type 2 diabetes mellitus. Cochrane Database Syst Rev. 2005 Apr 18; (2): CD003639

Wanner C, Inzucchi SE, Lachin JM, Fitchett D, von Eynatten M, Mattheus M, Johansen OE, Woerle HJ, Broedl UC, Zinman B; EMPA-REG OUTCOME Investigators (2016): Empagliflozin and progression of kidney disease in type 2 diabetes. N Engl J Med 375: 323–334

Warren E, Weatherley-Jones E, Chilcott J, Beverley C (2004): Systematic review and economic evaluation of a long-acting insulin analogue, insulin glargine. Health Technol Assess 8: 1–57

White WB, Cannon CP, Heller SR, Nissen SE, Bergenstal RM, Bakris GL, Perez AT, Fleck PR, Mehta CR, Kupfer S, Wilson C, Cushman WC, Zannad F; EXAMINE Investigators (2013): Alogliptin after acute coronary syndrome in patients with type 2 diabetes. N Engl J Med 369: 1327–1335

Wilde MI, McTavish D (1997): Insulin Lispro. A review of its pharmacological properties and therapeutic use in the management of diabetes mellitus. Drugs 54: 597–614

Ziegler R, Neu A (2018): Diabetes mellitus im Kindes- und Jugendalter. Leitliniengerechte Diagnostik, Therapie und Langzeitbetreuung. Dtsch Ärztebl Int 115: 146–156

Zinman B, Wanner C, Lachin JM, Fitchett D, Bluhmki E, Hantel S, Mattheus M, Devins T, Johansen OE, Woerle HJ, Broedl UC, Inzucchi SE; EMPA-REG OUTCOME Investigators (2015): Empagliflozin, cardiovascular outcomes, and mortality in type 2 diabetes. N Engl J Med 373: 2117–2128

Antiemetika und Antivertiginosa

Karl-Friedrich Hamann

© Springer-Verlag GmbH Deutschland, ein Teil von Springer Nature 2018
U. Schwabe, D. Paffrath, W.-D. Ludwig, J. Klauber (Hrsg.), *Arzneiverordnungs-Report 2018*
https://doi.org/10.1007/978-3-662-57386-0_15

Auf einen Blick

Trend
Antiemetika und Antivertiginosa werden zur Behandlung von Erbrechen und Schwindel eingesetzt. Der weitaus größte Teil der Verordnungen entfällt auf Betahistin für Patienten mit Morbus Menière. Schwerpunkt der H1-Antihistaminika sind Prophylaxe und symptomatische Therapie von Übelkeit und Erbrechen. Während die Verordnungen von Scopolamin und 5-HT3-Antagonisten und weiter zugenommen haben, haben die von Betahistin, die der H1-Antihistaminika und Dopaminrezeptorantagonisten abgenommen.

Bewertung
Aufgrund neuer Datenlage wird die Verschreibung von Betahistin für Patienten mit Morbus Menière nicht mehr empfohlen. Hochwirksame Antiemetika zur Behandlung des zytostatikainduzierten Erbrechens sind 5-HT3-Antagonisten und Neurokinin-1-Antagonisten.

Für die symptomatische Behandlung von Erbrechen und Schwindel stehen mehrere Arzneimittelgruppen zur Verfügung, die in der Regel zerebrale Rezeptoren für Neurotransmitter blockieren. Die weitaus größte Gruppe bilden Betahistin sowie die klassischen H_1-Antihistaminika, die neben ihren antiallergischen Wirkungen (siehe ▶ Kapitel 10) als Antiemetika bei Reisekrankheiten und bei Schwindelzuständen unabhängig von der Ätiologie eingesetzt werden. Weiterhin werden Dopaminantagonisten aus der Gruppe der Benzamide (z. B. Alizaprid) angewandt. Zu dieser Gruppe gehört auch Metoclopramid, das bei den Magen-Darm-Mitteln (siehe ▶ Kapitel 33) ausführlich besprochen wird. Besonders wirksame Antiemetika sind 5-HT$_3$-Antagonisten und Neurokinin-1-Antagonisten, die speziell bei der Behandlung des zytostatikainduzierten Erbrechens indiziert sind. Mit Ausnahme der H_1-Antihistaminka und von Betahistin, deren Verordnungen abgenommen haben, ist das Verordnungsvolumen aller anderen Antiemetika gegenüber dem Vorjahr angestiegen (⬛ Tabellen 15.1 und 15.2).

15.1 Antihistaminika

Hauptvertreter ist Dimenhydrinat, ein salzartiges Addukt des H_1-Antihistaminikums Diphenhydramin mit dem Xanthinderivat 8-Chlortheophyllin. Es wird überwiegend als Kombinationspräparat mit Cinnarizin (*Arlevert*) angewendet (⬛ Tabelle 15.1). Die antiemetische Wirkung von Dimenhydrinat wurde vor allem durch Verminderung des postoperativen Erbrechens nachgewiesen (Kranke et al. 2002). Diphenhydramin und andere klassische Antihistaminika mit stark sedierenden Nebenwirkungen wie Chlorphenoxamin oder Promethazin wurden früher oft zum Ausgleich ihres sedativen Effektes mit 8-Chlortheophyllin kombiniert. Nach oraler oder rektaler Gabe dissoziiert Dimenhydrinat im Blut vollständig in Diphenhydramin und 8-Chlortheophyllin. Vermutlich haben Einzeldosen von 23–46 mg 8-Chlortheophyllin, die in 50–100 mg Dimenhydrinat enthalten sind, keine signifikante antisedative Wirkung, zumal die pharmakologische Potenz von 8-Chlortheophyllin weitgehend

◘ Tabelle 15.1 Verordnungen von Antiemetika und Antivertiginosa 2017. Angegeben sind die 2017 verordneten Tagesdosen, die Änderungen gegenüber 2016 und die mittleren Kosten je DDD 2017.

Präparat	Bestandteile	DDD Mio.	Änderung %	DDD-Nettokosten €
H₁-Antihistaminika				
Arlevert	Cinnarizin Dimenhydrinat	10,5	(−11,4)	1,98
Vomex A/N	Dimenhydrinat	2,1	(−18,6)	2,00
Flunarizin acis	Flunarizin	1,1	(+13,1)	0,46
Vertigo Vomex plus Cinnarizin	Cinnarizin Dimenhydrinat	0,77	(+533,3)	1,85
Vomacur	Dimenhydrinat	0,65	(−17,9)	1,45
Cinnarizin Dimenhydrinat Hennig	Cinnarizin Dimenhydrinat	0,52	(>1000)	1,96
		15,7	(−4,2)	1,85
Histaminanaloga				
Betavert	Betahistin	32,9	(−3,9)	0,25
Betahistin AL	Betahistin	14,1	(+61,9)	0,38
Vasomotal	Betahistin	10,7	(−6,7)	0,18
Betahistin-ratiopharm	Betahistin	1,7	(−59,4)	0,37
Betahistin STADA	Betahistin	0,94	(−77,9)	0,36
		60,3	(−4,0)	0,27
Dopaminrezeptorantagonisten				
Vergentan	Alizaprid	0,48	(−4,1)	3,27
Muscarinrezeptorantagonisten				
Scopoderm TTS	Scopolamin	0,52	(+10,1)	3,60
Summe		76,9	(−3,9)	0,63

unbekannt ist. Diese Überlegungen werden auch durch die unverändert starken sedativen Nebenwirkungen von Dimenhydrinat bestätigt. Im Durchschnitt haben die Verordnungen aller H₁-Antihistamika 2017 abgenommen.

In der akuten Phase der Neuropathia vestibularis, bei der akuten Menièreattacke und beim physiologischen Reizschwindel (Bewegungskrankheit) werden Antihistaminika als Monopräparate zur symptomatischen Unterdrückung von Übelkeit und Erbrechen empfohlen (Brandt et al. 1998, Baloh 2003). Für eine Langzeittherapie sind sie nicht geeignet, da mit einer Unterdrückung vestibulärer Kompensationsvorgänge gerechnet werden muss. Eine Kombination ist nur begründbar, wenn eine Überlegenheit gegenüber anderen kompensationsfördernden Maßnahmen bewiesen wäre.

15.2   Betahistin

Der weitaus größte Teil der Verordnungen von Antiemetika und Antivertiginosa entfällt auf Betahistin, das in seinen Verordnungen leicht abgenommen hat (◘ Tabelle 15.1). Das Strukturanalogon von Histamin wirkt auf zentrale Histaminrezeptoren als schwacher H₁-Rezeptoragonist und stärkerer H₃-Rezeptorantagonist. Es hat gefäßerweiternde sowie kompensationsfördernde Effekte und soll die Durchblutung im Bereich der vertebrobasilären Strombahn und des Innenohres verbessern (Lacour et al 2007, Ihler et al. 2012). Betahistin ist in zahlreichen klinischen Studien bei Patienten mit Morbus Menière geprüft worden. Während mehrere frühere Studien eine Reduktion von Schwindel zeigten (Metaanalyse der Cochrane Collaboration James und Burton

◻ **Tabelle 15.2 Verordnungen von weiteren Antiemetika 2017.** Angegeben sind die 2017 verordneten Tagesdosen, die Änderungen gegenüber 2016 und die mittleren Kosten je DDD 2017.

Präparat	Bestandteile	DDD Mio.	Änderung %	DDD-Nettokosten €
Ondansetron				
Ondansetron Aristo	Ondansetron	0,54	(+24,7)	13,44
Ondansetron STADA	Ondansetron	0,32	(+44,3)	13,76
Ondansetron Bluefish	Ondansetron	0,26	(−13,2)	11,94
Zofran	Ondansetron	0,07	(−10,1)	16,23
		1,2	(+15,4)	13,36
Granisetron				
Granisetron-ratiopharm	Granisetron	0,17	(−6,3)	17,35
Granisetron beta	Granisetron	0,10	(+44,5)	16,72
Ribosetron	Granisetron	0,08	(+22,8)	27,52
Granisetron HEXAL	Granisetron	0,06	(+1,6)	31,28
Granisetron Kabi	Granisetron	0,06	(−7,5)	24,91
Axigran	Granisetron	0,04	(−12,4)	27,81
		0,51	(+5,0)	22,26
Weitere 5-HT₃-Antagonisten				
Akynzeo	Palonosetron Netupitant	0,06	(+56,9)	85,61
Aloxi	Palonosetron	0,06	(−53,2)	85,52
Palonosetron ratiopharm	Palonosetron	0,03	(>1000)	70,91
Palonosetron HEXAL	Palonosetron	0,02	(+100,2)	72,72
Palonosetron STADA	Palonosetron	0,02	(+431,2)	71,97
		0,18	(+3,5)	00,50
Neurokinin-1-Antagonisten				
Emend	Aprepitant	0,42	(−7,7)	27,55
Ivemend	Fosaprepitant	0,06	(+0,7)	60,85
		0,48	(−6,7)	31,93
Summe		2,4	(+7,0)	24,10

2009), ergab sich in einer aktuellen placebokontrollierten Doppelblindstudie für zwei Betahistindosierungen bei einer neunmonatigen Behandlungsdauer keine Überlegenheit gegenüber Placebo (Adrion et al. 2016). Betahistin kann daher nicht mehr als Mittel der Wahl zur Prophylaxe von Schwindelbeschwerden bei M. Menière angesehen werden. Erfolgsquoten bei der Menièreschen Krankheit sind schwierig zu beurteilen, da beim Morbus Menière mittelfristig spontane Remissionen bei 60% der Patienten eintreten, und die Attacken nach mehreren Jahren in 80–90% der Fälle sistieren (Hamann und Arnold 1999).

15.3 Dopaminrezeptorantagonisten

Unter den Dopaminrezeptorantagonisten aus der Gruppe der Benzamide spielt nur noch das teure Alizaprid (*Vergentan*) eine Rolle (◻ Tabelle 15.1). Alizaprid ist zugelassen zur Vorbeugung und Behandlung von zytostatikainduziertem Erbrechen, ist aber bei dieser Indikation weniger wirksam als Metoclopramid (Molino et al. 1991). Seine Verordnungen haben 2017 leicht abgenommen (◻ Tabelle 15.1).

15.4   Muscarinrezeptorantagonisten

Das Alkaloid Scopolamin (*Scopoderm*) ist ein Muscarinrezeptorantagonist mit parasympatholytischen Eigenschaften, penetriert aber besser als Atropin in das Gehirn. Die Wirkung erfolgt über eine Hemmung cholinerger Neurone in den Vestibulariskernen. Scopolamin wirkt schon in geringer Dosis motorisch dämpfend und sedierend. Nach einer Cochrane-Analyse von 14 Studien mit 1025 Patienten ist transdermales Scopolamin wirksam zur Prävention von Kinetosen (Spinks et al. 2007). Seine Verordnungen haben 2017 deutlich zugenommen.

15.5   5-HT$_3$-Antagonisten

Ondansetron (*Zofran*) wurde 1991 als erster selektiver 5-HT$_3$-Antagonist in die Therapie eingeführt. Später folgten Granisetron (1995) und Palonosetron (2005). Sie werden als Mittel der Wahl gegen das akute zytostatikainduzierte Erbrechen eingesetzt, wirken jedoch weniger gut gegen das verzögerte Erbrechen. Üblicherweise werden sie bei ungenügender Wirkung anderer Antiemetika eingesetzt, da sie sehr hohe Behandlungskosten haben. Nach einem Cochrane-Review über 16 Studien mit 7808 Patienten haben Ondansetron und Granisetron vergleichbare Wirkungen bei hochemetogener Chemotherapie (Billio et al. 2010). Die Kombination von Palonosetron mit Dexamethason hemmte in einer Studie das verzögerte Erbrechen besser als die Dexamethasonkombination mit Granisetron. Dieses Ergebnis muss jedoch durch weitere Evidenz bestätigt werden. Das Verordnungsvolumen der Gruppe der 5-HT$_3$-Antagonisten hat insgesamt zugenommen (◻ Tabelle 15.2). Die Palonosetron/Netupitant-Kombination, die sich durch hohe Kosten auszeichnet, hat deutlich zugelegt.

15.6   Neurokinin-1-Antagonist

Aprepitant (*Emend*) ist ein Neurokinin-1-Antagonist, der gezielt beim Erbrechen im Rahmen einer Cisplatin-Chemotherapie eingesetzt wird. Allerdings ist bei der Kostenbetrachtung zu berücksichtigen, dass der Wirkstoff im Allgemeinen nur in Kombination mit einem 5-HT$_3$-Antagonisten und einem Glucocorticoid zur Prophylaxe verwandt wird. Seine Verordnungen haben 2017 abgenommen, während die des teureren Fosaprepitant (*Ivemend*), das parenteral angewendet wird, gleich geblieben sind (◻ Tabelle 15.2).

Literatur

Adrion C, Fischer CS , Wagner J, Gürkov R, Mansmann U, Strupp M (2016): Efficacy and safety of betahistine treatment in patients with Meniere's disease: primary results of long term, multicentre, doubled blind, randomised, placebo controlled, dose defining trial (BEMED trial). BMJ 352: h6816

Baloh RW (2003): Clinical practice. Vestibular neuritis. N Engl J Med 348: 1027–1032

Billio A, Morello E, Clarke MJ (2010): Serotonin receptor antagonists for highly emetogenic chemotherapy in adults. Cochrane Database Syst Rev. 2010 Jan 20;(1):CD006272

Brandt T, Dichgans J, Diener HC (Hrsg) (1998): Therapie und Verlauf neurologischer Erkrankungen. 3. Aufl, Verlag Kohlhammer, Stuttgart Berlin Köln S. 127–156

Hamann K-F, Arnold W (1999): Ménière's disease. In: Büttner U (ed): Vestibular dysfunction and its therapy. Adv ORL 55: 137–168

Ihler F, Bertlich M, Sharaf K, Strieth S, Strupp M, Canis M (2012): Betahistine exerts a dose-dependent effect on cochlear stria vascularis blood flow in guinea pigs in vivo. PLoS One 7: e39086

James A, Burton MJ (2009): Betahistine for Ménière's disease or syndrome. Cochrane Database of Systematic Reviews 2001, Issue 1. Publication status and date: Edited (no change to conclusions), published in Issue 1, 2009. Art. No.: CD001873. DOI: 10.1002/14651858.CD001873

Kranke P, Morin AM, Roewer N, Eberhart LH (2002): Dimenhydrinate for prophylaxis of postoperative nausea and vomiting: a meta-analysis of randomized controlled trials. Acta Anaesthesiol Scand 46: 238–244

Lacour M, van de Heyning PH, Novotny M, Tighilet B (2007): Betahistine in the treatment of Ménière's disease. Neuropsychiatr Dis Treat 3: 441–453

Molino A, Guglielmo L, Azzolini ME, Biondani P, Capelli MC, Grandinetti A, Griso C, Martinelli G, Martini N, Zanotti R, et al. (1991): The antiemetic activity of high-dose metoclopramide and high-dose alizapride in combination with lorazepam in patients receiving cancer chemotherapy. A prospective, randomized, double-blind study. Oncology 48: 111–115

Antiepileptika

Ulrich Schwabe

© Springer-Verlag GmbH Deutschland, ein Teil von Springer Nature 2018
U. Schwabe, D. Paffrath, W.-D. Ludwig, J. Klauber (Hrsg.), *Arzneiverordnungs-Report 2018*
https://doi.org/10.1007/978-3-662-57386-0_16

Auf einen Blick

Verordnungsprofil

Auffällig ist das weiter steigende Verordnungsvolumen der neueren Antiepileptika, die inzwischen mehr als doppelt so häufig wie traditionelle Antiepileptika (z. B. Valproinsäure, Carbamazepin, Phenytoin) verordnet werden. Die Verordnungen von Valproinsäure sind seit mehreren Jahren konstant, dagegen hat das früher führende Carbamazepin seit 2008 um über 40% abgenommen. Häufig verordnete Vertreter der neueren Antiepileptika sind Pregabalin und Levetiracetam gefolgt von Lamotrigin und Gabapentin.

Bewertung

Die Belege für die Überlegenheit neuer Antiepileptika gegenüber älteren Vertretern sind relativ spärlich, so dass ihre Anwendung in der Leitlinie des britischen National Institute of Health and Care Excellence (NICE) nur bei Versagen oder Unverträglichkeit älterer Mittel sowie für Frauen im fortpflanzungsfähigen Alter empfohlen wird. Pregabalin wird ganz überwiegend für die Behandlung neuropathischer Schmerzen angewendet, ohne dass eine ausreichende Evidenz für einen Zusatznutzen gegenüber Amitriptylin oder Gabapentin verfügbar ist.

Die Arzneitherapie ist das wichtigste Verfahren zur Behandlung von Epilepsien. Maßgebend für die Auswahl von Antiepileptika sind arzneimittelspezifische Variable (Anfallstyp, Nebenwirkungsprofil, Teratogenität, Pharmakokinetik, Interaktionspotenzial, Arzneiformen) und Patienten-abhängige Faktoren (Alter, Geschlecht, Komedikation, Begleitkrankheiten, genetischer Hintergrund) (Moshé et al. 2015, Gschwind und Seeck 2016). Mit geeigneten Arzneimitteln erreichen etwa 70% der Patienten eine Anfallsfreiheit. Unabhängig von prognostischen Faktoren werden die meisten Patienten mit dem zuerst eingesetzten Antiepileptikum anfallsfrei. Als pharmakoresistente Epilepsie wird definiert, wenn mit einem zweiten Arzneimittel keine Anfallsfreiheit erzielt wird, denn mit einem dritten Mittel werden nur noch weitere 2% der Patienten anfallsfrei. Für die Behandlung generalisierter tonisch-klonischer Epilepsien bleiben weiterhin traditionelle Antiepileptika wie Carbamazepin und Valproinsäure die bevorzugten Erstwahlmittel (French et al. 2004, Deutsche Gesellschaft für Neurologie 2017, National Institute for Health and Care Excellence 2018). Trotz zahlreicher neuer Antiepileptika haben 30% der Patienten eine therapieresistente Epilepsie mit erhöhter Mortalität, kognitiven Störungen und eingeschränkter Lebensqualität (Tang et al 2017).

Die Gesamtzahl der verordneten Tagesdosen (DDD) der Antiepileptika betrug im Jahr 2017 425,6 Mio. DDD (◘ Tabelle 1.2). Daraus errechnet sich eine Zahl von 1,166 Mio. Patienten in Deutschland, die eine Dauertherapie mit Antiepileptika erhalten. Das entspricht 1,61% der 72,258 Mio. GKV-Versicherten und liegt damit deutlich höher als die Prävalenz der Epilepsien bei 0,5–1% der Bevölkerung (Moshé et al. 2015). Die höhere Zahl behandelter Patienten erklärt sich dadurch, dass einige Antiepileptika (Carbamazepin, Gabapentin, Pregabalin) in zunehmendem Umfang bei Schmerz-

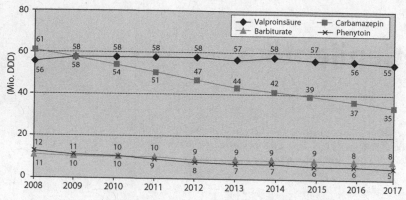

◘ Abbildung 16.1 Verordnungen von traditionellen Antiepileptika 2008 bis 2017. Gesamtverordnungen nach definierten Tagesdosen.

patienten eingesetzt werden. Das Verordnungsprofil der Antiepileptika hat sich in den letzten 10 Jahren grundlegend geändert. Die Verordnungen der traditionellen Antiepileptika sind in diesem Zeitraum um 25% zurückgegangen, wohingegen die neueren Antiepileptika 2,3-fach mehr verordnet wurden (◘ Abbildung 16.1 und 16.2).

16.1   Traditionelle Antiepileptika

16.1.1 Valproinsäure

Valproinsäure ist Mittel der Wahl mit Evidenzstufe I für partielle und sekundär generalisierte Epilepsie, aber auch bei kindlichen Absencen, juveniler Myoklonusepilepsie und generalisierten Epilepsien (French et al. 2004, National Institute for Health and Care Excellence 2018, Deutsche Gesellschaft für Neurologie 2017). Bei mehreren gleichzeitig bestehenden Anfallsarten kann sie daher als wirksames Monotherapeutikum eingesetzt werden. In der mehrjährigen klinischen SANAD-Studie des britischen National Health Service war Valproinsäure besser verträglich als Topiramat und besser wirksam als Lamotrigin (Marson et al. 2007b). Weitere Vorteile von Valproinsäure sind geringes Interaktionspotential, günstige Behandlungskosten, viele Arzneiformen und eine 50-jährige Erfahrung. Nur bei Frauen im gebärfähigen Alter soll Valproinsäure grundsätzlich vermieden werden, weil Valproinsäure während der Schwangerschaft mit einem signifikanten Risiko für dosisabhängige teratogene

Effekte (insbesondere Neuralrohrdefekte) assoziiert ist und die postnatale kognitive Entwicklung bei Kindern beeinträchtigt (Tomson et al. 2016). Bei Kleinkindern wird Valproinsäure wegen seltener, potentiell tödlicher Leberschäden mit Vorsicht und nur noch als Monotherapeutikum angewendet. Das breite Anwendungsspektrum von Valproinsäure bei verschiedenen Epilepsieformen ermöglicht eine zusätzliche Sicherheit, wenn initial keine exakte Diagnose verfügbar ist. Die Akzeptanz dieser Empfehlungen ist auch daran erkennbar, dass die Verordnungen der Valproinsäure seit mehreren Jahren auf konstant hohem Niveau liegen (◘ Abbildung 16.1).

16.1.2 Carbamazepin

Carbamazepin wird neben Lamotrigin weiterhin als Mittel der Wahl für die Erstbehandlung fokaler Epilepsien empfohlen (French et al. 2004, National Institute for Health and Care Excellence 2018). Nach einem Cochrane-Review wird Carbamazepin jedoch bei annähernd gleicher antiepileptischer Wirksamkeit häufiger als Lamotrigin wegen Nebenwirkungen abgesetzt (Gamble et al. 2006). Auch in einer mehrjährigen klinischen Studie des britischen National Health Service war Lamotrigin klinisch besser wirksam als Carbamazepin (Marson et al. 2007a). Als Folge davon hat das einstmals führende Carbamazepin seit 2008 mehr als 40% seiner Verordnungen verloren (◘ Abbildung 16.1).

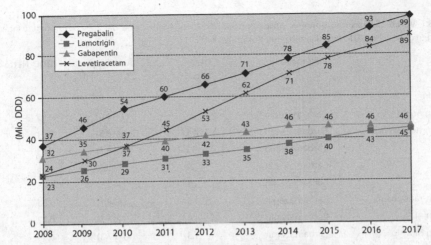

■ Abbildung 16.2 Verordnungen von neueren Antiepileptika 2008 bis 2017. Gesamtverordnungen nach definierten Tagesdosen.

16.1.3 Phenytoin

Phenytoin wirkt ohne eine generelle Hemmung zerebraler Funktionen und kann für alle Epilepsieformen mit Ausnahme von Absencen eingesetzt werden. Wie in den vorangehenden Jahren ist die Anwendung weiter zurückgegangen (■ Abbildung 16.1), weil die Nebenwirkungen problematischer als mit Carbamazepin oder Valproinsäure sind. Bei der Langzeittherapie sind vor allem reversible Veränderungen an Haut und Schleimhäuten störend, wie z. B. Gingivahyperplasie, Hypertrichose, Hirsutismus und Hautverdickung mit vergröberten Gesichtszügen. Phenytoin wird daher nur noch als Mittel dritter Wahl bei fokalen Epilepsien empfohlen, wenn eine Zusatztherapie mit neueren Antiepileptika unwirksam oder unverträglich war (National Institute for Health and Care Excellence 2018).

16.1.4 Barbiturate

Barbiturate haben vor 100 Jahren wichtige Grundlagen der antiepileptischen Therapie gelegt, spielen aber nur noch eine untergeordnete Rolle. Primidon entfaltet seine Wirkung hauptsächlich über den aktiven Metaboliten Phenobarbital. Trotz geringer systemischer Toxizität werden Phenobarbital und Primidon nur noch als Mittel dritter Wahl empfohlen, weil ihre sedativen Nebenwirkungen die kogni-

tiven Fähigkeiten schon bei therapeutischen Plasmaspiegeln einschränken können, die sonst keine weiteren Unverträglichkeitserscheinungen erkennen lassen (National Institute for Health and Care Excellence 2018).

16.1.5 Benzodiazepine

Clonazepam ist ein Benzodiazepin mit stärker ausgeprägten krampfhemmenden Eigenschaften, das in erster Linie bei myoklonischen und atonischen Anfällen indiziert ist. Bei ungenügender Wirkung von Diazepam und Phenytoin wird es auch beim Status epilepticus eingesetzt. Die Verordnungen haben sich kaum verändert (■ Tabelle 16.1).

16.1.6 Sultiam

Sultiam (*Ospolot*) ist ein älteres Antiepileptikum aus der Gruppe der Carboanhydrasehemmer, das bereits 1960 in die Therapie eingeführt wurde, aber immer nur geringe Bedeutung hatte. Nach einem Cochrane-Review über drei kontrollierte Studien mit 246 Patienten ist die Evidenz für die Wirksamkeit und Sicherheit der Monotherapie mit Sultiam begrenzt (Milburn-McNulty et al. 2014). Die Verordnungen haben sich 2017 nur wenig verändert (■ Tabelle 16.1).

■ **Tabelle 16.1 Verordnungen traditioneller Antiepileptika 2017.** Angegeben sind die 2017 verordneten Tagesdosen, die Änderungen gegenüber 2016 und die mittleren Kosten je DDD 2017.

Präparat	Bestandteile	DDD Mio.	Änderung %	DDD-Nettokosten €
Carbamazepin				
Carbamazepin Aristo	Carbamazepin	16,5	(−11,5)	0,52
Carbamazepin-neuraxpharm	Carbamazepin	4,4	(+8,5)	0,51
Tegretal	Carbamazepin	3,6	(+1,7)	0,63
Timonil	Carbamazepin	3,0	(+0,3)	0,65
Carbadura	Carbamazepin	2,1	(+22,3)	0,48
Carbamazepin-ratiopharm	Carbamazepin	1,5	(+34,7)	0,55
Carbamazepin AL	Carbamazepin	1,4	(+3,7)	0,52
Carbamazepin HEXAL	Carbamazepin	1,3	(−27,3)	0,50
		33,9	(−3,9)	0,54
Valproinsäure				
Orfiril	Valproinsäure	15,8	(−3,0)	0,90
Ergenyl	Valproinsäure	11,3	(+18,2)	0,78
Valproat chrono Winthrop	Valproinsäure	6,9	(−44,9)	0,71
Valpro beta	Valproinsäure	4,3	(+21,0)	0,59
Valproat-neuraxpharm	Valproinsäure	3,9	(+27,7)	0,72
Valproat AbZ	Valproinsäure	3,1	(+0,6)	0,56
Valproat-/chrono CT	Valproinsäure	2,2	(+42,0)	0,72
Valproinsäure-ratiopharm/ Valproat ratiopharm chrono	Valproinsäure	1,7	(−4,5)	0,76
Valproat HEXAL	Valproinsäure	0,95	(−17,2)	0,77
Valpro AL	Valproinsäure	0,90	(+39,3)	0,69
Valproat Chrono Glenmark	Valproinsäure	0,81	(>1000)	0,57
		51,9	(−2,5)	0,76
Phenytoin				
Phenytoin AWD	Phenytoin	2,4	(+64,4)	0,27
Phenhydan	Phenytoin	2,3	(+29,4)	0,27
		4,8	(+45,1)	0,27
Barbiturate				
Luminal/Luminaletten	Phenobarbital	2,9	(−0,4)	0,49
Mylepsinum	Primidon	1,8	(−5,8)	0,82
Liskantin	Primidon	1,5	(−2,0)	1,03
Phenobarbital-neuraxpharm	Phenobarbital	0,94	(−10,7)	0,47
Primidon Holsten	Primidon	0,80	(+1,0)	0,84
		8,0	(−3,1)	0,70
Benzodiazepine				
Rivotril	Clonazepam	3,5	(−0,3)	1,06
Antelepsin	Clonazepam	0,35	(−6,2)	1,18
		3,9	(−0,8)	1,07

◘ Tabelle 16.1 Verordnungen traditioneller Antiepileptika 2017 (Fortsetzung)

Präparat	Bestandteile	DDD Mio.	Änderung %	DDD-Nettokosten €
Weitere Antiepileptika				
Ospolot	Sultiam	1,4	(−0,5)	2,67
Petnidan	Ethosuximid	1,0	(+5,3)	2,41
		2,4	(+1,9)	2,56
Summe		104,8	(−1,4)	0,72

16.2 Neuere Antiepileptika

Seit 1992 sind in Deutschland 17 neue Antiepileptika in die Therapie eingeführt worden (◘ Tabelle 16.2). Sie bieten zusätzliche Therapieoptionen, gestalten aber die Auswahl auch komplexer. Zwölf dieser neuen Wirkstoffe waren 2017 unter den 3000 meistverordneten Arzneimitteln vertreten. In der Regel wurden die neuen Antiepileptika zunächst als Zusatztherapie bei nicht ausreichend behandelbaren Epilepsien eingeführt. Inzwischen sind Vigabatrin, Lamotrigin, Gabapentin, Topiramat, Levetiracetam, Oxcarbazepin und Zonisamid für Mono- und Zusatztherapie zugelassen. Bisher lie-

◘ Tabelle 16.2 Neuere Antiepileptika

Einführung	Wirkstoff	Präparat	Anwendungsgebiete
1992	Vigabatrin	Sabril	Zusatztherapie pharmakoresistenter Anfälle, Monotherapie infantiler Spasmen
1993	Lamotrigin	Lamictal	Mono- und Zusatztherapie
1995	Gabapentin	Neurontin	Mono- und Zusatztherapie, neuropathischer Schmerz
1995	Felbamat	Taloxa	Kombinationstherapie bei Lennox-Gastaut-Syndrom
1997	Tiagabin	Gabitril*	Zusatztherapie bei partiellen Anfällen
1998	Topiramat	Topamax	Mono- und Zusatztherapie
2000	Levetiracetam	Keppra	Mono- und Zusatztherapie
2000	Oxcarbazepin	Trileptal	Mono- und Zusatztherapie
2004	Pregabalin	Lyrica	Neuropathischer Schmerz, Zusatztherapie bei partiellen Anfällen, Angststörungen
2005	Zonisamid	Zonegran	Mono- und Zusatztherapie bei fokalen Anfällen
2007	Rufinamid	Inovelon	Zusatztherapie bei Lennox-Gastaut-Syndrom
2008	Lacosamid	Vimpat	Mono- und Zusatztherapie bei fokalen Anfällen
2008	Stiripentol	Diacomit	Zusatztherapie bei schwerer myoklonischer Epilepsie im Kindesalter (Dravet-Syndrom)
2009	Eslicarbazepin	Zebinix	Mono- und Begleittherapie bei partiellen Anfällen
2011	Retigabin	Trobalt**	Zusatztherapie bei fokalen Anfällen
2012	Perampanel	Fycompa	Zusatztherapie bei fokalen und tonisch-klonischen Anfällen
2016	Brivaracetam	Briviact	Zusatztherapie bei fokalen Anfällen

*Marktrücknahme 2013 in Deutschland aus wirtschaftlichen Gründen
**2012 Marktrücknahme in Deutschland wegen nicht belegten Zusatznutzens, 2017 weltweite Marktrücknahme wegen geringer Anwendung

gen jedoch nur wenige vergleichende klinische Studien vor, in denen die neuen Substanzen untereinander oder mit den alten Antiepileptika verglichen wurden.

Durch die Einführung von neuen Antiepileptika sind die Therapiemöglichkeiten für Patienten und Ärzte verbessert worden, obwohl die Belege für ihre Überlegenheit gegenüber den älteren Vertretern relativ spärlich sind (Hitiris und Brodie 2006, Tang et al. 2017). Trotzdem werden in einer Leitlinie amerikanischer Fachgesellschaften neuere Antiepileptika (Lamotrigin, Oxcarbazepin, Gabapentin oder Topiramat) für die Erstbehandlung empfohlen (French et al. 2004). Dagegen hat das britische National Institute for Health and Care Excellence (NICE) (2018) seine bisherige Haltung gegenüber neueren Antiepileptika nur punktuell geändert und lediglich Lamotrigin neben Carbamazepin als Mittel der Erstlinienbehandlung fokaler Anfälle empfohlen. Diese weitgehend unveränderte Position wird damit begründet, dass die Ergebnisse der Monotherapiestudien keine verwertbaren Unterschiede in der Wirksamkeit zwischen neueren und älteren Antiepileptika aufweisen. Auch mit der Kombinationstherapie wird nur selten eine Anfallsfreiheit erreicht. Es gibt auch keine gute Evidenz, dass irgendein Antiepileptikum den anderen bezüglich einer langanhaltenden Anfallsfreiheit überlegen ist. Das hat auch eine Metaanalyse über die klinische Vergleichbarkeit neuerer Antiepileptika bestätigt, die bei therapierefraktären Epilepsien nur relativ geringe Unterschiede fand (Costa et al. 2011). Aus diesem Grunde gibt NICE (2018) in seiner aktualisierten Leitlinie die Empfehlung, dass neuere Antiepileptika nur für Patienten mit Therapieresistenz oder Unverträglichkeit älterer Mittel sowie für Frauen im fortpflanzungsfähigen Alter reserviert werden sollen.

16.2.1 Lamotrigin

Lamotrigin wurde 1993 als zweiter Vertreter der neuen Antiepileptika eingeführt. Die Verordnungen sind 2017 weiter gestiegen (◘ Tabelle 16.3). Als Phenyltriazinderivat zeigt es strukturelle Verwandtschaft zu den Folatreduktasehemmstoffen Pyrimethamin und Trimethoprim und ist ebenfalls ein schwacher Hemmstoff dieses Enzyms. Seine Hauptwirkung besteht in der Blockade spannungsabhängiger Natriumkanäle und einer daraus resultierenden Hemmwirkung auf die Freisetzung exzitatorischer Neurotransmitter vom Typ des Glutamat. Die Zusatztherapie mit Lamotrigin senkte die Anfallsfrequenz bei 13–67% von sonst therapierefraktären Patienten um mindestens 50% (Goa et al. 1993). Als Monotherapie hat Lamotrigin eine ähnliche Wirksamkeit wie Carbamazepin, ist aber nach einem Cochrane-Review besser verträglich (Gamble et al. 2006). Weiterhin hat die SANAD-Studie gezeigt, dass Lamotrigin bei partieller Epilepsie klinisch deutlich besser wirksam war als die Standardsubstanz Carbamazepin (Marson et al. 2007a).

16.2.2 Gabapentin

Gabapentin wurde 1995 als Zusatztherapie bei partiellen Anfällen mit und ohne Generalisierung eingeführt. Nach kontinuierlichen Anstiegen über viele Jahre haben die Verordnungen seit 2014 ein Plateau erreicht (◘ Tabelle 16.3). Wirksamkeit und Unbedenklichkeit von Gabapentin für die Monotherapie wurden in drei großen Multizenterstudien nachgewiesen (Beydoun 1999). Gabapentin weist eine strukturelle Ähnlichkeit zu γ-Aminobuttersäure (GABA) auf und erhöht die GABA-Freisetzung. Seit 2001 ist Gabapentin auch für die Behandlung neuropathischer Schmerzen zugelassen. Bei Patienten mit diabetischer Neuropathie wirkte Gabapentin über einen Zeitraum von 6–8 Wochen etwas besser als Placebo (2,5 versus 1,4 Punkte) und ähnlich wie Amitriptylin (52% versus 67% Schmerzlinderung) (Backonja et al. 1998, Morello et al. 1999). Gabapentin ist damit eine Alternative zur Therapie neuropathischer Schmerzen, bietet aber keine Vorteile gegenüber Amitriptylin.

16.2.3 Topiramat

Topiramat (*Topamax*) wurde 1998 in Deutschland als Zusatztherapie bei therapieresistenten fokalen und sekundär generalisierten Anfällen eingeführt. Eine Besonderheit des pharmakologischen Profils von Topiramat ist die Hemmung der neuronalen

◘ Tabelle 16.3 Verordnungen neuerer Antiepileptika 2017. Angegeben sind die 2017 verordneten Tagesdosen, die Änderungen gegenüber 2016 und die mittleren Kosten je DDD 2017.

Präparat	Bestandteile	DDD Mio.	Änderung %	DDD-Nettokosten €
Lamotrigin				
Lamotrigin Aristo	Lamotrigin	7,9	(+3,3)	0,76
Lamotrigin Aurobindo	Lamotrigin	7,6	(+72,1)	0,75
Lamotrigin dura	Lamotrigin	6,7	(−23,5)	0,68
Lamotrigin Heumann	Lamotrigin	4,0	(+94,1)	0,89
Lamotrigin Desitin	Lamotrigin	3,4	(+5,3)	0,94
Lamotrigin HEXAL	Lamotrigin	2,4	(−2,3)	0,97
Lamotrigin-neuraxpharm	Lamotrigin	2,3	(−0,6)	0,92
Lamictal	Lamotrigin	2,2	(−8,7)	0,99
Lamotrigin-1 A Pharma	Lamotrigin	2,0	(−19,5)	0,74
Lamotrigin-ratiopharm	Lamotrigin	1,8	(+1,0)	1,02
Lamotrigin TEVA	Lamotrigin	1,1	(−0,1)	0,93
Lamotrigin axcount	Lamotrigin	0,63	(+126,1)	0,76
		42,1	(+7,9)	0,82
Gabapentin				
Gabapentin Micro Labs	Gabapentin	20,7	(+125,4)	1,57
Gabapentin TEVA	Gabapentin	8,1	(−40,7)	1,67
Gabapentin Aurobindo	Gabapentin	4,6	(+2,3)	1,60
Gabapentin AAA Pharma	Gabapentin	3,2	(−5,4)	1,73
Gabapentin-ratiopharm	Gabapentin	2,9	(−28,8)	1,94
Gabapentin Aristo	Gabapentin	2,6	(−20,7)	1,71
Gabapentin-1 A Pharma	Gabapentin	1,1	(−31,5)	1,54
Gabapentin AbZ	Gabapentin	0,61	(−11,5)	1,70
Gabapentin HEXAL	Gabapentin	0,51	(−9,8)	1,67
		44,3	(+8,2)	1,64
Oxcarbazepin				
Apydan extent	Oxcarbazepin	5,6	(+3,9)	1,47
Oxcarbazepin AL	Oxcarbazepin	2,4	(+39,5)	1,44
Trileptal	Oxcarbazepin	1,6	(−7,5)	1,72
Oxcarbazepin dura	Oxcarbazepin	1,2	(−35,2)	1,41
Oxcarbazepin-neuraxpharm	Oxcarbazepin	0,84	(−5,7)	1,43
Oxcarbazepin-1 A Pharma	Oxcarbazepin	0,83	(+20,1)	1,64
Timox/-extent	Oxcarbazepin	0,82	(−13,7)	1,95
		13,4	(+0,4)	1,53
Levetiracetam				
Levetiracetam Heumann	Levetiracetam	25,8	(+9,9)	1,23
Levetiracetam Aurobindo	Levetiracetam	15,6	(+64,0)	1,04
Levetiracetam UCB	Levetiracetam	13,7	(−4,3)	1,10
Levetiracetam Zentiva	Levetiracetam	10,6	(−29,9)	1,08
Levetiracetam-neuraxpharm	Levetiracetam	4,9	(−27,8)	0,95
Levetiracetam Hormosan	Levetiracetam	4,9	(+86,9)	0,93

◻ **Tabelle 16.3 Verordnungen neuerer Antiepileptika 2017** (Fortsetzung)

Präparat	Bestandteile	DDD Mio.	Änderung %	DDD-Nettokosten €
Levetiracetam-1 A Pharma	Levetiracetam	2,4	(+15,3)	1,44
Levetiracetam beta	Levetiracetam	1,7	(+636,6)	0,87
Levetiracetam-ratiopharm	Levetiracetam	1,2	(+19,1)	2,19
Levetiracetam Desitin	Levetiracetam	1,1	(+0,8)	1,53
Levetiracetam BASICS	Levetiracetam	1,1	(+183,5)	0,96
Levetiracetam Winthrop	Levetiracetam	1,0	(+6,7)	1,81
Levetiracetam HEXAL	Levetiracetam	0,79	(+4,9)	1,63
Levetiracetam-biomo	Levetiracetam	0,78	(−24,6)	1,96
Keppra	Levetiracetam	0,55	(−20,7)	5,37
		86,2	(+7,6)	1,18
Topiramat				
Topiramat Glenmark	Topiramat	2,4	(−4,6)	2,02
Topiramat Aurobindo	Topiramat	1,5	(+54,1)	2,34
Topamax	Topiramat	0,86	(−7,5)	2,28
		4,8	(+7,9)	2,17
Pregabalin				
Lyrica	Pregabalin	30,7	(−6,1)	4,37
Pregabalin-ratiopharm	Pregabalin	14,1	(+1,2)	3,30
Pregabalin beta	Pregabalin	14,0	(+64,1)	1,99
Pregabador TAD	Pregabalin	13,7	(+18,0)	2,20
Pregabalin Glenmark	Pregabalin	7,3	(+13,7)	1,95
Pregabalin-1 A Pharma	Pregabalin	6,5	(−24,0)	2,08
Pregabalin AbZ	Pregabalin	4,1	(+75,7)	2,13
Pregabalin AL	Pregabalin	2,2	(−39,3)	2,03
Pregabalin-neuraxpharm	Pregabalin	2,1	(+108,1)	2,07
Pregaba HEXAL	Pregabalin	1,8	(−42,0)	3,58
Pregabin	Pregabalin	1,1	(+467,4)	1,65
Pregabalin Hennig	Pregabalin	0,42	(+10,8)	2,18
Pregabalin BASICS	Pregabalin	0,32	(>1000)	2,19
		98,5	(+6,5)	2,99
Weitere neue Antiepiletika				
Vimpat	Lacosamid	9,0	(+18,8)	7,07
Briviact	Brivaracetam	2,1	(+75,5)	3,66
Zebinix	Eslicarbazepin	1,4	(+15,2)	6,31
Zonegran	Zonisamid	1,2	(−14,3)	7,51
Sabril	Vigabatrin	0,49	(−1,4)	3,93
Zonisamid-ratiopharm	Zonisamid	0,48	(−35,4)	6,69
Buccolam	Midazolam	0,19	(+25,5)	24,88
		14,8	(+16,2)	6,67
Summe		304,1	(+7,4)	2,08

Erregbarkeit durch Blockade von Glutamatrezeptoren vom AMPA-Typ, die neben einer Natriumkanalblockade und einer benzodiazepinähnlichen Verstärkung GABA$_A$-Rezeptor-vermittelter Hemmwirkungen zur antiepileptischen Wirkung beiträgt. Nach einem Cochrane-Review über 11 placebokontrollierte Studien mit 1401 Patienten mit therapieresistenter partieller Epilepsie ist Topiramat dreifach wirksamer als Placebo (Pulman et al. 2014). Die Zusatztherapie mit Topiramat ist jedoch bisher nur kurzfristig (11–19 Wochen) untersucht worden und hat ein deutlich erhöhtes Risiko für Nebenwirkungen. In der SANAD-Studie war Topiramat im direkten Vergleich mit Valproinsäure und Lamotrigin schlechter verträglich (Marson et al. 2007a, Marson et al. 2007b). Wichtigste Nebenwirkungen sind psychische und kognitive Veränderungen, Gewichtsabnahme und gelegentlich das Auftreten von Nierensteinen. Die Einnahme von Topiramat in der Schwangerschaft erhöht das Missbildungsrisiko (Veroniki et al. 2017). Nach der Einführung von Generika haben die Verordnungen von Topiramat auch 2017 weiter zugenommen, bewegen sich aber insgesamt auf einem niedrigen Niveau (◘ Tabelle 16.3).

16.2.4 Levetiracetam

Levetiracetam ist nach Pregabalin das meistverordnete Antiepileptikum mit einer erneuten Zuwachsrate im Jahre 2017 (◘ Tabelle 16.3). Bei der Anwendung von Levetiracetam als Zusatztherapeutikum lagen die Ansprechraten (23–42%) in mehren Studien höher als mit Placebo (10–17%) (Dooley und Plosker 2000). Als Monotherapeutikum war Levetiracetam bei 579 Patienten mit erstmals diagnostizierter Epilepsie nach 12 Monaten genauso wirksam (Anfallsfreiheit 56,6%) wie Carbamazepin (58,5%) (Brodie et al. 2007). Auch die Abbruchraten zeigten keinen signifikanten Unterschied (14,4% versus 19,2%). Levetiracetam bindet spezifisch an das synaptische Vesikelprotein SV2A und beeinflusst dadurch möglicherweise die Freisetzung inhibitorischer Neurotransmitter (Lynch et al. 2004). Ein Cochrane-Review hat bestätigt, dass die Zusatztherapie mit Levetiracetam bei therapieresistenten fokalen Epilepsien eine deutliche Senkung der Anfallshäufigkeit bei Erwachsenen und Kindern

bewirkt (Mbizvo et al. 2012). Eine aktuelle Netzwerkmetaanalyse hat gezeigt, dass Levetiracetam ebenso wie Lamotrigin kein signifikant erhöhtes Missbildungsrisiko im Vergleich zu Kontrollen aufweist (Veroniki et al. 2017).

16.2.5 Oxcarbazepin

Oxcarbazepin hat als Carbamazepinderivat ein ähnliches Wirkungsspektrum und eine vergleichbare antiepileptische Aktivität wie die Ursprungssubstanz. Es wird in der Leber zu dem aktiven Metaboliten 10-Hydroxycarbazepin reduziert, der primär die antiepileptische Wirkung vermittelt. Oxcarbazepin verursacht weniger unerwünschte Wirkungen und Arzneimittelinteraktionen als Carbamazepin (Übersicht bei LaRoche und Helmers 2004). Nach einem Cochrane-Review sind Oxcarbazepin und Carbamazepin bei Patienten mit partiellen Anfällen ähnlich wirksam und verträglich (Koch und Polman 2009). Mit Carbamazepin behandelte Patienten litten seltener unter Übelkeit und Erbrechen. Die Verordnungen von Oxcarbazepin waren 2017 nahezu unverändert (◘ Tabelle 16.3).

16.2.6 Zonisamid

Zonisamid (*Zonegran*) ist ähnlich wie Sultiam und Topiramat ein Sulfonamidderivat mit multiplen pharmakologischen Wirkungen, die vor allem auf einer Blockade spannungsabhängiger Calcium- und Natriumkanäle beruhen. Nach einem Cochrane-Review senkte Zonisamid als Zusatztherapie in fünf placebokontrollierten Studien mit insgesamt 949 Patienten die Anfallsfrequenz bei therapieresistenter partieller Epilepsie, verursachte aber mehr Nebenwirkungen (Carmichael et al. 2013). Zonisamid ist auch als Generikum relativ teuer und wird nur wenig verordnet (◘ Tabelle 16.3).

16.2.7 Lacosamid

Lacosamid (*Vimpat*) ist ein D-Serinanalogon, das keine Strukturverwandtschaft zu anderen Antiepileptika aufweist und in einer Serie von funktionalisierten Aminosäuren als Antiepileptikum geprüft wurde. Bisher gibt es Hinweise, dass Lacosamid die langsame Inaktivierung des spannungsabhängigen Natriumkanals verstärkt, ohne die schnelle Inaktivierung zu beeinflussen, so dass damit eine Stabilisierung einer neuronalen Überaktivität möglich erscheint. Weiterhin kommt als mögliches Bindungsprotein das Collapsin Response Mediator Protein 2 (CRMP 2) in Frage, das an der neuronalen Differenzierung und dem Auswachsen von Axonen beteiligt ist (Übersicht bei Perucca et al. 2008). Lacosamid wurde als Zusatztherapie zu 1–2 Antiepileptika an 418 erwachsenen Patienten mit nicht ausreichend kontrollierten partiellen Anfällen untersucht und senkte die Anfallshäufigkeit dosisabhängig um 10–40% (Ben Menachem et al. 2007). Eine Übersichtsarbeit bestätigt, dass Lacosamid die Anfallsfrequenz bei fokaler Epilepsie wirksamer als Placebo senkt, aber häufiger zu Nebenwirkungen und Therapieabbrüchen führt (Nunes et al. 2013).

16.2.8 Pregabalin

Pregabalin bleibt weiterhin der führende Wirkstoff der neueren Antiepileptika und hat 2017 mit der Einführung zahlreicher Generika weiter zugenommen (❑ Tabelle 16.3). Das lipophiles GABA-Derivat hat ähnliche Eigenschaften wie Gabapentin, wirkt aber nicht auf GABAerge Mechanismen, sondern hemmt durch Bindung an die α_2-δ Untereinheit des spannungsabhängigen Calciumkanals den depolarisationsabhängigen Calciumeinstrom und moduliert die Freisetzung exzitatorischer Neurotransmitter. Indikationsgebiete sind neuropathische Schmerzen, Zusatztherapie von partiellen Anfällen mit und ohne sekundäre Generalisierung sowie generalisierte Angststörungen. Bei therapieresistenter partieller Epilepsie lagen die Ansprechrate bei nahezu 50% und die Anfallsfreiheit bei 3–17% der Patienten (Übersicht bei Brodie 2004).

Pregabalin wird fast ausschließlich (89%) für die Behandlung neuropathischer Schmerzen eingesetzt. Es wurde in 19 kontrollierten Studien an 7003 Patienten mit diabetischer postherpetischer Neuralgie, diabetischer Neuropathie, zentralen neuropathischen Schmerzen und Fibromyalgie geprüft und war in Dosierungen von 300–600 mg/Tag wirk-

samer als Placebo (Moore et al. 2009). In einer neueren Metaanalyse gehört Pregabalin neben Gabapentin, Venlafaxin, Duloxetin und den trizyklischen Antidepressiva zu den Arzneimitteln, die für die Erstlinienbehandlung neuropathischer Schmerzen empfohlen werden, zeigt aber eine deutlich höhere NNT (Number needed to treat) als trizyklische Antidepressiva (Finnerup et al. 2015).

16.2.9 Brivaracetam

Brivaracetam (*Briviact*) zeigte 2017 einen weiteren kräftigen Verordnungszuwachs (❑ Tabelle 16.3). Das Levetiracetamderivat bindet mit einer 20-fach höheren Affinität an das synaptische Vesikelproteins als seine Muttersubstanz, zeigt aber nur eine ähnliche Wirksamkeit und Verträglichkeit wie andere neue Antiepileptika. Die Nutzenbewertung durch den G-BA hat keinen Beleg für einen Zusatznutzen gegenüber der zweckmäßigen Vergleichstherapie mit anderen Antiepileptika ergeben. Daraufhin hatte die Herstellerfirma *Briviact* zunächst ab dem 1. November 2016 außer Vertrieb gesetzt, dann aber nach Abschluss der Preisverhandlungen mit dem GKV-Spitzenverband mit einem um 48% gesenkten Erstattungsbetrag wieder bereitgestellt.

Literatur

Backonja M, Beydoun A, Edwards KR, Schwartz SL, Fonseca V, Hes M, et al. for the Gabapentin Diabetic Neuropathy Study Group (1998): Gabapentin for the symptomatic treatment of painful neuropathy in patients with diabetes mellitus. JAMA 280: 1831–1836

Ben-Menachem E, Biton V, Jatuzis D, Abou-Khalil B, Doty P, Rudd GD (2007): Efficacy and safety of oral lacosamide as adjunctive therapy in adults with partial-onset seizures. Epilepsia 48: 1308–1317

Beydoun A (1999): Monotherapy trials with gabapentin for partial epilepsy. Epilepsia 40 (Suppl 6): S13–S16

Brodie MJ (2004): Pregabalin as adjunctive therapy for partial seizures. Epilepsia 45 Suppl 6: 19–27

Brodie MJ, Perucca E, Ryvlin P, Ben-Menachem E, Meencke HJ (2007): Comparison of levetiracetam and controlled-release carbamazepine in newly diagnosed epilepsy. Neurology 68: 402–408

Carmichael K, Pulman J, Lakhan SE, Parikh P, Marson AG (2013): Zonisamide add-on for drug-resistant partial epilepsy. Cochrane Database Syst Rev. 2013 Dec 19; 12: CD001416

Costa J, Fareleira F, Ascenção R, Borges M, Sampaio C, Vaz-Carneiro A (2011): Clinical comparability of the new antiepileptic drugs in refractory partial epilepsy: a systematic review and meta-analysis. Epilepsia 52: 1280–1291

Deutsche Gesellschaft für Neurologie (2017): Leitlinien für Diagnostik und Therapie in der Neurologie. Erster epileptischer Anfall und Epilepsien im Erwachsenenalter. Internet: www.dgn.org/leitlinien

Dooley M, Plosker GL (2000): Levetiracetam. A review of its adjunctive use in the management of partial onset seizures. Drugs 60: 871–893

Finnerup NB, Attal N, Haroutounian S, McNicol E, Baron R, Dworkin RH, Gilron I, Haanpää M, Hansson P, Jensen TS, Kamerman PR, Lund K, Moore A, Raja SN, Rice AS, Rowbotham M, Sena E, Siddall P, Smith BH, Wallace M (2015): Pharmacotherapy for neuropathic pain in adults: a systematic review and meta-analysis. Lancet Neurol 14: 162–173

French JA, Kanner AM, Bautista J, Abou-Khalil B, Browne T, Harden CL, Theodore WH, Bazil C, Stern J, Schachter SC, Bergen D, Hirtz D, Montouris GD, Nespeca M, Gidal B, Marks WJ Jr, Turk WR, Fischer JH, Bourgeois B, Wilner A, Faught RE Jr, Sachdeo RC, Beydoun A, Glauser TA; American Academy of Neurology Therapeutics and Technology Assessment Subcommittee; American Academy of Neurology Quality Standards Subcommittee; American Epilepsy Society Quality Standards Subcommittee; American Epilepsy Society Therapeutics and Technology Assessment Subcommittee (2004): Efficacy and tolerability of the new antiepileptic drugs, I: Treatment of new-onset epilepsy: report of the TTA and QSS Subcommittees of the American Academy of Neurology and the American Epilepsy Society. Epilepsia 45: 401–409

Gamble CL, Williamson PR, Marson AG (2006): Lamotrigine versus carbamazepine monotherapy for epilepsy. Cochrane Database Syst Rev 25(1):CD001031

Gschwind M, Seeck M (2016): Modern management of seizures and epilepsy. Swiss Med Wkly 2016 Jun 20; 146: w14310

Goa KL, Ross SR, Chrisp P (1993): Lamotrigine. A review of its pharmacological properties and clinical efficacy in epilepsy. Drugs 46: 152–176

Hitiris N, Brodie MJ (2006): Modern antiepileptic drugs: guidelines and beyond. Curr Opin Neurol 19: 175–180

Koch MW, Polman SK (2009): Oxcarbazepine versus carbamazepine monotherapy for partial onset seizures. Cochrane Database Syst Rev. 2009 Oct 7;(4):CD006453

LaRoche SM, Helmers SL (2004): The new antiepileptic drugs: scientific review. JAMA 291: 605–614

Lynch BA, Lambeng N, Nocka K, Kensel-Hammes P, Bajjalieh SM, Matagne A, Fuks B (2004): The synaptic vesicle protein SV2A is the binding site for the antiepileptic drug levetiracetam. PNAS 101: 9861–9866

Marson AG, Al-Kharusi AM, Alwaidh M, Appleton R, Baker GA, Chadwick DW, Cramp C, Cockerell OC, Cooper PN, Doughty J, Eaton B, Gamble C, Goulding PJ, Howell SJL, Hughes A, Jackson M, Jacoby A, Kellett M, Lawson GR,

Leach JP, Nicolaides P, Roberts R, Shackley P, Shen J, Smith DS, Smith PEM, Tudor Smith C, Vanoli A, Williamson PR, on behalf of the SANAD Study group (2007a): The SANAD study of effectiveness of carbamazepine, gabapentin, lamotrigine, oxcarbazepine, or topiramate for treatment of partial epilepsy: an unblinded randomised controlled trial. Lancet 369: 1000–1015

Marson AG, Al-Kharusi AM, Alwaidh M, Appleton R, Baker GA, Chadwick DW, Cramp C, Cockerell OC, Cooper PN, Doughty J, Eaton B, Gamble C, Goulding PJ, Howell SJL, Hughes A, Jackson M, Jacoby A, Kellett M, Lawson GR, Leach JP, Nicolaides P, Roberts R, Shackley P, Shen J, Smith DS, Smith PEM, Tudor Smith C, Vanoli A, Williamson PR, on behalf of the SANAD Study group (2007b): The SANAD study of effectiveness of valproate, lamotrigine, or topiramate for generalized and unclassifiable epilepsy: an unblinded randomized controlled trial. Lancet 369: 1016–1026

Mbizvo GK, Dixon P, Hutton JL, Marson AG (2012): Levetiracetam add-on for drug-resistant focal epilepsy: an updated Cochrane Review. Cochrane Database Syst Rev. 2012 Sep 12; 9: CD001901

Milburn-McNulty P, Powell G, Sills GJ, Marson AG (2014): Sulthiame monotherapy for epilepsy. Cochrane Database Syst Rev. 2014 Mar 9; 3: CD010062

Moore RA, Straube S, Wiffen PJ, Derry S, McQuay HJ (2009): Pregabalin for acute and chronic pain in adults. Cochrane Database Syst Rev. 2009 Jul 8; (3): CD007076

Morello CM, Leckband SG, Stoner CP, Moorhouse DF, Sahagian GA (1999): Randomized double-blind study comparing the efficacy of gabapentin with amitriptyline on diabetic peripheral neuropathy pain. Arch Intern Med 159: 1931–1937

Moshé SL, Perucca E, Ryvlin P, Tomson T (2015): Epilepsy: new advances. Lancet 385: 884–898

National Institute for Health and Care Excellence (NICE) (2018): Epilepsies: the diagnosis and management. Clinical guideline CG137. Published: 11 January 2012, last updated April 2018. Internet: https://www.nice.org.uk/guidance/cg137

Nunes VD, Sawyer L, Neilson J, Sarri G, Cross JH (2013): Profile of lacosamide and its role in the long-term treatment of epilepsy: a perspective from the updated NICE guideline. Neuropsychiatr Dis Treat 9: 467–476

Perucca E, Yasothan U, Clincke G, Kirkpatrick P (2008): Lacosamide. Nat Rev Drug Discov 7: 973–974

Pulman J, Jette N, Dykeman J, Hemming K, Hutton JL, Marson AG (2014): Topiramate add-on for drug-resistant partial epilepsy. Cochrane Database Syst Rev. 2014 Feb 25; 2: CD001417

Steinhoff BJ (2014): Efficacy of perampanel: a review of pooled data. Epilepsia 55 Suppl 1: 9–12

Tang F, Hartz AMS, Bauer B (2017): Drug-resistant epilepsy: Multiple hypotheses, few answers. Front Neurol 6; 8: 301. doi: 10.3389/fneur.2017.00301

Tomson T, Battino D, Perucca E (2016): Valproic acid after five decades of use in epilepsy: time to reconsider the indications of a time-honoured drug. Lancet Neurol 15: 210–218

Veroniki AA, Cogo E, Rios P, Straus SE, Finkelstein Y, Kealey R, Reynen E, Soobiah C, Thavorn K, Hutton B, Hemmelgarn BR, Yazdi F, D'Souza J, MacDonald H, Tricco AC (2017): Comparative safety of anti-epileptic drugs during pregnancy: a systematic review and network meta-analysis of congenital malformations and prenatal outcomes. BMC Med. 2017 May 5;15 (1): 95

Antihypertonika

Manfred Anlauf und Franz Weber

© Springer-Verlag GmbH Deutschland, ein Teil von Springer Nature 2018
U. Schwabe, D. Paffrath, W.-D. Ludwig, J. Klauber (Hrsg.), *Arzneiverordnungs-Report 2018*
https://doi.org/10.1007/978-3-662-57386-0_17

Auf einen Blick

Verordnungsprofil
In diesem Kapitel zu speziellen Antihypertonika werden neben den Empfehlungen zur antihypertensiven Therapie Alpharezeptorenblocker und zentral wirkende Antisympathotonika sowie Kombinationspräparate von Betarezeptorenblockern und Calciumantagonisten dargestellt.

Trend
Auf diese meist älteren Präparate entfällt im Vergleich zu den fünf wichtigen Gruppen der Antihypertonika (Diuretika, Betarezeptorenblocker, ACE-Hemmer, Angiotensinrezeptorantagonisten, Calciumantagonisten) nur ein kleiner Anteil der Verordnungen. Insgesamt zeigt sich bei allen Antihypertonikagruppen eine Zunahme der Verordnungen von nur 1% im Vergleich zum Vorjahr. Sie ist fast ausschließlich eine Folge der Verordnungszunahme von Sartanen um 7,7%. Die hier auch besprochenen Vasodilatatoren gegen pulmonale Hypertonie sanken um 18,4%. Auf diese vergleichsweise seltene Indikation entfielen dennoch 44% aller Kosten der in diesem Kapitel genannten Arzneimittel.

Eine arterielle Hypertonie besteht trotz sehr guter Behandlungsmöglichkeiten in Deutschland bei einem großen Teil der Bevölkerung. Sie begünstigt das Auftreten von Apoplexie, Demenz, Herzinfarkt, Herzinsuffizienz, Nierenversagen und peripherer arterieller Verschlusskrankheit. Welche Komplikationen bei welcher Blutdruckhöhe vermehrt auftreten, ist abhängig von systolischem und diastolischem Druck und der Blutdruckamplitude (Rapsomaniki et al. 2014). Bei mittelschwerer und schwerer Hypertonie ist der günstige Effekt einer konsequenten Arzneitherapie auf Morbidität und Mortalität des Hochdruckpatienten durch zahlreiche Studien belegt. In absoluten Werten ist er umso größer, je höher das kardiovaskuläre Ausgangsrisiko ist (Blood Pressure Lowering Treatment Trialists' Collaboration 2014). In einer vielbeachteten Einzelstudie (The SPRINT Research Group 2015), aber auch metaanalytisch wurde der Nutzen einer Blutdrucksenkung selbst bei systolischen Ausgangswerten von unter 140 mm Hg belegt (Ettehad et al.

2016). Das kardiovaskuläre Gesamtrisiko wird bestimmt von Alter, Geschlecht sowie der Ausprägung aller kardiovaskulären Risikofaktoren und den bereits eingetretenen subklinischen und klinischen Organschäden (The Task Force for the Management of Arterial Hypertension of the ESH and the ESC 2013). Hinzu kommen psychosoziale Faktoren und Verhaltensgewohnheiten, die jedoch in den meisten Risikoscores unberücksichtigt bleiben. Voraussetzung für den Nutzen einer Blutdrucksenkung in diesem Bereich ist allerdings die Messung möglichst repräsentativer Blutdruckwerte d.h. unter anderem die Vermeidung blutdrucksteigender Weißkitteleffekte in Diagnostik und Therapie (The SPRINT Research Group 2015, Agarval 2017, Anlauf und Weber 2018) und damit einer Übertherapie.

Im Alter von 18 bis 79 Jahre leidet in Deutschland etwa jeder Dritte an einer arteriellen Hypertonie (Kintscher et al. 2014). Die Prävalenz der Hypertonie steigt mit dem Alter, isolierte systolische Hypertonien (ISH) werden häufiger als systolisch-diastolische Blutdruckerhöhungen. Aber auch bei 18–49jährigen ist eine ISH nicht selten und risikosteigernd (Yano et al. 2015). Nachdem kontrollierte Studien gezeigt hatten, dass eine antihypertensive Therapie auch im Alter die kardiovaskuläre Morbidität und Mortalität senkt (Übersicht bei Thijs et al. 1992, Anlauf 1994, Staessen et al. 1997, Staessen et al. 2000, Aronow et al. 2011), wurden Studien mit neueren Medikamenten sogar vorzugsweise an Älteren mit hohem kardiovaskulären Gesamtrisiko vorgenommen (Übersicht bei Anlauf und Weber 2005). Selbst bei über 80jährigen hat die antihypertensive Therapie einen günstigen Einfluss auf Morbidität und Mortalität, wenn die Komorbidität niedrig ist (Becket et al. 2008, Becket et al. 2012 HYVET, Williamson et al. 2016) (siehe auch ▶ Kapitel 8). Dagegen ist die Evidenzbasis für interventionelle Maßnahmen (Lebensstiländerung oder Medikation) bei jungen Patienten unbefriedigend (Weber 2015).

Zur Frage der Indikation einer Pharmakotherapie der Hypertonie empfehlen die Arzneimittelkommission der Deutschen Ärzteschaft (2004) ebenso wie maßgebliche nationale und internationale Institutionen (Chobanian et al. 2003, The Task Force for the Management of Arterial Hypertension of the ESH and the ESC 2013, Goff et al. 2014, Whelton et al. 2018) d. h. die meisten derzeitigen Leitlinien (siehe Abschnitt 17.1.1) vor Therapiebeginn eine rechnerische Risikostratifizierung insbesondere bei Jüngeren und bei leichter Hypertonie (Ausnahme JNC8, James et al. 2014). Hierbei werden neben der Blutdruckhöhe bei wiederholten Messungen weitere kardiovaskuläre Risikofaktoren, insbesondere Rauchgewohnheiten, Fettstoffwechselstörungen und Diabetes mellitus sowie bereits vorliegende Endorganveränderungen berücksichtigt. Das Verfahren wurde anhand der individuellen Daten von über 50000 Patienten aus 11 kontrollierten Studien intern validiert. Auf den vier unterschiedlichen Risikostufen war die relative Risikosenkung durch antihypertensive Therapie mit 13–18% ähnlich (Blood Pressure Lowering Treatment Trialists' Collaboration 2014). Eine medikamentöse Therapie sollte erwogen werden, wenn eine Hypertonie bei wiederholten Messungen bestätigt und eine „Praxishypertonie" ausgeschlossen wurde, z. B. durch ambulante Blutdruck-Langzeitmessung. Ein unverzüglicher Beginn ist nach den Empfehlungen der Arzneimittelkommission der Deutschen Ärzteschaft dann notwendig, wenn der Blutdruck 180/110 mm Hg erreicht oder wenn die Blutdruckhöhe zusammen mit den übrigen kardiovaskulären Risiken des Patienten mit einer Wahrscheinlichkeit von über 20% in den nächsten 10 Jahren ein kardiovaskuläres Ereignis erwarten lässt. Auch bei einem Risiko von 10–20% ist eine antihypertensive Behandlung indiziert, wenn nach dreimonatiger Beobachtung und nichtmedikamentöser Behandlung der Blutdruck noch 140 mm Hg systolisch oder 90 mm Hg diastolisch erreicht oder übersteigt. Liegt das 10-Jahres-Risiko unter 10% kann in gemeinsamer Abwägung mit dem Patienten nach 3–12 Monaten unbefriedigender Therapie mit nichtmedikamentösen Allgemeinmaßnahmen eine Pharmakotherapie sinnvoll sein. Neben dieser Orientierung von Arzt und Patient am absoluten kardiovaskulären Risiko wird zunehmend die Betrachtung alters- und geschlechtsunabhängiger relativer Risikosteigerungen im Vergleich zu Menschen mit Normalbefunden im kardiovaskulären Risikoprofil favorisiert (z. B. in The Task Force for the Management of Arterial Hypertension of the ESH and the ESC 2013), eine Strategie, die vor allem für jüngere Patienten sinnvoll ist. ESH/ESC stellen hierzu fest: Wegen der starken Abhängigkeit vom Alter, kann das absolute Risiko bei jungen Patienten niedrig sein, selbst wenn ein hoher Blutdruck mit zusätzlichen Risikofaktoren vorliegt. Wenn unzureichend behandelt, kann dies jedoch Jahre später zu einem teilweise irreversibel hohen Risiko führen.

17.1 Arzneimittelauswahl

Für die medikamentöse Hochdruckbehandlung steht eine große Zahl von Arzneistoffen mit vielfältigen Angriffspunkten zur Verfügung. Bedeutsam für die Auswahl sind Wirksamkeitsnachweis, Wirkungsprofil und Nebenwirkungen sowie positive oder negative Wirkungen bei zusätzlich bestehenden Krankheiten und Gesundheitsrisiken. Vor allem bei koronarer Herzkrankheit, Herzinsuffizienz und Nephropathie können Zusatzwirkungen, z. B. der Betarezeptorenblocker (siehe Kapitel 21) oder der Hemmstoffe des Renin-Angiotensin-Aldosteron-Systems (▶ siehe Kapitel 8), genutzt werden (ausführliche Literatur siehe Arzneiverordnungs-Report 2005). Als Therapiestrategien werden der sukzessive Aufbau einer Kombinationsbehandlung („Stufentherapie") und die sequentielle Monotherapie sowie die zunehmend favorisierte primäre Kombinationstherapie vor allem bei höherem Ausgangsblutdruck und erhöhtem kardiovaskulären Risiko eingesetzt. Bei mittlerer Dosierung einer Monotherapie ist eine Kombination in der Regel einer weiteren Erhöhung der Monotherapiedosis vorzuziehen (Giles et al. 2014 u.a.).

17.1.1 Geltende Empfehlungen

Ziel der Blutdruckeinstellung sind in der Regel Werte unter 140/90 mm Hg (The Task Force for the Management of Arterial Hypertension of the ESH and the ESC 2013, Dasgupta et al. 2014, James et al. 2014, Deutsche Liga zur Bekämpfung des hohen Blutdrucks 2013). Bei Diabetikern sollten diastolische Werte zwischen 80 und 85 mm Hg angestrebt werden, bei Patienten mit proteinurischer (≥ 300 mg/Tag) Nephropathie systolische Werte von <130 mm Hg. In den letzten Jahren sind die Empfehlungen zu aggressiveren Blutdrucksenkungen revidiert worden. Bei Hypertonikern unter Therapie wurde wiederholt ein j- oder u-förmiger Zusammenhang zwischen Blutdruckhöhe und kardiovaskulärem Risiko dokumentiert (The Task Force for the Management of Arterial Hypertension of the ESH and the ESC 2013, Mancia et al. 2014). Blutdruckwerte unter 120/70 mm Hg sollten nicht angestrebt werden, auch wenn in epidemiologischen Untersuchungen therapieunabhängig keine j- oder u-förmige Relation zwischen Blutdruckhöhe und Morbiditätsrisiko gefunden wird (Rapsomaniki et al. 2014). In einer Kohortenstudie an fast 400 000 Personen wurde in der Zeit von 2006 bis 2010 das niedrigste Risiko für Tod oder terminale Niereninsuffizienz bei Blutdruckwerten von systolisch 130–139 mm Hg sowie diastolisch 60–79 mm Hg gefunden. Die Risikotiefpunkte lagen im Gesamtkollektiv bei 137/79 mm Hg, bei Diabetikern bei 131/69 mm Hg und bei über 69jährigen dagegen bei 140/70 mm Hg (Sim et al. 2014). Eine US-amerikanische Empfehlung, generell Blutdruckwerte unter 130/80 mm Hg

anzustreben, die 2017 nach SPRINT formuliert wurde (Whelton et al. 2018), übernahmen die Deutsche Hochdruckliga (Krämer et al. 2017) wie auch andere nationale Empfehlungen (Leung et al. 2016, National Institute for Health and Care Excellence 2016) bisher nicht.

Nach den maßgebenden Leitlinien galten Diuretika als Standard einer initialen Monotherapie zumindest bei älteren Hochdruckpatienten. Dies wird zunehmend verlassen (Mancia et al. 2009, Aronow et al. 2011, Deutsche Liga zur Bekämpfung des hohen Blutdrucks 2013). Eine Bilanzierung der Erfahrungen mit ACE-Hemmern, Calciumantagonisten und Angiotensinrezeptorantagonisten weisen diese als gleichwertig aus. Betarezeptorenblocker werden vor allem dann eingesetzt, wenn für sie Zusatzindikationen vorliegen, für die Prävention größerer kardiovaskulärer Ereignisse, Schlaganfall und Nierenversagen zeigt sich eine Unterlegenheit im Vergleich zu anderen Antihypertensiva (Ettehad et al. 2016). Diuretika sind für die Basis- und Kombinationstherapie gut geeignet, soweit ihre Stoffwechselwirkungen ausreichend beachtet werden.

In mehreren großen kontrollierten Studien qualifizierten sich ACE-Hemmer und Angiotensinrezeptorantagonisten für die Initialtherapie. Angiotensinrezeptorantagonisten gelten als indiziert bei Unverträglichkeit von ACE-Hemmern (vor allem Reizhusten, siehe ▶ Kapitel 8). Im Mittel waren 2016 ihre Kosten doppelt so hoch wie die der ACE-Hemmer.

Calciumantagonisten waren beim metaanalytischen Vergleich mit Diuretika zwar bei der Vermeidung des Schlaganfalls überlegen, aber bei Herzinsuffizienz unterlegen (Blood Pressure Lowering Treatment Trialists 2000, Ettehad 2016). ALLHAT bestätigte dieses Ergebnis später auch für den langwirkenden nach Verordnungen erstrangigen Calciumantagonisten Amlodipin (The ALLHAT Officers and Coordinators 2002, Davis et al. 2006).

Alpha$_1$-Rezeptorenblocker gelten vorzugsweise als Kombinationspartner in Drei- oder Vierfachkombinationen, nachdem in einer ersten Auswertung der ALLHAT-Studie unter Monotherapie mit Doxazosin doppelt so häufig eine Herzinsuffizienz auftrat wie unter Chlortalidon und dieser Studienarm daher vorzeitig beendet wurde (The ALLHAT Officers and Coordinators 2000). Bei therapieresistenter Hypertonie zeigte sich Spironolacton dem Doxazosin (Williams et al. 2015) und dem Clonidin (Krieger et al. 2018) allerdings überlegen, da Therapieresistenz in der Regel Folge einer Aldosteronbedingten Kochsalzretention (Williams et al. 2018) sein könnte. Auch die klassischen Antisympathotonika (Clonidin, Moxonidin) und direkte Vasodilatatoren (Dihydralazin, Minoxidil) sind aufgrund zahlreicher Nebenwirkungen nur noch Reservemittel im Rahmen einer antihypertensiven Dreifachkombination (Arzneimittelkommission der deutschen Ärzteschaft 2004) bzw. bei Therapieresistenz, dabei auch in mehr als Dreifachkombinationen (Weber und Anlauf 2014).

So sollten in Anlehnung an die europäische Leitlinie (The Task Force for the Management of Arterial Hypertension of the ESH and the ESC 2013) Diuretika (D), Betarezeptorenblocker (B), Calciumantagonisten (C), ACE-Hemmer (A) und Angiotensinrezeptorantagonisten (AR) vor allem in Abhängigkeit von Begleiterkrankungen und Verträglichkeit eingesetzt werden. Dabei kann jede Gruppe mit jeder kombiniert werden. Im Bemühen um eine individualisierte Medizin (Anlauf 2013) ist noch einmal darauf hingewiesen worden, dass mit A (AR) und B offenbar eine pathophysiologisch andere Gruppe von Patienten mit primärer Hypertonie erfolgreich behandelt werden kann als mit D und C (Brown 2011). Die Kombinationen B-A und B-AR bedürfen der besonderen Begründung, B-D ist bei Patienten mit metabolischem Syndrom eher zu meiden (siehe unten). Wegen der damit verbundenen Gefahren sollte A-AR Einzelfällen vorbehalten bleiben (siehe ▶ Kapitel 8). Nach einer Subgruppenanalyse von ACCOMPLISH ist A-C insbesondere bei schlanken Patienten A-D überlegen (Weber et al. 2013). Eine Behandlung mit D-C steht nach einer Fall-Kontrollstudie unter dem Verdacht häufigerer Myokardinfarkte als andere Zweifachkombinationen (Boger-Megiddo et al. 2010). Soll eine besonders intensive Blutdrucksenkung erreicht werden, sind Mehrfachkombinationen oft unumgänglich. So stieg in einer amerikanischen Interventionsstudie (The SPRINT Research Group 2015) der Anteil der Patienten, die mit einer Drei- oder Mehrfachkombination behandelt wurden von 24,1 auf 56,1 %, um damit mittlere systolische Werte von 121,4 statt 136,2 mm Hg zu erreichen.

Eine Beobachtungsstudie über ein Jahr an über 100 000 Patienten zeigte, dass im Vergleich zu einer antihypertensiven Monotherapie eine freie Kombination die Rate eingestellter Hochdruckpatienten um etwa 30%, dagegen eine fixe Kombination um etwa 50% steigerte (Egan et al. 2012). In einer kleinen placebokontrollierten Kurzzeit-Studie mit intraindividuellem Cross-over und wiederholten 24h-Blutdruckmessungen war eine niedrig dosierte D-B-C-AR Vierfachfixkombination auffallend erfolgreich in der Senkung des systolischen Blutdrucks (Chow et al. 2017).

17.1.2 Weitere Gesichtspunkte und neuere Entwicklungen

Für Betarezeptorenblocker zeigen Metaanalysen eine Unterlegenheit bei der Verhinderung des Schlaganfalls (Wiysonge et al. 2007, Lindholm et al. 2005, Ettehad 2016 siehe auch ▶ Kapitel 21), von dem vor allem ältere Patienten nach einer epidemiologischen Studie offenbar stärker bedroht sind als zuvor angenommen (Rothwell et al. 2005). Im Vergleich zu keiner Behandlung bzw. einer Placebotherapie wurde auch keine Abnahme der Gesamtmortalität gefunden (Wiysonge und Opie 2013). Diese Metaanalysen werden dominiert von Studien mit Atenolol, Studien zum häufig verordneten Nebivolol fehlen. Außerdem könnten Blutdruckdifferenzen zwischen den Behandlungsarmen (Staessen et al. 2000, Staessen und Birkenhäger 2005, Blood Pressure Lowering Treatment Trialists 2007) die gefundenen Wirksamkeitsunterschiede ebenfalls zumindest teilweise erklären. Eine andere Erklärung für eine Unterlegenheit von Betarezeptorenblockern im Vergleich zu Calciumantagonisten finden Rothwell et al. (2010a) in einer besseren Reduktion der Langzeit- d. h. „visit-to-visit"-Variabilität des Blutdrucks durch Calciumantagonisten. Dieser Risikoindikator war von derselben Arbeitsgruppe beschrieben worden (Rothwell et al. 2010b). Eine Subgruppe, der möglicherweise durch Betarezeptorenblocker Schaden zugefügt wird, sind Diabetiker (Tsujimoto et al. 2018).

Gegen einen bevorzugten Einsatz von Diuretika und Betarezeptorenblockern bei unkomplizierter Hypertonie spricht ihre diabetogene Wirkung u. a.

wegen der zunehmenden Prävalenz des metabolischen Syndroms vor allem auch bei jüngeren Patienten. In ALLHAT und ASCOT trat bei Diuretika- bzw. Betarezeptorenblocker-basierter Therapie jährlich pro 140 bis 240 Patienten ein Diabetesfall mehr auf als unter den neueren Antihypertensiva (The ALLHAT Officers and Coordinators 2002, Dahlöf et al. 2005). In einer Netzwerkmetaanalyse von 22 Studien (Elliott und Meyer 2007) wurde folgende Rangfolge (nach Odds Ratio) für die Gefährdung aufgestellt, unter Therapie einen Diabetes mellitus zu entwickeln: Diuretika (diabetogenes Risiko: (1), Betarezeptorenblocker (0,9), Placebo (0,77), Calciumantagonisten (0,75), ACE-Hemmer 0,67), Angiotensinrezeptorantagonisten (0,57). Die pathogene Bedeutung der Veränderungen des Glucosestoffwechsels wird unterschiedlich eingeschätzt. Nach Absetzen von Diuretika ist der Diabetes häufig reversibel, auch bei Vermeidung einer Hypokaliämie kann er weitgehend verhindert werden. Die wenigen Ergebnisse der hierzu notwendigen Langzeitbeobachtungen zum kardiovaskulären Risiko der diabetisch gewordenen Patienten (Verdecchia et al. 2004, Kostis et al. 2005 u. a.) sind methodisch problematisch und widersprüchlich. In einer Vergleichsstudie über 24 Wochen verhinderte der kombinierte Einsatz von Amilorid und Hydrochlorothiazid eine Verschlechterung der Glukosetoleranz, die unter Hydrochlorothiazid-Monotherapie auftrat (Brown et al. 2016).

Studien und Metaanalysen führen nicht in allen Punkten zu einem internationalen Konsens in der Strategie der Hochdruckbekämpfung. Zurzeit enthalten Leitlinien wegen der oben beschriebenen Datenlage unterschiedliche Auffassungen zum Stellenwert der Betarezeptorenblocker. Europäische und kanadische Leitlinien halten an allen fünf Antihypertensivagruppen so auch an Betarezeptorenblockern als möglichen Erstwahlmedikamenten fest, da sie bei Patienten nach Myokardinfarkt und mit Herzinsuffizienz anderen Antihypertensiva überlegen waren (Law et al. 2009). Die Zweifachkombination aus Diuretikum und Betarezeptorenblocker wird jedoch generell abgewertet im Vergleich zu den Diuretikakombinationen mit ACE-Hemmer, Angiotensinrezeptorantagonist oder Calciumantagonist sowie der Betarezeptorenblockerkombination mit einem Calciumantagonisten. Die geltenden britischen Empfehlungen (National Clinical Guideline Center 2016) sehen bei unter 55jährigen einen ACE-Hemmer (ersatzweise einen Angiotensinrezeptorantagonisten) in der initialen Monotherapie vor, bei über 55jährigen einen Calciumantagonisten. Nach dieser Empfehlung sollten Betarezeptorenblocker nur bei jüngeren in Erwägung gezogen werden bei Unverträglichkeit der Angiotensinhemmstoffe, bei Frauen im gebärfähigen Alter und bei erhöhtem Sympathikustonus. Beachtenswert ist auch der Hinweis, dass unter den Diuretika Chlortalidon gegenüber Hydrochlorothiazid bevorzugt werden sollte. Ein systematischer Review mit einer Netzwerkmetaanalyse kommt zu dem Ergebnis, dass Chlortalidon dem Hydrochlorothiazid in der Verhinderung kardiovaskulärer Ereignisse überlegen ist. Hierfür werden eine stärkere Wirkung auf den systolischen Blutdruck, eine längere Wirkdauer sowie pleomorphe Effekte verantwortlich gemacht (Roush et al. 2012). Dieser Einschätzung hat sich die letzte ESH/ESC-Empfehlung jedoch nicht angeschlossen. Chlortalidon, Thiaziddiuretika und Indapamid werden gleichstellt. Eine neue Studie an einem kleinen Kollektiv von Patienten mit leicht erhöhtem Blutdruck bestätigte jetzt erneut die gegenüber HCT stärkere, mittels 24Std-Messung gemessene Blutdrucksenkung unter Chlortalidon insbesondere nachts (Pareek et al. 2016). Ein weiterer bedeutsamer internationaler Dissens besteht, wie bereits eingangs erwähnt, bei den Grenz- und Zielwerten des Blutdrucks. Nach US-amerikanischer von anderen nicht akzeptierter Festlegung (Whelton et al. 2018) beginnt eine Hypertonie bei Werten über 129 / 89 mm Hg. Entsprechend wurden als Therapieziel subgruppenunabhängig Werte unter 130 / 90 mm Hg festgelegt. Dies erhöht allein in USA die Zahl der Hypertoniker um 31,1 Millionen Erwachsene, von denen 4,2 Millionen medikamentös behandelt werden müssten (Muntner et al. 2018) unter der Annahme, bei den übrigen durch Lebensstiländerung eine ausreichende Blutdrucksenkung zu erreichen. Für Patienten mit systolischen Ausgangswerten unter 140 mm Hg ergibt eine Blutdrucksenkung metaanalytisch lediglich Hinweise auf eine koronare Prävention (Brunström and Carlberg 2018). Einiges spricht für eine Unterschätzung der bei niedrigen Zielwerten in Kauf genommenen Risiken (Sexton et al. 2017, Mancia and Corrao 2018).

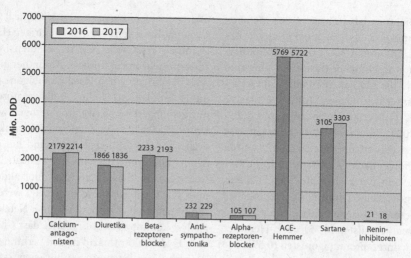

Abbildung 17.1 Verordnungen von Antihypertonika 2017. Gesamtverordnungen nach definierten Tagesdosen.

17.2   Verordnungsspektrum

Die in diesem Kapitel dargestellten Antihypertonika beschränken sich auf Kombinationspräparate von Betarezeptorenblockern und Calciumantagonisten sowie auf Alpharezeptorenblocker und Antisympathotonika. An anderer Stelle werden Diuretika (▶ Kapitel 26), Hemmstoffe des Renin-Angiotensin-Systems (▶ Kapitel 8) sowie die Monopräparate der Betarezeptorenblocker (▶ Kapitel 21) und Calciumantagonisten (▶ Kapitel 23) dargestellt, die zum überwiegenden Teil und weit mehr als die hier besprochenen fixen Kombinationen und übrigen Medikamente für die antihypertensive Therapie eingesetzt werden. Die in ▶ Abbildung 17.1 dargestellten DDD zeigen, dass 2017 im Vergleich zum Vorjahr insgesamt 1,0% mehr antihypertensiv wirkende Arzneimittel verordnet wurden, während der Anstieg vor 11 Jahren noch 11,8% betrug (vgl. ▶ Arzneiverordnungs-Report 2006, Abbildung 15.1). Damit pendelt sich der Zuwachs auf niedrigem Niveau ein. Hieran waren 2017 vor allem Sartane und etwas geringer Calciumantagonisten beteiligt.

17.2.1 Betarezeptorenblocker-kombinationen

Die Gesamtgruppe der Betarezeptorenblockerkombinationen nahm im Jahr 2017 wiederum ab (▶ Tabelle 17.1), wobei anzumerken ist, dass Monopräparate der hier ausschließlich vertretenen $beta_1$-selektiven Betarezeptorenblockern über 9-fach häufiger verordnet werden (siehe ▶ Tabellen 17.1 und 21.1). In der Regel ist die Wirkung der verschiedenen Betarezeptorenblocker auf den Ruheblutdruck bei äquivalenter Dosierung gleich. Unterschiede bestehen dagegen in den Nebenwirkungen. Unter $beta_1$-selektiver Blockade werden unerwünschte Effekte auf die Bronchialmuskulatur, die peripheren Gefäße und, vor allem relevant für Patienten mit metabolischem Syndrom und Diabetiker, den Glucosestoffwechsel seltener beobachtet. Für diese Patientengruppe gilt eine Betarezeptorenblocker-Diuretika-Kombination nicht als Therapieoption erster Wahl. Für eine in Metaanalysen sich andeutende Unterlegenheit des Atenolol z. B. im Vergleich zu Metoprolol gibt es keine plausible Erklärung (Lindholm et al. 2005). Die Abhängigkeit der Atenololelimination von der Nierenfunktion dürfte hierfür nicht ausreichen.

Als Diuretikakomponenten der Kombinationen finden sich für Metoprolol sowie Bisoprolol Hydrochlorothiazid, lediglich für Atenolol das länger wirkende Chlortalidon, das in ALLHAT und einer Anzahl weiterer Studien eingesetzt wurde. Chlortalidon ist damit das bestdokumentierte Diuretikum bei arterieller Hypertonie. Dennoch spielt es bei uns bisher nur eine geringe Rolle. Seine Verordnungen sind in der Monotherapie gestiegen und häufiger als

◻ **Tabelle 17.1 Verordnungen von Betarezeptorenblockerkombinationen 2017.** Angegeben sind die 2017 verordneten Tagesdosen, die Änderungen gegenüber 2016 und die mittleren Kosten je DDD 2017.

Präparat	Bestandteile	DDD Mio.	Änderung %	DDD-Nettokosten €
Metoprololkombinationen				
MetoHEXAL/-succinat comp	Metoprolol Hydrochlorothiazid	28,7	(−6,7)	0,30
Metoprololsuccinat plus-1A Pharma/ Metoprolol plus HCT-1 A Pharma	Metoprolol Hydrochlorothiazid	10,6	(−24,2)	0,39
Metoprolol comp. AbZ	Metoprolol Hydrochlorothiazid	6,3	(+19,0)	0,19
Mobloc	Felodipin Metoprolol	5,3	(−10,8)	0,81
Metodura comp	Metoprolol Hydrochlorothiazid	4,3	(−12,0)	0,19
Metoprolol-ratiopharm comp	Metoprolol Hydrochlorothiazid	3,9	(+2,8)	0,19
Beloc comp	Metoprolol Hydrochlorothiazid	1,4	(−14,9)	0,39
		60,4	(−8,8)	0,34
Atenololkombinationen				
Atenolol AL comp	Atenolol Chlortalidon	5,7	(−18,6)	0,30
Tri-Normin	Atenolol Chlortalidon Hydralazin	2,2	(−11,4)	0,73
Nif-Ten	Nifedipin Atenolol	1,9	(−22,6)	0,51
		9,8	(−17,9)	0,44
Bisoprololkombinationen				
Bisoprolol-ratiopharm comp.	Bisoprolol Hydrochlorothiazid	56,2	(+1,0)	0,24
Bisoprolol comp. AbZ	Bisoprolol Hydrochlorothiazid	20,0	(−25,2)	0,18
Bisoprolol plus-1 A Pharma	Bisoprolol Hydrochlorothiazid	18,0	(−23,4)	0,18
BisoHEXAL plus	Bisoprolol Hydrochlorothiazid	13,8	(−24,7)	0,23
Bisoprolol dura plus	Bisoprolol Hydrochlorothiazid	5,4	(−2,5)	0,23
Bisoplus AL	Bisoprolol Hydrochlorothiazid	3,1	(−57,7)	0,23
Concor plus	Bisoprolol Hydrochlorothiazid	1,8	(−11,2)	0,21
Bisobeta comp	Bisoprolol Hydrochlorothiazid	1,6	(−7,3)	0,23
		127,8	(−6,3)	0,22
Summe		198,1	(−7,7)	0,26

■ Tabelle 17.2 Verordnungen von Alpharezeptorenblockern und Vasodilatatoren 2017. Angegeben sind die 2017 verordneten Tagesdosen, die Änderungen gegenüber 2016 und die mittleren Kosten je DDD 2017.

Präparat	Bestandteile	DDD Mio.	Änderung %	DDD-Nettokosten €
Doxazosin				
Doxagamma	Doxazosin	25,1	(−30,7)	0,29
Doxazosin AL	Doxazosin	24,4	(+188,5)	0,28
Doxazosin Aurobindo	Doxazosin	6,9	(−2,6)	0,29
Doxazosin-ratiopharm	Doxazosin	5,1	(+14,8)	0,25
Doxazosin Heumann	Doxazosin	2,9	(+80,5)	0,29
Doxazosin/-Cor-1 A Pharma	Doxazosin	2,9	(−23,7)	0,29
Doxazosin STADA	Doxazosin	2,1	(−67,5)	0,27
		69,3	(+1,9)	0,28
Weitere Alpha₁-Rezeptorenblocker				
Ebrantil	Urapidil	30,6	(−7,6)	1,04
Urapidil Stragen	Urapidil	4,7	(>1000)	0,88
		35,3	(+6,2)	1,02
Direkte Vasodilatatoren				
Nepresol	Dihydralazin	11,0	(+5,3)	0,75
Lonolox	Minoxidil	2,0	(+1,4)	4,53
		13,0	(+4,7)	1,34
Vasodilatatoren bei pulmonaler Hypertonie				
Revatio	Sildenafil	0,95	(−37,3)	24,65
Opsumit	Macitentan	0,58	(+20,3)	88,25
Adcirca	Tadalafil	0,44	(+3,6)	28,33
Tracleer	Bosentan	0,41	(−17,2)	126,03
		2,4	(−18,4)	58,16
Summe		120,0	(+2,9)	1,76

in der Kombinationstherapie (siehe ▶ Kapitel 26, ▶ Tabelle 26.1).

17.2.2 Alpha₁-Rezeptorenblocker

Die Gesamtgruppe der Alpha₁-Rezeptorenblocker wies 2017 nur eine geringe Zunahme auf (■ Abbildung 17.1). Doxazosin wird nach dem negativen Ergebnis der ALLHAT-Studie (siehe oben) seit Frühjahr 2000 nicht mehr für die Monotherapie und Zweifachkombinationen empfohlen. Eine Ausnahme bilden herzgesunde Männer mit prostatabedingten Miktionsstörungen, die sich unter Doxazosin bessern. Außerdem wird es als vierter Kombinationspartner bei nicht ausreichend blut-

drucksenkender Dreifachkombination eingesetzt. Als weiteres Präparat der Alpha₁-Rezeptorenblocker hat Ebrantil (Urapidil) abgenommen zu Gunsten eines neuen generischen Präparates, obwohl sie viermal bzw. dreimal so teuer sind wie Doxazosin (■ Tabelle 17.2). Urapidil wirkt nicht nur alpha₁-blockierend, sondern auch geringfügig alpha₂-stimulierend und serotoninantagonistisch.

17.2.3 Vasodilatatoren

Minoxidil, das seit langem teuerste Antihypertensivum, zeigt 2017 wieder eine leichte Verordnungszunahme im Vergleich zum Vorjahr. Es handelt sich um ein Reserveantihypertensivum, das eine sorg-

◻ Tabelle 17.3 Verordnungen von Antisympathotonika 2017. Angegeben sind die 2017 verordneten Tagesdosen, die Änderungen gegenüber 2016 und die mittleren Kosten je DDD 2017.

Präparat	Bestandteile	DDD Mio.	Änderung %	DDD-Nettokosten €
Methyldopa				
Methyldopa STADA	Methyldopa	2,5	(+13,9)	0,93
Presinol	Methyldopa	1,3	(−2,9)	1,01
		3,8	(+7,4)	0,96
Clonidin				
Clonidin-ratiopharm	Clonidin	11,8	(+2,9)	0,50
Cloni STADA	Clonidin	1,1	(−40,7)	0,37
Catapresan	Clonidin	0,67	(−18,1)	0,57
		13,5	(−3,9)	0,49
Moxonidin				
Moxonidin AL	Moxonidin	65,6	(+349,9)	0,26
Moxonidin Heumann	Moxonidin	61,8	(−43,1)	0,24
Moxonidin-1 A Pharma	Moxonidin	45,1	(+6,6)	0,21
Moxonidin AAA Pharma	Moxonidin	20,1	(+19,2)	0,22
Moxonidin AbZ	Moxonidin	8,2	(−32,3)	0,21
Moxonidin HEXAL	Moxonidin	4,3	(−53,9)	0,26
Moxonidin STADA	Moxonidin	2,4	(−25,8)	0,20
Moxonidin-ratiopharm	Moxonidin	1,8	(−21,8)	0,26
		209,3	(+0,0)	0,24
Summe		226,7	(−0,1)	0,26

fältige und nicht zu unterbrechende Kombinationsbehandlung mit einem frequenzsenkenden Antihypertensivum, vorzugsweise einem Betarezeptorenblocker, und einem hochdosierten Diuretikum notwendig macht. Stärker zugenommen hat das preiswertere Dihydralazin, das im Gegensatz zu Minoxidil mehrmals täglich gegeben werden muss. Es sollte ebenfalls ausschließlich in der Kombinationstherapie verwendet werden (◻ Tabelle 17.2). Alpha$_1$-Rezeptorenblocker und Vasodilatatoren können neben den oben genannten ABCD-Hauptgruppen als Reserveantihypertensiva mit gleichen Kombinationsmöglichkeiten zusammengefasst werden (Deutsche Liga zur Bekämpfung des hohen Blutdrucks 2013, Weber und Anlauf 2014). Auch Calciumantagonisten haben eine vasodilatatorische Wirkung.

17.2.4 Antisympathotonika

Bei den Antisympathotonika ist Moxonidin seit mehreren Jahren mit jetzt 92% der DDD der dominierende Vertreter dieser Gruppe (◻ Tabelle 17.3). Die blutdrucksenkende Wirkung von Moxonidin wird genauso wie die Wirkung von Clonidin und Methyldopa über postsynaptische Alpha$_{2A}$-Rezeptoren vermittelt, da beide Substanzen bei Alpha$_{2A}$-Knockoutmäusen wirkungslos sind (Zhu et al. 1999). Wirkungen und Dosisbereich von Moxonidin sind denen von Clonidin ähnlich. Die Wirkdauer ist jedoch länger, und die Häufigkeit von Nebenwirkungen soll bei leichter bis mittelschwerer Hypertonie niedriger sein. Der Markterfolg von Moxonidin hat jedoch keine Evidenzbasis in einer Senkung kardiovaskulärer Hochdruckkomplikationen. Im Gegensatz zu Betarezeptorenblockern kann die Substanz bei Patienten mit Herzinsuffizienz

(NYHA II-IV) sogar gefährlich sein und ist deshalb kontraindiziert. Nachdem in der MOXCON-Studie mit 1934 weniger als die Hälfte der geplanten Patienten eingebracht waren, wurde die Studie abgebrochen, weil in der Moxonidingruppe 54 Patienten gestorben waren, in der Vergleichsgruppe dagegen nur 32 (Cohn et al. 2003). Moxonidin sollte daher auch bei Hochdruckpatienten mit Herzinsuffizienz nicht eingesetzt werden.

Methyldopa hat hohe DDD-Kosten, ist aber bei Schwangerschaftshypertonie das Antihypertensivum erster Wahl neben Nifedipin und Labetalol (nicht auf dem deutschen Markt) (Deutsche Liga zur Bekämpfung des hohen Blutdrucks 2013). Methyldopa zeigt eine deutliche Zunahme auf niedrigem Niveau, die günstigeren Clonidinpräparate sind dagegen rückläufig.

17.3   Pulmonale Hypertonie

17.3.1 Phosphodiesterase-5-Inhibitoren

Die Phosphodiesterase-5-Inhibitoren Sildenafil (*Revatio*) und Tadalafil (*Adcirca*) sind trotz vasodilatierender Eigenschaften keine Arzneimittel zur Behandlung der arteriellen sondern der pulmonalen Hypertonie. Sildenafil tritt seit 2005, Tadalafil seit 2016 unter den meistverordneten Arzneimitteln in Erscheinung, da sie nicht nur bei erektiler Dysfunktion, sondern auch bei pulmonaler arterieller Hypertonie mit verminderter Bildung von Stickstoffmonoxid (NO) in der pulmonalen Strombahn zugelassen sind. In einer placebokontrollierten Doppelblindstudie über 12 Wochen verbesserte Sildenafil (20 mg dreimal täglich) Hämodynamik und körperliche Leistungsfähigkeit der Patienten mit Lungenhochdruck (Galié et al. 2005). Eine weitere Studie mit Crossover-Design bestätigte die Wirksamkeit (Singh et al. 2006). Eine placebokontrollierte Studie mit Sildenafil an Patienten mit fortgeschrittener Lungenfibrose, konzipiert zum Nachweis einer 20%igen Verbesserung der 6-Minuten-Gehstrecke, verlief negativ. Lediglich das Ergebnis zu einigen sekundären Endpunkten lassen weitere Untersuchungen aussichtsreich erscheinen (The Idiopathic Pulmonary Fibrosis Clinical Research Network 2010). Von 259 Patienten, die zunächst

doppelblind placebokontrolliert und dann alle mit Sildenafil behandelt worden waren, starben während einer Beobachtungszeit von 3 Jahren 53 Patienten. Kein Todesfall galt als Therapiefolge. Bei den 160 Patienten, die Sildenafil über drei Jahre einnahmen, allein oder in Kombination mit einem anderen für die Indikation zugelassenen Präparat, war die Verträglichkeit gut, der Funktionsstatus konstant oder gebessert (Rubin et al. 2011).

Auch Tadalafil verbesserte in einer doppelblinden, placebokontrollierten 16-Wochenstudie die 6-Minuten-Gehstrecke. Bei den 79 Patienten, die 40 mg /Tag erhielten, stieg sie von 353 m placebokontrolliert um 33 m. Erhielten die Patienten gleichzeitig Bosentan (s.u.) waren es nur nicht-signifikante 23 m, sonst 44 m. Unter der genannten Dosierung sank auch schwach signifikant die Häufigkeit einer klinischen Verschlechterung, die Zeit bis zum Auftreten einer Verschlechterung nahm zu (Galié et al. 2009). In einer unkontrollierten Erweiterungsstudie über 52 Wochen hielt der günstige Effekt auf die Gehstrecke an (Oudiz et al. 2012). Sildenafil muss bei einer Halbwertszeit von 3-5 Stunden dreimal täglich eingenommen werden, Tadalafil bei einer Halbwertszeit von 16 Stunden nur einmal. Die DDD-Kosten für das deutlich abnehmende *Revatio* sind hoch, die für das zunehmende *Adcirca* sogar etwas höher. Der größere Einnahmekomfort bei Tadalafil dürfte Hauptursache der Umverteilung sein (◘ Tabelle 17.2).

17.3.2 Endothelinantagonisten

Noch höher sind die DDD-Kosten für die Endothelinantagonisten Bosentan (*Tracleer*) und Macitentan (*Opsumit*). Macitentan hemmt im Vergleich zu Bosentan den Endothelinrezeptor A deutlich stärker als den Endothelinrezeptor B. Die klinische Wirksamkeit von Bosentan bei pulmonaler Hypertonie belegen bis jetzt neben hämodynamischen Parametern Verlängerungen der 6-Minuten-Gehstrecke in der Regel von weniger als 50 m (Galié et al. 2008). Nach einer Studie des Herstellers korrelierte dies mit einer Verbesserung der Lebensqualität (Strange et al. 2008). Eine Metaanalyse von 12 Studien mit Bosentan und Sitaxentan ergab neben funktionellen Besserungen lediglich einen Trend zur Senkung der Mortalität (Liu et al. 2013). Die neunseitige Fachinformation zu *Tracleer* (November 2012) charakterisiert ein nicht einfach zu handhabendes Arzneimittel. Eine Metaanalyse von 11 Studien bei Patienten mit pulmonaler Hypertonie kommt für Sildenafil und Bosentan zu einem positiven Ergebnis (He et al. 2010). Eine Übersicht zu den heutigen Therapiemöglichkeiten sowie den wichtigsten Studien geben Hopkins and Rubin (2018). Auch besteht die Möglichkeit einer sequentiellen Kombinationstherapie von Sildenafil und Bosentan (Dardie et al. 2015). Eine neuere kontrollierte Studie erbrachte jedoch bei der 6-Minuten-Gehstrecke für Sildenafil im Vergleich zu Placebo keinen Nutzen, wenn es zusätzlich zu einer mehr als dreimonatigen Bosentan-Therapie gegeben wurde (Vizza et al. 2017). Ein günstiger Effekt der Kombination von Bosentan mit Iloprost im Vergleich zu den Monotherapien auf die 6-Minuten-Gehstrecke (Han et al. 2017) bedarf der Überprüfung an einer größeren Zahl von Patienten. Ein Teil der Verordnungen von Bosentan könnte durch die weitere Indikation „Reduktion neuer digitaler Ulzerationen bei systemischer Sklerose" bedingt sein. Diese Zusatzindikation besitzt der neuere Wirkstoff Macitentan nicht (siehe Arzneiverordnungs-Report 2015, Kapitel 2, Neue Arzneimittel 2014, Abschnitt 2.1.16) Bei 242 Patienten stieg unter 10 mg Macitentan innerhalb 6 Monaten die Gehstrecke placebokontrolliert um 22 m. Erstmals wurden in dieser Studie (SERAPHIN-Investigators, Pulido et al. 2013) aber auch die Wirkungen eines Endothelinrezeptors auf Morbidität und Mortalität untersucht mit dem kombinierten Endpunkt: Tod, atriale Septotomie, Lungentransplantation, Beginn einer parenteralen Prostanoidbehandlung oder Verschlechterung der pulmonalen arteriellen Hypertonie. Nach einer mittleren Behandlungsdauer von 27 Monaten trat dieser Endpunkt bei 31,4% der mit 10 mg Macitentan Behandelten auf, unter Placebo dagegen bei 46,4 %. Daran hatte die Verschlechterung der pulmonalen Hypertonie den größten Anteil mit 24,4, bzw. 37,2 % der Patienten. Die Mortalität an pulmonaler Hypertonie war gering (2,1 bzw. 2,0 % der Patienten) und nicht signifikant unterschiedlich. Positiv beeinflusst wurde dagegen die gesundheitsbezogene Lebensqualität (Mehta et al. 2017)

Die DDD-Kosten sind für das deutlich abnehmende *Tracleer* sehr hoch, die für das deutlich zunehmende *Opsumit* etwas geringer (◘ Tabelle 17.2). Die entscheidendere Ursache für die Umverteilung dürfte aber auch hier der größere Einnahmekomfort sein, bei Macitentan mit einmal 10 mg/Tag bei einer Halbwertszeit von 16 Stunden im Vergleich zu Bosentan mit 2mal 62,5–125 mg/Tag bei einer Halbwertszeit von 5–6 Stunden.

Die addierten Kosten für die hier genannten Arzneimittel bei pulmonaler Hypertonie betragen ca. 140 Mio. Euro im Vergleich ca. 182 Mio. € für die in diesem Kapitel genannten Antihypertensiva.

17.4   Schlussbemerkung

Vorrangig für die Wahl eines Antihypertensivums ist die Wahrscheinlichkeit, mit der Morbidität und Mortalität der Behandelten gesenkt werden. Anschaulich drückt sie sich in der Zahl der Patienten aus, die über einen gewissen Zeitraum behandelt werden muss, um ein kardiovaskuläres Ereignis zu vermeiden (NNT, Number Needed to Treat). Sie ist umso kleiner je stärker der Patient durch das Gesamt seiner Risikofaktoren oder bereits manifeste Erkrankungen gefährdet ist (Anlauf und Weber 2005). Die Wirksamkeit von Antihypertensiva ist in zahlreichen kontrollierten Großstudien geprüft worden. Umfangreiche Metaanalysen haben unsere Kenntnisse vertieft und ermöglichen weitere allgemeine Schlussfolgerungen, wie den Vorrang der antihypertensiven Wirkung gegenüber besonderen organprotektiven Substanzeigenschaften. Dies gilt allerdings nicht für jedwede Organprotektion wie z. B. der besonders wirksame Einsatz von Hemmstoffen des Renin-Angiotensin-Systems bei Herzinsuffizienz oder Nephropathien zeigt. Da seit über fünfzehn Jahren fast ausschließlich Vergleichsstudien zwischen verschiedenen Antihypertensiva publiziert werden (Ausnahme HYVET Becket et al. 2008, Becket et al. 2011), gerät bei Diskussion der differentiellen Nettoeffekte häufig der Basis- oder Bruttonutzen einer antihypertensiven Therapie aus dem Blick. Cum grano salis kann auf Bevölkerungsebene angenommen werden, dass die zurzeit verfügbaren Substanzen der vier großen Gruppen ACE-Hemmer, Calciumantagonisten, Angiotensinrezeptorantagonisten und Diuretika bei mittelfristiger Anwendung über mehrere Jahre in ihrer präventiven kardiovaskulären Potenz weitgehend gleichwertig sind. Zur Beantwortung der Frage, für welches Antihypertensivum bzw. welche Kombination sich der Arzt im Einzelfall entscheiden soll, sind kontrollierte Studien ebenso wie deren Metaanalyse häufig nicht ausreichend. Begleiterkrankungen, Verträglichkeit, Dosierungshäufigkeit und Preis werden damit zu wichtigen zusätzlichen Entscheidungskriterien.

Die Palette der jetzt zur Verfügung stehenden Antihypertensiva kann allerdings so genutzt werden, dass auch niedrige Zielblutdruckwerte erreicht werden. Hierfür sind Großstudien u. a. ALLHAT mit seiner teilweise nicht einmal optimalen Kombinationstherapie aber einer mittleren Blutdruckeinstellung von 135/75 mm Hg, ASCOT, in der eine mittlere Blutdruckeinstellung auf 137/78 mm Hg gelang, ACCOMPLISH (Jamerson et al. 2008) mit mittleren Werten um 132/74 mm Hg und schließlich SPRINT (The SPRINT Research Group 2015) mit mittleren Werten nach einem Jahr von 121 / 69 mm Hg unter intensiver Therapie eindrucksvolle Belege. Damit ist die Frage des optimalen Zielblutdruckes unter Therapie jedoch nicht beantwortet, die in den meisten Fällen nur individuell entschieden werden kann.

Die Leistungsfähigkeit der modernen Hochdrucktherapie zeigt in England eine lineare Steigerung des Anteiles behandelter Patienten mit erreichten Zielwerten von 33% auf 63% im Zeitraum von 1994 bis 2011 (Falaschetti et al. 2014). Dass dennoch eine befriedigende konservative Blutdruckeinstellung bei einer größeren Zahl von Patienten nicht gelingt, zeigt die hohe, von Kardiologen allerdings auch häufig forcierte Akzeptanz der vor fünf Jahren eingeführten Sympathikusdenervation der Nierenarterien mittels Katheter (Krum et al. 2009). Ihr Stellenwert in einem Therapieprogramm bei schwerer Hypertonie bedarf der weiteren Klärung (Anlauf und Weber 2012) insbesondere nach dem ernüchternden Ergebnis einer großen multizentrischen placebokontrollierten Studie (Bhatt et al. 2014). Der Versuch eines durch Scheinintervention kontrollierten Beleges einer Wirksamkeit der Methode bei sogenannter therapieresistenter milder Hypertonie schlug eben-

falls fehl (Desch et al. 2015). Umso wichtiger ist die Ausschöpfung aller konservativen Möglichkeiten bei sogenannter therapieresistenter Hypertonie (Weber und Anlauf 2014). Als ultima ratio könnte additiv eine technisch weiter entwickelte Form der renalen Denervation infrage kommen (Kandzari et al. 2018). Prinzipiell wären wirkungsvolle einmalige Interventionen vor allem gegen schwere Formen der arteriellen Hypertonie wünschenswert, da bei epidemiologisch nach wie vor unbefriedigender Situation Grenzen von Patienten- und Arztcompliance in der medikamentösen Hochdruckbekämpfung erkennbar werden. Zudem wirken die inzwischen erreichten äußerst niedrigen Tagesbehandlungskosten für die pharmazeutische Industrie innovationshemmend. Damit treten möglichst wirkungsvolle Anwendungen der bestehenden Therapiemöglichkeiten in den Vordergrund (Beispiele sind: Williams et al. 2018, Chow et al. 2017).

Literatur

Agarwal R (2017): Implications of blood pressure measurement technique for implementation of systolic blood pressure intervention trial (SPRINT). J Am Heart Assoc 2017; 6: e004536. DOI: 10.1161/JAHA.116.004536

Anlauf M (1994): Hypertonie im Alter. MMV Medizin Verlag, München

Anlauf M, Weber F (2005): Bedeutung der Therapie mit Antihypertensiva für die kardiovaskuläre Prävention. In: Bundesärztekammer Berlin (Hrsg): Fortschritt und Fortbildung in der Medizin, Band 29, Deutscher Ärzte-Verlag, Köln

Anlauf M, Weber F (2012): Neues Verfahren, aber für wen? Deutsches Ärzteblatt 109: 313

Anlauf M, Weber F (2018): Blutdruckmessungen zur Hochdruckbekämpfung sollten i.d.R. mit Automaten erfolgen. Dtsch Med Wochenschr143: 59–60

Anlauf M (2013): Individualisierte Entscheidungen bei der Behandlung der Hypertonie. Arzneiverordnung in der Praxis 40: 2–4

Aronow WS, Fleg JL, Pepine CJ, Artinian NT, Bakris G, Brown AS, Ferdinand KC, Forciea MA, Frishman WH, Jaigobin C, Kostis JB, Mancia G, Oparil S, Ortiz E, Reisin E, Rich MW, Schocken DD, Weber MA, Wesley DJ, Harrington RA; ACCF Task Force (2011): ACCF/AHA 2011 expert consensus document on hypertension in the elderly: a report of the American College of Cardiology Foundation Task Force on Clinical Expert Consensus Documents. Circulation 123: 2434–2506

Arzneimittelkommission der Deutschen Ärzteschaft (2004): Empfehlungen zur Therapie der arteriellen Hypertonie. 2.

Auflage, Arzneiverordnung in der Praxis, Band 31, Sonderheft 2 (Therapieempfehlungen), Internet: www.akdae.de/35/74_Hypertonie_2004_2Auflage.pdf

Beckett NS, Peters R, Fletcher AE, Staessen JA, Liu L, Dumitrascu D, Stoyanovsky V, Antikainen RL, Nikitin Y, Anderson C, Belhani A, Forette F, Rajkumar C, Thijs L, Banya W, Bulpitt CJ; HYVET Study Group (2008): Treatment of hypertension in patients 80 years of age or older. N Engl J Med 358: 1887–1898

Beckett N, Peters R, Tuomilehto J, Swift C, Sever P, Potter J, McCormack T, Forette F, Gil-Extremera B, Dumitrascu D, Staessen JA, Thijs L, Fletcher A, Bulpitt C; HYVET Study Group (2011): Immediate and late benefits of treating very elderly people with hypertension: results from active treatment extension to Hypertension in the Very Elderly randomised controlled trial. BMJ 2011 Jan 4; 344: d7541

Bhatt DL, Kandzari DE, O'Neill WW, D'Agostino R, Flack JM, Katzen BT, Leon MB, Liu M, Mauri L, Negoita M, Cohen SA, Oparil S, Rocha-Singh K, Townsend RR, Bakris GL; SYMPLICITY HTN-3 Investigators (2014): A controlled trial of renal denervation for resistant hypertension. N Engl J Med 370: 1393–1401

Blood Pressure Lowering Treatment Trialists' Collaboration (2000): Effects of ACE inhibitors, calcium antagonists, and other blood-pressure-lowering drugs: results of prospectively designed overviews of randomised trials. Lancet 356: 1955–1964

Blood Pressure Lowering Treatment Trialists' Collaboration (2014): Blood pressure-lowering treatment based on cardiovascular risk: a meta-analysis of individual patient data. Lancet 384: 591–598

Boger-Megiddo I, Heckbert SR, Weiss NS, McKnight B, Furberg CD, Wiggins KL, Delaney JA, Siscovick DS, Larson EB, Lemaitre RN, Smith NL, Rice KM, Glazer NL, Psaty BM (2010): Myocardial infarction and stroke associated with diuretic based two drug antihypertensive regimens: population based case-control study. BMJ 340: c103

Brown MJ (2011): Personalised medicine for hypertension. BMJ 343: d4697

Brown MJ, Williams B, Morant SV, Webb DJ, Caulfield MJ, Cruickshank JK, Ford I, McInnes G, Sever P, Salsbury J, Mackenzie IS, Padmanabhan S, MacDonald TM; British Hypertension Society's Prevention and Treatment of Hypertension with Algorithm-based Therapy (PATHWAY) Studies Group (2016): Effect of amiloride, or amiloride plus hydrochlorothiazide, versus hydrochlorothiazide on glucose tolerance and blood pressure (PATHWAY-3): a parallel-group, double-blind randomised phase 4 trial. Lancet Diabetes Endocrinol 4: 136–147

Brunström M, Carlberg B (2018): Association of blood pressure lowering with mortality and cardiovascular disease across blood pressure evels: A systematic review and meta-analysis. JAMA Intern Med 178: 28–36

Chobanian AV, Bakris GL, Black HR, Cushman WC, Green LA, Izzo JL Jr, Jones DW, Materson BJ, Oparil S, Wright JT Jr, Roccella EJ; National Heart, Lung, and Blood Institute Joint National Committee on Prevention, Detection, Evaluation, and Treatment of High Blood Pressure; National High Blood Pressure Education Program Coordinating Committee (2003): The Seventh Report of the Joint National Committee on Prevention, Detection, Evaluation, and Treatment of High Blood Pressure: The JNC 7 Report. JAMA 289: 2560–2571

Chow CK, Thakkar J, Bennett A, Hillis G, Burke M, Usherwood T, Vo K, Rogers K, Atkins E, Webster R, Chou M, Dehbi HM, Salam A, Patel A, Neal B, Peiris D, Krum H, Chalmers J, Nelson M, Reid CM, Woodward M, Hilmer S, Thom S, Rodgers A (2017) Quarter-dose quadruple combination therapy for initial treatment of hypertension: placebo-controlled, crossover, randomised trial and systematic review. Lancet 389: 1035–1042

Cohn JN, Pfeffer MA, Rouleau J, Sharpe N, Swedberg K, Straub M, Wiltse C, Wright TJ; MOXCON Investigators (2003): Adverse mortality effect of central sympathetic inhibition with sustained-release moxonidine in patients with heart failure. Eur J Heart Fail 5: 659–667

Dahlöf B, Sever PS, Neil R, Poulter NP, Wedel H (2005): Prevention of cardiovascular events with an antihypertensive regimen of amlodipine adding perindopril as required versus atenolol adding bendrofumethiazide as required, in the Anglo-Scandinavian Cardiac Outcomes Trial-Blood Pressure Lowering Arm (ASCOT-BPLA): a multicentre randomised controlled trial. Lancet 366: 895–906

Dardi F, Manes A, Palazzini M, Bachetti C, Mazzanti G, Rinaldi A, Albini A, Gotti E, Monti E, Bacchi Reggiani ML, Galiè N (2015): Combining bosentan and sildenafil in pulmonary arterial hypertension patients failing monotherapy: real-world insights. Eur Respir J 46: 414–421

Dasgupta K, Quinn RR, Zarnke KB et al (2014): The 2014 Canadian Hypertension Education Program recommendations for blood pressure measurement, diagnosis, assessment of risk, prevention, and treatment of hypertension. Can J Cardiol 30: 485–501

Davis BR, Piller LB, Cutler JA, Curt Furberg C, Dunn K, Franklin S, Goff D, Leenen F, Mohiuddin S, Papademetriou V, Proschan M, Ellsworth A, Golden J, Colon P, Crow R; Antihypertensive and Lipid-Lowering Treatment to Prevent Heart Attack Trial Collaborative Research Group (2006): Role of diuretics in the prevention of heart failure. The Antihypertensive and Lipid-Lowering Treatment to Prevent Heart Attack Trial. Circulation 113: 2201–2210

Desch S, Okon T, Heinemann D, Kulle K, Kulle K, Röhnert K, Sonnabend M, Petzold M, Müller U, Schuler G, Eitel I, Thiele H, Lurz P (2015): Randomized sham-controlled trial of renal sympathetic denervation in mild resistant hypertension. Hypertension 65:1202–1208

Deutsche Liga zur Bekämpfung des hohen Blutdrucks (2013): Leitlinien für das Management der arteriellen Hypertonie. www.hochdruckliga.de/bluthochdruck-behandlung-leitlinien.html

Egan BM, Bandyopadhyay D, Shaftman SR, Wagner CS, Zhao Y, Yu-Isenberg KS (2012): Initial monotherapy and combination therapy and hypertension control the first year. Hypertension 59: 1124–1131

Elliott WJ, Meyer PM (2007): Incident diabetes in clinical trials of antihypertensive drugs: a network meta-analysis. Lancet 369: 201–207

Ettehad D, Emdin CA, Kiran A, Anderson SG, Callender T, Emberson J, Chalmers J, Rodgers A, Rahimi K (2016): Blood pressure lowering for prevention of cardiovascular disease and death: a systematic review and meta-analysis. Lancet 387: 957–967

Falaschetti E, Mindell J, Knott C, Poulter N (2014): Hypertension management in England: a serial cross-sectional study from 1994 to 2011. Lancet 383: 1912–1919

Galiè, N, Ghofrani HA, Torbicki A, Barst RJ, Rubin LJ, Badesch D, Fleming T, Parpia T, Burgess G, Branzi A, Grimminger F, Kurzyna M, Simonneau G; Sildenafil Use in Pulmonary Arterial Hypertension (SUPER) Study Group (2005): Sildenafil citrate therapy for pulmonary arterial hypertension. N Engl J Med 353: 2148–2157

Galiè N, Rubin Lj, Hoeper M, Jansa P, Al-Hiti H, Meyer G, Chiossi E, Kusic-Pajic A, Simonneau G (2008): Treatment of patients with mildly symptomatic pulmonary arterial hypertension with bosentan (EARLY study): a double-blind, randomised controlled trial. Lancet 371: 2093–2100

Galiè N, Brundage BH, Ghofrani HA, Oudiz RJ, Simonneau G, Safdar Z, Shapiro S, White RJ, Chan M, Beardsworth A, Frumkin L, Barst RJ; Pulmonary Arterial Hypertension and Response to Tadalafil (PHIRST) Study Group (2009): Tadalafil therapy for pulmonary arterial hypertension. Circulation. 119: 2894–2903

Giles TD, Weber MA, Basile J, Gradman AH, Bharucha DB, Chen W, Pattathil M; NAC-MD-01 Study Investigators (2014): Efficacy and safety of nebivolol and valsartan as fixed-dose combination in hypertension: a randomised, multi-centre study. Lancet 383: 1889–1898

Goff DC Jr, Lloyd-Jones DM, Bennett G, et al (2014): American College of Cardiology/American Heart Association Task Force on Practice Guidelines. 2013. ACC/AHA guideline on the assessment of cardiovascular risk. J AmColl Cardiol 63: 2935–2959

Han X, Zhang Y, Dong L, Fang L, Chai Y, Niu M, Yu Y, Liu L, Yang X, Qu S, Li S (2017): Treatment of Pulmonary Arterial Hypertension Using Initial Combination Therapy of Bosentan and Iloprost. Respir Care 62: 489–496

He B, Zhang F, Li X, Tang C, Lin G, Du J, Jin H (2010): Meta-analysis of randomized controlled trials on treatment of pulmonary arterial hypertension. Circ J 74: 1458–1464

Hopkins W, Rubin LJ (2018): Treatment of pulmonary hypertension in adults. www.uptodate.com May 02

Jamerson K, Weber MA, Bakris GL, Dahlöf B, Jamerson K, Weber MA, Bakris GL, Dahlöf B (2008): Benazepril plus amlodipine or hydrochlorothiazide for hypertension in high-risk patients. N Engl J Med. 359: 2417–2428

James PA, Oparil S, Carter BL, Cushman WC, Dennison-Himmelfarb C, Handler J, Lackland DT, LeFevre ML, MacKenzie TD, Ogedegbe O, Smith SC Jr, Svetkey LP, Taler SJ, Townsend RR, Wright JT Jr, Narva AS, Ortiz E (2014): 2014 evidence-based guideline for the management of high blood pressure in adults: report from the panel members appointed to the Eighth Joint National Committee (JNC 8). JAMA 311: 507–520

Kandzari DE, Böhm M, Mahfoud F, Townsend RR, Weber MA, Pocock S, Tsioufis K, Tousoulis D, Choi JW, East C, Brar S, Cohen SA[10], Fahy M, Pilcher G, Kario K; SPYRAL HTN-ON MED Trial Investigators (2018): Effect of renal denervation on blood pressure in the presence of antihypertensive drugs: 6-month efficacy and safety results from the SPYRAL HTN-ON MED proof-of-concept randomised trial. Lancet 391: 2346–2355

Kintscher U, Böhm M, Goss F, Kolloch R, Kreutz R, Schmieder R, Schunkert H (2014): Kommentar zur 2013-ESH/ESC-Leitlinie zum Management der arteriellen Hypertonie. Kardiologie 8: 223–230

Kostis JB, Wilson AC, Freudenberger RS, Cosgrove NM, Pressel SL, Davis BR; SHEP Collaborative Research Group (2005): Long-term effect of diuretic-based therapy on fatal outcomes in subjects with isolated systolic hypertension with and without diabetes. Am J Cardiol 95: 29–35

Krämer BK, Hausberg M, Sanner B, Kusche-Vihrog K, Weil J, Weisser B, Wenzel U, Trenkwalder P; für die Task Force Wissenschaftliche Stellungnahmen und Leitlinien der DHL® (2017): Blutdruckmessung und Zielblutdruck. Stellungnahme der Deutschen Hochdruckliga e.V. DHL®/Deutsche Gesellschaft für Hypertonie und Prävention. Dtsch Med Wochenschr 142: 1446–1447

Krieger EM, Drager LF, Giorgi DMA, et al. (2018): Spironolactone versus clonidine as a fourth-drug therapy for resistant hypertension: The ReHOT Randomized Study (Resistant Hypertension Optimal Treatment). Hypertension 71: 681–690

Krum H, Schlaich M, Whitbourn R, Sobotka PA, Sadowski J, Bartus K, Kapelak B, Walton A, Sievert H, Thambar S, Abraham WT, Esler M (2009): Catheter-based renal sympathetic denervation for resistant hypertension: a multicentre safety and proof-of-principle cohort study. Lancet 373: 1275–1281

Law MR, Morris JK, Wald NJ (2009): Use of blood pressure lowering drugs in the prevention of cardiovascular disease: meta-analysis of 147 randomised trials in the context of expectations from prospective epidemiological studies. BMJ 338: b1665

Leung AA, Nerenberg K, Daskalopoulou SS, McBrien K, et al. (2016): CHEP Guidelines Task Force. Hypertension Canada's 2016 Canadian Hypertension Education Program guidelines for blood pressure measurement, diagnosis, assessment of risk, prevention, and treatment of hypertension. Can J Cardiol 32: 569–588

Lindholm LH, Carlberg B, Samuelsson O (2005): Should beta-blockers remain first choice in the treatment of primary hypertension? A meta-analysis. Lancet 366: 1545–1553

Liu C, Chen J, Gao Y, Deng B, Liu K (2013): Endothelin receptor antagonists for pulmonary arterial hypertension. Cochrane Database Syst Rev; 2: CD004434

Mancia G, Laurent S, Agabiti-Rosei E, Ambrosioni E, Burnier M, Caulfield MJ, Cifkova R, Clément D, Coca A, Dominiczak A, Erdine S, Fagard R, Farsang C, Grassi G, Haller H, Heagerty A,

Kjeldsen SE, Kiowski W, Mallion JM, Manolis A, Narkiewicz K, Nilsson P, Olsen MH, Rahn KH, Redon J, Rodicio J, Ruilope L, Schmieder RE, Struijker-Boudier HA, van Zwieten PA, Viigimaa M, Zanchetti A; European Society of Hypertension (2009): Reappraisal of European guidelines on hypertension management: a European Society of Hypertension Task Force document. J Hypertens 27: 2121–2158

Mancia G, Fagard R, Narkiewicz K, Redon J, Zanchetti A; Chairpersons and Section Coordinators of the Task Force for the management of arterial hypertension of the European Society of Hypertension (ESH) and European Society of Cardiology (ESC) (2014): Target blood pressure in elderly hypertensive patients and in patients with diabetes mellitus. J Hypertens 32: 1551–1552

Mancia G, Corrao G (2018): Global Impact of the 2017 American College of Cardiology/American Heart Association Hypertension Guidelines: A Perspective From Italy. Circulation 137: 889–890

Mehta S, Sastry BKS Souza R, Torbicki A, Ghofrani HA, Channick RN, Delcroix M, Pulido T, Simonneau G, Wlodarczyk J, Rubin LJ, Jansa P, Hunsche E, Galiè N, Perchenet L, Sitbon O (2017): Macitentan improves health-related quality of life for patients with pulmonary arterial hypertension: Results from the randomized controlled SERAPHIN trial. Chest 151: 106–118

Muntner P, Carey RM, Gidding S, S, Jones DW, Taler SJ, Wright JT Jr, Whelton PK (2018): Potential US population impact of the 2017 ACC/AHA high blood pressure guideline. Circulation 137: 109–118

National Clinical Guideline Center (2011): The clinical management of primary hypertension in adults (2016 partial update). Clinical Guideline 127. Methods, evidence, and recommendations, August 2011, commissioned by the National Institute for Health and Clinical Excellence. Internet: https://www.nice.org.uk/guidance/cg127/evidence/full-guideline-pdf-8949179413

National Institute for Health and Care Excellence (2016): Hypertension in adults: diagnosis and management. Internet: https://www.nice.org.uk/guidance/cg127

Oudiz RJ, Brundage BH, Galiè N, Ghofrani HA, Simonneau G, Botros FT, Chan M, Beardsworth A, Barst RJ; PHIRST Study Group. (2012): Tadalafil for the treatment of pulmonary arterial hypertension: a double-blind 52-week uncontrolled extension study. J Am Coll Cardiol 60: 768–774

Pareek AK, Messerli FH, Chandurkar NB, Dharmadhikari SK Godbole AV, Kshirsagar PP, Agarwal MA, Sharma KH, Mathur SL, Kumbla MM (2016): Efficacy of low-dose chlorthalidone and hydrochlorothiazide as assessed by 24-h ambulatory blood pressure monitoring. J Am Coll Cardiol 67: 379–389

Pulido T[1], Adzerikho I, Channick RN, Delcroix M, Galiè N, Ghofrani HA, Jansa P, Jing ZC, Le Brun FO, Mehta S, Mittelholzer CM, Perchenet L, Sastry BK, Sitbon O, Souza R, Torbicki A, Zeng X, Rubin LJ, Simonneau G; SERAPHIN Investigators (2013): Macitentan and morbidity and mortality in pulmonary arterial hypertension. N Engl J Med 369: 809–818

Rapsomaniki E, Timmis A, George J, Pujades-Rodriguez M, Shah AD, Denaxas S, White IR, Caulfield MJ, Deanfield JE, Smeeth L, Williams B, Hingorani A, Hemingway H (2014): Blood pressure and incidence of twelve cardiovascular diseases: lifetime risks, healthy life-years lost, and age-specific associations in 1.25 million people. Lancet 383: 1899–1911

Rothwell PM, Coull AJ, Silver LE, Fairhead JF, Giles MF, Lovelock CE, Redgrave JN, Bull LM, Welch SJ, Cuthbertson FC, Binney LE, Gutnikov SA, Anslow P, Banning AP, Mant D, Mehta Z; Oxford Vascular Study (2005): Population-based study of event-rate, incidence, case fatality, and mortality for all acute vascular events in all arterial territories (Oxford Vascular Study). Lancet 366: 1773–1783

Rothwell PM, Howard SC, Dolan E, O'Brien E, Dobson JE, Dahlöf B, Sever PS, Poulter NR (2010a): Prognostic significance of visit-to-visit variability, maximum systolic blood pressure, and episodic hypertension. Lancet 375: 895–905

Rothwell PM, Howard SC, Dolan E, O'Brien E, Dobson JE, Dahlöf B, Poulter NR, Sever PS; ASCOT-BPLA and MRC Trial Investigators (2010b): Effects of beta blockers and calcium-channel blockers on within-individual variability in blood pressure and risk of stroke. Lancet Neurol 9: 469–480

Roush GC, Holford TR, Guddati AK (2012): Chlorthalidone compared with hydrochlorothiazide in reducing cardiovascular events: systematic review and network meta-analyses. Hypertension 59: 1110–1117

Rubin LJ, Badesch DB, Fleming TR, Galiè N, Simonneau G, Ghofrani HA, Oakes M, Layton G, Serdarevic-Pehar M, McLaughlin VV, Barst RJ; SUPER-2 Study Group (2011): Long-term treatment with sildenafil citrate in pulmonary arterial hypertension: the SUPER-2 study. Chest 140: 1274–1283

Sexton DJ, Canney M[3], O'Connell MDL, Moore P, Little MA[3], O'Seaghdha CM[1], Kenny RA (2017): Injurious falls and syncope in older community-dwelling adults meeting inclusion criteria for SPRINT. JAMA Intern Med 177: 1385–1387

Sim JJ, Shi J, Kovesdy CP, Kalantar-Zadeh K, Jacobsen SJ (2014): Impact of achieved blood pressures on mortality risk and end-stage renal disease among a large, diverse hypertension population. J Am Coll Cardiol 64: 588–597

Singh TP, Rohit M, Grover A, Malhotra S, Vijayvergiya R (2006): A randomized, placebo-controlled, double-blind, cross-over study to evaluate the efficacy of oral sildenafil therapy in severe pulmonary artery hypertension. Am Heart J 151: 851.e1–5

Staessen JA, Fagard R, Thijs L, Celis H, Arabidze GG, Birkenhäger WH, Bulpitt CJ, de Leeuw PW, Dollery CT, Fletcher AE, Forette F, Leonetti G, Nachev C, O'Brien ET, Rosenfeld J, Rodicio JL, Tuomilehto J, Zanchetti A (1997): Randomised double-blind comparison of placebo and active treatment for older patients with isolated systolic hypertension. The Systolic Hypertension in Europe (Syst-Eur) Trial Investigators. Lancet 350: 757–764

Staessen JA, Gasowski J, Wang Lj G, Thijs L, Den Hond E, Boissel JP, Coope J, Ekbom T, Gueyffier F, Liu L, Kerlikowske K, Pocock S, Fagard RH (2000): Risks of untreated and treated isolated systolic hypertension in the elderly: meta-analysis of outcome trials. Lancet 355: 865–872

Staessen JA, Birkenhäger WH (2005): Evidence that new antihypertensives are superior to older drugs. Lancet 366: 869–871

Strange G, Keogh AM, Williams TJ, Wlodarczyk J, McNeil KD, Gabbay E (2008): Bosentan therapy in patients with pulmonary arterial hypertension: the relationship between improvements in 6 minute walk distance and quality of life. Respirology 13: 674–682

The ALLHAT Officers and Coordinators for the ALLHAT Collaborative Research Group (2000): Major cardiovascular events in hypertensive patients randomized to doxazosin vs chlorthalidone: the antihypertensive and lipid-lowering treatment to prevent heart attack trial (ALLHAT). JAMA 283: 1967–1975

The ALLHAT Officers and Coordinators for the ALLHAT Collaborative Research Group (2002): Major outcomes in hypertensive patients randomized to angiotensin-converting enzyme inhibitor or calcium channel blocker vs diuretic: the antihypertensive and lipid-lowering treatment to prevent heart attack trial (ALLHAT). JAMA 288: 2981–2997

The Idiopathic Pulmonary Fibrosis Clinical Research Network, Zisman DA, Schwarz M, Anstrom KJ, Collard HR, Flaherty KR, Hunninghake GW (2010): A controlled trial of sildenafil in advanced idiopathic pulmonary fibrosis. N Engl J Med 363: 620–628

The SPRINT Research Group (2015): A randomized trial of intensive versus standard blood pressure control. N Engl J Med 373: 2103–2116

The Task Force for the management of arterial hypertension of the European Society of Hypertension (ESH) and of the European Society of Cardiology (ESC) (2013): 2013 ESH/ESC Guidelines for the management of arterial hypertension. J Hypertens 31: 1281–1357

Thijs L, Fagard R, Lijnen P, Staessen JA, Van Hoof R, Amery A (1992): A meta-analysis of outcome trials in elderly hypertensives. J Hypertension 10: 1103–1109

Tsujimoto T, Kajio H, Shapiro MF, Sugiyama T (2018): Risk of all-cause mortality in diabetic patients taking beta-blockers. Mayo Clin Proc 93: 409–418

Verdecchia P, Reboldi G, Angeli F, Borgioni C, Gattobigio R, Filippucci L, Norgiolini S, Bracco C, Porcellati C (2004): Adverse prognostic significance of new diabetes in treated hypertensive subjects. Hypertension 43: 963–969

Vizza CD, Jansa P, Teal S, Dombi T, Zhou D. (2017): Sildenafil dosed concomitantly with bosentan for adult pulmonary arterial hypertension in a randomized controlled trial. BMC Cardiovasc Disord 17: 239

Weber F, Anlauf M (2014): Treatment resistant hypertension – investigation and conservative management. Dtsch Arztebl Int 111: 425–431

Weber MA, Jamerson K, Bakris GL, Weir MR, Zappe D, Zhang Y, Dahlof B, Velazquez EJ, Pitt B (2013): Effects of body size and hypertension treatments on cardiovascular event rates: subanalysis of the ACCOMPLISH randomised controlled trial. Lancet 381: 537–545

Weber MA (2015): Interpreting blood pressure in young adults. J Am Coll Cardiol 65: 336–338

Whelton PK, Carey RM, Aronow WS, Casey DE Jr, Collins KJ, Dennison Himmelfarb C, DePalma SM, Gidding S, Jamerson KA, Jones DW, MacLaughlin EJ, Muntner P, Ovbiagele B, Smith SC Jr, Spencer CC, Stafford RS, Taler SJ, Thomas RJ, Williams KA Sr, Williamson JD, Wright JT Jr. (2018): 2017 ACC/AHA/AAPA/ABC/ACPM/AGS/APhA/ASH/ASPC/NMA/PCNA Guideline for the Prevention, Detection, Evaluation, and Management of High Blood Pressure in Adults: A Report of the American College of Cardiology/American Heart Association Task Force on Clinical Practice Guidelines. Hypertension. 71: e13–e115

Williams B, MacDonald TM, Morant S, Webb DJ, Sever P, McInnes G, Ford I, Cruickshank JK, Caulfield MJ, Salsbury J, Mackenzie I, Padmanabhan S, Brown MJ; British Hypertension Society's PATHWAY Studies Group (2015): Spironolactone versus placebo, bisoprolol, and doxazosin to determine the optimal treatment for drug-resistant hypertension (PATHWAY-2): a randomised, double-blind, crossover trial. Lancet 386: 2059–2068

Williams B, MacDonald TM, Morant SV, Webb DJ, Sever P, McInnes GT, Ford I, Cruickshank JK, Caulfield MJ, Padmanabhan S, Mackenzie IS, Salsbury J, Brown MJ British Hypertension Society programme of Prevention And Treatment of Hypertension With Algorithm based Therapy (PATHWAY) Study Group (2018): Endocrine and haemodynamic changes in resistant hypertension, and blood pressure responses to spironolactone or amiloride: the PATHWAY-2 mechanisms substudies. Lancet Diabetes Endocrinol 6: 464–475

Williamson JD, Supiano MA, Applegate WB, Berlowitz DR, Campbell RC, Chertow GM, Fine LJ, Haley WE, Hawfield AT, Ix JH, Kitzman DW, Kostis JB, Krousel-Wood MA, Launer LJ, Oparil S, Rodriguez CJ, Roumie CL, Shorr RI, Sink KM, Wadley VG, Whelton PK, Whittle J, Woolard NF, Wright JT Jr, Pajewski NM; SPRINT Research Group (2016): Intensive vs standard blood pressure control and cardiovascular disease outcomes in adults aged ≥75 years: A randomized clinical trial. JAMA 315: 2673–2682

Wiysonge CS, Bradley H, Mayosi BM, Maroney R, Mbewu A, Opie LH, Volmink J (2007): Beta-blockers for hypertension (Review). Cochrane Database Syst Rev 2007 Jan 24; (1): CD002003

Wiysonge CS, Opie LH (2013): β-Blockers as initial therapy for hypertension. JAMA 310: 1851–1852

Yano Y, Stamler J, Garside DB, Daviglus ML, Franklin SS, Carnethon MR, Liu K, Greenland P, Lloyd-Jones DM (2015): Isolated systolic hypertension in young and middle-aged adults and 31-year risk for cardiovascular mortality: the Chicago Heart Association Detection Project in Industry study. J Am Coll Cardiol 65: 327–335

Zhu QM, Lesnick JD, Jasper JR, MacLennan SJ, Dillon MP, Eglen RM, Blue DR (1999): Cardiovascular effects of rilmenidine, moxonidine and clonidine in conscious wild-type and D79N alpha2A-adrenoceptor transgenic mice. Br J Pharmacol 126: 1522–1530

Antithrombotika und Antihämorrhagika

Lutz Hein und Hans Wille

© Springer-Verlag GmbH Deutschland, ein Teil von Springer Nature 2018
U. Schwabe, D. Paffrath, W.-D. Ludwig, J. Klauber (Hrsg.), *Arzneiverordnungs-Report 2018*
https://doi.org/10.1007/978-3-662-57386-0_18

Auf einen Blick

Trend
In der Gruppe der Antithrombotika sind die Gesamtverordnungen der Thrombozytenaggregationshemmer im Jahr 2017 gegenüber dem Vorjahr geringfügig gesunken (–0,8%), die der oralen Antikoagulantien dagegen erneut deutlich (+8,1%) angestiegen. Die Verordnungen der Vitamin-K-Antagonisten nahmen 2017 weiter ab, während die Verordnungen der Thrombin- und Faktor Xa-Antagonisten erneut massiv zugenommen haben und jetzt die der Vitamin-K-Antagonisten deutlich überholt haben. Bei den Thrombozytenaggregationshemmern stieg der Verordnungsanteil von Prasugrel und Ticagrelor geringfügig auf 17,8% der ADP-Rezeptorantagonisten. Die Kosten der Antithrombotika sind 2017 auf 2.094 Mio. € (+13,3%) gestiegen, was allein durch die neuen direkten oralen Antikoagulantien bedingt ist. Bei den Antihämorrhagika sind die Faktor-VIII-Präparate die umsatzstärkste Gruppe.

Bewertung
ADP-Rezeptorantagonisten (Clopidogrel, Prasugrel, Ticagrelor) haben in Kombination mit Acetylsalicylsäure lediglich bei kardiologischen Spezialindikationen wie Stentimplantationen und akutem Koronarsyndrom einen nachgewiesenen Zusatznutzen. Insbesondere Ticagrelor zeigt bei einzelnen Patientengruppen mit akutem Koronarsyndrom Vorteile gegenüber Clopidogrel.
Die direkten neuen Antikoagulantien (Dabigatran, Rivaroxaban, Apixaban, Edoxaban) reduzieren das Schlaganfallrisiko bei Vorhofflimmern ähnlich wie Vitamin K-Antagonisten, lösen aber weniger Hirnblutungen aus. Validierte, in der Praxis verfügbare Labortests existieren für die direkten Thrombin- und Faktor Xa-Hemmer bisher nicht. Vitamin-K-Antagonisten werden in Leitlinien weiterhin zur Thromboembolieprophylaxe bei Patienten mit nichtvalvulärem Vorhofflimmern empfohlen und teils bevorzugt. Die neuen direkt wirkenden Antikoagulantien sind daher nur unter speziellen Bedingungen eine evidenzbasierte Therapieoption. Dazu gehören Patienten, die unter Vitamin-K-Antagonisten trotz Compliance keine stabilen INR-Werte erreichen, spezifische Kontraindikationen oder Unverträglichkeiten gegen Vitamin-K-Antagonisten oder ein erhöhtes Risiko für intrazerebrale Blutungen aufweisen. Trotzdem stiegen die Verordnungszahlen der neuen, direkten Antikoagulantien in den letzten 6 Jahren kontinuierlich und steil an.

Antithrombotika (Antikoagulantien, Thrombozytenaggregationshemmer) werden bei venösen und arteriellen thromboembolischen Gefäßkrankheiten mit unterschiedlichen therapeutischen Zielen eingesetzt. Die akute Antikoagulation mit Heparin und nachfolgender Gabe oraler Vitamin-K-Antagonisten ist weiterhin eine Standardtherapie für akute tiefe Venenthrombosen und Lungenembolien. In wesentlich größerem Umfang werden Vitamin-K-Antagonisten zur Prophylaxe kardiogener Hirnembolien bei Vorhofflimmern sowie bei Herzklappenerkrankungen und nach Klappenersatz angewendet. Für diese Indikationen werden seit 2011 in zunehmendem Maße die direkt wirkenden Thrombin- und Faktor Xa-Antagonisten verwendet, die später auch für weitere kardiovaskuläre Indikatio-

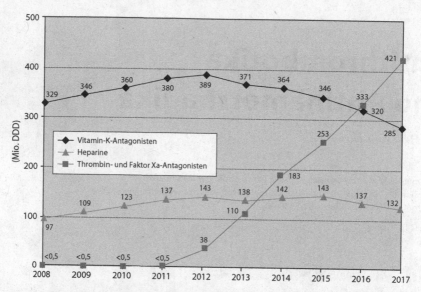

◘ Abbildung 18.1 Verordnungen von Antikoagulantien 2008 bis 2017. Gesamtverordnungen nach definierten Tagesdosen.

nen zugelassen wurden. Niedermolekulare Heparine werden überwiegend zur Prophylaxe venöser thromboembolischer Komplikationen bei immobilisierten Patienten, seltener aber auch für die Therapie tiefer Venenthrombosen bei ambulanten Patienten und im Rahmen von Hämodialysen eingesetzt.

Thrombozytenaggregationshemmer sind vor allem zur Sekundärprophylaxe nach Herzinfarkten und zerebrovaskulären Durchblutungsstörungen wie transienten ischämischen Attacken (TIA) oder ischämischen Insulten indiziert. Wichtigster Vertreter dieser Gruppe ist Acetylsalicylsäure, die bereits in Dosen von 50–100 mg täglich eine irreversible Acetylierung der thrombozytären Cyclooxygenase auslöst und dadurch eine über Tage anhaltende Hemmung der Plättchenaggregation bewirkt. Bei speziellen kardiologischen Indikationen wie dem akuten Koronarsyndrom und der Implantation koronarer Stents werden die ADP-Rezeptorantagonisten Clopidogrel, Prasugrel (seit 2009) oder Ticagrelor (seit 2011) zusätzlich zur Acetylsalicylsäure eingesetzt. Sie blockieren den thrombozytären $P2Y_{12}$-ADP-Rezeptor und hemmen damit auch die ADP-vermittelte Aggregation.

Die therapeutisch bedeutsamste Gruppe der Antihämorrhagika sind die Faktor-VIII-Präparate zur Behandlung der Hämophilie A.

18.1   Antikoagulantien

Die Verordnungszahlen für Heparine stiegen bis 2012 kontinuierlich an, sind seitdem aber mit geringen Schwankungen stabil. Im Jahr 2013 nahm die Verordnung der Vitamin K-Antagonisten erstmalig gegenüber dem Vorjahr ab. Dieser Trend setzte sich auch 2017 und deutlicher fort. Parallel dazu stiegen die Verordnungen der Thrombin- und Faktor Xa-Antagonisten abermals und jetzt um 26% gegenüber 2016 (◘ Abbildung 18.1). Damit ist der Anteil der Thrombin- und Faktor Xa-Antagonisten an den Verordnungen der oralen Antikoagulantien mit 60% jetzt deutlich größer als der Anteil der Vitamin K-Antagonisten (◘ Abbildung 18.1). Für die oralen Antikoagulantien sind die Verordnungskosten seit 2011 von 77 Mio. € auf 1.481 Mio. € im Jahre 2017 gestiegen und haben damit in 6 Jahren fast 20-fach zugenommen. Die Kosten aller Antithrombotika sind 2017 auf 1.845 Mio. € (+14,3%) gestiegen (vgl. ► Tabelle 1.2), was allein durch die neuen direkten oralen Antikoagulantien bedingt ist.

18.1.1   Vitamin-K-Antagonisten

Vitamin-K-Antagonisten zählen weiter zu den wichtigsten ambulant angewendeten Antikoagulantien für die Prophylaxe kardiogener Hirnembolien bei Vorhofflimmern. Dagegen gibt es keine ausreichende Evidenz für den Einsatz zur routinemäßigen Sekundärprävention transitorischer Attacken und kleinerer Schlaganfälle im Vergleich zur Thrombozytenaggregation mit niedrig dosierter Acetylsalicylsäure (Algra et al. 2001). Bei Patienten mit stabiler koronarer Herzerkrankung können Vitamin-K-Antagonisten die Gabe eines Thrombozytenaggregationshemmers ersetzen, z.B. wenn aus anderen Gründen wie Vorhofflimmern eine Indikation zur oralen Antikoagulation besteht. Eine Kombination aus Vitamin-K-Antagonisten und Acetylsalicylsäure bietet dann keinen relevanten Zusatznutzen, erhöht aber die Rate schwerer Blutungen (Dentali et al. 2007). Auch bei Patienten mit Arteriosklerose peripherer Arterien bewirkte die Kombination oraler Antikoagulantien mit Thrombozytenaggregationshemmern keine Reduktion der Rate an kardiovaskulären Todesfällen, Herzinfarkten oder Schlaganfällen gegenüber der Therapie mit Thrombozytenaggregationshemmern allein (The Warfarin Antiplatelet Vascular Evaluation Trial Investigators 2007). Dagegen nahm das Risiko lebensbedrohlicher Blutungen unter der Kombination auf das 3,4-fache zu. Als Vitamin-K-Antagonisten werden in Deutschland Phenprocoumon und in sehr geringem Umfang auch Warfarin verordnet. Die Verordnungen dieser Arzneimittel haben im Jahr 2017 gegenüber dem Vorjahr erneut und deutlicher als in den Vorjahren abgenommen (☐ Tabelle 18.1).

Vitamin-K-Antagonisten hemmen die Vitamin-K-abhängige Bildung funktionsfähiger Faktoren des Gerinnungssystems (z. B. Prothrombin) in der Leber und führen im Endeffekt zu einer verminderten Gerinnungsfähigkeit des Blutes als Thromboseschutz. Das Ausmaß der Wirkung wird durch individuelle Faktoren, Ernährungsgewohnheiten und bei zahlreichen Begleitmedikationen durch Arzneimittelinteraktionen beeinflusst. Deswegen und aufgrund der geringen therapeutischen Breite ist eine kontinuierliche Therapieüberwachung durch Bestimmung des International Normalized Ratio (INR)-Wertes erforderlich. Bei stabiler Antikoagulation mit Vitamin K-Antagonisten sollte der INR-Wert mindestens einmal im Monat bestimmt werden.

18.1.2 Direkte Faktor Xa- und Thrombininhibitoren

Seit 2008 wurden vier neue direkt wirkende orale Antikoagulantien zugelassen: Dabigatran (*Pradaxa*, 2008), Rivaroxaban (*Xarelto*, 2008), Apixaban (*Eliquis*, 2011) und zuletzt Edoxaban (*Lixiana*, 2015), das 2017 wie schon 2016 prozentual den stärksten Anstieg der Verordnungen aufwies (☐ Tabelle 18.1), wahrscheinlich infolge abgeschlossener Rabattverträge. Dabigatran ist ein direkter Hemmstoff von Thrombin (Faktor IIa), während Apixaban, Edoxaban und Rivaroxaban durch Blockade von Faktor Xa die Thrombinaktivierung hemmen. Dabigatran, Rivaroxaban und Apixaban wurden zunächst zur Prophylaxe von Venenthrombosen nach chirurgischem Hüft- oder Kniegelenksersatz zugelassen. Edoxaban besitzt diese Indikation in Deutschland nicht. Seit 2011 werden Dabigatran und Rivaroxaban, seit 2012 Apixaban und seit 2015 auch Edoxaban zur Vermeidung von Thromboembolien bei nichtvalvulärem Vorhofflimmern eingesetzt. Seit 2012 (Rivaroxaban) bzw. 2014 (Apixaban, Dabigatran) oder 2015 (Edoxaban) sind diese Arzneistoffe auch zur Therapie und Sekundärprophylaxe von tiefen Venenthrombosen und Lungenembolien zugelassen. Nur Rivaroxaban besitzt (seit 2013) auch eine Zulassung für das akute Koronarsyndrom.

Rivaroxaban ist weiterhin der führende Vertreter der neuen oralen Antikoagulantien (☐ Tabelle 18.1). Es wurde zunächst in mehreren randomisierten Studien zur Prophylaxe tiefer Venenthrombosen und Lungenembolien nach elektivem Hüft- oder Kniegelenksersatz mit Enoxaparin verglichen. Nach Metaanalysen traten symptomatische tiefe Venenthrombosen bei Rivaroxabanbehandlung (10 mg oral/Tag) zwar signifikant seltener (0,2%) auf als bei Patienten, die Enoxaparin (40 mg s.c./Tag) erhielten (0,8%) (Ning et al. 2016). Schwere Blutungen waren unter Rivaroxaban jedoch signifikant häufiger als unter Enoxaparin (2,1% gegenüber 1,3%). Weder symptomatische Lungenembolien noch Todesfälle wurden durch Rivaroxaban vermindert. Auch für Dabigatran und Apixaban finden Metaanalysen der relevanten Vergleichsstudien keinen klinisch relevanten Zusatznutzen gegenüber Enoxaparin, wenn sie statt Enoxaparin zur Thromboembolieprophylaxe bei Hüft- und Kniegelenkser-

◘ **Tabelle 18.1 Verordnungen von oralen Antikoagulantien 2017.** Angegeben sind die 2017 verordneten Tagesdosen, die Änderungen gegenüber 2016 und die mittleren Kosten je DDD 2017.

Präparat	Bestandteile	DDD Mio.	Änderung %	DDD-Nettokosten €
Vitamin-K-Antagonisten				
Marcumar	Phenprocoumon	114,6	(+3,5)	0,15
Phenprogamma	Phenprocoumon	69,1	(−25,7)	0,16
Falithrom	Phenprocoumon	66,5	(−17,9)	0,16
Phenprocoumon acis	Phenprocoumon	18,1	(−24,7)	0,16
Phenpro.-ratiopharm	Phenprocoumon	13,1	(+58,1)	0,16
Coumadin	Warfarin	3,1	(−8,0)	0,25
		284,5	(−11,2)	0,16
Thrombinantagonisten				
Pradaxa	Dabigatran etexilat	33,7	(+5,1)	3,68
Argatra	Argatroban	0,02	(−0,3)	176,14
		33,8	(+5,1)	3,79
Faktor Xa-Antagonisten				
Xarelto	Rivaroxaban	198,2	(+3,5)	3,36
Eliquis	Apixaban	146,2	(+53,8)	3,45
Lixiana	Edoxaban	42,6	(+188,0)	3,14
		387,0	(+28,4)	3,37
Summe		705,2	(+7,9)	2,10

satz eingesetzt werden: Die Rate an Lungenembolien oder Todesfällen unterscheidet sich nicht und symptomatische tiefe Venenthrombosen treten gleich häufig auf oder geringfügig seltener, dann aber mit vergleichbarer Zunahme schwerer Blutungen (Gómez-Outes et al. 2012, Neumann et al. 2012).

Wirksamkeit und Sicherheit der direkten Thrombin- und Faktor Xa-Inhibitoren wurde bei Vorhofflimmern in je eine randomisierten Vergleichsstudie gegenüber Warfarin getestet. In der offenen RE-LY Studie (Connolly et al. 2009) traten bei Patienten mit einem mittleren CHADS$_2$-Score von 2,1 unter Dabigatran in höherer Dosierung (zweimal 150 mg/Tag) weniger Schlaganfälle und arterielle Thromboembolien auf (1,11%/Jahr) als unter Warfarin (1,69%/Jahr). Auch die Rate ischämischer Schlaganfälle war signifikant geringer (0,92% gegenüber 1,20%/Jahr). Die Häufigkeit schwerer Blutungen unterschied sich nicht signifikant zwischen Dabigatran (3,11%/Jahr) und Warfarin (3,36%/Jahr). In der niedrigeren Dosierung (zweimal 110 mg/Tag) war Dabigatran ebenso wirk-

sam wie Warfarin, es traten aber weniger schwere Blutungen auf (Dabigatran 2,71%/Jahr). Die Rate der prognostisch bedeutsamen intrakraniellen Blutungen war unter beiden Dabigatran-Dosierungen (0,30% bzw. 0,23%/Jahr) signifikant geringer als unter Warfarin (0,74%/Jahr). Bereits kurz nach Zulassung von Dabigatran zur Prophylaxe von Schlaganfällen bei Vorhofflimmern wurde über tödliche Blutungen nach Dabigatrantherapie berichtet (European Medicines Agency 2011). Sie sollen vor allem bei Patienten aufgetreten sein, die Dabigatran trotz schwerer Niereninsuffizienz erhalten hatten. Da Dabigatran überwiegend renal eliminiert wird, steigen die Plasmaspiegel (Stangier et al. 2010) bei eingeschränkter Nierenfunktion und damit das Risiko für Blutungskomplikationen kontinuierlich an, was auch in Nachauswertungen der RE-LY Studie gezeigt wurde (Reilly 2014). Bei Patienten mit künstlichen Herzklappen erhöht Dabigatran das Risiko von Thromboembolien und Blutungen im Vergleich zu Warfarin und ist daher, wie auch die übrigen neuen direkten oralen Antikoagulantien, bei diesen Patienten kontraindiziert (Eikelboom et al. 2013).

Rivaroxaban reduzierte in der ROCKET-AF Studie (Patel et al. 2011) Schlaganfälle oder systemische Embolien bei Patienten mit Vorhofflimmern und einem mittleren CHADS$_2$-Score von 3,5 im Vergleich zu Warfarin nicht signifikant, erwies sich aber als nicht unterlegen (Rivaroxaban 1,7%/Jahr, Warfarin 2,2%/Jahr). Die Häufigkeit schwerer Blutungen war unter Rivaroxaban (5,6%/Jahr) gleich hoch wie unter Warfarin (5,4%/Jahr). Allerdings traten auch unter Rivaroxaban signifikant weniger intrakranielle Blutungen auf (0,5%/Jahr) als unter Warfarin (0,7%/Jahr). In der ARISTOTLE Studie (Granger et al. 2011) waren bei Patienten mit Vorhofflimmern und einem mittleren CHADS2-Score von 2,1 unter Apixaban sowohl Schlaganfälle oder systemische Embolien (1,27% gegenüber 1,60%/Jahr) als auch schwere Blutungen (2,13% gegenüber 3,09%/Jahr) seltener als unter Warfarin. Auch intrakranielle Blutungen traten signifikant seltener auf (0,33% gegenüber 0,80%/Jahr).

Edoxaban wurde in der ENGAGE AF-TIMI 48-Studie bei Patienten mit Vorhofflimmern und einem mittleren CHADS$_2$-Score von 2,8 in zwei Dosierungen mit Warfarin verglichen (Giugliano et al. 2013). Zur Prophylaxe von Schlaganfällen oder systemischen Embolien waren einmal 30 mg/Tag Edoxaban Warfarin zwar nicht unterlegen (1,61% gegenüber 1,50%/Jahr), ischämische Schlaganfälle traten jedoch signifikant häufiger auf als unter Warfarin (1,77% gegenüber 1,25%/Jahr). Weder von der FDA noch von der EMA wurde daraufhin die niedrige Dosierung zugelassen. Sie ist allerdings im Markt verfügbar für Patienten, bei denen die höhere Edoxaban-Dosierung z. B. wegen eingeschränkter Nierenfunktion reduziert werden muss. 60 mg/Tag Edoxaban waren sowohl in der Prophylaxe von Schlaganfällen oder systemischen Embolien (1,57%/Jahr) als auch von ischämischen Schlaganfällen (1,25%/Jahr) Warfarin nicht unterlegen (1,80%/Jahr bzw. 1,25%/Jahr). Sowohl schwere Blutungen (2,75%/Jahr) als auch intrakranielle Blutungen (0,39%/Jahr) traten unter 60 mg Edoxaban signifikant seltener auf als unter Warfarin (3,43%/Jahr bzw. 0,85%/Jahr). Die Nierenfunktion hatte einen hochsignifikanten Einfluss auf den Edoxabaneffekt: Bei normaler Kreatininclearance waren Schlaganfälle und Embolien unter Edoxaban häufiger als unter Warfarin und die Nichtunterlegenheit formal nicht belegt (European Medicines Agency 2015). In den USA darf Edoxaban bei einer Kreatininclearance über 95ml/min deshalb nicht eingesetzt werden (US Food & Drug Administration 2015).

Zur initialen Behandlung und anschließenden Erhaltungstherapie von tiefen Venenthrombosen und Lungenembolien wurden Apixaban, Dabigatran, Edoxaban und Rivaroxaban mit der Standardtherapie aus Enoxaparin und nachfolgendem Warfarin verglichen. Dabei erwiesen sich Apixaban in der AMPLIFY-Studie (Agnelli et al. 2013a), Dabigatran im RE-COVER-Programm (Schulman et al. 2009, Schulman et al. 2014), Edoxaban in der Hokusai-VTE-Studie (The Hokusai-VTE Investigators 2013) und Rivaroxaban in den EINSTEIN-Studien (The EINSTEIN-Investigators 2010, The EINSTEIN-PE-Investigators 2012) in ihrer Wirksamkeit als nicht unterlegen gegenüber Warfarin/Enoxaparin. Schwere Blutungen waren nur unter Rivaroxaban in der EINSTEIN-PE-Studie (1,1% gegenüber 2,2%) sowie unter Apixaban in der AMPLIFY-Studie (0,6% gegenüber 1,8%) signifikant seltener als unter Warfarin. Während Apixaban und Rivaroxaban von Beginn an zur Behandlung tiefer Venenthrombosen und Lungenembolien eingesetzt werden können, muss bei Dabigatran und Edoxaban anfangs für mindestens fünf Tage parenteral ein Heparin gegeben werden.

Apixaban, Dabigatran, Edoxaban und Rivaroxaban können nach venöser Thromboembolie auch zur so genannten verlängerten Erhaltungstherapie im Anschluss an die meist drei- bis sechsmonatige anfängliche Erhaltungstherapie eingesetzt werden, wenn weiterhin eine Indikation zur Antikoagulation besteht. Für Dabigatran ist in dieser verlängerten Erhaltungstherapie die Nichtunterlegenheit gegenüber Warfarin gezeigt worden (Schulman et al. 2013), für Apixaban (Agnelli et al. 2013b) und Rivaroxaban (Romualdi et al. 2011) lediglich die Überlegenheit gegenüber Placebo.

18.1.3 Heparine

Für die ambulante Heparinbehandlung werden fast ausschließlich niedermolekulare Heparine verwen-

◻ Tabelle 18.2 Verordnungen von Heparinen und Fibrinolytika 2017. Angegeben sind die 2017 verordneten Tagesdosen, die Änderungen gegenüber 2016 und die mittleren Kosten je DDD 2017.

Präparat	Bestandteile	DDD Mio.	Änderung %	DDD-Nettokosten €
Niedermolekulare Heparine				
Clexane	Enoxaparin	92,8	(−4,1)	2,60
Mono-Embolex	Certoparin	14,2	(−2,0)	3,89
Innohep	Tinzaparin	11,4	(+1,4)	3,38
Fragmin	Dalteparin	6,7	(−3,3)	3,04
Fraxiparin	Nadroparin	3,5	(−18,2)	3,86
Clivarin	Reviparin	1,6	(−30,3)	2,82
Enoxaparin Becat	Enoxaparin	0,51	(neu)	2,19
		130,7	(−3,9)	2,86
Unfraktionierte Heparine				
Heparin-ratiopharm	Heparin	0,95	(−19,1)	3,21
Fondaparinux				
Arixtra	Fondaparinux	2,2	(−2,5)	8,32
Fibrinolytika				
Urokinase HS medac 10.000 I.E./50.000 I.E.	Urokinase	0,03	(−21,7)	45,98
Actilyse	Alteplase	0,002	(+26,6)	1949,07
		0,03	(−19,9)	161,43
Summe		133,9	(−4,0)	2,99

det (◻ Tabelle 18.2). Es sind Heparinfragmente, die durch Spaltung oder Depolymerisierung aus nativem Heparin gewonnen werden. Das mittlere Molekulargewicht beträgt 4 000–6 000 Dalton im Vergleich zu 12 000–15 000 Dalton des unfraktionierten Standardheparins. Daraus resultieren wichtige Vorteile. Ihre Bioverfügbarkeit nach subkutaner Applikation beträgt 87–98% und ist damit 3–6fach höher und wesentlich konstanter als bei unfraktioniertem Heparin. Die längere Halbwertszeit (3–6 Stunden) ermöglicht die einmal tägliche Gabe. Standarddosen zur Thromboseprophylaxe können bei normaler Nierenfunktion im Allgemeinen ohne Laborkontrollen angewendet werden (Zed et al. 1999).

Die sechs verfügbaren niedermolekularen Heparine gehören alle zu den 3000 verordnungshäufigsten Arzneimitteln. Das Verordnungsvolumen der Gesamtgruppe hat gegenüber dem Vorjahr um 3,9% abgenommen (◻ Tabelle 18.2). 71% der verordneten Tagesdosen (DDD) entfallen auf Enoxaparin, für das

seit 2017 erstmals ein preisgünstigeres Biosimilar verfügbar ist, das in allen für das Original zugelassenen Indikationen eingesetzt werden kann (◻ Tabelle 18.2). In den relativ wenigen Vergleichsstudien wurden keine klinisch bedeutsamen Unterschiede zwischen den einzelnen niedermolekularen Heparinen gefunden (White and Ginsberg 2003).

Niedermolekulare Heparine sind für die Thromboseprophylaxe in der Allgemein- und Viszeralchirurgie nach mehreren Metaanalysen genauso wirksam und sicher wie Standardheparine (Mismetti et al. 2001, Koch et al. 2001). Bei größeren orthopädischen Eingriffen wie Hüft- und Kniegelenksersatz schützen sie dagegen sicherer vor proximalen tiefen Venenthrombosen und Lungenembolien (Koch et al. 2001). Bei akut medizinisch Erkrankten verhindern sie venöse Thromboembolien so effektiv wie Standardheparine, verursachen aber weniger Blutungen (Alikhan und Cohen 2009). Zur Initialbehandlung der tiefen Venenthrombose und Lungenembolie sind sie mindestens so sicher und effektiv wie Standardheparine (Lensing et al. 1995, Gould et al. 1999) und vermindern möglicherweise die Gesamtsterblichkeit (Erkens et al. 2010). Stationär werden Heparine bei akuten Koronarsyndromen (instabile Angina pectoris, Herzinfarkt mit und ohne ST-Hebung) im Rahmen unterschiedlicher Behandlungsstrategien und meist zusätzlich zu anderen Antithrombotika eingesetzt. Metaanalysen zeigen hier entweder keine signifikanten Unterschiede (Bangalore et al. 2014, Kodumuri et al. 2011) oder geringe Vorteile für niedermolekulare Heparine (Murphy et al. 2007, Eikelboom et al. 2005) im Vergleich zu Standardheparinen bezüglich der Herzinfarktrate und Mortalität. Im Rahmen von perkutanen Koronarinterventionen eingesetzt sind Heparine dem teureren direkten Thrombininhibitor Bivalirudin mindestens gleichwertig (Verdoia et al. 2016). Das Blutungsrisiko als wichtigste Nebenwirkung unterscheidet sich nicht wesentlich zwischen Standard- und niedermolekularen Heparinen.

Mit der einfacheren Handhabung sind die niedermolekularen Heparine auch für die Behandlung ambulanter Patienten einsetzbar. Nach Ergebnissen von Metaanalysen randomisierter Studien ist bei den meisten Patienten mit tiefen Venenthrombosen oder Lungenembolien eine häusliche Behandlung mit niedermolekularen Heparinen genauso sicher und effektiv ist wie die stationäre Therapie mit Standardheparinen (Othieno et al. 2007, Piran et al. 2013). Dadurch ist eine erhebliche Reduktion der Behandlungskosten möglich, zumal auch die DDD-Kosten für niedermolekulare Heparine mittlerweile geringer sind als für Standardheparine (◘ Tabelle 18.2). Bei der Erhaltungstherapie nach Akutbehandlung venöser Thromboembolien sind niedermolekulare Heparine mindestens so wirksam wie Vitamin-K-Antagonisten, bei Patienten mit fortgeschrittenen Tumorerkrankungen wahrscheinlich effektiver (Akl et al. 2011). Sie sind aber erheblich teurer als Vitamin-K-Antagonisten und kommen seit Zulassung der direkten Thrombin- und Anti-Xa-Hemmer für diese Indikation auch bei Kontraindikationen von Vitamin-K-Antagonisten nur noch selten in Betracht.

Das Risiko für eine gefährliche heparininduzierte Thrombozytopenie Typ II (HIT II) ist nach einer Metaanalyse unter Standardheparinen (2,6%) etwa 10-fach größer als unter niedermolekularen Heparinen (0,2%) (Martel et al. 2005) und bei Anwendung zur Prophylaxe bei großen chirurgischen Eingriffen höher als bei kleineren Eingriffen oder bei medizinischen Patienten (Greinacher und Warkentin 2008). Tritt eine HIT II unter Standardheparinen auf, besteht eine hohe Gefahr von „Kreuzreaktionen" gegenüber niedermolekularen Heparinen. Nur sehr selten treten solche Kreuzreaktionen gegenüber dem Heparinoid Danaparoid auf (Greinacher 2015). Die früher hohe Letalität der heparininduzierten Thrombozytopenie Typ II (etwa 30%) hat sich auch aufgrund der Mitteilungen der Arzneimittelkommission der Deutschen Ärzteschaft deutlich vermindert (5–8%). Die Symptomatik in Form venöser und arterieller thromboembolischer Komplikationen mit Thrombozytenabfall unter Heparin wird jetzt in der Regel frühzeitig erkannt und nach Absetzen von Heparin eine Ersatzantikoagulation mit Danaparoid oder dem direkten Thrombininhibitor Argatroban eingeleitet (Greinacher 2015).

Fondaparinux wurde 2002 in die Therapie eingeführt und verzeichnete 2017 gegenüber dem Vorjahr leicht sinkende Verordnungszahlen auf ohnehin niedrigem Niveau (◘ Tabelle 18.2). Das synthetische Pentasaccharid verstärkt die hemmende Wirkung von Antithrombin auf den Faktor Xa. Es ist zur Thromboembolieprophylaxe bei chirurgischen und nicht-chirurgischen Patienten mit erhöhtem Thromboserisiko sowie für die Behandlung akuter Koronarsyndrome, tiefer Venenthrombosen und Lungenembolien und die Therapie akuter, symptomatischer, oberflächlicher Venenthrombosen der unteren Extremität zugelassen. Fondaparinux ist in mehreren großen Studien zur Prophylaxe venöser Thromboembolien bei hospitalisierten Patienten mit niedermolekularen Heparinen verglichen worden und hat dabei einen nicht-signifikanten Trend für eine verminderte Mortalität gezeigt (Eikelboom et al. 2009). Zur Therapie tiefer Venenthrombosen oder Lungenembolien ist es niedermolekularen Heparinen gleichwertig (Kearon et al. 2012), bei der Therapie akuter Koronarsyndrome mindestens so effektiv (Qiao 2016). Die häufig diskutierte Anwendung von Fondaparinux bei heparininduzierter Thrombozytopenie ist nicht zugelassen. Bei Patienten mit einer länger zurückliegenden heparininduzierten Thrombozytopenie kann es jedoch zur Prophylaxe venöser Thromboembolien eingesetzt werden (Greinacher 2015).

18.1.4 Therapieempfehlungen zu Antikoagulantien und offene Fragen

Wichtigste Indikation für orale Antikoagulantien ist das Vorhofflimmern, das in Deutschland etwa 1 Mio. Patienten betrifft. In Leitlinien werden orale Antikoagulantien für Patienten mit nichtvalvulärem Vorhofflimmern empfohlen, die einen Schlaganfall oder eine transitorisch ischämische Attacke (TIA) erlitten haben oder einen CHA_2DS_2-VASc Score von 2 oder größer aufweisen (January et al. 2014). Die aktuelle US-amerikanische Leitlinie aus 2014 nennt unter den Optionen Vitamin K-Antagonisten (INR 2,0 bis 3,0) mit einem höheren Evidenzgrad (Level A) als die neuen oralen Antikoagulantien (Level B für Dabigatran, Rivaroxaban, Apixaban). Falls Patienten keinen stabilen INR-Wert erreichen, werden die neuen direkt wirkenden Antikoagulantien mit Evidenzlevel C (konsentierte Expertenmeinung) genannt. Streng genommen ist ein Vorteil der neuen Mittel in dieser Situation durch Studien nicht belegt. Auch die Leitlinie des NICE zur Behandlung des Vorhofflimmerns empfiehlt nur bei Patienten ohne ausreichende INR-Kontrolle unter Vitamin-K-Antagonisten einen Wechsel zu Nicht-Vitamin-K-Antagonisten (National Institute for Health and Care Exellence 2014). In der 2016 aktualisierten ESC-Leitlinie werden die neuen oralen Antikoagulantien wie in der Vorversion explizit gegenüber Vitamin-K-Antagonisten bevorzugt (jetzt IA-Empfehlung). Von einem CHA_2DS_2-VASc Score von 1 als Schwelle zur Einleitung einer Antikoagulation wie noch 2012 wurde aber abgerückt; für den Regelfall wird eine Antikoagulation erst ab einem Score von 2 empfohlen (Kirchhof et al. 2016).

Wesentliches Problem aller Zulassungsstudien der neuen oralen Antikoagulantien für nichtvalvuläres Vorhofflimmern ist die mangelhafte Qualität der Antikoagulation in den Kontrollgruppen, bei denen die INR-Werte unter Warfarin im Median nur über 58–68% der Zeit im therapeutischen Be-

reich lagen. Dass die Wirksamkeit und Sicherheit einer Therapie mit Vitamin K-Antagonisten von der Güte der INR-Einstellung abhängig ist, ist lange bekannt und wurde erst kürzlich wieder durch Analysen eines nationalen schwedischen Registers eindrücklich unter Beweis gestellt (Björck et al. 2016). INR-Werte über 70% der Zeit im therapeutischen Bereich gelten allgemein als Ziel (De Caterina et al. 2013), das in den Zulassungsstudien viele europäische Zentren auch erreicht haben, beispielsweise die deutschen und vor allem die skandinavischen. In Subgruppenanalysen zu den Zulassungsstudien konnte für alle vier neuen oralen Antikoagulantien gezeigt werden, dass eventuelle Vorteile gegenüber Warfarin bezüglich thromboembolischer und/oder Blutungskomplikationen umso geringer ausfielen oder gar nicht mehr vorhanden waren, je besser die INR-Einstellung unter Warfarin in der Kontrollgruppe gelang (Wallentin et al. 2010 und 2013, Piccini et al. 2014, Daiichi Sankyo Deutschland GmbH 2015). Ergebnisse des schwedischen AURICULA-Registers zeigen, dass auch unter Versorgungsbedingungen eine optimale Warfarintherapie mit INR-Werten über 75% der Zeit im therapeutischen Bereich möglich ist und dann Schlaganfälle oder Embolien (1,54%/Jahr), schwere Blutungen (2,18%/Jahr) und auch intrakranielle Blutungen (0,38%/Jahr) nur selten auftreten (Sjögren et al. 2015).

Aktuell bleiben Effizienz und Sicherheit der neuen oralen Antikoagulantien außerhalb von kontrollierten Studien wichtige Diskussionspunkte. Mehrere „Real-World"-Untersuchungen wurden hierzu in den vergangenen Jahren publiziert, oft mit methodisch kritikwürdigen Konzepten. Zu den Ausnahmen gehören Analysen der Daten von knapp 120000 Patienten aus dem Dänischen Nationalen Verschreibungsregister, die wegen nichtvalvulären Vorhofflimmerns mit Warfarin oder Rivaroxaban, Apixaban oder Dabigatran in Standard- (Larsen et al. 2016) oder reduzierter Dosierung (Nielsen 2017) antikoaguliert wurden. Ischämische Schlaganfälle traten unter den neuen oralen Antikoagulantien in vergleichbarer Häufigkeit auf wie unter Warfarin. Blutungskomplikationen waren dagegen unter Apixaban (2,9%/Jahr) und Dabigatran (2,7%/Jahr) in Standarddosierung signifikant seltener als unter Warfarin (3,9%/Jahr), unter Dabigatran auch in niedriger Dosis (3,4% gegenüber

4,2%/Jahr). Nahezu die Hälfte der Patienten – und damit deutlich mehr als in den Zulassungsstudien (5 bis 21%) – erhielt die neuen oralen Antikoagulantien in reduzierter Dosierung. Diese waren älter, wiesen mehr und wahrscheinlich schwerere Begleiterkrankungen und entsprechend eine höhere Sterblichkeit auf als Patienten mit neuen oralen Antikoagulantien in Standarddosierung. Ob diese offenbare Ausdehnung der Indikation für neue orale Antikoagulantien auf ältere und gebrechliche Patienten mehr nutzt als schadet, bleibt unklar. Zumindest war die Sterblichkeit unter reduzierten Dosen Apixaban (15,5%/Jahr) und Rivaroxaban (15,8%/Jahr) signifikant höher als unter Warfarin (10,1%/Jahr). Wie bei allen retrospektiven Analysen ist nicht zu entscheiden, ob hierfür substanzspezifische Effekte oder unbekannte bzw. nicht ausreichend berücksichtigte Confounder ursächlich sind.

Mittlerweile liegen zwei methodisch ähnlich konzipierte Postmarketing-Analysen aus Deutschland vor, die Effizienz und Sicherheit von Rivaroxaban, Apixaban oder Dabigatran im Versorgungsalltag mit der von Phenprocoumon bei Patienten mit Vorhofflimmern vergleichen. Hohnloser et al. 2018 analysierten in einer von zwei Herstellern gesponserten Postauthorization Effectiveness and Safety Study (PAES/PASS) die Daten 61205 Versicherter. Analysen, welche die Ausgangsrisiken der Versicherten durch Propensity Score Matching berücksichtigten, ergaben unter Apixaban (Hazard Ratio HR 0,77) und Dabigatran (HR 0,74) ein signifikant geringeres Risiko für Schlaganfälle und systemische Embolien als unter Phenprocoumon, nicht aber unter Rivaroxaban. Das Risiko schwerer Blutungen war auch unter Apixaban (HR 0,58) und Dabigatran (HR 0,51) signifikant geringer, wiederum anders als unter Rivaroxaban. Schwere gastrointestinale Blutungen traten unter Rivaroxaban sogar häufiger auf (HR 1,35) als unter Phenprocoumon. Zudem fiel bei den mit Rivaroxaban behandelten Versicherten eine gering, aber signifikant höhere Sterblichkeit (HR 1,12) im Vergleich zu den mit Phenprocoumon Behandelten auf. Ujeyl et al. werteten in einer von einer großen Krankenversicherung unterstützten Analyse, die ein Matching sowohl nach Propensity Score als auch nach Alter umfasste, die Daten 175994 Versicherter aus. Im Vergleich zu Versicherten, die Phenprocoumon er-

halten hatten, unterschied sich das Risiko für ischämische Schlaganfälle bei den mit Rivaroxaban Behandelten nicht, war bei den mit Dabigatran Behandelten nicht signifikant (HR 1,14) und bei den mit Apixaban Behandelten signifikant (HR 1,84) erhöht. Das Ergebnis für Apixaban war wegen relativ kleiner Fallzahl allerdings mit erhöhter Unsicherheit behaftet. Schwere Blutungen waren unter Apixaban (HR 0,65) oder Dabigatran (HR 0,87) signifikant seltener als unter Phenprocoumon, unter Rivaroxaban gleich häufig. In dieser bisher größten Analyse von Versorgungsdaten zu den neuen oralen Antikoagulantien fand sich ebenfalls eine signifikant höhere Sterblichkeit bei den Versicherten, die mit Rivaroxaban und nicht mit Phenprocoumon behandelt worden waren (HR 1,17). Auch unter Apixaban war die Sterblichkeit in der Tendenz, aber nicht signifikant höher als unter Phenprocoumon (HR 1,14).

Diese Postmarketing-Analysen können die Ergebnisse aus den Zulassungsstudien zur Wirksamkeit und Sicherheit der neuen oralen Antikoagulantien im Vergleich zu Warfarin nicht grundsätzlich in Frage stellen. Dennoch werfen sie einige Fragen auf, vor allem hinsichtlich ihrer korrekten Dosierung und Anwendung in der täglichen Praxis. Bekannt ist, dass auch in Deutschland Rivaroxaban (28–38%) und Apixaban (37–45%) häufiger in reduzierter Dosis angewandt werden (Coleman et al. 2015, Hohnloser et al. 2018) als es in den Zulassungsstudien für Rivaroxaban (21,1%) und Apixaban (4,7%) der Fall war, obwohl die Kriterien für eine Dosisreduktion in den Studien mit denen in der Fachinformation identisch sind. Wird die Dosis ohne entsprechende Indikation verringert, kann das Risiko für einen Schlaganfall nach US-Analysen deutlich ansteigen (Yao et al. 2017).

Beim Bundesamt für Arzneimittel und Medizinprodukte sind bis Ende 2016 mehr als 13.000 Meldungen über unerwünschte Ereignisse unter den neuen direkten oralen Antikoagulantien eingegangen und 908 Verdachtsfälle mit tödlichem Ausgang im Zusammenhang mit Blutungen (Bundesinstitut für Arzneimittel und Medizinprodukte 2017). Validierte Tests zur Therapiekontrolle in der Versorgungssituation stehen weiterhin nicht zur Verfügung (Cuker et al. 2014), was von vielen Verordnenden beklagt wird. Eine Überwachung der

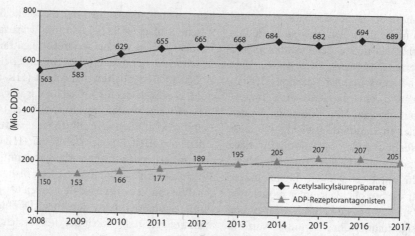

◘ Abbildung 18.2 Verordnungen von Thrombozytenaggregationshemmern 2008 bis 2017. Gesamtverordnungen nach definierten Tagesdosen.

Therapieadhärcnz ist somit nicht möglich. Analysen US-amerikanischer Versicherungsdaten zeigten, dass bei Behandlung mit den neuen direkten oralen Antikoagulantien nur etwa 50% der Patienten eine ausreichende Adhärenz aufwiesen und die Behandlungserfolge wesentlich von der Einnahmetreue abhängig waren (Yao et al. 2016).

18.2 Thrombozytenaggregations-hemmer

18.2.1 Acetylsalicylsäure

Bei den Thrombozytenaggregationshemmern entfällt der Hauptteil der Verordnungen weiterhin auf Acetylsalicylsäurepräparate (◘ Abbildung 18.2). Sie haben sich nach einer steilen Abnahme im Jahre 2004 in den folgenden Jahren kontinuierlich erholt und weisen jetzt ein weitgehend konstantes Niveau auf.

Für die Rezidivprophylaxe mit niedrig dosierter Acetylsalicylsäure nach Herzinfarkten und Schlaganfällen ist der therapeutische Nutzen in zahlreichen Studien belegt und in Metaanalysen evaluiert worden (Antithrombotic Trialists' Collaboration 2002 und 2009). Laboranalytisch lässt sich bei bis zu 10% der Behandelten ein fehlendes Ansprechen selbst auf Dosen von 325 mg Acetylsalicylsäure pro Tag nachweisen (Gum et al. 2001). Acetylsalicylsäure-resis-

tente oder „non-responder" Patienten weisen ein 3,5-fach höheres Risiko auf, an kardiovaskulären Leiden zu versterben (Eikelboom et al. 2003). Ob in diesen Fällen eine ersatzweise oder zusätzliche Gabe von ADP-Rezeptorantagonisten von Nutzen ist, ist bisher durch klinische Studien nicht geklärt. Ein Kombinationspräparat aus Acetylsalicylsäure und Dipyridamol (*Aggrenox*) ist nach dem 2014 erfolgten Verordnungsausschluss durch den G-BA 2017 nicht mehr unter den 3000 am häufigsten verordneten Arzneimitteln vertreten (◘ Tabelle 18.3).

18.2.2 Clopidogrel

Clopidogrel ist weiterhin der Hauptvertreter der $P2Y_{12}$ ADP-Rezeptorantagonisten, deren Verordnung in den letzten 10 Jahren auf niedrigerem Niveau ähnlich wie die der Acetylsalicylsäure zugenommen, zuletzt aber ein stabiles Niveau erreicht haben (◘ Abbildung 18.2).

Clopidogrel zeigt in der Monotherapie zur Sekundärprävention ischämischer Ereignisse im Vergleich zu Acetylsalicylsäure nur eine marginale Überlegenheit. In einer großen Studie an 19185 Patienten betrug das jährliche Risiko für Schlaganfall, Myokardinfarkt oder vaskulär bedingten Todesfall mit Clopidogrel 5,32% und mit Acetylsalicylsäure 5,82% (CAPRIE Steering Committee 1996). Eine Bewertung des Instituts für Qualität und Wirt-

◻ Tabelle 18.3 Verordnungen von Acetylsalicylsäurepräparaten 2017. Angegeben sind die 2017 verordneten Tagesdosen, die Änderungen gegenüber 2016 und die mittleren Kosten je DDD 2017.

Präparat	Bestandteile	DDD Mio.	Änderung %	DDD-Nettokosten €
Acetylsalicylsäure				
ASS 100/-protect-1 A Pharma	Acetylsalicylsäure	232,6	(+6,2)	0,03
ASS AL TAH/-protect	Acetylsalicylsäure	137,6	(+13,0)	0,03
ASS-ratiopharm TAH/-protect Herz ASS-ratiopharm	Acetylsalicylsäure	94,5	(−19,2)	0,03
ASS 100 HEXAL	Acetylsalicylsäure	51,2	(−0,1)	0,03
ASS AbZ protect/TAH	Acetylsalicylsäure	50,6	(−18,4)	0,04
ASS Dexcel protect	Acetylsalicylsäure	50,4	(−16,9)	0,03
ASS TAD	Acetylsalicylsäure	32,9	(+71,1)	0,04
Aspirin N/-protect	Acetylsalicylsäure	16,5	(−11,4)	0,06
ASS protect/100 STADA	Acetylsalicylsäure	10,4	(−6,2)	0,03
Godamed	Acetylsalicylsäure	7,3	(−10,9)	0,03
ASS 100 Fair Med	Acetylsalicylsäure	2,1	(>1000)	0,03
Summe		686,0	(−0,4)	0,03

schaftlichkeit im Gesundheitswesen (2006) ergab, dass sich der Zusatznutzen auf die Reduktion des Risikos für vaskuläre Ereignisse bei Patienten mit symptomatischer peripherer arterieller Verschlusskrankheit beschränkt. Der Gemeinsame Bundesausschuss hat daraufhin die Verordnungsfähigkeit von Clopidogrel in der Monotherapie zu Lasten der gesetzlichen Krankenkassen auf diese Patientengruppe sowie auf Patienten mit Acetylsalicylsäure-Unverträglichkeit beschlossen (Bundesministerium für Gesundheit 2012a). Allerdings ist die Anwendung von Clopidogrel bei gastrointestinaler Unverträglichkeit von Acetylsalicylsäure keine zweckmäßige Option. Patienten, bei denen während der Prävention kardiovaskulärer Krankheiten mit niedrig dosierter Acetylsalicylsäure blutende Magenulzera aufgetreten waren, entwickelten nach Umstellung auf Clopidogrel in 12 Monaten wesentlich häufiger Blutungsrezidive als Patienten, die zusätzlich zu Acetylsalicylsäure Esomeprazol erhielten (8,6% gegenüber 0,7%) (Chan et al. 2005). Nach gastrointestinalen Blutungen unter Acetylsalicylsäure ist die zusätzliche Gabe eines Protonenpumpenhemmers wie Omeprazol deshalb sinnvoller als ein Wechsel auf einen $P2Y_{12}$ ADP-Rezeptorantagonisten.

Die kombinierte Anwendung von Acetylsalicylsäure und Clopidogrel bleibt speziellen kardiologischen Indikationen vorbehalten. In der CURE-Studie traten bei 12562 Patienten mit akutem Koronarsyndrom über einen Zeitraum von drei bis zwölf Monaten in der Clopidogrel-Acetylsalicylsäuregruppe seltener kardiovaskuläre Todesfälle, Herzinfarkte und Schlaganfälle auf als in der nur mit Acetylsalicylsäure behandelten Gruppe (9,3% gegenüber 11,4%). Schwerere Blutungen waren allerdings in der Clopidogrelgruppe signifikant (3,7% gegenüber 2,7%) häufiger (The CURE Trial Investigators 2001). In der Substudie PCI-CURE-Studie (Mehta et al. 2001) zeigte sich, dass bei interventionell behandelten Patienten mit akutem Koronarsyndrom ein frühzeitiger Behandlungsbeginn (bis 10 Tage vor perkutaner koronarer Intervention) die Myokardinfarktrate signifikant senkt. In der PCI-CLARITY-Studie wurde dies auch bei Patienten mit ST-Hebungsinfarkt gezeigt (Sabatine et al. 2005). Die kombinierte Behandlung gilt seither als Therapiestandard für Patienten mit akuten Koronarsyndromen.

Lange bestanden unterschiedliche Ansichten, wie lange Clopidogrel zusätzlich zu Acetylsalicylsäure nach Implantation eines koronaren Stents in Abhängigkeit vom Stenttyp und der klinischen Situation verabreicht werden soll. In der gemeinsamen Auswertung der REAL-LATE und ZEST-LATE Studien wurde mehr als ein Jahr nach Implantation von beschichteten Stents kein signifikanter Vorteil einer dualen Plättchenhemmung gegenüber der Monotherapie mit Acetylsalicylsäure gefunden (Park et al. 2010). Die groß angelegte randomisierte DAPT-Studie mit 9961 Patienten fand bei einer dualen Plättchenhemmung nach Implantation beschichteter Stents über zwölf Monate hinaus zwar eine Reduktion von Stentthrombosen und Herzinfarkten, die aber mit einer erhöhten Blutungsrate und Mortalität einherging (Mauri et al. 2014). Aktuelle Leitlinien zur Therapie des akuten Koronarsyndroms empfehlen, dass die Dauer der dualen Plättchenhemmung individuell festgelegt werden soll und eine Verkürzung von zwölf Monaten auf sechs oder drei Monate gerechtfertigt sein kann (Windecker et al. 2014, Levine et al. 2016). Bei unbeschichteten Stents kann die duale Plättchenhemmung in der Regel auf vier Wochen verkürzt werden, wenn es sich um elektive Eingriffe handelt.

In der CHARISMA-Studie wurden Clopidogrel und Acetylsalicylsäure zur Sekundärprophylaxe bei 15603 kardiovaskulären Risikopatienten getestet (Bhatt et al. 2006). Die Kombination zeigte nach 28 Monaten keinen signifikanten Vorteil gegenüber der Therapie mit Acetylsalicylsäure allein bezüglich der Rate an kardiovaskulären Todesfällen, Herzinfarkten oder Schlaganfällen (6,7% gegenüber 7,2%). In einer Subgruppe mit multiplen Risikofaktoren war die kardiovaskuläre Sterblichkeit sogar höher als unter Acetylsalicylsäure allein. Die randomisierte MATCH-Studie verglich über 18 Monate Clopidogrel plus Acetylsalicylsäure mit Clopidogrel allein bei Patienten mit einem kurz zuvor aufgetretenen ischämischen Schlaganfall oder einer transienten ischämischen Attacke (Diener et al. 2004). Die Kombination verhinderte vaskuläre Ereignisse nicht effektiver als Clopidogrel allein (15,7% gegenüber 16,7%), ging jedoch mit einer signifikant höheren Rate lebensbedrohlicher Blutungen einher (2,6% versus 1,3%).

Im Rahmen der ACTIVE A-Studie wurde bei Patienten mit nichtvalvulärem Vorhofflimmern, bei denen eine Therapie mit Vitamin-K-Antagonisten nicht indiziert war, Clopidogrel zusätzlich zu Ace-

tylsalicylsäure getestet (The ACTIVE Investigators 2009). Unter der Kombination traten in 3,6 Jahren weniger Schlaganfälle, Embolien, Herzinfarkte oder kardiovaskuläre Todesfälle auf (6,8% gegenüber 7,6%/Jahr) aber mehr schwere Blutungskomplikationen als unter Acetylsalicylsäure allein (2,0% gegenüber 1,3%/Jahr). In der AVERROES-Studie reduzierte Apixaban bei einem ähnlichen Patientenkollektiv mit nichtvalvulärem Vorhofflimmern, bei dem Vitamin-K-Antagonisten nicht erwünscht oder indiziert waren, Schlaganfälle und Embolien gegenüber Acetylsalicylsäure allein noch deutlicher (1,6% gegenüber 3,7%/Jahr), ohne dass Blutungskomplikationen zunahmen (Connolly et al. 2011). Die ACTIVE-W-Studie, in der Clopidogrel plus Acetylsalicylsäure bei Patienten mit Vorhofflimmern mit einer Warfarintherapie mit INR-Zielwerten von 2–3 verglichen wurde, musste nach 1,3 Jahren vorzeitig beendet werden, da die Kombination in der Verhinderung von vaskulären Ereignissen (Schlaganfälle, Embolien, Herzinfarkte oder kardiovaskuläre Todesfälle) Warfarin unterlegen (5,60% gegenüber 3,93%/Jahr) war (The ACTIVE Investigators 2006). Eine Therapie mit oralen Antikoagulantien bleibt somit nach wie vor die wirksamste Option zur Verhinderung zerebraler Insulte bei Patienten mit Vorhofflimmern. Die Kombination aus Clopidogrel plus Acetylsalicylsäure wird entsprechend in Leitlinien nur noch für spezielle Situationen oder nur noch als fernere Option empfohlen (January et al. 2014, Kirchhof et al. 2016).

Clopidogrel ist eine inaktive Vorstufe, die erst in den aktiven Wirkstoff umgewandelt wird, woran das Cytochrom CYP2C19 wesentlich beteiligt ist. Genetische Polymorphismen von CYP2C19 tragen zur Variabilität des pharmakologischen Effektes bei (Collet et al. 2009, Simon et al. 2009). Zudem kann das Cytochrom durch Protonenpumpenhemmer inhibiert werden. In der großen randomisierten COGENT-Studie hatte die gleichzeitige Therapie mit Omeprazol zusätzlich zu einer dualen Plättchenhemmung mit Clopidogrel und Acetylsalicylsäure jedoch keinen negativen Effekt auf die Rate kardiovaskulärer Ereignisse (Bhatt et al. 2010). Die klinische Bedeutung dieser Interaktion ist aber vor allem bei Hochrisikopatienten nicht ausreichend geklärt, so dass die Europäische Gesellschaft für Kardiologie im Zweifelsfall ein pragmatisches Vorgehen und den Einsatz von Protonenpumpenhemmern mit geringer Inhibition von CYP2C19 wie Pantoprazol empfiehlt (Agewall et al. 2013).

18.2.3 Prasugrel

Prasugrel ist ähnlich wie Clopidogrel die inaktive Vorstufe eines aktiven Metaboliten, der die $P2Y_{12}$ ADP-Rezeptoren irreversibel blockiert. Anders als Clopidogrel wird Prasugrel in der Leber vor allem durch CYP3A4, CYP2B6 und weitere Isoenzyme aktiviert. Maximale Plasmaspiegel des aktiven Metaboliten werden bereits nach 30 Minuten erreicht. In der TRITON-TIMI 38 Studie wurde Prasugrel mit Clopidogrel, jeweils zusätzlich zu Acetylsalicylsäure gegeben, bei 13608 Patienten mit akutem Koronarsyndrom verglichen, bei denen eine perkutane Koronarintervention durchgeführt werden sollte (Wiviott et al. 2007). Kardiovaskuläre Todesfälle, Herzinfarkte oder Schlaganfälle traten unter Prasugrel signifikant seltener auf als unter Clopidogrel (9,9% gegenüber 12,1%). Schwere Blutungen waren jedoch unter Prasugrel signifikant häufiger (2,4% gegenüber 1,8%), insbesondere bei Patienten über 75 Jahre oder wenn eine Bypass-Operation notwendig wurde. Das Institut für Qualität und Wirtschaftlichkeit im Gesundheitswesen (2011b) hat einen Zusatznutzen von Prasugrel gegenüber Clopidogrel nicht bestätigt, da die publizierten Ergebnisse durch systematische Fehler in der Studienanlage und -auswertung verzerrt waren. Die Therapie mit Prasugrel sollte daher laut Therapiehinweis des Gemeinsamen Bundesausschusses auf Patienten mit hohem Risiko für kardiovaskuläre Mortalität und niedrigem Blutungsrisiko beschränkt bleiben (Bundesministerium für Gesundheit 2010). Die Verordnungszahlen für Prasugrel sind 2017 gegenüber dem Vorjahr leicht zurückgegangen (–2,7%, ◘ Tabelle 18.4).

18.2.4 Ticagrelor

In Gegensatz zu Clopidogrel und Prasugrel ist Ticagrelor ein direkt wirkender und reversibler Antagonist des $P2Y_{12}$-Rezeptors, der keine hepatische Aktivierung erfordert. Ticagrelor hemmt die Thrombozytenfunktion deshalb auch ohne Loading-Dose rascher als Clopidogrel und ähnlich schnell wie Prasugrel. Nach Absetzen hält die Thrombozytenaggregationshemmung auch kürzer an.

In der PLATO Studie wurden die Kombinationen aus Acetylsalicylsäure mit Ticagrelor oder mit Clopidogrel über zwölf Monate bei 18624 Patienten mit akutem Koronarsyndrom verglichen, die entweder rein konservativ, interventionell oder mit einem Koronarbypass behandelt wurden (Wallentin et al. 2009). Vaskuläre Todesfälle, Herzinfarkte und Schlaganfälle wurden durch Ticagrelor gegenüber Clopidogrel signifikant reduziert (9,8% gegenüber 11,7%). Auch die Gesamtmortalität (4,5% gegenüber 5,9%), die kardiovaskuläre Mortalität (4,0% gegenüber 5,1%) und die Herzinfarktrate (5,8% gegenüber 6,9%) waren signifikant geringer. Dennoch traten schwere Blutungen nicht häufiger auf als unter Clopidogrel (11,6% gegenüber 11,2%). In der EUCLID-Studie war die Monotherapie mit Ticagrelor einer Behandlung mit Clopidogrel bei 13885 Patienten mit symptomatischer peripherer arterieller Verschlusskrankheit nicht überlegen (Hiatt et al. 2017). Die Rate an kardiovaskulären Todesfällen, Myokardinfarkten und ischämischen Schlaganfällen unterschied sich nach 30 Monaten nicht (10,8% vs. 10,6%), akute Ischämien der Extremitäten und Blutungen waren gleich häufig. Eine Zulassung von Ticagrelor in dieser Indikation ist nicht zu erwarten. In der PEGASUS-TIMI 54-Studie wurde Ticagrelor in der Langzeittherapie zusätzlich zu Acetylsalicylsäure bei 21162 Patienten geprüft, die ein bis drei Jahre zuvor einen Herzinfarkt erlitten hatten (Bonaca et al. 2015). Innerhalb von drei Jahren verminderte Ticagrelor in einer Dosierung von 2 x 60 mg/d gegenüber Placebo signifikant kardiovaskuläre Todesfälle, Herzinfarkte und Schlaganfälle (7,77% gegenüber 9,04%), allerdings unter Zunahme schwerer Blutungen (2,30% gegenüber 1,06%) und ohne die Gesamtmortalität zu verbessern. Die Zulassung für Ticagrelor wurde daraufhin 2016 entsprechend erweitert.

Zusätzlich zur Blockade des $P2Y_{12}$-Rezeptors hemmt Ticagrelor auch den Nukleosidtransporter ENT1, der für die zelluläre Aufnahme von Adenosin verantwortlich ist. Der Anstieg des Adenosinplasmaspiegels (Bonello et al. 2014) könnte für die nach Ticagrelor häufiger als nach Clopidogrel beobachtete Dyspnoe (13,8% gegenüber 7,8%) verantwortlich sein.

◻ Tabelle 18.4 Verordnungen von ADP-Rezeptorantagonisten (P2Y$_{12}$-Rezeptor) 2017. Angegeben sind die 2017 verordneten Tagesdosen, die Änderungen gegenüber 2016 und die mittleren Kosten je DDD 2017.

Präparat	Bestandteile	DDD Mio.	Änderung %	DDD-Nettokosten €
Clopidogrel				
Clopidogrel Heumann	Clopidogrel	107,2	(+95,4)	0,31
Clopidogrel Zentiva	Clopidogrel	34,1	(−62,2)	0,38
Clopidogrel TAD	Clopidogrel	13,1	(+1,1)	0,46
Grepid	Clopidogrel	4,3	(+155,6)	0,29
Clopidogrel Aurobindo	Clopidogrel	1,5	(+662,5)	0,32
		160,2	(+0,3)	0,34
Kombinationspräparate				
Duoplavin	Clopidogrel Acetylsalicylsäure	1,4	(−23,9)	1,15
Weitere ADP-Rezeptorantagonisten				
Brilique	Ticagrelor	22,1	(+12,5)	2,54
Efient	Prasugrel	12,9	(−7,7)	2,77
		35,0	(+4,1)	2,62
Summe		196,6	(+0,7)	0,75

Ticagrelor wurde 2011 als erstes Arzneimittel der frühen Nutzenbewertung nach dem Arzneimittelmarktneuordnungsgesetz (AMNOG) unterzogen. Dabei wurde der Zusatznutzen von Ticagrelor bei den verschiedenen Formen des akuten Koronarsyndroms separat bewertet. Nur bei Patienten mit instabiler Angina pectoris oder Nicht-ST-Hebungsinfarkt (NSTEMI) wurde Ticagrelor ein beträchtlicher Zusatznutzen gegenüber Clopidogrel bescheinigt. Für Patienten mit ST-Hebungsinfarkt (STEMI) lagen keine ausreichenden Daten für einen Vergleich mit der Vergleichstherapie vor (Bundesministerium für Gesundheit 2012b). Im Jahr 2016 wurde auch für die erweiterte Indikation nach zurückliegenden Herzinfarkten ein Anhalt für einen geringen Zusatznutzen konstatiert (Bundesministerium für Gesundheit (2016). Aus Sicht der Arzneimittelkommission der deutschen Ärzteschaft bestanden allerdings zu große Unklarheiten, ob die Kombination für Langzeittherapie nach Herzinfarkten in der Gesamtbilanz Vorteile bringt (Arzneiverordnungen in der Praxis 2017). Die Verordnungen haben 2017 gegenüber dem Vorjahr deutlich zugenommen (+12,2%, ◻ Tabelle 18.4).

18.3   Antihämorrhagika

18.3.1 Blutgerinnungsfaktoren

Die umsatzstärkste Gruppe der Antihämorrhagika sind die Faktor-VIII-Präparate (◻ Tabelle 18.5), die zur Prophylaxe und Therapie von Blutungen bei Patienten mit angeborenem Faktor VIII-Mangel (Hämophilie A) eingesetzt werden. Standardtherapie ist die primäre Prophylaxe durch regelmäßige intravenöse Infusion von Faktor VIII, die der bedarfsgesteuerten Behandlung bezüglich Blutungsereignissen und Gelenkfunktion deutlich überlegen ist (Hoots und Nugent 2006, Giagrande 2014). Die Vorteile der prophylaktischen Therapie gegenüber einer On-Demand-Therapie sind mittlerweile in randomisierten Studien bestätigt (Manco-Johnson et al. 2014, Kavakli et al. 2015). Die Hämophilie gehört zu den seltenen Erkrankungen mit besonderen Krankheitsverläufen und hoch spezialisierten Leistungen, die für die ambulante Behandlung im Krankenhaus zugelassen sind (§ 116 b Absatz 3 SGB V). Aus diesem Grunde wird ein großer Teil der Faktor-VIII-Präparate über Direktverträge an Krankenhäuser geliefert, die in den hier dargestellten Um-

◘ **Tabelle 18.5 Verordnungen von Antihämorrhagika 2017.** Angegeben sind die 2017 verordneten Tagesdosen, die Änderungen gegenüber 2016 und die mittleren Kosten je DDD 2017.

Präparat	Bestandteile	DDD Mio.	Änderung %	DDD-Nettokosten €
Blutgerinnungsfaktoren				
Advate	Octocog alfa	0,05	(+1,3)	1066,13
Kovaltry	Octocog alfa	0,03	(+185,3)	1020,62
Beriate/-P	Gerinnungsfaktor VIII	0,03	(+9,2)	952,94
Haemoctin	Gerinnungsfaktor VIII	0,02	(−2,2)	995,47
		0,12	(+22,1)	1021,69
Vitamin K				
Konakion	Phytomenadion	0,55	(−6,2)	0,37
Antifibrinolytika				
Cyklokapron	Tranexamsäure	0,37	(+5,9)	3,81
Thrombopoetin-Rezeptoragonisten				
Revolade	Eltrombopag	0,56	(+28,7)	88,04
Nplate	Romiplostim	0,49	(+23,7)	89,75
		1,1	(+26,4)	88,83
Summe		2,1	(+12,1)	105,57

satzwerten nicht erfasst werden. Umsätze und Veränderungsraten der Gerinnungsfaktoren sind daher unvollständig (◘ Tabelle 18.5).

Octocog alfa ist ein rekombinanter Blutgerinnungsfaktor VIII, der aus Zellkulturen gewonnen wird und häufiger zur Behandlung von Patienten mit Hämophilie A gegeben wird als aus humanem Plasma gewonnener, gereinigter Gerinnungsfaktor VIII. Als weiteres rekombinantes Faktor-VIII-Präparat wurde 2017 Lonoctocog alfa (*Afstyla*) zugelassen, sodass nun insgesamt acht rekombinante Faktor-VIII-Präparate zur Verfügung stehen (vgl. ▶ Kapitel 3, Neue Arzneimittel, Abschnitt 3.1.18).

Faktor-IX-Präparate zur Prophylaxe und Therapie von Blutungen bei Patienten mit angeborenem Faktor IX-Mangel (Hämophilie B) sind unter den meistverordneten Arzneimitteln nicht vertreten, da diese Hämophilieform wesentlich seltener ist. 2017 wurde ein neues rekombinantes Präparat, Nonacog beta pegol (*Refixia*), zugelassen, das gegenüber den humanplasmatischen Präparaten wegen seiner verlängerten Plasmahalbwertszeit ein deutlich längeres Dosierungsintervall aufweist (vgl. ▶ Kapitel 3, Neue Arzneimittel, Abschnitt 3.1.23). Insgesamt stehen nun fünf verschiedene rekombinante Faktor-IX-Präparate zur Verfügung, davon drei mit verlängerter Halbwertszeit.

18.3.2 Thrombopoetin-Rezeptoragonisten

Erstmalig 2016 erscheint Eltrombopag (*Revolade*) in der Liste der am häufigsten verordneten Antithrombotika (◘ Tabelle 18.5). Eltrombopag ist ein oral applizierbarer Agonist des Thrombopoetinrezeptors und fördert im Knochenmark die Bildung neuer Thrombozyten. Es wurde 2010 zugelassen und kann zur Behandlung von Patienten mit chronischer immun(idiopathischer)-thrombozytopenischer Purpura (ITP), Thrombozytopenie bei chronischer Hepatitis C oder bei erworbener schwerer aplastischer Anämie eingesetzt werden. 2017 ist auch der Thrombopoetin-Rezeptoragonist Romiplostim (*Nplate*) in die Liste der am häufigsten verordneten Antihämorrhagika aufgenommen worden. Im Gegensatz zu Eltrombopag ist Romiplostim ein Fc-Peptid-Fusionsprotein, das bei Patienten mit chronischer immun(idiopathischer) thrombozytopenischer Purpura (ITP) einmal wöchentlich subkutan appliziert wird.

Literatur

Agewall S, Cattaneo M, Collet JP, Andreotti F, Lip GY, Verheugt FW, Huber K, Grove EL, Morais J, Husted S, Wassmann S, Rosano G, Atar D, Pathak A, Kjeldsen K, Storey RF; ESC Working Group on Cardiovascular Pharmacology and Drug Therapy and ESC Working Group on Thrombosis (2013): Expert position paper on the use of proton pump inhibitors in patients with cardiovascular disease and antithrombotic therapy. Eur Heart J 34: 1708–13, 1713a–1713b

Agnelli G, Buller HR, Cohen A, Curto M, Gallus AS, Johnson M, Masiukiewicz U, Pak R, Thompson J, Raskob GE, Weitz JI, Investigators A (2013a): Oral apixaban for the treatment of acute venous thromboembolism. N Engl J Med 369: 799–808

Agnelli G, Buller HR, Cohen A, Curto M, Gallus AS, Johnson M, Porcari A, Raskob GE, Weitz JI, Investigators P-E (2013b): Apixaban for extended treatment of venous thromboembolism. N Engl J Med 368: 699–708

Akl EA, Labedi N, Barba M, Terrenato I, Sperati F, Muti P, Schünemann H (2011): Anticoagulation for the long-term treatment of venous thromboembolism in patients with cancer. Cochrane Database Syst Rev 6: CD006650

Algra A, de Schryver EL, van Gijn J, Kappelle LJ, Koudstaal PJ (2001): Oral anticoagulants versus antiplatelet therapy for preventing further vascular events after transient ischaemic attack or minor stroke of presumed arterial origin. Cochrane Database Syst Rev 2001 (4): CD 001342

Alikhan R, Cohen AT (2009): Heparin for the prevention of venous thromboembolism in general medical patients (excluding stroke and myocardial infarction). Cochrane Database of Systematic Reviews 2009, Issue 3. Art. No.: CD003747

Antithrombotic Trialists' Collaboration (2002): Collaborative meta-analysis of randomised trials of antiplatelet therapy for prevention of death, myocardial infarction, and stroke in high risk patients. Brit Med J 324: 71–86

Antithrombotic Trialists' (ATT) Collaboration, Baigent C, Blackwell L, Collins R, Emberson J, Godwin J, Peto R, Buring J, Hennekens C, Kearney P, Meade T, Patrono C, Roncaglioni MC, Zanchetti A (2009): Aspirin in the primary and secondary prevention of vascular disease: collaborative meta-analysis of individual participant data from randomised trials. Lancet 373: 1849–1860

Arzneivorordnungen in der Praxis 2017: Ausgabe 1 2017. Ticagrelor (Brilique®) (frühe Nutzenbewertung); Internet: https://www.akdae.de/Arzneimitteltherapie/AVP/Artikel/201701/029h/index.php; Zugriff 24. Juni 2018

AWMF Leitlinien-Register Nr. 065/002, Klasse S2k: Diagnostik und Therapie der Venenthrombose und der Lungenembolie. Stand: 10.10.2015. Unter: http://www.awmf.org/awmf-online-das-portal-der-wissenschaftlichen-medizin/awmf-aktuell.html; Zugriff 1.6.2017

Bangalore S, Toklu B, Kotwal A, Volodarskiy A, Sharma S, Kirtane AJ, Feit F (2014): Anticoagulant therapy during primary percutaneous coronary intervention for acute myocardial infarction: a meta-analysis of randomized trials in the era of stents and P2Y12 inhibitors. BMJ. 349: g6419

Bhatt DL, Cryer BL, Contant CF, Cohen M, Lanas A, Schnitzer TJ, Shook TL, Lapuerta P, Goldsmith MA, Laine L, Scirica BM, Murphy SA, Cannon CP; COGENT Investigators (2010): Clopidogrel with or without omeprazole in coronary artery disease. N Engl J Med 363: 1909–1917

Bhatt DL, Fox KAA, Hacke W, Berger PB, Black HR, Boden WE, Cacoub P, Cohen EA, Creager MA, Easton JD, Flather MD, Haffner SM, Hamm CW, Hankey GJ, Johnston SC, Mak KH, Mas JL, Montalescot G, Pearson TA, Steg PG, Steinhubl SR, Weber MA, Brennan DM, Fabry-Ribaudo L, Booth J, Topol EJ; CHARISMA Investigators (2006): Clopidogrel and aspirin versus aspirin alone for the prevention of atherothrombotic events. N Engl J Med 354: 1706–1717

Björck F, Sandén P, Renlund H, Svensson PJ, Själander A (2016): Warfarin treatment quality is consistently high in both anticoagulation clinics and primary care setting in Sweden. Thromb Res 136: 216–220

Bonaca MP, Bhatt DL, Cohen M, Steg PG, Storey RF, Jensen EC, Magnani G, Bansilal S, Fish MP, Im K, Bengtsson O, Oude Ophuis T, Budaj A, Theroux P, Ruda M, Hamm C, Goto S, Spinar J, Nicolau JC, Kiss RG, Murphy SA, Wiviott SD, Held P, Braunwald E, Sabatine MS; PEGASUS-TIMI 54 Steering Committee and Investigators (2015): Long-term use of ticagrelor in patients with prior myocardial infarction. N Engl J Med. 372: 1791–800

Bonello L, Laine M, Kipson N, Mancini J, Helal O, Fromonot J, Gariboldi V, Condo J, Thuny F, Frere C, Camoin-Jau L, Paganelli F, Dignat-George F, Guieu R (2014): Ticagrelor increases adenosine plasma concentration in patients with an acute coronary syndrome. J Am Coll Cardiol 63: 872–877

Bundesinstitut für Arzneimittel und Medizinprodukte (2017): Unter http://www.bfarm.de/DE/Service/Presse/Themendossiers/NOAK/_node.html; Zugriff 1.6.2017

Bundesministerium für Gesundheit (2010): Bekanntmachung eines Beschlusses des Gemeinsamen Bundesausschusses über eine Änderung der Arzneimittel-Richtlinie (AM-RL) in Anlage IV: Therapiehinweis zu Prasugrel. BAnz. Nr. 137 (S. 3108) vom 10.09.2010

Bundesministerium für Gesundheit (2012a): Bekanntmachung eines Beschlusses des Gemeinsamen Bundesausschusses über eine Korrektur der Arzneimittel-Richtlinie (AMR) in Anlage 10: Clopidogrel. BAnz. Nr. 161 (S. 3 814) vom 23.10.2008

Bundesministerium für Gesundheit (2012b): Bekanntmachung eines Beschlusses des Gemeinsamen Bundesausschusses über eine Änderung der Arzneimittel-Richtlinie (AM-RL): Anlage XII – Beschlüsse über die Nutzenbewertung von Arzneimitteln mit neuen Wirkstoffen nach § 35a des Fünften Buches Sozialgesetzbuch (SGB V) Ticagrelor vom 15. Dezember 2011, BAnz Nr. 11 vom 19.01.2012

Bundesministerium für Gesundheit (2014): Bekanntmachung eines Beschlusses des Gemeinsamen Bundesausschusses über eine Änderung der Arzneimittel-Richtlinie (AM-RL):

Literatur

Anlage III – Übersicht der Verordnungseinschränkungen und –ausschlüsse Dipyridamol in Kombination mit Acetylsalicylsäure vom 16. Mai 2013, veröffentlicht am Dienstag, 25. Februar 2014 BAnz AT 25.02.2014 B2

Bundesministerium für Gesundheit (2016): Bekanntmachung eines Beschlusses des Gemeinsamen Bundesausschusses über eine Änderung der Arzneimittel-Richtlinie (AM-RL): Anlage XII – Beschlüsse über die Nutzenbewertung von Arzneimitteln mit neuen Wirkstoffen nach § 35a des Fünften Buches Sozialgesetzbuch (SGB V) – Ticagrelor (neues Anwendungsgebiet): BAnz AT 09.11.2016 B3

CAPRIE Steering Committee (1996): A randomised, blinded, trial of clopidogrel versus aspirin in patients at risk of ischaemic events (CAPRIE). Lancet 348: 1329–1339

Chan FK, Ching JY, Hung LC, Wong VW, Leung VK, Kung NN, Hui AJ, Wu JC, Leung WK, Lee VW, Lee KK, Lee YT, Lau JY, To KF, Chan HL, Chung SC, Sung JJ (2005): Clopidogrel versus aspirin and esomeprazole to prevent recurrent ulcer bleeding. N Engl J Med 352: 238–244

Chen ZM, Jiang LX, Chen YP, Xie JX, Pan HC, Peto R, Collins R, Liu LS; COMMIT (ClOpidogrel and Metoprolol in Myocardial Infarction Trial) collaborative group (2005): Addition of clopidogrel to aspirin in 45,852 patients with acute myocardial infarction: randomised placebo-controlled trial. Lancet 366: 1607–1621

Coleman C, Antz M, Simard E, Evers T, Bowrin K, Bonnemeier H, Cappato R (2015): Real-world EVIdence on Stroke prevention In patients with aTrial Fibrillation in the United States REVISIT-US. Internet: www.clinicaltrialresults.org/Slides/REVISIT_US_Slides.pptx; Zugriff 24. Juni 2018

Collet JP, Hulot JS, Pena A, Villard E, Esteve JB, Silvain J, Payot L, Brugier D, Cayla G, Beygui F, Bensimon G, Funck-Brentano C, Montalescot G (2009): Cytochrome P450 2C19 polymorphism in young patients treated with clopidogrel after myocardial infarction: a cohort study. Lancet 373: 309–317

Connolly SJ, Ezekowitz MD, Yusuf S, Eikelboom J, Oldgren J, Parekh A, Pogue J, Reilly PA, Themeles E, Varrone J, Wang S, Alings M, Xavier D, Zhu J, Diaz R, Lewis BS, Darius H, Diener HC, Joyner CD, Wallentin L; RE-LY Steering Committee and Investigators (2009): Dabigatran versus warfarin in patients with atrial fibrillation. N Engl J Med. 361: 1139–1151

Connolly SJ, Eikelboom J, Joyner C, Diener HC, Hart R, Golitsyn S, Flaker G, Avezum A, Hohnloser SH, Diaz R, Talajic M, Zhu J, Pais P, Budaj A, Parkhomenko A, Jansky P, Commerford P, Tan RS, Sim KH, Lewis BS, Van Mieghem W, Lip GY, Kim JH, Lanas-Zanetti F, Gonzalez-Hermosillo A, Dans AL, Munawar M, O'Donnell M, Lawrence J, Lewis G, Afzal R, Yusuf S; AVERROES Steering Committee and Investigators (2011): Apixaban in patients with atrial fibrillation. N Engl J Med 364: 806–817

Cuker A, Siegal DM, Crowther MA, Garcia DA (2014): Laboratory measurement of the anticoagulant activity of the non-vitamin K oral anticoagulants. J Am Coll Cardiol 64: 1128–1139

Daiichi Sankyo Deutschland GmbH (2015): Dossier zur Nutzenbewertung gemäß § 35a SGB V Edoxaban (Lixiana®). Internet: https://www.g-ba.de/downloads/92-975-901/2015-07-17_Modul4A_Edoxaban.pdf; Zugriff: 24. Juni 2018

De Caterina R, Husted S, Wallentin L, Andreotti F, Arnesen H, Bachmann F, Baigent C, Huber K, Jespersen J, Kristensen SD, Lip GY, Morais J, Rasmussen LH, Siegbahn A, Verheugt FW, Weitz JI (2013): Vitamin K antagonists in heart disease: current status and perspectives (Section III). Position paper of the ESC Working Group on Thrombosis--Task Force on Anticoagulants in Heart Disease. Thromb Haemost 110: 1087–1107

Dentali F, Douketis JD, Lim W, Crowther M (2007): Combined aspirin-oral anticoagulant therapy compared with oral anticoagulant therapy alone among patients at risk for cardiovascular disease: a meta-analysis of randomized trials. Arch Intern Med. 167: 117–124

De Schryver ELLM, Algra A, van Gijn MD (2003): Cochrane Review: Dipyridamole for preventing major vascular events in patients with vascular disease. Stroke 34: 2072–2080

Diener HC, Bogousslavsky J, Brass LM, Cimminiello C, Csiba L, Kaste M, Leys D, Matias-Guiu J, Rupprecht HJ; MATCH investigators (2004): Aspirin and clopidogrel compared with clopidogrel alone after recent ischaemic stroke or transient ischaemic attack in high-risk patients (MATCH): randomised, double-blind, placebo-controlled trial. Lancet 364: 331–337

Eikelboom JW, Connolly SJ, Brueckmann M, Granger CB, Kappetein AP, Mack MJ, Blatchford J, Devenny K, Friedman J, Guiver K, Harper R, Khder Y, Lobmeyer MT, Maas H, Voigt JU, Simoons ML, Van de Werf F; RE-ALIGN Investigators (2013): Dabigatran versus warfarin in patients with mechanical heart valves. N Engl J Med 369: 1206–1214

Eikelboom JW, Hirsh J, Weitz JI, Johnston M, Yi Q, Yusuf S (2003): Aspirin-resistant thromboxane biosynthesis and the risk of myocardial infarction, stroke, or cardiovascular death in patients at high risk for cardiovascular events. Circulation 105: 1650–1655

Eikelboom JW, Quinlan DJ, O'Donnell M (2009): Major bleeding, mortality, and efficacy of fondaparinux in venous thromboembolism prevention trials. Circulation 120: 2006–2011

Eikelboom JW, Quinlan DJ, Mehta SR, Turpie AG, Menown IB, Yusuf S (2005): Unfractionated and low-molecular-weight heparin as adjuncts to thrombolysis in aspirin-treated patients with ST-elevation acute myocardial infarction: a meta-analysis of the randomized trials. Circulation 112: 3855–3867

Erkens PM, Prins MH (2010): Fixed dose subcutaneous low molecular weight heparins versus adjusted dose unfractionated heparin for venous thromboembolism. Cochrane Database Syst Rev 9: CD001100

European Medicines Agency (2011): Updates on safety of PRADAXA; Pressemitteilung vom 18. Nov. 2011. Internet: www.ema.europa.eu/docs/en_GB/document_library/Press_release/ 2011/11/WC500117818.pdf

European Medicines Agency (2015): Assessment report (EPAR) LIXIANA, Stand 23. April 2015, EMA/321083/2015; Internet: www.ema.europa.eu/docs/en_GB/document_library/EPAR_-_Public_assessment_report/human/002629/WC500189047.pdf; Zugriff 24. Juni 2018

Giangrande P, Seitz R, Behr-Gross ME, Berger K, Hilger A, Klein H, Schramm W, Mannucci PM. Kreuth III (2014): European consensus proposals for treatment of haemophilia with coagulation factor concentrates. Haemophilia 20: 322–325

Giugliano RP, Ruff CT, Braunwald E, Murphy SA, Wiviott SD, Halperin JL, Waldo AL, Ezekowitz MD, Weitz JI, Špinar J, Ruzyllo W, Ruda M, Koretsune Y, Betcher J, Shi M, Grip LT, Patel SP, Patel I, Hanyok JJ, Mercuri M, Antman EM; EN-GAGE AF-TIMI 48 Investigators (2013): Edoxaban versus warfarin in patients with atrial fibrillation. N Engl J Med 369: 2093–2104

Gómez-Outes A, Terleira-Fernández AI, Suárez-Gea ML, Vargas-Castrillón E (2012): Dabigatran, rivaroxaban, or apixaban versus enoxaparin for thromboprophylaxis after total hip or knee replacement: systematic review, meta-analysis, and indirect treatment comparisons. BMJ 344: e3675

Gould MK, Dembitzer AD, Doyle RL, Hastie TJ, Garber AM (1999): Low-molecular-weight heparins compared with unfractionated heparin for treatment of acute deep venous thrombosis. A meta-analysis of randomized, controlled trials. Ann Intern Med 130: 800–809

Granger CB, Alexander JH, McMurray JJ, Lopes RD, Hylek EM, Hanna M, Al-Khalidi HR, Ansell J, Atar D, Avezum A, Bahit MC, Diaz R, Easton JD, Ezekowitz JA, Flaker G, Garcia D, Geraldes M, Gersh BJ, Golitsyn S, Goto S, Hermosillo AG, Hohnloser SH, Horowitz J, Mohan P, Jansky P, Lewis BS, Lopez-Sendon JL, Pais P, Parkhomenko A, Verheugt FW, Zhu J, Wallentin L; ARISTOTLE Committees and Investigators (2011): Apixaban versus warfarin in patients with atrial fibrillation. N Engl J Med 365: 981–992

Greinacher A, Warkentin TE (2008): Risk of heparin-induced thrombocytopenia in patients receiving thromboprophylaxis. Expert Rev Hematol 1: 75–85

Greinacher A (2015): Heparin-Induced Thrombocytopenia. N Engl J Med 373: 252–261

Gum PA, Kottke-Marchant K, Poggio ED, Gurm H, Welsh PA, Brooks L, Sapp SK, Topol EJ (2001): Profile and prevalence of aspirin resistance in patients with cardiovascular disease. Am J Cardiol 88: 230–235

Hiatt WR, Fowkes FG, Heizer G, Berger JS, Baumgartner I, Held P, Katona BG, Mahaffey KW, Norgren L, Jones WS, Blomster J, Millegård M, Reist C, Patel MR; EUCLID Trial Steering Committee and Investigators (2017): Ticagrelor versus clopidogrel in symptomatic peripheral artery disease. N Engl J Med 376: 32–40

Hohnloser SH, Basic E, Hohmann C, Nabauer M (2018): Effectiveness and Safety of Non-Vitamin K Oral Anticoagulants in Comparison to Phenprocoumon: Data from 61,000 Patients with Atrial Fibrillation. Thromb Haemost 118: 526–538

Hoots WK, Nugent DJ (2006): Evidence for the benefits of prophylaxis in the management of hemophilia A. Thromb Haemost 96: 433–440

Hurlen M, Abdelnoor M, Smith P, Erikssen J, Arnesen H (2002): Warfarin, aspirin, or both after myocardial infarction. N Engl J Med. 347: 969–974

Institut für Qualität und Wirtschaftlichkeit im Gesundheitswesen (2006): Clopidogrel versus Acetylsalicylsäure in der Sekundärprophylaxe vaskulärer Erkrankungen. Abschlussbericht A04/01A. Stand 30.06.2006. Internet: https://www.iqwig.de/download/A04-01A_Abschlussbericht_Clopidogrel_versus_ASS_in_der_Sekundaerprophylaxe.pdf

Institut für Qualität und Wirtschaftlichkeit im Gesundheitswesen (2011a): Dipyridamol + ASS zur Sekundärprävention nach Schlaganfall oder TIA. Abschlussbericht A09-01. Stand 14.02.2011. Internet: https://www.iqwig.de/download/A09-01_Abschlussbericht_Dipyridamol_ASS_nach_Schlaganfall_oder_TIA.pdf

Institut für Qualität und Wirtschaftlichkeit im Gesundheitswesen (2011b): Prasugrel bei akutem Koronarsyndrom. Abschlussbericht A09-02. Stand 11.07.2011. Internet: https://www.iqwig.de/download/A09-02_Abschlussbericht_Prasugrel_bei_akutem_Koronarsyndrom.pdf

January CT, Wann LS, Alpert JS, Calkins H, Cigarroa JE, Cleveland JC Jr, Conti JB, Ellinor PT, Ezekowitz MD, Field ME, Murray KT, Sacco RL, Stevenson WG, Tchou PJ, Tracy CM, Yancy CW; ACC/AHA Task Force Members (2014): 2014 AHA/ACC/HRS guideline for the management of patients with atrial fibrillation: executive summary: a report of the American College of Cardiology/American Heart Association Task Force on practice guidelines and the Heart Rhythm Society. Circulation 130: 2071–2104

Kavakli K, Yang R, Rusen L, Beckmann H, Tseneklidou-Stoeter D, Maas Enriquez M; LEOPOLD II Study Investigators (2015): Prophylaxis vs. on-demand treatment with BAY 81-8973, a full-length plasma protein-free recombinant factor VIII product: results from a randomized trial (LEOPOLD II). J Thromb Haemost 13: 360–369

Kearon C, Akl EA, Comerota AJ, Prandoni P, Bounameaux H, Goldhaber SZ, Nelson ME, Wells PS, Gould MK, Dentali F, Crowther M, Kahn SR; American College of Chest Physicians (2012): Antithrombotic therapy for VTE disease: Antithrombotic Therapy and Prevention of Thrombosis, 9th ed: American College of Chest Physicians Evidence-Based Clinical Practice Guidelines. Chest 141 (2 Suppl): e419S–94S

Kirchhof P, Benussi S, Kotecha D, Ahlsson A, Atar D, Casadei B, Castella M, Diener HC, Heidbuchel H, Hendriks J, Hindricks G, Manolis AS, Oldgren J, Popescu BA, Schotten U, Van Putte B, Vardas P, Agewall S, Camm J, Baron Esquivias G, Budts W, Carerj S, Casselman F, Coca A, De Caterina R, Deftereos S, Dobrev D, Ferro JM, Filippatos G, Fitzsimons D, Gorenek B, Guenoun M, Hohnloser SH, Kolh P, Lip GY, Manolis A, McMurray J, Ponikowski P, Rosenhek R, Ruschitzka F, Savelieva I, Sharma S, Suwalski P, Tamargo JL, Taylor CJ, Van Gelder IC, Voors AA, Windecker S, Zamorano JL, Zeppenfeld K (2016): ESC Guidelines for the management of atrial fibrillation developed in collaboration with EACTS. Eur Heart J 37: 2893–2962

Koch A, Ziegler S, Breitschwerdt H, Victor N (2001): Low molecular weight heparin and unfractionated heparin in thrombosis prophylaxis: meta-analysis based on original patient data. Thromb Res 102: 295–309

Kodumuri V, Adigopula S, Singh P, Swaminathan P, Arora R, Khosla S (2011): Comparison of low molecular weight heparin with unfractionated heparin during percutaneous coronary interventions: a meta-analysis. Am J Ther 18: 180–189

Larsen TB, Skjøth F, Nielsen PB, Kjældgaard JN, Lip GY (2016): Comparative effectiveness and safety of non-vitamin K antagonist oral anticoagulants and warfarin in patients with atrial fibrillation: propensity weighted nationwide cohort study. BMJ 353: i3189

Lensing AWA, Prins MH, Davidson BL, Hirsh J (1995): Treatment of deep venous thrombosis with low-molecular-weight heparins: a meta-analysis. Arch Intern Med 155: 601–607

Levine GN, Bates ER, Bittl JA, Brindis RG, Fihn SD, Fleisher LA, Granger CB, Lange RA, Mack MJ, Mauri L, Mehran R, Mukherjee D, Newby LK, O'Gara PT, Sabatine MS, Smith PK, Smith SC Jr. (2016): 2016 ACC/AHA Guideline Focused Update on Duration of Dual Antiplatelet Therapy in Patients With Coronary Artery Disease: A Report of the American College of Cardiology/American Heart Association Task Force on Clinical Practice Guidelines. J Am Coll Cardiol 68: 1082–1115

Manco-Johnson MJ, Kempton CL, Reding MT, Lissitchkov T, Goranov S, Gercheva L, Rusen L, Ghinea M, Uscatescu V, Rescia V, Hong W (2014): Randomized, controlled, parallel-group trial of routine prophylaxis vs. on-demand treatment with sucrose-formulated recombinant factor VIII in adults with severe hemophilia A (SPINART). J Thromb Haemost 11: 1119–1127

Martel N, Lee J, Wells PS (2005): Risk for heparin-induced thrombocytopenia with unfractionated and low-molecular-weight heparin thromboprophylaxis: a meta-analysis. Blood 106: 2710–2715

Mauri L, Kereiakes DJ, Yeh RW, Driscoll-Shempp P, Cutlip DE, Steg PG, Normand SL, Braunwald E, Wiviott SD, Cohen DJ, Holmes DR Jr, Krucoff MW, Hermiller J, Dauerman HL, Simon DI, Kandzari DE, Garratt KN, Lee DP, Pow TK, Ver Lee P, Rinaldi MJ, Massaro JM; DAPT Study Investigators (2014): Twelve or 30 months of dual antiplatelet therapy after drug-eluting stents. N Engl J Med 371: 2155–2166

Mehta SR, Yusuf S, Peters RJG, Bertrand ME, Lewis BL, Natarajan MK, Malmberg K, Rupprecht H, Zhao F, Chrolavicius S, Copland I, Fox KA; Clopidogrel in Unstable angina to prevent Recurrent Events trial (CURE) Investigators (2001): Effects of pretreatment with clopidogrel and aspirin followed by long-term therapy in patients underoing percutaneous coronary intervention: The PCI-CURE study. Lancet 358: 527–533

Mehta SR, Tanguay JF, Eikelboom JW, Jolly SS, Joyner CD, Granger CB, Faxon DP, Rupprecht HJ, Budaj A, Avezum A,

Widimsky P, Steg PG, Bassand JP, Montalescot G, Macaya C, Di Pasquale G, Niemela K, Ajani AE, White HD, Chrolavicius S, Gao P, Fox KA, Yusuf S; CURRENT-OASIS 7 trial investigators (2010): Double-dose versus standard-dose clopidogrel and high-dose versus low-dose aspirin in individuals undergoing percutaneous coronary intervention for acute coronary syndromes (CURRENT-OASIS 7): a randomised factorial trial. Lancet 376: 1233–1243

Mismetti P, Laporte S, Darmon J-Y, Buchmüller A, Decousus H (2001): Meta-analysis of low molecular weight heparin in the prevention of venous thromboembolism in general surgery. Br J Surg 88: 913–930

Murphy SA, Gibson CM, Morrow DA, Van de Werf F, Menown IB, Goodman SG, Mahaffey KW, Cohen M, McCabe CH, Antman EM, Braunwald E (2007): Efficacy and safety of the low-molecular weight heparin enoxaparin compared with unfractionated heparin across the acute coronary syndrome spectrum: a meta-analysis. Eur Heart J 28: 2077–2086

National Institute for Care Exellence (2014): Atrial fibrillation: the management of atrial fibrillation. Issued: June 2014 last modified: August 2014. NICE clinical guideline 180. Internet: guidance.nice.org.uk/cg180

Neumann I, Rada G, Claro JC, Carrasco-Labra A, Thorlund K, Akl EA, Bates SM, Guyatt GH (2012): Oral direct Factor Xa inhibitors versus low-molecular-weight heparin to prevent venous thromboembolism in patients undergoing total hip or knee replacement: a systematic review and meta-analysis. Ann Intern Med. 156: 710–719

Nielsen PB, Skjøth F, Søgaard M, Kjældgaard JN, Lip GY, Larsen TB (2017): Effectiveness and safety of reduced dose non-vitamin K antagonist oral anticoagulants and warfarin in patients with atrial fibrillation: propensity weighted nationwide cohort study. BMJ 356: j510

Ning GZ, Kan SL, Chen LX, Shangguan L, Feng SQ, Zhou Y (2016): Rivaroxaban for thromboprophylaxis after total hip or knee arthroplasty: a meta-analysis with trial sequential analysis of randomized controlled trials. Sci Rep 6: 23726; DOI: 10.1038/srep23726

Othieno R, Abu Affan M, Okpo E (2007): Home versus in-patient treatment for deep vein thrombosis. Cochrane Database Syst Rev. 3: CD003076

Park SJ, Park DW, Kim YH, Kang SJ, Lee SW, Lee CW, Han KH, Park SW, Yun SC, Lee SG, Rha SW, Seong IW, Jeong MH, Hur SH, Lee NH, Yoon J, Yang JY, Lee BK, Choi YJ, Chung WS, Lim DS, Cheong SS, Kim KS, Chae JK, Nah DY, Jeon DS, Seung KB, Jang JS, Park HS, Lee K (2010): Duration of dual antiplatelet therapy after implantation of drug-eluting stents. N Engl J Med 362: 1374–1382

Patel MR, Mahaffey KW, Garg J, Pan G, Singer DE, Hacke W, Breithardt G, Halperin JL, Hankey GJ, Piccini JP, Becker RC, Nessel CC, Paolini JF, Berkowitz SD, Fox KA, Califf RM; ROCKET AF Investigators (2011): Rivaroxaban versus warfarin in nonvalvular atrial fibrillation. N Engl J Med 365: 883–891

Piccini JP, Hellkamp AS, Lokhnygina Y, Patel MR, Harrell FE, Singer DE, Becker RC, Breithardt G, Halperin JL, Hankey

GJ, Berkowitz SD, Nessel CC, Mahaffey KW, Fox KA, Califf RM; ROCKET AF Investigators (2014): Relationship between time in therapeutic range and comparative treatment effect of rivaroxaban and warfarin: results from the ROCKET AF trial. J Am Heart Assoc 2014, 14 Apr 22;3(2):e000521. doi: 10.1161/JAHA.113.000521

Piran S, Le Gal G, Wells PS, Gandara E, Righini M, Rodger MA, Carrier M (2013): Outpatient treatment of symptomatic pulmonary embolism: a systematic review and meta-analysis. Thromb Res 132: 515–519

Qiao J, Zhang X, Zhang J, Li P, Xu B, Wang S, Jiang H, Shen Y, Wang K (2016): Comparison between fondaparinux and low-molecular-weight heparin in patients with acute coronary syndrome: A meta-analysis. Cardiology 133: 163–172

Reilly PA, Lehr T, Haertter S, Connolly SJ, Yusuf S, Eikelboom JW, Ezekowitz MD, Nehmiz G, Wang S, Wallentin L; RE-LY Investigators (2014): The effect of dabigatran plasma concentrations and patient characteristics on the frequency of ischemic stroke and major bleeding in atrial fibrillation patients: the RE-LY Trial (Randomized Evaluation of Long-Term Anticoagulation Therapy). J Am Coll Cardiol. 63: 321–328

Roe MT, Armstrong PW, Fox KA, White HD, Prabhakaran D, Goodman SG, Cornel JH, Bhatt DL, Clemmensen P, Martinez F, Ardissino D, Nicolau JC, Boden WE, Gurbel PA, Ruzyllo W, Dalby AJ, McGuire DK, Leiva-Pons JL, Parkhomenko A, Gottlieb S, Topacio GO, Hamm C, Pavlides G, Goudev AR, Oto A, Tseng CD, Merkely B, Gasparovic V, Corbalan R, Cinteză M, McLendon RC, Winters KJ, Brown EB, Lokhnygina Y, Aylward PE, Huber K, Hochman JS, Ohman EM; TRILOGY ACS Investigators (2012): Prasugrel versus clopidogrel for acute coronary syndromes without revascularization. N Engl J Med 367: 1297–1309

Romualdi E, Donadini MP, Ageno W (2011): Oral rivaroxaban after symptomatic venous thromboembolism: the continued treatment study (EINSTEIN-extension study). Expert Rev Cardiovasc Ther 9: 841–844

Sabatine MS, Cannon CP, Gibson CM, López-Sendón JL, Montalescot G, Theroux P, Lewis BS, Murphy SA, McCabe CH, Braunwald E; Clopidogrel as Adjunctive Reperfusion Therapy (CLARITY)-Thrombolysis in Myocardial Infarction (TIMI) 28 Investigators (2005): Effect of clopidogrel pretreatment before percutaneous coronary intervention in patients with ST-elevation myocardial infarction treated with fibrinolytics: the PCI-CLARITY study. JAMA 294: 1224–1232

Schulman S, Kakkar AK, Goldhaber SZ, Schellong S, Eriksson H, Mismetti P, Christiansen AV, Friedman J, Le Maulf F, Peter N, Kearon C, Investigators R-CIT (2014): Treatment of acute venous thromboembolism with dabigatran or warfarin and pooled analysis. Circulation 129: 764–772

Schulman S, Kearon C, Kakkar AK, Mismetti P, Schellong S, Eriksson H, Baanstra D, Schnee J, Goldhaber SZ, Group R-CS (2009): Dabigatran versus warfarin in the treatment of acute venous thromboembolism. N Engl J Med 361: 2342–2352

Schulman S, Kearon C, Kakkar AK, Schellong S, Eriksson H, Baanstra D, Kvamme AM, Friedman J, Mismetti P, Goldhaber SZ; RE-MEDY Trial Investigators; RE-SONATE Trial Investigators (2013): Extended use of dabigatran, warfarin, or placebo in venous thromboembolism. N Engl J Med 368: 709–718

Simon T, Verstuyft C, Mary-Krause M, Quteineh L, Drouet E, Méneveau N, Steg PG, Ferrières J, Danchin N, Becquemont L; French Registry of Acute ST-Elevation and Non-ST-Elevation Myocardial Infarction (FAST-MI) Investigators (2009): Genetic determinants of response to clopidogrel and cardiovascular events. N Engl J Med 360: 363–375

Sjögren V, Grzymala-Lubanski B, Renlund H, Friberg L, Lip GY, Svensson PJ, Själander A (2015): Safety and efficacy of well managed warfarin. A report from the Swedish quality register Auricula. Thromb Haemost 113: 1370–1377

Stangier J, Rathgen K, Stahle H, Mazur D (2010): Influence of renal impairment on the pharmacokinetics and pharmacodynamics of oral dabigatran etexilate: an open-label, parallel-group, single- centre study. Clin Pharmacokinet 49: 259–268

The ACTIVE Writing Group of the ACTIVE Investigators (2006): Clopidogrel plus aspirin versus oral anticoagulation for atrial fibrillation in the Atrial fibrillation Clopidogrel Trial with Irbesartan for prevention of Vascular Events (ACTIVE W): a randomised controlled trial. Lancet 367: 1903–1912

The ACTIVE Investigators (2009): Effect of clopidogrel added to aspirin in patients with atrial fibrillation. N Engl J Med 360: 2066–2078

The EINSTEIN Investigators (2010): Oral rivaroxaban for symptomatic venous thromboembolism. N Engl J Med 363: 2499–2510

The EINSTEIN-PE Investigators (2012): Oral rivaroxaban for the treatment of symptomatic pulmonary embolism. N Engl J Med 366: 1287–1297

The Clopidogrel in Unstable Angina to Prevent Recurrent Events Trial Investigators (2001): Effects of clopidogrel in addition to aspirin in patients with acute coronary syndromes without ST-segment elevation. N Engl J Med 345: 494–502

The Hokusai-VTE Investigators (2013): Edoxaban versus warfarin for the treatment of symptomatic venous thromboembolism. N Engl J Med. 369: 1406–1415

The Warfarin Antiplatelet Vascular Evaluation Trial Investigators (2007): Oral anticoagulant and antiplatelet therapy and peripheral arterial disease. N Engl J Med 357: 217–227

Ujeyl M, Köster I, Wille H, Stammschulte T, Hein R, Harder S, Gundert-Remy U, Bleek J, Ihle P, Schröder H, Schillinger G, Zawinell A, Schubert I (2018): Comparative risks of bleeding, ischemic stroke and mortality with direct oral anticoagulants versus phenprocoumon in patients with atrial fibrillation. Eur J Clin Pharmacol 2018 Jun 16. doi: 10.1007/s00228-018-2504-7

US Food & Drug Administration (2015): Internet: http://www.accessdata.fda.gov/drugsatfda_docs/label/2015/206316 lbl.pdf; Zugriff 24. Juni 2018

Verdola M, Schaffer A, Barbieri L, Suryapranata H, De Luca G (2016): Bivalirudin Versus Unfractionated Heparin in Acute Coronary Syndromes: An Updated Meta-analysis of Randomized Trials. Rev Esp Cardiol (Engl Ed) 69: 732–745

Wallentin L, Becker RC, Budaj A, Cannon CP, Emanuelsson H, Held C, Horrow J, Husted S, James S, Katus H, Mahaffey KW, Scirica BM, Skene A, Steg PG, Storey RF, Harrington RA; PLATO Investigators, Freij A, Thorsén M (2009): Ticagrelor versus clopidogrel in patients with acute coronary syndromes. N Engl J Med 361: 1045–1057

Wallentin L, Yusuf S, Ezekowitz MD, Alings M, Flather M, Franzosi MG, Pais P, Dans A, Eikelboom J, Oldgren J, Pogue J, Reilly PA, Yang S, Connolly SJ; RE-LY investigators (2010). Efficacy and safety of dabigatran compared with warfarin at different levels of international normalised ratio control for stroke prevention in atrial fibrillation: an analysis of the RE-LY trial. Lancet 376: 975–983

Wallentin L, Lopes RD, Hanna M, Thomas L, Hellkamp A, Nepal S, Hylek EM, Al-Khatib SM, Alexander JH, Alings M, Amerena J, Ansell J, Aylward P, Bartunek J, Commerford P, De Caterina R, Erol C, Harjola VP, Held C, Horowitz JD, Huber K, Husted S, Keltai M, Lanas F, Lisheng L, McMurray JJ, Oh BH, Rosenqvist M, Ruzyllo W, Steg PG, Vinereanu D, Xavier D, Granger CB; Apixaban for Reduction in Stroke and Other Thromboembolic Events in Atrial Fibrillation (ARISTOTLE) Investigators (2013): Efficacy and safety of apixaban compared with warfarin at different levels of predicted international normalized ratio control for stroke prevention in atrial fibrillation. Circulation 127: 2166–2176

Weitz JI, Lensing AWA, Prins MH, Bauersachs R, Beyer-Westendorf J, Bounameaux H, Brighton TA, Cohen AT, Davidson BL, Decousus H, Freitas MCS, Holberg G, Kakkar AK, Haskell L, van Bellen B, Pap AF, Berkowitz SD, Verhamme P, Wells PS, Prandoni P; EINSTEIN CHOICE Investigators (2017): Rivaroxaban or Aspirin for Extended Treatment of Venous Thromboembolism. N Engl J Med 376: 1211–1222

White RH, Ginsberg JS (2003): Low-molecular-weight heparins: are thy all the same? Br J Hematol 121: 12–20

Windecker S, Kolh P, Alfonso F, Collet JP, Cremer J, Falk V, Filippatos G, Hamm C, Head SJ, Jüni P, Kappetein AP, Kastrati A, Knuuti J, Landmesser U, Laufer G, Neumann FJ, Richter DJ, Schauerte P, Sousa Uva M, Stefanini GG, Taggart DP, Torracca L, Valgimigli M, Wijns W, Witkowski A (2014): 2014 ESC/EACTS Guidelines on myocardial revascularization: The Task Force on Myocardial Revascularization of the European Society of Cardiology (ESC) and the European Association for Cardio-Thoracic Surgery (EACTS)Developed with the special contribution of the European Association of Percutaneous Cardiovascular Interventions (EAPCI). Eur Heart J 35: 2541–2619

Wiviott SD, Braunwald E, McCabe CH, Montalescot G, Ruzyllo W, Gottlieb S, Neumann FJ, Ardissino D, De Servi S, Murphy SA, Riesmeyer J, Weerakkody G, Gibson CM, Antman EM; TRITON-TIMI 38 Investigators (2007): Prasugrel versus clopidogrel in patients with acute coronary syndromes. N Engl J Med 357: 2001–2015

Yao X, Abraham NS, Alexander GC, Crown W, Montori VM, Sangaralingham LR, Gersh BJ, Shah ND, Noseworthy PA (2016): Effect of adherence to oral anticoagulants on risk of stroke and major bleeding among patients with atrial fibrillation. J Am Heart Assoc 5. pii: e003074

Yao X, Shah ND, Sangaralingham LR, Gersh BJ, Noseworthy PA (2017): Non-Vitamin K Antagonist Oral Anticoagulant Dosing in Patients With Atrial Fibrillation and Renal Dysfunction. J Am Coll Cardiol 69: 2779–2790

Zed PJ, Tisdale JE, Borzak S (1999): Low-molecular-weight heparins in the management of acute coronary syndromes. Arch Intern Med 159: 1849–1857

Antirheumatika und Antiphlogistika

Rainer H. Böger und Gerhard Schmidt

© Springer-Verlag GmbH Deutschland, ein Teil von Springer Nature 2018
U. Schwabe, D. Paffrath, W.-D. Ludwig, J. Klauber (Hrsg.), *Arzneiverordnungs-Report 2018*
https://doi.org/10.1007/978-3-662-57386-0_19

Auf einen Blick

Bei den Verordnungen der Antirheumatika und Antiphlogistika dominieren auch 2017 mit klarem Abstand die nicht-steroidalen Antiphlogistika. Unter diesen steht Ibuprofen weiterhin, inzwischen mit großem Vorsprung, an erster Stelle vor Diclofenac in der Verordnungshäufigkeit. Die Verordnungen der zwei auf dem Markt verbliebenen selektiven Cyclooxygenase-2-Hemmer haben leicht zugenommen, sie machen jedoch nur gut 14% der Gesamtverordnungen bei den nichtsteroidalen Antiphlogistika aus.

Krankheitsmodifizierende Antirheumatika haben in der Verordnung erneut weiter zugenommen. Größte Gruppe sind die synthetischen krankheitsmodifizierenden Antirheumatika mit dem bevorzugt eingesetzten Methotrexat. Erstmals ist hier ein Januskinaseinhibitor (Baricitinib) vertreten. Bei den biologischen krankheitsmodifizierenden Antirheumatika dominieren seit vielen Jahren die TNFα-Inhibitoren mit jetzt kräftig wachsenden Verordnungsanteilen der Biosimilars von Infliximab und Etanercept. Auf deutlich niedrigerem Niveau zeigten der Interleukin-6-Rezeptorantagonist Tocilizumab und Kostimulationsinhibitor Abatacept die prozentual höchsten Zunahmen. Die Bedeutung der umstrittenen Externa („Rheumasalben") ist weiter rückläufig.

In der Therapie rheumatischer Erkrankungen einschließlich degenerativer Veränderungen werden vorzugsweise nichtsteroidale Antiphlogistika eingesetzt (◨ Abbildung 19.1). Mit ihnen gelingt es, den entzündlichen Prozess zurückzudrängen, die Beweglichkeit zu verbessern und den entzündlichen Schmerz zu vermindern, wohingegen sie die rheumatoide Gelenkzerstörung nicht verhindern. Glucocorticoide (vgl. ► Kapitel 24) haben bei der Therapie der rheumatoiden Arthritis einen schnellen symptomatischen und krankheitsmodifizierenden Effekt, können aber wegen schwerer Nebenwirkungen in der Langzeitbehandlung nur als niedrig dosierte Therapie eingesetzt werden. Die krankheitsmodifizierenden antirheumatischen Arzneimittel („Disease-modifying antirheumatic drugs", DMARDs) hemmen ebenfalls die rheumatoide Gelenkentzün-

dung, wirken definitionsgemäß aber auch auf die Progression der rheumatoiden Gelenkdestruktion (Übersicht bei Smolen et al. 2016). Sie haben mengenmäßig nur einen geringen, jedoch im Verlauf der letzten Jahre kontinuierlich steigenden Anteil an den Verordnungen der Antirheumatika und Antiphlogistika (vgl. ◨ Abbildung 19.2). Am häufigsten werden die synthetischen krankheitsmodifizierenden Antirheumatika verordnet, insbesondere das bevorzugt eingesetzte Methotrexat. Unter den biologischen krankheitsmodifizierenden Antirheumatika erfahren die TNFα-Inhibitoren einen ähnlichen Verordnungszuwachs wie Methotrexat, während die Verordnung der biologischen Nicht-TNFα-Inhibitoren zur Zweitlinientherapie (Tocilizumab, Abatacept) auf niedrigerem Niveau erneut stärker zugenommen hat. Rheumasalben und Einreibungen sind aufgrund

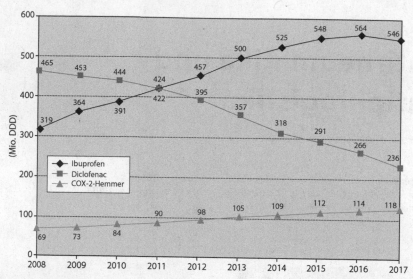

Abbildung 19.1 Verordnungen von nichtsteroidalen Antiphlogistika und COX-2-Hemmern 2008 bis 2017. Gesamtverordnungen nach definierten Tagesdosen.

ihrer Rezeptfreiheit in der Regel von der Verordnung zu Lasten der gesetzlichen Krankenversicherung seit 2004 ausgenommen und deshalb nur noch mit zwei Präparaten vertreten.

19.1   Nichtsteroidale Antiphlogistika

Nichtsteroidale Antiphlogistika werden seit über 100 Jahren zur Behandlung von Schmerzen und rheumatischen Entzündungen eingesetzt. Der gemeinsame Wirkungsmechanismus besteht in einer Hemmung der Cyclooxygenase, wodurch die Bildung von Prostaglandinen und Thromboxan vermindert wird (Vane 1971). Prostaglandine vermitteln einerseits Schmerz und Entzündungsprozesse, haben gleichzeitig aber auch schleimhautprotektive Effekte im Magendarmtrakt. Die generelle Hemmung der Prostaglandinbildung führt daher zu einer engen Kopplung erwünschter entzündungshemmender Wirkungen und unerwünschter gastrointestinaler Nebenwirkungen. Die längerfristige Anwendung nichtsteroidaler Antiphlogistika führt bei etwa 1% der Patienten zu Krankenhauseinweisungen wegen Ulkuskomplikationen (Blutungen, Perforationen) mit jährlich tausenden von Todesfällen (Wolfe et al. 1999). Mit Einführung einer Prophylaxe gegen die gastrointestinalen Läsionen

durch nichtsteroidale Antiphlogistika mit Protonenpumpenhemmern oder Histamin 2-Rezeptor-Antagonisten ist das Risiko geringer geworden.

Die Entdeckung einer durch Entzündung induzierbaren Cyclooxygenase war der erste Hinweis auf zwei unterschiedlichen Isoformen dieses Enzyms (Fu et al. 1990). Die Cyclooxygenase-1 (COX-1) wird in den meisten Körperzellen konstitutiv gebildet und regelt physiologische Funktionen wie Magenschleimhautprotektion, Thrombozytenaggregation, Nierendurchblutung und Elektrolythaushalt. Die Cyclooxygenase-2 (COX-2) wird in Entzündungszellen durch Zytokine und Endotoxin induziert und vermittelt vor allem Schmerz und Entzündungsprozesse. Dementsprechend entfalten nichtsteroidale Antiphlogistika ihre analgetischen und entzündungshemmenden Wirkungen über eine COX-2-Hemmung. Die typischen unerwünschten gastrointestinalen Nebenwirkungen entstehen jedoch vornehmlich über eine Hemmung der konstitutiven COX-1. Tatsächlich hemmten bereits die bis dahin bekannten nichtsteroidalen Antiphlogistika die beiden Isoenzyme in unterschiedlichem Ausmaß (Mitchell et al. 1993). Klinische Hinweise auf eine unterschiedliche Verträglichkeit wurden in einer britischen Fallkontrollstudie beobachtet (Langman et al. 1994). Das niedrigste Ulkusblutungsrisiko im Vergleich zu Kontrollen zeigten

Ibuprofen (2fach) und Diclofenac (4fach), während höhere Risiken für Indometacin (11fach), Piroxicam (14fach) und insbesondere Azapropazon (32fach) beobachtet wurden.

Deshalb wurde durch die Entwicklung selektiver COX-2-Inhibitoren eine verbesserte gastrointestinale Verträglichkeit der Therapie mit nichtsteroidalen Antiphlogistika erwartet. Die ersten Ergebnisse schienen diese Hypothese zu bestätigen, nachfolgende placebokontrollierte Studien zeigten jedoch ein erhöhtes kardiovaskuläres Risiko für die neu entwickelten COX-2-Inhibitoren (Coxib and traditional NSAID Trialists' Collaboration 2013). Nach mehrjährigen kontroversen Auseinandersetzungen wurden schließlich drei Vertreter dieser Stoffgruppe vom Markt genommen: Rofecoxib (*Vioxx*) 2004, Valdecoxib (*Bextra*) 2005 und Lumiracoxib (*Prexige*) 2008 (Literatur siehe ▶ Arzneiverordnungs-Report 2014). Seitdem sind nur noch Celecoxib (*Celebrex*) und Etoricoxib (*Arcoxia*) mit zusätzlichen kardiovaskulären Kontraindikationen verfügbar.

19.1.1 Nichtselektive Cyclooxygenasehemmer

Nach Kenntnis über das erhöhte kardiovaskuläre Risiko bei den COX-2-Hemmstoffen und der Marktrücknahme von drei Präparaten ist die Verordnung der traditionellen nichtselektiven Cyclooxygenasehemmer zunächst um etwa den gleichen Umfang angestiegen, um den die COX-2-Hemmer zurückgegangen waren. Neben den seit langem bekannten gastrointestinalen Nebenwirkungen bei den nichtselektiven Cyclooxygenasehemmstoffen werden auch andere potentielle Risiken diskutiert, die bisher noch nie ausführlich und über einen längeren Zeitraum untersucht wurden. Frühzeitig wurde der Verdacht geäußert, dass selbst die klassischen nichtsteroidalen, nichtselektiven Antiphlogistika bei längerdauernder, etwas höher dosierter Anwendung ein erhöhtes kardiovaskuläres Risiko aufweisen (FDA-Statement 2004). Die europäische Arzneimittelbehörde EMA kam bei der Neubewertung des kardiovaskulären Risikos nichtsteroidaler Antiphlogistika zu einem ähnlichen Resultat (European Medicines Agency 2012). In einer umfangrei-

chen Netzwerkmetaanalyse, die einen Vergleich von Studien mit unterschiedlichen Fragestellungen und Therapieansätzen erlaubt, sind kardiovaskuläre Risiken der traditionellen nichtsteroidalen Antiphlogistika Naproxen, Ibuprofen und Diclofenac sowie der COX-2-Hemmer Rofecoxib, Celecoxib, Etoricoxib und Lumiracoxib aus 31 Studien an über 100 000 Patienten analysiert worden (Trelle et al. 2011). Rofecoxib und Lumiracoxib steigerten das Herzinfarktrisiko auf das Doppelte, während es nach Diclofenac und Naproxen unverändert war. Demgegenüber ergab sich beim Schlaganfall für alle Substanzen ein gegenüber Placebo erhöhtes Risiko, das bei Etoricoxib und Diclofenac mit einem Faktor 4 am ausgeprägtesten war. Eine weitere große Metaanalyse von 280 placebokontrollierten Studien und 474 aktiv kontrollierten Studien mit nichtsteroidalen Antiphlogistika hat diese Ergebnisse weitgehend bestätigt. Die vaskulären Risiken von hochdosiertem Diclofenac und möglicherweise Ibuprofen sind mit denen von COX-2-Inhibitoren vergleichbar, während Naproxen geringere vaskuläre Risiken als andere nichtsteroidale Antiphlogistika aufweist (Coxib and traditional NSAID Trialists' Collaboration 2013). Für alle nichtsteroidalen Antiphlogistika gilt, dass sie in der niedrigsten effektiven Dosis und für einen möglichst kurzen Zeitraum verwendet werden sollen, um das Risiko so gering wie möglich zu halten (Patrono und Baigent 2015).

Diese Erkenntnisse gewinnen zunehmend Einfluss auf die praktische Verordnung. Bei den traditionellen nichtselektiven nichtsteroidalen Antiphlogistika hat Ibuprofen seine führende Stellung 2017 behauptet, allerdings mit einem erstmaligen Rückgang gegenüber dem Vorjahr, während das über lange Jahre am meisten verordnete Diclofenac erneut weiter zurückgegangen ist (◘ Tabelle 19.1). Möglicherweise beruht der bevorzugte Einsatz von Ibuprofen auf einem geringeren Risiko für blutende peptische Ulzera, das in einer britischen Fallkontrollstudie beobachtet wurde (Langman et al. 1994). Diclofenac hat immer noch eine erhebliche COX-1-Aktivität, so dass bei üblichen therapeutischen Plasmakonzentrationen die Prostaglandinbildung im Magen deutlich gehemmt wird (Cryer und Feldman 1998). Diclofenac zeigt auch ein höheres kardiovaskuläres Risiko als Ibuprofen (Coxib and traditional NSAID Trialists' Collaboration 2013).

◘ **Tabelle 19.1 Verordnungen von Antirheumatika und Antiphlogistika 2017.** Angegeben sind die 2017 verordneten Tagesdosen, die Änderungen gegenüber 2016 und die mittleren Kosten je DDD 2017.

Präparat	Bestandteile	DDD Mio.	Änderung %	DDD-Nettokosten €
Diclofenac				
Diclofenac-ratiopharm	Diclofenac	104,3	(−2,4)	0,35
Voltaren	Diclofenac	51,9	(−13,5)	0,35
Diclo-1 A Pharma	Diclofenac	25,9	(−22,3)	0,34
Diclac	Diclofenac	15,7	(−50,0)	0,36
Diclofenac AL	Diclofenac	9,7	(−15,4)	0,45
Diclofenac Heumann	Diclofenac	8,6	(+114,5)	0,25
Diclo KD	Diclofenac	8,5	(−11,2)	0,33
Diclofenac STADA	Diclofenac	2,9	(+46,1)	0,22
Diclo Dispers	Diclofenac	2,7	(+43,1)	0,50
Diclofenac Natrium Micro Lab	Diclofenac	2,6	(>1000)	0,33
Diclo-Divido	Diclofenac	1,5	(+7,9)	0,23
Diclofenac AbZ	Diclofenac	1,3	(−45,0)	0,32
		235,5	(−10,8)	0,35
Ibuprofen				
Ibuflam/-Lysin	Ibuprofen	430,4	(−1,6)	0,50
Ibuprofen AL	Ibuprofen	41,1	(−35,7)	0,53
Ibu-1 A Pharma	Ibuprofen	25,4	(−4,9)	0,51
Ibuprofen AbZ	Ibuprofen	19,5	(+194,5)	0,50
Ibu/Ibu Lysin-ratiopharm	Ibuprofen	11,2	(+106,0)	0,50
Nurofen	Ibuprofen	9,4	(−12,1)	0,64
IbuHEXAL/Ibu Lysin HEXAL	Ibuprofen	2,8	(−25,6)	0,50
Ibuprofen PUREN akut	Ibuprofen	1,5	(+491,0)	0,67
Ibuprofen/Ibu Atid	Ibuprofen	1,1	(−61,0)	0,57
Ibuprofen STADA	Ibuprofen	0,81	(−16,1)	0,42
Imbun/-Ibu-Lysinat	Ibuprofen	0,60	(−16,6)	0,64
Dolormin/-extra/-Migräne	Ibuprofen	0,56	(−36,3)	0,49
Ibuprofen-CT	Ibuprofen	0,55	(−33,7)	0,56
Ibubeta	Ibuprofen	0,50	(−23,7)	0,42
Ib-u-ron	Ibuprofen	0,15	(+18,7)	0,79
		545,5	(−2,9)	0,50
Indometacin				
Indomet-ratiopharm	Indometacin	3,8	(−24,9)	0,47
Indometacin AL	Indometacin	2,1	(+29,3)	0,39
Indo-CT	Indometacin	1,0	(−34,0)	0,48
		6,9	(−15,7)	0,45
Piroxicam				
Piroxicam HEXAL	Piroxicam	1,2	(−9,2)	0,41
Piroxicam AbZ	Piroxicam	1,1	(+2,3)	0,38
Piroxicam AL	Piroxicam	1,0	(−4,0)	0,44
		3,4	(−4,1)	0,41

Tabelle 19.1 Verordnungen von Antirheumatika und Antiphlogistika 2017 (Fortsetzung).

Präparat	Bestandteile	DDD Mio.	Änderung %	DDD-Nettokosten €
Acemetacin				
Rantudil	Acemetacin	2,4	(−10,2)	0,80
Acemetacin Heumann	Acemetacin	1,8	(−26,0)	0,59
Acemetacin STADA	Acemetacin	1,1	(+57,3)	0,56
		5,3	(−9,0)	0,68
Naproxen				
Naproxen AL	Naproxen	25,6	(+9,0)	0,44
Naproxen-1 A Pharma	Naproxen	4,5	(+21,8)	0,31
Naproxen Aristo	Naproxen	4,1	(+27,0)	0,32
Naproxen STADA	Naproxen	1,2	(−43,4)	0,41
		35,3	(+8,7)	0,41
Meloxicam				
Meloxicam AL	Meloxicam	5,3	(+89,8)	0,34
Meloxicam-ratiopharm	Meloxicam	2,6	(−53,6)	0,35
Meloxicam-1 A Pharma	Meloxicam	2,4	(−10,4)	0,35
		10,2	(−6,7)	0,35
Andere nichtsteroidale Antiphlogistika				
Sympal	Dexketoprofen	1,5	(−3,6)	1,88
Gabrilen	Ketoprofen	1,0	(−11,1)	0,49
Deltaran	Dexibuprofen	0,48	(−12,6)	1,00
Ambene	Phenylbutazon	0,22	(−7,3)	0,96
		3,2	(−7,7)	1,25
Kombinationen				
Vimovo	Naproxen Esomeprazol	3,6	(−9,1)	0,53
Summe		848,9	(−5,1)	0,46

Das Auftreten einer dadurch bedingten Gastropathie kann bei Risikopatienten durch Protonenpumpenhemmer (z. B. Omeprazol) oder das Prostaglandinderivat Misoprostol verringert werden (Chan et al. 2002, Graham et al. 1993). Das Kombinationspräparat (*Vimovo*) aus Naproxen und dem Protonenpumpenhemmer Esomeprazol weist 2017 erneut einen deutlichen Rückgang auf.

Die nichtselektiven, nichtsteroidalen Antiphlogistika sind mit Ausnahme von Naproxen 2017 erneut weniger verschrieben worden (**Tabelle 19.1). Der Befund, dass Naproxen als einziges nichtsteroidales Antiphlogistikum 2017 einen Verordnungszuwachs aufweist (Tabelle 19.1), könnte daran liegen, dass in mehreren Untersuchungen gefunden wurde, dass Naproxen das geringste kardiovaskuläre Risiko bei den nichtsteroidalen Antiphlogistika aufweist. Indometacin zeichnet sich unter den nichtsteroidalen Antiphlogistika durch einen besonders schnellen Wirkungseintritt aus, weist aber gleichzeitig auch besonders intensive unerwünschte Wirkungen auf. In einer Metaanalyse über 45 klinische Studien zeigte Indometacin gastrointestinale Nebenwirkungen schon nach 7 Tagen, andere nichtsteroidale Antiphlogistika erst nach 2–3 Monaten (Richy et al. 2004).

Piroxicam hat ein wesentlich höheres Risiko von Ulkusblutungen als das präferentiell COX-2-hemmende Diclofenac (Langman et al. 1994). Darüber hinaus hat Piroxicam eine besonders lange

Wirkungsdauer (Halbwertszeit 40 Stunden). Die lange Verweildauer im Organismus birgt die Gefahr, dass sich der Wirkstoff selbst bei einmal täglicher Gabe im Körper anreichert und kumulative Überdosierungserscheinungen entstehen. Für viele rheumatische Erkrankungen sind Antiphlogistika mit kurzer Wirkungsdauer besser steuerbar, weil man damit die tageszeitlich stark schwankende Schmerzsymptomatik gezielter unterdrücken kann als mit einem lang wirkenden Therapeutikum. Die EMA empfiehlt daher Anwendungsbeschränkungen für Piroxicam (nur noch zweite Wahl, maximal 20 mg pro Tag, Überprüfung nach 14 Tagen) (European Medicines Agency 2007). Sie sind in den Stufenplanbescheid des Bundesinstituts für Arzneimittel eingegangen und über einen Roten Hand Brief der Ärzteschaft mitgeteilt worden (Piroxicam Rote-Hand-Brief 2007). Piroxicam ist 2017 gegenüber dem Vorjahr wieder etwas seltener verschrieben worden.

Als präferentieller COX-2-Inhibitor wurde 1996 Meloxicam in Deutschland zugelassen. Es hemmt die COX-2 stärker als die COX-1 und weist damit eine dem Diclofenac vergleichbare Selektivität auf. Nach anfänglicher Euphorie ist die Verordnung ständig zurückgegangen, die Tendenz hat auch 2017 angehalten (◻ Tabelle 19.1). Beim Bundesinstitut für Arzneimittel und Medizinprodukte (BfArM) sind zahlreiche Meldungen über gastrointestinale Nebenwirkungen (Ulkusbildung, Magen-Darm-Blutungen), schwere Hautreaktionen und anaphylaktische Reaktionen unter der Therapie mit Meloxicam eingegangen.

Auch andere nichtsteroidale Antiphlogistika sind 2017 mit Ausnahme von Naproxen seltener verordnet worden. Unter diesen Wirkstoffen fällt wieder auf, dass die Verordnung von Phenylbutazon (*Ambene*) angesichts der Indikationseinschränkung und der Begrenzung der Behandlungsdauer auf eine Woche trotz eines weiteren Rückgangs der Verordnungen gegenüber dem Vorjahr nach wie vor noch relativ hoch ist. Die Menge von 220.000 Tagesdosen bedeutet, dass auch im Jahr 2017 immer noch etwa 31.429 Patienten sieben Tage lang mit 300 mg Phenylbutazon täglich behandelt worden sind, sofern man annimmt, dass die Anwendungsbeschränkung von einer Woche eingehalten wurde.

19.1.2 COX-2-Hemmer

Celecoxib (*Celebrex*) wurde 2000 als erster selektiver COX-2-Hemmer zu Behandlung von aktivierten Arthrosen und rheumatoider Arthritis zugelassen. Nach Bekanntwerden von Daten einer Langzeitstudie zur Prävention kolorektaler Adenome (APC-Trial) mit Celecoxib zeigte sich auch für diese Substanz ein dosis- und therapiedauerabhängig erhöhtes Risiko von Myokardinfarkten und Schlaganfällen gegenüber einer Placebobehandlung (Solomon et al. 2005). Daraufhin haben die amerikanische Food and Drug Administration und die European Medicines Agency zusätzliche Kontraindikationen für Patienten mit Herzinsuffizienz, koronarer Herzkrankheit, periphere arterielle Verschlusskrankheit und zerebrovaskuläre Krankheiten verfügt.

Auch Etoricoxib (*Arcoxia*) ist mit potentiellen kardiovaskulären Risiken belastet, die in einem Editorial kritisch analysiert wurden (Day 2002). Weiterhin wurde speziell für Etoricoxib als zusätzliche Maßnahme eine Kontraindikation bei Patienten mit Hypertonie und ungenügender Blutdruckkontrolle festgelegt (European Medicines Agency 2005). Eine doppelblinde prospektive Vergleichsuntersuchung ergab für Etoricoxib und das traditionelle nichtselektive Antiphlogistikum Diclofenac ein gleich großes Risiko für thrombotische kardiovaskuläre Komplikationen (Cannon et al. 2006). In einer prospektiven Vergleichsstudie hat sich allerdings doch nachweisen lassen, dass die selektiven COX-2-Inhibitoren ein höheres kardiovaskuläres Risiko aufweisen als nichtselektive Cyclooxygenasehemmstoffe (Bhosale et al 2015). Eine neuere Metaanalyse kommt allerdings zu dem Ergebnis, dass diese Aussage nur für den COX-2-Inhibitor Rofecoxib gesichert ist (Gunter et al. 2017). Grundsätzlich muss bei allen nichtsteroidalen Antiphlogistika ein erhöhtes kardiovaskuläres Risiko berücksichtigt werden (Walker und Biasucci 2018).

Während bei Celecoxib mit vielen Generikapräparaten 2017 gegenüber dem Vorjahr erneut ein deutlicher Zuwachs eingetreten ist, wurden die Etoricoxibpräparate fast unverändert verordnet (◻ Tabelle 19.2). Der starke Verordnungsrückgang bei Arcoxia wird durch mehrere neue, preisgünstigere Generika weitgehend ausgeglichen. Insgesamt

Tabelle 19.2 Verordnungen von COX-2-Inhibitoren 2017. Angegeben sind die 2017 verordneten Tagesdosen, die Änderungen gegenüber 2016 und die mittleren Kosten je DDD 2017.

Präparat	Bestandteile	DDD Mio.	Änderung %	DDD-Nettokosten €
Celecoxib				
Celecoxib Heumann	Celecoxib	17,3	(+92,9)	0,44
Celecoxib Zentiva	Celecoxib	4,3	(−16,7)	0,56
Celecoxib Micro Labs	Celecoxib	4,1	(+22,8)	0,55
Celebrex	Celecoxib	2,1	(−38,9)	1,18
Celecoxib Actavis	Celecoxib	1,4	(+52,9)	0,56
Celecoxib TAD	Celecoxib	1,1	(−52,1)	0,72
Celecoxib AL	Celecoxib	0,85	(−63,8)	0,50
Celecoxib beta	Celecoxib	0,70	(−52,9)	0,51
		31,9	(+13,9)	0,54
Etoricoxib				
Arcoxia	Etoricoxib	49,5	(−39,6)	1,10
Etoricoxib Libra-Pharm	Etoricoxib	15,1	(neu)	0,95
Etoriax TAD	Etoricoxib	4,5	(neu)	0,60
Etoricoxib beta	Etoricoxib	3,4	(neu)	0,53
Etoricoxib Zentiva	Etoricoxib	3,0	(neu)	0,56
Etoricoxib-ratiopharm	Etoricoxib	3,0	(neu)	0,85
Etoricox HEXAL	Etoricoxib	2,0	(neu)	0,83
Etoricoxib AL	Etoricoxib	0,91	(neu)	0,57
		81,5	(−0,5)	0,98
Summe		113,4	(+3,1)	0,85

lag der Verordnungsanteil der COX-2-Hemmstoffe nach dem Verordnungseinbruch von 2005 aber weiterhin nur bei 14% der Gesamtverordnungen der nichtsteroidalen Antiphlogistika.

19.2 Krankheitsmodifizierende Antirheumatika

Die Indikation für die Anwendung krankheitsmodifizierender Antirheumatika in der Therapie der rheumatoiden Arthritis wird vornehmlich von Rheumatologen gestellt. Die prognostischen Faktoren, die für eine Entscheidung bezüglich einer Therapie der rheumatoiden Arthritis mit krankheitsmodifizierenden Antirheumatika (DMARDs) von Bedeutung sind, finden sich in einer aktuellen Übersicht (Albrecht und Zink 2017). Für diese Mittel sind zur Risikominderung regelmäßige Kontroll-

untersuchungen notwendig. Sie machen daher mengenmäßig nur einen geringen Anteil aus, sind jedoch im Verordnungsvolumen in den letzten 10 Jahren fast auf das Doppelte angestiegen. Der massive Zuwachs betrifft nur Methotrexat und die TNF-Inhibitoren, während die Verordnung von Leflunomid und Sulfasalazin weitgehend konstant geblieben ist (**Abbildung 19.2**). Einige Remissionsinduktoren (z. B. Methotrexat) werden auch für andere Indikationen verwendet und sind daher auch als Antimetabolite bei den Zytostatika (siehe ▶ Tabelle 35.4) aufgelistet.

19.2.1 Synthetische krankheitsmodifizierende Antirheumatika

Wichtigster Vertreter der synthetischen krankheitsmodifizierenden Antirheumatika ist das Immun-

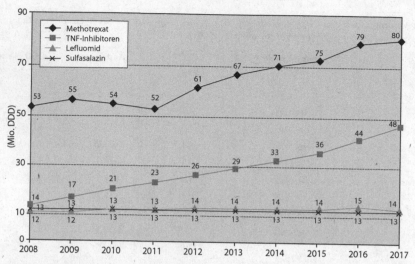

Abbildung 19.2 Verordnungen von kranheitsmodifizierenden Antirheumatika 2008 bis 2017. Gesamtverordnungen nach definierten Tagesdosen.

suppressivum Methotrexat, auf das über 50% der Verordnungen dieser Gruppe entfällt (Tabelle 19.3). Im Frühstadium ist Methotrexat das Mittel der Wahl unter den remissionsinduzierenden Arzneimitteln in der Rheumatherapie (Smolen et al. 2014). Eine wichtige Neuerung in den aktuellen Leitlinien ist die Empfehlung, dass niedrigdosierte Glucocorticoide als Teil der initialen Behandlung in Kombination mit einem oder mehreren synthetischen krankheitsmodifizierenden Antirheumatika bis zu 6 Monaten in Betracht gezogen werden sollten, wobei jedoch die Dosis so schnell wie möglich reduziert werden sollte. Weitere Substanzen dieser Gruppe sollten nur eingesetzt werden, wenn Methotrexat sich als nicht ausreichend wirksam gezeigt hat. Als eine besondere Gefahr bei der Verwendung von Methotrexat in der Rheumatherapie hat sich ergeben, dass die bestimmungsgemäße Anwendung der Dosis einmal pro Woche mit einer täglichen Verwendung verwechselt wurde. Durch eine solche 7mal zu hohe Dosis sind lebensbedrohliche Überdosierungen induziert worden (NN 2018).

Sulfasalazin wurde 2017 etwas seltener verordnet als im Vorjahr, auch die Verordnung von Leflunomid ist etwas zurückgegangen (Tabelle 19.3). Die Verträglichkeit von Leflunomid ist gegenüber anderen Antirheumatika wie Methotrexat und Sulfasalazin ungünstiger. In den USA sind in drei Jah-

ren 130 Fälle mit schwerer Lebertoxizität, darunter 12 Todesfälle, nach Gabe von Leflunomid aufgetreten (Charatan 2002). Seitdem wurde eine Kontraindikation für Patienten mit eingeschränkter Leberfunktion und eine regelmäßige Kontrolle der Leberfunktion eingeführt (Alcorn et al. 2009). Ein erhöhtes Risiko für eine pulmonale Toxizität hat sich dagegen nicht bestätigt (Convey et al. 2016).

Erstmals vertreten ist der Januskinaseinhibitor Baricitinib (*Olumiant*), der bereits im Jahr seiner Markteinführung 2017 in die Gruppe der 3000 meistverordneten Arzneimittel gelangte (Tabelle 19.3). Baricitinib ist ein oral anwendbares Präparat, das in Kombination mit Methotrexat eine ähnliche ACR20-Ansprechquote wie Adalimumab erreichte (siehe ▶ Kapitel 3, Neue Arzneimittel 2017, Abschnitt 3.1.4).

19.2.2 Biologische krankheitsmodifizierende Antirheumatika

Wichtigster Vertreter der biologischen krankheitsmodifizierenden Antirheumatika sind die TNFα-Inhibitoren, die auch als „Biologika" bezeichnet werden. Sie sind als echter Fortschritt für die Behandlung der aktiven rheumatoiden Arthritis, der ankylosierenden Spondylitis und weiterer Krankheiten

◻ **Tabelle 19.3 Verordnungen synthetischer krankheitsmodifizierender Antirheumatika 2017.** Angegeben sind die 2017 verordneten Tagesdosen, die Änderungen gegenüber 2016 und die mittleren Kosten je DDD 2017.

Präparat	Bestandteile	DDD Mio.	Änderung %	DDD-Nettokosten €
Methotrexat				
Lantarel	Methotrexat	35,9	(+14,3)	1,02
Metex/-FS	Methotrexat	25,5	(–0,0)	3,05
MTX HEXAL	Methotrexat	17,6	(–8,6)	0,69
Methotrexat AL	Methotrexat	1,0	(–43,6)	3,22
		80,0	(+2,7)	1,62
Sulfasalazin				
Pleon	Sulfasalazin	3,4	(–43,5)	0,77
Sulfasalazin medac	Sulfasalazin	2,7	(+13,0)	0,78
Sulfasalazin-Heyl	Sulfasalazin	2,5	(+45,9)	0,77
Azulfidine RA	Sulfasalazin	2,4	(+272,1)	0,94
Sulfasalazin HEXAL	Sulfasalazin	1,6	(–28,5)	0,80
		12,5	(–2,9)	0,81
Leflunomid				
Leflon Heumann	Leflunomid	8,3	(+31,9)	2,98
Leflunomid medac	Leflunomid	1,8	(+6,5)	4,31
Leflunomid Winthrop	Leflunomid	1,7	(–59,5)	4,22
Leflunomid Bluefish	Leflunomid	0,97	(+126,9)	2,89
Arava	Leflunomid	0,71	(–14,7)	3,66
Leflunomid-ratiopharm	Leflunomid	0,61	(–8,9)	4,33
Leflunomid AL	Leflunomid	0,20	(–4,7)	4,04
		14,3	(–0,4)	3,39
Hydroxychloroquin				
Quensyl	Hydroxychloroquin	8,0	(+3,2)	0,96
Januskinaseinhibitor				
Olumiant	Baricitinib	0,58	(neu)	52,97
Summe		115,4	(+2,2)	1,96

(Morbus Crohn, Colitis ulcerosa, Psoriasisarthritis, Psoriasis, Uveitis, Hidradenitis) anzusehen. Bei Patienten, die unzureichend auf Methotrexat und andere synthetische krankheitsmodifizierende Antirheumatika ansprechen, sollten TNFα-Inhibitoren oder andere biologische krankheitsmodifizierende Antirheumatika mit Methotrexat kombiniert werden (Smolen et al. 2014, Singh et al. 2016). Danach ist der Einsatz von TNFα-Inhibitoren gerechtfertigt, wenn die Therapie mit zumindest zwei konventionellen Basistherapeutika, eines davon Methotrexat, allein oder in Kombination in adäquater Dosis über einen ausreichend langen Zeitraum (in der Regel 6 Monate) versagt hat. Individuelle Besonderheiten (z. B. Kontraindikationen gegen Basistherapeutika, hohe Krankheitsprogression) können einen früheren Einsatz (weniger als 2 Basistherapeutika, weniger als 6 Monate) von TNFα-Inhibitoren erforderlich machen. Hauptrisiko ist die damit verbundene verminderte Infektabwehr (Tuberkulose, andere Atemwegsinfektionen).

Adalimumab (*Humira*), ein vollständig humaner Antikörper, weist auch 2017 wieder einen Verordnungszuwachs auf und steht mit Nettokosten von

◻ Tabelle 19.4 Verordnungen biologischer krankheitsmodifizierender Antirheumatika 2017. Angegeben sind die 2017 verordneten Tagesdosen, die Änderungen gegenüber 2016 und die mittleren Kosten je DDD 2017.

Präparat	Bestandteile	DDD Mio.	Änderung %	DDD-Nettokosten €
Infliximab				
Remicade	Infliximab	7,5	(−21,0)	31,48
Inflectra	Infliximab	3,9	(+92,3)	24,88
Remsima	Infliximab	2,8	(+59,4)	25,82
		14,2	(+7,0)	28,55
Weitere TNF-Inhibitoren				
Humira	Adalimumab	16,4	(+7,1)	59,53
Enbrel	Etanercept	6,8	(−17,9)	57,43
Simponi	Golimumab	4,3	(+8,6)	48,66
Benepali	Etanercept	3,4	(+341,4)	46,72
Cimzia	Certolizumab pegol	2,7	(+8,2)	50,74
		33,5	(+9,1)	55,71
Kostimulationsmodulator				
Orencia	Abatacept	1,3	(+9,8)	71,18
Interleukin-6-Rezeptorantagonist				
Roactemra	Tocilizumab	3,5	(+11,2)	52,15
Summe		52,5	(+8,7)	48,50

976 Mio. € weiterhin an der Spitze der umsatzstärksten patentgeschützten Arzneimittel in Deutschland (vgl. ▶ Tabelle 1.4). Als nächstes folgt Etanercept (*Enbrel*), ein Fusionsprotein aus dem Fc-Anteil von IgG1 und zwei rekombinanten p75-TNFα-Rezeptoren, die genauso wie lösliche TNFα-Rezeptoren den TNFα binden und dadurch inaktivieren. Infliximab (*Remicade*) ist ein TNFα-Antikörper mit abnehmender Verordnung, was vermutlich durch die 2015 eingeführten Biosimilars bedingt ist, die mit *Inflectra* und *Remsima* unter den meistverordneten Arzneimitteln vertreten sind (◻ Tabelle 19.4). Zwei weitere monoklonale Antikörper gegen TNFα (Golimumab, Certolizumab pegol) haben dagegen weiter zugenommen. Um die Risiken der Verwendung der TNFα-Inhibitoren besser zu erfassen, ist für mehrere europäische Länder ein Langzeitregister eingerichtet worden. Für Deutschland ist es beim Deutschen Rheuma-Forschungszentrum in Berlin angesiedelt („RABBIT" Rheumatoide Arthritis-Beobachtung der Biologikatherapie).

Zwei weitere Biologika stehen für Patienten mit mäßiger bis schwerer aktiver rheumatoider Arthritis als Zweitlinientherapie zur Verfügung, die unzureichend auf synthetische krankheitsmodifizierende Antirheumatika oder TNFα-Inhibitoren angesprochen oder diese nicht vertragen haben. Abatacept (*Orencia*) ist ein rekombinant hergestelltes Fusionsprotein, das aus einer Domäne des humanen T-Lymphozytenantigens 4 und einem Fragment aus dem Immunglobulin IgG1 besteht. Es blockiert die Kostimulation von T-Zellen durch Antigen-präsentierende Zellen. Abatacept kam 2007 auf den Markt und ist 2017 gegenüber dem Vorjahr erneut häufiger verschrieben worden (◻ Tabelle 19.4). Tocilizumab (*RoActemra*) ist ein humanisierter, monoklonaler Antikörper gegen den Interleukin-6-Rezeptor, der 2009 in die Therapie eingeführt wurde und 2017 erneut einen Verordnungszuwachs von über 11% aufweist. Interleukin 6 ist ein wichtiges, proinflammatorisches Zytokin in der Pathogenese der rheumatoiden Arthritis. In aktuellen Leitlinien gelten alle derzeit verfügbaren biologischen krankheitsmodifizierenden Antirheumatika als ähnlich wirksam und generell als sicher nach Versagen konventioneller krankheitsmodifizierender Antirheu-

◻ **Tabelle 19.5 Verordnungen von topischen Antirheumatika 2017.** Angegeben sind die 2017 verordneten Tagesdosen, die Änderungen gegenüber 2016 und die mittleren Kosten je DDD 2017.

Präparat	Bestandteile	DDD Mio.	Änderung %	DDD-Nettokosten €
Traumeel S Salbe	Arnika D3 Calendula Ø Hamamelis Ø Echinacea ang. Ø Echinacea purp. Ø Chamomilla Ø Symphytum D4 Bellis perennis Ø Hypericum D6 Millefolium Ø Aconitum D1 Belladonna D1 Mercurius sol. D6 Hepar sulfuris D6	0,77	(–2,7)	0,27
Voltaren topisch	Diclofenac	0,56	(–27,7)	1,34
Summe		1,3	(–15,0)	0,72

matika (Smolen et al. 2014, Singh et al. 2016). Nachdem langfristige Registerdaten verfügbar sind, gilt das grundsätzlich auch für die biologischen Nicht-TNFα-Inhibitoren, wenn auch noch mehr Sicherheitsdaten für Abatacept, Rituximab und Tocilizumab benötigt werden.

19.3 Topische Antiphlogistika

Die topisch anzuwendenden antirheumatischen Externa fallen, da nicht rezeptpflichtig, seit Anfang 2004 unter die Regelung des Ausschlusses von GKV-Verordnungen. Dadurch erklären sich auch die geringen Verordnungszahlen, so dass 2017 nur noch 2 topische Präparate (2003: 39 Präparate) mit weiter rückläufigen Verordnungen vertreten sind (◻ Tabelle 19.5). Die Aufbringung der nichtsteroidalen Antiphlogistika auf der Haut führt zwar in anwendungsnahen Regionen zu hohen wirksamen Konzentrationen, in tiefen Bereichen (z. B. in den großen Gelenken) sind die erreichten Konzentrationen mit den Plasmaspiegeln identisch (Literatur im Arzneiverordnungs-Report 2004).

Literatur

Albrecht K, Zink A (2017): Poor prognostic factors guiding treatment decisions in rheumatoid arthritis patients: a review data from randomized clinical trials and cohort studies. Arthritis Res Ther 19: 68. DOI 10.1186/s13075-017-1266-4

Alcorn N, Saunders S, Madhok R (2009): Benefit-risk assessment of leflunomide: an appraisal of leflunomide in rheumatoid arthritis 10 years after licensing. Drug Saf 32: 1123–1134

Bhosale UA, Quiraishi N, Yegnanarayan R, Devasthale D (2015): A comparative study to evaluate the cardiovascular risk of selective and nonselective cyclooxygenase inhibitors (COX-Is) in arthritic patients. J Basic Clin Physiol Pharmacol 26: 73–79

Cannon CP, Curtis SP, Fitzgerald GA, Krum H, Kaur A, Bolognese JA, Reicin AS, Bombardier C, Weinblatt ME, Van Der Heijde D, Erdmann E, Laine L (2006): Cardiovascular outcomes with etoricoxib and diclofenac in patients with osteoarthritis and rheumatoid arthritis in the Multinational Etoricoxib and Diclofenac Arthritis Long-term (MEDAL) programme: a randomised comparison. Lancet 368: 1771–1781

Chan FK, Hung LC, Suen BY, Wu JC, Lee KC, Leung VK, Hui AJ, To KF, Leung WK, Wong VW, Chung SC, Sung JJ (2002): Celecoxib versus diclofenac and omeprazole in reducing the risk of recurrent ulcer bleeding in patients with arthritis. N Engl J Med 347: 2104–2110

Charatan F (2002): Arthritis drug should be removed from market, says consumer group. Brit Med J 324: 869

Conway R, Low C, Coughlan RJ, O'Donnell MJ, Carey JJ (2016): Leflunomide use and risk of lung disease in rheumatoid arthritis: A systematic literature review and meta-analysis of randomized controlled trials. J Rheumatol 43: 855–860

Coxib and traditional NSAID Trialists' (CNT) Collaboration (2013): Vascular and upper gastrointestinal effects of non-steroidal anti-inflammatory drugs: meta-analyses of individual participant data from randomised trials. Lancet 382: 769–779

Cryer B, Feldman M (1998): Cyclooxygenase-1 and cyclooxygenase-2 selectivity of widely used nonsteroidal anti-inflammatory drugs. Am J Med 104: 413–421

Day R (2002): Another selective COX-2 inhibitor: more questions than answers? J Rheumatol 29: 1581–1582

European Medicines Agency (2005): Public Statement. European Medicines Agency announces regulatory action on COX-2 inhibitors. Publiziert am 17. Februar 2005 unter: www.emea.eu.int/htms/hotpress/d6275705.htm

European Medicines Agency (2007): Press release. European Medicines Agency recommends restricted use for piroxicam. Publiziert am 25. Juni 2007 unter: www.emea.europa.eu/pdfs/human/press/pr/26514407en.pdf

European Medicines Agency (2012): European Medicines Agency finalises review of recent published data on cardiovascular safety of NSAIDs. Press release 19.10.2012

FDA-Statement (2004): FDA-Statement on Naproxen. Publiziert am 20. Dezember 2004 unter: www.fda.gov/bbs/topics/news/2004/new01148.html

Fu JY, Masferrer JL, Seibert K, Raz A, Needlemam P (1990): The induction and suppression of prostaglandin H2 synthase (cyclooxygenase) in human monocytes. J Biol Chem 265: 16737–16740

Graham DY, White RH, Moreland LW, Schubert TT, Katz R, Jaszewski R, Tindall E, Triadafilopoulos G, Stromatt SC, Teoh LS (1993): Duodenal and gastric ulcer prevention with misoprostol in arthritis patients taking NSAIDs. Misoprostol Study Group. Ann Intern Med 119: 257–262

Gunter BR, Butler KA, Wallace RL, Smith SM, Harisforoosh S (2017): Non-steroidal anti-inflammatory drug-induced cardiovascular adverse events: a meta-analysis. J Clin Pharm Ther 42: 27–38

Langman MJ, Weil J, Wainwright P, Lawson DH, Rawlins MD Logan RF, Murphy M, Vessey MP, Colin-Jones DG (1994): Risks of bleeding peptic ulcer associated with individual non-steroidal anti-inflammatory drugs. Lancet 323: 1075–1052

Mitchell JA, Akarasereenont P, Thiemermann C, Flower RJ, Vane JR (1993): Selectivity of nonsteroidal antiinflammatory drugs as inhibitors of constitutive and inducible cyclooxygenase. Proc Natl Acad Sci USA 90: 11693–11697

NN (2018): Überdosierung von Methotrexat durch tägliche Gabe der wöchentlichen Dosis: Risikobewertungsverfahren der Europäischen Arzneimittel-Agentur. Arzneimittelbrief 52: 34–35

Patrono C, Baigent C (2015): Nonsteroidal anti-inflammatory drugs and the heart. Circulation 129: 907–916

Piroxicam Rote-Hand-Brief (2007): Neue Anwendungsbeschränkungen für die systemische Anwendung von Piroxicam aufgrund gastrointestinaler Nebenwirkungen und Hautreaktionen. Internet: www.akdae.de/20/40/Archiv/2007/40-20071011.pdf

Richy F, Bruyere O, Ethgen O, Rabenda V, Bouvenot G, Audran M, Herrero-Beaumont G, Moore A, Eliakim R, Haim M, Reginster JY (2004): Time dependent risk of gastrointestinal complications induced by non-steroidal anti-inflammatory drug use: a consensus statement using a meta-analytic approach. Ann Rheum Dis 63: 759–766

Singh JA, Saag KG, Bridges SL Jr, Akl EA, Bannuru RR, Sullivan MC, Vaysbrot E, McNaughton C, Osani M, Shmerling RH, Curtis JR, Furst DE, Parks D, Kavanaugh A, O'Dell J, King C, Leong A, Matteson EL, Schousboe JT, Drevlow B, Ginsberg S, Grober J, St Clair EW, Tindall E, Miller AS, McAlindon T (2016): 2015 American College of Rheumatology guideline for the treatment of rheumatoid arthritis. Arthritis Rheumatol 68: 1–26

Smolen JS, Aletaha D, McInnes IB (2016): Rheumatoid arthritis. Lancet 388: 2023–2038

Smolen JS, Landewé R, Breedveld FC, Buch M, Burmester G, Dougados M, Emery P, Gaujoux-Viala C, Gossec L, Nam J, Ramiro S, Winthrop K, de Wit M, Aletaha D, Betteridge N, Bijlsma JW, Boers M, Buttgereit F, Combe B, Cutolo M, Damjanov N, Hazes JM, Kouloumas M, Kvien TK, Mariette X, Pavelka K, van Riel PL, Rubbert-Roth A, Scholte-Voshaar M, Scott DL, Sokka-Isler T, Wong JB, van der Heijde D (2014): EULAR recommendations for the management of rheumatoid arthritis with synthetic and biological disease-modifying antirheumatic drugs: 2013 update. Ann Rheum Dis 73: 492–509

Solomon SD, McMurray JJ, Pfeffer MA, Wittes J, Fowler R, Finn P, Anderson WF, Zauber A, Hawk E, Bertagnolli M; Adenoma Prevention with Celecoxib (APC) Study Investigators (2005): Cardiovascular risk associated with celecoxib in a clinical trial for colorectal adenoma prevention. N Engl J Med 352: 1071–1080

Trelle S, Reichenbach S, Wandel S, Hildebrand P, Tschannen B, Villiger PM, Egger M, Jüni P (2011): Cardiovascular safety of non-steroidal anti-inflammatory drugs: network meta-analysis. Brit Med J 342: c 7086 1–11

Vane JR (1971): Inhibition of prostaglandin synthesis as a mechanism of action for aspirin-like drugs. Nat New Biol 231: 232–235

Walker C, Biasucci LM (2018): Cardiovascular safety of non-steroidal anti-inflammatory drugs revisted. Postgrad Med 130: 55–71

Wolfe MM, Lichtenstein DR, Singh G (1999): Gastrointestinal toxicity of nonsteroidal antiinflammatory drugs. N Engl J Med 340: 1888–1899

Antitussiva und Expektorantien

Björn Lemmer

© Springer-Verlag GmbH Deutschland, ein Teil von Springer Nature 2018
U. Schwabe, D. Paffrath, W.-D. Ludwig, J. Klauber (Hrsg.), *Arzneiverordnungs-Report 2018*
https://doi.org/10.1007/978-3-662-57386-0_20

Auf einen Blick

Trend
Seit 1995 sind die Verordnungen der Antitussiva und der Expektorantien stark zurückgegangen. Hauptgrund des rückläufigen Trends ist die zweifelhafte Wirksamkeit dieser Substanzen. Auch der Ausschluss rezeptfreier Arzneimittel aus der Erstattung hat die Abnahme des Verordnungsvolumens seit 2004 weiter beschleunigt. Im Jahre 2017 ist erneut eine Abnahme der Verordnungen festzustellen.

Kosten
Die Verordnungskosten sind seit 1995 von 590 Mio. € um 80% auf 117 Mio. € im Jahre 2017 zurückgegangen.

Antitussiva und Expektorantien werden bei Husten im Rahmen einer akuten oder chronischen Bronchitis angewendet. Dieses Symptom kann bei einer Reihe ätiologisch unterschiedlicher Krankheiten auftreten, die häufigste Ursache ist eine Virusinfektion in den oberen Atemwegen, wie sie bei Erkältungskrankheiten und Grippe vorkommt. Chronischer Husten ist häufig durch Rauchen bedingt. Atemnot unter Belastung, chronischer Husten und vermehrte Schleimbildung (Auswurf) sind Leitsymptome (AHA-Symptome) bei der chronisch obstruktiven Lungenerkrankung (COPD), ein Krankheitsbild mit weltweit steigender Morbidität und Mortalität und zunehmender sozioökonomischer Bedeutung (Celli et al. 2015).

Das früher hohe Verordnungsvolumen der Antitussiva und Expektorantien ist seit dem Maximum im Jahre 1995 von 940 Mio. DDD (vgl. Arzneiverordnungs-Report 2004) kontinuierlich zurückgegangen. Im letzten Jahr lag das Verordnungsvolumen bei 102 DDD (◘ Abbildung 20.1).

20.1 Antitussiva

Antitussiva werden bei unproduktivem, quälendem und belastendem Husten angewendet, vor allem wenn dieser den Schlaf stört. Starke Antitussiva sind die zentral wirkenden Opioide, die den Hustenreflex durch einen direkten Effekt auf das Hustenzentrum unterdrücken. Relevante unerwünschte Wirkungen dieser Substanzen sind das Abhängigkeitspotenzial, die Atemdepression und die Hemmung der mukoziliären Clearance. Die wichtigsten Opioidantitussiva sind nach wie vor Codein und Dihydrocodein. Noscapin, ein Alkaloid der Papaverinreihe, das antitussive Wirkungen, jedoch nicht die unerwünschten Wirkungen der Opioide hat, ist in einem Monopräparat enthalten. Die Verordnung von Antitussiva hat im Jahre 2017 erneut abgenommen (◘ Tabelle 20.1).

Codein und Dihydrocodein gehören zur Gruppe der Opioide und sind seit Jahren die am häufigsten verordneten Antitussiva (◘ Tabelle 20.1). Obwohl Codein in älteren Studien positive Effekte zeigte, war es nach einem Cochrane-Review nicht besser wirksam als Placebo (Smith et al. 2014). Zur

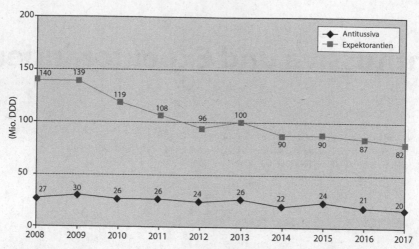

□ Abbildung 20.1 Verordnungen von Antitussiva und Expektorantien 2008 bis 2017. Gesamtverordnungen nach definierten Tagesdosen.

gleichen Auffassung kommt ein weiterer Übersichtsartikel mit einer kritischen Übersicht über die Wirkungen und Wirkungsmechanismen von Antitussiva (Dicpinigaitis et al. 2014). Eine Pilotstudie aus Deutschland weist auf einen Missbrauch von Dextromethorphan bei Erwachsenen hin (Müller et al. 2014).

Führendes Präparat der nichtopioiden Antitussiva ist *Capval* mit dem bereits erwähnten Antitussivum Noscapin, das im Jahre 2017 ebenfalls weniger verordnet wurde (□ Tabelle 20.1). Pentoxyverin ist ein synthetisches Antitussivum (□ Tabelle 20.1), dessen Wirksamkeit in klinischen Studien nicht sicher belegt ist. Die Mechanismen der Wirkungen sind nicht bekannt, eine jüngste PubMed-Recherche (2018) ergab auch keine aussagekräftigen Hinweise auf entsprechend positive Studien trotz einer positiven Bewertung in Aufbereitungsmonographien.

Auch für rezeptfreie Husten- und Erkältungsmittel waren bei Kindern keine klinisch bedeutsamen Unterschiede im Vergleich zu Placebo nachweisbar (American Academy of Pediatrics 1997). Da nach der Anwendung dieser scheinbar harmlosen Produkte zahlreiche Todesfälle beschrieben wurden, ist in den USA eine schärfere Kontrolle durch die Arzneimittelbehörde gefordert worden (Sharfstein et al. 2007).

Die Gabe von Honig bei Kindern mit akutem Husten hatte einen besseren Effekt als keine Behandlung, unterschied sich jedoch nicht von der mit Dextromethorphan, Diphenhydramin oder Placebo, war jedoch ohne Nebenwirkungen (Oduwole et al. 2014). Die Amerikanische (FDA) und die Europäische Arzneimittelagentur (EMA 349413/2015) haben empfohlen, wegen der unerwünschten Wirkungen Codein nicht Kindern unter 12 Jahren und stillenden Müttern zu verordnen (Lazaryan et al. 2015).

20.2   Expektorantien

Expektorantien sollen bei produktivem Husten die Sekretion der Bronchialflüssigkeit fördern oder die Viskosität eines verfestigten Bronchialschleims senken. Obwohl diese Idee theoretisch reizvoll ist, wurde in zahlreichen kontrollierten Studien keine Überlegenheit der Expektorantien gegenüber Placebo bzw. Flüssigkeitszufuhr nachgewiesen. In einem Übersichtsartikel der „Cochrane Library" (Poole et al. 2015) werden 34 Studien mit Expektorantien bei 9367 Patienten mit chronischer Bronchitis oder COPD (chronisch-obstruktiver Lungenerkrankung) bei einer Behandlungsdauer von mindestens 2 Monaten analysiert. Die Autoren kommen zu dem Schluss, dass die Langzeitbehandlung mit einer geringen Verminderung akuter Exazerbationen (– 0,03 Exazerbationen pro Patient und Monat), jedoch nur mit einer leichten oder keiner

Zunahme der Lebensqualität einherging. Die Autoren stellen eine signifikante Heterogenität (87%) zwischen den Studien fest, die Effekte waren in früheren Studien größer, da damals kleinere Patientenzahlen eingeschlossen waren, mit einem Selektions- bzw. Publikations-Bias. Ein überzeugender Beweis für eine Verbesserung der Lungenfunktion gibt es nicht. Eine umfangreiche Analyse von 29 placebokontrollierten Studien bei 3799 Erwachsenen und 1036 Kindern ergab keinen überzeugenden Hinweis auf eine therapeutische Wirkung dieser Pharmaka (Smith et al. 2014). Husten ist das beste Expektorans. Zur Sekretentfernung ist es daher sinnvoll, die Patienten abhusten zu lassen.

Zu beachten ist, dass der Begriff „Exazerbation" bisher nicht klar definiert war. Als Definition für moderate Exazerbationen, die auch von der Europäischen Arzneimittelagentur (EMA) unterstützt wird, gelten eine oder mehrere Bedingungen über 2 Tage: Verschlimmerung der Symptome, Verschlechterung der Lungenfunktion, vermehrter Verbrauch von schnell wirkenden Bronchodilatatoren (Virchow et al. 2015).

Generell sollte den Ursachen der vermehrten Schleimbildung (z. B. Rauchen, chronische Infekte) nachgegangen werden. Dies gilt vor allem für die COPD, die nach Prognosen der WHO von Rang sechs der häufigsten Todesursachen 1990 im Jahre 2020 auf Platz drei rangieren wird. Beta$_2$-Sympathomimetika und Theophyllin sind nach wie vor bessere Stimulatoren der mukoziliären Clearance als Acetylcystein und Ambroxol.

20.2.1 Acetylcystein

Führender Wirkstoff der Expektorantien ist seit vielen Jahren das Mukolytikum Acetylcystein, auf das im Jahre 2017 mit fünf Präparaten 66% der Verordnungen entfallen (◘ Tabelle 20.2). Die Verordnungen von Acetylcystein waren 2017 weiter rückläufig. Acetylcystein ist ein Mukolytikum mit freien Sulfhydrylgruppen, das nach Inhalation die Viskosität des Bronchialschleims durch Spaltung von Disulfidbrücken erniedrigt. Da inhalatives Acetylcystein bei Asthmapatienten Bronchospasmen auslöst, wird diese Applikationsform von Pulmologen nicht mehr empfohlen. Seitdem ist die orale Gabe in

Gebrauch gekommen, obwohl die Bioverfügbarkeit von Acetylcystein nur etwa 10% beträgt (Olsson et al. 1988, Mutschler et al. 2013). Unter diesen Bedingungen kam die GOLD-Initiative zu der Folgerung, dass für Antioxidantien wie Acetylcystein noch künftige klinische Studien sorgfältig evaluiert werden müssen, bevor eine routinemäßige Verwendung bei COPD empfohlen werden kann (Global Initiative for Chronic Obstructive Lung Disease 2017). Nach einer jüngsten PubMed-Recherche liegt nur eine neue doppelblinde, placebokontrollierte Studie mit Acetylcystein vor, in der 120 COPD-Patienten im Alter von 50–80 Jahren über ein Jahr eine hohe Dosis von Acetylcystein (2mal 600 mg/Tag) erhalten hatten (Tse et al. 2013), dabei wurde eine geringe Verbesserung von Lungenfunktionen (Forced Expiratory Flow 25–75 ml) und eine signifikante Reduzierung der Exazerbationen (0,96 versus 1,71/Jahr) beobachtet. Nachteilig bei Acetylcystein sind seine relativ häufigen unerwünschten Wirkungen, z. B. allergische und gastrointestinale Reaktionen, die auch in jüngster Zeit immer wieder bei verschiedenen Indikationen beschrieben wurden.

20.2.2 Ambroxol

Ambroxolpräparate wurden deutlich weniger als Acetylcysteinpräparate verordnet, die Verordnungszahlen der Ambroxolpräparate nahmen im Jahre 2017 erneut ab (◘ Tabelle 20.2). Anders als Acetylcystein hat Ambroxol eine ausreichende orale Bioverfügbarkeit von 50–65%. Als Beleg der Wirksamkeit gilt eine ältere italienische Studie zur Prävention akuter Exazerbationen der chronischen Bronchitis (Olivieri et al. 1987). In einer weiteren Ambroxolstudie wurden die Zeiten der Arbeitsunfähigkeit verkürzt, subjektive Symptome (Atemnot, Husten, Auswurf) und Klinikaufenthalte aber nicht beeinflusst (Cegla 1988). Bei 90 Patienten mit chronischer Bronchitis war in einer randomisierten, placebokontrollierten und doppelblind durchgeführten Studie kein therapeutischer Vorteil von Ambroxol nachweisbar (Guyatt et al. 1987). In einer randomisierten, doppel-blinden, placebokontrollierten Studie bei 242 Patienten mit COPD hatte Ambroxol nach 6 und 12 Monaten ebenfalls keinen signifikanten Effekt auf die Exazerbationen, wie die

◘ **Tabelle 20.1 Verordnungen von Antitussiva 2017.** Angegeben sind die 2017 verordneten Tagesdosen, die Änderungen gegenüber 2016 und die mittleren Kosten je DDD 2017.

Präparat	Bestandteile	DDD Mio.	Änderung %	DDD-Nettokosten €
Codein				
Codeinsaft/-Tropfen-CT	Codein	1,7	(−4,4)	2,85
Tryasol Codein	Codein	1,0	(+3,1)	2,44
Codicaps	Codein	0,77	(+18,8)	2,81
Bronchicum Mono Codein	Codein	0,77	(+12,2)	1,91
Codicompren	Codein	0,56	(−3,5)	2,19
Codeinum phosphoricum/ -forte Compretten	Codein	0,38	(+3,6)	2,62
Tussoret	Codein	0,33	(−7,6)	1,91
Codeintropfen HEXAL	Codein	0,33	(+11,1)	3,40
Codeinum phosphoricum BC	Codein	0,30	(−10,1)	3,62
Codipertussin	Codein	0,11	(−4,8)	1,93
		6,3	(+1,9)	2,59
Dihydrocodein				
Paracodin/N	Dihydrocodein	5,4	(−0,4)	2,72
Pentoxyverin				
Sedotussin	Pentoxyverin	0,66	(−11,0)	1,81
Silomat gegen Reizhusten	Pentoxyverin	0,09	(−11,8)	1,55
		0,75	(−11,1)	1,78
Andere Antitussiva				
Capval	Noscapin	7,0	(−5,7)	2,74
Quimbo	Levodropropizin	0,72	(−3,8)	2,09
		7,7	(−5,5)	2,68
Summe		20,2	(−2,2)	2,63

Kaplan-Meier-Analysen zeigten (Malerba et al. 2004). Neuere Studien liegen nach PubMed (2016) nicht vor. Ambroxol gehört aus diesem Grunde nicht zu den Standardtherapeutika der chronischen Bronchitis. Ebenso empfiehlt die GOLD-Initiative Mukolytika wie Ambroxol und Carbocistein aufgrund mangelnder Beweislage nicht bei COPD (Global Initiative for Chronic Obstructive Lung Disease 2017). Die Europäische Arzneimittelagentur (EMA) empfiehlt, auf das Risiko von Allergien und Hautreaktionen bei Ambroxol und Bromhexin hinzuweisen (EMA 2015).

20.2.3 Inhalative Kochsalzlösungen

Auffällige Zunahmen um 11,7% zeigen inhalativ angewendete Kochsalzlösungen (◘ Tabelle 20.2). Bei Mukoviszidose verbessern hypertone Kochsalzlösungen nach einem Cochrane-Review (12 Studien, 442 Teilnehmer, Alter 6–46 Jahre) Exazerbtionen und Lebensqualität, aber nicht die Lungenfunktion (Wark und McDonald 2009). Eine weiterer Cochrane-Review zeigte bei Kleinkindern mit akuter viraler Bronchiolitis eine Verkürzung der Hospitalisierungsdauer durch Inhalation hypertoner Kochsalzlösung (Zhang et al. 2013). Die Inhalation physiologischer Kochsalzlösung wird dagegen nur als Placebo einge-

⊡ Tabelle 20.2 Verordnungen von Expektorantien 2017. Angegeben sind die 2017 verordneten Tagesdosen, die Änderungen gegenüber 2016 und die mittleren Kosten je DDD 2017.

Präparat	Bestandteile	DDD Mio.	Änderung %	DDD-Nettokosten €
Acetylcystein				
ACC HEXAL	Acetylcystein	19,4	(−7,1)	0,41
NAC-ratiopharm	Acetylcystein	5,6	(+27,8)	0,28
NAC AL	Acetylcystein	2,6	(−38,6)	0,31
NAC-1 A Pharma	Acetylcystein	2,0	(−19,9)	0,38
Fluimucil	Acetylcystein	0,77	(−15,5)	0,86
		30,3	(−7,8)	0,39
Ambroxol				
Mucosolvan	Ambroxol	3,9	(−6,1)	0,46
AmbroHEXAL	Ambroxol	2,2	(−10,0)	0,31
Ambro-/Ambroxol-ratiopharm	Ambroxol	0,97	(−10,6)	0,58
Ambroxol-1 A Pharma	Ambroxol	0,92	(−8,7)	0,50
Ambro/Ambroxol AbZ	Ambroxol	0,91	(+3,9)	0,55
Ambroxol AL	Ambroxol	0,81	(−16,7)	0,53
Ambrobeta	Ambroxol	0,10	(−14,8)	0,57
		9,8	(−7,9)	0,46
Inhalative Kochsalzlösungen				
Pari NaCl Inhalationslösung	physiologische Kochsalzlösung	3,7	(+13,3)	0,76
Mucoclear	hypertone Kochsalzlösung	0,68	(+18,7)	2,53
Paediasalin	physiologische Kochsalzlösung	0,61	(−3,4)	0,64
Isot. Kochsalzlösung zur Inh. Eifelfango	physiologische Kochsalzlösung	0,37	(+13,3)	1,05
		5,3	(+11,7)	0,99
Weitere Mukolytika				
Pulmozyme	Dornase alfa	0,60	(+2,7)	34,67
Soledum Kapseln	Cineol	0,11	(+1,5)	1,00
		0,71	(+2,5)	29,44
Summe		46,2	(−5,8)	0,92

setzt und nicht in Leitlinien genannt (Øymer et al. 2014).

20.2.4 Dornase alfa

Dornase alfa (*Pulmozyme*) ist seit 2010 unter den 3000 meistverordneten Arzneimitteln vertreten (⊡ Tabelle. 20.2). Es handelt sich um eine gentech-nisch hergestellte humane Desoxyribonuklease zur inhalativen Anwendung bei Mukoviszidose, um die aus zerfallenden Leukozyten freigesetzte DNA zu spalten und dadurch die Viskosität des zähen Bronchialschleims zu vermindern. Nach einem Cochrane-Review über 15 Studien mit 2469 Patienten verbessert Dornase alfa die Lungenfunktion um 3–8%, ohne dass die Exazerbationsrate vermindert wurde (Jones und Wallis 2010).

▫ Tabelle 20.3 Verordnungen von pflanzlichen Expektorantien 2017. Angegeben sind die 2017 verordneten Tagesdosen, die Änderungen gegenüber 2016 und die mittleren Kosten je DDD 2017.

Präparat	Bestandteile	DDD Mio.	Änderung %	DDD-Nettokosten €
Efeublätterextrakt				
Prospan	Efeublätterextrakt	24,4	(−3,1)	0,40
Hedelix	Efeublätterextrakt	1,0	(+23,3)	0,85
Sinuc	Efeublätterextrakt	0,68	(−1,9)	0,30
Bronchofit Efeu	Efeublätterextrakt	0,40	(−17,0)	0,30
Bronchostad Hustenlöser	Efeublätterextrakt	0,10	(−16,8)	0,78
		26,6	(−2,6)	0,42
Thymianextrakt				
Soledum Hustensaft/-Tropfen	Thymianextrakt	0,27	(−6,3)	1,48
Tussamag Husten	Thymianextrakt	0,19	(−12,4)	1,43
Thymiverlan	Thymianextrakt	0,17	(+2,0)	0,52
Melrosum Hustensirup	Thymianextrakt	0,10	(−13,5)	1,46
Hustagil Thymian	Thymianextrakt	0,07	(−10,6)	1,40
Aspecton	Thymianextrakt	0,06	(−7,0)	2,10
		0,85	(−7,5)	1,31
Weitere Mittel				
Umckaloabo	Pelargoniumwurzel-extrakt	0,65	(−7,5)	1,13
Kombinationen				
Bronchipret Saft/Tropfen	Thymianextrakt Efeublätterextrakt	2,3	(−0,0)	1,51
Bronchicum	Thymianextrakt Primelwurzelextrakt	1,3	(−3,1)	1,55
Pneumodoron 1+2	Aconitum napellus D2 Bryonia D2 Phosphorus D4 Tartarus stibiatus D2	0,20	(−11,0)	1,08
Monapax	Sonnentau Ø Hedera helix Ø China D1 Cochenillelaus D1 Kupfersulfat D1 Ipecacuanha D4 Hyoscyamos D4	0,04	(−69,4)	4,45
		3,8	(−4,1)	1,53
Summe		31,9	(−3,0)	0,59

20.2.5 Pflanzliche Expektorantien

Unter den pflanzlichen Expektorantien ist die Präparategruppe mit Extrakten aus Efeublättern (Folia Hedera) führend, auf sie entfallen im Jahre 2017 83% der Verordnungen (▫ Tabelle 20.3). Viele dieser Präparate stützten sich lediglich auf Übersichtsartikel und Erfahrungswissen aus der Aufbereitungsmonographie der Kommission E für die phytotherapeutische Therapierichtung (Bundesge-

□ Tabelle 20.4 Verordnungen von Grippemitteln, Inhalaten und Brusteinreibungen 2017. Angegeben sind die 2017 verordneten Tagesdosen, die Änderungen gegenüber 2016 und die mittleren Kosten je DDD 2017.

Präparat	Bestandteile	DDD Mio.	Änderung %	DDD-Nettokosten €
Grippemittel				
Meditonsin Lösung	Aconitum D5 Atropinum sulf. D5 Mercurius cyanatus D8	2,5	(−27,2)	0,27
Contramutan/-D/-N	Echin. Angustifolia Ø Aconitum Ø Belladonna Ø Eupatorium Perfol. Ø	0,30	(+78,9)	2,13
		2,8	(−22,1)	0,47
Inhalate und Brusteinreibungen				
Babix-Inhalat N	Eucalyptusöl Fichtennadelöl	1,4	(−6,9)	0,28
Eucabal Balsam S	Eucalyptusöl Kiefernnadelöl	0,28	(+4,8)	0,52
Emser Inhalation	Emser Salz	0,19	(+0,9)	1,88
		1,8	(−4,5)	0,48
Summe		4,6	(−16,0)	0,48

sundheitsamt 1981). Inzwischen berufen sich die Phytotherapeuten auf eine Efeu-Monographie der Europäischen Arzneimittelagentur (EMA) (2011). In dem endgültigen Beurteilungsbericht wurden 10 kontrollierte klinische Studien aufgelistet, die jedoch nach Auffassung von 5 Mitgliedern der Kommission für Pflanzenprodukte (HMPC) keine ausreichenden Belege für eine allgemeine medizinische Anwendung enthalten, auch die sichere Verwendung bei Kindern unter 12 Jahren sei nicht belegt (European Medicines Agency 2012). Zwischenzeitlich sind weitere Efeustudien erschienen, die ebenfalls keinen Deut besser sind, da sie lediglich die Verträglichkeit nachweisen, zwei Efeuextrakte miteinander vergleichen oder unkontrollierte Anwendungsbeobachtungen beschreiben (Stauss-Grabo et al. 2010, Cwientzek et al. 2011, Schmidt et al. 2012).

Die Verordnung von Thymianpräparaten war 2017 erneut rückläufig (□ Tabelle 20.3). Hauptinhaltsstoff ist das ätherische Thymianöl mit angeblichen sekretolytischen und broncholytischen Eigenschaften, die jedoch nach einer PubMed-Recherche ebenfalls nicht durch klinische Studien belegt sind.

Pelargoniumwurzelextrakt aus südafrikanischen Geraniumarten (*Umckaloabo*) enthält Cumarine und Gerbsäuren, die in hohen Konzentrationen (0,6–10 g/l) schwache antibakterielle Wirkungen entfalten (Kayser und Kolodziej 1997). In der Roten Liste wurde das Mittel lange Zeit als pflanzliches Antibiotikum bezeichnet. Seit 2007 ist es für die Behandlung von Atemwegsinfektionen zugelassen. Nach einem Cochrane-Review hat der Pelargoniumwurzelextrakt nur zweifelhafte Wirkungen auf die Linderung von Symptomen bei akuter Rhinosinusitis und Erkältungskrankheiten (Timmer et al. 2013). Trotz massiver Werbung nahm das Verordnungsvolumen 2017 erneut ab (□ Tabelle 20.3).

Die Kombinationspräparate enthalten zwei bis sieben Bestandteile. Die Verordnungen im Jahre 2017 nahmen ab (□ Tabelle 20.3). Homöopathische Grippemittel wurden 2017 erneut geringer verordnet (□ Tabelle 20.4).

20.2.6 Externe Expektorantien

Die Verordnungen von Inhalaten und Brusteinreibungen haben seit 1996 von 121 Mio. DDD (siehe Arzneiverordnungs-Report '97) drastisch abgenommen und waren auch 2017 weiter rückläufig

(◘ Tabelle 20.4). Diese Präparate enthalten zumeist ätherische Öle, für die keine gezielten, klinisch kontrollierten Untersuchungen über die Wirkungen und Wirksamkeit vorliegen, ihre Anwendung basiert überwiegend auf Empirie (Kurz 1986).

20.3   Wirtschaftliche Aspekte

Nach den Einsparungen durch rückläufige Verordnungen der Antitussiva und Expektorantien in den vorangehenden Jahren ist der Umsatz 2017 auf 117 Mio. € zurückgegangen (▶ Tabelle 51.6). Aufgrund einer Kosten-Nutzen-Analyse zur Verwendung von Acetylcystein kamen Grandjean et al. (2000) bereits vor 16 Jahren zu der Folgerung, dass „die Behandlung von Patienten mit chronischer Bronchitis mit Acetylcystein während der Wintermonate teuer ist, sowohl von Seiten der Kostenträger als auch vom gesellschaftlichen Standpunk".

Von praktischer Bedeutung ist, dass ein Kombinationsarzneimittel mit Hustenmitteln zulasten der Gesetzlichen Krankenversicherung nicht verordnungsfähig ist, weil grundsätzlich die Verordnung von Monopräparaten eines Hustenmittels (Antitussiva, Expektorantien oder Mukolytika) untereinander und in Kombination mit einem anderen Wirkstoff wirtschaftlicher ist. Es ist medizinisch nicht sinnvoll, ein hustenhemmendes Antitussivum mit einem auswurffördernden und schleimlösenden Expektorantien fix zu kombinieren, da entgegengesetzte Wirkstoffe sich unter Umständen gegenseitig behindern bzw. in ihrer Wirkung neutralisieren können, sodass kein voller Nutzeffekt aller Wirkstoffe zu verzeichnen ist.

Unerlässlich ist auch, dass vor allem der Beseitigung der Ursachen der Erkrankung (z. B. vor allem Rauchen, Luftverschmutzung) Beachtung geschenkt werden sollte. Auf die bedrohliche Zunahme der COPD wurde hingewiesen, bei der dem Rauchen ursächlich auch in der Zukunft eine führende Rolle zukommt. Leider hat sogar die European Medicines Agency die deutsche Phytostrategie übernommen und keine Anstrengungen unternommen, Phytotherapeutika nach anerkannten klinischen Prüfungsrichtlinien untersuchen zu lassen.

Literatur

American Academy of Pediatrics Committee on Drugs (1997): Use of codeine- and dextromethorphan-containing cough remedies in children. Pediatrics 99: 918–920

Bundesgesundheitsamt (1981): Monographieentwürfe für anthroposophische und phytotherapeutische Arzneimittel. Dtsch Apoth Ztg 52: 2910–2913

Cegla UH (1988): Langzeittherapie über 2 Jahre mit Ambroxol (Mucosolvan) Retardkapseln bei Patienten mit chronischer Bronchitis. Ergebnisse einer Doppelblindstudie an 180 Patienten. Prax Klin Pneumol 42: 715–721

Celli BR, Decramer M, Wedzicha JA, Wilson KC, Augusti A et al (2015): An official Ameriocan Thoracis Society/ European Respiratory Society statement: reseach questions in COPD. Eur Respir J 45: 879–905

Cwientzek U, Ottillinger B, Arenberger P (2011): Acute bronchitis therapy with ivy leaves extracts in a two-arm study. A double-blind, randomised study vs. an other ivy leaves extract. Phytomedicine 18: 1105–1109

Dicpinigaitis PV, Morice AH, Birrung SS, McGarvey L, Smith JA, Canning BJ, Page CP (2014): Antitussive drugs – past, present, and future. Pharmacol Rev 66: 468–512

European Medicines Agency (2011): Community herbal monograph on Hedera helix L., folium. Final assessment report on Hedera helix L., folium. Internet: http://www. ema.europa.eu/ema/index.jsp?curl=pages/medicines/herbal/medicines/herbal_med_000115.jsp&mid= WC0b01ac058001fa1d

European Medicines Agency (2012): Opinion of the HMPC on a community herbal monograph on Hedera helix L., folium. Internet: http://www.ema-europa.eu/docs/en_GB/document_library/Herbal_-_HMPC_opinion_on_Community_herbal_monograph/2012/01/WC500120649.pdf

European Medicines Agency (2015): Ambroxol and bromhexine expectorants: safety information to be updated. Press Release 25. February EMA/130676/2015

European Medicines Agency (2015): Codein ist bei Kindern unter 12 Jahren nicht zur Behandlung von Husten und Erkältungen anzuwenden. EMA/249412/2015

Global Initiative for Chronic Obstructive Lung Disease (GOLD) 2017: GOLD 2017 Global Strategy for the Diagnosis, Management and Prevention of COPD. Available from: http://www.goldcopd.org

Grandjean EM, Berthet PH, Ruffmann R, Leuenberger PH (2000): Efficacy of oral long-term N-acetylcysteine in chronic bronchopulmonary disease: a meta-analysis of published double-blind, placebo-controlled clinical trials. Clin Ther 22: 209–221

Guyatt GH, Townsend M, Kazim F, Newhouse MT (1987): A controlled trial of ambroxol in chronic bronchitis. Chest 92: 618–620

Jones AP, Wallis C (2010): Dornase alfa for cystic fibrosis. Cochrane Database Syst Rev 2010 Mar 17; (3): CD001127

Kayser O, Kolodziej H (1997): Antibacterial activity of extracts and constituents of Pelargonium sidoides and Pelargonium reniforme. Planta Med 63: 508–510

Kurz H (1986): Expektorantien und Antitussiva. Dtsch Apoth Ztg 126: 1024–1029

Lazaryan M, Shasha-Zigelman C, Dagan Z, Berkovitch M (2015): Codeine should not be prescribed for breast-feeding mothers or children under the age of 12. Act Paediatr 104:555–556

Malerba M, Ponticiello A, Radaeli A, Bensi G, Grassi V (2004): Effect of twelve-months therapy with oral ambroxol in preventing exacerbations in patients with COPD. Double-blind, randomised, mulicenter, placebo-controlled study (the AMETHIST Trial). Pulm Pharmacol Therpeut 17: 27–34

Mutschler E, Geisslinger G, Kroemer HK, Menzel S, Ruth P (2013): Arzneimittelwirkungen, 10. Aufl., Wissenschaftliche Verlagsgesellschaft Stuttgart, S. 581–582

Müller S, Jaffan L, Klolber E, Läer S (2014): Dextromethorphan-Missbrauch bei Jugendlichen: Wie kann sich der Apotheker verhalten? Med Mo Pharm 37: 95–100

Oduwole O, Meremikwu MM, Oyo-Ita A, Udoh EE (2014): Honey for acute cough in children. Cochrane Database Syst Rev Dec 13;12:CD 007094

Olivieri D, Zavattini G, Tomasini G (1987): Ambroxol for the prevention of chronic bronchitis exacerbations: long-term multicenter trial. Respiration 51: Suppl 1, 42–51

Olsson B, Johansson M, Gabrielsson J, Bolme P (1988): Pharmacokinetics and bioavailability of reduced and oxidized N-acetylcysteine. Eur J Clin Pharmacol 34: 77–82

Øymar K, Skjerven HO, Mikalsen IB (2014): Acute bronchiolitis in infants, a review. Scand J Trauma Resusc Emerg Med 22: 23

Poole P, Chong J, Cates CJ. (2015): Mucolytic agents versus placebo for chronic bronchitis or chronic obstructive pulmonary disease. Cochrane Database Syst Rev. Issue / Art. No.: CD001287. DOI: 10.1002/14651858.CD001287.pub5

Schmidt M, Thomsen M, Schmidt U (2012): Suitability of ivy extract for the treatment of paediatric cough. Phytother Res 26: 1942–1947

Sharfstein JM, North M, Serwint JR (2007): Over the counter but no longer under the radar – pediatric cough and cold medications. N Engl J Med 357: 2321–2324

Smith SM, Schroeder K, Fahey T (2014): Over-the-counter (OTC) medications for acute cough in children and adults in communitty settings. Cochrane Database Syst Rev Nov 24,11:CD0011831

Stauss-Grabo M, Atiye S, Warnke A, Wedemeyer RS, Donath F, Blume HH. (2010): Observational study on the tolerability and safety of film-coated tablets containing ivy extract (Prospan® Cough Tablets) in the treatment of colds accompanied by coughing. Phytomedicine. 15: 433–436

Timmer A, Günther J, Motschall E, Rücker G, Antes G, Kern WV (2013): Pelargonium sidoides extract for treating acute respiratory tract infections. Cochrane Database Syst Rev. 2013 Oct 22;10:CD006323

Tse HN, Raiteri L, Wong KY, Yee KS, Wai KY, Loo CK, Houng CM. (2013): High-Dose N-acetylcysteine in stable chronic obstructive pulmonary disease: the 1-year, double-blind, randomized, placebo-controlled HIACE study. Chest 144: 106–118

Virchow JC, Backer V, de Blay F, Kuna P, Ljørring C, Prieto JL, Villesen HH (2015): Defining moderate asthma exacerbations in clinical trials based on ATS/ERS joint statement. Resp Med 109: 547–556

Wark P, McDonald VM (2009): Nebulised hypertonic saline for cystic fibrosis. Cochrane Database Syst Rev. 2009 Apr 15; (2): CD001506

Zhang L, Mendoza-Sassi RA, Wainwright C, Klassen TP (2013): Nebulised hypertonic saline solution for acute bronchiolitis in infants. Cochrane Database Syst Rev. 2013 Jul 31; 7: CD006458

Betarezeptorenblocker

Björn Lemmer

© Springer-Verlag GmbH Deutschland, ein Teil von Springer Nature 2018
U. Schwabe, D. Paffrath, W.-D. Ludwig, J. Klauber (Hrsg.), *Arzneiverordnungs-Report 2018*
https://doi.org/10.1007/978-3-662-57386-0_21

Auf einen Blick

Verordnungsprofil

Betarezeptorenblocker spielen eine wichtige Rolle bei der Behandlung kardiovaskulärer Krankheiten. Hauptindikationen sind arterielle Hypertonie, koronare Herzkrankheit, tachykarde Herzrhythmusstörungen und chronische Herzinsuffizienz. Wichtigste Gruppe sind die β1-selektiven Betarezeptorenblocker, die seit 30 Jahren kontinuierlich zugenommen haben. Nichtselektive Wirkstoffe sind dagegen seit mehreren Jahren rückläufig und liegen unter 10% der Verordnungen. Der Generikaanteil hat inzwischen bei den meisten Wirkstoffen über 90% erreicht. Frühere Preisunterschiede zwischen den Präparaten sind weitgehend verschwunden..

Betarezeptorenblocker hemmen die Funktion des sympathischen Nervensystems in allen Organen, die mit adrenergen Betarezeptoren (β_1-/β_2-) ausgestattet sind. Dazu gehören insbesondere das Herz, die Nieren und die glatte Muskulatur von Bronchien und Muskelgefäßen. Therapeutisch bedeutsam sind die Senkung der Herzfrequenz, des kardialen Sauerstoffverbrauchs, der Reninausschüttung aus der Niere und die Erniedrigung des Augeninnendrucks (▶ Kapitel 38). Nachteilig kann sich die Betarezeptorenblockade auf die Herzkraft, die kardiale Erregungsleitung, die Bronchialfunktion (Gefahr des Bronchospasmus) und die Gefäßmuskulatur (Durchblutungsstörungen) auswirken.

Betarezeptorenblocker werden nach ihrer unterschiedlichen Wirkung auf die Rezeptorsubtypen folgendermaßen eingeteilt:

- nichtselektive Betarezeptorenblocker,
- beta$_1$-selektive Betarezeptorenblocker,
- Betarezeptorenblocker mit intrinsischer sympathomimetischer Aktivität (ISA),
- Betarezeptorenblocker mit vasodilatierenden Eigenschaften.

Für die indikative Verwendung und die Abschätzung potentieller unerwünschter Wirkungen von Betarezeptorenblockern ist von Bedeutung, dass die nichtselektiven Blocker die Betarezeptoren in allen Organen hemmen. Beta$_1$-selektive Blocker wirken bevorzugt auf die Beta$_1$-Rezeptoren von Herz und Niere (▶ oben), führen weniger leicht zu einer Verlängerung Insulin-bedingter hypoglykämischer Perioden und zu einer Verringerung der Muskeldurchblutung und erzeugen erst in höheren Dosierungen die therapeutisch nicht erwünschte Blockade der Beta$_2$-Rezeptoren in Bronchien und Gefäßen. Die Beta$_1$-Selektivität ist also nur relativ und erfordert daher, dass die üblichen Kontraindikationen für Betarezeptorenblocker weiterhin zu beachten sind. Betarezeptorenblocker mit intrinsischer sympathomimetischer Aktivität (ISA; identisch mit partialagonistischer Aktivität, PAA) führen in Ruhe zu einer geringeren Abnahme der Herzfrequenz und sollen initial einen geringeren Anstieg von Gefäß- und Bronchialwiderstand bewirken. Betarezeptorenblocker mit ISA sollten heute nicht mehr verwendet werden, sie werden in Lehrbüchern sowohl bei der Behandlung der Hypertonie als auch der Herzinsuffizienz nicht mehr aufgeführt (Kreutz und Kolloch 2010, Eschenhagen und Erdmann 2010). Eine Metaanalyse von 29 Studien weist darauf hin, dass eine generelle Kontraindikation von beta$_1$-selektiven Betarezeptorenblockern bei leichtem bis mittlerem Asthma oder COPD nicht angebracht scheint, da dabei keine akuten unerwünschten respiratorischen Effekte auftraten, andererseits Patienten mit zusätzlichen kardiovaskulären Erkrankungen von Betarezeptorenblockern profitieren würden (Salpeter et al. 2006). Diese Bewertung wird durch eine jüngste GOLD-Empfehlung gestützt (GOLD 2017). Weiterhin muss heute berücksichtigt werden, dass ein Überlappen von Asthma und COPD (asthma-COPD-overlap syndrome ACOS) mehr Komplikationen und eine geringere Lebensqualität beinhaltet (Hines und Peebles 2017).

Betarezeptorenblocker gelten vor allem bei jüngern Patienten als wichtige Antihypertensiva, bei Älteren gilt ihr Einsatz der Vermeidung kardiovaskulärer Komplikationen sowie der kardiovaskulären Morbidität und Mortalität (Arzneimittelkommission der Deutschen Ärzteschaft 2009, Chobanian et al. 2003). Auch bei der Hypertonie sind die β$_1$-selektiven Rezeptorenblocker zu bevorzugen (Arzneimittelkommission der Deutschen Ärzteschaft 2009, Kreutz und Kolloch 2010). Allerdings ist eine heftige Debatte aufgekommen, die sich mit dem Stellenwert der Betarezeptorenblocker in Stufe I der Therapie befasst (DiNicolantonio et al. 2015). Eine Metaanalyse von 13 kontrollierten Studien kam zu dem Ergebnis, dass Betarezeptorenblocker nicht mehr erste Wahl bei der Behandlung der primären Hypertonie sein sollten (Lindholm et al. 2005). Dies wurde in zahlreichen Stellungnahmen (Beevers 2005, Kintscher et al. 2014, Deutsche Gesellschaft für Kardiologie et al. 2013) nicht geteilt. Weiterhin stellt sich die Frage, ob der hydrophile Betarezeptorenblocker Atenolol, der sich nur gering im Gehirn anreichert, dem lipophileren, wie z. B. Metoprolol, in seiner Wirkung unterlegen ist (Aursnes et al. 2007). Einige Empfehlungen stellen fest, dass es keine Standardtherapie der Hypertonie gibt und dass Betarezeptorenblocker in der Differentialtherapie von koronarer Herzkrankheit, Herzinsuffizienz und Herzinfarkt ihre Rolle haben (Arzneimittelkommission der deutschen Ärzteschaft 2009, Deutsche Gesellschaft für Kardiologie et al. 2013, Kintscher et al. 2014). Hingegen hält das britische

National Institute for Health and Care Excellence (NICE) (2011) die Betarezeptorenblocker nicht mehr für die Initialtherapie der Hypertonie geeignet. Eine kritische Haltung nimmt auch ein Cochrane-Artikel ein (Wiysonge et al. 2012), während der amerikanische JNC7-Report die Betarezeptorenblocker neben den Diuretika weiterhin zur Behandlung des ersten Stadiums der Hypertonie empfiehlt (Chobanian et al. 2003). Somit steht derzeit der Stellenwert der Betarezeptorenblocker bei der Initialtherapie der Hypertonie international zur Diskussion, eine neuere Übersicht liegt 2018 laut Medline nicht vor. Eine Meta-Analyse von 15 klinischen Studien zeigt, dass Betarezeptorenblocker bei der COPD das Mortalitätsrisiko und die Zahl der Exazerbationen vermindern können (Du et al. 2014), diese Hypothese bedarf einer dringenden Überprüfung.

Beim akuten Herzinfarkt vermindert die frühzeitige intravenöse Applikation von Betarezeptorenblockern die Letalität. Die Inzidenz und Letalität von Reinfarkten und von plötzlichem Herztod kann durch eine Langzeittherapie mit Propranolol, Atenolol oder Metoprolol um 20–30% gesenkt werden (Hohlfeld und Kelm 2010). Betarezeptorenblocker sind ebenfalls wirksam in der Prävention eines plötzlichen Herztodes und einer Herzinsuffizienz nach einem Infarkt (Sackner-Bernstein 2005, Kintscher et al. 2014). Eine perioperative Betarezeptorblockade mit retardiertem Metoprolol bei nichtkardialen Eingriffen hatte dagegen in einer großen placebokontrollierten Studie an 8301 Patienten mit kardiovaskulären Risiken keinen Nutzen, da eine Abnahme der Herzinfarktrate (4,2% versus 5,7%) mit einer Zunahme der Mortalität (3,1% versus 2,3%) und der Schlaganfallrate (1,0% versus 0,5%) einherging (POISE Study Group 2008).

Bei chronischer Herzinsuffizienz ist die erfolgreiche Anwendung der Betarezeptorenblockade mit einer Verlängerung der Überlebenszeit gesichert. Es ist jedoch bisher nicht klar, ob dies ein Gruppeneffekt der Betarezeptorenblocker ist oder nur für einzelne Substanzen zutrifft. Die frühen Ergebnisse mit dem nichtselektiven Carvedilol in der COPERNIKUS-Studie (Packer et al. 2001) sowie mit den beta$_1$-selektiven Betarezeptorenblockern Bisoprolol (CIBIS II Study 1999) und Metoprolol (MERIT-HF Study 1999) zeigten im Mittel einer Verminderung der Mortalität um 33%. Eine Übersichtsarbeit und

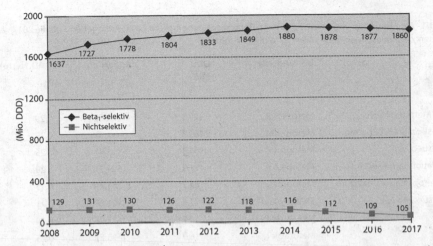

□ Abbildung 21.1 Verordnungen von Betarezeptorenblockern 2008 bis 2017. Gesamtverordnungen nach definierten Tagesdosen.

Leitlinien empfehlen bei der Herzinsuffizienz die Verwendung von Bisoprolol, Carvedilol, Metoprololsuccinat und Nebivolol, da man nicht von einem Gruppeneffekt der Betarezeptorenblocker ausgeht (Hoppe und Erdmann 2010; Nationale Versorgungsleitlinie 2013). Eine Netzwerkmetaanalyse von 21 Studien mit 23122 Patienten zur Frage des Nutzens von Betarezeptorenblockern bei der Herzinsuffizienz mit verminderter Ejektionsfraktion stützt hingegen einen Klasseneffekt ohne Evidenz für eine Überlegenheit eines individuellen Betarezeptorenblockers (Chatterjee et al. 2013). Von Interesse ist, dass in einer weiteren Metaanalyse von 13 Studien mit Betarezeptorenblockern bei Herzinsuffizienz nur 5 (Hyperglykämie, Diarrhö, Schwindelgefühl, Claudicatio, Bradykardie) der 33 bekannten Nebenwirkungen im Vergleich zu Placebo auftraten (Barron et al. 2013), was auf eine deutliche Überschätzung der unerwünschten Wirkungen von Betarezeptorenblockern hinweist.

21.1 Verordnungsspektrum

Im Jahr 2017 waren 59 Präparate mit 8 verschiedenen Betarezeptorenblockern unter den 3000 verordnungshäufigsten Arzneimitteln vertreten (□ Tabellen 21.1 und 21.2). Es handelt sich ausschließlich um Monopräparate, denn die Kombinationspräparate sind bei den Antihypertonika aufgeführt (vgl. ▶ Ka-

pitel 17). Drei weitere Betarezeptorenblocker (Timolol, Metipranolol, Levobunolol) werden zur Lokaltherapie des Glaukoms eingesetzt (vgl. ▶ Kapitel 38).

21.1.1 Beta$_1$-selektive Rezeptorenblocker

Die beta$_1$-selektiven Substanzen sind seit vielen Jahren die therapeutisch bedeutsamste Gruppe unter den Betarezeptorenblockern mit einem Verordnungsanteil von 95% (□ Abbildung 21.1). Führender Wirkstoff der β_1-selektiven Rezeptorenblocker ist weiterhin Metoprolol. Generika haben über 95% der Verordnungen erreicht, das früher am häufigsten verordnete Originalpräparat Beloc ist weit zurückgefallen (□ Tabelle 21.1). An zweiter Stelle folgt das stärker selektive Bisoprolol mit einen marginalen Zuwachs in den Verordnungen auf, allerdings mit großen Unterschieden zwischen den einzelnen Präparaten (□ Tabelle 21.1). Als weitere β_1-selektive Betarezeptorenblocker sind Atenolol, Nebivolol und Betaxolol unter den verschreibungshäufigsten Arzneimitteln vertreten.

21.1.2 Weitere Betarezeptorenblocker

In der Gruppe der nichtselektiven Betarezeptorenblocker sind die Verordnungen der Propranolol-

◘ Tabelle 21.1 Verordnungen von beta₁-selektiven Betarezeptorenblockern 2017. Angegeben sind die 2017 verordneten Tagesdosen, die Änderungen gegenüber 2016 und die mittleren Kosten je DDD 2017.

Präparat	Bestandteile	DDD Mio.	Änderung %	DDD-Nettokosten €
Metoprolol				
MetoHEXAL/Metohexal Succ	Metoprolol	329,3	(+2,8)	0,29
Metoprolol/-succinat-1 A Pharma	Metoprolol	189,8	(−1,3)	0,29
Metoprolol/-succ/-Z AL	Metoprolol	154,3	(+1,4)	0,25
Metoprolol-ratiopharm/-succinat	Metoprolol	71,9	(+67,7)	0,29
Metodura/Metoprololsuccinat dura	Metoprolol	42,7	(+1,4)	0,31
Metoprolol/-succ. AbZ	Metoprolol	22,6	(−21,8)	0,21
Metobeta	Metoprolol	16,7	(−23,9)	0,24
Beloc	Metoprolol	16,0	(−13,5)	0,25
Metoprolol/-succinat/-Zot STADA	Metoprolol	8,6	(−69,8)	0,29
Metoprololsucc. AAA Pharma	Metoprolol	4,4	(−42,1)	0,32
Metoprolol Sandoz/ Meto-Succinat Sandoz	Metoprolol	3,3	(−15,2)	0,28
Metoprolol/-succ. Heumann	Metoprolol	2,6	(−50,4)	0,22
Metoprololsuccinat Amneal	Metoprolol	1,4	(+84,8)	0,35
		863,7	(−0,2)	0,28
Bisoprolol				
Bisoprolol-ratiopharm	Bisoprolol	275,4	(+14,6)	0,26
Bisoprolol-1 A Pharma	Bisoprolol	123,9	(+2,6)	0,26
Bisoprolol AbZ	Bisoprolol	120,1	(+20,8)	0,21
BisoHEXAL	Bisoprolol	102,4	(+0,9)	0,29
Biso Lich	Bisoprolol	70,8	(−15,3)	0,22
Bisoprolol Dexcel	Bisoprolol	40,0	(−46,2)	0,30
Concor	Bisoprolol	7,6	(−9,6)	0,26
Bisoprolol-CT	Bisoprolol	6,7	(−19,4)	0,25
Bisogamma	Bisoprolol	4,0	(−17,2)	0,25
Bisoprolol STADA	Bisoprolol	3,7	(−12,5)	0,22
Bisobeta	Bisoprolol	3,1	(−13,7)	0,21
Biso-Hennig	Bisoprolol	2,6	(−10,6)	0,21
Bisoprolol AL	Bisoprolol	2,6	(−14,8)	0,21
Bisoprolol dura	Bisoprolol	1,9	(−10,5)	0,20
Bisoprolol Sandoz	Bisoprolol	1,4	(−17,7)	0,21
Bisoprolol TAD	Bisoprolol	1,1	(+25,6)	0,21
Jutabis	Bisoprolol	0,97	(−15,8)	0,20
Bisoprolol AAA Pharma	Bisoprolol	0,80	(−32,6)	0,22
		769,2	(+0,9)	0,25

Tabelle 21.1 Verordnungen von beta₁-selektiven Betarezeptorenblockern 2017 (Fortsetzung)

Präparat	Bestandteile	DDD Mio.	Änderung %	DDD-Nettokosten €
Atenolol				
Atenolol Heumann	Atenolol	12,3	(−20,5)	0,22
Atenolol AL	Atenolol	5,3	(−34,0)	0,22
Atenolol-ratiopharm	Atenolol	4,6	(−14,3)	0,26
Atenolol AbZ	Atenolol	4,1	(+192,2)	0,22
Atenolol axcount	Atenolol	2,7	(+101,7)	0,23
AteHEXAL	Atenolol	1,1	(−11,7)	0,26
Atenolol-1 A Pharma	Atenolol	1,0	(−18,6)	0,21
		31,2	(−8,6)	0,23
Nebivolol				
Nebivolol Glenmark	Nebivolol	123,8	(+4,2)	0,13
Nebivolol STADA	Nebivolol	31,7	(−14,1)	0,12
Nebivolol Actavis	Nebivolol	17,1	(+0,3)	0,12
Nebivolol AL	Nebivolol	7,5	(+22,0)	0,12
Nebilet	Nebivolol	5,1	(−6,8)	0,12
Nebivolol Heumann	Nebivolol	2,5	(+235,3)	0,18
		187,7	(+1,4)	0,13
Weitere Wirkstoffe				
Kerlone	Betaxolol	2,7	(−9,8)	0,13
Summe		1854,4	(+0,3)	0,25

präparate 2017 nicht verändert (■ Tabelle 21.2). Propranolol zeigt auch in einer großen klinischen Studie eine signifikante Wirksamkeit bei der Behandlung des infantilen kindlichen Hämangioms (Léauté-Labrèze et al. 2015). In der Gruppe der Betarezeptorenblocker mit intrinsischer Aktivität ist nur noch ein Celiprololpräparat vertreten (■ Tabelle 21.2). Der Betarezeptorenblocker Celiprolol ist ein beta₁-selektiver Antagonist mit gering beta₂-selektiv agonistischer und vasodilatierender Wirkungsqualität.

Carvedilol ist ein nichtselektiver Betarezeptorenblocker mit zusätzlich vasodilatierenden Eigenschaften, die auf einer Blockade von adrenergen alpha₁-Rezeptoren basiert. Unter klinischen Bedingungen überwiegt die Betarezeptorenblockade, die Verordnungen nahmen erneut leicht ab (■ Tabelle 21.2). Nach erfolgreichen Studien bei schwerer Herzinsuffizienz mit dem Nachweis der Verminderung der Mortalität (s. o.) ist Carvedilol auch für diese Indikation zugelassen.

Nebivolol ist ein langwirkender β₁-selektiver Betarezeptorenblocker mit zusätzlichen vasodilatierenden Eigenschaften, die auf einer endothelabhängigen NO-Freisetzung beruhen (Bowman et al. 1994, Moen und Wagstaff 2006). Die Freisetzung von NO trägt zur Verbesserung der endothelialen Dysfunktion bei (Tzemos et al. 2001). Nebivolol scheint die NO-Freisetzung unter Bindung an Östrogenrezeptoren mit konsekutiver Stimulation der endothelialen NO-Synthase zu fördern (Grundt et al. 2007).

21.2 Wirtschaftliche Aspekte

Die Generika der Betarezeptorenblocker spielen im Verordnungsvolumen eine zunehmende Rolle. Auf die Nachfolgepräparate entfallen im Jahre 2017 inzwischen bei den wichtigen Wirkstoffen weit über 90% der verordneten Tagesdosen (■ Tabellen 21.1 und 21.2). Einzige Ausnahme ist Propranolol mit

◼ Tabelle 21.2 Verordnungen von nichtselektiven Betarezeptorenblockern 2017. Angegeben sind die 2017 verordneten Tagesdosen, die Änderungen gegenüber 2016 und die mittleren Kosten je DDD 2017.

Präparat	Bestandteile	DDD Mio.	Änderung %	DDD-Nettokosten €
Propranolol				
Dociton	Propranolol	6,9	(−3,2)	0,74
Propra-ratiopharm	Propranolol	6,5	(+19,1)	0,81
Obsidan	Propranolol	4,0	(−6,6)	0,80
Propranolol AL	Propranolol	0,95	(−36,1)	0,55
		18,4	(+0,0)	0,77
Celiprolol				
Celipro Lich	Celiprolol	5,0	(−3,3)	0,12
Carvedilol				
Carvedilol-1 A Pharma	Carvedilol	20,5	(−3,1)	0,35
Carvedilol HEXAL	Carvedilol	20,5	(−9,5)	0,34
Carvedilol AL	Carvedilol	19,7	(+455,1)	0,38
Carve TAD	Carvedilol	12,5	(−54,2)	0,40
Carvedilol-TEVA	Carvedilol	4,8	(−21,9)	0,39
Carvedilol-ratiopharm	Carvedilol	1,8	(−7,9)	0,39
Carvedilol AbZ	Carvedilol	1,7	(−18,0)	0,41
Carvedilol Aurobindo	Carvedilol	0,76	(+110,1)	0,46
Carvedilol STADA	Carvedilol	0,69	(−13,7)	0,36
		83,0	(−3,6)	0,37
Summe		106,4	(−2,9)	0,43

etwa 60%. Die Preisunterschiede innerhalb der einzelnen Präparate, die in den Vorjahren z. T. groß waren (zwei- bis vierfach), sind nun fast vollständig verschwunden.

Literatur

Aursnes I, Osnes J-B, Tvede IF, Gasemyr J, Natvig B (2007): Does atenolol differ from other ß-adrenergic blockers? BMC Clin Pharmacol 7:4

Arzneimittelkommission der deutschen Ärzteschaft (2009): 23. Arterielle Hypertonie: Arzneiverordnungen. 22. Aufl., Medizinische Medien Informations GmbH, Neu-Isenburg: S 597–628

Barron AJ, Zaman N, Cole GD, Wensel R, Okonko DO, Francis DP (2013): Sytematic review of genuine versus spurious side-effects of beta-blockers in heart failure using placebo control: recommendations for patient information. Int J Cardiol 168: 3572–3579

Beevers DG (2005): The end of beta blockers for uncomplicated hypertension? Lancet 366: 1510–1512

Bowman AJ, Chen CP, Ford GA (1994): Nitric oxide mediated venodilator effects of nebivolol. Brit J Clin Pharmacol 38: 199–204

Chatterjee S, Biondi-Zoccai G, Abbate A, D'Ascenzo F, Castagno D, Van Tassell B, Mukherjee D, Lichstein E (2013): Benefits of β blockers in patients with heart failure and reduced ejection fraction: network meta-analysis. BMJ 346: f596

Chobanian AV, et al (2003): Joint National Committee on Prevention, Detection, Evaluation, and Treatment of High Blood Pressure. National Heart, Lung, and Blood Institute;. Seventh report of the Joint National Committee on Prevention, Detection, Evaluation, and Treatment of High Blood Pressure (JNC7). JAMA 289: 2560-72. Erratum in: JAMA 2003, 920:197

CIBIS II Study (1999): The cardiac insufficiency bisoprolol study II (CIBIS II): a randomised trial. Lancet 353: 9–13

Deutsche Gesellschaft für Kardiologie – Deutsche Hochdruckliga – European Society of Cardiology – European Society of Hypertension (2013): Leitlinien für das Mangement der arteriellen Hypertonie: www.escardio/org-guidelines, www.dgk.org, www.hochdruckliga.de; Europ Heart J 2013: 34:2159-2219; doi: 10.1093/euroheartj/eht151

DiNIcolantonio JJ, Fares H, Niazi AK, et al. (2015): ß-Blockers in hypertension, diabetes, heart failure and acute myocardial infarction: a review of the literature. Open Heart 21(1): e000230

Du Q, Sun Y, Ding N, Lu L, Chen Y (2014): Beta-blockers reducde the risk of mortality and exacerbation in patients with COPD: a meta-analysis of observational studies. PloS One 26:e113048.doi 10.1371/journal pone.o113048. eCollection 2014

Eschenhagen T, Erdmann E (2010): 16. Herzinsuffizienz. In: Lemmer B, Brune K (Hrsg): Pharmakotherapie - Klinische Pharmakologie, 14. Auflage, Springer, Heidelberg New York, S. 229–243

Global Initiative for Chronic Obstructive Lung Disease (GOLD) 2017: GOLD 2017 Global Strategy for the Diagnosis, Management and Prevention of COPD. Available from: http://www.goldcopd.org

Grundt C, Meier K, Grundt A, Lemmer B (2007): Evidence for an estradiol-agonistic action of nebivolol in spontaneously hypertensive rats. J Hypertens 25: 1001–1007

Hines KL, Peebles RS (2017): Management of the asthma-COPD overlap syndrome (AOCS): a review of the evidence. Curr Allergy Asthma Rep 17: 15, doi: 10.10.007/s11882-017-063-4

Hohlfeld T, Kelm M (2010): 17. Koronare Herzkrankheit. In: Lemmer B, Brune K (Hrsg): Pharmakotherapie - Klinische Pharmakologie, 14. Auflage, Springer, Heidelberg New York, S. 245–257

Hoppe UC, Erdmann E (2010): Herzinsuffizienz Update 2010 und aktuelle ESC-Leitlinien. Herz 35: 535–541

Kintscher U, Böhm M, Goss F, Kolloch R, Kreutz R, Schmieder R, Schunkert H (2014): Kommentar zur 2013-ESH/ESC-Leitlinie zum Management der arteriellen Hypertonie. Kardiologie 8:223–230

Kreutz R, Kolloch R (2010): Arterielle Hypertonie. In: Lemmer B, Brune K (Hrsg): Pharmakotherapie - Klinische Pharmakologie, 14. Auflage, Springer Verlag, Berlin Heidelberg New York, S. 197–218

Léauté-Labrèze C, Hoeger P, Mazereew-Hautier J, et al. (2015): A randomized, controlled trial of propranolol in infantile hemangioma. N Eng J Med 19:735–746

Lindholm LH, Carlberg B, Samuelsson O (2005): Should beta blockers remain first choice in the treatment of primary hypertension? A meta-analysis. Lancet 366: 1545–1553

MERIT-HF Study (1999): Effect of metoprolol CR/XL in chronic heart failure: Metoprolol CR/XL randomised intervention trial in congestive heart failure. Lancet 353: 2001–2007

Moen MD, Wagstaff AJ (2006): Nebivolol – a review of its use in the management of hypertension and chronic heart failure. Drugs 66: 1389–1409

National Institute for Health and Care Excellence (NICE) (2011): Hypertension – Clinical management of primary hypertension in adults. Issued: August 2011 .NICE clinical guideline 127: Internet: guidance.nice.org.uk/cg127

Nationale VersorgungsLeitlinie (2013): Chronische Herzinsuffizienz. http://www.leitlinien.de/nvl/herzinsuffizienz

Packer M, Coats AJS, Fowler MB, Katus HA et al (2001): Effect of carvedilol on survival in severe chronic heart failure. N Engl J Med 344: 1651–1658

POISE Study Group (2008): Effects of extended-release metoprolol succinate in patients undergoing non-cardiac surgery (POISE trial) a randomized controlled trial. Lancet 371: 1839–1847

Sackner-Bernstein J (2005): Reducing the risks of sudden death and heart failure post myocardial infarction: utility of optimized pharmacotherapy. Clin Cardiol 28 (11 Suppl 1): I19–27

Salpeter S, Ormiston T, Salpeter E, Wood-Baker R (2006): Cardioselective beta-blockers for reversible airway disease. The Cochrane Library, The Cochrane Collaboration Volume (1), 2006

Tzemos N, I im PO, MacDonald TM (2001): Nebivolol reverses endothelial dysfunction In essential hypertension: a randomized, double-blind, crossover study. Circulation 104: 511–514

Wiysonge CS, Bradley HA, JV, Mayosi MB, Mbewu A, Opie LH (2012): Beta-blockers for hypertension. Cochrane Database Syst Rev. Nov 14: CD002003

Bronchospasmolytika und Antiasthmatika

Björn Lemmer

© Springer-Verlag GmbH Deutschland, ein Teil von Springer Nature 2018
U. Schwabe, D. Paffrath, W.-D. Ludwig, J. Klauber (Hrsg.), *Arzneiverordnungs-Report 2018*
https://doi.org/10.1007/978-3-662-57386-0_22

Auf einen Blick

Verordnungsprofil
Betasympathomimetika bilden traditionell die größte Arzneimittelgruppe in der Asthmatherapie. Eine weitere wichtige Arzneimittelgruppe sind inhalative Glucocorticoide, die überwiegend in Kombination mit langwirkenden Betasympathomimetika verordnet werden. Bei chronisch obstruktiver Lungenkrankheit (COPD) werden bevorzugt inhalative Anticholinergika eingesetzt.

Trend
Betasympathomimetika zeigen in den letzten 10 Jahren ein weitgehend konstantes Verordnungsniveau mit leichtem Aufwärtstrend seit 2013. Kurzwirkende Betasympathomimetika sind die Domäne der inhalativen Akutbehandlung des Asthmas, wobei sie entsprechend den aktuellen Therapieleitlinien als Bedarfsmedikation angewendet werden. Langwirkende Betasympathomimetika sollen wegen Hinweisen auf erhöhte Mortalität unter einer Monotherapie nur in Kombination mit inhalativen Glucocorticoiden gegeben werden.
Die Verordnungen der inhalativen Glucocorticoide nahmen über viele Jahre weiter zu und haben seit 2014 ein konstantes Niveau erreicht. Die Theophyllinverordnungen gingen weiter zurück und haben in den letzten 11 Jahren mehr als 80% eingebüßt. Das Verordnungsvolumen der inhalativen Anticholinergika hat sich in den letzten 11 Jahren weiter zugenommen, auch durch Neueinführung von weiteren Wirkstoffen, wodurch ihre zunehmende Bedeutung für die COPD-Therapie unterstrichen wird.

Bronchospasmolytika werden zur Behandlung des Asthma bronchiale und der chronisch-obstruktiven Lungenkrankheit (COPD) eingesetzt. Bei beiden Erkrankungen ist es das Ziel, die Bronchialobstruktion, die beim Asthma besser reversibel ist als bei der COPD, zu reduzieren. Im Spätstadium der COPD mit Ateminsuffizienz, Emphysem und Cor pulmonale sollen die Symptome so weit wie möglich gebessert werden.

In der neuesten S2k-Leitlinie der Deutschen und der Österreichischen Gesellschaften für Pneumologie und der Pädiatrischen Pneumologie wird Asthma definiert als eine „heterogene, multifaktorielle, meist chronisch-entzündliche Erkrankung der Atemwege. Charakteristisch sind eine bronchiale Hyperreagibilität und eine Obstruktion der Atemwege, was sich durch respiratorische Symptome (Luftnot, Brustenge, Giemen, Husten) äußern kann" (Buhl et al. 2017). Das breite pathophysiologische Spektrum, welches zu den klinischen Symptomen eines Asthmas führen kann, beinhaltet epitheliale und subepitheliale, immunologische und neuromuskuläre, sowie vaskuläre Veränderungen, die miteinander vernetzt sind und sich gegenseitig beeinflussen (Buhl et al. 2017). Die Folge ist ein heterogenes Erscheinungsbild, das sich in klinischer und therapeutischer Hinsicht unterscheidet.

Asthmatische Anfälle (synonym: akutes Asthma, Exazerbation, Buhl et al. 2017) pflegen in 70–80% der Fälle vor allem nachts aufzutreten (Smolensky et al. 2007). Eine Zunahme der zirkadianen Tag-Nacht-Amplitude der Flussrate in den Atemwegen ist symptomatisch für den Schweregrad der Erkrankung. Asthmabeschwerden in der Nacht und den frühen Morgenstunden sind ein besonders wichtiger Indikator einer unzureichenden Asthmakontrolle (National Institutes of Health 2007, Smolensky et al. 2007, Buhl et al. 2017). Ziel jeder Therapie ist es, eine Kontrolle des Asthmas zu erreichen mit möglichst geringen Exazerbationen und Arzneimittelnebenwirkungen. Die Behandlungsempfehlungen müssen die prinzipielle Heterogenität des Asthmas und die variable Ausprägung der Erkrankung im Verlauf in Betracht ziehen. Einteilung und Therapie innerhalb der Stufen-Einteilung nach dem Schweregrad orientiert sich vor allem am Erscheinungsbild.

Die COPD, ein heterogenes Krankheitsbild mit unterschiedlichen Ursachen und pathogenetischen Mechanismen (Rennard und Drummond 2015, GOLD 2017, Vogelmeier et al. 2018) und von zunehmender sozioökonomischer Bedeutung, ist gekennzeichnet durch eine progressive, kaum reversible Atemwegsobstruktion, bedingt durch strukturelle Veränderungen in den Atemwegen (obstruktive Bronchitis) und im Lungenparenchym (Emphysem). Der Verlust an Produktivität durch COPD summiert sich in der EU auf jährlich 28,5 Milliarden €.

Eine neue Leitlinie der Deutschen und Östereichischen Gesellschaften für Pneumologie liegt nun vor (Vogelmeier et al. 2018). Auch bei der COPD spielt eine chronische Entzündung eine Rolle, die aber ein vom Asthma unterschiedliches Muster der Entzündungszellen und -mediatoren aufweist (Barnes 2008, GOLD 2017). Im Gegensatz zum Asthma sind die zugrundeliegenden Mechanismen der Entzündung und der Zerstörung des Gewebes bei der COPD noch zu wenig erforscht, was die Entwicklung therapeutischer Fortschritte behindert (Ngkelo und Adcock 2013). Bei der COPD müssen ein Rauchverzicht konsequent eingehalten und rezidivierende Atemwegsinfektionen sowie eine berufliche Staubexposition vermieden werden. Überschneidungen zwischen Asthma und COPD (ACOS) stehen heute vermehrt im Vordergrund

(Gibson und McDonald 2015, Woodruff et al. 2015, Barnes 2015, Lange et al. 2016, Hizawa, 2016, Hines und Peebles 2017). Es scheinen genetische Varianten vorzuliegen, die auf eine erhöhte Empfindlichkeit auf virale Infekte und gestörte Lungenentwicklung hinweisen (Hizawa 2016). Die Suche nach weiteren Phänotypen der COPD ist vielversprechend (Lange et al. 2016), steckt aber noch in den Anfängen. Gerade die Corticoidresistenz ist ein neues Forschungsfeld des ACOS (Barnes 2015). Die Krankheitskosten liegen in Deutschland pro Jahr beim Asthma bei 445–2543 € und bei der COPD bei 1212–3492 € (Kirsch et al. 2013). Auch zwischen COPD und der obstruktiven Schlafapnoe (OSA) zeichnen sich immer mehr überlappende Symptome auf (McNicholas 2017), die sicher zunehmend für Diagnostik und Therapie an Bedeutung gewinnen werden.

Zur symptomatischen Akutbehandlung (Bedarfsmedikation, „Reliever") beim Asthma werden als Mittel der Wahl kurzwirksame inhalative Beta$_2$-Sympathomimetika, ggf. Anticholinergika als Alternative bei Unverträglichkeit von Beta$_2$-Sympathomimetika empfohlen. Obwohl der Wirkungseintritt der systemischen Glucocorticoide verzögert ist, werden sie bei Asthmaexazerbationen auch als Reliever eingesetzt. Die Langzeittherapie (Dauermedikamente, „Controller") des Krankheitsgeschehens, orientiert sich an einem Stufenplan, der keine statische sondern variable Einschätzung des Schweregrads im Krankheitsverlauf ist. Dabei werden antiinflammatorisch wirkende inhalative und systemische Glucocorticoide sowie lang wirksame Beta$_2$-Sympathomimetika und retardiertes Theophyllin verwendet. Als weiteres therapeutisches Prinzip steht der Leukotrienantagonist Montelukast zur Verfügung. Akupunktur, Homöopathie und Chiropraxis haben keinen nachgewiesenen Effekt auf die Asthmakontrolle (Buhl et al. 2017).

Kurzwirkende Beta$_2$-Sympathomimetika sollten nicht regelmäßig, sondern nur bei Bedarf eingesetzt werden. Frühzeitig wird der Einsatz von inhalativen Glucocorticoiden empfohlen. Bei stärkeren Beschwerden werden zusätzlich Theophyllin, Anticholinergika oder orale Glucocorticoide vorgeschlagen. Langwirkende Beta$_2$-Sympathomimetika sind zur Dauertherapie (Controller) indiziert. Seit einiger Zeit sind Bedenken hinsichtlich ihrer Sicherheit aufgetreten (vor allem Salmeterol). Daher sollen nur Patienten mit langwirkenden Beta$_2$-Sympathomimetika behandelt werden, die unter inhalativer Steroidtherapie nicht kontrolliert sind, eine Monotherapie mit langwirkenden Beta$_2$-Sympathomimetika sollte unbedingt vermieden werden (Haasler et al. 2011).

Eine Resistenzentwicklung gegen Glucocorticoide ist ein zunehmendes Problem beim schweren Asthma. Es ist dadurch definiert, dass trotz Therapie mit hochdosierten Glucocorticoiden in Kombination mit langwirkenden Beta$_2$-Rezeptoragonisten schwere Exazerbationen auftreten und die Lungenfunktion eingeschränkt ist (Chung et al. 2014). Auch mit dieser Definition erfasst das schwere Asthma keine einheitliche Patientengruppe sondern beschreibt Patienten mit unterschiedlichen pathophysiologischen Merkmalen. Um diese Heterogenität besser zu verstehen, entstand das Konzept einzelner Asthmaphänotypen mit molekularen und patientenbezogenen Merkmalen. Mit der Identifizierung von entzündungsbedingten Phänotypen wurden dann gezielte Therapien gegen einzelne Entzündungsmediatoren entwickelt. Als erster monoklonaler Anti-IgE-Antikörper wurde Omalizumab zur Behandlung von Patienten mit schwerem allergischem Asthma eingeführt, der die Mastzelldegranulation verhindert und Asthmaexazerbationen deutlich reduziert. Weiterhin zeigen etwa 50% der Asthmapatienten eine Zunahme von Eosinophilen im Blut und Gewebe, die überwiegend durch das proeosinophile Zytokin Interleukin-5 aktiviert werden. Darauf basiert die Entwicklung von Interleukin-5-Antikörpern (Mepolizumab, Reslizumab) zur Behandlung des schweren eosinophilen Asthmas (Übersicht bei Fajt und Wenzel 2017).

Die COPD wurde als Krankheitsbild neu definiert (GOLD 2017, Vogelmeier et al. 2018): Anstelle der vier Schweregrade sind nun die Klassifikationen GOLD A, B, C, und D getreten, die sich auf die Symptome und Exazerbationen beziehen. Die S2k-Leitlinie empfiehlt für die Wahl der medikamentösen Behandlung nun die Evaluation der Symptomatik und die Abschätzung des Exazerbationsrisikos (Vogelmeier et al. 2018). Für jede der 4 Gruppen wurde ein therapeutisches Vorgehen vorgeschlagen, dass zur Vermeidung von Exazerbationen führen soll. Alle Patienten sollen langwirksame Anticholinergika (LAMA) oder langwirksame Betarezeptoragonisten (LABA) als Monotherapie oder in Kombination erhalten. Inhalative Steroide (ICS) sollen nur noch Patienten mit häufigen Exazerbationen step-up trotz einer dualen Bronchodilationstherapie erhalten.

22.1 Verordnungsspektrum

Die bei Asthma und COPD zugelassenen Präparate lassen sich mehreren pharmakologischen Stoffklassen zuordnen. Wie schon in den Vorjahren bilden die Beta$_2$-Sympathomimetika eine therapeutisch bedeutsame Gruppe, die in den letzten vier Jahren wieder ein leicht steigendes Verordnungsniveau aufweist (◻ Abbildung 22.1). Obwohl vor 4 Jahren Glucocorticoide und die Beta$_2$-Sympathomimetika gleichviel verordnet wurden, liegen nun die letzteren wieder vorn. Danach folgen die kontinuierlich steigenden Verordnungen von Anticholinergika und die weiter rückläufigen Xanthinpräparate. Als Antiallergika werden hauptsächlich Leukotrienantagonisten verordnet, während Ketotifen nur noch eine kleine Randgruppe bildet. Weiterhin vertreten sind der PDE-4-Hemmer Roflumilast und der monoklonale Antikörper Omalizumab.

22.2 Beta$_2$-Sympathomimetika

Beta$_2$-Sympathomimetika sind nach wie vor die wirksamsten Bronchospasmolytika bei der Behandlung von Bronchialobstruktionen. Neben ihrem bronchodilatatorischen Effekt verstärken sie die mukoziliäre Clearance und vermindern die mikrovasale Exsudation und die Freisetzung von Entzündungsmediatoren. Neuere Studien zeigen, dass die regelmäßige Gabe von Beta$_2$-Sympathomimetika bei bestimmungsgemäßem Gebrauch keine vermehrten Risiken, aber auch keine Vorteile gegenüber einer Bedarfstherapie mit sich bringt. Bei Asthma ist ab Schweregrad zwei zusätzlich die regelmäßige Anwendung eines inhalativen Glucocorticoids indiziert.

Beta$_2$-Sympathomimetika werden inhalativ angewandt, da sie in dieser Applikationsweise sicherer, wirksamer und mit weniger unerwünschten Wirkungen behaftet sind. Unabdingbar ist, dass der Pa-

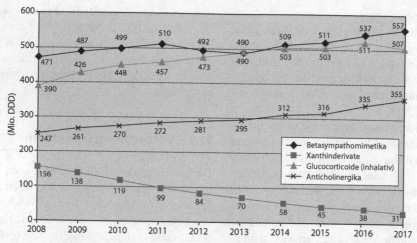

□ Abbildung 22.1 Verordnungen von Bronchospasmolytika und Antiasthmatika 2008 bis 2017. Gesamtverordnungen nach definierten Tagesdosen.

tient durch Schulung (richtige Inhalationstechnik, Verwendung von Inhalationshilfen, Peak-Flow-Messungen, Dokumentation von Symptomen und Arzneimittelverbrauch) und ärztlich geführte Selbstbehandlung lernen muss, seine Erkrankung zu verstehen, um einen optimalen Therapieerfolg zu erreichen.

22.2.1 Kurzwirkende Beta$_2$-Sympythomimetika

Die Verordnungen der kurzwirksamen inhalativen Beta$_2$-Sympathomimetika (SABA) nahmen im Jahre 2017 weiter leicht zu (□ Tabelle 22.1). Der weit überwiegende Anteil entfällt auf Salbutamol, während andere Beta$_2$-Sympathomimetika nur eine untergeordnete Rolle spielen und weiter rückläufig sind.

Die Verordnungen der fixen Kombinationen kurzwirkender inhalativer Betasympathomimetika mit Ipratropiumbromid oder Cromoglicinsäure nahmen ab, Ipratropiumbromid plus Salbutamol nahm zu, wurde jedoch nur gering verordnet (□ Tabelle 22.1). Die Verordnung kurzwirkender Kombinationspräparate entfällt überwiegend auf *Berodual*, das neben dem Beta$_2$-Sympathomimetikum Fenoterol das Anticholinergikum Ipratropiumbromid enthält (siehe unten). Die Kombination eines Beta$_2$-Sympathomimetikums mit Ipratropiumbro-

mid kann sinnvoll sein, weil Fenoterol einen schnelleren Wirkungseintritt hat, während Ipratropiumbromid in der Wirkung langsamer einsetzt, aber länger anhält.

Allergospasmin und *Aarane/N* enthalten neben einem Beta$_2$-Sympathomimetikum das Antiallergikum Cromoglicinsäure. Letzteres wird bei Kindern, Jugendlichen und Erwachsenen (höchstens im begründeten Ausnahmefall) nicht mehr empfohlen (Buhl et al. 2017). Weiterhin ist zu berücksichtigen, dass die Monotherapie mit Reproterol den gleichen Effekt wie die Reproterol-Cromoglicinsäurekombination bei Patienten mit Belástungsasthma hatte (Küpper et al. 2012).

Die oralen Beta$_2$-Sympathomimetika nahmen 2017 weiter ab, sie spielen in der Therapie keine Rolle (□ Tabelle 22.2).

22.2.2 Langwirkende Beta$_2$-Sympathomimetika

Die langwirkenden Beta$_2$-Sympathomimetika (LABA) sind für die Dauertherapie und bei Patienten mit nächtlichem Asthma oder häufiger Bedarfsmedikation grundsätzlich nur in Kombination mit inhalativen Glucocorticoiden (ICS) indiziert (FDA 2017, Buhl et al. 2017), da die alleinige Verordnung von LABAs mit einem erhöhten Risiko Asthmainduzierter Todesfälle einhergeht (FDA, 2017, Buhl

◻ Tabelle 22.1 Verordnungen von kurzwirkenden inhalativen Betasympathomimetika 2017. Angegeben sind die 2017 verordneten Tagesdosen, die Änderungen gegenüber 2016 und die mittleren Kosten je DDD 2017.

Präparat	Bestandteile	DDD Mio.	Änderung %	DDD-Nettokosten €
Salbutamol				
SalbuHEXAL	Salbutamol	124,2	(+7,9)	0,42
Salbutamol-ratiopharm	Salbutamol	64,9	(+4,8)	0,49
Sultanol inhalativ	Salbutamol	8,4	(−35,7)	0,44
Salbutamol-1 A Pharma	Salbutamol	3,9	(+32,8)	0,43
Salbutamol AL	Salbutamol	3,8	(+59,1)	1,24
Bronchospray	Salbutamol	3,6	(+8,7)	0,37
Salbu Easyhaler	Salbutamol	2,8	(+2,2)	0,47
Apsomol Inhalat	Salbutamol	1,7	(−15,3)	0,29
Salbutamol STADA	Salbutamol	1,6	(−72,5)	0,41
Ventilastin Novolizer	Salbutamol	1,6	(−4,7)	0,50
Salbutamol-CT	Salbutamol	1,0	(−17,7)	0,46
Salbulair N	Salbutamol	0,36	(−82,2)	0,55
		218,0	(+1,7)	0,46
Weitere Betasympathomimetika				
Berotec/N	Fenoterol	34,0	(−2,6)	0,25
Aerodur Turbohaler	Terbutalin	0,64	(−11,7)	0,47
		34,6	(−2,8)	0,25
Kombinationen				
Berodual/-N	Ipratropiumbromid Fenoterol	86,8	(−1,2)	0,59
Allergospasmin	Cromoglicinsäure Reproterol	6,6	(−10,6)	1,25
Aarane N	Cromoglicinsäure Reproterol	5,8	(−8,2)	1,25
Ipramol TEVA	Ipratropiumbromid Salbutamol	0,90	(+25,9)	2,26
		100,1	(−2,1)	0,68
Summe		352,7	(+0,1)	0,50

et al. 2017). Mehrere, von der FDA geforderte Studien zu LABAs hatten nun gezeigt, dass die Kombination von LABA mit ISC nicht das Risiko Asthmainduzierter Komplikationen erhöht (FDA 2017). Dies zeigt, dass Druck/Auflagen von Aufsichtsbehörden auf pharmazeutische Hersteller zur Klarheit der therapeutischen Verwendung von Arzneimitteln führen können. Die Deutsche Atemwegsliga ist ebenfalls der Auffassung, dass die langwirkenden Beta$_2$-Sympathomimetika ein Gefahrenpotenzial besitzen, und dass bei der Langzeittherapie mit Sal-

meterol und Formoterol der Asthmaschweregrade III und IV die Kombination mit einer antientzündlichen Substanz obligat ist (Buhl et al. 2017).

Die Verordnungen von Formoterolpräparaten nahmen auch im Jahre 2017 gering ab, machen aber 95% des Verordnungsvolumens der langwirkende Mono-Beta$_2$-Sympathomimetika aus (◻ Tabelle 22.3). Der größere Teil der Verordnungen von LABAs entfällt auf die Kombinationen mit Glucocorticoiden (◻ Tabelle 22.4).

◻ **Tabelle 22.2 Verordnungen von oralen Beta$_2$-Sympathomimetika.** Angegeben sind die 2017 verordneten Tagesdosen, die Änderungen gegenüber 2016 und die mittleren Kosten je DDD 2017.

Präparat	Bestandteile	DDD Mio.	Änderung %	DDD-Nettokosten €
Monopräparate				
Salbubronch	Salbutamol	1,6	(+0,2)	5,55
Terbutalin AL	Terbutalin	0,95	(−4,1)	0,52
Spiropent	Clenbuterol	0,75	(−5,5)	0,67
		3,3	(−2,4)	3,01
Kombinationen				
Spasmo-Mucosolvan	Clenbuterol Ambroxol	0,88	(−25,5)	2,91
Summe		4,2	(−8,3)	2,99

◻ **Tabelle 22.3 Verordnungen von langwirksamen inhalativen Beta$_2$-Sympathomimetika 2017.** Angegeben sind die 2017 verordneten Tagesdosen, die Änderungen gegenüber 2016 und die mittleren Kosten je DDD 2017.

Präparat	Bestandteile	DDD Mio.	Änderung %	DDD-Nettokosten €
Salmeterol				
Serevent	Salmeterol	1,2	(+4,1)	1,28
Salmeterol HEXAL	Salmeterol	0,69	(−23,1)	1,17
		1,9	(−7,9)	1,24
Formoterol				
Formatris	Formoterol	22,4	(+2,9)	1,00
FormoLich	Formoterol	20,7	(−11,0)	0,85
Formoterol AL	Formoterol	16,4	(+0,8)	0,92
Forair	Formoterol	11,0	(+4,7)	0,97
Formotop	Formoterol	6,5	(−33,0)	1,00
Formo-Aristo	Formoterol	4,5	(−4,4)	0,92
Foradil	Formoterol	4,0	(−21,6)	0,94
Formoterol HEXAL	Formoterol	2,4	(−10,2)	0,96
Formoterol-CT	Formoterol	2,1	(+157,3)	0,91
Formoterol-ratiopharm	Formoterol	1,7	(−35,6)	0,73
Formoterol STADA	Formoterol	1,2	(−20,0)	0,69
Oxis	Formoterol	1,1	(−14,6)	1,01
		94,0	(−6,2)	0,93
Summe		95,9	(−6,2)	0,94

22.3 Glucocorticoide

Inhalative Glucocorticoide zeigen seit 30 Jahren eine kontinuierliche Aufwärtsentwicklung der Verordnungen (hier dargestellt ab 2008) und liegen nur gering unter den Verordnungen der Betasympathomimetika (◘ Abbildung 22.1). Sie werden frühzeitig bei der Behandlung des Asthma bronchiale empfohlen (National Institutes of Health 2007, Smolensky et al. 2007, Buhl et al. 2017), da sie in alle Prozesse der Entzündungsreaktion eingreifen. Glucocorticoide müssen in der Dauertherapie regelmäßig angewendet werden. Um die systemischen Nebenwirkungen möglichst gering zu halten, soll zunächst immer die inhalative Anwendung erfolgen. Dafür stehen topisch stark wirksame Glucocorticoide zur Verfügung. Die Berechnung der definierten Tagesdosen basiert einheitlich auf den WHO-DDD für die Dosieraerosole, Trockenpulver und Inhalationslösungen von Beclometason (0,8 mg), Budesonid (0,8 mg) und Fluticason (0,6 mg).

Auch bei inhalativen Glucocorticoiden sind lokale und systemische unerwünschte Wirkungen zu bedenken. Die überwiegende Meinung geht heute dahin, dass die niedrigste therapeutisch wirksame Dosis eingesetzt werden sollte (Pedersen 2006, Fuhlbrigge und Kelly 2014). Bei höheren Tagesdosen sollte, um eine orale Candidiasis zu vermeiden, ein Spacer verwendet und der Mund nach Inhalation ausgespült werden. Verwendung von Spacern verbessert auch die Wirkstoffdeposition in der Lunge.

Bei mit niedrig dosierten inhalierbaren Glucocorticoiden gut eingestellten Patienten nimmt das Risiko für Asthmaexazerbationen nach Absetzen im Vergleich zur Beibehaltung der Therapie zu (Rank et al. 2013). Eine Cochrane-Analyse zeigt, dass zwar die intermittierende Gabe von inhalierbarem Budesonid oder Beclometason mit weniger symptomfreien Tagen und einer gering schlechteren Kontrolle des Asthmas einherging, die tägliche Gabe bei der Gruppe der Vorschul- und Schulkinder jedoch mit einem geringeren Längenwachstum verbunden war (Chauhan et al. 2013a). Diese beiden Studien verdeutlichen, dass die Behandlung des Asthmas auf jeden einzelnen Patienten zugeschnitten und kontinuierlich überprüft werden muss.

Budesonid ist seit 1996 der führende Wirkstoff der inhalativen Monopräparate der Glucocorticoide, der weitaus größere Anteil entfällt jedoch auf die inhalativen Kombinationspräparate (◘ Tabelle 22.4). Die Verordnungen der langwirkenden inhalativen Kombinationspräparate nahmen auch 2017 wie in den Vorjahren erneut zu (◘ Tabelle 22.4). Die Kombinationstherapie aus inhalativen Glucocorticoiden und langwirksamen Beta$_2$-Sympathomimetika ist in ihrer Wirksamkeit allen weiteren möglichen Kombinationen (z. B. Glucocorticoide plus Antileukotrienen oder Theophyllin) überlegen (Haasler et al. 2011). Bei fixen Kombinationen ist die Flexibilität bei der Wahl der Dosierung der Einzelkomponenten schwieriger umzusetzen.

◘ Tabelle 22.4 Verordnungen von inhalativen Glucocorticoiden. Angegeben sind die 2017 verordneten Tagesdosen, die Änderungen gegenüber 2016 und die mittleren Kosten je DDD 2017.

Präparat	Bestandteile	DDD Mio.	Änderung %	DDD-Nettokosten €
Beclometason				
Beclometason-ratiopharm	Beclometason	9,0	(−11,8)	0,69
Junik	Beclometason	8,5	(−0,2)	0,58
Ventolair	Beclometason	8,2	(−10,3)	0,60
BecloHEXAL	Beclometason	2,3	(+40,0)	0,99
Beclomet Easyhaler	Beclometason	1,1	(−4,9)	0,68
Beclometason-CT	Beclometason	1,0	(+18,4)	0,68
Sanasthmax	Beclometason	0,74	(−2,9)	3,11
Cyclocaps Beclometason	Beclometason	0,74	(−5,9)	0,74
		31,6	(−4,4)	0,72

◻ **Tabelle 22.4** Verordnungen von inhalativen Glucocorticoiden (Fortsetzung)

Präparat	Bestandteile	DDD Mio.	Änderung %	DDD-Nettokosten €
Budesonid				
Novopulmon	Budesonid	40,8	(−5,1)	0,51
Budiair	Budesonid	22,1	(+6,6)	0,56
Budesonid Easyhaler	Budesonid	20,1	(−1,5)	0,53
Miflonide	Budesonid	7,0	(−2,1)	0,59
Budes N	Budesonid	5,2	(−24,2)	0,46
Pulmicort	Budesonid	2,6	(−12,4)	1,78
Cyclocaps Budesonid	Budesonid	2,6	(−13,2)	0,54
Budenobronch	Budesonid	1,3	(+4,2)	4,79
Buparid	Budesonid	0,25	(+463,5)	5,08
Larbex	Budesonid	0,18	(−20,6)	5,64
		102,2	(−3,3)	0,64
Weitere Mittel				
Alvesco	Ciclesonid	5,5	(+2,0)	0,28
Flutide	Fluticason	4,5	(−0,0)	1,02
Fluticason Cipla	Fluticason	1,3	(+11,0)	0,62
		11,3	(+2,2)	0,62
Kombinationen				
Foster	Beclometason Formoterol	97,6	(+10,1)	1,88
Symbicort	Budesonid Formoterol	85,6	(−9,2)	2,22
Viani	Fluticason Salmeterol	51,9	(−29,4)	1,26
Atmadisc	Fluticason Salmeterol	40,3	(+54,7)	1,72
Relvar Ellipta	Fluticasonfuroat Vilanterol	27,1	(+20,9)	1,37
Flutiform	Fluticason Formoterol	22,4	(+6,3)	1,38
Inuvair	Beclometason Formoterol	12,0	(−16,6)	1,81
Duoresp Spiromax	Budesonid Formoterol	10,6	(+10,8)	2,05
Rolenium	Fluticason Salmeterol	4,5	(−10,3)	1,27
Airflusal	Fluticason Salmeterol	3,4	(+38,5)	1,50
Bufori Easyhaler	Budesonid Formoterol	3,3	(neu)	1,83
Serroflo	Fluticason Salmeterol	2,6	(−5,9)	1,23
Serkep	Fluticason Salmeterol	0,84	(+805,7)	1,63
		362,1	(+0,5)	1,77
Summe		507,2	(−0,6)	1,45

Die intermittierende oder langfristige orale Anwendung von Glucocorticoiden ist entsprechend dem Stufenschema erst indiziert, wenn alle übrigen arzneitherapeutischen Maßnahmen versagen. Die inhalative Gabe wird dabei fortgesetzt, um die Dosis der systemischen Glucocorticoide möglichst gering zu halten (National Institutes of Health 2007, Buhl et al. 2017). Bei schwer zu kontrollierendem Asthma mit nächtlichen Beschwerden kann die Tagesdosis des systemischen Glucocorticoids auf 2/3 am Morgen and 1/3 am Abend verteilt werden. Auch bei instabilem chronischem Asthma wird nach einer kurzzeitigen Verordnung von oralen Corticosteroiden eine Langzeittherapie lediglich mit hohen inhalativen Dosen angestrebt.

22.4 Phosphodiesterasehemmer

Retardiertes Theophyllin wird als leicht bis mäßig wirksamer Bronchodilatator angesehen, sein Stellenwert in der Therapie des Asthma hat weiter abgenommen. Bei nächtlichen Symptomen ist eine abendliche Dosissteigerung bzw. eine abendliche hohe Einmaldosis sinnvoll (Smolensky et al. 2007, Nationale Versorgungsleitlinie Asthma 2013).

Die Verordnung von Theophyllin war auch 2017 erneut deutlich rückläufig und hat in den letzten 10 Jahren um 80% abgenommen (◘ Abbildung 22.1). Verschiedene Retardformulierungen von Theophyllin unterscheiden sich in ihrem pharmakokinetischen Profil (Lemmer 1990, Schmidt 1994). Weiterhin wurden in gut kontrollierten Studien für verschiedene Theophyllinpräparate tageszeitabhängige Unterschiede in ihrer Kinetik nachgewiesen (Smolensky et al. 2007). Auch die oberste deutsche Arzneimittelbehörde hat festgestellt, dass Bronchodilatatoren, einschließlich der Methylxanthine, zu den Arzneimitteln mit problematischer Bioverfügbarkeit gehören (Bundesinstitut für Arzneimittel und Medizinprodukte 1998).

Der selektive Phosphodiesterase-4-Hemmer Roflumilast (*Daxas*) ist für die Dauertherapie der COPD und der chronischen Bronchitis zugelassen und verzeichnete 2017 erneut eine leichte Zunahme (◘ Tabelle 22.5). Bei der Zusatztherapie zu langwirkenden Bronchodilatatoren war die Verbesserung des präbronchodilatatorischen FEV_1-Wertes bei Salmeterol (49 ml) und Tiotropiumbromid (80 ml) begrenzt (Fabbri et al. 2009). Die Exazerbationsrate wurde nicht signifikant gesenkt. Häufigste Nebenwirkungen waren Gewichtsverlust, Diarrhö, Appetitverminderung und Schlaflosigkeit. Unsere zurückhaltende Einschätzung von Roflumilast wird durch eine neuere Übersichtsarbeit (8 Studien, 8698 Patienten) bestätigt. Darin wird auf die relative bescheidene

◘ Tabelle 22.5 Verordnungen von Phosphodiesterasehemmern. Angegeben sind die 2017 verordneten Tagesdosen, die Änderungen gegenüber 2016 und die mittleren Kosten je DDD 2017.

Präparat	Bestandteile	DDD Mio.	Änderung %	DDD-Nettokosten €
Theophyllin				
Theophyllin AL	Theophyllin	8,9	(+2,7)	0,25
Theophyllin-ratiopharm	Theophyllin	8,3	(−15,1)	0,22
Bronchoretard	Theophyllin	3,5	(−23,9)	0,20
Tromphyllin	Theophyllin	2,4	(−17,5)	0,15
Theophyllin Aristo	Theophyllin	2,2	(−6,5)	0,18
Theophyllin STADA	Theophyllin	1,6	(−31,7)	0,18
Euphylong	Theophyllin	1,5	(−21,0)	0,28
Solosin	Theophyllin	0,90	(−11,0)	0,65
		29,2	(−12,6)	0,23
PDE-4-Hemmer				
Daxas	Roflumilast	8,0	(+4,2)	2,04
Summe		37,2	(−9,5)	0,62

◘ Tabelle 22.6 Verordnungen von Anticholinergika. Angegeben sind die 2017 verordneten Tagesdosen, die Änderungen gegenüber 2016 und die mittleren Kosten je DDD 2017.

Präparat	Bestandteile	DDD Mio.	Änderung %	DDD-Nettokosten €
Monopräparate				
Spiriva	Tiotropiumbromid	115,9	(−8,4)	1,78
Seebri Breezhaler	Glycopyrroniumbromid	14,3	(−10,9)	1,73
Bretaris genuair	Aclidiniumbromid	12,1	(−9,4)	1,39
Atrovent	Ipratropiumbromid	7,0	(−11,0)	1,41
Braltus	Tiotropiumbromid	5,4	(+248,4)	1,54
Eklira genuair	Aclidiniumbromid	4,4	(−13,6)	1,39
Incruse	Umeclidiniumbromid	2,7	(+149,8)	1,32
Srivasso	Tiotropiumbromid	1,7	(neu)	1,89
Ipratropium TEVA	Ipratropiumbromid	1,3	(+117,0)	3,02
Ipratropiumbromid HEXAL	Ipratropiumbromid	0,92	(+46,2)	0,64
		165,8	(−4,1)	1,71
Kombinationspräparate				
Ultibro Breezhaler	Indacaterol Glycopyrroniumbromid	40,0	(+14,4)	2,49
Spiolto respimat	Olodaterol Tiotropiumbromid	22,8	(+76,2)	2,20
Brimica Genuair	Formoterol Aclidiniumbromid	14,6	(+37,3)	2,16
Anoro	Vilanterol Umeclidiniumbromid	12,0	(+35,7)	1,65
Duaklir Genuair	Formoterol Aclidiniumbromid	8,1	(+40,4)	2,16
Ulunar	Indacaterol Glycopyrroniumbromid	3,6	(+331,2)	2,51
		101,0	(+36,7)	2,25
Summe		266,8	(+8,1)	1,92

Wirksamkeit im Vergleich zu anderen COPD-Therapeutika und das höhere Nebenwirkungsrisiko durch Vorhofflimmern und Suizidalität hingewiesen (Oba und Lone 2013).

22.5 Anticholinergika

Anticholinergika gehören zu den Mitteln der ersten Wahl bei der COPD (Vogelmeier et al. 2018; GOLD 2017). Beim Asthma gelten sie als Medikamente der zweiten Wahl (National Institutes of Health 2007). Sie stellen eine Alternative dar für die relativ seltenen Patienten, die inhalative Beta$_2$-Sympathomi-

metika schlecht tolerieren. Ein neuester Übersichtsartikel weist darauf hin, dass Tiotropiumbromid auch Asthmapatienten additiv gegeben werden kann, die unzureichend auf eine Therapie mit inhalativen Glucocorticoiden ansprachen (Befekadu et al. 2014).

Die Verordnungen der Anticholinergika haben in den letzten 10 Jahren um über 40% zugenommen (◘ Abbildung 22.1). Das langwirkende Tiotropiumbromid (*Spiriva*) ist trotz erneut rückläufiger Verordnungen weiterhin das mit Abstand führende Präparat (◘ Tabelle 22.6). Tiotropiumbromid war in Deutschland bisher nur für die COPD zugelassen, nach Empfehlung der Europäischen Arzneimit-

○ **Tabelle 22.7 Verordnungen von Antiallergika.** Angegeben sind die 2017 verordneten Tagesdosen, die Änderungen gegenüber 2016 und die mittleren Kosten je DDD 2017.

Präparat	Bestandteile	DDD Mio.	Änderung %	DDD-Nettokosten €
Ketotifen				
Ketotifen STADA	Ketotifen	0,56	(−0,4)	0,44
Montelukast				
Montelukast-1A Pharma	Montelukast	11,4	(+32,8)	0,58
Montelukast Aurobindo	Montelukast	5,2	(−22,8)	0,51
Montelukast AbZ	Montelukast	4,9	(+20,8)	0,52
Montelukast dura	Montelukast	3,1	(−16,4)	0,49
Singulair	Montelukast	2,2	(−19,2)	0,85
Montelukast Aristo	Montelukast	2,1	(+12,8)	0,54
Montelukast axcount	Montelukast	1,9	(+74,1)	0,51
Montelair HEXAL	Montelukast	1,1	(−6,7)	1,03
Montelukast-ratiopharm	Montelukast	0,84	(+14,6)	1,18
		32,7	(+ 6,8)	0,59
Monoklonale Antikörper				
Xolair	Omalizumab	1,7	(+17,0)	48,99
Summe		34,9	(+7,2)	2,91

telagentur (EMA) ist es jetzt auch für die Zusatztherapie bei schwerem Asthma zugelassen.

Die erste große placebokontrollierte Langzeitstudie mit Tiotropiumbromid (UPLIFT) an 5993 COPD-Patienten (FEV1 <60%) über vier Jahre zeigte eine Verbesserung der Lungenfunktion, der Lebensqualität und der Exazerbationen, jedoch wurde der Abfall des FEV_1 nicht verhindert (Tashkin et al. 2008). Eine Subanalyse der UPLIFT-Studie zeigt auch eine signifikante Wirksamkeit bei COPD-Patienten, Stadium GOLD II und mit einem FEV_1 ≥60% (Tashkin et al. 2012). In einer Metaanalyse an 14783 Patienten mit COPD wurde nach inhalativen Anticholinergika bei einer kleinen Zahl von Patienten (Anticholinergika: 135, Kontrolltherapie: 83) ein gering erhöhtes Risiko für kardiovaskuläre Mortalität und Herzinfarkte gefunden (Singh et al. 2008). Es bedarf einer weiteren Abklärung, in wie weit die Arzneimitteldosen oder die Art der Inhaler beteiligt sind (GOLD 2017). Im Gegensatz dazu wird in einem systematischen Übersichtsartikel kein erhöhtes kardiovaskuläres Risiko unter Tiotropiumbromid gefunden (Rodrigo et al. 2009).

Die Anticholinergika Glycopyrroniumbromid und Aclidiniumbromid sind langwirkende Muscarinrezeptorantagonisten mit höherer Affinität zu M_3-Rezeptoren, die auch langsamer vom Rezeptor dissoziieren (Alagha et al. 2014). Die Nutzenbewertung durch den Gemeinsamen Bundesausschuss hat ergeben, dass ein Zusatznutzen von Aclidiniumbromid im Verhältnis zur zweckmäßigen Vergleichstherapie (Tiotropiumbromid) bei erwachsenen Patienten ab einem mittleren Schweregrad (50%≥FEV_1 <80% Soll) gegeben ist (Bundesministerium für Gesundheit 2016). Für Indacaterol plus Glycopyrroniumbromid liegt ein Zusatznutzen vor (Bundesministerium für Gesundheit 2016). Die kräftige Zunahme der Verordnungen um über 35% der fixen Kombinationspräparate der Anticholinergika bei der COPD im Jahre 2017 (○ Tabelle 22.6) scheint diesem Trend Rechnung zu tragen.

22.6 Antiallergika

In der Gruppe der Antiallergika ist nur noch ein Ketotifenpräparat enthalten (○ Tabelle 22.7). Wie andere, ältere H_1-Antihistaminika hat der Wirkstoff Ketotifen eine ausgeprägte sedierende Wirkung. Er wird von der Deutschen Atemwegsliga nicht mehr erwähnt und wird nur noch gering verordnet.

22.7   Leukotrienantagonisten

Leukotrienantagonisten werden als Zusatzmedikation zur Behandlung bei leichten bis mittelschweren Formen (Stufe 2–3) des Asthma bronchiale eingesetzt (National Institutes of Health 2007, Buhl et al. 2017). Einziger Vertreter ist Montelukast, ein Antagonist am Cysteinyl-Leukotrien-Rezeptorsubtyp $CysLT_1$. Er ist bei unzureichendem Ansprechen auf inhalative Glucocorticoide sowie bei Kindern von 2–14 Jahren als Alternative zu niedrig dosierten inhalativen Glucocorticoiden zugelassen. Die Verordnungen von Montclukast haben auch 2017 zugenommen und entfallen jetzt zu 90% auf Generika (❏ Tabelle 22.7).

Montelukast hat entzündungshemmende Wirkungen, allerdings nur bei etwa 50–60% der Patienten, schützt partiell vor Belastungsasthma und reduziert die bronchiale Hyperreaktivität. Der Bedarf an $Beta_2$-Sympathomimetika und topischen Glucocorticoiden soll reduziert werden. Montelukast wird durch Cytochrom P450 3A4 metabolisiert. Daher ist Vorsicht bei gleichzeitiger Verordnung von Pharmaka angebracht, die CYP3A4 induzieren, wie Phenytoin, Phenobarbital und Rifampicin. Montelukast sollte nicht zur Behandlung eines akuten Asthmaanfalls eingesetzt werden.

Nach neueren Arbeiten sind inhalierbare Steroide (Brand 2011, Chauhan et al. 2013b) bzw. in Kombination mit LABAs (Cingi et al. 2015) immer noch die erste Wahl bei der Behandlung des kindlichen Asthmas. Aufgrund der bisherigen Datenlage scheinen Leukotrienantagonisten nicht für die Routineverwendung geeignet zu sein (Watts und Chavasse 2012). Bei Anstrengungsasthma ist Montelukast bei Erwachsenen auch als Monotherapie zugelassen.

22.8   Monoklonale Antikörper

Der humanisierte, rekombinante monoklonale anti-IgG Antikörper Omalizumab (*Xolair*), der an IgE bindet und dadurch die Degranulation von Mastzellen und Basophilen sowie die Freisetzung von Histamin reduziert, ist seit 2005 als Zusatztherapie zur verbesserten Asthmakontrolle bei schwerem persistiernden allergischen Asthma bei Erwachsenen und Kindern über 6 Jahren zugelassen, häufigste Nebenwirkung ist Kopfschmerz. Trotz hoher Kosten nahm die Verordnung 2017 weiter um 17% zu (❏ Tabelle 22.7). Nach einem Cochrane-Review über 25 klinische Studien vermindert Omalizumab als Zusatztherapie zu inhalativen Glucocorticoiden Asthmaexazerbationen und Hospitalisierungen (Normansell et al. 2014).

Literatur

Alagha K, Palot A, Sofalvi T, Pahus L, Goultra M, Tummino C, Martinez S, Charpin D, Bourdin A, Chanez P (2014): Long-acting muscarinic antagonists for the treatment of chronic airway diseases. Ther Adv Chronic Dis 5: 85–98

Barnes PJ (2008): Immunology of asthma and chronic obstructive pulmonary disease. Nat Rev Immunol 8: 183–192

Barnes P (2012): Severe asthma: advances in current management and future therapy. J Allergy Clin Immunol 129: 48–59

Barnes PJ (2015): Therapeutic approaches to asthma-chronic obstructive pulmonary disease overlap syndromes. J Allergy Clin Immunol 136:531–545

Befekadu E, Onofrei C, Collice GL (2014): Tiotropium in asthma: a systematic review. J Asthma Allergy 7: 11–21

Brand PL (2011): Inhaled corticosteroids should be the first line of treatment for children with asthma. Paediatr Respir Rev 12: 245–249

Buhl R (2008): Atemwegserkrankungen: Moderne Therapiekonzepte für adäquate Behandlungsstrategien. J Pharmakol Ther 17: 95

Buhl, R.,Bals, R., Baur, X., Berdel, D.,Criée, C.-P., Gappa, M., et al. S2k-Leitlinie zur Diagnostik und Therapie von Patienten mit Asthma. http://wwwawmforg/uploads/tx_szleitlinien/020-009l_S2k_Asthma_Diagnostik_Therapie_2017-11_1pdf. 2017;WMF-Registernummer 020-009

Bundesinstitut für Arzneimittel und Medizinprodukte (BfArM) (1998): Arzneimittel mit problematischer Bioverfügbarkeit. 9. Bekanntmachung gemäß §26, Abs. 3 AMG vom 19.1.1998

Bundesministerium für Gesundheit (2014): Bekanntmachung eines Beschlusses des Gemeinsamen Bundesausschusses über eine Änderung der Arzneimittel-Richtlinie (AM-RL): Anlage XII – Beschlüsse über die Nutzenbewertung von Arzneimitteln mit neuen Wirkstoffen nach § 35a des Fünften Buches Sozialgesetzbuch (SGB V) und Anlage IX – Festbetragsgruppenbildung Beta2-Sympathomimetika, inhalativ oral, Gruppe 1, in Stufe 2 nach § 35a Absatz 3 in Verbindung mit Absatz 4 Satz 1 SGB V vom 17. Juli 2014, veröffentlicht am Montag, 11. August 2014 BAnz AT 11.08.2014 B3

Bundesministerium für Gesundheit (2016): Bekanntmachung eines Beschlusses des Gemeinsamen Bundesausschusses über eine Änderung der Arzneimittel-Richtlinie (AM-RL): Anlage XII – Beschlüsse über die Nutzenbewertung von Arzneimitteln mit neuen Wirkstoffen nach § 35a des Fünften Buches Sozialgesetzbuch (SGB V) Aclidiniumbromid vom 7.4.2016 veröffentlicht am 7. April 2016, BAnz AT 03.05.2016 B3

Cates CJ, Cates MJ (2008): Regular treatment with salmeterol for chronic asthma: serious adverse events. Cochrane Database Syst Rev, July 16: CD006363

Chauhan BF, Chartrand C, Ducharme FM (2013a): Intermittent versus daily inhaled corticosteroids for persistent asthma in children and adults. Cochrane Database Syst Rev. Issue 2, Art. No. CD009611

Chauhan BF, Ben Salah R, Ducharme FM (2013b): Addition of anti-leukotriene agents to inhaled cortocosteroids in children with persisten asthma. Cochrane Database Syst Rev doi 10.1002/14651858. CD009585. pub2

Chung KF, Wenzel SE, Brozek JL, Bush A, Castro M, Sterk PJ, Adcock IM, Bateman ED, Bel EH, Bleecker ER, Boulet LP, Brightling C, Chanez P, Dahlen SE, Djukanovic R, Frey U, Gaga M, Gibson P, Hamid Q, Jajour NN, Mauad T, Sorkness RL, Teague WG (2014): International ERS/ATS guidelines on definition, evaluation and treatment of severe asthma. Eur Respir J 43: 343–373

Cingi C, Mulik ND, Ipci K, Sahin E (2015): Antileukotrienes in upper airway inflammatory disease. Curr Allergy Asthma Rep 15:64. Doi:10.1007/s11882-015-0564-7

Fabbri LM, Calverley PM, Izquierdo-Alonso JL, Bundschuh DS, Brose M, Martinez FJ, Rabe KF; M2-127 and M2-128 study groups (2009): Roflumilast in moderate-to-severe chronic obstructive pulmonary disease treated with longacting bronchodilators: two randomised clinical trials. Lancet 374: 695–703

Fajt ML, Wenzel SE (2017): Development of new therapies for severe asthma. Allergy Asthma Immunol Res 9: 3–14

FDA Drug Safety Communbication (2017): FDA review finds no significant increase in risk of serious asthma outcomes with long-acting beta agonists (LABAs) used in combination with inhaled corticosteroids (ICS) . https://www.fda. gov/downloads/Drugs/DrugSafety/UCM589997.pdf, 12-20-2017

Fuhlbrigge AL, Kelly HW (2014): Inhaled corticosteroids in children: effects on bone mineral density and growth. Lancet Respir Med 2: 487–496

Gibb A, Yang LPH (2013): Oldaterol: first global approval. Drugs 73:1842–1846

Gibson PG, McDonald VM (2015): Asthma-COPD overlap 2015: now were are six. Thorax 70: 683–691

Global Initiative for Chronic Obstructive Lung Disease (GOLD) 2017: GOLD 2017 Global Strategy for the Diagnosis, Management and Prevention of COPD. Available from: http://www.goldcopd.org

Hines KL, Peebles RS (2017): Management of the asthma-COPD overlap syndrome (ACOS): a review of the evidence. Curr Allergy Asthma Rep 17:doi: 10.1007/s11882-017-0683-4

Hizawa N (2016): Clinical approaches towards asthma and chronic obstructive pulmonary disease based on the heterogeneity of disease pathogenesis. Clin Experimental Allergy 46: 679–687

Kirsch F, Teuner CM, Menn P, Leidl R (2013): Krankheitskosten für Asthma und COPD bei Erwachsenen in der Bundesrepublik Deutschland. Gesundheitswesen 75: 413–423

Kuehn BM (2009): FDA panel: ban 2 popular asthma drugs. JAMA 301: 365–366

Küpper T, Goebbels K, Kennes LN, Netzer NC (2012): Cromoglycate, reproterol, or both--what's best for exercise-induced asthma? Sleep Breath 16: 1229–1235

Lemmer B (1990): Chronopharmakologische Aspekte der Theophyllintherapie. In: Blume H (Hrsg.): Bioäquivalenz retardierter Theophyllin-Fertigarzneimittel. Govi, Frankfurt, S. 75–82

Levenson M (2008): Long-Acting Beta-Agonists and Adverse Asthma Events Meta-Analysis. Statistical Briefing Package for Joint Meeting of the Pulmonary-Allergy Drugs Advisory Committee, Drug Safety and Risk Management Advisory Committee and Pediatric Advisory Committee on December 10–11, 2008. Internet: http://www.fda.gov/ohrms/dockets/ac/08/ briefing/2008-4398b1-01-FDA.pdf

McNicholas WT (2017): COPD-OSA overlap syndrome: evolving evidence regarding epidemioloygy, clinical consequence, and management. Chest: doi:10.10167J-CHSET 2017.04.160

Nelson HS, Weiss ST, Bleecker ER, Yancey SW, Dorinsky PM; SMART Study Group (2006): The salmeterol multicenter asthma research trial: a comparison of unusual pharmacotherapy for asthma or usual pharmacology plus salmeterol. Chest 129: 15–26

Ngkelo A, Adcock IM (2013): New Treatment for COPD. Current Opinion Pharmacology 13: 1–8

Nguyen M H (2015): Olodaterol – Lang wirksamer Beta-2-Adrenozeptor-Agonist zur Dauertherapie bei chronisch obstruktiver Lungenerkrankung (COPD). Arzneimitteltherapie 33: 417–419

Normansell R, Walker S, Milan SJ, Walters E, Nair P (2014): Omazilumab for chronoc asthma in adults and children. Cochrane Collaboration DOI: 10.1002/14651858. CD003559.pub4

Oba Y, Lone NA (2013): Efficacy and safety of roflumilast in patients with chronic obstructive pulmonary disease: a systematic review and meta-analysis. Ther Adv Respir Dis 7: 13–24

Pedersen S (2006): Clinical safty of inhaled corticosteroids for asthma in children – an update of long-term trials. Drug Safety 29: 599–612

Rank MA, Hagan JB, Park MA, Podjasek JC, Samant SA, Volcheck GW, Erwin PJ, West CP (2013): The risk of asthma exacerbation after stopping low-dose inhaled corticosteroids: A systematic review and meta-analysis of rando-mized controlled trials. J Allergy Clin Immunol 131: 724–729

Rennard SI, Drummond MB (2015): Early chronic obstructive pulmonary disease: definition, assessment, and preven-tion. Lancet 385:1778–1788

Rodrigo GJ, Castro-Rodriguez JA, Nannini LJ, Plaza Moral V, Schiavi EA (2009): Tiotropium and risk for fatal and non-fatal cardiovascular events in patients with chronic obstructive pulmonary disease: a systematic review with meta-analysis. Respir Med 103: 1421–1429

Schmidt H (1994): Retardtheophyllin ist nicht gleich Retard-theophyllin. Atemwegs-Lungenkr 20: 223–231

Singh S, Loke YK, Furberg CD (2008): Inhaled anticholinergics and risk of major adverse cardiovascular events in patients with chronic obstructive pulmonary disease: a systematic review and meta-analysis. JAMA 300: 1439–1450

Smolensky M, Lemmer B, Reinberg A (2007): The chronobiolo-gy and chronotherapy of allergic rhinitis and bronchial asthma. Adv Drug Del Rev 59: 852–882

Tashkin DP, Celli B, Senn S, Burkhadt D, Kesten S, Menjoge S, Decramer M (2008): A 4-year trial of tiotropium in chronic pulmonary disease. N Engl J Med 359: 1543–1554

Tashkin DP, Celli BR, Decramer M, Lystig T, Liu D, Kesten S (2012): Efficacy of tiotropium in COPD patients with FEV1 ≥ 60% participating in the UPLIFT· trial. COPD 9: 289–296

Vogelmeier, C, Buhl,R., Burghuber,O., Criée, C.-P. , Ewig,S, Godnic-Cvar,J. et al. Leitlinie zur Diagnostik und Therapie von Patienten mit chronisch obstruktiver Bronchitis und Lungenemphysem (COPD). Pneumonogie. 2018;72:253–308

Watts KL, Chavasse RJ (2012): Leukotriene receptor antago-nists in addition to usual care for acute asthma in adults and children. Cochrane Database Syst Rev. May, 16; 5: CD006100

Woodruff PG, Augusti A, Roche N, Singh D, Martinez FJ (2015): Current concepts in targeting chronic obstructive pulmo-nary disease pharmacotherapy: making progress towards personalised management. Lancet 385: 1789–1798

Calciumantagonisten

Thomas Eschenhagen

© Springer-Verlag GmbH Deutschland, ein Teil von Springer Nature 2018
U. Schwabe, D. Paffrath, W.-D. Ludwig, J. Klauber (Hrsg.), *Arzneiverordnungs-Report 2018*
https://doi.org/10.1007/978-3-662-57386-0_23

Auf einen Blick

Verordnungsprofil
Hauptgruppen der Calciumantagonisten sind die Dihydropyridine und die relativ stärker kardiodepressiv wirkenden Substanzen Verapamil und Diltiazem. Das Gesamtverordnungsvolumen steigt weiterhin langsam an und ist unverändert mit einem Trend zu langwirkenden Dihydropyridinen und einer Abnahme der Calciumantagonisten vom Verapamiltyp verbunden. Die Verordnung von Kombinationspräparaten aus Calciumantagonisten und ACE-Hemmern steigt relativ stark an.

Kosten
Amlodipin und Lercanidipin sind die kostengünstigsten Calciumantagonisten und liegen in einem ähnlichen Bereich wie die generischen ACE-Hemmer.

Calciumantagonisten hemmen am Herzen und an der glatten Muskulatur den Einstrom von Calciumionen aus dem Extrazellulärraum. Dies führt zu einer Vasodilatation (vorwiegend der arteriellen Gefäße) und am Herzen zu einer Abnahme von Kontraktionskraft und Herzfrequenz, die allerdings durch eine adrenerge Gegenregulation infolge der Vasodilatation kompensiert wird. Bei kurz- und schnellwirksamen Calciumantagonisten vom Nifedipintyp (Dihydropyridine) bewirkt dieser als ungünstig anzusehende Mechanismus nicht selten eine reflektorische Tachykardie und Flush-Symptomatik.

Die Abnahme von Herzkraft und Herzfrequenz einerseits und die Gefäßerweiterung andererseits sind qualitativ bei allen Calciumantagonisten gleich. Allen Calciumantagonisten gemeinsam ist auch, dass die Vasodilatation im Vergleich zur Kardiodepression bei niedrigeren Konzentrationen auftritt. Allerdings ist der Abstand zwischen vasodilatierend und kardiodepressiv wirkenden Konzentrationen unterschiedlich. Bei einigen Dihydropyridinen (z. B. Felodipin, Nisoldipin und Nitrendipin) ist der Abstand 10- bis 100-fach, bei Nifedipin

und Amlodipin etwa 3- bis 10-fach und bei Verapamil und Diltiazem 1- bis 3-fach. Diese quantitativen Unterschiede rechtfertigen den weit verbreiteten Nomenklaturunterschied „gefäßwirksame" und „herzwirksame" Calciumantagonisten nicht. Ein qualitativer Unterschied besteht nur in Bezug auf die AV-Überleitung, die Calciumantagonisten vom Verapamil- und Diltiazemtyp hemmen, die Dihydropyridine jedoch nicht.

23.1 Verordnungsspektrum

Das Gesamtverordnungsvolumen der Calciumantagonisten ist 2017 nur noch um 2% angestiegen (◘ Abbildung 23.1, vgl. ▶ Tabelle 1.2). Innerhalb der Gruppe nehmen die Verordnungen der langwirkenden Substanzen Amlodipin und Lercanidipin kontinuierlich zu (◘ Abbildung 23.2). Alle anderen Calciumantagonisten haben weiter abgenommen und machen zusammen nur noch etwa 7% aus. Mit einer Verordnungshäufigkeit von 2214 Mio. DDD sind Calciumantagonisten nach Angiotensinhemmstof-

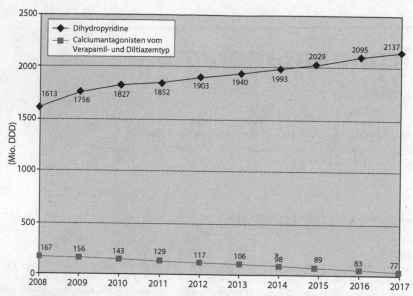

◨ **Abbildung 23.1** Verordnungen von Calciumantagonisten 2008 bis 2017. Gesamtverordnungen nach definierten Tagesdosen.

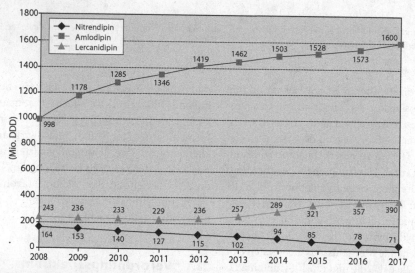

◨ **Abbildung 23.2** Verordnungen von langwirkenden Calciumantagonisten 2008 bis 2017. Gesamtverordnungen nach definierten Tagesdosen.

fen und Betarezeptorenblockern die drittstärkste kardiovaskuläre Indikationsgruppe (vgl. ▶ Tabelle 1.2).

Während lange Zeit vor allem die Verordnungen der kurzwirksamen Calciumantagonisten Nifedipin, Verapamil und Diltiazem kontinuierlich rückläufig waren, gehen seit einigen Jahren auch die der anderen längerwirkenden Dihydropyridine wie Nitrendipin, Felodipin und Nisoldipin zurück

(◨ Tabelle 23.1, ◨ Tabelle 23.2). Der generelle Trend zu Amlodipin (>75% von gesamt) und die deutliche Zunahme bei Lercanidipin dürften nicht zuletzt dem geringen Preis geschuldet sein (◨ Tabelle 23.2). Da Amlodipin dazu auch der am besten in klinischen Studien untersuchte Calciumantagonist ist und Lercanidipin weniger häufig periphere Ödeme verursacht, erscheint diese Entwicklung sinnvoll.

■ Tabelle 23.1 **Verordnungen von Calciumantagonisten (Verapamil-Typ) 2017.** Angegeben sind die 2017 verordneten Tagesdosen, die Änderungen gegenüber 2016 und die mittleren Kosten je DDD 2017.

Präparat	Bestandteile	DDD Mio.	Änderung %	DDD-Nettokosten €
Verapamil				
Vera Lich	Verapamil	18,8	(−35,6)	0,29
Verapamil-1 A Pharma	Verapamil	12,2	(+17,4)	0,32
Veramex	Verapamil	7,1	(−37,9)	0,44
Verapamil AbZ	Verapamil	7,0	(+835,6)	0,34
VeraHEXAL	Verapamil	6,0	(+11,6)	0,33
Verapamil Hennig	Verapamil	3,8	(+91,8)	0,33
Verapamil AL	Verapamil	3,6	(−25,2)	0,34
Verapamil-ratiopharm	Verapamil	3,3	(−12,5)	0,39
Isoptin	Verapamil	3,1	(+12,8)	0,35
		64,9	(−7,9)	0,33
Diltiazem				
Diltiazem AL	Diltiazem	4,3	(+29,9)	0,44
Diltiazem AbZ	Diltiazem	2,8	(−16,1)	0,45
Diltiazem-ratiopharm	Diltiazem	2,4	(−3,5)	0,41
DiltaHEXAL	Diltiazem	0,87	(+89,8)	0,46
Dilzem	Diltiazem	0,74	(−12,1)	0,53
		11,1	(+6,6)	0,44
Summe		76,0	(−6,1)	0,35

■ Tabelle 23.2 **Verordnungen von Dihydropyridinen 2017.** Angegeben sind die 2017 verordneten Tagesdosen, die Änderungen gegenüber 2016 und die mittleren Kosten je DDD 2017.

Präparat	Bestandteile	DDD Mio.	Änderung %	DDD-Nettokosten €
Nifedipin				
Nifedipin AL	Nifedipin	9,9	(−4,2)	0,31
Nifedipin-ratiopharm	Nifedipin	6,7	(+26,5)	0,35
NifeHEXAL	Nifedipin	2,7	(−62,4)	0,31
Nifedipin STADA	Nifedipin	2,2	(−14,5)	0,19
Nifedipin AbZ	Nifedipin	0,94	(+149,4)	0,17
		22,5	(−12,8)	0,30
Nitrendipin				
Nitrendipin AL	Nitrendipin	36,8	(−40,1)	0,17
Nitrendipin-ratiopharm	Nitrendipin	20,6	(+177,8)	0,16
Nitrendipin AbZ	Nitrendipin	6,0	(+231,8)	0,16
Nitrendipin Aristo	Nitrendipin	4,8	(+66,1)	0,16
Bayotensin	Nitrendipin	0,72	(+7,0)	4,93
		68,9	(−7,1)	0,21

◨ Tabelle 23.2 Verordnungen von Dihydropyridinen 2017 (Fortsetzung)

Präparat	Bestandteile	DDD Mio.	Änderung %	DDD-Nettokosten €
Amlodipin				
Amlodipin Dexcel	Amlodipin	942,1	(−6,0)	0,09
Amlodipin-1 A Pharma	Amlodipin	203,2	(−11,3)	0,10
Amlodipin Fair-Med	Amlodipin	127,5	(>1000)	0,10
Amlodipin Winthrop	Amlodipin	116,1	(−6,2)	0,11
Amlodipin HEXAL	Amlodipin	97,0	(−8,6)	0,10
Amlodipin besilat AbZ	Amlodipin	43,3	(+126,5)	0,09
Amlodipin-ratiopharm N	Amlodipin	30,4	(+27,9)	0,10
Amlodipin dura	Amlodipin	11,9	(−51,5)	0,09
Amlodipin AAA Pharma	Amlodipin	8,8	(−44,2)	0,11
Amlodipin/-besilat AL	Amlodipin	5,5	(−33,2)	0,10
Amlodipin-CT N	Amlodipin	3,8	(−12,1)	0,10
Amlodipin STADA	Amlodipin	3,8	(−22,3)	0,10
		1593,3	(+2,0)	0,09
Felodipin				
Felodipin-ratiopharm	Felodipin	26,8	(−8,5)	0,32
Felodipin Heumann	Felodipin	6,9	(+53,0)	0,27
Felodipin AbZ	Felodipin	4,1	(−1,0)	0,26
Felodipin AL	Felodipin	3,1	(−33,1)	0,29
Felocor	Felodipin	2,6	(−15,2)	0,30
		43,5	(−4,7)	0,30
Lercanidipin				
Lercanidipin Omniapharm	Lercanidipin	355,4	(+16,7)	0,10
Carmen	Lercanidipin	18,9	(−15,6)	0,09
Lercanidipin STADA	Lercanidipin	7,0	(−62,4)	0,10
Corifeo	Lercanidipin	5,5	(−21,4)	0,09
		386,7	(+9,8)	0,10
Weitere Wirkstoffe				
Baymycard	Nisoldipin	1,8	(−32,5)	0,43
Summe		2116,7	(+2,7)	0,10

Auch die Zunahme der fixen Kombinationen von ACE-Hemmern und Amlodipin oder Lercanidipin (▶ Tabelle 8.3) erscheint sinnvoll.

23.2 Wirtschaftliche Gesichtspunkte

Mit dem weiter steigenden Anteil der preisgünstigen Amlodipin- und Lercanidipingenerika und rückläufigen Verordnungen aller anderen Generika

sind die Gesamtkosten der Calciumantagonisten mit 251 Mio. € 2017 trotz des weiter steigenden Verordnungsvolumens kaum angestiegen (vgl. ▶ Tabelle 1.2).

23.3 Therapeutische Gesichtspunkte

Klassische Indikationen für Calciumantagonisten sind die arterielle Hypertonie, die koronare Herzkrankheit und beim Verapamil- und Diltiazemtyp supraventrikuläre Tachyarrhythmien. Nimodipin, ein Dihydropyridin, ist bei hirnorganisch bedingten Leistungsstörungen im Alter zugelassen und wird in oraler Darreichung als Prophylaxe verzögert auftretender ischämischer Defizite nach Subarachnoidalblutungen (SAB) empfohlen. Retardiertes Nimodipin verursachte in einer kleinen randomisierten Studie an Patienten mit SAB weniger periphere Hypotension und war mit weniger zerebraler Ischämie und Notfalltherapie assoziiert als unretardiertes Nimodipin (Hänggi et al. 2017). Es gibt Hinweise, dass die Gabe von Blutdrucksenkung mit Calciumantagonisten bei im Mittel gleicher Blutdrucksenkung mit einer geringeren Demenz-Rate einhergeht (van Middelaar et al. 2017). Die klinisch vermutete Wirkung von Dihydropyridinen bei Nierensteinen konnte in einer kontrollierten klinischen Studie nicht bestätigt worden (Pickard et al. 2015). Dagegen zeigte Nifedipin kürzlich eine ähnliche Effektivität zur Verhinderung vorzeitiger Geburten wie ein Oxytozinrezeptorantagonist (van Vliet et al. 2016).

Alle Calciumantagonisten wirken über ihre gefäßerweiternde, nachlastsenkende Wirkung antianginös und antihypertensiv. In ihrem sonstigen Wirkungsspektrum sind die einzelnen Calciumantagonisten jedoch nicht identisch. Wegen der Reflextachykardie können Dihydropyridine gut mit Betarezeptorenblockern kombiniert werden, während dies wegen der Gefahr von AV-Blockierungen und Hemmung der kardialen Kontraktionskraft bei Calciumantagonisten vom Verapamil- und Diltiazemtyp kontraindiziert ist. Weiterhin erlaubt die unterschiedlich ausgeprägte kompensatorische Kardiostimulation differenzialtherapeutische Überlegungen insofern, als Verapamil und Diltiazem vor allem bei Patienten mit höherer Herzfrequenz, Dihydropyridine dagegen bei solchen mit Bradykardie eingesetzt werden. Dihydropyridine können bei Patienten mit zusätzlicher Störung der Sinusknotenfunktion eingesetzt werden, Verapamil und Diltiazem dagegen nicht. Die unterschiedliche Beeinflussung des AV-Knotens hat keine Bedeutung für die antihypertensive und antiischämische Wirkung der Calciumantagonisten.

Alle Calciumantagonisten werden gut aus dem Magen-Darm-Trakt resorbiert, unterliegen jedoch einem beträchtlichen First-pass-Metabolismus, so dass ihre Bioverfügbarkeit relativ gering ist. Der Metabolismus verläuft über das enterale und hepatische CYP3A4 Isoenzym, was insbesondere bei dem starken CYP3A4-Hemmer Verapamil zu Arzneimittelinteraktionen z.B. mit Statinen, Erythromycin, Clarithromycin, HIV-Proteaseinhibitoren, Ciclosporin und vielen anderen führt. Verapamil hemmt zusätzlich das enterale p-Glykoprotein (MDR1) und verursacht darüber einen Anstieg der Bioverfügbarkeit von Digoxin, Ciclosporin, Tacrolimus und vielen anderen. Angesichts dieses hohen Interaktionspotentials ist die weiter deutlich zurückgehende Verordnung von Verapamil zu begrüßen.

Die langwirkenden Calciumantagonisten, insbesondere Amlodipin, Felodipin und Lercanidipin, haben neben der längeren Wirkdauer einen relativ langsamen Wirkungseintritt und verursachen damit nur eine geringe oder keine reflektorische Tachykardie. Dies ist als therapeutischer Vorteil gegenüber dem kurzwirkenden Nifedipin anzusehen, das heute bei instabiler Angina pectoris und akutem Myokardinfarkt innerhalb der ersten vier Wochen nach Infarkteintritt kontraindiziert ist. Schnell freisetzende Arzneiformen von Nifedipin dürfen auch bei Hypertonie und chronischer Angina pectoris nur noch eingesetzt werden, wenn andere Arzneimittel nicht angezeigt sind (Arzneimittelkommission der deutschen Ärzteschaft 1997). Sie sind damit praktisch obsolet (Ausnahme Prinzmetal-Angina). Lercanidipin scheint seltener zu Unterschenkelödemen zu führen als Amlodipin oder andere Dihydropyridine der 1. Generation (Felodipin, Nifedipin; Makarounas-Kirchmann et al. 2009) und bietet sich daher insbesondere bei Patienten mit Ödemen unter der Therapie mit Amlodipin als Alternative an. Dabei ist allerdings zu beachten, dass auch die häufig praktizierte gleichzeitige Gabe eines Hemmstoffs des Renin-Angiotensin-Systems zu einer Reduktion der Ödemrate führt. Die zunehmend verwendeten Kombinationspräparate aus Amlodipin und ACE-Hemmern bzw. Angiotensinrezeptorantagonisten (▶ Tabelle 8.3, ▶ Tabelle 8.7) sind wirksamer als die Einzelkomponenten (Mancia et al. 2015) und auch aus Compliance-Gründen prinzipiell zu begrüßen. Bei dem günstigsten Präparat (Amlodipin + Ramipril, ▶ Tabelle 8.3) ist der Preis allerdings mit 0,33 € immer noch doppelt so hoch wie die Summe der Einzelkomponenten.

Amlodipin und Felodipin können im Gegensatz zu anderen Calciumantagonisten auch bei Patienten mit eingeschränkter linksventrikulärer Funktion eingesetzt werden, weil sie in klinischen Studien keinen negativen Einfluss auf die Prognose hatten (Packer et al. 1996, Cohn et al. 1995, The Defiant-II Research Group 1997). Die ALLHAT-Studie hat gezeigt, dass Amlodipin bei Hypertoniepatienten mit mindestens einem weiteren Risikofaktor die Zahl der Herzinfarkte und die Gesamtletalität nicht anders beeinflusste als das Diuretikum Chlortalidon oder der ACE-Hemmer Lisinopril (The ALLHAT Officers and Coordinators 2002). Die unter Amlodipin in der ALLHAT-Studie beobachtete höhere Rate an Herzinsuffizienz ist auch bei Lisinopril gesehen worden und mit einiger Wahrscheinlichkeit auf das Studiendesign zurückzuführen. Sie sollte nicht überbewertet werden. In einer placebokontrollierten Vergleichsstudie an Patienten mit koronarer Herzkrankheit und normalem Blutdruck (CAMELOT) hat Amlodipin bei gleicher Blutdrucksenkung und ähnlicher Verträglichkeit (mehr Ödeme, weniger Husten) bezüglich der Senkung kardiovaskulärer Ereignisse sogar besser abgeschnitten als Enalapril (Nissen et al. 2004). In der ASCOT-BPA Studie war bei Hypertonikern mit mindestens drei weiteren Risikofaktoren ein auf der Erstgabe von Amlodipin basiertes Therapieregime (zweite Stufe + Perindopril) einem primär auf dem Betarezeptorenblocker Atenolol (zweite Stufe + Thiazid) basierten überlegen, allerdings zum Teil auch aufgrund der im Mittel stärkeren Blutdrucksenkung (Dahlöf et al. 2005). Möglicherweise ist ein Teil des Vorteils von Amlodipin auf eine stärkere Senkung der intraindividuellen Blutdruckschwankung zurückzuführen (Rothwell et al. 2010). Auch in der ALLHAT-Studie war die Blutdrucksenkung unter Amlodipin (vor allem gegenüber Lisinopril) am stabilsten (Muntner et al. 2014). Die prognostische Bedeutung dieses Parameters ist nicht klar. In der Diskussion der antihypertensiven Therapie hat in den letzten Jahren vor allem die renale Denervierung eine Rolle gespielt, die in initialen Studien an relativ kleinen Patientenzahlen beeindruckende Effekte bei Patienten mit „therapieresistenter Hypertonie" zeigte (SIMPLICITY HTN-2; Esler et al. 2010). Die erste große randomisierte Studie (SIMPLICITY HTN-3) hat allerdings keinen Vorteil gegenüber einer intensivierten Pharmako-

therapie bestätigt (Bhatt et al. 2014), was möglicherweise etwas mit dem starken Placeboeffekt bei den in der Praxis gemessenen Blutdruckwerten (im Gegensatz zu den durch Langzeitmessung zuhause ermittelten Werten) zu tun hat. Der Wert der besonders in Deutschland weit verbreiteten renalen Denervierung und die Definition des dafür geeigneten Patientenkollektivs bleiben weiter unklar.

Bei der koronaren Herzkrankheit ist die Bedeutung der Calciumantagonisten in den letzten Jahren ähnlich wie die der Nitrate zurückgegangen. Dies hat mehrere Gründe. Einerseits hat die symptomatische medikamentöse antianginöse Therapie insgesamt an Bedeutung gegenüber interventionellen und sekundärprophylaktischen Therapiemaßnahmen (Lipidsenkung, Thrombozytenaggregationshemmung) verloren. Zweitens werden Betarezeptorenblocker seit vielen Jahren als erste Wahl für die Angina-pectoris-Prophylaxe empfohlen, wenn keine Kontraindikationen vorliegen (Deutsche Gesellschaft für Kardiologie 2003, Bundesärztekammer et al. 2014), da für Betarezeptorenblocker, nicht aber für Calciumantagonisten und Nitrate, bei verschiedenen Formen der koronaren Herzkrankheit (Zustand nach Infarkt, Herzinsuffizienz) eine Verbesserung der Prognose erwiesen ist. Schließlich ist die Therapie mit Betarezeptorenblockern bei der koronaren Herzkrankheit mit weniger unerwünschten Wirkungen assoziiert als die mit Calciumantagonisten (Heidenreich et al. 1999).

Literatur

Arzneimittelkommission der deutschen Ärzteschaft (1997): Calciumantagonisten vom 1,4-Dihydropyridin-Typ. Dtsch Ärztebl 22: C-1122–C-1123

Bundesärztekammer, Kassenärztliche Bundesvereinigung, Arbeitsgemeinschaft der Wissenschaftlichen Medizinischen Fachgesellschaften (2014): Nationale Versorgungsleitlinie Chronische KHK. Langfassung , 3. Auflage, Version 1, Dezember 2014, AWMF-Register-Nr.: nvl-004. Internet: http://www.leitlinien.de/nvl/khk/

Bhatt DL, Kandzari DE, O‹Neill WW, D‹Agostino R, Flack JM, Katzen BT, Leon MB, Liu M, Mauri L, Negoita M, Cohen SA, Oparil S, Rocha-Singh K, Townsend RR, Bakris GL; SYMPLICITY HTN-3 Investigators (2014): A controlled trial of renal denervation for resistant hypertension. N Engl J Med 370:1393–1401

Cohn JN, Ziesche SM, Loss LE, Anderson GF, V-HeFT Study Group (1995): Effect of felodipine on short-term exercise and neurohormone and long-term mortality in heart failure: Results of V-HeFT VIII. Circulation 92: 1–143

Dahlöf B, Sever PS, Poulter NR, Wedel H, Beevers DG, Caulfield M, Collins R, Kjeldsen SE, Kristinsson A, McInnes GT, Mehlsen J, Nieminen M, O'Brien E, Ostergren J; ASCOT Investigators (2005): Prevention of cardiovascular events with an antihypertensive regimen of amlodipine adding perindopril as required versus atenolol adding bendro-flumethiazide as required, in the Anglo-Scandinavian Cardiac Outcomes Trial-Blood Pressure Lowering Arm (ASCOT-BPLA): a multicentre randomised controlled trial. Lancet 366: 895–906

Deutsche Gesellschaft für Kardiologie (2003): Leitlinien zur Behandlung der chronischen koronaren Herzkrankheit. Z Kardiol 92: 501–521

Esler MD, Krum H, Sobotka PA, Schlaich MP, Schmieder RE, Böhm M, Symplicity HTN-2 Investigators1 (2010): Renal sympathetic denervation in patients with treatment-resistant hypertension (The Symplicity HTN-2 Trial): a randomised controlled trial. Lancet 376: 1903–1909

Hänggi D, Etminan N, Aldrich F, Steiger HJ, Mayer SA; NEWTON Investigators (2017): Randomized, Open-Label, Phase 1/2a Study to Determine the Maximum Tolerated Dose of Intraventricular Sustained Release Nimodipine for Sub-arachnoid Hemorrhage (NEWTON [Nimodipine Micropar-ticles to Enhance Recovery While Reducing Toxicity After Subarachnoid Hemorrhage]). Stroke 48: 145–151

Heidenreich PA, McDonald KM, Hastie T, Fadel B, Hagan V, Lee BK, Hlatky MA (1999): Meta-analysis of trials comparing b-blockers, calcium antagonists, and nitrates for stable angina. JAMA 281: 1927–1936

Makarounas-Kirchmann K, Glover-Koudounas S, Ferrari P (2009): Results of a meta-analysis comparing the tolera-bility of lercanidipine and other dihydropyridine calcium channel blockers. Clin Ther 31: 1652–1663

Mancia G, Coca A, Chazoval, Girerd X, Haller H, Pauletto P, Pupek-Musialik D, Svyshchenko Y; FELT investigators (2014): Effects on office and home blood pressure of the lercanidipine-enalapril combination in patients with Stage 2 hypertension: a European randomized, con-trolled clinical trial. J Hypertens 32: 1700–1707

Muntner P, Levitan EB, Lynch AI, Simpson LM, Whittle J, Davis BR, Kostis JB, Whelton PK, Oparil S (2014): Effect of chlor-thalidone, amlodipine, and lisinopril on visit-to-visit variability of blood pressure: results from the Antihyper-tensive and Lipid-Lowering Treatment to Prevent Heart Attack Trial. J Clin Hypertens 16: 323–330

Nissen SE, Tuzcu EM, Libby P, Thompson PD, Ghali M, Garza D, Berman L, Shi H, Buebendorf E, Topol EJ; CAMELOT Inves-tigators (2004): Effect of antihypertensive agents on cardiovascular events in patients with coronary disease and normal blood pressure: the CAMELOT study: a rando-mized controlled trial. JAMA 292: 2217–2225

Packer M, O'Connor CM, Ghali JK, Pressler ML, Carson PE et al (1996): Effect of amlodipine on morbidity and mortality in severe chronic heart failure. N Engl J Med 335: 1107–1114

Pickard R, Starr K, MacLennan G, Lam T, Thomas R et al. (2015): Medical expulsive therapy in adults with ureteric colic: a multicentre, randomised, placebo-controlled trial. Lancet 386: 341–349

Rothwell PM, Howard SC, Dolan E, O'Brian E, Dobson JE, Dahlöf B, Poulter NR, Sever PS; ASCOT-BPLA and MRC Trial Investigators (2010): Effects of β blockers and calcium channel blockers on within-individual variability and risk of stroke. Lancet Neurol 9: 469–480

The ALLHAT Officers and Coordinators for the ALLHAT Colla-borative Research Group (2002): The Antihypertensive and Lipid-Lowering Treatment to Prevent Heart Attack Trial. Major outcomes in high-risk hypertensive patients randomized to angiotensin-converting enzyme inhibitor or calcium channel blocker vs diuretic: The Antihyperten-sive and Lipid-Lowering Treatment to Prevent Heart Attack Trial (ALLHAT). JAMA 288: 2981–2997

The DEFIANT-II Research Group (1997): Doppler flow and echocardiography in functional cardiac insufficiency: assessment of nisoldipine therapy. Results of the DEFI-ANT-II Study. Eur Heart J 18: 31–40

van Vliet E, Nijman T, Schuit E, Heida KY, Opmeer BC et al. (2016): Nifedipine versus atosiban for threatened preterm birth (APOSTEL III): a multicentre, randomised controlled trial. Lancet 387: 2117–2124

van Middelaar T, van Vught LA, van Charante EPM, Eurelings LSM, Ligthart SA et al. (2017): Lower dementia risk with different classes of antihypertensive medication in older patients. J Hypertens 35: 2095–2101

Corticosteroide

Ulrich Schwabe

© Springer-Verlag GmbH Deutschland, ein Teil von Springer Nature 2018
U. Schwabe, D. Paffrath, W.-D. Ludwig, J. Klauber (Hrsg.), *Arzneiverordnungs-Report 2018*
https://doi.org/10.1007/978-3-662-57386-0_24

Auf einen Blick

Verordnungsprofil

Corticosteroide werden überwiegend als Glucocorticoide zur Entzündungshemmung und Immunsuppression eingesetzt, während die Hormonsubstitution mit dem Nebennierenrindenhormon Cortisol und dem Mineralocorticoid Fludrocortison nur einen kleinen Teil der Verordnungen betrifft. Bei den Glucocorticoiden hat die Verordnung von Prednisolon aufgrund seiner pharmakokinetischen und preislichen Vorteile 2017 weiter zugenommen, während Prednison und Methylprednisolon erneut weniger verordnet wurden.

Als Corticosteroide werden die natürlichen Steroidhormone der Nebennierenrinde und ihre synthetischen Derivate bezeichnet. Nach ihren vorherrschenden Wirkungen auf den Kohlenhydratstoffwechsel und den Elektrolythaushalt werden sie in Glucocorticoide und Mineralocorticoide eingeteilt. Sie haben ein weites Spektrum physiologischer und pharmakologischer Wirkungen. In niedrigen physiologischen Mengen dienen sie zur Hormonsubstitution bei Nebennierenrindeninsuffizienz, wie z. B. bei Morbus Addison und adrenogenitalem Syndrom. Bei diesen Indikationen wird Cortisol (Hydrocortison) als natürliches Nebennierenrindenhormon bevorzugt, weil es glucocorticoide und mineralocorticoide Eigenschaften vereinigt.

In höheren pharmakologischen Dosen werden synthetische Glucocorticoide eingesetzt, um Entzündungserscheinungen und immunologische Reaktionen zu unterdrücken. Hier wird Prednisolon aus der Gruppe der nichtfluorierten Glucocorticoide als Standardsteroid verwendet, weil es nur noch geringe mineralocorticoide Aktivität besitzt und am längsten in die Therapie eingeführt ist. Zu den wichtigsten Indikationen gehören rheumatische und allergische Krankheiten, Asthma bronchiale und Kollagenosen. Inhalative Glucocorticoide werden bei den Bronchospasmolytika und Antiasthmatika (► Kapitel 22) besprochen, topische Glucocorticoide bei den Dermatika (► Kapitel 25) und den Ophthalmika (► Kapitel 38).

Wegen der Risiken der Langzeitbehandlung werden orale Glucocorticoide zur Entzündungshemmung nur kurzfristig und immer nur in der möglichst niedrigsten Dosis eingesetzt (Übersicht bei Smolen et al. 2016). Trotz jahrzehntelanger Bemühungen ist es bisher nicht gelungen, die Risiko-Nutzen-Relation der Glucocorticoide grundlegend zu ändern (Strehl und Buttgereit 2013). Eine der wichtigsten Anwendungen der Glucocorticoide ist die antirheumatische Therapie. Hier haben die Glucocorticoide in den Empfehlungen der EULAR (European League Against Rheumatism) eine bemerkenswerte Aufwertung erfahren (Smolen et al. 2017). Niedrig dosierte Glucocorticoide sollten als Teil der initialen Behandlung in Kombination mit einem oder mehreren konventionellen synthetischen krankheitsmodifizierenden antirheumatischen Arzneimitteln (DMARDs) bis zu 6 Monate in Betracht gezogen werden, jedoch mit möglichst schneller Dosisreduktion.

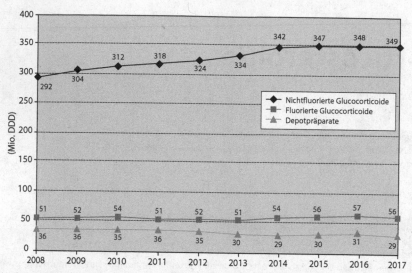

◘ Abbildung 24.1 Verordnungen von Glucocorticoiden 2008 bis 2017. Gesamtverordnungen nach definierten Tagesdosen.

24.1   Verordnungsspektrum

Glucocorticoide werden in nichtfluorierte und fluorierte Glucocorticoide sowie Depotpräparate eingeteilt. Nichtfluorierte Glucocorticoide haben sich in den letzten 25 Jahren als führende Therapieoption etabliert und sind seit 2008 noch weiter angestiegen (◘ Abbildung 24.1). Die Verordnungen der fluorierten Glucocorticoide liegen auf deutlich niedrigerem Niveau, sind aber in den letzten 8 Jahren annähernd konstant geblieben. Noch weniger werden Depotpräparate verordnet. In der gesamten Indikationsgruppe der systemischen Corticosteroide hat sich das Verordnungsvolumen nach definierten Tagesdosen (DDD) im Jahr 2017 mit 439 Mio. DDD kaum verändert (vgl. ► Tabelle 1.2).

24.1.1 Nichtfluorierte Glucocorticoide

In der Gruppe der nichtfluorierten Glucocorticoide entfallen inzwischen über 80% der Verordnungen auf Prednisolonpräparate (◘ Tabelle 24.1). Prednisolon hat im Vergleich zu dem natürlichen Nebennierensteroid Cortisol (Hydrocortison) nur noch eine geringe Mineralocorticoidaktivität und löst daher seltener Natriumretention, Ödembildung und Hypokaliämie aus. Darüber hinaus hat Predni-

solon pharmakokinetische Vorteile gegenüber seinem Prodrug Prednison, weil es bereits die aktive Wirkform darstellt, während Prednison biologisch inaktiv ist und erst durch die hepatische 11β-Hydroxysteroiddehydrogenase in seinen aktiven Metaboliten Prednisolon umgewandelt werden muss. Da diese Umwandlung ca. eine Stunde benötigt, wirkt Prednisolon bei akuten Therapieindikationen schneller als Prednison. Außerdem hat Prednisolon nach oraler Gabe eine höhere Bioverfügbarkeit als Prednison (Kamada et al. 1997). Die pharmakologisch-therapeutischen Vorteile des Prednisolons haben sich weitgehend in der praktischen Therapie durchgesetzt, da Prednisolonpräparate wesentlich häufiger als Prednisonpräparate verordnet werden (◘ Tabelle 24.1). Zusätzlich ist damit eine Kosteneinsparung verbunden, da Prednisolonpräparate im Durchschnitt billiger als alle anderen Glucocorticoide sind.

An zweiter Stelle folgen die Prednisonpräparate, die durchschnittlich mehr als doppelt so teuer wie Prednisolonpräparate sind, was in Anbetracht der pharmakokinetischen Vorteile von Prednisolon schwer verständlich ist. Ein kleiner Teil der Verordnungen entfällt auf ein Prednisonpräparat mit verzögerter Freisetzung (*Lodotra*), das bei Patienten mit aktiver rheumatoider Arthritis die morgendliche Gelenksteifigkeit im Vergleich zu schnell freisetzendem Prednison um 22% reduzierte (Buttgereit et al. 2008). Das Präparat wird abends eingenommen und setzt Prednison 4 Stunden später unmittelbar vor Beginn des morgendlichen Cortisolgipfels frei, während das übliche schnell freisetzende Prednison morgens eingenommen wird. *Lodotra* ist allerdings zehnfach teurer als Prednisongenerika (● Tabelle 24.1).

An dritter Stelle stehen die Methylprednisolonpräparate (● Tabelle 24.1). Die Verordnungen haben sich 2017 kaum verändert. Die DDD-Kosten liegen im Durchschnitt mehr als doppelt so hoch wie für Prednisolonpräparate, ohne dass wesentliche therapeutische Unterschiede dokumentiert sind.

Ein sehr kleiner Teil der Verordnungen entfällt auf das natürliche Nebennierenrindenhormon Hydrocortison (Cortisol). Es wird vor allem zur Substitution bei primärer Nebenniereninsuffizienz (Morbus Addison) eingesetzt (Pulzer et al. 2016). Eine zweite wichtige Indikation ist das adrenogenitale Syndrom mit einer Störung der Cortisolbiosynthese der Nebennierenrinde infolge eines Defekts der 21-Hydroxylase. Durch die Substitution wird der Cortisolmangel ausgeglichen und gleichzeitig die reaktive ACTH-Überproduktion und die damit verbundene Hyperandogenämie supprimiert (Dörr und Schöffl 2009).

Cloprednol (*Syntestan*) ist ein weiteres teures Prednisolonderivat, das nach einer älteren Studie an 39 Patienten weniger Osteoporose verursachen soll, aber keine ausreichenden Belege für diese Behauptung zeigt (Medici und Rüegsegger 1990).

24.1.2 Fluorierte Glucocorticoide

Fluorierte Glucocorticoide haben im Gegensatz zu Prednisolon keine mineralocorticoiden Wirkungen. Die Wirkungsdauer von Betamethason und Dexamethason ist erheblich länger als die von Prednisolon. Sie werden daher für die gezielte Hypophysenhemmung eingesetzt, sind aber für die übliche einmal morgendliche Dosierung am Gipfelpunkt der zirkadianen Rhythmik nicht geeignet. Vorteilhaft ist die längere Wirkungsdauer bei der intraartikulären Lokaltherapie, für die mehrere Dexamethasonpräparate eingesetzt werden. Die Verordnungen von Dexamethason haben 2017 etwas zugenommen (● Tabelle 24.2).

24.1.3 Depotpräparate

Die intramuskuläre Injektion von Depotcorticosteroiden bei Heufieber und anderen Allergien wurde schon vor fast 40 Jahren als nebenwirkungsreiches Verfahren mit fragwürdigen Indikationen kritisiert (Köbberling 1979). Im Vergleich zur intranasalen oder oralen Therapie sind die atrophischen Veränderungen an Haut, Knochen und Muskulatur (sogenannte „Triamcinolonlöcher") bei Langzeitgabe besonders ausgeprägt. Eine dänische Übersichtsarbeit bestätigte, dass die Dokumentation der intramuskulären Depottherapie mit Glucocorticoiden bei allergischer Rhinitis überraschend mangelhaft ist (Mygind et al. 2000). Generell sind intramuskuläre Injektionen wegen der unkontrollierbaren systemischen Glucocorticoidwirkung über Wochen nicht zu empfehlen (Reinhart 2005).

Dagegen ist der Nutzen einer intraartikulären Injektion eines Glucocorticoids bei aktivierter Arthrose durch einen Cochrane-Review für einen Zeitraum von 2–3 Wochen gut dokumentiert (Jüni et al. 2015). Trotz der intraartikulären Injektion wird die endogene Cortisolproduktion über einen Zeitraum von 10–30 Tagen supprimiert und der zirkadiane Rhythmus der hypothalamisch-hypophysären Steuerung der Nebennierenrinde gestört (Huppertz und Pfuller 1997). Allerdings entfällt nur ein kleiner Teil der Verordnungen von Triamcinolonacetonid auf Arzneiformen, die ausschließlich für die sinnvolle intraartikuläre und intrafokale Anwendung angeboten werden. Die Depotcorticosteroide zur intramuskulären Anwendung werden wegen dieser Abgrenzungsprobleme trotzdem weiterhin als Arzneimittel mit unumstrittener Wirksamkeit klassifiziert. Die Verordnungen von Triamcinolonacetonid haben 2017 etwas abgenommen (● Tabelle 24.2).

24.1.4 Mineralocorticoide

Fludrocortison (*Astonin H*) ist das derzeit einzige verfügbare Mineralocorticoid, das bei nicht ausreichender Wirkung von Hydrocortison zur zusätzlichen Substitution bei Morbus Addison und adrenogenitalem Syndrom mit Salzverlust eingesetzt wird. Daneben kann es bei schwerer hypoadrenerger

◻ **Tabelle 24.1** Verordnungen von nichtfluorierten Glucocorticoiden 2017. Angegeben sind die 2017 verordneten Tagesdosen, die Änderungen gegenüber 2016 und die mittleren Kosten je DDD 2017.

Präparat	Bestandteile	DDD Mio.	Änderung %	DDD-Nettokosten €
Prednisolon				
Prednisolon acis	Prednisolon	158,6	(+10,7)	0,23
Prednisolon AL	Prednisolon	80,9	(+4,5)	0,22
Prednisolon Galen	Prednisolon	19,9	(−21,2)	0,35
Predni H Tablinen	Prednisolon	13,4	(−21,5)	0,24
Prednisolut/-L	Prednisolon	4,5	(−5,4)	0,88
Prednisolon JENAPHARM	Prednisolon	4,5	(−23,0)	0,55
PredniHEXAL oral	Prednisolon	3,6	(−38,3)	0,24
Decortin H	Prednisolon	3,3	(−25,4)	0,26
Solu-Decortin H	Prednisolon	1,9	(−4,8)	1,14
Prednisolon-ratiopharm oral	Prednisolon	0,65	(−21,2)	0,31
Predni H Injekt/-Lichtenstein N	Prednisolon	0,58	(−18,7)	0,99
Infectocortikrupp	Prednisolon	0,21	(+1,2)	7,07
Klismacort Rektal	Prednisolon	0,08	(−1,3)	10,04
		292,0	(+1,6)	0,27
Prednison				
Prednison GALEN	Prednison	17,8	(+40,8)	0,27
Prednison HEXAL	Prednison	2,8	(−51,1)	0,25
Decortin	Prednison	2,6	(−24,1)	0,29
Lodotra	Prednison	2,3	(−0,3)	2,60
Rectodelt	Prednison	0,83	(−1,2)	6,75
Prednison acis	Prednison	0,75	(−77,9)	0,29
		27,2	(−4,3)	0,67
Methylprednisolon				
Predni-M-Tablinen	Methylprednisolon	9,0	(−5,4)	0,53
Urbason/-solubile	Methylprednisolon	5,4	(−20,4)	0,70
Metypred GALEN	Methylprednisolon	3,6	(+119,0)	0,64
		17,9	(+0,2)	0,60
Hydrocortison				
Hydrocortison JENAPHARM	Hydrocortison	4,6	(+1,9)	1,41
Hydrocortison GALEN	Hydrocortison	2,0	(+6,2)	1,30
Hydrocortison acis	Hydrocortison	0,93	(+0,6)	1,42
Hydrocortison Hoechst	Hydrocortison	0,79	(+0,7)	1,48
		8,3	(+2,7)	1,39
Weitere Glucocorticoide				
Syntestan	Cloprednol	0,73	(−4,8)	0,68
Summe		346,2	(+1,0)	0,35

Tabelle 24.2 Verordnungen von fluorierten Glucocorticoiden und Mineralocorticoiden 2017. Angegeben sind die 2017 verordneten Tagesdosen, die Änderungen gegenüber 2016 und die mittleren Kosten je DDD 2017.

Präparat	Bestandteile	DDD Mio.	Änderung %	DDD-Nettokosten €
Dexamethason				
Dexagalen Injekt/ Dexamethason GALEN Tabl.	Dexamethason/ -dihydrogenphosphat	30,9	(+18,1)	0,32
Dexa-ratiopharm/ Dexamethason-ratiopharm	Dexamethason/ -dihydrogenphosphat	12,6	(−17,7)	0,38
Dexamethason JENAPHARM	Dexamethason/ -dihydrogenphosphat	5,4	(−25,4)	0,49
Fortecortin	Dexamethason/ -dihydrogenphosphat	1,8	(+24,0)	0,38
Lipotalon	Dexamethasonpalmitat	0,65	(−5,9)	3,16
Infectodexakrupp	Dexamethason- dihydrogenphosphat	0,55	(+13,2)	5,21
DexaHEXAL	Dexamethason- dihydrogenphosphat	0,53	(−28,3)	0,67
Dexabene	Dexamethason- dihydrogenphosphat	0,19	(−11,0)	1,02
		52,7	(+0,6)	0,44
Triamcinolonacetonid				
Triam Injekt Lichtenstein	Triamcinolonacetonid	14,2	(−6,2)	0,23
TriamHEXAL	Triamcinolonacetonid	7,4	(−2,1)	0,24
Volon A/-Kristallsusp.	Triamcinolonacetonid	6,7	(−0,5)	0,40
Volon/-A solubile	Triamcinolonacetonid	0,41	(−3,2)	0,93
		28,6	(−3,8)	0,29
Betamethason				
Celestan/Celestamine N	Betamethason	2,2	(−0,5)	1,85
Kombinationspräparate				
Supertendin	Dexamethasonacetat Lidocain	0,52	(−6,0)	1,32
Mineralocorticoide				
Astonin H	Fludrocortison	3,8	(+24,7)	0,57
Summe		87,8	(−0,1)	0,44

orthostatischer Hypotonie nach Versagen nicht-medikamentöser Maßnahmen und Midodrin eingesetzt werden, wobei ausgeprägte Nebenwirkungen (Wasserretention, Ödeme, Hypokaliämie) zu beachten sind (Hale et al. 2017). Die Verordnungen von Fludrocortison haben 2017 gegenüber dem Vorjahr erneut zugenommen (Tabelle 24.2).

Literatur

Buttgereit F, Doering G, Schaeffler A, Witte S, Sierakowski S, Gromnica-Ihle E, Jeka S, Krueger K, Szechinski J, Alten R (2008): Efficacy of modified-release versus standard prednisone to reduce duration of morning stiffness of the joints in rheumatoid arthritis (CAPRA-1): a double-blind, randomised controlled trial. Lancet 371: 205–214

Dörr HG, Schöfl C (2009): Adrenogenitales Syndrom und Wachstumshormonmangel. Internist 50: 1202–1206

Hale GM, Valdes J, Brenner M (2017): The treatment of primary orthostatic hypotension. Ann Pharmacother 51: 417–428

Huppertz HI, Pfuller H (1997): Transient suppression of endogenous cortisol production after intraarticular steroid therapy for chronic arthritis in children. J Rheumatol 24: 1833–1837

Jüni P, Hari R, Rutjes AW, Fischer R, Silletta MG, Reichenbach S, da Costa BR (2015): Intra-articular corticosteroid for knee osteoarthritis. Cochrane Database Syst Rev. 2015 Oct 22;(10):CD005328

Kamada AK, Wiener MB, LaVallee NM, Bartoszek SM., Selner JC, Szefler SJ (1997): A pharmacokinetic comparison of two oral liquid glucocorticoid formulations. Pharmacotherapy 17: 353–356

Köbberling J (1979): Gefahren der Depotkortikoid-Therapie. Internist Welt 4: 118–122

Medici TC, Rüegsegger P (1990): Does alternate-day cloprednol therapy prevent bone loss? A longitudinal double-blind, controlled clinical study. Clin Pharmacol Ther 48: 455–466

Mygind N, Laursen LC, Dahl M (2000): Systemic corticosteroid treatment for seasonal allergic rhinitis: a common but poorly documented therapy. Allergy 55: 11–15

Pulzer A, Burger-Stritt S, Hahner S (2016): Morbus Addison, primäre Nebenniereninsuffizienz. Internist 57: 457–469

Reinhart WH (2005): Steroidtherapie. Praxis 94: 239–243

Smolen JS, Aletaha D, McInnes IB (2016): Rheumatoid arthritis. Lancet 388: 2023–2038

Smolen JS, Landewé R, Bijlsma J, Burmester G, Chatzidionysiou K, Dougados M, Nam J, Ramiro S, Voshaar M, van Vollenhoven R, Aletaha D, Aringer M, Boers M, Buckley CD, Buttgereit F, Bykerk V, Cardiel M, Combe B, Cutolo M, van Eijk-Hustings Y, Emery P, Finckh A, Gabay C, Gomez-Reino J, Gossec L, Gottenberg JE, Hazes JMW, Huizinga T, Jani M, Karateev D, Kouloumas M, Kvien T, Li Z, Mariette X, McInnes I, Mysler E, Nash P, Pavelka K, Poór G, Richez C, van Riel P, Rubbert-Roth A, Saag K, da Silva J, Stamm T, Takeuchi T, Westhovens R, de Wit M, van der Heijde D (2017): EULAR recommendations for the management of rheumatoid arthritis with synthetic and biological disease-modifying antirheumatic drugs: 2016 update. Ann Rheum Dis 76: 960–977

Strehl C, Buttgereit F (2013): Optimized glucocorticoid therapy: teaching old drugs new tricks. Mol Cell Endocrinol 380: 32–40

Dermatika

Judith Günther und Uwe Fricke

© Springer-Verlag GmbH Deutschland, ein Teil von Springer Nature 2018
U. Schwabe, D. Paffrath, W.-D. Ludwig, J. Klauber (Hrsg.), *Arzneiverordnungs-Report 2018*
https://doi.org/10.1007/978-3-662-57386-0_25

Auf einen Blick

Verordnungsprofil
Die Verordnungen von Dermatika halten sich seit Jahren auf stabilem Niveau. Am häufigsten werden Corticosteroide verordnet. Auf sie entfällt 2017 wie in den Vorjahren fast die Hälfte der verordneten Dermatikatagesdosen. Deutlich seltener verordnet werden dermatologische Antimykotika (13%), Psoriasismittel (8%), Aknemittel (7%), Wundbehandlungsmittel und Warzenmittel (jeweils 5%) sowie Antiinfektiva und Mittel bei aktinischen Keratosen (jeweils 4%). Die verbleibenden Gruppen hatten 2017 zusammen noch einen Verordnungsanteil von etwa 5%.

Trend
Die Verordnungen in den einzelnen Marktsegmenten werden weitgehend durch nationale und internationale Therapieempfehlungen gestützt. Die Veränderungen gegenüber dem Vorjahr sind marginal, nur bei den Corticosteroiden, den Psoriasismitteln und den Mitteln bei aktinischen Keratosen sind 2017 Verordnungszunahmen von jeweils mehr als 2 Millionen Tagestherapiedosen zu verzeichnen. Allerdings führen diese Verordnungszuwächse nur bei den Psoriasismitteln auch zu einem Kostenanstieg in zweistelliger Millionenhöhe.

25.1 Verordnungsspektrum

Dermatika zählen in Deutschland zu den verordnungsstärksten Arzneimitteln. Ihre Anwendungsgebiete sind sehr unterschiedlich. Entsprechend heterogen sind die Stoffklassen, die von den Corticosteroidexterna über die dermatologischen Antimykotika, die Psoriasismittel sowie die Wundbehandlungsmittel bis hin zu den Hautschutz- und Pflegemitteln reichen (◻ Abbildung 25.1). Antimykotika mit Indikationen, die über die Behandlung von Erkrankungen der Haut und der Hautanhangsorgane hinausgehen, finden sich in ▸ Kapitel 12 (Antibiotika und Chemotherapeutika) und ▸ Kapitel 36 (Mund- und Rachentherapeutika).

Auch 2017 wurden Dermatika nur marginal häufiger verordnet als im Vorjahr. Verordnungsstärkste Gruppe sind nach wie vor die Corticosteroide, auf die mit 49% fast die Hälfte der verordneten Tagesdosen aller Dermatika entfallen (◻ Abbildung 25.1). Die übrigen Stoffgruppen weisen eine deutlich geringere Verordnungshäufigkeit auf. Auf die Wundbehandlungsmittel entfallen 2017 5% der Verordnungen des gesamten Marktsegments. Zusammen mit den Warzenmitteln stehen sie damit nach den Antimykotika, den Psoriasis- und den Aknemitteln auf Rang 5 der meist verordneten dermatologischen Wirkstoffgruppen. Die in dieser Gruppe zusammengefassten Präparate werden nachfolgend aus pharmakologisch-praktischen Gründen zum Teil in dem eigenständigen Abschnitt Wundbehandlungsmittel (◻ Tabelle 25.16), zum Teil unter antiseptikahaltigen Dermatika (◻ Tabelle 25.8) besprochen.

25.2 Corticosteroidexterna

Glucocorticoide werden in der Dermatologie wegen ihrer antiphlogistischen und antiproliferativen Wir-

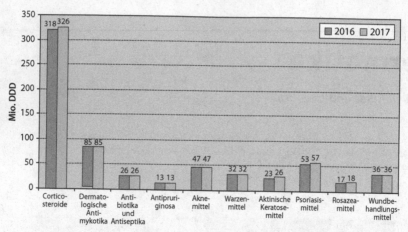

■ Abbildung 25.1 Verordnungen von Dermatika und Wundbehandlungsmitteln 2017. Gesamtverordnungen nach definierten Tagesdosen.

kung bei zahlreichen Hauterkrankungen, z. B. atopischer Dermatitis und anderen nicht infizierten Ekzemen, bei Psoriasis, entzündlichen Lichtdermatosen oder bei juckenden Hauterkrankungen, eingesetzt und nehmen daher in der externen Therapie eine zentrale Stellung ein. Corticosteroide können keine Krankheiten heilen, sie unterdrücken lediglich die krankheitsbedingten Symptome. Bei falscher Indikation, z. B. bei Akne, Rosazea und insbesondere bei Infektionskrankheiten wie Virusinfekten, Tuberkulose, Tinea oder Pyodermie, sind sie eher schädlich. Eine zu lange Anwendung oder die Wahl der falschen Wirkstärke ruft unerwünschte, z. T. irreversible Wirkungen oder einen Krankheitswechsel hervor. In der Fachliteratur wird daher sowohl in Bezug auf die Indikation als auch im Hinblick auf das einzusetzende Steroid ein kritischer Umgang mit Glucocorticoiden gefordert (Rathi und D'Souza 2012, Saraswat 2014).

Corticosteroide werden nach ihren erwünschten entzündungshemmenden und unerwünschten atrophisierenden Wirkungen in vier Klassen eingeteilt (Niedner 1998, Deutsche Dermatologische Gesellschaft et al. 2015). Sie reichen von schwach wirksamen Steroiden (Klasse I) wie Hydrocortison (■ Tabelle 25.1) mit entsprechend geringem Risiko unerwünschter Wirkungen bis zu den fluorierten Corticosteroiden mit sehr hoher Wirksamkeit (Klasse IV) wie Clobetasol (■ Tabelle 25.3), die dann aber bei längerer Anwendung auch das Risiko erheblicher unerwünschter Wirkungen in sich bergen,

bei Clobetasol sogar schon nach wenigen Tagen. Da vergleichende Untersuchungen zur Wirksamkeit topischer Corticosteroide fehlen und konzentrationsabhängige Verschiebungen von einer Gruppe in die andere möglich sind, sollte eine solche Einteilung allerdings nur als grobe Richtlinie angesehen werden. Auch von der verwendeten Grundlage (Galenik) ist die Wirkintensität der Lokalcorticosteroide abhängig. Darüber hinaus können Hautbeschaffenheit und Lokalisation einer Dermatose die Kinetik der Glucocorticoide beeinflussen und damit Ursache potenzieller lokaler und systemischer Nebenwirkungen sein.

Um das Risiko unerwünschter Wirkungen möglichst gering zu halten, werden stark bis sehr stark wirksame Glucocorticoide in der Regel nur kurzfristig und kleinflächig angewendet. Schwach wirksame Corticosteroide eignen sich dagegen auch für eine längerfristige und großflächige Anwendung bzw. für eine Applikation bei Kindern. Die Lokaltherapie sollte zunächst mit dem am stärksten wirksamen Präparat begonnen werden, das die Dermatose unter Berücksichtigung der Lokalisation und Ausprägung zulässt. Die Weiterbehandlung erfolgt im Anschluss mit dem gerade noch effektiven Glucocorticoid. Schließlich wird die Therapie im Wechsel mit einer steroidfreien Basissalbe/creme fortgeführt (Intervalltherapie), bis eine ausschließlich pflegende Nachbehandlung möglich ist (Ring und Fröhlich 1985, Hengge et al. 2006, Ference und Last 2009, Rathi und D'Souza 2012). Eine

☐ **Tabelle 25.1 Verordnungen schwach wirksamer Corticosteroide 2017 (Monopräparate).** Angegeben sind die 2017 verordneten Tagesdosen, die Änderungen gegenüber 2016 und die mittleren Kosten je DDD 2017.

Präparat	Bestandteile	DDD Mio.	Änderung %	DDD-Nettokosten €
Hydrocortison				
Hydrogalen	Hydrocortison	3,8	(+33,3)	0,57
Hydrocutan	Hydrocortison	1,2	(+11,9)	0,51
Linolacort Hydro/Linola akut	Hydrocortison	0,56	(−14,9)	0,47
Hydrocortison HEXAL	Hydrocortison	0,55	(−69,6)	0,52
Fenihydrocort	Hydrocortison	0,37	(−12,4)	0,38
Hydro-/cortison Heumann	Hydrocortison	0,30	(−21,5)	0,61
Soventol Hydrocortison/-acetat	Hydrocortison/-acetat	0,20	(−7,2)	0,57
		7,0	(−5,8)	0,54
Prednisolon				
Linola H N/-H fett N	Prednisolon	4,7	(−5,3)	0,39
Prednisolon LAW	Prednisolon	1,5	(−8,8)	0,32
Lygal Kopftinktur N	Prednisolon	0,27	(−4,6)	1,20
		6,4	(−6,1)	0,41
Dexamethason				
Dexamethason LAW	Dexamethason	1,0	(+0,2)	0,36
Dexa Loscon mono	Dexamethason	0,63	(+0,0)	0,79
		1,6	(+0,1)	0,53
Summe		15,0	(−5,3)	0,48

andere Strategie zur Risikominderung bei länger erforderlichem Einsatz von Lokalcorticosteroiden, z. B. bei Patienten mit atopischer Dermatitis, ist die diskontinuierliche Applikation nach erfolgreicher Behandlung eines akuten Schubs als proaktive Therapie. So wurde in Untersuchungen mit Fluticason bzw. Methylprednisolonaceponat gezeigt, dass eine 2-mal wöchentliche Anwendung der Corticosteroide ausreicht, die Rezidivhäufigkeit im Vergleich mit einer ausschließlichen Emollientientherapie deutlich zu senken (Deutsche Dermatologische Gesellschaft et al. 2015).

25.2.1 Monopräparate

Corticosteroidhaltige Lokaltherapeutika werden fast nur als Monopräparate verschrieben (☐ Tabellen 25.1 bis 25.3). Die Verordnungen sind gegenüber dem Vorjahr erneut angestiegen, lediglich schwach wirksame Corticosteroide wurden abermals seltener verordnet (☐ Tabelle 25.1). Hydrocortisonpräparate sind bis auf zwei Ausnahmen (*Hydrogalen*, *Linolacort*) nur in apothekenpflichtigen Zubereitungen von 0,25–0,5% verfügbar und damit nicht zu Lasten der GKV verordnungsfähig (Ausnahmen siehe Gemeinsamer Bundesausschuss 2018, Arzneimittel-Richtlinie, Abschnitt F, §12). Der Einsatz der schwach wirksamen Glucocorticoide entspricht allgemeinen Therapieempfehlungen (siehe oben).

Unter den mittelstark wirksamen Corticosteroiden (Klasse II) (☐ Tabelle 25.2) werden die nichthalogenierten Doppelester Prednicarbat und Methylprednisolonaceponat unter Sicherheitsaspekten als besonders günstig eingestuft (Luger et al. 2004). Sie werden in der Haut oder nach Resorption in der Leber rasch abgebaut, so dass atrophogene Wirkungen und Systemeffekte nur schwach ausgeprägt sind (Schäfer-Korting et al. 1996, Ruzicka 2006). Darüber hinaus sind sie besonders preisgünstig und machen wohl daher über 80% der jährlich in diesem Marktsegment verordneten Tagestherapiedosen

◻ **Tabelle 25.2** Verordnungen mittelstark wirksamer Corticosteroide 2017 (Monopräparate). Angegeben sind die 2017 verordneten Tagesdosen, die Änderungen gegenüber 2016 und die mittleren Kosten je DDD 2017.

Präparat	Bestandteile	DDD Mio.	Änderung %	DDD-Nettokosten €
Trimacinolonacetonid				
Triamgalen	Triamcinolonacetonid	11,1	(+12,3)	0,62
Triamcinolon AbZ	Triamcinolonacetonid	0,35	(+50,9)	0,70
Volon A/Volonimat/-N	Triamcinolonacetonid	0,35	(+9,3)	0,62
Triam Salbe/Creme Lichtenstein	Triamcinolonacetonid	0,33	(−82,2)	0,86
Kortikoid-ratiopharm	Triamcinolonacetonid	0,29	(+15,2)	0,77
		12,4	(−0,9)	0,63
Hydrocortisonbutyrat				
Alfason	Hydrocortisonbutyrat	6,3	(−3,4)	0,57
Laticort	Hydrocortisonbutyrat	2,6	(−3,1)	0,42
Neuroderm akut	Hydrocortisonbuteprat	0,80	(+6,6)	1,71
		9,6	(−2,5)	0,63
Prednicarbat				
Prednitop	Prednicarbat	26,4	(+10,1)	0,36
Dermatop	Prednicarbat	20,4	(−14,2)	0,34
Prednicarbat acis	Prednicarbat	7,5	(+19,4)	0,37
		54,4	(+0,5)	0,36
Andere Corticosteroide				
Advantan	Methylprednisolon-aceponat	47,5	(+7,0)	0,37
Decoderm Creme etc.	Flupredniden	1,9	(+3,5)	0,69
Cerson	Flumetason	0,76	(−4,6)	0,34
		50,2	(+6,7)	0,38
Summe		126,6	(+2,5)	0,41

aus. Auch bei Hydrocortisonbutyrat überwiegen die erwünschten gegenüber den unerwünschten Wirkungen. Der Wirkstoff hat eine gute antiphlogistische Wirksamkeit und eine geringe Atrophogenität, dafür fällt im Vergleich zu Prednicarbat oder Methylprednisolonaceponat ein etwas höheres allergenes Potential und eine etwas geringere Wirksamkeit ins Auge (Luger et al. 2004).

Höhere Verordnungszuwächse sind 2017 in der Gruppe der stark bis sehr stark wirksamen Glukokorticoidexterna (Klassen III und IV) zu verzeichnen. Unter den stark wirksamen Corticosteroiden (Klasse III) (◻ Tabelle 25.3) wird der preisgünstige halogenierte Glucocorticoidmonoester Mometasonfuroat am häufigsten eingesetzt, 2017 erneut mit deutlichem Verordnungsanstieg. Ähnlich den oben erwähnten Doppelestern hat auch Mometasonfuroat ein besonders günstiges Nutzen-Risiko-Verhältnis (Luger et al. 2004), da es systemisch rasch inaktiviert wird (Schäfer-Korting et al. 1996). Unter den Corticosteroiden mit sehr starker Wirksamkeit (Klasse IV) (◻ Tabelle 25.3) dominieren seit Jahren die Clobetasol-haltigen Lokaltherapeutika. Auch sie wurden 2017 wieder häufiger verordnet als im Vorjahr.

25.2.2 Corticosteroidkombinationen

Der Einsatz von Glucocorticoidkombinationen, insbesondere von antibiotika- und antiseptikahaltigen Kombinationen (◻ Tabellen 25.7 und 25.8) sowie antimykotikahaltigen Kombinationen (◻ Ta-

■ **Tabelle 25.3 Verordnungen stark und sehr stark wirksamer Corticosteroide 2017 (Monopräparate).** Angegeben sind die 2017 verordneten Tagesdosen, die Änderungen gegenüber 2016 und die mittleren Kosten je DDD 2017.

Präparat	Bestandteile	DDD Mio.	Änderung %	DDD-Nettokosten €
Betamethason				
Betagalen	Betamethasonvalerat	24,6	(+48,3)	0,54
Soderm	Betamethasonvalerat	12,0	(−9,1)	0,56
Deflatop	Betamethasonvalerat	1,6	(+23,2)	0,46
Beta Creme/Salbe/Lotio	Betamethasonvalerat	1,2	(−79,3)	0,55
Diprosis	Betamethason-dipropionat	0,89	(−9,0)	0,47
Diprosone Creme etc.	Betamethason-dipropionat	0,64	(−5,1)	0,50
Betnesol-V	Betamethasonvalerat	0,63	(−41,2)	0,54
		41,6	(+4,5)	0,54
Fluocinolonacetonid				
Jellin	Fluocinolonacetonid	1,7	(−1,8)	0,45
Flucinar	Fluocinolonacetonid	0,59	(−17,8)	0,42
		2,3	(−6,4)	0,44
Mometason				
Momegalen	Mometason	38,3	(+19,3)	0,33
Mometason/-furoat Glenmark	Mometason	8,8	(+21,3)	0,37
Ecural	Mometason	6,1	(−31,5)	0,42
Monovo	Mometason	5,8	(−17,2)	0,33
Mometop	Mometason	2,2	(+158,2)	0,33
Momecutan	Mometason	1,7	(53,7)	0,35
		63,0	(+5,2)	0,35
Andere stark wirksame Corticosteroide				
Amciderm	Amcinonid	1,5	(−7,4)	0,49
Topisolon	Desoximetason	1,0	(−4,9)	0,45
Nerisona	Diflucortolon	0,58	(−1,6)	0,52
		3,1	(−5,5)	0,48
Sehr stark wirksame Corticosteroide				
Clarelux	Clobetasol	14,0	(+5,8)	0,22
Karison	Clobetasol	9,8	(+0,2)	0,41
Clobegalen	Clobetasol	8,4	(+3,9)	0,39
Dermoxin/Dermoxinale	Clobetasol	4,8	(−0,1)	0,47
Clobetasol acis	Clobetasol	2,3	(+17,0)	0,40
Clobex	Clobetasol	0,76	(+2,9)	1,85
		40,1	(+3,7)	0,37
Summe		150,2	(+4,2)	0,41

◘ **Tabelle 25.4** Verordnungen corticosteroidhaltiger Dermatikakombinationen 2017. Angegeben sind die 2017 verordneten Tagesdosen, die Änderungen gegenüber 2016 und die mittleren Kosten je DDD 2017.

Präparat	Bestandteile	DDD Mio.	Änderung %	DDD-Nettokosten €
Corticosteroide und Salicylsäure				
Soderm plus	Betamethason Salicylsäure	5,1	(+18,6)	0,60
Betadermic	Betamethason Salicylsäure	3,2	(−9,4)	0,53
Diprosalic	Betamethason Salicylsäure	1,3	(−1,4)	0,98
Volon A Tinktur N	Triamcinolonacetonid Salicylsäure	0,56	(−7,5)	1,15
Betamethason HEXAL comp	Betamethason Salicylsäure	0,56	(−37,2)	0,53
Elosalic	Mometason Salicylsäure	0,44	(−31,2)	1,43
Alpicort	Prednisolon Salicylsäure	0,42	(−5,2)	1,03
		11,6	(−1,2)	0,70
Andere Corticosteroidkombinationen				
Hydrodexan	Hydrocortison Harnstoff	0,54	(−9,3)	1,05
Summe		12,1	(−1,6)	0,71

belle 25.6), wird in der Fachliteratur kontrovers diskutiert. Lediglich Kombinationen von Glucocorticoiden mit Salicylsäure oder Harnstoff (◘ Tabelle 25.4) werden bei keratotischen Hauterkrankungen, einschließlich der Psoriasis vulgaris, vorbehaltlos positiv bewertet. Bei diesen Kombinationen wird die Penetration und damit die Wirkung des Corticosteroids erhöht (Jacobi et al. 2015, Deutsche Dermatologische Gesellschaft 2017), so dass prinzipiell auf schwächer wirksame Corticosteroide zurückgegriffen und damit der Einsatz stark wirksamer, nebenwirkungsreicherer Corticosteroide umgangen werden kann.

25.3   Antimykotika

Antimykotika werden in der Dermatologie hauptsächlich als Lokaltherapeutika eingesetzt. Während alle oralen Antimykotika der Verschreibungspflicht unterliegen, sind zahlreiche Lokalantimykotika re-

zeptfrei im Handel. Nicht-verschreibungspflichtige Mittel sind seit Inkrafttreten des GKV-Modernisierungs-Gesetzes (GMG) am 1. Januar 2004 weitgehend von der vertragsärztlichen Versorgung ausgeschlossen. Lediglich Verordnungen für Kinder bis zum vollendeten 12. Lebensjahr sowie für Jugendliche mit Entwicklungsstörungen bis zum vollendeten 18. Lebensjahr sind von dieser Regelung ausgenommen (Gemeinsamer Bundesausschuss 2018). Nach darauf basierendem, drastischem Verordnungsrückgang der Antimykotika auf unter 50% und in den darauffolgenden Jahren allenfalls leichten Zunahmen stagnieren die Verordnungen auch 2017 auf insgesamt niedrigem Niveau (◘ Abbildung 25.1).

25.3.1 Therapeutische Aspekte

Pilzinfektionen werden klinisch-diagnostisch und therapeutisch nach ihrer Lokalisation und der Art der Erreger unterschieden. Am häufigsten sind oberflächliche Mykosen der Haut und Hautanhangsorgane sowie der Schleimhäute. Organmykosen sind in unseren Breiten deutlich seltener, haben aber bei Patienten mit erworbener Immunschwäche (AIDS) erhebliche Bedeutung (Ramos-e-Silva et al. 2012) und sind auch im Rahmen einer immunsuppressiven Therapie zu beachten.

Dermatomykosen werden durch Dermatophyten, Hefen und andere Sprosspilze sowie durch Schimmelpilze ausgelöst. Eine herabgesetzte Immunabwehr oder ein Diabetes mellitus können begünstigend wirken (Eckhard et al. 2007, Mayser et al. 2009). Auch eine Schädigung des Hautmilieus oder begleitend gegebene Arzneimittel wie Antibiotika, Glucocorticoide oder Immunsuppressiva können eine Pilzinfektion fördern. Glucocorticoide – häufig Kombinationspartner von Antimykotika – verschleiern das klinische Bild (Hengge et al. 2006, Rathi und D'Souza 2012).

Zur Behandlung von Pilzinfektionen der Haut und hautnahen Schleimhäute werden Antimykotika überwiegend als Lokaltherapeutika verordnet. Nystatin und Miconazol werden in oraler Darreichungsform auch bei orointestinalen Candidainfektionen eingesetzt (◘ Kapitel 36, Mund- und Rachentherapeutika). Zur Behandlung von Organmykosen stehen neben Amphotericin B vor allem die systemisch verfügbaren Azolantimykotika Fluconazol, Itraconazol und Posaconazol zur Verfügung (◘ Kapitel 12, Antibiotika und Chemotherapeutika). Die ebenfalls bei invasiven Candidosen einsetzbaren Echinocandine Caspofungin, Anidulafungin und Micafungin sind nicht unter den meist verordneten oralen Antimykotika vertreten. Die systemisch wirksamen, oralen Antimykotika werden auch bei großflächigen oder häufig rezidivierenden Pilzinfektionen der Haut und Hautanhangsgebilde wie der Onychomykose oder bei Befall der Haare, bei vulvovaginalen Mykosen sowie bei immundefizienten Patienten mit opportunistischen Infektionen eingesetzt, wenn eine lokale Behandlung allein nicht ausreichend wirksam ist.

25.3.2 Lokale Antimykotika

Bei Pilzerkrankungen der Haut sind prinzipiell alle Lokalantimykotika (◘ Tabelle 25.5) nach placebo-kontrollierten Studien wirksam (Rotta et al. 2012), wenn auch die individuellen Anwendungsgebiete zum Teil erheblich voneinander abweichen und die möglicherweise unterschiedliche Verträglichkeit des jeweiligen Vehikels zu berücksichtigen ist.

Die Azolantimykotika (Clotrimazol, Miconazol) haben ein breites Wirkungsspektrum, das nahezu alle menschen- und tierpathogenen Pilze umfasst. Ihr Wirkungstyp ist fungistatisch. Azolantimykotika können bei Infektionen durch Dermatophyten, Hefen und Schimmelpilze eingesetzt werden (Lipp 2017). Ein vergleichbares Wirkungsspektrum wie die Azolantimykotika weist auch Ciclopirox auf (Subissi et al. 2010). Auch das fungizide Allylaminderivat Terbinafin besitzt in der topischen Anwendung ähnliche Wirkeigenschaften (Brodt 2013) (◘ Abschnitt 25.3.3. Orale Antimykotika). Der Wirkungstyp ist gegenüber Dermatophyten und Schimmelpilzen fungizid, gegen Candida albicans fungistatisch. Nystatin weist demgegenüber nur ein schmales Wirkungsspektrum auf und erfasst im wesentlichen Candidaarten. Entsprechend ist Nystatin nur bei Candidamykosen indiziert. Sein Wirkungstyp ist fungistatisch, in höherer Konzentration auch fungizid (Lipp 2017).

Die topische Behandlung von Onychomykosen ist weniger effektiv als die orale Behandlung. Topische Antimykotika werden bei Onychomykosen daher vor allem in Kombination mit oralen Antimykotika bzw. zur Prophylaxe nach erfolgreicher Behandlung der Onychomykose empfohlen (Grover und Khurana 2012, Feng et al. 2017). Ciclopirox weist als Nagellack nach einer Metaanalyse von 11 klinischen Studien mykologische Heilungsraten von etwa 53% auf (Gupta und Joseph 2000). Im indirekten Vergleich werden für Amorolfin-Nagellack (Loceryl) etwas höhere mykologische Heilungsraten (60–76%) angegeben (Tabara et al. 2015). Allerdings fehlen für diese beiden Antimykotika bislang aussagekräftige direkte Vergleichsstudien. Auch eine erst kürzlich publizierte Untersuchung lässt aufgrund von deutlichen Qualitätsmängeln keine valide Aussage zum Wirkvergleich von Amorolfin und Ciclopirox bei Nagelpilzerkrankungen zu (Iorizzo et al. 2016).

◻ **Tabelle 25.5** Verordnungen dermatologischer Antimykotika 2017 (Monopräparate). Angegeben sind die 2017 verordneten Tagesdosen, die Änderungen gegenüber 2016 und die mittleren Kosten je DDD 2017.

Präparat	Bestandteile	DDD Mio.	Änderung %	DDD-Nettokosten €
Clotrimazol				
Clotrimazol AL Creme etc.	Clotrimazol	0,49	(−8,0)	0,27
Clotrimazol-1 A Pharma	Clotrimazol	0,21	(+13,5)	0,27
Imazol Paste	Clotrimazol	0,17	(−14,4)	0,53
		0,87	(−5,1)	0,32
Ciclopirox				
Batrafen Creme etc.	Ciclopirox	3,6	(−43,8)	0,56
Ciclopirox-ratiopharm	Ciclopirox	2,4	(+222,3)	0,83
Ciclopirox HEXAL	Ciclopirox	0,64	(+126,8)	0,86
		6,7	(−10,8)	0,69
Nystatin				
Nystaderm Creme etc.	Nystatin	0,30	(−0,4)	0,70
Candio-Hermal Creme etc.	Nystatin	0,26	(+1,0)	0,70
Nystaderm Mundgel	Nystatin	0,12	(−0,3)	1,13
		0,68	(+0,1)	0,77
Miconazol				
Mykoderm Miconazolcreme	Miconazol	0,54	(−3,9)	0,39
Miconazol KSK	Miconazol	0,24	(+3,5)	0,32
Micotar Creme etc.	Miconazol	0,18	(−6,6)	0,38
		0,96	(−2,6)	0,37
Terbinafin (oral)				
Terbinafin Heumann	Terbinafin	7,8	(+62,2)	0,95
Terbinafin-1 A Pharma	Terbinafin	2,4	(−17,8)	1,16
Terbinafin beta	Terbinafin	1,7	(−48,3)	1,18
Terbinafin Aurobindo	Terbinafin	0,75	(+812,4)	0,95
Dermatin	Terbinafin	0,57	(−6,3)	1,21
Terbigalen	Terbinafin	0,53	(+30,4)	0,96
Terbinafin-PUREN	Terbinafin	0,47	(neu)	1,19
		14,2	(+17,3)	1,03
Summe		23,4	(+5,5)	0,87

25.3.3 Orale Antimykotika

Das Allylamin Terbinafin ist auch oral anwendbar (◻ Tabelle 25.5). Allylamine haben ein ähnlich breites Wirkungsspektrum wie die Azolantimykotika (◻ Abschnitt 25.3.2. Lokale Antimykotika). Verglichen mit den Azolantimykotika ergeben sich aber Vorteile bei Infektionen mit Dermatophyten und Schimmelpilzen (Crawford and Hollis 2007, El-Gohary et al. 2014). Hefen sind weniger empfindlich, daher ist Terbinafin bei Candidosen oral nicht wirksam und in dieser Darreichungsform nur zugelassen zur Behandlung von Dermatophyteninfektionen der Füße und des Körpers sowie der Finger- und Zehennägel (Darkes et al. 2003). In topischer Darreichungsform kann Terbinafin dagegen auch bei Candidosen und Pityriasis versicolor eingesetzt werden. Bei Dermatophyteninfektionen der Haut und der Füße ist Terbinafin Griseofulvin überlegen und anderen Antimykotika wie Ketoconazol, Fluconazol oder Itraconazol mindestens klinisch äquivalent (Bell-Syer et al. 2012).

Eine systemische Behandlung von Onychomykosen ist erforderlich bei Pilzbefall der Nagelmatrix sowie einem Nagelbefall >50% (Iorizzo et al. 2010). Die Behandlung ist langwierig (Fingernägel 4–6 Monate, Fußnägel 12–18 Monate), aber die Raten vollständiger Heilung sind mit 30–50% auch nach Behandlung mit modernen Antimykotika noch enttäuschend gering (Kreijkamp-Kaspers et al. 2017). Nach einem Cochrane Review können mit Terbinafin bei systemischer Gabe bessere Heilungsraten von Onychomykosen des Fußnagels erwartet werden als mit Azolantimykotika, ohne dass damit vermehrt unerwünschte Wirkungen verbunden sind. In der Rate rekurrierender Nagelpilzerkrankungen scheinen sich die beiden Behandlungen allerdings nicht zu unterschieden (Kreijkamp-Kaspers et al. 2017). Bei mäßigen und schweren Onychomykosen aufgrund von Dermatophyten gilt Terbinafin als Mittel der Wahl, Itraconazol als Alternative, wenn Terbinafin nicht eingesetzt werden kann oder nicht ausreichend wirksam war. Aufgrund des unzureichenden Wirkspektrums von oralem Terbinafin müssen allerdings bei Nagelinfektionen durch Hefen Azolantimykotika wie Itraconazol eingesetzt werden (Darkes et al. 2003).

Zu beachten sind als seltene unerwünschte Arzneimittelwirkungen von systemischem Terbinafin das Erythema exsudativum multiforme, Stevens-Johnson-Syndrom und toxische epidermale Nekrolyse bzw. Lyell-Syndrom, Transaminaseanstiege, Hepatitis und Leberschäden. Besonders störend sind lang anhaltende, wenngleich reversible Geschmacksveränderungen bis hin zu vollständigem Geschmacksverlust sowie ebenfalls reversible Störungen des Farbsinns, was bei unbekannter pathophysiologischer Ursache auf neurotoxische Schädigungen hinweist (Darkes et al. 2003, Singal und Khanna 2011). Auch auf psychiatrische Störungen mit Depressionen, Angststörungen, Panikreaktion, Unruhezustände und Suizidversuch wurde hingewiesen (Arzneimittelkommission der deutschen Ärzteschaft 2006).

25.3.4 Antimykotikakombinationen

Corticosteroidhaltige Antimykotikakombinationen werden wie in den Vorjahren mehr als doppelt so häufig wie die reinen Lokaltherapeutika verordnet (◻ Tabelle 25.6), obwohl sie in Leitlinien zur Behandlung von Pilzerkrankungen der Haut gar nicht erwähnt oder kontrovers diskutiert werden (Czaika und Zuberbier 2015). Allenfalls ein kurzfristiger Einsatz (maximal 1–2 Wochen), gefolgt von einer alleinigen antimykotischen Monotherapie wird akzeptiert. Corticosteroidhaltige Antimykotikakombinationen erleichtern zwar die ärztliche Verordnung und erhöhen auch die Compliance des Patienten, können aber - vor allem bei Kombinationen mit höher potenten Corticosteroiden (Klasse III wie Betamethason oder Diflucortolon) – insbesondere bei missbräuchlicher Anwendung zu unerwünschten lokalen und systemischen Nebenwirkungen führen (Schaller et al. 2016).

Dem gegenüber werden zinkoxidhaltige Kombinationen (◻ Tabelle 25.6) aus fachtherapeutischer Sicht bei Candidainfektionen der Haut und im Ano-Genitalbereich (z. B. bei Windeldermatitis) als sinnvoll angesehen (Ring und Fröhlich 1985). Zinkoxid kann durch seinen abdeckenden und trocknenden Effekt die Abheilung begünstigen.

25.4   Antibiotika und Antiseptika

Die Verordnungen antibiotischer und antiseptischer Lokaltherapeutika haben sich seit Inkrafttreten des GKV-Modernisierungs-Gesetzes (GMG) am 1. Januar 2004 und des damit verbundenen Ausschlusses fast aller nicht verschreibungspflichtiger Arzneimittel aus der vertragsärztlichen Versorgung auf sehr niedrigem Niveau stabilisiert (◻ Abbildung 25.1).

25.4.1 Antibiotika

Der Einsatz topischer Antibiotika (◻ Tabelle 25.7) wird in der Fachliteratur zurückhaltend bewertet. Dabei werden vor allem Resistenzentwicklungen und Sensibilisierungen gefürchtet (Drucker 2012). Grundsätzlich sollten nach Möglichkeit nur solche

◻ **Tabelle 25.6 Verordnungen dermatologischer Antimykotika 2017 (Kombinationen).** Angegeben sind die 2017 verordneten Tagesdosen, die Änderungen gegenüber 2016 und die mittleren Kosten je DDD 2017.

Präparat	Bestandteile	DDD Mio.	Änderung %	DDD-Nettokosten €
Corticosteroidhaltige Kombinationen				
Decoderm tri	Miconazol Flupredniden	18,5	(+3,0)	1,44
Lotricomb	Clotrimazol Betamethason	13,6	(+0,9)	0,79
Vobaderm	Miconazol Flupredniden	4,4	(+7,4)	1,55
Nystalocal	Nystatin Chlorhexidin Dexamethason	3,9	(+12,2)	1,97
Baycuten HC	Clotrimazol Hydrocortison	3,4	(−15,7)	1,15
Epipevisone	Econazol Triamcinolonacetonid	2,5	(−2,9)	1,05
Nystaderm comp	Nystatin Hydrocortison	1,4	(−2,2)	1,03
Candio-Hermal Plus	Nystatin Flupredniden	0,96	(+3,0)	1,41
Travocort	Isoconazol Diflucortolon	0,69	(−1,5)	1,21
Imazol comp	Clotrimazol Hexamidindiisethionat Prednisolon	0,22	(−8,2)	1,41
		49,7	(+1,3)	1,26
Zinkoxidhaltige Kombinationen				
Multilind Heilpaste	Nystatin Zinkoxid	3,3	(+2,0)	0,59
Infectosoor Zinksalbe	Miconazol Zinkoxid	1,1	(+4,0)	2,36
Mykoderm Heilsalbe	Nystatin Zinkoxid	1,1	(−3,1)	0,51
Antifungol HEXAL Heilpaste	Clotrimazol Zinkoxid	0,58	(−3,0)	0,37
Mykundex Heilsalbe	Nystatin Zinkoxid	0,47	(−9,9)	0,63
Micotar ZP	Miconazol Zinkoxid	0,09	(+0,2)	1,73
		6,8	(+0,1)	0,87
Summe		56,5	(+1,2)	1,21

Antibiotika lokal eingesetzt werden, die keine systemische Anwendung finden (Koning et al. 2012). Damit scheiden in der Regel Antibiotika wie Chloramphenicol, Fusidinsäure, Gentamicin und Tetracycline für einen topischen Einsatz aus.

Fusidinsäure steht in Deutschland jedoch ausschließlich in topischer Darreichungsform zur Verfügung und gilt als eines der wirksamsten Antibiotika bei durch Staphylococcus aureus hervorgerufenen Hautinfektionen wie Impetigo, Follikulitis oder Furunkulose (Schöfer und Simonsen 2010). Bei begrenzter, unkomplizierter Impetigo ist die Lokalbehandlung mit Fusidinsäure einer systemischen Antibiotikatherapie ebenbürtig bzw. sogar überlegen (Koning et al. 2012). Primär resistente Staphylokokkenstämme sind selten. Eine rasche Resistenzentwicklung unter der Therapie ist jedoch möglich (Heng et al. 2013). Resistenzraten bis zu 68% sind beschrieben (Dobie und Gray 2004). Eine Kreuzresistenz mit anderen Antibiotika besteht nicht, da der Wirkstoff keine strukturelle Ähnlichkeit zu anderen Antibiotikaklassen zeigt (Brodt 2013). In neuerer Zeit wird nun aufgrund der gegenüber Fusidinsäure zunehmenden Resistenz von Staphylococcus aureus zu einer restriktiven Verordnungsweise geraten (Alsterholm et al. 2010, Deutsche Dermatologische Gesellschaft et al. 2015). Prinzipiell sollte Fusidinsäure nur kurzfristig, d.h. nicht länger als 2 Wochen, angewandt werden (Schöfer und Simonsen 2010). Eine therapeutische Alternative mit vergleichbarer Wirksamkeit ist Mupirocin (Koning et al. 2012, Shim et al. 2014).

Das Aminoglykosid Gentamicin besitzt bei zunehmender Resistenzhäufigkeit insbesondere gegenüber Enterobacter, Proteus und Enterokokken eine gute Wirksamkeit u. a. auf *Pseudomonas aeruginosa* und Methicillin-empfindliche Staphylokokken und ist in parenteraler Darreichungsform (in Kombination mit einem weiteren Antibiotikum, z. B. Acylaminopenicillin oder Cephalosporin) bei schweren Infektionen (Sepsis, Endokarditis, Peritonitis u. a.) indiziert (Brodt 2013). Als Lokaltherapeutikum ist Gentamicin – außer in der Augenheilkunde (◼ Kapitel 38, Ophthalmika) – zur Behandlung von Ulcera crurum, Dekubitus und kurzfristig bei oberflächlichen, kleinflächigen Hautinfektionen zugelassen. Im Vordergrund der Therapie chronischer Wunden steht allerdings die Behandlung der Grunderkrankung, z. B. beim Ulcus cruris die möglichst weitgehende Beseitigung der chronisch venösen Mikro- und Makrozirkulationsstörung durch Kompressionsverbände (O'Meara et al. 2012). Dekubitalulzera werden primär konservativ, z. B. unter Verwendung von Wundauflagen behandelt (◼ Tabelle 25.16, Wundbehandlungsmittel). Eine ungezielte Anwendung Gentamicin-haltiger Lokaltherapeutika kann die Entstehung resistenter Pseudomonasstämme auf der Haut nach sich ziehen, die schließlich Anlass zu schwer therapierbaren Infektionen innerer Organe oder sogar zu einer Pseudomonassepsis geben könnten (Gloor 1982).

Framycetin (Neomycin B) ist obsolet. Keuzresistenzen mit dem oral eingesetzten Reserveantibiotikum Gentamicin sind beschrieben. Bei großflächiger und dauerhafter Anwendung sind nephro- oder ototoxische Eigenschaften insbesondere bei Risikopatienten nicht auszuschließen. Zudem besteht die Gefahr von Kontaktdermatitiden (Brodt 2013). Neomycin-haltige Kombinationen wie *Jellin-Neomycin* sind bei jahrelangem, unkontrolliertem Einsatz, insbesondere bei Patienten mit Unterschenkelekzemen, durch häufig auftretende Kontaktsensibilisierungen belastet (Thaçi und Schöfer 2005, Menezes de Padua et al. 2008). Die Verordnung von *Jellin-Neomycin* ist seit Jahren rückläufig.

Mupirocin ist als *Infectopyoderm* zur Behandlung bakterieller Hautinfektionen mit empfindlichen Erregern wie Staphylococcus aureus (einschl. methicillinresistenter Stämme), das wirkstoffidentische *Turixin* zur Elimination von Staphylokokken aus der Nasenschleimhaut zugelassen. In der Behandlung der unkomplizierten Impetigo ist Mupirocin einer oralen Therapie mit Erythromycin überlegen (Koning et al. 2012). Bei intranasaler Anwendung verhindert Mupirocin im intensivmedizinischen Bereich das Auftreten Methicillin-resistenter Staphylococcus-aureus-Infektionen (Muller et al. 2005) und kann bei chronischer Exazerbation einer Rhinosinusitis den Einsatz parenteraler Antibiotika ersetzen (Solares et al. 2006). Mupirocin gilt daher bei Staphylokokkeninfektionen der Nasenschleimhaut als Mittel der ersten Wahl (Schöfer und Simonsen 2010). Resistenzen gegen Staphylococcus aureus liegen bei Kindern mit Haut- und Weichteilinfektionen aber bereits bei 9,8% (McNeil et al. 2014) und können für den Einsatz von Mupirocin im intensivmedizinischen Bereich zukünftig eine Gefahr darstellen (Hayden et al. 2016). Kreuzresistenzen oder Kreuzallergien mit anderen Antibiotika bestehen aufgrund der abweichenden chemischen Struktur nicht (Thaçi und Schöfer 2005).

Tyrothricin (*Tyrosur*) wird bei infizierten und infektionsgefährdeten Hautverletzungen oder Wunden sowie bei Verbrennungen etc. eingesetzt. Tyrothricin (Gemisch aus 70–80% Tyrocidin und 20–30% Gramicidin) ist ein Polypeptidantibiotikum mit guter Wirksamkeit auf grampositive Kokken und Stäbchen. Es besteht keine Kreuzresistenz mit anderen Antibiotika (Brodt 2013). Die Sensibilisierungsgefahr ist gering (Hornstein und Nürnberg 1985). *Tyrosur* ist nicht verschreibungspflichtig und damit bei Kindern und Jugendlichen über 12 Jahren sowie Erwachsenen primär von der Erstattungspflicht der gesetzlichen Krankenversicherung (GKV) ausgeschlossen.

Ähnlich kontrovers wie bei den Monopräparaten wird in der Fachliteratur auch der Einsatz topischer antibiotika-/antiseptikahaltiger Kombinationen beurteilt. Zwar wird vereinzelt, z. B. bei superinfizierten Dermatosen, initial eine kurzzeitige kombinierte Anwendung von Glucocorticoiden mit einem Antibiotikum oder Antiseptikum (◘ Tabelle 25.7, 25.8) befürwortet, eine einheitliche Penetration der einzelnen Wirkstoffe in die Haut und damit die antiinfektive Wirksamkeit des entsprechenden Kombinationspartners sind jedoch weder gesichert (Hornstein und Nürnberg 1985), noch wurde in randomisierten kontrollierten klinischen Studien ein zusätzlicher therapeutischer Nutzen eines topischen Antibiotikums in Kombination mit einem topischen Glucocorticosteroid gezeigt (Deutsche Dermatologische Gesellschaft et al. 2015). Allerdings kann die rasch einsetzende Wirkung der Corticosteroidkomponente den initialen Behandlungserfolg, vor allem bei Infektionen mit Dermatophyten, durchaus begünstigen, sie darf jedoch nicht zu einer unerwünschten Langzeittherapie verführen (Erbagci 2004). Aus diesem Grund und weil bis heute unklar ist, ob pathogene Keime (insbesondere *Staphylococcus aureus*) das ekzematöse Geschehen überhaupt beeinflussen, wird allgemein ein kritischer Einsatz empfohlen (Niedner 1998). Neuere Befunde einer möglicherweise ätiologisch bedeutsamen Rolle von Staphylo-

kokkentoxinen bei einigen Formen der atopischen Dermatitis (Boguniewicz und Leung 2010, Schlievert et al. 2010) lassen günstige Studienergebnisse mit fixen Lokalkombinationen aus Antibiotika und Glucocorticoiden gegebenenfalls in einem neuen Licht erscheinen. Vor diesem Hintergrund könnten Ekzeme mit deutlichen Zeichen einer bakteriellen Superinfektion auch eine Indikation zur Therapie mit systemischen Antibiotika darstellen (Deutsche Dermatologische Gesellschaft et al. 2015).

25.4.2 Antiseptika

Zur Behandlung bakterieller (und mykotischer) Hautinfektionen werden – nicht zuletzt wegen der potenziell fehlenden bakteriellen Resistenz (Lachapelle 2014) – auch bereits jahrzehntelang bekannte Lokalantiseptika wie Ethacridinlactat, Octenidin, Nitrofural oder Povidon-Iod (◘ Tabelle 25.8) eingesetzt.

Zur Wunddesinfektion werden in erster Linie Octenidin, Polihexanid (◘ Tabelle 25.16 Wundbehandlungsmittel) oder Povidon-Iod empfohlen, vor allem weil ihnen ein gravierend störender Einfluss auf den Wundheilungsprozess fehlt (Kujath und Michelsen 2008, Koburger et al. 2010, Willy et al 2016). Polyhexanidhaltige Wundsprays sind überwiegend als Medizinprodukte im Handel und daher nicht erstattungsfähig. Zu beachten sind – insbesondere bei Povidon-Iod – Anwendungsbeschränkungen im Kindesalter sowie bei Patienten mit Schilddrüsenerkrankungen (Eifler-Bollen und Fluhr 2005). Ethacridinlactat (*Rivanol*) führt häufig zu Kontaktallergien und wird wegen seines negativen Nutzen-Risiko-Verhältnisses nicht mehr empfohlen (Eifler-Bollen und Fluhr 2005). Octenidin (in *Octenisept*) hat bakterizide und fungizide Eigenschaften und wird zur adjuvanten Wundbehandlung sowie zur Unterstützung bei Interdigitalmykosen eingesetzt (Christiansen 1988, Lachapelle 2014). Das Antiseptikum zeigt im In-Vitro-Vergleich zu anderen Antiseptika wie etwa Povidon-Iod das günstigste Verhältnis von mikrobizider zu zytotoxischer Wirkung (sog. Biokompatibilitäts-Index) (Müller und Kramer 2008). Unerwünschte Wirkungen sind gelegentliche Hautirritationen. Auch über Kontaktdermatitiden wurde berichtet (Calow et al.

◨ **Tabelle 25.7 Verordnungen von antibiotikahaltigen Dermatika 2017.** Angegeben sind die 2017 verordneten Tagesdosen, die Änderungen gegenüber 2016 und die mittleren Kosten je DDD 2017.

Präparat	Bestandteile	DDD Mio.	Änderung %	DDD-Nettokosten €
Fusidinsäure				
Fucidine Salbe etc.	Fusidinsäure	4,3	(−9,7)	1,95
Fusicutan	Fusidinsäure	2,0	(+7,8)	2,52
Fusidinsäure-ratiopharm	Fusidinsäure	0,77	(+89,3)	2,27
		7,1	(+0,6)	2,14
Aminoglykoside				
Infectogenta	Gentamicin	1,2	(−2,0)	1,37
Refobacin Creme	Gentamicin	1,2	(−0,8)	1,68
Leukase N Puder/Salbe	Framycetin	0,20	(−6,2)	2,02
		2,6	(−1,8)	1,56
Andere Antibiotika				
Infectopyoderm	Mupirocin	1,1	(−0,1)	2,61
Turixin	Mupirocin	1,0	(−5,8)	1,76
Unguentum Oxytetracyclini	Oxytetracyclin	0,33	(+178,7)	0,71
Tyrosur	Tyrothricin	0,16	(+11,7)	1,71
		2,6	(+6,8)	1,98
Corticosteroidkombinationen				
Diprogenta	Betamethason Gentamicin	7,1	(+0,6)	1,10
Fucicort	Betamethason Fusidinsäure	2,9	(−12,6)	3,19
Jellin-Neomycin	Fluocinolonacetonid Neomycin	1,6	(−1,8)	1,40
Decoderm comp.	Flupredniden Gentamicin	1,3	(+2,2)	1,24
Sulmycin mit Celestan-V	Betamethason Gentamicin	1,3	(−2,5)	2,20
Fusicutan plus Betamethason	Betamethason Fusidinsäure	0,71	(>1000)	2,57
Fucidine-H	Hydrocortisonacetat Fusidinsäure	0,20	(+0,6)	2,46
		15,1	(+2,1)	1,72
Summe		27,4	(+1,7)	1,84

2009). Bei unsachgemäßer Anwendung sind über Wochen und Monate anhaltende ödematöse Schwellungen und zum Teil nekrotische Gewebeschädigungen nach Spülungen von (Stich-)Verletzungen im Handbereich beschrieben (Franz und Vögelin 2012). Auf eine bestimmungsgemäße Anwendung ist daher zu achten. Danach darf *Oc-*

tenisept bei Wundspülungen nicht unter Druck in das Gewebe eingebracht werden. Ferner ist jederzeit ein Abfluss zu gewährleisten. Trotz wiederholter Hinweise werden immer wieder schwere Gewebeschädigungen nach Spülung tiefer Wunden mit Octenisept beschrieben. Es ist darauf hinzuweisen, dass das Wund- und Schleimhautantiseptikum nur

◻ **Tabelle 25.8** Verordnungen von antiseptikahaltigen Dermatika 2017. Angegeben sind die 2017 verordneten Tagesdosen, die Änderungen gegenüber 2016 und die mittleren Kosten je DDD 2017.

Präparat	Bestandteile	DDD Mio.	Änderung %	DDD-Nettokosten €
Povidon-Iod				
Betaisodona Salbe etc.	Povidon-Iod	1,2	(−8,7)	0,61
PVP Jod AL	Povidon-Iod	0,31	(+1,5)	0,49
Polysept Lösung/Salbe	Povidon-Iod	0,24	(−7,8)	0,41
Braunovidon	Povidon-Iod	0,21	(−4,1)	0,74
		2,0	(−6,6)	0,58
Andere Antiseptika				
Octenisept	Octenidin Phenoxyethanol	3,2	(−0,1)	0,71
Furacin Sol	Nitrofural	0,88	(−0,6)	0,95
Rivanol	Ethacridinlactat	0,68	(−4,9)	0,70
		4,7	(−0,9)	0,76
Corticosteroidkombinationen				
Infectocortisept	Halometason Triclosan	1,7	(+13,2)	1,08
Duogalen	Flumetason Triclosan	0,91	(+2,2)	1,39
Locacorten-Vioform	Flumetason Clioquinol	0,67	(+1,4)	1,65
		3,2	(+7,4)	1,28
Summe		9,9	(+0,4)	0,89

zur oberflächlichen Anwendung bestimmt ist und nur mittels Tupfer oder Aufsprühen oberflächlich aufgetragen werden darf (Arzneimittelkommission der deutschen Ärzteschaft 2017).

Nitrofural (*Furacin-Sol*) ist als einziger Vertreter unter den aufgeführten Antiseptika verschreibungspflichtig und wird ebenfalls im Wesentlichen zur Lokalbehandlung infizierter Wunden und Ulzera sowie bei Verbrennungen eingesetzt. Es wirkt bei lokaler Anwendung bakterizid auf Staphylokokken, Streptokokken, Escherichia coli, Enterobacter, Klebsiella und Proteus, nicht dagegen auf Pseudomonas aeruginosa und Candida albicans. Allergische Reaktionen (Kontaktekzem) sind möglich. Die Anwendung während der Schwangerschaft sowie eine Dauertherapie sollten wegen onkogener Eigenschaften unterbleiben (Brodt 2013).

Triclosan wird typischerweise in der Wund- und Händedesinfektion eingesetzt. In Kombination mit Glucocorticoiden (*Duogalen, Infectocortisept*) besitzt es eine Zulassung bei infizierten Formen von akuten ekzematischen Hauterkrankungen. Sein antiseptisches Wirkspektrum umfasst grampositive und gramnegative Bakterien sowie Viren. Gegenüber Pilzen ist es nicht ausreichend wirksam (Brodt 2013). Studien, die eine Überlegenheit der Fixkombinationen gegenüber den Einzelwirkstoffen ausreichend belegen, fehlen.

25.5 Virostatika

Die Verordnungen antiviraler Dermatika haben 2017 gegenüber dem Vorjahr geringfügig zugenommen (◻ Tabelle 25.9).

Aciclovir-haltige Fertigarzneimittel werden bei Infektionen durch Herpes-simplex-Viren zur Linderung von Schmerzen und Juckreiz bei rezidi-

◻ **Tabelle 25.9 Verordnungen von antiviralen Dermatika 2017.** Angegeben sind die 2017 verordneten Tagesdosen, die Änderungen gegenüber 2016 und die mittleren Kosten je DDD 2017.

Präparat	Bestandteile	DDD Mio.	Änderung %	DDD-Nettokosten €
Aciclovir				
Aciclostad Creme	Aciclovir	1,1	(+81,3)	0,68
Aciclovir Creme/-akut-1A Pharma	Aciclovir	0,52	(−48,9)	0,69
Aciclovir Heumann Creme	Aciclovir	0,42	(+10,6)	0,64
Aciclovir-ratiopharm Creme	Aciclovir	0,32	(+11,8)	0,68
Acic Creme	Aciclovir	0,20	(−24,2)	1,01
		2,6	(+1,0)	0,70
Andere antivirale Mittel				
Condylox	Podophyllotoxin	0,81	(+8,2)	2,22
Veregen	Grüner Tee	0,45	(−1,9)	3,06
Triapten	Foscarnet	0,08	(−4,7)	3,78
		1,3	(+3,8)	2,60
Summe		3,9	(+2,0)	1,34

vierendem Herpes labialis und Herpes genitalis eingesetzt. Herpes labialis ist eine selbstlimitierende Erkrankung, eine Behandlung ist daher bei vielen Patienten nicht erforderlich. Bei häufigeren Rezidiven kann die prophylaktische Applikation von Sonnenschutz- oder zinkoxidhaltigen Cremes hilfreich sein. Topische Virostatika sind dagegen zum vorbeugenden Einsatz nicht geeignet (Chi et al. 2015) und haben nach Reaktivierung der Herpesviren selbst bei frühzeitiger Anwendung nur einen geringen klinischen Nutzen (Cunningham et al. 2012). In einigen Ländern werden daher für diese Patienten systemische Virostatika empfohlen (Cunningham et al. 2012, Rahimi et al. 2012). Wie in der Therapie des Herpes labialis ist auch bei Herpes genitalis die systemische Anwendung der topischen Applikation überlegen. Da darüber hinaus Resistenzentwicklungen unter der Therapie mit topischen Virostatika wie Aciclovir beschrieben sind, werden diese in aktuellen Leitlinien nicht empfohlen (Patel et al. 2017).

Podophyllotoxin (*Condylox*) wird bereits seit den 1970er Jahren therapeutisch bei Infektionen mit humanen Papillomaviren (Condylomata acuminata, Feigwarzen) eingesetzt (von Krogh 1978). Das Glykosid aus den Rhizomen von Podophyllum-Arten wirkt über eine Bindung an Tubulin antimitotisch und weist nach 2-mal täglicher Anwen-

dung über 3 Tage pro Woche Remissionsraten von 56–88% auf, aber auch Rezidive von 2–90% (Longstaff und von Krogh 2001, Lopaschuk 2013).

Mit derselben Indikation wurde 1998 Imiquimod (*Aldara*, ◻ Tabelle 25.13) eingeführt. Es besitzt durch Bindung an den Toll-like Rezeptor 7 eine immunmodulatorische Wirkung, die letztlich zur Synthese proinflammatorischer Zytokine wie IFN-α, IL-12 und TNF-α und damit verbunden zu lokalen Entzündungsreaktionen sowie zu einer Hochregulation der T_h1-T-Helferzell-vermittelten Immunantwort führt. Darüber hinaus sind antineoplastische und apoptotische Wirkungen beschrieben (Gaspari et al. 2009). Bei Patienten mit Condylomen liegen die kompletten Remissionsraten nach placebokontrollierten Doppelblindstudien bei 3-mal wöchentlicher topischer Applikation bei 50% (vs. 11% unter Vehikel). Frauen sprechen mit kompletten Remissionsraten von 72% (vs. 33%) deutlich besser auf die Therapie an als Männer (Gupta et al. 2005). Nach einer Metaanalyse von 21 Studien zeigten Imiquimod und Podophyllotoxin keinen signifikanten Unterschied in den klinischen Heilungsraten (50% versus 56%). Allerdings fanden sich unter Podophyllotoxin häufiger als unter Imiquimod schwerwiegende unerwünschte Wirkungen (Yan et al. 2006). Die Rezidivraten für Imiquimod liegen bei

22–63% (Lopaschuk 2013). Ein neueres Review der Cochrane Collaboration bestätigt auf Grundlage der vorhandenen Studien, dass Podophyllotoxin und Imiquimod bei der Behandlung von Feigwarzen therapeutisch vergleichbar sind, unter Imiquimod aber offenbar weniger systemische unerwünschte Wirkungen auftreten. Die Autoren weisen allerdings auch darauf hin, dass die Beweiskraft der Datenbasis nur niedrig bis sehr niedrig ist (Grillo-Ardila et al. 2014).

Grüner-Tee-Extrakt (*Veregen*) ist seit 2010 zur Behandlung äußerlicher Feigwarzen im Genital- und Perianalbereich immunkompetenter Erwachsener zugelassen. Der Wirkmechanismus des Extraktes ist ungeklärt, ebenso, ob seine antioxidativen Eigenschaften und die Hemmung von aktivierten Keratinozyten eine klinische Relevanz besitzen. In den Zulassungsstudien lagen die Heilungsraten nach maximal 16 Behandlungswochen bei 3-mal täglicher Anwendung unter Grünem-Tee-Extrakt bei 51–57% im Vergleich zu 34–37% unter Vehikel, wobei Frauen eine bessere Erfolgsrate aufwiesen als Männer (Stockfleth et al. 2008, Tatti et al. 2008). Lokale Nebenwirkungen an der Applikationsstelle waren sehr häufig und stärker ausgeprägt als unter Scheinbehandlung (Tatti et al. 2008). Die Rezidivrate lag unter 10%. Direkte Vergleichsuntersuchungen zu Podophyllotoxin oder Imiquimod fehlen allerdings.

Foscarnet (*Triapten*) ist seit den frühen 1990er Jahren im Handel und soll zur Behandlung von Spannungsgefühl, Juckreiz, Schmerzen bei Herpes labialis eingesetzt werden. Die Datenbankrecherche liefert nur ältere Studien mit methodischen Schwächen. Bei ständig wiederkehrendem Lippenherpes hat das Mittel offensichtlich im Vergleich zu Placebo keine Auswirkungen auf die Heilungsdauer der Läsionen (Lawee et al. 1988).

25.6 Antiphlogistika und Antipruriginosa

Wie im Vorjahr haben die Verordnungen entzündungshemmender und juckreizstillender Dermatika auch 2017 erneut leicht zugenommen (◘ Tabelle 25.10). Bis auf das Steinkohleteer-haltige Shampoo *Tarmed*, die Calcineurinantagonisten (*Elidel*,

Protopic) und das orale Retinoid Alitretinoin (*Toctino*) sind die übrigen Präparate nicht verschreibungspflichtig und – abgesehen von Ausnahmen (Gemeinsamer Bundesausschuss 2018, Arzneimittel-Richtlinie, Abschnitt F, § 12) – nicht zu Lasten der GKV verordnungsfähig.

25.6.1 Calcineurinantagonisten

Tacrolimus (*Protopic*) ist in topischer Darreichungsform als Zweitwahlmittel bei Erwachsenen und Jugendlichen (als 0,1%ige Salbe) sowie bei Kindern ab 2 Jahren (als 0,03%ige Salbe) zur Behandlung des mittelschweren bis schweren atopischen Ekzems zugelassen, die auf topische Corticosteroide nicht ausreichend ansprechen oder diese nicht vertragen. Pimecrolimus (*Elidel*) ist dagegen bei Patienten ab 2 Jahren unter derselben Voraussetzung nur zur Behandlung des leichten bis mittelschweren Ekzems indiziert. Wenn nach zwei- (Tacrolimus) bzw. sechswöchiger (Pimecrolimus) Behandlung keine merkliche Besserung eingetreten ist, oder sich der Hautzustand trotz der Behandlung verschlechtert, sollten die Behandlung abgesetzt und andere Therapiemaßnahmen in Betracht gezogen werden. Die Anwendung der Calcineurinantagonisten sollte zudem möglichst kurzfristig und über längere Zeiträume (bis zu 12 Monate) nur intermittierend erfolgen. Sicherheitsdaten für eine darüber hinausgehende Anwendungsdauer liegen derzeit nicht vor.

Calcineurinantagonisten sind mindestens genauso wirksam wie die Standardtherapie mit topischen Glucocorticoiden, jedoch ohne deren Risiken der Langzeittherapie (Hautatrophie, Hypopigmentation). Außerdem können Tacrolimus und Pimecrolimus im Gegensatz zu den Corticosteroiden auch im Gesicht und Halsbereich, z. B. beim periorbitalen Ekzem, angewendet werden. Tacrolimus ist nach diversen Metaanalysen etwas potenter als Pimecrolimus, was sich auch im unterschiedlichen Zulassungsstatus widerspiegelt (Deutsche Dermatologische Gesellschaft et al. 2015).

Die Inzidenz unerwünschter Ereignisse unter Tacrolimus und Pimecrolimus ist etwa vergleichbar. Dennoch brechen unter Pimecrolimus mehr Patienten die Behandlung wegen Nebenwirkungen oder unzureichender Wirksamkeit ab. Am häufigs-

◻ **Tabelle 25.10** Verordnungen entzündungshemmender und juckreizstillender Lokaltherapeutika 2017. Angegeben sind die 2017 verordneten Tagesdosen, die Änderungen gegenüber 2016 und die mittleren Kosten je DDD 2017.

Präparat	Bestandteile	DDD Mio.	Änderung %	DDD-Nettokosten €
Calcineurinantagonisten				
Elidel	Pimecrolimus	3,3	(+4,5)	2,72
Protopic	Tacrolimus	3,2	(+7,9)	3,14
		6,6	(+6,2)	2,92
Gerbstoff				
Tannosynt	Gerbstoffe	4,4	(+3,3)	0,21
Tannolact	Gerbstoffe	3,0	(+0,3)	0,47
Delagil	Gerbstoffe	0,15	(+8,0)	0,90
		7,5	(+2,2)	0,33
Andere Monopräparate				
larmed	Steinkohlenteer	2,1	(−5,9)	0,14
Anaesthesulf Lotio	Polidocanol	1,9	(+2,2)	0,33
		4,0	(−2,2)	0,23
Orale Retinoide				
Toctino	Alitretinoin	0,92	(+3,5)	17,20
Kombinationspräparate				
Optiderm	Polidocanol Harnstoff	1,7	(+1,4)	0,28
Summe		20,7	(+2,5)	1,88

ten sind ein anfangs auftretendes Hautbrennen am Applikationsort und Pruritus. Ein erhöhtes Infektionsrisiko (z. B. Herpes simplex, Zoster, Eczema herpeticum, Impetigo) besteht insbesondere bei pädiatrischen Patienten. Auch Fieber und eine Grippe-ähnliche Symptomatik können auftreten (Deutsche Dermatologische Gesellschaft et al. 2015). Nach der Markteinführung wurden im Rahmen einer Behandlung entzündlicher Dermatosen im Gesicht mit Tacrolimus und Pimecrolimus innerhalb weniger Tage bis 2–3 Wochen Nebenwirkungen wie rosaceiforme Dermatitis beschrieben (Antille et al. 2004, Gorman und White 2005, El Sayed et al. 2006). Anlass zu erhöhter Aufmerksamkeit geben auch Einzelfallberichte über Myopathie mit Verdacht auf eine Rhabdomyolyse bei einer Patientin nach 2-jähriger Behandlung mit *Protopic 0,1%* (Arzneimittelkommission der deutschen Ärzteschaft 2005) sowie über multiple aktinische Keratosen nach >3-jähriger Anwendung von *Protopic 0,03%* (Arzneimittelkommission der deutschen

Ärzteschaft 2011). Präklinische Studien weisen auf eine mögliche Photokarzinogenität hin (Williams 2002). Pimecrolimus und Tacrolimus dürfen daher nicht mit einer UV-Therapie kombiniert werden, und bei Anwendung im Gesicht ist ein Sonnenschutz unerlässlich.

Ein potenzielles Karzinomrisiko durch die Calcineurinantagonisten wird kontrovers diskutiert. So weisen Analysen von Zulassungsbehörden unter der topischen Behandlung mit Tacrolimus und Pimecrolimus ein erhöhtes (Tacrolimus > Pimecrolimus) Lymphomrisiko, insbesondere von T-Zell-Lymphomen, aus (FDA Center for Drug Evaluation and Research 2010, 2011). Andererseits scheint das Krankheitsbild selbst – unabhängig von der Behandlung – mit einem erhöhten Lymphomrisiko assoziiert zu sein (Legendre et al. 2015). Das Risiko anderer Tumoren, z. B. Melanom, nichtmelanozytäre Hauttumoren (NMSC), scheint nach bisherigen Studien sowie nach Zwischenauswertung einer noch laufenden 10-jährigen Beobachtungsstudie unter der Therapie mit Calcineurinantagonisten zumindest nicht erhöht zu sein (Eichenfield et al. 2014). Mittel der Wahl bei akuten Schüben der atopischen Dermatitis bleiben die stadiengerecht verwendeten topischen Corticosteroide, nicht zuletzt auch wegen der 5–10fach geringeren Tagesbehandlungskosten (Deutsche Dermatologische Gesellschaft et al. 2015, Weidinger und Novak 2016).

25.6.2 Gerbstoff

Trotz Verordnungsausschlusses nach der Arzneimittel-Richtlinie (Gemeinsamer Bundesausschuss 2018) zählen Gerbstoffpräparate zu den häufig verordneten Dermatika (◘ Tabelle 25.10). Sie werden vor allem bei entzündlichen, nässenden und juckenden Hauterkrankungen wie Neurodermitis oder Windpocken in der Pädiatrie eingesetzt. Synthetischer Gerbstoff ist ein wasserlösliches Mischkondensationsprodukt aus Phenol- und Kresolsulfonsäure, Harnstoff und Formaldehyd, das an der Haut in niedriger Konzentration entquellend und in höherer Konzentration durch Proteinfällung adstringierend, gerbend und Schorf bildend wirken. Darüber hinaus werden antimikrobielle, antientzündliche und juckreizstillende Effekte angenommen (Fölster-Holst und Latussek 2007). Nach einer Medline-Recherche stützt sich die Anwendung lediglich auf einen älteren Erfahrungsbericht (Post und Jänner 1971). In fachtherapeutischen Leitlinien wird die Anwendung mangels kontrollierter Studien allenfalls in Einzelfällen als unterstützende Maßnahme erwogen, eine antientzündliche Behandlung können Gerbstoffe nicht ersetzen (Deutsche Dermatologische Gesellschaft et al. 2015).

25.6.3 Andere Antiphlogistika und Antipruriginosa

Auch andere lokal angewendete antientzündliche und juckreizstillende Dermatika wie Polidocanol werden in der Dermatologie eher negativ bewertet. Polidocanol (*Anaesthesulf*) besitzt lokalanästhetische und juckreizstillende Eigenschaften, kann aber auch selbst sensibilisierend wirken. Kontrollierte klinische Studien zu diesem Wirkstoff liegen nicht vor (Deutsche Dermatologische Gesellschaft et al. 2015). *Optiderm* enthält neben Polidocanol zusätzlich Harnstoff und wird vor allem bei Kindern mit Neurodermitis als Corticoid einsparendes Externum genutzt. Auch für diese Fixkombination liegen keine kontrollierten Studien vor (Deutsche Dermatologische Gesellschaft et al. 2015).

Obwohl nicht verschreibungspflichtig, sind topische Anästhetika und harnstoffhaltige Dermatika wie *Optiderm* unter bestimmten Bedingungen durch die GKV erstattungsfähig (Gemeinsamer Bundesausschuss 2018).

25.6.4 Steinkohleteer

Tarmed, ein Shampoo mit Steinkohleteer, ist für verschiedene Kopfhauterkrankungen wie Schuppenflechte, seborrhoische Dermatitis oder Pityriasis der Kopfhaut zugelassen. Wegen – insbesondere bei der Langzeitanwendung – möglichen mutagenen und karzinogenen Wirkeigenschaften ist Steinkohleteer verschreibungspflichtig und darf nicht bei Kindern unter 12 Jahren angewendet werden. Die Beleglage ist verbesserungsbedürftig und bezieht sich bei der Behandlung der Neurodermitis auf einen einzelnen randomisiert-kontrollierten aber methodisch unzureichenden Direktvergleich mit Hydrocortison (Deutsche Dermatologische Gesellschaft et al. 2015).

25.6.5 Orale Retinoide

Alitretinoin (9-cis-Retinsäure) ist ein Isomer von Isotretinoin (◘ Tabelle 25.11) und wie dieses ein physiologisch vorkommendes Retinoid, das an der Regulation der Zelldifferenzierung und -proliferation sowie der Apoptose beteiligt ist. Es wurde unter dem Handelsnamen *Panretin Gel* erstmals im Jahr 2000 zur Lokalbehandlung von Hautläsionen bei Patienten mit AIDS-bedingtem Kaposi-Sarkom zugelassen (Markteinführung in Deutschland 2005). Im Jahr 2008 erfolgte dann die Zulassung in oraler Darreichungsform (*Toctino*) zur Behandlung von Erwachsenen mit schwerem chronischem Handekzem, das auf potente topische Corticosteroide nicht ausreichend anspricht. Das chronische Hand-

◘ Tabelle 25.11 Verordnungen von Aknemitteln 2017. Angegeben sind die 2017 verordneten Tagesdosen, die Änderungen gegenüber 2016 und die mittleren Kosten je DDD 2017.

Präparat	Bestandteile	DDD Mio.	Änderung %	DDD-Nettokosten €
Erythromycin (topisch)				
Aknemycin Lösung/Salbe	Erythromycin	1,5	(+1,5)	0,93
Inderm	Erythromycin	1,1	(−6,5)	0,83
Aknefug-EL	Erythromycin	0,33	(−4,8)	0,82
		3,0	(−2,3)	0,88
Andere topische Antibiotika				
Zindaclin	Clindamycin	1,1	(+7,1)	0,67
Nadixa	Nadifloxacin	0,72	(+10,5)	1,47
Aureomycin Riemser Salbe	Chlortetracyclin	0,23	(+6,3)	1,25
		2,0	(+8,2)	1,02
Andere topische Aknemittel				
Skinoren	Azelainsäure	5,1	(+0,7)	1,14
Differin	Adapalen	2,4	(−10,3)	0,53
Dipalen	Adapalen	0,88	(>1000)	0,69
Cordes VAS	Tretinoin	0,33	(+10,1)	0,60
		8,7	(+7,5)	0,90
Topische Kombinationen				
Duac/-Akne	Clindamycin Benzoylperoxid	10,6	(−5,5)	0,87
Epiduo	Adapalen Benzoylperoxid	7,3	(+3,6)	0,86
Acnatac	Clindamycin Tretinoin	4,3	(+15,5)	0,89
Zineryt	Erythromycin Zinkacetat	1,9	(−1,0)	0,64
Aknemycin Plus	Erythromycin Tretinoin	0,93	(+4,7)	1,01
		25,0	(+0,9)	0,86
Orale Retinoide				
Isogalen	Isotretinoin	3,5	(+32,0)	1,30
Aknenormin	Isotretinoin	2,1	(−30,9)	1,30
		5,6	(−2,0)	1,30
Summe		44,3	(+1,8)	0,93

ekzem ist die häufigste Form berufsbedingter Hauterkrankungen. Therapeutisch stehen in der akuten Phase feuchte Kompressen, in der chronischen Phase Hautschutzmaßnahmen mit Hydratation der Haut, Auftragen von Emollientien (◘ Tabelle 25.17) und die Vermeidung von Triggerfaktoren sowie topische Corticosteroide im Vordergrund. Kurzfristig können orale Corticoide bei einem akuten Handekzem oder bei akuten Schüben eines chronischen Handekzems eingesetzt werden, eine andauernde orale Therapie mit diesen Mitteln wird allerdings nicht empfohlen.

Alitretinoin ist derzeit die einzige systemische Therapie, die auch längerfristig eingesetzt werden kann (Diepgen et al. 2015). In einer Metaanalyse war die Wirkungsstärke bei Retinoid-behandelten Patienten nach ärztlicher Gesamtbeurteilung dosisabhängig und lag zwischen 40–69% (Placebo 23%) (Al-Dhubaibi und Settin 2018). Nach Absetzen der Behandlung trat in etwa 44% der Fälle in einem Zeitraum von 48 Wochen die Erkrankung erneut auf. Der Wirkungsmechanismus beim chronischen Handekzem ist nicht bekannt, jedoch werden Wirkungen auf die Immunmodulation, Entzündung, Angiogenese und Keratinisierung für möglich gehalten. Dosisabhängige Nebenwirkungen betreffen vor allem Kopfschmerzen, mukokutane Störungen, Hyperlipidämie und einen Abfall der Thyreotropin- und Thyroxinwerte. Wie andere Retinoide, z. B. Acitretin (◘ Abschnitt 25.9 Psoriasismittel), ist Alitretinoin teratogen und damit bei Schwangeren absolut kontraindiziert. Aufgrund der im Gegensatz zu Acitretin recht kurzen Halbwertzeit müssen Frauen im gebärfähigen Alter jedoch nur während sowie jeweils einen Monat vor Beginn und nach Beendigung der Behandlung mit Alitretinoin eine zuverlässige und kontinuierliche Kontrazeption einhalten.

25.7   Aknemittel

Die Verordnungen der Aknemittel zeigen 2017 gegenüber dem Vorjahr insgesamt nur geringfügige Veränderungen (◘ Abbildung 25.1). Steigerungen weisen insbesondere topische Antibiotikazubereitungen sowie topische Retinoide auf, während orale Retinoide etwas seltener verordnet wurden als im Vorjahr (◘ Tabelle 25.11).

Für die Behandlung der Akne ist im Einzelfall ein therapeutischer Stufenplan nach Schweregrad, Vorherrschen verschiedener Effloreszenzen (Komedonen, Papeln, Pusteln, Knötchen, Knoten) und Verlauf festgelegt, der zunächst (Acne comedonica) eine topische Monotherapie mit einem Retinoid, alternativ mit Azelainsäure, bei schwereren Aknefällen (Acne papulopustulosa) den kombinierten Einsatz mehrerer Topika (Retinoide, Benzoylperoxid, ggf. Antibiotika) vorsieht. Diese können je nach Erfordernis zusätzlich zusammen mit oralen Antibiotika oder bei Frauen auch mit systemischen hormonellen Antiandrogenen eingesetzt werden.

Topische Retinoide (ggf. in Kombination mit Benzoylperoxid) sind auch Mittel der Wahl im Rahmen der Rezidivprophylaxe. Bei schwerer Akne (Acne papulopustulosa, nodosa oder conglobata), die nicht auf systemische Antibiotika und topische Therapie anspricht, sind auch orale Retinoide wie Isotretinoin indiziert (Zaenglein et al. 2016).

25.7.1 Topische Aknemittel

In der lokalen Behandlung der Akne gelten Retinoide wie Isotretinoin (*Isotrex*), Adapalen (*Differin*, *Dipalen*, in *Epiduo*) oder Tretinoin (*Cordes Vas*, in *Acnatac*, *Aknemycin Plus*) sowie als Kombinationspartner auch Benzoylperoxid (in *Duac Akne*, *Epiduo*) als Mittel der Wahl (Zaenglein et al. 2016).

Adapalen weist bei vergleichbarer Wirksamkeit die beste Verträglichkeit unter den topischen Retinoiden auf (Thielitz et al. 2010). Wegen ihrer teratogenen Eigenschaften auch in topischer Darreichungsform dürfen Retinoide jedoch nicht während der Schwangerschaft (und Stillperiode) eingesetzt werden. Das größte teratogene Potenzial innerhalb dieser Stoffgruppe hat Tretinoin.

Azelainsäure ist eine natürlich vorkommende C_9-Dicarbonsäure mit antibakteriellen und entzündungshemmenden Eigenschaften, die zu einer Normalisierung der gestörten follikulären Keratinisierung führt. Ein Einfluss auf die Talgproduktion fehlt. Kontrollierte klinische Studien zeigen eine anderen topischen Aknemitteln wie Benzoylperoxid, Tretinoin oder den Antibiotika Clindamycin und Erythromycin äquivalente Wirksamkeit. Wie mit diesen sind erste klinische Besserungen nach etwa vier Wochen zu erwarten. Patienten mit papulopustulöser Akne und Komedonen-Akne sprechen am besten an. Aufgrund fehlender mutagener und teratogener Wirkungen besteht während der Schwangerschaft und Stillperiode kein besonderes Anwendungsrisiko (Fluhr und Degitz 2010).

Topische Antibiotika können bei leichter bis mittelschwerer umschriebener Akne eingesetzt werden. Allerdings wird eine Monotherapie mit topischen Antibiotika mittlerweile abgelehnt. Ein therapeutischer Stellenwert wird ihnen lediglich in Kombination mit Benzoylperoxid (z. B. *Duac Akne*), topischen Retinoiden wie Tretinoin (z. B. *Aknemy-*

cin plus, Acnatac) oder Isotretinoin (z. B. *Isotrexin*), bei Retinoidunverträglichkeit alternativ mit Azelainsäure zuerkannt. Dies steigert die Effektivität, verkürzt die Behandlungsdauer und verzögert bzw. verhindert die Resistenzentwicklung (Zaenglein et al. 2016, Nast et al. 2016). Nach Besserung des Hautbefundes (Rückgang der Entzündung) sollte das Antibiotikum unter Fortsetzung der Retinoidtherapie abgesetzt werden. Ist eine Besserung innerhalb von 6–8 Wochen nicht eingetreten, sollte die Therapie insgesamt umgestellt werden. Als topische Antibiotika kommen in erster Linie Clindamycin und Erythromycin zum Einsatz (◘ Tabelle 25.11). Auch Benzoylperoxid und – weniger ausgeprägt – Azelainsäure besitzen antibakterielle Eigenschaften gegenüber Propionibakterien (Worret und Fluhr 2006), weswegen Benzoylperoxid auch wegen der fehlenden bakteriellen Resistenzentwicklung alleine oder in Kombination mit einem Retinoid einer länger dauernden Therapie mit Antibiotika vorgezogen wird (Valente Duarte de Sousa 2014). Für topische Tetrazykline (*Aureomycin*) liegen nur wenige, ältere klinische Studien mit eingeschränkter Aussagekraft vor. Das 2004 zur lokalen Aknetherapie in den Markt eingeführte *Nadixa* (Nadifloxacin) gilt aufgrund der im Vergleich mit Erythromycin deutlich geringeren In-vitro-Aktivität gegen Propionibacterium acnes sowie der zu erwartenden weiteren Ausbreitung der Chinolonresistenz nicht nur als „überflüssig, sondern sogar als bedenkliche Neuentwicklung", zumal zur Behandlung der Akne zahlreiche andere, bewährte Wirkstoffe zur Verfügung stehen (Lohde und Stahlmann 2004).

Die zur Aknebehandlung eingesetzten topischen Antibiotikakombinationen (◘ Tabelle 25.11) sind der jeweiligen Monotherapie hinsichtlich Wirksamkeit (schnellere Abheilung, höhere Heilungsraten) und Verträglichkeit häufig überlegen (Zaenglein et al. 2016). Die Kombination von Adapalen mit Benzoylperoxid (*Epiduo*) war bei Patienten mit milder bis mittelschwerer papulopustulöser Akne bei gleicher Toleranz wirksamer als die jeweiligen Monotherapie (Thiboutot et al. 2007, Gollnick et al. 2009) und erhält für diese Indikation als einziges antibiotikafreies Kombinationsmittel den höchsten Empfehlungsgrad (Nast et al. 2016). Die amerikanische Food and Drug Administration (2014) warnt allerdings vor seltenen, aber schweren allergischen Reaktionen mit Atemnot, Ohnmachtgefühl oder Schwellungen im Augenbereich, Gesicht sowie an Lippen und Zunge bzw. schweren Reizungen nach lokaler Applikation Benzoylperoxid-haltiger Aknemittel, die innerhalb von Minuten bis 24 Stunden einsetzen. In fast der Hälfte der Fälle war eine Klinikeinweisung erforderlich. Die Fixkombination aus Clindamycin und Tretinoin (*Acnatac*) verbessert das Hautbild deutlicher als die jeweiligen Einzelkomponenten und Placebo (Dréno et al. 2014) und führt einer randomisierten Vergleichsstudie zu Folge seltener zu Hautirritationen wie Juckreiz, Brennen und Stechen als *Epiduo*. In Bezug auf Erythemfläche und Hauttrockenheit ergaben sich jedoch keine signifikanten Unterschiede zwischen den beiden Fertigarzneimitteln (Goreshi et al. 2012). Zinkacetat (in *Zineryt*) wird zur Lokalbehandlung der Akne nicht empfohlen (Zaenglein et al. 2016, Nast et al. 2016). Nach einer einfach verblindeten Studie an 148 Aknepatienten war eine Kombination aus Erythromycin und Zinkacetat weniger wirksam als eine Kombination aus Clindamycin und Benzoylperoxid (*Duac Akne*). Auch setzte die Wirkung unter Clindamycin plus Benzoylperoxid signifikant schneller ein (Langner et al. 2007).

25.7.2 Orale Aknemittel

Bei schwerer zystischer Akne (Acne conglobata) oder bei Akneformen, die auf eine Lokalbehandlung nicht ansprechen, sind nach Versagen einer kombinierten Gabe oraler Antibiotika mit topischen Aknemitteln (Retinoide, Benzoylperoxid) orale Retinoide wie Isotretinoin (◘ Tabelle 25.11) Mittel der Wahl (Zaenglein et al. 2016, Nast et al. 2016). Zu beachten ist bei letzteren jedoch das nicht unerhebliche teratogene Potenzial, das eine Anwendung während der Schwangerschaft sowie bei gebärfähigen Frauen ohne strenge Kontrazeption ausschließt. Ferner liegen unter der Behandlung mit Isotretinoin Berichte über Depressionen, Psychosen und in seltenen Fällen auch über Suizide vor (Sundström et al. 2010). Allerdings können schwere Akneformen auch selbst zu Depressionen mit Suizid führen (Magin und Sullivan 2010). Schließlich ist unter der Therapie mit oralen Isotretinoin-

◘ **Tabelle 25.12** Verordnungen von Warzenmitteln und Mitteln bei Verhornungsstörungen 2017. Angegeben sind die 2017 verordneten Tagesdosen, die Änderungen gegenüber 2016 und die mittleren Kosten je DDD 2017.

Präparat	Bestandteile	DDD Mio.	Änderung %	DDD-Nettokosten €
Salicylsäure				
Guttaplast	Salicylsäure	2,1	(−2,9)	0,12
Verrucid	Salicylsäure	0,98	(−0,5)	0,24
		3,0	(−2,1)	0,16
Kombinationen				
Verrumal	Fluorouracil Salicylsäure	25,0	(+1,2)	0,35
Clabin N/plus	Salicylsäure Milchsäure	2,6	(−1,0)	0,13
Duofilm	Salicylsäure Milchsäure	1,2	(−4,9)	0,11
Ureotop + VAS	Harnstoff Tretinoin	0,94	(−0,1)	0,40
		29,7	(+0,7)	0,32
Summe		32,8	(+0,4)	0,31

präparaten ein deutlicher Anstieg der Kreatinkinase beschrieben und mit dem potenziellen Risiko einer Rhabdomyolyse in Zusammenhang gebracht worden (Chroni et al. 2010). Bei deutlichen Erhöhungen der Kreatinkinase oder muskulären Symptomen sollte Isotretinoin abgesetzt werden. Besonders sorgfältig ist die Indikation für Isotretinoin zu stellen, wenn gleichzeitig weitere, potenziell muskelschädigende Arzneimittel (z. B. Statine, Glucocorticosteroide, Penicillamin) eingenommen werden oder ein ausgeprägter Alkoholkonsum vorliegt. Obwohl bisher keine weiteren Fallberichte von Rhabdomyolysen unter oralen Retinoiden wie Acitretin oder Alitretinoin bekannt geworden sind, kann ein Stoffklasseneffekt derzeit nicht ausgeschlossen werden (Arzneimittelkommission der deutschen Ärzteschaft 2013a). Auch bei einem Anstieg der Cholesterin- und Triglyzeridkonzentration im Blut ist die Indikation zu überprüfen. Weiterhin ist zu beachten, dass Isotretinoin in oraler Darreichungsform nicht zusammen mit oralen Tetracyclinen (Hirndrucksteigerung) kombiniert werden darf.

25.8 Warzenmittel und Mittel zur Behandlung von Verhornungsstörungen

Die Verordnungsmenge der Warzenmittel und der Mittel bei Verhornungsstörungen blieb 2017 gegenüber dem Vorjahr weiterhin stabil (◘ Tabelle 25.12). Es handelt sich vor allem um apothekenpflichtige Präparate, die im Rahmen der Ausnahmeregelungen der Arzneimittel-Richtlinie (Gemeinsamer Bundesausschuss 2018) nur bedingt zu Lasten der GKV verordnungsfähig sind. Lediglich die 5-Fluorouracilkombination *Verrumal* und die Tretinoin/Harnstoffkombination (*Ureotop + VAS*) sind verschreibungspflichtig. Sie machen fast 80% der Verordnungen in diesem Marktsegment aus.

25.8.1 Salicylsäure

In der Lokalbehandlung kleiner Warzen gelten Salicylsäurezubereitungen als Mittel der ersten Wahl. Bei Kontraindikation oder unzureichender Wirksamkeit kann als Zweitwahlbehandlung die (aggressive) Kryotherapie in Betracht gezogen werden. Salicylsäure war in mehreren Studien wirksamer als

Placebo. Warzen an den Händen sprachen besser an als Warzen an den Füßen. Kryotherapie zeigte vergleichbare Ergebnisse wie Salicylsäure, höhere Remissionsraten sind mit einer Kombination aus topischer Salicylsäure und Kryotherapie zu erwarten (Kwok et al. 2012). Ein besonders praktikables und zudem sehr kostengünstiges Vorgehen ist der Einsatz von Salicylsäurepflastern wie z. B. *Guttaplast* (Ring und Fröhlich 1985).

25.8.2 Kombinationen

Verrumal enthält neben Salicylsäure zusätzlich Fluorouracil. Letzteres ist ein Zytostatikum mit begrenzter Evidenz einer Wirksamkeit bei kutanen Warzen (Moore 2009, Kwok et al. 2012) und gilt mit dieser Indikation eher als Drittwahlmittel (Dall'oglio et al. 2012, Kwok et al. 2012). 5-Fluorouracil darf nur kleinflächig, zeitlich begrenzt und nicht bei Säuglingen sowie während Schwangerschaft und Stillzeit eingesetzt werden. Bei Dihydropyrimidindehydrogenase (DPD)-Defizienz sind nach topischer Behandlung mit 5-Fluorouracil Neutropenien und Thrombozytopenien mit lebensbedrohlichen Komplikationen beschrieben (Johnson et al. 1999). Das Mittel darf aus diesem Grund auch nicht gemeinsam mit Hemmstoffen der DPD wie Brivudin (*Zostex*) angewendet werden. Nach einer Medlinerecherche finden sich keine validen Studien, die belegen, dass Milchsäure als Kombinationspartner zur Salicylsäure (in *Clabin, Duofilm*) Vorteile gegenüber einer alleinigen Anwendung von Salizylsäure bei der Warzenbehandlung bietet.

Die Harnstoff-Tretinoin-Kombination *Ureotop + VAS* wird zur Behandlung von Verhornungsstörungen, einschließlich schwerer Fälle wie Ichthyosis, eingesetzt. Harnstoff wird aufgrund seiner wasserbindenden, barriereregenerierenden, entschuppenden und antimikrobiellen Wirkung als wichtigster Wirkstoff für die Ichthyosetherapie angesehen (Krug et al. 2009, Deutsche Dermatologische Gesellschaft 2016). Klinische Belege sind allerdings rar. Nach 4- bzw. 8-wöchiger Behandlung mit einer 10%igen Harnstofflotion lagen die Responderraten von 65% bzw. 78% nur geringfügig höher als mit wirkstofffreier Lotion (50% bzw. 72%) (Küster et al. 1998). Topische Retinoide wie Tretinoin

können aufgrund ihrer keratolytischen Wirkung zusätzliche Effekte haben (Küster 2006, Deutsche Dermatologische Gesellschaft 2016). Entsprechende klinische Studien liegen allerdings nicht vor. Andere topische (aromatische) Retinoide wie Adapalen und Tazaroten werden als wenig effektiv eingestuft (van Steensel 2007).

25.8.3 Mittel zur Behandlung aktinischer Keratosen

Aktinische Keratosen gelten als Carcinoma in situ der Haut mit möglichem Übergang in ein Plattenepithelkarzinom. Grundlage jeder nichtinvasiven Therapie sollte daher eine sichere Differenzialdiagnose mit gegebenenfalls histologischen Kontrollen zur Diagnose und Beurteilung des therapeutischen Erfolges sein. Zur Behandlung stehen verschiedene Optionen zur Verfügung: Exzision, Kryotherapie, photodynamische Therapie sowie die lokale Anwendung von 5-Fluorouracil mit (*Actikerall*) und ohne Salicylsäure (*Efudix*), Diclofenac (*Solaraze, Solacutan*) oder Imiquimod (*Aldara, Zyclara*) (de Berker et al. 2017). Die Verordnungen der Mittel zur Behandlung aktinischer Keratosen haben auch 2017 gegenüber dem Vorjahr wieder deutlich zugenommen (Abbildung 25.1). Über 50% der Verordnungen entfallen auf die beiden 5-Fluorouracil-haltigen Präparate und knapp 40% auf die beiden Diclofenacpräparate (◘ Tabelle 25.13).

Imiquimod ist ein Immunmodulator mit antineoplastischen und apoptotischen Wirkungen, der zur Behandlung nicht hyperkeratotischer, nicht hypertropher aktinischer Keratosen im Gesicht oder auf der Kopfhaut bei immunkompetenten Erwachsenen zugelassen ist, wenn andere Verfahren nicht eingesetzt werden können. In 5%iger Zubereitung (*Aldara*) werden nach 3-mal wöchentlicher Applikation über 4 Wochen mit 85% ähnliche Heilungsraten wie unter 5-Fluorouracil gefunden, während mit der Kryotherapie deutlich geringere Effekte erzielt wurden (Samrao und Cockerell 2013). Eine 12 Monate andauernde Erscheinungsfreiheit für das gesamte Behandlungsareal wiesen 4% der Patienten nach Kryotherapie, 33% nach 5-Fluorouracil-Behandlung und 73% nach Behandlung mit Imiquimod 5% auf. Die Behandlung mit Imiquimod zeigte

◻ **Tabelle 25.13 Verordnungen von Mitteln zur Behandlung aktinischer Keratosen 2017.** Angegeben sind die 2017 verordneten Tagesdosen, die Änderungen gegenüber 2016 und die mittleren Kosten je DDD 2017.

Präparat	Bestandteile	DDD Mio.	Änderung %	DDD-Nettokosten €
Imiquimod				
Aldara	Imiquimod	1,9	(+4,3)	3,37
Zyclara	Imiquimod	0,30	(−12,1)	7,08
		2,2	(+1,7)	3,86
Andere Mittel				
Solaraze	Diclofenac	6,5	(−19,0)	2,38
Solacutan	Diclofenac	3,0	(+685,8)	2,29
Efudix	Fluorouracil	0,49	(+11,8)	4,30
Picato	Ingenolmebutat	0,12	(+2,2)	32,69
		10,2	(+12,9)	2,80
Kombinationen				
Actikerall	Fluorouracil Salicylsäure	12,8	(+6,3)	0,15
Summe		25,2	(+8,4)	1,54

auch das beste kosmetische Ergebnis (Gupta et al. 2012). Das über zwei Behandlungszyklen von jeweils zwei Wochen einmal täglich anzuwendende, niedriger dosierte *Zyclara 3,75%* ist etwa doppelt so teuer wie *Aldara 5%*, obwohl die klinische Heilungsrate 8 Wochen nach Behandlungsende nur 35,6% betrug (Swanson et al. 2010). Aldara kann außerdem beim Basalzellkarzinom eingesetzt werden. Die histologischen Heilungsraten in dieser Indikation liegen mit 5- bzw. 7-tägiger Therapie pro Woche nach 12 Behandlungswochen im Bereich von 80% (vs. 3% unter Vehikelapplikation), bei 2-mal täglicher Applikation liegen die Heilungsraten sogar bei 100% (Sapijaszko 2005).

5-Fluorouracil hemmt als Antimetabolit die RNA- und DNA-Synthese, wird darüber hinaus in die RNA inkorporiert und zeigt so eine höhere Affinität zu rasch proliferierenden Zellen. Das Zytostatikum wird als 5%ige Creme (*Efudix*) in Deutschland bereits seit vielen Jahren zur Behandlung aktinischer Keratosen eingesetzt. In experimentellen Studien liegen die klinischen Heilungsraten bei > 90%, unter praktisch-klinischen Bedingungen werden allerdings deutlich geringere Heilungsraten (50–70%) angegeben, was vor allem auf die mangelnde Patientencompliance aufgrund

unerwünschter Wirkungen zurückgeführt wird (Samrao und Cockerell 2013).

Eine Fixkombination aus 5-Fluorouracil (0,5%) und Salicylsäure (10%) soll die Penetration des Antimetaboliten in die aktinisch veränderte Haut verbessern. Im direkten Vergleich zu Diclofenac 3% lagen die histologischen Heilungsraten unter der Kombination mit 72% signifikant höher als unter Diclofenac (59%) und Vehikel (45%) (Stockfleth et al. 2011). Lokale Nebenwirkungen wie entzündliche Reaktionen und Brennen traten unter Actikerall häufiger in Erscheinung als unter Diclofenac, waren aber in der Regel nur mäßig ausgeprägt. Nach einem neueren Review waren die kompletten klinischen Heilungsraten unter der Fixkombination (55,4%) im indirekten Vergleich auch gegenüber Ingenolmebutat (42,2%) und 2,5% bzw. 3,75% Imiquimod (25,0–30,6% bzw. 34,0–35,6%) höher. Zudem lag die Rückfallrate unter kombinierter Anwendung von Fluorouracil und Salicylsäure niedriger als unter Ingenolmebutat (Stockfleth et al. 2016).

Diclofenac (*Solaraze, Solactuan*) hat antiproliferative, angiostatische und proapoptotische Eigenschaften, die über eine Hemmung der Cyclooxygenase (COX)-2 zustande kommen sollen. Folge sind eine gesteigerte Keratolyse und ein verstärkter Kollagenabbau (Merk 2007, Samrao und Cockerell 2013). Klinische Heilungsraten liegen nach 2-mal täglicher Applikation über 60–90 Tage bei 58%, bei kombinierter Anwendung mit Kryotherapie bei 64% (Samrao und Cockerell 2013).

Ingenolmebutat (*Picato*) ist ein Diterpenester, der aus dem Pflanzensaft der Garten-Wolfsmilch isoliert wurde. Es liegt zur Anwendung bei aktinischen Keratosen im Gesicht und auf der Kopfhaut als 0,015%iges Gel und am Stamm und Extremitäten als 0,05%iges Gel vor und wird einmal täglich an drei (Gesicht, Kopfhaut) bzw. zwei aufeinanderfolgenden Tagen (Stamm, Extremitäten) aufgetragen. Als Wirkprinzip werden zytotoxische Effekte und die Förderung einer lokalen Entzündungsreaktion durch proinflammatorische Zytokine und verstärkte Einwanderung von Immunzellen angegeben. Die Heilungsraten liegen nach einer gepoolten Analyse von vier placebokontrollierten Studien bei 42,2% (Gesicht/Kopfhaut) bzw. 34,1% (Stamm/Extremitäten). Als vorteilhaft gegenüber 5-Fluorouracil, Imiquimod oder Diclofenac wird vor allem im Hinblick auf die Patientencompliance die kurze Behandlungsdauer angesehen (Samrao und Cockerell 2013). Die frühe Nutzenbewertung von Ingenolmebutat ergab mangels direkter Vergleichsstudien keinen Zusatznutzen gegenüber der zweckmäßigen Vergleichstherapie (► Arzneiverordnungs-Report 2014, Kapitel 2 Neue Arzneimittel 2013, Abschnitt 2.1.9).

Eine neuere Netzwerkmetaanalyse findet vor allem über den indirekten Vergleich der verschiedenen topischen Therapieoptionen folgende Abstufung in den substanzspezifischen klinischen Heilungsraten: 5-Fluorouracil > Imiquimod 5% über 4 Wochen > Ingenolmebutat > Diclofenac 3% (Vegter und Tolley 2014). Als nicht-medikamentöse Behandlungsmethode liegt die Kryotherapie im Heilungserfolg zwischen Ingenolmebutat und Diclofenac.

Eine weitere Behandlungsoption stellt die photodynamische Therapie in Verbindung mit Photosensibilisatoren wie Methylaminolevulinat (*Metvix*) bzw. Aminolevulinsäure (*Ameluz*) dar, mit denen bei besserem kosmetischen Ergebnis zumindest im numerischen Vergleich ähnliche Erfolgsraten wie mit 5-Fluorouracil erzielt werden können (Gupta et al. 2012).

25.9 Psoriasismittel

Die Verordnungen der Psoriasismittel haben auch 2017 weiter deutlich zugenommen (◘ Abbildung 25.1). Auffällig sind die hohen Zuwachsraten des Phosphodiesteraseinhibitors Apremilast (*Otezla*) und der beiden monoklonalen Antikörper Ustekinumab (*Stellara*) und Secukinumab (*Cosentyx*). Alle drei Präparate werden systemisch angewendet, sind aber erheblich teurer als die bisher verfügbaren oralen Psoriasismittel (◘ Tabelle 25.14).

25.9.1 Therapeutische Aspekte

Die Psoriasis ist eine schubförmig verlaufende Hautkrankheit mit einer erblich beschleunigten Proliferation sowie gestörten Reifung der Keratozyten und einer entzündlichen Komponente. Es handelt sich einen Autoimmunprozess unter maßgeblicher Beteiligung von T-Lymphozyten (Boehncke und Schön 2015).

Die Behandlung der Psoriasis erfolgt entsprechend allgemeinen Therapieempfehlungen primär lokal. Vor allem bei leichteren Erkrankungsformen, die bei etwa 75% aller Psoriasispatienten vorliegen und mit einer Ausdehnung der Psoriasisherde auf insgesamt maximal 5–10% der Hautoberfläche ein hergehen, steht die Lokaltherapie im Vordergrund. Mit ansteigendem Schweregrad der Erkrankung werden systemische Antipsoriatika oder kombinierte Therapieverfahren erforderlich (Pariser et al. 2007, Deutsche Dermatologische Gesellschaft 2017). Aufgrund der nach wie vor ungeklärten Pathogenese erfolgt die Behandlung der Schuppenflechte weitgehend symptomatisch. Die überlegene Wirksamkeit von Immunsuppressiva wie Ciclosporin und der TNFα-Antagonisten wie Adalimumab bzw. Etanercept oder der Interleukinantagonisten wie Ustekinumab bzw. Secukinumab bei schwersten Formen der Psoriasis weist auf eine zentrale Rolle der T-Lymphozyten in der Pathogenese und damit auf eine Autoimmunreaktion hin (Griffiths und Barker 2007).

Die Lokaltherapie erfolgt im Wesentlichen mit stark bis sehr stark wirksamen Glucocorticoiden (◘ Tabelle 25.3), Vitamin-D₃-Analoga (◘ Tabelle 25.14) sowie Dithranol (Cignolin), das hauptsächlich (als Rezeptur) in der Klinik und je nach Befund

◘ **Tabelle 25.14 Verordnungen von Psoriasismitteln 2017.** Angegeben sind die 2017 verordneten Tagesdosen, die Änderungen gegenüber 2016 und die mittleren Kosten je DDD 2017.

Präparat	Bestandteile	DDD Mio.	Änderung %	DDD-Nettokosten €
Vitamin-D-Analoga				
Daivonex	Calcipotriol	10,1	(−2,7)	0,75
Curatoderm	Tacalcitol	1,2	(−2,4)	0,91
Calcipotriol HEXAL	Calcipotriol	0,82	(+258,3)	0,87
Silkis	Calcitriol	0,52	(−4,6)	1,29
		12,7	(+2,1)	0,79
Kombinationspräparate				
Daivobet	Calcipotriol Betamethason	24,2	(−6,5)	1,06
Enstilar	Calcipotriol Betamethason	7,0	(+394,7)	1,18
Xamiol	Calcipotriol Betamethason	1,1	(−10,0)	1,08
		32,2	(+13,2)	1,09
Orale Psoriasismittel				
Fumaderm	Ethylhydrogenfumarat Dimethylfumarat	4,6	(−10,9)	8,04
Otezla	Apremilast	1,3	(+36,2)	40,67
Acicutan	Acitretin	0,61	(−0,5)	3,94
		6,5	(−3,2)	14,20
Monoklonale Antikörper				
Stelara	Ustekinumab	5,6	(+51,8)	41,11
Cosentyx	Secukinumab	4,2	(+65,7)	58,66
		9,8	(+57,5)	48,62
Summe		61,2	(+13,8)	10,04

meist in Kombination mit Salicylsäure oder Harnstoff angewandt wird. Darüber hinaus werden als Basistherapie der Psoriasis wirkstofffreie Salbengrundlagen sowie topische Zubereitungen von Harnstoff (3–10%) und Salicylsäure (3–10%) (◘ Tabelle 25.17) eingesetzt (Deutsche Dermatologische Gesellschaft 2017). Eine große Bedeutung hat – insbesondere bei großflächiger Erkrankung – die Phototherapie bzw. Photochemotherapie (PUVA, UVB, UVB_{311nm}, UVB_{308nm}). Die kombinierte Anwendung mit Vitamin-D_3-Analoga (siehe dort) kann die Ansprechrate verbessern. Bei der Therapieentscheidung muss das für die orale PUVA gesicherte und für die lokale PUVA sowie die UV-B-Schmalspektrum Lichttherapie wahrscheinliche

karzinogene Risiko bedacht werden. Insgesamt kann die Phototherapie nicht als Langzeittherapie empfohlen werden (Deutsche Dermatologische Gesellschaft 2017).

Zur Entfernung der Schuppen wird vor allem zu Beginn der Behandlung 3–10%ige Salicylsäure-Vaseline eingesetzt. Obwohl nicht verschreibungspflichtig, sind Salicylsäure-haltige Zubereitungen (≥ 2% Salicylsäure) nach den Arzneimittel-Richtlinien als Teil der Behandlung der Psoriasis und hyperkeratotischer Ekzeme zu Lasten der GKV verordnungsfähig (Gemeinsamer Bundesausschuss 2018). Sie dienen jedoch weniger der eigenständigen Behandlung der Psoriasis als vielmehr der Resorptionsverbesserung anderer Antipsoriatika, insbesondere von Glucocorticoiden (Fluhr et al. 2008, van de Kerkhof et al. 2011, Hendriks et al. 2013a). Eine entschuppende Wirkung haben auch 1–3%ige Kochsalzbäder bzw. andere NaCl-haltige Zubereitungen oder Ölbäder, z. B. *Linola-Fett-N* (◘ Tabelle 25.17).

Die systemische Therapie bleibt schweren, therapieresistenten Formen der Psoriasis vorbehalten, z. B. der chronisch aktiven, großflächigen Plaque-Psoriasis, der pustulösen Psoriasis, der psoriatischen Erythrodermie sowie allen Formen der Psoriasisarthritis, die durch nichtsteroidale Antiphlogistika nicht behandelbar sind. Eine Indikation ist dann gegeben, wenn durch die Lokaltherapie kein akzeptabler Hautzustand mehr erreichbar ist. Prinzipiell stehen Immunsuppressiva wie Ciclosporin oder Methotrexat, Retinoide wie Acitretin (siehe unten), Fumarsäurealkylester (siehe unten) sowie bei Versagen der systemischen Standardtherapie TNFα-Inhibitoren wie Adalimumab, Etanercept und Infliximab oder Interleukin-Inhibitoren wie Ustekinumab oder Secukinumab (siehe unten) zur Verfügung (Deutsche Dermatologische Gesellschaft 2017).

25.9.2 Vitamin-D$_3$-Analoga

Vitamin-D$_3$-Analoga gelten neben Glucocorticoiden als Mittel der Wahl bei leichter und mittelschwerer Psoriasis und erhalten für die topische Behandlung eine starke Empfehlung (Deutsche Dermatologische Gesellschaft 2017). Sie wirken antiproliferativ und hemmen die Akkumulation von Neutrophilen sowie die Funktion von T-Lymphozyten, einschließlich der IL-1 induzierten T-Zell-Aktivierung. Klinisch sind die Vitamin-D$_3$-Analoga wirksamer als Dithranol, aber im Vergleich zu stark wirksamen topischen Glucocorticoiden (◘ Tabelle 25.3) etwas weniger effektiv bis klinisch weitgehend äquivalent. Am besten untersucht ist Calcipotriol. Vitamin-D$_3$-Analoga führen bei Patienten mit leichter bis mittelschwerer Psoriasis vulgaris innerhalb weniger Wochen in 30–50% der Fälle zu einer deutlichen Besserung oder vollständigen Abheilung der Hautläsionen. Bei Anwendung in besonders sensiblen Arealen, z. B. im Gesicht, wird alternativ zum dann kontraindizierten Calcipotriol wegen seines geringeren irritativen Potenzials Tacalcitol empfohlen, das zudem den Vorteil der nur einmal täglichen Applikation aufweist. Allerdings ist Tacalcitol im direkten Vergleich etwas schwächer wirksam als Calcipotriol (Deutsche Dermatologische Gesellschaft 2017).

Vitamin-D$_3$-Analoga sind auch zusätzlich zu UVB oder in freier Kombination mit topischen Corticosteroiden angewandt worden und waren dann wirksamer als UVB allein oder die jeweilige Monotherapie (Deutsche Dermatologische Gesellschaft 2017). Vorteil einer sequenziellen Therapie von Vitamin-D$_3$-Analoga und topischen Corticosteroiden ist eine verbesserte Wirksamkeit bei gleichzeitiger Minimierung unerwünschter Wirkungen. Klinische Studien belegen unter diesen Bedingungen nach 6-monatiger Behandlung Remissionsraten von 76% im Vergleich zu 40% unter Placebo (Koo 2005). Ähnliche Befunde gibt es auch für die Fixkombination aus Calcipotriol und Betamethasondipropionat (Hendriks et al. 2013b, Deutsche Dermatologische Gesellschaft 2017). Die Anwendung der Fixkombination ist vor allem in der Anfangsbehandlung für die Dauer von 4 Wochen sinnvoll. Eine über diesen Zeitraum hinausgehende Behandlung ist in begründeten Ausnahmefällen und unter regelmäßiger ärztlicher Kontrolle zu vertreten. Wiederholte Anwendungen sind für einen Zeitraum von bis zu 52 Wochen beschrieben. Nicht kombiniert werden darf Calcipotriol mit Salicylsäure, da das Vitamin-D$_3$-Derivat im sauren Milieu rasch inaktiviert wird (Patel et al. 1998). Zu beachten sind ferner mögliche Störungen des Calciumhaushaltes durch die Vitamin-D$_3$-Analoga und damit verbundene Anwendungsbeschränkungen.

25.9.3 Apremilast

Apremilast ist ein Hemmstoff der Phosphodiesterase-4 (PDE-4), der die cAMP-Konzentration in dendritischen Zellen wie Monozyten, Neutrophilen und Keratinozyten erhöht und dadurch die Bildung von Entzündungsmediatoren vermindert. Apremilast besitzt eine Zulassung für die Behandlung einer mittelschweren bis schweren Psoriasis bei Erwachsenen, die auf eine andere systemische Therapie, z. B. Ciclosporin oder Methotrexat oder Psoralene wie

Methoxsalen in Kombination mit einer Phototherapie (PUVA), nicht angesprochen haben oder bei denen eine solche Therapie nicht eingesetzt werden kann.

Während der Behandlung mit Apremilast erreichen nach 16 Wochen mehr Patienten eine 75%ige Abnahme des Index zur Beurteilung von Fläche und Schweregrad einer Psoriasis (PASI-75) als unter Placebo (29–33% versus 5–6%) (Papp et al. 2015, Paul et al. 2015). Da zum Zeitpunkt der frühen Nutzenbewertung keine Studiendaten zur zweckmäßigen Vergleichstherapie (z. B. Adalimumab) vorlagen, hat der Gemeinsame Bundesausschuss für Apremilast keinen Zusatznutzen festgestellt (Bundesministerium für Gesundheit 2015a). In einer neueren Untersuchung an 250 Patienten mit moderater bis schwerer Psoriasis wurde nach 16 Behandlungswochen eine höhere Ansprechrate des PASI-75 (primärer Endpunkt) unter Apremilast und Etanercept als unter Placebo erreicht (40% und 48% versus 12% der Patienten) (Reich et al. 2017).

25.9.4 Acitretin

Acitretin ist ein Derivat der Vitamin-A-Säure, das im Vergleich mit anderen systemischen Antipsoriatika als nur mäßig wirksam beurteilt wird. Zwar kann die Wirksamkeit durch Dosiserhöhung verbessert werden, allerdings nehmen dann auch die Häufigkeit und Intensität unerwünschter Wirkungen sowie die Therapieabbruchraten deutlich zu. Die kombinierte Anwendung von Acitretin und Phototherapie (UVB, PUVA) steigert die Effektivität bei gleichzeitiger (durch Dosisreduktion erzielter) Verbesserung der Verträglichkeit. Als Monotherapie wird niedrig dosiertes Acitretin mangels ausreichender Wirksamkeit und in höherer Dosierung aufgrund der dann verstärkten Nebenwirkungen an Haut- und Schleimhaut nur noch zurückhaltend empfohlen (Deutsche Dermatologische Gesellschaft 2017). In Kombination mit Phototherapie weist Acitretin eine zumindest vergleichbare klinische Effektivität wie andere klassische systemische Psoriasismittel auf und wird daher bei kontraindizierter immunsuppressiver Therapie, z. B. bei Patienten mit Infektionen oder Karzinomrisiko, als wichtige Therapiealternative angesehen (Booij und

van de Kerkhof 2011). Zu beachten sind aber teratogene Eigenschaften, die nicht nur *unter der Therapie* mit Acitretin, sondern auch *nach Beendigung* der Behandlung über mindestens 3 Jahre einen sicheren Konzeptionsschutz erfordern. Ferner kann Acitretin die empfängnisverhütende Wirkung niedrig dosierter Gestagenpräparate (Minipille) abschwächen. Auch suizidale Tendenzen werden – wie schon erwähnt (siehe ◘ Abschn 25.7 Aknemittel) – in Einzelfällen beschrieben (Arican et al. 2006).

25.9.5 Monoklonale Antikörper

Ustekinumab (*Stelara*) ist ein humaner monoklonaler IgG1κ-Antikörper gegen Interleukin IL-12 und IL-23, die eine zentrale Rolle bei der Aufrechterhaltung der Schuppenflechte spielen. Das Mittel ist zugelassen zur Behandlung der Psoriasis mit mittelschwerem bis schwerem Verlauf, wenn andere systemische Verfahren einschließlich Ciclosporin, Methotrexat oder eine PUVA-Therapie nicht ausreichend wirksam waren oder nicht eingesetzt werden können. Im Vergleich zu einer Scheinbehandlung verbessert sich nach 12 Wochen bei ca. 65–75% der behandelten Patienten das Beschwerdebild der Psoriasis um mindestens 75% (PASI 75) (Griffiths et al. 2010). Fünf Jahre nach Studienbeginn waren noch 70% des ursprünglichen Patientenkollektivs unter Behandlung mit Ustekinumab. Die Ansprechraten (PASI-75) lagen zwischen 75% und 80% (Langley et al. 2015). Im direkten Vergleich zu Etanercept liegen die Ansprechraten unter Ustekinumab nach 12 Wochen absolut um etwa 10–20% höher (Griffiths et al. 2010). Nach einer Netzwerkmetaanalyse der Cochrane Collaboration ergeben sich im indirekten Vergleich für Ustekinumab im Hinblick auf den PASI-75 Vorteile gegenüber Infliximab, Ciclosporin, Apremilast und Methotrexat (Sbidian et al. 2017). Da Ustekinumab das Immunsystem supprimiert, darf das Mittel nicht bei aktiver Tuberkulose und nicht zusammen mit Lebend-Impfstoffen verabreicht werden. Vor Behandlungsbeginn sind chronische oder rezidivierende Infektionen auszuschließen. Eine neuere systematische Übersicht der vorhandenen Daten zu rund 11 500 Patienten bestätigt Ustekinumab im Vergleich zu Placebo eine therapeutische Wirksamkeit und Behandlungssicherheit über 5 Jahre (Meng et al. 2014). Für die Risikoeinschätzung seltener unerwünschter Ereignisse wie schwere Infektionen und Krebserkrankungen sind allerdings noch weitere Studien erforderlich. Zudem geben einige Untersuchungen Hinweise auf ein möglicherweise erhöhtes Risiko für schwere kardiovaskuläre Ereignisse im Vergleich zu Therapiealternativen (Ryan et al. 2011, Tzellos et al. 2013, Ahlehoff et al. 2016). Zu beachten sind darüber hinaus Einzelfallbeschreibungen einer unter der Therapie mit TNFα-Inhibitoren neu aufgetretenen Psoriasis oder Verschlimmerung einer bereits vorbestehenden Psoriasis mehrere Monate bis Jahre nach Beginn einer Behandlung mit diesen Mitteln (Glenn et al. 2011, Shmidt et al. 2011). Da bei Psoriasispatienten nach TNFα-Inhibitoren auch Demyelinisierungen des ZNS beschrieben wurden, sollten diese Mittel sicherheitshalber nicht bei Patienten mit anamnestisch oder familiär bekannter multipler Sklerose angewandt werden (Zhu et al. 2016).

Auch Secukinumab ist ein humaner monoklonaler IgG1κ-Antikörper und Interleukin-Hemmstoff. Das Mittel bindet selektiv an das proinflammatorische Zytokin Interleukin 17A (IL-17A) und verhindert damit dessen Bindung an seinen spezifischen Rezeptor beispielsweise an den Keratinozyten. Secukinumab (*Cosentyx*) ist zur Behandlung erwachsener Patienten mit mittelschwerer und schwerer Psoriasis zugelassen, die für eine systemische Therapie in Frage kommen. Im direkten Vergleich schneidet das Mittel bei Patienten mit moderater bis schwerer Psoriasis und unzureichender Antwort, Kontraindikationen oder Unverträglichkeiten gegenüber anderen systemischen Therapien mit einem PASI-75 nach 12 Wochen von 77% besser ab als Etanercept (44%) und Placebo (5%) (Langley et al. 2014). Auch gegenüber Ustekinumab war Secukinumab mit einem PASI-90 nach 16 Wochen von 79% (versus 58%) überlegen (Thaçi et al. 2015). Diese Unterschiede wurden auch noch nach einem Jahr bestätigt (Blauvelt et al. 2017, Strober et al. 2017). Der G-BA sieht daher für Secukinumab in seiner frühen Nutzenbewertung bei Patienten mit unzureichendem Ansprechen, Kontraindikationen oder Unverträglichkeit gegenüber anderen systemischen Antipsoriatika und Vorbehandlung mit einem Biologikum einen Hinweis auf einen beträcht-

lichen Zusatznutzen gegenüber der zweckmäßigen Vergleichstherapie (Adalimumab, Infliximab oder Ustekinumab) (Bundesministerium für Gesundheit 2015b). Auch bei Patienten mit moderater bis schwerer Psoriasis ohne bisherige systemische Vorbehandlung stellte der G-BA einen Hinweis auf einen beträchtlichen Zusatznutzen gegenüber der zweckmäßigen Vergleichstherapie fest (Bundesministerium für Gesundheit 2017). Diesem Beschluss liegt eine direkte Vergleichsstudie zugrunde, in der sich bei Patienten, die auf topische Mittel oder Phototherapien (z. B. UV-A, UV-B, Balneophototherapie ohne Psoralen oder andere UV-verstärkende Badezusätze) nur unzureichend angesprochen hatten, nach 24 Wochen die Hauterscheinungen häufiger unter Secukinumab vollständig zurückbildeten als unter den Fumarsäureestern (45% versus 6%). Auch in Bezug auf die Verträglichkeit ergaben sich für Secukinumab Vorteile: die Abbruchraten aufgrund unerwünschter Wirkungen lagen unter Secukinumab bei 2% im Vergleich zu 33% unter der zweckmäßigen Vergleichstherapie (Sticherling et al. 2017).

25.9.6 Fumarsäurederivate

Ist eine alleinige äußerliche Therapie nicht ausreichend, kann zur oralen Anwendung bei mittelschweren bis schweren Formen der Psoriasis vulgaris auch eine Dimethylfumaratkombination (*Fumaderm*) eingesetzt werden (Deutsche Dermatologische Gesellschaft 2017). *Fumaderm* hat seit 1994 in Deutschland eine nationale Zulassung, ist aber weder in anderen europäischen Ländern noch in den USA zugelassen (Balak et al. 2016).

Fumaderm ist ein Gemisch eines Dimethylesters und eines Monoethylesters der Fumarsäure sowie dessen Calcium-, Magnesium- und Zinksalzes. Der Wirkungsmechanismus ist nicht endgültig geklärt. Als wichtigste Zielstruktur gilt das Immunsystem, wobei insbesondere durch die Wirkung von Dimethylfumarat, das über die Interaktion mit Glutathion die Aktivität des Transkriptionsfaktors NF-κB hemmen soll, proinflammatorische Zytokine herunterreguliert und die Proliferation von Keratinozyten gehemmt werden. Klinische Erfahrungen mit dem Fumarsäureestergemisch beruhen auf Fallbeschreibungen und auf den Ergebnissen einiger placebo- und auch verumkontrollierter Studien mit überwiegend begrenzten Fallzahlen. Danach kommt es unter der Therapie mit *Fumaderm* über 12 bis 16 Wochen zu einer mittleren Reduktion des Psoriasis Area and Severity Index (PASI) zwischen 42% und 65% (Balak et al. 2016). Die geringe Evidenz für Fumarsäureester wird auch durch ein systematisches Review der Cochrane Collaboration bestätigt. Da alle Studien nur über begrenzte Zeiträume durchgeführt wurden, können keine sicheren Aussagen zur Langzeitverträglichkeit sowie zu seltenen, aber schwerwiegenden unerwünschten Wirkungen abgeleitet werden (Atwan et al. 2016). Hinweise auf eine hohe Zahl von Therapieabbrüchen unter *Fumaderm* aufgrund von Therapieversagen und Krankheitsverschlimmerung sowie auf schwere unerwünschte Wirkungen in Form von gastrointestinalen Störungen, Lymphozytopenie, Panzytopenie, Kaposi-Sarkom oder rezidivierenden Pneumonien finden sich auch in älteren Studien und Fallbeschreibungen (Balak et al. 2016). Darüber hinaus wurden in neuerer Zeit im Zusammenhang mit der Anwendung von Fumarsäureestern mehrere Fälle einer progressiven multifokalen Leukenzephalopathie (PML) beschrieben (Balak et al. 2017, Gieselbach et al. 2017). Eine längerfristige, schwere Lymphopenie unter Therapie mit Dimethylfumarat wird als Risikofaktor für die Entstehung einer PML angesehen. Daher sind bei Patienten, die mit Dimethylfumarat-haltigen Arzneimitteln behandelt werden, regelmäßige Blutbildkontrollen (inkl. Differential-Blutbild) notwendig. Gegebenenfalls muss die Medikation bei niedrigen Lymphozytenwerten abgesetzt werden. Ein kürzlich publizierter, letal verlaufener Fall zeigt jedoch, dass eine PML unter der Therapie mit Dimethylfumarat-haltigen Mitteln zur Behandlung der Psoriasis auch ohne schwere Lymphozytopenie auftreten kann (Nieuwkamp et al. 2015).

Im Juni 2017 wurde Dimethylfumarat (*Skilarence*) in einer weiteren Indikation als Monotherapie mit gleicher Indikation wie das Fumarsäureestergemisch *Fumaderm* zugelassen, ist aber noch nicht unter den häufig verordneten Arzneimitteln vertreten (▶ Kapitel 3, Neue Arzneimittel 2017, Abschnitt 3.2.6).

25.10   Rosazeamittel

Gegenüber dem Vorjahr stiegen die Verordnungen von Mitteln zur Behandlung der Rosazea 2017 moderat an (◘ Abbildung 25.1, ◘ Tabelle 25.15). Am deutlichsten nahm abermals Ivermectin mit zweistelligen Zuwachsraten zu, während die Verordnungen des Alpha-2-Rezeptoragonisten Brimonidin erneut rückläufig waren. Neben diesen beiden Wirkstoffen stehen zur topischen Behandlung der Rosazea Metronidazol und die typischerweise in der Aknebehandlung eingesetzte Azelainsäure (*Skinoren*, ◘ Abschnitt 25.7 Aknemittel) zur Verfügung (Van Zuuren et al. 2015). Zur systemischen Behandlung können auch Tetracycline oral verabreicht werden. In erster Linie werden doxycyclinhaltige Mittel – in der im Rahmen einer Antibiotikatherapie üblichen Dosierung, aber auch in einer niedrig dosierten Zubereitung (*Oraycea*) – eingesetzt (◘ Kapitel 12 Antibiotika und Chemotherapeutika, ◘ Tabelle 12.4).

In vielen Fällen ist eine topische Behandlung der Rosacea erythematosa-teleangiectatica und der Rosacea papulopustulosa ausreichend (Deutsche Dermatologische Gesellschaft 2013). Wenn diese die Beschwerden nicht hinreichend lindern können oder bereits ein schwerwiegendes Erscheinungsbild der Rosazea vorliegt, wird mit einer systemischen Behandlung aufgestockt.

Metronidazol ist der international verbreiteste und auch in Deutschland am häufigsten eingesetzte topische Wirkstoff zur Rosazeabehandlung (◘ Tabelle 25.15). Seine therapeutische Wirksamkeit in dieser Indikation ist durch zahlreiche kontrollierte klinische Studien gesichert. Das Mittel verbessert das Hautbild im Vergleich zu Placebo und ist hierin der Azelainsäure ebenbürtig. Im Vordergrund steht vor allem die signifikante Besserung entzündlicher Läsionen (Papeln, Pusteln) sowie des Erythems, während Teleangiektasien kaum beeinflusst werden. Vergleichende Studien weisen darüber hinaus auf eine klinische Äquivalenz mit oralen Tetracyclinen hin (Van Zuuren et al. 2015). Metronidazol ist nach einer kleineren klinischen Studie auch zur Rezidivprophylaxe geeignet. Rezidive nach Absetzen der Therapie sind nicht häufiger als nach oraler Gabe von Tetracyclinen (Conde et al. 2007). Metronidazol wird nach topischer Applikation kaum resorbiert, so dass systemische Nebenwirkungen

◘ Tabelle 25.15 Verordnungen von Rosazeamitteln 2017. Angegeben sind die 2017 verordneten Tagesdosen, die Änderungen gegenüber 2016 und die mittleren Kosten je DDD 2017.

Präparat	Bestandteile	DDD Mio.	Änderung %	DDD-Nettokosten €
Metrogel/-creme/-lotion	Metronidazol	7,3	(−2,5)	0,86
Soolantra	Ivermectin	6,7	(+20,9)	0,92
Rosiced	Metronidazol	2,8	(+4,9)	0,88
Mirvaso	Brimonidin	1,3	(−7,8)	0,95
Metrogalen	Metronidazol	0,39	(+4,0)	0,94
Summe		18,4	(+5,8)	0,89

(z. B. Alkoholintoleranz) nicht zu erwarten sind (McClellan und Noble 2000).

Das systemisch zur Behandlung der Krätzmilbe eingesetzte makrozyklische Lacton Ivermectin (*Soolantra*) steht in topischer Zubereitungsform zur Behandlung der papulopustulösen Rosazea zur Verfügung. Sein Wirkmechanismus in dieser Indikation ist noch nicht hinreichend geklärt. Angenommen werden antientzündliche Effekte sowie antiparasitäre Wirkungen mit Eradikation von Demodex-Milben in den Haarfollikeln, die als Auslöser der Entzündungsreaktion bei Rosazea diskutiert werden. In vehikelkontrollierten Studien bessert Ivermectin über die Behandlungsdauer von 12 Wochen bei vergleichbarer Verträglichkeit das Hautbild der papulopustulösen Rosazea, ein Effekt, der sich bei Extension der Behandlung auf 52 Wochen noch steigern lässt (Stein Gold et al. 2014). Im direkten, allerdings lediglich einfach verblindeten Vergleich mit topischer 0,75%iger Metronidazol-Cremezubereitung ergibt sich für Ivermectin in 1%iger Dosierung eine geringfügig bessere Reduktion entzündlicher Hautläsionen als unter der Metronidazolbehandlung, ohne dass Nebenwirkungen häufiger auftraten (Taieb et al. 2015, Cardwell et al. 2016).

Auch das vasokonstringierende Brimonidin (*Mirvaso*) führt nach vehikelkontrollierten Studien zu einer symptomatischen Verbesserung des Gesichtserythems mit deutlicher Abnahme der rosazeabedingten Hautrötung (Fowler et al. 2012, Layton et al. 2015, van Zuuren et al. 2015). Die Besserungen treten bereits 30 Minuten nach der Applikation des Gels ein. Nach den bisherigen Erkenntnissen kommt es innerhalb der kontrollierten Anwendung über den Zeitraum von knapp einem Monat weder zu ei-

ner Tachyphylaxie noch zu Reboundphänomenen nach Absetzen der Behandlung (Deutsche Dermatologische Gesellschaft 2013). Allerdings wurden nach der Einführung des Mittels etwa bei jedem sechsten Behandelten auch Verschlimmerungen des Rosazea-Erythems sowie verstärkte Rötungen und Brennen der Haut berichtet (Medicines and Healthcare Products Regulatory Agency 2016).

25.11 Wundbehandlungsmittel

Die Verordnungsmenge von Wundbehandlungsmitteln blieb 2017 gegenüber dem Vorjahr weitgehend stabil. Lediglich Zinkoxidpräparate wurden etwas mehr, andere Wundbehandlungsmittel dafür etwas weniger verordnet. (◘ Abbildung 25.1, Tabelle 25.16). Mit Ausnahme der Sulfadiazin-Silber-haltigen Mittel (*Flammazine, Urgotül S. Ag., Allevyn Ag Gentle Border*) sowie von *Iruxol N* sind alle aufgeführten Mittel nicht verschreibungspflichtig und daher nur in Ausnahmefällen zu Lasten der GKV verordnungsfähig (Gemeinsamer Bundesausschuss 2018).

25.11.1 Therapeutische Aspekte

Entsprechend den Phasen der Wundheilung lassen sich Wundbehandlungsmittel in Mittel zur Reinigung, Granulationsförderung und Förderung der Epithelisierung unterscheiden. Sie werden im Wesentlichen bei chronischen, schlecht heilenden Wunden eingesetzt. Traumatische Wunden bedürfen in der Regel keiner zusätzlichen Therapie, sie heilen nach chirurgischer Primärversorgung spontan ab (Kujath und Michelsen 2008). Auch bei chronischen Wunden wird die nicht-medikamentöse Behandlung der Grunderkrankung, z. B. beim Ulcus cruris die möglichst weitgehende Beseitigung der chronisch venösen Zirkulationsstörung durch Kompressionsverbände, als wesentliche Voraussetzung für einen ungestörten Heilungsverlauf gesehen (Dissemond et al. 2016, National Institute for Clinical Excellence 2016).

Zur Reinigung und Desinfektion chronischer Wunden werden neben lokalchirurgischen Maßnahmen, Ausduschen der Wunde, ggf. unter Zusatz von Antiseptika wie Octenidin (◙ Tabelle 25.8) und Umschlägen mit hypertoner Kochsalzlösung, unter anderem proteolytische und kollagenolytische Enzyme wie Clostridiopeptidase (*Iruxol N*) zum Abbau nekrotischer Belege eingesetzt (◙ Tabelle 25.16, Weitere Wundbehandlungsmittel). Ein Cochrane-Review findet außer für isotonische Kochsalzlösung mit Zusätzen von Silberchlorid, Aloe vera und dem nicht-ionischen Surfactant Decylglucosid (vs. isotonische Kochsalzlösung allein) keinen signifikanten Einfluss von Wundreinigungsmitteln auf die Ulkusheilung (Moore und Cowman 2013).

25.11.2 Dexpanthenol

Objektive Untersuchungen zur Wirksamkeit von Dexpanthenol liegen nicht vor, Ergebnisse experimenteller und klinischer Studien sind uneinheitlich (Løkkevik et al. 1996, Ebner et al. 2002). Ein Expertenpanel votiert daher gegen den Einsatz von Dexpanthenol bei der Behandlung bzw. Prophylaxe von akuten oder späteren Strahlenschäden (Wong et al. 2013). Eine Vergleichsstudie an 46 Säuglingen mit Windeldermatitis fand unter Dexpanthenol- bzw. Zinkoxid-haltiger Salbe gegenüber einer wirkstofffreien Salbe einen verminderten transepithelialen Wasserverlust, aber keinen klinischen Unterschied zwischen den Behandlungsgruppen (Wananukul et al. 2006). Dagegen weist ein explorativer Halbseitenvergleich an 30 Kindern mit leichter bis mäßiger atopischer Dermatitis nach 4-wöchiger Behandlung auf eine äquieffektive Wirksamkeit von 5%iger Dexpanthenolsalbe gegenüber 1%iger Hydrocortisonsalbe bei allerdings signifikant schnellerem Wirkungseintritt unter der Corticoidbehandlung hin

(Udompataikul und Limpa-o-vart 2012). In der Literatur werden immer wieder Kontaktallergien gegen das ubiquitär in Pharmazeutika, Kosmetika und Pflegemitteln eingesetzte Dexpanthenol beschrieben (z. B. Clerens and Goosens 2017).

25.11.3 Zinkoxid

Zur Abdeckung der Wundränder und zur Hautpflege stehen neben wirkstofffreien Cremes auch Zinkoxid-haltige Zubereitungen (◙ Tabelle 25.16) zur Verfügung. Sie wirken adstringierend, austrocknend und exsudatbindend und werden außer zur Randabdeckung von Ulcera crurum vor allem in der Säuglings- und Kleinkinderpflege, bei Windeldermatitis, subakuten intertriginösen Entzündungen oder bei Dekubitalläsionen eingesetzt und sind nach kontrollierten klinischen Studien wirksam (Lansdown et al. 2007).

25.11.4 Wundauflagen

Zur Wundabdeckung wird eine nahezu unübersehbare Zahl verschiedenster Wundauflagen angeboten. Allen gemeinsam ist der Versuch, die physiologische Wundheilung durch Erhaltung eines feuchten Wundmilieus zu unterstützen (Mosti 2013). Man unterscheidet inaktive (konventionelle), interaktive und (bio)aktive (aus Transplantatmaterialien bestehende) Wundauflagen (Kujath und Michelsen 2008). Als inaktive Wundauflagen werden Mullkompressen, Vliese oder Wundgaze eingesetzt. Sie besitzen eine hohe Saugfähigkeit und werden zur Erhaltung eines feuchten Milieus in der Regel mit physiologischer Kochsalzlösung getränkt und mit einer wasserdichten Folie abgedeckt. Vorteile sind ihre hohe Saugfähigkeit und der niedrige Preis. Nachteilig sind ein mögliches Austrocknen der Wunde und das Verkleben mit dem Wundgrund, wodurch frisches Granulationsgewebe beim (für den Patienten sehr schmerzhaften) Verbandwechsel zerstört werden kann. Interaktive Wundauflagen wie Alginate, Hydrokolloide, mit Salben imprägnierte Gaze oder silberhaltige Auflagen (◙ Tabelle 25.16) ermöglichen aufgrund ihrer besonderen Materialeigenschaften optimale Bedingungen der Wundheilung und wer-

◻ **Tabelle 25.16 Verordnungen von Wundbehandlungsmitteln 2017.** Angegeben sind die 2017 verordneten Tagesdosen, die Änderungen gegenüber 2016 und die mittleren Kosten je DDD 2017.

Präparat	Bestandteile	DDD Mio.	Änderung %	DDD-Nettokosten €
Dexpanthenol				
Panthenol Lichtenstein	Dexpanthenol	1,8	(−8,1)	0,16
Panthenol-ratiopharm	Dexpanthenol	1,1	(−0,5)	0,17
Bepanthen Wund- u. Heilsalbe	Dexpanthenol	0,99	(−0,7)	0,18
Panthenol Heumann	Dexpanthenol	0,72	(+21,2)	0,16
Panthenol Cr. JENAPHARM	Dexpanthenol	0,42	(+20,4)	0,14
		5,1	(+0,4)	0,17
Zinkoxidpräparate				
Mirfulan	Lebertran Zinkoxid	2,6	(+3,0)	0,35
Mitosyl	Zinkoxid	0,72	(+3,4)	0,28
Zinksalbe etc. Bombastus	Zinkoxid	0,66	(+5,4)	0,13
Zinkoxid/Zinkpaste LAW	Zinkoxid	0,47	(+0,9)	0,20
		4,4	(+3,2)	0,29
Wundauflagen				
Urgotül/-comfort	Vaseline Carmellose	7,5	(+1,4)	2,21
Mepilex Ag	Silbersulfat Aktivkohle Polyurethan Silikon	1,7	(+4,8)	4,34
Biatain Silikon Ag	Silber, Ionisch	1,4	(−7,3)	3,92
Atrauman Ag	Silber	0,89	(−3,6)	2,25
Allevyn Ag Gentle Border	Sulfadiazin Silber Polyurethanschaum Silikone	0,86	(−4,0)	3,66
Urgotül Silver	Silbersalz Vaseline Paraffin Carmellose	0,81	(−6,8)	5,14
Dracofoam	Polihexanid Polyurethan	0,69	(+5,2)	3,13
Allevyn Ag	Sulfadiazin-Silber Polyurethanschaum	0,68	(+35,1)	5,31
Urgocell Silver	Silbersalz Vaseline Carmellose	0,38	(−26,2)	8,55
Urgotül S AG	Sulfadiazin-Silber Vaseline Paraffin Carmellose	0,37	(−7,7)	6,00
Branolind	Vaseline	0,25	(−3,8)	1,73
		15,5	(−0,1)	3,25

◨ **Tabelle 25.16** Verordnungen von Wundbehandlungsmitteln 2017 (Fortsetzung).

Präparat	Bestandteile	DDD Mio.	Änderung %	DDD-Nettokosten €
Weitere Wundbehandlungsmittel				
Flammazine	Sulfadiazin-Silber	4,5	(−2,1)	0,39
Iruxol N	Clostridiopeptidase	1,8	(−7,9)	0,67
Bepanthen antiseptisch	Dexpanthenol Chlorhexidin	0,21	(+12,2)	0,47
Hametum Salbe etc.	Hamamelisextrakt	0,20	(−6,0)	0,66
Kamillin-Extern Robugen	Kamillenblütenextrakt	0,10	(+0,2)	2,36
		6,8	(−3,4)	0,50
Summe		31,8	(−0,3)	1,76

den entsprechend den jeweiligen Wundheilungsphasen eingesetzt. Vorteile bestehen in einem selteneren und weitgehend schmerzfreien Verbandwechsel (Dissemond et al. 2014). Allerdings ist mit der vorliegenden Evidenz aus klinischen Studien zu Hydrokolloiden, Alginaten, Schaumverbänden und Hydrogelen unklar, ob diese gegenüber anderen Verbänden relevante Vorteile bei der Wundheilung besitzen (Dumville et al. 2015a, Dumville et al. 2015b, Dumville et al. 2016). Allenfalls bei der Behandlung eines diabetischen Fußsyndroms scheinen Hydrogelauflagen gegenüber konventionellen Wundverbänden einen – wenn auch auf Basis von Studien mit moderater Beweisstärke – geringfügigen Vorteil für die Wundheilung zu besitzen (Saco et al. 2016).

Silberhaltige Wundauflagen bzw. Wundbehandlungsmittel (Flammazine) werden bei infizierten oder infektionsgefährdeten Wunden, z. B. bei Dekubitus, Ulcus cruris oder diabetischem Fuß bzw. nach Verbrennungen, Verbrühungen und Verätzungen eingesetzt. Silberionen bilden Komplexe mit bakteriellen Proteinen, schädigen irreversibel Zellmembran, Enzyme oder die DNA und wirken so bakterizid (Dissemond et al. 2014). Nach einer Metaanalyse von 14 randomisierten, kontrollierten Studien mit insgesamt 877 Patienten findet sich lediglich eine kleinere Studie, die eine signifikant beschleunigte Wundheilung silberhaltiger gegenüber nicht silberhaltigen Wundauflagen belegt. Dagegen wird die Wundheilung durch topische Silberpräparate im Vergleich zu nicht silberhaltigen Zubereitungen eher verzögert (Aziz et al. 2012). Diese Ergebnisse werden auch für Brandwunden bei Kin-

dern (Rashaan et al. 2014) bestätigt. Bei Geschwüren aufgrund chronisch-venöser Insuffizienz oder zur Infektionsprophylaxe nach Verbrennungen besitzen silberhaltige Wundbehandlungsmittel ebenfalls keinen nachgewiesenen Nutzen (Barajas-Nava et al. 2013, O'Meara et al. 2014).

Polihexanid ist ein seit den 1960er Jahren bekanntes Antiseptikum mit breitem Wirkungsspektrum, das u. a. in Form von Wundauflagen (Dracofoam) bei infizierten akuten und chronischen Wunden eingesetzt wird. Polihexanid besitzt eine gute Zell- und Gewebeverträglichkeit sowie antientzündliche und wundheilungsfördernde Eigenschaften. Kontaktsensibilisierungen sind selten und Resistenzen unter der Therapie bisher nicht beschrieben (Eberlein und Assadian 2010, Willy et al. 2016).

Als (bio)aktive Wundauflagen finden Hautersatzfolien Verwendung. Sie sind bei schlecht heilenden, chronischen Wunden, z. B. venösen und diabetischen Beinulzera, indiziert (Mosti 2013), bei denen eine langfristige konventionelle Wundbehandlung ineffektiv war. Als Abdeckung ist ein Sekundärverband erforderlich. Der Einsatz aktiver Wundauflagen wird trotz hoher Kosten, limitierter Datenlage und fehlender prospektiver klinischer Studien als kosteneffektiv angesehen (Langer und Rogowski 2009).

25.11.5 Andere Wundbehandlungsmittel

Clostridiopeptidase (*Iruxol N*) ist eine bakterielle Kollagenase und wird zur enzymatischen Reinigung kutaner Ulzera von nekrotischem Gewebe eingesetzt. Systematische Übersichten finden jedoch nur schwache Belege für die Wirksamkeit eines enzymatischen Wunddebridements (Patry und Blanchette 2017). Die Verordnungen von Iruxol N sind seit Jahren rückläufig.

Hamamelisextrakt (*Hametum*) hat den Status eines traditionell angewendeten Phytotherapeutikums bei trockenen oder entzündlichen Hautzuständen, da keine aussagekräftigen Studien zur Wirksamkeit vorliegen (European Medicines Agency 2009).

Für die kombinierte Anwendung von Dexpanthenol und Chlorhexidin fehlen klinische Studien, die die spezifische Zusammensetzung zur Wundbehandlung hinreichend begründen. Ein neueres Cochrane-Review findet auf Grundlage der derzeitigen Literatur – mit Ausnahme von Cadexomer-Iod – keine ausreichenden Belege für eine Routineanwendung von Antiseptika oder Antibiotika bei chronischen Beinulzera aufgrund von venöser Insuffizienz (O'Meara et al. 2014).

Auch für Kamillenblütenextrakt (*Kamillin-Extern Robugen*) erkennt die Europäische Zulassungsbehörde lediglich einen traditionellen Gebrauch bei leichten entzündlichen Hauterkrankungen und oberflächlichen Wunden an, da ausreichende Belege für eine therapeutische Wirksamkeit fehlen (European Medicines Agency 2015).

25.12 Hautschutz- und Pflegemittel

Die Wirksamkeit einer lokalen Behandlung von Hautkrankheiten wird nur selten vom pharmakologischen Wirkstoff allein bestimmt. Eine wesentliche Bedeutung hat in der Dermatologie auch die galenische Grundlage (Wohlrab 2016). Aus diesem Grund gehörten Basistherapeutika sowie Hautschutz- und Pflegemittel über viele Jahre zu den häufig verordneten Dermatika, darunter vor allem Basiszubereitungen corticosteroidhaltiger Externa und harnstoffhaltige Basistherapeutika. Die Verordnung war jedoch seit 1997 deutlich rückläufig, in verstärktem Maße ab 2004 als Auswirkung des GKV-Modernisierungs-Gesetzes (Gemeinsamer Bundesausschuss 2018), da dieses Marktsegment ausschließlich durch nicht verschreibungspflichtige Arzneimittel repräsentiert wird.

Das hat dazu geführt, dass mittlerweile nur noch wenige Fertigarzneimittel in diesem Marktsegment unter den 3000 meistverordneten Arzneimitteln vertreten sind (◘ Tabelle 25.17). Die verschreibungsfreien Mittel können zu Lasten der GKV nur noch an Kinder unter 12 Jahren und Jugendliche mit Entwicklungsstörungen unter 18 Jahren verordnet werden. Basistherapeutika und Emollientien werden aber zur unterstützenden Behandlung trockener oder schuppender Dermatosen wie Psoriasis und Neurodermitis eingesetzt und bei Patienten mit atopischem Ekzem oder therapiebedürftiger Psoriasis vulgaris auch empfohlen (Deutsche Dermatologische Gesellschaft et al. 2015, Deutsche Dermatologische Gesellschaft 2017). Die wirkstofffreien Basistherapeutika kommen auch bei seborrhoischer Haut, berufsbedingten Hautschäden sowie zur Corticosteroid-freien Intervallbehandlung von Dermatosen zum Einsatz. Die diskontinuierliche topische Corticosteroidbehandlung (Tandem- bzw. Intervalltherapie) ist allgemein akzeptiert, da sich damit Glucocorticoide einsparen und deren unerwünschte Wirkungen mildern oder sogar vermeiden lassen (van Zuuren et al. 2017).

25.13 Sonstige in der Dermatologie eingesetzte Mittel

Crinohermal fem wurde bis Ende 2003 für die Indikation Alopezie ausgeboten und stand aus diesem Grund auf der Liste der nicht-verordnungsfähigen Lifestyle-Arzneimittel (Arzneimittel-Richtlinie Anlage II). Seit Dezember 2003 besteht für dieses Präparat eine Zulassung „Zur symptomatischen Behandlung von mäßig ausgeprägten Entzündungen der Kopfhaut, die auf ein mittelstarkes Glucocorticosteroid ansprechen. Hierbei kann auch die Anzahl dystrophischer Kopfhaare und die Telogenhaarrate gesenkt werden". Im Vordergrund steht mit dieser Zulassung die Glucocorticoidwirkung, was 2004 zu einer Streichung aus der Liste der Lifestyle-Arzneimittel geführt hat (Bundesministerium für Gesundheit und Soziale Sicherung 2004). Der therapeutische Beitrag von Estradiol bleibt nach wie vor zweifelhaft (Hoffmann und Happle 2000).

Methantheliniumbromid (*Vagantin*) ist ein orales Anticholinergikum, das nach Abschluss der

◻ **Tabelle 25.17 Verordnungen von Hautschutz-/Pflegemitteln und sonstigen Dermatika 2017.** Angegeben sind die 2017 verordneten Tagesdosen, die Änderungen gegenüber 2016 und die mittleren Kosten je DDD 2017.

Präparat	Bestandteile	DDD Mio.	Änderung %	DDD-Nettokosten €
Hautschutz- und Pflegemittel				
Linola/-Fett	Ungesättigte Fettsäuren	4,7	(−4,9)	0,57
Sanacutan Basiscreme/-salbe	Wirkstoff-freie Grundlage	1,5	(neu)	0,29
Allergika Basis	Wirkstoff-freie Grundlage	0,93	(+13,9)	0,22
Linola Fett-N Ölbad	Paraffin, dickflüssig Hexadecyl(2-ethylhexanoat)- Octadecyl(2-ethylhexanoat)- Isopropylmyristat α-Dodecyl-ω-hydroxy-poly(oxyethylen)-2 (Dodecyltetradecyl)-ω-hydroxypoly(oxyethylen) -4,5-poly(oxypropylen)-5	0,57	(−3,6)	0,34
Neuroderm Mandelölbad	Mandelöl Paraffin, dünnflüssig	0,39	(+4,0)	1,12
		8,1	(+20,2)	0,49
Sonstige Dermatika				
Vagantin	Methanthelinium	1,5	(+28,6)	1,04
Crinohermal fem	Estradiol Flupredniden	1,1	(−2,2)	0,55
		2,6	(+13,4)	0,83
Summe		10,8	(+18,4)	0,58

Nachzulassung seit 2015 nur noch zur Behandlung einer persistenten exzessiven idiopathischen primären Hyperhydrosis axillaris zugelassen ist. An rund 400 Patienten wurde die Schweißproduktion in der Axilla, aber nicht an den Händen vermindert (Hund et al. 2004, Müller et al. 2013). Die klinische Bedeutung dieses Effektes bleibt allerdings unklar. Typische anticholinerge Nebeneffekte wie Mundtrockenheit, trockene Schleimhäute in Auge und Nase, Akkommodationsstörungen sowie Harnverhalt begleiten die Anwendung. Trotz dieser schwachen Evidenzlage wurden 2017 im Vergleich zum Vorjahr erneut deutlich mehr Verordnungen von *Vagantin* veranlasst (◻ Tabelle 25.17).

Literatur

Ahlehoff O, Skov L, Gislason G, Gniadecki R, Iversen L, Bryld LE, Lasthein S, Lindhardsen J, Kristensen SL, Torp-Pedersen C, Hansen PR (2016): Cardiovascular outcomes and systemic anti-inflammatory drugs in patients with severe psoriasis: 5-year follow-up of a Danish nationwide cohort. J Eur Acad Dermatol Venereol 29: 1128–1134

Al-Dhubaibi MS, Settin AA (2018): The effectiveness of alitretinoin for the treatment of chronic hand eczema: A meta-analysis. Int J Health Sci (Qassim) 12: 70–79

Alsterholm M, Flytström I, Bergbrant IM, Faergemann J (2010): Fusidic acid-resistant Staphylococcus aureus in impetigo contagiosa and secondarily infected atopic dermatitis. Acta Derm Venereol 90: 52–57

Antille C, Saurat JH, Lübbe J (2004): Induction of rosaceiform dermatitis during treatment of facial inflammatory dermatoses with tacrolimus ointment. Arch Dermatol 140: 457–460

Arican O, Sasmaz S, Ozbulu O (2006): Increased suicidal tendency in a case of psoriasis vulgaris under acitretin treatment. J Eur Acad Dermatol Venerol 20: 464–465

Arzneimittelkommission der deutschen Ärzteschaft (2005): Myopathie nach Tacrolimus-Salbe (Protopic®). Dtsch Ärztebl 102: A3138

Arzneimittelkommission der deutschen Ärzteschaft (2006): Psychiatrische Reaktionen nach Terninafin (Lamisil®). Dtsch Ärztebl 103: A3432

Arzneimittelkommission der deutschen Ärzteschaft (2011): Multiple aktinische Keratosen (Carcinomata in situ der Haut) nach langjähriger topischer Anwendung von Tacrolimus (Protopic®). Dtsch Ärztebl 108: A545–A546

Arzneimittelkommission der deutschen Ärzteschaft (2013a): Rhabdomyolyse nach Isotretinoin. Dtsch Ärztebl 110: A 240

Arzneimittelkommission der deutschen Ärzteschaft (2013b): Nokardiose bei Lymphopenie durch Fumaderm (Aus der UAW Datenbank). Dtsch Ärztebl 110: A 1220–1221

Arzneimittelkommission der deutschen Ärzteschaft (2017): Schwere Gewebeschädigungen nach Spülung tiefer Wunden mit Octenisept. (Aus der UAW-Datenbank). Dtsch Ärztebl 114: A-184

Atwan A, Ingram JR, Abbott R, Kelson MJ, Pickles T, Bauer A, Piguet V (2016): Oral fumaric acid esters for psoriasis: abridged Cochrane systematic review including GRADE assessments. Br J Dermatol 175: 873–881

Aziz Z, Abu SF, Chong NJ (2012): A systematic review of silver-containing dressings and topical silver agents (used with dressings) for burn wounds. Burns 38: 307–318

Balak DMW, Fallah Arani S, Hajdarbegovic E, HagemansCAF, Bramer WM, Thio HB, Neumann HAM (2016): Efficacy, effectiveness and safety of fumaric acid esters in the treatment of psoriasis: a systematic review of randomized and observational studies. Br J Dermatol 175: 250–226

Balak DMW, Hajdarbegovic E, Bramer WM, Neumann HAM, Thio HB (2017): Progressive mulrifocal leukencephalopathy associated wirh fumaric acid etsres treatment in psoriasis patients. J Eur Acad Dermatol Venereol 31: 1475–1482

Barajas-Nava LA, López-Alcalde J, Roqué i Figuls M, Solà I, Bonfill Cosp X (2013): Antibiotic prophylaxis for preventing burn wound Infection. Cochrane Database Syst Rev. 2013 Jun 6;(6):CD008738. doi: 10.1002/14651858. CD008738.pub2

Bell-Syer SEM, Khan SM, Torgerson DJ (2012): Oral treatments for fungal infections of the skin of the foot. Cochrane Database of Systematic Reviews 2012, Issue 10. Art. No.: CD003584. DOI: 10.1002/14651858.CD003584.pub2

Blauvelt A, Reich K, Tsai TF, Tyring S, Vanaclocha F, Kingo K, Ziv M, Pinter A, Vender R, Hugot S, You R, Mi-lutinovic M, Thaçi D (2017): Secukinumab is superior to ustekinumab in clearing skin of subjects with moderate-to-severe plaque psoriasis up to 1 year: Results from the CLEAR study. J Am Acad Dermatol; 76: 60–69.e9

Boehncke WH, Schön MP (2015): Psoriasis. Lancet 386: 983–994

Boguniewicz M, Leung DY (2010): Recent insights into atopic dermatitis and implications for management of infectious complications. J Allergy Clin Immunol 125: 4–13

Booij MT, van De Kerkhof PC (2011): Acitretin revisited in the era of biologics. J Dermatolog Treat 22: 86–89

Brodt HR (2013): Stille – Antibiotikatherapie. Klinik und Praxis der antiinfektiösen Behandlung. 12. Auflage. Schattauer Verlag Stuttgart

Bundesministerium für Gesundheit und Soziale Sicherung (2004): Bekanntmachung des Gemeinsamen Bundesausschusses über eine Änderung der Richtlinien über die Verordnung von Arzneimitteln in der vertragsärztlichen Versorgung (Arzneimittel-Richtlinien) vom 15. Juni 2004. BAnz. Nr. 156 (S. 18 661) vom 20.08.2004, https://www.g-ba.de/institution/sys/suche/ergebnis/?suche[suchbegriff]=crinohermal&suche[offset]=0&suche[sortierung]=relevanz&suche[kategorie]=alle

Bundesministerium für Gesundheit (2015a): Bekanntmachung eines Beschlusses des Gemeinsamen Bundesausschusses über eine Änderung der Arzneimittel-Richtlinie (AM-RL): Anlage XII – Beschlüsse über die Nutzenbewertung von Arzneimitteln mit neuen Wirkstoffen nach § 35a des Fünften Buches Sozialgesetzbuch (SGB V) – Apremilast vom: 06.08.2015. BAnz AT 12.10.2015 B2

Bundesministerium für Gesundheit (2015b): Bekanntmachung eines Beschlusses des Gemeinsamen Bundesausschusses über eine Änderung der Arzneimittel-Richtlinie (AM-RL): Anlage XII – Beschlüsse über die Nutzenbewertung von Arzneimitteln mit neuen Wirkstoffen nach § 35a des Fünften Buches Sozialgesetzbuch (SGB V) – Secukinumab vom: 27.11.2015. BAnz AT 29.12.2015 B4

Bundesministerium für Gesundheit (2017): Bekanntmachung eines Beschlusses des Gemeinsamen Bundesausschusses über eine Änderung der Arzneimittel-Richtlinie (AM-RL): Anlage XII – Beschlüsse über die Nutzenbewertung von Arzneimitteln mit neuen Wirkstoffen nach § 35a des Fünften Buches Sozialgesetzbuch (SGB V) – Secukinumab (Neubewertung aufgrund neuer wissenschaftlicher Erkenntnisse) vom: 17.08.2017. BAnz AT 12.09.2017 B2

Calow T, Oberle K, Bruckner-Tuderman L, Jakob T, Schumann H (2009): Contact dermatitis due to use of Octenisept(R) in wound care. J Dtsch Dermatol Ges 7: 759–765

Cardwell LA, Alinia H, Moradi Tuchayi S, Feldman SR (2016): New developments in the treatment of rosacea - role of once-daily ivermectin cream. Clin Cosmet Investig Dermatol 9: 71–77

Chi CC, Wang SH, Delamere FM, Wojnarowska F, Peters MC, Kanjirath PP (2015): Interventions for prevention of herpes simplex labialis (cold sores on the lips). Cochrane Database Syst Rev. 2015 Aug 7;8:CD010095. doi: 10.1002/14651858.CD010095.pub2

Christiansen B (1988): Untersuchungen über die Wirksamkeit eines Hautdesinfektionsmittels mit kationenaktivem Zusatz. Zbl Bakt Hyg B 186: 368–374

Chroni E, Monastirli A, Tsambaos D (2010): Neuromuscular adverse effects associated with systemic retinoid dermatotherapy: monitoring and treatment algorithm for clinicians. Drug Saf 33: 25–34

Clerens I, Goossens A (2017): Allergic contact dermatitis caused by panthenol: a rare but relevant sensitizer. Contact Dermatitis 76: 122–123

Conde JF, Yelverton CB, Balkrishnan R, Fleischer AB Jr, Feldman SR (2007): Managing rosacea: a review of the use of metronidazole alone and in combination with oral antibiotics. J Drugs Dermatol 6: 495–498

Crawford F, Hollis S (2007): Topical treatments for fungal infections of the skin and nails of the foot. Cochrane Database Syst Rev 2007 Jul 18 (3): CD001434

Cunningham A, Griffiths P, Leone P, Mindel A, Patel R, Stanberry L, Whitley R (2012): Current management and recommendations for access to antiviral therapy of herpes labialis. J Clin Virol 53: 6–11

Czaika VA, Zuberbier T (2015): Lokale Kombinationstherapie bei entzündlichen Dermatomykosen. Review zu den Therapieempfehlungen in nationalen und internationalen Leitlinien. Hautarzt 66: 360–369

Dall'oglio F, D'Amico V, Nasca MR, Micali G (2012): Treatment of cutaneous warts: an evidence-based review. Am J Clin Dermatol 13: 73–96

Darkes MJM, Scott LJ, Goa KL (2003): Terbinafine. A review of its use in onychomycosis in adults. Am J Clin Dermatol 4: 39–65

de Berker D, McGregor JM, Mohd Mustapa MF, Exton LS, Hughes BR (2017): British Association of Dermatologists' guidelines for the care of patients with actinic keratosis 2017. Br J Dermatol 176: 20–43

Deutsche Dermatologische Gesellschaft (2013): Leitlinie zur Behandlung der Rosazea. AWMF-Leitlinien-Register Nr. 013/065, Entwicklungsstufe S1. http://www.awmf.org/uploads/tx_szleitlinien/013-065l_S1_Rosazea_2014-04.pdf

Deutsche Dermatologische Gesellschaft et al. (2015): Leitlinie Neurodermitis [atopisches Ekzem; atopische Dermatitis] Entwicklungsstufe: S2k [ICD 10: L20.8, L20.9, L28.0], AWMF-Registernummer: 013-027. http://www.awmf.org/uploads/tx_szleitlinien/013-027l_S2k_Neurodermitis_2016-06-verlaengert.pdf

Deutsche Dermatologische Gesellschaft (2016): Leitlinie zur Diagnostik und Therapie der Ichthyosen (Aktualisierung). AWMF-Leitlinien-Register Nr. 013/043, Entwicklungsstufe S1. http://www.awmf.org/uploads/tx_szleitlinien/013-043l_S1_Ichtyosen_2017-05.pdf

Deutsche Dermatologische Gesellschaft (2017): S3-Leitlinie zur Therapie der Psoriasis vulgaris – Update 2017. AWMF-Leitlinien-Register Nr. 013/001 mit Appendix: „Topische Therapie, Phototherapie, Sonstige Therapien, Schnittstellendefinition" Fortbestand der Empfehlungen vom Update 2011, http://www.awmf.org/fileadmin/user_upload/Leitlinien/013_D_Dermatologische_Ges/013-001a_S3_Therapie_Psoriasis-vulgaris_2018-02.pdf

Diepgen TL, Andersen KE, Chosidow O, Coenraads PJ, Elsner P, English J, Fartasch M, Gimenez-Arnau A, Nixon R, Sasseville D, Agner T (2015): Guidelines for diagnosis, prevention and treatment of hand eczema. J Dtsch Dermatol Ges 13: e1–e22

Dissemond J, Augustin M, Eming SA, Goerge T, Horn T, Karrer S. Schumann H, Stücker M, for the working group for wound healing (AGW) of the German Society of Dermatology (DDG) (2014): Modern wound care – practical aspects of non-interventional topical treatment of patients with chronic wounds. J Dtsch Ges Dermatol, published online: 12 May 2014, DOI: 10.1111/ddg.12351, http://onlinelibrary.wiley.com/doi/10.1111/ddg.12351/pdf

Dissemond J, Assenheimer B, Bültemann A, Gerber V, Gretener S, Kohler-von Siebenthal E, Koller S, Kröger K, Kurz P, Läuchli S, Münter C, Panfil EM, Probst S, Protz K, Riepe G, Strohal R, Traber J, Partsch H (2016): Kompressionstherapie bei Patienten mit Ulcus cruris venosum. J Dtsch Dermatol Ges 14: 1073–1089

Dobie D, Gray J (2004): Fusidic acid resistance in Staphylococcus aureus. Arch Dis Child 89: 74–77

Dréno B, Bettoli V, Ochsendorf F, Layton AM, Perez M, Dakovic R, Gollnick H (2014): Efficacy and safety of clindamycin phosphate 1.2%/tretinoin 0.025% formulation for the treatment of acne vulgaris: pooled analysis of data from three randomised, double-blind, parallel-group, phase III studies. Eur J Dermatol 24: 201–209

Drucker CR (2012): Update on topical antibiotics in dermatology. Dermatol Ther 25: 6–11

Dumville JC, Keogh SJ, Liu Z, Stubbs N, Walker RM, Fortnam M (2015a): Alginate dressings for treating pressure ulcers. Cochrane Database Syst Rev. 2015 May 21; 5: CD011277. doi: 10.1002/14651858.CD011277.pub2

Dumville JC, Stubbs N, Keogh SJ, Walker RM, Liu Z (2015b): Hydrogel dressings for treating pressure ulcers. Cochrane Database Syst Rev. 2015 Feb 17; 2: CD011226.doi: 10.1002/14651858.CD011226.pub2

Dumville JC, Gray TA, Walter CJ, Sharp CA, Page T, Macefield R, Blencowe N, Milne TK, Reeves BC, Blazeby J (2016): Dressings for the prevention of surgical site infection. Cochrane Database Syst Rev. 2016 Dec 20;12:CD003091. doi: 10.1002/14651858.CD003091.pub4

Eberlein T, Assadian O (2010): Clinical use of polihexanide on acute and chronic wounds for antisepsis and decontamination. Skin Pharmacol Physiol 23 (Suppl): 45–51

Ebner F, Heller A, Rippke F, Tausch I (2002): Topical use of dexpanthenol in skin disorders. Am J Clin Dermatol 3: 427–433

Eckhard M, Lengler A, Liersch J, Bretzel RG, Mayser P (2007): Fungal foot infections in patients with diabetes mellitus – results of two independent investigations. Mycoses 50 (Suppl 2): 14–19

Eichenfield LF, Tom WL, Berger TG, Krol A, Paller AS, Schwarzenberger K, Bergman JN, Chamlin SL, Cohen DE, Cooper KD, Cordoro KM, Davis DM, Feldman SR, Hanifin JM, Margolis DJ, Silverman RA, Simpson EL, Williams HC, Elmets CA, Block J, Harrod CG, Smith Begolka W, Sidbury R (2014): Guidelines of care for the management of atopic dermatitis: section 2. Management and treatment of atopic dermatitis with topical therapies. J Am Acad Dermatol 71: 116–132

Eifler-Bollen R, Fluhr JW (2005): Antimikrobiell wirksame Magistralrezepturen. Stellenwert in der Praxis und kritische Anmerkungen. Hautarzt 56: 752–758

El-Gohary M, van Zuuren EJ, Fedorowicz Z, Burgess H, Doney L, Stuart B, Moore M, Little P (2014): Topical antifungal treatments for tinea cruris and tinea corporis. Cochrane Database Syst Rev. 2014 Aug 4;(8):CD009992. doi: 10.1002/14651858.CD009992.pub2

El Sayed F, Ammoury A, Dhaybi R, Bazex J (2006): Rosaceiform eruption to pimecrolimus. J Am Acad Dermatol 54: 548–550

Erbagci Z (2004): Topical therapy for dermatophytoses. Should corticosteroids be included? Am J Clin Dermatol 5: 375–384

European Medicines Agency (EMA) (2006): European Medicines Agency recommends cautious use of Protopic/ Protopy and Elidel. http://www.emea.europa.eu/ pdfs/ general/direct/pr/9888206en.pdf

European Medicines Agency (EMA) (2009): Committee on herbal Medicinal Products (HMPC) Assessment report on Hamamelis virginiana L, Cortex; Hamamelis virginiana L, Folium, Hamamelis virginiana L. Folium et cortex aut ramunculus destillatum. Verfügbar unter http://www. ema.europa.eu/ema/. Letzter Zugriff 04.06.2018

European Medicines Agency (EMA) (2015): Committee on herbal Medicinal Produkts (HMPC) Assessment report on Matricaria recutita L., flos and Matricaria recutita L., aetheroleum. Verfügbar unter http://www.ema.europa. eu/ema/. Letzter Zugriff 04.06.2018

FDA Center for Drug Evaluation and Research, Office of Surveillance and Epidemiology (2010): Topical calcineurin inhibitors: Literature review. http://www.fda.gov/ downloads/AdvisoryCommittees/CommitteesMeeting-Materials/PediatricAdvisoryCommittee/UCM255139.pdf

FDA Center for Drug Evaluation and Research, Office of Surveillance and Epidemiology (2011): Topical calcineurin inhibitors: Literature review addendum. www.fda.gov/ downloads/AdvisoryCommittees/CommitteesMeeting-Materials/PediatricAdvisoryCommittee/UCM255140.pdf

Feng X, Xiong X, Ran (2017): Efficacy and tolerability of amorolfine 5% nail lacquer in combination with systemic antifungal agents for onychomycosis: A meta-analysis and systematic review. Dermatol Ther 30(3). doi: 10.1111/ dth.12457

Ference JD, Last AR (2009): Choosing topical corticosteroids. Am Fam Physician 79: 135–140

Fluhr JW, Cavallotti C, Berardesca E (2008): Emollients, moisturizers, and keratolytic agents in psoriasis. Clin Dermatol 26: 380–386

Fluhr JW, Degitz K (2010): Antibiotika, Azelainsäure und Benzoylperoxid in der topische Aknetherapie. J Dtsch Dermatol Ges 8 (Suppl 1): S24–30

Fölster-Holst R, Latussek E (2007): Synthetic tannins in dermatology – a therapeutic option in a variety of pediatric dermatoses. Pediatr Dermatol 24: 296–301

Food and Drug Administration (2014): FDA warns of rare but serious hypersensitivity reactions with certain over-the-counter topical acne products. http://www.fda.gov/ downloads/Drugs/DrugSafety/UCM402663.pdf

Fowler J, Jarratt M, Moore A, Meadows K, Pollack A, Steinhoff M, Liu Y, Leoni M; Brimonidine Phase II Study Group (2012): Once-daily topical brimonidine tartrate gel 0·5% is a novel treatment for moderate to severe facial erythema of rosacea: results of two multicentre, randomized and vehicle-controlled studies. Br J Dermatol 166: 633–641

Franz T, Vögelin E (2012): Aseptic tissue necrosis and chronic inflammation after irrigation of penetrating hand wounds using Octenisept. J Hand Surg Eur 37: 61–64

Gaspari A, Tyring SK, Rosen T (2009): Beyond a decade of 5% imiquimod topical therapy. J Drugs Dermatol 8: 467–474

Gemeinsamer Bundesausschuss (2018): Richtlinie des Gemeinsamen Bundesausschusses über die Verordnung von Arzneimitteln in der vertragsärztlichen Versorgung (Arzneimittel-Richtlinie/AM-RL) in der Fassung vom 18. Dezember 2008/2 2.Januar 2009 veröffentlicht im Bundesanzeiger 2009 Nr. 49a zuletzt geändert am 19. April 2018 veröffentlicht BAnz AT 05.06.2018 B2 in Kraft getreten am 6. Juni 2018 . https://www.g-ba.de/downloads/62-492-1589/AM-RL_2018-03-16_iK_2018-05-24-AT-23-05-2018-B2.pdf

Gieselbach RJ, Muller-Hansma AH, Wijburg MT, de Bruin-Weller MS, van Oosten BW, Nieuwkamp DJ, Coenjaerts FE, Wattjes MP, Murk JL (2017): Progressive multifocal leukencephalopathy in patients treated with fumaric acid esters: a review of 19 cases. J Neurol 264:1155–1164

Glenn CJ, Kobraei KB, Russo JJ (2011): New-onset psoriasis associated with adalimumab: a report of two cases. Dermatol Online J 17: 15

Gloor M (1982): Pharmakologie dermatologischer Externa. Springer-Verlag, Berlin Heidelberg New York

Gollnick HP, Draelos Z, Glenn MJ, Rosoph LA, Kaszuba A, Cornelison R, Gore B, Liu Y, Graeber M; Adapalene-BPO Study Group (2009): Adapalene-benzoyl peroxide, a unique fixed-dose combination topical gel for the treatment of acne vulgaris: a transatlantic, randomized, double-blind, controlled study in 1670 patients. Br J Dermatol 161: 1180–1189

Goreshi R, Samrao A, Ehst BD (2012): A double-blind, randomized, bilateral comparison of skin irritancy following application of the combination acne products clindamycin/tretinoin and benzoyl peroxide/adapalene. J Drugs Dermatol 11: 1422–1426

Gorman CR, White SW (2005): Rosaceiform dermatitis as a complication of treatment of facial seborrhoic dermattis with 1% pimecrolimus cream. Arch Dermatol 141: 1168

Griffiths CE, Strober BE, van de Kerkhof P, Ho V, Fidelus-Gort R, Yeilding N, Guzzo C, Xia Y, Zhou B, Li S, Dooley LT, Goldstein NH, Menter A; ACCEPT Study Group (2010): Comparison of ustekinumab and etanercept for moderate-to-severe psoriasis. N Engl J Med 362: 118–128

Grillo-Ardila CF, Angel-Müller E, Salazar-Díaz LC, Gaitán HG, Ruiz-Parra AI, Lethaby A (2014): Imiquimod for anogenital warts in non-immunocompromised adults. Cochrane Database Syst Rev. 2014 Nov 1; 11: CD010389. doi:10.1002/14651858.CD010389.pub2

Grover C, Khurana A (2012): An update on treatment of onychomycosis. Mycoses 55: 541–551

Gupta AK, Cherman AM, Tyring SK (2005): Viral and nonviral uses of imiquimod: A review. J Cut Med Surg 8: 338–352

Gupta AK, Paquet M, Villanueva E, Brintnell W (2012): Interventions for actinic keratoses. Cochrane Database of Systematic Reviews 2012, Issue 12. Art. No.: CD004415. DOI: 10.1002/14651858.CD004415.pub2

Gupta AK, Joseph WS (2000): Ciclopirox 8% nail lacquer in the treatment of onychomycosis of the toenails in the United States. J Am Podiatr Med Assoc 9: 495–501

Hayden MK, Lolans K, Haffenreffer K, Avery TR, Kleinman K, Li H, Kaganov RE, Lankiewicz J, Moody J, Septimus E, Weinstein RA, Hickok J, Jernigan J, Perlin JB, Platt R, Huang SS (2016): Chlorhexidine and Mupirocin Susceptibility of Methicillin-Resistant Staphylococcus aureus Isolates in the REDUCE-MRSA Trial. J Clin Microbiol; 54: 2735-2742

Hendriks AG, Keijsers RR, de Jong EM, Seyger MM, van de Kerkhof PC (2013a): Combinations of classical time-honoured topicals in plaque psoriasis: a systematic review. J Eur Acad Dermatol Venereol 27: 399–410

Hendriks AG, Keijsers RR, de Jong EM, Seyger MM, van de Kerkhof PC (2013b): Efficacy and safety of combinations of first-line topical treatments in chronic plaque psoriasis: a systematic literature review. J Eur Acad Dermatol Venereol 27: 931–951

Heng YK, Tan KT, Sen P, Chow A, Leo YS, Lye DC, Chan RK (2013): Staphylococcus aureus and topical fusidic acid use: results of a clinical audit on antimicrobial resistance. Int J Dermatol 52: 876–881

Hengge UR, Ruzicka T, Schartz RA, Cork MJ (2006): Adverse effects of topical glucocorticosteroids. J Am Acad Dermatol 54: 1–15

Hoffmann R, Happle R (2000): Current understanding of androgenetic alopecia. Part II: clinical aspects and treatment. Eur J Dermatol 10: 410–417

Hornstein OP, Nürnberg E (Hrsg) (1985): Externe Therapie von Hautkrankheiten. Pharmazeutische und medizinische Praxis. Georg Thieme Verlag, Stuttgart New York

Hund M, Sinkgraven R, Rzany B (2004): Randomisierte, plazebokontrollierte klinische Doppelblindstudie zur Wirksamkeit und Verträglichkeit der oralen Therapie mit Methantheliniumbromid (Vagantin) bei fokaler Hyperhidrose. J Dtsch Dermatol Ges 2: 343–349

Iorizzo M, Piraccini BM, Tosti A (2010): Today's treatments options for onychomycosis. J Dtsch Dermatol Ges 8: 875–879

Iorizzo M, Hartmane I, Derveniece A, Mikazans I (2016): Ciclopirox 8% HPCH nail lacquer in the treatment of mild-to-moderate onychomycosis: A randomized, double-blind amorolfine controlled study using a blinded evaluator. Skin Appendage Disord 1: 134–140. doi: 10.1159/000441569. Erratum in: Skin Appendage Disord 2016 May; 1(4): 168

Jacobi A, Mayer A, Augustin M (2015): Keratolytics and emollients and their role in the therapy of psoriasis: a systematic review. Dermatol Ther (Heidelberg)5: 1–18

Johnson MR, Hageboutros A, Wang K, High L, Smith JB, Diasio RB (1999): Life-threatening toxicity in a dihydropyrimidine dehydrogenase-deficient patient after treatment with topical 5-fluorouracil. Clin Cancer Res 5: 2006–2011

Koburger T, Hübner NO, Braun M, Siebert J, Kramer A (2010): Standardized comparison of antiseptic efficacy of triclosan, PVP-iodine, octenidine dihydrochloride, polyhexanide and chlorhexidine digluconate. J Antimicrob Chemother 65: 1712–1719

Koning S, van der Sande R, Verhagen AP, van Suijlekom-Smit LWA, Morris AD, Butler CC, Berger M, van der Wouden JC (2012): Interventions for impetigo. Cochrane Database of Systematic Reviews 2012, Issue 1. Art. No.: CD003261. DOI: 10.1002/14651858.CD003261.pub3

Koo JYM (2005): New developments in topical sequential therapy for psoriasis. Skin Therapy Lett 10: 1–4

Kreijkamp-Kaspers S, Hawke K, Guo L, Kerin G, Bell-Syer SEM, Magin P, Bell-Syer SV, van Driel ML (2017): Oral antifungal medication for toenail onychomycosis. Cochrane Database of Systematic Reviews 2017, Issue 7. Art. No.: CD010031. DOI: 10.1002/14651858.CD010031.pub2

Krug M, Oji V, Traupe H, Berneburg M (2009): Ichthyoses – Part 1: Differential diagnosis of vulgar ichthyoses and therapeutic options. J Dtsch Dermatol Ges 7: 511–519

Küster W, Bohnsack K, Rippke F, Upmeyer HJ, Groll S, Traupe H (1998): Efficacy of urea therapy in children with ichthyosis. A multicenter randomized, placebo-controlled, double-blind, semilateral study. Dermatology 196: 217–222

Küster W (2006): Ichthyosen: Vorschläge für eine verbesserte Therapie. Dtsch Ärztebl 103: A1684–A1689

Kujath P, Michelsen A (2008): Wunden – von der Physiologie zum Verband. Dtsch Ärztebl 105: 239–248

Kwok CS, Gibbs S, Bennen C, Holland R, Abbott R (2012): Topical treatments for cutaneous warts. Cochrane Database of Systematic Reviews 2012, Issue 9, Art. No.: CD001781. DOI: 10.1002/14651858.CD001781.pub3.

Lachapelle JM (2014): A comparison of the irritant and allergenic properties of antiseptics. Eur J Dermatol 24: 3–9

Langer A, Rogowski W (2009): Systematic review of economic evaluations of human cell-derived wound care products for the treatment of venous leg and diabetic foot ulcers. BMC Health Services Research 2009, 9: 115

Langley RG, Elewski BE, Lebwohl M, Reich K, Griffiths CE, Papp K, Puig L, Nakagawa H, Spelman L, Sigur-geirsson B, Rivas E, Tsai TF, Wasel N, Tyring S, Salko T, Hampele I, Notter M, Karpov A, Helou S, Papavassilis C; ERASURE Study Group; FIXTURE Study Group (2014): Secukinumab in plaque psoriasis--results of two phase 3 trials. N Engl J Med 371: 326–338

Langley RG, Lebwohl M, Krueger GG, Szapary PO, Wasfi Y, Chan D, Hsu MC, You Y, Poulin Y, Korman N, Prinz JC, Reich K; PHOENIX 2 Investigators (2015): Long-term efficacy and safety of ustekinumab, with and without dosing adjustment, in patients with moderate-to-severe psoriasis: results from the PHOENIX 2 study through 5 years of follow-up. Br J Dermatol 172: 1371–1383

Langner A, Sheehan-Dare R, Layton A (2007): A randomized, single-blind comparison of topical clindamycin + benzoyl peroxide (Duac) and erythromycin + zinc acetate (Zineryt) in the treatment of mild to moderate facial acne vulgaris. J Eur Acad Dermatol Venereol 21: 311–319

Lansdown AB, Mirastschijski U, Stubbs N, Scanlon E, Ågren MS (2007): Zinc in wound healing: theoretical, experimental, and clinical aspects. Wound Repair Regen 15: 2–16

Lawee D, Rosenthal D, Aoki FY, Portnoy J (1988): Efficacy and safety of foscarnet for recurrent orolabial herpes: a multi-centre randomized double-blind study. CMAJ 138: 329–333

Layton AM, Schaller M, Homey B, Hofmann MA, Bewley AP, Lehmann P, Nohlgård C, Sarwer DB, Kerrouche N, Ma YM (2015): Brimonidine gel 0.33% rapidly improves patient-reported outcomes by controlling facial erythema of rosacea: a randomized, double-blind, vehicle-controlled study. J Eur Acad Dermatol Venereol 29: 2405–2410

Legendre L, Barnetche T, Mazereeuw-Hautier J, Meyer N, Murrell D, Paul C (2015): Risk of lymphoma in patients with atopic dermatitis and the role of topical treatment: A systematic review and meta-analysis. J Am Acad Dermatol 72: 992–1002

Lipp HP (Hrsg.) (2017): Arzneistoff-Profile, Basisinformation über arzneilich wirksame Wirkstoffe. Stammlieferung 1982 mit 1. bis 30. Erg.-Lieferung 2017, Govi (Imprint) in der Avoxa-Mediengruppe Deutscher Apotheker GmbH, Eschborn

Lohde H, Stahlmann R (Hrsg.) (2004): Nadifloxacin – irrationaler Einsatz eines Fluorchinolons zur lokalen Aknetherapie. Zeitschr Chemother 25: 27–29

Løkkevik E, Skovlund E, Reitan JB, Hannisdal E, Tanum G (1996): Skin treatment with Bepanthen cream versus no cream during radiotherapy. Acta Oncol 35: 1021–1026

Longstaff E, von Krogh G (2001): Condyloma eradication: self-therapy with 0.15–0.5% podophyllotoxin versus 20–25% podophyllin preparations--an integrated safety assessment. Regul Toxicol Pharmacol 33: 117–137

Lopaschuk CR (2013): New approach to managing genital warts. Can Fam Physician 59: 731–736

Luger TA, Loske KD, Elsner P, Kapp A, Kerscher M, Korting HC, Krutmann J, Niedner R, Röcken M, Ruzicka T, Schwarz T (2004): Topische Dermatotherapie mit Glukokortikoiden - Therapeutischer Index. JDDG 7, Band 2: 629–634

Magin P, Sullivan J (2010): Suicide attempts in people taking isotretinoin for acne. Br Med J 341: c5866

Mayser P, Freund V, Budihardja D (2009): Toenail onychomycosis in diabetic patients: issues and management. Am J Clin Dermatol 10: 211–220

McClellan KJ, Noble S (2000): Topical metronidazole. A review of its use in rosacea. Am J Clin Dermatol 1: 191–199

McNeil JC, Hulten KG, Kaplan SL, Mason EO (2014): Decreased susceptibilities to Retapamulin, Mupirocin, and Chlorhexidine among Staphylococcus aureus isolates causing skin and soft tissue infections in otherwise healthy children. Antimicrob Agents Chemother 58: 2878–2883

Medicines and Healthcare Products Regulatory Agency (MRHA) (2016): Brimonidine gel (Mirvaso): risk of exacerbation of rosacea. 8. November 2016. Verfügbar unter https://www.gov.uk/drug-safety-update/brimonidine-gel-mirvaso-risk-of-exacerbation-of-rosacea. Letzter Zugriff: 10.06.2018

Menezes de Padua CA, Schnuch A, Nink K, Pfahlberg A, Uter W (2008): Allergic contact dermatitis to topical drugs – epidemiological risk assessment. Pharmacoepidemiol Drug Saf 17: 813–821

Meng Y, Dongmei L, Yanbin P, Jinju F, Meile T, Binzhu L, Xiao H, Ping T, Jianmin L (2014): Systematic review and meta-analysis of ustekinumab for moderate to severe psoriasis. Clin Exp Dermatol 39: 696–707

Merk HF (2007): Topical diclofenac in the treatment of actinic keratoses. Int J Dermatol 46: 12–18

Moore AY (2009): Clinical applications for topical 5-fluorouracil in the treatment of dermatological disorders. J Dermatolog Treat 20: 328–335

Moore ZEH, Cowman S (2013): Wound cleansing for pressure ulcers. Cochrane Database Syst Rev. 2013, Issue 3: CD004983. doi: 10.1002/14651858.CD004983.pub3

Mosti G (2013): Wound care in venous ulcers. Phlebology 28 (Suppl 1): 79–85

Müller C, Berensmeier A, Hamm H, Dirschka T, Reich K, Fischer T, Rzany B (2013): Efficacy and safety of methantheline bromide (Vagantin®) in axillary and palmar hyperhidrosis: results from a multicenter, randomized, placebo-controlled trial. J Eur Acad Dermatol Venereol; 27: 1278–1284

Müller G, Kramer A (2008): Biocompatibility index of antiseptic agents by parallel assessment of antimicrobial activity and cellular cytotoxicity. Antimicrob Chemother 61: 1281–1287

Muller A, Talon D, Potier A, Belle E, Cappelier G, Bertrand X (2005): Use of intranasal mupirocin to prevent methicillin-resistant Staphylococcus aureus infection in intensive care units. Critical Care 9: R246–R250

Nast A, Dréno B, Bettoli V, Bukvic Mokos Z, Degitz K, Dressler C, Finlay AY, Haedersdal M, Lambert J, Layton A, Lomholt HB, López-Estebaranz JL, Ochsendorf F, Oprica C, Rosumeck S, Simonart T, Werner RN, Gollnick H (2016): European evidence-based (S3) guideline for the treatment of acne - update 2016 - short version. J Eur Acad Dermatol Venereol 30: 1261–128

National Institute für Clinical Excellence NICE (2016): Chronic wounds: advanced wound dressings and chronic wounds: advanced wound dressings and antimicrobial dressingsantimicrobial dressings. Evidence summary. Published: 30 March 2016. Verfügbar unter https://www.nice.org.uk/advice/esmpb2/resources/chronic-wounds-advanced-wound-dressings-and-antimicrobial-dressings-pdf-1502609570376901. Letzter Zugriff 09.06.2018

Niedner R (1998): Kortikoide in der Dermatologie. UNI-MED Verlag, Bremen

Nieuwkamp DJ, Murk JL, van Oosten BW, Cremers CH, Killestein J, Viveen MC, Van Hecke W, Frijlink DW, Wattjes MP (2015): PML in a patient without severe lymphocytopenia receiving dimethyl fumarate. N Engl J Med 372 1474–1476

O'Meara S, Cullum N, Nelson EA, Dumville JC (2012): Compression for venous leg ulcers. Cochrane Database of Systematic Reviews 2012, Issue 11. Art. No.: CD000265. DOI: 10.1002/14651858.CD000265.pub3

O'Meara S, Al-Kurdi D, Ologun Y, Ovington LG, Martyn-St James M, Richardson R (2014): Antibiotics and antiseptics for venous leg ulcers. Cochrane Database of Systematic Reviews 2014, Issue 1. Art. No.: CD003557. DOI: 10.1002/14651858.CD003557.pub5

Papp K, Reich K, Leonardi CL, Kircik L, Chimenti S, Langley RG, Hu C, Stevens RM, Day RM, Gordon KB, Korman NJ, Griffiths CE (2015): Apremilast, an oral phosphodiesterase 4 (PDE4) inhibitor, in patients with moderate to severe plaque psoriasis: Results of a phase III, randomized, controlled trial (Efficacy and Safety Trial Evaluat-ing the Effects of Apremilast in Psoriasis [ESTEEM] 1). J Am Acad Dermatol 73: 37–49

Pariser DM, Bagel J, Gelfand JM, Korman NJ, Ritchlin CT, Stro-ber BE, Van Voorhees AS, Young M, Rittenberg S, Lebwohl MG, Horn EJ, for the Psoriasis Foundation (2007): National Psoriasis Foundation clinical consensus on disease severi-ty. Arch Dermatol 143: 239–242

Patel B, Siskin S, Krazmien R, Lebwohl M (1998): Compatibility of calcipotriene with other topical medications. J Am Acad Dermatol 38: 1010–1011

Patel R, Kennedy OJ, Clarke E, Geretti A, Nilsen A, Lauten-schlager S, Green J, Donders G, van der Meijden W, Gomberg M, Moi H, Foley E (2017): 2017 European guide-lines for the management of genital herpes. Int J STD AIDS 28: 1366–1379

Patry J, Blanchette V (2017): Enzymatic debridement with collagenase in wounds and ulcers: a systematic review and meta-analysis. Int Wound J 14: 1055–1065

Paul C, Cather J, Gooderham M, Poulin Y, Mrowietz U, Ferran-diz C, Crowley J, Hu C, Stevens RM, Shah K, Day RM, Girolomoni G, Gottlieb AB (2015): Efficacy and safety of apremilast, an oral phosphodiesterase 4 inhibitor, in patients with moderate-to-severe plaque psoriasis over 52 weeks: a phase III, randomized controlled trial (ES-TEEM 2). Br J Dermatol 173: 1387–1399

Post B, Jänner M (1971): Zur Indikation der Gerbstofftherapie in der Dermatologie. Klinische Erfahrungen mit Tanno-synt. Ther Ggw 110: 1477–1494

Rahimi H, Mara T, Costella J, Speechley M, Bohay R (2012): Effectiveness of antiviral agents for the prevention of recurrent herpes labialis: a systematic review and meta-analysis. Oral Surg Oral Med Oral Pathol Oral Radiol 113: 618–627

Ramos-e-Silva M, Oliveira Lima CM, Casz Schechtman R, Moritz Trope B, Carneiro S (2012): Systemic mycoses in immunodepressed patients (AIDS) Clin Dermatol 30: 616–627

Rashaan ZM, Krijnen P, Klamer RR, Schipper IB, Dekkers OM, Breederveld RS (2014): Nonsilver treatment vs. silver sulfadiazine in treatment of partial-thickness burn wounds in children: a systematic review and meta-analy-sis. Wound Repair Regen 22: 473–482

Rathi SK, D'Souza P (2012): Rational and ethical use of topical corticosteroids based on safety and efficacy. Indian J Dermatol 57: 251–259

Reich K, Gooderham M, Green L, Bewley A, Zhang Z, Khans-kaya I, Day RM, Goncalves J, Shah K, Piguet V, Soung J (2017): The efficacy and safety of apremilast, etanercept and placebo in patients with moderate-to-severe plaque psoriasis: 52-week results from a phase IIIb, randomized, placebo-controlled trial (LIBERATE). J Eur Acad Dermatol Venereol 31: 507–517

Ring J, Fröhlich HH (1985): Wirkstoffe in der dermatologischen Therapie, 2. Aufl, Springer-Verlag, Berlin Heidelberg

Rotta I, Sanchez A, Gonçalves PR, Otuki MF, Correr CJ (2012): Efficacy and safety of topical antifungals in the treatment of dermatomycosis: a systematic review. Br J Dermatol 166: 927–933

Ruzicka T (2006): Methylprednisolone aceponate in eczema and other inflammatory skin disorders – a clinical update. Int J Clin Pract 60: 85–92

Ryan C, Leonardi CL, Krueger JG, Kimball AB, Strober BE, Gordon KB, Langley RG, de Lemos JA, Daoud Y, Blanken-ship D, Kazi S, Kaplan DH, Friedewald VE, Menter A (2011): Association between biologic therapies for chronic plaque psoriasis and cardiovascular events: a meta-analy-sis of randomized controlled trials. JAMA 306: 864–871

Saco M, Howe N, Nathoo R, Cherpelis B (2016): Comparing the efficacies of alginate, foam, hydrocolloid, hydrofiber, and hydrogel dressings in the management of diabetic foot ulcers and venous leg ulcers: a systematic review and meta-analysis examining how to dress for success. Dermatol Online J 22. pii: 13030/qt7ph5v17z

Samrao A, Cockerell CJ (2013): Pharmacotherapeutic manage-ment of actinic keratosis: focus on newer topical agents. Am J Clin Dermatol 14: 273–237

Sapijaszko MJA (2005): Imiquimod 5% cream (Aldara) in the treatment of basal cell carcinoma. Skin Ther Lett 10: 2–5

Saraswat A (2014): Ethical use of topical corticosteroids. Indian J Dermatol 59: 469–472

Sbidian E, Chaimani A, Garcia-Doval I, Do G, Hua C, Mazaud C, Droitcourt C, Hughes C, Ingram JR, Naldi L, Chosidow O, Le Cleach L (2017): Systemic pharmacological treatments for chronic plaque psoriasis: a network meta-analysis. Cochrane Database of Systematic Reviews 2017, Issue 12. Art. No.: CD011535. DOI: 10.1002/14651858.CD011535. pub2

Schäfer-Korting M, Schmid MH, Korting HC (1996): Topical glucocorticoids with improved risk-benefit ratio. Drug Safety 14: 375–385

Schaller M, Friedrich M, Papini M, Pujol RM, Veraldi S (2016): Topical antifungal-corticosteroid combination therapy for the treatment of superficial mycoses: conclusions of an expert panel meeting. Mycoses 59: 365–373

Schlievert PM, Strandberg KL, Lin YC, Peterson ML, Leung DY (2010): Secreted virulence factor comparison between methicillin-resistant and methicillin-sensitive Staphylo-coccus aureus, and its relevance to atopic dermatitis. J Allergy Clin Immunol 125: 39–49

Schöfer H, Simonsen L (2010): Fusidic acid in dermatology: an updated review. Eur J Dermatol 20: 6–15

Shim J, Lanier J, Qui MK (2014): Clinical inquiry: what is the best treatment for impetigo? J Fam Pract 63: 333–335

Shmidt E, Wetter DA, Ferguson SB, Pittelkow MR (2011): Psoriasis and palmoplantar pustulosis associated with tumor necrosis factor-α inhibitors: The Mayo Clinic experience, 1998 to 2010. J Am Acad Dermatol 67: e179–185

Singal A, Khanna D (2011): Onychomycosis: Diagnosis and management. Indian J Dermatol Venereol Leprol 77: 659–672

Solares CA, Batra PS, Hall GS, Citardi MJ (2006): Treatment of chronic rhinosinusitis exacerbations due to methicillin-resistant Staphylococcus aureus with mupirocin irrigations. Am J Otolaryngol 27: 161–165

Stein Gold L, Kircik L, Fowler J, Jackson JM, Tan J, Draelos Z, Fleischer A, Appell M, Steinhoff M, Lynde C, Sugarman J, Liu H, Jacovella J; Ivermectin Phase 3 Study Group (2014): Long-term safety of ivermectin 1% cream vs azelaic acid 15% gel in treating inflammatory lesions of rosacea: results of two 40-week controlled, investigator-blinded trials. J Drugs Dermatol 13: 1380–1386

Sticherling M, Mrowietz U, Augustin M, Thaçi D, Melzer N, Hentschke C, Kneidl J, Sieder C, Reich K (2017): Secukinumab is Superior to Fumaric Acid Esters in Treating Subjects with Moderate to Severe Plaque Psoriasis who are Naïve to Systemic Treatments: Results from the Randomized Controlled PRIME Trial. Br J Dermatol. Br J Dermatol 177: 1024–1032

Stockfleth E, Beti H, Orasan R, Grigorian F, Mescheder A, Tawfik H, Thielert C (2008): Topical Polyphenon E in the treatment of external genital and perianal warts: a randomized controlled trial. Br J Dermatol 158: 1329–1338

Stockfleth E, Kerl H, Zwingers T, Willers C (2011): Low-dose 5-fluorouracil in combination with salicylic acid as a new lesion-directed option to treat topically actinic keratoses: histological and clinical study results. Br J Dermatol 165: 1101–1108

Stockfleth E, Sibbring GC, Alarcon I (2016): New topical treatment options for actinic keratosis: A systematic review. Acta Derm Venereol 96: 17–22

Strober B, Gottlieb AB, Sherif B, Mollon P, Gilloteau I, McLeod L, Fox T, Mordin M, Gnanasakthy A, Papavassilis C, Lebwohl MG (2017): Secukinumab sustains early patient-reported outcome benefits through 1 year: Results from 2 phase III randomized placebo-controlled clinical trials comparing secukinumab with etanercept. J Am Acad Dermatol 76: 655–661

Subissi A, Monti D, Togni G, Mailland F (2010): Ciclopirox: recent nonclinical and clinical data relevant to its use as a topical antimycotic agent. Drugs 70: 2133–2152

Sundström A, Alfredsson L, Sjölin-Forsberg G, Gerdén B, Bergman U, Jokinen J (2010): Association of suicide attempts with acne and treatment with isotretinoin: retrospective Swedish cohort study. Br Med J 341: c5812

Swanson N, Abramovits W, Berman B, Kulp J, Rigel DS, Levy S (2010): Imiquimod 2.5% and 3.75% for the treatment of actinic keratoses: results of two placebo-controlled studies of daily application to the face and balding scalp for two 2-week cycles. J Am Acad Dermatol 62: 582–590

Tabara K, Szewczyk AE, Bienias W, Wojciechowska A, Pastuszka M, Oszukowska M, Kaszuba A (2015): Amorolfine vs. ciclopirox-lacquers for the treatment of onychomycosis. Postepy Dermatol Alergol 32: 40–45

Taieb A, Ortonne JP, Ruzicka T, Roszkiewicz J, Berth-Jones J, Peirone MH, Jacovella J; Ivermectin Phase III study group (2015): Superiority of ivermectin 1% cream over metronidazole 0·75% cream in treating inflammatory lesions of rosacea: a randomized, investigator-blinded trial. Br J Dermatol 172: 1103–1110

Tatti S, Swinehart JM, Thielert C, Tawfik H, Mescheder A, Beutner KR (2008): Sinecatechins, a defined green tea extract, in the treatment of external anogenital warts: a randomized controlled trial. Obstet Gynecol 111: 1371–1379

Thaçi D, Schöfer H (2005): Topische Antibiotika zur Therapie von Hautinfektionen. Hautarzt 56: 381–396

Thaçi D, Blauvelt A, Reich K, Tsai TF, Vanaclocha F, Kingo K, Ziv M, Pinter A, Hugot S, You R, Milutinovic M (2015): Secukinumab is superior to ustekinumab in clearing skin of subjects with moderate to severe plaque psoriasis: CLEAR, a randomized controlled trial. J Am Acad Dermatol 73: 400–409

Thiboutot DM, Weiss J, Bucko A, Eichenfield L, Jones T, Clark S, Liu Y, Graeber M, Kang S; Adapalene-BPO Study Group (2007): Adapalene-benzoyl peroxide, a fixed-dose combination for the treatment of acne vulgaris: results of a multicenter, randomized double-blind, controlled study. J Am Acad Dermatol 57: 791–799

Thielitz A, Abdel-Naser MB, Fluhr JW, Zouboulis CC, Gollnick H (2010): Topische Retinoide bei Akne – eine evidenzbasierte Übersicht. J Dtsch Dermatol Ges 8 (Suppl 1): S15–S23

Tzellos T, Kyrgidis A, Zouboulis CC (2013): Re-evaluation of the risk for major adverse cardiovascular events in patients treated with anti-IL-12/23 biological agents for chronic plaque psoriasis: a meta-analysis of randomized controlled trials. J Eur Acad Dermatol Venereol 27: 622–627

Udompataikul M, Limpa-o-vart D (2012): Comparative trial of 5% dexpanthenol in water-in-oil formulation with 1% hydrocortisone ointment in the treatment of childhood atopic dermatitis: a pilot study. J Drugs Dermatol 11: 366–374

Valente Duarte de Sousa IC (2014): Novel pharmacological approaches for the treatment of acne vulgaris. Expert Opin Investig Drugs 2: 1–22

van de Kerkhof PC, Kragballe K, Segaert S, Lebwohl M; International Psoriasis Council (2011): Factors impacting the combination of topical corticosteroid therapies for psoriasis: perspectives from the International Psoriasis Council. J Eur Acad Dermatol Venereol 25: 1130–139

van Steensel MAM (2007): Emerging drugs for ichthyosis. Expert Opin Emerg Drugs 12: 647–656

van Zuuren EJ, Fedorowicz Z, Carter B, van der Linden MM, Charland L (2015): Interventions for rosacea. Cochrane

Database Syst Rev. 2015 Apr 28;4:CD003262. doi: 10.1002/14651858.CD003262.pub5

van Zuuren EJ, Fedorowicz Z, Arents BWM (2017): Emollients and moisturizers for eczema: abridged Cochrane systematic review including GRADE assessments. Br J Dermatol 177: 1256–1271

Vegter S, Tolley K (2014): A network meta-analysis of the relative efficacy of treatments for actinic keratosis of the face or scalp in Europe. PLoS One 9: e96829

von Krogh G (1978): Topical treatment of penile condylomata acuminata with podophyllin, podophyllotoxin and colchicine. A comparative study. Acta Derm Venereol 58: 163–168

Wananukul S, Limpongsanuruk W, Singalavanija S, Wisuthsarewong W (2006): Comparison of dexpanthenol and zinc oxide ointment with ointment base in the treatment of irritant diaper dermatitis from diarrhea: a multicenter study. J Med Assoc Thai 89: 1654–1658

Weidinger S, Novak N (2016): Atopic dermatitis. Lancet 387: 1109–1122

Williams H (2002): New treatments for topic dermatitis. Brit Med J 324: 1533–1534

Willy C, Stichling M, Müller M, Gatzer R, Kramer A, , Vogt D (2016): Akute Maßnahmen beim „limb salvage"- Prozedere Teil 2. Debridement, Lavagetechniken und antiinfektiöse Strategien. Unfallchirurg 119: 388–399

Wohlrab J (2016): Topika und deren Einsatz in der Dermatologie. J Dtsch Dermatol Ges 14: 1061–1071

Wong RK, Bensadoun RJ, Boers-Doets CB, Bryce J, Chan A, Epstein JB, Eaby-Sandy B, Lacouture ME (2013): Clinical practice guidelines for the prevention and treatment of acute and late radiation reactions from the MASCC Skin Toxicity Study Group. Support Care Cancer 21: 2933–2948

Worret WI, Fluhr JW (2006): Acne therapy with topical benzoyl peroxide, antibiotics and azelaic acid. J Dtsch Dermatol Ges 4: 293–300

Yan J, Chen SL, Wang HN, Wu TX (2006): Meta-analysis of 5% imiquimod and 0,5% podophyllotoxin in the treatment of condylomata acuminata. Dermatology 213: 218–223

Zaenglein AL, Pathy AL, Schlosser BJ, Alikhan A, Baldwin HE, Berson DS, Bowe WP, Graber EM, Harper JC, Kang S, Keri JE, Leyden JJ, Reynolds RV, Silverberg NB, Stein Gold LF, Tollefson MM, Weiss JS, Dolan NC, Sagan AA, Stern M, Boyer KM, Bhushan R (2016): Guidelines of care for the management of acne vulgaris. J Am Acad Dermatol 74: 945-973.e33

Zhu TH, Nakamura M, Abrouk M, Farahnik B, Koo J, Bhutani T (2016): Demyelinating disorders secondary to TNF-inhibitor therapy for the treatment of psoriasis: A review. J Dermatolog Treat 2: 1–8

Diuretika

Hartmut Oßwald und Bernd Mühlbauer

© Springer-Verlag GmbH Deutschland, ein Teil von Springer Nature 2018
U. Schwabe, D. Paffrath, W.-D. Ludwig, J. Klauber (Hrsg.), *Arzneiverordnungs-Report 2018*
https://doi.org/10.1007/978-3-662-57386-0_26

Auf einen Blick

Trend

Von den Diuretika werden hauptsächlich Schleifendiuretika und Thiazide verordnet. Aldosteronantagonisten folgen mit deutlichem Abstand. Schleifendiuretika sind die dominierende Gruppe der Diuretika und machten 2017 über 60% der verordneten Tagesdosen dieser Gruppe aus. Ihre Verordnungen waren gegenüber dem Vorjahr praktisch unverändert, während die Thiazidkombinationen ihren seit 10 Jahren zu beobachtenden Rückgang weiter fortsetzten. Der Einsatz von Spironolacton und Eplerenon nahm weiter zu, während Spironolacton-Furosemidkombinationen deutlich abnahmen.

Bewertung

Die Verordnung von Diuretika ist nach wie vor ein fester Bestandteil der Therapie von Hypertonie, Herzinsuffizienz und Ödemen. Die Abnahme der Verordnungen von fixen Kombinationen von Thiaziden mit kaliumsparenden Diuretika spiegelt den Fortschritt der Pharmakotherapie der Herz-Kreislauferkrankungen wieder. Auch Aldosteronantagonisten gehören zur Standardtherapie der Herzinsuffizienz, wobei es keinen Beleg für einen patientenrelevanten Vorteil von Eplerenon gegenüber Spironolacton gibt.

Diuretika werden zur Behandlung von Krankheiten eingesetzt, bei denen das therapeutische Ziel die Verminderung des Extrazellulärvolumens durch Vermehrung der Ausscheidung von Salz und Wasser ist. Hauptindikationen sind arterielle Hypertonie, Herzinsuffizienz sowie Ödeme kardialer, hepatischer und renaler Genese.

Diuretika vergrößern den Harnfluss vor allem über eine Hemmung der Rückresorption von Natrium und Chlorid in der Niere. Die einzelnen Gruppen von Diuretika wirken an verschiedenen Tubulusabschnitten des Nephrons und unterscheiden sich in Stärke und Dauer ihrer diuretischen Wirkung. Bei Thiaziden und ihren Analoga tritt die Wirkung relativ langsam ein, sie wirken 6 bis 72 Stunden. Ihre maximale Wirkungsstärke liegt bei einer Ausscheidung von etwa 5–10% der glomerulären Filtrationsrate. Die Wirkung von Schleifendi-

uretika tritt schneller ein und ist in der Regel kürzer. Sie sind stärker wirksam als Thiazide und können bis zu 30% des glomerulären Filtrats zur Ausscheidung bringen. Sie sind auch noch bei eingeschränkter Nierenfunktion wirksam.

Kaliumsparende Diuretika führen zu einer Hemmung der Kaliumausscheidung, während ihre natriuretische Wirkung sehr schwach ausgeprägt ist. Ihre therapeutische Bedeutung besteht daher vor allem in der Korrektur der Hypokaliämien, wie sie bei der diuretischen Therapie mit Thiaziden und Schleifendiuretika entstehen können. Aus diesem Grunde werden sie ausschließlich in Kombination mit den beiden anderen Diuretikagruppen angewendet. Aldosteronantagonisten haben ebenfalls eine hemmende Wirkung auf die Kaliumausscheidung und wurden früher hauptsächlich bei Hyperaldosteronismus eingesetzt. Seit vielen Jahren

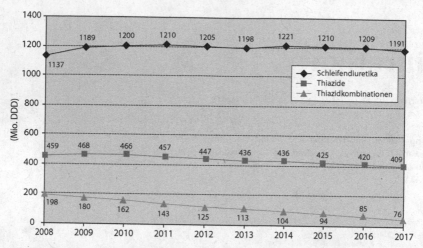

☐ Abbildung 26.1 Verordnungen von Diuretika 2008 bis 2017. Gesamtverordnungen nach definierten Tagesdosen.

gehören sie mit Diuretika, ACE-Inhibitoren und Betarezeptorenblockern zur Standardtherapie der schweren Herzinsuffizienz.

26.1 Verordnungsspektrum

Das Verordnungsvolumen der gesamten Indikationsgruppe der Diuretika ist 2017 erneut leicht auf 1836 Mio. DDD (−1,6%) abgefallen (vgl. ▶ Tabelle 1.2). Schleifendiuretika sind seit über 20 Jahren die am häufigsten verordnete Gruppe aller Diuretika und hielten das seit 2010 erreichte stabile Verordnungsniveau auch im Jahr 2016 bei. Die Thiazidmonopräparate zeigten 2017 eine geringfügige Abnahme im Vergleich zum Vorjahr. Bei den Thiazidkombinationen hat sich die seit 10 Jahren rückläufige Entwicklung in 2016 fortgesetzt (☐ Abbildung 26.1). Als Grund wird der zunehmende Einsatz von ACE-Hemmern und AT$_1$-Rezeptorantagonisten gesehen, die über die Verringerung der Aldosteronsekretion ebenfalls antikaliuretisch wirken.

26.1.1 Thiazide und Thiazidanaloga

Thiaziddiuretika sind in der Gruppe der 3000 am häufigsten angewandten Präparate mit vier Wirkstoffen vertreten (☐ Tabelle 26.1), die sich in ihrem Wirkungsprofil deutlich voneinander unterscheiden. Die Verordnungen von Hydrochlorothiazid

nahmen im Vergleich zum Vorjahr leicht ab, während die Verordnungsraten der meisten Einzelpräparate stark differierten.

Chlortalidon (*Hygroton*) entspricht in seinem natriuretischen Wirkprofil dem des Hydrochlorothiazid, weist aber eine wesentlich längere Halbwertszeit von 47 Stunden auf, die im Alter zunehmen kann. Der Gefahr der Kumulation und der Wechselwirkungen mit anderen Pharmaka steht die stabile Wirkungsdauer auch bei gelegentlichem Vergessen der Einnahme gegenüber. Chlortalidon hat auch 2016 einen deutlichen Zuwachs an Verordnungen gezeigt. Dies dürfte auf seinem durch die ALLHAT-Studie demonstrierten therapeutischen Nutzen beruhen (The ALLHAT Officers and Coordinators 2003). Weiterhin hat ein systematischer Review mit Netzwerkmetaanalyse gezeigt, dass das Risiko kardiovaskulärer Ereignisse durch Chlortalidon im Vergleich zu Hydrochlorothiazid um 21% reduziert wird (Roush et al. 2012).

Das Thiazidanalogon Xipamid ist in seinem Wirkungseintritt und der Wirkungsdauer dem Hydrochlorothiazid ähnlich, hat aber in höheren Dosierungen (40–80 mg) eine etwas stärkere diuretische Wirkung und kann daher auch bei niereninsuffizienten Patienten eingesetzt werden (Oßwald et al. 2004). Xipamidverordnungen weisen 2017 eine Zunahme auf (☐ Tabelle 26.1).

Indapamid ist bis zu einer Tagesdosis von 2,5 mg ein Antihypertensivum ohne diuretische Wirkung. In höheren Dosierungen von 5 mg ruft es einen den

◨ **Tabelle 26.1 Verordnungen von Thiaziddiuretika 2017 (Monopräparate).** Angegeben sind die 2017 verordneten Tagesdosen, die Änderungen gegenüber 2016 und die mittleren Kosten je DDD 2017.

Präparat	Bestandteile	DDD Mio.	Änderung %	DDD-Nettokosten €
Hydrochlorothiazid				
HCT Dexcel	Hydrochlorothiazid	205,9	(−1,5)	0,18
HCT-1 A Pharma	Hydrochlorothiazid	45,0	(−6,0)	0,18
HCT HEXAL	Hydrochlorothiazid	34,2	(+16,1)	0,17
HCT beta	Hydrochlorothiazid	19,6	(+17,6)	0,17
HCT AAA Pharma	Hydrochlorothiazid	5,1	(−27,3)	0,18
HCT-ratiopharm	Hydrochlorothiazid	2,5	(−65,8)	0,17
HCT-CT	Hydrochlorothiazid	2,0	(−26,7)	0,14
		314,2	(−1,8)	0,18
Xipamid				
Xipamid AAA Pharma	Xipamid	42,1	(+8,8)	0,17
Xipamid-ratiopharm	Xipamid	8,1	(+25,8)	0,19
Xipamid-1 A Pharma	Xipamid	4,3	(+15,4)	0,18
Xipamid AL	Xipamid	3,7	(−74,1)	0,14
		58,2	(−8,0)	0,17
Indapamid				
Indapamid Heumann	Indapamid	10,6	(+11,0)	0,38
Chlortalidon				
Hygroton	Chlortalidon	17,9	(+8,4)	0,13
Summe		400,9	(−2,0)	0,18

Thiaziden ähnlichen diuretischen Effekt hervor, der jedoch die blutdrucksenkende Wirkung nicht steigert (Oßwald et al. 2004). Es kann auch in niedriger Dosierung Hypokaliämien auslösen. Das Verordnungsvolumen dieses überdurchschnittlich teuren Diuretikums ist auch 2016 angestiegen (◨ Tabelle 26.1).

Insgesamt stellen Thiazidmonopräparate 2015 23% der Diuretikaverordnungen dar. Dieser gering erscheinende Prozentsatz sollte nicht darüber hinwegtäuschen, dass diese Substanzgruppe häufig in Fixkombination mit anderen Antihypertensiva (z. B. ACE-Inhibitoren und AT$_1$-Rezeptorantagonisten) angewandt wird und ein bewährtes Therapieprinzip darstellt (▶ Abschnitt 26.2).

26.1.2 Thiazidkombinationen

Auch 2017 sind die fixen Kombinationen von Thiaziddiuretika mit kaliumsparenden Diuretika weniger als im Vorjahr verordnet worden, so dass ihr Anteil auf 4% aller Diuretikaverordnungen zurückfiel (◨ Abbildung 26.1). Dies beruht vermutlich auf der bereits erwähnten hohen Verordnungshäufigkeit von ACE-Inhibitoren und AT$_1$-Rezeptor-antagonisten bei der Behandlung von Herzinsuffizienz und arterieller Hypertonie. Die Kombinationen mit Amilorid haben nur noch einen Anteil von knapp 20% am Gesamtvolumen der Thiazidkombinationen (◨ Tabelle 26.2).

◘ **Tabelle 26.2 Verordnungen von kaliumsparenden Diuretikakombinationen 2017.** Angegeben sind die 2017 verordneten Tagesdosen, die Änderungen gegenüber 2016 und die mittleren Kosten je DDD 2017.

Präparat	Bestandteile	DDD Mio.	Änderung %	DDD-Nettokosten €
Triamterenkombinationen				
Nephral	Hydrochlorothiazid Triamteren	16,3	(–9,6)	0,15
Triamteren HCT AL	Hydrochlorothiazid Triamteren	12,9	(–14,0)	0,15
Turfa/gamma	Hydrochlorothiazid Triamteren	8,1	(+35,2)	0,15
Dytide H	Hydrochlorothiazid Triamteren	7,3	(–18,2)	0,17
Triamteren comp.-ratiopharm	Hydrochlorothiazid Triamteren	5,3	(–23,0)	0,15
Triampur comp/forte	Hydrochlorothiazid Triamteren	4,0	(–12,8)	0,15
Dehydro Sanol tri/-mite	Triamteren Bemetizid	2,7	(–4,2)	0,33
		56,5	(–9,0)	0,16
Amiloridkombinationen				
Tensoflux	Bendroflumethiazid Amilorid	6,4	(+5,4)	0,29
Amilorid comp.-ratiopharm	Hydrochlorothiazid Amilorid	4,7	(–4,8)	0,14
Amilorid HCT AL	Hydrochlorothiazid Amilorid	2,5	(–5,4)	0,13
		13,6	(–0,4)	0,21
Summe		70,0	(–7,5)	0,17

26.1.3 Schleifendiuretika

Die Verordnung von Schleifendiuretika bleibt seit 2010 auf etwa gleichem Niveau (◘ Abbildung 26.1). Wie schon im Vorjahr nahmen die Verordnungen von Torasemid zu und die von Furosemid ab, obwohl die mittleren DDD-Kosten für Torasemid immer noch über denen von Furosemid liegen. Piretanid spielt nur eine untergeordnete Rolle und war auch 2017 weiter rückläufig (◘ Tabelle 26.3). Die Entwicklung der Verschreibungshäufigkeit innerhalb der Gruppe ist heterogen und lässt sich nicht stringent auf eine Kostenorientierung zurückführen, da auch Präparate mit vergleichsweise hohen DDD-Kosten hohe Steigerungsraten aufweisen. Allerdings muss, wie auch bei Furosemid,

berücksichtigt werden, dass DDD-Kosten ein verfälschtes Bild abgeben können, wenn bestimmte Präparate auch als hochdosierte Arzneiformen (z. B. 200 mg) bei niereninsuffizienten Patienten eingesetzt werden. Aus methodischen Gründen werden die Tagesdosen hochdosierter Präparate auf die WHO-DDD von 15 mg umgerechnet und weisen dadurch niedrigere DDD-Kosten auf.

Nach wie vor fehlen zweifelsfreie klinische Belege für eine Überlegenheit von Torasemid gegenüber Furosemid. Die diuretische Wirkung von Torasemid tritt im Vergleich zu Furosemid verzögert ein und hält etwas länger an, was von einigen Autoren als vorteilhaft angesehen wird. Für Torasemid wird als weiterer Vorteil gegenüber Furosemid die bessere Bioverfügbarkeit angeführt, die unab-

□ Tabelle 26.3 Verordnungen von Schleifendiuretika 2017. Angegeben sind die 2017 verordneten Tagesdosen, die Änderungen gegenüber 2016 und die mittleren Kosten je DDD 2017.

Präparat	Bestandteile	DDD Mio.	Änderung %	DDD-Nettokosten €
Furosemid				
Furosemid-ratiopharm	Furosemid (h)	219,0	(−8,1)	0,12
Furobeta	Furosemid (h)	34,9	(+7,5)	0,12
Furorese	Furosemid (h)	13,5	(−34,6)	0,11
Furosemid-1 A Pharma	Furosemid (h)	13,4	(−14,7)	0,10
Furosemid AbZ	Furosemid (h)	9,8	(−20,8)	0,12
Furosemid AL	Furosemid (h)	6,2	(−28,2)	0,11
Furosemid Heumann	Furosemid (h)	5,4	(−11,9)	0,12
Lasix	Furosemid (h)	1,6	(−17,1)	0,21
		303,7	(−9,6)	0,12
Torasemid				
Torasemid AL	Torasemid (h)	473,7	(+2,6)	0,20
Torasemid-1 A Pharma	Torasemid (h)	212,1	(+2,5)	0,15
Torasemid HEXAL	Torasemid (h)	173,0	(+3,2)	0,15
Torasemid-ratiopharm	Torasemid (h)	6,1	(+21,6)	0,12
Torasemid AbZ	Torasemid	6,0	(−42,6)	0,21
Torasemid STADA	Torasemid (h)	2,4	(−22,7)	0,12
Torem	Torasemid (h)	1,4	(−18,8)	0,22
Torasemid AAA Pharma	Torasemid (h)	1,4	(−21,5)	0,19
		876,0	(+2,1)	0,18
Piretanid				
Piretanid HEXAL	Piretanid	3,3	(−27,2)	0,29
Piretanid-1 A Pharma	Piretanid	1,9	(−21,2)	0,29
Piretanid AL	Piretanid	1,6	(+97,2)	0,27
		6,9	(−12,2)	0,28
Summe		1186,7	(−1,3)	0,16

Bei den mit (h) gekennzeichneten Präparaten handelt es sich um Schleifendiuretika mit hochdosierten Arzneiformen.

hängig von der Nahrungsaufnahme ist. Von insgesamt zehn klinischen Vergleichsstudien wurden signifikante Unterschiede zwischen Furosemid und Torasemid nur in zwei Studien beobachtet. In der offenen Einjahresstudie von Murray et al. (2001) war die Klinikwiederaufnahme herzinsuffizienter Patienten in der Torasemidgruppe (17%) niedriger als in der Furosemidgruppe (32%). Wegen des offenen Studiendesigns und des subjektiv beeinflussbaren Endpunktes ist das Ergebnis jedoch nicht aussagekräftig. Das gleiche gilt für die Aszitesstudie von Gentilini et al. (1993) wegen zu geringer Patientenzahl. Ohne überzeugende Aussagekraft ist auch eine nicht randomisierte Anwendungsbeobachtung an 1377 herzinsuffizienten Patienten, in der eine Senkung der Mortalität durch Torasemid im Vergleich zu Furosemid (2,2% versus 4,5%) beschrieben wurde (Cosin et al. 2002 TORIC). Neuere Übersichten (Wargo und Banta 2009, Pitt und Nicklas 2009) versuchen einen vermuteten Vorteil von Torasemid gegenüber Furosemid herauszustellen, aber außer der etwas günstigeren Pharmakokinetik von Torasemid im Vergleich zu Furosemid (s. o.) sind keine überzeugenden klinischen Studien veröffentlicht worden, die eine pharmakodynamische Überlegenheit von Torasemid beim Menschen gegenüber Furosemid begründen können. Es fehlt auch ein Beleg dafür, dass eine pharmakokinetische Überlegenheit von Torasemid gegenüber Furosemid bei den hohen Dosen besteht, die bei niereninsuffizienten Patienten eingesetzt werden. Unter diesen Bedingungen ist die Halbwertszeit von Furosemid auf bis zu 24 Stunden verlängert, nicht jedoch bei Torasemid (Wilcox 2002). Die Frage nach der möglichen Überlegenheit von Torasemid gegenüber Furosemid in der klinischen Praxis wird in einer neueren Übersicht ausführlich diskutiert (Buggey et al. 2015). Die Autoren stimmen unserem Urteil zu, dass eine große prospektive, randomisierte, kontrollierte klinische Studie durchgeführt werden sollte, um im direkten Vergleich die Wirksamkeit von Furosemid mit Torasemid bei der Therapie der Herzinsuffizienz definitiv beurteilen zu können.

26.1.4 Aldosteronantagonisten

Spironolacton ist ein kompetitiver Antagonist des Mineralocorticoids Aldosteron. Durch Verminderung der Natriumreabsorption im Tubulussystem wird die Natriumausscheidung verstärkt und die Kaliumausscheidung gesenkt. Der diuretische Effekt von Spironolacton ist gering. Er setzt am zweiten Tag ein und erreicht sein Maximum nach 3–5 Tagen. Die klassische Indikation von Spironolacton ist die Behandlung des primären und sekundären Hyperaldosteronismus sowie die Therapie von Ödemen bei chronischer Herzinsuffizienz, Leberzirrhose und nephrotischem Syndrom, wenn andere Diuretika nicht ausreichend wirksam waren. Nach den Ergebnissen der RALES-Studie verringert Spironolacton, zusätzlich zur Standardtherapie gegeben, die Mortalität bei schwerer Herzinsuffizienz (Pitt et al. 1999). Als eine mögliche Ursache für diesen günstigen Effekt wird zurzeit diskutiert, dass Spironolacton die Aldosteron-bedingte Steigerung der Fibroblastenproliferation im Myokard hemmt. Während der Therapie mit Spironolacton muss grundsätzlich der Serumkaliumspiegel kontrolliert werden, weil auch bei gleichzeitiger Gabe von Thia-

ziden oder Schleifendiuretika eine Hyperkaliämie auftreten kann. Angesichts der niedrigen Spironolactontagesdosen in dieser Indikation wurde diese Gefahr bisher als gering erachtet. Eine Studie zeigte jedoch unter Behandlung mit Spironolacton eine durchaus ernstzunehmende Rate an Hyperkaliämien, gekoppelt mit einem Anstieg der Zahl der Klinikeinweisungen (Juurlink et al. 2004).

Die Verordnungsfrequenz der Spironolactonmonopräparate hat auch in 2017 den seit Jahren beobachteten kontinuierlichen Anstieg fortgesetzt. Seit 2008 hat sich das Verordnungsvolumen um etwa 40% erhöht (❍ Abbildung 26.2). Das ist vor allem auf die hinzugekommene Indikation der systolischen Herzinsuffizienz zurückzuführen. Die Verordnung der Spironolactonkombinationen war 2017 insgesamt rückläufig. Die unterschiedliche Wirkungsdauer von Furosemid (4–6 Std.) und von Spironolacton (48–72 Std.) erfordert in der Praxis eine genaue Beobachtung des angestrebten Kombinationseffektes, um Entgleisungen der Elektrolyte zu vermeiden.

Der zweite Aldosteronantagonist Eplerenon soll nicht über die unerwünschten antiandrogenen und progestagenen Nebenwirkungen von Spironolacton verfügen. Von der europäischen Zulassungsbehörde erhielt die Substanz eng definierte Anwendungsbeschreibungen. Mit dem Behandlungsziel einer Verringerung des Risikos für kardiovaskuläre Mortalität und Morbidität kann Eplerenon zusätzlich zur optimalen Standardtherapie eingesetzt werden bei stabilen Patienten mit linksventrikulärer Dysfunktion (LVEF ≤40%) und klinischen Zeichen einer Herzinsuffizienz nach kürzlich aufgetretenem Herzinfarkt sowie bei Patienten mit chronischer Herzinsuffizienz NYHA II und linksventrikulärer systolischer Dysfunktion (LVEF ≤30%). Grundsätzlich zu begrüßen sind klinisch relevante Endpunkte in der Zulassungsstudie. In dieser an über 6600 Patienten durchgeführten Studie reduzierte die Zusatztherapie mit Eplerenon die Mortalität und Morbidität im Vergleich zur Placebogruppe, auch wenn der absolute Unterschied mit 2,3% relativ gering war. Die Rate schwerer Hyperkaliämien war in der Eplerenongruppe signifikant um 1,6% gegenüber Placebo erhöht. Weitere Nebenwirkungen waren Hypotonie, Diarrhö und Nausea (Pitt et al. 2003 EPHESUS, Jacob und Tang 2011, Lachaine et

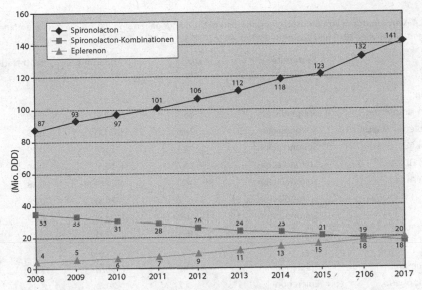

Abbildung 26.2 Verordnungen von Aldosteronantagonisten 2008 bis 2017. Gesamtverordnungen nach definierten Tagesdosen.

al. 2011). Der für den Beleg einer wirklichen Innovation wohl wichtigste Vergleich, nämlich mit Spironolacton, wurde in dieser Studie nicht gemacht. Trotz seiner im Vergleich zu Spironolacton erheblich höheren Kosten hat sich das DDD-Volumen von Eplerenon erneut gegenüber dem Vorjahr weiter erhöht (**Tabelle 26.4**). Lediglich das Originalpräparat Inspra hatte einen massiven Verordnungsrückrückgang, weil der Hersteller den bisherigen Listenpreis nach der Einführung von Festbeträgen für Eplerenon nicht gesenkt hat und die meisten Patienten offenbar nicht bereit waren, die hohe Zuzahlungen (bis zu 119 € pro Packung) zu leisten. Aber auch die derzeitigen Festbeträge für Eplerenon (z.B. 100 Tbl. 50 mg 199,41 €) liegen etwa 7-fach höher als die Listenpreise von Eplerenongenerika in anderen europäischen Ländern (z.B. Niederlande: 100 Tbl 50 mg 28,97 €). Mit preisgünstigen niederländischen Eplerenongenerika wären 2017 also Einsparungen von 61 Mio. € bei den hier gelisteten Eplerenonpräparaten (Nettokosten 67 Mio. €) möglich gewesen.

26.2 Therapeutische Aspekte

Thiazide haben nach den günstigen Ergebnissen der ALLHAT-Studie mit Chlortalidon (The ALLHAT Officers and Coordinators 2003) weitere Unterstützung durch eine Metaanalyse von 42 klinischen Studien mit 192 478 Patienten erhalten, in der niedrig dosierte Diuretika die wirksamste Behandlung zur Senkung der kardiovaskulären Morbidität und Mortalität der Hypertonie waren (Psaty et al. 2003). Diese Ergebnisse wurden in den aktuellen amerikanischen und europäischen Leitlinien zur Behandlung der Hypertonie mit der Empfehlung berücksichtigt, Thiaziddiuretika initial für die Behandlung der meisten Patienten mit unkomplizierter Hypertonie allein oder in Kombination mit anderen Antihypertonika einzusetzen (Chobanian et al. 2003, The Task Force for the Management of Arterial Hypertension of the ESH and the ESC 2013). Auch nach einer neueren Übersicht senken Thiaziddiuretika kardiovaskulärer Ereignisse bei der Behandlung der Hypertonie mindestens ebenso effektiv wie andere Arzneimittelgruppen, bei der Schlaganfallreduktion sind sie sogar wirksamer als Betarezeptorenblocker und ACE-Hemmer (Roush et al. 2014).

Die Verordnungen von Thiaziddiuretika sind seit mehreren Jahren leicht rückläufig (**Abbildung**

◻ **Tabelle 26.4 Verordnungen von Aldosteronantagonisten 2017.** Angegeben sind die 2017 verordneten Tagesdosen, die Änderungen gegenüber 2016 und die mittleren Kosten je DDD 2017.

Präparat	Bestandteile	DDD Mio.	Änderung %	DDD-Nettokosten €
Spironolacton				
Spironolacton-ratiopharm	Spironolacton	88,5	(+19,9)	0,30
Aldactone Tabletten/Kapseln	Spironolacton	10,6	(−25,1)	0,45
Spironolacton AL	Spironolacton	9,4	(−15,6)	0,29
Spironolacton HEXAL	Spironolacton	4,7	(−16,5)	0,30
Spironolacton Aristo	Spironolacton	4,0	(−27,0)	0,28
Spironolacton-1 A Pharma	Spironolacton	1,2	(−20,3)	0,29
Spirobeta	Spironolacton	0,95	(+23,8)	0,29
		119,3	(+6,1)	0,31
Eplerenon				
Eplerenon Heumann	Eplerenon	11,2	(+90,9)	3,39
Eplerenon-ratiopharm	Eplerenon	4,2	(−20,8)	3,45
Eplerenon beta	Eplerenon	2,3	(+39,7)	3,31
Eplerenon Zentiva	Eplerenon	1,1	(−17,8)	3,55
Inspra	Eplerenon	0,86	(−71,0)	3,79
		19,6	(+14,9)	3,42
Spironolacton und Schleifendiuretika				
Spiro comp.-ratiopharm	Spironolacton Furosemid	9,5	(−26,9)	0,32
Spironolacton comp Heumann	Spironolacton Furosemid	8,2	(+43,6)	0,31
		17,7	(−5,4)	0,31
Summe		156,6	(+5,6)	0,70

26.1). Um den vollen Verordnungsumfang der Thiaziddiuretika richtig einzuschätzen, müssen die zahlreichen Kombinationen mit anderen Antihypertensiva berücksichtigt werden, die vor allem in der Hochdrucktherapie eingesetzt werden. Insgesamt kommt dann 2017 ein beachtliches Verordnungsvolumen von 2219 Mio. DDD (Vorjahr: 2314 Mio. DDD) zusammen, das sich wie folgt zusammensetzt (◻ Tabelle 26.5).

Damit liegt das Verordnungsvolumen von Thiaziddiuretika weitaus höher als die 1191 Mio. DDD der Schleifendiuretika, die fast ausschließlich als Monotherapeutika verordnet werden. Weiterhin zeigt diese Zusammenstellung, dass unverändert 82% der Verordnungen von Thiaziddiuretika auf fixe Kombinationspräparate entfallen.

Das hohe Verordnungsvolumen von Schleifendiuretika hängt zum Teil damit zusammen, dass ein großer Anteil der verordneten DDD auf hochdosierte Arzneiformen für niereninsuffiziente Patienten entfällt. Ob diese stark wirksamen Mittel in allen übrigen Fällen einer Diuretikatherapie indiziert sind, ist fraglich. Bei intakter Nierenfunktion sind Thiazide erste Wahl zur Diuretikatherapie. Bei den inzwischen üblichen niedrigen Dosierungen von Thiaziden spielen die metabolischen Nebeneffekte nach einer Übersichtarbeit von 59 Studien mit 58 520 Patienten keine wesentliche Rolle mehr, da die blutzuckersteigernde Wirkung der Diuretika durch eine ausreichende Behandlung der Hypokaliämie weitgehend verhindert wird (Zillich et al. 2006).

◻ Tabelle 26.5 Verordnungen von Diuretika

Thiaziddiuretika	2016 Mio. DDD	2017 Mio. DDD
Thiaziddiuretika		
Monopräparate (◻ Abbildung 26.1)	420	409
Kombinationen mit kaliumsparenden Diuretika (◻ Abbildung 26.1)	85	76
Kombinationen mit Betarezeptorenblockern (▶ Tabelle 17.1)	215	196
Kombinationen mit Reserpin (▶ Tabelle 17.3)	1	0
Kombinationen mit ACE-Hemmern (▶ Tabelle 8.2)	757	714
Kombinationen mit AT_1-Antagonisten (▶ Tabelle 8.5)	684	676
Kombinationen mit AT_1-Antagonisten und Calciumantagonisten (▶ Tabelle 8.6)	147	144
Kombinationen mit Renininhibitoren (▶ Tabelle 8.7)	5	4
	2314	2219
Schleifendiuretika		
Monopräparate (◻ Abbildung 26.1)	1209	1191
Summe	3523	3410

Literatur

Buggey J, Mentz RJ, Pitt B, Eisenstein EI, Anstrom KJ, Velazquez EJ, O'Connor CM (2015): A reappraisal of loop diuretic choice in heart failure patients. Am Heart J 169: 323–333

Chobanian AV, Bakris GL, Black HR, Cushman WC, Green LA, Izzo JL Jr, Jones DW, Materson BJ, Oparil S, Wright JT Jr, Roccella EJ (2003): The Seventh Report of the Joint National Committee on Prevention, Detection, Evaluation, and Treatment of High Blood Pressure: The JNC 7 Report. JAMA 289: 2560–2571

Cosin J, Diez J, TORIC investigators (2002): Torasemide in chronic heart failure: results of the TORIC study. Eur J Heart Fail 4: 507–513

Düsing R, Piesche L (1990): Second line therapy of congestive heart failure with torasemide. Prog Pharmacol Clin Pharmacol 8: 105–120

Gentilini P, Laffi G, La Villa G, Carloni V, Foschi M, Romanelli RG, Marra F (1993): Torasemide in the treatment of patients with cirrhosis and ascites. Cardiovasc Drugs Ther 7 (Suppl 1): 81–85

Jacob MS, Tang WH (2011): Aldosterone-receptor antagonists in heart failure: insights after EMPHASIS-HF. Curr Heart Fail Rep. 8: 7–13

Juurlink DN, Mamdani MM, Lee DS, Kopp A, Austin PC, Laupacis A, Redelmeier DA (2004): Rates of hyperkalemia after publication of the Randomized Aldactone Evaluation Study. N Engl J Med 351: 543–551

Lachaine J, Beauchemin C, Ramos E (2011): Use, tolerability and compliance of spironolactone in the treatment of heart failure. BMC Clin Pharmacol May 20; 11: 4. doi: 10.1186/1472-6904-11-4

Murray MD, Deer MM, Ferguson JA, Dexter PR, Bennett SJ, Perkins SM et al (2001): Open label randomized trial of torsemide compared with furosemide therapy for patients with heart failure. Am J Med 111: 513–520

Oßwald H, Vallon V, Luippold G, Gleiter CH (2004): Diuretika – Physiologie, Pharmakologie und klinische Anwendungen. Wissenschaftliche Verlagsgesellschaft, Stuttgart

Pitt B, Nicklas J (2009): Loop diuretics in patients with heart failure: time to change to torsemide? J Cardiovasc Pharmacol 53: 435–437

Pitt B, Remme W, Zannad F, Neaton J, Martinez F, Roniker B, Bittman R, Hurley S, Kleiman J, Gatlin M; Eplerenone Post Acute Myocardial Infarction Heart Failure Efficacy and Survival Study Investigators (2003): Eplerenone, a selective aldosterone blocker, in patients with left ventricular dysfunction after myocardial infarction. N Engl J Med 348: 1309–1321

Pitt B, Zannad F, Remme WJ, Cody R, Castaigne A, Perez A, Palensky J, Wittes J (1999): The effect of spironolactone on morbidity and mortality in patients with severe heart failure. Randomized Aldactone Evaluation Study Investigators. N Engl J Med 341: 709–717

Psaty BM, Lumley T, Furberg CD, Schellenbaum G, Pahor M, Alderman MH, Weiss NS (2003): Health outcomes associated with various antihypertensive therapies used as first-line agents: a network meta-analysis. JAMA 289: 2534–2544

Roush GC, Holford TR, Guddati AK (2012): Chlorthalidone compared with hydrochlorothiazide in reducing cardiovascular events: systematic review and network meta-analyses. Hypertension 59: 1110–1117

Roush GC, Kaur R, Ernst ME (2014): Diuretics: a review and update. J Cardiovasc Pharmacol Ther 19: 5–13

The ALLHAT Officers and Coordinators for the ALLHAT Collaborative Research Group (2003): Major outcomes in high-risk hypertensive patients randomized to angiotensin-converting enzyme inhibitor or calcium channel blocker vs diuretic: The Antihypertensive and Lipid-Lowering Treatment to Prevent Heart Attack Trial (ALLHAT). JAMA 288: 2981–2997

The Task Force for the management of arterial hypertension of the European Society of Hypertension (ESH) and of the European Society of Cardiology (ESC) (2013): 2013 ESH/ESC Guidelines for the management of arterial hypertension. J Hypertens 31: 1281–1357

Wargo KA, Banta WM (2009): A comprehensive review of the loop diuretics: Should furosemide be first line? Ann Pharmacother 43: 1836–1847

Wilcox CS (2002): New insights into diuretic use in patients with chronic renal disease. J Am Soc Nephrol 13: 798–805

Zillich AJ, Garg J, Basu S, Bakris GL, Carter BL (2006): Thiazide diuretics, potassium, and the development of diabetes: a quantitative review. Hypertension 48: 219–224

Gichtmittel

Bernd Mühlbauer und Gerhard Schmidt

© Springer-Verlag GmbH Deutschland, ein Teil von Springer Nature 2018
U. Schwabe, D. Paffrath, W.-D. Ludwig, J. Klauber (Hrsg.), *Arzneiverordnungs-Report 2018*
https://doi.org/10.1007/978-3-662-57386-0_27

Auf einen Blick

Verordnungsprofil

Die spezifische Arzneitherapie der Gicht umfasst Xanthinoxidasehemmer, Colchicin und Benzbromaron. Standardmittel für die chronische Gicht ist Allopurinol, auf das 84% aller Verordnungen entfallen. Einen massiven Zuwachs, verbunden mit erheblichen Mehrausgaben, erreichte erneut der zweite Xanthinoxidasehemmer Febuxostat, der keine klinisch relevanten Vorteile gegenüber dem altbewährten Allopurinol aufweist. Beim akuten Gichtanfall wird Colchicin eingesetzt. Es ist 2017 wieder etwas häufiger verordnet worden als im Vorjahr. Die Verordnungen des Urikosurikums Benzbromaron haben 2017 weiter abgenommen. Auch bei der Kombination von Allopurinol und Benzbromaron ist ein Verordnungsrückgang eingetreten.

Gicht ist eine Stoffwechselkrankheit mit erhöhten Harnsäurespiegeln im Serum, die durch erhöhte hepatische Bildung (selten) oder renale Minderausscheidung (häufig) bedingt ist. Die Hyperurikämie ist zunächst oft symptomlos. Gichtkomplikationen entstehen durch kristalline Ausfällung der Harnsäure. In der Synovia von Gelenken führt dies zu schmerzhaften Gichtanfällen, im Gewebe zu immunologischer Reaktion mit Knötchenbildung (Tophi), in der Niere zu Uratsteinen. Wichtige Risikofaktoren für die Entstehung einer Hyperurikämie sind Hypertonie (74%), Niereninsuffizienz (71%), Adipositas (53%) und Diabetes (14%) sowie die Einnahme einiger Arzneimittel (Thiaziddiuretika, Ciclosporin und Tacrolimus) (Übersicht bei Dalbeth et al. 2016).

Basis der Therapie ist eine Diät mit reduzierter Purinzufuhr. Der größte Teil der Harnsäure stammt jedoch aus dem körpereigenen Purinmetabolismus. Nach epidemiologischen Untersuchungen erhöhen Übergewicht und erheblicher Alkoholkonsum, unabhängig von der Harnsäureserumkonzentration, das Risiko eines Gichtanfalls (Lin et al. 2000). Neben purinarmer Kost sind daher Gewichtsreduktion und Einschränkung des Alkoholkonsums wichtige nichtmedikamentöse Maßnahmen. Die asymptomatische Hyperurikämie erfordert keine routinemäßige Arzneitherapie, da viele hyperurikämische Patienten keine Gichtanfälle entwickeln und umgekehrt die Harnsäurespiegel bei einem akuten Gichtanfall im Normalbereich liegen können (Richette et al. 2017). Bei asymptomatischer Hyperurikämie wird zu häufig Allopurinol oder Febuxostat verordnet (NN 2014). Bei nur gering erhöhten Serumharnsäurewerten ist das Risiko oft größer als der Nutzen. Das gilt ganz besonders bei Patienten im höheren Lebensalter (Pasina et al. 2014). Trotzdem ist die Hyperurikämie mit einem Harnsäurespiegel über 6 mg/dl ein wichtiger Risikofaktor der Gicht (Shiozawa et al. 2017). Vor dem ersten Gichtanfall sind Tophi oder Nierenschäden selten nachweisbar.

Die medikamentöse Therapie der symptomatisch gewordenen Gicht zielt auf die Behandlung des akuten Gichtanfalls und auf die dauerhafte Senkung der Harnsäurespiegel. Sie gliedert sich in drei Therapieprinzipien: Unterdrückung der zum Gichtanfall führenden Entzündungsreaktion, Hemmung der Harnsäurebildung durch Urikostatika und Förderung der Harnsäureausscheidung durch Urikosurika. Die European League Against Rheumatism (EULAR) hat gut begründete evidenzbasierte Empfehlungen zur Diagnose und Therapie der Gicht entwickelt (Richette et al. 2017).

Für die Therapie des *akuten Gichtanfalls* kommen Colchicin und nichtsteroidale Antiphlogistika (z. B. Naproxen, Indometacin) in Frage. Beide sind wirksam zur Linderung der akuten Gichtsymptome, haben aber auch ihre spezifischen Nebenwirkungen (Khanna et al. 2012). Colchicin kann insbesondere in höheren Dosierungen schwere Durchfälle auslösen, bei nichtsteroidalen Antiphlogistika besteht ein erhöhtes Risiko gastrointestinaler Blutungen. Üblicherweise werden nichtsteroidale Antiphlogistika verwendet. Diese Präferenz beruht jedoch mehr auf Tradition und persönlicher Erfahrung, da beide Behandlungen nicht direkt miteinander verglichen wurden. Neuere Untersuchungen favorisieren niedrigere Colchicindosen (van Echteld et al. 2014) gegenüber höheren und orale Glucocorticoide gegenüber nichtsteroidalen Antiphlogistika in der Therapie des akuten Gichtanfalls (Suresh und Das 2012). Orale Glucocorticoide (Prednisolon, Triamcinolon) sind Therapie der Wahl bei Kontraindikationen gegen Colchicin oder nichtsteroidale Antiphlogistika, wenn auch keine überzeugenden Studienbelege für diese Therapie existieren (Janssens et al. 2008). Mit Colchicin in geringeren Dosierungen ist auch eine effektive Prophylaxe von Gichtanfällen möglich.

Eine harnsäuresenkende Dauertherapie der *symptomatisch gewordenen Gicht* ist bei Patienten nach wiederholten Gichtanfällen, Gichtarthropathie, Tophi oder radiologischen Veränderungen indiziert. Ziel der Harnsäuresenkung ist die Auflösung bestehender Harnsäureablagerungen und die Prävention neuer Ablagerungen. Neben nichtmedikamentösen Maßnahmen wird eine Senkung der Serumharnsäure empfohlen, wenn die Zielwerte (<6 mg/dl, bei schwerer Gicht unter 5 mg/dl) nicht erreicht werden. Allopurinol ist das Mittel der Wahl mit Anpassung der Dosierung an die Nierenfunktion. Wenn die Zielwerte mit Allopurinol nicht erreicht werden, sollten Febuxostat, ein Urikosurikum oder eine Kombination von Allopurinol mit einem Urikosurikum in Betracht gezogen werden (Richette et al. 2017). Trotz seines jahrzehntelangen

Einsatzes ist die ausreichende Allopurinoldosis nicht befriedigend geklärt (Übersicht bei Sundy 2010). Eine Steigerung der Tagesdosis von 300 auf 600 mg erhöhte die Ansprechrate von 26% auf 78%. Die maximale Tagesdosis beträgt 800 mg (Fachinformation *Zyloric* 2016).

Seit 2010 ist der Xanthinoxidasehemmer Febuxostat (*Adenuric*) im Handel. In den Zulassungsstudien senkte Febuxostat die Harnsäure effektiver als 300 mg Allopurinol, doch gegen höhere und damit effektivere Allopurinoldosen wurde es nicht geprüft. Als Vorteil wird darüber hinaus angegeben, dass Febuxostat zu lediglich 10% renal eliminiert wird, was bei Patienten mit Nierenfunktionseinschränkung von Vorteil sein könnte (Love et al. 2010). In einem Cochrane-Review gab es nach dreijähriger Nachbeobachtung für Febuxostat (80 mg oder 120 mg/Tag) und Allopurinol keine signifikanten Unterschiede bezüglich Wirksamkeit und Verträglichkeit (Tayar et al. 2012). Dies bestätigt eine weitere Metaanalyse direkter Vergleichsstudien: Die gegenüber Allopurinol etwas effektivere Senkung des Harnsäurespiegels unter Febuxostat schlug sich nicht in einer Reduktion klinischer Gichtsymptome nieder (Faruque et al. 2013).

Alarmierende Befunde stammen aus einer Sicherheitsstudie, die aufgrund kardiovaskulärer Warnsignale in den Zulassungsstudien von den Behörden auferlegt wurde. Darin wies Febuxostat bei Patienten mit Gicht und kardiovaskulärer Vorerkrankung eine im Vergleich zu Allopurinol erhöhte Sterblichkeit auf (gesamt und kardiovaskulär), wenn auch der primäre kombinierte Endpunkt (kardiovaskulärer Tod, Myokardinfarkt, Schlaganfall sowie instabile Angina mit erforderlicher Katheterintervention) keine Unterlegenheit zeigte (White et al. 2018). Daher sollte Febuxostat ausschließlich den seltenen Fällen vorbehalten bleiben, in denen Allopurinol wegen Unverträglichkeit nicht verwendet werden kann oder trotz ausreichender Dosierung nicht die angestrebten Uratkonzentrationen erreicht werden, was in der Werbung allerdings nicht so dargestellt wird. Febuxostat ist fast sechsmal teurer als Allopurinol. In 2017 sind den gesetzlichen Krankenkassen durch Verordnung dieses Präparates 48 Mio. € weitgehend unnötiger Ausgaben entstanden.

□ **Tabelle 27.1 Verordnungen von Gichtmitteln 2017.** Angegeben sind die 2017 verordneten Tagesdosen, die Änderungen gegenüber 2016 und die mittleren Kosten je DDD 2017.

Präparat	Bestandteile	DDD Mio.	Änderung %	DDD-Nettokosten €
Allopurinol				
Allopurinol Heumann	Allopurinol	141,1	(+88,6)	0,24
Allopurinol-ratiopharm	Allopurinol	86,3	(−36,7)	0,23
Allopurinol AL	Allopurinol	61,9	(−20,5)	0,22
Allopurinol AbZ	Allopurinol	23,1	(−17,5)	0,24
Allobeta	Allopurinol	4,2	(−22,1)	0,22
Allopurinol-1 A Pharma	Allopurinol	3,6	(+16,3)	0,22
Allopurinol HEXAL	Allopurinol	2,5	(−11,4)	0,22
Allo-CT	Allopurinol	0,89	(−15,4)	0,22
		323,7	(−1,7)	0,23
Febuxostat				
Adenuric	Febuxostat	45,2	(+17,3)	1,28
Colchicin				
Colchicum-Dispert	Herbstzeitlosensamenextrakt	4,7	(+7,8)	1,11
Colchysat Bürger	Herbstzeitlosenblütenextrakt	1,4	(−4,6)	0,78
		6,2	(+4,6)	1,03
Benzbromaron				
Benzbromaron AL	Benzbromaron	5,6	(−7,1)	0,15
Kombinationspräparate				
Allopurinol-ratiopharm comp.	Allopurinol Benzbromaron	2,8	(−7,8)	0,20
Summe		383,5	(+0,1)	0,37

27.1 Verordnungsspektrum

Die Gichtmittel bilden mit 13 Präparaten unter den 3000 am häufigsten verordneten Arzneimitteln ein kleines Indikationsgebiet (□ Tabelle 27.1). Nicht in der Auswertung dieses Kapitels erfasst sind nichtsteroidale Antirheumatika (siehe Antirheumatika und Antiphlogistika, ▶ Kapitel 19) und Glucocorticoide (siehe Corticosteroide, ▶ Kapitel 24), mit denen sich ebenfalls eine wirkungsvolle Behandlung von Gichtanfällen durchführen lässt. Bis auf zwei Colchicinpräparate, ein Benzbromaronpräparat und ein Kombinationspräparat aus Allopurinol und Benzbromaron, sowie dem 2010 eingeführten Xanthinoxidasehemmer Febuxostat sind nur Allopurinol-Monopräparate vertreten. Allopurinolpräparate repräsentieren 84% der verordneten Tagesdosen

und sind 2017 gegenüber dem Vorjahr leicht rückläufig. Benzbromaron weist wieder etwas gesunene Verordnungszahlen gegenüber dem Vorjahr auf (□ Tabelle 27.1).

Neben den Allopurinolmonopräparaten findet sich 2017 noch ein Kombinationspräparat aus Allopurinol und Benzbromaron auf der Liste der 3000 häufigsten Verordnungen (□ Tabelle 27.1). Seine Verordnungszahlen sind gegenüber dem Vorjahr erneut zurückgegangen. Aus theoretischen Gründen könnte es sinnvoll erscheinen, die Prinzipien Xanthinoxidasehemmung und Urikosurie zu kombinieren, um dadurch eine Wirkungssteigerung zu erzielen oder eine Dosisreduktion der Einzelsubstanzen zu ermöglichen. Bisher ist dieses Konzept jedoch nur in einer Beobachtungsstudie bestätigt worden, in der die Kombination die Harnsäureserumspiegel stärker als die Einzelkomponenten senkte (Azevedo et al. 2014).

Colchicin ist ein Alkaloid aus Blüten und Samen der Herbstzeitlose. Es wird für die Akuttherapie des Gichtanfalls und die vorübergehende Anfallsprophylaxe zu Beginn einer medikamentösen Therapie zur Harnsäuresenkung eingesetzt. In Deutschland werden immer noch Pflanzenextrakte der Herbstzeitlose verwendet, während in anderen Ländern das Reinalkaloid als Handelspräparat zur Verfügung steht. *Colchysat Bürger* enthält einen Auszug aus frischen Herbstzeitlosenblüten, der immer noch als pflanzliches (und damit scheinbar harmloses) Arzneimittel beworben wird, obwohl Colchicin eine geringe therapeutische Breite mit einer Höchstdosis von 8 mg/Tag hat. Eine Flasche (100 ml) enthält jedoch genügend Colchicin für mehrere tödliche Intoxikationen. Daher wurde kürzlich eine Begrenzung der Abgabemenge sowie ein Verzicht auf die Darreichungsform als Tropfen gefordert (Arzneimittelkommission der deutschen Ärzteschaft 2017). Anlass war eine tragische tödliche Überdosierung, bei der ein Patient zur Behandlung eines nächtlichen Gichtanfalls einen Schluck (ca. 50 ml) statt einiger Tropfen aus einer 100 ml-Flasche eingenommen hatte.

Literatur

Arzneimittelkommission der deutschen Ärzteschaft (2017): Akzidentelle Überdosierung von Colchicin mit Todesfolge, Dtsch Ärztebl 114: A96–97

Dalbeth N, Merriman TR, Stamp LK (2016): Gout. Lancet 388: 2039–2052

Fachinformation Zyloric (2016): https://www.fachinfo.de/suche/fi/002332

Faruque LI, Ehteshami-Afshar A, Wiebe N, Tjosvold L, Homik J, tonelli M (2013): A systematic review and meta-analysis on the safety and efficacy of febuxostat versus allopurinol in chronic gout. Semin Arthritis Rheum 43: 367–375

Janssens H, Lucassen P, Van de Laar F, Janssen M, Van de Lisdonk E (2008): Systemic corticosteroids for acute gout. Cochrane Database Syst Rev. 2008 Apr 16; (2): CD005521

Khanna D, Khanna PP, Fitzgerald JD, Singh MK, Bae S, Neogi T, Pillinger MH, Merill J, Lee S, Prakash S, Kaldas M, Gogia M, Perez-Ruiz F, Taylor W, Lioté F, Choi H, Singh JA, Dalbeth N, Kaplan S, Niyyar V, Jones D, Yarows SA, Roessler B, Kerr G, King C, Levy G, Furst DE, Edwards NL, Mandell B, Schumacher HR, Robbins M, Wenger N, Terkeltaub R; American College of Rheumatology (2012): 2012 American College of Rheumatology guidelines for management of gout. Part 2: therapy and antiinflammatory prophylaxis of acute gouty arthritis. Arthritis Care Res 64: 1447–1461

Lin KC, Lin HY, Chou P (2000): Community based epidemiological study on hyperuricemia and gout in Kin-Hou. J Rheumatol 27: 1045–1050

Love BL, Barrons R, Veverka A, Snider KM (2010): Urate-lowering therapy for gout: focus on febuxostat. Pharmacotherapy 30: 594–608

NN (2014): Bei asymptomatischer Hyperurikämie wird zu häufig Allopurinol verordnet. Arzneimittelbrief 48: 46–47

Pasina L, Brucato AL, Djade CD, Di Corato P, Ghindoni S, Tettamanti M, Franchi C, Salerno F, Corrao S, Marcucci M, Mannucci PM, Nobili A (2014): Inappropriate prescription of allopurinol and febuxostat and risk of adverse events in the elderly: results from the REPOSI registry. Eur J Clin Pharmacol 70: 1495–1503

Richette P, Doherty M, Pascual E, Barskova V, Becce F, Castañeda-Sanabria J, Coyfish M, Guillo S, Jansen TL, Janssens H, Lioté F, Mallen C, Nuki G, Perez-Ruiz F, Pimentao J, Punzi L, Pywell T, So A, Tausche AK, Uhlig T, Zavada J, Zhang W, Tubach F, Bardin T (2017): 2016 updated EULAR evidence-based recommendations for the management of gout. Ann Rheum Dis 76: 29–42

Shiozawa A, Szabo SM, Bolzani A, Cheung A, Choi HK (2017): Serum uric acid and the risk of incident and recurrent gout: A systematic review. J Rheumatol 44: 388–396

Sundy JS (2010): Progress in the pharmacotherapy of gout. Curr Opin Rheumatol 22: 188–193

Suresh E, Das P (2012): Recent advances in management of gout. QJM 105: 407–417

Tayar JH, Lopez-Olivo MA, Suarez-Almazor ME (2012): Febuxostat for treating chronic gout. Cochrane Database Syst Rev 2012 Nov 14;11: CD008653

Van Echteld I, Wechalekar MD, Schlesinger N, Buchbinder R, Aletaha D (2014): Colchicine for acute gout. Cochrane Database Syst Rev Issue 8: CD006190

White WB, Saag KG, Becker MA, Borer JS, Gorelick PB, Whelton A, Hunt B, Castillo M, Gunawardhana L (2018): Cardiovascular safety of febuxostat or allopurinol in patients with gout. N Engl J Med 378: 1200–1210

Herztherapeutika

Thomas Eschenhagen

© Springer-Verlag GmbH Deutschland, ein Teil von Springer Nature 2018
U. Schwabe, D. Paffrath, W.-D. Ludwig, J. Klauber (Hrsg.), *Arzneiverordnungs-Report 2018*
https://doi.org/10.1007/978-3-662-57386-0_28

Auf einen Blick

Herzglykoside gehen in ihren Verordnungszahlen unvermindert zurück, während sich Antiarrhythmika auf niedrigem Niveau stabilisiert haben. Für beide Gruppen fehlt eine klare Evidenz für prognostisch günstige Wirkungen, dazu haben Antiarrhythmika und Herzglykoside eine niedrige therapeutische Breite mit potentiell lebensbedrohlichen Nebenwirkungen. Die Verordnung von Nitraten und anderen Mitteln zur Behandlung der stabilen Angina pectoris wie Molsidomin, Ranolazin oder Ivabradin geht mit Ausnahme von Ranolazin ebenfalls zurück, was wahrscheinlich zum Teil einer Abnahme von Patienten mit stabiler Angina pectoris geschuldet ist. Mit der Kombination aus Sacubitril und Valsartan ist ein neues Therapieprinzip zur Behandlung der chronischen Herzinsuffizienz verfügbar, das 2017 trotz hoher Therapiekosten fast dreifach mehr verordnet wurde.

Herztherapeutika umfassen Antiarrhythmika, Kardiaka und Koronarmittel. Die Klassifikation orientiert sich primär an therapeutischen Kriterien und weniger an pharmakologischen Wirkungen, weil Nitrate und Molsidomin ihren Hauptangriffspunkt nicht am Herzmuskel oder den Koronarien, sondern an peripheren Gefäßen haben. Die Zusammenfassung folgt dem ATC-System der WHO und erscheint wegen des kontinuierlichen Rückgangs der Verordnungen in den drei Bereichen angemessen.

Mit der Kombination aus Sacubitril und Valsartan ist ein neues Therapieprinzip zur Behandlung der chronischen Herzinsuffizienz verfügbar, das 2017 trotz hoher Therapiekosten fast dreifach mehr verordnet wurde.

28.1 Herzglykoside

Herzglykoside sind positiv inotrop wirkende Arzneimittel zur Behandlung der Herzinsuffizienz mit zusätzlich antiarrhythmischen Eigenschaften. Die Bedeutung der Herzglykoside insgesamt nimmt mit dem erfolgreichen Einsatz von ACE-Hemmern, Be-

tarezeptorenblockern, Aldosteronantagonisten und neuerdings Sacubitril/Valsartan bei der Herzinsuffizienz und Betarezeptorenblockern beim Vorhofflimmern immer weiter ab.

28.1.1 Verordnungsspektrum

Wie in den vorangehenden Jahren nahm die Verordnungshäufigkeit aller Herzglykoside 2017 gegenüber dem Vorjahr erneut ab (–64% gegenüber 2008) (◘ Tabelle 28.1, ◘ Abbildung 28.1). Dagegen nehmen die Verordnungen von ACE-Hemmern (▶ Kapitel 8) und Betarezeptorenblockern (▶ Kapitel 21) und Diuretika (▶ Kapitel 26) im selben Zeitraum weiter zu, was die Bedeutung der jeweiligen Gruppen in der leitliniengerechten Behandlung der Herzinsuffizienz widerspiegelt. Diese Entwicklung hat sich durch die Verfügbarkeit von Sacubitril/Valsartan zusätzlich beschleunigt. Unter den häufig verordneten Digitalisglykosiden dominiert weiterhin Digitoxin (82% von gesamt). Dies ist durchaus kritisch zu sehen, weil überprüfte Normalwerte der Plasmakonzentration und kontrollierte Studien fehlen.

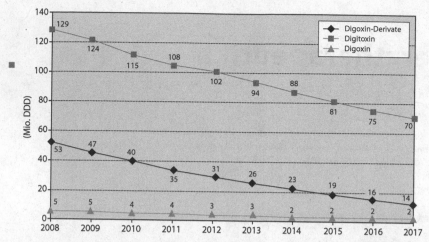

○ **Abbildung 28.1** Verordnungen von Herzglykosiden 2008 bis 2017. Gesamtverordnungen nach definierten Tagesdosen.

○ **Tabelle 28.1** Verordnungen von Herzglykosiden und Neprilysin-Inhibitoren 2017. Angegeben sind die 2017 verordneten Tagesdosen, die Änderungen gegenüber 2016 und die mittleren Kosten je DDD 2017.

Präparat	Bestandteile	DDD Mio.	Änderung %	DDD-Nettokosten €
Digoxin				
Lanicor	Digoxin	1,6	(−0,2)	0,15
β-Acetyldigoxin				
Novodigal Tabl.	β-Acetyldigoxin	11,7	(−13,7)	0,37
Metildigoxin				
Lanitop	Metildigoxin	2,2	(−18,3)	0,30
Digitoxin				
Digimerck	Digitoxin	35,5	(−7,9)	0,19
Digitoxin AWD	Digitoxin	28,1	(−4,4)	0,19
Digimed	Digitoxin	6,9	(−4,4)	0,18
		70,4	(−6,2)	0,19
Neprilysin-Inhibitoren				
Entresto	Sacubitril Valsartan	10,5	(+184,4)	5,79
Summe		96,4	(−0,2)	0,82

28.1.2 Therapeutische Gesichtspunkte

Herzglykoside werden bei der chronischen Herzinsuffizienz und zur Reduktion der Kammerfrequenz bei Vorhofflimmern eingesetzt. Für Digoxin (und nur dafür!) ist gezeigt worden, dass es die Notwendigkeit von Krankenhausaufnahmen bei Herzinsuffizienz senkt. Die Letalität wurde nicht signifikant gesenkt (The Digitalis Investigation Group 1997). Interessanterweise war dieses Ergebnis dem der SHIFT-Studie zu Ivabradin sehr ähnlich, ist aber anders bewertet worden (Castagno et al. 2012). Die aktuelle Nationale Versorgungsleitlinie sagt, dass Herzglykoside als Reservemittel verordnet werden können. Die Leitlinien der European Society of Cardiology (Ponikowski et al. 2016) empfehlen Herzglykoside nur noch als letzte Wahl. Die Indikation von Herzglykosiden bei Herzinsuffizienz und tachyarrhythmischem Vorhofflimmern wurde lange Zeit empfohlen (z.B. Bundesärztekammer et al. 2013). Allerdings ist auch dies kritisch zu sehen, weil sie anders als Betarezeptorenblocker die Anfallsfrequenz bei paroxysmalem Flimmern nicht senken und ihre frequenzsenkende Wirkung unter körperlicher Belastung nachlässt. Metaanalysen zur prognostischen Wirkung von Herzglykosiden bei Patienten mit Vorhofflimmern ergaben Hinweise auf ein erhöhtes Sterberisiko (Vamos et al. 2015) oder waren neutral (Ziff et al. 2015).

Herzglykoside haben eine bekannte geringe therapeutische Breite und potentiell lebensbedrohliche Nebenwirkungen, vor allem Herzrhythmusstörungen. Die Häufigkeit von Herzglykosidüberdosierungen hat zwar abgenommen, liegt aber nach einer Studie in den Niederlanden immer noch bei 0,04% aller Krankenhauseinweisungen oder 1,94 Krankenhauseinweisungen/1000 Patientenjahre (Aarnoudse et al. 2007). Interessanterweise war die Rate bei Frauen um 40% höher als bei Männern, ein Befund, der in einer deutschen Studie bestätigt wurde (Schmiedl et al. 2007). Frauen erhielten hier in einem deutlich höheren Prozentsatz eine zu hohe Tagesdosis von Digitoxin (>1 µg/kg). Diese Daten weisen auf die Notwendigkeit einer körpergewichtsadaptierten Digitoxindosis hin, was problematisch ist, weil es zwei der drei häufig verordneten Digitoxinpräparate (*Digitoxin AWD, Digimed*) zurzeit nur in der 0,07 mg Dosis gibt. Insbesondere für schlanke Frauen steht daher zurzeit nur Digimerck pico (0,05 mg) zur Verfügung und sollte bevorzugt eingesetzt werden. Ein Vorteil von Digoxin ist, dass das in der Praxis gelegentliche Auslassen einer Tagesdosis aufgrund der langen Halbwertszeit unproblematisch ist.

Digoxin und Digoxinderivate sind in entsprechender galenischer Zubereitung gut bioverfügbar und ausreichend gut steuerbar. Allerdings muss bei Digoxinpräparaten die Dosis bei eingeschränkter Nierenfunktion und damit insbesondere im Alter reduziert werden, was bei Digitoxin nicht der Fall ist. Retrospektive Auswertungen weisen darauf hin, dass niedrige Digoxin-Plasmakonzentrationen (0,5–0,8 ng/ml) mit einem Vorteil, höhere (>1,2 ng/ml) aber mit einem signifikanten Überlebensnachteil einhergingen (Rathore et al. 2003). Die alten „Normalwerte" von 0,8–2,0 ng/ml müssen daher als eindeutig zu hoch gelten. Leider fehlen derartige Informationen zu Digitoxin, und eine prospektive Überprüfung der niedrigen Digoxindosen fehlt. Eine weitere Nachauswertung der DIG-Studie hat aber gezeigt, dass Digoxingabe in den ersten 12 Monaten im gesamten Kollektiv mit einer signifikanten Abnahme der Gesamtletalität verbunden war (Ahmed et al. 2009). Dieser überraschende Befund lässt sich möglicherweise damit erklären, dass die insgesamt zu hohen Dosen im ersten Jahr bei im Schnitt jüngeren Patienten mit besserer Nierenfunktion noch zu „therapeutischen" Plasmakonzentrationen führte. Diese Daten lassen wiederum eine prospektive Studie dringend erforderlich erscheinen.

Anhand des Verordnungsvolumens von 70 Mio. definierten Tagesdosen (DDD) lässt sich abschätzen, dass 2017 nur noch etwa 192 000 Patienten eine Dauertherapie mit Herzglykosiden erhielten.

28.1.3 Wirtschaftliche Gesichtspunkte

Digitoxinpräparate sind deutlich günstiger als Digoxinderivate, was wahrscheinlich neben dem zunehmenden Lebensalter mit vermuteter oder tatsächlicher Einschränkung der Nierenfunktion für das zunehmende Überwiegen von Digitoxin mitverantwortlich ist. Es erstaunt aber, dass Digoxin, das den niedrigsten DDD-Preis und die wegen der größeren Verbreitung in angelsächsischen Ländern mit Abstand beste Datenlage aufweist, am wenigsten verordnet wird.

28.2 Angiotensinrezeptor/ Neprilysin-Inhibitoren (ARNI)

Mit der fixen Kombination des Angiotensinrezeptorblockers (ARB) Valsartan und dem Neprilysin Inhibitor Sacubitril ist 2016 erstmalig seit langer Zeit ein neues Prinzip zur Behandlung der chronischen Herzinsuffizienz mit reduzierter Pumpfunktion (HFrEF) eingeführt worden (▶ Arzneiverordnungs-

Report 2017, Kapitel 3: Neue Arzneimittel 2016, Abschnitt 3.1.24). Die weltweite Zulassung erfolgte auf der Basis der PARADIGM Studie (McMurray et al. 2014), die bei über 8000 Patienten mit mittelschwerer Herzinsuffizienz im Vergleich zu dem ACE-Hemmer Enalapril eine um etwa 20% geringere kardiovaskuläre und Gesamtmortalität gezeigt hat. Unter Sacubitril/Valsartan war der mittlere Blutdruck etwas geringer als unter Enalapril (−3,2 mm Hg). Symptomatische Hypotonie wurde bei 14% vs. 9% beobachtet. Bemerkenswert ist, dass dies mit weniger Nebenwirkungen an der Niere oder Hyperkaliämien einherging (z. B. 3,3% vs. 4,5% Kreatininanstieg auf >2,5 mg/dl). Letzteres unterscheidet die Therapie wesentlich von den (gescheiterten) Versuchen, die Wirkung von ACE-Hemmern durch Hinzunahme von ARBs oder dem Renininhibitor Aliskiren zu steigern. Anders als Omapatrilat, einer Substanz, die gleichzeitig ACE und Neprilysin hemmt, wurden unter Sacubitril/Valsartan nicht vermehrt Angioödeme beobachtet. Eine Kombination mit ACE-Hemmern ist aber wegen dieses Risikos kontraindiziert. Während amerikanische Leitlinien Sacubitril/Valsartan bereits als primäre Alternative zu ACE-Hemmern empfehlen, hat die ESC das Umsetzen von ACE-Hemmer auf die Kombination bei solchen Patienten empfohlen, die unter ACE-Hemmern, Betarezeptorenblockern und Mineralokortikoidrezeptorantagonisten immer noch symptomatisch sind (Ponikowski et al. 2016). Dies reflektiert das Studiendesign der PARADIGM Studie. Die klinische Anwendung wird vor allem durch die relativ ausgeprägte Blutdrucksenkung eingeschränkt. Da die genetische Ausschaltung von Neprilysin bei Mäusen mit einer vermehrten Amyloidablagerung einherging, klären derzeit laufende Studien die langfristige Sicherheit der Substanz in Bezug auf die Alzheimer Erkrankung. Auswertungen der PARADIGM-Studie sprechen nicht für eine Zunahme von dementiellen Symptomen (Cannon et al. 2017). Das Verordnungsvolumen von *Entresto* (10,5 Mio. DDD) hat sich 2017 gegenüber dem Vorjahr fast verdreifacht (◐ Tabelle 28.1), was 27.000 behandelten Patienten entspricht. Es wäre zu wünschen, dass das teure Präparat (DDD-Kosten 5,79 €) durch weitere Preissenkungen einem breiteren Patientenkreis zugute käme.

28.3   Antiarrhythmika

Antiarrhythmika werden zur Behandlung von tachykarden Rhythmusstörungen verwendet und hier hauptsächlich bei Vorhofflimmern. Die wichtigsten Antiarrhythmika sind Betarezeptorenblocker, weil sie bei vielen kardiovaskulären Grunderkrankungen auch lebensverlängernd wirken. Sie werden aber in der Regel nicht primär als Antiarrhythmika verordnet und werden daher unter Betarezeptorenblockern besprochen (◐ Kapitel 21). Ausnahme ist das Klasse III-Antiarrhythmikum Sotalol, das zusätzliche betarezeptorenblockierende Wirkung hat (im L-Enantiomer) und daher unter den Antiarrhythmika besprochen wird (◐ Tabelle 28.2).

Bradyarrhythmien werden vorwiegend nichtmedikamentös behandelt, Parasympatholytika wie Ipratropiumbromid oder Betasympathomimetika sind nur überbrückend geeignet. Lebensbedrohliche tachykarde Herzrhythmusstörungen werden auch überwiegend nichtmedikamentös durch Implantation von Defibrillatoren/Cardiovertern behandelt (Moss et al. 2002, Sanders et al. 2005). Antiarrhythmika werden in Anlehnung an Vaughan Williams (1975) nach ihren elektrophysiologischen Wirkungen in vier Klassen eingeteilt:

I. *Membranstabilisierende Substanzen* bewirken eine Hemmung des schnellen Natriumeinstroms. Die einzelnen Substanzen unterscheiden sich in der Beeinflussung der Aktionspotentialdauer, Nebenwirkungen sowie ihrer Verweildauer am Kanal. *Chinidinartige* (Klasse I A) verbreitern das Aktionspotential aufgrund einer zusätzlichen Kaliumkanal-Hemmung, während solche vom *Lidocaintyp* (Klasse I B) das Aktionspotential geringgradig verkürzen. *Flecainid und Propafenon* (Klasse I C) beeinflussen die Aktionspotentialdauer nicht wesentlich und haben eine besonders lange Verweildauer am Kanal. Bei Propafenon kommen noch betarezeptorenblockierende Eigenschaften hinzu.

II. *Betarezeptorenblocker* hemmen vor allem die durch Calciumionen vermittelten arrhythmogenen und herzfrequenzsteigernden Wirkungen der endogenen Catecholamine. Sie sind die einzigen Antiarrhythmika, für die lebensver-

■ Tabelle 28.2 Verordnungen von Antiarrhythmika 2017. Angegeben sind die 2017 verordneten Tagesdosen, die Änderungen gegenüber 2016 und die mittleren Kosten je DDD 2017.

Präparat	Bestandteile	DDD Mio.	Änderung %	DDD-Nettokosten €
Flecainid				
Flecainid/-acetat PUREN	Flecainid	11,7	(+187,9)	0,80
Flecadura	Flecainid	2,3	(+2,7)	1,05
Flecainid AAA Pharma	Flecainid	1,4	(−20,4)	0,79
Tambocor	Flecainid	1,3	(−10,7)	1,01
Flecainid-1 A Pharma	Flecainid	0,93	(+1,8)	1,05
		17,6	(+68,9)	0,86
Propafenon				
Propafenon-ratiopharm	Propafenon	1,9	(−6,5)	0,47
Rytmonorm	Propafenon	1,3	(−18,0)	0,61
Propafenon AL	Propafenon	0,81	(−17,0)	0,46
Propafenon Heumann	Propafenon	0,69	(+38,4)	0,45
		4,7	(−7,7)	0,50
Amiodaron				
Amiogamma	Amiodaron	22,1	(+121,2)	0,51
Amiodaron Winthrop	Amiodaron	9,8	(−34,9)	0,66
Amiodaron Heumann	Amiodaron	8,5	(−29,2)	0,63
Amiodaron-1 A Pharma	Amiodaron	2,8	(−38,1)	0,62
Amiodaron-ratiopharm	Amiodaron	1,3	(−8,7)	0,70
		44,6	(+3,5)	0,58
Dronedaron				
Multaq	Dronedaron	6,2	(−7,5)	3,35
Sotalol				
Sotalol-ratiopharm	Sotalol	4,7	(+12,4)	0,29
SotaHEXAL	Sotalol	2,5	(−8,0)	0,29
Sotalol-1 A Pharma	Sotalol	2,3	(−7,3)	0,28
Sotalol AbZ	Sotalol	1,8	(−49,2)	0,26
		11,2	(−12,5)	0,28
Summe		84,4	(+7,9)	0,80

längernde Wirkungen bei strukturellen Herzerkrankungen nachgewiesen sind.

III. *Repolarisationshemmende Substanzen* verbreitern durch Hemmung von Kaliumauswärtsströmen das Aktionspotential und führen dadurch zu einer Verlängerung der Refraktärzeit. In diese Gruppe gehören Amiodaron, Dronedaron und der Betarezeptorenblocker Sotalol.

IV. *Calciumantagonisten* hemmen den langsamen Calciumeinstrom. Prototypen dieser Gruppe sind Verapamil und Diltiazem.

Mit ähnlicher Indikation wie Calciumantagonisten werden Herzglykoside und (akut, nur zur Konversion einer AV-Knotentachykardie) Adenosin wegen ihrer negativ dromotropen Wirkung am AV-Knoten eingesetzt. Sie bilden eine eigene Antiarrhythmika-Klasse V.

Die traditionelle Einteilung der Antiarrhythmika darf in ihrer Bedeutung für die klinische Differentialtherapie nicht überschätzt werden, da sich die Wirksamkeit einer Substanz bei einer bestimmten Arrhythmieform nur bedingt vorhersagen lässt.

Eine Vorbedingung jeder antiarrhythmischen Medikation ist eine eindeutige kardiologische Diagnose und eine Klassifikation der Rhythmusstörung. Aufgrund der allen Antiarrhythmika eigenen proarrhythmischen Wirkungen muss die Indikationsstellung streng erfolgen. Dies gilt insbesondere für eine Kombinationstherapie, die, wenn überhaupt, nur mit Substanzen aus verschiedenen Klassen durchgeführt werden sollte (z. B. Amiodaron + Betarezeptorenblocker). Es muss realisiert werden, dass bei Klasse I und III Antiarrhythmika antiarrhythmische und proarrhythmische Mechanismen untrennbar miteinander verbunden sind. Natriumkanalhemmung (Klasse I) kann langsame kreisende Erregungen unterbrechen, erhöht aber über die mit ihr verbundene Leitungsverlangsamung die Wahrscheinlichkeit von kreisenden Erregungen. Klasse III Antiarrhythmika können diese durch Verlängerung der Refraktärzeit unterbrechen, erhöhen aber über den mit der Aktionspotentialverlängerung verbundenen vermehrten Calciumeinstrom die Gefahr von Automatien im Ventrikel.

28.3.1 Verordnungsspektrum

Unter den 3000 am häufigsten verordneten Präparaten befinden sich 2017 19 Antiarrhythmika inklusive Sotalol und dem 2010 erstmalig zugelassenen Dronedaron. Gegenüber 11 verschiedenen Substanzen im Jahre 1994 erscheinen nur noch 5 in dieser Liste: die Klasse-III-Antiarrhythmika Amiodaron, Dronedaron und Sotalol sowie die Natriumkanalblocker (Klasse IC) Flecainid und Propafenon (◘ Tabelle 28.2).

Das Gesamtverordnungsvolumen der Antiarrhythmika stabilisiert sich in den letzten Jahren und ist 2017 praktisch gleich geblieben. War Sotalol 2006 noch das am häufigsten verwendete Antiarrhythmikum, liegt das Verordnungsniveau heute unter dem von Flecainid und nahm gegenüber 2016 weiter ab (◘ Tabelle 28.3). Der Erfolg einer nebenwirkungsreichen Substanz wie Amiodaron ist wahrscheinlich auf seine gute Wirksamkeit bei nahezu allen Arrhythmien und sein relativ geringes proarrhythmisches Potential zurückzuführen. Die Verordnung von Flecainid war 2017 trotz des deutlichen proarrhythmischen Risikos bei strukturellen

Herzerkrankungen als Folge seiner guten Wirksamkeit bei supraventrikulären Arrhythmien („pill in the pocket" Konzept bei Vorhofflimmern) weiterhin stabil (17,6 Mio. DDD, 2016: 17,7 Mio. DDD). Der in ◘ Tabelle 28.2 ausgewiesene starke Anstieg der Flecainidverordnungen bezieht sich nur auf die dort vertretenen Präparate, das Ausscheiden des bisherigen Spitzenreiters (*Flecainid Actavis*) aus den 3000 häufig verordneten Arzneimitteln wurde nicht berücksichtigt. Mit Dronedaron ist 2010 das erste Mal seit Jahrzehnten ein neues orales Antiarrhythmikum auf den Markt gekommen und bereits ein Jahr später aufgrund von Toxizität und Übersterblichkeit erheblich in seiner Indikation eingeschränkt worden ist. Die Verordnungen fielen 2017 weiter ab.

28.3.2 Therapeutische Gesichtspunkte

Die Gruppe der Antiarrhythmika bietet besondere Auffälligkeiten, nachdem in der CAST-Studie bei Patienten nach Myokardinfarkt mit Flecainid oder Encainid mehr Todesfälle als bei der Placebogruppe beobachtet worden waren (Echt et al. 1991). Dies hat 1989 zu einer Zulassungsbeschränkung für Flecainid geführt, die 1993 auf alle Antiarrhythmika der Klassen I A und I C sowie in abgeschwächter Form auf die Substanzen der Klassen I B und III ausgedehnt worden ist. Außerdem wurde ein Hinweis auf den fehlenden lebensverlängernden Effekt in die Gebrauchsinformation aufgenommen. Insgesamt hat sich die Erkenntnis durchgesetzt, dass Klasse I und III Antiarrhythmika insbesondere bei struktureller Herzkrankheit, z. B. Herzinsuffizienz oder koronarer Herzkrankheit nach abgelaufenem Infarkt, mehr Schaden als Nutzen bewirken. Zur Verhinderung des arrhythmogenen plötzlichen Herztodes sind nichtmedikamentöse Maßnahmen wie die Implantation eines elektrischen Defibrillators/Kardioverters (ICD) der medikamentösen Therapie überlegen und relativ kosteneffektiv (Moss et al. 2002, Sanders et al. 2005). Häufig werden Amiodaron oder Betarezeptorenblocker adjuvant zur Reduktion der Auslösewahrscheinlichkeit von ICD-Schocks verordnet.

Mit dem besseren Verständnis der molekularen Ursachen des genetisch bedingten LQT-Syndroms

◻ **Tabelle 28.3 Verordnungen von Nitraten 2017.** Angegeben sind die 2017 verordneten Tagesdosen, die Änderungen gegenüber 2016 und die mittleren Kosten je DDD 2017.

Präparat	Bestandteile	DDD Mio.	Änderung %	DDD-Nettokosten €
Glyceroltrinitrat				
Nitrolingual	Glyceroltrinitrat	18,7	(−41,5)	0,44
Nitrangin	Glyceroltrinitrat	14,1	(+154,4)	0,42
Nitronal	Glyceroltrinitrat	0,16	(+405,8)	2,64
		32,9	(−12,3)	0,44
Isosorbiddinitrat				
ISDN AL	Isosorbiddinitrat	13,8	(+11,2)	0,24
Isoket	Isosorbiddinitrat	12,6	(−40,6)	0,27
ISDN STADA	Isosorbiddinitrat	7,5	(−0,1)	0,17
ISDN-ratiopharm	Isosorbiddinitrat	3,3	(+15,5)	0,24
		37,2	(−15,4)	0,23
Isosorbidmononitrat				
IS 5 mono-ratiopharm	Isosorbidmononitrat	17,7	(−7,1)	0,18
ISMN AL	Isosorbidmononitrat	10,0	(−25,8)	0,18
ISMN AbZ	Isosorbidmononitrat	1,5	(+26,4)	0,19
		29,1	(−13,4)	0,18
Pentaerythrityltetranitrat				
Pentalong	Pentaerythrityltetranitrat	6,4	(+156,4)	0,61
Summe		105,6	(−10,2)	0,31

sind auch die durch Arzneimittel verursachten Formen des LQT-Syndroms verstärkt in das Bewusstsein gelangt. Viele der proarrhythmischen Wirkungen von Antiarrhythmika sind Folge einer Hemmung kardialer Kaliumkanäle mit Aktionspotentialverlängerung und dem Risiko für *Torsade de pointes*-Arrhythmien. Dies gilt nicht nur (definitionsgemäß) für das Klasse III-Antiarrhythmikum Sotalol, sondern auch für Chinidin („Chinidinsynkope") und andere Vertreter der Klasse 1A (Ajmalin, Disopyramid, Procainamid) sowie in geringerem Umfang auch für Amiodaron.

Amiodaron hat neben seiner Kaliumkanal-blockierenden, Klasse III-Wirkung ein breites Spektrum von Wirkungen auf Natrium- und Calciumkanäle sowie Alpha- und Betarezeptoren. Wahrscheinlich ist daher sein arrhythmogenes Potential geringer als das anderer Antiarrhythmika. Es ist Mittel der Wahl zur Behandlung sonst therapierefraktärer symptomatischer supraventrikulärer und ventrikulärer Rhythmusstörungen bei Patien-

ten mit struktureller Herzerkrankung. In klinischen Studien an Patienten mit Herzinsuffizienz oder Vorhofflimmern hatte es weder einen positiven noch negativen Effekt auf die Überlebensprognose (Bardy et al. 2005, Roy et al. 2008). Die relativ häufige Verordnung ist durchaus kritisch zu sehen. Einerseits hat Amiodaron viele und z. T. schwere unerwünschte Wirkungen, z.B. Über- und Unterfunktion der Schilddrüse und Einlagerung in zahlreiche Gewebe (z. B. Corneaablagerungen, cave Lungenfibrose). Andererseits gehört es über Hemmung von Cytochrom P450 2C9 und 3A4 zu den Arzneimitteln mit hohem Interaktionspotential (z. B. Phenprocoumon, Statine).

Dronedaron (*Multaq*) ist ein jodfreies Amiodaronderivat, das in frühen Studien eine gegenüber Amiodaron um 50% geringere Wirksamkeit bei Vorhofflimmern hatte (36,5% vs. 24,3% Wiederauftreten nach Kardioversion), aber auch weniger Nebenwirkungen (Le Heuzey et al. 2010, DIONYSOS). Eine vorangehende Studie an Patienten mit Herz-

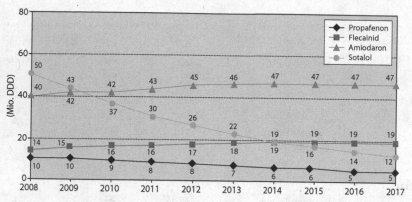

◘ Abbildung 28.2 Verordnungen von Antiarrhythmika 2008 bis 2017. Gesamtverordnungen nach definierten Tagesdosen.

insuffizienz oder schwerer linksventrikulärer Dysfunktion musste wegen erhöhter kardialer Mortalität nach Gabe von Dronedaron abgebrochen werden (Køber et al. 2008, ANDROMEDA). Zulassungsrelevant war die ATHENA Studie bei Patienten mit Vorhofflimmern, bei der Dronedaron einen kombinierten Endpunkt aus Hospitalisierung wegen kardiovaskulärer Indikation und Tod im Vergleich zu Placebo relativ um 24% senkte (Hohnloser et al. 2009). Im Januar 2011 warnte ein Rote-Hand-Brief vor schweren Leberschäden unter Dronedaron, darunter zwei Fälle, in denen eine Lebertransplantation notwendig war. Die PALLAS-Studie bei Patienten mit permanentem Vorhofflimmern wurde abgebrochen, weil Dronedaron mit einer etwa 2-fachen Erhöhung der Sterblichkeit und anderer Endpunkte assoziiert war (Connolly et al. 2011). Die Indikation ist daraufhin im September 2011 erheblich eingeschränkt worden. Die Mortalität in der PALLAS-Studie war mit der gleichzeitigen Gabe von Digoxin assoziiert, was zusammen mit einer deutlichen Erhöhung der mittleren Digoxin-Plasmakonzentrationen von 1,1 gegenüber 0,7 ng/ml in der Dronedaron-Gruppe für die Bedeutung einer über gp-170-Hemmung vermittelten pharmakokinetischen Interaktion spricht (Hohnloser et al. 2014).

Die bei weitem häufigste Indikation für eine antiarrhythmische Therapie ist Vorhofflimmern. Betarezeptorenblocker reduzieren bei permanentem Vorhofflimmern die Kammerfrequenz, bei paroxysmalem Vorhofflimmern möglicherweise auch die Anfallshäufigkeit, insbesondere bei adrenerg induziertem Vorhofflimmern (Deutsche Gesellschaft für Kardiologie – Herz- und Kreislaufforschung 2017). Sie sind daher Mittel der Wahl. Flecainid wird, bei strukturell gesundem Herzen, als Standby-Medikation zur Unterbrechung von Anfällen empfohlen. Studien zur Rezidivprophylaxe nach Kardioversion haben gezeigt, dass eine 6-monatige Gabe von Flecainid geringgradig effektiver war als eine 4-wöchige, beides aber auf niedrigem Niveau (61% vs. 54% Freiheit von Vorhofflimmern; Kirchhof et al. 2012). In ähnlicher Weise hatten schon frühere Studien gezeigt, dass eine dauerhaft gegebene Fixkombination aus Chinidin und Verapamil (Cordichin) oder Sotalol wenig effektiv in der Verhinderung von erneutem Vorhofflimmern sind und mit einer Zunahme lebensbedrohlicher Herzrhythmusstörungen, bei Sotalol vor allem *torsade de pointes*, assoziiert waren (Fetsch et al. 2004, Patten et al. 2004). Zusammen mit der AFFIRM-Studie (Wyse et al. 2002) sprechen diese Daten dafür, dass man sich bei Vorhofflimmern in der Regel auf eine Kontrolle der Frequenz und Antikoagulation beschränken und die medikamentöse Rhythmuskontrolle auf hochsymptomatische Patienten beschränken sollte (Roy et al. 2008). Die Studien begründen auch die abnehmenden Verordnungen von Sotalol (◘ Abbildung 28.2). Bei hochsymptomatischen Patienten ist die Indikation zur kurativen Vorhofflimmerablation zu erwägen (Hocini et al. 2005). Diese ist bei Patienten mit paroxysmalem Vorhofflimmern hocheffektiv, bei persistierendem nur dann, wenn die Dauer des Vorhofflimmerns kürzer als etwa 1 Jahr beträgt. Daher muss der richtige Zeitpunkt der Intervention beachtet werden.

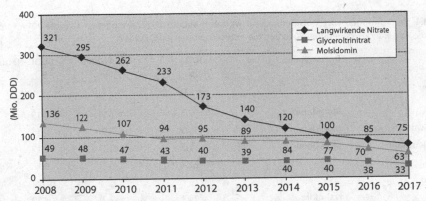

Abbildung 28.3 Verordnungen von Koronarmitteln 2008 bis 2017. Gesamtverordnungen nach definierten Tagesdosen.

28.4 Koronarmittel

In der Indikationsgruppe Koronarmittel sind Arzneimittel zur *symptomatischen* Behandlung der koronaren Herzkrankheit zusammengefasst. Die wichtigsten Vertreter dieser Gruppe sind organische Nitrate und Molsidomin (NO-Donatoren). Hinzukommen Trapidil, Ivabradin und Ranolazin. Außer Koronarmitteln werden zur symptomatischen Behandlung der koronaren Herzkrankheit Calciumantagonisten (▶ Kapitel 23), unter prognostischen Gesichtspunkten vor allem Betarezeptorenblocker (▶ Kapitel 21) und Statine (▶ Kapitel 32) verwendet.

Die seit Jahren rückläufige Verordnung der Koronarmittel hat sich bei den Langzeitnitraten und Molsidomin auch 2017 fortgesetzt (□ Abbildung 28.3). Standardmittel zur Kupierung des akuten Angina-pectoris-Anfalls ist Glyceroltrinitrat. Mengenmäßig bedeutsamer ist die Verordnung der Langzeitnitrate Isosorbiddinitrat (ISDN) und Isosorbidmononitrat (ISMN) sowie Molsidomin zur symptomatischen antianginösen Dauertherapie.

28.4.1 Verordnungsspektrum

Das weiter rückläufige Verordnungsvolumen der ganzen Indikationsgruppe erscheint sinnvoll, da es für NO-Donatoren in der Dauertherapie keine überzeugenden Belege für eine Reduktion von kardiovaskulärer Morbidität und Letalität gibt, sie also im Gegensatz zu den Betarezeptorenblockern rein

symptomatisch wirken. Außerdem könnte es ein Ausdruck der Tatsache sein, dass diese Patienten heute mehrheitlich interventionell behandelt werden, was die Zahl symptomatischer Patienten verringert.

Pentaerythrityltetranitrat (PETN, *Pentalong*) war lange Zeit das am häufigsten eingesetzte Nitrat zur Dauertherapie (□ Tabelle 28.3), weil es weniger Toleranz auslösen soll als Isosorbiddinitrat (ISDN) und Isosorbidmononitrat (ISMN). Überzeugende Studien zu dieser Frage sind bislang nicht veröffentlicht worden. Nach jahrelangem Rechtsstreit um die Nachzulassung, ist *Pentalong* seit Juli 2017 formal zugelassen und damit wieder erstattungsfähig. Das dürfte der Grund sein, warum es 2017 in den Verordnungszahlen deutlich zugelegt hat (+156%).

In der Gruppe der anderen Koronarmittel ist der Hemmstoff des Schrittmacherstroms If, Ivabradin (Procorolan) bei leichter Zunahme (+2,2%) weiterhin das führende Präparat. Ranolazin (*Ranexa*), das zur Therapie der stabilen Angina pectoris 2009 zugelassen worden ist, hat deutlich zugenommen (+5,7%), während der Phosphodiesterasehemmer Trapidil (*Rocornal*) nur noch eine ungeordnete Rolle spielt und auch 2017 weiter abnahm (□ Tabelle 28.4).

28.4.2 Therapeutische Gesichtspunkte

□ Tabelle 28.3 und □ Tabelle 28.4 zeigen, dass zur symptomatischen Therapie der koronaren Herzkrankheit vor allem Molsidomin, ISDN und ISMN

◼ **Tabelle 28.4 Verordnungen von Molsidomin und weiteren Mitteln 2017.** Angegeben sind die 2017 verordneten Tagesdosen, die Änderungen gegenüber 2016 und die mittleren Kosten je DDD 2017.

Präparat	Bestandteile	DDD Mio.	Änderung %	DDD-Nettokosten €
Molsidomin				
Corvaton	Molsidomin	47,7	(–4,9)	0,19
Molsidomin STADA	Molsidomin	13,5	(–9,9)	0,15
Molsidomin Heumann	Molsidomin	1,2	(–23,1)	0,17
		62,4	(–6,4)	0,18
Weitere Mittel				
Procoralan	Ivabradin	24,3	(+2,2)	2,19
Ranexa	Ranolazin	14,3	(+5,7)	4,01
Cardiodoron	Hyoscyamus niger herba Onopordum acanth. flos Primula veris flos	3,0	(–3,1)	0,38
Cardiodoron RH	Onopordum acanthium Primula veris Hyoscyamus niger	1,4	(+8,2)	0,37
Rocornal	Trapidil	0,97	(–16,3)	1,57
		44,0	(+2,6)	2,59
Summe		106,4	(–2,9)	1,17

verwendet werden. Mit ISDN und ISMN kann eine wirksame Anfallsprophylaxe durchgeführt werden. Allerdings ist zur Vermeidung einer Toleranzentwicklung zu beachten, dass die Dosis nicht zu hoch gewählt und dass ein nitratfreies bzw. nitratarmes Intervall eingehalten wird. Das wird am besten dadurch erreicht, dass die Nitrate *ungleichmäßig* über den Tag verteilt eingenommen werden (z. B. morgens und mittags). ISMN hat gegenüber ISDN lediglich theoretische Vorzüge, z. B. eine höhere Bioverfügbarkeit, die jedoch praktisch, außer bei der Dosisfindung, keine Bedeutung besitzen. Außerdem ist ISMN wegen seiner relativ langsamen Resorption auch bei sublingualer Applikation im Gegensatz zu ISDN nicht zur Behandlung akuter Angina-pectoris-Anfälle geeignet. ISMN ist in diesem Sinne also kein „Universalpräparat".

Molsidomin wirkt ähnlich wie die Nitrate, soll aber nach experimentellen Daten eine geringere Toleranzentwicklung induzieren, weil aus Molsidomin das letztlich in der Zelle wirkende Stickstoffmonoxid (NO) nichtenzymatisch freigesetzt wird. Vergleichsstudien zeigen jedoch, dass die antiischämischen Effekte nicht nur von Isosorbiddinitrat, sondern auch von Molsidomin bereits nach 1–4 Tagen deutlich abgeschwächt sind (Wagner et al. 1991, Lehmann et al. 1998). Deshalb ist auch die zeitweise gängige Kombination von Isosorbiddinitrat am Tag mit Molsidomin in der Nacht („Schaukeltherapie") nicht ausreichend begründet. Grundsätzlich problematisch an Molsidomin ist, dass es keine kontrollierten Endpunktstudien gibt. Eine Studie zur Beeinflussung der endothelialer Dysfunktion kam zu einem negativen Ergebnis (Barbato et al. 2015).

Der Stellenwert des PDE-Hemmers Trapidil ist unklar. Trapidil wirkt positiv inotrop und venodilatatorisch und hemmt die Thrombozytenaggregation. Damit unterscheidet es sich in seinem Wirkungsspektrum von den übrigen Koronarmitteln (Mest 1990). Es ist in seiner antianginösen Wirkung ISDN vergleichbar, die Häufigkeit von Kopfschmerz scheint jedoch geringer zu sein (Meinertz und Lehmacher 2006). In einer placebokontrollierten Studie an Patienten nach elektiver Ballondilatation mit und ohne Stent hatte die Substanz keinen Einfluss auf das Risiko von Tod, Myokardinfarkt oder Reinterventionen (Maresta et al. 2005).

Ivabradin hemmt spezifisch den Schrittmacherstrom If im Sinusknoten des Herzens. Dies senkt die Herzfrequenz und damit den Energieverbrauch, ohne negative Inotropie. Studien weisen auf eine Betarezeptorenblockern vergleichbare Verlängerung der symptomfreien Belastungszeit hin (Tardif et al. 2005, Tardif 2007). In der ersten Endpunktstudie (Fox et al. 2008) an Patienten mit stabiler Angina pectoris und eingeschränkter linksventrikulärer Funktion hatte die zusätzliche Gabe von Ivabradin (zu Betarezeptorenblockern) keinen Einfluss auf den primären Endpunkt aus kardiovaskulärem Tod und Hospitalisierung wegen Infarkt oder Verschlechterung einer Herzinsuffizienz. In einer Folgestudie an 6500 Patienten mit Herzinsuffizienz, deren Herzfrequenz unter Betarezeptorenblockern nicht ausreichend (<70/min) gesenkt war, reduzierte Ivabradin die Hospitalisierungsrate (–26%), hatte aber keinen signifikanten Einfluss auf die kardiovaskuläre oder Gesamtsterblichkeit (Swedberg et al. 2010, SHIFT). Auffällig war, dass die mittlere Ausgangsherzfrequenz der Patienten mit 80/min vor Beginn der Ivabradintherapie nicht niedriger lag als in vergleichbaren Studien ohne Vorbehandlung mit Betarezeptorenblockern. Tatsächlich erhielten nur 26% die Zieldosis des jeweiligen Betarezeptorenblockers, was den Wert der Studie einschränkt, andererseits aber auch den Praxisalltag widerspiegelt. Ivabradin ist zugelassen zur symptomatischen Behandlung der chronischen Angina pectoris bei Patienten, die Betarezeptorenblocker nicht vertragen oder trotz einer optimalen Betarezeptorenblockerdosis unzureichend eingestellt sind und deren Herzfrequenz >60 Schläge pro Minute ist. 2012 erfolgte die Indikationserweiterung auf Patienten mit chronischer Herzinsuffizienz und systolischer Dysfunktion im Stadium II–IV mit einer Herzfrequenz >75/min unter Standardtherapie mit Betarezeptorenblockern oder bei Unverträglichkeit gegenüber denselben. Eine Studie an Patienten mit stabiler Angina pectoris und normaler linksventrikulärer Funktion zeigte nun, dass die zusätzliche Gabe von Ivabradin bei mehrheitlich mit Betarezeptorenblockern behandelten Patienten (83%) keinen günstigen symptomatischen Effekt hatte und sogar einen Trend zur Zunahme von kardiovaskulären Endpunkten und eine Zunahme von Bradykardien, Vorhofflimmern und QT-Verlängerungen verursachte (Fox et al. 2014). Dies wirft grundsätzliche Fragen zur Bedeutung der Herzfrequenz einer nicht herzinsuffizienten Patientengruppe und den Wert der Substanz bei stabiler Angina auf. Die 2014 erlassene Zulassungsbeschränkung listet nun die gleichzeitige Behandlung mit Verapamil oder Diltiazem als Kontraindikationen auf und weist auf das erhöhte Risiko für Vorhofflimmern hin. Die Daten mahnen zu einer sorgfältigen Überprüfung der Indikation.

Ranolazin wird als selektiver Hemmstoff des späten Natriumstroms eingeordnet, hat aber auch eine Reihe weiterer Wirkungen auf das Herz (z. B. Hemmung des Natrium-Spitzenstroms und repolarisierender Kaliumströme, Hemmung der Fettsäureoxidation, Betarezeptorblockade), deren Bedeutung unklar ist. Die Senkung der intrazellulären Natrium- und konsekutiv Calciumkonzentration in der Herzmuskulatur soll die diastolische Funktion verbessern, was letztlich zu einer verbesserten Belastbarkeit beiträgt. Dies könnte auch bei Herzinsuffizienz und Herzrhythmusstörungen von Vorteil sein. Im Gegensatz zu Betarezeptorenblockern und Calciumantagonisten senkt Ranolazin in üblicher Dosis nicht die Herzfrequenz oder den Blutdruck und kann daher bei stabiler Angina pectoris zusätzlich eingesetzt werden, wenn erstere nicht ausreichend wirksam sind. In einer Subgruppe von Patienten mit akutem Koronarsyndrom und erhöhten BNP-Spiegeln hatte es einen günstigen Einfluss auf einen kombinierten Endpunkt aus kardiovaskulärem Tod, Infarkt und wiederkehrende Ischämien hatte (Morrow et al. 2010). Die Gabe von Ranolazin bei Typ 2 Diabetikern und chronischer stabiler Angina war mit einer moderaten Reduktion der Angina Symptomatik und Verbesserung der Lebensqualität verbunden (Arnold et al. 2014), hatte aber in einer großen prospektiven Studie an Patienten nach interventioneller Revaskularisierung weder Einfluss auf harte Endpunkte wie Revaskularisierung oder Hospitalisierung (Weisz et al. 2016) noch auf Angina oder Lebensqualität (Alexander et al. 2016). Auch bei Patienten mit inkompletter Revaskularisierung hatte die Substanz nach 12 Monaten keinen Effekt auf die Anginasymptomatik (Fanaroff et al. 2017). Die neueren Studien stellen den therapeutischen Nutzen der Substanz bei der stabilen Angina in Frage. Als CYP3A4 Substrat unterliegt Ranolazin den typischen Arzneimittelinteraktionen dieses Systems.

Mit *Cardiodoron RH* und *Cardiodoron* befinden sich weiterhin zwei pflanzliche Arzneimittel in der Liste der 3000 verordnungsstärksten Arzneimittel. Das erstaunt, weil es für diese Phytopharmaka weder studienbasierte Evidenz für günstige Wirkungen bei Koronarer Herzkrankheit noch Leitlinienempfehlungen gibt.

28.4.3 Wirtschaftliche Gesichtspunkte

Die Preisunterschiede zwischen den beiden Langzeitnitraten ISDN und ISMN, die noch vor wenigen Jahren bei über 60% lagen, sind heute weniger relevant (◘ Tabelle 28.3). Trapidil ist relativ teuer (1,57 €), ohne dass therapeutische Vorteile belegt wären. Das ebenfalls sehr teure Ivabradin (2,19 €) konkurriert nicht mit den Koronarmitteln, sondern den Betarezeptorenblockern, gegenüber denen es eindeutig nur 2. Wahl ist. Die DDD-Kosten von Ranolazin liegen mit 4,01 € besonders hoch, obwohl sowohl die symptomatische als auch prognostische Wirksamkeit der Substanz in Frage steht. Insgesamt ist das Einsparpotential im Bereich der Koronarmittel durch Umstellung aber eher gering und am ehesten durch Überprüfung der Indikation gegeben.

Literatur

Aarnoudse AL, Dieleman JP, Stricker BH (2007): Age- and gender-specific incidence of hospitalisation for digoxin intoxication. Drug Saf 30: 431–436

Ahmed A, Waagstein F, Pitt B, White M, Zannad F, Young JB, Rahimtoola S (2009): Effectiveness of Digoxin in Reducing One-Year Mortality in Chronic Heart Failure in the Digitalis Investigation Group Trial. Am J Cardiol 103: 82–87

Alexander KP, Weisz G, Prather K, James S, Mark DB et al. (2016): Effects of Ranolazine on Angina and Quality of Life After Percutaneous Coronary Intervention With Incomplete Revascularization: Results From the Ranolazine for Incomplete Vessel Revascularization (RIVER-PCI) Trial. Circulation 133: 39–47

Arnold SV, Kosiborod M, McGuire DK, Li Y, Yue P, Ben-Yehuda O, Spertus JA (2014): Effects of ranolazine on quality of life among patients with diabetes mellitus and stable angina. JAMA Intern Med 174: 1403–1405

Barbato E, Herman A, Benit E, Janssens L, Lalmand J, Hoffer E, Chenu P, Guédès A, Missault L, Pirenne B, Cardinal F,

Vercauteren S, Wijns W (2015): Long-term effect of molsidomine, a direct nitric oxide donor, as an add-on treatment, on endothelial dysfunction in patients with stable angina pectoris undergoing percutaneous coronary intervention: Results of the MEDCOR trial. Atherosclerosis 240: 351–354

Bardy GH, Lee KL, Mark DB, Poole JE, Packer DL, Boineau R, Domanski M, Troutman C, Anderson J, Johnson G, McNulty SE, Clapp-Channing N, Davidson-Ray LD, Fraulo ES, Fishbein DP, Luceri RM, Ip JH; Sudden Cardiac Death in Heart Failure Trial (SCD-HeFT) Investigators (2005): Amiodaron or an implantable cardioverter-defibrillator for congestive heart failure. N Engl J Med 352: 225–237

Bundesärztekammer, Kassenärztliche Bundesvereinigung, Arbeitsgemeinschaft der Wissenschaftlichen Medizinischen Fachgesellschaften (2013): Nationale Versorgungsleitlinie Chronische Herzinsuffizienz. Kurzfassung 1. Auflage Version 7, Dezember 2009, zuletzt geändert: August 2013. AWMF-Reg.-Nr.: nvl/006

Cannon JA, Shen L, Jhund PS, Kristensen SL, Køber L et al. PARADIGM-HF Investigators and Committees (2017): Dementia-related adverse events in PARADIGM-HF and other trials in heart failure with reduced ejection fraction. Eur J Heart Fail 19: 129–137

Castagno D, Petrie MC, Claggett B, McMurray J (2012): Should we SHIFT our thinking about digoxin? Observations on ivabradine and heart rate reduction in heart failure. Eur Heart J 33: 1137–1141

Connolly SJ, Camm AJ, Halperin JL, Joyner C, Alings M, Amerena J, Atar D, Avezum Á, Blomström P, Borggrefe M, Budaj A, Chen SA, Ching CK, Commerford P, Dans A, Davy JM, Delacrétaz E, Di Pasquale G, Diaz R, Dorian P, Flaker G, Golitsyn S, Gonzalez-Hermosillo A, Granger CB, Heidbüchel H, Kautzner J, Kim JS, Lanas F, Lewis BS, Merino JL, Morillo C, Murin J, Narasimhan C, Paolasso E, Parkhomenko A, Peters NS, Sim KH, Stiles MK, Tanomsup S, Toivonen L, Tomcsányi J, Torp-Pedersen C, Tse HF, Vardas P, Vinereanu D, Xavier D, Zhu J, Zhu JR, Baret-Cormel L, Weinling E, Staiger C, Yusuf S, Chrolavicius S, Afzal R, Hohnloser SH; PALLAS Investigators (2011): Dronedarone in high-risk permanent atrial fibrillation. N Engl J Med 365: 2268–2276

Deutsche Gesellschaft für Kardiologie – Herz-und Kreislaufforschung e.V. (2017): ESC Pocket Guidelines. Management von Vorhofflimmern, Version 2016. Börm Bruckmeier Verlag GmbH, Grünwald. Kurzfassung der „ESC Guidelines for the Management of Atrial Fibrillation" European Heart Journal 2016; doi:10.1093/eurheartj/ehw210

Echt DS, Liebson PR, Mitchell LB, Peters RW, Obias-Manno D, Barker AH et al. (1991): Mortality and morbidity in patients receiving encainide, flecainide, or placebo. N Engl J Med 324: 781–788

Fanaroff AC, James SK, Weisz G, Prather K, Anstrom KJ et al. (2017): Ranolazine after incomplete percutaneous coronary revascularization in patients with versus without diabetes mellitus: RIVER-PCI Trial. J Am Coll Cardiol 69: 2304–2313

Fetsch T, Bauer P, Engberding R, Koch HP, Lukl J, Meinertz T, Oeff M, Seipel L, Trappe HJ, Treese N, Breithardt G (2004): Prevention of atrial fibrillation after cardioversion: results of the PAFAC trial. Eur Heart J. 25: 1385–1394

Fox K, Ford I, Steg PG, Tendera M, Ferrari R (2008): Ivabradine for patients with stable coronary artery disease and left-ventricular dysfunction (BEAUTIFUL): a randomised, double-blind, placebo-controlled trial. Lancet 372: 807–816

Fox K, Ford I, Steg PG, Tardif JC, Tendera M, Ferrari R; SIGNIFY Investigators (2014): Ivabradine in stable coronary artery disease without clinical heart failure. N Engl J Med 371: 1091–1099

Hocini M, Jais P, Sanders P, Takahashi Y, Rotter M, Rostock T, Hsu LF, Sacher F, Reuter S, Clementy J, Haissaguerre M (2005): Techniques, evaluation, and consequences of linear block at the left atrial roof in paroxysmal atrial fibrillation: a prospective randomized study. Circulation 112: 3688–3696

Hohnloser SH, Crijns HJ, van Eickels M, Gaudin C, Page RL, Torp-Pedersen C, Connolly SJ; ATHENA Investigators (2009): Effect of dronedarone on cardiovascular events in atrial fibrillation. N Engl J Med 360: 668–678

Hohnloser SH, Halperin JL, Camm AJ, Gao P, Radzik D, Connolly SJ; PALLAS investigators (2014): Interaction between digoxin and dronedarone in the PALLAS trial. Circ Arrhythm Electrophysiol 7: 1019–1025

Kirchhof P, Andresen D, Bosch R, Borggrefe M, Meinertz T, Parade U, Ravens U, Samol A, Steinbeck G, Treszl A, Wegscheider K, Breithardt G (2012): Short-term versus long-term antiarrhythmic drug treatment after cardioversion of atrial fibrillation (Flec-SL): a prospective, randomised, open-label, blinded endpoint assessment trial. Lancet 380: 238–246

Kober L, Torp-Pedersen C, McMurray JJ, Gotzsche O, Levy S, Crijns H, Amlie J, Carlsen J; Dronedarone Study Group (2008): Increased mortality after dronedarone therapy for severe heart failure. N Engl J Med 358: 2678–2687

Lehmann G, Reiniger G, Beyerle A, Schomig A (1998): Clinical comparison of antiischemic efficacy of Isosorbide dinitrate and molsidomine. J Cardiovasc Pharmacol 31: 25–30

Le Heuzey JY, De Ferrari GM, Radzik D, Santini M, Zhu J, Davy JM (2010): A short-term, randomized, double-blind, parallel-group study to evaluate the efficacy and safety of dronedarone versus amiodarone in patients with persistent atrial fibrillation: The DIONYSOS Study. J Cardiovasc Electrophysiol 21: 597–605

Maresta A, Balducelli M, Latini R, Bernardi G, Moccetti T, Sosa C, Barlera S, Varani E, Ribeiro da Silva EE, Monici Preti A, Maggioni AP; STARC II Investigators (2005): Starc II, a multicenter randomized placebo-controlled double-blind clinical trial of trapidil for 1-year clinical events and angiographic restenosis reduction after coronary angioplasty and stenting. Catheter Cardiovasc Interv. 64: 375–382

McMurray JJ, Packer M, Desai AS, Gong J, Lefkowitz MP, Rizkala AR, Rouleau JL, Shi VC, Solomon SD, Swedberg K, Zile MR; PARADIGM-HF Investigators and Committees (2014): Angiotensin-neprilysin inhibition versus enalapril in heart failure. N Engl J Med 371: 993–1004

Meinertz T, Lehmacher W for the Trapidil/ISDN Study Group (2006): Trapidil is as effective as isosorbidedinitrate for treating stable angina pectoris – a multinational, multicenter, double-blind, randomized study. Clin Res Cardiol. 95: 217–223

Mest HJ (1990): Trapidil: a potent inhibitor of platelet aggregation. J Drug Dev 3: 143–149

Morrow DA, Scirica BM, Sabatine MS, de Lemos JA, Murphy SA, Jarolim P, Theroux P, Bode C, Braunwald E (2010): B-type natriuretic peptide and the effect of ranolazine in patients with non-ST-segment elevation acute coronary syndromes: observations from the MERLIN-TIMI 36 (Metabolic Efficiency With Ranolazine for Less Ischemia in Non-ST-Elevation Acute Coronary-Thrombolysis In Myocardial Infarction 36) trial. J Am Coll Cardiol 55: 1189–1196

Moss AJ, Zareba W, Hall WJ, Klein H, Wilber DJ, Cannom DS, Daubert JP, Higgins SL, Brown MW, Andrews ML for the Multicenter Automatic Defibrillator Implantation Trial II Investigators (2002): Prophylactic implantation of a defibrillator in patients with myocardial infarction and reduced ejection fraction. N Engl J Med. 346: 877–883

Patten M, Maas R, Bauer P, Luderitz B, Sonntag F, Dluzniewski M, Hatala R, Opolski G, Muller HW, Meinertz T; SOPAT Investigators (2004): Suppression of paroxysmal atrial tachyarrhythmias – results of the SOPAT trial. Eur Heart J 25: 1395–1404

Ponikowski P, Voors AA, Anker SD, Bueno H, Cleland JG et al. (2016): 2016 ESC Guidelines for the diagnosis and treatment of acute and chronic heart failure. Eur Heart J. Mai 2016

Rathore SS, Curtis JP, Wang Y, Bristow MR, Krumholz HM (2003): Association of serum digoxin concentration and outcomes in patients with heart failure. JAMA 289: 871–878

Roy D, Talajic M, Nattel S, Wyse DG, Dorian P, Lee KL, Bourassa MG, Arnold JM, Buxton AE, Camm AJ, Connolly SJ, Dubuc M, Ducharme A, Guerra PG, Hohnloser SH, Lambert J, Le Heuzey JY, O'Hara G, Pedersen OD, Rouleau JL, Singh BN, Stevenson LW, Stevenson WG, Thibault B, Waldo AL; Atrial Fibrillation and Congestive Heart Failure Investigators (2008): Rhythm control versus rat control for atrial fibrillation and heart failure. N Engl J Med 358: 2667–2677

Sanders GD, Hlatky MA, Owens DK (2005): Cost-effectiveness of implantable cardioverter-defibrillators. N Engl J Med 353: 1471–1480

Schmiedl S, Szymanski J, Rottenkolber M, Hasford J, Thürmann PA (2007): Re: Age- and gender-specific incidence of hospitalisation for digoxin intoxication. Drug Saf 30: 1171–1173; author reply 1173–1174

Swedberg K, Komajda M, Böhm M, Borer JS, Ford I, Dubost-Brama A, Lerebours G, Tavazzi L; SHIFT Investigators (2010): Ivabradine and outcomes in chronic heart failure (SHIFT): a randomised placebo-controlled study. Lancet 376: 875–885

The Digitalis Investigation Group (1997): The effect of digoxin on mortality and morbidity in patients with heart failure. N Engl J Med 336: 525–533

Tardif JC (2007): Clinical results of I(f) current inhibition by ivabradine. Drugs 67 Suppl 2: 35–41

Tardif JC, Ford I, Tendera M, Bourassa MG, Fox K (2005): Efficacy of ivabradine, a new selective I(f) inhibitor, compared with atenolol in patients with chronic stable angina. Eur Heart J 26: 2529–2536

Vamos M, Erath JW, Hohnloser SH (2015): Digoxin-associated mortality: a systematic review and meta-analysis of the literature. Eur Heart J 36: 1831–1838

Vaughan Williams EM (1975): Classification of antidysrhythmic drugs. Pharmac Ther B 1: 115–138

Wagner F, Gohlke-Barwolf C, Trenk D, Jähnchen E, Roskamm H (1991): Differences in the antiischaemic effects of molsidomine and isosorbide dinitrate (ISDN) during acute and short-term administration in stable angina pectoris. Eur Heart J 12: 994–999

Weisz G, Généreux P, Iñiguez A, Zurakowski A, Shechter M et al. (2016): Ranolazine in patients with incomplete revascularisation after percutaneous coronary intervention (RIVER-PCI): a multicentre, randomised, double-blind, placebo-controlled trial. Lancet 387: 136–145

Wyse DG, Waldo AL, DiMarco JP, Domanski MJ, Rosenberg Y, Schron EB, Kellen JC, Greene HL, Mickel MC, Dalquist JE, Corley SD; Atrial Fibrillation Follow-up Investigation of Rhythm Management (AFFIRM) Investigators (2002): A comparison of rate control and rhythm control in patients with atrial fibrillation. N Engl J Med 347: 1825–1833

Ziff OJ, Lane DA, Samra M, Griffith M, Kirchhof P, Lip GYH, Steeds RP, Townend J, Kotecha D (2015): Safety and efficacy of digoxin: systematic review and meta-analysis of observational and controlled trial data. BMJ 2015; 351: h4451

Hypnotika und Sedativa

Martin J. Lohse und Bruno Müller-Oerlinghausen

© Springer-Verlag GmbH Deutschland, ein Teil von Springer Nature 2018
U. Schwabe, D. Paffrath, W.-D. Ludwig, J. Klauber (Hrsg.), *Arzneiverordnungs-Report 2018*
https://doi.org/10.1007/978-3-662-57386-0_29

Auf einen Blick

Trend

Auffälligste Entwicklung bei den Schlafmitteln ist der seit 25 Jahren zu beobachtende starke Verordnungsrückgang um 80%. Die Rückgänge betrugen im vergangenen Jahr bei den Benzodiazepinen fast 9% und bei den Benzodiazepinagonisten Zolpidem und Zopiclon 2%. Die Verordnungen von Melatonin haben wiederum um fast 30% zugenommen. Pflanzliche Hypnotika sind nur noch mit einem Präparat vertreten.

Bewertung

Die Umschichtung zu den kurzwirksamen Z-Substanzen ist durch ihre selektivere hypnotische Wirkung und das vermutlich geringere Abhängigkeitspotenzial gerechtfertigt. Insgesamt zeigen die Zahlen, dass nur ein Bruchteil der Patienten mit Schlafstörungen Hypnotika verordnet bekommt. Nach neueren Metaanalysen sind verhaltenstherapeutische Verfahren wirksam und insgesamt der Behandlung mit Hypnotika überlegen.

Schlafstörungen gehören zu den häufigsten Gesundheitsbeschwerden in der Bevölkerung. Im Vordergrund steht die subjektive Wahrnehmung des nicht erholsamen Schlafes, die sich einerseits als mangelnder nächtlicher Schlaf und andererseits als übermäßige Tagesschläfrigkeit manifestieren kann (Riemann und Hajak 2009a, Morin und Benca 2012, Winkelman 2015). Chronische Insomnien sind Ursache einer reduzierten Lebensqualität und eingeschränkter psychosozialer Funktionsfähigkeit. Sie implizieren ein erhöhtes Risiko für psychische und kardiovaskuläre Krankheiten. Sie stellen auch einen Risikofaktor für Gewichtszunahme und metabolisches Syndrom dar. Nach neueren epidemiologischen Daten aus Deutschland, aber auch aus den USA hatte etwa ein Drittel der Befragten im letzten Monat potenziell relevante Ein- oder Durchschlafstörungen, etwa ein Fünftel berichtete zusätzlich über eine schlechte Schlafqualität und bei 6% bestand unter Berücksichtigung von Tagesbeeinträchtigungen ein Insomniesyndrom. Frauen waren doppelt so häufig betroffen wie Männer (Ohayon 2002, Schlack et al. 2013).

Die Diagnostik, weniger freilich die Therapie von Schlafstörungen ist heute sehr differenziert. Dazu hat vor allem eine detaillierte Unterteilung der Schlafstörungen, ausgehend von Klassifikationen wie dem DSM-5, der ICD-10 und der International Classification of Sleep Disorders (ICSD) beigetragen (Riemann und Hajak 2009a, Morin und Benca 2012). Eine differenzierte Diagnostik ist auch in der 2016 aktualisierten S3-Leitlinie der Deutschen Gesellschaft für Schlafforschung und Schlafmedizin (DGSM) enthalten, in der 8 diagnostische Kriterien der neu kreierten „insomnischen Störung" („insomnia disorder") nach DSM-5 aufgelistet sind (Riemann et al. 2017). Es muss eine Einschlafstörung oder Durchschlafstörung und eine Beeinträchtigung tagsüber vorliegen.

Die ICSD-3 (American Academy of Sleep Medicine 2014) unterteilt im Wesentlichen in Insomnien, Hypersomnien, Parasomnien und Schlafbezogene Bewegungsstörungen sowie weitere Formen (z. B. Atmungsstörungen). Dabei ist die Prävalenz von Hypersomnien (EDS) mit 0,002–0,01% (Sowa 2016) sehr niedrig, die des Restless-Legs-Syndroms mit 5–10% wesentlich höher (Garcia-Borreguero und Cano-Pumarega 2017) angegeben. In der Gruppe der Insomnien sind die Schlafstörungen zusammengefasst, bei denen eine unzureichende Erholungsfunktion des Schlafes vorliegt. Sie gehen einher mit einer Beschwerde des nicht-erholsamen Schlafes, geben zur Verordnung von Hypnotika Anlass und machen etwa ein Drittel aller Schlafstörungen aus. Dieser differenzierten Diagnostik steht freilich in der Behandlungspraxis wohl kaum eine entsprechend differenzierte (medikamentöse) Therapie gegenüber, was aufgrund vorhandener bzw. fehlender Studien auch kaum möglich erscheint.

Entsprechend den genannten Leitlinien orientiert sich die Therapie der Schlafstörungen so weit wie möglich an ihren Ursachen. Während bei Schlafapnoe vor allem die Anwendung von positivem Atemdruck (nasal continuous positive airway pressure, nCPAP) propagiert wird (Jordan et al. 2014), sind beim Restless-Legs-Syndrom Dopaminagonisten zugelassen, die jedoch bei der Langzeitanwendung mit einer dopaminergen Verstärkung (Augmentation) der Symptome assoziiert sind (Garcia-Borreguero und Cano-Pamarena 2017). Bei primären Hypersomnien stehen Psychostimulanzien im Vordergrund (Sowa 2016). Alle diese Therapieaspekte sind mit den im vorliegenden Kapitel besprochenen Arzneimitteln nicht erfasst. Die nachstehend diskutierten Hypnotika werden zur symptomatischen Therapie von Insomnien eingesetzt. Die Abgrenzung zu den Tranquillantien, die vorwiegend tagsüber eingenommen werden, ist pharmakologisch betrachtet oft willkürlich und beruht weitgehend auf Marketingaspekten (vgl. Psychopharmaka, ▶ Kapitel 41). Bei vielen Wirkstoffen muss aufgrund der langen Halbwertszeit auch bei Verwendung als Hypnotikum mit einer Sedation während des auf die Einnahme folgenden Tages gerechnet werden.

Situativ und transient auftretende Insomnien sind häufig und bedürfen meist keiner Behandlung. Behandlungsbedürftig sind dagegen chronische Insomnien vor allem bei solchen Patienten, deren Schlafstörungen über einen Monat mindestens dreimal pro Woche auftreten und zur Einbuße in der Tagesbefindlichkeit und Leistungsfähigkeit führen oder starken Leidensdruck, Unruhegefühle, Reizbarkeit, Angst, Depressivität, Erschöpfung und Müdigkeit auslösen (Riemann et al. 2017).

Insomnien können sowohl nichtmedikamentös als auch medikamentös behandelt werden. Das wirksamste nichtmedikamentöse Therapieverfahren bei Erwachsenen ist die sogenannte kognitive Verhaltenstherapie für Insomnien. Dies ist eine auf den Schlaf fokussierte psychotherapeutische Behandlung, die im Rahmen von Einzel- oder Gruppentherapie angeboten wird. Die Leitlinie des American College of Physicians (ACP) empfiehlt daher, dass alle erwachsenen Patienten eine kognitive Verhaltenstherapie für Schlaflosigkeit als erste Behandlungsoption für chronische Schlaflosigkeitsstörungen erhalten (Qaseem et al. 2016). Auch in der aktuellen Leitlinie der Deutschen Gesellschaft für Schlafforschung und Schlafmedizin (DGSM) ist die kognitive Verhaltenstherapie bei Erwachsenen jedes Lebensalters die erste Behandlungsoption für Insomnien (Riemann et al. 2017). Mehrere Studien und Metaanalysen haben gezeigt, dass kognitiv-verhaltenstherapeutische Interventionen wirksam sind und die Behandlung mit Hypnotika einer verhaltenstherapeutischen Intervention nur kurzfristig vergleichbar, langfristig jedoch deutlich unterlegen ist (Riemann und Hajak 2009b, Morin und Benca 2012). So zeigte eine placebokontrollierte Untersuchung aus Harvard an 63 Erwachsenen in jüngerem und mittleren Alter, dass Verhaltenstherapie (cognitive behavioural therapy, CBT) nicht nur einen größeren therapeutischen Effekt hatte als eine medikamentöse Behandlung, sondern dass die Effekte auch andauerten (Jacobs et al. 2004). Das Problem liegt darin, dass nicht genügend Therapeuten für die Behandlung zur Verfügung stehen. Da die mit Hypnotika (einschließlich Melatonin) verbundenen Risiken wie Stürze, kognitive Beeinträchtigung, Abhängigkeit und Entzugserscheinungen seit langer Zeit bekannt sind, sollten sie nur bei schwerer Schlaflosigkeit in der niedrigsten Dosis angewendet werden, welche die Symptome für kurze Zeiträume kontrolliert (National Institute for Health and Care Excellence 2015).

Vor diesem Hintergrund besteht die hauptsächliche Indikation für Hypnotika in der kurzfristigen

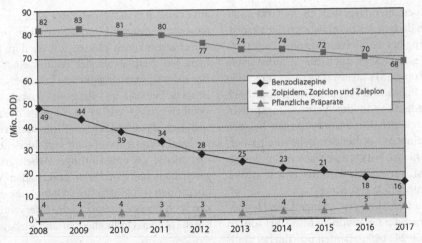

◘ Abbildung 29.1 Verordnungen von Hypnotika und Sedativa 2008 bis 2017. Gesamtverordnungen nach definierten Tagesdosen.

(in der Regel nicht länger als 4 Wochen) Anwendung im Sinne einer Überbrückungsmaßnahme. In verschiedenen Metaanalysen waren die Effekte von Hypnotika signifikant von Placebo verschieden. Allerdings sind sie vor allem bei älteren Patienten quantitativ oft klein (z. B. verlängert sich die Schlafzeit bei über 60-Jährigen um nicht mehr als 25 Minuten) und bei älteren Patienten mit unerwünschten Wirkungen (vor allem psychomotorischen und kognitiven) assoziiert (Glass et al. 2005). Wie bereits oben gesagt, ist für die meisten Hypnotika nur eine kurzfristige (unter 4 Wochen) Wirksamkeit belegt. Über die Wirksamkeit und Sicherheit einer längerfristigen Verwendung von Hypnotika gibt es nur wenig Daten, obwohl sie in der Praxis häufig vorkommt (Mattila et al. 2011, Wilt et al. 2016). Das wesentliche Risiko insbesondere einer längeren Einnahme von Hypnotika ist die Entwicklung einer Substanzabhängigkeit und die Gefahr von Fehlhandlungen und Stürzen. Eine Reihe von Studien hat für die „Z-Substanzen" eine längerfristige Wirksamkeit gezeigt, wenn die Medikamentengabe nicht täglich sondern im Sinne einer „bedarfsregulierten Intervalltherapie" erfolgt. Unter diesen Bedingungen blieb zum Beispiel Zolpidem über 8 bzw. 12 Wochen wirksam (Walsh et al. 2000, Perlis et al. 2004) nach einer jüngeren Studie sogar über 8 Monate (Randall et al. 2012) und eine kleinere polysomnografische Studie derselben Arbeitsgruppe fand sogar über 12 Monate einer Zolpidemtherapie keine An-

zeichen für Rebound-Insomnien im Vergleich zu Placebo (Roehrs et al. 2012). Es existieren Hinweise auf Grund größerer epidemiologischer Studien, dass zumindest die längerfristige Einnahme von Hypnotika mit erhöhter Mortalität assoziiert sein könnte. Dazu dürften u. a. Überdosierung, Infektionen, Autounfälle und Stürze beitragen (Weich et al. 2014, Kripke 2016).

29.1   Verordnungsspektrum

Die Hypnotika gliedern sich im Wesentlichen in drei Gruppen auf (◘ Abbildung 29.1): Benzodiazepine, chemisch andersartige Benzodiazepinrezeptoragonisten (Nichtbenzodiazepine oder Z-Substanzen: Zopiclon und Zolpidem) und pflanzliche Präparate. Daneben gibt es unter den 3000 verordnungshäufigsten Arzneimitteln noch Chloralhydrat (*Chloraldurat*), Melatonin (*Circadin*) und ein Homöopathikum (*Viburcol N*) (◘ Tabelle 29.3). Neben den hier aufgeführten Hypnotika werden auch andere Arzneimittelgruppen für die Behandlung von Insomnien eingesetzt. Dazu gehören insbesondere sedierende Antidepressiva und niedrigpotente Neuroleptika (▸ Kapitel 41).

Insgesamt sind die Verordnungen von Hypnotika und Sedativa seit 1992 von 476 Mio. definierten Tagesdosen (DDD) (s. Arzneiverordnungs-Report 2001) auf 89 Mio. DDD im Jahre 2017 um über 80%

zurückgegangen, hier dargestellt ab 2008 (◘ Abbildung 29.1). In diesem Zeitraum hat sich der Verordnungsrückgang bei den Benzodiazepinen kontinuierlich fortgesetzt. Aber auch die Z-Substanzen (Zolpidem, Zopiclon) sind etwas weniger verschrieben worden. Pflanzliche Präparate haben nur noch eine Randbedeutung in der Verordnungspraxis. Dafür scheinen sich Melatoninpräparate bei den Verordnern einer zunehmenden Beliebtheit zu erfreuen, obwohl ihre Wirksamkeit sich in Studien als gering erweist. Vermutlich wird mit einem ausreichenden Placeboeffekt gerechnet.

Die Gesamtzahl der Verordnungen von Hypnotika im Rahmen der GKV von 89 Mio. Tagesdosen entspricht etwa 244 000 Patienten pro Tag bei täglicher Einnahme eines Schlafmittels. Im Vergleich zu den oben genannten epidemiologischen Zahlen für Schlafstörungen, die von vielen Millionen Betroffenen sprechen, ist die Zahl der mit Hypnotika Behandelten demnach sehr gering. Ob und ggf. wie die übrigen Patienten behandelt werden, ist bisher unzureichend untersucht. Es kann vermutet werden, dass viele Menschen auch bei hartnäckigen Schlafstörungen nicht den Weg zum Arzt nehmen und dass in einer nicht unbeträchtlichen Zahl von Fällen statt Hypnotika auch sedierende Antidepressiva wie z. B. Mirtazapin (Shen et al. 2006) oder niederpotente Neuroleptika (vgl. ▶ Kapitel 41) verordnet werden. Einige kontrollierte Studien sprechen für die Wirksamkeit von sedierenden Antidepressiva, wie z. B. Doxepin in niedriger Dosierung (in Deutschland nur zugelassen für Schlafstörungen im Zusammenhang mit depressiven Erkrankungen) bei Kurzzeittherapie (Yeung et al. 2015). Dagegen fehlen ausreichende Belege für die Anwendung von Neuroleptika, die insbesondere in der Geriatrie eingesetzt werden. Für Insomnien wurden aus dieser Gruppe Melperon und Pipamperon ohne adäquate kontrollierte Studien zugelassen. Der Einsatz von atypischen Neuroleptika ist bei akuten psychotischen Erkrankungen mit Schlafstörungen indiziert, jedoch nicht bei isolierten Schlafstörungen (Riemann et al. 2017).

Bei den vielen Diskussionen und Beratungen über das Risiko einer Schlafmittelabhängigkeit und Möglichkeiten, den übermäßigen Hypnotikaverbrauch weiter einzuschränken, ist bislang außer Acht geblieben, welche praktischen Hilfen wir denn außer einem Schlafmittelrezept oder einer Verhaltenstherapie den zahllosen Menschen mit Schlafstörungen anbieten können, z.B. auch im Krankenhaus, wo nicht selten der Beginn einer späteren Benzodiazepinabhängigkeit zu lokalisieren ist? Hier ist mehr Fantasie und Pragmatismus als bisher ersichtlich gefragt, und es ist ein gutes Zeichen, dass sich auch das Bundesgesundheitsministerium dieser Frage jetzt stellen und die verschiedenen Optionen, wie sie z.B. eine Göttinger Arbeitsgruppe vorgeschlagen hat, auf ihren praktischen Wert hin überprüfen will. Zukünftig sollten zu diesen Optionen auch körpertherapeutische Interventionen gehören (Müller-Oerlinghausen und Kiebgis 2018).

29.1.1 Benzodiazepine

Für den Einsatz von Benzodiazepinen als Hypnotika ist bei insgesamt ähnlichen Eigenschaften dieser Substanzen die Wirkdauer der entscheidende Parameter für die differentialtherapeutische Anwendung. Deshalb werden sie in Präparate mit kurzer, mittlerer und langer Wirkdauer unterteilt. Dabei wird die Wirkdauer nicht nur durch die Halbwertszeit der Wirksubstanz, sondern auch durch Umverteilungsprozesse, aktive Metaboliten sowie nicht zuletzt durch patientenbezogene Variablen bestimmt. Zu Letzteren zählt auch, dass die meisten pharmakokinetischen Daten an jungen Gesunden erhoben sind, dass aber der Metabolismus der meisten Benzodiazepine durch Leberfunktionsstörungen und ganz allgemein im Alter massiv verlangsamt sein kann (Klotz 1995). Dies gilt in geringerem Ausmaß für Substanzen, die direkt glukuronidiert werden und die deshalb mit größerer Sicherheit dosiert werden können: Lorazepam, Lormetazepam, Oxazepam und Temazepam. Unter diesen gilt jedoch Oxazepam wegen seiner relativ langsamen Resorption nicht als ideales Einschlafmittel.

Empfohlen werden bei Einschlafstörungen Präparate mit kurzer Wirkdauer (Brotizolam, Triazolam), bei Durchschlafstörungen solche mit mittlerer Wirkdauer (Lormetazepam, Temazepam). Anstelle der kurzwirksamen Benzodiazepine werden aber inzwischen ganz überwiegend Zopiclon und Zolpidem eingesetzt. Besonders bei langwirkenden Benzodiazepinen (Nitrazepam, Flunitrazepam, Flura-

■ Tabelle 29.1 **Verordnungen von Benzodiazepinhypnotika 2017.** Angegeben sind die 2017 verordneten Tagesdosen, die Änderungen gegenüber 2016 und die mittleren Kosten je DDD 2017.

Präparat	Bestandteile	DDD Mio.	Änderung %	DDD-Nettokosten €
Lormetazepam				
Lormetazepam-ratiopharm	Lormetazepam	3,0	(+12,5)	0,41
Lormetazepam AL	Lormetazepam	2,5	(−24,7)	0,37
Noctamid	Lormetazepam	1,1	(−17,5)	0,35
		6,6	(−10,0)	0,38
Temazepam				
Temazep-CT	Temazepam	1,5	(+8,4)	0,73
Remestan	Temazepam	0,69	(−11,9)	0,70
Planum	Temazepam	0,44	(−44,1)	0,60
		2,7	(−10,6)	0,70
Nitrazepam				
Nitrazepam AL	Nitrazepam	1,2	(+3,2)	0,39
Nitrazepam-neuraxpharm	Nitrazepam	0,68	(−24,3)	0,37
		1,9	(−8,5)	0,38
Flurazepam				
Flurazepam real	Flurazepam	0,55	(−6,7)	0,61
Dalmadorm	Flurazepam	0,35	(−19,2)	0,59
		0,90	(−12,0)	0,60
Weitere Benzodiazepine				
Lendormin	Brotizolam	1,6	(−7,7)	0,63
Rohypnol	Flunitrazepam	1,2	(+2,8)	0,61
Halcion	Triazolam	0,62	(−6,7)	0,63
Midazolam-ratiopharm	Midazolam	0,10	(+12,0)	3,58
		3,5	(−3,8)	0,71
Summe		15,6	(−8,7)	0,52

zepam) muss auch am nächsten Tage mit einer Sedation gerechnet werden. Sehr kurz wirkende Benzodiazepine wie Triazolam verursachen tagsüber möglicherweise Unruhe- und Angstzustände (Lader 1987, Schutte-Rodin et al. 2008). Triazolam, 1987 mit 60 Mio. DDD noch Spitzenreiter, spielt heute kaum noch eine Rolle (■ Tabelle 29.1).

Auch bei den Benzodiazepinen mit mittlerer und langer Wirkdauer sind die verordneten DDDs 2017 durchschnittlich um 5% zurückgegangen (■ Tabelle 29.1). Für spezielle Indikationen können Präparate mit langer Wirkdauer gelegentlich von Nutzen sein. Es besteht dabei aber die Gefahr der Kumulation.

29.1.2 Benzodiazepinrezeptoragonisten

Die Benzodiazepinrezeptoragonisten Zopiclon, Zolpidem und Zaleplon sind chemisch den Benzodiazepinen nicht verwandte Substanzen, die ebenfalls an Rezeptoren des γ-Aminobuttersäure (GABA)-regulierten Chloridkanals angreifen, jedoch an anderer Stelle als die Benzodiazepine. Daher ergeben sich insgesamt den Benzodiazepinen pharmakologisch ähnliche Eigenschaften. Die Halbwertszeiten betragen 3–6 Stunden für Zopiclon und 2–3 Stunden für Zolpidem. Damit haben diese Substanzen nur geringe Wirkungen am nächsten Morgen.

Tabelle 29.2 Verordnungen kurzwirkender Benzodiazepinrezeptoragonisten 2017. Angegeben sind die 2017 verordneten Tagesdosen, die Änderungen gegenüber 2016 und die mittleren Kosten je DDD 2017.

Präparat	Bestandteile	DDD Mio.	Änderung %	DDD-Nettokosten €
Zolpidem				
Zolpidem AL	Zolpidem	12,9	(+22,2)	0,67
Zolpidem-1 A Pharma	Zolpidem	3,0	(−6,3)	0,64
Zolpidem AbZ	Zolpidem	3,0	(−3,3)	0,64
Zolpi-Lich	Zolpidem	3,0	(−48,5)	0,68
Zolpidem-ratiopharm	Zolpidem	1,7	(+13,5)	0,75
Zolpidem STADA	Zolpidem	0,30	(−15,3)	0,66
Stilnox	Zolpidem	0,30	(−16,2)	0,64
Zolpidem HEXAL	Zolpidem	0,29	(+29,6)	0,68
		24,4	(−2,5)	0,67
Zopiclon				
Zopiclon-ratiopharm	Zopiclon	23,4	(+53,2)	0,73
Zopiclon AL	Zopiclon	9,4	(−12,9)	0,68
Zopiclon AbZ	Zopiclon	3,0	(−74,1)	0,69
Zopiclon Aristo	Zopiclon	1,9	(+70,5)	0,69
Zopiclon HEXAL	Zopiclon	1,5	(+139,9)	0,68
Zopiclon-1 A Pharma	Zopiclon	1,1	(+316,6)	0,70
Zopiclodura	Zopiclon	0,97	(−53,1)	0,67
Zopiclon-neuraxpharm	Zopiclon	0,82	(+4,8)	0,84
Zopiclon-CT	Zopiclon	0,51	(−19,0)	0,75
Zopiclon STADA	Zopiclon	0,40	(−8,0)	0,66
Zopiclon axcount	Zopiclon	0,30	(−34,0)	0,97
		43,3	(−2,0)	0,72
Summe		67,7	(−2,2)	0,70

Diese Substanzen binden im Vergleich zu den Benzodiazepinen nur an die Subtypen des GABA/Benzodiazepinrezeptors, die die α1-Untereinheit enthalten (Crestani et al. 2000). Diese Selektivität stellt vermutlich die Basis für ein unterschiedliches pharmakologisches Profil dar. Bisher verfügbare klinische und epidemiologische Daten deuten auf ein geringeres Abhängigkeitsrisiko von Zopiclon und Zolpidem. Eine Analyse von weltweit publizierten Fällen von Missbrauch und Abhängigkeit kam zu dem Schluss, dass die Substanzen relativ sicher sind und Missbrauchsgefahr im Wesentlichen nur bei Patienten mit bekannten Abhängigkeiten sowie psychiatrischen Patienten besteht (Hajak et al. 2003). Neuere Publikationen geben jedoch Hinweise, dass Benzodiazepinrezeptoragonisten, be-

sonders Zolpidem, über längere Zeit und in höheren Dosen als empfohlen verordnet wurden und damit ein höheres Abhängigkeitsrisiko aufweisen, als bisher angenommen wurde (Cimolai 2007, Hoffmann und Glaeske 2014). Verschiedentlich wurden Schlafwandeln und psychiatrische Nebenwirkungen im Zusammenhang mit der Einnahme von Zolpidem beobachtet (Anonym 2007). Weiterhin wurde bisher angenommen, dass ca. 8 Stunden nach Einnahme von Zolpidem keine Beeinträchtigung der Verkehrssicherheit mehr besteht, weil der Blutspiegel dann unter 50 ng/ml abgefallen ist. Inzwischen zeigte sich aber, dass dies bei 15% der Frauen und 3% der Männer nicht stimmt, weshalb die FDA eine niedrigere Dosis für Frauen empfohlen hat (Farkas et al. 2013).

◻ Tabelle 29.3 Verordnungen weiterer Hypnotika 2017. Angegeben sind die 2017 verordneten Tagesdosen, die Änderungen gegenüber 2016 und die mittleren Kosten je DDD 2017.

Präparat	Bestandteile	DDD Mio.	Änderung %	DDD-Nettokosten €
Monopräparate				
Circadin	Melatonin	3,8	(+29,9)	1,04
Chloraldurat	Chloralhydrat	0,66	(−9,6)	1,25
		4,4	(+22,0)	1,07
Homöopathika				
Viburcol N	Chamomilla D1 Belladonna D2 Plantago major D3 Pulsatilla D2 Calc. carb. Hahnem. D8	0,67	(−12,6)	0,91
Summe		5,1	(+16,0)	1,05

Ob die Benzodiazepinrezeptoragonisten überhaupt wesentliche Vorteile gegenüber den Benzodiazepinen aufweisen, wird in manchen Übersichten in Zweifel gezogen (Dündar et al. 2004, Riemann und Hajak 2009b). Größere direkte Vergleichsstudien fehlen. Eine auf FDA-Daten gestützte Metaanalyse folgert, dass die Z-Substanzen relativ kleine polysomnographische Veränderungen (Schlaflatenz 22 Minuten verkürzt) induzieren, am ehesten mit höheren Dosen und bei längerer Behandlungsdauer, wobei Zolpidem etwas besser als Zaleplon abschneidet (Huedo-Medina et al. 2012). Nach einer amerikanischen Leitlinie gibt es geringgradige bis mäßige Evidenz, dass Zolpidem und Eszopiclon (Zulassungsantrag in Europa vom Hersteller zurückgezogen) Einschlaflatenz, Gesamtschlafzeit und nächtliches Aufwachen verbessern (Qaseem et al. 2016). Die deutsche DGSM-Richtlinie erwähnt die langen Halbwertszeiten von Benzodiazepinen, da sie die morgendliche Leistungsfähigkeit der Patienten (Fahrtüchtigkeit, Arbeitsfähigkeit, psychosoziale Leistungsvermögen) beeinträchtigen, was bei den Z-Substanzen aufgrund geringerer Halbwertszeiten weniger ausgeprägt ist (Rieman et al. 2017), gibt aber keine eindeutige Empfehlung für die eine oder andere Substanzgruppe. De facto mag es durchaus Fälle geben, in denen eine längere Wirkungsdauer und ein geringerer Rebound-Effekt therapeutisch vorteilhaft sind.

Bei den Benzodiazepinrezeptoragonisten entfallen auf das länger wirkende Zopiclon sehr viel mehr Verordnungen wie auf das kürzer wirkende Zolpidem (◻ Tabelle 29.2). Beide Substanzen sind inzwischen fast nur noch als Generika am Markt und sind 2017 etwas weniger als im Vorjahr verordnet worden. Trotz ihres weiterhin etwas höheren Preises haben sie aus vermutlich guten Gründen die Verordnung von Benzodiazepinhypnotika seit vielen Jahren überholt und jetzt schon einen Marktanteil von über 70% erreicht (◻ Abbildung 29.1). Wichtig erscheint eine sehr protrahierte Dosisreduktion (über zwei Wochen nicht mehr als minus 25 % der bisherigen Dosis) um nach längerer Einnahmedauer zu starke Entzugssymptome zu vermeiden. Im Übrigen gibt es Hinweise darauf, dass mehr als die Hälfte von Zolpidem und Zopiclon über Privatrezepte verordnet wird (Hoffmann und Glaeske 2014).

29.1.3 Chloralhydrat

Die Verordnungen von *Chloraldurat* (◻ Tabelle 29.3) sind seit 20 Jahren rückläufig (1995 4,8 Mio. DDD, Arzneiverordnungs-Report 1996). Der Trend war auch 2017 zu beobachten. Diese Entwicklung ist nachvollziehbar, denn die Datenlage zu Chloralhydrat ist schlecht (Riemann und Hajak 2009b). Deshalb wird die Anwendung nicht mehr empfohlen (Morin und Benca 2012, Winkelman 2015) und in Leitlinien nicht mehr erwähnt (Qaseem et al. 2016, Riemann et al. 2017). In verkapselter Form ist es für Patienten im Allgemeinen akzeptabel, obwohl auch bei dieser Darreichungsform gastrointestinale Nebenwirkungen auftreten können. Eine geringe therapeutische Breite und mögliche kardiovaskuläre Nebenwirkungen begrenzen ohnehin die Verwendung dieses Arzneimittels, besonders bei kardiovaskulären Risikopatienten.

29.1.4 Antihistaminika, Antidepressiva

Antihistaminika (H_1-Rezeptorenblocker) sind Sedativa/Hypnotika mit langsamer Anflutung über einen Zeitraum von 2–4 Stunden und im Vergleich zu den Benzodiazepinen geringerer hypnotischer Wirkungsstärke (Glass et al. 2003). Als Vorteil wird das geringe Abhängigkeitspotenzial angesehen. Die geringe Effektivität, der sehr langsame Wirkungseintritt und die unzureichende Datenlage haben dazu geführt, dass die Anwendung als Schlafmittel nicht mehr empfohlen oder gar nicht mehr erwähnt wird (Qaseem et al. 2016, Riemann et al. 2017). Die Stiftung Warentest (2017) bewertet sie als „geeignet" für die kurzfristige Anwendung.

Nicht selten werden zur Besserung einer Insomnie und in dem Bestreben, einer Substanzabhängigkeit vorzubeugen auch sedierende Antidepressiva „Off-label" in niedriger Dosierung eingesetzt wie z.B. Doxepin oder Mirtazapin (▶ Kapitel 41), in den USA auch gerne Trazodon (Winkelman 2015), wobei unter Mirtazapin das Risiko einer Gewichtszunahme berücksichtigt werden muss.

29.1.5 Melatonin

Melatonin (*Circadin*) wurde 2009 für die kurzzeitige Behandlung der primären, durch schlechte Schlafqualität gekennzeichneten Insomnie bei Patienten ab 55 Jahren zugelassen, wenn auch das Ausmaß der Wirkung nur gering ist (European Medicines Agency 2007). In einer Metaanalyse von 17 placebokontrollierten Studien senkte Melatonin die Schlaflatenz um 4 Minuten und verlängerte die Schlafdauer um 13 Minuten (Brzezinski et al. 2005). Eine weitere Metaanalyse von 14 placebokontrol-

lierten Studien kam zu dem Ergebnis, dass Melatonin die Schlaflatenzzeit um 11,7 Minuten senkt und daher für die Behandlung der meisten primären Schlafstörungen bei vierwöchiger Anwendung nicht wirksam ist (Buscemi et al. 2005, Wilt et al. 2016). In der neuesten Metaanalyse von 12 kontrollierten klinischen Studien zeigten sich bei primären Insomnien mit einer Verkürzung der Schlaflatenzzeit um 4 Minuten auch nur recht bescheidene Effekte (Auld et al. 2016).

Die Verordnungen haben dennoch wiederum um 28% bei aber insgesamt einem doch kleinen Volumen zugenommen (◘ Tabelle 29.3). Möglicherweise wird von den Verordnern das geringere Abhängigkeitspotenzial als Vorteil gewertet und der Placeboeffekt therapeutisch genutzt. Zur Behandlung des Jetlags ist das Präparat nicht zugelassen. In den USA ist unretardiertes Melatonin als Nahrungsergänzungsmittel erhältlich und dürfte eine Wirksamkeit bei Jetlag nach sehr langen Fernflügen haben, vor allem ostwärts, sofern es vorschriftsmäßig, d.h. nach den chronobiologischen Vorgaben eingenommen wird (Herxheimer 2005, Sack 2010).

29.1.6 Pflanzliche Präparate

Pflanzliche Präparate aus Baldrian, Melisse, Hopfen etc. werden in der traditionellen Phytotherapie zur Behandlung von Schlaflosigkeit seit langem eingesetzt. Ihre Wirkung ist nicht ausreichend belegt. Von vielen Autoren werden sie im Wesentlichen als (Pseudo-)Placebos eingestuft (Übersicht bei Sarris und Byrne 2011). Die vorhandenen Metaanalysen weisen auf die schlechte Qualität der Einzelstudien hin und finden praktisch keine Wirksamkeit (z. B. Leach und Page 2015). Durch das GKV-Modernisierungsgesetz sind die rezeptfreien pflanzlichen Hypnotika praktisch nicht mehr zu Lasten der GKV verordnungsfähig. Damit ist von den bis 2004 verordneten „alternativen" Arzneimitteln nur noch ein homöopathisches Mittel (Viburcol N) vertreten, dessen Verordnung weiter abgenommen hat.

Literatur

American Academy of Sleep Medicine (2014): International Classification of Sleep Disorders. 3rd ed. Darien, IL: American Academy of Sleep Medicine

Anonym (2007): Zolpidem (Stilnox u. a.): Schlafwandeln, „Schlafessen" und „Schlaffahren". Arzneitelegramm 38: 31–32

Auld F, Maschauer EL, Morrison I, Skene DJ, Riha RL (2016): Evidence for the efficacy of melatonin in the treatment of primary adult sleep disorders. Sleep Med Rev 34: 10–22

Brzezinski A, Vangel MG, Wurtman RJ, Norrie G, Zhdanova I, Ben-Shushan A, Ford I (2005): Effects of exogenous melatonin on sleep: a meta-analysis. Sleep Med Rev 9: 41–50

Buscemi N, Vandermeer B, Hooton N, Pandya R, Tjosvold L, Hartling L, Baker G, Klassen TP, Vohra S (2005): The efficacy and safety of exogenous melatonin for primary sleep disorders. A meta-analysis. J Gen Intern Med 20: 1151–1158

Cimolai N (2007): Zopiclone: is it a pharmacologic agent for abuse? Can Fam Physician 53: 2124–2129

Crestani F, Martin JR, Möhler H, Rudolph U (2000): Mechanism of action of the hypnotic zolpidem in vivo. Br J Pharmacol 131: 1251–1254

Dündar Y, Dodd S, Strobl J, Boland A, Dickson R, Walley T (2004): Comparative efficacy of newer hypnotic drugs for the short term management of insomnia: a systematic review and meta-analysis. Hum Psychopharmacol 19: 305–322

European Medicines Agency (2007): Circadin. Europäischer öffentlicher Beurteilungsbericht (EPAR). Internet: www.emea.europa.eu/humandocs/PDFs/EPAR/circadin/H-695-en6.pdf

Farkas RH, Unger EF, Temple R (2013): Zolpidem and driving impairment – identifying persons at risk. N Engl J Med 369: 689–691

Garcia-Borreguero D, Cano-Pumarega I (2017): New concepts in the management of restless legs syndrome. BMJ 2017 Feb 27; 356: j104. doi: 10.1136/bmj.j104

Glass JR, Sproule BA, Herrmann N, Streiner D, Busto UE (2003): Acute pharmacological effects of temazepam, diphenhydramine, and valerian in healthy elderly subjects. J Clin Psychopharmacol 23: 260–268

Glass J, Lanctot KL, Herrmann N, Sproule BA, Busto UE (2005): Sedative hypnotics in older people with insomnia: meta-analysis of risks and benefits. Br Med J 331: 1169

Hajak G, Müller WE, Wittchen HU, Pittrow D, Kirch W (2003): Abuse and dependence potential for the non-benzodiazepine hypnotics zolpidem and zopiclone: a review of case reports and epidemiological data. Addiction 98: 1371–1378

Herxheimer A (2005): Jet lag. Clin Evid 13: 2178–2183

Hoffmann F, Glaeske G (2014): Benzodiazepinhypnotika, Zolpidem und Zopiclon auf Privatrezept. Verbrauch zwischen 1993 und 2012. Nervenarzt 85: 1402–1409

Huedo-Medina TB, Kirsch I, Middlemass J, Klonizakis M, Siriwardena AN (2012): Effectiveness of non-benzodiazepine hypnotics in treatment of adult insomnia: meta-analysis of data submitted to the Food and Drug Administration. BMJ Dec 17; 345: e8343

Jacobs GD, Pace-Schott EF, Stickgold R, Otto MW (2004): Cognitive behavior therapy and pharmacotherapy for insomnia: a randomized controlled trial and direct comparison. Arch Intern Med 164: 1888–1896

Jordan AS, McSharry DG, Malhotra A (2014): Adult obstructive sleep apnoea. Lancet 383: 736–747

Klotz U (1995): Benzodiazepin-Hypnotika; Pharmakokinetik. In: Riederer P, Laux G, Pöldinger W (Hrsg): Neuropsychopharmaka, Bd 2. Springer-Verlag, Wien, S. 135–139

Kripke DF (2016): Hypnotic drug risks of mortality, infection, depression, and cancer: but lack of benefit. F1000Res. 2016 May 19; 5: 918. doi: 10.12688/f1000research.8729.1

Lader M (1987): Clinical pharmacology of benzodiazepines. Ann Rev Med 38: 19–28

Leach MJ, Page AT (2015): Herbal medicine for insomnia: A systematic review and meta-analysis. Sleep Med Rev 24: 1–12

Mattila T, Stoyanova V, Elferink A, Gispen-de Wied C, de Boer A, Wohlfarth T (2011): Insomnia medication: do published studies reflect the complete picture of efficacy and safety? Eur Neuropsychopharmacol 21: 500–507

Morin CM, Benca R (2012): Chronic insomnia. Lancet 379: 1129–1141

Müller-Oerlinghausen B, Kiebgis GM (2018): Berührung – Warum wir sie brauchen und wie sie uns heilt. Ullstein leben, ISBN-13 9783963660061

National Institute for Health and Care Excellence (2015): Hypnotics - Key therapeutic topic. Update information January 2017. Internet: nice.org.uk/guidance/ktt6

Ohayon MM (2002): Epidemiology of insomnia: what we know and what we still nee to learn. Sleep Med Rev 6: 97–111

Perlis ML, McCall WV, Krystal AD, Walsh JK (2004): Long-term, non-nightly administration of zolpidem in the treatment of patients with primary insomnia. J Clin Psychiatry 65: 1128–1137

Oliveira DS, Hachul H, Goto V, Tufik S, Bittencourt LR (2012): Effect of therapeutic massage on insomnia and climacteric symptoms in postmenopausal women. Climacteric 15: 21–29

Qaseem A, Kansagara D, Forciea MA, Cooke M, Denberg TD; Clinical Guidelines Committee of the American College of Physicians (2016): Management of chronic insomnia disorder in adults: A clinical Practice Guideline from the American College of Physicians. Ann Intern Med 165: 125–133

Randall S, Roehrs TA, Roth T (2012): Efficacy of eight months of nightly zolpidem: a prospective placebo-controlled study. Sleep 35: 1551–1557

Riemann D, Baum E, Cohrs S, Crönlein T, Hajak G, Hertenstein E, Klose P, Langhorst J, Mayer G, Nissen C, Pollmächer T, Rabstein S, Schlarb A, Sitter H, Weeß HG, Wetter T, Spiegelhalder K (2017): S3-Leitlinie Nicht erholsamer Schlaf/Schlafstörungen, Kapitel „Insomnie bei Erwachsenen"

(AWMF-Registernummer 063-003), Update 2016. Somnologie 21: 2–44

Riemann D, Hajak G (2009a): Insomnien. I. Ätiologie, Pathophysiologie und Diagnostik. Nervenarzt 80: 1060–1069

Riemann D, Hajak G (2009b): Insomnien. II. Pharmakologische und psychotherapeutische Behandlungsmöglichkeiten. Nervenarzt 80: 1327–1340

Roehrs TA, Randall S, Harris E, Maan R, Roth T (2012): Twelve months of nightly zolpidem does not lead to rebound insomnia or withdrawal symptoms: a prospective placebo-controlled study. J Psychopharmacol 26: 1088–1095

Sack RL (2010): Clinical practice. Jet lag. N Engl J Med 362: 440–447

Sarris J, Byrne GJ (2011): A systematic review of insomnia and complementary medicine. Sleep Med Rev 15: 99–106

Schlack R, Hapke U, Maske U, Busch M, Cohrs S (2013): Häufigkeit und Verteilung von Schlafproblemen und Insomnie in der deutschen Erwachsenenbevölkerung. Ergebnisse der Studie zur Gesundheit Erwachsener in Deutschland (DEGS1). Bundesgesundheitsblatt Gesundheitsforschung Gesundheitsschutz 56: 740–748

Schutte-Rodin S, Broch L, Buysse D, Dorsey C, Sateia M (2008): Clinical guideline for the evaluation and management of chronic insomnia in adults. J Clin Sleep Med. 4: 487–504

Shen J, Chung SA, Kayumov L, Moller H, Hossain N, Wang X et al (2006): Polysomnographic and symptomatological analyses of major depressive disorder patients treated with mirtazapine. Can J Psychiatry 51: 27–34

Sowa NA (2016): Idiopathic hypersomnia and hypersomnolence disorder: A systematic review of the literature. Psychosomatics 57: 152–164

Stiftung Warentest(2017): Medikamente im Test. 9.000 Arzneimittel geprüft und bewertet. ISBN: 978-3-86851-167-3

Walsh JK, Roth T, Randazzo A, Erman M, Jamieson A, Scharf M, Schweitzer PK, Ware JC (2000): Eight weeks of non-nightly use of zolpidem for primary insomnia. Sleep 23:1087–1096

Weich S, Pearce HL, Croft P, Singh S, Crome I, Bashford J, Frisher M (2014): Effect of anxiolytic and hypnotic drug prescriptions on mortality hazards: retrospective cohort study. BMJ 2014 Mar 19; 348: g1996. doi: 10.1136/bmj. g1996

Wilt TJ, MacDonald R, Brasure M, Olson CM, Carlyle M, Fuchs E, Khawaja IS, Diem S, Koffel E, Ouellette J, Butler M, Kane RL (2016): Pharmacologic treatment of insomnia disorder: An evidence report for a clinical practice guideline by the American College of Physicians. Ann Intern Med 165: 103–112

Winkelman JW (2015): Insomnia disorder. N Engl J Med 373: 1437–1444

Yeung WF, Chung KF, Yung KP, Ng TH (2015): Doxepin for insomnia: a systematic review of randomized placebo-controlled trials. Sleep Med Rev 19: 75–83

Hypophysen- und Hypothalamushormone

Ulrich Schwabe

© Springer-Verlag GmbH Deutschland, ein Teil von Springer Nature 2018
U. Schwabe, D. Paffrath, W.-D. Ludwig, J. Klauber (Hrsg.), *Arzneiverordnungs-Report 2018*
https://doi.org/10.1007/978-3-662-57386-0_30

Auf einen Blick

Verordnungsprofil
Hauptvertreter der Hypophysen- und Hypothalamushormone sind Wachstumshormon, Somatostatin, Gonadotropinpräparate und Vasopressinanaloga. Wachstumshormonpräparate wurden erneut etwas weniger verordnet, sind aber
mit Kosten von 188 Mio. € weiterhin die umsatzstärkste Gruppe der Hypophysen- und Hypothalamushormone,
gefolgt von Somatostatinanaloga (131 Mio. €) und Follitropinpräparaten (64 Mio. €). Die Verordnungskosten der Vasopressinanaloga für die Behandlung des zentralen Diabetes insipidus waren annähernd konstant (17 Mio. €).

Hormone der Hypophyse und des Hypothalamus
sind die zentralen Steuerungshormone für endokrine Drüsen und somatische Körperfunktionen.
So regeln einige Hypophysenhormone die periphere Hormonproduktion in Schilddrüse, Nebennierenrinde und Gonaden, andere steigern Wachstum, Laktation, peripheren Gefäßtonus und renale
Wasserrückresorption. Die Steuerung der hypophysären Hormonfreisetzung erfolgt einerseits zentral durch die übergeordneten Releasinghormone
und Hemmstoffe des Hypothalamus, andererseits
bei einigen Hypophysenhormonen durch die peripheren Hormone der endokrinen Drüsen über eine
inhibitorische Feedbackregulation.

Hypophysen- und Hypothalamushormone
wurden ursprünglich als Diagnostika für die Funk-
tionsprüfung endokriner Organe eingesetzt. Seit
1993 hat ihre therapeutische Bedeutung stark zugenommen. Besonders zu nennen ist die Hemmung
gonadotroper Funktionen durch Gonadorelinanaloga bei der hormonsuppressiven Behandlung des
Prostatakarzinoms, die Substitution des Wachstumshormonmangels und die ovarielle Stimulation
mit Gonadotropinen zur Behandlung der weiblichen Infertilität im Rahmen der In-vitro-Fertilisation. Auffällig zugenommen hat die Zahl der
Prolaktinhemmerpräparate.

Die Bestimmungen des GKV-Modernisierungs-Gesetzes zur künstlichen Befruchtung (§ 27a
Abs. 3, SGB V) haben 2004 zu tiefgreifenden Veränderungen geführt, da die Behandlungskosten für
die künstliche Befruchtung nur noch zu 50% von
den Krankenkassen übernommen werden. Die
Arzneimittelausgaben für Hypophysen- und Hypothalamushormone haben sich nach dem Einbruch im Jahre 2004 in den folgenden Jahren wieder erholt und weisen 2017 Nettokosten von 455
Mio. € auf, die sich gegenüber dem Vorjahr nicht
verändert haben. Es sind relativ teure Arzneimittel
mit DDD-Nettokosten bis zu 94 €. Wegen der geringen Zahl der verordneten Präparate wurde die
Verordnungsanalyse auf Präparate mit mindestens
3000 Verordnungen ausgedehnt und damit 47 Präparate erfasst.

30.1 Gonadorelin- und Gonadotropinpräparate

Die Gonadotropin-Releasinghormone des Hypothalamus (Gonadoreline, GnRH, LHRH) und die Gonadotropine des Hypophysenvorderlappens werden als gonadale Steuerungshormone für zahlreiche Indikationen eingesetzt. Follitropin (Follikelstimulierungshormon, FSH) stimuliert die Follikelreifung im Ovar und die Spermatogenese im Hoden. Lutropin (Luteinisierungshormon, LH) erhöht die ovarielle Steroidsynthese und induziert in der Zyklusmitte den Eisprung. In den Leydigzellen des Hodens stimuliert Lutropin die androgene Steroidsynthese. Choriongonadotropin ist ein weiteres Gonadotropin, das in der Plazenta gebildet wird und vorwiegend luteotrope Aktivität hat. Alle drei Gonadotropine werden in aktiver Form über die Niere ausgeschieden und können aus dem Harn durch Aufreinigung gewonnen werden.

30.1.1 Gonadorelinpräparate

Neben den natürlichen Gonadotropin-Releasinghormonen werden synthetische Gonadorelinanaloga eingesetzt, die aufgrund ihrer stärkeren Wirkung und längeren Wirkungsdauer die hypophysären Gonadorelinrezeptoren desensibilisieren und dann als funktionelle Gonadorelinantagonisten die hypophysäre Gonadotropinsekretion und die nachgeschaltete gonadale Steroidsynthese hemmen.

Präparate von Goserelin (*Zoladex-Gyn*) und Leuprorelin (*Trenantone-Gyn, Enantone-Gyn*) werden für die Behandlung der Endometriose und des Uterus myomatosus eingesetzt. Ein weiterer Vertreter dieser Gruppe ist Nafarelin (*Synarela*), das zweimal täglich als Nasenspray appliziert wird und ebenfalls für die hormonsuppressive Therapie der Endometriose indiziert ist. Außerdem wird es für die Vorbereitung der assistierten Fertilisation zur Ausschaltung der endogenen Gonadotropinausschüttung verwendet. Darüber hinaus werden Gonadorelinanaloga in großem Umfang für die hormonsuppressive Therapie des fortgeschrittenen Prostatakarzinoms eingesetzt (siehe Onkologika, ▶ Kapitel 37).

Mit der Einführung der beiden Gonadorelinantagonisten Cetrorelix (*Cetrotide*) und Ganirelix (*Orgalutran*) besteht die Möglichkeit einer direkten Blockade hypophysärer Gonadorelinrezeptoren. Dieses neue Behandlungsprinzip wirkt schneller und führt seltener zu ovarieller Überstimulation. Nach einem Cochrane-Review (45 Studien mit 7511 Frauen) gab es keinen Unterschied in der Lebendgeburtenrate zwischen Gonadorelinagonisten und Gonadorelinantagonisten (Al-Inany et al. 2011). Im Jahre 2017 waren die Verordnungen der beiden Gonadorelinantagonisten leicht rückläufig (◘ Tabelle 30.1).

30.1.2 Follitropinpräparate

Die am häufigsten verordneten Gonadotropine sind die Follitropinpräparate mit einem auffälligen Verordnungsrückgang (◘ Tabelle 30.1). Ihre Hauptindikation ist die weibliche Infertilität. Dabei werden sie zur Stimulation des Follikelwachstums bei hypo- oder normogonadotroper Ovarialinsuffizienz sowie bei der In-vitro-Fertilisation (IVF) zur kontrollierten ovariellen Überstimulation eingesetzt. Außerdem werden sie zur Stimulation der Spermiogenese bei hypogonadotropem Hypogonadismus zusammen mit humanem Choriongonadotropin verwendet.

Die Verordnungen der Follitropinpräparate liegen mit 1,6 Mio. DDD (Nettokosten 64 Mio. €) immer noch erheblich unter dem Niveau vor der Einführung der 2004 geänderten Kostenregelungen für die künstliche Befruchtung, das damals bei 3,6 Mio. DDD lag (▶ vgl. Arzneiverordnungs-Report 2004, Kapitel 31 Hypophysen- und Hypothalamushormone). Bei einer mittleren Tagesdosis von 150–225 I.E. und einer mittleren Behandlungsdauer von 10 Tagen werden für eine ausreichende Follikelreifung 1875 I.E. (25 WHO-DDD zu 75 I.E.) für einen Behandlungszyklus und für die durchschnittlich 1,66 Behandlungszyklen pro Patientin 3113 I.E. (41,4 WHO-DDD) benötigt. Aus dem Verordnungsvolumen von 1,6 Mio. DDD errechnet sich damit, dass 2017 insgesamt ca. 38.600 GKV-Patientinnen mit Follitropinpräparaten für die IVF behandelt wurden. Nach den Daten des Deutschen IVF-Registers (2017) wurden 2016 insgesamt 62.797 Frauen behandelt, wobei in dem Register nicht nur GKV-Versicherte sondern alle behandelten Frauen erfasst werden. Die Zahl der Lebendgeburten nach IVF-

◪ **Tabelle 30.1 Verordnungen von Gonadorelin- und Gonadotropinpräparaten 2017.** Angegeben sind die 2017 verordneten Tagesdosen, die Änderungen gegenüber 2016 und die mittleren Kosten je DDD 2017.

Präparat	Bestandteile	DDD Mio.	Änderung %	DDD-Nettokosten €
Gonadorelinanaloga				
Trenantone-Gyn	Leuprorelin	0,44	(+6,0)	5,38
Zoladex-GYN	Goserelin	0,33	(+12,6)	6,25
Enantone-Gyn	Leuprorelin	0,30	(−2,5)	5,64
Synarela	Nafarelin	0,27	(−10,1)	3,80
Decapeptyl Gyn/-N/-IVF	Triptorelin	0,16	(−4,0)	8,37
Kryptocur	Gonadorelin	0,09	(−12,6)	5,62
		1,6	(+0,3)	5,66
Gonadorelinantagonisten				
Orgalutran	Ganirelix	0,13	(−0,7)	47,27
Cetrotide	Cetrorelix	0,05	(−11,4)	46,94
		0,18	(−3,9)	47,18
Choriongonadotropin				
Brevactid	Choriongonadotropin	1,3	(+14,2)	0,72
Ovitrelle	Choriongonadotropin alfa	0,07	(+40,7)	45,94
Predalon	Choriongonadotropin	0,03	(−52,3)	15,66
		1,4	(+11,9)	3,26
Follitropinpräparate				
Gonal	Follitropin alfa	0,57	(−17,3)	40,49
Menogon	Menotropin	0,36	(−27,0)	31,80
Puregon	Follitropin beta	0,32	(−16,5)	39,19
Ovaleap	Follitropin alfa	0,16	(+50,2)	34,20
Pergoveris	Lutropin alfa Follitropin alfa	0,11	(+51,0)	84,60
Bemfola	Follitropin alfa	0,05	(+42,6)	35,65
Luveris	Lutropin alfa	0,02	(−18,7)	29,69
		1,6	(−12,0)	40,28
Ovulationsauslöser				
Clomifen-ratiopharm	Clomifen	2,8	(>1000)	0,34
Clomifen GALEN	Clomifen	1,2	(−70,0)	0,32
		4,0	(−4,5)	0,33
Summe		8,7	(−2,9)	10,03

Behandlung ist 2015 weiter auf 20.880 (2014: 19 030) angestiegen und liegt nach dem dramatischen Rückgang im Jahre 2004 (10 437 Lebendgeburten) erneut deutlich über der Zahl des Jahres 2003 (18 726 Lebendgeburten) (Deutsche IVF-Register 2017). Die eindrucksvollen Erfolge der Reproduktionsmedizin sollten Anlass sein, die Beschränkungen der Kostenübernahme für Kinderwunschbehandlung des Jahres 2004 endlich wieder aufzuheben.

Führendes Präparat ist weiterhin das rekombinante Gonadotropin *Gonal* (Follitropin alfa), obwohl das Verordnungsvolumen seit der Einführung von zwei Biosimilars (*Ovaleap, Bemfola*) erneut rückläufig war (◘ Tabelle 30.1). Noch stärker abgenommen haben die Verordnungen von *Menogon* (Menotropin), ein humanes Menopausengonadotropin (hMG, Urogonadotropin), das aus dem Harn postmenopausaler Frauen gewonnen wird und zu gleichen Teilen Follitropin und Lutropin enthält. Dagegen hat das relativ teure Kombinationspräparat *Pergoveris* kräftig zugenommen, das einen doppelt so hohen Anteil rekombinantes Follitropin (150 I.E.) wie rekombinantes Lutropin (75 I.E.) enthält. Diese Kombination hatte in einer direkten Vergleichsstudie ähnliche IVF-Resultate wie Menotropin, aber ein höheres Risiko für ein ovarielles Überstimulationssyndrom (Pacchiarotti et al. 2010). Damit wurde ein weiteres Mal ein Cochrane-Review (42 klinische Studien, 9606 Paare) bestätigt, der nur geringe Unterschiede zwischen humanem Menotropin und humanem rekombinantem Follitropin bezüglich Lebendgeburten oder Hyperstimulationssyndrom gezeigt hatte (van Wely et al. 2012). Die Auswahl der Gonadotropine sollte nach Verfügbarkeit, Komfort und Kosten getroffen werden. Auch bei Frauen mit dem Syndrom der polycystischen Ovarien (PCO) und Versagen von Clomifen ergaben sich keine Unterschiede zwischen den beiden Gonadotropinpräparaten bezüglich Lebendgeburten oder Hyperstimulationssyndrom (Weiss et al. 2015).

30.1.3 Choriongonadotropin

Ein weiteres häufig verordnetes Gonadotropin ist das aus Schwangerenharn gewonnene humane Choriongonadotropin (*Brevactid, Predalon*), das wegen seiner LH-Aktivität eingesetzt wird. Trotz unterschiedlicher endogener Funktionen werden Lutropin und das luteotrop wirkende humane Choriongonadotropin in der praktischen Anwendung häufig als austauschbar angesehen. Humanes Choriongonadotropin hat jedoch eine höhere Rezeptoraffinität und eine längere Halbwertszeit als Lutropin (Übersicht bei Choi und Smitz 2014). In der Gynäkologie wird humanes Choriongonadotropin zur Ovulationsauslösung nach eingetretener Follikelreifung im Rahmen der assistierten Fertilisation und in der Kinderheilkunde bei Kryptorchismus und bei verzögerter Pubertätsentwicklung zur Steigerung der Gonadenfunktion eingesetzt. Die beiden Haupt-

vertreter haben ein unterschiedliches Indikationsspektrum. Bei *Brevactid* überwiegen die pädiatrischen Indikationen mit geringeren Dosierungen, die entsprechend der WHO-DDD dann auch erheblich geringere DDD-Kosten aufweisen (◘ Tabelle 30.1). *Predalon* wird hauptsächlich mit einer hohen Einmaldosis (5000–10000 I.E.) zur Ovulationsinduktion bei assistierter Fertilisation angewendet und hat daher auch höhere DDD-Kosten.

Das rekombinante humane Choriongonadotropin alfa (*Ovitrelle*) ist ausschließlich zur Stimulation des Follikelwachstums zugelassen. Es hat bis auf eine bessere lokale Verträglichkeit keine Vorteile gegenüber den aus Schwangerenharn gewonnenen Präparaten (International Recombinant Human Chorionic Gonadotropin Study Group 2001), ist aber dreifach teurer als *Predalon*, das für vergleichbare Indikationen zugelassen ist (◘ Tabelle 30.1).

30.1.4 Ovulationsauslöser

Clomifen ist ein oral wirksames Antiöstrogen aus der Gruppe der Stilbene, das durch Blockade inhibitorischer Östrogenrezeptoren in Hypothalamus und Hypophyse die Gonadorelin- und Gonadotropinsekretion steigert und dadurch eine Ovulation bei anovulatorischen Zyklen auslöst. Es gilt allgemein als Mittel der ersten Wahl für die pharmakologische Ovulationsinduktion bei Frauen mit polyzystischen Ovarien (PCO). Mit Clomifen beträgt die Lebendgeburtsrate 23%, allerdings verbunden mit einem erhöhten Risiko von Mehrlingsschwangerschaften (Übersicht bei Perales-Puchalt und Legro 2013). Die Verordnungen von Clomifen waren 2017 erneut geringer als im Vorjahr (◘ Tabelle 30.1).

30.2 Wachstumshormonpräparate

30.2.1 Wachstumshormon

Wachstumshormon ist ein weiteres Hormon des Hypophysenvorderlappens. Seine wichtigste Indikation ist die Behandlung des hypophysären Minderwuchses. Die im Jahre 1985 eingeführten gentechnischen Präparate haben eindrucksvolle Erfolge bei der Steigerung des Längenwachstums von Kindern mit hypophysärem Minderwuchs ermöglicht. Die Behandlung wird für Kinder mit nachgewiesenem Wachstumshormonmangel, Turner-Syndrom, Prader-Willi-Syndrom, chronischer Niereninsuffizienz und Kleinwuchs wegen SHOX-Mangel empfohlen (National Institute for Health and Care Excellence 2010). Nach Erreichen der Zielgröße kann die Somatropinbehandlung normalerweise beendet werden.

Seit 1996 ist Wachstumshormon auch zur Substitution des Wachstumshormonmangels bei Erwachsenen zugelassen. In kontrollierten Studien bei Erwachsenen mit Somatropinmangel gibt es Hinweise auf eine erhöhte Knochendichte, eine verbesserte Leistungsfähigkeit der Muskulatur und eine Senkung des Körperfettgehalts. In der weiterhin gültigen Leitlinie des britischen National Institute for Health and Care Excellence (2003) werden genaue Kriterien für eine Substitution angegeben. Ein Problem sind vor allem die hohen Behandlungskosten von Somatropin bei Erwachsenen (ca. 40.000 € pro Jahr). Als Antiagingtherapie bei gesunden Erwachsenen ist Wachstumshormon wegen zahlreicher Nebenwirkungen nicht geeignet (Liu et al. 2007).

Die Verordnungen der Somatropinpräparate haben 2017 abermals etwas abgenommen (◘ Tabelle 30.2). Mit der Einführung preisgünstiger Biosimilars von Somatotropin (*Omnitrope*) ergeben sich Einsparpotentiale von 45 Mio. €. Mit der Entwicklung langwirkender Somatropinanaloga wird es möglich sein, die bisher täglichen Injektionen auf einmal wöchentliche oder monatliche Gabe zu reduzieren (Moore et al. 2016).

30.2.2 Wachstumshormonantagonist

Der Wachstumshormonantagonist Pegvisomant (Somavert) wurde 2003 zur Behandlung der Akromegalie eingeführt und zeichnet sich durch eine überlegene therapeutische Wirksamkeit gegenüber anderen arzneitherapeutischen Verfahren (Dopaminagonisten, Somatostatinanaloga) aus. Im Hinblick auf den Einfluss von Pegvisomant auf die Hypophysentumorgröße ist die Anwendung nur bei Versagen von Operation, Bestrahlung oder Somatostatinanaloga (z. B. Octreotid) indiziert (Übersicht

bei Melmed 2006). In einer neueren Langzeitstudie trat bei 3,2% der mit Pegvisomant behandelten Patienten ein Anstieg der Hypophysentumorgröße auf (van der Lely et al. 2013).

30.3 Weitere Hypophysenhormone

30.3.1 Somatostatinanaloga

Somatostatin hemmt die Freisetzung anderer Peptidhormone aus dem Hypophysenvorderlappen und dem Gastrointestinaltrakt. Octreotid ist ein Somatostatinanalogon mit stärkerer und längerer Wirkung, das zur symptomatischen Therapie endokrin aktiver Tumoren des Gastrointestinaltrakts (metastasierende Karzinoide, VIPome, Glukagonome) sowie bei Akromegalie eingesetzt wird. Als zweiter Vertreter dieser Stoffgruppe wurde 2005 Lanreotid (Somatuline) primär zur Behandlung der Akromegalie eingeführt. Beide Präparate werden als Depotpräparate mit einem Injektionsintervall von 28 Tagen angewendet und sind etwa genauso wirksam (Übersicht bei Fleseriu 2011).

30.3.2 Vasopressinanaloga

Desmopressin ist ein Derivat des Hyopohysenhinterlappenhormons Vasopressin (Adiuretin) mit verstärkter antidiuretischer Wirkung ohne wesentliche blutdrucksteigernde Aktivität. Hauptindikation ist der zentrale Diabetes insipidus. Außerdem kann es bei Hämophilie A zur Steigerung der Faktor-VIII-Gerinnungsaktivität eingesetzt werden. Die Verordnungen der sechs Präparate waren 2017 leicht rückläufig (◘ Tabelle 30.2).

30.3.3 Prolaktinhemmer

Niedrigdosierte Dopaminrezeptoragonisten aus der Gruppe der Sekalealkaloide werden in der Gynäkologie bei hyperprolaktinämischen Zuständen eingesetzt. An erster Stelle der Anwendungsgebiete stehen immer noch primäres und sekundäres Abstillen, obwohl diese Präparate nur bei Versagen anderer Maßnahmen eingesetzt werden sollen.

◘ Tabelle 30.2 Verordnungen von Wachstumshormonen und weiteren Hypophysenhormonen 2017. Angegeben sind die 2017 verordneten Tagesdosen, die Änderungen gegenüber 2016 und die mittleren Kosten je DDD 2017.

Präparat	Bestandteile	DDD Mio.	Änderung %	DDD-Nettokosten €
Wachstumshormone				
Norditropin	Somatropin	1,2	(−7,6)	38,22
Genotropin	Somatropin	1,1	(−9,1)	36,66
Omnitrope	Somatropin	1,0	(+19,5)	26,88
Saizen	Somatropin	0,72	(+9,7)	37,99
Humatrope	Somatropin	0,58	(−2,2)	37,30
Nutropinaq	Somatropin	0,42	(−13,2)	36,52
Zomacton	Somatropin	0,25	(−11,2)	36,56
		5,3	(−1,7)	35,39
Wachstumshormonantagonist				
Somavert	Pegvisomant	0,24	(+2,6)	94,11
Somastatinanaloga				
Sandostatin	Octreotid	1,2	(−2,0)	64,77
Somatuline	Lanreotid	0,78	(+18,7)	66,59
		2,0	(+5,1)	65,48
Vasopressinanaloga				
Minirin	Desmopressin	1,7	(−1,9)	4,06
Nocutil	Desmopressin	1,3	(−30,4)	3,34
Desmopressin TEVA	Desmopressin	0,90	(+161,8)	3,87
Desmogalen	Desmopressin	0,65	(+4,3)	1,34
Desmospray/-tabs	Desmopressin	0,48	(−7,9)	3,04
Nocdurna	Desmopressin	0,05	(neu)	8,58
		5,0	(−0,3)	3,43
Synacthen				
Synacthen	Tetracosactid	0,008	(−4,0)	14,11
Summe		12,7	(−0,0)	28,53

Dementsprechend sind die Verordnungen von Bromocriptin für diese Indikation seit 1996 kontinuierlich von 10,5 Mio. DDD auf 0,6 Mio. DDD im Jahre 2011 zurückgegangen. Nach einem zwischenzeitlich Anstieg sind die Verordnungen seit einigen Jahren wieder rückläufig (◘ Tabelle 30.3).

Das Verordnungsvolumen des langwirkenden Dopaminrezeptoragonisten Cabergolin ist 2017 annähernd konstant geblieben (◘ Tabelle 30.3). Cabergolin wurde 1995 für primäres Abstillen und die Behandlung der Hyperprolaktinämie zugelassen, verschwand aber 2008 aus der Gruppe der meistverordneten Arzneimittel. Als Ursache für den Verordnungsrückgang wurden damals die aktualisierten Warnhinweise wegen fibrotischer Herzveränderungen bei längerdauernder Anwendung diskutiert. Cabergolin gehört weiterhin zu den Arzneimitteln, die fibrotische Herzklappenveränderungen verursachen können (Andrejak und Tribouilloy 2013).

◨ **Tabelle 30.3 Verordnungen von Prolaktinhemmern 2017.** Angegeben sind die 2017 verordneten Tagesdosen, die Änderungen gegenüber 2016 und die mittleren Kosten je DDD 2017.

Präparat	Bestandteile	DDD Mio.	Änderung %	DDD-Nettokosten €
Bromocriptin				
Bromocriptin-ratiopharm 2,5	Bromocriptin	0,53	(+28,6)	1,04
Bromocriptin AbZ	Bromocriptin	0,47	(−24,7)	0,98
Bromocriptin 2,5-CT	Bromocriptin	0,13	(−14,2)	1,04
Pravidel Tabl.	Bromocriptin	0,10	(−12,4)	1,33
		1,2	(−5,5)	1,04
Cabergolin				
Dostinex	Cabergolin	0,57	(+20,5)	3,62
Cabergolin-1 A Pharma 0,5 mg	Cabergolin	0,08	(−46,3)	3,54
Cabergolin-ratiopharm 0,5 mg	Cabergolin	0,07	(+317,7)	3,64
Cabergolin HEXAL 0,5 mg	Cabergolin	0,07	(−55,8)	3,47
		0,79	(−0,4)	3,60
Weitere Prolaktinhemmer				
Norprolac	Quinagolid	0,36	(−6,1)	1,59
Liserdol	Metergolin	0,09	(−11,5)	2,24
		0,44	(−7,2)	1,72
Summe		2,5	(4,3)	1,98

Literatur

Al-Inany HG, Youssef MA, Aboulghar M, Broekmans F, Sterrenburg M, Smit J, Abou-Setta AM (2011): Gonadotrophin-releasing hormone antagonists for assisted reproductive technology. Cochrane Database Syst Rev. 2011 May 11; (5): CD001750

Andrejak M, Tribouilloy C (2013): Drug-induced valvular heart disease: an update. Arch Cardiovasc Dis 106: 333–339

Choi J, Smitz J (2014): Luteinizing hormone and human chorionic gonadotropin: origins of difference. Mol Cell Endocrinol 383: 203–213

Deutsches IVF-Register (2017): Jahrbuch 2016. J Reproduktionsmed Endokrinol 14: 275–305

Fleseriu M (2011): Clinical efficacy and safety results for dose escalation of somatostatin receptor ligands in patients with acromegaly: a literature review. Pituitary 14: 184–193

International Recombinant Human Chorionic Gonadotropin Study Group (2001): Induction of ovulation in World Health Organization group II anovulatory women undergoing follicular stimulation with recombinant human follicle-stimulating hormone: a comparison of recombinant human chorionic gonadotropin (rhCG) and urinary hCG. Fertil Steril 75: 1111–1118

Liu H, Bravata DM, Olkin I, Nayak S, Roberts B, Garber AM, Hoffman AR (2007): Systematic review: the safety and efficacy of growth hormone in the healthy elderly. Ann Intern Med 146: 104–115

Melmed S (2006): Acromegaly. N Engl J Med 355: 2558–2573

Moore WV, Nguyen HJ, Kletter GB, Miller BS, Rogers D, Ng D, Moore JA, Humphriss E, Cleland JL, Bright GM (2016): A randomized safety and efficacy study of somavaratan (VRS-317), a long-acting rhGH, in pediatric growth hormone deficiency. J Clin Endocrinol Metab 101: 1091–1097

National Institute for Health and Care Excellence (2010): Human growth hormone (somatropin) for the treatment of growth failure in children. NICE technology appraisal guidance 188. Internet: http://www.nice.org.uk/guidance/ta188/resources/guidance-human-growth-hormone-somatropin-for-the-treatment-of-growth-failure-in-children-pdf

National Institute for Health and Care Excellence (NICE) (2003): Human growth hormone (somatropin) in adults with growth hormone deficiency. Technology Appraisal 64. Internet: www.nice.org.uk/page.aspx?o=TA064 guidance

Pacchiarotti A, Sbracia M, Frega A, Selman H, Rinaldi L, Pacchiarotti A (2010): Urinary hMG (Meropur) versus recombinant FSH plus recombinant LH (Pergoveris) in IVF: a multicenter, prospective, randomized controlled trial. Fertil Steril 94: 2467–2469

Perales-Puchalt A, Legro RS (2013): Ovulation induction in
    women with polycystic ovary syndrome. Steroids 78:
    767–772

van der Lely AJ, Biller BM, Brue T, Buchfelder M, Ghigo E,
    Gomez R, Hey-Hadavi J, Lundgren F, Rajicic N, Strasburger
    CJ, Webb SM, Koltowska-Häggström M (2013): Long-term
    safety of pegvisomant in patients with acromegaly:
    comprehensive review of 1288 subjects in ACROSTUDY.
    J Clin Endocrinol Metab 97: 1589–1597

van Wely M, Kwan I, Burt AL, Thomas J, Vail A, Van der Veen F,
    Al-Inany HG (2012): Recombinant versus urinary gonado-
    trophin for ovarian stimulation in assisted reproductive
    technology cycles. A Cochrane review. Hum Reprod
    Update 18: 111

Weiss NS, Nahuis M, Bayram N, Mol BW, Van der Veen F, van
    Wely M (2015): Gonadotrophins for ovulation induction
    in women with polycystic ovarian syndrome. Cochrane
    Database Syst Rev 2015 Sep 9; (9): CD010290

Immuntherapeutika

W. Jens Zeller

© Springer-Verlag GmbH Deutschland, ein Teil von Springer Nature 2018
U. Schwabe, D. Paffrath, W.-D. Ludwig, J. Klauber (Hrsg.), *Arzneiverordnungs-Report 2018*
https://doi.org/10.1007/978-3-662-57386-0_31

Auf einen Blick

Verordnungsprofil

Therapeutisch wichtigste Gruppe der Immuntherapeutika sind die Immunsuppressiva, die zur Prophylaxe der Abstoßungsreaktion nach Organtransplantation und bei verschiedenen Autoimmunkrankheiten eingesetzt werden. Immunglobuline sind zur Substitutionstherapie bei Immunmangelkrankheiten und zur Immunmodulation bei einigen seltenen Krankheiten zugelassen. Wichtige Vertreter der Immunmodulatoren sind hämatopoetische Wachstumsfaktoren für die Bildung und Aktivierung von Leukozyten (koloniestimulierende Faktoren). Bis auf die Immunsuppressiva haben alle übrigen Vertreter der Immuntherapeutika nur geringe Verordnungsvolumina.

Die größte Gruppe unter den Immuntherapeutika bilden die Immunsuppressiva gefolgt von Immunglobulinen und Immunmodulatoren aus der Gruppe der hämatopoetischen Wachstumsfaktoren. Als weitere wichtige Immunmodulatoren aus der Gruppe der Zytokine werden Betainterferone bei den Mitteln zur Behandlung der multiplen Sklerose (► Kapitel 35) dargestellt. Dagegen wurden die bisher zur Behandlung der Hepatitis B und C eingesetzten Alfainterferone fast vollständig durch die neuen antiviralen Substanzen verdrängt (► Kapitel 33, Magendarmmittel und Lebertherapeutika).

31.1 Immunglobuline

Humane Immunglobuline sind zur Substitutionstherapie bei Immunmangelkrankheiten (z. B. kongenitale Agammaglobulinämie, sekundäre Hypogammaglobulinämie) und zur Immunmodulation bei z. B. idiopathischer thrombozytopenischer Purpura, Guillain-Barré-Syndrom und Kawasaki-Syndrom zugelassen. Alle sind ausgesprochen seltene Krankheiten. Nach Schätzungen sind in Deutschland zwar mindestens 100 000 Menschen von einem angeborenen Immundefekt betroffen, aber nur ca. 2000 Betroffene diagnostiziert (Borte et al. 2012). Das DDD-Volumen der humanen Immunglobuline ist auf niedrigem Niveau weiter angestiegen (◘ Tabelle 31.1). Nicht erfasst werden weitere Verordnungen von Immunglobulinen, die über Direktlieferverträge der Krankenkassen mit Krankenhäusern und Spezialambulanzen abgewickelt werden.

Palivizumab (*Synagis*) ist zugelassen zur Prävention der durch Respiratory-Syncytial Virus (RSV) hervorgerufenen Erkrankung der unteren Atemwege.

Anti-D Immunglobulin (*Rhophylac*) wird eingesetzt zur Prophylaxe der Rh(D)-Immunisierung in Rh(D)-negativen Frauen während der Schwangerschaft oder bei Geburt eines Rh(D)-positiven Kindes sowie zur Behandlung von Rh(D)-negativen Personen nach inkompatiblen Transfusionen von Rh(D)-positivem Blut oder Erythrozyten-haltigen Produkten. Seine Verordnungen sind gering und rückläufig.

◻ Tabelle 31.1 Verordnungen von Immunglobulinen 2017. Angegeben sind die 2017 verordneten Tagesdosen, die Änderungen gegenüber 2016 und die mittleren Kosten je DDD 2017.

Präparat	Bestandteile	DDD Mio.	Änderung %	DDD-Nettokosten €
Humane Immunglobuline				
Privigen	Immunglobulin, human	0,66	(+9,5)	131,20
Gamunex	Immunglobulin, human	0,57	(+12,0)	132,62
Octagam	Immunglobulin, human	0,39	(+15,9)	137,29
Kiovig	Immunglobulin, human	0,32	(+11,1)	128,98
Intratect	Immunglobulin, human	0,21	(−2,7)	135,08
		2,2	(+10,2)	132,74
Weitere Immunglobuline				
Synagis	Palivizumab	1,1	(−8,2)	44,37
Rhophylac	Anti-D(rh)-Immunglobulin	0,06	(−9,4)	76,15
		1,2	(−8,3)	45,88
Summe		3,3	(+2,9)	102,16

31.2 Immunsuppressiva

Immunsuppressiva werden bei Organtransplantationen und Autoimmunkrankheiten eingesetzt. Wichtigste Vertreter sind die zytotoxischen Immunsuppressiva aus der Gruppe der Zytostatika (Azathioprin, Mycophenolatmofetil) und die selektiv wirkenden Substanzen aus den Gruppen der Calcineurininhibitoren (Ciclosporin, Tacrolimus) und der mTOR-Kinaseinhibitoren (Sirolimus, Everolimus) sowie der monoklonale Antikörper Eculizumab gegen das Komplementprotein C5. Ihre Wirkungen werden in erster Linie über eine verminderte Aktivierung oder Proliferation von Lymphozyten vermittelt (Übersicht bei Stucker und Ackermann 2011). Immunsuppressiva werden in insgesamt leicht steigendem Maße angewendet, wobei der größte Teil auf die beiden zytotoxischen Substanzen Azathioprin und Mycophenolatmofetil entfällt (◻ Tabelle 31.2).

31.2.1 Zytotoxische Immunsuppressiva

Der größte Teil des Verordnungsvolumens entfällt auf Azathioprin, ein zytotoxisches Immunsuppressivum aus der Gruppe der Purinanaloga, das als

Prodrug im Körper rasch zur aktiven Verbindung 6-Mercaptopurin metabolisiert wird und über Wechselwirkungen mit dem Nukleinsäurestoffwechsel die Zahl der Lymphozyten verringert. In Kombination mit anderen immunsuppressiven Substanzen ist es zur Immunsuppression bei Organtransplantationen zugelassen. Weiterhin wird es üblicherweise in Kombination mit Glucocorticoiden bei schweren Formen von Autoimmunkrankheiten eingesetzt, um Glucocorticoide einzusparen. Das Verordnungsvolumen von Azathioprin war 2017 leicht rückläufig (◻ Tabelle 31.2).

Mycophenolatmofetil ist ein Prodrug, welches im Organismus zur aktiven Mycophenolsäure umgewandelt wird. Es hemmt ein Schlüsselenzym der Purinsynthese, die Inosinmonophosphatdehydrogenase. Dieses Enzym wird vor allem in T- und B-Lymphozyten wirksam, während andere Zelltypen die in ihnen enthaltenen Purine wiederverwerten können. Über diesen Mechanismus kommt es zu einer selektiven Hemmung der DNS-Synthese von Lymphozyten. Auf diese Weise verlängert Mycophenolsäure die Transplantatakzeptanz und verhindert akute und chronische Abstoßungsreaktionen. Seine Verordnungen sind 2017 leicht angestiegen.

◘ Tabelle 31.2 Verordnungen von zytotoxischen Immunsuppressiva 2017. Angegeben sind die 2017 verordneten Tagesdosen, die Änderungen gegenüber 2016 und die mittleren Kosten je DDD 2017.

Präparat	Bestandteile	DDD Mio.	Änderung %	DDD-Nettokosten €
Azathioprin				
Azathioprin Heumann	Azathioprin	12,2	(+18,1)	1,10
Azathioprin HEXAL	Azathioprin	4,0	(−24,0)	0,98
Azathioprin-1 A Pharma	Azathioprin	1,6	(+17,9)	1,24
Azafalk	Azathioprin	1,4	(−30,9)	0,96
Azathioprin dura	Azathioprin	1,3	(+9,0)	1,21
Azathioprin AL	Azathioprin	1,1	(−7,0)	1,23
Azathioprin-ratiopharm	Azathioprin	0,66	(−30,7)	1,29
Imurek	Azathioprin	0,39	(−10,9)	1,25
Aza Q	Azathioprin	0,19	(−13,7)	0,96
Azathioprin beta	Azathioprin	0,10	(−44,7)	1,25
Azamedac	Azathioprin	0,10	(−26,4)	1,26
		23,1	(≈1,0)	1,10
Mycophenolsäure				
CellCept	Mycophenolsäure	4,4	(−2,8)	12,13
Myfortic	Mycophenolsäure	2,2	(+4,8)	13,75
Mycophenolatmofetil Heumann	Mycophenolsäure	0,97	(−0,5)	7,25
Mowel	Mycophenolsäure	0,57	(+98,8)	6,67
Mycophenolatmofetil AL	Mycophenolsäure	0,30	(−11,4)	7,44
Mycophenolat-1 A Pharma	Mycophenolsäure	0,21	(−35,6)	7,94
Myfenax	Mycophenolsäure	0,10	(+13,7)	11,78
		8,7	(+1,3)	11,37
Summe		31,8	(−0,4)	3,92

31.2.2 Calcineurininhibitoren

Calcineurininhibitoren haben die Organtransplantation revolutioniert und sind nach wie vor die Standardmittel für diese Indikation. Der erste Vertreter war Ciclosporin, das in T-Zellen mit hoher Affinität an ein intrazelluläres Protein aus der Familie der Immunophiline (Ciclophilin) bindet und über den gebildeten Ciclosporin-Ciclophilin-Komplex die Calcineurinaktivität, die Interleukin-2-Bildung und damit die Aktivierung von T-Zellen hemmt. Ciclosporin wird hauptsächlich zur Prophylaxe der Transplantatabstoßung bei Organtransplantationen eingesetzt. Daneben ist es auch zur Immunsuppression bei Autoimmunkrankheiten (z. B. rheumatoide Arthritis, schwere Psoriasis, schwere atopische Dermatitis) zugelassen.

Das später eingeführte Tacrolimus bindet an ein separates Ciclophilin (FK-Bindungsprotein), hemmt dann aber analog wie Ciclosporin Calcineurin und die T-Zellaktivität. Es wirkt bereits in 10–20fach geringerer Dosis als Ciclosporin und hat Vorteile bei der Verhinderung von akuten Abstoßungsreaktionen, erhöht aber das Risiko für einen transplantationsbedingten Diabetes sowie neurologische und gastroenterologische Nebenwirkungen (Webster et al. 2005). Tacrolimus ist zur Prophylaxe der Transplantatabstoßung bei verschiedenen Organtransplantationen und zur Behandlung der anderweitig therapieresistenten Transplantatabstoßung zugelassen. Daneben gibt es eine topische Darreichungsform von Tacrolimus (*Protopic*) zur Behandlung des mittelschweren bis schweren atopischen Ekzems (▶ Kapitel 25, Dermatika). Wie in den

◘ Tabelle 31.3 Verordnungen von selektiven Immunsuppressiva 2017. Angegeben sind die 2017 verordneten Tagesdosen, die Änderungen gegenüber 2016 und die mittleren Kosten je DDD 2017.

Präparat	Bestandteile	DDD Mio.	Änderung %	DDD-Nettokosten €
Ciclosporin				
Sandimmun	Ciclosporin	3,0	(−5,6)	10,15
Ciclosporin-1 A Pharma	Ciclosporin	0,39	(+0,7)	9,37
Cicloral/Ciclosporin HEXAL	Ciclosporin	0,33	(−8,3)	9,69
Ciclosporin pro	Ciclosporin	0,32	(−11,0)	9,10
		4,1	(−5,7)	9,95
Tacrolimus				
Prograf	Tacrolimus	4,9	(−0,8)	22,16
Advagraf	Tacrolimus	2,1	(+12,1)	21,62
Modigraf	Tacrolimus	0,05	(+28,5)	40,10
		7,0	(+2,9)	22,13
Weitere Immunsuppressiva				
Certican	Everolimus	2,3	(+5,9)	20,21
Rapamune	Sirolimus	0,45	(−2,6)	24,17
Esbriet	Pirfenidon	0,34	(+2,5)	103,61
Xeljanz	Tofacitinib	0,26	(neu)	48,75
Benlysta	Belimumab	0,25	(+20,1)	34,58
Soliris	Eculizumab	0,21	(+10,2)	1130,21
Nulojix	Belatacept	0,17	(+16,3)	28,47
		4,0	(+13,3)	90,68
Summe		15,0	(+2,9)	36,96

vergangenen Jahren waren die Verordnungen der Ciclosporinpräparate auch 2017 weiter rückläufig, während das Verordnungsvolumen von Tacrolimus im Vergleich zum Vorjahr anstieg (◘ Tabelle 31.3).

31.2.3 Weitere selektive Immunsuppressiva

Everolimus (*Certican*) ist ein mTOR (mammalian target of rapamycin)-Inhibitor, der die Proliferation von T-Lymphozyten hemmt und in Kombination mit anderen Immunsuppressiva (Ciclosporin, Corticosteroide) zur Vermeidung der Transplantatabstoßung (z. B. nach Nierentransplantation) eingesetzt wird (Waldner et al. 2016). Seine Verordnungen sind 2017 weiter angestiegen (◘ Tabelle 31.3). Bedeutung hat der mTOR-Signalweg auch in der Onkologie (vgl. ▶ Kapitel 37, Onkologika). Anti-

tumoreffekte von Everolimus (*Afinitor*) beim fortgeschrittenen Nierenzellkarzinom führten 2009 zur Zulassung für die Behandlung des fortgeschrittenen Nierenzellkarzinoms nach Versagen einer Behandlung mit Sunitinib oder Sorafenib (Übersicht bei Buti et al. 2016).

Eculizumab (*Soliris*) ist ein humanisierter monoklonaler Antikörper gegen das Komplementprotein C5, der 2007 zur Behandlung von Patienten mit paroxysmaler nächtlicher Hämoglobinurie und mit atypischem hämolytisch-urämischem Syndrom zugelassen wurde (vgl. ▶ Arzneiverordnungs-Report 2008, Kapitel 2, Neue Arzneimittel 2007). Durch die spezifische Bindung an das Komplementprotein C5 wird die Spaltung in C5a und C5b blockiert und damit die Komplement-vermittelte intravasale Hämolyse verhindert. Nach dem kräftigen Verordnungsanstieg im Vorjahr ist *Soliris* auch 2017 nochmals deutlich mehr verordnet worden (◘ Tabelle 31.3).

◻ **Tabelle 31.4 Verordnungen von koloniestimulierenden Faktoren 2017.** Angegeben sind die 2017 verordneten Tagesdosen, die Änderungen gegenüber 2016 und die mittleren Kosten je DDD 2017.

Präparat	Bestandteile	DDD Mio.	Änderung %	DDD-Nettokosten €
Neulasta	Pegfilgrastim	1,2	(−1,7)	80,83
Lonquex	Lipegfilgrastim	0,65	(+9,6)	76,80
Filgrastim HEXAL	Filgrastim	0,13	(−2,0)	133,42
Neupogen	Filgrastim	0,09	(−8,4)	193,66
Granocyte	Lenograstim	0,05	(+0,0)	195,50
Summe		2,2	(+1,1)	89,78

31.3   Koloniestimulierende Faktoren

Die koloniestimulierenden Faktoren (CSF) fördern als hämatopoetische Wachstumsfaktoren die Differenzierung von Stammzellen und Vorläuferzellen des hämatopoetischen Systems (Makrophagen/Monozyten-Vorläuferzellen: M-CSF; Neutrophile-Granulozyten-Vorläuferzellen: G-CSF; Granulozyten-Monozyten-Megakaryozyten-Vorläuferzellen: GM-CSF). Filgrastim (r-MetHuG-CSF), sein pegyliertes Analogon Pegfilgrastim sowie Lenograstim (rHuG-CSF) werden bei Tumorpatienten eingesetzt, die chemo- oder strahlentherapeutisch behandelt werden, um den Granulozytenabfall zumindest teilweise zu verhindern und damit auch die Behandlungsdauer zu verkürzen (Crawford et al. 2017). Lipegfilgrastim (*Lonquex*) ist ein weiteres langwirkendes pegyliertes Filgrastim, das 2013 zugelassen wurde und praktisch, aber nicht formal, ein Biosimilar von Pegfilgrastim (*Neulasta*) ist (vgl. ▶ Arzneiverordnungs-Report 2014, Kapitel 2, Neue Arzneimittel 2013). Damit entfallen jetzt über 80% des insgesamt leicht zunehmenden Verordnungsvolumens auf die beiden langwirkenden Filgrastim-präparate (◻ Tabelle 31.4).

Literatur

Borte M, Baumann U, Pittrow D, Hensel M, Fasshauer M, Huscher D, Reiser M, Stangel M, Gold R, Kirch W (2012): Anwendung von Immunglobulinen bei primären und sekundären Immundefekten und neurologischen Autoimmunerkrankungen. Dtsch Med Wochenschr 137: 675–680

Buti S, Leonetti A, Dallatomasina A, Bersanelli M (2016): Everolimus in the management of metastatic renal cell carcinoma: an evidence-based review of its place in therapy. Core Evid 11: 23–36

Crawford J, Becker PS, Armitage JO, Blayney DW, Chavez J, Curtin P, Dinner S, Fynan T, Gojo I, Griffiths EA, Hough S, Kloth DD, Kuter DJ, Lyman GH, Mably M, Mukherjee S, Patel S, Perez LE, Poust A, Rampal R, Roy V, Rugo HS, Saad AA, Schwartzberg LS, Shayani S, Talbott M, Vadhan-Raj S, Vasu S, Wadleigh M, Westervelt P, Burns JL, Pluchino L (2017): Myeloid Growth Factors, Version 2.2017, NCCN Clinical Practice Guidelines in Oncology. J Natl Compr Canc Netw 15: 1520–1541

Stucker F, Ackermann D (2011): Immunsuppressiva – Wirkungen, Nebenwirkungen und Interaktionen. Ther Umsch 68: 679–686

Waldner M, Fantus D, Solari M, Thomson AW (2016): New perspectives on mTOR inhibitors (rapamycin, rapalogs and TORKinibs) in transplantation. Br J Clin Pharmacol 82: 1158–1170

Webster A, Woodroffe RC, Taylor RS, Chapman JR, Craig JC (2005): Cochrane Database Syst Rev. 2005 Oct 19; (4): CD003961

Lipidsenkende Mittel

Gerald Klose und Ulrich Schwabe

© Springer-Verlag GmbH Deutschland, ein Teil von Springer Nature 2018
U. Schwabe, D. Paffrath, W.-D. Ludwig, J. Klauber (Hrsg.), *Arzneiverordnungs-Report 2018*
https://doi.org/10.1007/978-3-662-57386-0_32

Auf einen Blick

Verordnungsprofil
Die Verordnungen der Statine haben auch 2017 weiter zugenommen. Dominierendes Präparat ist weiterhin Simvastatin. Den stärksten Zuwachs erzielte erneut Atorvastatin durch preisgünstige Generika. Fibrate waren dagegen rückläufig. Ezetimibpräparate wurden deutlich mehr verordnet, insbesondere in Form fixer Atorvastatinkombinationen.

Bewertung
Nach weiteren Zunahmen haben Statine 2017 ein Verordnungsvolumen erreicht, das die tägliche Behandlung von 5,8 Millionen Patienten mit Standarddosierungen ermöglicht. Der Cholesterinresorptionshemmer Ezetimib verstärkt die Cholesterinsenkung durch Statine und reduziert kardiovaskuläre Ereignisse, was jedoch nicht mit einer Abnahme der kardiovaskulären Mortalität verbunden war. Die Verordnungen der beiden PCSK9-Inhibitoren sind um mehr als das Doppelte angestiegen, obwohl sie aufgrund einer Verordnungseinschränkung nur von ausgewählten Facharztgruppen für Patienten eingesetzt werden dürfen, bei denen davon ausgegangen wird, dass die Indikation zur Durchführung einer LDL-Apherese besteht.

Erhöhte Cholesterinwerte des Low-Density-Lipoprotein (LDL)-Cholesterins gehören zusammen mit arterieller Hypertonie, Diabetes mellitus und Zigarettenkonsum zu den wichtigsten Risikofaktoren kardiovaskulärer Krankheiten. Ein Konsensus-Statement der European Atherosclerosis Society begründet anhand der Evidenz aus genetischen, epidemiologischen und klinischen Studien die kausale Rolle LDL-Cholesterins für Atherosklerose-bedingte kardiovaskuläre Erkrankungen (Ference et al. 2017). Zur therapeutischen Evidenz gehören die Metaanalysen der Cholesterol Treatment Trialists Collaborators (CTT), die eine 21% relative Risikoreduktion kardiovaskulärer Ereignisse pro 1 mmol/l LDL-Cholesterinsenkung ergaben (Cholesterol Treatment Trialists Collaborators 2005). Die erste große Metaanalyse von 14 randomisierten Statinstudien mit 90 056 Teilnehmern zeigte, dass die Gesamtmortalität pro mmol/l LDL-Reduktion um 12% gesenkt wurde (Cholesterol Treatment Trialists Collaborators 2005). In der neuesten Metaanalyse (27 Studien, 174 149 Teilnehmer) wurden kardiovaskuläre Ereignisse bei Frauen und Männern in ähnlichem Ausmaß um 16% bzw. 22% gesenkt (Cholesterol Treatment Trialists Collaborators 2015). In beiden Gruppen ging auch die Gesamtmortalität um 9% bzw. 10% zurück. Daher ist die cholesterinsenkende Therapie zentraler Bestandteil Evidenz-basierter Leitlinien zur Prävention der koronaren Herzkrankheit (Stone et al. 2013, Catapano et al. 2016). Das Ausmaß des therapeutischen Nutzens korreliert mit der LDL-Cholesterinsenkung und dem globalen Risiko für kardiovaskuläre und zerebrovaskuläre Ereignisse (Klose 2011, Ference et al. 2017).

Trotz überzeugender epidemiologischer Daten und Evidenz aus klinischen Studien bestehen Kontroversen zwischen Leitlinien und klinischer Praxis über die Nutzen-Risiko-Relation von cholesterinsenkenden Arzneimitteln, den Nutzen von Behandlungszielen und die Sicherheit einer aggressiven Cholesterinsenkung (Ridker 2014). Die Cholesterinsenkung wurde bisher üblicherweise mit einer zielwertorientierten Therapie durchgeführt. Daneben wurde die Strategie einer festgelegten Statindosis für Patienten mit hohem Risiko für kardiovaskuläre Krankheiten ohne weitere Cholesterinbestimmungen oder Dosisanpassungen vorgeschlagen (Shepherd 2002). In 11 der 14 großen Statinstudien, die von Cholesterol Treatment Trialists' (CTT) Collaborators (2005) analysiert wurden, sind feste Statindosen ohne Dosisanpassung benutzt worden. Die Metaanalyse zur Wirksamkeit einer intensiveren Statinbehandlung belegte deren Zusatznutzen (Cholesterol Treatment Trialists Collaborators 2010).

Die Intensität der Statinbehandlung als Therapieziel bei vier neu definierten Personengruppen anstelle von LDL-Cholesterinzielwerten ist auch die wesentliche Neuerung der 2013 ACC/AHA Leitlinie (Stone et al. 2014): Personen mit atherosklerotisch bedingten Herzkreislaufkrankheiten, Personen mit primären LDL-Cholesterinerhöhungen über 190 mg/dl, Diabetiker im Alter von 40–75 Jahren mit LDL-Cholesterinwerten von 70–189 mg/dl ohne atherosklerotisch bedingte Herzkreislaufkrankheiten, Personen im Alter von 40–75 Jahren ohne Diabetes oder atherosklerotisch bedingte Herzkreislaufkrankheiten und LDL-Cholesterinwerten von 70–189 mg/dl, wenn das 10-Jahresrisiko für atherosklerotisch bedingte Herzkreislaufkrankheiten über 7,5% liegt. Die neue AHA/ACC-Leitlinie führt zu einer deutlichen Ausweitung der Behandlungsindikation, insbesondere die Primärprävention bei vergleichsweise niedrigem kardiovaskulärem 10-Jahresrisiko ab 7,5%. Weitere Kritikpunkte an der AHA/ACC-Leitlinie sind die Übertragbarkeit der dort empfohlenen Methode zur Risikoevaluation, Zweifel an einer Überlegenheit des vorgeschlagenen Eskalationsschemas der Statinbehandlung und der Verzicht auf Behandlungsempfehlungen bei weiteren Lipidstoffwechselrisiken (Klose et al. 2014).

Seit längerer Zeit werden zusätzliche entzündungshemmende Wirkungen der Statine diskutiert, welche die entzündliche Komponente der Atherosklerose über sogenannte pleiotrope lipidunabhängige Effekte modulieren (Schönbeck und Libby 2004, Libby 2013). Neben der vorherrschenden Wirkung auf das LDL-Cholesterin senken Statine auch das C-reaktive Protein (CRP), das bei akuten und chronischen Entzündungsvorgängen zytokinabhängig in der Leber gebildet wird. Nach Statintherapie hatten Koronarpatienten mit niedrigem CRP-Plasmaspiegel eine geringere Progression der Atherosklerose und weniger Herzinfarktrezidive als Patienten mit hohen CRP-Werten (Nissen et al. 2005, Ridker et al. 2005). Eine Studie an 20536 Patienten mit hohem kardiovaskulärem Risiko ergab jedoch keine Hinweise, dass die Beeinflussung des CRP-Plasmaspiegels den kardiovaskulären Nutzen der Statintherapie modifiziert (Heart Protection Study Collaborative Group 2011). Dagegen wird die Hypothese der Inflammationshemmung durch eine kleine Studie mit Colchicin (0,5 mg/Tag) gestützt, das zusätzlich zu Statinen einen erstaunlichen Effekt auf kardiovaskuläre Ereignisse (5,3% versus 16,0%) bei der Sekundärprävention der koronaren Herzkrankheit hatte (Nidorf et al. 2013). Eine randomisierte klinische Studie mit dem antiinflammatorisch wirksamen Phospholipase A2-Hemmstoff Darapladip erreichte bei 15 828 Patienten über 3,7 Jahre dagegen wiederum keine positiven klinischen Endpunkte (The Stability Investigators 2014). Neue therapeutische Evidenz für die Wirksamkeit antiinflammatorischer Maßnahmen liegt mit den Ergebnissen der CANTOS-Studie vor. Mit dem gegen Interleukin-1β gerichteten monoklonalen Antikörper Canakinumab war gegenüber Placebo eine etwa 15%ige relative Risikosenkung des primären kardiovaskulären Endpunktes zu erreichen (Ridker et al. 2017).

Grundlagen der lipidsenkenden Therapie sind weiterhin Ernährungsumstellung durch Fettrestriktion und Fettmodifikation sowie vermehrte körperliche Aktivität. Allerdings wurde auf eine unzureichende Evidenz für die Rolle der gesättigten Fettsäuren hingewiesen (de Souza et al. 2015). Bei geringem Risiko reichen die derzeitigen Empfehlungen für das Behandlungsziel von 160 mg/dl LDL-Cholesterin aber oft aus. Darüber hinaus sollten die Patienten motiviert werden, alle anderen Risikofaktoren für die Entstehung einer Arteriosklerose (Rauchen, Hypertonie, Übergewicht) abzubauen. Der Erfolg nichtmedikamentöser Maßnahmen als Basistherapie wurde in der bislang nicht durch andere Studien bestätigten Lyon Diet Heart Study an 605 Patienten nach Herzinfarkt gesehen, in der eine mediterrane Kost die kardiale Mortalität und Herzinfarktrate um relativ 68% im Vergleich zu Normalkost senkte (De Lorgeril et al. 1999). Praktisch wichtig ist es daher, den Anteil von rotem Fleisch und Milchprodukten in der Nahrung zu vermindern und mehr Nüsse, Fisch, Sojaprodukte und nicht hydrierte Pflanzenöle zu verwenden. Beachtung finden auch die Ergebnisse der umfangreicheren PREDIMED-Studie mit einer 30%igen relativen Risikosenkung durch eine Mittelmeerdiät mit viel Nüssen und Olivenöl (Estruch et al. 2013).

Die partiell erreichbare Senkung des kardiovaskulären Risikos durch nichtmedikamentöse Maßnahmen und Statine führt zu Konzepten noch stärkerer LDL-Cholesterinsenkung und HDL-Cholesterinsteigerung. Klinische Endpunktstudien mit Fibraten und Nikotinsäure haben diese Erwartungen nicht erfüllt (The ACCORD Study Group 2010, The AIM-HIGH Investigators 2011, Schwartz et al. 2012, HPS2-THRIVE Collorabative Group 2013). In den ersten Studien mit den HDL-Cholesterin stark erhöhenden CETP-Hemmern Torcetrapib, Dalcetrapib und Evacetrapib ergab sich keine positive Endpunkt-Evidenz. Mit Anacetrapib wurde jetzt in der REVEAL-Studie Signifikanz für den primären Endpunkt erreicht (HPS3/TIMI55-REVEAL Collaborative Group 2017). Eine weitere Entwicklung hat der Hersteller vermutlich wegen des geringen Ausmaßes der Wirksamkeit abgesagt. Bei Patienten mit Statinunverträglichkeit, unzureichender LDL-C-senkender Wirkung oder Kontraindikationen sollten vorzugsweise Nichtstatine eingesetzt werden, die eine Senkung kardiovaskulärer Ereignisse in klinischen Studien gezeigt haben (Robinson und Stone 2015).

Aussichtreich sind die neuen Wirkstoffe aus der Gruppe der Hemmstoffe der Proproteinkonvertase Subtilisin Kexin Typ 9 (PCSK9). Evolocumab (*Repatha*) war der erste PCSK9-Inhibitor, mit dem bei Patienten mit primärer Hypercholesterinämie zusätzlich zu einer intensiven Statintherapie das LDL-Cholesterin um 60% auf bisher unerreichte Werte von 33–38 mg/dl gesenkt wurde (Raal et al. 2015a, RUTHERFORD-2). Weniger effektiv war Evolocumab entsprechend des Fehlens der eine Wirkung voraussetzenden LDL-Rezeptoren bei Patienten mit homozygoter familiärer Hypercholesterinämie (Raal et al. 2015b, TESLA). Auch mit Alirocumab (*Praluent*) gelang bei Patienten mit hohem kardiovaskulärem Risiko eine Senkung des LDL-Cholesterins zusätzlich zu einer intensiven Statintherapie um 60% (Robinson et al. 2015). Für beide PCSK9-Inhibitoren wurde jedoch bis zur Zulassung keine Wirkung auf die kardiovaskuläre Morbidität und Mortalität in klinischen Endpunktstudien nachgewiesen. Aus diesem Grunde ergab die Nutzenbewertung durch den G-BA für alle Subgruppen keinen Beleg für einen Zusatznutzen von Evolocumab und Alirocumab im Vergleich zu der festgelegten zweckmäßigen Vergleichstherapie (maximal tolerierte Statintherapie, Nichtstatine, LDL-Apherese) (Bundesministerium für Gesundheit 2016a, 2016b). Eine entscheidende Wende für die praktische Anwendung der PCSK9-Inhibitoren brachten erste Ergebnisse über die Wirkung von Alirocumab auf die Frequenz der Lipoproteinapherese bei heterozygoter familiärer Hypercholesterinämie. In einer kleinen placebokontrollierten Studie an 62 Patienten mit heterozygoter familiärer Hypercholesterinämie, die trotz lipidsenkender Therapie wegen eines hohen LDL-Cholesterin (Ausgangswert 174–195 mg/dl) eine Lipoproteinapherese benötigten, senkte Alirocumab über einen Zeitraum von 18 Wochen das LDL-Cholesterin um 53,7%, so dass dadurch die Frequenz der Lipoproteinapherese um 75% im Vergleich zu Placebo vermindert werden konnte (Moriarty et al. 2016, ODYSSEY ESCAPE). Daraufhin wurde vom G-BA in Absprache mit den pharmazeutischen Unternehmern für Evolocumab und Alirocumab eine Verordnungseinschränkung beschlossen. Beide Wirkstoffe sind nicht verordnungsfähig sind, solange das angestrebte Behandlungsziel bei der Behandlung der familiären Hypercholesterinämie oder gemischten Dyslipidämie mit anderen Lipidsenkern zu erreichen ist. Ausgenommen von dieser Verordnungseinschränkung wurden Patienten mit familiärer Hypercholesterinämie, bei denen nach Ausschöpfung aller diätetischen und medikamentösen Optionen zur Lipidsenkung die Indikation zur Durchführung einer LDL-Apherese besteht (Bundesministerium 2016c, 2016d).

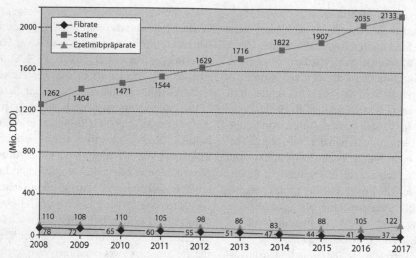

Abbildung 32.1 Verordnungen von lipidsenkenden Mitteln 2008 bis 2017. Gesamtverordnungen nach definierten Tagesdosen.

Inzwischen sind mit beiden PCSK9-Inhibitoren große klinische Endpunktstudien durchgeführt worden. Evolocumab senkte bei 27 564 Patienten mit arteriosklerotischen Krankheiten und Statinbehandlung das Risiko für kardiovaskuläre Ereignisse (kombinierter Endpunkt aus kardiovaskulärem Tod, Myokardinfarkt, Schlaganfall, instabiler Angina pectoris mit Hospitalisierung, koronarer Revaskularisation) nach 2,2 Jahren von 11,3% auf 9,8% (Sabatine et al. 2017, FOURIER). Die kardiovaskuläre Mortalität wurde jedoch nicht beeinflusst. Unklar ist die Bedeutung, dass die relative Risikoreduktion für die Subgruppe der europäischen Patienten deutlich geringer als in der untersuchten Gesamtpopulation ausfiel (9% versus 15%). Weiterhin erhielten 30% der Patienten keine hochintensive Statintherapie und nur 5% der Patienten Ezetimib. Die vom pharmazeutischen Unternehmer aufgrund der neuen wissenschaftlichen Erkenntnisse beantragte erneute Nutzenbewertung hat bisher keinen Zusatznutzen von Evolocumab für ein Teilanwendungsgebiet (primäre Hypercholesterinämie oder gemischte Dyslipidämie) gegenüber der zweckmäßigen Vergleichstherapie in allen drei Subgruppen ergeben (Institut für Qualität und Wirtschaftlichkeit im Gesundheitswesen 2018).

In einer weiteren großen Endpunktstudie mit Alirocumab wurden die Ergebnisse der Evolocumab-Studie grundsätzlich bestätigt. Nach 2,8 Jahren senkte Alirocumab (75 mg s.c. alle 2 Wochen) bei 18 927 Patienten mit akutem Koronarsyndrom und nicht ausreichend kontrollierten Cholesterinwerten trotz maximal tolerierter Statintherapie (LDL-Cholesterin ≥70 mg/dl, Apolipoprotein B ≥80 mg/dl) den kombinierten primären Endpunkt (kardiovaskulärer Tod, nichttödlicher Myokardinfarkt, instabiler Angina pectoris mit Hospitalisierung, ischämischer Schlaganfall) im Vergleich zu Placebo (9,5% versus 11,1%) (Steg et al. 2018, ODYSSEY OUTCOMES). Welche Relevanz die nicht signifikant verminderte Gesamtmortalität (3,5% versus 4,1%) ohne Beeinflussung der kardiovaskulären Mortalität (2,5% versus 2,9%) hat, wird von der Qualität der publizierten Studie abhängen, da die Daten bisher nur in einem Kongressbeitrag vorgestellt wurden. Die Anwendung von Ezetimib lag im Alirocumab-Arm der ODYSSEY-OUTCOMES Studie auch nur bei 2,8 %.

32.1   Verordnungsspektrum

Das Verordnungsvolumen der lipidsenkenden Mittel nach definierten Tagesdosen (DDD) hat 2017 erneut um 5,2% zugenommen (vgl. ▶ Tabelle 1.2). Hauptgrund ist ein weiterer Anstieg der Statine um 4,8% (■ Abbildung 32.1). Dagegen setzte sich die seit 1992 beobachtete Abwärtsentwicklung der Fibrate, hier dargestellt ab 2008, auch 2017 weiter fort. Die Nettokosten der Lipidsenker sind 2017 gegenüber dem Vorjahr überproportional auf 673 Mio. € (+10,9%) angestiegen (vgl. ▶ Tabelle 1.2), da deutlich mehr Ezetimibpräparate und PCSK9-Inhibitoren verordnet wurden.

32.1.1 Statine

Der Anteil der Statine an den Verordnungen der lipidsenkenden Pharmaka ist weiter angestiegen. Der Hauptteil des Zuwachses der Statine entfällt 2017 wiederum auf Atorvastatin (+28%), während Simvastatin als einziges Statin rückläufig war (◘ Tabelle 32.1). Insgesamt wurden 2133 Mio. definierte Tagesdosen (DDD) von Statinen im Jahre 2017 verschrieben (◘ Abbildung 32.1), die eine tägliche Behandlung von 5,8 Mio. Patienten mit Standarddosen ermöglichen. Verschiedene Statine haben unterschiedliche Wirkungsstärken, wobei die höheren Dosierungen der neueren Wirkstoffe (z. B. Atorvastatin 40 mg und Rosuvastatin 40 mg) in der Lage sind, größere LDL-Cholesterinsenkungen pro mg Arzneimittel zu bewirken als Simvastatin (80 mg) (Übersicht bei Collins et al. 2016).

32.1.2 Cholesterinresorptionshemmer

Der Cholesterinresorptionshemmer Ezetimib (*Ezetrol*) bewirkt zusammen mit Statinen eine zusätzliche Senkung des LDL-Cholesterins. Da lange Zeit klinische Endpunktstudien fehlten, waren die Verordnungen der Ezetimibpräparate bis 2014 rückläufig (◘ Abbildung 32.1). Die IMPROVE-IT-Studie an 18.144 Hochrisikopatienten mit akutem Koronarsyndrom hat gezeigt, dass eine Ezetimib-Simvastatin-Kombination im Vergleich zu Simvastatin die Häufigkeit kardiovaskulärer Ereignisse um 6,4% senkt, was allerdings nicht mit einer Abnahme der kardiovaskulären Mortalität verbunden war (Cannon et al. 2015). Nach jahrelangen kontroversen Diskussionen gehört Ezetimib damit zu den Nichtstatinen, mit denen eine Senkung des kardiovaskulären Risikos nachgewiesen wurde (Robinson und Stone 2015). Diese Ergebnisse haben bisher noch keinen ausreichenden Eingang in die derzeit

gültige Arzneimittelrichtlinie des Gemeinsamen Bundesausschusses (Therapiehinweise gemäß § 92 Abs. 2 Satz 7 SGB V in Verbindung mit § 17 AM-RL zur wirtschaftlichen Verordnungsweise von Arzneimitteln) für Ezetimib gefunden. Trotzdem sind die Verordnungen der Ezetimibpräparate 2017 weiter angestiegen, insbesondere in Form fixer Atorvastatinkombinationen (◘ Tabelle 32.2). Die fixen Ezetimibkombinationen sind allerdings mehr als doppelt so teuer wie freie hochdosierte Generikakombinationen von Simvastatin (z.B. *Simvastatin Bluefish* 80 mg, 0,28 €/DDD) oder Atorvastatin (*Atorvastatin STADA* 80 mg, 0,31 €/DDD) mit Ezetimib (*Ezetimib Heumann* 10 mg, 0,64 €/DDD).

32.1.3 Clofibrinsäurederivate und Analoga

Fibrate senken bevorzugt erhöhte Triglyzeridspiegel, während die cholesterinsenkende Wirkung weniger stark ausgeprägt ist. Nach der Einführung der Statine haben die Verordnungen der Fibrate seit 1992 kontinuierlich abgenommen, hier dargestellt ab 2008 (◘ Abbildung 32.1). Fibrate haben in großen klinischen Studien keinen Zusatznutzen bei kardiovaskulären Endpunkten gezeigt (The Bezafibrate Infarction Prevention BIP Study Group 2000, The FIELD Study Investigators 2005). In einer Metaanalyse von 18 Studien mit 45.058 Teilnehmern hatte eine Fibrattherapie keinen Effekt auf die kardiovaskuläre Mortalität oder die Gesamtmortalität, nur bei größeren kardiovaskulären Ereignissen und Koronarereignissen ergab sich eine mäßige aber signifikante relative Risikoreduktion von 10% bzw. 13% (Jun et al. 2010).

32.1.4 Anionenaustauscher

Der Anionenaustauscher Colestyramin gehörte ursprünglich zu den gut wirksamen Mitteln bei der familiären Hypercholesterinämie. Mit diesem Stoff wurde erstmals eine Senkung der Erkrankungshäufigkeit an koronarer Herzkrankheit bei Männern mit Hypercholesterinämie nachgewiesen (Lipid Research Clinics Program 1984). Seit 1992 ist das Verordnungsvolumen von Colestyramin (damals 4,9

◘ Tabelle 32.1 **Verordnungen von Statinen 2017.** Angegeben sind die 2017 verordneten Tagesdosen, die Änderungen gegenüber 2016 und die mittleren Kosten je DDD 2017.

Präparat	Bestandteile	DDD Mio.	Änderung %	DDD-Nettokosten €
Simvastatin				
Simvastatin-ratiopharm	Simvastatin	319,2	(−18,8)	0,20
Simva BASICS	Simvastatin	316,5	(+19,5)	0,17
Simva Aristo	Simvastatin	275,6	(+30,4)	0,19
Simvastatin-1 A Pharma	Simvastatin	195,8	(+4,1)	0,19
SimvaHEXAL	Simvastatin	59,5	(−47,5)	0,19
Simvastatin/Simva dura	Simvastatin	30,7	(−56,1)	0,17
Simvastatin AbZ	Simvastatin	22,6	(+98,9)	0,20
Simvabeta	Simvastatin	9,3	(−63,1)	0,21
Simvastatin STADA	Simvastatin	5,7	(−23,8)	0,18
Simvastatin AL	Simvastatin	4,0	(−18,6)	0,19
Simva-Hennig	Simvastatin	2,3	(−17,3)	0,20
Simvastatin-CT	Simvastatin	2,2	(−25,3)	0,19
Simvastatin Q-Pharm	Simvastatin	1,7	(−22,0)	0,20
Simvastatin axcount	Simvastatin	1,4	(−24,4)	0,19
		1246,5	(−4,1)	0,19
Pravastatin				
Pravastatin-ratiopharm	Pravastatin	43,4	(+43,7)	0,21
Pravastatin-1 A Pharma	Pravastatin	10,4	(−23,0)	0,21
Pravastatin HEXAL	Pravastatin	6,2	(−44,4)	0,20
PravaLich	Pravastatin	3,8	(−26,0)	0,21
Pravastatin Heumann	Pravastatin	3,6	(+24,9)	0,21
Pravastatin AbZ	Pravastatin	2,4	(−2,9)	0,20
		69,9	(+6,8)	0,21
Fluvastatin				
Fluvastatin-ratiopharm	Fluvastatin	8,4	(+51,4)	0,24
Fluvastatin AbZ	Fluvastatin	7,6	(−16,8)	0,26
Fluvastatin HEXAL	Fluvastatin	6,9	(+18,5)	0,22
Fluvastatin PUREN	Fluvastatin	6,9	(>1000)	0,19
Locol	Fluvastatin	2,3	(−19,4)	0,18
Fluvastatin-1 A Pharma	Fluvastatin	1,7	(−62,2)	0,19
		33,9	(+20,9)	0,22
Atorvastatin				
Atorvastatin-ratiopharm	Atorvastatin	429,4	(+157,6)	0,14
Atorvastatin AbZ	Atorvastatin	159,8	(−50,7)	0,12
Atorvastatin BASICS	Atorvastatin	103,3	(+88,3)	0,13
Atorvastatin-1 A Pharma	Atorvastatin	43,9	(+110,7)	0,13
Atorvastatin AL	Atorvastatin	7,4	(>1000)	0,13
Atorvastatin HEXAL	Atorvastatin	6,6	(−13,8)	0,14
Atorvastatin Aristo	Atorvastatin	6,4	(−62,7)	0,13

☐ Tabelle 32.1 Verordnungen von Statinen 2017 (Fortsetzung).

Präparat	Bestandteile	DDD Mio.	Änderung %	DDD-Nettokosten €
Atorvastatin STADA	Atorvastatin	4,3	(+2,1)	0,11
Atorvastatin Hennig	Atorvastatin	2,7	(−7,1)	0,14
Atorvastatin Aurobindo	Atorvastatin	2,6	(>1000)	0,10
		766,4	(+28,0)	0,13
Weitere Statine				
Lovabeta	Lovastatin	1,8	(+3,3)	0,33
Crestor	Rosuvastatin	1,7	(+8,0)	0,19
Lovastatin AL	Lovastatin	1,5	(+93,2)	0,31
		4,9	(+22,4)	0,27
Summe		2121,7	(+6,3)	0,17

☐ Tabelle 32.2 Verordnungen von Fibraten und anderen lipidsenkenden Mitteln 2017. Angegeben sind die 2017 verordneten Tagesdosen, die Änderungen gegenüber 2016 und die mittleren Kosten je DDD 2017.

Präparat	Bestandteile	DDD Mio.	Änderung %	DDD-Nettokosten €
Bezafibrat				
Cedur	Bezafibrat	4,7	(+227,1)	0,42
Bezafibrat AL	Bezafibrat	4,2	(−51,3)	0,41
Bezafibrat HEXAL	Bezafibrat	1,8	(>1000)	0,38
Bezafibrat-1 A Pharma	Bezafibrat	0,97	(+21,3)	0,30
		11,7	(+6,8)	0,41
Fenofibrat				
Cil	Fenofibrat	10,1	(+3,5)	0,38
Fenofibrat Heumann	Fenofibrat	8,5	(−15,1)	0,28
Fenofibrat AL	Fenofibrat	3,1	(−1,0)	0,28
Lipidil	Fenofibrat	1,5	(−20,1)	0,53
		23,2	(−6,4)	0,34
Cholesterinresorptionshemmer				
Inegy	Simvastatin Ezetimib	48,9	(−6,0)	2,00
Ezetrol	Ezetimib	40,3	(+20,0)	1,72
Atozet	Atorvastatin Ezetimib	18,8	(+63,3)	2,23
Tioblis	Atorvastatin Ezetimib	11,5	(+83,8)	2,24
Goltor	Simvastatin Ezetimib	2,4	(+45,7)	2,11
		121,9	(+16,1)	1,97

◘ Tabelle 32.2 Verordnungen von Fibraten und anderen lipidsenkenden Mitteln 2017 (Fortsetzung).

Präparat	Bestandteile	DDD Mio.	Änderung %	DDD-Nettokosten €
Colestyramin				
Colestyramin-ratiopharm	Colestyramin	1,4	(+39,2)	1,77
Lipocol	Colestyramin	0,26	(+2,1)	3,60
		1,7	(+31,7)	2,05
Omega-3-Fettsäuren				
Omacor	Omega-3-ethylsäureester	2,3	(+6,1)	1,60
Omega 3 Heumann	Omega-3-ethylsäureester	1,7	(+51,8)	1,46
		4,1	(+21,8)	1,54
PCSK9-Inhibitoren				
Praluent	Alirocumab	1,3	(+96,9)	15,54
Repatha	Evolocumab	0,94	(+166,1)	23,38
		2,2	(+120,9)	18,82
Summe		164,8	(+12,6)	1,85

Mio. DDD) ständig zurückgegangen. Gründe waren die subjektiv unangenehmen Nebenwirkungen des Anionenaustauschers und die geringere Wirksamkeit im Vergleich zu den Statinen. Seit 2009 wurde wieder vermehrt Colestyramin verordnet, das jetzt mit zwei Präparaten vertreten ist (◘ Tabelle 32.2).

32.1.5 PCSK9-Inhibitoren

Die Verordnungen der beiden PCSK9-Inhibitoren Evolocumab (*Repatha*) und Alirocumab (*Praluent*) sind 2017 trotz der bestehenden Verordnungseinschränkungen um mehr als das Doppelte angestiegen (◘ Tabelle 32.2). Die Verordnung von 2,2 Mio. DDD bedeutet, dass 6027 Patienten im Jahre 2017 kontinuierlich behandelt wurden. Diese Patientenzahl liegt jetzt fast doppelt so hoch wie die im Rahmen der Nutzenbewertung geschätzte Anzahl der Patienten mit Hypercholesterinämie, bei denen eine Statintherapie nicht infrage kommt (1750 Patienten) oder medikamentöse und diätetische Optionen zur Lipidsenkung ausgeschöpft worden sind (1500 Patienten) sowie bei Patienten mit homozygoter familiärer Hypercholesterinämie (60–70 Patienten) (Bundesministerium für Gesundheit 2016a). Die aktuellen Jahrestherapiekosten der beiden PCSK9-

Inhibitoren (6869 €) sind erheblich geringer als die Kosten der Lipoproteinapherese (23.005 € bis 62.949 € pro Jahr), die bei der Nutzenbewertung zugrunde gelegt wurden (Bundesministerium für Gesundheit 2016a).

Literatur

Bundesministerium für Gesundheit (2016a): Bekanntmachung eines Beschlusses des Gemeinsamen Bundesausschusses über eine Änderung der Arzneimittel-Richtlinie (AM-RL): Anlage XII – Beschlüsse über die Nutzenbewertung von Arzneimitteln mit neuen Wirkstoffen nach § 35a des Fünften Buches Sozialgesetzbuch (SGB V) Evolocumab vom 9. März 2016, veröffentlicht am Montag, 4. April 2016 BAnz AT 04.04.2016 B6

Bundesministerium für Gesundheit (2016b): Bekanntmachung eines Beschlusses des Gemeinsamen Bundesausschusses über eine Änderung der Arzneimittel-Richtlinie (AM-RL): Anlage XII – Beschlüsse über die Nutzenbewertung von Arzneimitteln mit neuen Wirkstoffen nach § 35a des Fünften Buches Sozialgesetzbuch (SGB V) Alirocumab vom 4. Mai 2016, veröffentlicht am Donnerstag, 16. Juni 2016 BAnz AT 16.06.2016 B3

Bundesministerium für Gesundheit (2016c): Bekanntmachung des Gemeinsamen Bundesausschusses gemäß § 91 des Fünften Buches Sozialgesetzbuch (SGB V) vom 26. April 2016, Stellungnahmeverfahren zur Änderung der Arzneimittel-Richtlinie Anlage III – Übersicht über Verordnungseinschränkungen und –ausschlüsse Alirocumab, veröffentlicht am Freitag, 6. Mai 2016 BAnz AT 06.05.2016 B2

Bundesministerium für Gesundheit (2016d): Beschluss des Gemeinsamen Bundesausschusses über eine Änderung der Arzneimittel-Richtlinie (AM-RL): Anlage III – Übersicht über Verordnungseinschränkungen und -ausschlüsse Evolocumab vom 2. Juni 2016 veröffentlicht vom 2. Juni 2016 veröffentlicht am Freitag, 12. August 2016 BAnz AT 12.08.2016 B1

Cannon CP, Blazing MA, Giugliano RP, McCagg A, White JA, Theroux P, Darius H, Lewis BS, Ophuis TO, Jukema JW, De Ferrari GM, Ruzyllo W, De Lucca P, Im K, Bohula EA, Reist C, Wiviott SD, Tershakovec AM, Musliner TA, Braunwald E, Califf RM; IMPROVE-IT Investigators (2015): Ezetimibe added to statin therapy after acute coronary syndromes. N Engl J Med 372: 2387–2397

Catapano AL, Graham I, De Backer G, Wiklund O, Chapman MJ, Drexel H, Hoes AW, Jennings CS, Landmesser U, Pedersen TR, Reiner Ž, Riccardi G, Taskinen MR, Tokgozoglu L, Verschuren WM, Vlachopoulos C, Wood DA, Zamorano JL (2016): 2016 ESC/EAS Guidelines for the management of dyslipidaemias. Eur Heart J 37: 2999–3058

Cholesterol Treatment Trialists' (CTT) Collaborators (2005): Efficacy and safety of cholesterol-lowering treatment: prospective meta-analysis of data from 90 056 participants in 14 randomised trials of statins. Lancet 366: 1267–1278

Cholesterol Treatment Trialists' (CTT) Collaboration (2010): Efficacy and safety of more intensive lowering of LDL cholesterol: a meta-analysis of data from 170,000 participants in 26 randomised trials. Lancet 376:1670–1681

Cholesterol Treatment Trialists' Collaboration (2015): Efficacy and safety of LDL-lowering therapy among men and women: meta-analysis of individual data from 174,000 participants in 27 randomised trials. Lancet 385: 1397–1405

Collins R, Reith C, Emberson J, Armitage J, Baigent C, Blackwell L, Blumenthal R, Danesh J, Smith GD, DeMets D, Evans S, Law M, MacMahon S, Martin S, Neal B, Poulter N, Preiss D, Ridker P, Roberts I, Rodgers A, Sandercock P, Schulz K, Sever P, Simes J, Smeeth L, Wald N, Yusuf S, Peto R (2016). Interpretation of the evidence for the efficacy and safety of statin therapy. Lancet 388: 2532–2561

De Lorgeril M, Salen P, Martin J-L, Monjaud I, Delaye J, Mamelle N (1999): Mediterranean diet, traditional risk factors, and the rate of cardiovascular complications after myocardial infarction. Circulation 99: 779–785

De Souza RJ, Mente A, Maroleanu A, Cozma AI, Ha V, Kishibe T, Uleryk E, Budylowski P, Schünemann H, Beyene J, Anand SS (2015): Intake of saturated and trans unsaturated fatty acids and risk of all cause mortality, cardiovascular disease, and type 2 diabetes: systematic review and meta-analysis of observational studies. BMJ 351: h3978. doi: 10.1136/bmj.h3978

Estruch R, Ros E, Salas-Salvadó J, Covas MI, Corella D, Arós F, Gómez-Gracia E, Ruiz-Gutiérrez V, Fiol M, Lapetra J, Lamuela-Raventos RM, Serra-Majem L, Pintó X, Basora J, Muñoz MA, Sorlí JV, Martínez JA, Martínez-González MA; PREDIMED Study Investigators (2013): Primary prevention

of cardiovascular disease with a Mediterranean diet. N Engl J Med 368: 1279–1290

Ference BA, Ginsberg HN, Graham I, Ray KK, Packard CJ, Bruckert E, Hegele RA, Krauss RM, Raal FJ, Schunkert H, Watts GF, Borén J, Fazio S, Horton JD, Masana L, Nicholls SJ, Nordestgaard BG, van de Sluis B, Taskinen MR, Tokgözoglu L, Landmesser U, Laufs U, Wiklund O, Stock JK, Chapman MJ, Catapano AL (2017): Low-density lipoproteins cause atherosclerotic cardiovascular disease. 1. Evidence from genetic, epidemiologic, and clinical studies. A consensus statement from the European Atherosclerosis Society Consensus Panel. Eur Heart J 38: 2459–2472

Heart Protection Study Collaborative Group (2011): C-reactive protein concentration and the vascular benefits of statin therapy: an analysis of 20,536 patients in the Heart Protection Study. Lancet 377: 469–476

HPS2-THRIVE Collaborative Group (2013): HPS2-THRIVE randomized placebo-controlled trial in 25 673 high-risk patients of ER niacin/laropiprant: trial design, pre-specified muscle and liver outcomes, and reasons for stopping study treatment. Eur Heart J 34: 1279–1291

HPS3/TIMI55–REVEAL Collaborative Group, Bowman L, Hopewell JC, Chen F, Wallendszus K, Stevens W, Collins R, Wiviott SD, Cannon CP, Braunwald E, Sammons E, Landray MJ, Effects of Anacetrapib in Patients with Atherosclerotic Vascular Disease. N Engl J Med. 2017 Sep 28;377(13): 1217–1227

Institut für Qualität und Wirtschaftlichkeit im Gesundheitswesen (2018): Evolocumab (heterozygote Hypercholesterinämie und gemischte Dyslipidämie) – Nutzenbewertung gemäß § 35a SGB V (neue wissenschaftliche Erkenntnisse). Dossierbewertung, Auftrag A18-19, Version 1.0 Stand 12.06.2018. Internet: https://www.g-ba.de/informationen/nutzenbewertung/354/#tab/nutzenbewertung

Jun M, Foote C, Lv L, Neal B, Patel A, Nicholls S, Grobbee DE, Cass A, Chalmers A, Perkovic V (2010): Effects of fibrates on cardiovascular outcomes: a systematic review and meta-analysis. Lancet 375: 1875–1884

Klose G, Beil FU, Dieplinger H, von Eckardstein A, Föger B, Gouni-Berthold I, Koenig W, Kostner GM, Landmesser U, Laufs U, Leistikow F, März W, Merkel M, Müller-Wieland D, Noll G, Parhofer KG, Paulweber B, Riesen W, Schaefer JR, Steinhagen-Thiessen E, Steinmetz A, Toplak H, Wanner C, Windler E (2014): Neue AHA- und ACC-Leitlinie zur Risikoreduktion von Herz-Kreislauf-Erkrankungen durch Cholesterinsenkung, Stellungnahme der D·A·CH-Gesellschaft Prävention von Herz-Kreislauf-Erkrankungen e. V., der Österreichischen Atherosklerose Gesellschaft und der Arbeitsgruppe Lipide und Atherosklerose (AGLA) der Schweizer Gesellschaft für Kardiologie. Internist 55: 601–606

Libby P (2013): Mechanisms of acute coronary syndromes and their implications for therapy. N Engl J Med 368: 2004–2013

Lipid Research Clinics Program (1984): Lipid Research Clinics Coronary Primary Prevention Trial Results. I. Reduction in incidence of coronary heart disease. II. Relationship of reduction in incidence of coronary heart disease to cholesterol lowering. JAMA 251: 351–364, 365–374

Moriarty PM, Parhofer KG, Babirak SP, Cornier MA, Duell PB, Hohenstein B, Leebmann J, Ramlow W, Schettler V, Simha V, Steinhagen-Thiessen E, Thompson PD, Vogt A, von Stritzky B, Du Y, Manvelian G (2016): Alirocumab in patients with heterozygous familial hypercholesterolaemia undergoing lipoprotein apheresis: the ODYSSEY ESCAPE trial. Eur Heart J 37: 3588–3595

Nidorf SM, Eikelboom JW, Budgeon CA, Thompson PL (2013): Low-dose colchicine for secondary prevention of cardiovascular disease. J Am Coll Cardiol 61: 404–410

Nissen SE, Tuzcu EM, Schoenhagen P, Crowe T, Sasiela WJ, Tsai J et al.; Reversal of Atherosclerosis with Aggressive Lipid Lowering (REVERSAL) Investigators (2005): Statin therapy, LDL cholesterol, C-reactive protein, and coronary artery disease. N Engl J Med 352: 29–38

Raal FJ, Stein EA, Dufour R, Turner T, Civeira F, Burgess L, Langslet G, Scott R, Olsson AG, Sullivan D, Hovingh GK, Cariou B, Gouni-Berthold I, Somaratne R, Bridges I, Scott R, Wasserman SM, Gaudet D; RUTHERFORD-2 Investigators (2015a): PCSK9 inhibition with evolocumab (AMG 145) in heterozygous familial hypercholesterolaemia (RUTHERFORD-2): a randomised, double-blind, placebo-controlled trial. Lancet 385: 331–340

Raal FJ, Honarpour N, Blom DJ, Hovingh GK, Xu F, Scott R, Wasserman SM, Stein EA; TESLA Investigators (2015b): Inhibition of PCSK9 with evolocumab in homozygous familial hypercholesterolaemia (TESLA Part B): a randomised, double-blind, placebo-controlled trial. Lancet 385: 341–350

Ridker PM, Cannon CP, Morrow D, Rifai N, Rose LM, McCabe CH, Pfeffer MA, Braunwald E; Pravastatin or Atorvastatin Evaluation and Infection Therapy-Thrombolysis in Myocardial Infarction 22 (PROVE IT-TIMI 22) Investigators (2005): C-reactive protein levels and outcomes after statin therapy. N Engl J Med 352: 20–28

Ridker PM (2014): LDL cholesterol: controversies and future therapeutic directions. Lancet 384: 607–617

Ridker PM, Everett BM, Thuren T, MacFadyen JG, Chang WH, Ballantyne C, Fonseca F, Nicolau J, Koenig W, Anker SD, Kastelein JJP, Cornel JH, Pais P, Pella D, Genest J, Cifkova R, Lorenzatti A, Forster T, Kobalava Z, Vida-Simiti L, Flather M, Shimokawa H, Ogawa H, Dellborg M, Rossi PRF, Troquay RPT, Libby P, Glynn RJ; CANTOS Trial Group. Antiinflammatory Therapy with Canakinumab for Atherosclerotic Disease. N Engl J Med. 2017 Sep 21;377(12):1119–1131

Robinson JG, Farnier M, Krempf M, Bergeron J, Luc G, Averna M, Stroes ES, Langslet G, Raal FJ, El Shahawy M, Koren MJ, Lepor NE, Lorenzato C, Pordy R, Chaudhari U, Kastelein JJ; ODYSSEY LONG TERM Investigators (2015): Efficacy and safety of alirocumab in reducing lipids and cardiovascular events. N Engl J Med 372: 1489–1499

Robinson JG, Stone NJ (2015): The 2013 ACC/AHA guideline on the treatment of blood cholesterol to reduce atherosclerotic cardiovascular disease risk: a new paradigm supported by more evidence. Eur Heart J 36: 2110–2118

Sabatine MS, Giugliano RP, Keech AC, Honarpour N, Wiviott SD, Murphy SA, Kuder JF, Wang H, Liu T, Wasserman SM, Sever PS, Pedersen TR; FOURIER Steering Committee and Investigators (2017): Evolocumab and clinical outcomes in patients with cardiovascular disease. N Engl J Med 376: 1713–1722

Schönbeck U, Libby P (2004): Inflammation, immunity, and HMG-CoA reductase inhibitors: statins as antiinflammatory agents? Circulation 109 (Suppl II): II 18–26

Schwartz GG, Olsson AG, Abt M, Ballantyne CM, Barter PJ, Brumm J, Chaitman BR, Holme IM, Kallend D, Leiter LA, Leitersdorf E, McMurray JJ, Mundl H, Nicholls SJ, Shah PK, Tardif JC, Wright RS; dal-OUTCOMES Investigators (2012): Effects of dalcetrapib in patients with a recent acute coronary syndrome. N Engl J Med 367: 2089–2099

Shepherd J (2002): Resource management in prevention of coronary heart disease: optimising prescription of lipid-lowering drugs. Lancet 359: 2271–2273

Steg PG, Kumbani DJ, Eagle KA (2018): Evaluation of cardiovascular outcomes after an acute coronary syndrome during treatment with alirocumab – ODYSSEY OUTCOMES. Paper presented at: American College of Cardiology Annual Scientific Sesssion (ACC 2018); March 10, 2018; Orland, FL. Internet: http://www.acc.org/latest-in-cardiology/clinical-trials/2018/03/09/08/02/odysseyoutcomes

Stone NJ, Robinson J, Lichtenstein AH, Merz CN, Blum CB, Eckel RH, Goldberg AC, Gordon D, Levy D, Lloyd-Jones DM, McBride P, Schwartz JS, Shero ST, Smith SC Jr, Watson K, Wilson PW (2013): 2013 ACC/AHA Guideline on the Treatment of Blood Cholesterol to Reduce Atherosclerotic Cardiovascular Risk in Adults: A Report of the American College of Cardiology/American Heart Association Task Force on Practice Guidelines. Circulation 129 (25 Suppl 2): S1–45

The ACCORD Study Group (2010): Effects of combination lipid therapy in type 2 diabetes mellitus. N Engl J Med 362: 1563–1574

The AIM-HIGH Investigators (2011): Niacin in patients with low HDL cholesterol levels receiving intensive statin therapy. N Engl J Med 365: 2255–2267

The Bezafibrate Infaction prevention (BIP) Study Group (2000): Secondary prevention by raising HDL cholesterol and reducing triglycerides in patients with coronary artery disease: the Bezafibrate Infaction Prevention (BIP) study. Circulation 102: 21–27

The FIELD study investigators (2005): Effects of long-term fenofibrate therapy on cardiovascular events in 9795 people with type 2 diabetes mellitus (the FIELD study): randomised controlled trial. Lancet 366: 1849–1861

The STABILITY Investigators (2014): Darapladib for Preventing Ischemic Events in Stable Coronary Heart Disease. N Engl J Med 370: 1702–1711

The Task Force for the management of dyslipidaemias of the European Society of Cardiology (ESC) and the European Atherosclerosis Society (EAS) (2011): ESC/EAS Guidelines for the management of dyslipidaemias. Eur Heart J 32: 1769–818

Magen-Darm-Mittel und Lebertherapeutika

Joachim Mössner

© Springer-Verlag GmbH Deutschland, ein Teil von Springer Nature 2018
U. Schwabe, D. Paffrath, W.-D. Ludwig, J. Klauber (Hrsg.), *Arzneiverordnungs-Report 2018*
https://doi.org/10.1007/978-3-662-57386-0_33

Auf einen Blick

Verordnungsprofil

Bedeutsamste Gruppe der Magen-Darm-Mittel sind wie in den vergangenen Jahren die Protonenpumpeninhibitoren (PPI), die 2017 trotz leicht rückläufiger Verordnungen weiterhin mit großem Abstand vor allen anderen Präparategruppen liegen. Der Rückgang der Verordnungen einiger der neu entwickelten Medikamente, mit denen eine chronische Hepatitis C geheilt werden kann, bedarf der gesonderten Betrachtung. Verordnungen der Prokinetika Metoclopramid und Domperidon sind weiter rückläufig im Gegensatz zu Prucaloprid. Bei Medikamenten gegen chronisch-entzündliche Darmkrankheiten ist eine weitere Zunahme der Verschreibung des Integrin-Inhibitors Vedolizumab zu verzeichnen ebenso bei Pankreatinpräparaten. Kleinere Verordnungsvolumina entfallen Spasmolytika, Antidiarrhoika und Laxantien.

Trend

Die Verordnungen von PPI waren 2017 mehr als doppelt so hoch wie vor 10 Jahren. Bis 2016 ist die Verordnungshäufigkeit linear ansteigend gewesen, 2017 ist erstmals ein Rückgang um 5% zu verzeichnen. Ihre Haupteinsatzgebiete sind Refluxkrankheit und Magen-Duodenal-Ulkus. Ein weiteres wichtiges Indikationsgebiet dürfte die Prophylaxe einer oberen gastrointestinalen Blutung aus Läsionen hervorgerufen durch Acetylsalicylsäure und nichtsteroidale Antirheumatika sein. PPI werden auch nach gastrointestinaler Blutung bei oraler Antikoagulation eingesetzt. Vermutlich werden PPI in Ermangelung anderer therapeutischer Konzepte auch bei dem sehr häufigen Reizmagen-Syndrom eingesetzt, obgleich für diese Indikation die wissenschaftliche Evidenz nahezu fehlt.

Kosten

Aufgrund des gesunkenen Verordnungsvolumens liegen die Nettokosten der Protonenpumpeninhibitoren 2017 bei 617 Mio. € (Vorjahr 685 Mio. €). Die Verordnungskosten der Lebertherapeutika sind 2017 auf 560 Mio. € (Vorjahr 841 Mio. €) gefallen, da die Verordnungen gegen Hepatitis C aber auch die Medikamentenpreise abnahmen. Die Kosten der medikamentösen Therapie chronisch entzündlicher Darmerkrankungen können letztlich nicht exakt angegeben werden, da die TNFα-Inhibitoren auch in der Rheumatologie eingesetzt werden. Deutlich geringere Kosten entfielen auf Spasmolytika, Prokinetika und Carminativa (57 Mio. €), Pankreasenzympräparate (71 Mio. €), Antidiarrhoika (29 Mio. €) und Laxantien (78 Mio. €).

Als Magen-Darm-Mittel werden verschiedene Arzneimittelgruppen zur Behandlung von Krankheiten des Gastrointestinaltrakts zusammengefasst. Das weitaus größte Verordnungsvolumen nach definierten Tagesdosen (DDD) entfällt auf die Protonenpumpeninhibitoren (PPI), mit deutlichem Abstand gefolgt von Arzneimitteln gegen chronisch entzündliche Darmerkrankungen, Laxantien, motilitätssteigernden Mitteln (Prokinetika) und H$_2$-Rezeptorantagonisten (◘ Abbildung 33.1). Die Arzneitherapie der chronischen Hepatitis C hat eine große Bedeutung gewonnen. Das Verordnungsvolumen

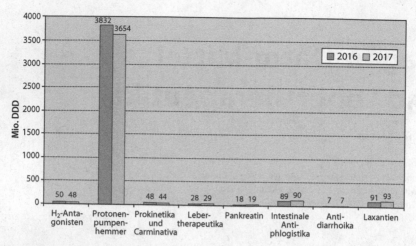

□ Abbildung 33.1 Verordnungen von Magen-Darm-Mitteln 2017. Gesamtverordnungen nach definierten Tagesdosen.

der PPI betrug 2017 3,65 Mrd. Tagesdosen (Vorjahr 3,83 Mrd.), das trotz eines geringen Rückgangs weiterhin mit großem Abstand vor allen anderen Präparategruppen liegt. (□ Abbildung 33.1). Die PPI-Verordnungen sind seit 20 Jahren fast linear ansteigend gewesen und lagen 2017 mehr als doppelt so hoch wie vor 10 Jahren (□ Abbildung 33.2). In dieser Zahlenangabe sind die rezeptfreien PPI nicht einmal inbegriffen. Die Nettokosten der Ulkustherapeutika lagen 2017 bei 657 Mio. € (Vorjahr 730 Mio. € (vgl. ▶ Tabelle 1.2).

TNFα-Inhibitoren wie Infliximab, Adalimumab und Golimumab, die auch bei chronisch entzündlichen Darmerkrankungen zur Anwendung kommen, werden im Kapitel Antirheumatika und Antiphlogistika (▶ Kapitel 19, ▶ Tabelle 19.4) aufgeführt. Ebenso wird Ustekinumab, ein monoklonaler Antikörper gegen die Interleukin 12/23, der auch zur Therapie von M. Crohn zugelassen ist, bei seinem Hauptindikationsgebiet, der schweren bis mittelschweren Plaque-Psoriasis aufgelistet (▶ Kapitel 25, Dermatika, ▶ Tabelle 25.14). Corticosteroidpräparate (mit Ausnahme von Budesonid und Hydrocortisonacetat; □ Tabelle 33.7) werden im Kapitel Corticosteroide (▶ Tabelle 24.1) besprochen. Bezüglich Immunsuppressiva wie Azathioprin wird auf das Kapitel Immuntherapeutika (▶ Kapitel 31) verwiesen. Zytostatika zur Behandlung gastrointestinaler Neoplasien inklusive Inhibitoren verschiedener Tyrosinkinasen wie Erlotinib (Pankreaskarzinom), Sorafenib (hepatozelluläres Karzinom), Imatinib

(gastrointestinale Stromatumoren) oder monoklonale Antikörper gegen VEGF (Bevacizumab) oder EGF-Rezeptoren (Cetuximab, Panitumumab: metastasiertes kolorektales Karzinom; Trastuzumab: HER-positives Magenkarzinom) oder sogenannte „Immuncheckpoint-Inhibitoren" wie Pembrolizumab, sind im Kapitel Onkologika enthalten (▶ Kapitel 37).

33.1   Ulkustherapeutika

33.1.1 Helicobacter-pylori-Infektion

Mit der Entdeckung der Rolle von Helicobacter pylori für die Ulkusentstehung und dem Nachweis, dass die Eradikation die Heilung von Ulcera ventriculi und Ulcera duodeni fördert und die Rezidivrate bei Patienten mit H. pylori verursachter Ulkuskrankheit relevant senkt, hat sich die Ulkustherapie grundlegend gewandelt. Die Behandlung des Magen- und Zwölffingerdarmgeschwürs besteht bei Nachweis von H. pylori in der Regel nicht mehr siebentägigen sondern, um eine höhere Eradikationswahrscheinlichkeit zu erreichen, zweiwöchigen Therapie mit einem PPI und zwei antimikrobiell wirksamen Substanzen (siehe oben unter „französische" und „italienische" Tripeltherapie). Durch die erfolgreiche Eradikation von H. pylori kann die infektionsbedingte Ulkuskrankheit geheilt werden. Aufgrund der verbesserten hygienischen

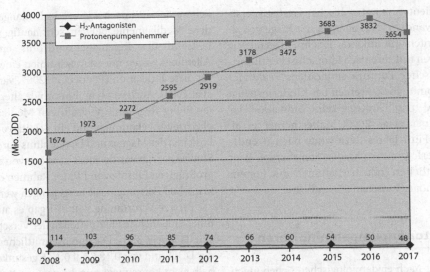

■ Abbildung 33.2 Verordnungen von Ulkustherapeutika 2008 bis 2017. Gesamtverordnungen nach definierten Tagesdosen.

Voraussetzungen in vielen Industrienationen nimmt die Prävalenz der Helicobacter-pylori-Infektion ab. Dies dürfte die Ursache der Abnahme Helicobacter-pylori-bedingter Krankheiten wie gastroduodenale Ulkuskrankheit und Magenkarzinom sein. Probleme ergeben sich jedoch aus der zunehmenden Antibiotikaresistenz, wobei insbesondere gegen das häufig verwendete Clarithromycin Resistenzraten von 10–60% beobachtet werden. Deutlich geringere klinische Auswirkungen hat die Nitroimidazolresistenz (Übersicht bei Scherübl et al. 2015).

Die zunehmende Resistenzentwicklung hat zu neuen Empfehlungen zur medikamentösen Eradikationstherapie von Helicobacter pylori geführt. Wurden früher mit einem PPI und zwei antimikrobiellen Substanzen noch Eradikationsraten von 80–90% erreicht, wird diese Standardtripeltherapie nur noch bei niedriger Clarithromycinresistenz empfohlen (Fischbach et al. 2016). Statt der siebentägigen Einnahme eines PPI am Morgen und am Abend in der Standarddosis (z. B. Pantoprazol 2mal 40 mg) zusammen mit zwei Antibiotika, entweder Amoxicillin 2mal 1 g und Clarithromycin 2mal 500 mg (sogenannte französische Tripeltherapie) oder statt Amoxicillin (z. B. bei Penicillinallergie) Metronidazol 2mal 400 oder 500 mg täglich (sogenannte italienische Tripeltherapie), hat die zweiwöchige Tripeltherapie eine höhere Erfolgsrate. Bei hoher Clarithromycinresistenz wird eine Vierfach-

therapie mit Wismut empfohlen, die aus einer Dreifachkombination (Pylera, Hartkapsel in äußerer Hülle 140 mg Bismutsubcitrat und 125 mg Metronidazol, im Inneren 125 mg Tetracyclin) sowie Omeprazol (je 20 mg vor dem Frühstück und vor dem Abendessen) besteht (Malfertheiner et al. 2012). Die Therapie erfordert eine gute Compliance, da das Kombinationspräparat 4mal am Tag (je drei Tabletten nach Frühstück, Mittag-, Abendessen und vor dem Schlafen) über 10 Tage eingenommen werden muss. Mit diesem Behandlungsregime werden Eradikationsraten von über 80% erzielt (Malfertheiner et al. 2011). Wohl aufgrund des Versagens einer Erstlinientherapie oder aufgrund bekannter Resistenz gegen Clarithromycin dürfte die bismut-haltige Quadrupeltherapie 2017 um 63% zugenommen haben (■ Tabelle 33.2). Bei Versagen der Standardtherapie kann aber auch eine Zweitlinientherapie mit weiteren Antibiotika wie Levofloxacin oder Rifabutin ggf. mit Resistenzprüfung erfolgen (Übersicht bei Scherübl et al. 2015 und Leitlinie der Deutschen Gesellschaft für Gastroenterologie, Verdauungs- und Stoffwechselkrankheiten: Fischbach et al. 2016).

Nach der Maastricht III & IV-Konferenz und der deutschen S2k-Leitlinie wird eine H. pylori-Eradikation heute bei Patienten mit Magen- oder Duodenalulkus, niedriggradigem Mukosa-assoziiertem Lymphom (MALT, Marginalzellenlymphom), Patienten mit atrophischer Gastritis, erstgradig Verwandten von Patienten mit Magenkarzinom, Patienten mit unklarer Eisenmangelanämie und Patienten mit chronisch idiopathischer thrombozytopenischer Purpura empfohlen. Rezidivierende Abdominalbeschwerden bei Kindern stellen als „test and treat"-Strategie keine Indikation dar (Malfertheiner et al. 2007, Malfertheiner et al. 2012). Die Fünf-Jahres-Rezidivrate nach Beendigung einer erfolgreichen Eradikationstherapie liegt in den westlichen Industrienationen mit hohem Hygienestandard zwischen 5% und 10%.

33.1.2 Protonenpumpeninhibitoren

Zwar nimmt nach epidemiologischen Erhebungen die Refluxkrankheit in den Industrienationen zu, aber sicher nicht um das mehr als Dreifache in den letzten 10 Jahren, um diese Häufigkeit der Verordnung von PPI zu rechtfertigen, zumal ja auch das durch H. pylori verursachte Ulkusleiden in den gleichen Ländern immer seltener vorkommt. Vermut-

lich werden PPI nach wie vor, in Ermangelung anderer Medikamente, bei dem sehr häufigen Krankheitsbild des Reizmagensyndroms eingesetzt. Allerdings zeigen nur wenige Studien eine Evidenz für diese Indikation (Peura et al. 2007, van Zanten et al. 2006). Auch wenn multimorbide ältere Patienten in der Regel eine Vielzahl von Medikamenten gleichzeitig bekommen und ein Schutz vor NSAR-Läsionen des Magens und Duodenums durch PPI in Studien gezeigt wurde, muss dennoch von einem zu großzügigen Einsatz von PPI im Rahmen einer unkritischen Polypragmasie ausgegangen werden.

Bei der Verordnung von PPI gab es auch 2017 unterschiedlichste Fluktuationen der Verschreibungen (◘ Tabelle 33.1). Die durchschnittlichen Kosten der DDD sind von 0,18 € auf 0,17 € gesunken. Weshalb nicht konsequent nur die preiswertesten Pantoprazolgenerika mit einer DDD von 0,13 € eingesetzt wird, beruht vermutlich auf Rabattverträgen der Krankenkassen. Rechnerisch ließen sich bei 3,63 Milliarden DDD bei 4 Cent Preisunterschied weitere 145 Mio. € einsparen. Pantoprazol ist unverändert der am häufigsten eingesetzte PPI, obgleich

◘ Tabelle 33.1 Verordnungen von Protonenpumpenhemmern 2017. Angegeben sind die 2017 verordneten Tagesdosen, die Änderungen gegenüber 2016 und die mittleren Kosten je DDD 2017.

Präparat	Bestandteile	DDD Mio.	Änderung %	DDD-Nettokosten €
Omeprazol				
Omeprazol Heumann	Omeprazol	311,9	(−21,2)	0,19
Omeprazol-ratiopharm	Omeprazol	129,4	(−25,5)	0,20
Omeprazol-1 A Pharma	Omeprazol	97,4	(+27,3)	0,19
Omeprazol Mylan	Omeprazol	75,6	(+9,0)	0,16
Omeprazol AL	Omeprazol	42,9	(+29,0)	0,18
Omeprazol Dexcel/Omepradex	Omeprazol	21,1	(+81,9)	0,21
Omep	Omeprazol	19,3	(−13,5)	0,21
Omeprazol STADA	Omeprazol	12,2	(−19,2)	0,16
Omeprazol Pensa	Omeprazol	5,0	(+410,2)	0,20
Omeprazol Aristo	Omeprazol	2,6	(−18,6)	0,20
Ome-Q	Omeprazol	1,9	(−22,7)	0,19
Antra	Omeprazol	1,9	(−13,5)	0,28
Omeprazol-biomo	Omeprazol	1,8	(−19,6)	0,20
Omeprazol/Ome Hennig	Omeprazol	1,6	(−20,8)	0,19
Omeprazol AbZ	Omeprazol	1,6	(−29,2)	0,20
		726,1	(−10,7)	0,19

◻ Tabelle 33.1 Verordnungen von Protonenpumpenhemmern 2017 (Fortsetzung).

Präparat	Bestandteile	DDD Mio.	Änderung %	DDD-Nettokosten €
Pantoprazol				
Pantoprazol TAD	Pantoprazol	954,5	(−15,5)	0,16
Pantoprazol-ratiopharm	Pantoprazol	516,3	(+41,3)	0,16
Pantoprazol-Actavis	Pantoprazol	272,3	(−30,8)	0,17
Pantoprazol-1 A Pharma	Pantoprazol	255,8	(−13,3)	0,17
Pantoprazol Aurobindo	Pantoprazol	188,2	(+343,6)	0,14
Pantoprazol Pensa	Pantoprazol	156,1	(+14,6)	0,16
Pantoprazol Heumann	Pantoprazol	115,4	(+38,3)	0,14
Pantoprazol AL	Pantoprazol	75,0	(+28,2)	0,16
Pantoprazol BASICS	Pantoprazol	71,0	(+345,0)	0,15
Pantoprazol Micro Labs	Pantoprazol	19,0	(>1000)	0,14
Pantoprazol Nyc	Pantoprazol	15,5	(−19,1)	0,16
Pantoprazol Hennig	Pantoprazol	15,1	(−10,4)	0,16
Pantoprazol dura	Pantoprazol	10,7	(−87,6)	0,13
Pantoprazol HEXAL	Pantoprazol	9,3	(−19,2)	0,26
Pantoprazol Winthrop	Pantoprazol	8,4	(−91,8)	0,17
Pantoprazol STADA	Pantoprazol	6,2	(−7,5)	0,13
Panto/Pantoprazol Aristo	Pantoprazol	5,1	(−50,8)	0,17
Pantopra-()	Pantoprazol	4,2	(−22,1)	0,17
Pantoprazol-CT	Pantoprazol	3,5	(−27,8)	0,17
Pantoprazol AAA-Pharma	Pantoprazol	1,7	(−5,5)	0,20
Pantozol	Pantoprazol	0,35	(−22,6)	2,12
		2703,6	(−2,9)	0,16
Lansoprazol				
Lansoprazol Pensa	Lansoprazol	11,4	(−5,7)	0,15
Lansoprazol AbZ	Lansoprazol	4,4	(+161,0)	0,15
Lanso TAD	Lansoprazol	4,2	(−24,6)	0,15
Lansoprazol AL	Lansoprazol	2,2	(−16,7)	0,15
		22,3	(−1,0)	0,15
Esomeprazol				
Esomeprazol TAD	Esomeprazol	101,7	(−5,3)	0,16
Esomeprazol AbZ	Esomeprazol	33,4	(+23,3)	0,17
Esomep	Esomeprazol	15,4	(−12,1)	0,17
Esomeprazol Aristo	Esomeprazol	11,9	(+18,9)	0,17
Esomeprazol-ratiopharm	Esomeprazol	11,2	(+4,2)	0,17
Nexium	Esomeprazol	2,0	(−13,7)	0,34
		175,7	(+0,3)	0,17
Rabeprazol				
Rabeprazol PUREN	Rabeprazol	2,0	(+131,0)	0,15
Kombinationen				
Zacpac	Pantoprazol Amoxicillin Clarithromycin	0,39	(−34,5)	13,49
Summe		3630,1	(−4,4)	0,17

◻ **Tabelle 33.2** Verordnungen von H$_2$-Antagonisten und weiteren Ulkusmitteln 2017. Angegeben sind die 2017 verordneten Tagesdosen, die Änderungen gegenüber 2016 und die mittleren Kosten je DDD 2017.

Präparat	Bestandteile	DDD Mio.	Änderung %	DDD-Nettokosten €
Ranitidin				
Ranidura	Ranitidin	15,3	(−31,6)	0,29
Ranitidin-1 A Pharma	Ranitidin	8,9	(−1,7)	0,29
Ranitidin BASICS	Ranitidin	5,8	(+154,7)	0,26
Ranitidin-ratiopharm	Ranitidin	4,9	(+67,8)	0,44
Ranitidin AbZ	Ranitidin	2,9	(+27,4)	0,27
Ranitidin AL	Ranitidin	2,8	(+83,6)	0,29
Ranibeta	Ranitidin	2,3	(−36,1)	0,33
Ranitic	Ranitidin	2,1	(−32,4)	0,61
		45,1	(−4,5)	0,32
Weitere Ulkusmittel				
Gastrozepin	Pirenzepin	2,4	(+1,0)	0,59
Sucrabest	Sucralfat	0,85	(−1,3)	1,43
Pylera	Bismutsubcitrat Tetracyclin Metronidazol	0,52	(+62,8)	9,26
		3,7	(+6,0)	1,98
Summe		48,8	(−3,8)	0,45

keine Studien vorliegen, die eine therapeutische Überlegenheit von Pantoprazol gegenüber anderen PPI belegen (Mössner 2016). Für Pantoprazol wird eine geringere Arzneimittelinteraktion im Rahmen des Cytochrom-P450-Stoffwechsels der Leber beschrieben. Eine durch klinische Studien belegte Relevanz dieser geringeren Interaktionen ist aber bislang nicht publiziert. In dieser Tabelle ist die sogenannte französische Tripeltherapie zur Helicobacter pylori Eradikation (PPI in Kombination mit Clarithromycin und Amoxicillin) nur mit dem Fertigparat *ZacPac* erfasst (Pantoprazol als PPI). Daneben gibt es die Quadrupeltherapie mit *Pylera* (Metronidazol, Tetracyclin, Bismutsubcitrat) in freier Kombination mit Omeprazol (◻ Tabelle 33.2). Weitere Antibiotika für die Eradikationstherapie von Helicobacter pylori, z. B. für die italienische Tripeltherapie (PPI, Metronidazol, Clarithromycin), Rifabutin, Levofloxacin, sind in ▶ Kapitel 12 aufgelistet.

Der häufige klinische Einsatz von PPI reflektiert die Wirksamkeit dieser Substanzen bei der Ulkuskrankheit, der Refluxkrankheit und bei der Präven-

tion und Therapie von Erosionen und Ulzerationen, die unter der Einnahme von NSAR und ASS im Magen und Duodenum entstehen (Übersicht bei Stedman und Barclay 2000). Nicht nur aufgrund des Einsparpotenzials sollte aber die Indikation zur PPI-Therapie kritischer gestellt werden, zumal sich auch Berichte über Nebenwirkungen bei einer Langzeittherapie häufen; z. B. erhöhtes Infektionsrisiko u. a. mit Clostridium difficile, erhöhtes Osteoporoserisiko aufgrund verminderter Kalziumresorption (Mössner 2016), Vitamin B$_{12}$-Mangel, Magnesiummangel, hepatische Enzephalopathie etc. Obgleich ich in meiner Übersicht im Deutschen Ärzteblatt einen kritischeren Einsatz der PPI anmahnte, müssen PPI bezogen auf die Häufigkeit ihrer Verordnung als sehr sichere Medikamente angesehen werden (Koop 2018). Worauf der Rückgang der Verschreibungen 2017 zurückzuführen ist, lässt sich nur spekulieren. Auch in der Laienpresse gab es viele, oft unkritische Berichte über Nebenwirkungen einer Langzeit-Therapie mit PPI. Zusätzlich ist die rezeptfreie Einnahme noch nicht mit berücksichtigt. Auch die Deutsche Gesellschaft für Gastro-enterologie, Verdauungs- und Stoffwechselkrank-heiten (DGVS) kritisiert den unkritischen, nicht indikationsgerechten Einsatz der PPI (Ueberschaer und Allescher 2017).

Für alle verfügbaren PPI ist ihre Effizienz nach-gewiesen, die aus zahlreichen Studien abzuleiten ist. Studien, deren Ergebnisse den Indikationsbereich der PPI modifizieren würden, sind in den letzten Jahren nicht publiziert worden. Zur Langzeitthera-pie der Refluxkrankheit reichen häufig niedrigere Dosierungen. So zeigte Esomeprazol (20 mg/Tag) bei der Erhaltungstherapie der Refluxösophagitis eine Überlegenheit gegenüber Pantoprazol (20 mg/Tag) (Labenz et al. 2005). Zur Langzeittherapie einer nichterosiven Refluxösophagitis ist auch eine sogenannte Bedarfstherapie zu empfehlen (Bour et al. 2005). Bei abgeheilter erosiver Refluxösophagitis ist eine Dauertherapie mit PPI der Bedarfstherapie zur Prophylaxe des Ösophagitisrezidivs überlegen (Sjöstedt et al. 2005). Die Ergebnisse klinischer Stu-dien haben Eingang in nationale und internationale Leitlinien und Therapieempfehlungen gefunden (Malfertheiner et al. 2007, Arzneimittelkommission der deutschen Ärzteschaft 2009, Koop et al. 2014, National Institute for Health and Care Excellence 2014).

PPI werden auch zur Prophylaxe von Magen-Duodenalläsionen bei Gabe von NSAR oder Acetyl-salicylsäure eingesetzt. Unter der Einnahme von NSAR geben 10–60% der behandelten Patienten gastrointestinale Symptome an, wobei jedoch kei-neswegs alle diese Patienten in einer endoskopi-schen Untersuchung Schleimhautläsionen aufwei-sen. Bei Langzeitanwendung von NSAR treten bei 10–20% der behandelten Patienten Schleimhaut-läsionen auf. Das Risiko einer signifikanten Kom-plikation (z. B. einer Blutung) beträgt 1–4% pro Jahr unter einer Dauertherapie mit NSAR. Die Letalität einer dadurch induzierten Blutung liegt bei 5–10% (Wolfe und Lichtenstein 1999).

Da bei der großen Zahl der Verschreibungen von NSAR eine generelle Prävention gastroduode-naler Läsionen mit einem PPI zu Mehrkosten und einer Zunahme PPI bedingter Nebenwirkungen führen würde, sollen nur jene Patienten eine Prä-ventivtherapie erhalten, bei denen das Risiko für die Ausbildung von Komplikationen besonders hoch

ist, wie z. B. Patienten, die älter als 60 Jahre sind, Patienten mit früher aufgetretener gastrointestina-ler Blutung, Patienten mit bekannter Ulkuskrank-heit und Patienten, die gleichzeitig Corticosteroide oder Antikoagulantien erhalten. Insbesondere Pa-tienten unter einer Mehrfach-Antikoagulation, z. B. bei koronarer Herzkrankheit, die mit Arzneimittel-freisetzenden Stents behandelt wurde, oder Vorhof-flimmern, das zur Schlaganfallsprophylaxe mit Vitamin-K-Antagonisten behandelt wird, zeigen ein deutlich erhöhtes gastrointestinales Blutungs-risiko. Dieses Risiko ist auch erhöht, wenn Vitamin-K-Antagonisten durch direkt wirkende orale Anti-koagulantien (Faktor Xa- oder Thrombininhibito-ren) ersetzt werden. Prospektive, randomisierte Doppelblindstudien, die bei Zwei- oder Dreifach-Antikoagulation eine Senkung des gastrointestina-len Blutungsrisikos unter PPI-Prophylaxe belegen, liegen nicht vor.

Durch die Verordnung von selektiven Cyclo-oxygenase-2-Inhibitoren kann die Häufigkeit gas-trointestinaler Nebenwirkungen gegenüber nicht-selektiven Cyclooxygenaseinhibitoren vermindert werden (Bombardier et al. 2000). In der Prävention von Ulzerationen durch NSAR, z. B. Diclofenac, ist die gleichzeitige Gabe von Omeprazol ähnlich wirk-sam wie der selektive COX-2-Hemmer Celecoxib (Chan et al. 2002). Den klassischen, sogenannten traditionellen NSAR in Kombination mit einem PPI wird gegenüber einem COX-2-Hemmer nach wie vor der Vorzug gegeben, obgleich auch das poten-tielle kardiovaskuläre Risiko nichtselektiver NSAR nicht ausgeräumt ist. Das Risiko von Dünndarm-läsionen durch NSAR lässt sich mit PPI nicht redu-zieren. Möglicherweise wäre dies eine „Indikations-nische" für Coxibe, sobald das kardiovaskuläre Risiko der Coxibe und vielleicht auch der traditio-nellen NSAR besser angegeben werden kann. Die-ses Thema wird aber in der aktuellen Literatur auch 2017 kaum besprochen. Kommt es unter niedrig dosierter Acetylsalicylsäure zu einer Ulkusblutung, ist der Ersatz durch Clopidogrel keine Alternative. Auch hier ist die prophylaktische Gabe eines PPI überlegen (Chan et al. 2005).

Wie oben bereits erwähnt, gibt es Berichte über Nebenwirkungen der PPI wie Oberschenkelhals-frakturen, Osteoporose, Infektionen und Vitamin B_{12}-Mangel (Corley et al. 2010, Lam et al. 2013,

Übersicht bei Mössner 2016, Ueberschaer und Allescher 2017). Säurehemmung allein ohne Vorliegen weiterer Risikofaktoren für das Auftreten einer Osteoporose, scheint das Frakturrisiko aber nicht zu erhöhen. Bei der extrem hohen Zahl an Verordnungen, muss daher unverändert festgestellt werden, dass es sich bei den PPI um sehr sichere Medikamente handelt.

Eine kontroverse Diskussion hatte sich zur Frage möglicher Stentthrombosen infolge von Arzneimittelinteraktionen der PPI mit Clopidogrel entwickelt, da sie in der Leber das Cytochrom-P450-Enzym CYP2C19 hemmen, das wesentlich an der Bildung des aktiven Metaboliten von Clopidogrel beteiligt ist (Einzelheiten siehe Thrombozytenaggregationshemmer, ▶ Tabelle 18.3 und ▶ Tabelle 18.4). Nach mehreren Studien zu diesem Thema scheint aber kein klinisch relevantes Risiko vorzuliegen und der Nutzen der PPI-bedingten Prophylaxe gastrointestinaler Blutungen überwiegt (Depta und Bhatt 2012).

Eine 10 Punkte-Empfehlung zum Einsatz von PPI gibt die U.S. Amerikanische Gastroenterologengesellschaft (Freedberg et al 2017). Sie empfiehlt zum Beispiel nicht bei Langzeittherapie regelmäßig die Vitamin B_{12}-Serumspiegel zu messen oder eine Osteodensitometrie durchzuführen.

33.1.3 H$_2$-Rezeptorantagonisten und weitere Ulkusmittel

Bei den H$_2$-Rezeptorantagonisten sind die verordneten Tagesdosen kontinuierlich jetzt seit Jahren rückläufig (◘ Tabelle 33.2). Es sind wieder nur noch Verordnungen von Ranitidin aufgeführt. H$_2$-Blocker werden wahrscheinlich bei Nicht-Ulkuserkrankungen, wie z. B. der funktionellen Dyspepsie (Nichtulkus-Dyspepsie, Reizmagen-Syndrom) und der nicht-erosiven Refluxkrankheit (Stadium 0 nach Savary und Miller) eingesetzt. Weitere Ulkusmittel (Pirenzepin, Sucralfat sind nur noch von marginaler Bedeutung (◘ Tabelle 33.2).

33.2   Lebertherapeutika

Im Laufe der letzten 13 Jahre haben sich die Behandlungsmöglichkeiten für einige Leberkrankhei-

ten erheblich verbessert. Das gilt insbesondere für die Therapie der Hepatitis C. Die Verordnung von Arzneimitteln zur Behandlung von Leberkrankheiten spielte 2017 mit Kosten von 560 Mio. € eine große Rolle. Bei gesunkener Verschreibungshäufigkeit aber auch durch Preisvorgaben sind die Kosten erheblich gesunken (2016: 841 Mio. €; 2015: 1,325 Mio. €) (◘ Tabelle 33.3). Von den zur Therapie der Hepatitis C zugelassenen Ribavirin-freien Kombinationspräparaten wurden 2017 0,84 Mio. DDD eingesetzt, 2016 auch 1,09 Mio. DDD. Die Zahl der Patienten, die aufgrund einer Hepatitis C 2017 behandelt wurden, war daher niedriger als 2016 (siehe ▶ Abschnitt 33.2.2).

Zu weiteren Fortschritten ist es in der Therapie der Autoimmunkrankheiten der Leber gekommen. Die Autoimmunhepatitis wird standardmäßig mit Glucocorticoiden (Prednisolon) und Immunsuppressiva (Azathioprin) behandelt, die bei Corticosteroiden (▶ Kapitel 24) und Immuntherapeutika (▶ Kapitel 31) dargestellt werden. Bei noch nicht vorliegender Leberzirrhose wird dem Steroid Budesonid der Vorzug aufgrund seiner geringeren systemischen Nebenwirkungsrate gegeben. Bei primär biliärer Cholangitis (PBC) gilt Ursodesoxycholsäure als Therapie der Wahl, nicht jedoch bei primär sklerosierender Cholangitis (PSC). Für die häufige nichtalkoholische Fettleber gibt es keine zugelassenen Arzneimittel. Hier stehen Maßnahmen zur Senkung der Risikofaktoren (Gewichtsreduktion, Besserung der Stoffwechsellage) im Vordergrund. Obeticholsäure (*Ocaliva*) zur Behandlung der PBC bei Patienten, die nicht auf Ursodesoxycholsäure ansprachen, wurde erst Januar 2017 zugelassen (Nevens et al. 2016) (siehe auch ▶ Kapitel 3, Neue Arzneimittel 2017, ▶ Abschnitt 3.1.25).

33.2.1 Hepatitis B

Die erfolgreiche Einführung der Hepatitis-B-Impfung im Jahre 1981 hat die Inzidenz der Infektion und des hepatozellulären Karzinoms auf dem Boden einer chronischen Hepatitis B deutlich gesenkt. Die Inzidenz des hepatozellulären Karzinoms als Folgekomplikation z. B. einer äthyltoxischen Leberzirrhose, Fettleberhepatitis oder chronischen Hepatitis C ist hingegen gestiegen. Die akute Hepatitis-B-

Tabelle 33.3 Verordnungen von Lebertherapeutika 2017. Angegeben sind die 2017 verordneten Tagesdosen, die Änderungen gegenüber 2016 und die mittleren Kosten je DDD 2017.

Präparat	Bestandteile	DDD Mio.	Änderung %	DDD-Nettokosten €
Hepatitis B-Therapeutika				
Baraclude	Entecavir	1,9	(−30,3)	16,87
Hepatitis C-Therapeutika				
Epclusa	Sofosbuvir Velpatasvir	0,26	(+93,9)	691,76
Zepatier	Elbasvir Grazoprevir	0,23	(>1000)	397,08
Harvoni	Sofosbuvir Ledipasvir	0,16	(−68,6)	651,08
Maviret	Glecaprevir Pibrentasvir	0,12	(neu)	588,65
Viekirax	Ombitasvir Paritaprevir Ritonavir	0,07	(−64,0)	536,29
Exviera	Dasabuvir	0,06	(−65,3)	52,37
Ribavirin-ratiopharm	Ribavirin	0,05	(−78,7)	22,32
Ribavirin Mylan	Ribavirin	0,04	(+84,1)	21,85
		1,0	(−21,0)	492,83
Ursodesoxycholsäure				
Ursofalk	Ursodesoxycholsäure	16,1	(+5,4)	1,15
Urso Heumann	Ursodesoxycholsäure	3,6	(+79,7)	1,22
UDC HEXAL	Ursodesoxycholsäure	2,5	(−36,8)	1,21
UDC AL	Ursodesoxycholsäure	1,9	(−1,3)	1,14
		24,0	(+4,0)	1,17
Weitere Mittel				
Hepa-Merz Granulat/Infusion	Ornithinaspartat	1,8	(+4,6)	3,85
Summe		28,7	(−0,2)	19,50

Infektion ist bei 95% der immunkompetenten Patienten selbstlimitierend, so dass eine antivirale Therapie nur bei langwierigen oder schweren Verläufen erforderlich ist. Bei Patienten mit chronischer Hepatitis B ist dagegen grundsätzlich eine antivirale Therapie in Abhängigkeit von der Virusreplikation, den Serumtransaminasen sowie dem Entzündungs- und Fibrosestatus der Leber indiziert. Alle Leitlinien empfehlen pegyliertes Interferon für 48–52 Wochen sowie Nukleotid- oder Nukleosidanaloga bis zum Eintritt einer Anti-HBs-Serokonversion (Übersicht bei Trépo et al. 2014). Für die Behandlung der chronischen Hepatitis B-Infektion sind in Deutschland sieben Arzneimittel

zugelassen: Kurzwirkendes Interferon alfa, langwirkendes Peginterferon alfa, drei Nukleosidanaloga (Lamivudin, Entecavir, Telbivudin) und zwei Nukleotidanaloga (Adefovir, Tenofovir). Das Robert-Koch-Institut empfiehlt: Generell sollten nur Nukleos(t)idanaloga mit hoher genetischer Resistenzbarriere (zurzeit: Entecavir oder Tenofovir) verwendet werden.

Am häufigsten wird Entecavir (*Baraclude*) verordnet, das 2006 auf den Markt kam (■ Tabelle 33.3). Die Verordnung nahm 2017 um 30% ab. Da die Zahl der Patienten mit chronischer Hepatitis B nicht auch um 30% abgenommen haben dürfte, darf spekuliert werden, dass Tenofovir häufiger eingesetzt wurde. Vorteilhaft ist bei Entecavir eine seltene Resistenzentwicklung und die erhaltene Wirkung bei Lamivudin-resistenten Stämmen (Übersicht bei Trépo et al. 2014). Da Tenofovir (*Viread*) auch in der Therapie der HIV-Infektion eingesetzt wird (▶ Tabelle 12.10), kann nicht gesagt werden, wie viele Verordnungen noch auf die Therapie der Hepatitis B entfallen. Die Interferontherapie hat den Vorteil einer begrenzten Therapiedauer, spielt aber wegen zahlreicher Nebenwirkungen eine geringere Rolle. Gelingt unter Interferontherapie keine Serokonversion, erfolgt in der Regel eine Dauertherapie mit z. B. Entecavir. Mit einer HBs-Antigen Serokonversion, d. h. einer Heilung der chronischen Infektion, ist dann aber nicht mehr zu rechnen. Auch eine „ausgeheilte" Hepatitis B kann unter bestimmten Konstellationen reaktivieren. Jeder mit Hepatitis B jemals infizierte Patient hat Serum-Antikörper gegen HBc. Jeder Patient, der antiHBc positiv ist und z. B. aufgrund eines B-Zelllymphoms eine Therapie mit Rituximab (monoklonaler CD20-Antikörper) erhält, muss zusätzlich mit z. B. Tenofovir zur Prophylaxe der Reaktivierung behandelt werden.

33.2.2 Hepatitis C

Die Heilung der chronischen Hepatitis C ist mit hoher Wahrscheinlichkeit möglich. Die frühere Standardtherapie aus einer Kombination von pegyliertem Alfa-Interferon mit Ribavirin, deren Dauer und Erfolgsquote vom Genotyp des Hepatitis-C-Virus abhing, ist passé. Seit der Einführung von Sofosbuvir im Jahre 2014 hat sich die interferonfreie Behandlung der Hepatitis C zum neuen Therapiestandard entwickelt, der eine vereinfachte und kürzere Therapie mit verbesserter Wirksamkeit und Verträglichkeit im Vergleich zu Interferon alfa und Ribavirin bietet (Übersicht bei Webster et al. 2015). Die bedeutsamen Fortschritte der interferonfreien Therapie sind in der aktuellen Leitlinie der Deutschen Gesellschaft für Gastroenterologie, Verdauungs- und Stoffwechselkrankheiten zur Therapie der Hepatitis C dargestellt (Zimmermann et al. 2018). Die Art der interferonfreien medikamentösen Kombinationen mit ihren verschiedenen antiviralen Wirkprinzipien und die Zeitdauer der Therapie richten sich nach dem Genotyp des Virus,

dem Vortherapiestatus und der Frage, ob bereits eine Leberzirrhose vorliegt. Innerhalb von 12 Wochen können über 90% der Patienten, gute Therapietreue bezüglich Medikamenteneinnahme vorausgesetzt, geheilt werden.

Die neuen Therapiestandards und mehrere neue Kombinationspräparate prägen auch das Verordnungsprofil der Hepatitis-C-Therapeutika. im Jahre 2017. Führendes Präparat ist 2017 die Velpatasvir-Sofosbuvir-Kombination (*Epclusa*) aus dem ersten pangenotypischen NS5A-Inhibitor Velpatasvir mit dem bekannten Polymeraseinhibitor Sofosbuvir, die 2016 zur Behandlung der chronischen Hepatitis C zugelassen wurde (siehe ▶ Arzneiverordnungs-Report 2017, Kapitel 3, Neue Arzneimittel 2016, Abschnitt 3.1.31). Mit der Kombination erreichten 99% der Patienten in einer großen placebokontrollierten Studie nach 12-wöchiger Behandlung ein dauerhaftes virologisches Ansprechen bei allen untersuchten Genotypen (1, 2, 4, 5, 6) (Feld et al. 2015, ASTRAL-1). Nur bei Patienten mit Genotyp 3-Infektion und bei kompensierter Zirrhose kann die Zugabe von Ribavirin erwogen werden, bei Patienten mit dekompensierter Zirrhose wird die Zugabe von Ribavirin immer empfohlen. Trotz einer deutlichen Senkung des Erstattungsbetrages (−21,5%) hatte *Epclusa* 2017 weiterhin noch sehr hohe DDD-Nettokosten (◨ Tabelle 33.3) mit 58.108 € pro Therapiezyklus bei einer Standardtherapiedauer von 12 Wochen. Nach unbestätigten Informationen soll das relativ hohe Verordnungsvolumen von *Epclusa* erst nach Einräumung hoher zusätzlicher Herstellerrabatte erreicht worden sein.

An zweiter Stelle folgt die neue Elbasvir-Grazoprevir-Kombination (*Zepatier*) aus dem NS5A-Replikationsinhibitor Elbasvir und dem Proteaseinhibitor Grazoprevir, die ebenfalls 2016 zur Behandlung der chronischen Hepatitis C zugelassen wurde. Bei Genotyp 1, 4 und 6 sowie bei speziellen Patientengruppen mit Zirrhose, Nierenversagen oder HIV-Infektion wurden hohe Ansprechraten von über 90% beobachtet (siehe ▶ Arzneiverordnungs-Report 2017, Kapitel 3, Neue Arzneimittel 2016, Abschnitt 3.1.10). Eine Studie zeigte für diese Kombination bei 12-wöchiger Therapie auch eine hohe Wirksamkeit nach erfolgloser Vorbehandlung mit pegyliertem Alfa-Interferon und Ribavirin sowie bei Patienten mit bereits bestehender Leberzirrhose

Kwo et al. 2017). Da *Zepatier* fast 50% geringere Therapiekosten als fixe Sofosbuvirkombinationen hatte, galt sie in einem Therapiehinweis sehr bald als Mittel der Wahl bei den zugelassenen Genotypen (Gemeinsame Prüfeinrichtungen Baden-Württemberg 2016). Wenige Monate später war eine Aktualisierung des Therapiehinweises aufgrund neuer bestehender Rabattverträge einzelner Hersteller mit einzelnen Krankenkassen nicht mehr möglich. Vielmehr wurde empfohlen, im Einzelfall bezüglich bestehender Rabattverträge Rücksprache mit der jeweiligen Krankenkasse zu halten (Gemeinsame Prüfeinrichtungen Baden-Württemberg 2017).

Das dritte neue Kombinationspräparat ist die pangenotypische Glecaprevir-Pibrentasvir-Kombination (*Maviret*), die erst im September 2017 in Deutschland auf den Markt kam (▶ Kapitel 3, Neue Arzneimittel 2017, ▶ Abschnitt 3.1.12) und bereit in 4 Monaten ein auffällig hohes Verordnungsvolumen erreichte (◻ Tabelle 33.3). Die Kombination zeigt bei allen Patientengruppen (Genotyp 1–6) bereits nach 8 Wochen hohe Ansprechraten von über 95%, so dass die Kosten pro Therapiezyklus (32.964 €) trotz hoher DDD-Kosten ebenfalls günstiger als bei den Präparaten mit längeren Therapiedauern sind. Lediglich bei Patienten mit Leberzirrhose beträgt die Therapiedauer 12 Wochen.

Die bisher führende Sofosbuvirkombination *Harvoni* aus dem Polymeraseinhibitor Sofosbuvir und dem Replikationsinhibitor Ledipasvir (◻ Tabelle 33.3) wurde 2017 massiv weniger verschrieben, ebenso zwei weitere Präparate (*Viekirax*, *Exviera*), die inzwischen außer Vertrieb sind (◻ Tabelle 33.3). Auch der erste Vertreter der neuen direkt wirkenden Hepatitis-C-Therapeutika, das 2014 eingeführte Sofosbuvir (*Sovaldi*), ist nicht mehr unter den häufig verordneten Präparaten vertreten. Ein weiteres auffälliges Phänomen der Verordnung von Hepatitis-C-Therapeutika ist 2017 der erneute starke Rückgang des Verordnungsvolumens auf 1,0 Mio. DDD im Vergleich zu dem DDD-Volumen von 1,8 Mio. DDD im Jahre 2016 (siehe ▶ Arzneiverordnungs-Report 2017, Kapitel 33, Tabelle 33.3), also ein Rückgang um 44% und damit deutlich mehr als die aktuell ausgewiesene Änderungsrate (–21,0%) mit den Verordnungsdaten des Jahres 2017 (◻ Tabelle 33.3), die nur die dort vertretenen Präparate berücksichtigt. Wenn eine etwa 12-wöchige durch-

schnittliche Therapiedauer zugrunde gelegt wird, dann entspricht das Verordnungsvolumen der Kombinationspräparate von 0,84 Mio. DDD einer Behandlung von 10 000 Patienten und zeigt damit einen erheblichen Rückgang der Behandlungen im Vergleich zu 2016 (1,09 Mio. DDD, 13 000 Patienten) und 2015 (1,86 Mio. DDD, 22 000 Patienten). Dementsprechend liegen die tatsächlichen Verordnungskosten für die Hepatitis-C-Therapeutika 2017 bei 493 Mio. € (2016: 751 Mio. €).

33.2.3 Ursodesoxycholsäure

Ursodesoxycholsäure ist eine Gallensäure mit vergleichsweise geringen hepatotoxischen Eigenschaften. Durch eine kompetitive Hemmung der intestinalen Resorption endogener Gallensäuren ersetzt sie bis zu 50% des gesamten Gallensäurepools. Neben der Reduktion des zytotoxischen Potenzials endogener Gallensäuren soll die Zytokinproduktion gehemmt werden. Ursodesoxycholsäure gilt seit langem als Mittel der Wahl für die Behandlung der primär biliären Cholangitis (PBC). Ein Cochrane-Review (16 Studien, 1447 Patienten) zeigte allerdings nur eine Besserung von Leberwerten, Ikterus und Aszites, aber keine Senkung der Lebertransplantationsrate und der Letalität (Gong et al. 2008). Die Verschreibung von Ursodesoxycholsäure hat 2017 leicht zugenommen. Ursodesoxycholsäure wird sicher nicht nur indikationsgerecht bei PBC eingesetzt sondern außerhalb klar belegter Evidenz als „hepatoprotektives" Medikament bei verschiedensten Erkrankungen, die mit einer Cholestase verbunden sind; z. B. rezidivierende Choledocholithiasis oder Leberzirrhose mit laborchemisch führender Cholestase.

33.3 Spasmolytika

Spasmolytika sind nach dem massiven Einbruch der Verordnungen im Jahre 2004 zu einer kleinen Randgruppe mit nur noch wenigen Präparaten geschrumpft. Das Verordnungsvolumen ist seit 1992 von 63 Mio. DDD (Arzneiverordnungs-Report 2002) auf 7,9 Mio. DDD 2017 zurückgegangen (◻ Tabelle 33.4). Mebeverin ist weiterhin das am

■ Tabelle 33.4 Verordnungen von Spasmolytika, Prokinetika und Carminativa 2017. Angegeben sind die 2017 verordneten Tagesdosen, die Änderungen gegenüber 2016 und die mittleren Kosten je DDD 2017.

Präparat	Bestandteile	DDD Mio.	Änderung %	DDD-Nettokosten €
Spasmolytika				
Duspatal/-retard	Mebeverin	4,8	(−7,7)	0,94
Mebeverin PUREN	Mebeverin	2,9	(+99,3)	0,89
Buscopan	Butylscopolamin	0,24	(−6,1)	2,79
		7,9	(+14,8)	0,98
Metoclopramid				
MCP AL	Metoclopramid	25,7	(−4,3)	0,74
MCP-ratiopharm	Metoclopramid	2,7	(−18,0)	1,57
MCP HEXAL	Metoclopramid	0,96	(−22,2)	0,79
MCP AbZ	Metoclopramid	0,41	(+15,2)	4,04
MCP STADA	Metoclopramid	0,25	(−69,6)	1,04
		30,0	(−7,9)	0,87
Domperidon				
Domperidon AbZ	Domperidon	7,2	(+45,6)	0,79
Motilium	Domperidon	1,7	(−15,1)	1,66
Domperidon beta	Domperidon	1,3	(+251,9)	0,94
Domperidon AL	Domperidon	0,56	(−84,7)	0,95
		10,7	(−2,1)	0,96
Prucaloprid				
Resolor	Prucaloprid	2,0	(+10,3)	3,03
Pflanzliche Mittel				
Iberogast	Bittere Schleifenblume Angelikawurzel Kamillenblütenextrakt Kümmeltinktur Schöllkrauttinktur Mariendistelfrüchtetinktur Melissenblättertinktur Süßholzwurzeltinktur Pfefferminzblättertinktur	1,5	(−8,2)	1,22
Carum Carvi Wala	Atropa belladonna D2 Chamomilla recutita ø Nicotiana tabacum D4	0,63	(−1,8)	1,45
		2,1	(−6,4)	1,28
Dimeticon				
Sab simplex	Dimeticon	1,3	(−4,8)	1,73
Lefax	Dimeticon	0,79	(+0,7)	1,72
Espumisan	Dimeticon	0,24	(−0,6)	1,70
		2,3	(−2,6)	1,72
Summe		55,1	(−3,2)	1,03

häufigsten verordnete Spasmolytikum. Es gehört zur Gruppe der myotropen Spasmolytika und wird speziell für die Behandlung des Reizdarmsyndroms eingesetzt. Nach einer Metaanalyse lindern einige Spasmolytika die Beschwerden des Reizdarmsyndroms, ihre Wirkung wird jedoch durch anticholinerge Nebenwirkungen limitiert (Ford et al. 2014). Die Qualität der Evidenz ist gering, Mebeverin wird nicht erwähnt. Bezüglich Diagnostik und Therapie des Reizdarm-Syndroms darf auf die S3-Leitlinie der Deutschen Gesellschaft für Gastroenterologie, Verdauungs- und Stoffwechselkrankheiten (DGVS) verwiesen werden (Layer et al. 2011).

Butylscopolamin (*Buscopan*) ist ein Scopolaminderivat aus der Gruppe der neurotropen Spasmolytika (◻ Tabelle 33.4). Nach parenteraler Gabe ist Butylscopolamin (20 mg i.v.) bei Kolik Schmerzen durch Gallensteine sicher wirksam, allerdings langsamer als Metamizol oder Tramadol (Schmieder et al. 1993). Die Wirksamkeit der oralen oder rektalen Gabe ist nicht durch kontrollierte Studien dokumentiert.

33.4 Motilitätssteigernde Mittel

Die Verschreibungshäufigkeit von Domperidon und Metoclopramid fiel 2017 weiter (◻ Tabelle 33.4). Hauptvertreter ist unverändert Metoclopramid, das vor allem zur Behandlung von Übelkeit und Erbrechen eingesetzt wird (Bouras und Scolapio 2004). Dagegen wird die Anwendung bei diabetischer Gastroparese angesichts des problematischen Nebenwirkungsprofils bei Langzeittherapie kontrovers beurteilt (Smith und Ferris 2003). Das oft unkritisch verordnete Metoclopramid ist vom BfArM (Bundesinstitut für Arzneimittel und Medizinprodukte) nicht nur bezüglich Dosis mit deutlichen Auflagen versehen worden (Metoclopramidhaltige Arzneimittel: Umsetzung des Durchführungsbeschlusses der EU-Kommission, 23. April 2014). Das pflanzliche Kombinationspräparat *Iberogast* wird auf Rezept bei Kindern verordnet. Bei Erwachsenen erfolgt, wahrscheinlich aufgrund positiver placebokontrollierter Studien, von einigen gesetzlichen Krankenkassen die Rückerstattung nach Einreichung eines Privatrezepts (◻ Tabelle 33.4).

Einen weiteren deutlichen Anstieg Verordnungen erfuhr, wie im Vorjahr, Prucaloprid (*Resolor*) (◻ Tabelle 33.4). Prucaloprid stimuliert über serotonerge 5-HT$_4$-Rezeptoren die Acetylcholinfreisetzung. Im Gegensatz zu dem vom Markt genommen Cisaprid, hat Prucaloprid keine kardialen Nebenwirkungen. Die Substanz ist für Frauen mit chronischer Obstipation, die auf Laxantien nicht ansprach, zugelassen (Camilleri et al. 2008). Nach einer Information der Kassenärztlichen Bundesvereinigung (2011) ist Prucaloprid als Abführmittel einzustufen und kann nur dann bei Frauen verordnet werden, wenn eine chronische Verstopfung bei den Ausnahmeindikationen für Laxantien vorliegt und andere Abführmittel keinen Erfolg gezeigt haben. Prucaloprid ist auch bei dem sehr seltenen Krankheitsbild der intestinalen Pseudoobstruktion wirksam (Emmanuel et al. 2012).

33.5 Carminativa

Unter den Carminativa werden Dimeticonpräparate und pflanzliche Mittel mit ätherischen Ölen zusammengefasst, welche die Magen-Darm-Motorik anregen und dadurch Völlegefühl und Blähungen beseitigen sollen. Im Vordergrund steht die Verordnung von Dimeticon. Bei dieser Substanz handelt es sich um Polydimethylsiloxan (Dimeticon), das mit Siliziumdioxid aktiviert wurde und wegen seiner oberflächenspannungssenkenden Wirkung als Entschäumer verwendet wird. Dieses Mittel hat unter anderem die Indikation Meteorismus mit gastrointestinalen Beschwerden und wird zur Entfernung abnormer Gasansammlungen im Gastrointestinaltrakt empfohlen. Dimeticon ist auch speziell bei Säuglingskoliken geprüft worden, war aber nicht besser wirksam als Placebo (Metcalf et al. 1994). Zur Vorbereitung diagnostischer Untersuchungen im Abdominalbereich liegen ältere positive Studiendaten vor (Sudduth et al. 1995, Kark et al. 1995). So wird Dimeticon in der gastrointestinalen Endoskopie gelegentlich zur Sichtverbesserung bei Schaumbildung über den Biopsie/Absaugkanal des Endoskops eingespritzt. Die Verordnung von Dimeticon hat auch 2017 weiter abgenommen (◻ Tabelle 33.4).

33.6   Pankreasenzympräparate

Pankreasenzympräparate werden zur Behandlung der exokrinen Pankreasinsuffizienz im fortgeschrittenen Stadium benötigt. Eine Enzymsubstitution ist erst formal dann indiziert, wenn die tägliche Stuhlfettausscheidung 15 g überschreitet oder der Patient an Gewicht abnimmt. Indikationsbereiche sind die chronische Pankreatitis und ein Zustand nach ausgedehnten Pankreasoperationen. Aber auch bei Zustand nach schwerer akuter nekrotisierender Pankreatitis mit Defektheilung oder Pankreaskarzinom wird Pankreatin eingesetzt. Nach Magenresektionen, insbesondere Gastrektomien, kann es zu einer funktionellen Pankreasinsuffizienz im Rahmen einer pankreaticocibalen Dyssynchronie kommen. Auch hier können Pankreasenzyme eingesetzt werden. Placebokontrollierte Vergleichsstudien, ob sich das Körpergewicht heben lässt, liegen allerdings nicht vor. Ein weiterer wichtiger Einsatzbereich ist die Therapie der Maldigestion bei Mukoviszidose (zystische Fibrose).

Zur Substitution wird meist Pankreatin vom Schwein verwendet. Für den therapeutischen Erfolg ist der Lipasegehalt der Enzympräparate von Bedeutung. Als Richtdosis werden 80 000 FIP-Einheiten Lipase pro Mahlzeit angegeben, d. h. 240 000 Einheiten pro Tag. Es ist erforderlich, dass diese Präparate galenisch so hergestellt werden, dass sie bei der Passage durch den Magen nicht durch die Salzsäure inaktiviert werden. In der Galenik haben sich säuregeschützte Minitabletten oder Mikropellets mit einem Durchmesser nicht über 2 mm bewährt (Halm et al. 1999). Bezüglich Indikation und Evidenz des Einsatzes von Pankreatinpräparaten darf auf die S3-Leitlinie zur chronischen Pankreatitis verwiesen werden (Hoffmeister et al. 2012).

Die Verschreibung von Pankreatinpräparaten hat auch 2017 gering zugenommen, die Nettokosten betrugen 70,7 Mio. € (◘ Tabelle 33.5). Ihre Verschreibung wird nur erstattet, wenn eine Pankreasinsuffizienz nachgewiesen wird. Unter den direkten und indirekten Pankreasfunktionsuntersuchungsmöglichkeiten inklusive Bestimmung der Fettausscheidung im drei Tage gesammelten Stuhl, ist praktisch nur noch die Bestimmung der Pankreaselastase im Stuhl in Deutschland möglich und üblich. Der 13C-Triolein Atemtest, der eine höhere Sensitivität als die Bestimmung der Elastase im Stuhl hat, wird an wenigen Zentren eingesetzt. Lipase spaltet Triolein. Die Menge des 13C-markierten CO_2 in der Ausatemluft steht in proportionaler Relation zur Kapazität der exokrinen Pankreasfunktion. Bestimmung der Stuhlelastase führt beispielsweise bei Diarrhö unterschiedlicher Genese oft zu falsch pathologisch erniedrigten Werten. Ferner wird die Elastaseausscheidung im Stuhl erst pathologisch niedrig bei mittelschwerer bis schwerer Pankreasinsuffizienz (Siegmund et al. 2004). Der Pankreasenzyme verschreibende Arzt steht daher vor dem Dilemma, keine valide Aussage zum Grad der eingeschränkten Pankreasfunktion treffen zu können. Unter Bezug auf die S3-Leitlinie sollte bei einem Patienten mit durch ein bildgebendes Verfahren gesicherter chronischer Pankreatitis und Gewichtsverlust mit oder ohne Diarrhö, die Krankenkasse aber bereit sein, das Pankreatinpräparat zu erstatten. Enzympräparate werden aber vielfach ungerechtfertigt zur Behandlung dyspeptischer Beschwerden wie Druck- und Völlegefühl eingesetzt. Die Verschreibung unter dieser Indikation ist daher erschwert. Die Behandlung dieser Beschwerden mit Enzympräparaten ist ineffektiv und teuer.

33.7   Mittel gegen chronisch-entzündliche Darmerkrankungen

Sulfasalazin, Mesalazin, Olsalazin sind therapeutisch wirksam bei der Behandlung des Morbus Crohn und der Colitis ulcerosa. Diese Substanzen beeinflussen nicht nur die akute Entzündungsphase, sondern sie reduzieren, als Langzeitprophylaxe, auch Rezidive bei der Colitis ulcerosa und auch beim Morbus Crohn, insbesondere nach Darmresektionen (Hanauer et al. 2004). In der Remissionserhaltung war bei Colitis ulcerosa in einer Studie die Einmalgabe von Mesalazin (5-Aminosalicylsäure) mit langsamer Freisetzung der Zweimalgabe pro Tag nicht unterlegen (Sandborn et al. 2010). Sulfasalazin und Olsalazin werden kaum noch eingesetzt. Die Verschreibung von Mesalazin hat weiter, wie bereits in den Vorjahren, etwas zugenommen (◘ Tabelle 33.6).

Als weitere Gruppe werden in ◘ Tabelle 33.6 Glucocorticoide aufgeführt. Budesonid (*Budeno-*

◼ Tabelle 33.5 Verordnungen von Pankreatinpräparaten 2017. Angegeben sind die 2017 verordneten Tagesdosen, die Änderungen gegenüber 2016 und die mittleren Kosten je DDD 2017.

Präparat	Bestandteile	DDD Mio.	Änderung %	DDD-Nettokosten €
Kreon	Pankreatin	6,3	(−16,1)	3,85
Pangrol	Pankreatin	6,0	(+7,8)	3,92
Panzytrat	Pankreatin	3,8	(+31,5)	4,08
Ozym	Pankreatin	0,59	(−4,0)	4,03
Pankreatin-ratiopharm	Pankreatin	0,47	(−10,3)	3,83
Pankreatan	Pankreatin	0,42	(+34,3)	4,02
Pankreatin STADA	Pankreatin	0,29	(+32,6)	3,93
Summe		18,0	(+1,4)	3,93

◼ Tabelle 33.6 Verordnungen von Mitteln gegen chronisch-entzündliche Darmerkrankungen 2017. Angegeben sind die 2017 verordneten Tagesdosen, die Änderungen gegenüber 2016 und die mittleren Kosten je DDD 2017.

Präparat	Bestandteile	DDD Mio.	Änderung %	DDD-Nettokosten €
Mesalazin				
Salofalk	Mesalazin	40,5	(+2,1)	1,70
Pentasa	Mesalazin	13,4	(+0,0)	1,42
Claversal	Mesalazin	13,4	(−0,4)	1,67
Mezavant	Mesalazin	6,1	(+4,6)	1,31
		73,4	(+1,4)	1,61
Glucocorticoide				
Budenofalk	Budesonid	8,4	(+2,5)	4,68
Colifoam	Hydrocortison	2,8	(−4,1)	0,69
Entocort	Budesonid	1,6	(−10,2)	4,45
Cortiment	Budesonid	1,0	(+13,3)	4,84
		13,8	(+0,2)	3,85
Monoklonale Antikörper				
Entyvio	Vedolizumab	2,6	(+28,6)	49,12
Summe		89,8	(+1,9)	3,34

falk, Entocort, Cortiment) wird infolge eines hohen First-Pass-Effekts in der Leber rasch metabolisiert und hat daher geringere systemische Nebenwirkungen. Es wird bei entzündlichen Darmerkrankungen mit Befall des terminalen Ileums oral oder mit Befall des Rektosigmoids als Klysma verabreicht. Budesonid ist bei mildem bis moderatem klinischen Schweregrad des M. Crohn in der Therapie mit Mesalazin vergleichbar (Tromm et al. 2011). Budesonid verhindert jedoch nicht Rezidive, kann aber die Remissionsdauer nach initialer Therapie verlängern. Budesonid erwies sich ebenfalls als nicht wirksam bei der Verhinderung von Rezidiven eines Morbus Crohn nach vorausgegangener chirurgischer Behandlung (Hellers et al. 1999). 2015 neu eingeführt wurde in Deutschland ein oral einzunehmendes Budesonid retard Präparat (Cortiment), welches den Wirkstoff erst im Kolon freigibt. Cortiment erhielt die Zulassung für die leichte bis mittelschwere Colitis, die auf Mesalazin nicht anspricht.

☐ Tabelle 33.7 Verordnungen von Antidiarrhoika 2017. Angegeben sind die 2017 verordneten Tagesdosen, die Änderungen gegenüber 2016 und die mittleren Kosten je DDD 2017.

Präparat	Bestandteile	DDD Mio.	Änderung %	DDD-Nettokosten €
Loperamid				
Loperamid AL	Loperamid	1,3	(−6,3)	1,48
Loperamid Heumann	Loperamid	0,62	(+108,7)	1,56
Imodium	Loperamid	0,51	(−2,8)	1,69
Loperamid-1 A Pharma	Loperamid	0,48	(−16,0)	1,67
Lopedium	Loperamid	0,47	(−29,8)	1,68
Loperamid-ratiopharm	Loperamid	0,35	(−17,4)	1,68
Loperamid/-akut Aristo	Loperamid	0,32	(+10,2)	1,53
Loperamid STADA	Loperamid	0,30	(+20,6)	1,89
		4,4	(−1,5)	1,60
Hefepräparate				
Perenterol	Saccharomyces boulard.	0,91	(−13,3)	1,93
Yomogi	Saccharomyces boulard.	0,11	(−5,2)	1,68
		1,0	(−12,5)	1,90
Bakterienpräparate				
Mutaflor Kapseln	Escherichia coli	1,2	(+0,8)	1,81
Mutaflor Suspension	Escherichia coli	0,32	(+1,8)	5,76
Lacteol	Lactobacillus acidophilus	0,14	(−20,4)	1,52
Infectodiarrstop LGG mono	Lactobacillus rhamnosus	0,08	(−21,8)	2,33
		1,8	(−2,3)	2,54
Weitere Mittel				
Xifaxan	Rifaximin	1,1	(+17,3)	12,67
Oralpädon 240	Natriumchlorid Kaliumchlorid Glucose Natriumhydrogencitrat	0,54	(−11,8)	1,93
Infectodiarrstop LGG	Lactobacillus rham. Natriumcitrat Kaliumchlorid Natriumchlorid Glucose	0,15	(−24,8)	5,16
Diarrhoesan	Apfelpektin Kamillenblütenextrakt	0,02	(−15,4)	7,82
		1,8	(+2,0)	8,74
Summe		9,0	(−2,4)	3,23

Die Verschreibungshäufigkeit von *Cortiment* hat zugenommen (☐ Tabelle 33.6). Die topische Steroidtherapie mit Hydrocortisonacetat hat 2017 wieder etwas zugenommen. Klysmen (Budesonid, Hydrocortisonacetat) stellen eine effektive Behandlungsform vorwiegend bei linksseitig lokalisierten entzündlichen Darmerkrankungen dar.

Weiterhin kommen bei der Behandlung des schwergradigen Morbus Crohn und der Colitis ulcerosa TNFα-Inhibitoren wie Infliximab (*Remi-*

cade) und Adalimumab (*Humira*) in Frage. Sie werden bei chronisch aktivem Verlauf oder Fistelbildung, die auf eine Therapie mit Glucocorticoiden und Immunsuppressiva, wie Azathioprin, nicht angesprochen haben, eingesetzt. Gleiches gilt für Patienten mit schwerer aktiver Colitis ulcerosa (Feagan et al. 2014). Der TNFα-Inhibitor Golimumab (*Simponi*) hat neben den rheumatologischen Indikationen (rheumatoide Arthritis, M. Bechterew, Psoriasis Arthritis) bislang nur die Zulassung bei Colitis ulcerosa. Die TNFα-Inhibitoren sind bei den Antirheumatika und Antiphlogistika (▶ Kapitel 19, ▶ Tabelle 19.4) dargestellt. Auch auf die Einsparpotentiale durch Ersatz der Analogpräparate durch sogenannte *Biosimilars* wird hier nicht eingegangen (siehe ▶ Kapitel 4, Biosimilars). Die kombinierte Immunsuppression, TNFα-Inhibitoren und Azathioprin, erweist sich auch in der Therapie der Colitis ulcerosa als am effektivsten (Panaccione et al. 2014).

Der Integrininhibitor Vedolizumab (*Entyvio*) ist 2014 für die Behandlung von M. Crohn als auch bei Colitis ulcerosa zugelassen worden, wenn eine Therapie mit TNFα-Inhibitoren fehlschlägt (fehlendes primäres Ansprechen, Verlust des Ansprechens während der Therapie, Unverträglichkeit). Vedolizumab ist ein humanisierter monoklonaler Antikörper gegen das Adhäsionsmolekül Integrin α4β7 auf der Oberfläche von aktivierten Lymphozyten, der die Lymphozyteneinwanderung in die Darmmukosa und damit die gastrointestinale Entzündung ohne eine systemische Immunsuppression blockiert (vgl. ▶ Arzneiverordnungs-Report 2015, Kapitel 2, Neue Arzneimittel 2014, Abschnitt 2.1.45). Der therapeutische Effekt tritt aufgrund des Wirkmechanismus daher erst verzögert ein, da bereits in der Mukosa vorhandene Lymphozyten nicht tangiert werden. Die Verschreibungshäufigkeit von Vedolizumab hat 2017 deutlich zugenommen. 2017 ist ein weiterer monoklonaler Antikörper, Ustekinumab (*Stelara*), gerichtet gegen Interleukin-12 und -23 zur Therapie des M. Crohn zugelassen worden (Feagan et al. 2016). Ustekinumab wird bereits seit 2009 zur Therapie der mittelschweren Plaquepsoriasis und der Psoriasisarthritis eingesetzt (vgl. ▶ Dermatika, Kapitel 25, Tabelle 25.14). Leider fehlen prospektive, doppelblinde Studien, die unterschiedliche Biologika miteinander vergleichen; z. B. würde der Stellenwert von Vedolizumab im direkten Vergleich mit TNFα-Inhibitoren interessieren.

33.8 Antidiarrhoika

Grundlage der Behandlung akuter Durchfallerkrankungen ist eine ausreichende Zufuhr von Flüssigkeit und Salzen, die vorzugsweise als enterale Elektrolytlösungen gegeben werden sollen. Die Anwendung von Arzneimitteln aus der Gruppe der obstipierenden Mittel und Chemotherapeutika ist nur dann notwendig, wenn die allgemeinen Maßnahmen nicht ausreichen und sollte mit Vorsicht erfolgen. Viele Präparate sind nicht verschreibungspflichtig und damit auch nicht erstattungsfähig. Das nicht resorbierbare Antibiotikum Rifaximin (*Xifaxan*), welches die Zulassung zur Prophylaxe der Reisediarrhö und der Therapie und Prophylaxe der hepatischen Enzephalopathie hat, zeigte in placebokontrollierten Studien eine Wirksamkeit in der Therapie der hepatischen Enzephalopathie (Bass et al. 2010, Kimer et al. 2014, Wu et al. 2013). Die Verordnungen von *Xifaxan* sind 2017 im Vergleich zum Vorjahr weiter gestiegen. Dies dürfte auf den Einsatz bei hepatischer Enzephalopathie zurückzuführen sein. Die Nettokosten aller Antidiarrhoika betrugen 2017 29 Mio. €, wobei die Hälfte vor allem durch die erhöhte Verordnung von Rifaximin (14 Mio. €) bedingt war (◘ Tabelle 33.7).

33.8.1 Loperamid

Loperamid wird am häufigsten verordnet (◘ Tabelle 33.7). Es wirkt über eine Stimulation der Opioidrezeptoren im Darm. Neben der Hemmung der Propulsivmotorik vermindert Loperamid auch die intestinale Flüssigkeitssekretion. Häufiges Anwendungsgebiet für Loperamid ist die Reisediarrhö, wobei es hier sicherlich nur selten indiziert ist. Opioide sollten keinesfalls bei bakteriellen Darminfektionen eingesetzt werden, die mit hohem Fieber und blutiger Diarrhö einhergehen. Bei Kindern unter zwei Jahren ist die Substanz kontraindiziert.

33.8.2 Probiotika

Das Trockenhefepräparat Saccharomyces boulardii wurde auch 2017 etwas weniger als im Vorjahr verordnet. Die Verordnung des Bakterienpräparats E. coli Nissle (*Mutaflor*) (◘ Tabelle 33.7) hat etwas zugenommen. Probiotische Mikroorganismen (Lactobacillus rhamnosus, Lactobacillus acidophilus, Escherichia coli Stamm Nissle 1917) und probiotische Hefepräparate (Saccharomyces boulardii) sind in zahlreichen kleineren Studien untersucht worden, größere Interventionsstudien fehlen jedoch. Eine Metaanalyse dieser Studien erlaubt doch eine positive Einschätzung der Wirksamkeit von Probiotika zur Behandlung der Diarrhö (Übersicht bei de Vrese und Marteau 2007). Auch bei Antibiotika-bedingten Nebenwirkungen, z. B. im Rahmen einer H. pylori Eradikationstherapie, scheint die zusätzliche Gabe von Saccharomyces boulardii effektiv zu sein (Szajewska et al. 2010). E. coli Nissle erwies sich als ebenso wirksam in der Rezidivprophylaxe der Colitis ulcerosa wie Mesalazin (Kruis et al. 2004). In einer placebokontrollierten Studie aus den Niederlanden kam es allerdings unter Probiotika in der Therapie der akuten Pankreatitis zu einer erhöhten Letalität, die durch Darmischämien erklärt war (Besselink et al. 2008).

33.9 Laxantien

Die Gruppe der Laxantien umfasst in ihrem Wirkungsmechanismus unterschiedliche Substanzen wie osmotische Laxantien (Lactulose, Macrogolkombinationen, ◘ Tabelle 33.8) sowie hydragoge Laxantien (z. B. Bisacodyl), Quellstoffe und rektale Laxantien in Form von Klysmen (Gleitmittel, salinische Laxantien) (◘ Tabelle 33.9). Da Laxantien im Wesentlichen bei Patienten mit intaktem Kolon zum Einsatz kommen, sollten nach ausführlicher Beratung und diätetischer Empfehlungen von schlackenreicher Kost und reichlich Flüssigkeit vorrangig Quellstoffe verordnet werden.

Die Gruppe der Laxantien zeigt auch 2017 gegenüber wie in den Vorjahren, ein gestiegenes Verordnungsvolumen, das vor allem durch eine Mehrverordnung von Macrogolpräparaten bedingt ist, während die Lactuloseverordnungen nicht anstiegen (◘ Tabelle 33.8). Alle Präparate sind nicht verschreibungspflichtig und damit nur noch zur Be-

◘ **Tabelle 33.8 Verordnungen von osmotischen Laxantien 2017.** Angegeben sind die 2017 verordneten Tagesdosen, die Änderungen gegenüber 2016 und die mittleren Kosten je DDD 2017.

Präparat	Bestandteile	DDD Mio.	Änderung %	DDD-Nettokosten €
Lactulose				
Bifiteral	Lactulose	6,6	(−30,2)	0,32
Lactulose-1 A Pharma	Lactulose	4,3	(+0,7)	0,31
Lactulose AL	Lactulose	3,8	(−22,3)	0,32
Lactulose AbZ	Lactulose	3,7	(+661,6)	0,30
Lactulose HEXAL	Lactulose	1,0	(+3,9)	0,32
Lactulose-ratiopharm	Lactulose	0,78	(−9,6)	0,33
		20,2	(−3,5)	0,31
Macrogolpräparate				
Movicol	Macrogol 3350 Natriumchlorid Natriumhydrogencarbonat Kaliumchlorid	27,8	(+1,2)	1,30
Macrogol AbZ	Macrogol 3350 Natriumchhlorid Natriumhydrogencarbonat Kaliumchlorid	3,7	(+28,5)	1,21

◘ Tabelle 33.8 Verordnungen von osmotischen Laxantien 2017 (Fortsetzung).

Präparat	Bestandteile	DDD Mio.	Änderung %	DDD-Nettokosten €
Macrogol-1 A Pharma	Macrogol 3350 Natriumchlorid Natriumhydrogencarbonat Kaliumchlorid	3,3	(+56,1)	0,91
Macrogol AL	Macrogol 3350 Natriumchlorid Natriumhydrogencarbonat Kaliumchlorid	2,6	(−21,4)	1,01
Macrogol HEXAL plus/ -Orange	Macrogol 3350 Natriumchlorid Natriumhydrogencarbonat Kaliumchlorid	2,5	(−8,9)	1,11
Macrogol dura	Macrogol 3350 Natriumchlorid Natriumhydrogencarbonat Kaliumchlorid	1,9	(−1,3)	0,96
Kinderlax Pulver	Macrogol 3350 Natriumchlorid Natriumhydrogencarbonat Kaliumchlorid	1,4	(−9,0)	0,92
Macrogol ratiopharm Balance	Macrogol 3350 Natriumchlorid Natriumhydrogencarbonat Kaliumchlorid	1,4	(+10,7)	1,07
Macrogol beta plus Elektr.	Macrogol 3350 Natriumchlorid Natriumhydrogencarbonat Kaliumchlorid	1,3	(+23,9)	0,97
Laxbene/-junior	Macrogol	0,97	(+45,0)	1,66
Laxofalk	Macrogol	0,71	(−5,5)	0,57
Kinderlax elektrolytfrei	Macrogol	0,57	(>1000)	1,44
Macrogol STADA	Macrogol 3350 Natriumchlorid Natriumhydrogencarbonat Kaliumchlorid	0,37	(−30,9)	1,01
Moviprep	Macrogol 3350 Natriumsulfat Natriumchlorid Kaliumchlorid Ascorbinsäure Natriumascorbat	0,03	(−0,2)	85,02
		48,5	(+4,9)	1,25
Weitere Mittel				
Eziclen	Natriumsulfat Magnesiumsulfat Kaliumsulfat	0,02	(+35,5)	20,19
Summe		68,8	(+2,3)	0,98

◻ **Tabelle 33.9 Verordnungen von weiteren Laxantien 2017.** Angegeben sind die 2017 verordneten Tagesdosen, die Änderungen gegenüber 2016 und die mittleren Kosten je DDD 2017.

Präparat	Bestandteile	DDD Mio.	Änderung %	DDD-Nettokosten €
Hydragoge Laxantien				
Laxoberal	Natriumpicosulfat	7,7	(+3,5)	0,25
Laxans-ratiopharm Pico	Natriumpicosulfat	3,7	(+6,9)	0,18
Dulcolax	Bisacodyl	1,9	(+5,6)	0,47
Picoprep	Natriumpicosulfat Magnesiumoxid Citronensäure Kaliumhydrogencarbonat	0,03	(+23,8)	19,41
Citrafleet	Natriumpicosulfat Magnesiumoxid Citronensäure	0,02	(+25,3)	21,01
		13,3	(+4,7)	0,33
Quellstoffe				
Mucofalk	Plantago-ovata-Samenschalen	2,2	(+3,0)	0,53
Rektale Laxantien				
Microlax	Natriumcitrat Dodecylsulfoacetat Sorbitol	1,3	(−6,4)	1,66
Lecicarbon CO2-Laxans	Natriumhydrogencarbonat Natriumdihydrogenphosphat	0,76	(+0,3)	0,52
Freka Clyss	Natriumdihydrogenphosphat Natriummonohydrogenphosphat	0,48	(−4,5)	1,94
Babylax	Glycerol	0,21	(−3,0)	1,87
Glycilax	Glycerol	0,18	(+1,1)	0,76
Klistier Fresenius	Natriumdihydrogenphosphat Natriummonohydrogenphosphat	0,11	(+6,2)	1,80
Klysma-Salinisch	Natriumdihydrogenphosphat Natriummonohydrogenphosphat	0,11	(+2,5)	2,60
Nene-Lax	Glycerol	0,06	(−2,9)	0,80
		3,2	(−3,2)	1,42
Summe		18,8	(+3,1)	0,54

handlung von Krankheiten im Zusammenhang mit Tumorleiden, Divertikulose, Mukoviszidose sowie bei Behandlung mit Phosphatbindern und Opioiden erstattungsfähig. Der überwiegende Anteil der verordneten Tagesdosen entfällt auf Macrogolkombinationen und Lactulosepräparate, die nach Versagen diätetischer Maßnahmen und von Quellstoffen indiziert sind. Macrogol ist ein Polyethylenglycol mit einem Molekulargewicht von 4000, das nicht resorbiert oder metabolisiert wird und daher bis in den Dickdarm gelangt, um dort seine osmotische Wirkung zu entfalten. Lactulose ist ein schwer resorbierbares Disaccharid, das im Darmlumen osmotisch Flüssigkeit bindet und erst im Dickdarm bakteriell zu Milchsäure und Essigsäure gespalten wird. Durch die kolonspezifische Wirkung werden potentielle Risiken anderer Laxantien vermieden. Nach einem Cochrane-Review ist Macrogol für die Behandlung der chronischen Obstipation zu bevorzugen, da es Lactulose in Bezug auf Stuhlfrequenz,

Bauchschmerzen und Zusatzmedikationen überlegen ist (Lee-Robichaud et al. 2010). Lactulose wird bei der hepatischen Enzephalopathie zur Steigerung der enteralen Ammoniakelimination eingesetzt (Prasad et al. 2007). Insbesondere Lactuloseeinläufe sind nach akuter Varizenblutung bei portaler Hypertension in der Prophylaxe der hepatischen Enzephalopathie etabliert.

Literatur

Arzneimittelkommission der deutschen Ärzteschaft (2009): Arzneiverordnungen. Empfehlungen zur rationalen Pharmakotherapie. 22. Auflage, Medizinische Medien Informations GmbH (MMI) Neu-Isenburg, S. 823–835

Bass NM, Mullen KD, Sanyal A, Poordad F, Neff G, Leevy CB, Sigal S, Sheikh MY, Beavers K, Frederick T, Teperman L, Hillebrand D, Huang S, Merchant K, Shaw A, Bortey E, Forbes WP (2010): Rifaximin treatment in hepatic encephalopathy. N Engl J Med 362: 1071–1081

Besselink MG, van Santvoort HC, Buskens E, Boermeester MA, van Goor H, Timmerman HM, Nieuwenhuijs VB, Bollen TL, van Ramshorst B, Witteman BJ, Rosman C, Ploeg RJ, Brink MA, Schaapherder AF, Dejong CH, Wahab PJ, van Laarhoven CJ, van der Harst E, van Eijck CH, Cuesta MA, Akkermans LM, Gooszen HG; Dutch Acute Pancreatitis Study Group (2008): Probiotic prophylaxis in predicted severe acute pancreatitis: a randomised, double-blind, placebo-controlled trial. Lancet; 371: 651–659

Bombardier C, Laine L, Reicin A, Shapiro D, Burgos-Vargas R, Davis B, Day R, Ferraz MB, Hawkey CJ, Hochberg MC, Kvien TK, Schnitzer TJ; VIGOR Study Group (2000): Comparison of upper gastrointestinal toxicity of rofecoxib and naproxen in patients with rheumatoid arthritis. N Engl J Med 343: 1520–1528

Bour B, Staub JL, Chousterman M, Labayle D, Nalet B, Nouel O, Pariente A, Tocque E, Bonnot-Marlier S (2005): Long-term treatment of gastro-oesophageal reflux disease patients with frequent symptomatic relapses using rabeprazole: on-demand treatment compared with continuous treatment. Aliment Pharmacol Ther 21: 805–812

Bouras EP, Scolapio JS (2004): Gastric motility disorders: management that optimizes nutritional status. J Clin Gastroenterol 38: 549–557

Camilleri M, Kerstens R, Rykx A, Vandeplassche L (2008): A placebo-controlled trial of prucalopride for severe chronic constipation. N Engl J Med 358: 2344–2354

Chan FK, Hung LC, Suen BY, Wu JC, Lee KC, Leung VK, Hui AJ, To KF, Leung WK, Wong VW, Chung SC, Sung JJ (2002): Celecoxib versus diclofenac and omeprazole in reducing the risk of recurrent ulcer bleeding in patients with arthritis. N Engl J Med 347: 2104–2110

Chan FK, Ching JY, Hung LC, Wong VW, Leung VK, Kung NN, Hui AJ, Wu JC, Leung WK, Lee VW, Lee KK, Lee YT, Lau JY,

To KF, Chan HL, Chung SC, Sung JJ (2005): Clopidogrel versus aspirin and esomeprazole to prevent recurrent ulcer bleeding. N Engl J Med 352: 238–244

Corley DA, Kubo A, Zhao W, Quesenberry C (2010): Proton pump inhibitors and histamine-2 receptor antagonists are associated with hip fractures among at-risk patients. Gastroenterology 139: 93–101

Depta JP, Bhatt DL (2012): Antiplatelet therapy and proton pump inhibition: cause for concern? Curr Opin Cardiol 27: 642–650

De Vrese M, Marteau PR (2007): Probiotics and prebiotics: effects on diarrhea. J Nutr 137 (3 Suppl 2): 803S–811S

Emmanuel AV, Kamm MA, Roy AJ, Kerstens R, Vandeplassche L (2012): Randomised clinical trial: the efficacy of prucalopride in patients with chronic intestinal pseudo-obstruction – a double-blind, placebo-controlled, cross-over, multiple n = 1 study. Aliment Pharmacol Ther 35: 48–55

Feagan BG, Sandborn WJ, Lazar A, Thakkar RB, Huang B, Reilly N, Chen N, Yang M, Skup M, Mulani P, Chao J (2014): Adalimumab therapy is associated with reduced risk of hospitalization in patients with ulcerative colitis. Gastroenterology 146: 110–118

Feagan BG, Sandborn WJ, Gasink C, Jacobstein D, Lang Y, Friedman JR, Blank MA, Johanns J, Gao LL, Miao Y, Adedokun OJ, Sands BE, Hanauer SB, Vermeire S, Targan S, Ghosh S, de Villiers WJ, Colombel JF, Tulassay Z, Seidler U, Salzberg BA, Desreumaux P, Lee SD, Loftus EV Jr, Dieleman I A, Katz S, Rutgeerts P; UNITI–IM-UNITI Study Group (2016): Ustekinumab as induction and maintenance therapy for Crohn's disease. N Engl J Med 375: 1946–1960

Feld JJ, Jacobson IM, Hézode C, Asselah T, Ruane PJ, Gruener N, Abergel A, Mangia A, Lai CL, Chan HL, Mazzotta F, Moreno C, Yoshida E, Shafran SD, Towner WJ, Tran TT, McNally J, Osinusi A, Svarovskaia E, Zhu Y, Brainard DM, McHutchison JG, Agarwal K, Zeuzem S; ASTRAL-1 Investigators (2015): Sofosbuvir and velpatasvir for HCV genotype 1, 2, 4, 5, and 6 infection. N Engl J Med 373: 2599–2607

Fischbach W, Malfertheiner P, Jansen PL, Bolten W, Bornschein J, Buderus S, Glocker E, Hoffmann JC, Koletzko S, Labenz J, Mayerle J, Miehlke S, Mössner J, Peitz U, Prinz C, Selgrad M, Suerbaum S, Venerito M, Vieth M (2016): Helicobacter pylori: S2k-Leitlinie Helicobacter pylori und gastroduodenale Ulkuskrankheit. Z Gastroenterol 54: 327–362

Ford AC, Moayyedi P, Lacy BE, Lembo AJ, Saito YA, Schiller LR, Soffer EE, Spiegel BM, Quigley EM; Task Force on the Management of Functional Bowel Disorders (2014): American College of Gastroenterology monograph on the management of irritable bowel syndrome and chronic idiopathic constipation. Am J Gastroenterol 109 Suppl 1: S2–26

Freedberg DE, Kim LS, Yang YX (2017): The risks and benefits of long-term use of proton pump inhibitors: Expert review and best practice advice from the American Gastroenterological Association. Gastroenterology 152: 706–715

Gemeinsame Prüfeinrichtungen Baden-Württemberg (2016): Therapiehinweis zur wirtschaftlichen Behandlung der

chronischen Hepatitis C: Internet: http://www.gpe-bw.de/
facharztgruppen/fachaerztliche-internisten/hepatitis-c/
Gemeinsame Prüfeinrichtungen Baden-Württemberg (2017):
Therapiehinweis zur wirtschaftlichen Behandlung der
chronischen Hepatitis C: Internet: http://www.gpe-bw.
de/facharztgruppen/fachaerztliche-internisten/
hepatitis-c/
Gong Y, Huang ZB, Christensen E, Gluud C (2008): Ursodeoxy-
cholic acid for primary biliary cirrhosis. Cochrane Database Syst Rev 2008; Cd000551
Halm U, Löser C, Löhr M, Katschinski M, Mössner J (1999): A
double-blind, randomized, multicentre, crossover study
to prove equivalence of pancreatin minimicrospheres
versus microspheres in exocrine pancreatic insufficiency.
Aliment Pharmacol Ther 13: 951–957
Hanauer SB, Korelitz BI, Rutgeerts P, Peppercorn MA, Thisted
RA, Cohen RD, Present DH (2004): Postoperative mainte-
nance of Crohn's disease remission with 6-mercaptopuri-
ne, mesalamine, or placebo: a 2-year trial. Gastroentero-
logy 127: 723–729
Hellers G, Cortot A, Jewell D, Leijonmarck CE, Löfberg R,
Malchow H, Nilsson LG, Pallone F, Pena S, Persson T,
Prantera C, Rutgeerts P (1999): Oral budesonide for
prevention of postsurgical recurrence in Crohn's disease.
Gastroenterology 116: 294–300
Hoffmeister A, Mayerle J, Beglinger C, Büchler MW, Bufler P,
Dathe K, Fölsch UR, Friess H, Izbicki J, Kahl S, Klar E, Keller
J, Knoefel WT, Layer P, Loehr M, Meier R, Riemann JF,
Rünzi M, Schmid RM, Schreyer A, Tribl B, Werner J, Witt H,
Mössner J, Lerch MM (2012): S3-Leitlinie Chronische
Pankreatitis: Definition, Ätiologie, Diagnostik, konservati-
ve, interventionell endoskopische und operative Thera-
pie der chronischen Pankreatitis. Leitlinie der Deutschen
Gesellschaft für Verdauungs- und Stoffwechselkrankheiten (DGVS). Z Gastroenterol 50: 1176–1224
Kark W, Krebs-Richter H, Hotz J (1995): Improving the effect of
orthograde colonic lavage with golytely solution by
adding dimethicone. Z Gastroenterol 33: 20–23
Kassenärztliche Bundesvereinigung (2011): Verordnungsfähigkeit von Resolor®. Informationen für die Pharmakothe-
rapieberater der KVen. Schreiben vom 11. Februar 2011
Kimer N, Krag A, Møller S, Bendtsen F, Gluud LL (2014): Systematic review with meta-analysis: the effects of rifaximin
in hepatic encephalopathy. Aliment Pharmacol Ther 40:
123–132
Koop H, Fuchs KH, Labenz J, Lynen Jansen P, Messmann H,
Miehlke S, Schepp W, Wenzl TG; Mitarbeiter der Leitlinien-
gruppe. S2k-Leitlinie (2014): Gastroösophageale Refluxkrankheit unter Federführung der Deutschen Gesellschaft für Gastroenterologie, Verdauungs- und Stoffwechselkrankheiten (DGVS) AWMF Register Nr. 021-013 Z
Gastroenterol 52: 1299–1346
Koop H (2018) Verordnungspraxis und Risiken von Protonen-
pumpenblockern – Fiktion und Fakten? Z Gastroenterol
56: 264–274
Kruis W, Fric P, Pokrotnieks J, Lukás M, Fixa B, Kascák M, Kamm
MA, Weismueller J, Beglinger C, Stolte M, Wolff C, Schulze

J (2004): Maintaining remission of ulcerative colitis with
the probiotic Escherichia coli Nissle 1917 is as effective as
with standard mesalazine. Gut 53: 1617–1623
Kwo P, Gane EJ, Peng CY, Pearlman B, Vierling JM, Serfaty L,
Buti M, Shafran S, Stryszak P, Lin L, Gress J, Black S, Dutko
FJ, Robertson M, Wahl J, Lupinacci L, Barr E, Haber B
(2017): Effectiveness of elbasvir and grazoprevir combination, with or without ribavirin, for treatment-experi-
enced patients with chronic hepatitis C infection. Gastroenterology 152: 164–175
Labenz J, Armstrong D, Lauritsen K, Katelaris P, Schmidt S,
Schutze K, Wallner G, Juergens H, Preiksaitis H, Keeling N,
Naucler E, Adler J, Eklund S (2005): Esomeprazole 20 mg
vs. pantoprazole 20 mg for maintenance therapy of
healed erosive oesophagitis: results from the EXPO study.
Aliment Pharmacol Ther 22: 803–811
Lam JR, Schneider JL, Zhao W, Corley DA (2013): Proton pump
inhibitor and histamine 2 receptor antagonist use and
vitamin B12 deficiency. JAMA 310: 2435–1542
Layer P, Andresen V, Pehl C, Allescher H, Bischoff SC, Classen
M, Enck P, Frieling T, Haag S, Holtmann G, Karaus M,
Kathemann S, Keller J, Kuhlbusch-Zicklam R, Kruis W,
Langhorst J, Matthes H, Mönnikes H, Müller-Lissner S,
Musial F, Otto B, Rosenberger C, Schemann M, van der
Voort I; Dathe K, Preiss JC (2011): S3-Leitlinie Reizdarm-
syndrom: Definition, Pathophysiologie, Diagnostik und
Therapie. Z Gastroenterol 49: 237–293
Lee-Robichaud H, Thomas K, Morgan J, Nelson RL (2010):
Lactulose versus polyethylene glycol for chronic consti-
pation. Cochrane Database Syst Rev 2010 Jul 7; (7):
CD007570
Malfertheiner P, Megraud F, O'Morain C, Bazzoli F, El-Omar E,
Graham D,Hunt R, Rokkas T, Vakil N, Kuipers EJ (2007):
Current concepts in the management of Helicobacter
pylori infection: the Maastricht III Consensus Report. Gut
56: 772–781
Malfertheiner P, Bazzoli F, Delchier JC, Celiñski K, Giguère M,
Rivière M, Mégraud F; Pylera Study Group (2011): Helico-
bacter pylori eradication with a capsule containing
bismuth subcitrate potassium, metronidazole, and tetra-
cycline given with omeprazole versus clarithromycin-
based triple therapy: a randomised, open-label, non-
inferiority, phase 3 trial. Lancet 377: 905–913
Malfertheiner P, Megraud F, O'Morain CA, Atherton J, Axon AT,
Bazzoli F, Gensini GF, Gisbert JP, Graham DY, Rokkas T,
El-Omar EM, Kuipers EJ; European Helicobacter Study
Group (2012): Management of Helicobacter pylori infec-
tion--the Maastricht IV/ Florence Consensus Report. Gut
61: 646–664
Metcalf TJ, Irons TG, Sher LD, Young PC (1994): Simethicone in
the treatment of infant colic: a randomized placebo-
controlled multicenter trial. Pediatrics 94: 29–34
Mössner J (2016): Indikationen, Nutzen und Risiken von
Protonenpumpeninhibitoren. Eine Bestandsaufnahme
nach 25 Jahren. Dtsch Ärzteblatt 113: 477–483
National Institute for Health and Care Excellence (2014):
Dyspepsia and gastro-oesophageal reflux disease. Inves-

tigation and management of dyspepsia, symptoms suggestive of gastro-oesophageal reflux disease, or both. NICE clinical guideline 184. Internet: guidance.nice.org.uk/cg184

Nevens F, Andreone P, Mazzella G, Strasser SI, Bowlus C, Invernizzi P, Drenth JP, Pockros PJ, Regula J, Beuers U, Trauner M, Jones DE, Floreani A, Hohenester S, Luketic V, Shiffman M, van Erpecum KJ, Vargas V, Vincent C, Hirschfield GM, Shah H, Hansen B, Lindor KD, Marschall HU, Kowdley KV, Hooshmand-Rad R, Marmon T, Sheeron S, Pencek R, MacConell L, Pruzanski M, Shapiro D; POISE Study Group (2016): A placebo-controlled trial of obeticholic acid in primary biliary cholangitis. N Engl J Med 375: 631–643

Panaccione R, Ghosh S, Middleton S, Márquez JR, Scott BB, Flint L, van Hoogstraten HJ, Chen AC, Zheng H, Danese S, Rutgeerts P (2014): Combination therapy with infliximab and azathioprine is superior to monotherapy with either agent in ulcerative colitis. Gastroenterology 146: 392–400

Peura DA, Gudmundson J, Siepman N, Pilmer BL, Freston J (2007): Proton pump inhibitors: effective first-line treatment for management of dyspepsia. Dig Dis Sci 52: 983–987

Prasad S, Dhiman RK, Duseja A, Chawla YK, Sharma A, Agarwal R (2007): Lactulose improves cognitive functions and health-related quality of life in patients with cirrhosis who have minimal hepatic encephalopathy. Hepatology 45: 549–559

Sandborn WJ, Korzenik J, Lashner B, Leighton JA, Mahadevan U, Marion JF, Safdi M, Sninsky CA, Patel RM, Friedenberg KA, Dunnmon P, Ramsey D, Kane S (2010): Once-daily dosing of delayed-release oral mesalamine (400-mg tablet) is as effective as twice-daily dosing for maintenance of remission of ulcerative colitis. Gastroenterology 138: 1286–1296

Scherübl H, Fischbach W, Glocker E, Malfertheiner P (2015): Was ist neu bei der Behandlung der Helicobacter-pylori-Infektion? Dtsch Med Wochenschr 140: 277–280

Schmieder G, Stankov G, Zerle G, Schinzel S, Brune K (1993): Observer-blind study with metamizole versus tramadol and butylscopolamine in acute biliary colic pain. Arzneim Forsch 43: 1216–1221

Siegmund E, Löhr JM, Schuff-Werner P (2004): Die diagnostische Validität nichtinvasiver Pankreasfunktionstests - Eine Metaanalyse. Z Gastroenterol 42: 1117–1128

Sjöstedt S, Befrits R, Sylvan A, Harthon C, Jörgensen L, Carling L, Modin S, Stubberöd A, Toth E, Lind T (2005): Daily treatment with esomeprazole is superior to that taken on-demand for maintenance of healed erosive oesophagitis. Aliment Pharmacol Ther 22: 183–191

Smith DS, Ferris CD (2003): Current concepts in diabetic gastroparesis. Drugs 63: 1339–1358

Stedman CA, Barclay ML (2000): Review article: comparison of the pharmacokinetics, acid suppression and efficacy of proton pump inhibitors. Aliment Pharmacol Ther 14: 963–978

Sudduth RH, DeAngelis S, Sherman KE, McNally PR (1995): The effectiveness of simethicone in improving visibility during colonoscopy when given with a sodium phosphate solution: a double-bind randomized study. Gastrointest Endosc 42: 413–415

Szajewska H, Horvath A, Piwowarczyk A (2010): Meta-analysis: the effects of Saccharomyces boulardii supplementation on Helicobacter pylori eradication rates and side effects during treatment. Aliment Pharmacol Ther 32: 1069–1079

Trépo C, Chan HL, Lok A (2014): Hepatitis B virus infection. Lancet 384: 2053–2063

Tromm A, Bunganič I, Tomsová E, Tulassay Z, Lukáš M, Kykal J, Bátovský M, Fixa B, Gabalec L, Safadi R, Kramm HJ, Altorjay I, Löhr H, Koutroubakis I, Bar-Meir S, Stimac D, Schäffeler E, Glasmacher C, Dilger K, Mohrbacher R, Greinwald R; International Budenofalk Study Group (2011): Budesonide 9 mg is at least as effective as mesalamine 4.5 g in patients with mildly to moderately active Crohn's disease. Gastroenterology 140: 425–434

Ueberschaer H, Allescher HD (2017): Protonenpumpenhemmer - Nebenwirkungen und Komplikationen der langfristigen Protonenpumpenhemmereinnahme. Z Gastroenterol 55: 636–674

van Zanten SV, Armstrong D, Chiba N, Flook N, White RJ, Chakraborty B, Gasco A (2006): Esomeprazole 40 mg once a day in patients with functional dyspepsia: the randomized, placebo-controlled „ENTER" trial. Am J Gastroenterol 101: 2096–2106. Erratum in: Am J Gastroenterol 101: 2171

Webster DP, Klenerman P, Dusheiko GM (2015): Hepatitis C. Lancet 385: 1124–1135

Wolfe MM, Lichtenstein DR (1999): Gastrointestinal toxicity of nonsteroidal antiinflammatory drugs. N Engl J Med 340: 1888–1899

Wu D, Wu SM, Lu J, Zhou YQ, Xu L, Guo CY (2013): Rifaximin versus nonabsorbable disaccharides for the treatment of hepatic encephalopathy: A Meta-Analysis. Gastroenterol Res Pract 2013: 236963 doi: 10.1155/2013/236963

Zimmermann T, Jansen PL, Sarrazin C, Vollmar J, Zeuzem S (2018): S3-Leitlinie „Prophylaxe, Diagnostik und Therapie der Hepatitis-C-Virus (HCV) -Infektion". Z Gastroenterol 56: e53-e115

Migränemittel

Judith Günther

© Springer-Verlag GmbH Deutschland, ein Teil von Springer Nature 2018
U. Schwabe, D. Paffrath, W.-D. Ludwig, J. Klauber (Hrsg.), *Arzneiverordnungs-Report 2018*
https://doi.org/10.1007/978-3-662-57386-0_34

Auf einen Blick

Verordnungsprofil
Unter den 3000 meistverordneten Mitteln finden sich seit 2016 nur noch Vertreter aus der Wirkstoffgruppe der Triptane, deren Verordnungen auch 2017 wie bereits in den vergangenen Jahren erneut leicht zugenommen haben. Das höchste Verordnungsvolumen innerhalb der Triptane besitzen die auch als Generika zur Verfügung stehenden Triptane Sumatriptan, Zolmitriptan und Rizatriptan. Leitsubstanz mit ca. 65 % aller Triptanverordnungen ist Sumatriptan. Es ist bei akuten Migräneattacken aufgrund seiner gut belegten therapeutischen Wirksamkeit und wegen seines breiten Applikationsspektrums weiterhin Mittel der Wahl. Andere Triptane haben nur geringe klinische Vorteile, sind aber immer noch meist doppelt so teuer wie Sumatriptangenerika – vereinzelt übersteigt der Preis sogar das Fünffache.

Zwischen 10 und 15% der erwachsenen Bevölkerung leidet in Deutschland an Migräne. Die Erkrankung ist häufig genetisch bedingt, bei 60–70% der betroffenen Patienten lässt sich eine familiäre Belastung nachweisen. Vor der Pubertät liegt die Krankheitshäufigkeit zwischen 3 und 7%, wobei Mädchen und Jungen in etwa gleich häufig betroffen sind. Zwischen dem 20. und dem 50. Lebensjahr tritt die Migräne am häufigsten auf. In dieser Zeitspanne sind Frauen etwa dreimal häufiger betroffen als Männer (Diener et al. 2018). Bei Frauen ist nicht selten ein Zusammenhang mit der Menstruation zu beobachten. Als Auslösefaktoren für einzelne Attacken kommen Stress, hormonelle Faktoren, Wetterumschwung und visuelle Stimuli sowie Wein in Frage (Martin und Behbehani 2001). Bei nahezu jedem siebten Patienten leiten Aura-Symptome visueller und sensorischer Natur den Anfall ein. Typisch für die Migräne ist der anfallsartig auftretende Halbseitenkopfschmerz, häufig verbunden mit Appetitlosigkeit (nahezu in allen Fällen), Übelkeit (in 80% der Fälle) und Lichtscheu (in 60% der Fälle). Auch Lärmempfindlichkeit, Erbrechen und Aversionen gegen bestimmte Gerüche können vorkommen.

Migränemittel werden zur Anfallskupierung eingesetzt. Schmerzfreiheit bzw. die deutliche Besserung von Kopfschmerzen zwei Stunden nach Medikamenteneinnahme sowie eine reproduzierbare Wirkung bei zwei bis drei Migräneattacken gelten als Kriterien für eine erfolgreiche Therapie des akuten Migräneanfalls. Leichte Migräneanfälle sind mit den üblichen Analgetika und Antiemetika gut zu beeinflussen. Bei mittelschweren bis schweren Migräneattacken sind Vertreter aus der Gruppe der 5-HT$_{1B/1D}$-Rezeptoragonisten (Triptane) Mittel der Wahl. 1993 wurde mit Sumatriptan der erste Vertreter dieser Wirkstoffgruppe eingeführt. Seither sind sechs weitere Triptane auf den Markt gekommen, um bestimmte pharmakologische Eigenschaften von Sumatriptan zu verbessern, wie beispielsweise seine geringe Bioverfügbarkeit, die kurze Halbwertszeit und seine geringe Lipophilie. Unter den 3000 meistverordneten Mitteln finden sich 2016 sechs Vertreter aus der Wirkstoffgruppe der Triptane. Nicht vertreten ist Almotriptan.

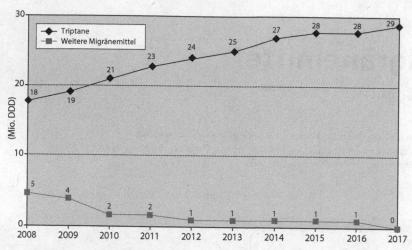

■ **Abbildung 34.1** Verordnungen von Migränemitteln 2008 bis 2017. Gesamtverordnungen nach definierten Tagesdosen.

34.1   Triptane

Triptane sind als selektive Serotoninrezeptoragonisten (5-$HT_{1B/1D}$) die wirksamsten Mittel für eine Behandlung akuter Migräneanfälle. Über vaskuläre Serotoninrezeptoren bewirken sie eine Vasokonstriktion großer Hirngefäße, arteriovenöser Anastomosen und von Duragefäßen. Daneben hemmen sie die neurogene Entzündung im Migräneanfall durch eine verminderte Freisetzung proinflammatorischer Neurotransmitter aus perivaskulären Trigeminusfasern. Als dritte Wirkkomponente der Triptane wird eine Unterbrechung der trigeminalen Schmerztransmission zum Nucleus caudalis beschrieben. Triptane können zu jedem Zeitpunkt innerhalb einer Migräneattacke eingenommen werden. Sie wirken aber am effektivsten, wenn sie möglichst früh während eines Migräneanfalls eingesetzt werden. Eine Einnahme sollte jedoch nur dann erfolgen, wenn sicher von einer Migräneattacke ausgegangen werden kann, da die Mittel bei Spannungskopfschmerz in aller Regel unwirksam sind. Triptane lindern zudem die migränetypischen Symptome wie Übelkeit, Erbrechen, Lichtscheu und Lärmempfindlichkeit.

Die verschiedenen Vertreter haben ein ähnliches Wirkprofil, unterscheiden sich aber in der Pharmakokinetik und damit in Wirkungsdauer und Häufigkeit des Wiederauftretens von Migräneanfällen. Bei zu häufiger Anwendung können Triptane die Anfallshäufigkeit erhöhen und zu einem Arzneimittel-induzierten Dauerkopfschmerz führen. Ihre Anwendung ist daher auf höchstens 10 Tage im Monat zu begrenzen.

In den letzten 10 Jahren wuchs das Verordnungsvolumen der Triptane kontinuierlich an (■ Abbildung 34.1). Der Verordnungsanstieg im Vergleich zum Vorjahr geht auch 2017 auf das Konto der generikafähigen Triptane Sumatriptan, Zolmitriptan, Rizatriptan und Naratriptan. Mit ca. 65% aller Verordnungen stellt Sumatriptan weiterhin die Leitsubstanz der Wirkstoffgruppe. Als Gründe für diese herausragende Stellung können bei Sumatriptan das breite Angebot unterschiedlicher Zubereitungsformen, die allenfalls marginalen therapeutischen Vorteile anderer Triptane sowie die im Vergleich zu den preisgünstigen Sumatriptangenerika höheren Tagestherapiekosten der anderen Vertreter angeführt werden (■ Tabelle 34.1).

Sumatriptan ist zudem am besten untersucht. Der Wirkstoff lindert in Dosen von 50–100 mg oral bei 50–70% der Patienten die Beschwerden innerhalb von 2 Stunden. Bei Übelkeit und Erbrechen können 25 mg rektal oder 10–20 mg als Nasenspray eingesetzt werden. Besonders wirksam ist die subkutane Injektion, nach der sich die Symptome bereits nach 60 Minuten bei 70 bis 80% der Patienten zurückbilden. Auch mit der nasalen Applikation ist im Vergleich zur oralen Anwendung ein schnellerer Wirkeintritt zu erreichen (Rapoport und Winner

◘ **Tabelle 34.1 Verordnungen von Migränemitteln 2017.** Angegeben sind die 2017 verordneten Tagesdosen, die Änderungen gegenüber 2016 und die mittleren Kosten je DDD 2017.

Präparat	Bestandteile	DDD Mio.	Änderung %	DDD-Nettokosten €
Sumatriptan				
Sumatriptan dura	Sumatriptan	5,4	(+7,7)	1,51
Sumatriptan Bluefish	Sumatriptan	3,9	(+17,4)	1,40
Sumatriptan beta	Sumatriptan	2,9	(+18,3)	1,52
Sumatriptan Aurobindo	Sumatriptan	2,8	(−18,6)	1,53
Sumatriptan-1 A Pharma	Sumatriptan	1,2	(−31,4)	1,38
Sumatriptan AbZ	Sumatriptan	0,47	(−26,4)	1,52
Sumatriptan HEXAL	Sumatriptan	0,33	(−6,1)	1,37
Sumatriptan STADA	Sumatriptan	0,33	(+18,8)	1,21
Sumatriptan Hormosan	Sumatriptan	0,32	(+237,8)	12,39
Sumatriptan-ratiopharm	Sumatriptan	0,28	(−20,1)	1,40
Imigran	Sumatriptan	0,21	(−30,5)	19,38
		18,1	(+1,0)	1,87
Zolmitriptan				
Ascotop	Zolmitriptan	1,3	(+10,7)	6,81
Zolmitriptan Glenmark	Zolmitriptan	1,1	(+70,0)	1,58
Zolmitriptan AL	Zolmitriptan	0,48	(+175,6)	1,32
Zolmitriptan-1 A Pharma	Zolmitriptan	0,35	(+17,3)	1,54
		3,2	(+40,5)	3,66
Rizatriptan				
Maxalt	Rizatriptan	1,4	(−10,1)	2,28
Rizatriptan Glenmark	Rizatriptan	1,4	(−27,1)	2,22
Rizatriptan Aurobindo	Rizatriptan	1,2	(+469,3)	2,33
Rizatriptan AL	Rizatriptan	0,78	(−1,9)	2,00
Rizatriptan-neuraxpharm	Rizatriptan	0,30	(−22,7)	2,02
		5,1	(+5,4)	2,22
Naratriptan				
Naratriptan AL	Naratriptan	0,37	(+143,0)	2,42
Naratriptan-1 A Pharma	Naratriptan	0,27	(+291,8)	2,53
Naratriptan Hormosan	Naratriptan	0,18	(−24,3)	2,17
		0,81	(+79,3)	2,40
Weitere Triptane				
Allegro	Frovatriptan	0,27	(−13,0)	2,54
Relpax	Eletriptan	0,10	(−7,0)	3,49
		0,38	(−11,5)	2,80
Summe		27,6	(+6,4)	2,17

2006). Die rasche Wirksamkeit wird aber mit einem höheren Risiko für unerwünschte Arzneimittelereignisse erkauft – insbesondere bei hoher Dosierung (Derry et al. 2014). Wegen der kurzen Halbwertszeit von zwei Stunden treten 12 Stunden nach oraler Gabe von Sumatriptan aber bei 30–40% der Patienten erneut Migränekopfschmerzen auf, bei denen eine zweite Gabe frühestens 6 Stunden nach der Ersteinnahme wiederum wirksam ist. Dieser Rekurrenz-Kopfschmerz kommt Studien zufolge nach der oralen Anwendung von Triptanen häufiger vor als nach Einnahme von Azetylsalizylsäure oder Mutterkornalkaloiden (Diener et al. 2018).

Rizatriptan, Zolmitriptan, Naratriptan, Frovatriptan (*Allegro*) und Eletriptan (*Relpax*) haben eine höhere orale Bioverfügbarkeit und eine längere Halbwertszeit als Sumatriptan. Diese gegenüber Sumatriptan günstigeren pharmakokinetischen Eigenschaften bieten jedoch im individuellen Fall nicht immer einen klinischen Vorteil. So setzt die Wirkung von Frovatriptan und Naratriptan erst 2 bis 4 Stunden nach der Einnahme ein, hält dafür dann aber auch lange an. Die beiden Triptane erreichen in der Akutbehandlung von Migräneattacken 2 Stunden nach der Anwendung nicht die Erfolgsquoten von Sumatriptan oder Eletriptan, haben aber eine geringere Rezidivrate als diese und zeigen ein etwas niedrigeres Nebenwirkungsrisiko als Sumatriptan (Diener et al. 2018, Worthington et al. 2013). Die Mittel eignen sich daher am ehesten für Patienten mit langsam einsetzenden und lang andauernden Migräneattacken.

Rizatriptan ist in der höheren Dosierung (10 mg) wirksamer als Sumatriptan (100 mg), führt aber damit auch häufiger zum Wiederauftreten der Kopfschmerzen. Zolmitriptan weist im Vergleich zu Sumatriptan eine praktisch identische Wirksamkeit und Verträglichkeit auf (Bird et al. 2014, Gruffyd-Jones et al. 2001). Eletriptan zeigt 2 Stunden nach Verabreichung insbesondere in der höheren Dosierung von 2mal 40 mg bessere Ansprechraten und eine verbesserte Symptomkontrolle als Sumatriptan und Zolmitriptan, es treten aber auch mehr Nebenwirkungen auf (Sandrini et al. 2002, Xu et al. 2016). Nach den verfügbaren Studiendaten sind alle Triptane wirksam und insgesamt gut verträglich (Worthington et al. 2013, Diener et al. 2018).

Nach systematischer Übersicht besteht nur ein geringer Unterschied in der akuten therapeutischen Wirksamkeit von Triptanen und adäquat dosierten nichtsteroidalen Antirheumatika (NSAR) (Xu et al. 2016). Von 100 Migränepatienten, die nicht ausreichend mit NSAR nicht ausreichend behandelten behandelt werden konnten, sprechen aber 60 erfolgreich auf Triptane an, allerdings kann diese Behandlung dann aber auch mit mehr Nebenwirkungen einhergehen (Diener et al. 2018). Darüber hinaus gibt es Hinweise darauf, dass eine kombinierte Einnahme von Sumatriptan mit Naproxen den Migränekopfschmerz besser lindert als die alleinige Einnahme der Einzelmittel. Einer systematischen Analyse der vorhandenen Literatur zufolge scheint allerdings der Zusatznutzen der Kombination gegenüber einer Monotherapie mit Naproxen deutlich, gegenüber Sumatriptan alleine allerdings nur recht gering ausgeprägt zu sein (Law et al. 2016).

Auch bei Kindern und Jugendlichen, die nicht ausreichend auf Analgetika oder NSAR ansprechen, können nach systematischer Betrachtung der vorhandenen Literatur Triptane zur Behandlung akuter Migräneanfälle eingesetzt werden. Mehr als 90 Prozent aller hochwertigen Untersuchungen zur medikamentösen Akutbehandlung dieser Patientengruppe befasst sich mit Vertretern aus der Gruppe der Triptane, darunter Almotriptan, Eletriptan, Naratriptan, Rizatriptan, Sumatriptan und Zolmitriptan (Richer et al. 2016). Die Wirkstoffe können den Anfall besser unterbrechen als Scheinmedikament und sind bei Kindern wie bei Jugendlichen vergleichbar wirksam. Gering ausgeprägte unerwünschte Arzneimittelwirkungen treten den derzeitigen Daten zufolge unter Triptanbehandlung aber nur bei Jugendlichen häufiger auf als unter Placebo. In Deutschland sind mittlerweile *Imigran nasal* und *AscoTop nasal* für die Anwendung bei Kindern über 12 Jahren zugelassen. Außerdem finden sich positive Studienberichte zur Anwendung von oralem Rizatriptan und Almotriptan bei Kindern (Eiland und Hunt 2010). Eine pädiatrische Zulassung besitzen diese Wirkstoffe allerdings hierzulande nicht.

Unter der Behandlung mit Triptanen wurden sehr seltene, aber schwerwiegende Nebenwirkungen bei Patienten mit kardialen Vorerkrankungen beobachtet, aus denen sich die Anwendungsbeschränkungen ableiten lassen. So dürfen die

Wirkstoffe nicht bei Patienten mit Herzinfarkt in der Vorgeschichte oder solchen mit symptomatischer, ischämischer Herzkrankheit, Koronarspasmen, peripherer arterieller Verschlusskrankheit, Morbus Raynaud oder mittelschwerem bis schwerem Bluthochdruck bzw. leichtem unkontrolliertem Bluthochdruck eingesetzt werden. Bei Patienten mit Schlaganfall oder transitorischen ischämischen Attacken (TIA) ist Vorsicht geboten (Arzneimittelkommission der deutschen Ärzteschaft 1995). In Einzelfällen wurde bei Komedikation von Triptanen mit selektiven Serotonin-Rückaufnahme-Inhibitoren (SSRI) oder Serotonin-Noradrenalin-Rückaufnahme-Inhibitoren (SNRI) ein lebensgefährliches Serotoninsyndrom berichtet (Soldin und Tonning 2008). Eine gemeinsame Verabreichung dieser Wirkprinzipien wird dennoch für möglich gehalten, wenn die Patienten über Nutzen und Schaden entsprechend aufgeklärt wurden und während der Behandlung auf die Beschwerden eines Serotoninsyndroms hin monitoriert werden (Orlova et al. 2018). Eine vergleichbare Symptomatik kann sich bei gleichzeitiger Behandlung von Sumatriptan, Rizatriptan und Zolmitriptan mit Monoaminoxidasehemmern wie Tranylcypromin oder Selegilin einstellen. Einige Triptane, wie Eletriptan, Frovatriptan oder auch Naratriptan, werden aber nur unwesentlich über das MAO-System metabolisiert. Ist bei Migränepatienten eine serotonerge Begleitbehandlung mit MAO-Hemmern erforderlich, sind aus klinischer Sicht nach sorgfältiger Nutzen-Schaden-Abwägung diese Wirkstoffe zu bevorzugen (Diener et al. 2018). Wird Rizatriptan an Patienten verabreicht, die gleichzeitig Propranolol einnehmen, sollte das Triptan erst 2 Stunden nach Propranolol und nur in geringer Dosierung eingenommen werden. Propranolol kann ansonsten zu einer deutlichen Erhöhung der Rizatriptanplasmaspiegel führen (Goldberg et al. 2001).

Bei Migränepatienten verursacht eine regelmäßige Einnahme von Analgetika- sowie Sekalealkaloidkombinationen häufig Dauerkopfschmerzen (Dichgans et al. 1984, Diener et al. 2018). Auch ein Triptan-induzierter Dauerkopfschmerz wurde beschrieben (Kaube et al. 1994, Limmroth et al. 1999, Katsarava et al. 2001). Insgesamt scheint die Dauer und der Schweregrad der Entzugssymptomatik von der Art der zuvor überdosierten Kopfschmerzmedi-

kation abzuhängen (Katsarava et al. 2001). So scheinen Triptane bei Daueranwendung rascher zu einem Dauerkopfschmerz (2–3 Einnahmejahre) zu führen als Sekalealkaloide (3–5 Einnahmejahre) oder Analgetika (5–10 Einnahmejahre) (Diener und Katsarava 2001). In gleicher Reihenfolge nehmen auch die Dauer des Entzuges sowie die Häufigkeit des Gebrauchs von Notfallmedikation während eines Entzuges zu.

34.2 Migräneprophylaxe

Eine Migräneprophylaxe ist aufgrund empirischer Erkenntnisse indiziert, wenn drei oder mehr Migräneanfälle pro Monat auftreten, die die Lebensqualität deutlich einschränken, eine Zunahme der Attackenfrequenz beobachtet wird, regelmäßig Migräneattacken auftreten, die länger als 72 Stunden anhalten oder auf eine angemessene Akuttherapie nicht ausreichend ansprechen, besonders schwere Krankheitsfälle mit langanhaltenden Auren vorliegen, sowie Schmerz- und Migränemittel an mehr als zehn Tagen im Monat eingenommen werden müssen (Pringsheim et al. 2012, Diener et al. 2018). Als Ziel einer prophylaktischen Behandlung soll in erster Linie die Anfallshäufigkeit, die Dauer und die Schwere von Migräneanfällen reduziert werden. Maßnahmen zur Migräneprophylaxe werden als erfolgreich angesehen, wenn die Anzahl von Migräneattacken unter der Behandlung um 50% zurückgeht (Diener et al. 2018). Daneben sollen Leistungsfähigkeit verbessert, Arbeitsunfähigkeit vermindert und die Krankheitsprogression verlangsamt werden. Durch die Verminderung der Attackenintensität, soll die Ansprechbarkeit auf die Akutmedikation verbessert werden. Die Therapiedauer einer medikamentösen Prophylaxe sollte mindestens 6 bis 12 Monaten betragen, ein Wechsel der Medikation oder ein Therapieabbruch ist indiziert, wenn innerhalb von 2 Monaten nach Erreichen der Maximaldosis des Prophylaktikums keine ausreichende Besserung erreicht werden kann (Diener et al. 2018). Als Mittel der Wahl bei den Migräneprophylaktika gelten Betarezeptorenblocker (z. B. Propranolol und Metoprolol), die im ► Kapitel 21 besprochen werden.

Alternativ können der Calciumantagonist Flunarizin oder das Antiepileptikum Topiramat eingesetzt werden (Diener et al. 2018). Klinisch erprobt ist auch Valproinsäure, ebenfalls ein Antiepileptikum. Nach einem systematischen Review zur prophylaktischen Wirksamkeit von Antiepileptika bei der Migräne liegen für Topiramat und Valproinsäure die meisten Studiendaten vor. Beiden Wirkstoffen wird eine Wirksamkeit für die Migräneprophylaxe attestiert. Topiramat senkt die Attackenfrequenz um 1,2 Attacken (CI95% 0,8 bis 1,6) in 4 Wochen (Linde et al. 2013a). Als wirksame Dosierung gelten 50 mg bzw. 100 mg. Eine höhere Dosierung wirkt nicht besser, verursacht aber mehr Nebenwirkungen. Die Therapie mit Topiramat wird häufig aufgrund von unerwünschten Wirkungen abgebrochen (Pringsheim et al. 2012). Valproinsäure senkt die Attackenfrequenz um 4,3 Attacken (CI95% 0,3 bis 8,3) in 4 Wochen (Linde et al. 2013b). Für beide Wirkstoffe reklamieren die Cochrane-Autoren die Notwendigkeit weiterer Studien zur Dosis-Wirkungs-Beziehung der jeweiligen Substanz, zur vergleichenden Wirksamkeit in aussagekräftigen Head-to-Head-Studien und zur Langzeitverträglichkeit. Des Weiteren liegen überzeugende Belege zur Wirksamkeit von Amitriptylin in der Migräneprophylaxe bei Erwachsenen vor (Jackson et al. 2015, Diener et al. 2018, Xu et al. 2017), insbesondere wenn Komorbiditäten wie Depression, Schlafstörungen oder Untergewicht vorhanden sind.

Seit 2010 haben alle *Topamax*-Zubereitungen die Zulassung für eine Monotherapie oder als Zusatzbehandlung bei einer Epilepsie im Kindes-, Jugendlichen- und Erwachsenenalter sowie für die Migräneprophylaxe bei Erwachsenen. Der Wirkstoff wird in ▶ Kapitel 16 besprochen. In der Migräneprophylaxe kann Topiramat nach sorgfältiger Abwägung möglicher Therapiealternativen eingesetzt werden. Zu bedenken ist, dass die teratogene Wirkung von Topiramat bei gebärfähigen Frauen einen sicheren Konzeptionsschutz erforderlich macht (Food and Drug Administration 2011).

Seit Ende 2010 ist aufgrund eines Beschlusses durch den Gemeinsamen Bundesausschuss Valproinsäure bei Erwachsenen trotz fehlender Zulassung in der Migräneprophylaxe auch zu Lasten der gesetzlichen Krankenversicherung einsetzbar (Off-Label-Gebrauch). Eine vertragsärztliche Verordnung ist allerdings erst dann gestattet, wenn der Einsatz sämtlicher zur Migräneprophylaxe zugelassener Wirkstoffe wie die Betarezeptorenblocker Metoprolol oder Propranolol sowie Flunarizin oder Topiramat nicht erfolgreich war, Nebenwirkungen zu einem Therapieabbruch führten oder diese Mittel nicht angewendet werden können (Gemeinsamer Bundesausschuss 2010). Zudem ist zu beachten, dass auch Valproinsäure teratogen wirkt und die Indikation bei gebärfähigen Frauen entsprechend streng zu stellen ist. Schwangere und stillende Frauen sowie gebärfähige Frauen ohne sicheren Konzeptionsschutz sind von der Behandlung auszunehmen (Angus-Leppan und Liu 2018, Gemeinsamer Bundesausschuss 2016).

Bei Kindern und Jugendlichen ist der Einsatz von Antiepileptika aufgrund ungenügender Evidenz nicht sinnvoll. Valproinsäure verringert die Anfallsfrequenz nicht besser als Scheinmedikament (Gemeinsamer Bundesausschuss 2012). Auch die prophylaktische Wirksamkeit von Topiramat ist bei diesem Patientenkollektiv nicht ausreichend nachgewiesen (Shamliyan et al. 2013, Le et al. 2017). Eine 2011 initiierte randomisiert kontrollierte Studie an Kindern zwischen 8 und 17 Jahren, die die Anfallsprophylaxe von Topiramat und Amitriptylin im Vergleich zu Placebo überprüfen sollte, wurde wegen unzureichender Wirksamkeit vorzeitig beendet: Weder Amitriptylin noch Topiramat zeigte nach einer Behandlungsdauer von 24 Wochen bei Kindern und Jugendlichen zur Prophylaxe von Migräneanfällen eine bessere Wirksamkeit als ein Scheinmedikament, dafür waren die Mittel aber schlechter verträglich (Powers et al. 2017).

Literatur

Angus-Leppan H, Liu R (2018): Weighing the risk of valproate in women who could become pregnant. BMJ 361: k1596

Arzneimittelkommission der deutschen Ärzteschaft (1995): Kontraindikation bei Sumatriptan beachten. Dtsch Ärztebl 92: A-1546–1547

Bird S, Derry S, Moore RA (2014): Zolmitriptan for acute migraine attacks in adults. Cochrane Database Syst Rev. 2014 May 21; 5:CD008616. doi:10.1002/14651858. CD008616.pub2

Derry CJ, Derry S, Moore RA (2014): Sumatriptan (all routes of administration) for acute migraine attacks in adults – overview of Cochrane reviews. Cochrane Database of Systematic Reviews 2014, Issue 5. Art. No.: CD009108. DOI: 10.1002/14651858.CD009108.pub2

Dichgans J, Diener HC, Gerber WD, Verspohl EJ, Kukiolka H, Kluck M (1984): Analgetika-induzierter Dauerkopfschmerz. Dtsch Med Wochenschr 109: 369–373

Diener HC, Katsarava Z (2001): Medication overuse headache. Curr Med Res Opin 17 Suppl 1: s17–s21

Diener HC, Gaul C, Kropp P für die Deutschen Gesellschaft für Neurologie (DGN) in Zusammenarbeit mit der Deutschen Migräne-und Kopfschmerzgesellschaft (DMKG) (2018a): Therapie der Migräneattacke und Prophylaxe der Migräne. Entwicklungsstufe S1. In: Leitlinien für Diagnostik und Therapie in der Neurologie. AWMF-Registernummer:030/057. Verfügbar unter: http://www.awmf.org/uploads/tx_szleitlinien/030-057l_S1_Migraene-Therapie_2018-04_1.pdf. Letzter Zugriff 26.05.2018

Diener HC, Holle D, Dresler T, Gaul C (2018b) Chronic Headache Due to Overuse of Analgesics and Anti-Migraine Agents. Dtsch Arztebl Int 115: 365–370

Eiland LS, Hunt MO (2010): The use of triptans for pediatric migraines. Paediatr Drugs 12: 379–389

Food and Drug Administration (2011): FDA Drug Safety Communication: Risk of oral clefts in children born to mothers taking Topamax (topiramate) http://www.fda.gov/Drugs/DrugSafety/ucm245085.htm. Letzter Zugriff 25.05.2018

Gemeinsamer Bundesausschuss (2010): Bekanntmachung eines Beschlusses des Gemeinsamen Bundesausschusses über die Änderung der Arzneimittel-Richtlinie: Anlage VI (Off-Label-Use) Valproinsäure bei der Migräneprophylaxe im Erwachsenenalter. BAnz. Nr. 190; (S. 4169) vom 15.12.2010

Gemeinsamer Bundesausschuss (2012): Tragende Gründe zum Beschluss des Gemeinsamen Bundesausschusses über eine Änderung der Arzneimittel-Richtlinie (AM-RL): Anlage VI - Off-Label-Use. Valproinsäure für die Migräneprophylaxe bei Kindern und Jugendlichen. BAnz. Nr. 6 (S. 131) vom 11.01.2012

Gemeinsamer Bundesausschuss (2016): Bekanntmachung eines Beschlusses des Gemeinsamen Bundesausschusses über eine Änderung der Arzneimittel-Richtlinie (AM-RL): Anlage VI – Off-Label-Use Teil A Ziffer V, Valproinsäure bei der Migräneprophylaxe im Erwachsenenalter. BAnz AT 25.02.2016 B1

Goldberg MR, Sciberras D, De Smet M, Lowry R, Tomasko L, Lee Y, Olah TV, Zhao J, Vyas KP, Halpin R, Kari PH, James I (2001): Influence of beta-adrenoceptor antagonists on the pharmacokinetics of rizatriptan, a 5-HT1B/1D agonist: differential effects of propranolol, nadolol and metoprolol. Br J Clin Pharmacol 52: 69–76

Gruffyd-Jones K, Kies B, Middleton A, Mulder LJ, Rosjo O, Millson DS (2001): Zolmitriptan versus sumatriptan for the acute oral treatment of migraine: a randomized, double-blind, international study. Eur J Neurol 8: 237–245

Jackson JL, Cogbill E, Santana-Davila R, Eldredge C, Collier W, Gradall A, Sehgal N, Kuester J (2015): A Comparative Effectiveness Meta-Analysis of Drugs for the Prophylaxis of Migraine Headache. PLoS One: 10(7):e0130733

Katsarava Z, Fritsche G, Muessig M, Diener HC, Limmroth V (2001): Clinical features of withdrawal headache following overuse of triptans and otherheadache drugs. Neurology 57: 1694–1698

Kaube H, May A, Diener HC, Pfaffenrath V (1994): Sumatriptan. Brit Med J 308: 1573–1574

Law S, Derry S, Moore RA (2016): Sumatriptan plus naproxen for the treatment of acute migraine attacks in adults. Cochrane Database Syst Rev. 2016 Apr 20; 4:CD008541. doi: 10.1002/14651858.CD008541.pub3

Le K, Yu D, Wang J, Ali AI, Guo Y (2017): Is topiramate effective for migraine prevention in patients less than 18 years of age? A meta-analysis of randomized controlled trials. J Headache Pain 18: 69

Linde M, Mulleners WM, Chronicle EP, McCrory DC (2013a): Topiramate for the prophylaxis of episodic migraine in adults. Cochrane Database of Systematic Reviews 2013, Issue 6. Art. No.: CD010610. DOI: 10.1002/14651858.CD010610

Linde M, Mulleners WM, Chronicle EP, McCrory DC (2013b): Valproate (valproic acid or sodium valproate or a combination of the two) for the prophylaxis of episodic migraine in adults. Cochrane Database of Systematic Reviews 2013, Issue 6. Art. No.: CD010611. DOI: 10.1002/14651858.CD010611

Limmroth V, Kazawara Z, Fritsche G, Diener HC (1999): Headache after frequent use of serotonin agonists zolmitriptan and naratriptan. Lancet 353: 378

Martin VT, Behbehani MM (2001): Toward a rational understanding of migraine trigger factors. Med Clin North Am 85: 911

Orlova Y, Rizzoli P, Loder E (2018): Association of Coprescription of Triptan Antimigraine Drugs and Selective Serotonin Reuptake Inhibitor or Selective Norepinephrine Reuptake Inhibitor Antidepressants With Serotonin Syndrome. JAMA Neurol 75: 566–572

Powers SW, Coffey CS, Chamberlin LA, Ecklund DJ, Klingner EA, Yankey JW, Korbee LL, Porter LL, Hershey AD; CHAMP Investigators (2017): Trial of amitriptyline, topiramate, and placebo for pediatric migraine. N Engl J Med 376: 115–124

Pringsheim T, Davenport W, Mackie G, Worthington I, Aubé M, Christie SN, Gladstone J, Becker WJ; Canadian Headache Society Prophylactic Guidelines Development Group (2012): Canadian Headache Society guideline for migraine prophylaxis. Can J Neurol Sci 39 (2 Suppl 2): S1–S59

Rapoport A, Winner P (2006): Nasal delivery of antimigraine drugs: clinical rationale and evidence base. Headache; 46 Suppl 4: S192–S201

Richer L, Billinghurst L, Linsdell MA, Russell K, Vandermeer B, Crumley ET, Durec T, Klassen TP, Hartling L (2016): Drugs for the acute treatment of migraine in children and adolescents. Cochrane Database Syst Rev. 2016 Apr 19;4:CD005220. doi: 10.1002/14651858.CD005220.pub2

Sandrini G, Farkkila M, Burgess G, Forster E, Haughie S, Eletriptan Steering Committee (2002): Eletriptan vs sumatriptan: a double-blind, placebo-controlled, multiple migraine attack study. Neurology 59: 1210–1217

Shamliyan TA, Kane RL, Ramakrishnan R, Taylor FR (2013):
Migraine in Children: Preventive Pharmacologic Treatments [Internet]. Effective Health Care Programm. Comparative Effectivness Review Number 108. Rockville (MD):
Agency for Healthcare Research and Quality (US); 2013 Jun

Soldin OP, Tonning JM; Obstetric-Fetal Pharmacology Research Unit Network (2008): Serotonin syndrome associated with triptan monotherapy. N Engl J Med 358:
2185–2186

Worthington I, Pringsheim T, Gawel MJ, Gladstone J, Cooper P,
Dilli E, Aube M, Leroux E, Becker WJ; Canadian Headache
Society Acute Migraine Treatment Guideline Develop-
ment Group (2013): Canadian Headache Society Guide-
line: acute drug therapy for migraine headache. Can J
Neurol Sci; 40 (Suppl 3): S1–S80

Xu H, Han W, Wang J, Li M (2016): Network meta-analysis of
migraine disorder treatment by NSAIDs and triptans.
J Headache Pain 17: 113

Xu XM, Liu Y, Dong MX, Zou DZ, Wei YD (2017): Tricyclic antidepressants for preventing migraine in adults. Medicine
(Baltimore) 96: e6989

Mittel zur Behandlung der multiplen Sklerose

Judith Günther und Peter Berlit

© Springer-Verlag GmbH Deutschland, ein Teil von Springer Nature 2018
U. Schwabe, D. Paffrath, W.-D. Ludwig, J. Klauber (Hrsg.), *Arzneiverordnungs-Report 2018*
https://doi.org/10.1007/978-3-662-57386-0_35

Auf einen Blick

Spektrum

Zur Behandlung der multiplen Sklerose werden krankheitsmodifizierende Immuntherapeutika und symptomatisch wirkende Substanzen eingesetzt. Allein in den vergangenen fünf Jahren wurden sieben neue Wirkstoffe für diese Indikation zugelassen. Das hatte auch deutliche Auswirkungen auf das Verordnungsspektrum. So blieben Beta-Interferone für die Behandlung der schubförmig remittierenden multiplen Sklerose zwar die meist verordneten Immuntherapeutika. Allerdings hat der Zuwachs an oral verfügbaren Therapieoptionen die Verordnungszahlen dieser Wirkstoffgruppe in den letzten 5 Jahren fast um ein Drittel schrumpfen lassen. Nach den Beta-Interferonen folgt als meist verordneter Wirkstoff das oral einsetzbare Dimethylfumarat, dicht gefolgt von dem subkutan zu applizierenden Immuntherapeutikum Glatirameracetat. Mit einem moderaten Verordnungsanstieg gegenüber dem Vorjahr verdrängt Dimethylfumarat 2017 somit Glatiramer von Platz 2 der meist verordneten Immuntherapeutika bei multipler Sklerose. Den stärksten Verordnungsschub mit mehr als 20% im Vergleich zum Vorjahr verzeichnet Teriflunomid, was möglicherweise mit den vergleichsweise günstigen Tagestherapiekosten in Zusammenhang steht. Diese Mittel kommen als Basistherapeutika zum Einsatz. Die in der Eskalationstherapie verwendeten Wirkstoffe Natalizumab und Fingolimod wurden erneut häufiger verordnet. Auf sehr niedrigem Verordnungsniveau ist in dieser Gruppe der monoklonale Antikörper Alemtuzumab vertreten, das mit Abstand teuerste Immuntherapeutikum seiner Klasse. Baclofen, Tizanidin und Botulinumtoxin stehen bei der symptomatischen Behandlung der multiplen Sklerose im Vordergrund. Während die Verordnungszahlen dieser Mittel 2017 nahezu stabil blieben, wurden sonstige Muskelrelaxanzien mit unzureichender Beleglage (Chininsulfat, Methocarbamol) deutlich häufiger verordnet.

Kosten

Gegenüber dem Vorjahr stiegen im Jahr 2017 sowohl die Verordnungen als auch die Kosten der Immuntherapie leicht an. Bei den preiswerteren Therapeutika zur symptomatischen Behandlung der multiplen Sklerose gab es demgegenüber einen moderaten Verordnungsanstieg.

Die multiple Sklerose ist die häufigste neurologische Erkrankung im jungen Erwachsenenalter. Sie manifestiert sich in der Regel zwischen dem 20. und 40. Lebensjahr. Die multiple Sklerose ist gekennzeichnet durch multiple Herde entzündlicher Demyelinisierung sowie einen meist fortschreitenden Krankheitsverlauf und führt in vielen Fällen zu bleibenden neurologischen Schäden und Behinderung. Zu Beginn des entzündlichen Prozesses steht die Aktivierung autoreaktiver Lymphozyten. Im späteren Verlauf führt der chronische Entzündungsprozess mit aktivierter Mikroglia zur Entmarkung der Myelinscheiden und zur Axonschädigung.

Diagnostisch und therapeutisch werden verschiedene Verlaufsformen der multiplen Sklerose unterschieden. Bei etwa 80% der Patienten beginnt die Krankheit mit einem schubförmig-remittierenden Verlauf. Die Krankheitsschübe sind gekennzeichnet durch Empfindungsstörungen, Sehstörungen, Koordinationsprobleme oder Lähmungserscheinungen und klingen in der frühen Krankheitsphase in der Regel innerhalb von 6 bis 8 Wochen folgenlos ab, in einigen Fällen können aber auch Restsymptome bestehen bleiben. Weitere Schübe können 1–2mal im Jahr auftreten. Wird die Erkrankung nicht behandelt, kommt es innerhalb von durchschnittlich 10 Jahren bei etwa der Hälfte dieser Patienten zur sekundär progredienten Form der multiplen Sklerose. Ab diesem Stadium verschlechtert sich der Krankheitszustand nicht nur schubförmig, sondern auch schleichend und kontinuierlich. Von einer sekundär progredient verlaufenden multiplen Sklerose spricht man, wenn sich Beschwerden und Ausfallerscheinungen über mindestens 6 Monate kontinuierlich verschlechtern. Nur bei etwa 10 bis 15 Prozent der Patienten verläuft die Krankheit schon von Beginn an progredient. Während von der primär progredient verlaufenden Form Männer und Frauen in etwa gleich häufig betroffen sind, weisen Frauen im Vergleich zu Männern eine dreimal höhere Erkrankungsrate bei der schubförmig verlaufenden Erkrankungsform auf (Montalban et al. 2018). In Deutschland gibt es ca. 120 000 Patienten mit multipler Sklerose.

Die Ursache der multiplen Sklerose ist nach wie vor unbekannt, kurative Therapeutika stehen daher nicht zur Verfügung. Da es sich bei der multiplen Sklerose um eine Autoimmunkrankheit handelt, werden verschiedene Immuntherapeutika zur spezifischen Arzneimitteltherapie eingesetzt. In erster Linie sind dies Immunmodulatoren wie die Interferone, Dimethylfumarat, Glatirameracetat und Natalizumab sowie Immunsuppressiva wie Teriflunomid oder Fingolimod.

Symptomatisch werden bei der multiplen Sklerose Muskelrelaxanzien zur Behandlung der spastischen Tonuserhöhung der Skelettmuskulatur eingesetzt. Im Vordergrund stehen hierbei Baclofen und Tizanidin. Durch eine einschleichende Dosierung wird versucht, die bestehende Spastik zu reduzieren, ohne dass die meist gleichzeitig bestehenden Lähmungserscheinungen zu stark hervortreten. Seit 2011 sind zur Therapie der Spastik bei multipler Sklerose auch Cannabinoide als Spray zur Anwendung in der Mundhöhle (*Sativex*) sowie Fampridin zur oralen Anwendung (*Fampyra*) zugelassen. Muskelrelaxanzien, die für andere Indikationen (Schlaganfall, Lumbago, Muskelkrämpfe) zugelassen sind, werden gelegentlich bei Patienten mit multipler Sklerose off-label eingesetzt.

35.1 Immuntherapie bei multipler Sklerose

Als Basistherapeutika für die Behandlung der multiplen Sklerose gelten derzeit die parenteral zu verabreichenden Beta-Interferone und Glatiramerazetat. In den vergangenen Jahren wurden mit Dimethylfumarat und Teriflunomid erstmals oral verfügbare Wirkstoffe eingeführt, die ebenfalls zur Basisbehandlung der mild bis moderat ausgeprägten multiplen Sklerose eingesetzt werden können. In der Eskalationstherapie bei hochaktiven Verlaufsformen gewinnt das ebenfalls oral einsetzbare Fingolimod gegenüber dem seit mehr als 10 Jahren verfügbaren, aber intravenös zu verabreichenden Natalizumab zunehmend an Bedeutung und wurde 2017 doppelt so häufig verordnet wie dieses (❏ Abbildung 35.1). Vertreten ist erneut das ebenfalls als Eskalationstherapeutikum eingesetzte Alemtuzumab (*Lemtrada*), – allerdings mit einem kleinen Verordnungsanteil, was seinem Status als Mittel der letzten Reserve gerecht wird.

In den letzten Jahren wurde eine Reihe neuer Immuntherapeutika zur Behandlung der multiplen Sklerose in den deutschen Arzneimittelmarkt eingeführt. Trotz zahlreicher publizierter Studien stehen kaum direkte Vergleichsstudien mit ausreichender methodischer Qualität zur Verfügung. In Ermangelung entsprechender Daten werden Nutzenvergleichche der Immuntherapeutika indirekt über Netzwerkmetaanalysen berechnet, offene Fragen mit Post-hoc- oder retrospektiven Subgruppen-Analysen sowie Registerstudien bearbeitet. Sichere Aussagen zur relativen Wirksamkeit und Verträglichkeit dieser Mittel im zugelassenen Indikationsgebiet sind damit kaum möglich (Fogarty et al. 2016, Huisman et al. 2017). Der 2016 zur Behandlung der schubförmig verlaufenden multiplen Sklerose zugelassene Interleukin-2-Antikörper Daclizumab (*Zinbryta*) wurde vom Hersteller kürzlich vom Markt genom-

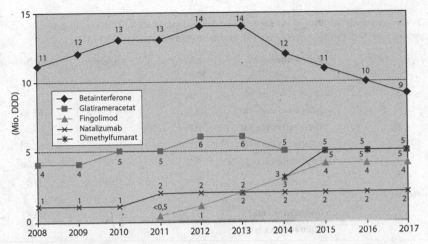

❑ Abbildung 35.1 Verordnungen von Mitteln zur Behandlung der multiplen Sklerose 2008 bis 2017. Gesamtverordnungen nach definierten Tagesdosen.

men, nachdem die EMA den sofortigen Rückruf wegen schwerer Enzephalitiden empfohlen hatte (European Medicines Agency 2018).

Als seltene, aber schwerwiegende und gegebenenfalls auch tödlich verlaufende Komplikation beim Einsatz von Immuntherapeutika ist das Risiko einer progressiven multifokalen Leukenzephalopathie (PML) zu beachten. Diese Infektion wurde bislang in Zusammenhang mit Natalizumab, Fingolimod und Dimethylfumarat beobachtet. Um das PML-Risiko zu reduzieren, müssen therapiebegleitend konsequente regelmäßige Kontrolluntersuchungen durchgeführt werden, sobald die Behandlung mit einem der genannten Mittel indiziert wird. 2017 wurden 30 Mio. DDD an Immuntherapeutika verordnet, die rechnerisch für eine Dauerbehandlung von 82.200 Patienten ausreichen. Damit erhalten etwa 2 von 3 Patienten mit multipler Sklerose eine Dauertherapie mit Immuntherapeutika. Trotz einer geringfügigen Zunahme der Verordnungsmenge blieben die Kosten der Immuntherapeutika für multiple Sklerose im Jahr 2017 mit 1.595 Mio. € nahezu auf dem Kostenniveau des Vorjahres.

35.1.1 Beta-Interferone

Seit Anfang der 1990er Jahre stellen Beta-Interferone die Basistherapie der schubförmig verlaufenden multiplen Sklerose dar und werden – neben Glatirameracetat – bei der frühen Nutzenbewertung als zweckmäßige Vergleichstherapeutika akzeptiert. Interferone sind für die Behandlung bei Patienten mit schubförmig verlaufender multipler Sklerose zugelassen, die mindestens zwei Krankheitsschübe während der letzten zwei bis drei Jahre hatten. Außerdem können die Mittel eingesetzt werden bei Patienten mit einem ersten demyelinisierenden Ereignis (klinisch isoliertes Syndrom – KIS), wenn ein hohes Risiko für die Entwicklung einer klinisch sicheren multiplen Sklerose besteht. Möglicherweise sind die Mittel auch dann indiziert, wenn bei sekundär progredienter multipler Sklerose noch Krankheitsschübe auftreten (La Mantia et al. 2012). Für Patienten mit primär progredientem Verlauf fehlen Belege für eine therapeutische Wirksamkeit (Rojas et al. 2010). Wie in den Vorjahren sank auch 2017 das Verordnungsvolumen der Beta-Interferone um fast 10 Prozent weiter ab. Dennoch werden sie mit einem DDD-Anteil von einem Drittel immer noch am häufigsten verordnet (❑ Tabelle 35.1). Sie kommen zum Einsatz, um die Anzahl der Krankheitsschübe bei schubförmiger multipler Sklerose zu vermindern.

Typische unerwünschte Wirkungen von Interferonen sind insbesondere zu Beginn der Behandlung grippeähnliche oder gastrointestinale Beschwerden, Kopfschmerzen und Muskelschmerzen. Mit Dauer und Dosis steigt das Risiko für die Bildung von neutralisierenden Antikörpern mit

◻ **Tabelle 35.1 Verordnungen von Mitteln zur Behandlung der multiplen Sklerose 2017.** Angegeben sind die 2017 verordneten Tagesdosen, die Änderungen gegenüber 2016 und die mittleren Kosten je DDD 2017.

Präparat	Bestandteile	DDD Mio.	Änderung %	DDD-Nettokosten €
Interferone				
Avonex	Interferon beta-1a	3,1	(−11,2)	55,33
Rebif	Interferon beta-1a	2,7	(−10,2)	69,01
Betaferon	Interferon beta-1b	2,1	(−9,5)	50,00
Plegridy	Peginterferon beta-1a	1,5	(−0,7)	60,06
		9,4	(−9,0)	58,82
Immunmodulatoren				
Tecfidera	Dimethylfumarat	5,6	(+7,0)	43,82
Copaxone	Glatirameracetat	5,4	(−0,2)	47,96
Aubagio	Teriflunomid	2,9	(+22,7)	39,53
Tysabri	Natalizumab	2,1	(+4,2)	67,17
Lemtrada	Alemtuzumab	0,19	(−2,2)	106,73
		16,3	(+6,4)	48,20
Sphingosin-1P-Agonist				
Gilenya	Fingolimod	4,2	(+7,5)	60,96
Summe		29,9	(+1,2)	53,34

negativem Einfluss auf die Wirksamkeit der rekombinanten Interferone.

Nach einer Netzwerkanalyse gibt es Hinweise darauf, dass Interferon beta-1a (*Rebif*) gegenüber anderen Beta-Interferonen die beste schubvermindernde Wirksamkeit zeigt (Filippini et al. 2013). Aussagen zum Wirkvergleich der verschiedenen Interferone sind jedoch aufgrund methodischer Schwächen der vorhandenen Vergleichsstudien oder fehlender Studiendaten mit Unsicherheiten verbunden (Deutsche Gesellschaft für Neurologie 2014).

Seit 2014 stehen für die krankheitsmodifizierende Therapie der schubförmig remittierenden multiplen Sklerose pegylierte Beta-Interferone zur Verfügung. Im Gegensatz zu den konventionellen Beta-Interferonen wird Peginterferon beta-1a aufgrund der Polyethylenglykol-Konjugation von Interferon beta-1a nur einmal alle 2 Wochen subkutan verabreicht. Ob pegyliertes Beta-Interferon dem konventionellen Beta-Interferon auch in Hinblick auf die jährliche Schubrate mindestens ebenbürtig ist, ist aufgrund fehlender direkter Vergleichsstudien nicht mit Sicherheit zu sagen. Eine Netzwerk-

metaanalyse legt dies über einen indirekten Vergleich von placebokontrollierten Studien zumindest nahe (Tolley et al. 2015).

Die aktuelle Leitlinie des European Committee of Treatment and Research in Multiple Sclerosis (ECTRIMS) und der European Academy of Neurology (EAN) (Montalban et al. 2018) empfiehlt eine Frühtherapie der multiplen Sklerose mit Interferonen als Basisbehandlung bereits bei Diagnosestellung eines ersten Krankheitsschubes mit hohem Risiko für eine definitive Diagnose (KIS), um die Krankheitsprognose positiv zu beeinflussen. Nach einer aktuellen Übersichtsarbeit könnte – allerdings auf Basis schwacher oder sehr schwacher Evidenz – der frühe Einsatz von Interferon beta-1a, Interferon beta-1b und Glatirameracetat auch die Konversion in eine definitive multiple Sklerose verzögern (Armoiry et al. 2018). Direkte Vergleichsstudien zu dieser Fragestellung gibt es nicht, allerdings scheinen nach indirektem Vergleich die drei Therapieregime in dieser Hinsicht in etwa gleichwertig zu sein. In Deutschland besitzen lediglich die Beta-Interferone die Zulassung für den frühen Einsatz bei Patienten mit einem erstmaligen demyelinisieenden Ereignis. Für die Langzeitauswirkungen einer frühen immunmodulierenden Behandlung auf die Krankheitsprogression der multiplen Sklerose einschließlich irreversibler oder fortschreitender Behinderung liegen bisher keine aussagekräftigen Daten vor.

35.1.2 Glatirameracetat

Glatirameracetat ist ein synthetisches Polypeptidgemisch, dessen Bestandteile Ähnlichkeiten mit den Strukturen der Myelinscheiden von Nervenfasern haben. Sein Wirkmechanismus ist ungeklärt. Man nimmt an, dass durch das Polypeptidgemisch die Lymphozyten-vermittelten Entzündungsreaktionen in den neuronalen Strukturen von Patienten mit multipler Sklerose vermindert werden. Glatirameracetat wird in niedriger Dosierung von 20 mg einmal täglich subkutan verabreicht. Seit Januar 2015 liegt eine Zubereitung mit 40 mg Glatirameracetat vor, die ein Verabreichungsintervall von 48 Stunden erlaubt. Eine Dosiswirkungsbeziehung besteht Studien zu Folge nicht (Deutsche Gesellschaft für Neurologie 2014). Das Mittel verringert die Schubrate bei schubförmig verlaufender multipler Sklerose in vergleichbarem Umfang wie die Interferone. Auch im Hinblick auf die Krankheitsprogression ergibt sich nach einem Behandlungsjahr kein relevanter Unterschied. Allerdings scheinen nach MRT-Bildgebung zentralnervöse Nervenschädigungen im Zeitverlauf unter Beta-Interferonen geringfügig geringer ausgeprägt zu sein (La Mantia et al. 2010, La Mantia et al. 2016a).

35.1.3 Dimethylfumarat

Mit Dimethylfumarat (*Tecfidera*) wurde 2014 ein in der Dermatologie altbekannter Wirkstoff erstmals zur Behandlung von erwachsenen Patienten mit schubförmig-remittierender multipler Sklerose zugelassen und war 2017 bereits das führende Präparat der Immunmodulatoren. Zusammen mit anderen Fumarsäureestern wird Dimethylfumarat in Deutschland seit vielen Jahren in der Psoriasisbehandlung angewendet (siehe Dermatika, Kapitel 25). Im Gegensatz zu den bisherigen Basistherapeutika wird Dimethylfumarat oral verabreicht. Der zugrundeliegende Wirkmechanismus bei der multiplen Sklerose ist nicht vollständig geklärt. Dimethylfumarat und sein Hauptmetabolit reduzierten in präklinischen Modellen die Immunzellaktivierung und die nachfolgende Freisetzung von entzündungsfördernden Zytokinen als Reaktion auf Entzündungsstimuli. Es wird angenommen, dass Dimethylfumarat über die Blockade eines spezifischen Rezeptors (HCA2-Rezeptor) die Einwanderung von Leukozyten in die Nervenbahnen verhindert und damit die entzündlichen Reaktionen im Rahmen einer multiplen Sklerose unterbindet (Chen et al. 2014). Eine systematische Übersichtsarbeit attestiert dem Wirkstoff auf Grundlage von zwei Studien mit ca. 2700 Patienten und moderater Beweisstärke eine schubvermindernde Wirksamkeit gegenüber einer Scheinbehandlung. Auch die Rate an Patienten mit Schüben wird vermindert. Dass das Mittel die Krankheitsprogression verhindert oder verlangsamt, ist – trotz entsprechend positiver Hinweise aus den bisherigen Studien – dagegen noch nicht ausreichend abgesichert. Ebenso fehlen Langzeituntersuchungen zur Anwendung über mehr als 2 Jahre, Untersuchungen zur Risikoabschätzung schwerwiegender seltener Erkrankungen wie der progressiven multifokalen Leukenzephalopathie (PML) und konfirmatorische Vergleichsstudien gegenüber Beta-Interferonen oder Glatirameracetat. Stattdessen finden sich eine Vielzahl von Netzwerkmetaanalysen mit indirekten Vergleichen und Posthoc-Auswertungen der bisher durchgeführten Einzelstudien. Die Ergebnissicherheit solcher Analysen ist unklar; zur besseren Einschätzung des therapeutischen Stellenwertes von Dimethylfumarat bei der Behandlung der multiplen Sklerose sind weitere Studien zu fordern (Xu et al. 2015). Das Nebenwirkungsprofil umfasst in erster Linie anfallartige Hautrötungen (Flush) und gastrointestinale Nebenwirkungen wie Durchfall, Übelkeit und Oberbauchbeschwerden. Außerdem besteht ein erhöhtes Risiko für das Auftreten von (auch schwerwiegenden) Lympho- und Leukopenien. Bislang sind drei Fälle von progressiver multifokaler Leukenzephalopathie (PML), einer potenziell tödlichen opportunistischen Virusinfektion, dokumentiert, die bei Patienten auftraten, bei denen sich unter *Tecfidera*-Dauerbehandlung schwere Lymphopenien entwickelten (Bundesinstitut für Arzneimittel und Medizinprodukte 2015a). Mittlerweile wurde auch ein Fall berichtet, bei dem sich eine PML ohne schwerwiegende Lymphopenie in der Vorgeschichte entwickelte (Bundesinstitut für Arzneimittel und Medizinprodukte 2015a, Bundesministerium für Gesundheit 2016). Eine retrospektive Analyse der Risikofaktoren für die Entwicklung einer Dimethylfumarat-bedingten Lymphopenie gibt Hinweise darauf, dass sich bei 17% der Behandelten mäßige bis schwere Lymphopenien zeigen, die sich unter der Weiterführung der Behandlung nur selten zurückbilden. Als Risikofaktoren für mäßige bis schwere Lymphopenien werden von den Autoren ein höheres Lebensalter (über 55 Jahre), niedrige Lymphozytenwerte zu Beginn der Behandlung und eine Natalizumab-Behandlung in der Anamnese beschrieben (Longbrake et al. 2015). Der Gemeinsame Bundesausschuss stellte im Rahmen der frühen Nutzenbewertung keinen Zusatznutzen für Dimethylfumarat gegenüber Beta-Interferonen oder Glatirameracetat fest, da geeignete Daten fehlten (Bundesministerium für Gesundheit 2014a). Aufgrund der Gefahr schwerwiegender hämatologischer Veränderungen wird gefordert, dass vor Beginn der Behandlung mit Dimethylfumarat das Blutbild im Hinblick auf eine Lymphopenie kontrolliert wird und nach Behandlungsbeginn Blutkontrollen in 6 bis 8 wöchigem Abstand erfolgen. Zudem muss regelmäßig, in der Regel alle drei Monate, mindestens jedoch alle sechs Monate, über die gesamte Behandlungsdauer hinweg auf klinische Symptome opportunistischer Infektionen einschließlich PML kontrolliert werden. Sinkt die Lymphozytenzahl unter 500 pro Mikroliter, ist die Behandlung zu beenden (Gemeinsamer Bundesausschuss 2016).

35.1.4 Teriflunomid

Teriflunomid (*Aubagio*) ist der Hauptmetabolit von Leflunomid (*Arava*), das als Immunsuppressivum seit 1999 bei rheumatoider Arthritis eingesetzt wird. Auch dieser Wirkstoff wird oral verabreicht und besitzt eine Zulassung als Basistherapeutikum. Der genaue Wirkmechanismus von Teriflunomid bei der multiplen Sklerose ist noch nicht hinrei-

chend geklärt. Man nimmt an, dass das Mittel über die Hemmung der Dihydroorotatdehydrogenase die De-novo-Pyrimidinsynthese stört und damit die Proliferation sich teilender Zellen, darunter autoreaktive B- und T-Lymphozyten, blockiert. In Folge sinkt auch die Zahl aktivierter Lymphozyten im Blut, die Aktivität des Immunsystems ist reduziert, Entzündungen nehmen ab. Darüber hinaus soll das Mittel für ein antientzündliches Zytokinprofil sorgen. Bei schubförmig-remittierender multipler Sklerose senkt Teriflunomid im Vergleich zu Placebo die jährliche Schubrate, in hoher Dosierung von 14 mg scheint das Mittel auch über einen Behandlungszeitraum von 2 Jahren die Krankheitsprogression aufzuhalten. Dieser Befund bedarf aber einer Bestätigung in qualitativ hochwertigen Studien (He et al. 2016). Die langjährige Nachbeobachtung eines Studienkollektivs zeigt auf, dass die schubvermindernde Wirkung von Teriflunomid gegenüber Placebo auch neun Jahre nach Behandlungsbeginn bestehen bleibt (O'Connor et al. 2016). Im direkten Vergleich zu Interferon beta-1a wurde über einen Zeitraum von mindestens 48 Behandlungswochen für Teriflunomid keine signifikante Überlegenheit im zusammengesetzten primären Endpunkt aus der Anzahl von Patienten mit einem ersten Krankheitsschub und dem Abbruch der Behandlung gleich welcher Ursache festgestellt (Vermersch et al. 2014). Aufgrund methodischer Unzulänglichkeiten lässt sich aus diesem Studienergebnis aber keine vergleichbare Wirksamkeit von Interferon beta-1a und Teriflunomid ableiten. Direkte Vergleichsstudien zu Interferon beta-1b fehlen. Eine Untersuchung mit niedriger Beweiskraft legt nahe, dass sich auch mit Teriflunomid bei Patienten mit einem ersten demyelinisierendem Ereignis die Zeit bis zur definitiven Diagnose einer multiplen Sklerose verlängert (Miller et al. 2014, Montalban et al. 2018). In der frühen Nutzenbewertung attestiert der Gemeinsame Bundesausschuss Teriflunomid keinen Zusatznutzen im Vergleich zu Beta-Interferonen und Glatirameracetat (Bundesministerium für Gesundheit 2014b). Erneut wird das im Vergleich zu anderen Immunmodulatoren preisgünstige Teriflunomid auch 2017 gegenüber dem Vorjahr deutlich häufiger verordnet (◘ Tabelle 35.1). Als unerwünschte Wirkungen werden unter Teriflunomid Haarausfall, Empfindungsstörungen,

Blutbildveränderungen, Leberfunktionsstörungen und Hautreaktionen häufig berichtet. Wegen der Gefahr der Lebertoxizität darf das Mittel nicht an Patienten mit deutlichen Leberfunktionsstörungen verabreicht werden. Das Mittel ist teratogen, Schwangere und Stillende dürfen Teriflunomid daher nicht anwenden.

35.1.5 Natalizumab

Natalizumab ist ein Reservetherapeutikum, da ein erhöhtes Risiko für die Entwicklung der potentiell tödlich verlaufenden, progressiven multifokalen Leukenzephalopathie (PML) wie auch für andere gravierende unerwünschte Nebenwirkungen gegeben ist (Arzneimittelkommission der deutschen Ärzteschaft 2009, Berger et al. 2017). Seine enge Zulassung wurde ausgesprochen für den Einsatz bei hochaktiver schubförmig-remittierender multipler Sklerose nach unzureichender Therapieantwort auf eine mindestens 12 Monate andauernde Behandlung mit Interferonen oder Glatirameracetat; als Erstlinientherapie darf Natalizumab bei rasch fortschreitender schubförmig-remittierender multiplen Sklerose gegeben werden. Der humanisierte monoklonale Antikörper gegen das T-Zelladhäsionsmolekül α4-Integrin blockiert Oberflächenrezeptoren von autoreaktiven Lymphozyten, die für die Auswanderung aus Blutgefäßen in Entzündungsregionen von Bedeutung sind. Dadurch werden neue Entzündungsherde im Gehirn und im Rückenmark verhindert. Nach den vorliegenden Studiendaten über einen Behandlungszeitraum von 24 Monaten reduziert Natalizumab die Schubrate und das Fortschreiten von Behinderungen (Pucci et al. 2011, Montalban et al. 2018). Allerdings wurden diese Daten an einem nicht über 12 Monate mit Basistherapeutika vorbehandeltem Kollektiv ermittelt, die Übertragbarkeit der Ergebnisse auf das zugelassene Indikationsgebiet ist daher fragwürdig. Indirekte Vergleiche geben Hinweise darauf, dass Natalizumab die jährliche Schubrate deutlicher vermindert als Beta-Interferone und Glatirameracetat (Tramacere et al. 2015). Im indirekten Vergleich zu Fingolimod ergeben sich keine relevanten Unterschiede in Bezug auf die Remissionsfreiheit und die Krankheitsprogression, wenn über 2 Jahre behandelt wird (Tsivgoulis et al. 2016). Da Head-to-Head-Studien fehlen, können derzeit aber keine zuverlässigen Aussagen zur relativen Wirksamkeit von Natalizumab anderen Mitteln zur Behandlung der multiplen Sklerose getroffen werden. Das unter Natalizumab erhöhte Risiko für eine durch den JC-Virus bedingte Hirnentzündung steigt mit der Behandlungsdauer und bei immunsupprimierender Vortherapie (Deutsche Gesellschaft für Neurologie 2014) und wird in der Fachinformation mit einer Häufigkeit von 1 bis 10 von 1000 als gelegentlich angegeben. Durch eine Begrenzung der Behandlungszeit auf 2 Jahre und die Berücksichtigung des JC-Antikörperstatus des Patienten wird versucht, das Risiko der PML zu reduzieren (Bloomgren et al. 2012, Chan und Gold 2014). Neuere Daten geben aber Hinweise darauf, dass die Inzidenz der PML bei Natalizumab-behandelten Patienten auch durch eine entsprechende Risikostratifizierung nicht sicher gesenkt werden kann (Cutter und Stüwe 2014). Der für die Risikobewertung zuständige Ausschuss der europäischen Zulassungsbehörde (PRAC) hat daher weitere Maßnahmen zur Risikominderung eines Natalizumab-Einsatzes beschlossen. Hierzu zählen unter anderem die Durchführung einer aktuellen MRT-Untersuchung und eines JC-Virus-Antikörpertestes vor Behandlungsbeginn. Für Patienten mit einem höheren PML-Risiko werden regelmäßige, etwa alle 3 bis 6 Monate stattfindende MRT-Untersuchungen zur möglichst frühzeitigen PML-Diagnose und Verbesserung der Überlebensraten der Betroffenen empfohlen (European Medicines Agency 2016).

35.1.6 Alemtuzumab

Alemtuzumab ist ein humanisierter monoklonaler Antikörper, der an das CD52-Antigen bindet, das in hohen Konzentrationen auf der Zelloberfläche von T- sowie B-Lymphozyten vorkommt. Durch antikörperabhängige, zellvermittelte Zytolyse und komplementvermittelte Lyse nach Zelloberflächenbindung wirkt Alemtuzumab zytotoxisch auf Zellen, die dieses Oberflächenantigen exprimieren. Alemtuzumab (*MabCampath*) war 2001 ursprünglich zur Behandlung von Patienten mit chronischer lymphatischer Leukämie vom B-Zell-Typ (B-CLL) zugelassen worden. Der Hersteller nahm das Mittel jedoch im September 2013 aus dem Handel, um den gleichen Wirkstoff unter neuem Namen (*Lemtrada*) und mit deutlicher Preissteigerung für die Behandlung einer schubförmig-remittierend verlaufenden, aktiven multiplen Sklerose wieder einzuführen (vgl. Arzneiverordnungs-Report 2014, Kapitel 2, Neue Arzneimittel, Abschnitt 2.2.2). Sein Wirkmechanismus bei der multiplen Sklerose ist noch nicht vollständig geklärt. Seine immunmodulatorischen Wirkungen entfaltet das Mittel möglicherweise durch die Depletion und Repopulation von Lymphozyten. Durch die Absenkung zirkulierender B- und T-Zellen im Blut sinkt das Schubrisiko und die Krankheitsprogression wird verlangsamt.

Ein Cochrane-Review zu Alemtuzumab bei der Behandlung der multiplen Sklerose attestiert dem Mittel auf der Basis von 3 randomisierten kontrollierten Studien mit 1694 Patienten und einer Behandlungsdauer von 2 bis 3 Jahren gegenüber Interferon beta-1a eine Überlegenheit in Bezug auf Schubrate und Krankheitsprogression. In Bezug auf die Verträglichkeit wurden über diesen Behandlungszeitraum keine relevanten Unterschiede zwischen den beiden Therapieformen festgestellt. Aussagen zu den verschiedenen Verlaufsformen der multiplen Sklerose, zur kombinierten Anwendung verschiedener Immuntherapeutika, zu den Auswirkungen auf die Lebensqualität und zu seltenen aber schwerwiegenden unerwünschten Wirkungen waren wegen unzureichender Daten nicht möglich (Zhang et al. 2017).

35.1.7 Fingolimod

Fingolimod wurde mit ähnlicher Indikation wie Natalizumab zur Eskalationstherapie bei Erwachsenen mit schubförmig verlaufender multipler Sklerose zugelassen. Das Mittel stellt ein Strukturanalogon von Sphingosin-1-Phosphat dar und bindet dauerhaft an dessen Rezeptor. Die Bindung von Sphingosin-1-Phosphat an seinen Rezeptor vermittelt mit dem Austritt von autoreaktiven Lymphozyten aus den Lymphknoten den ersten Schritt der Krankheitsausbildung. Durch die langandauernde Rezeptorbindung des aktiven Fingolimodmetaboliten kommt es in den Zellen des lymphatischen Gewebes allerdings zur Downregulation und Internalisierung des Rezeptors mit anschließendem intrazellulärem Rezeptorabbau. Damit entfällt das Austrittssignal der Lymphozyten aus den Lymphknoten. Im Gegensatz zu den anderen Mitteln für die Eskalationstherapie der multiplen Sklerose ist Fingolimod oral verfügbar. Fingolimod reduziert im Vergleich zu einer Placebobehandlung während eines Behandlungszeitraums von 2 Jahren die Schubrate bei schweren Verläufen und erhöht auch den Anteil von Patienten ohne Fortschreiten der Behinderung (Kappos et al. 2010). Gegenüber intramuskulärem Interferon beta-1a ergeben sich sowohl bei der Schubrate wie auch bei der Anzahl von Patienten ohne Schub in 12 Behandlungsmonaten Vorteile (Cohen et al. 2010). Unterschiede beim Fortschreiten von Behinderungen waren allerdings nicht zu erkennen.

Die Langzeitverträglichkeit des Immunsuppressivums ist nicht hinreichend untersucht (La Mantia et al. 2016b), Einzelfallmeldungen zu plötzlichen Todesfällen nach Fingolimodeinnahme sind bekannt (Novartis Pharma GmbH 2013). Unter der Behandlung werden unerwünschte kardiale Wirkungen wie Überleitungsstörungen und Bradykardie beobachtet. Aus diesem Grund wurde nachträglich ein Warnhinweis in die Fachinformation eingefügt, Fingolimod möglichst nicht an Patienten mit kardiovaskulären Risiken wie z.B. solche mit Synkopen, QT-Verlängerung, ischämischer Herzkrankheit, oder Herzinsuffizienz zu verabreichen. Ein Rote-Hand-Brief berichtet über den ersten Fall einer progressiven multifokalen Leukenzephalopathie (Novartis Pharma GmbH 2015). 2017 veröffentlichte der Hersteller einen weiteren Rote-Hand-Brief zu möglichen unerwünschten Wirkungen von Fingolimod auf das Immunsystem wie Basalzellkarzinome, opportunistische Infektionen, PML sowie zu Maßnahmen, die bestehenden Risiken zu vermindern (Novartis Pharma GmbH 2016). Fingolimod wirkt teratogen. Bei gebärfähigen Frauen ist daher eine sichere Kontrazeption obligat.

Die frühe Nutzenbewertung von Fingolimod durch den Gemeinsamen Bundesausschuss ergab 2012 gegenüber der zweckmäßigen Vergleichstherapie nur in der Subgruppe der Patienten mit rasch fortschreitender schwerer schubförmig-remittierender multipler Sklerose einen geringen Zusatzutzen (Bundesministerium für Gesundheit 2012a), er nach Ablauf der Befristung bestätigt wurde Bundesministerium für Gesundheit 2015). Gegenüber Beta-Interferonen sinkt die jährliche Schubrate und grippeähnliche Symptome treten unter Fingolimod deutlich seltener auf. Dafür deuten die Studiendaten aber auch darauf hin, dass es unter Fingolimod etwas häufiger zu schweren unerwünschten Ereignissen kommen kann. Im Hinblick auf andere krankheitsbedingte Ereignisse, Behinderungsprogression, Aktivitäten des täglichen Lebens, die Lebenserwartung oder die Lebensqualität ergaben sich hingegen keine Unterschiede zwischen den Behandlungsregimes oder es lagen keine verwertbaren Daten für die Beurteilung vor. Für das 2015 neu zugelassene Anwendungsgebiet bei hochaktiver schubförmig-remittierend verlaufender multipler Sklerose trotz Behandlung mit mindestens einer krankheitsmodifizierenden Therapie ist ein Zusatznutzen gegenüber der zweckmäßigen Vergleichstherapie nicht belegt (Gemeinsamer Bundesausschuss 2016b). Auch bei Patienten mit primär progredient verlaufender multiplen Sklerose hatte eine mindestens dreijährige Fingolimodbehandlung keinen positiven Effekt auf die Krankheitsprogression (Lublin et al. 2016).

Insgesamt fehlen für Fingolimod valide direkte Vergleichsstudien, insbesondere solche zu relevanten Subgruppen. Auf Basis Bias-anfälliger indirekter Vergleiche ist für Fingolimod bislang nur eine numerisch, statistisch aber nicht abgesichert günstigere jährliche Schubrate gegenüber Dimethylfumarat bei Patienten mit hochaktiver multipler Sklerose erkennbar. Gegenüber Natalizumab gibt es dagegen Hinweise auf eine geringer ausgeprägte schubreduzierende Wirksamkeit bei Patienten mit rasch fortschreitender schwerer Erkrankung (Huisman et al. 2017).

35.2 Symptomatische Therapie bei multipler Sklerose

In der symptomatischen Behandlung der multiplen Sklerose werden Muskelrelaxanzien mit unterschiedlichen Wirkungsmechanismen eingesetzt (◘ Tabelle 35.2). Sie werden insgesamt mehr als fünfmal häufiger als die spezifischen Immunthera-

peutika der multiplen Sklerose verordnet (◘ Tabelle 35.1). Das liegt daran, dass die meisten Präparate vorwiegend bei anderen Indikationen zur Behandlung von Spastizität und Muskelverspannungen angewendet werden. Lediglich Fampridin und Nabiximols sind ausschließlich für die Behandlung von Patienten mit multipler Sklerose zugelassen.

35.2.1 Fampridin

Fampridin ist als Rezeptursubstanz eine seit 30 Jahren eingesetzte therapeutische Option zur symptomatischen Behandlung der multiplen Sklerose. Es wirkt als Kaliumkanalblocker. Man nimmt an, dass auf diesem Weg die Impulsübertragung entlang der geschädigten Nerven erleichtert wird. Der Wirkstoff soll dadurch die Gehgeschwindigkeit bzw. die subjektiv empfundene Gehfähigkeit von Patienten mit Gehbehinderung verbessern. Ein Cochrane-Review über 6 ältere Studien mit 198 Patienten zeigte allerdings keine ausreichenden Belege für Sicherheit und Wirksamkeit von Fampridin (Solari et al. 2002). Auch in einer späteren placebokontrollierten Studie an 206 Patienten wurde keine signifikante Zunahme der Gehgeschwindigkeit mit retardiertem Fampridin über eine Strecke von 25 Fuß (7,5 m) beobachtet (Goodman et al. 2008). Erst in zwei weiteren Phase-III-Studien verbesserte Fampridin die Gehzeit einer normierten Gehstrecke von 7,5 Metern im Vergleich zu Placebo signifikant, allerdings um weniger als eine Sekunde (10,8 versus 11,6 Sekunden bzw. 10,2 versus 10,5 Sekunden) (Goodman et al. 2009, Goodman et al. 2010). Auch eine aktuelle Untersuchung an rund 130 Patienten gibt Hinweise auf eine Beschwerdebesserung unter Fampridin im Vergleich zu einer Scheinbehandlung (Hupperts et al. 2016). Ob sich dadurch auch Verbesserungen in der Lebensqualität oder in der Alltagsfunktionalität erreichen lassen, ist nicht untersucht. In einer aktuellen Übersichtsarbeit finden die Studienautoren nur begrenzte Evidenz aus den bislang vorliegenden randomisiert kontrollierten Studien für eine Verbesserung der Gehfähigkeit durch Fampridin. Fampridin könnte Ausdauer und Gehgeschwindigkeit verbessern, aber die Patientenrelevanz dieser Ergebnisse ist nicht geklärt und die Responderrate auf das Mittel liegt im Schnitt unter 40% (Behm und Morgan 2018). Die frühe Nutzenbewertung ergab wegen nicht ausreichender Studiendaten keinen Beleg für einen Zusatznutzen von Fampridin im Vergleich zur zweckmäßigen Vergleichstherapie (Krankengymnastik) (Bundesministerium für Gesundheit 2012c). In den Preisverhandlungen wurde daher der Listenpreis von *Fampyra* auf die Therapiekosten der zweckmäßigen Vergleichstherapie gesenkt (GKV-Spitzenverband Biogen Idec GmbH 2013). Auch die Verträglichkeit des Kaliumkanalblockers bei Daueranwendung ist noch nicht zufriedenstellend abschätzbar. Insbesondere erfordert sein epileptogenes Potential eine weitere sorgfältige Beobachtung European Medicines Agency 2011).

35.2.2 Nabiximols

Der noch auf einem niedrigen Verordnungsniveau befindliche Dickextrakt aus Cannabis sativa (*Sativex*), standardisiert auf ein Gemisch (Nabiximols) aus Delta-9-Tetrahydrocannabinol und Cannabidiol, verzeichnet 2017 gegenüber den Vorjahren deutliche Verordnungszuwächse (❏ Tabelle 35.2). Nabiximols kann als Zusatztherapeutikum im Rahmen eines Therapieversuchs zur Symptomverbesserung bei Patienten mit mäßiger bis schwerer Spastik aufgrund einer multiplen Sklerose angewendet werden, die auf therapeutische Alternativen nicht ausreichend angesprochen haben. Das Spray unterliegt der Betäubungsmittelverschreibungsverordnung. Gemäß Fachinformation sollte die Behandlung nach einem vierwöchigen Anfangstherapieversuch beendet werden, wenn keine klinisch erhebliche Verbesserung der Symptome beobachtet wird. Die therapeutische Wirksamkeit des Cannabisextrakts war lange Zeit umstritten. Erst in aktuellen Studien wurde eine antispastische Wirksamkeit aufgezeigt. Etwa 40 von 100 Patienten sprechen danach auf die Therapie mit Nabiximols an (Deutsche Gesellschaft für Neurologie 2014). Für das zugelassene Indikationsgebiet liegt eine Studie an 572 Patienten vor (Novotna et al. 2011). Von diesen wurden 241 Personen nach Anfangsbehandlung mit *Sativex* zusätzlich zur bestehenden Vortherapie als Responder randomisiert, von denen 74% auch nach weiteren 12 Behandlungswochen mit *Sativex* noch eine deutliche Verbesserung der Spastik verspürten im Ver-

gleich zu 51% unter Scheinmedikation. Aus den Studienangaben geht nicht hervor, wie hoch der Anteil der Patienten lag, die im Vorfeld eine individuell optimierte spasmolytische Behandlung erhalten hatten. Die Ergebnisse zur vergleichenden Wirksamkeit sind somit noch mit Unsicherheiten verbunden. Die frühe Nutzenbewertung ergab daher für *Sativex* lediglich einen Anhaltspunkt für einen geringen Zusatznutzen (Bundesministerium für Gesundheit 2012b). Dieser Beschluss war auf die Dauer von 3 Jahre befristet und wurde in den Folgejahren jeweils um ein weiteres Jahr verlängert. Weitere Untersuchungen sollen den therapeutischen Stellenwert von Nabiximols erhärten. In einer placebokontrollierten Untersuchung an 339 Patienten mit multipler Sklerose besserte die zusätzliche *Sativex*-Gabe zentralbedingte neuropathische Schmerzen nicht signifikant (Langford et al. 2013). Ein aktuelles Review beschreibt widersprüchliche Ergebnisse zum Einsatz von Cannabinoiden bei Patienten mit multipler Sklerose und fordert weitere Studien, um den therapeutischen Stellenwert besser einschätzen zu können (Behm und Morgan 2018).

Da die THC-Inhaltsstoffe psychotrope Wirkungen haben, darf *Sativex* nicht bei Patienten mit einer Disposition für Schizophrenie, andere Psychosen oder Persönlichkeitsstörungen angewendet werden. Mit steigender Dosierung von *Sativex* dürfte sich auch die Gefahr einer missbräuchlichen Anwendung oder Abhängigkeit erhöhen. Bei den unerwünschten Wirkungen stehen Schwindel, Müdigkeit, Gleichgewichts- und Gedächtnisstörungen im Vordergrund, aber auch gastrointestinale Nebenwirkungen wie schmerzhafte Mundschleimhaut, Übelkeit und Diarrhö können vorkommen.

35.2.3 Botulinumtoxin

Gemessen an den verordneten Tagesdosen steht das parenteral verabreichte Botulinumtoxin Typ A an der Spitze aller Muskelrelaxanzien, die unter anderem auch für die Behandlung einzelner Symptome der multiplen Sklerose zugelassen sind (❏ Tabelle 35.2). Der Wirkstoff verhindert die periphere Acetylcholinfreisetzung an den präsynaptischen Nervenendigungen und führt damit zu einer irreversiblen Hemmung der neuromuskulären Über-

◻ **Tabelle 35.2 Verordnungen von Muskelrelaxantien zur Behandlung der multiplen Sklerose 2017.** Angegeben sind die 2017 verordneten Tagesdosen, die Änderungen gegenüber 2016 und die mittleren Kosten je DDD 2017.

Präparat	Bestandteile	DDD Mio.	Änderung %	DDD-Nettokosten €
Baclofen				
Baclofen-ratiopharm	Baclofen	9,2	(+64,9)	0,67
Baclofen dura	Baclofen	7,0	(−31,3)	0,58
Baclofen-neuraxpharm	Baclofen	1,7	(+13,5)	0,65
Lioresal	Baclofen	1,2	(−4,2)	2,28
		19,1	(+3,2)	0,74
Botulinumtoxin				
Botox	Botulinumtoxin Typ A	36,1	(+9,2)	1,06
Dysport	Botulinumtoxin Typ A	28,6	(+5,1)	0,87
Xeomin	Botulinumtoxin Typ A	23,9	(+5,2)	1,01
		88,5	(+6,8)	0,98
Tizanidin				
Tizanidin TEVA	Tizanidin	3,5	(+30,1)	0,88
Sirdalud	Tizanidin	3,0	(−23,1)	0,67
		6,5	(−1,3)	0,79
Weitere Mittel				
Fampyra	Fampridin	4,5	(+2,5)	6,93
Sativex	Nabiximols	1,4	(+49,1)	8,24
Dantamacrin	Dantrolen	0,70	(−4,7)	1,82
		6,6	(+8,8)	6,66
Summe		120,7	(+5,8)	1,24

tragung, was bei regional begrenzter Anwendung des Mittels eine länger andauernde Wirkung garantiert. Nach Anwendung des Toxins wird erst durch die Bildung neuer Nervenendigungen eine erneute Impulsübertragung ermöglicht.

Als einziges der drei gelisteten Botulinumtoxinpräparate ist Botox bei Harninkontinenz in Folge einer multiplen Sklerose mit einer spezifischen Indikation für diese Patienten zugelassen. Der Einsatz von Botulinumtoxin bei Harninkontinenz scheint vielversprechend. Allerdings sollten Patienten vor der ersten Gabe von Botulinumtoxin in der sicheren Selbstkatheterisierung geschult sein, da unter der Medikation das Risiko für Restharn und Harnverhalt steigt (Schurch und Crada 2014). Wegen fehlender Daten zur Langzeitanwendung und Therapiesicherheit werden aber noch weitere kontrollierte Untersuchungen gefordert (Duthie et al. 2011, Soljanik 2013, Royal College of Obestetricians

& Gynaecologists 2014). Nach einer Metaanalyse der vorhandenen Literatur ergibt sich für Botulinumtoxin auch eine signifikante Verbesserung der Spastizität der Arme (Baker und Pereira 2015).

Neben der symptomatischen Behandlung der multiplen Sklerose ist Botulinumtoxin vor allem eine wichtige Therapieoption bei fokalen Dystonien. Die Beleglage zur symptomatischen Behandlung von Blepharospasmus, hemifazialem Spasmus, Torticollis und fokaler Spastizität nach Schlaganfall ist nach systematischer Zusammenführung der vorhandenen Studienergebnisse zufriedenstellend (Costa et al. 2004, Costa et al. 2005, Marques et al. 2016; Castelão et al. 2017, Dong et al. 2017).

Es liegen auch Studien zur Behandlung der Zerebralparese bei Kindern über Beobachtungszeiträume bis zu 12 Monaten vor, die eine Verbesserung der Gelenkbeweglichkeit gegenüber Placebo zeigen. Ergänzend zur Standardtherapie (Physiotherapie,

Redressionsgipse und Orthesen) wird eine Behandlung mit Botulinumtoxin im frühen Kindesalter als sinnvoll angesehen (Kirschner et al. 2001), um den Muskeltonus zu vermindern und dadurch die muskuläre Funktionsfähigkeit zu erhöhen. Auch nach einem Cochrane-Review lassen sich durch eine adjuvante Therapie mit Botulinumtoxin bei Kindern mit Zerebralparese die körperliche Beeinträchtigung vermindern und der Aktivitätsgrad der Betroffenen steigern, allerdings ohne dass sich relevante Verbesserungen in Lebensqualität oder bei der Selbsteinschätzung ergeben (Hoare et al. 2010).

Bei Verabreichung zur Behandlung der chronischen Migräne kann mit einer moderaten Abnahme von ca. 2 Migränetagen pro Monat gerechnet werden (Jackson et al. 2012).

35.2.4 Baclofen

Baclofen ist zur Behandlung der Spastizität der Skelettmuskulatur bei multipler Sklerose und weiteren neurologischen Krankheiten zugelassen. Das zentralwirksame GABA-Derivat vermindert den Tonus der Skelettmuskulatur durch Veränderung der neuronalen Übertragungsraten in den absteigenden und segmental-spinalen, polysynaptischen Neuronensystemen. Auf die neuromuskuläre Übertragung an der motorischen Endplatte der Skelettmuskulatur hat es keinen Einfluss. Typische Nebenwirkung ist die Sedierung, was vor allem den Einsatz bei berufstätigen Personen einschränkt. Klinische Studien zeigen eine Verbesserung der Symptomatik gegenüber Scheinmedikament. Insbesondere weil direkte Vergleichsstudien zu anderen Myotonolytika fehlen, ist die Beleglage aber verbesserungsbedürftig (Shakespeare et al. 2003, Otero-Romero et al. 2016).

35.2.5 Tizanidin

Tizanidin ist ein Alpha$_2$-Rezeptoragonist, der mit Clonidin strukturverwandt ist und ähnliche sedierende und hypotensive Nebenwirkungen hat. Die Daten für eine therapeutische Wirksamkeit bei zentral und peripher bedingten Muskelspasmen sind zufriedenstellend. In mehreren placebokontrollierten Studien zeigte Tizanidin eine antispastische

Wirksamkeit bei Patienten mit multipler Sklerose und Rückenmarksverletzungen (Übersicht bei Malanga et al. 2008). Es gilt daher als sinnvolle Alternative zu Baclofen bei Patienten mit spinal bedingter Spastizität (Chou et al. 2004, Otero-Romero et al. 2016). Beide Mittel werden oral verabreicht.

35.2.6 Dantrolen

Dantrolen (*Dantamacrin*) gehört zu den peripher wirkenden Muskelrelaxanzien und wird bei Spastik der Skelettmuskulatur infolge von Hirn- und Rückenmarksschädigungen eingesetzt. Die Substanz setzt den Muskeltonus durch partielle Blockade der Freisetzung von Calciumionen aus dem longitudinalen System herab. Dantrolen wirkt potentiell hepatotoxisch und kann Paresen verstärken. Darüber hinaus liegen zum Nachweis einer Verbesserung der Muskelspastik von Dantrolen nur begrenzte bzw. widersprüchliche Daten vor. Systematische Reviews kommen zu dem Schluss, dass Dantrolen klinisch zwar häufig zur Verbesserung der Muskelspastik bei multipler Sklerose eingesetzt wird, seine Überlegenheit gegenüber Placebo jedoch nicht ausreichend belegt ist (Shakespeare et al. 2003, Chou et al. 2004). Dantrolen sollte daher nur unter strenger Indikationsstellung verordnet werden (Otero-Romero et al. 2016), wenn die Muskelspastik mit Standardtherapeutika wie Baclofen oder Tizanidin nicht zu beherrschen ist.

35.2.7 Andere Muskelrelaxanzien

Weitere Muskelrelaxanzien sind nicht explizit für die Behandlung der multiplen Sklerose zugelassen, werden aber zumindest teilweise in einer Leitlinie für diese Indikation genannt (Deutsche Gesellschaft für Neurologie 2014). Bei all diesen Wirkstoffen ist die Beleglage unzureichend. Hinzukommen bei Tolperison Sicherheitsrisiken, die bereits früher beschrieben wurden (vgl. Kapitel Muskelrelaxanzien, Arzneiverordnungs-Report 2013).

Methocarbamol ist ein zentral wirkendes Myotonolytikum mit sedierenden und anxiolytischen Eigenschaften und belegt 2017 nach Botulinumtoxin den zweiten Platz der meist verordneten Mus-

◨ **Tabelle 35.3 Verordnungen von weiteren Muskelrelaxantien 2017.** Angegeben sind die 2017 verordneten Tagesdosen, die Änderungen gegenüber 2016 und die mittleren Kosten je DDD 2017.

Präparat	Bestandteile	DDD Mio.	Änderung %	DDD-Nettokosten €
Tolperison				
Tolperison HCL dura	Tolperison	3,4	(+34,7)	1,21
Tolperison HCL AL	Tolperison	3,2	(−23,3)	1,14
Tolperison HEXAL	Tolperison	0,57	(+24,4)	1,32
Mydocalm	Tolperison	0,30	(−53,0)	1,23
		7,4	(−4,0)	1,19
Andere Muskelrelaxantien				
Ortoton/-forte	Methocarbamol	19,9	(+7,3)	2,21
Limptar N	Chininsulfat	17,5	(+16,6)	0,52
Dolovisano Methocarbamol	Methocarbamol	0,58	(+50,9)	2,08
Norflex	Orphenadrin	0,58	(+10,1)	0,99
		38,6	(+11,9)	1,42
Summe		46,0	(+8,9)	1,38

kelrelaxanzien. Es ist zugelassen zur symptomatischen Behandlung schmerzhafter Muskelverspannungen, insbesondere des unteren Rückenbereiches (Lumbago) und wird seit 2013 vermutlich aufgrund der Marktrücknahme von Tetrazepam deutlich häufiger verordnet (◨ Tabelle 35.3). Die Nutzenbelege für den Einsatz von Methocarbamol bei Muskelverspannungen sind im Vergleich zu Placebo aber inkonsistent, im Vergleich zu Standardtherapeutika fehlen aussagekräftige Studiendaten zu Wirksamkeit und Verträglichkeit ganz (Chou et al. 2004, See et al. 2008). In einer aktuellen randomisierten Untersuchung zur akuten Beschwerdelinderung bei nicht-traumatischer und nicht-radikuärer Lumbalgie hat die kombinierte Anwendung von Naproxen mit einem Muskelrelaxans (Methocarbamol oder Orphenadrin) keinen Zusatznutzen gegenüber der alleinigen Gabe des NSAR (Friedman et al. 2018). Hinzu kommen insbesondere bei älteren Menschen Verträglichkeitsprobleme mit einem erhöhten Unfallrisiko aufgrund von Müdigkeit und Verwirrtheit (Spence et al. 2013). Dieser Aspekt findet – anders als in der deutschen PRISCUS-Liste – bereits in der angelsächsischen BEERS-Liste Berücksichtigung, in der Methocarbamol als potentiell inadäquates Medikament für ältere Menschen klassifiziert wird (American Geriatrics Society 2012).

Die therapeutische Wirksamkeit des zentralwirkenden Tolperison (◨ Tabelle 35.3) ist nicht ausreichend belegt (Übersicht bei Quasthoff et al. 2008). Es liegen nur wenige randomisiert kontrollierte Studien mit widersprüchlichen Ergebnissen vor. Tolperison soll gegenüber anderen Myotonolytika weniger sedierend wirken (Dulin et al. 1998). Bei der Spontanerfassung unerwünschter Wirkungen wurden aber schwere allergische Sofortreaktionen und Hautreaktionen gemeldet (Infomed 2003, Bundesinstitut für Arzneimittel und Medizinprodukte 2011). Aufgrund von Sicherheitsbedenken wurde das bereits vor 40 Jahren entwickelte Tolperison im Jahr 2011 einer erneuten Neubewertung durch die europäische Zulassungsbehörde unterzogen. Als Konsequenz dieses Verfahrens wurde der Substanz Anfang 2013 ein positives Nutzen-Schaden-Verhältnis nur noch in der Indikation „symptomatische Behandlung der Spastizität nach einem Schlaganfall bei Erwachsenen" zuerkannt und die bis dahin recht unspezifische Indikationsliste auf dieses Anwendungsgebiet beschränkt (European Medicines Agency 2013). Und selbst in dieser Indikation fehlen Nutzenbelege, dass Tolperison aufgrund seiner antispastischen Wirkeffekte die Funktionalität nach Schlaganfall im Vergleich zu Placebo verbessern kann. Demgegenüber geht die Einnahme mit einem erhöhten Risiko für unerwünschte Wirkungen einher (Lindsay et al. 2016). Im Vergleich zum Vorjahr gingen die Verordnungen 2017 leicht zurück.

Das ehemals verschreibungsfreie *Limptar N* (Chininsulfat) ist seit dem Frühjahr 2015 nur noch mit ärztlicher Verordnung an Patienten abzugeben und belegt aufgrund weiter ansteigender Verordnungen im Jahr 2017 Rang vier der meist verordneten Muskelrelaxanzien. *Limptar N* ist zugelassen zur Behandlung von und Vorbeugung gegen nächtliche Wadenkrämpfe, wenn diese sehr häufig auftreten und mit besonders starken Schmerzen einhergehen. Die neuerliche Unterstellung unter die Verschreibungspflicht geht auf ein Stufenplanverfahren der deutschen Zulassungsbehörde zur Abwehr von Arzneimittelgefahren zurück (Bundesinstitut für Arzneimittel und Medizinprodukte 2015b). Unter der Einnahme von Chininsulfat treten in seltenen Fällen schwerwiegende Nebenwirkungen wie Thrombozytopenien, Herzrhythmusstörungen, schwere Hautreaktionen wie Stevens-Johnson-Syndrom, sowie Sehstörungen und Tinnitus auf. Dem stehen als Nutzenbeleg die Studienergebnisse von rund 1000 Patienten gegenüber, nach denen allerdings mit geringer Beweiskraft nächtliche Wadenkrämpfe unter einer Behandlung mit Chinin seltener auftreten: Mit Chininsulfat werden innerhalb von 2 Behandlungswochen statt 9 Wadenkrämpfe noch ca. 6 Wadenkrämpfe beobachtet (El-Tawil et al. 2015).

Das seit Anfang der 1960er Jahre im Handel befindliche Orphenadrin ist ein zentral wirkendes Anticholinergikum mit deutlicher struktureller Verwandtschaft zu Diphenhydramin. Es besitzt oral wie auch parenteral bei Erwachsenen eine Zulassung zur Behandlung schmerzhafter Muskelverspannungen. Die therapeutische Wirksamkeit von Orphenadrin scheint nur unzureichend belegt (Chou et al. 2004). Nach einer aktuellen randomisierten Untersuchung kann auch die kombinierte Anwendung mit einem peripher wirkenden Analgetikum die Beschwerden bei akuten Kreuzschmerzen nicht besser lindern als die alleinige Anwendung des Schmerzmittels (Friedman et al. 2018). Als Nebenwirkungsprofil werden mit Müdigkeit, Beeinträchtigung des Denkvermögens, Mund- und Augentrockenheit und Harnverhalt für Orphenadrin typische anticholinerge Störwirkungen beschrieben.

Literatur

American Geriatrics Society (2012): Beers Criteria Update Expert Panel. American Geriatrics Society updated Beers Criteria for potentially inappropriate medication use in older adults. J Am Geriatr Soc 60: 616–631

Armoiry X, Kan A, Melendez-Torres GJ, Court R, Sutcliffe P, Auguste P, Madan J, Counsell C, Clarke A (2018): Short- and long-term clinical outcomes of use of beta-interferon or glatiramer acetate for people with clinically isolated syndrome: a systematic review of randomised controlled trials and network meta-analysis. J Neurol 265: 999–1009

Arzneimittelkommission der deutschen Ärzteschaft (AKDÄ) (2009): Progressive multifokale Leukenzephalopathie (PML) unter Behandlung einer multiplen Sklerose mit Natalizumab (Tysabri). Dtsch Ärztebl 106: A2208

Baker JA, Pereira G (2015): The efficacy of Botulinum Toxin A on improving ease of care in the upper and lower limbs: a systematic review and meta-analysis using the Grades of Recommendation, Assessment, Development and Evaluation approach. Clin Rehabil; 29: 731–740

Behm K, Morgan P (2018): The effect of symptom-controlling medication on gait outcomes in people with multiple sclerosis: a systematic review. Disabil Rehabil 40: 1733–1744

Berger JR (2017): Classifying PML risk with disease modifying therapies. Mult Scler Relat Disord 2: 59–63

Bloomgren G, Richman S, Hotermans C, Subramanyam M, Goelz S, Natarajan A, Lee S, Plavina T, Scanlon JV, Sandrock A, Bozic C (2012): Risk of natalizumab-associated progressive multifocal leukoencephalopathy. N Engl J Med; 366: 1870–1880

Bundesinstitut für Arzneimittel und Medizinprodukte (2011): Auswertung der Spontanmeldungen zu Tolperison (UAW-Datenbank des BfArM), Schreiben vom 10. Mai 2011

Bundesinstitut für Arzneimittel und Medizinprodukte (2015a): Dimethylfumarathaltige Arzneimittel (Tecfidera®, Fumaderm®) und progressive multifokale Leukencephalopathie (PML): Abschluss des Worksharing-Variation-Verfahrens. Datum 26.10.2015. Wirkstoff Dimethylfumarat. Verfügbar unter www.bfarm.de. Letzter Zugriff 26.05.2018

Bundesinstitut für Arzneimittel und Medizinprodukte (2015b): Abwehr von Gefahren durch Arzneimittel; Stufe II Limptar N (Wirkstoff Chininsulfat). Vom 30.03.2015. Verfügbar unter www.bfarm.de. Letzter Zugriff: 26.05.2018

Bundesministerium für Gesundheit (2012a): Bekanntmachung eines Beschlusses des Gemeinsamen Bundesausschusses über eine Änderung der Arzneimittel-Richtlinie (AM-RL): Anlage XII – Beschlüsse über die Nutzenbewertung von Arzneimitteln mit neuen Wirkstoffen nach § 35a des Fünften Buches Sozialgesetzbuch (SGB V) Fingolimod veröffentlicht am Freitag, 4. Mai 2012, BAnz AT 04.05.2012 B3

Bundesministerium für Gesundheit (2012b): Bekanntmachung eines Beschlusses des Gemeinsamen Bundesausschusses über eine Änderung der Arzneimittel-Richtlinie

(AM-RL): Anlage XII – Beschlüsse über die Nutzenbewertung von Arzneimitteln mit neuen Wirkstoffen nach § 35a des Fünften Buches Sozialgesetzbuch (SGB V) – Extrakt aus Cannabis Sativa (Wirkstoffkombination Delta-9-Tetrahydrocannabinol und Cannabidiol) vom 21. Juni 2012 veröffentlicht Mittwoch, 11. Juli 2012, BAnz AT 11.07.2012 B2

Bundesministerium für Gesundheit (2012c): Bekanntmachung eines Beschlusses des Gemeinsamen Bundesausschusses über eine Änderung der Arzneimittel-Richtlinie (AM-RL): Anlage XII – Beschlüsse über die Nutzenbewertung von Arzneimitteln mit neuen Wirkstoffen nach § 35a des Fünften Buches Sozialgesetzbuch (SGB V) Fampridin vom 2. August 2012 veröffentlicht am Dienstag, 21. August 2012, BAnz AT 21.08.2012 B3

Bundesministerium für Gesundheit (2014a): Bekanntmachung eines Beschlusses des Gemeinsamen Bundesausschusses über eine Änderung der Arzneimittel-Richtlinie (AM-RL): Anlage XII – Beschlüsse über die Nutzenbewertung von Arzneimitteln mit neuen Wirkstoffen nach § 35a des Fünften Buches Sozialgesetzbuch (SGB V) – Dimethylfumarat vom 16.10.2014, BAnz AT 20.11.2014 B3

Bundesministerium für Gesundheit (2014b): Bekanntmachung eines Beschlusses des Gemeinsamen Bundesausschusses über eine Änderung der Arzneimittel-Richtlinie (AM-RL): Anlage XII – Beschlüsse über die Nutzenbewertung von Arzneimitteln mit neuen Wirkstoffen nach § 35a des Fünften Buches Sozialgesetzbuch (SGB V) – Teriflunomid vom 20.03.2014, BAnz AT 14.04.2014 B1

Bundesministerium für Gesundheit (2015): Bekanntmachung eines Beschlusses des Gemeinsamen Bundesausschusses über eine Änderung der Arzneimittel-Richtlinie (AM-RL): Anlage XII – Beschlüsse über die Nutzenbewertung von Arzneimitteln mit neuen Wirkstoffen nach § 35a des Fünften Buches Sozialgesetzbuch (SGB V) Fingolimod (Ablauf Befristung) vom 1. Oktober 2015, BAnz AT 28.10.2015 B2

Bundesministerium für Gesundheit (2016): Bekanntmachung eines Beschlusses des Gemeinsamen Bundesausschusses über eine Änderung der Arzneimittel-Richtlinie (AM-RL): Anlage XII - Beschlüsse über die Nutzenbewertung von Arzneimitteln mit neuen Wirkstoffen nach § 35a des Fünften Buches Sozialgesetzbuch (SGB V) – Dimethylfumarat (Anforderungen an eine qualitätsgesicherte Anwendung) vom 7. Januar 2016, BAnz AT 29.01.2016 B3

Castelão M, Marques RE, Duarte GS, Rodrigues FB, Ferreira J, Sampaio C, Moore AP, Costa J (2017): Botulinum toxin type A therapy for cervical dystonia. Cochrane Database Syst Rev. 2017 Dec 12;12:CD003633. doi: 10.1002/14651858.CD003633.pub3

Chan A, Gold R (2014): Anti-Jc virus antibody testing for natalizumab-induced progressive multifocal leukooencephalopathy: Where are we and where should we go? Multiple Sclerosis Journal 20: 771–772

Chen H, Assmann JC, Krenz A, Rahman M, Grimm M, Karsten CM, Köhl J, Offermanns S, Wettschureck N, Schwaninger M (2014): Hydroxycarboxylic acid receptor 2 mediates

dimethyl fumarate¦s protective effect in EAE. J Clin Invest 124: 2188–2192

Chou R, Peterson K, Helfand M (2004): Comparative efficacy and safety of skeletal muscle relaxants for spasticity and musculoskeletal conditions: a systematic review. J Pain Symptom Manage 28: 140–175

Cohen JA, Barkhof F, Comi G, Hartung HP, Khatri BO, Montalban X, Pelletier J, Capra R, Gallo P, Izquierdo G, Tiel-Wilck K, de Vera A, Jin J, Stites T, Wu S, Aradhye S, Kappos L; TRANSFORMS Study Group (2010): Oral fingolimod or intramuscular interferon for relapsing multiple sclerosis. N Engl J Med 362: 402–415

Costa J, Espírito-Santo CC, Borges AA, Ferreira J, Coelho MM, Moore P, Sampaio C (2004): Botulinum toxin type A therapy for blepharospasm. Cochrane Database of Systematic Reviews 2004, Issue 2. Art. No.: CD004900. DOI: 10.1002/14651858.CD004900.pub2

Costa J, Espírito-Santo CC, Borges AA, Ferreira J, Coelho MM, Moore P, Sampaio C (2005): Botulinum toxin type A therapy for hemifacial spasm. Cochrane Database of Systematic Reviews 2005, Issue 1. Art. No.: CD004899. DOI: 10.1002/14651858.CD004899.pub2

Cutter GR, Stüve O (2014): Does risk stratification decrease the risk of natalizumab-associated PML? Where is the evidence? Mult Scler 20: 1304–1305

Deutsche Gesellschaft für Neurologie (2014): DGN/KKNMS Leitlinie zur Diagnose und Therapie der MS. Entwicklungsstufe: S2e, Stand: Januar 2012, Ergänzung April 2014. Gültig bis September 2017. Wird zur Zeit überarbeitet. http://www.dgn.org/component/content/article/45-leitlinien-der-dgn-2012/2333-ll-31-2012-diagnose-und-therapie-der-multiplen-sklerose.html. Letzter Zugriff 26.05.2018

Dong Y, Wu T, Hu X, Wang T (2017): Efficacy and safety of botulinum toxin type A for upper limb spasticity after stroke or traumatic brain injury: a systematic review with meta-analysis and trial sequential analysis. Eur J Phys Rehabil Med 53: 256–267

Dulin J, Kovács L, Ramm S, Horvath F, Ebeling L, Kohnen R (1998): Evaluation of sedative effects of single and repeated doses of 50 mg and 150 mg tolperisone hydrochloride. Results of a prospective, randomized, double-blind, placebo-controlled trial. Pharmacopsychiatry 31: 137–142

Duthie JB, Vincent M, Herbison GP, Wilson DI, Wilson D (2011): Botulinum toxin injections for adults with overactive bladder syndrome. Cochrane Database of Systematic Reviews 2011, Issue 12. Art. No.: CD005493. DOI: 10.1002/14651858.CD005493.pub3

El-Tawil S, Al Musa T, Valli H, Lunn MPT, Brassington R, El-Tawil T, Weber M (2015): Quinine for muscle cramps. Cochrane Database of Systematic Reviews 2015, Issue 4. Art. No.: CD005044. DOI: 10.1002/14651858.CD005044.pub3

European Medicines Agency (2011): Assessment Report Fampyra (Fampridine) 23. Juni 2011. Procedure No. EMEA/H/C/002097. http://www.ema.europa.eu/docs/

en_GB/document_library/EPAR_-_Public_assessment_report/human/002097/WC500109957.pdf. Letzter Zugriff 26.05.2018

European Medicines Agency (2013): Recommendation to suspend tetrazepam-containing medicines endorsed by CMDh: 29 April 2013 EMA/256383/2013

European Medicines Agency (2016): EMA confirms recommendations to minimise risk of brain infection PML with Tysabri. More frequent MRI scans should be considered for patients at higher risk. 25/04/ 2016 EMA/266665/201. Letzter Zugriff 26.05.2018

European Medicines Agency (2018): EMA recommends immediate suspension and recall of multiple sclerosis medicine Zinbryta. Internet: http://www.ema.európa.eu/ema/index.jsp?curl=pages/news_and_events/news/2018/03/news_detail_002920.jsp&mid=WC0b01ac058004d5c1

Filippini G, Del Giovane C, Vacchi L, D'Amico R, Di Pietrantonj C, Beecher D, Salanti G (2013): Immunomodulators and immunosuppressants for multiple sclerosis: a network meta-analysis. Cochrane Database of Systematic Reviews 2013, Issue 6. Art. No.: CD008933. DOI: 10.1002/14651858. CD008933.pub2

Friedman BW, Cisewski D, Irizarry E, Davitt M, Solorzano C, Nassery A, Pearlman S, White D, Gallagher EJ (2018): A Randomized, Double-Blind, Placebo-Controlled Trial of Naproxen With or Without Orphenadrine or Methocarbamol for Acute Low Back Pain. Ann Emerg Med 71: 348-356.e5

Fogarty E, Schmitz S, Tubridy N, Walsh C, Barry M (2016): Comparative efficacy of disease-modifying therapies for patients with relapsing remitting multiple sclerosis: Systematic review and network meta-analysis. Mult Scler Relat Disord 9: 23–30

Gemeinsamer Bundesausschuss (G-BA) (2016a): Beschluss des Gemeinsamen Bundesausschusses zur Änderung der Arzneimittel-Richtlinie (AM-RL): Anlage XII - Beschlüsse über die Nutzenbewertung von Arzneimitteln mit neuen Wirkstoffen nach § 35a SGB V – Dimethylfumarat (Anforderungen an eine qualitätsgesicherte Anwendung) vom 29. Januar 2016. https://www.g-ba.de/downloads/39-261-2445/2016-01-07_AM-RL-XII_Dimethylfumarat-Aenderung_2014-05-01-D-100_BAnz.pdf. Letzter Zugriff 26.05.2018

Gemeinsamer Bundesausschuss (G-BA) (2016b): Beschluss des Gemeinsamen Bundesausschusses über eine Änderung der Arzneimittel-Richtlinie (AM-RL): Anlage XII – Beschlüsse über die Nutzenbewertung von Arzneimitteln mit neuen Wirkstoffen nach § 35a SGB V – Fingolimod (neues Anwendungsgebiet) vom 19. Mai 2016. https://www.g-ba.de/downloads/39-261-2578/2016-05-19_AM-RL-XII_Fingolimod_nAWG_D-198.pdf. Letzter Zugriff 26.05.2018

GKV-Spitzenverband, Biogen Idec GmbH (2013): AMNOG-Verhandlungen für MS-Therapeutikum erfolgreich beendet. Gemeinsame Pressemitteilung 01.03.2013. Internet: http://www.gkv-spitzenverband.de/presse/pressemitteilungen_und_statements/pressemitteilung_33664.jsp

Goodman AD, Brown TR, Cohen JA, Krupp LB, Schapiro R, Schwid SR, Cohen R, Marinucci LN, Blight AR; Fampridine MS-F202 Study Group (2008): Dose comparison trial of sustained-release fampridine in multiple sclerosis. Neurology 71: 1134–1141

Goodman AD, Brown TR, Krupp LB, Schapiro RT, Schwid SR, Cohen R, Marinucci LN, Blight AR; Fampridine MS-F203 Investigators (2009): Sustained-release oral fampridine in multiple sclerosis: a randomised, double-blind, controlled trial. Lancet 373: 732–738

Goodman AD, Brown TR, Edwards KR, Krupp LB, Schapiro RT, Cohen R, Marinucci LN, Blight AR; MSF204 Investigators (2010): A phase 3 trial of extended release oral dalfampridine in multiple sclerosis. Ann Neurol 68: 494–502

He D, Zhang C, Zhao X, Zhang Y, Dai Q, Li Y, Chu L (2016): Teriflunomide for multiple sclerosis. Cochrane Database Syst Rev. 2016 Mar 22; 3: CD009882. doi: 10.1002/14651858.CD009882.pub3

Hoare BJ, Wallen MA, Imms C, Villanueva E, Rawicki HB, Carey L (2010): Botulinum toxin A as an adjunct to treatment in the management of the upper limb in children with spastic cerebral palsy (UPDATE). Cochrane Database of Systematic Reviews 2010, Issue 1. Art. No.: CD003469. DOI: 10.1002/14651858.CD003469.pub4

Huisman E, Papadimitropoulou K, Jarrett J, Bending M, Firth Z, Allen F, Adlard N (2017): Systematic literature review and network meta-analysis in highly active relapsing-remitting multiple sclerosis and rapidly evolving severe multiple sclerosis. BMJ Open 7: e013430

Hupperts R, Lycke J, Short C, Gasperini C, McNeill M, Medori R, Tofil-Kaluza A, Hovenden M, Mehta LR, Elkins J (2016): Prolonged-release fampridine and walking and balance in MS: randomised controlled MOBILE trial. Mult Scler 22: 212–221

Infomed (2003): Anaphylaktische Reaktionen unter Tolperison (Mydocalm) vom 27. Oktober 2003 http://www.infomed.ch/bdn.php?bdnid=185 2013

Jackson JL, Kuriyama A, Hayashino Y (2012): Botulinum toxin A for prophylactic treatment of migraine and tension headaches in adults: a meta-analysis. JAMA 307: 1736–1745

Kappos L, Radue EW, O'Connor P, Polman C, Hohlfeld R, Calabresi P, Selmaj K, Agoropoulou C, Leyk M, Zhang-Auberson L, Burtin P; FREEDOMS Study Group (2010): A placebo-controlled trial of oral fingolimod in relapsing multiple sclerosis. N Engl J Med 362: 387–401

Kirschner J, Berweck S, Mall V, Korinthenberg R, Heinen F (2001): Botulinumtoxin – Neue Therapieoption für Kinder mit Zerebralparese. Dtsch Ärztebl 98: A3375–A3379

La Mantia L, Munari LM, Lovati R (2010): Glatiramer acetate for multiple sclerosis. Cochrane Database of Systematic Reviews 2010, Issue 5. Art. No.: CD004678. DOI: 10.1002/14651858.CD004678.pub2

La Mantia L, Vacchi L, Di Pietrantonj C, Ebers G, Rovaris M, Fredrikson S, Filippini G (2012): Interferon beta for secondary progressive multiple sclerosis. Cochrane Database of Systematic Reviews 2012, Issue 1. Art. No.: CD005181. DOI: 10.1002/14651858.CD005181.pub3

La Mantia L, Di Pietrantonj C, Rovaris M, Rigon G, Frau S, Berardo F, Gandini A, Longobardi A, Weinstock-Guttman B, Vaona A (2016a): Interferons-beta versus glatiramer acetate for relapsing-remitting multiple sclerosis. Cochrane Database of Systematic Reviews 2016, Issue 11. Art. No.: CD009333. DOI: 10.1002/14651858.CD009333. pub3

La Mantia L, Tramacere I, Firwana B, Pacchetti I, Palumbo R, Filippini G (2016b): Fingolimod for relapsing-remitting multiple sclerosis. Cochrane Database Syst Rev. 2016 Apr 19;4: CD009371. doi: 10.1002/14651858.CD009371.pub2

Langford RM, Mares J, Novotna A, Vachova M, Novakova I, Notcutt W, Ratcliffe S (2013): A double-blind, randomized, placebo-controlled, parallel-group study of THC/CBD oromucosal spray in combination with the existing treatment regimen, in the relief of central neuropathic pain in patients with multiple sclerosis. J Neurol 260: 984–997

Lindsay C, Kouzouna A, Simcox C, Pandyan AD (2016): Pharmacological Interventions other than botulinum toxin for spasticity after stroke. Cochrane Database of Systematic Reviews 2016, Issue 10. Art. No.: CD010362. DOI: 10.1002/14651858.CD010362.pub2

Longbrake EE, Naismith RT, Parks BJ, Wu GF, Cross AH (2015): Dimethyl fumarate-associated lymphopenia: Risk factors and clinical significance. Mult Scler J Exp Transl Clin. 2015 Jan-Dec;1. pii: 2055217315596994. Epub 2015 Jul 31

Lublin F, Miller DH, Freedman MS, Cree BA, Wolinsky JS, Weiner I I, Lubetzki C, Hartung HP, Montalban X, Uitdehaag BM, Merschhemke M, Li B, Putzki N, Liu FC, Häring DA, Kappos L; INFORMS study investigators (2016): Oral fingolimod in primary progressive multiple sclerosis (INFORMS): a phase 3, randomised, double-blind, placebo-controlled trial. Lancet 387: 1075–1084

Malanga G, Reiter RD, Garay E (2008): Update on tizanidine for muscle spasticity and emerging indications. Expert Opin Pharmacother 9: 2209–2215

Marques RE, Duarte GS, Rodrigues FB, Castelão M, Ferreira J, Sampaio C, Moore AP, Costa J (2016): Botulinum toxin type B for cervical dystonia. Cochrane Database of Systematic Reviews 2016, Issue 5. Art. No.: CD004315. DOI: 10.1002/14651858.CD004315.pub3

Miller AE, Wolinsky JS, Kappos L, et al (2014): Oral teriflunomide for patients with a first clinical episode suggestive of multiple sclerosis (TOPIC): a randomised, double-blind, placebo-controlled, phase 3 trial. Lancet Neurol 13: 977–986

Montalban X, Gold R, Thompson AJ, Otero-Romero S, Amato MP, Chandraratna D, Clanet M, Comi G, Derfuss T, Fazekas F, Hartung HP, Havrdova E, Hemmer B, Kappos L, Liblau R, Lubetzki C, Marcus E, Miller DH, Olsson T, Pilling S, Selmaj K, Siva A, Sorensen PS, Sormani MP, Thalheim C, Wiendl H, Zipp F (2018): ECTRIMS/EAN guideline on the pharmacological treatment of people with multiple sclerosis. Eur J Neurol 25: 215–237

Novartis Pharma GmbH (2013): Rote Hand Brief: Hämophagozytisches Syndrom (HPS) bei Patienten unter Fingolimod-Therapie (Gilenya) 15.11.2013. Verfügbar unter www.akdae.de. Letzter Zugriff 26.05.2018

Novartis Pharma GmbH (2015): Rote Hand Brief : Fingolimod (Gilenya®): Erster Bericht einer progressiven multifokalen Leukoenzephalopathie (PML) bei einem Multiple-Sklerose-Patienten unter Fingolimod-Therapie ohne vorherige Behandlung mit Natalizumab oder anderen immunsuppressiven Arzneimitteln. 04.05.2015. Verfügbar unter www.akdae.de. Letzter Zugriff 26.05.2018

Novartis Pharma GmbH (2016): Rote-Hand-Brief: Fingolimod (Gilenya®): Risiken im Zusammenhang mit den Auswirkungen auf das Immunsystem. Januar 2016. Verfügbar unter www.akdae.de. Letzter Zugriff 26.05.2018

Novotna A, Mares J, Ratcliffe S, Novakova I, Vachova M, Zapletalova O, Gasperini C, Pozzilli C Cefaro L, Comi G, Rossi P, Ambler Z, Stelmasiak Z, Erdmann A, Montalban X, Klimek A, Davies P; Sativex Spasticity Study Group (2011): A randomized, double-blind, placebo-controlled, parallel-group, enriched-design study of nabiximols* (Sativex(®)), as add-on therapy, in subjects with refractory spasticity caused by multiple sclerosis. Eur J Neurol 18: 1122–1131

O'Connor P, Comi G, Freedman MS, Miller AE, Kappos L, Bouchard JP, Lebrun-Frenay C, Mares J, Benamor M, Thangavelu K, Liang J, Truffinet P, Lawson VJ, Wolinsky JS; Teriflunomide Multiple Sclerosis Oral (TEMSO) Trial Group and the MRI-AC in Houston, Texas (2016): Long-term safety and efficacy of teriflunomide: Nine-year follow-up of the randomized TEMSO study. Neurology 86: 920–930

Otero-Romero S, Sastre-Garriga J, Comi G, Hartung HP, Soelberg Sørensen P, Thompson AJ, Vermersch P, Gold R, Montalban X (2016): Pharmacological management of spasticity in multiple sclerosis: Systematic review and consensus paper. Mult Scler 22: 1306–1306

Pucci E, Giuliani G, Solari A, Simi S, Minozzi S, Di Pietrantonj C, Galea I (2011): Natalizumab for relapsing remitting multiple sclerosis. Cochrane Database of Systematic Reviews 2011, Issue 10. Art. No.: CD007621. DOI: 10.1002/14651858. CD007621.pub2

Quasthoff S, Möckel C, Zieglgänsberger W, Schreibmayer W (2008): Tolperisone: A typical representative of a class of centrally acting muscle Relaxants with less sedative side effects. CNS Neurol Therap 14: 107–119

Rojas JI, Romano M, Ciapponi A, Patrucco L, Cristiano E (2010): Interferon Beta for Primary Progressive Multiple Sclerosis. Cochrane Database of Systematic Reviews 2010, Issue 1. Art. No.: CD006643. DOI: 10.1002/14651858.CD006643. pub3

Royal College of Obestericians & Gynaecologists (2014): Botulinom toxin for an overactive bladder. Scientific impact paper No. 42. February 2014. Verfügbar unter https://www.rcog.org.uk. Letzter Zugriff 26.05.2018

Schurch B, Carda S (2014): OnabotulinumtoxinA and multiple sclerosis. Ann Phys Rehabil Med 57: 302–314

See S, Ginzburg R (2008): Choosing a skeletal muscle relaxant. Am Fam Physician 78: 365–370

Shakespeare DT, Boggild M, Young C (2003): Anti-spasticity agents for multiple sclerosis. Cochrane Database of

Systematic Reviews 2003, Issue 4. Art. No.: CD001332. DOI: 10.1002/14651858.CD001332

Solari A, Uitdehaag B, Giuliani G, Pucci E, Taus C (2002): Aminopyridines for symptomatic treatment in multiple sclerosis. Cochrane Database Syst Rev. 2002; Issue 4 Art. No.: CD001330

Soljanik I (2013): Efficacy and safety of botulinum toxin A intradetrusor injections in adults with neurogenic detrusor overactivity/neurogenic overactive bladder: a systematic review. Drugs 73: 1055–1066

Spence MM, Shin PJ, Lee EA, Gibbs NE (2013): Risk of injury associated with skeletal muscle relaxant use in older adults. Ann Pharmacother 47: 993–998

Tolley K, Hutchinson M, You X, Wang P, Sperling B, Taneja A, Siddiqui MK, Kinter E (2015): A Network Meta-Analysis of Efficacy and Evaluation of Safety of Subcutaneous Pegylated Interferon Beta-1a versus Other Injectable Therapies for the Treatment of Relapsing-Remitting Multiple Sclerosis. PLoS One; 10:e0127960

Tramacere I, Del Giovane C, Salanti G, D'Amico R, Filippini G (2015): Immunomodulators and immunosuppressants for relapsing-remitting multiple sclerosis: a network meta-analysis. Cochrane Database Syst Rev. 2015 Sep 18;9: CD011381. doi: 10.1002/14651858.CD011381.pub2

Tsivgoulis G, Katsanos AH, Mavridis D, Grigoriadis N, Dardiotis E, Heliopoulos I, Papathanasopoulos P, Karapanayiotides T, Kilidireas C, Hadjigeorgiou GM, Voumvourakis K; HELANI (Hellenic Academy of Neuroimmunology) (2016): The Efficacy of Natalizumab versus Fingolimod for Patients with Relapsing-Remitting Multiple Sclerosis: A Systematic Review, Indirect Evidence from Randomized Placebo-Controlled Trials and Meta-Analysis of Observational Head-to-Head Trials. PLoS One. 2016 Sep 29; 11(9): e0163296

Vermersch P, Czlonkowska A, Grimaldi LM, Confavreux C, Comi G, Kappos L, Olsson TP, Benamor M, Bauer D, Truffinet P, Church M, Miller AE, Wolinsky JS, Freedman MS, O'Connor P; TENERE Trial Group (2014): Teriflunomide versus subcutaneous interferon beta-1a in patients with relapsing multiple sclerosis: a randomised, controlled phase 3 trial. Mult Scler 20: 705–716

Xu Z, Zhang F, Sun F, Gu K, Dong S, He D (2015): Dimethyl fumarate for multiple sclerosis. Cochrane Database of Systematic Reviews 2015, Issue 4. Art. No.: CD011076. DOI: 10.1002/14651858.CD011076.pub2

Zhang J, Shi S, Zhang Y, Luo J, Xiao Y, Meng L, Yang X (2017): Alemtuzumab versus interferon beta 1a for relapsing-remitting multiple sclerosis. Cochrane Database of Systematic Reviews 2017, Issue 11. Art. No.: CD010968. DOI: 10.1002/14651858.CD010968.pub2

Mund- und Rachentherapeutika

Judith Günther

© Springer-Verlag GmbH Deutschland, ein Teil von Springer Nature 2018
U. Schwabe, D. Paffrath, W.-D. Ludwig, J. Klauber (Hrsg.), *Arzneiverordnungs-Report 2018*
https://doi.org/10.1007/978-3-662-57386-0_36

Auf einen Blick

Trend

Seit dem Jahr 2004 sind verschreibungsfreie Mittel weitgehend aus der Erstattung der gesetzlichen Krankenversicherung ausgeschlossen. Dies führte bei den überwiegend rezeptfrei erhältlichen Mund- und Rachentherapeutika zu drastischen Verordnungseinbrüchen, die sich – abgesehen von geringfügigen Schwankungen – in den vergangenen Jahren auf niedrigem Niveau stabilisierten. So ergeben sich auch 2017 gegenüber dem Vorjahr kaum Marktbewegungen.

Bewertung

Als evidenzbasiert kann lediglich die Behandlung von Pilzinfektionen im Mund- und Rachenraum mit antimykotischen Lokaltherapeutika angesehen werden. Dagegen gibt es für Antiseptika, Antiphlogistika und zahlreiche Kombinationspräparate weiterhin keine ausreichenden Belege für eine therapeutische Wirksamkeit bei Infektionen oder entzündlichen Erkrankungen im Mund- und Rachenbereich.

Mund- und Rachentherapeutika werden zur Behandlung von Infektionen und schmerzhaften Schleimhautaffektionen des Mund- und Rachenraumes eingesetzt. In der Regel werden diese Infektionen durch Viren ausgelöst, so dass der Einsatz lokal wirkender Antiseptika oder Antibiotika nicht angezeigt ist. Bei der Behandlung der weit überwiegenden Zahl selbstlimitierender Infektionen in Mund und Rachen stehen daher Maßnahmen zur Linderung der Symptomatik im Vordergrund. Auch bei der Anwendung von Tabletten und Pastillen zum Lutschen trägt vermutlich vor allem der vermehrte Speichelfluss zur Beschwerdelinderung bei.

Candidabesiedlungen – im Gefolge von Virusinfektionen oder bei immunsupprimierten Patienten – sind gezielt mit Antimykotika zu behandeln. Bakterien, insbesondere β-hämolysierende Streptokokken, als primäre oder sekundäre Infektionsursache nachgewiesen, bedürfen aufgrund möglicher Spätfolgen wie rheumatischem Fieber und Perikarditis einer systemischen Antibiotikatherapie. Darüber hinaus sollten differentialdiagnostisch ernsthafte Erkrankungen wie Agranulozytose, Diphtherie, Tumore und Mandelabszesse ausgeschlossen werden.

36.1 Verordnungsspektrum

Seit der Neufassung der Arzneimittelrichtlinien im Januar 2004 dürfen apothekenpflichtige nicht verschreibungspflichtige Arzneimittel nach §34, Abs. 1 Satz 2 SGB V nicht mehr zu Lasten der gesetzlichen Krankenversicherung verordnet werden, es sei denn, es handelt sich um Arzneimittel, die bei der Behandlung schwerwiegender Erkrankungen als Therapiestandard gelten. Von dieser Regelung sind lediglich Kinder bis zum vollendeten 12. Lebensjahr und Jugendliche mit Entwicklungsstörungen bis zum vollendeten 18. Lebensjahr ausgenommen. Als schwerwiegende Erkrankungen werden beispielsweise Pilzinfektionen im Mund- und Rachenraum angesehen, die den Einsatz verschreibungsfreier Antimykotika rechtfertigen. Ergänzend gilt §34 Abs.1 Satz 6 des SGB V, wonach auch die verschreibungspflichtigen Mund- und Rachentherapeutika nicht an Versicherte verordnet werden dürfen, die das 18. Lebensjahr vollendet haben, es sei denn, es handelt sich um Pilzinfektionen.

36.2   Therapeutische Aspekte

36.2.1 Antimykotika

Eine sachgerechte Behandlung von Pilzinfektionen im Mund- und Rachenraum ist mit kausal wirkenden antimykotischen Lokaltherapeutika gegeben. Eine Behandlung mit Antiseptika ist hingegen nicht angezeigt, da die Wirkstoffkonzentrationen in den Präparaten häufig unter den jeweiligen minimalen Hemmkonzentrationen liegen. Orale Pilzinfektionen werden fast ausschließlich durch Candidaarten verursacht, kommen aber bei gesunden Erwachsenen selten vor. Als prädisponierende Risikofaktoren bei Erwachsenen gelten beispielsweise das Tragen von Zahnprothesen, Diabetes mellitus, die Behandlung mit Breitbandantibiotika oder inhalativen Glucocorticoiden und Rauchen. Häufiger als Erwachsene sind Säuglinge und Kleinkinder betroffen sowie Personen mit beeinträchtigter oder supprimierter Immunabwehr. Bei immunkompetenten Neugeborenen heilt eine Candidose in aller Regel nach 3–8 Wochen spontan aus. Schwerwiegender verlaufen dagegen diese Infektionen bei Frühgeborenen oder Säuglingen mit ernsten Erkrankungen sowie bei Kindern und Erwachsenen mit Immunschwäche (Pankhurst 2013).

Zur Lokaltherapie stehen Amphotericin B (*Ampho-Moronal Lutschtbl.*), Miconazol und Nystatin zur Verfügung. Ihre Verordnungen blieben gegenüber dem Vorjahr annähernd konstant (◘ Tabelle 36.1). Amphotericin B erfasst neben Hefen auch dimorphe Pilze und einige Aspergillusarten. Der Wirkstoff ist in niedriger Dosierung fungistatisch, in höherer Dosierung fungizid und wird bei oraler Anwendung nicht resorbiert. *Ampho-Moronal Lutschtabletten* sind ausschließlich zur Behandlung oraler Pilzinfektionen indiziert. Sie decken fast 80% der Antimykotika-DDD ab.

Nystatin hat ein schmales Wirkungsspektrum und erfasst im Wesentlichen Candidaarten. Das Antimykotikum wirkt in niedriger und mittlerer Dosierung fungistatisch und wird kaum resorbiert. Nystatin kommt in Form von Mundgelen, Suspensionen und Dragees ausschließlich zur Behandlung orointestinaler Candidosen zum Einsatz.

Miconazol ist ein Azolantimykotikum mit breitem Wirkspektrum, das in oraler Darreichungsform therapeutisch aufgrund seiner geringen Bioverfügbarkeit (<25%) ebenfalls nur zur Behandlung orointestinalen Candidosen geeignet ist. Der Wirkungstyp ist fungistatisch. Trotz der geringen Bioverfügbarkeit von miconazolhaltigen Mundgelen können relevante Interaktionen etwa mit oralen Antikoagulantien, Sulfonylharnstoffen und Phenytoin auftreten. Die Anwendung von QT-Intervall verlängernden Wirkstoffen wie Mizolastin, Pimozid oder Terfenadin, von Statinen wie Simvastatin oder Lovastatin, von Mutterkornalkaloiden oder Triazolam zusammen mit miconazolhaltigen Mundgelen ist wegen der Gefahr verstärkter Nebenwirkungen kontraindiziert.

Aufgrund der Evidenz aus klinischen Studien werden Azole wie Miconazol zur Therapie oropharyngealer Candidosen als Mittel der Wahl angesehen, da die Wirkstoffe bessere Therapieergebnisse liefern als Nystatin (Kauffman 2018, Pankhurst 2013). Nystatin wird eingesetzt, wenn Miconazol nicht angewendet werden kann, oder wenn eine einwöchige Behandlung mit Miconazol keinen ausreichenden Therapieerfolg zeigte. Auch Amphotericin B kann dann zur Anwendung kommen, allerdings ist eine Behandlungsdauer von 14 Tagen zu beachten. Bei immunsupprimierten Patienten oder Patienten mit schweren Grunderkrankungen wie z. B. Diabetes wird bei großflächigen oder schweren Pilzinfektionen im Mund die systemische Anwendung von Azolantimykotika wie Fluconazol empfohlen (siehe ▶ Tabelle 12.8, ▶ Kapitel Antibiotika und Chemotherapeutika) (Zhang et al. 2016, Hoppe et al. 1997).

36.2.2 Topische Glucocorticoide

Im Vergleich zum Vorjahr ergeben sich 2017 geringfügige Steigerungen bei den Verordnungen glucocorticoidhaltiger Topika (◘ Tabelle 36.2).

Tabelle 36.1 Verordnungen von antimykotikahaltigen Mund- und Rachentherapeutika 2017. Angegeben sind die 2017 verordneten Tagesdosen, die Änderungen gegenüber 2016 und die mittleren Kosten je DDD 2017.

Präparat	Bestandteile	DDD Mio.	Änderung %	DDD-Nettokosten €
Amphotericin B				
Ampho-Moronal Lutschtabl.	Amphotericin B	1,9	(+1,2)	2,08
Nystatin				
Nystatin acis	Nystatin	0,09	(−5,1)	2,21
Moronal Filmtabletten/ Suspension	Nystatin	0,07	(−9,8)	2,69
Nystaderm/-S	Nystatin	0,06	(−1,3)	2,70
		0,23	(−5,7)	2,50
Miconazol				
Infectosoor Mundgel	Miconazol	0,13	(−0,2)	3,40
Mykoderm Mundgel	Miconazol	0,11	(−2,0)	2,54
Micotar Mundgel	Miconazol	0,05	(−5,8)	2,80
Daktar Mundgel	Miconazol	0,04	(−1,7)	2,64
		0,33	(−1,8)	2,93
Summe		2,5	(+0,1)	2,23

Topische Glucocorticoide werden bei rekurrierender aphthöser Stomatitis, bei oralem Lichen planus sowie oralem Erythema migrans eingesetzt (Gonsalves et al. 2007, Altenburg et al. 2014). Sie verkürzen möglicherweise die Heilungsdauer von oralen Ulcera und reduzieren damit einhergehende Schmerzen (Liu et al. 2012). Die Evidenzlage hierfür ist allerdings verbesserungsbedürftig, da methodisch hochwertige klinische Studien fehlen. Das Prednisolonpräparat *Dontisolon D* ist zur vorübergehenden Anwendung in der Zahnheilkunde zur Unterstützung bei akuter Gingivitis, Stomatitis sowie bei Perikoronitis (Dentitio difficilis) zugelassen und wird fast ausschließlich von Zahnärzten angewendet (siehe ► Tabelle 47.4). Auch in der Zahnmedizin wird ein restriktiver Einsatz von topischen Glucocorticoiden empfohlen (siehe ► Kapitel 47, Zahnärztliche Arzneiverordnungen).

36.2.3 Benzydamin

Benzydamin (*Tantum verde*) wurde im Jahr 2013 aus der Verschreibungspflicht entlassen (AmVV-ÄndV 2013). Seither sind seine Verordnungszahlen deutlich gesunken und liegen im Jahr 2017 nur noch bei lediglich 13% der Verordnungen des Jahres 2012 vor der Änderung der Verschreibungspflicht (► Tabelle 36.2). Es soll lokal angewendet antiphlogistisch und lokalanästhetisch wirken. Die Substanz wird aber auch resorbiert und kann zu einer Vielzahl von Nebenwirkungen führen, wie z. B. Brechreiz, Übelkeit, Schlafstörungen und Hautkomplikationen. Nach einem Cochrane-Review zum Einsatz von Benzydamin bei Krebspatienten unter Chemo- bzw. Strahlentherapie fehlen überzeugende Belege für einen Nutzen bei der Behandlung von Mundschleimhautentzündungen (Clarkson et al. 2010). Auch eine weitere Übersichtsarbeit bestätigt, dass für eine begründete Behandlung chemotherapiebedingter Mukositiden insgesamt valide Studiendaten fehlen (Bornemann-Cimenti et al. 2013). Bei der Behandlung von rekurrierenden Aphthen reduzierte Benzydamin weder die Anzahl der Läsionen, noch konnte der Wirkstoff die Schmerzen signifikant senken (Matthews et al. 1987). In einem systematischen Review zum postoperativen Einsatz von Benzydamin nach Tonsillektomie finden sich in 7 klinischen Studien mit diskrepanten Ergebnissen ebenfalls keine ausreichenden Belege für eine an-

◻ **Tabelle 36.2 Verordnungen von weiteren Mund- und Rachentherapeutika 2017.** Angegeben sind die 2017 verordneten Tagesdosen, die Änderungen gegenüber 2016 und die mittleren Kosten je DDD 2017.

Präparat	Bestandteile	DDD Mio.	Änderung %	DDD-Nettokosten €
Monopräparate				
Dontisolon D	Prednisolon	5,3	(+4,1)	0,69
Dynexan Mundgel	Lidocain	1,9	(+0,1)	0,38
Volon A Haftsalbe	Triamcinolonacetonid	0,74	(+2,5)	1,78
Chlorhexamed	Chlorhexidin	0,53	(−6,2)	0,82
Tantum Verde Lösung	Benzydamin	0,33	(+2,4)	1,04
Kamillosan Lösung	Kamillenblütenextrakt	0,01	(−10,7)	10,83
		8,8	(+2,4)	0,75
Kombinationen				
Infectogingi Mundgel	Lidocain Salbeiblätterauszug Kamillenblütenauszug	2,2	(+14,0)	0,29
Tonsipret	Capsicum annum Dil. D3 Guaiacum Dil. D3 Phytolacca americana ø	1,0	(−12,3)	0,80
Lemocin	Tyrothricin Cetrimoniumbromid Lidocain	0,99	(−16,3)	1,12
Kamistad/-N	Lidocain Kamillenblütenauszug	0,71	(−5,9)	0,18
Osanit	Magnesium phosph. C6 Calcium carb. „Hahnemanni" C8 Chamomilla D6 Calcium phosph. D12 Ferrum phosporicum C8	0,12	(−11,2)	1,41
Neo-angin/-N	Dichlorbenzylalkohol Amylmetacresol Levomenthol	0,12	(+7,8)	1,59
Dorithricin/-classic	Tyrothricin Benzocain Benzalkoniumchlorid	0,08	(+21,1)	1,99
Dolo Dobendan Dobendan Strepsilis Dolo	Cetylpyridiniumchlorid Benzocain	0,08	(+2,3)	2,07
		5,3	(−1,9)	0,64
Summe		14,1	(+0,7)	0,71

algetische oder entzündungshemmende Wirksamkeit (Fedorowicz et al. 2013). Auch zwei aktuelle Untersuchungen liefern keine Belege für eine schmerzstillende Wirksamkeit von Benzydamin bei Zahnoperationen oder nach hochdosierter Chemotherapie (Chitapanarux et al. 2018, Goswami et al. 2018).

36.2.4 Lokalanästhetika

Bei wenig bis mittelstark ausgeprägten, schmerzhaften Läsionen der Mundschleimhaut können Lokalanästhetika wie Lidocain (*Dynexan Mundgel*) nach den Ergebnissen placebokontrollierter Studien zur kurzzeitigen Schmerzlinderung eingesetzt werden

Kasaj et al. 2007, Fedorowicz et al. 2013, Altenburg et al. 2014, Coudert et al. 2014). Da in der Regel mit der Schmerzlinderung ein subjektiver Endpunkt erhoben wird, kann eine Überschätzung der therapeutischen Wirksamkeit bei unzureichender Verblindung in diesen Untersuchungen nicht ausgeschlossen werden (Hrobjartsson et al. 2013).

36.2.5 Antiseptika

Für den Nachweis einer therapeutischen Wirksamkeit antiseptischer Mund- und Rachentherapeutika fehlen aussagekräftige kontrollierte klinische Studien. Für Chlorhexidin (*Chlorhexamed*) finden sich einige kleinere, methodisch aber verbesserungsbedürftige Studien, die gegenüber einer Placebobehandlung eine Verminderung der Heilungsdauer von Mundschleimhautulcera und eine Verbesserung der Schmerzsymptomatik nahe legen (Staines und Greenwood 2015). Möglicherweise reduziert Chlorhexidinlösung bei chemotherapeutisch behandelten Kindern auch die Rate an oralen Mucositiden (Nashwan 2011). Auch bessert sich unter Chlorhexidinanwendung sowohl in Kurz- (weniger als 3 Behandlungswochen) wie auch in Langzeitanwendung (länger als 3 Behandlungswochen) bakteriell bedingter Mundgeruch (Blom et al. 2012). Die systematische Analyse der vorhandenen Literatur zu Chlorhexidin zeigt eine Verminderung leichter Mundschleimhautentzündungen. Dass sich dadurch auch moderate bis schwere entzündliche Veränderungen bessern, ist nicht ausreichend belegt. Durch mehrwöchige Anwendung von Chlorhexidin lassen sich Zahnbeläge deutlich verhindern (James et al. 2017). Ob Patienten unter Chemotherapie durch Chlorhexidinmundspülungen profitieren und dadurch die Rate an Mucositiden abnimmt, muss in validen randomisierten Studien weiter untersucht werden (Cardona et al. 2017). Für die Anwendung von Chlorhexidinmundspülungen zur Kariesprophylaxe bei Kindern und Jugendlichen fehlen aussagekräftige Studien (Walsh et al. 2015). Bei Daueranwendung von Chlorhexidin in der Mundhöhle können sich aber Zunge und Zähne reversibel bräunlich verfärben und die Geschmacksempfindung kann beeinträchtigt sein (Bundesgesundheitsamt 1994, James et al. 2017). Zudem ist beim Einsatz des Mittels auch das Risiko allergischer Reaktionen zu bedenken. Vor dem Hintergrund möglicher schwerer anaphylaktischer Reaktionen verbietet sich der unkritische Einsatz von Chlorhexidin (Bundesinstitut für Arzneimittel und Medizinprodukte 2013).

Für die topische Anwendung von Kamillenextrakten auf Haut und Schleimhäuten werden antientzündliche, antimikrobielle Wirkungen und wundheilungsfördernde Eigenschaften reklamiert. Das Erfahrungswissen zu diesem Phytotherapeutikum wird kaum mit Ergebnissen aus klinischen Studien gestützt. Die Beleglage für die Anwendung im Mund- und Rachenraum ist inkonsistent (ESCOP 2003). Nach Begutachtung der Evidenzlage durch das europäische Komitee für phytotherapeutische Arzneimittel (Committee on Herbal Medicinal products, HMPC) wird Kamillenblütenextrakt daher lediglich ein traditioneller Gebrauch bei Mund- und Schleimhautinfektionen zuerkannt (European Medicines Agency 2015).

36.2.6 Kombinationspräparate

Festgelegte Kombinationen zur Anwendung in der Mundhöhle wurden 2017 gegenüber dem Vorjahr etwas weniger verordnet (◘ Tabelle 36.2). Generell fehlen Studien, die die Überlegenheit der kombinierten Anwendung gegenüber einer sinnvollen Monotherapie belegen.

Eine Kombination von Antiseptika mit einem Lokalanästhetikum kann allenfalls in Einzelfällen als sinnvoll angesehen werden, um stark schmerzende Affektionen zu lindern. In der Regel sind hierfür aber Monotherapeutika mit einem verträglichen Lokalanästhetikum wie beispielsweise Lidocain ausreichend. Das Lokalanästhetikum Benzocain (in *Dolo Dobendan* und *Dorithricin/-classic*) ist aufgrund einer möglichen Paragruppenallergie als Lokaltherapeutikum auf der Schleimhaut nicht geeignet. Cetrimoniumbromid (in *Lemocin*) kann als quartäre Ammoniumverbindung bei wiederholter Anwendung bei einigen Patienten eine Hypersensibilisierung verursachen. Cetylpyridiniumchlorid (*Dolo Dobendan*) kann zudem die Wundheilung hemmen. Das den Polypeptidantibiotika zugeordnete und als Lokalantibiotikum eingesetzte Tyrothricin (in *Lemocin* und *Dorithricin/-classic*) wirkt vorwiegend gegen grampositive Bakterien, erreicht allerdings kaum die minimale Hemmkonzentration. Daher wird die Verwendung von Tyrothricin in Lutschtabletten negativ beurteilt (Fricke et al. 1990, Daschner 1999, Daschner 2002, Daschner und Frank 2004).

Für eine altbekannte Fixkombination aus zwei Antiseptika und Levomenthol (*Neo-angin*) fehlt der Nachweis, dass es sich hierbei um eine sinnvolle Kombination handelt, die gegenüber der Anwendung der Einzelmittel bei der „unterstützenden Behandlung von Entzündungen der Rachenschleimhaut" Vorteile besitzt.

Mit weiterhin deutlich rückläufigen Verordnungszahlen befinden sich auch 2017 wieder 2 homöopathische Mittel (*Tonsipret* und *Osanit*) unter den 3000 meist verordneten Präparaten. Die Mittel werden vor allem in der pädiatrischen Praxis bei Zahnungsbeschwerden und Erkrankungen der oberen Atemwege eingesetzt. Klinische Studien, die die therapeutische Wirksamkeit dieser Mittel gegenüber Scheinmedikament nachweisen, fehlen weiterhin.

Literatur

Altenburg A, El-Haj N, Micheli C, Puttkammer M, Abdel-Naser MB, Zouboulis CC (2014): The treatment of chronic recurrent oral aphthous ulcers. Dtsch Arztebl Int 111: 665–673

AmVV-ÄndV (2013): Dreizehnte Verordnung zur Änderung der Arzneimittelverschreibungsverordnung vom 19. Februar 2013. Bundesgesetzblatt Jahrgang 2013 Teil I Nr. 9 vom 25. Februar 2013, 312–315

Blom T, Slot DE, Quirynen M, Van der Weijden GA (2012): The effect of mouthrinses on oral malodor: a systematic review. Int J Dent Hyg 10: 209–222

Bornemann-Cimenti H, Kobald SK, Szilagyi IS, Sandner-Kiesling A (2013): Topische Schmerztherapie bei oraler Mukositis. Schmerz 27: 253–262

Bundesinstitut für Arzneimittel und Medizinprodukte (BfArM) (2013): Chlorhexidin: Anaphylaktische Reaktionen vom 27.09.2013 http://www.bfarm.de/SharedDocs/Risiko informationen/Pharmakovigilanz/DE/RI/2013/RI-chlorhexidin.html. Letzter Zugriff 13.05.2017

Bundesgesundheitsamt (1994): Aufbereitungsmonographie Chlorhexidin und Chlorhexidinsalze. Bundesanzeiger vom 24.09.1994: 9126

Cardona A, Balouch A, Abdul MM, Sedghizadeh PP, Enciso R (2017): Efficacy of chlorhexidine for the prevention and treatment of oral mucositis in cancer patients: a systema-

tic review with meta-analyses. J Oral Pathol Med 46: 680–688

Chitapanarux I, Tungkasamit T, Petsuksiri J, Kannarunimit D, Katanyoo K, Chakkabat C, Setakornnukul J, Wongsrita S, Jirawatwarakul N, Lertbusayanukul C, Sripan P, Traisathit P (2018): Randomized control trial of benzydamine HCl versus sodium bicarbonate for prophylaxis of concurrent chemoradiation-induced oral mucositis. Support Care Cancer. 26: 879–886

Clarkson JE, Worthington HV, Furness S, McCabe M, Khalid T, Meyer S (2010): Interventions for treating oral mucositis for patients with cancer receiving treatment. Cochrane Database of Systematic Reviews 2010, Issue 8. Art. No.: CD001973. DOI: 10.1002/14651858.CD001973.pub4

Coudert AE, Ostertag A, Baaroun V, Artaud C, Ifi-Naulin C, Druo JP, Princ G, Descroix V (2014): Phase III, randomized, double-blind, placebo-controlled trial of topical 2% lidocaine for the prevention and treatment of oral mucosal pain in children. Clin Oral Investig 18: 1189–1194

Daschner F, Frank U (2004): Antibiotika am Krankenbett, 12. Auflage, Springer-Verlag Berlin Heidelberg New York, S. 226

Daschner F (2002): Wie lange noch unnötige Rachentherapeutika? arznei-telegramm 33: 107

Daschner F (1999): Desinfektionsmittel im Rachen von Kindern? Intern Praxis 1/99 Jahrgang 39: 185–186

ESCOP (2003): Matricariae Flos; In: ESCOP-Monographs – The Scientific Foundation for Herbal Medicinal Products. Second edition. Thieme Verlag, Stuttgart: 312–323

European Medicines Agency (2015): Committee on Herbal Medicinal Products (HMPC): European Union herbal monograph on Matricaria recutita L., flos. Final 7 July 2015. First published 05/04/2016. EMA/HMPC/55843/2011 Verfügbar unter www.ema.europa.eu. Letzter Zugriff 25.05.2018

Fedorowicz Z, van Zuuren EJ, Nasser M, Carter B, Al Langawi JH (2013): Oral rinses, mouthwashes and sprays for improving recovery following tonsillectomy. Cochrane Database of Systematic Reviews 2013, Issue 9. Art. No.: CD007806. DOI: 10.1002/14651858.CD007806.pub4

Fricke U, Keseberg A, Liekfeld H (1990): Empfehlungen für die Selbstmedikation; Leitsymptom Halsschmerz. Pharm Ztg 135: 28–31

Gonsalves WA, Chi AC, Neville BW (2007): Common Oral Lesions: Part I. Superficial Mucosal Lesions. Am Fam Physician 75: 501–507

Goswami D, Jain G, Mohod M, Baidya DK, Bhutia O, Roychoudhury A (2018): Randomized controlled trial to compare oral analgesic requirements and patient satisfaction in using oral non-steroidal anti-inflammatory drugs versus benzydamine hydrochloride oral rinses after mandibular third molar extraction: a pilot study. J Dent Anesth Pain Med 18:19–25

Hoppe JE (1997): Treatment of oropharyngeal candidiasis in immunocompetent infants: a randomized multicenter study of miconazole gel vs. nystatin suspension.

The Antifungals Study Group. Pediatr Infect Dis J 16: 288–293

Hróbjartsson A, Thomsen AS, Emanuelsson F, Tendal B, Hilden J, Boutron I, Ravaud P, Brorson S (2013): Observer bias in randomized clinical trials with measurement scale outcomes: a systematic review of trials with both blinded and nonblinded assessors. CMAJ 185: E201–E211

James P, Worthington HV, Parnell C, Harding M, Lamont T, Cheung A, Whelton H, Riley P (2017): Chlorhexidine mouthrinse as an adjunctive treatment for gingival health. Cochrane Database Syst Rev. 2017 Mar 31; 3: CD008676. doi:10.1002/14651858.CD008676.pub2

Kasaj A, Heib A, Willershausen B (2007): Effectiveness of a topical salve (Dynexan) on pain sensitivity and early wound healing following nonsurgical periodontal therapy. Eur J Med Res 12: 196–199

Kauffman CA (2018) Treatment of oropharyngeal and esophageal candidiasis. In: uptodate; www.uptodate.com. Letzter Zugriff 23.05.2018

Liu C, Zhou Z, Liu G, Wang Q, Chen J, Wang L, Zhou Y, Dong G, Xu X, Wang Y, Guo Y, Lin M, Wu L, Du G, Wei C, Zeng X, Wang X, Wu J, Li B, Zhou G, Zhou H (2012): Efficacy and safety of dexamethasone ointment on recurrent aphthous ulceration. Am J Med 125: 292–301

Matthews RW, Scully CM, Levers BG, Hislop WS (1987): Clinical evaluation of benzydamine, chlorhexidine, and placebo mouthwashes in the management of recurrent aphthous stomatitis. Oral Surg Oral Med Oral Pathol 63: 189–191

Nashwan AJ (2011): Use of chlorhexidine mouthwash in children receiving chemotherapy: a review of literature. J Pediatr Oncol Nurs 28: 295–299

Pankhurst CL (2013): Candidiasis (oropharyngeal). BMJ Clin Evid. 2013 Nov 8:1304

Staines K, Greeenwood N (2015): Aphthous ulcers (recurrent). BMJ Clin Evid. 2015 Feb 26;2015. pii: 1303

Walsh T, Oliveira-Neto JM, Moore D (2015): Chlorhexidine treatment for the prevention of dental caries in children and adolescents. Cochrane Database Syst Rev. 2015 Apr 13; 4:CD008457. doi: 10.1002/14651858.CD008457.pub2

Zhang LW, Fu JY, Hua H, Yan ZM (2016): Efficacy and safety of miconazole for oral candidiasis: a systematic review and meta-analysis. Oral Dis 22: 185–195

Onkologika

Wolf-Dieter Ludwig und Ulrich Schwabe

© Springer-Verlag GmbH Deutschland, ein Teil von Springer Nature 2018
U. Schwabe, D. Paffrath, W.-D. Ludwig, J. Klauber (Hrsg.), *Arzneiverordnungs-Report 2018*
https://doi.org/10.1007/978-3-662-57386-0_37

Auf einen Blick

Verordnungsprofil

Das höchste Verordnungsvolumen der Onkologika haben Hormonantagonisten zur Behandlung des Mammakarzinoms und des Prostatakarzinoms, auf die fast 70% der definierten Tagesdosen (DDD) entfallen. An zweiter Stelle stehen die klassischen Zytostatika mit der führenden Gruppe der Antimetabolite, was vor allem auf den häufigen Verordnungen von 5-Fluorouracil beruht. Als nächste Gruppen folgen mit deutlichem Abstand monoklonale Antikörper und Proteinkinaseinhibitoren. Führende Gruppen der monoklonalen Antikörper sind weiterhin die HER2-Antikörper zur Behandlung des HER2-positiven Mammakarzinoms gefolgt von Antikörpern gegen VEGF, CD20 und PD-1-Rezeptoren, die für ein wachsendes Spektrum von onkologischen Indikationen indiziert sind. Führender Vertreter der Proteinkinaseinhibitoren ist weiterhin Imatinib, der erfolgreiche Standard für die Behandlung der Philadelphia-Chromosom positiven chronischen myeloischen Leukämie. Weitere Proteinkinaseinhibitoren werden vor allem zur Behandlung der chronischen lymphatischen Leukämie, der primären Myelofibrose, des nicht-kleinzelligen Lungenkarzinoms, des Nierenzellkarzinoms, des Melanoms, des kolorektalen Karzinoms und des Mammakarzinoms eingesetzt.

Kosten

Onkologika sind 2017 mit 6,5 Mrd. € die umsatzstärkste Indikationsgruppe des GKV-Arzneimittelmarktes. Die höchsten Kosten verursachen monoklonale Antikörper (2,4 Mrd. €), gefolgt von Proteinkinaseinhibitoren (1,5 Mrd. €) und Hormonantagonisten (855 Mio. €). Deutlich geringere Kosten entfallen auf die einzelnen Gruppen der klassischen Zytostatika.

In der medikamentösen Tumortherapie werden heute zahlreiche Wirkstoffklassen mit unterschiedlichen Wirkmechanismen eingesetzt. Zytostatika waren die ersten Arzneimittel, die vor mehr als 70 Jahren die Ära der antineoplastischen Chemotherapie einleiteten (DeVita und Rosenberg 2012). Auch heute sind sie weiterhin die am häufigsten angewendeten Arzneimittel in der Krebstherapie. Durch ihren Einsatz als Monotherapie, vor allem aber in empirisch entwickelten Polychemotherapien, wurden große Fortschritte in der Behandlung von hämatologischen Neoplasien erzielt. Auch bei fortgeschrittenen soliden Tumoren werden mit alleiniger Polychemotherapie Heilungen erzielt, so beispielsweise bei Keimzell- bzw. Hodentumoren.

Darüber hinaus sind Zytostatika weiterhin ein unverzichtbarer Bestandteil im Rahmen (neo-)adjuvanter multimodaler Therapiestrategien – meist in Kombination mit operativen und strahlentherapeutischen Verfahren. Zu den klassischen Zytostatika zählen vor allem alkylierende Substanzen, Antimetabolite, Alkaloide und sonstige Naturstoffe (z. B. Podophyllotoxinderivate, Taxane), Anthrazykline, Platinverbindungen, Camptothecinderivate sowie sonstige Wirkstoffe (z. B. Bleomycin, Mitomycin). Die Nebenwirkungen der Zytostatika resultieren aus ihren pharmakologischen Wirkungen (z. B. zytotoxische Effekte durch Beeinträchtigung der DNS-, RNS- oder Proteinsynthese; Hemmung der Zellteilung; Auslösung von Apoptose). Da die zytostatische Wirkung unspezifisch ist und auch schnell proliferierende normale Zellen schädigt, betreffen früh auftretende Nebenwirkungen vor allem das Knochenmark (Myelosuppression mit infektiösen Komplikationen) sowie Schleimhautschäden im Bereich der Mundhöhle und des Gastrointestinaltrakts (z. B. Stomatitis, Mukositis, Diarrhö). Zytostatika gehören zu den Arzneimitteln mit der geringsten therapeutischen Breite und bei Überdosierung besteht die Gefahr vermehrter, mitunter lebensbedrohlicher Nebenwirkungen.

Große Fortschritte auf dem Gebiet der Grundlagenforschung, vor allem in den beiden letzten Jahrzehnten, waren Voraussetzung für ein besseres Verständnis der (molekular-)genetischen Heterogenität von Tumorerkrankungen und ermöglichten die Einteilung von morphologisch bzw. histologisch homogen erscheinenden Tumorerkrankungen in klinisch relevante Subgruppen (Vogelstein et al. 2013). Dadurch wurde die Entwicklung neuer Wirkstoffe ermöglicht, die sich genauer gegen molekulare Mechanismen richten, die für die Pathogenese der Tumorentstehung und des Tumorwachstums wichtig sind (Hanahan 2014), und gleichzeitig eine neue Ära in der medikamentösen Behandlung von Tumorerkrankungen einleiteten (Dobbelstein und Moll 2014). Hierzu zählen neben neuartigen Hormonantagonisten vor allem Proteinkinaseinhibitoren, die charakteristische, das Tumorwachstum beeinflussende Merkmale (z. B. Onkoproteine, resultierend aus Mutationen oder Überexpression) ausschalten sollen, sowie monoklonale Antikörper, die heute teilweise bereits in Kombination mit zytotoxischen Wirkstoffen als Antikörper-Wirkstoff-Konjugate (Scott et al. 2012, Evans und Syed 2014) eingesetzt werden. Außerdem stehen neuartige Immuntherapien zur Verfügung, wie beispielsweise monoklonale Antikörper gegen den „Programmed (Cell) Death"-1 (PD-1)-Rezeptor (PD-1) (► Abschnitt 37.4.5) und PD-L1 (siehe Arzneiverordnungs-Report 2017, Kapitel 3, Neue Arzneimittel 2017, Abschnitte 3.1.2 und 3.13) sowie bispezifische T-Zell-aktivierende Antikörper (z. B. Blinatumomab, Kantarjian et al. 2017) (► siehe Arzneiverordnungs-Report 2016, Kapitel 3, Neue Arzneimittel 2015, Abschnitt 3.1.4), die bei einigen soliden Tumoren und auch bei hämatologischen Neoplasien (z. B. akute lymphatische Leukämien, maligne Lymphome) be-

reits erfolgreich eingesetzt werden. Grundlage dieser neuen therapeutischen Prinzipien in der Onkologie sind große Fortschritte im Verständnis der Funktion tumorreaktiver T-Lymphozyten im Rahmen der Tumorimmunologie und der Nachweis von Tumorrückbildung durch Checkpoint-Inhibitoren. Als Zielstrukturen werden derzeit vor allem das „cytotoxic T-lymphocyte antigen 4" (CTLA-4), PD-1 und PD-L1 therapeutisch genutzt (Pardoll 2012, Kobold et al. 2015, Marin-Acevedo et al. 2016). Diese neuartigen Immuntherapien haben zum Teil jedoch auch schwere Nebenwirkungen, die vor allem durch die nicht gegen Tumorzellen, sondern gegen körpereigene Strukturen gerichtete Aktivierung des Immunsystems erklärt werden (Kobold et al. 2015, Hassel et al. 2017, Roberts K et al. 2017, Postow et al. 2018). Durch die Kombination von Wirkstoffen mit unterschiedlichen Angriffspunkten (z. B. Zytostatika plus monoklonale Antikörper oder Tyrosinkinaseinhibitoren; Checkpoint-plus Tyrosinkinaseinhibitoren) sollen synergistische antineoplastische Wirkungen erzielt, Resistenzentwicklungen verzögert und unerwünschte zytotoxische Wirkungen reduziert werden (Al-Lazikani et al. 2012, Adams et al. 2015, Wilson et al. 2017).

Die Entwicklung einer Vielzahl neuer, „zielgerichteter" Wirkstoffe sowie die Identifizierung von prädiktiven Biomarkern, die das Ansprechen individueller Patienten auf spezielle Wirkstoffe vorhersagen, haben dazu beigetragen, dass heute die Onkologie eine Vorreiterrolle für die Entwicklung der individualisierten Medizin oder Präzisionsmedizin einnimmt (Collins und Varmus 2015). Das Potenzial der Onkologika wird auch daran erkennbar, dass sie seit vielen Jahren die größte und umsatzstärkste Arzneimittelgruppe unter den jährlichen Neuzulassungen bilden (IQVIA 2018). Unter den 34 neuen Arzneimitteln des Jahres 2017 sind die Onkologika mit 11 neuen Wirkstoffen vertreten (► Tabelle 3.1). Zusätzlich wurden 2017 auch noch 12 neue onkologische Indikationen für bereits eingeführte Arzneimittel zugelassen (► Tabelle 3.17).

37.1   Verordnungsspektrum

Die Auswertung der Onkologikaverordnungen des Jahres 2017 zeigt schon in der Übersicht einige be-

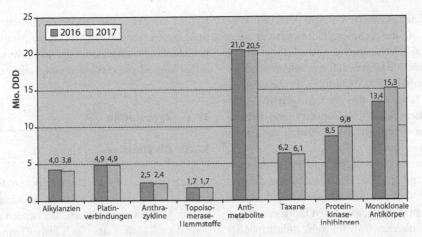

Abbildung 37.1 Verordnungen von Onkologika 2017. Gesamtverordnungen nach definierten Tagesdosen.

Tabelle 37.1 Verordnungen von Onkologika 2017. Angegeben sind Gesamtverordnungen, definierte Tagesdosen (DDD) und Nettoumsatz 2017.

Arzneimittelgruppe	Verordnungen Mio.	DDD Mio	Nettoumsatz Mio. €
Alkylanzien	0,3	3,9	124,4
Platinverbindungen	0,3	4,9	83,3
Anthracycline	0,2	2,4	62,1
Topoisomerasehemmstoffe	0,2	1,7	75,1
Antimetabolite	1,0	21,5	386,6
Taxane	0,4	5,4	212,9
Vincaalkaloide	0,1	0,7	34,2
Weitere Zytostatika (ohne BCG und Mistelpräparate)	0,6	9,4	782,3
Proteinkinaseinhibitoren	0,3	9,6	1482,5
Monoklonale Antikörper	1,8	15,6	2386,8
Hormonantagonisten	1,7	150,7	855,3
Summe	7,1	225,9	6.485,53
Anteil am GKV-Arzneimittelmarkt	1,1%	0,5%	16,8%
GKV-Arzneimittelmarkt	663,7	41.268,2	38.651,61

merkenswerte Ergebnisse. Für GKV-Patienten wurden 2017 insgesamt nur 7,1 Mio. Verordnungen für Onkologika und damit nur 1,1% aller verordneten Arzneimittel des GKV-Arzneimittelmarktes ausgestellt (■ Tabelle 37.1). Andererseits verursachen die Onkologika mit 6,49 Mrd. € und einem Umsatzanteil von 16,8% die höchsten Kosten des GKV-Arzneimittelmarktes (■ Tabelle 37.1). Sie liegen damit deutlich höher als die Kosten der Immunsuppressiva (5,05 Mrd. €), Antidiabetika (2,35 Mrd. €) und

Antithrombotika (2,09 Mrd. €) (► Tabelle 1.2, Kapitel 1, Arzneiverordnungen 2017 im Überblick).

Die Zusammenstellung der einzelnen Arzneimittelgruppen der Onkologika zeigt, dass die traditionellen Hormonantagonisten, die in großem Umfang beim Mammakarzinom und Prostatakarzinom eingesetzt werden, das höchste Verordnungsvolumen mit 150,7 Mio. DDD haben (■ Tabelle 37.1). Wesentlich geringere DDD-Volumina zeigen alle übrigen onkologischen Arzneimittel (■ Abbildung

37.1). Verordnungsstärkste Gruppe der klassischen Zytostatika sind die Antimetabolite, was vor allem auf den häufigen Verordnungen von 5-Fluorouracil beruht. Als nächste Gruppen folgen mit deutlichem Abstand monoklonale Antikörper, Proteinkinaseinhibitoren, Taxane, Platinverbindungen und Alkylanzien. Anthrazykline und Topoisomerasehemmstoffe weisen demgegenüber deutlich niedrigere DDD-Volumina auf.

Monoklonale Antikörper und Proteinkinaseinhibitoren sind 2017 mit weitem Abstand die umsatzstärksten Onkologika. Klassische Zytostatika und die seit langem angewendeten Hormonantagonisten weisen dagegen trotz teilweise deutlich höherer DDD-Volumina geringere Bruttokosten auf (◘ Tabelle 37.1). Eine aktuelle Untersuchung der in den USA zwischen 2009 und 2013 von der FDA zugelassenen Onkologika ergibt keine Korrelation zwischen Innovationsgrad bzw. klinischem Nutzen und den Preisen, die von pharmazeutischen Unternehmern bei Markteintritt für die neuen Wirkstoffe verlangt werden (Mailankody und Prasad 2015). Daraus wird gefolgert, dass die derzeitige Preispolitik bei Onkologika nicht rational ist, sondern vor allem widerspiegelt, was der Markt bereit ist zu zahlen.

Die Verordnungsdaten der Onkologika des Jahres 2017 werden auf der Basis einer Vollerfassung von 7,0 Mio. Verordnungen mit mehr als 100.000 definierten Tagesdosen (DDD) pharmakologisch-therapeutisch analysiert. Seit 2014 werden die Verordnungsdaten der Onkologika als Fertigarzneimittel und Rezepturarzneimittel gemeinsam dargestellt. Ein besonderes Merkmal der Onkologika ist die Tatsache, dass 52% der Nettokosten auf Rezepturarzneimittel für die intravenöse Infusion entfallen, die zeitnah zur Anwendung hergestellt werden müssen. Die Berechnung der angegebenen Nettokosten erfolgte mit den zwischen GKV-Spitzenverband und Deutschem Apothekerverband vereinbarten Abrechnungspreisen der Apothekenzuschläge für Zubereitungen aus Stoffen der Arzneimittelpreisverordnung (§5 Abs. 4 und 5 AMPreisV). Dabei wurden auch weitere Bestandteile der Rezepturen (Trägerlösungen, Behältnisse, weitere Hilfsmittel) und die in der Arzneimittelpreisverordnung ausgewiesenen Apothekenaufschläge für die verschiedenen parenteralen Lösungen berücksichtigt. In einigen Fällen ohne vereinbarte Abrechnungspreise wurden ersatzweise der Apothekeneinkaufspreis verwendet oder ggf. ein von der abrechnenden Apotheke niedrigerer angegebener Preis.

37.2 Zytostatika

37.2.1 Alkylanzien

Alkylanzien sind die am längsten bekannten Zytostatika und weiterhin ein wichtiger Bestandteil zahlreicher Polychemotherapien. Sie werden auch eingesetzt im Rahmen der Hochdosis-Chemotherapie bzw. Konditionierung vor autologer bzw. allogener Stammzelltransplantation. Es handelt sich um eine chemisch sehr heterogene Wirkstoffgruppe, die als hochreaktive Verbindungen eine Alkylierung der DNS bewirken und über die resultierende DNS-Quervernetzung die Zellteilung blockieren.

Ein klassischer Vertreter ist **Cyclophosphamid** (*Endoxan*) (◘ Tabelle 37.2), das seit 50 Jahren essenzieller Bestandteil zahlreicher Kombinationsschemata der zytostatischen Polychemotherapie bei hämatologischen Neoplasien und soliden Tumoren ist. Der Wirkstoff hat auch immunsuppressive Eigenschaften und wird in niedrigeren oralen Dosen bei schweren Autoimmunkrankheiten sowie bei progredienten Formen der Lupusnephritis und der Wegener-Granulomatose eingesetzt.

Temozolomid ist ein neueres alkylierendes Zytostatikum aus der Gruppe der Triazenanaloga zur Behandlung des Glioblastoma multiforme und des anaplastischen Astrozytoms. Es hat eine hohe orale Bioverfügbarkeit von 96%, passiert rasch die Bluthirnschranke und erreicht im Liquor ca. 30% der Plasmaspiegel. Die Kombination von Temozolomid mit einer Strahlentherapie erhöhte bei Patienten mit erstmals diagnostiziertem Glioblastom die mittlere Überlebenszeit auf 14,6 Monate im Vergleich zu 12,1 Monaten bei alleiniger Strahlentherapie, ohne dass die Toxizität wesentlich anstieg (Stupp et al. 2005). Die Zweijahresüberlebensrate liegt allerdings auch unter Einbeziehung von Temozolomid nur im Bereich von 8–26% (Nagasawa et al. 2012). In der Behandlung des malignen Astrozytoms bei älteren Patienten war Temozolomid einer Strahlentherapie hinsichtlich des Gesamtüberlebens nicht unterlegen

◘ Tabelle 37.2 Verordnungen von Alkylanzien 2017. Angegeben sind die 2017 verordneten Tagesdosen, die Änderungen gegenüber 2016 und die mittleren Kosten je DDD 2017.

Präparat	Bestandteile	DDD Mio.	Änderung %	DDD-Nettokosten €
Cyclophosphamid				
Endoxan	Cyclophosphamid	0,44	(+3,9)	16,03
Cyclophosphamid HEXAL	Cyclophosphamid	0,19	(+69,0)	21,38
		0,62	(+17,5)	17,64
Temozolomid				
Temozolomide Sun	Temozolomid	0,29	(+16,5)	65,65
Temomedac	Temozolomid	0,25	(+44,3)	72,65
Temozolomid Accord	Temozolomid	0,18	(+105,0)	71,19
Temodal	Temozolomid	0,12	(−4,7)	74,74
		0,84	(+31,9)	70,23
Mitomycin				
Mitomycin medac/Mito medac	Mitomycin	0,53	(−11,4)	25,26
Urocin Apogepha	Mitomycin	0,10	(+8,5)	32,25
		0,63	(−8,7)	26,38
Bendamustin				
Levact	Bendamustin	0,13	(−50,3)	40,16
Bendamustin Omnicare	Bendamustin	0,07	(+39,8)	35,09
Bendamustin Medac	Bendamustin	0,06	(+133,3)	40,76
		0,26	(−24,2)	38,94
Weitere Alkylanzien				
Cecenu	Lomustin	0,35	(+14,8)	2,62
Leukeran	Chlorambucil	0,18	(−16,7)	2,08
Alkeran	Melphalan	0,16	(−23,5)	2,69
		0,69	(−5,2)	2,50
Uroprotektor				
Uromitexan	Mesna	0,10	(−2,5)	12,70
Summe		3,1	(+3,8)	31,77

(Wick et al. 2012). Die Verordnungen von Temozolomid sind 2017 kräftig gestiegen (◘ Tabelle 37.2).

Ein weiterer klassischer Vertreter der Alkylanzien ist **Melphalan** (*Alkeran*), das ebenso wie Cyclophosphamid und Chlorambucil zu den Stickstofflostderivaten gehört, und wie alle Stickstofflost-Derivate auch immunsuppressiv und karzinogen wirkt. Es wurde bereits 1964 von der Food and Drug Administration (FDA) zur oralen Behandlung des multiplen Myeloms in niedriger Dosis zugelassen. Die parenterale Verabreichung in höheren Dosen erfolgt im Rahmen der Hochdosis-Chemotherapie gefolgt von autologer Stammzelltransplantation. Bei älteren Patienten wird die orale oder parenterale Therapie mit Melphalan in konventioneller Dosierung heute häufig in Kombination mit z. B. Thalidomid, Lenalidomid oder Bortezomib verordnet.

Mitomycin, ein alkylierendes Antibiotikum, ist als Monotherapie oder in Kombination mit anderen Zytostatika zur palliativen Therapie eines breiten Spektrums fortgeschrittener Tumoren im Gastrointestinaltrakt zugelassen (z. B. kolorektales Karzinom, Leberzellkarzinom) (Übersicht bei Hofheinz et al. 2008). Darüber hinaus wird es auch in der

Gynäkologie (Mammakarzinom, Zervixkarzinom), beim nicht-kleinzelligen Lungenkarzinom und bei Kopf-Hals-Tumoren eingesetzt.

Bendamustin (*Levact*) (◼ Tabelle 37.2), ebenfalls ein Stickstofflostderivat, wurde bereits in den 1960iger Jahren in der ehemaligen DDR synthetisiert und dort für die Monotherapie des Non-Hodgkin-Lymphoms, der chronischen lymphatischen Leukämie und des multiplen Myeloms eingesetzt. Bendamustin erhielt 2008 eine Zulassung der FDA zur Primärtherapie von Patienten mit chronischer lymphatischer Leukämie (Übersicht bei Cheson und Rummel 2009). In Deutschland ist Bendamustin derzeit für die Erstlinientherapie bei chronischer lymphatischer Leukämie indiziert, wenn Fludarabin-haltige Kombinationen ungeeignet sind. Weitere Indikationen sind die Monotherapie bei indolenten Non-Hodgkin-Lymphomen mit Progression nach Rituximab-haltiger Therapie und die Primärtherapie bei multiplem Myelom in Kombination mit Prednison bei Patienten über 65 Jahren, die nicht für eine autologe Stammzelltransplantation geeignet sind und bei denen eine Neuropathie die Anwendung von Thalidomid- bzw. Bortezomib-haltigen Therapien ausschließt.

Chlorambucil (*Leukeran*) ist ein Zytostatikum aus der Gruppe der bifunktionellen Alkylanzien, das schon 1957 für die Behandlung der chronischen lymphatischen Leukämie zugelassen wurde, später auch für indolente Non-Hodgkin-Lymphome und die Waldenström Makroglobulinämie. Chlorambucil gilt weiterhin als Standard für die palliative Behandlung älterer Patienten mit chronischer lymphatischer Leukämie, vor allem wegen seiner guten Verträglichkeit und oralen Verabreichung (Übersicht bei Stilgenbauer und Hallek 2013). Neue Therapiestandards entwickeln sich aus dem Einsatz von Inhibitoren der Signalübertragung über den B-Zell-Rezeptor (z. B. Ibrutinib, Idelalisib) und der Kombination mit monoklonalen CD20-Antikörpern (z. B. Rituximab, Ofatumumab, Obinutuzumab) (Übersicht bei Byrd et al. 2014b).

Lomustin (*Cecenu*) ist ein alkylierendes Zytostatikum aus der Gruppe der Nitrosoharnstoffe mit guter Hirngängigkeit, das vor allem zur palliativen Kombinationstherapie von Hirntumoren und Hirnmetastasen eingesetzt wird (Übersicht bei Lecavalier-Barsoum et al. 2014).

37.2.2 Antimetabolite

Zu den Antimetaboliten gehören Pyrimidinanaloga (z. B. Fluorouracil, Gemcitabin) und Purinanaloga (z. B. Mercaptopurin) sowie die Folsäureantagonisten Methotrexat und Pemetrexed. Antimetabolite sind mit 21,5 Mio. DDD und Nettokosten von 387 Mio. € die am häufigsten eingesetzte Arzneimittelgruppe der Zytostatika (◼ Tabelle 37.1). Wesentlicher Grund sind die hohen Verordnungen der klassischen Kombination von 5-Fluorouracil und Calciumfolinat, während Gemcitabin, Capecitabin und die Folsäureantagonisten deutlich geringere Verordnungsvolumina haben (◼ Tabelle 37.3).

5-Fluorouracil wurde 1957 von Charles Heidelberger synthetisiert und 1962 von der amerikanischen FDA zunächst zur palliativen Behandlung des Kolonkarzinoms zugelassen. Seitdem ist es ein essentieller Bestandteil der Zytostatikatherapie zahlreicher solider Tumoren, insbesondere der adjuvanten Therapie des Kolonkarzinoms und des fortgeschrittenen oder metastasierten kolorektalen Karzinoms. 5-Fluorouracil ist ein Antimetabolit des endogenen Uracils, der nach intrazellulärer Phosphorylierung die Thymidilatsynthetase hemmt und somit auch die DNS-Synthese blockiert. 5-Fluorouracil wird zusammen mit **Calciumfolinat** infundiert, welches die Bindung von 5-Fluorouracil an die Thymidilatsynthetase stabilisiert und dadurch die Blockade der DNS-Synthese verstärkt. Bei der adjuvanten Behandlung des Kolonkarzinoms erhöhte die 5-Fluorouracil-Folinsäure-Kombination das 5-Jahresüberleben von 51% auf 64%. Bei Patienten mit fortgeschrittenem kolorektalem Karzinom verminderte die Kombination die Tumorgröße und verlängerte das mediane Gesamtüberleben von 6 auf 11 Monate (Übersicht bei Meyerhardt und Mayer 2005). Auch neuere Kombinationstherapien mit Oxaliplatin (◼ Tabelle 37.4), Irinotecan (◼ Tabelle 37.5), und monoklonalen Antikörpern (◼ Tabelle 37.8) enthalten 5-Fluorouracil und Folinsäure als wesentliche Bestandteile.

Capecitabin ist ein orales Prodrug von 5-Fluorouracil, das nach der Resorption in drei enzymatischen Stufen in Leber- und Tumorzellen zu 5-Fluorouracil aktiviert wird. Die letzte Stufe wird durch eine Thymidinphosphorylase katalysiert, die im Tumor deutlich aktiver als im gesunden Gewebe

◻ **Tabelle 37.3 Verordnungen von Antimetaboliten 2017.** Angegeben sind die 2017 verordneten Tagesdosen, die Änderungen gegenüber 2016 und die mittleren Kosten je DDD 2017.

Präparat	Bestandteile	DDD Mio.	Änderung %	DDD-Nettokosten €
5-Fluorouracil				
5-FU medac	Fluorouracil	7,7	(−8,7)	5,64
Ribofluor	Fluorouracil	2,1	(+14,7)	5,92
Fluorouracil HEXAL	Fluorouracil	1,4	(+76,2)	5,65
Fluorouracil Accord	Fluorouracil	1,2	(+14,5)	6,02
5 FU profusio	Fluorouracil	0,47	(+7,9)	5,47
5 Fu Cellpharm	Fluorouracil	0,20	(−37,3)	7,59
		13,1	(+1,6)	5,74
Folinate				
Calciumfolinat HEXAL	Calciumfolinat	0,48	(−5,9)	11,59
Folinsäure Aurobindo	Calciumfolinat	0,47	(−8,5)	13,02
Calciumfolinat Amneal	Calciumfolinat	0,39	(+32,1)	12,94
FOLI-cell	Calciumfolinat	0,28	(−0,9)	13,35
Calciumfolinat-GRY	Calciumfolinat	0,26	(−25,4)	14,31
Bendafolin	Calciumfolinat	0,22	(+11,8)	13,64
Ribosofol	Natriumfolinat	0,15	(+36,1)	30,49
Calciumfolinat Onkovis	Calciumfolinat	0,13	(−19,1)	14,46
Calciumfolinat Medipolis	Calciumfolinat	0,12	(+58,4)	12,05
Ribofolin	Calciumfolinat	0,11	(−32,1)	16,25
		2,6	(−1,6)	14,14
Gemcitabin				
Gemcitabin HEXAL	Gemcitabin	0,86	(+13,7)	22,76
Gemcitabin Aurobindo	Gemcitabin	0,16	(−18,7)	24,33
Gemedac	Gemcitabin	0,07	(−33,6)	25,28
		1,1	(+2,9)	23,15
Capecitabin				
Capecitabin Accord	Capecitabin	0,60	(+526,0)	7,55
Capecitabin medac	Capecitabin	0,28	(−48,0)	7,55
Capecitabin AL	Capecitabin	0,22	(−7,5)	7,53
		1,1	(+25,4)	7,55
Folsäureantagonisten				
Methotrexat Lederle Tabl.	Methotrexat	0,52	(−7,3)	0,50
Alimta	Pemetrexed	0,51	(−12,9)	174,68
		1,0	(−10,2)	86,46
Weitere Antimetabolite				
Vidaza	Azacitidin	0,41	(+5,5)	168,30
Puri-Nethol	Mercaptopurin	0,31	(−4,4)	11,22
Lonsurf	Trifluridin Tipiracil	0,17	(+358,4)	150,65
Dacogen	Decitabin	0,12	(+2,9)	184,26
		1,0	(+16,6)	118,94
Summe		19,9	(+2,3)	17,87

ist und dadurch im Tumor dreifach höhere 5-Fluorouracilspiegel erzeugt. Capecitabin wird als Monotherapie zur adjuvanten Behandlung des Kolonkarzinoms und des metastasierten Kolorektalkarzinoms sowie in verschiedenen Kombinationstherapien beim fortgeschrittenen Magenkarzinom und metastasierten Mammakarzinom eingesetzt. Vergleichende Studien bei Patienten mit metastasiertem Kolorektalkarzinom haben gezeigt, dass Capecitabin gegenüber infundiertem 5-Fluorouracil plus Calciumfolinat eine etwas höhere Ansprechrate hat (19–25% versus 15%), das Gesamtüberleben aber nicht verbessert. Die Nebenwirkungsrate war ähnlich, wobei unter Capecitabin häufiger ein Hand-Fuß-Syndrom und seltener Neutropenien auftraten (Übersicht bei Meyerhardt und Mayer 2005). Das oral verabreichte Capecitabin wurde 2017 erneut deutlich mehr verordnet, erreicht aber trotzdem weniger als 10% der Verordnungen des parenteral verabreichten 5-Fluorouracil (◘ Tabelle 37.3).

Gemcitabin (Difluordesoxycytidin) hemmt nach intrazellulärer Umwandlung in Gemcitabintriphosphat die DNS-Synthese und wirkt wie Fluorouracil spezifisch in der S-Phase, aber auch in der G1-/S-Phase des Zellzyklus. Gemcitabin wurde seit 1996 zur Chemotherapie des fortgeschrittenen Pankreaskarzinoms eingesetzt, verlängerte aber das Gesamtüberleben im Vergleich mit 5-Fluorouracil nur geringfügig (5,7 versus 4,4 Monate). Inzwischen hat eine Kombination von Gemcitabin mit Nanopartikel-Albumin-gebundenem (nab)-Paclitaxel gegenüber einer Monotherapie mit Gemcitabin eine geringe Überlegenheit im Gesamtüberleben (8,5 versus 6,7 Monate) beim metastasierten Pankreaskarzinom gezeigt, die besser verträglich als FOLFIRNOX ist und bei einer breiteren Patientenpopulation anwendbar ist (Übersicht bei Kamisawa et al 2016). Seit einigen Jahren ist Gemcitabin auch in Kombination mit unterschiedlichen Zytostatika zur Behandlung bei anderen fortgeschrittenen oder metastasierten soliden Tumoren zugelassen (z. B. Harnblasenkarzinom, nicht-kleinzelliges Lungenkarzinom, Ovarialkarzinom, Mammakarzinom).

Wichtigster Vertreter der Folsäureantagonisten ist **Methotrexat**, das kompetitiv und spezifisch die Dihydrofolatreduktase und dadurch die DNS- und RNS-Synthese hemmt. Die Wirkung von Methotrexat kann durch Tetrahydrofolsäure-Derivate wie 5-Formyltetrahydrofolat/Calciumfolinat antagonisiert werden. Als Zytostatikum wird es vor allem in Therapieschemata zur Behandlung von akuten lymphatischen Leukämien und soliden Tumoren (z. B. Mammakarzinom) eingesetzt. Die Methotrexatverordnungen nahmen 2017 weiter ab (◘ Tabelle 37.3). In wesentlich größerem Umfang wird Methotrexat als Immunsuppressivum, vor allem bei der krankheitsmodifizierenden Therapie der rheumatoiden Arthritis eingesetzt (► Kapitel 19, Antirheumatika und Antiphlogistika, ◘ Tabelle 19.3).

Pemetrexed (*Alimta*) ist ähnlich wie Methotrexat ein Folsäureantagonist, hat aber durch zusätzliche Hemmung folatabhängiger Enzyme (Thymidilatsynthase, Glycinamidribonucleotid-Formyltransferase) ein verbreitertes Wirkungsspektrum. Das Präparat wurde 2004 für die Erstlinienbehandlung des Pleuramesothelioms und des lokal fortgeschrittenen oder metastasierten nicht-kleinzelligen Lungenkarzinoms (außer beim Plattenepithelkarzinom) in Kombination mit Cisplatin zugelassen, inzwischen auch als Monotherapie für die Erhaltungstherapie und die Zweitlinientherapie. Basis der Zulassung war ein etwas verbessertes Gesamtüberleben in der Subgruppe Adenokarzinom des nicht-kleinzelligen Lungenkarzinoms (12,6 versus 10,9 Monate), wenn eine platinbasierte Kombinationstherapie von Pemetrexed mit einer Cisplatin-Gemcitabin-Kombination verglichen wurde. Die Erstlinientherapie von Pemetrexed in Kombination mit Angiogeneseinhibitoren hatte dagegen keine einheitlichen Ergebnisse (Übersicht bei Tomasini et al. 2016). Im Vergleich der kurzen Verlängerung des Gesamtüberlebens sind die zusätzlichen Kosten der Kombinationstherapie in Höhe von 64.000 € pro Jahr sehr hoch.

Mercaptopurin (*Puri-Nethol*) ist ein Analogon des Adenins, das nach Umwandlung in 6-Mercaptopurinribonucleotid vor allem als kompetitiver Hemmstoff von Enzymen der Purinbiosynthese wirkt und dadurch die DNS- und RNS-Synthese reduziert. Es wird seit über 50 Jahren zur Induktions- und Erhaltungstherapie der akuten lymphatischen Leukämie eingesetzt (Übersicht bei Schmiegelow et al. 2014).

Azacitidin (5-Azacytidin, *Vidaza*) ist ein weiteres Zytostatikum aus der Gruppe der Antimetabolite. Neben zytotoxischen Effekten wirkt Azacitidin

◻ **Tabelle 37.4 Verordnungen von Platinverbindungen 2017.** Angegeben sind die 2017 verordneten Tagesdosen, die Änderungen gegenüber 2016 und die mittleren Kosten je DDD 2017.

Präparat	Bestandteile	DDD Mio.	Änderung %	DDD-Nettokosten €
Cisplatin				
Cisplatin Neocorp	Cisplatin	0,31	(+19,0)	9,69
Cisplatin TEVA	Cisplatin	0,25	(−15,9)	10,43
Cisplatin Accord	Cisplatin	0,12	(+25,0)	13,50
		0,68	(+4,0)	10,62
Carboplatin				
Carbomedac	Carboplatin	0,77	(−3,9)	12,46
Carboplatin Accord	Carboplatin	0,40	(+66,3)	11,24
Carboplatin-Actavis	Carboplatin	0,25	(−32,2)	12,64
Carboplatin GRY	Carboplatin	0,18	(+12,4)	12,09
Carboplatin Kabi	Carboplatin	0,17	(−11,1)	12,02
Carboplatin Omnicare	Carboplatin	0,17	(+21,2)	10,44
CARBO-cell	Carboplatin	0,14	(+32,6)	12,57
		2,1	(+3,6)	12,02
Oxaliplatin				
Oxaliplatin Accord	Oxaliplatin	0,29	(+50,4)	26,32
Oxaliplatin Kabi	Oxaliplatin	0,29	(+27,8)	26,60
Oxaliplatin-GRY	Oxaliplatin	0,20	(−17,6)	27,27
Oxaliplatin HEXAL	Oxaliplatin	0,16	(+78,2)	23,96
Medoxa	Oxaliplatin	0,15	(−17,7)	27,60
Oxaliplatin Aurobindo	Oxaliplatin	0,12	(+489,3)	27,30
Oxaliplatin Omnicare	Oxaliplatin	0,11	(+24,3)	21,16
		1,3	(+26,2)	26,05
Summe		4,1	(+10,0)	16,31

in niedrigeren Konzentrationen auch als Methyltransferasehemmer und führt zur Hypomethylierung neugebildeter DNS mit Reaktivierung der Zelldifferenzierung durch epigenetische Suppression. Azacitidin wurde 2009 zur Behandlung von myelodysplastischen Syndromen mit intermediärem oder hohem Risiko, mit chronischer myelomonozytärer Leukämie (mit 10–29% Knochenmarkblasten), mit akuter myeloischer Leukämie (mit 20–30% Knochenmarkblasten) sowie Mehrliniendysplasie und mit akuter myeloischer Leukämie (> 30% Knochenmarkblasten) zugelassen. Bei Hochrisikopatienten wird die mediane Überlebenszeit durch Azacitidin im Vergleich zu niedrig dosiertem Cytarabin und optimalen supportiven Maßnahmen deutlich verlängert (24,5 versus 15,0 Monate), nicht aber im Vergleich zu einer intensiven Induktionstherapie (Fenaux et al. 2009). Die DDD-Kosten sind sehr hoch (◻ Tabelle 37.3), so dass Jahrestherapiekosten von 61.000 € resultieren.

Decitabin (*Dacogen*) ist der zweite Methyltransferasehemmer aus der Gruppe der Antimetabolite, der 2012 zur Behandlung von älteren Patienten mit *de novo* oder sekundärer akuter myeloischer Leukämie (AML) zugelassen wurde, für die eine Standard-Induktionstherapie nicht in Frage kommt. Decitabin zeigte eine nicht signifikante Verlängerung des Gesamtüberlebens im Vergleich zur konventionellen Therapie (7,7 versus 5,0 Monate), die dann in einer späteren ungeplanten Ad-hoc-Analyse mit mehr Todesfällen signifikant war. Trotz der begrenzten Wirksamkeit kommt Decitabin wegen seiner relativ guten Verträglichkeit weiterhin für die Kombinationstherapie mit anderen antileukämischen Wirkstoffen in Betracht (Übersicht bei Malik und Cashen 2014). Die Therapiekosten von Decitabin liegen trotz eines um 25% reduzierten Erstattungsbetrages immer noch höher als die von Azacitidin (◘ Tabelle 37.3).

Erstmals vertreten ist das Kombinationspräparat **Trifluridin/Tipiracil** (*Lonsurf*), das 2016 zugelassen wurde zur Behandlung von Patienten mit metastasiertem kolorektalem Karzinom, die bereits mit verfügbaren Therapien behandelt wurden oder für diese nicht geeignet sind (◘ Tabelle 37.3). Es besteht aus der zytostatischen Komponente Trifluridin und dem Thymidinphosphorylaseinhibitor Tipiracil, der den Abbau von Trifluridin hemmt und über den dadurch erhöhten Plasmaspiegel eine gesteigerte Phosphorylierung zu dem zytostatisch wirkenden Trifluridintriphosphat ermöglicht. Bei mehrfach vorbehandelten Patienten erhöhte die Trifluridinkombination das mediane Gesamtüberleben im Vergleich zu Placebo (7,1 versus 5,3 Monate) (Mayer et al. 2015, RECOURSE). Die Nutzenbewertung der Trifluridin-Tipiracilkombination durch den G-BA ergab einen Anhaltspunkt für einen geringen Zusatznutzen (▶ vgl. Arzneiverordnungs-Report 2017, Kapitel 3, Neue Arzneimittel 2016, Abschnitt 3.1.30). Nach den Erstattungsbetragsverhandlungen mit einer Preisreduktion um 35% lagen die Nettokosten ab August 2017 bei 37.706 € pro Jahr.

37.2.3 Platinverbindungen

Platinverbindungen hemmen durch Quervernetzung der DNS-Einzel- und Doppelstränge, ähnlich wie die Alkylanzien, die DNS-Synthese und dadurch die Zellteilung. Sie wirken nicht spezifisch in einer Phase des Zellzyklus. Als erster Vertreter wurde **Cisplatin** 1979 zur Behandlung des Hodenkarzinoms und des Ovarialkarzinoms sowie weiterer solider Tumoren zugelassen. Der Wirkstoff reichert sich insbesondere in der Niere an und verursacht eine dosislimitierende, kumulative Nephrotoxizität, die durch gesteigerte Flüssigkeitszufuhr verringert, jedoch nicht vollständig vermieden werden kann. Das ist neben der emetogenen Wirkung sowie Neuro- und Ototoxizität der Hauptgrund,

dass Cisplatin heute weniger als die neueren, besser verträglichen Platinverbindungen verordnet wird (◘ Tabelle 37.4). Bei einigen Indikationen (z. B. Hodenkarzinom, Plattenepithelkarzinom im Kopf- und Halsbereich) bleibt Cisplatin wegen seiner überlegenen Wirksamkeit im Vergleich zu Carboplatin weiterhin die bevorzugte Alternative, insbesondere wenn es bei jüngeren Patienten eingesetzt wird, die diese Nebenwirkungen besser tolerieren (Ho et al. 2016).

Carboplatin wurde als Weiterentwicklung von Cisplatin 1988 aufgrund einer besseren Verträglichkeit in die Therapie eingeführt. Es hat bei zahlreichen Malignomen ein ähnlich breites klinisches Spektrum wie Cisplatin, ist aber vor allem in der Kombinationstherapie mit neueren Onkologika weniger nephrotoxisch und emetogen, bei allerdings stärkerer Myelotoxizität (insbesondere Thrombozytopenie) (Übersicht bei Ho et al. 2016). Hauptindikationen sind epitheliale Ovarialkarzinome und kleinzellige Lungenkarzinome.

Oxaliplatin wurde 1999 als dritter Vertreter der Platinverbindungen eingeführt und wird in Kombination mit 5-Fluorouracil und Folinsäure zur adjuvanten Behandlung des Kolonkarzinoms und des metastasierten kolorektalen Karzinoms eingesetzt. Mit diesem FOLFOX-Schema wurde bei adjuvanter Behandlung des Kolonkarzinoms im Stadium III das 6-Jahresüberleben im Vergleich zu 5-Fluorouracil/Folinsäure erhöht (72,9% versus 68,7%) (André et al. 2009, MOSAIC). Beim metastasierten kolorektalen Karzinom ist Oxaliplatin in verschiedenen Kombinationstherapien abhängig vom Mutationsstatus und Art der Metastasierung enthalten (Pox et al. 2012).

37.2.4 Anthrazykline

Anthrazykline sind zytostatisch wirksame Antibiotika, die aus Streptomycesarten isoliert wurden und typischerweise aus 3- bis 4-gliedrigen Ringsystemen bestehen. Sie hemmen die DNS- und RNS-Synthese durch die Interaktion mit der Topoisomerase II (Bildung kovalenter Topoisomerase-DNS-Komplexe). Sie wirken vorwiegend auf die S-Phase des Zellzyklus, können jedoch auch andere Phasen des Zellzyklus beeinflussen und gelten deshalb als Zell-

◘ Tabelle 37.5 Verordnungen von Anthrazyklinen und Topoisomerasehemmstoffen 2017. Angegeben sind die 2017 verordneten Tagesdosen, die Änderungen gegenüber 2016 und die mittleren Kosten je DDD 2017.

Präparat	Bestandteile	DDD Mio.	Änderung %	DDD-Nettokosten €
Doxorubicin				
Caelyx	Doxorubicin	0,28	(−5,2)	103,03
Doxorubicin HCL TEVA	Doxorubicin	0,15	(−5,6)	11,86
DOXO-cell	Doxorubicin	0,13	(+3,2)	11,40
		0,56	(−3,5)	57,82
Epirubicin				
Epi TEVA	Epirubicin	0,38	(−6,4)	15,68
Epimedac	Epirubicin	0,23	(+10,0)	15,76
Epirubicin HEXAL	Epirubicin	0,20	(+5,4)	12,80
EPI-cell	Epirubicin	0,12	(−1,5)	15,78
Epirubicin-Actavis	Epirubicin	0,12	(−44,6)	14,31
		1,1	(−8,1)	15,01
Topoisomerasehemmstoffe				
Irinotecan Fresenius	Irinotecan	0,27	(+5,2)	44,31
Etoposid HEXAL	Etoposid	0,22	(+36,9)	15,37
Irinotecan Aurobindo	Irinotecan	0,21	(>1000)	42,73
Eto-GRY	Etoposid	0,13	(−21,3)	15,73
Irinotecan Amneal	Irinotecan	0,13	(+189,8)	43,44
Onivyde	Irinotecan	0,09	(>1000)	198,50
		1,0	(+60,4)	47,10
Summe		2,7	(+11,8)	36,61

zyklusphasen-unspezifisch. Eine typische und gefürchtete Nebenwirkung der Anthrazykline ist ihre Kardiotoxizität. Dabei muss unterschieden werden zwischen der akuten und subakuten Kardiotoxizität (z. B. in Form vorübergehender Arrhythmien), die selten ein ernstes klinisches Problem darstellt, und der chronischen, mitunter auch erst spät auftretenden Kardiotoxizität, die sich als Kardiomyopathie (abhängig von der verabreichten Dosis des Anthrazyklins), ventrikuläre Dysfunktion sowie in Form von Arrhythmien manifestiert und häufig irreversibel ist. Verschiedene Dosierungsschemata mit verlängerter Infusionsdauer vermindern die Kardiotoxizität (Übersicht bei van Dalen et al. 2016).

Doxorubicin wurde von der amerikanischen FDA bereits 1974 zugelassen. Seine wichtigsten Indikationen sind akute Leukämien und maligne Lymphome sowie eine Reihe solider Tumoren, insbesondere Mammakarzinom und kleinzelliges Lun-

genkarzinom. Führendes Doxorubicinpräparat ist eine liposomale Formulierung (*Caelyx*), die eine geringere Kardiotoxizität hat, aber etwa 10-fach teurer ist (◘ Tabelle 37.5). Bei Patienten mit metastasiertem Mammakarzinom verminderte liposomales Doxorubicin im Vergleich mit konventionellem Doxorubicin die Kardiotoxizität, in Bezug auf das Gesamtüberleben zeigten die beiden Präparate jedoch keinen Unterschied (Übersicht bei Lao et al. 2013).

Epirubicin kam 1984 in Europa auf den Markt und hat eine fast identische Molekülstruktur wie Doxorubicin, von dem es sich nur durch Epimerisierung einer Hydroxylgruppe (4'-Epidoxorubicin) unterscheidet. Epirubicin zeigt eine ähnliche klinische Wirksamkeit wie Doxorubicin, ist aber weniger kardiotoxisch und kann deshalb in höheren Dosen angewendet werden (Übersicht bei Khasraw et al. 2012). Das ist vermutlich der Grund für die häufigere Verordnung von Epirubicin insbesondere beim Mammakarzinom (◘ Tabelle 37.5). Die Bedeutung der Anthrazykline für die adjuvante Chemotherapie des frühen Mammakarzinoms wurde durch eine große Metaanalyse von 194 Studien mit 144 934 Patientinnen bestätigt. Im Vergleich zur klassischen Chemotherapie mit Cyclophosphamid, Methotrexat und 5-Fluorouracil (CMF) senkte eine 6-monatige anthrazyklinbasierte Chemotherapie (5-Fluorouracil, Doxorubicin oder Epirubicin, Cyclophosphamid) die Mortalität nach 15 Jahren um 38% bei Frauen unter 50 Jahren und um 20% bei Frauen im Alter von 50–69 Jahren (Early Breast Cancer Trialists' Collaborative Group 2005).

37.2.5 Topoisomerasehemmstoffe

Topoisomerasen sind temporär DNS-spaltende Enzyme, welche die bei der DNS-Reduplikation auftretende Superspiralisierung durch einen DNS-Strangbruch verhindern und nach erfolgter DNS-Reduplikation die DNS-Strangbruchenden wieder verknüpfen. Es gibt zwei unterschiedliche Enzyme. Die Topoisomerase I erzeugt DNS-Einzelstrangbrüche, die Topoisomerase II DNS-Doppelstrangbrüche. Für beide Enzymformen gibt es selektive Hemmstoffe.

Der wichtigste Vertreter der Topoisomerase-I-Hemmstoffe ist das semisynthetische Camptothecinderivat **Irinotecan**, das wie Topotecan spezifisch die Topoisomerase I und dadurch die DNS- und RNS-Synthese hemmt. Irinotecan wurde kurz nach Topotecan im Jahre 1998 in die Therapie eingeführt und ist beim metastasierten kolorektalen Karzinom als Erstlinientherapie in Kombination mit 5-Fluorouracil und Folinsäure (FOLFIRI) sowie mit weiteren Onkologika (Cetuximab, Bevacizumab, Capecitabin) zugelassen. FOLFIRI erhöhte das Gesamtüberleben gegenüber der klassischen Zweifachkombination aus 5-Fluorouracil und Folinsäure um 2–3 Monate (Übersicht bei Pizzolato und Saltz 2003).

Etoposid bzw. Etoposidphosphat gehört zur Gruppe der halbsynthetischen Podophyllotoxinderivate, die als Topoisomerase-II-Inhibitoren die DNS-Synthese hemmen. Ihre Wirkung ist abhängig vom Zellzyklus, wobei proliferierende Zellen vor-

wiegend in der S- und G2-Phase des Zellzyklus beeinflusst werden. Etoposid wurde 1980 eingeführt zur Kombinationstherapie bei Hodentumoren und kleinzelligem Lungenkarzinom sowie bei speziellen Formen der akuten myeloischen Leukämien und malignen Lymphome. Bei Hodentumoren ist Etoposid Bestandteil des BEP-Schemas (Bleomycin, Etoposid, Cisplatin), mit dem auch in fortgeschrittenen Stadien noch Heilungsraten von 80% erreicht werden (Beyer et al. 2013). Darüber hinaus werden Etoposid bzw. Etoposidphosphat eingesetzt beim Chorionkarzinom der Frau sowie als Monotherapie bei fortgeschrittenen Ovarialkarzinomen nach Versagen von platinhaltigen Standardtherapien. Wie Alkylanzien sind die Podophyllotoxinderivate karzinogen und können abhängig von der kumulativen Dosis sekundäre akute myeloische Leukämien und myelodysplastische Syndrome auslösen.

37.2.6 Taxane

Taxane sind Naturstoffe, die bei einer breit angelegten Stoffsuche aus der pazifischen Eibe (Taxus brevifolia) isoliert wurden. Als antimikrotubuläre Wirkstoffe begünstigen sie den Aufbau der Mikrotubuli und verhindern deren Depolymerisation. Dadurch kommt es zu einer Störung der Mitose in proliferierenden Zellen mit einer Blockade am Übergang der Meta- zur Anaphase. Dosislimitierender Faktor der Taxane ist die Myelosuppression. Überempfindlichkeitsreaktionen treten ohne Prophylaxe bei 30% und mit Prophylaxe bei ca. 1–3% der Patienten auf.

Als erster Vertreter der Taxane wurde **Paclitaxel** 1994 in die Therapie eingeführt, das für ein breites Spektrum solider Tumoren eingesetzt wird. Dazu gehören fortgeschrittene Stadien des Ovarialkarzinoms, des nicht-kleinzelligen Lungenkarzinoms und des Mammakarzinoms in verschiedenen Kombinationen und Therapielinien.

Erstaunlicherweise steht das Nanopartikel-Albumin-gebundene (nab)-Paclitaxel (*Abraxane*) an zweiter Stelle der sonst generischen Paclitaxelpräparate, obwohl es etwa dreifach teurer ist (◘ Tabelle 37.6). Das albumingebundene Präparat wurde als lösungsmittelfreie Formulierung entwickelt, um die Verträglichkeit des Standardpräparats zu verbes-

◼ **Tabelle 37.6 Verordnungen von Taxanen und Vincaalkaloiden 2017.** Angegeben sind die 2017 verordneten Tagesdosen, die Änderungen gegenüber 2016 und die mittleren Kosten je DDD 2017.

Präparat	Bestandteile	DDD Mio.	Änderung %	DDD-Nettokosten €
Paclitaxel				
NeoTaxan	Paclitaxel	1,3	(+17,1)	29,16
Abraxane	Paclitaxel	0,68	(+0,5)	89,28
Paclitaxel Kabi	Paclitaxel	0,25	(−20,0)	32,40
Paclitaxel Accord	Paclitaxel	0,23	(+21,4)	30,33
Paclitaxel-Actavis	Paclitaxel	0,18	(−25,7)	28,07
Taxomedac	Paclitaxel	0,17	(−29,0)	31,36
Paclitaxel Omnicare	Paclitaxel	0,16	(+58,5)	22,34
Paclitaxel Onkovis	Paclitaxel	0,10	(−41,6)	35,90
		3,1	(+0,8)	42,90
Docetaxel				
Docetaxel Accord	Docetaxel	0,46	(−4,0)	28,92
Docetaxel NC	Docetaxel	0,17	(+58,1)	23,14
Docetaxel Amneal	Docetaxel	0,16	(+55,8)	26,79
Taxceus	Docetaxel	0,13	(−8,5)	29,72
Docetaxel Omnicare	Docetaxel	0,11	(+54,6)	20,93
Docetaxel Orcazwei	Docetaxel	0,01	(+124,0)	30,30
		1,0	(+15,0)	26,90
Cabazitaxel				
Jevtana	Cabazitaxel	0,15	(−2,8)	132,89
Vincaalkaloide und Eribulin				
Halaven	Eribulin	0,16	(−2,6)	91,76
Navirel	Vinorelbin	0,12	(−4,3)	25,64
Navelbine	Vinorelbin	0,07	(−20,5)	62,63
		0,36	(−7,3)	63,45
Summe		4,6	(+2,9)	43,78

sern (Kundranda und Niu 2015). Es wurde 2008 zunächst als Monotherapie für die Zweitlinienbehandlung des metastasierten Mammakarzinoms zugelassen, 2013 auch für die Erstlinienbehandlung des metastasierten Pankreaskarzinoms in Kombination mit Gemcitabin (Übersicht bei Kamisawa et al. 2016). In einer aktuellen amerikanischen Leitlinie zur Behandlung des metastasierten Pankreaskarzinoms wird die Kombination als Alternative zu FOLFIRINOX für Patienten in gutem körperlichem Zustand und mit wenig Begleitkrankheiten sowie Patientenpräferenz für diese relativ aggressive Therapie empfohlen (Sohal et al. 2016). Vor einem

Jahr folgte auch noch die Zulassung für das inoperable nicht-kleinzellige Lungenkarzinom in Kombination mit Carboplatin auf der Basis einer Phase-3-Studie an 1052 Patienten, in der Nab-Paclitaxel im Vergleich mit Paclitaxel lediglich eine höhere Ansprechrate (33% versus 25%), aber keinen signifikanten Unterschied im Gesamtüberleben zeigte (Socinski et al. 2012).

Docetaxel ist ein semisynthetisches Derivat von Paclitaxel mit weitgehend analogen Eigenschaften, das 1996 zuerst für die Behandlung des Anthracyclin-refraktären Mammakarzinoms eingeführt wurde. Später folgten Zulassungen für die adjuvante

Therapie des operablen nodalpositiven und nodal-negativen Mammakarzinoms, das platinrefraktäre, nicht-kleinzellige Lungenkarzinom, das metasta-sierte, hormonrefraktäre Prostatakarzinom und weitere maligne Tumoren (Magenkarzinom, Kopf-Hals-Karzinome). Obwohl die zytostatischen Wir-kungen von Paclitaxel und Docetaxel sehr ähnlich sind, bestehen Unterschiede bezüglich der Kreuz-resistenz, denn Docetaxel kann als Zweitlinien-behandlung auch bei Patienten mit Paclitaxel-resis-tenten Tumoren eingesetzt werden (Übersicht bei Montero et al. 2005).

Cabazitaxel (*Jevtana*) ist ein Dimethoxyderivat von Docetaxel, das zur Zweitlinienbehandlung von Patienten mit hormonrefraktärem metastasiertem Prostatakarzinom zugelassen wurde. Cabazitaxel verbesserte das mediane Gesamtüberleben im Ver-gleich zu Mitoxantron geringfügig (15,1 versus 12,7 Monate), hatte aber eine höhere Toxizität (De Bono et al. 2010, TROPIC). Die frühe Nutzenbewertung durch den Gemeinsamen Bundesausschuss (G-BA) hat nur für Patienten, für die eine weitere oder eine erneute Behandlung mit Docetaxel nicht infrage kommt, einen Hinweis für einen geringen Zusatz-nutzen ergeben. Die Therapiekosten liegen sechs-mal so hoch wie die von Docetaxel (◘ Tabelle 37.6).

37.2.7 Vincaalkaloide und Eribulin

Vincaalkaloide sind eine Gruppe von Mitosehemm-stoffen aus einer Immergrünpflanze (Catharanthus roseus, Synomym Vinca rosea), die spezifisch an den Grundbaustein der Mikrotubuli, Tubulin, binden, und dadurch den Aufbau und die Aufrechterhaltung eines funktionsfähigen Spindelapparates verhindern sowie die Zellteilung hemmen. Als erste Vertreter dieser Stoffgruppe wurden 1963 **Vincristin** und 1965 **Vinblastin** von der FDA zugelassen. Unter den am-bulant verordneten Präparaten ist nur **Vinorelbin** vertreten (◘ Tabelle 37.6), ein halbsynthetisches Vincaalkaloid mit unterschiedlichem Wirkprofil, das 1995 zugelassen wurde für die Mono- und Kom-binationstherapie des nicht-kleinzelligen Lungen-karzinoms (NSCLC) sowie als Monotherapie bei Patientinnen mit metastasiertem Mammakarzinom nach Versagen einer Chemotherapie mit Anthrazy-klinen oder Taxanen (Gregory und Smith 2000).

Eribulin (*Halaven*) ist ein Halichondrin-Ana-logon aus der Gruppe der Tubulin-bindenden Mi-tosehemmstoffe. Es unterscheidet sich in seinem Wirkungsmechanismus von den Vincaalkaloiden, da es an eine andere Bindungsstelle der Mikrotubuli bindet und dadurch die Polymerisation der Mikro-tubuli ohne Beeinflussung der Depolymerisation hemmt. Die Zulassung erfolgte 2011 für die Mono-therapie von Patientinnen mit lokal fortgeschritte-nem oder metastasiertem Mammakarzinom, bei denen nach mindestens zwei Chemotherapien eine weitere Progression eingetreten ist. Eribulin verlän-gerte in einer offenen Studie das Gesamtüberleben um 2,5 Monate im Vergleich zu einer frei gewählten Vergleichstherapie, hatte aber auch mehr Neben-wirkungen (Cortes et al. 2011, EMBRACE). Die frühe Nutzenbewertung (Neubewertung nach Frist-ablauf) durch den G-BA hat nur für Patientinnen, die nicht mehr mit Taxanen oder Anthrazyklinen behandelt werden können, einen Anhaltspunkt für einen beträchtlichen Zusatznutzen ergeben (Bun-desministerium für Gesundheit 2015). Im Mai 2016 wurde Eribulin auch für die Zweitlinienbehandlung des nicht resezierbaren Liposarkoms zugelassen.

37.2.8 Mittel zur Behandlung der essenziellen Thrombozythämie

Die essenzielle Thrombozythämie ist eine myelo-proliferative Neoplasie, die durch die Proliferation von klonalen Megakaryozyten im Knochenmark und durch eine erhöhte Thrombozytenzahl im periphe-ren Blut gekennzeichnet ist. Standardtherapie ist bei allen Patienten niedrig dosierte Acetylsalicylsäure (ausgenommen Fälle mit größeren Blutungen) und Hydroxycarbamid bei Hochrisikopatienten. Unab-hängig von der Risikokategorie wird die Evidenz für die Anwendung der zytoreduktiven Therapie zur alleinigen Senkung der Thrombozytenzahl kontro-vers beurteilt (Übersicht bei Falchi et al. 2017).

Hydroxycarbamid ist ein älterer Antimetabolit, der schon seit über 50 Jahren als Zytostatikum ver-wendet wird. Seine Wirkung beruht auf einer Hem-mung der Ribonukleosiddiphosphatreduktase, die als geschwindigkeitsbegrenzendes Enzym an der DNS-Synthese beteiligt ist. Daraus resultiert eine spezifische Wirkung auf die S-Phase des Zellzyklus

◘ Tabelle 37.7 Verordnungen von weiteren Zytostatika 2017. Angegeben sind die 2017 verordneten Tagesdosen, die Änderungen gegenüber 2016 und die mittleren Kosten je DDD 2017.

Präparat	Bestandteile	DDD Mio.	Änderung %	DDD-Nettokosten €
Mittel zur Behandlung der essenziellen Thrombozythämie				
Syrea	Hydroxycarbamid	2,7	(+21,7)	5,05
Xagrid	Anagrelid	0,95	(−1,7)	20,65
Litalir	Hydroxycarbamid	0,64	(+4,0)	4,98
Hydroxycarbamid HEXAL	Hydroxycarbamid	0,38	(−46,7)	5,55
Hydroxycarbamid-1 A Pharma	Hydroxycarbamid	0,16	(−40,6)	5,17
		4,8	(+0,9)	8,15
Mittel zur Behandlung des multiplen Myeloms				
Revlimid	Lenalidomid	1,6	(+19,8)	226,30
Velcade	Bortezomib	0,57	(−5,6)	199,76
Kyprolis	Carfilzomib	0,30	(+73,8)	234,23
		2,4	(+16,8)	221,00
Summe		7,3	(+5,7)	79,43

mit Arretierung der Zellen am Übergang von der G1- zur S-Phase (Übersicht bei Navarra und Preziosi 1999). Hydroxycarbamid wird vorwiegend eingesetzt zur Behandlung chronischer myeloproliferativer Erkrankungen sowie zur raschen Zytoreduktion bei Hyperleukozytose im Rahmen chronischer und akuter myeloischer Leukämien. Bei Polycythämia vera und essenzieller Thrombozythämie ist Hydroxycarbamid weiterhin die am häufigsten eingesetzte Erstlinientherapie, durch die zumeist eine Zytoreduktion bei gesteigerter Myeloproliferation erreicht wird (Übersicht bei Barbui et al. 2012, Cervantes 2014).

Anagrelid (*Xagrid*) ist ein Imidazo-Chinazolinderivat, das bei Risikopatienten mit essentieller Thrombozythämie eingesetzt wird, wenn diese ihre bisherige Therapie nicht vertragen oder nicht ausreichend darauf ansprechen. Es senkt die erhöhte Thrombozytenzahl durch Hemmung der Megakaryozytenreifung. Im direkten Vergleich mit der Standardtherapie war es weniger wirksam (Harrison et al. 2005). Daher ist Hydroxycarbamid in Kombination mit niedrig dosierter Acetylsalicylsäure weiterhin die Primärtherapie von Hochrisikopatienten mit essenzieller Thrombozythämie (Falchi et al. 2017). Die Verordnungen von Anagrelid haben sich auch 2017 kaum verändert (◘ Tabelle 37.7). Eine neuere Untersuchung hat verdeutlicht, dass auch 10 Jahre nach der Zulassung durch die EMA unklar ist, ob Anagrelid erhöhte Thrombozytenwerte besser senkt bzw. thrombotische oder hämorrhagische Komplikationen wirksamer verhindert als Hydroxycarbamid (Joppi et al. 2016).

37.3 Mittel zur Behandlung des multiplen Myeloms

Seit etwa 10 Jahren wurden beim multiplen Myelom durch die medikamentöse Behandlung mit neuen Wirkstoffen bedeutende Fortschritte erzielt (Übersichten bei Gerecke et al. 2016, Rajkumar und Kyle 2016, Raza et al. 2017). Mehrere Jahrzehnte standen nur das bereits 1964 in die Therapie des multiplen Myeloms eingeführte Melphalan in Kombination mit Glucocorticosteroiden und einige andere Zytostatika zur Verfügung. Sie führten zu einer partiellen Remission bei etwa 40–60% der Patienten und einem progressionsfreien Überleben von 18 Monaten (San Miguel 2015). Im letzten Jahrzehnt wurde eine deutliche Verbesserung von progressionsfreiem und Gesamtüberleben, aber auch der Lebensqualität erreicht, insbesondere durch die Einführung von neuen Arzneimitteln mit unterschiedlichen Wirkprinzipien wie Immunmodulatoren, Proteasominhibitoren, Histondeacetylase-Inhibitoren (Panobinostat) und zuletzt 2016 monoklonale Antikörper (van de Donk et al. 2016, Raza et al. 2017).

Wesentliche Therapieziele bei der Behandlung des multiplen Myeloms sind Symptomfreiheit, Verhinderung von Organkomplikationen und Lebenszeitverlängerung. Um eine länger andauernde komplette oder sehr gute partielle Remission zu erzielen, erhalten jüngere Patienten ohne gravierende Begleiterkrankungen zunächst eine Induktionstherapie (z. B. mit der Kombination von Bortezomib plus Cyclophosphamid plus Dexamethason) und anschließend eine hoch dosierte Chemotherapie mit Melphalan und nachfolgender autologer Stammzelltransplantation (Gerecke et al. 2016). Viele Patienten kommen jedoch aus Altersgründen oder aufgrund schwerer Begleiterkrankungen für eine autologe Stammzelltransplantation nicht in Frage und werden daher mit unterschiedlichen Kombinationen der heute verfügbaren Wirkstoffe (z. B. Melphalan plus Prednisolon plus Thalidomid, Lenalidomid plus Dexamethason, Bortezomib plus Melphalan plus Prednisolon) behandelt (Gerecke et al. 2016). Nach autologer Stammzelltransplantation besteht heute die Möglichkeit einer Erhaltungstherapie mit beispielsweise Thalidomid, Lenalidomid oder Bortezomib. Der Stellenwert dieser Erhaltungstherapie ist jedoch angesichts offener Fragen zur Verlängerung des Gesamtüberlebens, Verträglichkeit und Spättoxizität (z. B. Auslösung von Zweitneoplasien) noch unklar. Bei Rezidiv oder Progression können bereits etablierte Arzneimittel wie Immunmodulatoren oder Proteasominhibitoren als Monotherapie sowie in Kombination mit Glucocorticosteroiden, Zytostatika oder neueren Wirkstoffen (z. B. monoklonale Antikörper) eingesetzt werden (Übersicht bei Laubach et al. 2016). Aufgrund der Verfügbarkeit neuer Therapieoptionen ist in den letzten 20 Jahren das mediane Überleben von 3 auf 6 Jahre angestiegen. Auch bei Patienten mit rezidiviertem oder refraktärem multiplen Myelom wurde durch neue Wirkstoffe in Kombination mit Dexamethason, Proteasominhibitoren oder Immunmodulatoren eine deutliche Verlängerung des progressionsfreien Überlebens erreicht (Rajkumar und Kyle 2016). Trotz dieser Fortschritte ist eine Heilung des multiplen Myeloms weiterhin sehr selten, da die meisten Patienten nach primärer oder sekundärer Resistenzentwicklung ein Rezidiv erleiden (Übersicht bei Laubach et al. 2016). So erfreulich die Zunahme und Verbesserung der Therapieoptionen durch viele neue Wirkstoffe sind, so schwierig ist heute die Entscheidung über die optimalen Therapiestrategien bei Diagnose und im Rezidiv des multiplen Myeloms. Es werden deshalb zunehmend strategische klinische Studien gefordert, die wichtige Fragen für die alltägliche Versorgung von Patienten mit multiplem Myelom beantworten sollen (Moreau und Rajkumar 2016). Zunehmend kritisch beurteilt werden auch das Fehlen aussagekräftiger randomisierter kontrollierter Studien zum Vergleich der verfügbaren Kombinationstherapien und vor allem die Konsequenzen der enorm hohen Preise neuer Therapieoptionen für solidarisch finanzierte Gesundheitssysteme und den Zugang zu neuen Wirkstoffen (Rajkumar und Kyle 2016, Rajkumar und Harousseau 2016).

Bortezomib (*Velcade*) war der erste therapeutisch nutzbare Proteasominhibitor, der seit 2004 zur Behandlung des multiplen Myeloms eingesetzt wird. Im Vergleich zum klassischen MP-Schema (Melphalan, Prednisolon) verlängert die zusätzliche Gabe von Bortezomib bei zuvor unbehandelten, älteren Patienten das Gesamtüberleben (56,4 versus 43,1 Monate) und senkt das Mortalitätsrisiko um 31% (Übersicht bei Palumbo und Mina 2013). Die Dreifachkombination ist aber mit Abbruchraten von 34% auch toxischer.

Lenalidomid (*Revlimid*) gehört wie Thalidomid und Pomalidomid zur Gruppe der immunmodulatorischen Arzneimittel und hat gegenüber Thalidomid stärkere antiangiogene und tumorhemmende Wirkungen. Lenalidomid wurde 2007 zunächst für die Behandlung von Patienten mit multiplem Myelom in Kombination mit Dexamethason zugelassen, die mindestens eine vorausgegangene Therapie erhalten haben, und 2013 für die Behandlung von Patienten mit transfusionsabhängiger Anämie infolge spezieller myelodysplastischer Syndrome in Verbindung mit einer isolierten Deletion 5q als zytogenetische Anomalie. Schließlich erfolgte 2016 die neueste Indikationserweiterung für Patienten mit rezidiviertem oder refraktärem Mantelzell-Lymphom. Lenalidomid wirkt genauso wie Thalidomid eratogen und ist daher in der Schwangerschaft und bei gebärfähigen Frauen ohne Konzeptionsschutz kontraindiziert. Wegen der oralen Verabreichung und relativ guten Verträglichkeit ohne kumulative Toxizität wurden immunmodulatorischen Arzneimittel als Option für die Erhaltungstherapie des multiplen Myeloms untersucht. Sie verlängern zwar das progressionsfreie Überleben, nicht aber das Gesamtüberleben (Übersicht bei Wang et al. 2016).

Pomalidomid (*Imnovid*) ist ein weiteres Thalidomidderivat, das 2013 als Orphan-Arzneimittel zur Behandlung des rezidivierten oder refraktären multiplen Myeloms zugelassen wurde. Es hat stärkere TNF-inhibitorische und tumorhemmende Wirkungen als Lenalidomid und verlängert in Kombination mit Dexamethason die Gesamtüberlebenszeit im Vergleich mit Dexamethason (12,7 versus 8,1 Monate) (San Miguel et al. 2013, MM-003). Nach der frühen Nutzenbewertung des G-BA war das Ausmaß des Zusatznutzens von Pomalidomid beträchtlich (► siehe Arzneiverordnungs-Report 2014, Kapitel 2, Neue Arzneimittel 2013, Abschnitt 2.1.22). Die Jahrestherapiekosten lagen 2016 nach den Erstattungsbetragsverhandlungen mit einer Preisreduktion um 20% immer noch bei 150.600 €. Im Jahr 2017 gehörte *Imnovid* nicht mehr zur Gruppe der häufig verordneten Onkologika (◘ Tabelle 37.7).

Carfilzomib (*Kyprolis*) ist nach Bortezomib (*Velcade*) der zweite Proteasominhibitor, der 2015 zur Behandlung des multiplen Myeloms in Kombination mit Lenalidomid und Dexamethason nach mindestens einer vorangegangenen Therapie als Orphan-Arzneimittel zugelassen wurde (► siehe Arzneiverordnungs-Report 2016, Kapitel 3, Neue Arzneimittel 2015, Abschnitt 3.1.6). Im Gegensatz zu dem reversiblen Proteasominhibitor Bortezomib bildet Carfilzomib ein kovalentes Addukt mit dem 20S Proteasom und ist damit ein irreversibler Inhibitor mit größerer Selektivität und geringeren Nebenwirkungen. Carfilzomib verbesserte als Zweifachkombination mit Dexamethason im Vergleich zu Bortezomib-Dexamethason das mediane progressionsfreie Überleben und in einer späteren Auswertung auch das mediane Gesamtüberleben (47,6 versus 40,0 Monate) (Dimopoulos et al. 2017a, ENDEAVOR). Weiterhin verbesserte Carfilzomib als Dreifachkombination mit Lenalidomid und Dexamethason im Vergleich zur Zweifachkombination (Lenalidomid-Dexamethason) das mediane progressionsfreie Überleben und in einer späteren Auswertung auch das mediane Gesamtüberleben (48,3 versus 40,4 Monate) (Siegel et al. 2018, ASPIRE). Eine erneute Nutzenbewertung des G-BA wegen Überschreitung der 50-Millionen-Euro-Umsatzgrenze ergab einen Anhaltspunkt für einen beträchtlichen Zusatznutzen, da das Gesamtüberleben einen signifikanten Vorteil der Kombinationstherapie mit Carfilzomib gegenüber Lenalidomid-Dexamethason bzw. Bortezomib-Dexamethason gezeigt hatte (Bundesministerium für Gesundheit 2018a). Trotz eines deutlich reduzierten Erstattungsbetrages (–29%) liegen die Jahrestherapiekosten (85.494 €) immer noch sehr hoch, insbesondere bei der üblicherweise durchgeführten Kombinationstherapie mit Lenalidomid (168.095 €) (◘ Tabelle 37.7).

Daratumumab (*Darzalex*) ist der erste humane CD38-Antikörper, der 2016 als Orphan-Arzneimittel eine bedingte Zulassung für die Monotherapie von Patienten mit rezidiviertem und refraktärem multiplen Myelom erhielt, wenn sie bereits mit einem Proteasominhibitor und einem Immunmodulator behandelt worden waren und während der letzten Therapie eine Krankheitsprogression zeigten (► siehe Arzneiverordnungs-Report 2017, Kapitel 3, Neue Arzneimittel 2017, Abschnitt 3.1.5). Das Präparat ist nach einem massiven Verordnungsanstieg erstmals in die Gruppe der häufig verordneten Onkologika gelangt und wird bei den monoklonalen Antikörpern aufgelistet (◘ Tabelle 37.9). Der neue Antikörper verbesserte die Wirksamkeit von etablierten Therapieregimen für das multiple Myelom (Bortezomib-Dexamethason, Lenalidomid-Dexamethason) auch bei stark vorbehandelten Patienten (Übersicht bei Varga et al. 2018). Eine erneute Nutzenbewertung des G-BA wegen Überschreitung der 50-Millionen-Euro-Umsatzgrenze ergab für die Kombinationstherapie einen Hinweis auf einen beträchtlichen Zusatznutzen, da das Gesamtüberleben einen signifikanten Vorteil der Daratumumab-Kombinationstherapie gegenüber Lenalidomid-Dexamethason bzw. Bortezomib-Dexamethason gezeigt hatte (Bundesministerium für Gesundheit 2018b). Auch nach Verhandlung des Erstattungsbetrages mit einer Preisreduktion um 26% liegen die Therapiekosten von *Darzalex* im ersten Jahr immer noch bei 139.424 € und im zweiten Jahr bei 77.219 € (◘ Tabelle 37.9).

Elotuzumab (*Empliciti*) ist ein humanisierter monoklonaler Antikörper gegen das „Signaling Lymphocytic Activation Molecule Family Member 7" (SLAMF7), der in Kombination mit Lenalidomid und Dexamethason als Zweitlinientherapie für Patienten mit multiplem Myelom indiziert ist (▶ siehe Arzneiverordnungs-Report 2017, Kapitel 3, Neue Arzneimittel 2017, Abschnitt 3.1.11) (◘ Tabelle 37.9). Das Glykoprotein wird auf der Oberfläche von Myelomzellen exprimiert, aber auch von normalen Plasmazellen, Natural Killer (NK)-Zellen und einer Subgruppe anderer Immunzellen. Der Wirkmechanismus dieses monoklonalen Antikörpers beruht sowohl auf einer Antikörper-abhängigen zellvermittelten Zytotoxizität als auch auf einer Aktivierung von NK-Zellen. In einer Phase-3-Studie an Patienten mit multiplem Myelom und 1–3 vorangegangenen Therapien wurde mit Elotuzumab zunächst eine Verlängerung des progressionsfreien Überlebens und der Gesamtansprechrate gezeigt sowie in einer Follow-Up-Analyse eine geringe Verlängerung des medianen Gesamtüberlebens (43,7 versus 39,6 Monate) (Dimopoulos et al. 2017b). Daraufhin ergab die Nutzenbewertung des G-BA einen Anhaltspunkt für einen geringen Zusatznutzen (Bundesministerium für Gesundheit 2016a).

Panobinostat (*Farydak*) ist ein weiterer neuer Wirkstoff zur Behandlung des multiplen Myeloms, der 2015 auf den Markt kam (▶ siehe Arzneiverordnungs-Report 2016, Kapitel 3, Neue Arzneimittel 2015, Abschnitt 3.1.29), aber noch nicht unter den häufig verordneten Onkologika vertreten ist (◘ Tabelle 37.9).

37.4 Proteinkinaseinhibitoren

Proteinkinasen sind in vielfältiger Weise in die Signaltransduktion von membranständigen Rezeptoren zum Zellkern eingebunden und katalysieren eine ATP-abhängige Phosphorylierung von Proteinen. Rezeptortyrosinkinasen bilden den intrazellulären Teil eines Membranrezeptors, der auf der Zellaußenseite von seinen Liganden aktiviert wird und dadurch seine Proteinkinaseaktivität auf der Zellinnenseite anschaltet, um andere intrazelluläre Proteine zu phosphorylieren. Intrazellulär gibt es zahlreiche zytoplasmatische Tyrosin- und Serin-Threonin-Kinasen, die in mehrstufigen Signalkaskaden physiologische Wachstumsimpulse von Zellmembranrezeptoren zum Zellkern weiterleiten, wie z. B. die RAS-RAF-MEK-ERK-Signalkette. Bei vielen Signalproteinen sind inzwischen onkogene Mutationen bekannt, die unabhängig von einer physiologischen Rezeptorstimulation den Signalweg aktivieren.

Proteinkinaseinhibitoren hemmen onkogene, aber auch physiologische Aktivierungen solcher Signalkaskaden selektiv oder weniger spezifisch (Multikinaseinhibitoren). Seit der Einführung von Imatinib (*Glivec*) im Jahre 2001 sind zahlreiche Proteinkinaseinhibitoren für die Tumortherapie entwickelt worden (Übersicht bei Gharwan und Groninger 2016). Das Verordnungsvolumen ist 2017 gegenüber dem Vorjahr weiter gestiegen (◘ Tabelle 37.8). Mit der zunehmenden Verordnung von Proteinkinaseinhibitoren sind 2017 mehrere neue Wirkstoffe aus dieser Gruppe erstmals bei den meistverordneten Onkologika vertreten. Dazu gehören die selektiven, reversiblen Inhibitoren der Cyclin-abhängigen Kinasen (CDK) 4 und 6 wie Palbociclib (*Ibrance*) (▶ siehe Arzneiverordnungs-Report 2017, Kapitel 3, Neue Arzneimittel 2016, Abschnitt 3.1.21) und der humanen Poly(ADP-ribose)-Polymerase-Enzyme PARP-1, PARP-2 und PARP-3 (PALB) wie Olaparib (*Lynparza*) (▶ siehe Arzneiverordnungs-Report 2016, Kapitel 3, Neue Arzneimittel 2015, Abschnitt 3.1.27) (◘ Tabelle 37.8). Die Dynamik auf dem Gebiet der Proteinkinaseinhibitoren ist auch daran erkennbar, dass 2017 fünf weitere Proteinkinaseinhibitoren zugelassen wurden (Alectinib, Ixazomib, Niraparib, Ribociclib, Tivozanib) ▶ vgl. Kapitel 3, Neue Arzneimittel 2017, ▶ Tabelle 3.1), die noch nicht unter den häufig verordneten Onkologika vertreten sind. Weiterhin wurden 2017 neue Indikationen von bekannten Proteinkinaseinhibitoren zugelassen (▶ vgl. Kapitel 3, Neue Arzneimittel 2017, Tabelle 3.17). Dazu gehört Ceritinib (*Zykadia*), das 2015 zuerst zur Zweitlinienbehandlung von Patienten mit einem ALK-positiven, fortgeschrittenen, nichtkleinzelligen Lungenkarzinom (NSCLC) nach Vorbehandlung mit Crizotinib und 2017 auch für die Erstlinienbehandlung dieses Tumors zugelassen wurde. Dabrafenib erhielt in

◻ **Tabelle 37.8 Verordnungen von Proteinkinaseinhibitoren 2017.** Angegeben sind die 2017 verordneten Tagesdosen, die Änderungen gegenüber 2016 und die mittleren Kosten je DDD 2017.

Präparat	Bestandteile	DDD Mio.	Änderung %	DDD-Nettokosten €
BCR-ABL-Tyrosinkinaseinhibitoren				
Glivec	Imatinib	0,93	(−50,9)	121,29
Tasigna	Nilotinib	0,86	(+3,0)	127,17
Sprycel	Dasatinib	0,38	(+9,5)	206,85
Imatinib-ratiopharm	Imatinib	0,27	(>1000)	103,49
		2,4	(−20,9)	134,63
Bruton-Tyrokinaseinhibitoren				
Imbruvica	Ibrutinib	0,68	(+35,1)	254,13
Januskinaseinhibitoren				
Jakavi	Ruxolitinib	1,1	(+24,7)	148,45
Rezeptor-Tyrosinkinaseinhibitoren				
Sutent	Sunitinib	0,49	(−5,3)	156,96
Ofev	Nintedanib	0,41	(+35,2)	104,02
Votrient	Pazopanib	0,40	(−1,0)	144,40
Giotrif	Afatinib	0,24	(+20,2)	113,15
Tarceva	Erlotinib	0,21	(−26,7)	81,24
Nexavar	Sorafenib	0,18	(−16,5)	163,25
Iressa	Gefitinib	0,11	(−11,7)	108,11
		2,0	(−0,5)	128,85
BRAF- und MEK-Inhibitoren				
Tafinlar	Dabrafenib	0,21	(+23,4)	234,00
Mekinist	Trametinib	0,20	(+33,5)	156,90
		0,42	(+28,2)	196,36
m-TOR-Inhibitoren				
Afinitor	Everolimus	0,28	(−36,2)	167,42
ALK-Inhibitoren				
Xalkori	Crizotinib	0,14	(+20,7)	194,68
CDK-Inhibitoren				
Ibrance	Palbociclib	1,1	(>1000)	200,62
PARP-Inhibitoren				
Lynparza	Olaparib	0,13	(+44,7)	226,66
Summe		8,3	(+10,6)	160,05

Kombination mit Trametinib, die zuerst als Mono- bzw. Kombinationstherapie von Patienten mit BRAF-V600-Mutation-positivem Melanom eingeführt wurden, eine weitere Zulassung zur Behandlung des fortgeschrittenen, nicht-kleinzelligen Lungenkarzinoms mit einer BRAF-V600-Mutation. Schließlich wurde Vandetanib (*Caprelsa*), auch für die Behandlung medullären Schilddrüsenkarzinoms bei Jugendlichen und Kindern im Alter von 5 Jahren und älter zugelassen, nachdem es 2015 schon die Zulassung für die Behandlung dieser Krankheit bei Erwachsenen erhalten hatte.

Die in der Tumortherapie eingesetzten Proteinkinaseinhibitoren haben 2017 mit 9,6 Mio. DDD nur einen Anteil von 4,3% am Verordnungsvolumen der Onkologika, erreichen aber mit Bruttokosten von 1,48 Mrd. € den zweitgrößten Umsatzanteil von 22,9% (◘ Tabelle 37.1). Wegen der zahlreichen Wirkstoffe werden die Arzneimittel dieser Gruppe in einer indikationsbezogenen Gliederung dargestellt.

37.4.1 Philadelphia-Chromosom-positive chronische myeloische Leukämie

Imatinib (*Glivec*) wurde 2001 zur Behandlung der Philadelphia-Chromosom-positiven chronischen myeloischen Leukämie (CML) eingeführt, für die damals eine allogene Stammzelltransplantation als Erstbehandlungsmöglichkeit nicht in Betracht kam. Ursache der Krankheit ist die Fusion des Abelson-Murine-Leukemia-(ABL)-Gens auf Chromosom 9 mit dem Breakpoint-Cluster-Region-(BCR)-Gen auf Chromosom 22, woraus das Fusionsgen BCR-ABL entsteht, das eine konstitutiv aktive Tyrosinkinase kodiert. Imatinib ist ein potenter kompetitiver Inhibitor der BCR-ABL-Tyrosinkinase, mit dem bei Patienten mit CML erstmals stabile, komplette zytogenetische und molekulare Remissionen nachgewiesen wurden (O'Brien et al. 2003, IRIS). Untersuchungen während der Nachbeobachtung zeigten nach 8 Jahren noch bei 92% der Patienten ein progressionsfreies Überleben. Auch nach einer medianen Beobachtungsdauer von 10,9 Jahren bestätigte sich die sehr gute Wirksamkeit von Imatinib (Gesamtüberlebensrate 83,3%, komplette zytogenetische Remission 82,8%) ohne schwerwiegende kumulative Toxizität oder spät auftretenden Nebenwirkungen assoziiert ist (Hehlmann et al. 2017, Hochhaus et al. 2017). Inzwischen gibt es erste Hinweise auf eine mögliche Heilung der CML, da nach einer Beendigung der Imatinibtherapie bei 40% der Patienten nach 12 Monaten kein molekulares Rezidiv auftrat und alle Patienten mit einem molekularen Rezidiv auf eine erneute Gabe von Imatinib ansprachen (Übersichten bei Thompson et al. 2015, Hughes und Ross 2017).

Seit 2006 sind vier weitere Tyrosinkinaseinhibitoren (Dasatinib, Nilotinib, Bosutinib, Ponatinib) zugelassen worden, die hinsichtlich des Erreichens einer tiefen molekularen Remission wirksamer als Imatinib sind und heute speziell bei Resistenz oder Unverträglichkeit gegenüber Imatinib verabreicht werden. Imatinib gilt aber weiterhin als Standard in der Erstlinientherapie, da es bei der Mehrzahl der Patienten wirksam ist, über 14 Jahre therapeutische Erfahrungen vorliegen und schwere oder späte unerwartete toxische Effekte nicht aufgetreten sind (Übersicht bei Apperley 2015, Thompson et al. 2015). Imatinib ist weiterhin der am häufigsten verordnete Proteinkinaseinhibitor, wenn auch die Verordnungen von *Glivec* nach dem Patentablauf und der Einführung zahlreicher Imatinibgenerika 2017 stark rückläufig waren (◘ Tabelle 37.8). Die aktuellen DDD-Kosten preisgünstiger Imatinibgenerika liegen derzeit bei 5,39 €. Sie sind damit sehr viel billiger als das einzige hier vertretene *Imatinibratiopharm* (103,49 €), woraus ein rechnerisches Einsparpotenzial von 134 Mio. € für Imatinib resultiert.

Dasatinib (*Sprycel*) und **Nilotinib** (*Tasigna*) sind zwei weitere Tyrosinkinaseinhibitoren, die 2006 bzw. 2007 ebenfalls für die Erstlinienbehandlung der CML und zusätzlich nach Imatinibresistenz oder Unverträglichkeit von Imatinib zugelassen wurden. Beide Tyrosinkinaseinhibitoren haben in klinischen Studien höhere molekulare Remissionsraten als Imatinib, aber auch ein höheres Risiko für vaskuläre oder pulmonale Nebenwirkungen gezeigt (Übersicht bei Apperley 2015). Aus diesem Grunde wird empfohlen, die neueren Tyrosinkinaseinhibitoren nur bei Patienten einzusetzen, die nicht optimal auf Imatinib ansprechen oder schon bei der Diagnose hohe Risikoscores aufweisen (Baccarani et al. 2013). Ihre Verordnungen sind 2017 nur noch wenig gestiegen (◘ Tabelle 37.8).

37.4.2 Chronische lymphatische Leukämie

Die Strategien für die Behandlung chronischer lymphatischer Leukämien werden nach jahrzehntelangem Einsatz der Chemotherapie und Chemoimmuntherapie durch neue Arzneimittel ergänzt und vielleicht sogar verdrängt, die gezielt die Signalübertragung über den B-Zell-Rezeptor unterbrechen (Young und Staudt 2013, Foà 2014). **Ibrutinib** (*Imbruvica*), ein selektiver, potenter und irreversibler Inhibitor der Bruton Tyrosinkinase, wurde 2014 ls Orphan-Arzneimittel zur Zweitlinientherapie der chronischen lymphatischen Leukämie sowie zur Erstlinientherapie bei 17p-Deletion oder TP53-Mutation eingeführt. Damit steht eine weitere Therapieoption zur Verfügung, wenn der derzeitige Therapiestandard einer Chemoimmuntherapie mit Fludarabin, Cyclophosphamid und dem CD20-Antikörper Rituximab bei körperlich „fitten" Patienten nicht mehr anspricht (Eichhorst und Hallek 2016). Ibrutinib verbesserte in einer Phase-2-Studie im Vergleich zu dem CD20-Antikörper Ofatumumab die Gesamtansprechrate (42,6% versus 4,1%), das progressionsfreie Überleben und das Gesamtüberleben nach 12 Monaten (90% versus 81%) (Byrd et al. 2014a). Eine weitere Indikation ist das rezidivierte oder refraktäre Mantelzell-Lymphom, das allein aufgrund einer hohen Ansprechrate von 68% in einer unkontrollierten Studie eine beschleunigte Zulassung erhielt (Wang et al. 2013). *Imbruvica* erreichte 2017 einen weiteren kräftigen Verordnungszuwachs und ist jetzt mit 269 Mio. € das umsatzstärkste Präparat der Proteinkinaseinhibitoren (◘ Tabelle 37.8).

Idelalisib (*Zydelig*) ist der erste Phosphatidylinositol-3-Kinase-Inhibitor, der ebenfalls in die Signaltransduktion des B-Zellrezeptors maligner B-Zellen, vor allem in Lymphknoten und Milz, eingreift (Übersicht bei Fruman und Rommel 2014). Er erhielt 2014 die Zulassung für die Behandlung der chronischen lymphatischen Leukämie in Kombination mit Rituximab als Zeitlinientherapie oder als Erstlinientherapie bei Patienten bei Vorliegen einer 17p-Deletion oder einer TP53-Mutation, die für eine Chemoimmuntherapie ungeeignet sind. Eine weitere zugelassene Indikation war die Monotherapie des follikulären Lymphoms nach Versagen von zwei vorausgegangenen Therapielinien (▶ siehe Arzneiverordnungs-Report 2015, Kapitel 2, Neue Arzneimittel 2014, Abschnitt 2.1.21). Bei Patienten mit chronischer lymphatischer Leukämie verbesserte Idelalisib in Kombination mit Rituximab nach 24 Wochen das progressionsfreie Überleben (93% versus 46%) im Vergleich zur Monotherapie mit Rituximab und nach 12 Monaten auch das Gesamtüberleben (92% versus 80%) (Furman et al. 2014). Die Nutzenbewertung des G-BA ergab bei Patienten mit chronischer lymphatischer Leukämie in zwei Indikationen einen Anhaltspunkt für einen nicht quantifizierbaren Zusatznutzen, während bei Patienten mit refraktärem follikulärem Lymphom ein Zusatznutzen nicht belegt war. Im Juli 2016 aktualisierte die EMA die Vorsichtsmaßnahmen zur Anwendung von Idelalisib, weil in drei klinischen Studien vermehrt infektionsbedingte Todesfälle aufgetreten waren (European Medicines Agency 2016). Daher sollen alle mit Idelalisib behandelten Patienten bis zu 6 Monate nach Behandlungsende eine Antibiotikaprophylaxe gegen eine Pneumocystis jirovecii-Pneumonie erhalten. Zusätzlich wurde die Indikation von Idelalisib für die Erstlinientherapie der chronischen lymphatischen Leukämie mit 17p-Deletion oder TP53-Mutation auf Patienten eingeschränkt, für die keine anderen Therapien geeignet sind. Vermutlich ist das der Grund, weshalb Idelalisib 2017 nicht mehr unter den häufig verordneten Onkologika vertreten ist (◘ Tabelle 37.8).

37.4.3   Myelofibrose und Polycythämia vera

Ruxolitinib (*Jakavi*) ist der erste Januskinascinhibitor, der 2012 als Orphan-Arzneimittel zugelassen wurde für die Behandlung von krankheitsbedingter Splenomegalie oder anderer krankheitsbezogener Symptome bei primärer Myelofibrose und Post-Polycythamia-vera-Myelofibrose bzw. Post-Essentieller Thrombozythämie-Myelofibrose (Übersicht bei Cervantes 2014). Die Familie der Januskinasen besteht aus 4 zytoplasmatischen Proteintyrosinkinasen, die an der Signaltransduktion verschiedener Zytokinrezeptoren und hämatopoetischer Wachstumsfaktorrezeptoren zum Zellkern beteiligt sind. Ruxolitinib ist der erste selektive JAK1/JAK2-Inhibitor, der durch Hemmung inflammatorischer Zytokinsignale antiproliferativ und proapoptotisch wirkt. In einer placebokontrollierten Phase-3-Studie an Patienten mit fortgeschrittener Myelofibrose und stark vergrößerter Milz erreichten 41,9% der mit Ruxolitinib behandelten Patienten in Woche 24 den primären Endpunkt, eine 35%ige Abnahme des Milzvolumens im Vergleich zu 0,7% unter Placebo (Verstovsek et al. 2012, COMFORT-I). Weiterhin senkte Ruxolitinib einen Score zu Symptomen (50% Besserung von Nachtschweiß, Juckreiz, Völlegefühl, Bauchschmerzen, Inaktivität) stärker als Placebo (45,9% versus 5,3%). Das Risiko hämatologischer

Nebenwirkungen (Anämie, Thrombozytopenie) war erhöht. Eine zweite offene Studie im Vergleich mit bester verfügbarer Therapie lieferte nach 48 Wochen ähnliche Ergebnisse (Harrison et al. 2012, COMFORT-II). Die erneute Nutzenbewertung von Ruxolitinib durch den G-BA, die nach Überschreitung eines GKV-Jahresumsatzes von 50 Mio. € erforderlich war, ergab einen Anhaltspunkt für einen beträchtlichen Zusatznutzen gegenüber der zweckmäßigen Vergleichstherapie, da das Gesamtüberleben bei mehreren Auswertungszeitpunkten teilweise signifikante Ergebnisse zugunsten von Ruxolitinib zeigte (Bundesministerium für Gesundheit 2014). Inzwischen wurde Ruxolitinib 2015 auch für die Behandlung der Polycythaemia vera bei Resistenz oder Intoleranz gegen Hydroxycarbamid zugelassen. In einer Phase-3-Studie an 222 Patienten wurde gezeigt, dass Ruxolitinib gegenüber einer Standardtherapie bei Patienten mit unzureichendem Ansprechen oder inakzeptablen Nebenwirkungen von Hydroxycarbamid den Hämatokritwert besser kontrollierte, das Milzvolumen verkleinerte und Symptome verbesserte (Vannucchi et al. 2015). Die Verordnungen von *Jakavi* nahmen 2017 weiter deutlich zu und haben jetzt Nettokosten von 163 Mio. € erreicht (◼ Tabelle 37.8).

37.4.4 Nicht-kleinzelliges Lungenkarzinom (NSCLC)

Erlotinib (*Tarceva*) ist ein Tyrosinkinaseinhibitor des epidermalen Wachstumsfaktor-Rezeptors (EGFR/HER1, Erb-B1), der zur Erstlinienbehandlung des lokal fortgeschrittenen oder metastasierten nicht-kleinzelligen Lungenkarzinoms (NSCLC) mit aktivierenden EGFR-Mutationen zugelassen ist. Zunächst wurde Erlotinib 2005 zur Zweitlinienbehandlung nach Versagen der platinbasierten Chemotherapie zugelassen, nachdem eine Verlängerung des Gesamtüberlebens um 2 Monate im Vergleich zur besten Supportivtherapie nachgewiesen worden war (Sheperd et al. 2005). Später zeigte die Erstlinientherapie mit EGFR-TKIs (Gefitinib, Erlotinib, Afatinib) eine deutlich verbesserte Wirksamkeit bei Patienten mit aktivierenden EGFR-Mutationen, die bei 30% der ostasiatischen Patienten und bei 10–15% der Patienten in westlichen Ländern vorkommen. So

erhöhte Erlotinib bei chinesischen Patienten mit aktivierenden EGFR-Mutationen das progressionsfreie Überleben im Vergleich zur Standardchemotherapie (13,1 versus 4,6 Monate) und war auch besser verträglich (Zhou et al. 2011, OPTIMAL, CTONG-0802). Die Auswertung des Gesamtüberlebens ergab jedoch keinen signifikanten Unterschied zwischen Erlotinib und der Chemotherapie (22,8 versus 27,2 Monate). Die Verordnungen von *Tarceva* waren 2017 wie 2016 weiter rückläufig (◼ Tabelle 37.8).

Gefitinib (*Iressa*) kam 2009 als zweiter EGFR-Tyrosinkinaseinhibitor auf den Markt und wurde von vornherein zur Behandlung von Patienten mit lokal fortgeschrittenem oder metastasiertem, nicht-kleinzelligem Lungenkarzinom mit aktivierenden EGFR-Mutationen zugelassen. Ausschlaggebend dafür war eine Studie an ostasiatischen Patienten mit Analyse des EGFR-Rezeptorstatus, in der Gefitinib nur in der Subgruppe mit aktivierenden EGFR-Mutationen das progressionsfreie Überleben im Vergleich zu kombinierter Chemotherapie verlängerte (Mok et al. 2009). Im Jahre 2017 waren auch die Verordnungen von *Iressa* weiter rückläufig (◼ Tabelle 37.8).

Der dritte EGFR-Tyrosinkinaseinhibitor **Afatinib** (*Giotrif*) wurde 2017 erneut häufiger verordnet (◼ Tabelle 37.8). Er wurde 2013 zur Erstlinienbehandlung des lokal fortgeschrittenen oder metastasierten nicht-kleinzelligen Lungenkarzinoms (NSCLC) mit aktivierenden EGFR-Mutationen zugelassen. Bei Patienten mit NSCLC (Adenokarzinom) im Stadium IIIB oder IV und aktivierenden EGFR-Mutationen verlängerte Afatinib im Vergleich zur Chemotherapie mit Cisplatin und Pemetrexed nur das progressionsfreie Überleben (13,9 versus 6,9 Monate), aber nicht das Gesamtüberleben (16,6 versus 14,8 Monate, LUX-Lung 3). Erst eine weitere Auswertung dieser überwiegend an asiatischen Patienten durchgeführten, aktiv kontrollierten, offenen Phase-3-Studie zeigte, dass Afatinib nur bei Patienten mit del19 EGFR Mutationen das Gesamtüberleben verlängerte (LUX-Lung 3: 33,3 versus 21,1 Monate, LUX-Lung 6: 31,4 versus 18,4 Monate), aber nicht in der Leu858Arg-positiven Subgruppe (Yang et al. 2015). Eine erste direkte Vergleichsstudie von Afatinib mit Gefitinib zeigte keine Unterschiede im progressionsfreien Überleben und im Gesamtüberleben, jedoch unterschiediche Nebenwirkungsprofile (Park et al. 2016). In einem Cochrane-Review von 19 Studien mit 2317 Teilnehmern (davon 1700 Asiaten) mit EGFR-Mutations-positivem NSCLC zeigten Erlotinib, Gefitinib und Afatinib im Vergleich zur zytotoxischen Chemotherapie eine erhöhte Ansprechrate und ein verlängertes progressionsfreies Überleben mit weniger Toxizität im Vergleich zur Chemotherapie, jedoch keine Verlängerung des Gesamtüberlebens (Greenhalgh et al. 2016).

Nintedanib (*Vargatef*) ist der vierte Tyrosinkinaseinhibitor, der u. a. gegen vaskuläre endotheliale Wachstumsfaktorrezeptoren gerichtet ist und 2014 zunächst in Kombination mit Docetaxel zur Behandlung von erwachsenen Patienten mit lokal fortgeschrittenem, metastasiertem oder lokal rezidiviertem NSCLC mit Adenokarzinomhistologie nach Erstlinienchemotherapie zugelassen wurde (▶ siehe Arzneiverordnungs-Report 2016, Kapitel 3, Neue Arzneimittel 2015, Abschnitt 3.1.24). Die Nutzenbewertung durch den G-BA ergab nur einen Hinweis für einen geringen Zusatznutzen von Nintedanib wegen teilweise tödlicher Nebenwirkungen. Das ist möglicherweise der Grund, dass *Vargatef* nicht mehr unter den häufig verordneten Onkologika vertreten ist (◘ Tabelle 37.8).

Daneben wurde Nintedanib 2015 mit einem zweiten Handelsnamen (*Ofev*) als erster Tyrosinkinasehemmer zur Behandlung der idiopathischen Lungenfibrose zugelassen, so dass nach dem 2012 eingeführten Pirfenidon (*Esbriet*) ein weiteres Arzneimittel für diese Indikation zur Verfügung steht (▶ siehe Arzneiverordnungs-Report 2016, Kapitel 3, Neue Arzneimittel 2016, Abschnitt 3.1.24). Das Verordnungsvolumen von *Ofev* ist 2017 weiter kräftig gestiegen (◘ Tabelle 37.8).

Crizotinib (*Xalkori*) ist der erste Tyrosinkinaseinhibitor der anaplastischen Lymphomkinase (ALK), der auch 2017 mehr verordnet wurde (◘ Tabelle 37.8). Crizotinib wurde 2012 zunächst zur Behandlung des vorbehandelten ALK-positiven, fortgeschrittenen NSCLC zugelassen. Seit 2015 bzw. 2016 hat Crizotinib auch eine Zulassung für die Erstlinienbehandlung des ALK-positiven, fortgeschrittenen NSCLC und des ROS1-positiven, fortgeschrittenen NSCLC. Die erste Zulassung basierte auf den Ergebnissen einer unkontrollierten offenen Phase-1-Studie an 82 ALK-positiven Patienten mit Adenokarzinomen, die überwiegend Nichtraucher waren. Nach einer durchschnittlichen Behandlungsdauer von 6,4 Monaten sprachen 57% der Patienten auf Crizotinib an, während die übliche Ansprechrate einer Zweitlinienbehandlung mit konventioneller Chemotherapie nur bei 10% liegt (Kwak et al. 2010). In einer nachfolgenden Phase-3-Studie an 347 vorbehandelten Patienten mit fortgeschrittenem oder metastasiertem ALK-positivem Lungenkarzinom verlängerte Crizotinib das progressionsfreie Überleben im Vergleich zu einer Chemotherapie mit Pemetrexed oder Docetaxel (7,7 Monate versus 3,0 Monate), verringerte schwerwiegende Krankheitssymptome und verbesserte die Lebensqualität. Das Gesamtüberleben wurde jedoch nicht verlängert, da 64% der Patienten nach Tumorprogression unter Chemotherapie zu Crizotinib gewechselt hatten (Shaw et al. 2013, PROFILE 1007). Die Nutzenbewertung durch den G-BA hat jedoch einen Anhaltspunkt für einen beträchtlichen Zusatznutzen von Crizotinib ergeben, da eine bisher noch nicht beobachtete deutliche Verringerung von nicht schwerwiegenden Krankheitssymptomen sowie eine deutliche Verbesserung der Lebensqualität erreicht wurde (▶ siehe Arzneiverordnungs-Report 2013, Kapitel 2, Neue Arzneimittel 2012). In einer weiteren Phase-3-Studie zur Erstlinienbehandlung von 343 Patienten mit fortgeschrittenem oder metastasiertem ALK-positivem Lungenkarzinom verlängerte Crizotinib das progressionsfreie Überleben im Vergleich zu einer Chemotherapie mit Pemetrexed, Cisplatin oder Carboplatin (10,9 Monate versus 7,0 Monate), verringerte schwerwiegende Krankheitssymptome und verbesserte die Lebensqualität. Das mediane Gesamtüberleben wurde in beiden Gruppen noch nicht erreicht (Solomon et al. 2014, PROFILE 1014). Auch für die Erstlinientherapie mit Crizotinib hat die Nutzenbewertung des G-BA einen Anhaltspunkt für einen beträchtlichen Zusatznutzen ergeben (Bundesministerium für Gesundheit 2016b).

37.4.5 Nierenzellkarzinom

Für die Erst- und Zweitlinientherapie des fortgeschrittenen oder metastasierten Nierenzellkarzinoms werden heute vor allem Tyrosinkinaseinhibitoren (Sunitinib, Sorafenib, Pazopanib, Axitinib), mTOR-Inhibitoren (Temsirolimus, Everolimus), VEGF-Inhibitoren (Bevacizumab, evtl. plus Interferon) und PD-1-Rezeptorinhibitoren (Nivolumab) eingesetzt (Übersicht bei Choueiri und Motzer 2017).

Sunitinib (*Sutent*) ist ein multimodaler Rezeptortyrosinkinaseinhibitor von VEGF-Rezeptoren, PDGF-Rezeptoren und anderen Tyrosinkinasen. Er wurde 2006 als Erstlinientherapie von fortgeschrittenen oder metastasierten Nierenzellkarzinomen sowie als Zweitlinientherapie von gastrointestinalen Stromatumoren (GIST) nach Versagen von Imatinib zugelassen. Seitdem ist die frühere Zytokin-basierte Therapie des metastasierten Nierenzellkarzinoms weitgehend durch die Therapie mit Proteinkinaseinhibitoren und mTOR-Inhibitoren ersetzt worden. Sunitinib verbesserte das mediane progressionsfreie Überleben (11 Monate) im Vergleich zu Interferon-alfa (5 Monate) und gehört seitdem zur Standardtherapie für diese Indikation (Übersicht bei Choueiri und Motzer 2017).

Sorafenib (*Nexavar*) ist ebenfalls ein multimodaler Proteinkinaseinhibitor, der 2006 nur für die Zweitlinientherapie des fortgeschrittenen Nierenzellkarzinoms nach Versagen einer Zytokin-basierten Therapie zugelassen wurde (Übersicht bei McKeage und Wagstaff 2007). Vermutlich wird er deshalb nicht so häufig wie Sunitinib eingesetzt (◘ Tabelle 37.8). Als weitere Indikationen wurden von Sorafenib wurden später das Leberzellkarzinom und das metastasierte, differenzierte, Iod-refraktäre Schilddrüsenkarzinom zugelassen.

Als dritter multimodaler Rezeptortyrosinkinaseinhibitor des fortgeschrittenen Nierenzellkarzinoms wurde **Pazopanib** (*Votrient*) 2010 zugelassen, das in einer placebokontrollierten Studie als Erstlinientherapie oder an Zytokin-vorbehandelten Patienten eine deutliche Verlängerung des progressionsfreien Überlebens zeigte (11,1 versus 2,8 Monate). Der direkte Vergleich mit Sunitinib ergab keine Unterschiede im Gesamtüberleben, aber Vorteile für Pazopanib bei Verträglichkeit und Lebensqualität (Motzer et al. 2013).

Everolimus (*Afinitor*) ist ein Inhibitor von mTOR (mammalian target of rapamycin), der 2009 als Zweitlinientherapie des fortgeschrittenen Nierenzellkarzinoms nach Versagen einer Anti-VEGF-Therapie zugelassen wurde. Der Wirkstoff ist ein Sirolimusderivat und bildet genauso wie Sirolimus einen Komplex mit einem Immunophyllin (FK-Bindungsprotein), der die mTOR-Aktivität hemmt (Übersicht bei Grgic et al. 2011). Everolimus wurde 2004 zunächst als Immunsuppressivum mit dem Handelsnamen *Certican* zur Prophylaxe der Transplantatabstoßung nach allogener Nieren- oder Herztransplantation in einer 10-fach geringeren Dosis zugelassen und wird bei dieser Indikation wesentlich häufiger verordnet (2,3 Mio. DDD, ▶ Tabelle 31.3) als *Afinitor* bei der onkologischen Indikation (◘ Tabelle 37.8).

Axitinib (*Inlyta*) ist ein weiterer Tyrosinkinaseinhibitor, der 2012 zur Zweitlinienbehandlung des fortgeschrittenen Nierenzellkarzinoms zugelassen wurde. Die frühe Nutzenbewertung des G-BA ergab einen Hinweis für einen geringen Zusatznutzen von Axitinib gegenüber der zweckmäßigen Vergleichstherapie mit Sorafenib, nicht aber gegenüber Everolimus (▶ siehe Arzneiverordnungs-Report 2013, Kapitel 2, Neue Arzneimittel 2012). Axitinib ist 2017 nicht mehr unter den häufig verordneten Onkologika vertreten.

37.4.6 Melanom und Lungenkarzinom

Dabrafenib (*Tafinlar*) ist nach Vemurafenib (*Zelboraf*) der zweite Inhibitor der BRAF-Serin-Threonin-Kinase, der 2013 zur Monotherapie von Patienten mit nicht resezierbarem oder metastasiertem Melanom mit BRAF-V600 Mutation zugelassen wurde, nachdem eine Vergleichsstudie mit Dacarbazin deutlich höhere Ansprechraten (50% versus 3%) und ein verbessertes progressionsfreies Überleben (5,1 versus 2,7 Monate) gezeigt hatte (Hauschild et al. 2012).

Im Jahre 2017 wurde Dabrafenib in Kombination mit dem MEK-Inhibitor **Trametinib** (*Mekinist*) auch zur Behandlung des fortgeschrittenen, nicht-kleinzelligen Lungenkarzinoms mit einer BRAF-V600-Mutation zugelassen. Die Kombination von BRAF-Inhibitoren mit MEK-Inhibitoren wird eingesetzt, weil es unter der Therapie mit Dabrafenib bei den meisten Patienten infolge einer raschen Resistenzentwicklung nach 6 Monaten zu einem Rezidiv mit erneutem Tumorwachstum kommt.

Ursache der Resistenz ist vermutlich eine Reaktivierung der Mitogen-aktivierten Proteinkinase (MAP) durch Mutationen in einzelnen Stufen der RAS-RAF-MEK-ERK-MAP-Kaskade (Weeraratna 2012). Unter den verschiedenen Strategien zur Ausschaltung der Resistenz hat die kombinierte Anwendung mit MEK-Inhibitoren eine besondere Bedeutung, weil sie in der MAP-Kinasekaskade unmittelbar nach BRAF wirken und damit ein Tumorwachstum durch onkogene BRAF-Mutationen blockieren. Die Indikationserweiterung von Dabrafenib plus Trametinib für das neue Indikationsgebiet beruht auf zwei einarmigen Phase-2-Studien an Patienten mit nicht-kleinzelligem BRAF-V600E-positivem Lungenkarzinom, in denen die Kombination eine Ansprechrate von über 60% erreichte. Die frühe Nutzenbewertung von Dabrafenib in der neuen Indikation ergab keinen Beleg für einen Zusatznutzen, da nur Daten aus unkontrollierten Studien mit wenigen Patienten vorgelegt wurden (▶ Kapitel 3, Neue Arzneimittel 2017, Abschnitt 3.2.5). Trotzdem hat die Indikationserweiterung wahrscheinlich dazu beigetragen, dass Dabrafenib und Trametinib 2017 erneut mehr verordnet wurden (◘ Tabelle 37.8). Die Jahrestherapiekosten der Kombination der beiden Proteinkinaseinhibitoren sind mit 143.343 € allerdings sehr hoch (◘ Tabelle 37.8).

37.4.7 Mammakarzinom

Palbociclib (*Ibrance*) ist der erste Inhibitor der Cyclin-abhängigen Kinasen 4 und 6 (CDK4/6-Inhibitor) zur Behandlung des östrogenrezeptorpositiven, HER2-negativen fortgeschrittenen Mammakarzinoms in Kombination mit einem Aromatasehemmer oder Fulvestrant. Beim östrogenrezeptorpositiven Mammakarzinom ist Cyclin D1 häufig überexprimiert, so dass es zu einer verstärkten Aktivierung Cyclin-abhängiger Kinasen, einer unkontrollierten Proliferation und einer Resistenzentwicklung gegen die endokrine Therapie des Mammakarzinoms kommt. Palbociclib plus Letrozol verlängerte das progressionsfreie Überleben im Vergleich zur Letrozolmonotherapie (24,8 versus 14,5 Monate), zeigte aber insbesondere wegen Neutropenie häufiger nebenwirkungsbedingte Therapieabbrüche und keinen signifikanten Effekt auf das Gesamtüberleben

(Finn et al. 2016, PALOMA-2). Daher ergab die Nutzenbewertung durch den G-BA keinen Beleg für einen Zusatznutzen in allen vier Subgruppen (▶ siehe Arzneiverordnungs-Report 2017, Kapitel 3, Neue Arzneimittel 2017, Abschnitt 3.1.21). Auch in einer Phase-3-Studie erreichte Palbociclib in Kombination mit Fulvestrant keinen signifikanten Effekt auf das Gesamtüberleben (Pfizer 2018, PALOMA-3). Trotz des fehlenden Zusatznutzens und eines hohen Einführungspreises mit Jahrestherapiekosten von 73.226 gelangte *Ibrance* im ersten Jahr seiner Markteinführung – vermutlich auch infolge des intensiven Marketings – in die Spitzengruppe der Proteinkinaseinhibitoren (◘ Tabelle 37.8). Im Jahre 2018 werden die Jahrestherapiekosten deutlich niedriger liegen, da der Erstattungsbetrag von *Ibrance* in den Preisverhandlungen um 49,5% gesenkt wurde.

37.4.8 Ovarialkarzinom, Eileiterkarzinoms oder Peritonealkarzinom

Olaparib (*Lynparza*) ist der erste Inhibitor der Poly(ADP-ribose)-Polymerase (PARP), der 2015 als Orphan-Arzneimittel zugelassen wurde für die Erhaltungstherapie von Patientinnen mit einem platinsensitiven Rezidiv eines high-grade epithelialen Ovarialkarzinoms, Eileiterkarzinoms oder primären Peritonealkarzinoms, die auf eine Platin-basierte Chemotherapie ansprechen. In einer placebokontrollierten Phase-2-Studie verlängerte Olaparib nur das progressionsfreie Überleben (11,2 versus 4,3 Monate), nicht aber das Gesamtüberleben (34,9 versus 31,9 Monate) (Ledermann et al. 2014, Ledermann et al. 2014). Das Ausmaß des Zusatznutzens war nach der Bewertung des G-BA nicht quantifizierbar, da der medizinische Zusatznutzen von Orphan-Arzneimitteln durch die EMA-Zulassung als belegt gilt (▶ siehe Arzneiverordnungs-Report 2016, Kapitel 3, Neue Arzneimittel 2015, Abschnitt 3.1.27). Die Jahrestherapiekosten von *Lynparza* liegen mit 82.731 € trotz eines um 22% reduzierten Erstattungsbetrages immer noch sehr hoch. Trotzdem ist Olaparib 2017 erstmals unter den häufig verordneten Onkologika vertreten (◘ Tabelle 37.8).

37.5 Monoklonale Antikörper für die Tumortherapie

Durch den Einsatz monoklonaler Antikörper wurden in den letzten 20 Jahren deutliche Fortschritte in der Behandlung von Patienten mit hämatologischen Neoplasien und soliden Tumoren erzielt (Scott et al. 2012). Grundlage für die Entwicklung dieser neuen Wirkstoffgruppe war die Identifizierung Tumor-assoziierter Antigene, die im Vergleich zu normalen Zellen auf Tumorzellen häufig überexprimiert werden oder mutiert sind. Unterschieden wird zwischen direkt wirkenden monoklonalen Antikörpern und monoklonalen Antikörpern, die vor allem über eine erhöhte Aktivierung von zytotoxischen CD8-positiven T-Zellen die körpereigene Immunantwort des Patienten stimulieren, wie z. B. CTLA-4-Antikörper (Ipilimumab) oder Antikörper gegen PD-1 bzw. PD-L1-Rezeptoren (Nivolumab, Pembrolizumab, Atezolizumab, Avelumab) (Übersicht bei Scott et al. 2012, Kobold et al. 2015, Wilson et al. 2017). Direkt wirkende monoklonale Antikörper induzieren zytotoxische Effekte über zellspezifische Antigene (z. B. CD20), neugebildete Tumorantigene oder überexprimierte onkogene Rezeptoren (z. B. EGFR). Nach Bindung des spezifischen Antikörpers werden die Tumorzellen dann selektiv über unterschiedliche zytotoxische Mechanismen (z. B. signalinduzierte Apoptose, Komplement-abhängige Zytotoxizität, antikörperabhängige zellvermittelte Zytotoxizität oder antikörperabhängige Phagozytose) zerstört. Diese beiden Gruppen der monoklonalen Antikörper unterscheiden sich deutlich im Spektrum und Schweregrad ihrer Nebenwirkungen (Hansel et al. 2010, Roberts et al. 2017, Postow et al. 2018).

Als erster monoklonaler Antikörper wurde Rituximab 1998 für die Behandlung von Patienten mit follikulärem Non-Hodgkin-Lymphom im Stadium III–IV in die Therapie eingeführt. Seitdem sind in den letzten 20 Jahren zahlreiche monoklonale Antikörper für die Immuntherapie von Tumorkrankheiten zugelassen worden und haben sich damit als eine sehr wichtige Wirkstoffgruppe unter den neuen Krebstherapeutika etabliert. Im Jahre 2017 entfielen auf monoklonale Antikörper Nettokosten von 2,387 Mrd. €. Sie erzielten damit einen höheren Umsatz als alle klassischen Zytostatika zusammen (◘ Tabelle 37.1). Das Verordnungsvolumen von 15,6 Mio. DDD ist mit einem Verordnungsanteil von 6,9% noch relativ niedrig (◘ Tabelle 37.1), hatte aber 2017 mit 18,2% eine höhere Zuwachsrate als alle anderen Onkologika (◘ Abbildung 37.1).

Im Jahre 2017 sind 12 Wirkstoffe aus der Gruppe der monoklonalen Antikörper und ein Antikörper-Wirkstoff-Konjugat (Trastuzumab Emtansin) unter den häufig verordneten Onkologika vertreten, darunter auch ein neuer Antikörper (Elotuzumab) (◘ Tabelle 37.9). Das größte Verordnungsvolumen entfällt auf Antikörper gegen den humanen epidermalen Wachstumsfaktorrezeptor 2 (HER2-Antiköper) zur Behandlung des HER-2-positiven Mammakarzinoms, die mit drei Antikörpern (Trastuzumab, Pertuzumab, Trastuzumab Emsantin) vertreten sind. An zweiter Stelle stehen zwei Antikörper (Bevacizumab, Ramucirumab) gegen den vaskulären endothelialen Wachstumsfaktor (VEGF-Antikörper) zusammen mit einem rekombinanten Fusionsprotein, das VEGF-bindenden Teile aus den extrazellulären Domänen der humanen VEGF-Rezeptoren 1 und 2 enthält und mit dem Fc-Teil des humanen IgG1 fusioniert ist (Aflibercept). Dann folgt der schon erwähnte CD20-Antikörper Rituximab, der gegen ein hämatopoetisches Differenzierungsantigen (CD20) gerichtet ist und inzwischen bei weiteren Indikationen zugelassen wurde. Die Gruppe der immunmodulatorischen PD-1-Rezeptorantikörper ist mit zwei Antikörpern (Nivolumab, Pembrolizumab) vertreten, die sich 2017 mit einem fast verdoppelten Verordnungsvolumen besonders dynamisch entwickelt haben. Zwei monoklonale Antikörper blockieren den epidermalen Wachstumsfaktorrezeptor (EGFR) (Cetuximab, Panitumumab). Sie haben nur relativ kleine Verordnungsvolumina, die 2017 weiter abgenommen haben. Neu hinzugekommen ist 2017 der Antikörper Elotuzumab (*Empliciti*), der zusammen mit Daratumumab (*Darzalex*) bei den Arzneimitteln zur Behandlung des multiplen Myeloms dargestellt wird (▶ Abschnitt 37.3). Die Verordnungsanalyse erfolgt nach den jeweiligen Wirkungsmechanismen, da die einzelnen Arzneimittel meistens für mehrere Indikationen zugelassen sind.

◻ **Tabelle 37.9 Verordnungen von monoklonalen Antikörpern 2017.** Angegeben sind die 2017 verordneten Tagesdosen, die Änderungen gegenüber 2016 und die mittleren Kosten je DDD 2017.

Präparat	Bestandteile	DDD Mio.	Änderung %	DDD-Nettokosten €
HER2-Antikörper				
Herceptin	Trastuzumab	4,2	(+3,3)	105,54
Perjeta	Pertuzumab	1,3	(+18,6)	130,52
Kadcyla	Trastuzumab emtansin	0,31	(+3,1)	222,99
		5,8	(+6,4)	117,35
VEGF-Antikörper				
Avastin	Bevacizumab	2,9	(−1,6)	171,70
Cyramza	Ramucirumab	0,22	(+23,0)	211,81
Zaltrap	Aflibercept	0,13	(−9,0)	78,02
		3,3	(−0,5)	170,64
EGFR-Antikörper				
Erbitux	Cetuximab	0,43	(−10,7)	176,67
Vectibix	Panitumumab	0,29	(−8,3)	171,21
		0,72	(−9,7)	174,48
CD20-, CD38- und SLAMF7-Antikörper				
Mabthera	Rituximab	2,3	(−12,2)	118,86
Darzalex	Daratumumab	0,44	(+238,4)	228,45
Truxima	Rituximab	0,30	(neu)	98,91
Empliciti	Elotuzumab	0,10	(+238,4)	207,67
		3,1	(+13,5)	135,44
PD-1-Rezeptorantikörper				
Opdivo	Nivolumab	1,7	(+75,3)	192,16
Keytruda	Pembrolizumab	0,70	(+151,7)	243,84
		2,4	(+92,5)	207,41
Summe		15,3	(+13,0)	149,02

37.5.1 CD20-Antikörper

Rituximab (*MabThera*) wurde 1997 als erster gentechnisch hergestellter chimärer monoklonaler Antikörper in die Onkologie eingeführt (Übersicht bei Cheson und Leonard 2008). Zunächst erfolgte die Zulassung für die Behandlung von Non-Hodgkin-Lymphomen (follikuläres Lymphom, diffuses großzelliges B-Zelllymphom), später auch für die chronische lymphatische Leukämie in Kombination mit Chemotherapie und seit 2006 auch für die rheumatoide Arthritis nach Versagen von TNF-Inhibitoren. Rituximab ist gegen das Oberflächenantigen CD20 auf B-Lymphozyten gerichtet, das die frühen Schritte im Aktivierungsprozess des Zellzyklus und der Zelldifferenzierung reguliert. CD20 kommt auf allen B-Lymphozyten und auf der Mehrzahl der B-Zell Non-Hodgkin-Lymphome vor. Durch Bindung an CD20 fördert Rituximab Komplement-vermittelte sowie Antikörper-abhängige zelluläre Zytotoxizität und induziert Zelllyse sowie Apoptose.

Bei älteren, zuvor unbehandelten Patienten mit diffusem großzelligen B-Zell-Lymphom erhöhte die zusätzliche Gabe von Rituximab zur Chemotherapie mit CHOP (Cyclophosphamid, Doxorubicin, Vincristin, Prednison) das Zweijahresüberleben (70% versus 57%) ohne Zunahme einer klinisch relevanten Toxizität (Coiffier et al. 2002). Bei unterschiedlichen Subtypen des Non-Hodgkin-Lymphoms wurde in zahlreichen Studien bestätigt, dass Rituximab die Krankheitskontrolle und das Gesamtüberleben im Vergleich zu alleiniger Chemotherapie verbessert (Übersicht bei Shankland et al. 2012). So verlängert Rituximab in fortgeschrittenen Stadien des follikulären Lymphoms als Zusatz zur initialen Chemotherapie das Gesamtüberleben, sowie als Erhaltungstherapie das progressionsfreie Überleben nach erfolgreicher Induktionstherapie. Die Verordnungen von *MabThera* waren 2017 leicht rückläufig. Hauptgrund ist vermutlich die Zulassung von mehreren Biosimilars von Rituximab im vergangenen Jahr und die Tatsache, dass ein Biosimilar (*Truxima*) auch schon unter die häufig verordneten Onkologika gelangt ist (◘ Tabelle 37.9) (siehe auch ► Kapitel 4, Biosimilars).

37.5.2 HER2-Antikörper

Trastuzumab (*Herceptin*) ist ein humanisierter monoklonaler Antikörper gegen den epidermalen Wachstumsfaktor-Rezeptor 2 (HER2), der im Jahre 2000 zur Behandlung des HER2-positiven metastasierten Mammakarzinoms zugelassen wurde. Etwa 20–25% aller Mammakarzinome weisen eine HER2-Überexpression oder HER2-Genamplifikation auf, die mit erhöhten Wachstumsraten, früher Metastasierung und schlechter Prognose einhergehen. Trastuzumab bindet an die extrazelluläre Domäne des HER2-Rezeptorproteins und hemmt dadurch das Tumorzellwachstum.

Bei Patientinnen mit metastasiertem Mammakarzinom erhöhte die Erstlinientherapie mit Trastuzumab in Kombination mit einer Chemotherapie (Doxorubicin plus Cyclophosphamid oder Paclitaxel) im Vergleich zu alleiniger Chemotherapie das Gesamtüberleben (25,1 versus 20,3 Monate), aber auch die Kardiotoxizität bei Kombination mit Paclitaxel (11%) oder Anthrazyklinen (28%) (Slamon et al. 2001). Eine einjährige adjuvante Therapie des frühen HER2-positiven Mammakarzinoms mit Trastuzumab verbesserte nach 65 Monaten die Gesamtüberlebensrate im Vergleich zur alleinigen Chemotherapie (91-92% versus 87%), wobei auch hier die anthrazyklinhaltige Kombinationstherapie häufiger Herzinsuffizienz und akute Leukämien

auslöste (Perez et al. 2014). Die 2017 publizierten Langzeitergebnisse der HERA-Studie nach medianer Beobachtung von 11 Jahren bestätigen den therapeutischen Stellenwert der adjuvanten Behandlung mit Trastuzumab bei Patientinnen mit HER-2-positivem Mammakarzinom (Cameron et al. 2017). Da sich weder erkrankungsfreies noch Gesamtüberleben nach ein- oder zweijähriger Gabe von Trastuzumab signifikant unterscheiden, gilt heute die einjährige Therapie mit Trastuzumab als medizinischer Standard. Im Jahre 2009 wurde Trastuzumab auch für die Behandlung des HER2-positiven metastasierten Magenkarzinoms zugelassen. Mit 4,2 Mio. DDD (◘ Tabelle 37.9) ist *Herceptin* weiterhin der bei weitem am häufigsten verordnete monoklonale Antikörper. Das Umsatzvolumen lag 2017 bei 443 Mio. €, das nur noch von Bevacizumab (*Avastin*) übertroffen wurde (siehe unten). Ab 2018 stehen auch für Trastuzumab die ersten Biosimilars zur Verfügung (► Kapitel 4, Biosimilars).

Als weiterer humanisierter monoklonaler Antikörper gegen HER2 wurde 2013 **Pertuzumab** (*Perjeta*) zur Erstlinienbehandlung von Patientinnen mit HER2-positivem metastasiertem oder lokal rezidiviertem, inoperablem Mammakarzinom in Kombination mit Trastuzumab und Docetaxel zugelassen. Pertuzumab bindet an ein anderes extrazelluläres Epitop des HER2 als Trastuzumab und hemmt über eine verminderte Rezeptordimerisierung mit anderen Rezeptoren (EGFR, HER3, HER4) die nachfolgende Signaltransduktion für Proliferation und Überleben von Tumorzellen. In der Kombination mit Trastuzumab und Docetaxel verlängerte Pertuzumab das progressionsfreie Überleben (18,5 versus 12,4 Monate) (Swain et al. 2013, CLEOPATRA). Die Nutzenbewertung des G-BA ergab bei Patientinnen mit viszeraler Metastasierung einen Anhaltspunkt für einen beträchtlichen Zusatznutzen von Pertuzumab gegenüber der zweckmäßigen Vergleichstherapie (Trastuzumab plus Taxan), nicht aber bei Patientinnen mit nicht-viszeraler Metastasierung (► siehe Arzneiverordnungs-Report 2014, Kapitel 2, Neue Arzneimittel 2013). Seit 2015 ist Pertuzumab in Kombination mit Trastuzumab und Chemotherapie auch zugelassen zur neoadjuvanten Behandlung von HER2-positivem lokal fortgeschrittenem, entzündlichem oder frühem Brustkrebs mit hohem Rezidivrisiko. Die Verordnungen von *Perjeta* sind 2017 weier gestiegen (◨ Tabelle 37.9). Die Nettokosten der Kombinationstherapie von Pertuzumab mit Docetaxel und Trastuzumab betragen etwa 96.000 € pro Jahr und Patientin.

Trastuzumab Emtansin (*Kadcyla*) ist ein Antikörper-Wirkstoff-Konjugat, das aus Trastuzumab und dem Mitosehemmstoff DM1 besteht (Zolot et al. 2013). DM1 ist ein Maytansinderivat, das über einen Thioetherlinker kovalent an Trastuzumab gebunden ist. Der Begriff Emtansin bezeichnet die Kombination aus Linker und DM1. Die Wirkung von Trastuzumab Emtansin beruht auf beiden Komponenten: Trastuzumab bindet an die extrazelluläre Domäne des HER2-Rezeptors, inhibiert die Signalübertragung und vermittelt Antikörperabhängige zelluläre Zytotoxizität. DM1 führt über einen Bindung an Tubulin zur Apoptose. Trastuzumab Emtansin wurde 2014 zugelassen zur Behandlung von Patientinnen mit HER2-positivem, inoperablem lokal fortgeschrittenem oder metastasiertem Mammakarzinom, die zuvor einzeln oder kombiniert Trastuzumab und ein Taxan erhalten haben. Grundlage der Zulassung war eine aktiv kontrollierte Phase-3-Studie an Patientinnen mit metastasiertem HER2-positivem Mammakarzinom, in der Trastuzumab Emtansin im Vergleich zu Lapatinib plus Capecitabin das progressionsfreie Überleben (9,6 versus 6,4 Monate) und nach einer zweiten, aber ungeplanten Interimsanalyse auch das mediane Gesamtüberleben (30,9 versus 25,1 Monate) verlängerte (Verma et al. 2012, EMILIA). Die frühe Nutzenbewertung durch den G-BA ergab für Trastuzumab Emtansin gegenüber der zweckmäßigen Vergleichstherapie einen Hinweis auf einen beträchtlichen Zusatznutzen bei Patientinnen mit HER2-positivem, metastasiertem Mammakarzinom nach vorangegangener Therapie mit Anthrazyklinen, Taxanen und Trastuzumab. Für zwei weitere Subgruppen ist ein Zusatznutzen nicht belegt (▶ siehe Arzneiverordnungs-Report 2015, Kapitel 2, Neue Arzneimittel 2014, Abschnitt 2.1.42). Die Verordnungen von *Kadcyla* sind 2017 trotz hoher Nettokosten von 81.391 € pro Jahr weiter leicht gestiegen (◨ Tabelle 37.9).

37.5.3 VEGF-Antikörper

Bevacizumab (*Avastin*) ist ein rekombinanter humanisierter Antikörper gegen den vaskulären endothelialen Wachstumsfaktor (VEGF), der 2005 zur Erstlinienbehandlung des metastasierten kolorektalen Karzinoms in Kombination mit einer Irinotecan-basierten Chemotherapie (5-Fluorouracil, Folinsäure, Irinotecan) zugelassen wurde. Später folgten weitere Zulassungen für die Behandlung fortgeschrittener solider Tumoren (Mammakarzinom, nicht-kleinzelliges Lungenkarzinom, Nierenzellkarzinom, Ovarialkarzinom). Die Bindung des Antikörpers an VEGF hemmt die wachstumsfördernde Wirkung auf Endothelzellen und verhindert so die Neubildung von Gefäßen (Angiogenese), die für die Blutversorgung von größeren Tumoren notwendig sind.

In der ersten Zulassungsstudie bei zuvor unbehandelten Patienten mit metastasiertem kolorektalen Karzinom verlängerte Bevacizumab in Kombination mit IFL (Irinotecan und 5-Fluorouracil als Bolus plus Calciumfolinat) das Gesamtüberleben auf 20,3 Monate im Vergleich zu 15,6 Monaten mit der IFL-Therapie allein (Hurwitz et al. 2004). Nebenwirkungen waren mit Bevacizumab häufiger (Hypertonie, Blutungen, Magen-Darm-Perforationen, Herzinsuffizienz). Schon in der zweiten klinischen Studie zur Erstlinienbehandlung des metastasierten kolorektalen Karzinoms mit einer Oxaliplatin-basierten Kombination wurde die Verlängerung des Gesamtüberlebens nicht bestätigt (Saltz et al. 2008). Anhand einer Metaanalyse mehrerer klinischer Studien wurde gezeigt, dass Bevacizumab bei der Erstlinienbehandlung des metastasierten kolorektalen Karzinoms nicht in allen Behandlungsschemata besser wirksam ist als die alleinige Chemotherapie, insbesondere nicht zusammen mit den 5-Fluorouracil-Kombinationen FOLFIRI (5-Fluorouracil, Folinsäure, Irinotecan) und FOLFOX (5-Fluorouracil, Folinsäure, Oxaliplatin) (Macedo et al. 2012). Eine weitere Metaanalyse ergab, dass Bevacizumab in Kombination mit einer Chemotherapie die therapiebedingte Mortalität (2,9% versus 2,2%) sogar erhöht (Ranpura et al. 2011).

Auch beim metastasierten Mammakarzinom verdeutlichte ein Cochrane-Review, dass der patientenbezogene Gesamtnutzen von Bevacizumab bei der Erst- und Zweitlinientherapie bestenfalls als mäßig angesehen werden kann (Wagner et al. 2012). Bereits 2011 haben Studienergebnisse beim metastasierten Mammakarzinom das Ausmaß der ursprünglich angenommenen positiven Effekte auf das progressionsfreie Überleben nicht bestätigt und sprachen für ein negatives Nutzen-Risiko-Verhältnis. Daraufhin wurde die 2008 in den USA erteilte Zulassung von Bevacizumab zur Behandlung des metastasierten Mammakarzinoms 2011 wieder zurückgezogen (Food and Drug Administration 2011). Auch das britische NICE hat Bevacizumab in Kombination mit einem Taxan nicht als Erstlinienbehandlung des metastasierten Mammakarzinoms empfohlen (National Institute of Health and Clinical Excellence 2011). Bei Patientinnen mit fortgeschrittenem Ovarialkarzinom erhöht Bevacizumab in Kombination mit der Standardchemotherapie das progressionsfreie Überleben bei Erst- und Zweitlinientherapie, während das Gesamtüberleben nur bei der Erstlinientherapie geringfügig verlängert wurde (Übersicht bei Jayson et al. 2014). Trotz des nicht eindeutigen therapeutischen Stellenwerts in den wichtigsten onkologischen Indikationen ist *Avastin* 2017 weiterhin der mit Abstand führende VEGF-Inhibitor und hat mit 498 Mio. € inzwischen auch das höchste Umsatzvolumen aller monoklonalen Antikörper (◘ Tabelle 37.9).

Aflibercept (*Zaltrap*) ist ein gegen VEGF gerichtetes rekombinantes Fusionsprotein, das 2013 in Kombination mit einer Chemotherapie aus Irinotecan/5-Fluorouracil/Folinsäure (FOLFIRI) als Zweitlinientherapie beim metastasierten kolorektalen Karzinom nach Progression unter einem Oxaliplatin-haltigen Regime zugelassen wurde. Ein Jahr vorher war Aflibercept (*Eylea*) zunächst zur Behandlung der neovaskulären altersabhängigen Makuladegeneration zugelassen worden (▶ siehe Arzneiverordnungs-Report 2013, Kapitel 2, Neue Arzneimittel 2012). Bei Patienten mit kolorektalem Karzinom, die innerhalb von 6 Monaten nach Abschluss einer adjuvanten Oxaliplatin-basierten Therapie eine Tumorprogression gezeigt hatten, verbesserte Aflibercept in Kombination mit FOLFIRI das mediane Gesamtüberleben im Vergleich zu Placebo plus FOLFIRI geringfügig (13,50 versus 12,06 Monate) (Van Cutsem et al. 2012). Dabei zeigte Afliber-

cept die typischen Nebenwirkungen einer antiangiogenetischen Therapie (z. B. Hypertonie, Blutungen, Thromboembolien) und verstärkte die durch Chemotherapie ausgelöste Toxizität. Die schweren Nebenwirkungen wurden auch in der frühen Nutzenbewertung berücksichtigt und haben die Bedeutung der geringen Verbesserung des Gesamtüberlebens um 1,4 Monate weiter relativiert. Für die gesundheitsbezogene Lebensqualität wurden keine Daten erhoben. Die negativen Effekte in der Kategorie der schweren Nebenwirkungen wurden als größerer Schaden mit einem erheblichen Ausmaß bewertet, so dass insgesamt vom G-BA nur ein Hinweis für einen geringen Zusatznutzen von Aflibercept gesehen wurde (Arzneiverordnungs-Report 2014, ▶ Kapitel 2, Neue Arzneimittel 2013, Abschnitt 2.2.1). Die Verordnungen von *Zaltrap* waren 2017 weiter rückläufig (◘ Tabelle 37.9).

Ramucirumab (*Cyramza*) ist ein humaner monoklonaler Antikörper und VEGF-Rezeptor-2-Antagonist, der 2014 zuerst als Orphan-Arzneimittel (Widerruf Dezember 2015) für die Zweitlinientherapie des fortgeschrittenen Adenokarzinoms des Magens und des gastroösophagealen Übergangs mit Tumorprogress nach vorausgegangener Platin- und Fluoropyrimidin-haltiger Chemotherapie zugelassen wurde. Die Monotherapie und die Kombinationstherapie mit Paclitaxel verlängerten das Gesamtüberleben geringfügig (1,4 bzw. 2,2 Monate), zeigten aber ebenfalls die typischen Nebenwirkungen einer Angiogenesehemmung. Die frühe Nutzenbewertung durch den G-BA ergab für beide Indikationen einen geringen Zusatznutzen (▶ siehe Arzneiverordnungs-Report 2016, Kapitel 3, Neue Arzneimittel 2015, Abschnitt 3.1.31). Im Januar 2016 wurde Ramucirumab für zwei weitere Indikationen zugelassen: 1. Kombinationsbehandlung von erwachsenen Patienten mit einem metastasierten Kolorektalkarzinom mit Tumorprogress während oder nach vorausgegangener Therapie mit Bevacizumab, Oxaliplatin und einem Fluoropyrimidin, 2. Kombinationsbehandlung von erwachsenen Patienten mit einem lokal fortgeschrittenen oder metastasierten nicht-kleinzelligen Lungenkarzinom mit Tumorprogress nach platinhaltiger Chemotherapie. Bei beiden Indikationen ergab die Nutzenbewertung durch den G-BA keinen Beleg für einen Zusatznutzen (Bundesministerium für Gesundheit 2016c,

2016d). Die Verordnungen von *Cyramza* liegen im Vergleich zu *Avastin* deutlich niedriger, sind aber 2017 trotz hoher Jahrestherapiekosten von 77.311 € erneut gestiegen (◙ Tabelle 37.9), was vermutlich durch die Zulassung der beiden neuen Indikationen bedingt ist.

37.5.4 EGFR-Antikörper

Der chimäre EGFR-Antikörper **Cetuximab** (*Erbitux*) ist seit 2004 zugelassen ist zur Behandlung des EGFR-exprimierenden metastasierten Kolorektalkarzinoms mit Wildtyp-K-Ras-Gen in Kombination mit verschiedenen Chemotherapieprotokollen sowie des Plattenepithelkarzinoms im Kopf- und Halsbereich in Kombination mit Strahlentherapie oder platinbasierter Chemotherapie (Übersicht bei Ciardiello und Tortora 2008). Bei Patienten mit Irinotecan-refraktärem kolorektalem Karzinom erhöhte die Kombination von Cetuximab mit Irinotecan die Ansprechquote im Vergleich zur Monotherapie mit Cetuximab (56% versus 32%), die Überlebenszeit änderte sich jedoch nicht signifikant (Cunningham et al. 2004). Dagegen erhöhte die Erstlinienbehandlung mit Cetuximab in Kombination mit FOLFIRI bei Patienten mit metastasiertem kolorektalem Karzinom mit KRAS-Wildtyp das mediane Gesamtüberleben im Vergleich zu FOLFIRI allein (23,5 versus 20,0 Monate) (Van Cutsem et al. 2011). In Kombination mit FOLFOX war Cetuximab jedoch nicht besser wirksam als FOLFOX allein auf das Gesamtüberleben. 2017 waren die Verordnungen von Cetuximab (*Erbitux*) erneut rückläufig (◙ Tabelle 37.9).

Panitumumab (*Vectibix*) ist ein weiterer, im Unterschied zu Cetuximab humaner monoklonaler EGFR-Antikörper. Er wurde 2008 zur Behandlung des metastasierten kolorektalen Karzinoms mit nicht-mutiertem RAS-Wildtyp in mehreren Therapiemodalitäten zugelassen. Bei Patienten mit chemotherapierefraktärem, metastasiertem kolorektalem Karzinom verlängerte Panitumumab nur das progressionsfreie Überleben im Vergleich mit bester supportiver Therapie von 8,5 Wochen auf 13,8 Wochen, während das Gesamtüberleben keinen Unterschied zeigte (Van Cutsem et al. 2007). Auch bei der Erstlinientherapie in Kombination mit FOLFOX4 erhöhte Panitumumab nur das progressionsfreie Überleben (9,6 versus 8,0 Monate), nicht aber das mediane Gesamtüberleben (Douillard et al. 2010). Die Verordnungen von Panitumumab (*Vectibix*) waren 2017 ebenfalls rückläufig (◙ Tabelle 37.9).

37.5.5 PD-1-Rezeptorantikörper

Der inhibitorische „Programmed (Cell) Death"-1 (PD-1)-Rezeptor aus der CD28-Familie wird von T-Zellen und weiteren Immunzellen (dendritische Zellen, Monozyten) exprimiert, nach T-Zellaktivierung hochreguliert und ist somit ein negativer Regulator der T-Zellaktivität. Die bisher bekannten Liganden des PD-1-Rezeptors sind PD-L1 und PD-L2, die sich in ihrem Expressionsmuster deutlich unterscheiden. PD-L1 kommt auf T-Zellen, B-Zellen, Monozyten, Makrophagen und dendritischen Zellen vor, daneben aber auch in mehreren nicht-hämatopoetischen Geweben wie Herz, Pankreas, Plazenta, vaskulärem Epithel, Leber, Lunge und Haut. Von besonderem Interesse ist die häufig beobachtete Überexpression von PD-L1 in Tumorzellen, womit die T-Zell-abhängige Immunabwehr von Tumoren ausgeschaltet wird. Monoklonale Antikörper gegen PD-L1 unterbrechen die Interaktion mit dem von Tumorzellen überexprimierten Rezeptorliganden PD-L1 und können dadurch die immunsuppressive T-Zell-Aktivität gegen den Tumor reaktivieren. Dagegen wird PD-L2 nur in relativ wenigen Zellen gebildet und vor allem in Antigen-präsentierenden Zellen hochreguliert (Übersicht bei Chinai et al. 2015).

Nivolumab (*Opdivo*) ist ein humaner monoklonaler IgG4 Antikörper, der an den PD-1-Rezeptor bindet und dadurch die Interaktion des Rezeptors mit den Liganden PD-L1 und PD-L2 blockiert. Nivolumab ist der erste PD-1-Rezeptorantikörper, der zuerst für die Monotherapie das fortgeschrittenen Melanom zugelassen wurde. Der Antikörper verlängerte die Gesamtüberlebensrate (primärer Endpunkt) nach einem Jahr im Vergleich zur Chemotherapie mit Dacarbazin (72,9% versus 42,1%) und hatte wegen verbesserter Verträglichkeit weniger Therapieabbrüche zur Folge (Robert et al. 2015a, CHECKMATE 066). Außerdem erhöhte Nivolumab das Gesamtüberleben des lokal fortgeschrittenen oder metastasierten NSCLC nach vorheriger Chemotherapie und zeigte auch hier ein günstigeres Nebenwirkungsprofil als die Vergleichstherapie mit Docetaxel. Für beide Indikationen ergab die Nutzenbewertung durch den G-BA in den therapeutisch bedeutsamen Subgruppen einen Hinweis auf einen beträchtlichen Zusatznutzen (▶ vgl. Arzneiverordnungs-Report 2016, Kapitel 3, Neue Arzneimittel 2015, Abschnitt 3.1.25). Inzwischen wurde Nivolumab 2016 und 2017 für vier weitere Indikationen jeweils als Monotherapie zugelassen: 1. Fortgeschrittenes Nierenzellkarzinom nach Vortherapie, 2. rezidivierendes oder refraktäres klassisches Hodgkin-Lymphoms nach autologe Stammzelltransplantation und Behandlung mit Brentuximab Vedotin, 3. Plattenepithelkarzinom des Kopf-Hals-Bereich mit Progression während oder nach platinbasierter Therapie, 4. lokal fortgeschrittenes, nicht resezierbares oder metastasiertes Urothelkarzinoms nach Versagen einer vorherigen platinhaltigen Therapie (▶ Kapitel 3, Neue Arzneimittel 2017, Abschnitt 3.2.10). Die vielen neuen Indikationen sind wahrscheinlich der Hauptgrund für den weiteren massiven Verordnungsanstieg von *Opdivo* im Jahre 2017 (◩ Tabelle 37.9). Die Jahrestherapiekosten sind mit 70.138 € weiterhin sehr hoch.

Pembrolizumab (*Keytruda*) ist ein humanisierter, monoklonaler IgG4/Kappa-Antikörper, der ebenfalls an den PD-1-Rezeptor bindet, und zuerst für die Monotherapie des fortgeschrittenen Melanoms zugelassen wurde. Der Antikörper verlängerte die Gesamtüberlebensrate in zwei Dosierungen im Vergleich zur Immuntherapie mit Ipilimumab nach 12 Monaten (74,1%, 68,4% versus 58,2%) und hatte wegen verbesserter Verträglichkeit weniger Therapieabbrüche zur Folge (Robert et al. 2015b, KEYNOTE-006). Auch hier ergab die Nutzenbewertung durch den G-BA in den therapeutisch bedeutsamen Subgruppen einen Hinweis bzw. Anhaltspunkt für einen beträchtlichen Zusatznutzen (▶ vgl. Arzneiverordnungs-Report 2016, Kapitel 3, Neue Arzneimittel 2015, Abschnitt 3.1.30). Ähnlich wie Nivolumab wurde Pembrolizumab inzwischen für weitere Indikationen jeweils als Monotherapie zugelassen: 1. Erstlinienbehandlung des metastasierenden nicht-kleinzelligen Lungenkarzinoms mit PD-L1 exprimierenden Tumoren (Tumor Propor-

tion Score ≥50%) ohne EGFR oder ALK-positive Tumormutationen, 2. Zweitlinienbehandlung des lokal fortgeschrittenen oder metastasierenden nicht-kleinzelligen Lungenkarzinoms mit PD-L1 exprimierenden Tumoren (Tumor Proportion Score ≥1%) nach vorheriger Chemotherapie bei Erwachsenen, 3. rezidivierendes oder refraktäres klassischen Hodgkin-Lymphoms nach Versagen einer autologen Stammzelltransplantation und einer Behandlung mit Brentuximab Vedotin, 4. lokal fortgeschrittenes oder metastasierendes Urothelkarzinom nach vorheriger platinbasierter Therapie sowie bei Patienten, die nicht für eine Cisplatin-basierte Therapie geeignet sind (▶ Kapitel 3, Neue Arzneimittel 2017, Abschnitt 3.2.10). Auch *Keytruda* zeigt 2017 einem weiteren rasanten Verordnungsanstieg, obwohl die Jahrestherapiekosten mit 89.002 € sogar noch höher als die von Nivolumab (*Opdivo*) sind (◩ Tabelle 37.9).

37.6 Hormonantagonisten

Als Hormonantagonisten werden in diesem Abschnitt Gonadorelinanaloga, Antiöstrogene (Tamoxifen, Fulvestrant), Aromatasehemmer, Antiandrogene (Bicalutamid, Flutamid, Enzalutamid) und ein Androgensynthesehemmer (Abirateronacetat) für onkologische Indikationen dargestellt. Weitere Gonadorelinanaloga für gynäkologische Indikationen finden sich im Kapitel Hypophysen- und Hypothalamushormone (▶ Kapitel 30). Das Verordnungsvolumen der Hormonantagonisten für die endokrine Therapie übertrifft mit 151 Mio. DDD alle anderen Arzneimittelgruppen der Onkologika und umfasst fast 70% aller onkologischen Verordnungen (◩ Tabelle 37.1). Die beiden Hauptindikationen der Hormonantagonisten sind das Prostatakarzinom und das Mammakarzinom, an denen sich die Verordnungsanalyse orientiert.

37.6.1 Prostatakarzinom

Der Androgenentzug ist das wichtigste Prinzip der systemischen Therapie nach einem biochemischen Rezidiv des fortgeschrittenen Prostatakarzinoms (Übersicht bei Attard et al. 2016). Gonadorelinanaoga bzw. Gonadorelinantagonisten haben sich zum Standard der Hormontherapie entwickelt und werden wegen der Reversibilität im Vergleich zur Orchiektomie sowie der möglichen intermittierenden Anwendung in Leitlinien empfohlen (Deutsche Krebsgesellschaft et al. 2016).

Gonadorelinanaloga werden dementsprechend am häufigsten für die Androgendeprivation beim hormonabhängigen Prostatakarzinom eingesetzt mit dem Ziel, das Serumtestosteron auf Kastrationsniveau zu senken. Führendes Arzneimittel für die Langzeittherapie des Prostatakarzinoms ist Leuprorelin, deutlich geringere Verordnungsvolumina entfallen auf Triptorelin (*Pamorelin*), Buserelin (*Profact*) und Goserelin (*Zoladex*) (■ Tabelle 37.10). Leuprorelin und Goserelin sind Wirkstoffe mit einer relativ langen Halbwertszeit und werden daher präparateabhängig als subkutane Depotimplantate im Abstand von 1–3 Monaten injiziert. Auch Buserelin (*Profact*) kann beim Prostatakarzinom als Depotimplantat alle 2–3 Monate gegeben werden. Insgesamt waren die Verordnungen der Gonadorelinanaloga 2017 annähernd konstant (■ Tabelle 37.10).

Der Gonadorelinantagonist **Degarelix** (*Firmagon*) wurde 2009 zur Behandlung des fortgeschrittenen hormonabhängigen Prostatakarzinoms zugelassen (► siehe Arzneiverordnungs-Report 2010, Kapitel 2, Neue Arzneimittel 2009). Trotz theoretischer Vorteile spielt er im Vergleich zu den Gonadorelinanaloga nur eine geringe Rolle (■ Tabelle 37.10). Nach retrospektiven Daten soll Degarelix im Vergleich zu Gonadorelinanaloga Vorteile in Bezug auf Gesamtüberleben und kardiovaskuläre Risiken haben (Rosario et al. 2016).

Antiandrogene werden als Alternative zu den Gonadorelinanaloga oder Gonadorelinantagonisten als Monotherapie angewendet, wenn Patienten eine Erhaltung der Sexualfunktion anstreben und bereit sind, Nebenwirkungen (Gynäkomastie) und ggf. eine verkürzte Überlebenszeit zu akzeptieren (National Institute of Health and Clinical Excellence 2014). Ein Cochrane-Review über 11 klinische Studien mit 3060 Patienten mit fortgeschrittenem Prostatakarzinom hat bestätigt, dass nicht steroidale Antiandrogene (Bicalutamid, Flutamid) in Bezug auf Gesamtüberleben, klinische Progression und Therapieversagen weniger wirksam sind als die medikamentöse oder chirurgische Kastration (Kunath et al. 2014). Auch die kombinierte Androgenblockade zusammen mit Gonadorelinanaloga hat kaum zusätzliche Effekte, aber negative Auswirkungen auf die Lebensqualität (Deutsche Krebsgesellschaft et al. 2016).

Hauptvertreter der nicht steroidalen Antiandrogene ist **Bicalutamid**, das 1996 zur Behandlung des lokal fortgeschrittenen Prostatakarzinoms mit hohem Progressionsrisiko eingeführt wurde. Es leitet sich von Flutamid ab, hat aber eine deutlich längere Halbwertzeit (7 Tage) und ist besser verträglich als Flutamid, das nur noch eine untergeordnete Rolle spielt (■ Tabelle 37.10). In einer großen Studie an über 8000 Patienten mit lokal fortgeschrittenem Prostatakrebs verbesserte Bicalutamid nach 9,7 Jahren das progressionsfreie Überleben, nicht aber das Gesamtüberleben (Iversen et al. 2010). Häufigste Nebenwirkungen waren Brustschmerzen und Gynäkomastie. Die Verordnungen von Bicalutamid waren 2017 leicht rückläufig (■ Tabelle 37.10).

Der Androgensynthesehemmer **Abirateronacetat** (*Zytiga*) wurde 2011 zunächst zur Behandlung des metastasierten kastrationsresistenten Prostatakarzinoms in Kombination mit Prednison oder Prednisolon im Progress nach einer Docetaxelhaltigen Chemotherapie zugelassen (Übersicht in Sartor und de Bono 2018). Durch die Hemmung des Enzyms CYP17 wird auch die extragonadale Androgenbiosynthese im Tumor und Metastasen gehemmt (► siehe Arzneiverordnungs-Report 2012, Kapitel 2, Neue Arzneimittel 2011). Die Nutzenbewertung von Abirateronacetat durch den G-BA ergab für Patienten, die für eine erneute Behandlung mit Docetaxel nicht in Frage kommen, im Vergleich mit bestmöglicher supportiver Therapie einen Hinweis auf einen beträchtlichen Zusatznutzen. Im Januar 2013 wurde Abirateronacetat auch für Patienten mit metastasiertem kastrationsresistentem Prostatakarzinom und asymptomatischem oder mild symptomatischem Verlauf zugelassen, bei denen nach Versagen der Androgenentzugstherapie eine Chemotherapie noch nicht klinisch indiziert ist. Zuvor war in einer klinischen Studie an 1088 Patienten ohne vorangehende Chemotherapie gezeigt worden, dass Abirateronacetat in Kombination mit Prednison das mediane radiologisch belegte progressionsfreie Überleben im Vergleich

◻ Tabelle 37.10 Verordnungen von Gonadorelinanaloga und Antiandrogenen 2017. Angegeben sind die 2017 verordneten Tagesdosen, die Änderungen gegenüber 2016 und die mittleren Kosten je DDD 2017.

Präparat	Bestandteile	DDD Mio.	Änderung %	DDD-Nettokosten €
Leuprorelin				
Trenantone	Leuprorelin	14,3	(−0,1)	5,35
Leuprone HEXAL	Leuprorelin	6,1	(+25,4)	4,28
Eligard	Leuprorelin	5,6	(−8,7)	5,02
Leupro Sandoz	Leuprorelin	1,2	(+8,1)	4,29
Sixantone	Leuprorelin	0,89	(−5,1)	4,91
Enantone	Leuprorelin	0,60	(−5,0)	5,55
Lutrate depot	Leuprorelin	0,19	(+131,5)	4,96
		28,9	(+2,9)	5,00
Weitere Gonadorelinanaloga				
Pamorelin	Triptorelin	4,9	(+2,7)	5,67
Profact	Buserelin	4,0	(−11,7)	5,55
Zoladex	Goserelin	1,6	(−4,5)	5,79
		10,5	(−4,3)	5,64
Gonadorelinantagonisten				
Firmagon	Degarelix	0,84	(−5,3)	5,52
Bicalutamid				
Bicalutamid Heumann	Bicalutamid	3,8	(+93,8)	2,23
Bicalutamid Winthrop	Bicalutamid	3,4	(+7,9)	3,22
Bicalutin	Bicalutamid	0,90	(−15,3)	3,56
Bicalutamid Medac	Bicalutamid	0,50	(+132,1)	3,84
Bicalutamid-ratiopharm	Bicalutamid	0,42	(+226,9)	4,49
Bicalutamid Bluefish	Bicalutamid	0,32	(−77,9)	3,50
Bicadex TAD	Bicalutamid	0,15	(−32,2)	3,41
Bicalutamid Uropharm	Bicalutamid	0,15	(−8,7)	3,29
Bicalutamid Aristo	Bicalutamid	0,14	(+193,5)	4,73
Bicalutamid-1 A Pharma	Bicalutamid	0,11	(−14,3)	4,10
Bicalutamid esparma	Bicalutamid	0,11	(−64,5)	3,10
Bicalutamid TEVA	Bicalutamid	0,10	(−93,1)	2,96
		10,1	(−2,0)	3,00
Weitere Antiandrogene				
Xtandi	Enzalutamid	1,9	(+12,7)	130,07
Zytiga	Abirateron	1,8	(+13,4)	131,76
Flutamid AL	Flutamid	0,35	(+6,8)	0,99
		4,1	(+12,4)	119,76
Summe		54,4	(+1,0)	13,47

u Prednison verlängert (16,5 versus 8,3 Monate) und nach 22,2 Monaten auch das Gesamtüberleben verbessert (Median nicht erreicht versus 27,2 Monate) (Ryan et al. 2013). Die finale Analyse dieser Studie nach 4,1 Jahren bestätigte die Verlängerung des Gesamtüberlebens durch Abirateron im Vergleich zur Kontrollgruppe (34,7 versus 30,3 Monate) (Ryan et al. 2015). Im Oktober 2017 wurde als dritte Indikation für Abirateron das neu diagnostizierte Hochrisiko-metastasierte hormonsensitive Prostatakarzinom in Kombination mit einer Androgenentzugstherapie zugelassen. Basis der Zulassung war eine Phase-3-Studie an 1199 Patienten mit neu diagnostiziertem, metastasierten Hochrisiko-Prostatakarzinom, in der Abirateron in Kombination mit einer Androgenentzugstherapie im Vergleich zu einer alleinigen Androgenentzugstherapie die Gesamtüberlebensrate nach 3 Jahren (66 % versus 49 %) erhöhte (Fizazi et al. 2017, LATITUDE). Ähnliche Ergebnisse zeigte eine weitere Studie an 1917 Hochrisikopatienten (James et al. 2017, STAMPEDE). Die frühe Nutzenbewertung von Abirateron durch den G-BA ergab einen Hinweis auf einen beträchtlichen Zusatznutzen (▶ siehe Kapitel 3, Neue Arzneimittel 2017, Abschnitt 3.2.1). Die Verordnungen von *Zytiga* sind 2017 nach dem vorjährigen Rückgang wieder etwas gestiegen, was möglicherweise mit den neuen Studiendaten bei Hochrisikopatienten zusammenhängt.

Enzalutamid (*Xtandi*) ist ein reiner Androgenrezeptorantagonist, der eine 10-fach höhere Rezeptoraffinität als Bicalutamid hat und daher auch bei Überexpression des Rezeptors und bei Resistenz gegen andere Antiandrogene tumorhemmend wirkt. Enzalutamid wurde 2013 zunächst zur Behandlung von Patienten mit metastasiertem kastrationsresistentem Prostatakarzinom zugelassen, deren Krankheit während oder nach einer Chemotherapie mit Docetaxel fortschreitet. Grundlage waren die Ergebnisse einer placebokontrollierten Studie an 1199 Patienten mit kastrationsresistentem metastasiertem Prostatakarzinom im Progress nach einer Chemotherapie mit Docetaxel, die eine Verlängerung des medianen Gesamtüberlebens (18,4 Monate versus 13,6 Monate) zeigte (Scher et al. 2012, AFFIRM). In einer weiteren randomisierten, placebokontrollierten Studie vor einer Chemotherapie wurde nach 12 Monaten eine Abnahme des radiolo-

gisch belegten progressionsfreien Überlebens um 85 % und nach 22 Monaten eine Senkung des Mortalitätsrisikos um 29 % beobachtet (Beer et al. 2014, PREVAIL). Mit diesen Daten wurde Enzalutamid auch für Patienten zugelassen, bei denen nach Versagen der medikamentösen Androgendeprivation eine Chemotherapie noch nicht indiziert ist. Für beide Indikationen hat die frühe Nutzenbewertung durch den G-BA einen Hinweis auf einen beträchtlichen Zusatznutzen ergeben (▶ siehe Arzneiverordnungs-Report 2014, Kapitel 2, Neue Arzneimittel 2013). Enzalutamid (*Xtandi*) wird inzwischen mehr als Abirateronacetat verordnet und zeigt 2017 einen weiteren Anstieg der Verordnungen (◼ Tabelle 37.10). Ein möglicher Grund für die stärkere Zunahme der Verordnungen von Enzalutamid könnte die bessere Verträglichkeit sein, da unter Abirateron trotz der notwendigen Komedikation mit Prednisolon mineralokortikoide Nebenwirkungen (Flüssigkeitsretention, Hypertonie, Hypokaliämie) auftreten, die mit Enzalutamid nicht beobachtet werden (Übersicht in Sartor und de Bono 2018). Bisher gibt es keine ausreichende Evidenz für die optimale Behandlungssequenz des metastasierten Prostatakarzinoms. Wegen der besseren Verträglichkeit werden hormonelle Mittel generell für die Erstlinientherapie bevorzugt. Möglicherweise können molekulare Biomarker die Auswahl der Behandlung demnächst unterstützen (Lorente et al. 2015).

37.6.2 Mammakarzinom

Die adjuvante Standardtherapie des hormonrezeptorpositiven Mammakarzinoms ist weiterhin die endokrine Therapie. Adjuvante endokrine Therapien wie Tamoxifen und Aromatasehemmer reduzieren signifikant die Wahrscheinlichkeit eines Rezidivs um ca. 40 % und die Wahrscheinlichkeit des Versterbens um ca. 30 % (Deutsche Krebsgesellschaft et al. 2017). Für prä- oder perimenopausale Patientinnen wird **Tamoxifen** als Mittel der Wahl für eine Dauer von mindestens 5 Jahren empfohlen. Abhängig vom Rezidivrisiko und vom Wunsch der Patientin soll die antiöstrogene Therapie über 5 Jahre hinaus bis insgesamt 10 Jahre bzw. bis zum Rezidiv erfolgen. Diese Leitlinienempfehlung basiert auf neueren Langzeitdaten, die eine weitere

◘ Tabelle 37.11 Verordnungen von Antiöstrogenen 2017. Angegeben sind die 2017 verordneten Tagesdosen, die Änderungen gegenüber 2016 und die mittleren Kosten je DDD 2017.

Präparat	Bestandteile	DDD Mio.	Änderung %	DDD-Nettokosten €
Tamoxifen				
Tamoxifen AL	Tamoxifen	26,3	(+17,2)	0,19
Tamoxifen Heumann	Tamoxifen	8,7	(−10,5)	0,19
Tamoxifen HEXAL	Tamoxifen	3,8	(+9,3)	0,21
Tamoxifen Aristo	Tamoxifen	3,1	(−27,1)	0,20
Tamoxifen-ratiopharm	Tamoxifen	1,5	(+21,4)	0,20
Tamox-1 A Pharma	Tamoxifen	0,77	(−27,5)	0,19
Tamoxifen AbZ	Tamoxifen	0,32	(−78,2)	0,19
		44,5	(+1,9)	0,20
Fulvestrant				
Faslodex	Fulvestrant	1,7	(−11,4)	30,92
Fulvestrant HEXAL	Fulvestrant	0,56	(>1000)	25,78
Fulvestrant-ratiopharm	Fulvestrant	0,18	(>1000)	27,91
		2,4	(+24,7)	29,49
Summe		46,9	(+2,9)	1,71

Senkung der Mortalität durch eine Ausdehnung der Tamoxifentherapie auf 10 Jahre gezeigt haben. Bei hohem Rezidivrisiko und prämenopausaler Situation nach adjuvanter Chemotherapie soll eine Ovarialsuppression (Gonadorelinanaloga, bilaterale Ovarektomie) zusätzlich zu Tamoxifen oder einem Aromatasehemmer erwogen werden. Postmenopausale Patientinnen, die zuvor 5 Jahre mit Tamoxifen behandelt wurden, sollte die Wahl einer über 5 Jahre fortgesetzten Therapie mit Tamoxifen oder ein Wechsel zu einem Aromatasehemmer angeboten werden. Nach Metastasierung sollte bei postmenopausalen Patientinnen zunächst ein Aromatasehemmer eingesetzt werden, wenn adjuvant ausschließlich Tamoxifen eingesetzt wurde (Deutsche Krebsgesellschaft et al. 2017). Die Verordnung von Tamoxifen nahm 2017 weiter leicht zu (◘ Tabelle 37.11).

Fulvestrant (*Faslodex*) ist der erste reine steroidale Östrogenrezeptorantagonist ohne die agonistische Restaktivität von Tamoxifen. Trotz seiner pharmakologischen Vorteile hatte Fulvestrant bei postmenopausalen Patientinnen mit fortgeschrittenem oder metastasiertem Mammakarzinom keinen klinischen Zusatznutzen im direkten Vergleich mit Tamoxifen (Howell et al. 2004) oder mit Anastrozol bei eingetretener Tamoxifenresistenz (Howell et al. 2002, Osborne et al. 2002). Seit 2009 ist Fulvestrant in einer doppelt so hohen Dosis (500 mg/Monat) wie bisher zugelassen, die aber gegenüber der 250 mg-Dosis das Gesamtüberleben nur wenig erhöhte (26,4 versus 22,5 Monate) (Di Leo et al. 2014, CONFIRM). Die Erstlinientherapie mit Fulvestrant (500 mg) oder Anastrozol (1 mg) zeigte in einer Phase-2-Studie an 205 postmenopausalen Patientinnen mit fortgeschrittenem hormonrezeptorpositivem Mammakarzinom zunächst nur eine ähnliche klinische Wirksamkeit (objektives Ansprechen plus stabiler Krankheitsverlauf) von 72,5% versus 67,0% (Robertson et al. 2009, FIRST). Ein nachfolgende Auswertung des medianen Gesamtüberlebens ergab einen geringen Vorteil für Fulvestrant (54,1 versus 48,4 Monate) (Ellis et al. 2015). Die Ergebnisse der FIRST-Studie wurden in einer Phase-3-Studie teilweise bestätigt, in der das mediane progressionsfreie Überleben durch Fulvestrant im Vergleich zu Anastrozol geringfügig verlängert wurde (16,6 versus 13,8 Monate) (Robertson et al. 2016, FALCON). Die Verordnungen von Fulvestrant sind 2017 trotz des begrenzten Zusatznutzens stärker als im Vor-

■ **Tabelle 37.12 Verordnungen von Aromatasehemmern 2017.** Angegeben sind die 2017 verordneten Tagesdosen, die Änderungen gegenüber 2016 und die mittleren Kosten je DDD 2017.

Präparat	Bestandteile	DDD Mio.	Änderung %	DDD-Nettokosten €
Anastrozol				
Anastrozol Heumann	Anastrozol	12,0	(–0,0)	0,84
Anastrozol Glenmark	Anastrozol	0,90	(+88,0)	0,59
Anastrozol Sun	Anastrozol	0,80	(+128,0)	0,52
Anastrozol AbZ	Anastrozol	0,72	(+57,3)	0,77
Anablock	Anastrozol	0,52	(–8,3)	0,91
Anastrozol Winthrop	Anastrozol	0,49	(–31,0)	0,92
Anastrozol-1 A Pharma	Anastrozol	0,44	(–51,1)	0,77
Anastrozol beta	Anastrozol	0,44	(–22,9)	0,92
Anastrozol Haemato	Anastrozol	0,40	(+55,0)	0,52
AnastroHEXAL	Anastrozol	0,35	(–32,3)	0,92
Anastrozol Aristo	Anastrozol	0,34	(–3,4)	0,89
Anastrozol Devatis	Anastrozol	0,25	(+322,3)	0,52
Anastrozol AL	Anastrozol	0,15	(–22,8)	0,56
		17,8	(+2,1)	0,80
Letrozol				
Letrozol beta	Letrozol	4,9	(+155,0)	0,87
Letrozol Sun	Letrozol	4,2	(+168,2)	0,69
Letrozol AbZ	Letrozol	3,0	(+102,6)	0,70
Letrozol Heumann	Letrozol	2,8	(–72,5)	0,70
Letrozol Glenmark	Letrozol	2,5	(+542,2)	0,65
Letrozol Devatis	Letrozol	1,2	(+865,6)	0,40
Letrozol-1 A Pharma	Letrozol	0,79	(–6,6)	0,72
LetroHEXAL	Letrozol	0,64	(–6,2)	0,86
Letrozol Accord	Letrozol	0,60	(+234,0)	0,87
Letrozol Bluefish	Letrozol	0,52	(+38,3)	0,40
Letroblock	Letrozol	0,36	(–0,3)	0,86
Letrozol Aristo	Letrozol	0,36	(+14,8)	0,82
Letrozol Denk	Letrozol	0,31	(+937,1)	0,38
Letrozol-ratiopharm	Letrozol	0,18	(–43,9)	0,86
Letrozol Winthrop	Letrozol	0,17	(–68,6)	0,86
Letrozol PUREN	Letrozol	0,15	(–39,9)	0,86
Letrozol STADA	Letrozol	0,13	(+41,2)	0,68
		22,8	(+16,5)	0,72
Exemestan				
Exemestan Pfizer	Exemestan	4,5	(+4,9)	1,26
Exemestan Heumann	Exemestan	0,97	(+72,0)	1,26
Exemestan beta	Exemestan	0,78	(+1,0)	1,26
Exemestan AL	Exemestan	0,33	(+59,5)	1,11
Exemestan Aristo	Exemestan	0,19	(–14,7)	1,26

⬛ Tabelle 37.12 Verordnungen von Aromatasehemmern 2017 (Fortsetzung).

Präparat	Bestandteile	DDD Mio.	Änderung %	DDD-Nettokosten €
Exemestan Devatis	Exemestan	0,18	(+21,0)	1,03
Exemestan Winthrop	Exemestan	0,15	(−79,6)	1,26
Exestan	Exemestan	0,14	(−15,8)	1,25
Exemestan-1 A Pharma	Exemestan	0,12	(+44,0)	1,21
Exemestan HEXAL	Exemestan	0,11	(−27,0)	1,25
		7,4	(+1,5)	1,25
Summe		48,1	(+8,4)	0,83

jahr gestiegen, obwohl die DDD-Kosten von *Faslodex* fast 40-fach höher als die von Anastrozol liegen (⬛ Tabelle 37.11 und ⬛ Tabelle 37.12). Ein Grund könnte sein, dass der neue CDK-Inhibitor Palbociclib (*Ibrance*) kürzlich in Kombination mit Fulvestrant zur Behandlung des östrogenrezeptorpositiven, HER2-negativen fortgeschrittenen Mammakarzinoms zugelassen wurde (▶ Abschnitt 37.4.7 und ▶ Kapitel 3, Neue Arzneimittel 2017, Abschnitt 3.2.5).

Aromatasehemmer werden weiterhin etwas häufiger als Tamoxifen verordnet und zeigen 2017 auch einen höheren Verordnungszuwachs als Tamoxifen (⬛ Tabelle 37.12). Sie galten in den vergangenen Jahren als Standard der adjuvanten Therapie in der Postmenopause, da eine direkte Vergleichsstudie von Anastrozol und Tamoxifen bei postmenopausalen Patientinnen in der adjuvanten Situation Vorteile für den Aromatasehemmer Anastrozol gezeigt hatte. Die 10-Jahresergebnisse dieser Studie haben bestätigt, dass Anastrozol das krankheitsfreie Überleben verbessert und die Zahl der Rezidive vermindert. Unterschiede im Gesamtüberleben bestehen aber nicht (Cuzick et al. 2010, Goss et al. 2016). Die adjuvante endokrine Therapie für postmenopausale Patientinnen mit einem hormonrezeptorpositiven Mammakarzinom sollte daher einen Aromatasehemmer enthalten (Deutsche Krebsgesellschaft et al. 2017).

37.7   Weitere onkologische Präparate

37.7.1 BCG-Immuntherapie

Die intravesikale Immuntherapie mit Bacillus Calmette-Guérin (BCG) wurde vor 40 Jahren zur Behandlung nicht-invasiver urothelialer Harnblasenkarzinome mit hohem Risiko eingeführt. Die BCG-Immuntherapie ist zusammen mit der transurethralen Resektion weiterhin der Goldstandard einer blasenerhaltenden Therapie und sollte als Erhaltungstherapie über 1–3 Jahre durchgeführt werden (Übersicht bei Kamat et al. 2016).

37.7.2 Mistelpräparate

Weiterhin sind in Deutschland anthroposophische Mistelpräparate (*Helixor, Iscador, Abnobaviscum*) zur Behandlung bösartiger und gutartiger Geschwulstkrankheiten zugelassen. Daneben ist bei den häufig verordneten Arzneimitteln auch ein pflanzliches Mistelpräparat (*Lektinol*) vertreten, das unterstützend zur Verbesserung der Lebensqualität bei Mammakarzinom während und nach einer Chemotherapie zugelassen ist, ohne dass eine lebensverlängernde Wirkung nachgewiesen wurde. Die Verordnungen der Mistelpräparate sind seit ihrem Höhepunkt mit 23 Mio. DDD im Jahre 1999 (vgl. Arzneiverordnungs-Report 2000, Kapitel 30, Immuntherapeutika und Zytostatika) um fast 90% zurückgegangen und waren 2017 weiter rückläufig (⬛ Tabelle 37.13). In einer systematischen Übersichtsarbeit über 10 klinische Studien mit Mis-

◻ **Tabelle 37.13** Verordnungen von weiteren onkologischen Präparaten 2017. Angegeben sind die 2017 verordneten Tagesdosen, die Änderungen gegenüber 2016 und die mittleren Kosten je DDD 2017.

Präparat	Bestandteile	DDD Mio.	Änderung %	DDD-Nettokosten €
BCG-Immuntherapie				
BCG medac	BCG-Impfstoff	1,8	(+13,7)	4,81
Mistelpräparate				
Helixor	Mistelkrautextrakt	1,1	(−10,2)	2,27
Iscador	Mistelkrautextrakt	0,96	(−10,2)	2,69
Abnobaviscum	Mistelkrautextrakt	0,47	(−6,4)	3,00
Lektinol	Mistelkrautextrakt	0,37	(−15,7)	2,08
		2,9	(−10,4)	2,50
Summe		4,6	(−2,6)	3,37

telpräparaten, die größtenteils beträchtliche Schwächen im Studiendesign aufwiesen, zeigte keine der methodisch zufriedenstellenden Untersuchungen eine Wirksamkeit in Bezug auf Lebensqualität oder Überleben (Ernst et al. 2003).

Literatur

Adams JL, Smothers J, Srinivasan R, Hoos A (2015): Big opportunities for small molecules in immuno-oncology. Nat Rev Drug Discov 14: 603–622

Al-Lazikani B, Banerji U, Workman P (2012): Combinatorial drug therapy for cancer in the post-genomic era. Nat Biotechnol 30: 679–692

André T, Boni C, Navarro M, Tabernero J, Hickish T, Topham C, Bonetti A, Clingan P, Bridgewater J, Rivera F, de Gramont A (2009): Improved overall survival with oxaliplatin, fluorouracil, and leucovorin as adjuvant treatment in stage II or III colon cancer in the MOSAIC trial. J Clin Oncol 27: 3109–3116

Apperley JF (2015): Chronic myeloid leukaemia. Lancet 385: 1447–1459

Attard G, Parker C, Eeles RA, Schröder F, Tomlins SA, Tannock I, Drake CG, de Bono JS (2016): Prostate cancer. Lancet 387: 70–82

Baccarani M, Deininger MW, Rosti G, Hochhaus A, Soverini S, Apperley JF, Cervantes F, Clark RE, Cortes JE, Guilhot F, Hjorth-Hansen H, Hughes TP, Kantarjian HM, Kim DW, Larson RA, Lipton JH, Mahon FX, Martinelli G, Mayer J, Müller MC, Niederwieser D, Pane F, Radich JP, Rousselot P, Saglio G, Saußele S, Schiffer C, Silver R, Simonsson B, Steegmann JL, Goldman JM, Hehlmann R (2013): European LeukemiaNet recommendations for the management of chronic myeloid leukemia: 2013. Blood 122: 872–884

Barbui T, Finazzi MC, Finazzi G (2012): Front-line therapy in polycythemia vera and essential thrombocythemia. Blood Rev 26: 205–211

Beer TM, Armstrong AJ, Rathkopf DE, Loriot Y, Sternberg CN, Higano CS, Iversen P, Bhattacharya S, Carles J, Chowdhury S, Davis ID, de Bono JS, Evans CP, Fizazi K, Joshua AM, Kim CS, Kimura G, Mainwaring P, Mansbach H, Miller K, Noonberg SB, Perabo F, Phung D, Saad F, Scher HI, Taplin ME, Venner PM, Tombal B; PREVAIL Investigators (2014): Enzalutamide in metastatic prostate cancer before chemotherapy. N Engl J Med 371: 424–433

Beyer J, Albers P, Altena R, Aparicio J et al (2013): Maintaining success, reducing treatment burden, focusing on survivorship: highlights from the third European consensus conference on diagnosis and treatment of germ-cell cancer. Ann Oncol 24: 878–888

Bundesministerium für Gesundheit (2014): Bekanntmachung eines Beschlusses des Gemeinsamen Bundesausschusses über eine Änderung der Arzneimittel-Richtlinie (AM-RL): Anlage XII – Beschlüsse über die Nutzenbewertung von Arzneimitteln mit neuen Wirkstoffen nach § 35a des Fünften Buches Sozialgesetzbuch (SGB V), Ruxolitinib vom 6. November 2014, veröffentlicht Montag, 15. Dezember 2014, BAnz AT 15.12.2014 B4

Bundesministerium für Gesundheit (2015): Bekanntmachung eines Beschlusses des Gemeinsamen Bundesausschusses über eine Änderung der Arzneimittel-Richtlinie (AM-RL): Anlage XII – Beschlüsse über die Nutzenbewertung von Arzneimitteln mit neuen Wirkstoffen nach § 35a des Fünften Buches Sozialgesetzbuch (SGB V) Eribulin (neues Anwendungsgebiet) vom 22. Januar 2015, veröffentlicht am Montag, 16. Februar 2015 BAnz AT 16.02.2015 B3 Seite 1 von 9

Bundesministerium für Gesundheit (2016a): Bekanntmachung eines Beschlusses des Gemeinsamen Bundesausschusses über eine Änderung der Arzneimittel-Richtlinie (AM-RL): Anlage XII – Beschlüsse über die Nutzenbewertung von

Arzneimitteln mit neuen Wirkstoffen nach § 35a des Fünften Buches Sozialgesetzbuch (SGB V) Elotuzumab vom 1. Dezember veröffentlicht am Mittwoch, 28. Dezember 2016 BAnz AT 28.12.2016 B2 Seite 1 von 6

Bundesministerium für Gesundheit (2016b): Bekanntmachung eines Beschlusses des Gemeinsamen Bundesausschusses über eine Änderung der Arzneimittel-Richtlinie (AM-RL): Anlage XII – Beschlüsse über die Nutzenbewertung von Arzneimitteln mit neuen Wirkstoffen nach § 35a des Fünften Buches Sozialgesetzbuch (SGB V) Crizotinib (neues Anwendungsgebiet) vom 16. Juni 2016 veröffentlicht am Dienstag, 20. September 2016 BAnz AT 20.09.2016 B2

Bundesministerium für Gesundheit (2016c): Bekanntmachung eines Beschlusses des Gemeinsamen Bundesausschusses über eine Änderung der Arzneimittel-Richtlinie (AM-RL): Anlage XII – Beschlüsse über die Nutzenbewertung von Arzneimitteln mit neuen Wirkstoffen nach § 35a des Fünften Buches Sozialgesetzbuch (SGB V) Ramucirumab (neues Anwendungsgebiet) vom 1. September 2016, veröffentlicht am Donnerstag, 22. September 2016 BAnz AT 22.09.2016 B3 Seite 1 von 4

Bundesministerium für Gesundheit (2016d): Bekanntmachung eines Beschlusses des Gemeinsamen Bundesausschusses über eine Änderung der Arzneimittel-Richtlinie (AM-RL): Anlage XII – Beschlüsse über die Nutzenbewertung von Arzneimitteln mit neuen Wirkstoffen nach § 35a des Fünften Buches Sozialgesetzbuch (SGB V) Ramucirumab (neues Anwendungsgebiet) vom 1. September 2016, veröffentlicht am Freitag, 16. September 2016 BAnz AT 16.09.2016 B1 Seite 1 von 6

Bundesministerium für Gesundheit (2018a): Bekanntmachung eines Beschlusses des Gemeinsamen Bundesausschusses über eine Änderung der Arzneimittel-Richtlinie (AM-RL): Anlage XII – Beschlüsse über die Nutzenbewertung von Arzneimitteln mit neuen Wirkstoffen nach § 35a des Fünften Buches Sozialgesetzbuch (SGB V) Carfilzomib (Neubewertung eines Orphan Drugs nach on Arzneimitteln mit neuen Wirkstoffen nach Vom 15. Februar 2018, Veröffentlicht am Freitag, 9. März 2018 BAnz AT 09.03.2018 B2 Seite 1 von 10

Bundesministerium für Gesundheit (2018b): Bekanntmachung eines Beschlusses des Gemeinsamen Bundesausschusses über eine Änderung der Arzneimittel-Richtlinie (AM-RL): Anlage XII – Beschlüsse über die Nutzenbewertung von Arzneimitteln mit neuen Wirkstoffen nach § 35a des Fünften Buches Sozialgesetzbuch (SGB V) Daratumumab (neues Anwendungsgebiet; Neubewertung eines Orphan Drugs nach en rschreitung der 50-Millionen-Euro-Grenze) vom 15. Februar 2018, veröffentlicht am Donnerstag, 15. März 2018 BAnz AT 15.03.2018 B3

Byrd JC, Brown JR, O‹Brien S, Barrientos JC, Kay NE, Reddy NM, Coutre S, Tam CS, Mulligan SP, Jaeger U, Devereux S, Barr PM, Furman RR, Kipps TJ, Cymbalista F, Pocock C, Thornton P, Caligaris-Cappio F, Robak T, Delgado J, Schuster SJ, Montillo M, Schuh A, de Vos S, Gill D, Bloor A, Dearden C, Moreno C, Jones JJ, Chu AD, Fardis M, McGreivy J, Clow F,

James DF, Hillmen P; RESONATE Investigators (2014a): Ibrutinib versus ofatumumab in previously treated chronic lymphoid leukemia. N Engl J Med 371: 213–223

Byrd JC, Jones JJ, Woyach JA, Johnson AJ, Flynn JM (2014b): Entering the era of targeted therapy for chronic lymphocytic leukemia: Impact on the practicing clinician. J Clin Oncol 32: 3039–3047

Cameron D, Piccart-Gebhart MJ, Gelber RD, Procter M, Goldhirsch A, de Azambuja E, Castro G Jr, Untch M, Smith I, Gianni L, Baselga J, Al-Sakaff N, Lauer S, McFadden E, Leyland-Jones B, Bell R, Dowsett M, Jackisch C; Herceptin Adjuvant (HERA) Trial Study Team (2017): 11 years' follow-up of trastuzumab after adjuvant chemotherapy in HER2-positive early breast cancer: final analysis of the HERceptin Adjuvant (HERA) trial. Lancet 389: 1195–1205

Cervantes F (2014): How I treat myelofibrosis. Blood 124: 2635–2642

Cheson BD, Leonard JP (2008): Monoclonal antibody therapy for B-cell non-Hodgkin‹s lymphoma. N Engl J Med 359: 613–626

Cheson BD, Rummel MJ (2009): Bendamustine: rebirth of an old drug. J Clin Oncol 27: 1492–1501

Chinai JM, Janakiram M, Chen F, Chen W, Kaplan M, Zang X (2015): New immunotherapies targeting the PD-1 pathway. Trends Pharmacol Sci 36: 587–595

Choueiri TK, Motzer RJ (2017): Systemic therapy for metastatic renal-cell carcinoma. N Engl J Med 376: 354–366

Ciardiello F, Tortora G (2008): EGFR antagonists in cancer treatment. N Engl J Med 358: 1160–1174

Coiffier B, Lepage E, Briere J, Herbrecht R, Tilly H, Bouabdallah R, Morel P, Van Den Neste E, Salles G, Gaulard P, Reyes F, Lederlin P, Gisselbrecht C (2002): CHOP chemotherapy plus rituximab compared with CHOP alone in elderly patients with diffuse large-B-cell lymphoma. N Engl J Med 346: 235–242

Collins FS, Varmus H (2015): A new initiative on precision medicine. N Engl J Med 372: 793–795

Cortes J, O'Shaughnessy J, Loesch D, Blum JL, Vahdat LT, Petrakova K, Chollet P, Manikas A, Diéras V, Délozier T, Vladimirov V, Cardoso F, Koh H, Bougnoux P, Dutcus CE, Seegobin S, Mir D, Meneses N, Wanders J, Twelves C; EMBRACE (Eisai Metastatic Breast Cancer Study Assessing Physician's Choice Versus E7389) investigators (2011): Eribulin monotherapy versus treatment of physician's choice in patients with metastatic breast cancer (EMBRACE): a phase 3 open-label randomised study. Lancet 377: 914–923

Cunningham D, Humblet Y, Siena S, Khayat D, Bleiberg H, Santoro A et al. (2004): A randomised comparison of cetuximab monotherapy and cetuximab plus Irinotecan in irinotecan-refractory metastatic colorectal cancer. N Engl J Med 351: 337–345

Cuzick J, Sestak I, Baum M, Buzdar A, Howell A, Dowsett M, Forbes JF; ATAC/LATTE investigators (2010): Effect of anastrozole and tamoxifen as adjuvant treatment for early-stage breast cancer: 10-year analysis of the ATAC trial. Lancet Oncol 11: 1135–1141

De Bono JS, Oudard S, Ozguroglu M, Hansen S, Machiels JP, Kocak I, Gravis G, Bodrogi I, Mackenzie MJ, Shen L, Roessner M, Gupta S, Sartor AO; TROPIC Investigators (2010): Prednisone plus cabazitaxel or mitoxantrone for metastatic castration-resistant prostate cancer progressing after docetaxel treatment: a randomised open-label trial. Lancet 376: 1147–1154

Deutsche Krebsgesellschaft e.V., Deutschen Krebshilfe, Arbeitsgemeinschaft der Wissenschaftlichen Medizinischen Fachgesellschaften e.V. (Hrsg) (2016): Interdisziplinäre Leitlinie der Qualität S3 zur Früherkennung, Diagnose und Therapie der verschiedenen Stadien des Prostatakarzinoms. Langversion 4.0 – Dezember 2016, AWMF-Register-Nummer 043/022OL. Federführende Fachgesellschaft Deutsche Gesellschaft für Urologie e. V. (DGU). Internet: http://www.leitlinienprogramm-onkologie.de/leitlinien/prostatakarzinom/

Deutsche Krebsgesellschaft e.V., Deutschen Krebshilfe, Arbeitsgemeinschaft der Wissenschaftlichen Medizinischen Fachgesellschaften e.V. (Hrsg) (2017): Konsultationsfassung S3-Leitlinie Früherkennung, Diagnostik, Therapie und Nachsorge des Mammakarzinoms Langversion 0.4.0 – Juni 2017, AWMF-Registernummer: 032-045OL Federführende Fachgesellschaften Deutsche Gesellschaft für Gynäkologie und Geburtshilfe (DGGG), Deutsche Krebsgesellschaft (DKG): Internet: http://www.leitlinienprogramm onkologie.de/leitlinien/mammakarzinom/

DeVita VT, Rosenberg SA (2012): Two hundred years of cancer research. N Engl J Med 366: 2207–2214

Di Leo A, Jerusalem G, Petruzelka L, Torres R, Bondarenko IN, Khasanov R, Verhoeven D, Pedrini JL, Smirnova I, Lichnitser MR, Pendergrass K, Malorni L, Garnett S, Rukazenkov Y, Martin M (2014): Final overall survival: fulvestrant 500 mg vs 250 mg in the randomized CONFIRM trial. J Natl Cancer Inst 106: djt337

Dimopoulos MA, Goldschmidt H, Niesvizky R, Joshua D, Chng WJ, Oriol A, Orlowski RZ, Ludwig H, Facon T, Hajek R, Weisel K, Hungria V, Minuk L, Feng S, Zahlten-Kumeli A, Kimball AS, Moreau P (2017a): Carfilzomib or bortezomib in relapsed or refractory multiple myeloma (ENDEAVOR): an interim overall survival analysis of an open-label, randomised, phase 3 trial. Lancet Oncol 18: 1327–1337

Dimopoulos MA, Lonial S, White D, Moreau P, Palumbo A, San-Miguel J, Shpilberg O, Anderson K, Grosicki S, Spicka I, Walter-Croneck A, Magen H, Mateos MV, Belch A, Reece D, Beksac M, Bleickardt E, Poulart V, Sheng J, Sy O, Katz J, Singhal A, Richardson P (2017b): Elotuzumab plus lenalidomide/dexamethasone for relapsed or refractory multiple myeloma: ELOQUENT-2 follow-up and post-hoc analyses on progression-free survival and tumour growth. Br J Haematol 178: 896–905

Dobbelstein M, Moll U (2014): Targeting tumour-supportive cellular machineries in anticancer drug development. Nat Rev Drug Discov 13: 179–196

Douillard JY, Siena S, Cassidy J, Tabernero J, Burkes R, Barugel M, Humblet Y, Bodoky G, Cunningham D, Jassem J, Rivera F, Kocákova I, Ruff P, Błasińska-Morawiec M, Šmakal M,

Canon JL, Rother M, Oliner KS, Wolf M, Gansert J (2010): Randomized, phase III trial of panitumumab with infusional fluorouracil, leucovorin, and oxaliplatin (FOLFOX4) versus FOLFOX4 alone as first-line treatment in patients with previously untreated metastatic colorectal cancer: the PRIME study. J Clin Oncol 28: 4697–4705

Early Breast Cancer Trialists' Collaborative Group (EBCTCG) (2005): Effects of chemotherapy and hormonal therapy for early breast cancer on recurrence and 15-year survival: an overview of the randomised trials. Lancet 365: 1687–1717

Eichhorst B, Hallek M (2016): Neue Therapiekonzepte bei der chronisch-lymphatischen Leukämie. Onkologe 22: 283–294

Ellis MJ, Llombart-Cussac A, Feltl D, Dewar JA, Jasiówka M, Hewson N, Rukazenkov Y, Robertson JF (2015): Fulvestrant 500 mg versus anastrozole 1 mg for the first-line treatment of advanced breast cancer: Overall survival analysis from the phase II FIRST study. J Clin Oncol 33: 3781–3787

Ernst E, Schmidt K, Steuer-Vogt MK (2003): Mistletoe for cancer? A systematic review of randomised clinical trials. Int J Cancer 107: 262–267

European Medicines Agency (2016): CHMP confirms recommendations for use of Zydelig. Patients should be monitored for infection and given antibiotics during and after treatment. 22 July 2016 EMA/488322/2016. Internet: http://www.ema.europa.eu/ema/index.jsp?curl=pages/news_and_events/news/2016/07/news_detail_002573.jsp&mid=WC0b01ac058001d126

Evans JB, Syed BA (2014): From the analyst›s couch: Nextgeneration antibodies. Nat Rev Drug Discov 13: 413–414

Falchi L, Bose P, Newberry KJ, Verstovsek S (2017): Approach to patients with essential thrombocythaemia and very high platelet counts: what is the evidence for treatment? Br J Haematol 176: 352–364

Fenaux P, Mufti GJ, Hellstrom-Lindberg E, Santini V, Finelli C, Giagounidis A, Schoch R, Gattermann N, Sanz G, List A, Gore SD, Seymour JF, Bennett JM, Byrd J, Backstrom J, Zimmerman L, McKenzie D, Beach C, Silverman LR; International Vidaza High-Risk MDS Survival Study Group (2009): Efficacy of azacitidine compared with that of conventional care regimens in the treatment of higher-risk myelodysplastic syndromes: a randomised, open-label, phase III study. Lancet Oncol 10: 223–232

Finn RS, Martin M, Rugo HS, Jones S, Im SA, Gelmon K, Harbeck N, Lipatov ON, Walshe JM, Moulder S, Gauthier E, Lu DR, Randolph S, Diéras V, Slamon DJ (2016): Palbociclib and letrozole in advanced breast cancer. N Engl J Med 375: 1925–1936

Fizazi K, Tran N, Fein L, Matsubara N, Rodriguez-Antolin A, Alekseev BY, Özgüroğlu M, Ye D, Feyerabend S, Protheroe A, De Porre P, Kheoh T, Park YC, Todd MB, Chi KN; LATITUDE Investigators (2017): Abiraterone plus prednisone in metastatic, castration-sensitive prostate cancer. N Engl J Med. 377: 352–360

Foà R (2014): Changes in the treatment landscape for chronic lymphoid leukemia. N Engl J Med 371: 273–274

Food and Drug Administration (2011): FDA Commissioner removes breast cancer indication from avastin label. Internet: http://www.fda.gov/NewsEvents/Newsroom/PressAnnouncements/ucm279485.htm

Fruman DA, Rommel C (2014): PI3K and cancer: lessons, challenges and opportunities. Nat Rev Drug Discov 13: 140–156

Furman RR, Sharman JP, Coutre SE, Cheson BD, Pagel JM, Hillmen P, Barrientos JC, Zelenetz AD, Kipps TJ, Flinn I, Ghia P, Eradat H, Ervin T, Lamanna N, Coiffier B, Pettitt AR, Ma S, Stilgenbauer S, Cramer P, Aiello M, Johnson DM, Miller LL, Li D, Jahn TM, Dansey RD, Hallek M, O'Brien SM (2014): Idelalisib and rituximab in relapsed chronic lymphocytic leukemia. N Engl J Med 370: 997–1007

Gerecke C, Fuhrmann S, Strifler S, Schmidt-Hieber M, Einsele H, Knop S (2016): Diagnostik und Therapie des Multiplen Myeloms. Dtsch Ärztebl 113: 470–476

Gharwan H, Groninger H (2016): Kinase inhibitors and monoclonal antibodies in oncology: clinical implications. Nat Rev Clin Oncol 13: 209–227

Goss PE, Ingle JN, Pritchard KI, Robert NJ, Muss H, Gralow J, Gelmon K, Whelan T, Strasser-Weippl K, Rubin S, Sturtz K, Wolff AC, Winer E, Hudis C, Stopeck A, Beck JT, Kaur JS, Whelan K, Tu D, Parulekar WR (2016): Extending aromatase-inhibitor adjuvant therapy to 10 years. N Engl J Med 375: 209–219

Greenhalgh J, Dwan K, Boland A, Bates V, Vecchio F, Dundar Y, Jain P, Green JA (2016): First-line treatment of advanced epidermal growth factor receptor (EGFR) mutation positive non-squamous non-small cell lung cancer. Cochrane Database Syst Rev. 2016 May 25; (5): CD010383

Gregory RK, Smith IE (2000): Vinorelbine – a clinical review. Br J Cancer 82: 1907–1913

Grgic T, Mis L, Hammond JM (2011): Everolimus: a new mammalian target of rapamycin inhibitor for the treatment of advanced renal cell carcinoma. Ann Pharmacother 45: 78–83

Hanahan D (2014): Rethinking the war on cancer. Lancet 383: 558–563

Hansel TT, Kropshofer H, Singer T, Mitchell JA, George AJ (2010): The safety and side effects of monoclonal antibodies. Nat Rev Drug Discov 9: 325-338

Harrison CN, Campbell PJ, Buck G, Wheatley K, East CL, Bareford D, Wilkins BS, van der Walt JD, Reilly JT, Grigg AP, Revell P, Woodcock BE, Green AR; United Kingdom Medical Research Council Primary Thrombocythemia 1 Study (2005): Hydroxyurea compared with anagrelide in high-risk essential thrombocythemia. N Engl J Med 353: 33–45

Harrison C, Kiladjian JJ, Al-Ali HK, Gisslinger H, Waltzman R, Stalbovskaya V, McQuitty M, Hunter DS, Levy R, Knoops L, Cervantes F, Vannucchi AM, Barbui T, Barosi G (2012): JAK inhibition with ruxolitinib versus best available therapy for myelofibrosis. N Engl J Med 366: 787–798

Hassel JC, Heinzerling L, Aberle J, Bähr O, Eigentler TK, Grimm MO, Grünwald V, Leipe J, Reinmuth N, Tietze JK, Trojan J, Zimmer L, Gutzmer R (2017): Combined immune checkpoint blockade (anti-PD-1/anti-CTLA-4): Evaluation and management of adverse drug reactions. Cancer Treat Rev 57: 36–49

Hauschild A, Grob JJ, Demidov LV, Jouary T, Gutzmer R, Millward M, Rutkowski P, Blank CU, Miller WH, Kaempgen E, Martín-Algarra S, Karaszewska B, Mauch C, Chiarion-Sileni V, Martin AM, Swann S, Haney P, Mirakhur B, Guckert ME, Goodman V, Chapman PB (2012): Dabrafenib in BRAF-mutated metastatic melanoma: a multicentre, open-label, phase 3 randomised controlled trial. Lancet 380: 358–365

Hehlmann R, Lauseker M, Saußele S, Pfirrmann M, Krause S, Kolb HJ, Neubauer A, Hossfeld DK, Nerl C, Gratwohl A, Baerlocher GM, Heim D, Brümmendorf TH, Fabarius A, Haferlach C, Schlegelberger B, Müller MC, Jeromin S, Proetel U, Kohlbrenner K, Voskanyan A, Rinaldetti S, Seifarth W, Spieß B, Balleisen L, Goebeler MC, Hänel M, Ho A, Dengler J, Falge C, Kanz L, Kremers S, Burchert A, Kneba M, Stegelmann F, Köhne CA, Lindemann HW, Waller CF, Pfreundschuh M, Spiekermann K, Berdel WE, Müller L, Edinger M, Mayer J, Beelen DW, Bentz M, Link H, Hertenstein B, Fuchs R, Wernli M, Schlegel F, Schlag R, de Wit M, Trümper L, Hebart H, Hahn M, Thomalla J, Scheid C, Schafhausen P, Verbeek W, Eckart MJ, Gassmann W, Pezzutto A, Schenk M, Brossart P, Geer T, Bildat S, Schäfer E, Hochhaus A, Hasford J (2017): Assessment of imatinib as first-line treatment of chronic myeloid leukemia: 10-year survival results of the randomized CML study IV and impact of non-CML determinants. Leukemia 31: 2398–2406

Ho GY, Woodward N, Coward JI (2016): Cisplatin versus carboplatin: comparative review of therapeutic management in solid malignancies. Crit Rev Oncol Hematol 102: 37–46

Hochhaus A, Larson RA, Guilhot F, Radich JP, Branford S, Hughes TP, Baccarani M, Deininger MW, Cervantes F, Fujihara S, Ortmann CE, Menssen HD, Kantarjian H, O‹Brien SG, Druker BJ; IRIS Investigators (2017): Long-term outcomes of imatinib treatment for chronic myeloid leukemia. N Engl J Med 376: 917–927

Hofheinz RD, Beyer U, Al-Batran SE, Hartmann JT (2008): Mitomycin C in the treatment of gastrointestinal tumours: recent data and perspectives. Onkologie 31: 271–281

Howell A, Robertson JFR, Quaresma Albano J, Aschermannova A, Mauriac L, Kleeberg UR, Vergote I, Erikstein B, Webster A, Morris C (2002): Fulvestrant (ICI 182,780) is as effective as anastrozole in postmenopausal women with advanced breast cancer progressing progressing after prior endocrine treatment. J Clin Oncol 20: 3396–3403

Howell A, Robertson JF, Abram P, Lichinitser MR, Elledge R, Bajetta E, Watanabe T, Morris C, Webster A, Dimery I, Osborne CK (2004): Comparison of fulvestrant versus tamoxifen for the treatment of advanced breast cancer in postmenopausal women previously untreated with endocrine therapy: a multinational, double-blind, randomized trial. J Clin Oncol 22: 1605–1613

Hughes TP, Ross DM (2016): Moving treatment-free remission into mainstream clinical practice in CML. Blood 128: 17–23

Hurwitz H, Fehrenbacher L, Novotny W, Cartwright T, Hainsworth J, Heim W, Berlin J, Baron A, Griffing S, Holmgren E, Ferrara N, Fyfe G, Rogers B, Ross R, Kabbinavar F (2004): Bevacizumab plus irinotecan, fluorouracil, and leucovorin for metastatic colorectal cancer. N Engl J Med 350: 2335–2342

QVIA Institute for Human Data Science (2018): Global oncology trends 2018. Innovation, expansion and disruption. Parsippany: IQVIA

versen P, McLeod DG, See WA, Morris T, Armstrong J, Wirth MP; Casodex Early Prostate Cancer Trialists‹ Group (2010): Antiandrogen monotherapy in patients with localized or locally advanced prostate cancer: final results from the bicalutamide Early Prostate Cancer programme at a median follow-up of 9.7 years. BJU Int 105: 1074–1081

James ND, de Bono JS, Spears MR, Clarke NW, Mason MD, Dearnaley DP, Ritchie AWS, Amos CL, Gilson C, Jones RJ, Matheson D, Millman R, Attard G, Chowdhury S, Cross WR, Gillessen S, Parker CC, Russell JM, Berthold DR, Brawley C, Adab F, Aung S, Birtle AJ, Bowen J, Brock S, Chakraborti P, Ferguson C, Gale J, Gray E, Hingorani M, Hoskin PJ, Lester JF, Malik ZI, McKinna F, McPhail N, Money-Kyrle J, O‹Sullivan J, Parikh O, Protheroe A, Robinson A, Srihari NN, Thomas C, Wagstaff J, Wylie J, Zarkar A, Parmar MKB, Sydes MR; STAMPEDE Investigators (2017): Abiraterone for prostate cancer not previously treated with hormone therapy. N Engl J Med 377: 338–351

Jayson GC, Kohn EC, Kitchener HC, Ledermann JA (2014): Ovarian cancer. Lancet 384: 1376–1388

Joppi R, Gerardi C, Bertele V, Garattini S (2016): Letting post-marketing bridge the evidence gap: the case of orphan drugs. BMJ 353:i2978. doi: 10.1136/bmj.i2978

Kamat AM, Hahn NM, Efstathiou JA, Lerner SP, Malmström PU, Choi W, Guo CC, Lotan Y, Kassouf W (2016): Bladder cancer. Lancet 388: 2796–2810

Kamisawa T, Wood LD, Itoi T, Takaori K (2016): Pancreatic cancer. Lancet 388: 73–85

Kantarjian H, Stein A, Gökbuget N, Fielding AK, Schuh AC, Ribera JM, Wei A, Dombret H, Foà R, Bassan R, Arslan Ö, Sanz MA, Bergeron J, Demirkan F, Lech-Maranda E, Rambaldi A, Thomas X, Horst HA, Brüggemann M, Klapper W, Wood BL, Fleishman A, Nagorsen D, Holland C, Zimmerman Z, Topp MS (2017): Blinatumomab versus chemotherapy for advanced acute lymphoblastic leukemia. N Engl J Med 376: 836–847

Khasraw M, Bell R, Dang C (2012): Epirubicin: is it like doxorubicin in breast cancer? A clinical review. Breast 21: 142–149

Kobold S, Duewell P, Schnurr M, Subklewe M, Rothenfusser S, Endres S (2015): Immuntherapie von Tumoren. Aktivierte T-Zellen als neues Behandlungsprinzip. Dtsch Arztebl 112: 809–815

Kunath F, Grobe HR, Rücker G, Motschall E, Antes G, Dahm P, Wullich B, Meerpohl JJ (2014): Non-steroidal antiandrogen monotherapy compared with luteinising hormone-releasing hormone agonists or surgical castration mono-

therapy for advanced prostate cancer. Cochrane Database Syst Rev. 2014 Jun 30;(6):CD009266

Kundranda MN, Niu J (2015): Albumin-bound paclitaxel in solid tumors: clinical development and future directions. Drug Des Devel Ther 9: 3767–3777

Kwak EL, Bang YJ, Camidge DR, Shaw AT, Solomon B, Maki RG, Ou SH, Dezube BJ, Janne PA, Costa DB, Varella-Garcia M, Kim WH, Lynch TJ, Fidias P, Stubbs H, Engelman JA, Sequist LV, Tan W, Gandhi L, Mino-Kenudson M, Wei GC, Shreeve SM, Ratain MJ, Settleman J, Christensen JG, Haber DA, Wilner K, Salgia R, Shapiro GI, Clark JW, Iafrate AJ (2010): Anaplastic lymphoma kinase inhibition in non-small-cell lung cancer. N Engl J Med 363: 1693–1703

Lao J, Madani J, Puértolas T, Alvarez M, Hernández A, Pazo-Cid R, Artal A, Antón Torres A (2013): Liposomal doxorubicin in the treatment of breast cancer patients: a review. Drug Deliv 2013: 456409

Laubach J, Garderet L, Mahindra A, Gahrton G, Caers J, Sezer O, Voorhees P, Leleu X, Johnsen HE, Streetly M, Jurczyszyn A, Ludwig H, Mellqvist UH, Chng WJ, Pilarski L, Einsele H, Hou J, Turesson I, Zamagni E, Chim CS, Mazumder A, Westin J, Lu J, Reiman T, Kristinsson S, Joshua D, Roussel M, O‹Gorman P, Terpos E, McCarthy P, Dimopoulos M, Moreau P, Orlowski RZ, Miguel JS, Anderson KC, Palumbo A, Kumar S, Rajkumar V, Durie B, Richardson PG (2016): Management of relapsed multiple myeloma: recommendations of the International Myeloma Working Group. Leukemia 30: 1005–1017

Lecavalier-Barsoum M, Quon H, Abdulkarim B (2014): Adjuvant treatment of anaplastic oligodendrogliomas and oligoastrocytomas. Cochrane Database Syst Rev. 2014 May 15; 5: CD007104

Ledermann J, Harter P, Gourley C, Friedlander M, Vergote I, Rustin G, Scott C, Meier W, Shapira-Frommer R, Safra T, Matei D, Macpherson E, Watkins C, Carmichael J, Matulonis U (2012): Olaparib maintenance therapy in platinum-sensitive relapsed ovarian cancer. N Eng J Med 366: 1382–1392

Ledermann J, Harter P, Gourley C, Friedlander M, Vergote I, Rustin G, Scott CL, Meier W, Shapira-Frommer R, Safra T, Matei D, Fielding A, Spencer S, Dougherty B, Orr M, Hodgson D, Barrett JC, Matulonis U (2014): Olaparib maintenance therapy in patients with platinum-sensitive relapsed serous ovarian cancer: a preplanned retrospective analysis of outcomes by BRCA status in a randomised phase 2 trial. Lancet Oncol 15: 852–861

Lorente D, Fizazi K, Sweeney C, de Bono JS (2015): Optimal treatment sequence for metastatic castration-resistant prostate cancer. Eur Urol Focus 2: 488–498

Macedo LT, da Costa Lima AB, Sasse AD (2012): Addition of bevacizumab to first-line chemotherapy in advanced colorectal cancer: a systematic review and meta-analysis, with emphasis on chemotherapy subgroups. BMC Cancer 12:89. doi: 10.1186/1471-2407-12-89

Mailankody S, Prasad V (2015): Five years of cancer drug approvals: Innovation, efficacy, and costs. JAMA Oncol 1: 539–540

Malik P, Cashen AF (2014): Decitabine in the treatment of acute myeloid leukemia in elderly patients. Cancer Manag Res 6: 53–61

Marin-Acevedo JA, Soyano AE, Dholaria B, Knutson KL, Lou Y (2018): Cancer immunotherapy beyond immune checkpoint inhibitors. J Hematol Oncol 11: 8

Mayer RJ, Van Cutsem E, Falcone A, Yoshino T, Garcia-Carbonero R, Mizunuma N, Yamazaki K, Shimada Y, Tabernero J, Komatsu Y, Sobrero A, Boucher E, Peeters M, Tran B, Lenz HJ, Zaniboni A, Hochster H, Cleary JM, Prenen H, Benedetti F, Mizuguchi H, Makris L, Ito M, Ohtsu A; RECOURSE Study Group (2015): Randomized trial of TAS-102 for refractory metastatic colorectal cancer. N Engl J Med 372: 1909–1919

McKeage K, Wagstaff AJ (2007): Sorafenib: in advanced renal cancer. Drugs 67: 475–483

Meyerhardt JA, Mayer RJ (2005): Systemic therapy for colorectal cancer. N Engl J Med 352: 476–487

Mok TS, Wu YL, Thongprasert S, Yang CH, Chu DT, Saijo N, Sunpaweravong P, Han B, Margono B, Ichinose Y, Nishiwaki Y, Ohe Y, Yang JJ, Chewaskulyong B, Jiang H, Duffield EL, Watkins CL, Armour AA, Fukuoka M (2009): Gefitinib or carboplatin-paclitaxel in pulmonary adenocarcinoma. N Engl J Med 361: 947–957

Montero A, Fossella F, Hortobagyi G, Valero V (2005): Docetaxel for treatment of solid tumours: a systematic review of clinical data. Lancet Oncol 6: 229–239

Moreau P, Rajkumar SV (2016): Multiple myeloma – translation of trial results into reality. Lancet 388: 111–113

Motzer RJ, Hutson TE, Cella D, Reeves J, Hawkins R, Guo J, Nathan P, Staehler M, de Souza P, Merchan JR, Boleti E, Fife K, Jin J, Jones R, Uemura H, De Giorgi U, Harmenberg U, Wang J, Sternberg CN, Deen K, McCann L, Hackshaw MD, Crescenzo R, Pandite LN, Choueiri TK (2013): Pazopanib versus sunitinib in metastatic renal-cell carcinoma. N Engl J Med 369: 722–731

Nagasawa DT, Chow F, Yew A, Kim W, Cremer N, Yang I (2012): Temozolomide and other potential agents for the treatment of glioblastoma multiforme. Neurosurg Clin N Am 23: 307–322

National Institute for Health and Clinical Excellence (NICE) (2011): Bevacizumab in combination with a taxane for the first-line treatment of metastatic breast cancer. Internet: guidance.nice.org.uk/TA214/Guidance/pdf/English

National Institute of Health and Clinical Excellence (2014): Prostate cancer. Diagnosis and treatment. Issued: January 2014, NICE clinical guideline 175. Internet: http://www.nice.org.uk/guidance/cg175/resources/nice-diagnosing-and-treating-prostate-cancer

Navarra P, Preziosi P (1999): Hydroxyurea: new insights on an old drug. Crit Rev Oncol Hematol 29: 249–255

O‹Brien SG, Guilhot F, Larson RA, Gathmann I, Baccarani M, Cervantes F, Cornelissen JJ, Fischer T, Hochhaus A, Hughes T, Lechner K, Nielsen JL, Rousselot P, Reiffers J, Saglio G, Shepherd J, Simonsson B, Gratwohl A, Goldman JM, Kantarjian H, Taylor K, Verhoef G, Bolton AE, Capdeville R, Druker BJ; IRIS Investigators (2003): Imatinib compared with interferon and low-dose cytarabine for newly diagnosed chronic-phase chronic myeloid leukemia. N Engl J Med 348: 994–1004

Osborne CK, Pippen J, Jones SE, Parker LM, Ellis M, Come S, Gertler SZ, May JT, Burton G, Dimery I, Webster A, Morris C, Elledge R, Buzdar A (2002): A double-blind, randomized trial comparing the efficacy and tolerability of fulvestrant with anastrozole in post-menopausal women with advanced breast cancer progressing on prior endocrine therapy: Results of a North American trial. J Clin Oncol 20: 3386–3395

Palumbo A, Mina R (2013): Management of older adults with multiple myeloma. Blood Rev 27: 133–142

Pardoll DM (2012): The blockade of immune checkpoints in cancer immunotherapy. Nat Rev Cancer 12: 252–264

Park K, Tan EH, O‹Byrne K, Zhang L, Boyer M, Mok T, Hirsh V, Yang JC, Lee KH, Lu S, Shi Y, Kim SW, Laskin J, Kim DW, Arvis CD, Kölbeck K, Laurie SA, Tsai CM, Shahidi M, Kim M, Massey D, Zazulina V, Paz-Ares L (2016): Afatinib versus gefitinib as first-line treatment of patients with EGFR mutation-positive non-small-cell lung cancer (LUX-Lung 7): a phase 2B, open-label, randomised controlled trial. Lancet Oncol 17: 577–589

Perez EA, Romond EH, Suman VJ, Jeong JH, Sledge G, Geyer CE Jr, Martino S, Rastogi P, Gralow J, Swain SM, Winer EP, Colon-Otero G, Davidson NE, Mamounas E, Zujewski JA, Wolmark N (2014): Trastuzumab plus adjuvant chemotherapy for human epidermal growth factor receptor 2-positive breast cancer: planned joint analysis of overall survival from NSABP B-31 and NCCTG N9831. J Clin Oncol 32: 3744–3752

Pfizer (2018): Pfizer announces overall survival results from phase 3 PALOMA-3 trial of IBRANCE® (Palbociclib) in HR+, HER2-metastatic breast cancer. Internet: https://press.pfizer.com/press-release/pfizer-announces-overall-survival-results-phase-3-paloma-3-trial-ibrance-palbociclib-h

Pizzolato JF, Saltz LB (2003): The camptothecins. Lancet 361: 2235–2242

Postow MA, Sidlow R, Hellmann MD (2018): Immune-related adverse events associated with immune checkpoint blockade. N Eng J Med 378: 158–168

Pox C, Schmiegel W, Reinacher-Schick A (2012): Kolorektales Karzinom – Was gibt's Neues? Dtsch med Wochenschr 137: 2577–2580

Ranpura V, Hapani S, Wu S (2011): Treatment-related mortality with bevacizumab in cancer patients: a meta-analysis. JAMA 305: 487–494

Raza S, Safyan, Rosenbaum E, Bowman AS, Lentzsch S (2017): Optimizing current and emerging therapies in multiple myeloma: a guide for the hematologist. Ther Adv Hematol 8: 55–70

Rajkumar SV, Kyle RA (2016) Progress in Myeloma – A monoclonal breakthrough. N Engl J Med 375: 1390–1392

Rajkumar SV, Harosseau JC (2016): Next-generation multiple myeloma treatment: a pharmacoeconomic perspective. Blood 128: 2757–2764

Robert C, Long GV, Brady B, Dutriaux C, Maio M, Mortier L, Hassel JC, Rutkowski P, McNeil C, Kalinka-Warzocha E, Savage KJ, Hernberg MM, Lebbman M, Taniguchi H, Brun M, Le Maulf F, Girard M, Stowasser S, Schlenker-Her A, Schmidt H, Schadendorf D, Gogas H, Lundgren-Eriksson L, Horak C, Sharkey B, Waxman IM, Atkinson V, Ascierto PA (2015a): Nivolumab in previously untreated melanoma without BRAF mutation. N Engl J Med 372: 320–330

Robert C, Schachter J, Long GV, Arance A, Grob JJ, Mortier L, Daud A, Carlino MS, McNeil C, Lotem M, Larkin J, Lorigan P, Neyns B, Blank CU, Hamid O, Mateus C, Shapira-Frommer R, Kosh M, Zhou H, Ibrahim N, Ebbinghaus S, Ribas A; KEYNOTE-006 investigators (2015b): Pembrolizumab versus ipilimumab in advanced melanoma. N Engl J Med 372: 2521–2532

Roberts K, Culleton V, Lwin Z, O'Byrne K, Hughes DG (2017): Immune checkpoint inhibitors: navigating a new paradigm of treatment toxicities. Asia Pac J Clin Oncol 13: 277–288

Robertson JF, Bondarenko IM, Trishkina E, Dvorkin M, Panasci L, Manikhas A, Shparyk Y, Cardona-Huerta S, Cheung KL, Philco-Salas MJ, Ruiz-Borrego M, Shao Z, Noguchi S, Rowbottom J, Stuart M, Grinsted LM, Fazal M, Ellis MJ (2016): Fulvestrant 500 mg versus anastrozole 1 mg for hormone receptor-positive advanced breast cancer (FALCON): an international, randomised, double-blind, phase 3 trial. Lancet 388: 2997–3005

Robertson JF, Llombart-Cussac A, Rolski J, Feltl D, Dewar J, Macpherson E, Lindemann J, Ellis MJ (2009): Activity of fulvestrant 500 mg versus anastrozole 1 mg as first-line treatment for advanced breast cancer: results from the FIRST study. J Clin Oncol 27: 4530–4535

Rosario DJ, Davey P, Green J, Greene D, Turner B, Payne H, Kirby M (2016): The role of gonadotrophin-releasing hormone antagonists in the treatment of patients with advanced hormone-dependent prostate cancer in the UK. World J Urol 34: 1601–1609

Ryan CJ, Smith MR, de Bono JS, Molina A, Logothetis CJ, de Souza P, Fizazi K, Mainwaring P, Piulats JM, Ng S, Carles J, Mulders PF, Basch E, Small EJ, Saad F, Schrijvers D, Van Poppel H, Mukherjee SD, Suttmann H, Gerritsen WR, Flaig TW, George DJ, Yu EY, Efstathiou E, Pantuck A, Winquist E, Higano CS, Taplin ME, Park Y, Kheoh T, Griffin T, Scher HI, Rathkopf DE; COU-AA-302 Investigators (2013): Abiraterone in metastatic prostate cancer without previous chemotherapy. N Engl J Med 368: 138–148

Ryan CJ, Smith MR, Fizazi K, Saad F, Mulders PF, Sternberg CN, Miller K, Logothetis CJ, Shore ND, Small EJ, Carles J, Flaig TW, Taplin ME, Higano CS, de Souza P, de Bono JS, Griffin TW, De Porre P, Yu MK, Park YC, Li J, Kheoh T, Naini V, Molina A, Rathkopf DE; COU-AA-302 Investigators (2015): Abiraterone acetate plus prednisone versus placebo plus prednisone in chemotherapy-naive men with metastatic castration-resistant prostate cancer (COU-AA-302): final overall survival analysis of a randomised, double-blind, placebo-controlled phase 3 study. Lancet Oncol 16: 152–160

San Miguel J, Weisel K, Moreau P, Lacy M, Song K, Delforge M, Karlin L, Goldschmidt H, Banos A, Oriol A, Alegre A, Chen C, Cavo M, Garderet L, Ivanova V, Martinez-Lopez J, Belch A, Palumbo A, Schey S, Sonneveld P, Yu X, Sternas L, Jacques C, Zaki M, Dimopoulos M (2013): Pomalidomide plus low-dose dexamethasone versus high-dose dexamethasone alone for patients with relapsed and refractory multiple myeloma (MM-003): a randomised, open-label, phase 3 trial. Lancet Oncol 14: 1055–1066

San Miguel J (2015): Introduction to a series of reviews on multiple myeloma. Blood 125: 3039–3040

Saltz LB, Clarke S, Díaz-Rubio E, Scheithauer W, Figer A, Wong R, Koski S, Lichinitser M, Yang TS, Rivera F, Couture F, Sirzén F, Cassidy J (2008): Bevacizumab in combination with oxaliplatin-based chemotherapy as first-line therapy in metastatic colorectal cancer: a randomized phase III study. J Clin Oncol 26: 2013–2019

Sartor O, de Bono JS (2018): Metastatic prostate cancer. N Eng J Med 378: 645–657

Scher HI, Fizazi K, Saad F, Taplin ME, Sternberg CN, Miller K, de Wit R, Mulders P, Chi KN, Shore ND, Armstrong AJ, Flaig TW, Fléchon A, Mainwaring P, Fleming M, Hainsworth JD, Hirmand M, Selby B, Seely L, de Bono JS; AFFIRM Investigators (2012): Increased survival with enzalutamide in prostate cancer after chemotherapy. N Engl J Med 367: 1187–1197

Schmiegelow K, Nielsen SN, Frandsen TL, Nersting J (2014): Mercaptopurine/methotrexate maintenance therapy of childhood acute lymphoblastic leukemia: clinical facts and fiction. J Pediatr Hematol Oncol 36: 503–517

Scott AM, Wolchok JD, Old LJ (2012): Antibody therapy of cancer. Nat Rev Cancer 12: 278–287

Shankland KR, Armitage JO, Hancock BW (2012): Non-Hodgkin lymphoma. Lancet 380: 848–857

Shaw AT, Kim DW, Nakagawa K, Seto T, Crinó L, Ahn MJ, De Pas T, Besse B, Solomon BJ, Blackhall F, Wu YL, Thomas M, O'Byrne KJ, Moro-Sibilot D, Camidge DR, Mok T, Hirsh V, Riely GJ, Iyer S, Tassell V, Polli A, Wilner KD, Jänne PA (2013): Crizotinib versus chemotherapy in advanced ALK-positive lung cancer. N Engl J Med 368: 2385–2394

Shepherd FA, Rodrigues Pereira J, Ciuleanu T, Tan EH, Hirsh V, Thongprasert S, Campos D, Maoleekoonpiroj S, Smylie M, Martins R, van Kooten M, Dediu M, Findlay B, Tu D, Johnston D, Bezjak A, Clark G, Santabárbara P, Seymour L; National Cancer Institute of Canada Clinical Trials Group (2005): Erlotinib in previously treated non-small-cell lung cancer. N Engl J Med 353: 123–132

Siegel DS, Dimopoulos MA, Ludwig H, Facon T, Goldschmidt H, Jakubowiak A, San-Miguel J, Obreja M, Blaedel J, Stewart AK (2018): Improvement in overall survival with carfilzomib, lenalidomide, and dexamethasone in patients with relapsed or refractory multiple myeloma. J Clin Oncol 36: 728–734

Slamon DJ, Leyland-Jones B, Shak S, Fuchs H, Paton V, Bajamonde A, Fleming T, Eiermann W, Wolter J, Pegram M, Baselga J, Norton L (2001): Use of chemotherapy plus a monoclonal antibody against HER2 for metastatic breast cancer that overexpresses HER2. N Engl J Med 344: 783–792

Socinski MA, Bondarenko I, Karaseva NA, Makhson AM, Vynnychenko I, Okamoto I, Hon JK, Hirsh V, Bhar P, Zhang H, Iglesias JL, Renschler MF (2012): Weekly nab-paclitaxel in combination with carboplatin versus solvent-based paclitaxel plus carboplatin as first-line therapy in patients with advanced non-small-cell lung cancer: final results of a phase III trial. J Clin Oncol 30: 2055–2062

Sohal DP, Mangu PB, Khorana AA, Shah MA, Philip PA, O‹Reilly EM, Uronis HE, Ramanathan RK, Crane CH, Engebretson A, Ruggiero JT, Copur MS, Lau M, Urba S, Laheru D (2016): Metastatic pancreatic cancer: American Society of Clinical Oncology Clinical Practice Guideline. J Clin Oncol 34: 2784–2796

Solomon BJ, Mok T, Kim DW, Wu YL, Nakagawa K, Mekhail T, Felip E, Cappuzzo F, Paolini J, Usari T, Iyer S, Reisman A, Wilner KD, Tursi J, Blackhall F; PROFILE 1014 Investigators (2014): First-line crizotinib versus chemotherapy in ALK-positive lung cancer. N Engl J Med 371: 2167–2177

Stilgenbauer S, Hallek M (2013): Chronische lymphatische Leukämie. Therapie und genetisches Risikoprofil. Internist 54: 164–170

Stupp R, Mason WP, van den Bent MJ, Weller M, Fisher B, Taphoorn MJ, Belanger K, Brandes AA, Marosi C, Bogdahn U, Curschmann J, Janzer RC, Ludwin SK, Gorlia T, Allgeier A, Lacombe D, Cairncross JG, Eisenhauer E, Mirimanoff RO; European Organisation for Research and Treatment of Cancer Brain Tumor and Radiotherapy Groups; National Cancer Institute of Canada Clinical Trials Group (2005): Radiotherapy plus concomitant and adjuvant temozolomide for glioblastoma. N Engl J Med 352: 987–996

Swain SM, Kim SB, Cortés J, Ro J, Semiglazov V, Campone M, Ciruelos E, Ferrero JM, Schneeweiss A, Knott A, Clark E, Ross G, Benyunes MC, Baselga J (2013): Pertuzumab, trastuzumab, and docetaxel for HER2-positive metastatic breast cancer (CLEOPATRA study): overall survival results from a randomised, double-blind, placebo-controlled, phase 3 study. Lancet Oncol 14: 461–471

Thompson PA, Kantarjian HM, Cortes JE (2015): Diagnosis and treatment of chronic myeloid leukemia in 2015. Mayo Clin Proc 90: 1440–1454

Tomasini P, Barlesi F, Mascaux C, Greillier L (2016): Pemetrexed for advanced stage nonsquamous non-small cell lung cancer: latest evidence about its extended use and outcomes. Ther Adv Med Oncol 8: 198–208

Van Cutsem E, Köhne CH, Láng I, Folprecht G, Nowacki MP, Cascinu S, Shchepotin I, Maurel J, Cunningham D, Tejpar S, Schlichting M, Zubel A, Celik I, Rougier P, Ciardiello F (2011): Cetuximab plus irinotecan, fluorouracil, and leucovorin as first-line treatment for metastatic colorectal cancer: updated analysis of overall survival according to tumor KRAS and BRAF mutation status. J Clin Oncol 29: 2011–2019

Van Cutsem E, Peeters M, Siena S, Humblet Y, Hendlisz A, Neyns B, Canon JL, Van Laethem JL, Maurel J, Richardson G, Wolf M, Amado RG (2007): Open-label phase III trial of panitumumab plus best supportive care compared with best supportive care alone in patients with chemotherapy-refractory metastatic colorectal cancer. J Clin Oncol 25: 1658–1664

Van Cutsem E, Tabernero J, Lakomy R, Prenen H, Prausová J, Macarulla T, Ruff P, van Hazel GA, Moiseyenko V, Ferry D, McKendrick J, Polikoff J, Tellier A, Castan R, Allegra C (2012): Addition of aflibercept to fluorouracil, leucovorin, and irinotecan improves survival in a phase III randomized trial in patients with metastatic colorectal cancer previously treated with an oxaliplatin-based regimen. J Clin Oncol 30: 3499–3506

Van Dalen EC, van der Pal HJ, Kremer LC (2016): Different dosage schedules for reducing cardiotoxicity in people with cancer receiving anthracycline chemotherapy. Cochrane Database Syst Rev. 2016 Mar 3;3:CD005008. doi: 10.1002/14651858.CD005008.pub4

Van de Donk NWCJ, Moreau P, Plesner T, Palumbo A, Gay F, Laubach JP, Malavasi F, Avet-Loiseau H, Mareos M-V, Sonneveld P, Lokhorst HM, Richardson PG (2016): Clinical efficacy and management of monoclonal antibodies targeting CD38 and SLAMF7 in multiple myeloma. Blood 127: 681–695

Vannucchi AM, Kiladjian JJ, Griesshammer M, Masszi T, Durrant S, Passamonti F, Harrison CN, Pane F, Zachee P, Mesa R, He S, Jones MM, Garrett W, Li J, Pirron U, Habr D, Verstovsek S (2015): Ruxolitinib versus standard therapy for the treatment of polycythemia vera. N Engl J Med 372: 426–435

Varga C, Maglio M, Ghobrial IM, Richardson PG (2018): Current use of monoclonal antibodies in the treatment of multiple myeloma. Br J Haematol 181: 447–459

Verma S, Miles D, Gianni L, Krop IE, Welslau M, Baselga J, Pegram M, Oh DY, Diéras V, Guardino E, Fang L, Lu MW, Olsen S, Blackwell K; EMILIA Study Group (2012): Trastuzumab emtansine for HER2-positive advanced breast cancer. N Engl J Med 367: 1783–1791

Verstovsek S, Mesa RA, Gotlib J, Levy RS, Gupta V, DiPersio JF, Catalano JV, Deininger M, Miller C, Silver RT, Talpaz M, Winton EF, Harvey JH Jr, Arcasoy MO, Hexner E, Lyons RM, Paquette R, Raza A, Vaddi K, Erickson-Viitanen S, Koumenis IL, Sun W, Sandor V, Kantarjian HM (2012): A double-blind, placebo-controlled trial of ruxolitinib for myelofibrosis. N Engl J Med 366: 799–807

Vogelstein B, Papadopoulos N, Velculescu VE, Zhou S, Diaz LA Jr, Kinzler KW (2013): Cancer genome landscapes. Science 339: 1546–1558

Weeraratna AT (2012): RAF around the edges – the paradox of BRAF inhibitors. N Engl J Med 366: 271–273

Wagner AD, Thomssen C, Haerting J, Unverzagt S (2012): Vascular-endothelial-growth-factor (VEGF) targeting therapies for endocrine refractory or resistant metastatic breast cancer. Cochrane Database Syst Rev. 2012 Jul 11; 7: CD008941

Wang ML, Rule S, Martin P, Goy A, Auer R, Kahl BS, Jurczak W, Advani RH, Romaguera JE, Williams ME, Barrientos JC, Chmielowska E, Radford J, Stilgenbauer S, Dreyling M,

Jedrzejczak WW, Johnson P, Spurgeon SE, Li L, Zhang L, Newberry K, Ou Z, Cheng N, Fang B, McGreivy J, Clow F, Buggy JJ, Chang BY, Beaupre DM, Kunkel LA, Blum KA (2013): Targeting BTK with ibrutinib in relapsed or refractory mantle-cell lymphoma. N Engl J Med 369: 507–516

Wang Y, Yang F, Shen Y, Zhang W, Wang J, Chang VT, Andersson BS, Qazilbash MH, Champlin RE, Berenson JR, Guan X, Wang ML (2016): Maintenance therapy with immunomodulatory drugs in multiple myeloma: A meta-analysis and systematic review. J Natl Cancer Inst 108: 1–10

Wick W, Platten M, Meisner C, Felsberg J, Tabatabai G, Simon M, Nikkhah G, Papsdorf K, Steinbach JP, Sabel M, Combs SE, Vesper J, Braun C, Meixensberger J, Ketter R, Mayer-Steinacker R, Reifenberger G, Weller M; NOA-08 Study Group of Neuro-oncology Working Group (NOA) of German Cancer Society (2012): Temozolomide chemotherapy alone versus radiotherapy alone for malignant astrocytoma in the elderly: the NOA-08 randomised, phase 3 trial. Lancet Oncol 13: 707–715

Wilson RAM, Evans TRJ, Fraser AR, Nibbs RJB (2017): Immune checkpoint inhibitors: new strategies to checkmate cancer. Clin Exp Immunol 191: 133–148

Yang JC, Wu YL, Schuler M, Sebastian M, Popat S, Yamamoto N, Zhou C, Hu CP, O'Byrne K, Feng J, Lu S, Huang Y, Geater SL, Lee KY, Tsai CM, Gorbunova V, Hirsh V, Bennouna J, Orlov S, Mok T, Boyer M, Su WC, Lee KH, Kato T, Massey D, Shahidi M, Zazulina V, Sequist LV (2015): Afatinib versus cisplatin-based chemotherapy for EGFR mutation-positive lung adenocarcinoma (LUX-Lung 3 and LUX-Lung 6): analysis of overall survival data from two randomised, phase 3 trials. Lancet Oncol 16: 141–151

Young RM, Staudt LM (2013): Targeting pathological B cell receptor signalling in lymphoid malignancies. Nat Rev Drug Discov 12: 229–243

Zhou C, Wu YL, Chen G, Feng J, Liu XQ, Wang C, Zhang S, Wang J, Zhou S, Ren S, Lu S, Zhang L, Hu C, Hu C, Luo Y, Chen L, Ye M, Huang J, Zhi X, Zhang Y, Xiu Q, Ma J, Zhang L, You C (2011): Erlotinib versus chemotherapy as first-line treatment for patients with advanced EGFR mutation-positive non-small-cell lung cancer (OPTIMAL, CTONG-0802): a multicentre, open-label, randomised, phase 3 study. Lancet Oncol 12: 735–742

Zolot RS, Basu S, Million RP (2013): Antibody-drug conjugates. Nat Rev Drug Discov 12: 259–260

Ophthalmika

Martin J. Lohse

© Springer-Verlag GmbH Deutschland, ein Teil von Springer Nature 2018
U. Schwabe, D. Paffrath, W.-D. Ludwig, J. Klauber (Hrsg.), *Arzneiverordnungs-Report 2018*
https://doi.org/10.1007/978-3-662-57386-0_38

Auf einen Blick

Trend
Bei den Ophthalmika dominieren seit vielen Jahren die Glaukommittel, die in den letzten Jahren zunehmend neuere Therapieprinzipien umfassen, wie selektive Alpha2-Agonisten, lokal wirkende Carboanhydrasehemmer und vor allem Prostaglandinderivate. Bei den meisten übrigen Gruppen von Ophthalmika sind die Verordnungen durch das GKV-Modernisierungsgesetz 2004 drastisch gesunken. Im Jahre 2016 sind die Verordnungen von Ophthalmika wiederum in fast allen Arzneimittelgruppen leicht angestiegen. Als Neuentwicklungen für die antineovaskuläre Therapie haben sich neben dem viel diskutierten antineovaskulären Antikörper Ranibizumab (Lucentis) mit dem Aflibercept (Eylea) ein weiterer VEGF-Antagonist sowie ein Dexamethason-Implantat (Ozurdex) unter den verordnungshäufigsten Arzneimitteln etabliert.

Die Indikationsgruppe der Ophthalmika umfasst Präparate, die in aller Regel lokal angewendet werden. ◘ Abbildung 38.1 gibt als Übersicht die wichtigsten Arzneimittelgruppen des Gesamtmarktes wieder. Viele Ophthalmika sind nicht zu Lasten der GKV verschreibungsfähig. Deshalb sind im GKV-Arzneimittelmarkt unter den Ophthalmika neben den stark dominierenden und stetig anwachsenden Glaukommitteln sind im Wesentlichen nur noch Antiinfektiva und Antiphlogistika bedeutsam, deren Verordnungen jeweils seit einem Jahrzehnt ungefähr konstant geblieben sind, bei den Antiphlogistika aber wieder ansteigen. Als vierte Gruppe etablieren sich die von den Verordnungszahlen her kleine, von den Kosten und therapeutischen Effekten her aber zunehmend wichtige Gruppe der antineovaskulären Mittel. Insgesamt ist das Verordnungsvolumen der Ophthalmika 2017 geringfügig angestiegen (vgl. ▶ Tabelle 1.2). Bei diesen Veränderungen ist bemerkenswert, dass einige durchaus fragwürdige, aber verschreibungspflichtige Ophthalmika weiterhin zu Lasten der GKV verordnet werden können, während andere medizinisch gut begründete Arzneimittel von den Patienten selbst gezahlt werden müssen. So führte die 2004 aufgehobene Erstattungsfähigkeit der Filmbildner, die beim Syndrom des trockenen Auges (Keratokonjunktivitis sicca) indiziert sind, zum fast völligen Verschwinden aus dem GKV-Arzneimittelmarkt.

In der Ophthalmologie hat es in den letzten Jahren eine Reihe von interessanten Neuentwicklungen gegeben. Die neueren Glaukommittel – Brimonidin, lokal anwendbare Carboanhydrasehemmer und Prostaglandine – dominieren inzwischen die Therapie; Hoffnung auf neuroprotektive Effekte geben aber erst in der Entwicklung befindliche Therapeutika, die an Adenosinrezeptoren, Rho-Kinasen und anderen Wirkorten angreifen. Die fraglos spannendsten Neuentwicklungen gibt es auf dem zuvor sehr unbefriedigenden Gebiet der Augenerkrankungen mit Gefäßneubildungen wie Makuladegeneration: Mit Pegaptanib (*Macugen*) wurde 2006 zunächst ein RNA-Aptamer eingeführt (Holz und Martini 2007). Deutlich wirksamer ist eine Blockade des „Vascular Endothelial Growth Factor" (VEGF), die sich mit dem für die Indikation Makuladegeneration zugelassenen und sehr teuren humanisierten Antikörperfragment Ranibizumab

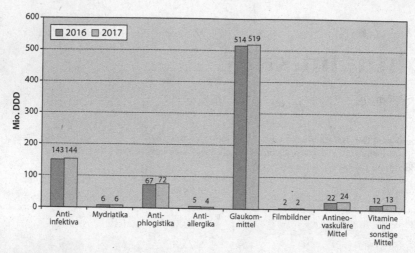

Abbildung 38.1 Verordnungen von Ophthalmika 2017. Gesamtverordnungen nach definierten Tagesdosen.

(*Lucentis*), aber offenbar auch ebenso gut mit dem hierfür nicht zugelassenen, sehr viel preisgünstigeren Krebsmittel Bevacizumab (*Avastin*) erreichen lässt. Einen anderen Weg der VEGF-Blockade nutzt ein Fusionsprotein aus VEGF-Rezeptor und Fc-Immunglobulin in Aflibercept (*Eylea*). Schließlich wurden für die Behandlung des Makulaödems in den letzten Jahren Glucocorticoidimplantate mit Dexamethason (*Ozurdex*) und Fluocinolon (*Iluvien*) zugelassen. Dieses Thema ist am Ende des Kapitels näher behandelt.

38.1 Antiinfektiva

Antiinfektive Ophthalmika (■ Tabellen 38.1 und 38.2) werden zur Behandlung von Infektionen des vorderen Augenabschnittes eingesetzt (Messmer 2012). Diese Infektionen äußern sich zumeist als Konjunktivitiden. Virale und bakterielle Konjunktivitis lassen sich klinisch kaum unterscheiden, wenn auch morgendlich verklebte Augen sowie das Fehlen von Juckreiz und von Konjunktivitiden in der Anamnese eine bakterielle Genese nahelegen (Rietveld et al. 2004). Daher erklärt sich die insgesamt geringe Wirksamkeit von Antibiotika wohl wesentlich auch durch die hohe Prävalenz (>50%) von nichtbakteriellen Konjunktivitiden. Verschiedenste bakterielle Erreger können eine Konjunktivitis auslösen. Eine spanische Untersuchung bei Kindern im ambulanten Bereich fand vor allem Haemophilus

und Streptokokken, daneben Staphylokokken, aber auch gramnegative Erreger (Orden Martinez et al. 2004). Jüngere Untersuchungen aus Griechenland (Mantadakis et al. 2013) und Italien (Giardini et al. 2011) isolierten vor allem Staphylokokken (aureus und epidermidis) und Streptokokken (viridans und pneumoniae). Bei sporadischen Konjunktivitiden in den USA wurden unerwartet viele atypische Streptokokkenstämme gefunden (Haas et al. 2011).

Resistenzen gegen Antibiotika nehmen zu. In einer älteren Resistenzstudie aus den USA wurde folgende Reihenfolge der Wirksamkeit bestimmt: Chloramphenicol, Bacitracin plus Polymyxin B, Gentamicin, Gyrasehemmstoffe, Neomycin, Erythromycin (Everett et al. 1995). Die genannte Studie aus Spanien sowie eine große Untersuchung aus Brasilien (Chalita et al. 2004) fanden gute Wirksamkeit für Gyrasehemmer und Chloramphenicol. Die Sensitivität gegenüber Gentamicin und Tobramycin nahm ab, die gegenüber Amikacin und Neomycin nahm zu. Jüngere Daten unterstützen die Beobachtung zunehmender Multiresistenzen und berichten über besondere Wirksamkeit neuerer Fluorchinolone (Koss et al. 2007). Die oben genannten Studien aus jüngster Zeit bestätigen die Entwicklung von Resistenzen vor allem gegen Penicilline, aber auch die Wirksamkeit von Fluorchinolonen (Giardini et al. 2011, Mantadakis et al. 2013). Gerade deshalb sollten die Fluorchinolone aber in Reserve gehalten und zunächst Substanzen wie Gentamicin, Tobramycin und Azithromycin der Vorzug gegeben werden (Messmer 2012).

Experimentelle (Behrens-Baumann und Begall 993) wie auch klinische Untersuchungen (Isenberg t al. 2002) zeigten, dass Antiseptika wie Ethacridin *Biseptol*) oder Povidon-Iod zu schnellerer Eliminaion der Bakterien und Regression der Symptome führten als Antibiotika. Zu einem ähnlichen Schluss kommen die Übersichten der Cochrane Database (Sheikh et al. 2012) sowie von Rose (2007), nach denen Antibiotika zwar die Heilung zu beschleunigen scheinen, jedoch das Endergebnis nicht beeinflussen. Daher empfehlen die 2013 aktualisierten Richtlinien der American Academy of Ophthalmology (http://www.aao.org/preferred-practice-pattern/conjunctivitis-ppp--2013) einfach die Gabe des billigsten Antibiotikums. Eine randomisierte Studie aus Praxen in Großbritannien kommt zu dem Schluss, die beste Strategie sei der verzögerte Einsatz von Antibiotika, und zwar nur dann, wenn Symptome persistieren (Everitt et al. 2006). In einer Studie mit Levofloxacin gegen Placebo berichteten Hwang et al. (2003) dagegen, dass auch das Endergebnis bei Levofloxacin besser sei. Ein Cochrane-Review zu diesem Thema kommt auf der Basis einer insgesamt als unbefriedigend bewerteten Studienlage zu dem Schluss, dass die Gabe von Antibiotika bei Konjunktivitis im Wesentlichen wegen der etwas schnelleren Abheilung empfehlenswert sei (Sheik et al. 2012). In den meisten Fällen sollte eine lokale antibiotische Behandlung des Auges eine Woche nicht überschreiten.

Bei schweren Infektionen des vorderen Augenabschnittes, etwa Keratitis, ist dagegen eine antibiotische Therapie dringend geboten. Bei schweren Hornhautulzera sind eine Erregeridentifikation und ein Antibiogramm erforderlich (Rachwalik und Pleyer 2015), während in weniger schweren Fällen empirisch mit Breitspektrumantibiotika behandelt werden kann, wobei sich vor allem Gentamicin und Moxifloxacin als wirksam erwiesen haben (Kowalski et al. 2013, Rachwalik und Pleyer 2015). Interessant ist, dass ein großer Teil dieser Infektionen durch das Tragen weicher Kontaktlinsen verursacht ist (Rachwalik und Pleyer 2015). Bei den für die Behandlung von Konjunktivitis und Keratitis verfügbaren Substanzen und Präparaten hat es in den letzten Jahren kaum Veränderungen gegeben, und die meisten Umschichtungen bei den Verordnungen scheinen aus preislichen Gründen zu geschehen. Insgesamt haben ihre Verordnungen im letzten Jahrzehnt um etwa 20% abgenommen.

38.1.1 Monopräparate

Die Verordnungen von antibiotischen Monopräparaten haben 2017 nach schwankendem Verlauf in den Vorjahren geringfügig zugenommen, während die Verordnungen antiviraler Substanzen nur ein kleines Segment umfassen (◘ Tabelle 38.1). Die Rolle der Aminoglykoside Gentamicin und Kanamycin hat über die letzten Jahre deutlich abgenommen, auch wenn im letzten Jahr beim Gentamicin Zuwächse von über 10% zu verzeichnen waren. Die Gyrasehemmer (Fluorchinolone) sind nach kontinuierlichen Zunahmen in den letzten Jahren die ganz überwiegend verordneten ophthalmischen Antibiotika, was durch die Resistenzlage, gute lokale Penetration und geringe unerwünschte Wirkungen gerechtfertigt ist (O'Brien et al. 1995, Hanioglu-Kargi et al. 1998), jedoch der Empfehlung widerspricht, diese Substanzen eher in Reserve zu halten (Messmer 2012). Dabei werden zunehmende Resistenzen gegen ältere Substanzen beobachtet (Koss et al. 2007). Ganz überwiegend wird das racemische Ofloxacin verordnet, auch wenn Levofloxacin etwas wirksamer sein soll (Schwab et al. 2003). Etliche etwas preisgünstigere Generika haben in den letzten Jahren sehr stark an Bedeutung gewonnen und liegen inzwischen deutlich vor dem Originalpräparat *Floxal*. An Bedeutung weiter verloren hat die Fusidinsäure (*Fucithalmic*), die vor allem gegen Staphylokokken wirksam ist, nur zweimal täglich angewendet werden muss und in einigen Studien gute Wirksamkeit zeigte (etwa Jackson et al. 2002). Interessant ist die weitere Zunahme der teuren Azithromycinpräparate *Infectoazit* und *Azyter*, die mit Erfolg bei purulenter und trachomatöser Konjunktivitis eingesetzt werden (Bremond-Gignac et al. 2015).

Ophthalmische Virostatika stellen ein kleines, in seinen Indikationen und seiner Wirksamkeit gut definiertes Segment von Arzneimitteln dar. Aciclovir ist 2017 nur noch mit einem Präparat vertreten, das trotz starker Zunahme nicht die Aciclovirverordnungen des Vorjahres erreicht hat. Ein deutlich teureres Präparat ist Ganciclovir, bei dem es eine kleine Zunahme gegeben hat (◘ Tabelle 38.1).

⬛ Tabelle 38.1 Verordnungen antiinfektiver Ophthalmika 2017. Angegeben sind die 2017 verordneten Tagesdosen, die Änderungen gegenüber 2016 und die mittleren Kosten je DDD 2017.

Präparat	Bestandteile	DDD Mio.	Änderung %	DDD-Nettokosten €
Gentamicin				
Gent-Ophtal	Gentamicinsulfat	11,6	(+33,4)	0,61
Gentamicin-POS	Gentamicinsulfat	2,1	(−43,4)	0,66
Infectogenta Augen	Gentamicinsulfat	2,0	(+16,8)	0,57
		15,7	(+11,5)	0,61
Fluorchinolone				
Ofloxacin-ophtal	Ofloxacin	22,4	(+13,7)	0,48
Floxal	Ofloxacin	18,1	(−15,6)	0,56
Ofloxacin-ratiopharm	Ofloxacin	7,3	(−9,5)	0,42
Vigamox	Moxifloxacin	5,3	(−0,2)	0,35
Ofloxamed	Ofloxacin	5,1	(+63,7)	0,33
Ofloxacin Stulln	Ofloxacin	2,4	(−19,6)	0,39
Oftaquix	Levofloxacin	1,1	(−0,2)	0,69
Ofloxa-Vision	Ofloxacin	0,96	(>1000)	0,60
Ciloxan	Ciprofloxacin	0,60	(+1,6)	0,60
		63,1	(+1,4)	0,48
Weitere Antibiotika				
Kanamycin-POS	Kanamycin	6,0	(−1,0)	0,74
Fucithalmic	Fusidinsäure	2,0	(−7,3)	0,51
Oxytetracyclin AS JENAPHARM	Oxytetracyclin	0,67	(−3,8)	1,40
Infectoazit	Azithromycin	0,32	(+10,6)	5,74
Azyter	Azithromycin	0,21	(+8,1)	4,85
		9,2	(−2,1)	1,00
Antibiotikakombinationen				
Polyspectran	Polymyxin B Neomycin Gramicidin	1,0	(−10,2)	1,11
Virostatika				
Acivision	Aciclovir	2,0	(+82,3)	0,60
Virgan	Ganciclovir	0,64	(+4,2)	1,86
		2,7	(+54,7)	0,90
Summe		91,7	(+3,5)	0,57

38.1.2 Kombinationspräparate

Die Kombinationen von mehreren lokal anwendbaren Antibiotika sind seit langem etabliert, sind aber nur noch mit einem älteren Präparat (*Polyspectran*) vertreten, das seit längerem deutlich rückläufig ist (⬛ Tabelle 38.1). Präparate mit Polymyxin B, Neo-mycin bzw. Bacitracin haben ein relativ hohes Allergisierungs- und Reizungspotenzial sowie eine ungünstige Resistenzlage. Eine kontrollierte Vergleichsstudie an Kindern und Jugendlichen zeigte wesentlich schnellere Abheilungsraten mit einem Gyrasehemmer als mit einem Polymyxin B-Kombinationspräparat (Granet et al. 2008).

◼ Tabelle 38.2 Verordnungen antiinfektiver Ophthalmikakombinationen mit Glucocorticoiden 2017. Angegeben sind die 2017 verordneten Tagesdosen, die Änderungen gegenüber 2016 und die mittleren Kosten je DDD 2017.

Präparat	Bestandteile	DDD Mio.	Änderung %	DDD-Nettokosten €
Dexamethasonkombinationen				
Dexagent Ophtal	Gentamicin Dexamethason	15,3	(−6,2)	0,75
Dexa-Gentamicin	Gentamicin Dexamethason	12,1	(+11,5)	0,72
Isopto-Max	Neomycin Polymyxin B Dexamethason	10,9	(−2,2)	1,24
Dexamytrex	Gentamicin Dexamethason	4,8	(−6,7)	0,78
Tobradex	Tobramycin Dexamethason	4,6	(−0,3)	0,36
Dispadex comp.	Neomycin Dexamethason	1,3	(+17,5)	0,66
		49,0	(−0,4)	0,82
Prednisolonkombinationen				
Oxytetracyclin-Prednisolon JENAPHARM	Oxytetracyclin Prednisolon	1,8	(−1,4)	1,23
Summe		50,8	(−0,4)	0,83

Weitaus häufiger werden die Kombinationen von Antibiotika und Glucocorticoiden verordnet, die sich auch 2017 großer Beliebtheit erfreuten (◼ Tabelle 38.2), wobei es innerhalb dieses Segments einige Umschichtungen gab. Diese Präparate machten auch 2017 etwa 35% der Verordnungen von Antibiotika in der Ophthalmologie aus. Ganz überwiegend werden hier Dexamethason-haltige Präparate verwendet. Durch die Kombination von Antibiotika und Glucocorticoiden erhofft man bei echten bakteriellen Konjunktivitiden eine Abnahme von Entzündungserscheinungen und ein besseres Endergebnis. Die aktuellen Richtlinien der American Academy of Ophthalmology für die bakterielle Keratitis und für die Konjunktivitis führen dieses Ziel auf, betonen aber, dass die wissenschaftliche Evidenz hierfür gering sei (http://www.aao.org/preferred-practice-pattern/bacterial-keratitis-ppp--2013; http://www.aao.org/preferred-practice-pattern/conjunctivitis-ppp--2013). Eine Studie an 500 Patienten ergab, dass auch bei Ulcera in der Cornea Steroide den Visus weder nach 3 Monaten noch in einer späteren 12-Monats-Analyse verbesserten (Srinivasan et al. 2012, 2014). Eine ungezielte Verwendung von Glucocorticoiden am Auge kann wegen ihrer Risiken in den meisten Fällen nicht begründet werden. Ob eine frühzeitige Gabe bei speziellen Subgruppen günstig ist, bleibt noch abzuklären (Ray et al. 2014).

38.2 Antiphlogistische Ophthalmika

Die oben schon besprochenen Glucocorticoide werden in der Ophthalmologie bei verschiedenen entzündlichen Erkrankungen der Cornea, Sklera und Iris sowie zur Unterdrückung von Narbenwucherungen an Lidern und Cornea eingesetzt. Nicht indiziert sind sie in der Regel bei infektiöser Konjunktivitis (siehe oben). Die akuten Gefahren ihrer Anwendung am Auge liegen in dem Aufflammen von infektiösen Prozessen, besonders Pilzinfektionen. Bei längerer Anwendung können Glaukome ausgelöst werden, bei prädisponierten Patienten vereinzelt auch schon innerhalb weniger Wochen. Nach Anwendung über ein oder mehrere Jahre können sich Linsentrübungen entwickeln. Grundsätzlich gewarnt werden muss vor der Anwendung von Glucocorticoiden, wenn die Hornhaut nicht intakt ist. Aus diesen Gründen sollte jede längerdauernde Anwendung von Glucocorticoiden am Auge sorgfältig überwacht werden.

Zum Einsatz kommen verschiedene Glucocorticoide, die sich nicht nur in ihrer Potenz, sondern auch in ihrer Resorbierbarkeit erheblich unterscheiden. So ist die Resorption von Prednisolonacetat (*Inflanefran, Ultracortenol*) höher als die der Phosphatsalze (*Dexa-sine*). Dagegen ist – gleiche Resorption vorausgesetzt – die Potenz von Dexamethason deutlich höher als die von Prednisolon und Hydrocortison. In den Kombinationspräparaten mit Antibiotika (◘ Tabelle 38.2) findet fast nur Dexamethason Verwendung, häufig in Form der schlechter resorbierten Phosphatsalze. Bei den Monopräparaten (◘ Tabelle 38.3) dagegen überwiegt die Verwendung von Prednisolonacetat mit einer deutlichen Zunahme. Ein plausibler Grund für diese Unterschiede ist nicht erkennbar. Der in den vergangenen Jahren auch bei den Monopräparaten beobachtbare Trend zum Dexamethason hat sich 2017 nicht fortgesetzt. Kombinationen von Glucocorticoiden mit Alphasympathomimetika finden sich nicht mehr unter den 3000 verordnungshäufigsten Arzneimitteln. Loteprednol (*Lotemax*) ist ein nur in der Ophthalmologie genutztes, topisch anwendbares Glucocorticoid, das zur Behandlung entzündlicher Augenerkrankungen und nach chirurgischen Eingriffen am Auge eingesetzt wird und mit relativ niedrigen Verordnungszahlen unter die verordnungshäufigsten Arzneimittel gekommen ist (◘ Tabelle 38.3).

Als Alternative zu Glucocorticoiden werden bei verschiedenen Indikationen auch nichtsteroidale Antiphlogistika (Schalnus 2003) wie Diclofenac (*Voltaren ophtha*), Indometacin (*Indocolir*) und Ketorolac (*Acular, Ketovision*) und das 2013 zugelassene, besser penetrierende und sehr beliebt gewordene Nepafenac (*Nevanac*) eingesetzt (◘ Tabelle 38.3). Sie werden hauptsächlich zur Entzündungshemmung nach Operationen sowie zur Vermeidung intraoperativer Miosis eingesetzt, bei denen ihre antiinflammatorische Potenz der der Glucocorticoide gleichkommt (Wright et al. 1997). Bei den

Zahlen ist zu bedenken, dass diese Therapie ganz wesentlich auch in der Klinik durchgeführt wird.

38.3   Antiallergika

Für die Therapie allergischer Erkrankungen steht eine Reihe von Substanzen zur Verfügung (Bielory 2002). Langsam eintretende Wirkungen haben die vor allem prophylaktisch eingesetzten Mastzellstabilisatoren Cromoglicinsäure und die ähnlich aber schneller wirkenden Substanzen Nedocromil und Lodoxamid. Die Verordnungen dieser Präparate sind mit dem GKV-Modernisierungsgesetz stark zurückgegangen, so dass nur noch ein Cromoglicinsäurepräparat mit 0,4 Mio. DDD vertreten ist, während es 2003 noch 12,7 Mio. DDD waren (◘ Tabelle 38.4). Eine Alternative stellt das Ketotifen dar, dem neben einer Degranulationshemmung noch eine Reihe weiterer Wirkmechanismen zugesprochen werden und das der Cromoglicinsäure bei schnellerem Wirkungseintritt gleichwertig (Greiner et al. 2002), in mehreren Vergleichsstudien aber verschiedenen Antihistaminika unterlegen (etwa Lai et al. 2002) ist; seine Verordnungen nehmen seit einigen Jahren stark ab.

Lokal anwendbare H_1-Antihistaminika wirken bei Konjunktivitis schneller und länger als die Mastzellstabilisatoren (Bielory et al. 2005). Allerdings sind die Ergebnisse insgesamt nicht wesentlich besser als bei anderen antiallergisch wirkenden Substanzen, wozu die hohe Placeborate von 30–80% beiträgt (Noble und McTavish 1995). Zur Verfügung steht eine ganze Reihe von Substanzen, wobei nur noch Olapatadin und Levocabastin unter den verordnungshäufigsten Präparaten auftauchen. Ihre Verordnungen gingen 2017 von niedrigem Niveau aus weiter zurück.

38.4   Glaukommittel

Als Glaukom wird eine Anzahl von ätiologisch verschiedenen Krankheiten bezeichnet, deren gemeinsames Kennzeichen ein individuell zu hoher Augeninnendruck ist, aus dem die Gefahr von zunehmenden Gesichtsfeldausfällen resultiert. Dabei ist es wichtig zu berücksichtigen, dass sich auch bei nor-

◻ **Tabelle 38.3 Verordnungen von antiphlogistischen Ophthalmika 2017.** Angegeben sind die 2017 verordneten Tagesdosen, die Änderungen gegenüber 2016 und die mittleren Kosten je DDD 2017.

Präparat	Bestandteile	DDD Mio.	Änderung %	DDD-Nettokosten €
Prednisolon				
Predni-POS	Prednisolon	14,4	(+31,1)	0,17
Prednifluid	Prednisolon	6,3	(+29,2)	0,56
Inflanefran	Prednisolon	4,8	(−18,3)	0,75
Prednisolon AS JENAPHARM	Prednisolon	4,4	(+1,1)	0,29
Predni-Ophtal	Prednisolon	2,6	(−0,5)	0,32
Ultracortenol	Prednisolon	0,83	(−0,8)	1,00
		33,3	(+12,9)	0,38
Dexamethason				
Dexa ophtal	Dexamethason	5,3	(−0,6)	0,29
Dexa EDO/Dexagel	Dexamethason	5,2	(−4,6)	0,81
Dexafluid	Dexamethason	1,8	(+5,9)	0,60
Dexa-sine	Dexamethason	1,4	(−5,9)	0,94
Dexapos	Dexamethason	1,4	(−5,3)	0,72
Monodex	Dexamethason	1,3	(+8,5)	0,75
Dexamethason AS JENAPHARM	Dexamethason	1,0	(+7,0)	0,60
Isopto-Dex	Dexamethason	0,38	(−20,1)	0,74
		17,9	(−1,6)	0,62
Weitere Glucocorticoide				
Fluoropos	Fluorometholon	1,9	(+5,3)	0,37
Efflumidex	Fluorometholon	0,75	(+0,3)	0,73
Hydrocortison-POS N	Hydrocortison	0,58	(+73,9)	1,89
Ficortril	Hydrocortison	0,55	(−49,6)	1,16
Lotemax	Loteprednol	0,39	(−3,3)	1,00
		4,2	(−4,8)	0,81
Nichtsteroidale Antiphlogistika				
Nevanac	Nepafenac	5,4	(+8,1)	0,78
Ketovision	Ketorolac	3,0	(+22,3)	0,44
Voltaren ophtha	Diclofenac	2,2	(+10,4)	0,73
Acular	Ketorolac	1,1	(−24,8)	0,53
Difen UD	Diclofenac	0,31	(+59,7)	0,88
		12,0	(+8,4)	0,66
Summe		67,4	(+6,7)	0,52

malem Druck ein Glaukom entwickeln kann. Selbst in entwickelten Ländern weiß etwa die Hälfte der Glaukompatienten nicht von ihrer Erkrankung (Quigley 1996). In einer jüngeren Screening-Studie aus Israel wurden immerhin 13% der Bevölkerung als glaukomverdächtig identifiziert (Nesher et al.

2014). In Deutschland wird die Zahl der Glaukompatienten auf etwa 800 000 bis 900 000 geschätzt, die Dunkelziffer nicht diagnostizierter Glaukomfälle soll noch einmal fast so hoch sein (Dietlein et al. 2009).

Bei erhöhtem Augeninnendruck und bei Glaukom gibt es eine ganze Reihe medikamentöser und

◱ **Tabelle 38.4 Verordnungen von antiallergischen Ophthalmika 2017.** Angegeben sind die 2017 verordneten Tagesdosen, die Änderungen gegenüber 2016 und die mittleren Kosten je DDD 2017.

Präparat	Bestandteile	DDD Mio.	Änderung %	DDD-Nettokosten €
Degranulationshemmer				
Zaditen ophtha	Ketotifen	0,52	(−7,9)	0,49
CromoHEXAL Augentropfen	Cromoglicinsäure	0,36	(−3,9)	0,19
		0,88	(−6,3)	0,36
H₁-Antihistaminika				
Opatanol	Olopatadin	1,1	(−17,4)	0,70
Livocab Augentropfen	Levocabastin	0,77	(−9,7)	0,33
		1,9	(−14,4)	0,55
Summe		2,7	(−12,0)	0,49

chirurgischer Therapien (Weinreb and Khaw 2004, Webers et al. 2008, Costagliola et al. 2009a, 2009b). Große Studien aus den letzten Jahren dienten dem Vergleich dieser Strategien und der Definition der Therapieziele. Ein Befund der Ocular Hypertension Treatment Study (OHTS) ist, dass die Senkung des asymptomatischen erhöhten Augeninnendruck das Auftreten von Gesichtsfelddefekten verhindern oder verzögern kann – mithin dass auch ohne Symptome eine Behandlung angezeigt sein dürfte (Kass et al. 2002). Ob dies angesichts der Kosten bei allen solchen Patienten durchgeführt werden soll, wird bezweifelt (Pfeiffer 2005). Daten der OHTS-Studie belegen allerdings, dass eine frühe medikamentöse Therapie signifikant das Auftreten von Glaukomschäden erniedrigt, und zwar von 22% auf 16% bei 13-jähriger Beobachtungszeit; der Effekt einer frühzeitigen Medikation war besonders groß bei Hochrisikopatienten (40% vs. 28%; Kass et al. 2010). In die gleiche Richtung gehen die Daten der CIGTS-Studie, die ebenfalls für eine aggressive Therapie spricht, falls Erhöhungen oder Schwankungen des Augeninnendrucks beobachtet werden (Musch et al. 2011). Die Ergebnisse der britischen UKGTS-Studie bestätigen, dass die medikamentöse Senkung des Augeninnendrucks langfristig das Gesichtsfeld erhalten kann (Garway-Heath et al. 2015).

Zweitens hat sich gezeigt, dass das Gesichtsfeld bei symptomatischen Patienten umso besser erhalten wird, je niedriger der Augeninnendruck ist. Erst bei einem Augeninnendruck unter 14 mm Hg blieb es in etwa stabil (AGIS Investigators 2000). Dies spricht für eine aggressive Therapie zumindest bei fortgeschrittenem Glaukom.

Drittens zeigte die CIGTS-Studie die Gleichwertigkeit von medikamentöser und chirurgischer Therapie (Feiner et al. 2003), wobei die chirurgischen Therapien zunehmend besser werden und durch optimierte Nachsorge noch weiter verbessert werden könnten (Grehn 2008). Die 5-Jahres-Daten der CIGTS-Studie deuten auf eine geringfügige, für den Visus allerdings nicht relevante Überlegenheit eines operativen Vorgehens (Parrish et al. 2009). Letztlich kann derzeit aber keine eindeutige Empfehlung gegeben werden, wie eine Glaukomtherapie begonnen werden soll (Dietlein et al. 2009). In dem von der European Glaucoma Society (2014) empfohlenen Therapiestufenplan steht die medikamentöse Augeninnendrucksenkung vor der Laserchirurgie des Trabekelwerkes und vor der (filtrierenden) Glaukomchirurgie. Zur Klärung, ob am Beginn der Glaukomtherapie eher eine Laser-Behandlung oder eine medikamentöse Therapie stehen sollte, wurden in jüngster Zeit mehrere Multicenter-Studien begonnen (etwa Lamoureux et al. 2015, Vickerstaff et al. 2015); bis zu deren Abschluss muss zunächst von einer Gleichwertigkeit ausgegangen werden.

In der letzten Zeit gewinnen Fragen der Compliance in Studien an Bedeutung. Aus Nordamerika ist bekannt, dass niedriger sozioökonomischer Status mit geringer Compliance bei der Glaukom-Medika-

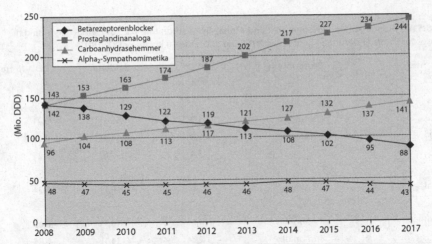

Abbildung 38.2 Verordnungen von Glaukommitteln 2008 bis 2017. Gesamtverordnungen nach definierten Tagesdosen.

tion einhergeht (Leung et al. 2015); gerade bei solchen Patienten ist die ausführliche Instruktion wichtig. Hoffnung geben Ergebnisse, dass ein Verhaltenstraining das bereits geschädigte Gesichtsfeld wieder verbessern kann (Sabel und Gudlin 2014).

In der medikamentösen Therapie des Glaukoms stehen verschiedene klassische Gruppen von Arzneimitteln zur Auswahl, die entweder den Kammerwasserabfluss erhöhen (Cholinergika) oder die Kammerwasserproduktion reduzieren (Betarezeptorenblocker, Alpha$_2$-Sympathomimetika). Neuere Therapiemöglichkeiten stellen das stark alpha$_2$-selektive Brimonidin, die lokal wirksamen Carboanhydrasehemmer Dorzolamid und Brinzolamid sowie die Prostaglandinderivate Latanoprost, Travoprost, Bimatoprost und Tafluprost dar (Weinreb and Khaw 2004, Webers et al. 2008, Costagliola et al. 2009a, 2009b, Uusitalo et al. 2010).

Die DDD für die Glaukommittel beziehen sich auf *zwei* Augen, auch wenn Glaukome bei etwa einem Drittel der Patienten nur einseitig bestehen. Für die Eindosispackungen wurde angenommen, dass eine Packung pro Tag verwendet wird, auch wenn strikt genommen wegen der Gefahr bakterieller Kontamination bei jeder einzelnen Applikation eine neue Packung angebrochen werden sollte.

Nach deutlichen Steigerungen in den achtziger Jahren haben sich die Verordnungen von Glaukommitteln seit 1992 stabilisiert, in den letzten zehn Jahren haben sie aber wieder einen stetigen langsamen Zuwachs gezeigt (⬛ Abbildung 38.2). Ange-

sichts der vermuteten Dunkelziffer unerkannter Glaukome ist dieser Trend zu begrüßen. Anhand der Glaukomverordnungen von 519 Mio. DDD (⬛ Abbildung 38.1) ergibt sich auch bereits eine Zahl von medikamentös behandelten Glaukompatienten von 1,4 Mio. – also deutlich mehr als die oben angegebene Schätzung von 800 000 bis 900 000, was zur Hoffnung Anlass gibt, dass die Dunkelziffer kontinuierlich abnimmt.

Unter den verschiedenen Arzneimittelgruppen haben sich die langjährig beobachteten Umschichtungen zu neueren Therapieprinzipien fortgesetzt (⬛ Abbildung 38.2), mit denen sich die medikamentöse Therapie des Glaukoms grundlegend gewandelt hat: Die Rolle der Betarezeptorenblocker nimmt weiterhin kontinuierlich ab, die Prostaglandinanaloga haben seit 2008 die größte und kontinuierlich zunehmende Bedeutung, topische Carboanhydrasehemmer haben inzwischen ebenfalls die Betarezeptorenblocker deutlich überflügelt, Alpha$_2$-Rezeptorenagonisten zeigen gleichbleibende Verordnungen auf niedrigerem Niveau und die Cholinergika haben nur noch eine Randstellung (⬛ Tabelle 38.5). Dies entspricht den geltenden Empfehlungen, die Therapie mit Prostaglandinanaloga zu beginnen und bei ungenügender Wirksamkeit diese mit Betarezeptorenblockern, Alpha$_2$-Rezeptorenagonisten oder topischen Carboanhydrasehemmern zu kombinieren (Whitson 2007). Unter den Leitsubstanzen der verschiedenen Arzneimittelgruppen scheint Latanoprost wirksamer zu sein

◻ **Tabelle 38.5 Verordnungen von Cholinergika und Alpha$_2$-Sympathomimetika 2017.** Angegeben sind die 2017 verordneten Tagesdosen, die Änderungen gegenüber 2016 und die mittleren Kosten je DDD 2017.

Präparat	Bestandteile	DDD Mio.	Änderung %	DDD-Nettokosten €
Cholinergika				
Pilomann	Pilocarpin	1,9	(−5,2)	0,21
Spersacarpin	Pilocarpin	1,5	(−10,4)	0,20
		3,4	(−7,6)	0,21
Clonidin				
Clonid-Ophtal	Clonidin	16,0	(−0,1)	0,24
Brimonidin				
Brimonidin AL	Brimonidin	14,0	(+13,1)	0,62
Brimo-vision	Brimonidin	2,4	(−34,1)	0,65
Alphagan	Brimonidin	1,8	(−17,4)	0,74
Brimonidintartrat AbZ	Brimonidin	1,2	(−7,0)	0,62
		19,4	(−0,5)	0,64
Summe		38,7	(−1,0)	0,43

als Dorzolamid, während Brimonidin offenbar zwar gleich wirksam ist, aber mehr unerwünschte Wirkungen zeigt (Hodge et al. 2008). Eine große Metaanalyse, zwar schon aus dem Jahr 2005 aber immer noch Grundlage der Leitlinien-Empfehlungen, besagt, dass Prostaglandine am wirksamsten seien, dicht gefolgt von Timolol, und mit einigem Abstand Betaxolol, Brimonidin und schließlich Dorzolamid (van der Valk et al. 2005).

Die Langzeiterfolge der medikamentösen Therapie im Vergleich mit operativem Vorgehen können erst nach Abschluss der derzeit laufenden großen Studien beurteilt werden. Aktuelle Empfehlungen zum praktischen Vorgehen finden sich in den jüngst aktualisierten Richtlinien der American Academy of Ophthalmology (Prum et al. 2016; http://www.aao.org/preferred-practice-pattern/primary-open-angle-glaucoma-ppp-2015), ebenso wie die oben erwähnten Leitlinien der European Glaucoma Society (2014; http://www.eugs.org/eng/egs_guidelines_reg.asp?l=1).

Während die Senkung des Augeninnendrucks das Fortschreiten der Glaukomschäden begrenzen kann, ist ein direkter medikamentöser Schutz der absterbenden Zellen bisher nicht gelungen. Theoretische Überlegungen haben zu laufenden Versuchen geführt, das Fortschreiten des Glaukomschadens

durch Neuroprotektiva zu hemmen (Danesh-Meyer 2011). Nach der letztverfügbaren Cochrane-Analyse (Sena et al. 2010) sowie einem White Paper der European Glaucoma Society (Tamm et al. 2013) gibt es aber keine Evidenz, dass irgendein derzeit verfügbares Medikament bei Glaukom eine Neuroprotektion bewirkt, auch wenn interessante Optionen in der Forschung verfolgt werden. Neuere Therapieprinzipien, die noch nicht am Markt eingeführt wurden und möglicherweise auch neuroprotektive Effekte haben, betreffen eine direkte Stimulation von EP$_2$-Prostanoidrezeptoren, die additiv zu anderen Mitteln wirken sollen (Schachar et al. 2011), sowie Adenosinrezeptorliganden und die Hemmung der Rho-Kinase (van de Velde et al. 2015; Donegan und Lieberman 2016).

38.4.1 Cholinergika

Die klassische Therapie mit Cholinergika – allein oder in Kombination mit Betarezeptorenblockern – verliert wegen unerwünschter Wirkungen zunehmend an Bedeutung: Miosis mit Sehstörung in der Dämmerung und bei Linsentrübungen sowie, besonders bei jungen Patienten, akkommodative Myopie und Ziliarmuskelspasmus. Ganz überwie-

◻ **Tabelle 38.6 Verordnungen von Betarezeptorenblockern 2017.** Angegeben sind die 2017 verordneten Tagesdosen, die Änderungen gegenüber 2016 und die mittleren Kosten je DDD 2017.

Präparat	Bestandteile	DDD Mio.	Änderung %	DDD-Nettokosten €
Timolol				
Tim-Ophtal	Timolol	52,2	(−5,5)	0,20
Timo-Comod	Timolol	17,0	(−2,5)	0,17
Timolol-1 A Pharma	Timolol	8,5	(+13,9)	0,17
Timomann/Timo EDO	Timolol	1,5	(−11,2)	0,31
TimoHEXAL	Timolol	1,1	(−71,8)	0,18
Timo Vision	Timolol	1,0	(−19,3)	0,18
Timo Stulln	Timolol	0,98	(−10,0)	0,33
		82,4	(−6,6)	0,19
Andere Betarezeptorenblocker				
Vistagan	Levobunolol	1,6	(−11,5)	0,25
Kombinationen				
Combigan	Brimonidin Timolol	5,5	(−7,7)	0,86
Fotil	Pilocarpin Timolol	1,2	(−6,5)	0,66
		6,7	(−7,5)	0,82
Summe		90,7	(−6,7)	0,24

gend wird Pilocarpin benutzt, dessen Verordnungen auch 2016 bei den Monopräparaten (◻ Tabelle 38.5) wie auch bei den Kombinationen mit Betarezeptorenblockern (◻ Tabelle 38.6) weiter abgenommen haben.

38.4.2 Alpha₂-Sympathomimetika

Bei den Alpha₂-Sympathomimetika führten lange Jahre die klassischen Clonidinpräparate vor dem stärker alpha₂-selektiv wirkenden Brimonidin (◻ Tabelle 38.5). Seit etwa 2010 aber nahmen die Verordnungen des Brimonidin wieder deutlich zu, so dass das Brimonidin das Clonidin wieder überholte. Auch bei der lokalen Anwendung dieser Substanzen ist an die Möglichkeit systemischer Nebenwirkungen, Blutdruckabfall und Sedation, zu denken (Nordlund et al. 1995). In der oben zitierten Metaanalyse (van der Valk et al. 2005) wurde Brimonidin schlechter bewertet als Timolol. Einzelne größere sowie auch neuere Studien widersprechen dem aber. Brimonidin erwies sich in einer großen Studie als dem Timolol (0,5%) überlegen, ohne Effekte auf Blutdruck oder Herzfrequenz zu zeigen; allerdings wurden bei über 10% der Patienten lokale allergische Reaktionen beobachtet (Katz 1999). Die Low-pressure Glaucoma Treatment Studie (LoGTS) hat in ähnlicher Weise gezeigt, dass die Patienten, die Brimonidin (0,2%) vertragen, bessere Ergebnisse haben als mit Timolol (0,5%) behandelte Glaukompatienten mit niedrigem (<22 mm Hg) Augeninnendruck (Krupin et al. 2011). Ähnliches fand sich bei der Kombination mit Travoprost, wo Brimonidin, falls vertragen, wirksamer war als Timolol (Pfeiffer et al. 2011). Die Verordnungen von Brimonidin haben sich nach einer Zunahme von über 30% in 2015 in den letzten Jahren in etwa gehalten.

38.4.3 Betarezeptorenblocker

Betarezeptorenblocker dominierten über lange Zeit die medikamentöse Therapie des Glaukoms. Als

Standard gilt dabei Timolol, von dem zahlreiche Generika am Markt sind. Keiner der anderen Betarezeptorenblocker hat sich – bei insgesamt guter Wirksamkeit – im Vergleich mit Timolol als überlegen erwiesen (Sorensen und Abel 1996, Watson et al. 2001). Entsprechend nimmt die Bedeutung anderer Betarezeptorenblocker in der Glaukomtherapie kontinuierlich und deutlich ab. Inzwischen befindet sich mit dem Levobunolol nur noch ein alternativer Betarezeptorenblocker unter den 3000 verordnungshäufigsten Arzneimitteln, und dies mit geringen und deutlich abnehmenden Verordnungszahlen (◘ Tabelle 38.6).

Auch die Anwendung von Betarezeptorenblockern kann systemische unerwünschte Wirkungen mit sich bringen. Daher stellen insbesondere Asthma bronchiale und AV-Überleitungsstörungen Kontraindikationen dar. Lokale Nebenwirkung der Therapie mit Betarezeptorenblockern kann ein Sicca-Syndrom sein, das vor allem bei Kontaktlinsenträgern zu Problemen führt. Mit dem Aufkommen von Alternativen war bereits diskutiert worden, ob die Betarezeptorenblocker wegen ihrer im Vergleich zu neueren Medikamenten geringeren Wirkung noch in der primären Therapie indiziert sind (Goldberg 2002). In diesem Zusammenhang ist es konsequent, dass wie schon in den Vorjahren auch 2017 die Verordnungen von Betarezeptorenblockern weiter zurückgegangen sind (◘ Tabelle 38.6), während gleichzeitig die Verordnungen der neueren, stärker wirksamen Arzneimittel weiter zugenommen haben (◘ Abbildung 38.2).

38.4.4 Carboanhydrasehemmer

Der systemisch angewandte Carboanhydrasehemmstoff Acetazolamid spielt nur noch bei akuten Anfällen und in der kurzfristigen Glaukomtherapie eine Rolle (◘ Tabelle 38.7); interessanterweise haben seine Verordnungen 2017 um fast 10% zugenommen. Bei der Dauertherapie dominieren dagegen lokal anwendbare Präparate wie Dorzolamid, dessen Wirksamkeit und Verträglichkeit seit langem gut dokumentiert sind (Herkel und Pfeiffer 2001). Es wird sowohl als Monopräparat als auch in Kombinationen, vor allem mit Betarezeptorenblockern eingesetzt. Ein zweiter lokal anwendbarer Carboanhydrasehemm-stoff ist Brinzolamid, das als Monotherapie zweimal täglich (gegenüber dreimal täglich bei Dorzolamid) angewendet werden kann, besser verträglich und preisgünstiger ist (Cvetkovic und Perry 2003) und inzwischen das führende Monopräparat darstellt. Es kann auch mit anderen Glaukommitteln wie etwa einer Travoprost/Timolol-Kombination verbunden werden und wirkt dann additiv (Goldberg et al. 2012). Bei den Verordnungen der Carboanhydrasehemmer überwiegen inzwischen die Kombinationen, meist mit Timolol, da die Verordnungen von Kombinationen seit einiger Zeit deutlicher zunehmen als die von Monopräparaten(◘ Tabelle 38.7).

38.4.5 Prostaglandinderivate

Die inzwischen führende Therapiemöglichkeit zur medikamentösen Behandlung des Weitwinkelglaukoms stellen die Prostaglandinanaloga dar, die – anders als die meisten Glaukommittel – eine Erhöhung des Kammerwasserabflusses bewirken. Latanoprost (*Xalatan*) war das erste derartige Präparat. Es zeichnet sich durch gute therapeutische Wirksamkeit aus, aber auch durch lokale Nebenwirkungen mit Pigmentierungen der Iris bei bis zu 10% der Patienten sowie Wachstum und Pigmentierungen von Lidhaaren (Ravinet et al. 2003, Perry et al. 2003). Über Einzelfälle der Reaktivierung von Herpes-simplex-Infektionen wurde berichtet (Wand et al. 1999). Nach einer Metaanalyse ist Latanoprost dem Dorzolamid in seiner Wirksamkeit überlegen, während es gleich wirksam wie Brimonidin, aber besser verträglich ist (Hodge et al. 2008).

Seit 2001 wurden drei weitere neue Prostaglandinderivate ebenfalls erfolgreich eingeführt: Travoprost (*Travatan*), Bimatoprost (*Lumigan*) und Tafluprost (*Taflotan*) (◘ Tabelle 38.8). Eine bessere Wirksamkeit der neueren Substanzen zeigte sich in manchen früheren Studien; spätere Daten sprechen eher für Gleichwertigkeit (Parrish et al. 2003, Yıldırim et al. 2008, Uusitalo et al. 2010). Insgesamt stellen die Prostaglandinderivate die bedeutsamste Neuerung in der Glaukomtherapie dar und werden derzeit als Mittel der ersten Wahl angesehen. Es ist deshalb zu begrüßen, dass ihre Verordnungen kontinuierlich ansteigen und sie inzwischen die bei weitem führenden Glaukommittel sind. Ähnlich wie bei

◻ Tabelle 38.7 Verordnungen von Carboanhydrasehemmern 2017. Angegeben sind die 2017 verordneten Tagesdosen, die Änderungen gegenüber 2016 und die mittleren Kosten je DDD 2017.

Präparat	Bestandteile	DDD Mio.	Änderung %	DDD-Nettokosten €
Acetazolamid				
Glaupax	Acetazolamid	1,6	(+14,0)	1,37
Acemit	Acetazolamid	0,28	(−10,2)	1,32
		1,9	(+9,7)	1,36
Dorzolamid				
Dorzolamid Heumann	Dorzolamid	8,2	(+40,7)	0,64
Trusopt/-S	Dorzolamid	4,3	(+0,4)	1,33
Dorzolamid AL	Dorzolamid	4,0	(−22,3)	0,83
Dorzolamid-1 A Pharma	Dorzolamid	2,0	(−21,3)	0,85
Dorzo vision	Dorzolamid	1,5	(+6,6)	0,84
		20,0	(+4,1)	0,86
Brinzolamid				
Azopt	Brinzolamid	30,9	(−3,2)	0,56
Brinzolamid AL	Brinzolamid	3,1	(+37,0)	0,56
Brinzolamid Heumann	Brinzolamid	1,1	(neu)	0,56
		35,1	(+2,7)	0,56
Kombinationen				
Dorzocomp vision	Dorzolamid Timolol	27,0	(+42,8)	0,83
Azarga	Brinzolamid Timolol	16,8	(−4,0)	0,74
Dorzolamid AL comp.	Dorzolamid Timolol	12,0	(−22,2)	0,74
Simbrinza	Brinzolamid Brimonidin	11,3	(+35,1)	0,98
Cosopt	Dorzolamid Timolol	8,1	(−25,1)	0,93
Duokopt	Dorzolamid Timolol	4,2	(+76,0)	0,71
		79,3	(+8,2)	0,82
Summe		136,3	(+6,1)	0,77

den Carboanhydrasehemmern umfassen die Kombinationspräparate ausschließlich Kombinationen mit dem Betarezeptorenblocker Timolol. Das Jahr 2017 ist bei diesen Präparaten vor allem durch den weiteren Aufstieg zahlreicher preisgünstiger Latanoprostgenerika gekennzeichnet, die dem inzwischen gar nicht mehr teureren Originalpräparat Xalatan praktisch den gesamten Markt abgenommen haben (◻ Tabelle 38.8). Damit hat Latanoprost das Timolol als wichtigstes Monopräparat bei den Glaukommit-teln abgelöst, während das Timolol in den Kombinationen immer noch deutlich überwiegt, wozu auch die zahlreichen Kombinationen mit Prostaglandinderivaten kräftig beitragen.

38.5 Antineovaskuläre Ophthalmika

Bei verschiedenen Augenerkrankungen kommt es zu einer Neubildung von Blutgefäßen im Augeninneren.

◻ **Tabelle 38.8 Verordnungen von Prostaglandinderivaten 2017.** Angegeben sind die 2017 verordneten Tagesdosen, die Änderungen gegenüber 2016 und die mittleren Kosten je DDD 2017.

Präparat	Bestandteile	DDD Mio.	Änderung %	DDD-Nettokosten €
Latanoprost				
Latanoprost Pfizer	Latanoprost	34,8	(−5,0)	0,50
Monoprost	Latanoprost	27,3	(+28,4)	0,72
Latanelb	Latanoprost	25,9	(+439,6)	0,33
Latano Vision	Latanoprost	6,2	(+54,8)	0,50
Latanoprost AL	Latanoprost	4,3	(−9,8)	0,50
Xalatan	Latanoprost	2,7	(−77,5)	0,52
Latano Q	Latanoprost	2,7	(−12,1)	0,40
Latanoprost-1 A Pharma	Latanoprost	1,1	(−78,0)	0,50
		105,1	(+14,7)	0,51
Weitere Prostaglandinderivate				
Lumigan	Bimatoprost	27,9	(−5,4)	0,57
Taflotan	Tafluprost	19,3	(+0,3)	0,84
Travatan	Travoprost	15,2	(−17,3)	0,51
		62,4	(−7,0)	0,64
Kombinationen				
Ganfort	Bimatoprost Timolol	28,5	(+5,8)	0,80
Tavu	Latanoprost Timolol	16,9	(+33,3)	0,66
DuoTrav	Travoprost Timolol	12,9	(−13,0)	0,67
Latanotim Vision	Latanoprost Timolol	4,0	(−8,7)	0,66
Latanoprost-ratiopharm comp.	Latanoprost Timolol	3,4	(+77,0)	0,65
Latanoprost comp-1 A Pharma	Latanoprost Timolol	1,9	(+147,5)	0,66
Xalacom	Latanoprost Timolol	1,7	(−69,4)	0,68
		69,2	(+3,4)	0,72
Summe		236,8	(+4,9)	0,61

Die Unterdrückung dieser Neubildung kann therapeutisch sehr bedeutsam sein (s. vorn). Als besonders wirksam hat sich eine Blockade des „Vascular Endothelial Growth Factor" (VEGF) erwiesen. Nachdem zunächst hierfür das RNA-Aptamer Pegaptanib (*Macugen*) auf den Markt kam (Holz und Martini 2007), erwies sich als noch wirksamer die Blockade des Rezeptors durch rekombinante Antikörper. Für die In-

dikation Makuladegeneration zugelassen ist das sehr teure humanisierte Antikörperfragment Ranibizumab (*Lucentis*). Vermutlich ähnlich wirksam ist das hierfür nicht zugelassene, rund 20mal preisgünstigere schon länger eingeführte Krebsmittel Bevacizumab (*Avastin*), ein humanisierter Antikörper (Lynch und Cheng 2007). In der schwierigen Diskussion um den häufig praktizierten und preisgünstigen

◻ Tabelle 38.9 Verordnungen von antineovaskulären Mitteln, Mydriatika und sonstigen Ophthalmika 2017. Angegeben sind die 2017 verordneten Tagesdosen, die Änderungen gegenüber 2016 und die mittleren Kosten je DDD 2017.

Präparat	Bestandteile	DDD Mio.	Änderung %	DDD-Nettokosten €
Antineovaskuläre Mittel				
Eylea	Aflibercept	16,1	(+12,6)	18,49
Lucentis	Ranibizumab	8,0	(+8,2)	42,78
		24,1	(+11,1)	26,57
Intravitreale Antiphlogistika				
Ozurdex	Dexamethason	4,2	(+23,1)	7,20
Mydriatika				
Atropin-POS	Atropin	1,6	(+6,0)	0,23
Zyklolat EDO	Cyclopentolat	0,29	(+3,5)	0,71
		1,9	(+5,6)	0,30
Sonstige Mittel				
Bepanthen Roche Augen- und Nasensalbe	Dexpanthenol	4,0	(−4,9)	0,16
Hylo Gel	Hyaluronsäure	2,1	(+17,4)	0,57
Corneregel	Dexpanthenol	1,4	(−3,1)	0,09
Ikervis	Ciclosporin	1,4	(+43,1)	3,27
Euphrasia Augentropfen	Euphrasia D3	0,89	(−9,4)	0,15
Weleda				
Euphrasia Augentropfen Wala	Euphrasia D2 Rosae aetherol. D7	0,86	(+4,1)	0,91
Posiformin	Bibrocathol	0,17	(+4,9)	0,79
		10,8	(+4,0)	0,69
Summe		41,0	(+10,0)	16,54

„off label"-Einsatz und die Notwendigkeit klinischer Studien und Zulassungen zeichnet sich derzeit ab, dass Lucentis bei denjenigen Indikationen eingesetzt wird, wo es zugelassen ist, während Avastin weltweit „off label" bei den vielen anderen Erkrankungen mit Gefäßneubildungen im Auge eingesetzt wird (Gunther und Altaweel 2009). Es sind also viel mehr Rechts- als medizinische Gründe, die Lucentis im Markt etablieren. Das Präparat findet sich seit 2010 unter den 3000 verordnungshäufigsten Arzneimitteln, seine Verordnungen haben sich in 2015 mehr als verdoppelt, in 2016 aber nur noch um 11% und in 2017 nur noch um 8% zugenommen (◻ Tabelle 38.9). Seine Tagestherapiekosten (beruhend auf einmal monatlicher Injektion) betragen über 40 €, wobei die den Krankenkassen gewährten Rabatte allerdings nicht eingerechnet sind.

Sowohl die grundlegende wissenschaftliche Fragestellung als auch die Kosten waren Anlass für eine Reihe direkter Vergleichsstudien. Alle bisher verfügbaren Daten sprechen dafür, dass die Ergebnisse mit beiden Präparaten etwa gleich sind (etwa Subramanian et al. 2009, Gharbiya et al. 2010, Biswas et al. 2011). Die in verschiedenen Publikationen veröffentlichte multizentrische CATT-Studie, die an über 1000 Patienten die beiden Präparate bei feuchter altersabhängiger Makuladegeneration (AMD) verglich, fand auch über lange Zeiträume gleiche Resultate beider Medikamente in Bezug auf die Sehschärfe und weiter, dass die regelmäßige monatliche Gabe von Ranibizumab einer an den Befunden orientierten Gabe nicht überlegen ist (CATT Research Group 2011, Comparison of Age-related Macular Degeneration Treatments Trials (CATT) Research

Group 2012, 2016). Allerdings gab es bei den mit Bevacizumab behandelten Patienten eine Reihe unspezifischer, offenbar nicht VEGF-vermittelter unerwünschter Effekte, die Anlass für weitere Untersuchungen sein sollten (Rosenfeld 2011). Diese blieben auch bei der 2-Jahresauswertung bestehen (Comparison of Age-related Macular Degeneration Treatments Trials (CATT) Research Group 2012) und schließen auch vergleichbare Entwicklungen am zweiten Auge ein (Maguire et al. 2013). Therapeutische Gleichwertigkeit ohne zusätzliche unerwünschte Wirkungen zeigten neben der genannten Studie von Biswas et al. (2011) bei AMD auch die Zweijahresauswertung der multizentrischen britischen IVAN-Studie an immerhin 610 Patienten (Dakin et al. 2014), eine österreichische Studie (Krebs et al. 2013), sowie die LUCAS-Studie an 441 Patienten (Berg et al. 2015). Die IVAN-Studie zeigt darüber hinaus, dass Bevacizumab intermittierend verabreicht besser wirkt, als wenn es kontinuierlich gegeben wird.

Ähnlich wie frühere Metaanalysen kommen daher praktisch alle Übersichten zu dem Schluss, dass auf Grund der bisher vorliegenden direkten Vergleiche kein wesentlicher Vorteil für Ranibizumab gegenüber Bevacizumab bestehe und dass unter Kosten-Nutzen-Gesichtspunkten Bevacizumab wesentlich besser abschneide (American Academy of Ophthalmology 2015, Solomon et al. 2016). Diese Gesamtlage macht es notwendig, dass Zulassungsbehörden und Versicherungen klären, ob und wie der bisherige „off label"-Einsatz von *Avastin* künftig erlaubt sein soll. Die Fachverbände haben die Erlaubnis eines solchen Einsatzes bereits gefordert, und auch von Juristen ist dieses schwierige medizinethische und juristische Thema unter dem Titel „Avastin-Lucentis-Debakel" intensiv diskutiert worden (Jansen 2013).

Die Preispolitik des *Lucentis* verbunden mit den guten Wirksamkeitsnachweisen hat den Wettbewerb stimuliert. Im Jahr 2013 fand sich erstmals ein zweiter VEGF-Antagonist, das Aflibercept (*Eylea*) unter den verordnungshäufigsten Arzneimitteln; seine Verordnungen haben sich 2014 mehr als verdoppelt, 2015 nochmals verdreifacht und auch in 2016 und 2017 hat es deutliche Zunahmen gegeben (◘ Tabelle 38.9). Bei Aflibercept sind die extrazellulären Domänen der VEGF-Rezeptoren mit dem Fc-

Anteil des humanen IgG$_1$ fusioniert. Dieses Fusionsprotein bindet sowohl VEGF selbst als auch den ähnlichen placentaren Wachstumsfaktor PlGF. Laut den Zulassungsdokumenten der EMA ist es in seinen erwünschten wie seinen unerwünschten Wirkungen dem Ranibizumab vergleichbar (http://ec.europa.eu/health/documents/community-register/2012/20121122124535/anx_124535_de.pdf). Dies stützt sich auf die direkt vergleichenden an 2457 Patienten durchgeführten VIEW-Studien, mit denen die Nicht-Unterlegenheit von Aflibercept gezeigt wurde (Schmidt-Erfurth et al. 2014). Erste Kosten-Nutzen-Bewertungen sprachen bereits dafür, dass Aflibercept dem Ranibizumab gleichwertig aber dem Bevacizumab unterlegen ist (Elshout et al. 2014). Diese Einschätzung ist in jüngster Zeit noch günstiger geworden: Eine öffentlich geförderte multizentrische Studie an 660 Patienten mit diabetischem Makulaödem zeigte Gleichwertigkeit bei milden Formen und eine Überlegenheit von Aflibercept bei schwereren Fällen (Diabetic Retinopathy Clinical Research Network et al. 2015). Die jüngste Cochrane-Analyse, die sich auf die zitierten Studien stützt, kommt zum Schluss der therapeutischen Gleichwertigkeit bei günstigerer Anwendungsfrequenz (Sarwar et al. 2016). Ähnlich fällt die Bewertung der American Academy of Ophthalmology (2017) aus. Die kürzlich publizierte amerikanische SCORE2-Studie findet ebenfalls Gleichwertigkeit zwischen Aflibercept und Bevacizumab bei Zentralvenenverschluss (Scott et al. 2017), und ähnliches fanden mehrere Autoren bei diabetischer Retinopathie, wo sich für Aflibercept sogar Vorteile abzeichnen (Bahrami et al. 2017, Bressler et al. 2017). Hinzu kommt, dass *Eylea* weniger als die Hälfte von *Lucentis* kostet. In 2017 waren seine Verordnungszahlen mehr als doppelt so hoch wie die von *Lucentis*.

Bereits seit 2010 ist mit *Ozurdex* ein Dexamethason-haltiges Arzneimittel zur Behandlung eines diabetischen Makulaödems und eines Makulaödems beim Verschluss von Netzhautvenen auf dem Markt. Es handelt sich dabei um ein Implantat, das in den Glaskörper des Auges eingebracht wird und sich dort langsam auflöst (Garweg und Zandi 2016). 2016 ist es erstmals in den Rang der 3000 verordnungshäufigsten Arzneimittel aufgestiegen und in 2017 haben seine Verordnungen nochmals um fast in Viertel zugelegt (◨ Tabelle 38.9). Eine Reihe kontrollierter Studien belegen die Wirksamkeit dieses Implantats bei Makulaödem. Im direkten Vergleich ist die Wirksamkeit offenbar dem Bevacizumab ähnlich (Aroney et al. 2016). Direkte Vergleiche mit Ranibizumab oder Aflibercept fehlen bisher; allerdings scheint eine additive Wirkung nicht gegeben zu sein (Chaudhary et al. 2016), auch wenn eine Reduktion der Anwendungen von Ranibizumab durch das Dexamethason-Implantat erreichbar zu sein scheint (Kuppermann et al. 2015). Mit typischen unerwünschten Corticosteroidwirkungen (Katarakt, Glaukom) muss gerechnet werden. Eine noch nicht unter den verordnungshäufigsten Präparaten auftauchende Alternative ist das seit 2013 zugelassene Implantat mit dem Glucocorticoid Fluocinolon (*Iluvien*).

38.6 Mydriatika und sonstige Ophthalmika

Als Mydriatika kommen im Prinzip sowohl Alphasympathomimetika als auch Anticholinergika in Frage. Unter den verordnungshäufigsten Arzneimitteln finden sich jedoch nur noch das Anticholinergikum Atropin sowie das Cyclopentolat, während Scopolamin hier nicht mehr vorkommt (◨ Tabelle 38.9). Mydriatika werden vor allem zur Ausschaltung der Akkommodation für diagnostische Zwecke aber auch zur Ruhigstellung von Iris und Ziliarkörper bei Entzündungen des vorderen Augenabschnittes (z. B. *Iritis*) eingesetzt.

Ciclosporin A (*Ikervis*) ist seit 2015 zur Behandlung schwerer Keratitis bei Erwachsenen mit trockenen Augen zugelassen, bei denen trotz Behandlung mit Tränenersatzmitteln keine Besserung eingetreten ist; seine Wirksamkeit wurde in der 2016 publizierten SANSIKA-Studie an 246 Patienten gezeigt (Leonardi et al. 2016). Es kam praktisch auf Anhieb unter die 3000 verordnungshäufigsten Arzneimittel und hat in 2017 seine Verordnungszahlen nochmals um über 40% steigern können.

Als „sonstige Mittel" sind Präparate aufgelistet, die keiner der bisher aufgeführten Arzneimittelgruppen zugeordnet werden können (◨ Tabelle 38.9). Bei diesen überwiegend rezeptpflichtigen und damit erstattungsfähigen Präparaten sind die Ver-

ordnungen in den beiden letzten Jahren wieder leicht angestiegen, obwohl ihre Wirksamkeit oft fraglich ist. Bei den vitaminhaltigen Ophthalmika sind nur noch zwei Dexpanthenol-haltige Präparate unter den 3000 verordnungshäufigsten Präparaten zu finden (◨ Tabelle 38.9). Diese Präparate dürften im Wesentlichen ähnlich wie die Filmbildner indifferent wirken und z. B. zur Reduktion von Fremdkörpergefühl besonders bei abendlicher Gabe geeignet sein, auch wenn für Dexpanthenol-haltige Tränenflüssigkeit spezifische Wirkungen berichtet wurden (Göbbels und Gross 1996). Gleiches dürfte für die beiden hier aufgeführten Euphrasia-Präparate gelten.

Weiter vertreten ist ein Hyaluronsäure-haltiges Präparat (*Hylo Gel*) aus der Gruppe der viskositätserhöhenden Tränenersatzmittel, das in Deutschland lediglich als Medizinprodukt im Verkehr ist. Gemäß Gebrauchsinformation wird das Produkt zur Befeuchtung der Augenoberfläche bei stärkerem und chronischem Trockenheitsgefühl der Augen gebraucht, ist aber teurer als andere viskositätserhöhende Tränenersatzmittel, die zur Behandlung des trockenen Auges (Keratoconjunctivitis sicca) zugelassen sind. Nach einer systematischen Übersichtsarbeit bestehen bei Behandlung des trockenen Auges keine wesentlichen Unterschiede zwischen Hyaluronsäure und Carbomer (Doughty und Glavin 2009).

Literatur

AGIS Investigators (2000): The advanced glaucoma intervention study (AGIS): 7. The relationship between control of intraocular pressure and visual field deterioration. Am J Ophthalmol 130: 429–440

American Academy of Ophthalmology, Preferred Practice Pattern Guidelines (2015): Age Related Macular degeneration. San Francisco, CA, 2015. Age-Related Macular Degeneration PPP - Updated 2015 (http://www.aao.org/preferred-practice-pattern/age-related-macular-degeneration-ppp-2015)

American Academy of Ophthalmology Retina/Vitreous Panel, Preferred Practice Pattern Guidelines (2017): Diabetic Retinopathy. San Francisco, CA, 2017. Diabetic Retinopathy PPP - Updated 2017 (http://www.aao.org/preferred-practice-pattern/diabetic-retinopathy-ppp-updated-2017)

Aroney C, Fraser-Bell S, Lamoureux EL, Gillies MC, Lim LL, Fenwick EK (2016): Vision-related quality of life outcomes in the BEVORDEX study: a clinical trial comparing Ozur-dex sustained release dexamethasone intravitreal implant and bevacizumab treatment for diabetic macular edema. Invest Ophthalmol Vis Sci. 57: 5541–5546

Bahrami B, Hong T, Zhu M, Schlub TE, Chang A (2017): Switching therapy from bevacizumab to aflibercept for the management of persistent diabetic macular edema. Graefes Arch Clin Exp Ophthalmol. 255: 1133–1140

Behrens-Baumann W, Begall T (1993): Antiseptics versus antibiotics in the treatment of the experimental conjunctivitis caused by staphylococcus aureus. Ger J Ophthalmol 2: 409–411

Berg K, Pedersen TR, Sandvik L, Bragadóttir R (2015): Comparison of ranibizumab and bevacizumab for neovascular age-related macular degeneration according to LUCAS treat-and-extend protocol. Ophthalmology 122: 146–152

Bielory L (2002): Ocular allergy guidelines: a practical treatment algorithm. Drugs 62: 1611–1634

Bielory L, Lien KW, Bigelsen S (2005): Efficacy and tolerability of newer antihistamines in the treatment of allergic conjunctivitis. Drugs 65: 215–228

Biswas P, Sengupta S, Choudhary R, Home S, Paul A, Sinha S (2011): Comparative role of intravitreal ranibizumab versus bevacizumab in choroidal neovascular membrane in age-related macular degeneration. Indian J Ophthalmol 59: 191–196

Bremond-Gignac D, Messaoud R, Lazreg S, Speeg-Schatz C, Renault D, Chiambaretta F (2015): A 3-day regimen with azithromycin 1.5% eyedrops for the treatment of purulent bacterial conjunctivitis in children: efficacy on clinical signs and impact on the burden of illness. Clin Ophthalmol 9: 725–732

Bressler SB, Liu D, Glassman AR, Blodi BA, Castellarin AA, Jampol LM, Kaufman PL, Melia M, Singh H, Wells JA; Diabetic Retinopathy Clinical Research Network (2017): Change in diabetic retinopathy through 2 years: secondary analysis of a randomized clinical trial comparing aflibercept, bevacizumab, and ranibizumab. JAMA Ophthalmol. 135: 558–568

CATT Research Group (2011): Ranibizumab and bevacizumab for neovascular age-related macular degeneration. New Engl J Med 364: 1897–1908

Chalita MR, Hofling-Lima AL, Paranhos A Jr, Schor P, Belfort R Jr (2004): Shifting trends in in vitro antibiotic susceptibilities for common ocular isolates during a period of 15 years. Am J Ophthalmol 137: 43–51

Chaudhary V, Barbosa J, Lam WC, Mak M, Mavrikakis E, Mohaghegh P SM (2016): Ozurdex in age-related macular degeneration as adjunct to ranibizumab (The OARA Study). Can J Ophthalmol. 51: 302–305

Comparison of Age-related Macular Degeneration Treatments Trials (CATT) Research Group, Martin DF, Maguire MG, Fine SL, Ying GS, Jaffe GJ, Grunwald JE, Toth C, Redford M, Ferris FL 3rd (2012): Ranibizumab and bevacizumab for treatment of neovascular age-related macular degeneration: two-year results. Ophthalmology 119: 1388–1398

Comparison of Age-related Macular Degeneration Treatments Trials (CATT) Research Group, Maguire MG, Martin DF, Ying GS, Jaffe GJ, Daniel E, Grunwald JE, Toth CA, Ferris FL 3rd, Fine SL (2016): Five-year outcomes with anti-Vascular Endothelial Growth Factor treatment of neovascular age-related macular degeneration. Ophthalmology 123: 1751–1761

Costagliola C, dell'Omo R, Romano MR, Rinaldi M, Zeppa L, Parmeggiani F (2009a): Pharmacotherapy of intraocular pressure: part I. Parasympathomimetic, sympathomimetic and sympatholytics. Expert Opin Pharmacother 10: 2663–2677

Costagliola C, dell'Omo R, Romano MR, Rinaldi M, Zeppa L, Parmeggiani F (2009b): Pharmacotherapy of intraocular pressure - part II. Carbonic anhydrase inhibitors, prostaglandin analogues and prostamides. Expert Opin Pharmacother 10: 2859–2870

Cvetkovic RS, Perry CM (2003): Brinzolamide: a review of its use in the management of primary open-angle glaucoma and ocular hypertension. Drugs Aging 20: 919–947

Dakin HA, Wordsworth S, Rogers CA, Abangma G, Raftery J, Harding SP, Lotery AJ, Downes SM, Chakravarthy U, Reeves BC; IVAN Study Investigators (2014): Cost-effectiveness of ranibizumab and bevacizumab for age-related macular degeneration: 2-year findings from the IVAN randomised trial. BMJ Open 4: e005094

Danesh-Meyer HV (2011): Neuroprotection in glaucoma: recent and future directions. Curr Opin Ophthalmol 22: 78–86

Diabetic Retinopathy Clinical Research Network, Wells JA, Glassman AR, Ayala AR, Jampol LM, Aiello LP, Antoszyk AN, Arnold-Bush B, Baker CW, Bressler NM, Browning DJ, Elman MJ, Ferris FL, Friedman SM, Melia M, Pieramici DJ, Sun JK, Beck RW (2015): Aflibercept, bevacizumab, or ranibizumab for diabetic macular edema. N Engl J Med 372: 1193–1203

Dietlein TS, Hermann MM, Jordan JF (2009): Medikamentöse und chirurgische Therapie des Glaukoms. Dtsch Ärztebl Int 106: 597–606

Donegan RK, Lieberman RL (2016): Discovery of molecular therapeutics for glaucoma: challenges, successes, and promising directions. J Med Chem 59: 788–809

Doughty MJ, Glavin S (2009): Efficacy of different dry eye treatments with artificial tears or ocular lubricants: a systematic review. Ophthalmic Physiol Opt 29: 573–583

Elshout M, van der Reis MI, Webers CA, Schouten JS (2014): The cost-utility of aflibercept for the treatment of age-related macular degeneration compared to bevacizumab and ranibizumab and the influence of model parameters. Graefes Arch Clin Exp Ophthalmol 252: 1911–1920

European Glaucoma Society: Terminology and guidelines for glaucoma. 4th Ed. (2014), DOGMA, Savona, Italien (http://www.eugs.org/eng/egs_guidelines_reg.asp?l=1)

Everett SL, Kowalski RP, Karenchak LM, Landsittel D, Day R, Gordon YL (1995): An in vitro comparison of the susceptibilities of bacterial isolates from patients with conjunctivitis and blepharitis to newer and established topical antibiotics. Cornea 14: 382–387

veritt HA, Little PS, Smith PW (2006): A randomised controlled trial of management strategies for acute infective conjunctivitis in general practice. Brit med J 333: 321

einer L, Piltz-Seymour JR; Collaborative Initial Glaucoma Treatment Study (2003): Collaborative Initial Glaucoma Treatment Study: a summary of results to date. Curr Opin Ophthalmol 14: 106–111

Garway-Heath DF, Crabb DP, Bunce C, Lascaratos G, Amalfitano F, Anand N, Azuara-Blanco A, Bourne RR, Broadway DC, Cunliffe IA, Diamond JP, Fraser SG, Ho TA, Martin KR, McNaught AI, Negi A, Patel K, Russell RA, Shah A, Spry PG, Suzuki K, White ET, Wormald RP, Xing W, Zeyen TG (2015): Latanoprost for open-angle glaucoma (UKGTS): a randomised, multicentre, placebo-controlled trial. Lancet 385: 1295–1304

Garweg JG, Zandi S (2016): Retinal vein occlusion and the use of a dexamethasone intravitreal implant (Ozurdex®) in its treatment. Graefes Arch Clin Exp Ophthalmol. 254: 1257–1265

Gharbiya M, Giustolisi R, Allievi F, Fantozzi N, Mazzeo L, Scavella V, Gabrieli CB (2010): Choroidal neovascularization in pathologic myopia: intravitreal ranibizumab versus bevacizumab – a randomized controlled trial. Am J Ophthalmol 149: 458–464.e1

Giardini F, Grandi G, De Sanctis U, Eandl C, Machetta F, Pollino C, Grignolo FM (2011): In vitro susceptibility to different topical ophthalmic antibiotics of bacterial isolates from patients with conjunctivitis. Ocul Immunol Inflamm 19: 419–421

Göbbels M, Gross D (1996): Klinische Studie der Wirksamkeit einer Dexpanthenol-haltigen künstlichen Tränenflüssigkeit (Siccaprotect) bei der Behandlung des trockenen Auges. Klin Monatsbl Augenheilkd 209: 84–88

Goldberg I (2002): Should beta blockers be abandoned as initial monotherapy in chronic open angle glaucoma? The controversy. Br J Ophthalmol 86: 691–692

Goldberg I, Crowston JG, Jasek MC, Stewart JA, Stewart WC; ADAPT Study Investigator Group (2012): Intraocular pressure-lowering efficacy of brinzolamide when added to travoprost/timolol fixed combination as adjunctive therapy. J Glaucoma 21: 55–59

Granet DB, Dorfman M, Stroman D, Cockrum P (2008): A multicenter comparison of polymyxin B sulfate/trimethoprim ophthalmic solution and moxifloxacin in the speed of clinical efficacy for the treatment of bacterial conjunctivitis. J Pediatr Ophthalmol Strabismus 45: 340–349

Grehn F (2008): Chirurgie des primären Offenwinkelglaukoms. Klin Monatsbl Augenheilkd 225: 30–38

Greiner JV, Michaelson C, McWhirter CL, Shams NB (2002): Single dose of ketotifen fumarate .025% vs 2 weeks of cromolyn sodium 4% for allergic conjunctivitis. Adv Ther 19: 185–193

Gunther JB, Altaweel MM (2009): Bevacizumab (avastin) for the treatment of ocular disease. Surv Ophthalmol 54: 372–400

Haas W, Hesje CK, Sanfilippo CM, Morris TW (2011): High proportion of nontypeable Streptococcus pneumoniae isolates among sporadic, nonoutbreak cases of bacterial conjunctivitis. Curr Eye Res 36: 1078–1085

Hanioglu-Kargi S, Basci N, Soysal H, Bozkurt A, Gursel E, Kayaalp O (1998): The penetration of ofloxacin into human aqueous humor given by various routes. Eur J Ophthalmol 8: 33–36

Herkel U, Pfeiffer N (2001): Update on topical carbonic anhydrase inhibitors. Curr Opin Ophthalmol 12: 88–93

Hodge WG, Lachaine J, Steffensen I, Murray C, Barnes D, Foerster V, Ducruet T, Morrison A (2008): The efficacy and harm of prostaglandin analogues for IOP reduction in glaucoma patients compared to dorzolamide and brimonidine: a systematic review. Br J Ophthalmol 92: 7–12

Holz F, Martini B (2007): Pegaptanib. Intravitreale Injektion bei neovaskulärer altersabhängiger Makuladegeneration. Arzneimitteltherapie 25: 47–50

Hwang DG, Schanzlin DJ, Rotberg MH, Foulks G, Raizman MB; Levofloxacin Bacterial Conjunctivitis Place-controlled Study Group (2003): A phase III, placebo controlled clinical trial of 0.5% levofloxacin ophthalmic solution for the treatment of bacterial conjunctivitis. Br J Ophthalmol 87: 1004–1009

Isenberg SJ, Apt L, Valenton M, Del Signore M, Cubillan L, Labrador MA et al (2002): A controlled trial of povidone-iodine to treat infectious conjunctivitis in children. Am J Ophthalmol 134: 681–688

Jackson WB, Low DE, Dattani D, Whitsitt PF, Leeder RG, MacDougall R (2002): Treatment of acute bacterial conjunctivitis: 1% fusidic acid viscous drops vs. 0.3% tobramycin drops. Can J Ophthalmol 37: 228–237

Jansen RM (2013): The off-label use of medication: the latest on the Avastin - Lucentis debacle. Med Law 32: 65–77

Kass MA, Heuer DK, Higginbotham EJ, Johnson CA, Keltner JL, Miller JP et al (2002): The Ocular Hypertension Treatment Study: a randomized trial determines that topical ocular hypotensive medication delays or prevents the onset of primary open-angle glaucoma. Arch Ophthalmol 120: 701–713

Kass MA, Gordon MO, Gao F, Heuer DK, Higginbotham EJ, Johnson CA, Keltner JK, Miller JP, Parrish RK, Wilson MR; Ocular Hypertension Treatment Study Group (2010): Delaying treatment of ocular hypertension: the ocular hypertension treatment study. Arch Ophthalmol 128: 276–287

Katz LJ (1999): Brimonidine tartrate 0.2% twice daily vs timolol 0.5% twice daily: 1-year results in glaucoma patients. Brimonidine Study Group. Am J Ophthalmol 127: 20–26

Koss MJ, Eder M, Blumenkranz MS, Klauss V, Ta CN, de Kaspar HM (2007): Wirksamkeit neuer Fluorchinolone gegenüber der bakteriellen Normalflora der Bindehaut. Ophthalmologe 104: 21–27

Kowalski RP, Kowalski TA, Shanks RM Romanowski EG, Karenchak LM, Mah FS (2013): In vitro comparison of combination and monotherapy for the empiric and optimal coverage of bacterial keratitis based on incidence of infection. Cornea 32: 830–834

Krebs I, Schmetterer L, Boltz A, Told R, Vécsei-Marlovits V, Egger S, Schönherr U, Haas A, Ansari-Shahrezaei S, Binder S; MANTA Research Group (2013): A randomised double-masked trial comparing the visual outcome after treatment with ranibizumab or bevacizumab in patients with neovascular age-related macular degeneration. Br J Ophthalmol 97: 266–271

Krupin T, Liebmann JM, Greenfield DS, Ritch R, Gardiner S; Low-Pressure Glaucoma Study Group (2011): A randomized trial of brimonidine versus timolol in preserving visual function: results from the Low-Pressure Glaucoma Treatment Study. Am J Ophthalmol 151: 671–681

Kuppermann BD, Goldstein M, Maturi RK, Pollack A, Singer M, Tufail A, Weinberger D, Li XY, Liu CC, Lou J, Whitcup SM; Ozurdex® ERIE Study Group (2015): Dexamethasone intravitreal implant as adjunctive therapy to ranibizumab in neovascular age-related macular degeneration: a multicenter randomized controlled trial. Ophthalmologica. 234: 40–54

Lai DS, Lue KH, Hsieh JC, Lin KL, Lee HS (2002): The comparison of the efficacy and safety of cetirizine, oxatomide, ketotifen, and a placebo for the treatment of childhood perennial allergic rhinitis. Ann Allergy Asthma Immunol 89: 589–598

Lamoureux EL, Mcintosh R, Constantinou M, Fenwick EK, Xie J, Casson R, Finkelstein E, Goldberg I, Healey P, Thomas R, Ang GS, Pesudovs K, Crowston J (2015): Comparing the effectiveness of selective laser trabeculoplasty with topical medication as initial treatment (the Glaucoma Initial Treatment Study): study protocol for a randomised controlled trial. Trials 16: 406

Leonardi A, Van Setten G, Amrane M, Ismail D, Garrigue JS, Figueiredo FC, Baudouin C (2016): Efficacy and safety of 0.1% cyclosporine A cationic emulsion in the treatment of severe dry eye disease: a multicenter randomized trial. Eur J Ophthalmol. 26: 287–296

Leung VC, Jin YP, Hatch W, Mammo Z, Trope GE, Buys YM, Macrae WG (2015): The relationship between sociodemographic factors and persistence with topical glaucoma medications. J Glaucoma 24: 69–76

Lynch SS, Cheng CM (2007): Bevacizumab for neovascular ocular diseases. Ann Pharmacother. 41: 614–625

Maguire MG, Daniel E, Shah AR, Grunwald JE, Hagstrom SA, Avery RL, Huang J, Martin RW, Roth DB, Castellarin AA, Bakri SJ, Fine SL, Martin DF; Comparison of Age-Related Macular Degeneration Treatments Trials (CATT Research Group) (2013): Incidence of choroidal neovascularization in the fellow eye in the comparison of age-related macular degeneration treatments trials. Ophthalmology 120: 2035–2041

Mantadakis E, Maraki S, Michailidis L, Gitti Z, Pallikaris IG, Samonis G (2013): Antimicrobial susceptibility of Gram-positive cocci isolated from patients with conjunctivitis and keratitis in Crete, Greece. J Microbiol Immunol Infect 46: 41–47

Messmer EM (2012): Bakterielle Konjunktivitis - Update zu Diagnose und Therapie. Klin Monbl Augenheilkd 229: 529–533

Musch DC, Gillespie BW, Niziol LM, Lichter PR, Varma R; CIGTS Study Group (2011): Intraocular pressure control and long-term visual field loss in the Collaborative Initial Glaucoma Treatment Study. Ophthalmology 118: 1766–1773

Nesher R; Israel Glaucoma Screening Group (2014): Prevalence of increased intraocular pressure and optic disk cupping: multicenter glaucoma screening in Israel during the 2009 and 2010 World Glaucoma Weeks. Isr Med Assoc J 16: 483–486

Noble S, McTavish D (1995): Levocabastine. An update of its pharmacology, clinical efficacy and tolerability in the topical treatment of allergic rhinitis and conjunctivitis. Drugs 50: 1032–1049

Nordlund JR, Pasquale LR, Robin AL et al (1995): The cardiovascular, pulmonary, and ocular hypotensive effects of 0.2% brimonidine. Arch Ophthalmol 113: 77–83

O'Brien TP, Maguire MG, Fink NE, Alfonso E, McDonnell P (1995): Efficacy of ofloxacin vs cefazolin and tobramycin in the therapy for bacterial keratitis. Arch Ophthalmol 113: 1257–1265

Orden Martinez B, Martinez Ruiz R, Millan Perez R (2004): Bakterielle Konjunktivitis: Prävalenz von Pathogenen und ihre Antibiotikaresistenz [Artikel auf Spanisch]. An Pediatr (Barc) 61: 32–36

Parrish RK, Palmberg P, Sheu WP and the XLT Study Group (2003): A comparison of latanoprost, bimatoprost, and travoprost in patients with elevated intraocular pressure: a 12-week, randomized, masked-evaluator multicenter study. Am J Ophthalmol 135: 688–703

Parrish RK, Feuer WJ, Schiffman JC, Lichter PR, Musch DC; CIGTS Optic Disc Study Group (2009): Five-year follow-up optic disc findings of the Collaborative Initial Glaucoma Treatment Study. Am J Ophthalmol 147: 717–724

Perry CM, McGavin JK, Culy CR, Ibbotson T (2003): Latanoprost: an update of its use in glaucoma and ocular hypertension. Drugs Aging 20: 597–630

Pfeiffer N (2005): Ergebnisse der "Ocular hypertension treatment study" (OHTS) Ophthalmologe 102: 230–234

Pfeiffer N, TATS (Travatan Adjunctive Treatment Study) group (2011): Timolol versus brinzolamide added to travoprost in glaucoma or ocular hypertension. Graefes Arch Clin Exp Ophthalmol 249: 1065–1071

Prum BE Jr, Rosenberg LF, Gedde SJ, Mansberger SL, Stein JD, Moroi SE, Herndon LW Jr, Lim MC, Williams RD (2016): Primary open-angle glaucoma preferred practice pattern guidelines. Ophthalmology. 123: P41–P111

Quigley HA (1996): Number of people with glaucoma worldwide. Brit J Ophthalmol 80: 389–393

Rachwalik D, Pleyer U (2015): Bakterielle Keratitis. Klin Monbl Augenheilkd 232: 738–744

Ravinet E, Mermoud A, Brignoli R (2003): Four years later: a clinical update on latanoprost. Eur J Ophthalmol 13: 162–175

Ray KJ, Srinivasan M, Mascarenhas J, Rajaraman R, Ravindran M, Glidden DV, Oldenburg CE, Sun CQ, Zegans ME, McLeod SD, Acharya NR, Lietman TM (2014): Early addition of topical corticosteroids in the treatment of bacterial keratitis. JAMA Ophthalmol 132: 737–741

Rietveld RP, ter Riet G, Bindels PJ, Sloos JH, van Weert HC (2004): Predicting bacterial cause in infectious conjunctivitis: cohort study on informativeness of combinations of signs and symptoms. Brit med J 329: 206–210

Rose P (2007): Management strategies for acute infective conjunctivitis in primary care: a systematic review. Expert Opin Pharmacother 8: 1903–1921

Rosenfeld PJ (2011): Bevacizumab versus Ranibizumab – The Verdict. New Engl J Med 364: 1966–1967

Sabel BA, Gudlin J (2014): Vision restoration training for glaucoma: a randomized clinical trial. JAMA Ophthalmol 132: 381–389

Sarwar S, Clearfield E, Soliman MK, Sadiq MA, Baldwin AJ, Hanout M, Agarwal A, Sepah YJ, Do DV, Nguyen QD (2016): Aflibercept for neovascular age-related macular degeneration. Cochrane Database Syst Rev. 2016: CD011346

Schachar RA, Raber S, Courtney R, Zhang M (2011): A phase 2, randomized, dose-response trial of taprenepag isopropyl (PF-04217329) versus latanoprost 0.005% in open-angle glaucoma and ocular hypertension. Curr Eye Res 36: 809–817

Schalnus R (2003): Topical nonsteroidal anti-inflammatory therapy in ophthalmology. Ophthalmologica 217: 89–98

Schmidt-Erfurth U, Kaiser PK, Korobelnik JF, Brown DM, Chong V, Nguyen QD, Ho AC, Ogura Y, Simader C, Jaffe GJ, Slakter JS, Yancopoulos GD, Stahl N, Vitti R, Berliner AJ, Soo Y, Anderesi M, Sowade O, Zeitz O, Norenberg C, Sandbrink R, Heier JS (2014): Intravitreal aflibercept injection for neovascular age-related macular degeneration: ninety-six-week results of the VIEW studies. Ophthalmology 121: 193–201

Schwab IR, Friedlaender M, McCulley J, Lichtenstein SJ, Moran CT; Levofloxacin Bacterial Conjunctivitis Active Control Study Group (2003): A phase III clinical trial of 0.5% levofloxacin ophthalmic solution versus 0.3% ofloxacin ophthalmic solution for the treatment of bacterial conjunctivitis. Ophthalmology 110: 457–465

Scott IU, VanVeldhuisen PC, Ip MS, Blodi BA, Oden NL, Awh CC, Kunimoto DY, Marcus DM, Wroblewski JJ, King J; SCORE2 Investigator Group (2017): Effect of bevacizumab vs aflibercept on visual acuity among patients with macular edema due to central retinal vein occlusion: The SCORE2 randomized clinical trial. JAMA 317: 2072–2087

Sena DF, Ramchand K, Lindsley K (2010): Neuroprotection for treatment of glaucoma in adults. Cochrane Database Syst Rev. 2010: CD006539

Sheikh A, Hurwitz B, van Schayck CP, McLean S, Nurmatov U (2012): Antibiotics versus placebo for acute bacterial conjunctivitis. Cochrane Database Syst Rev. 2012: CD001211

Solomon SD, Lindsley KB, Krzystolik MG, Vedula SS, Hawkins BS (2016): Intravitreal bevacizumab versus ranibizumab for treatment of neovascular age-related macular degeneration: findings from a Cochrane systematic review. Ophthalmology 123: 70–77

Sorensen SJ, Abel SR (1996): Comparison of the ocular beta-blockers. Ann Pharmacother 30: 43–54

Srinivasan M, Mascarenhas J, Rajaraman R, Ravindran M, Lalitha P, Glidden DV, Ray KJ, Hong KC, Oldenburg CE, Lee SM, Zegans ME, McLeod SD, Lietman TM, Acharya NR; Steroids for Corneal Ulcers Trial Group (2012): Corticosteroids for bacterial keratitis: the Steroids for Corneal Ulcers Trial (SCUT). Arch Ophthalmol. 130: 143–150

Srinivasan M, Mascarenhas J, Rajaraman R, Ravindran M, Lalitha P, O'Brien KS, Glidden DV, Ray KJ, Oldenburg CE, Zegans ME, Whitcher JP, McLeod SD, Porco TC, Lietman TM, Acharya NR; Steroids for Corneal Ulcers Trial Group (2014): The steroids for corneal ulcers trial (SCUT): secondary 12-month clinical outcomes of a randomized controlled trial. Am J Ophthalmol. 157: 327–333.e3

Subramanian ML, Ness S, Abedi G, Ahmed E, Daly M, Feinberg E, Bhatia S, Patel P, Nguyen M, Houranieh A (2009): Bevacizumab vs ranibizumab for age-related macular degeneration: early results of a prospective double-masked, randomized clinical trial. Am J Ophthalmol 148: 875–882.e1

Tamm ER, Schmetterer L, Grehn F (2013): Status and perspectives of neuroprotective therapies in glaucoma: the European Glaucoma Society White Paper. Cell Tissue Res 353: 347–354

Uusitalo H, Pillunat LE, Ropo A (2010): Efficacy and safety of tafluprost 0.0015% versus latanoprost 0.005% eye drops in open angle glaucoma and ocular hypertension: 24-month results of a randomized, double-masked phase III study. Acta Ophthalmol 88: 12–19

van de Velde S, De Groef L, Stalmans I, Moons L, Van Hove I (2015): Towards axonal regeneration and neuroprotection in glaucoma: Rho kinase inhibitors as promising therapeutics. Prog Neurobiol. 131: 105–119

van der Valk R, Webers CA, Schouten JS, Zeegers MP, Hendrikse F, Prins MH (2005): Intraocular pressure-lowering effects of all commonly used glaucoma drugs: a meta-analysis of randomized clinical trials. Ophthalmology 112: 1177–1185

Vickerstaff V, Ambler G, Bunce C, Xing W, Gazzard G; LiGHT Trial Study Group (2015): Statistical analysis plan for the laser-1st versus drops-1st for glaucoma and ocular hypertension trial (LiGHT): a multi-centre randomised controlled trial. Trials 16: 517

Wand M, Gilbert CM, Liesegang TJ (1999): Latanoprost and herpes simplex keratitis. Am J Ophthalmol 127: 602–604

Watson PG, Barnett MF, Parker V, Haybittle J (2001): A 7 year prospective comparative study of three topical beta blockers in the management of primary open angle glaucoma. Br J Ophthalmol 85: 962–968

Webers CA, Beckers HJ, Nuijts RM, Schouten JS (2008): Pharmacological management of primary open-angle glaucoma: second-line options and beyond. Drugs Aging 25: 729–759

Weinreb RN, Khaw PT (2004): Primary open-angle glaucoma. Lancet 363: 1711–1720

Whitson JT (2007): Glaucoma: a review of adjunctive therapy
and new management strategies. Expert Opin Pharmacother 8: 3237–3249

Wright M, Butt Z, McIlwaine G, Fleck B (1997): Comparison of
the efficacy of diclofenac and betamethasone following
strabismus surgery. Brit J Ophthalmol 81: 299–301

Yildirim N, Sahin A, Gultekin S (2008): The effect of latanoprost, bimatoprost, and travoprost on circadian variation
of intraocular pressure in patients with open-angle
glaucoma. J Glaucoma 17: 36–39

Osteoporosemittel

Christian Kasperk und Reinhard Ziegler

© Springer-Verlag GmbH Deutschland, ein Teil von Springer Nature 2018
U. Schwabe, D. Paffrath, W.-D. Ludwig, J. Klauber (Hrsg.), *Arzneiverordnungs-Report 2018*
https://doi.org/10.1007/978-3-662-57386-0_39

Auf einen Blick

Verordnungsprofil
Hauptvertreter der Osteoporosemittel sind Bisphosphonate, die in der Onkologie auch dem Schutz vor Knochenmetastasen dienen. Seit mehreren Jahren zeichnet sich ein Rückgang der Bisphosphonatverordnungen ab. Leitsubstanz der Bisphosphonate ist Alendronsäure, auf die jetzt knapp 70% des Verordnungsvolumens dieser Stoffgruppe entfallen, während Risedronsäure, Ibandronsäure und Zoledronsäure deutlich kleinere Anteile haben. Mit weitem Abstand folgt das weiterhin aufsteigende Denosumab, Strontiumranelat ist 2017 wegen sinkender Absatzzahlen und zahlreicher thrombembolischer und anderer Nebenwirkungen vom Markt genommen worden. Calciumpräparate werden mit leichter Abnahme weiterhin als Basistherapeutika vor allem in Kombination mit Vitamin D eingesetzt, auch wenn sie nur einen bescheidenen Effekt auf die Frakturrate haben und vor allem bei Vitamin-D-Mangel wirksam sind. Weitere Calciumpräparate sind als Phosphatbinder zur Behandlung der Hyperphosphatämie bei Hämodialysepatienten von Bedeutung.

Grundlage der Behandlung der Osteoporose sind nichtmedikamentöse Maßnahmen und eine ausreichende Zufuhr von Calcium und Vitamin D als Basistherapie (Rizzoli et al. 2008). Bei niedrigem Frakturrisiko reichen sie zur Prophylaxe von osteoporotischen Frakturen aus. Ab einem 10-Jahres-frakturrisiko von 30% ist eine spezifische Osteoporosetherapie indiziert (Dachverband Osteologie 2014). Sie stützt sich auf den Einsatz der knochenabbauhemmenden Antiresorptiva (Bisphosphonate, Raloxifen, Denosumab) und der knochenaufbaufördernden Osteoanabolika (Teriparatid, Parathormon) (Übersicht bei Rachner et al. 2011). Östrogene sind nach der aktuellen Risikobewertung und entsprechenden Leitlinien nur noch zur Osteoporoseprävention zugelassen, wenn andere Mittel unverträglich oder kontraindiziert sind. In dem folgenden Abschnitt werden zunächst die Calciumpräparate dargestellt. Dabei wird auch die Anwendung von Calciumpräparaten als Phosphatbinder sowie die Gruppe der Calcimimetika bei der Behandlung des Hyperparathyreoidismus einbezogen. Danach folgt ein Abschnitt über spezielle Osteoporosemittel, in dem Bisphosphonate sowie andere Osteoporosemittel wie Raloxifen und Denosumab abgehandelt werden.

39.1 Calciumpräparate

Calciumsalze werden bei nutritiven oder malabsorptionsbedingten Calcium- und Vitamin-D-Mangelzuständen sowie substitutiv-adjuvant zur Unterstützung einer spezifischen Therapie der Osteoporose eingesetzt. Daneben werden Calciumsalze in höheren Dosen als Phosphatbinder zur Behandlung der Hyperphosphatämie bei dialysepflichtiger chronischer Niereninsuffizienz angewendet.

39.1.1 Calciumsubstitution

Die empfohlene tägliche Calciumzufuhr beträgt für Erwachsene 1000 mg, für Schwangere, Stillende und postmenopausale Frauen, sowie für Männer und Frauen im Alter über 65 Jahre 1500 mg (NIH Consensus Conference 1994). Diese Mengen können durch den Calciumgehalt der üblichen Ernährung gedeckt werden. Besonders calciumreich sind Milch, Milchprodukte (Käse, Joghurt, Quark, Schokolade, Eiscreme) und viele Gemüse sowie bestimmte calciumreiche Mineralwässer. Für eine ausreichende Calciumaufnahme wird Vitamin D in seiner wirksamen Form als 1,25-Dihydroxycolecalciferol benötigt. Bei funktionierender Calciumhomöostase hat eine den Bedarf übersteigende Calciumzufuhr beim gesunden Organismus keinen Nutzen.

Leichtere Calciummangelerkrankungen können infolge unzureichender Zufuhr oder leichter Resorptionsstörungen entstehen. Sie sollten primär durch eine ausreichende Calciumaufnahme mit der Nahrung (Milchprodukte) behandelt werden, bevor Calciumpräparate in Betracht gezogen werden. Chronische Calciummangelzustände infolge Hypoparathyreoidismus, Rachitis, Osteomalazie und Malabsorptionszuständen müssen dagegen mit Colecalciferol (Vitamin D_3) oder seinen Metaboliten (bei ungenügender Aktivität der renalen 1α-Hydroxylase, z. B. bei terminaler Niereninsuffizienz) behandelt werden, um die intestinale Calciumresorption zu erhöhen. Die Calciumpräparate dienen in derartigen Situationen der Garantie eines ausreichenden bzw. optimierten Angebotes. Der verschreibende Arzt muss nach geschätztem Bedarf verordnen und kann sich an dem Parathormonspiegel orientieren. Die Bedeutung des Calciums und des Vitamin D als „Basistherapie" bei der Osteoporose ist heute unbestritten (Ziegler 2002, Arzneimittelkommission der Deutschen Ärzteschaft 2008). Kombinationen von Fluorid plus Calcium plus Vitamin D oder Bisphosphonate plus Calcium oder Bisphosphonate plus Vitamin D werden angeboten. In Substitutionsdosen reduzieren Calcium und Colecalciferol bei alten Menschen Frakturen relevant. Bei gesunden postmenopausalen Frauen erhöht die Supplementation mit Calcium und Vitamin D die Knochendichte, aber bei Überdosierung und entsprechenden renalen Vorschäden auch das Risiko von Nierensteinen, Hüftfrakturen wurden jedoch nicht vermindert (Jackson et al. 2006).

Für die orale Substitutionsbehandlung wird in erster Linie Calciumcarbonat empfohlen, da es gut resorbiert wird, den höchsten Calciumgehalt (40%) hat und daher weniger Tabletten als andere Calciumsalze benötigt (Straub 2007). Für die Beurteilung der verordneten Calciumpräparate sind daher ein ausreichender Calciumgehalt und eine entsprechende Dosierungsempfehlung von Bedeutung. Legt man den Richtwert von 1000 mg Calcium pro Tag zugrunde, dann sind inzwischen fast alle Calciumpräparate ausreichend hoch dosiert, um in 1–2 Tagesdosen das Optimum zu erfüllen.

Ein in diesem Ausmaß überraschender Befund war die Halbierung der Verordnung der rezeptfreien Calciumpräparate im Jahre 2004 als Folge des GKV-Modernisierungsgesetzes (GMG). Eine leichte vorübergehende Erholung fand 2005 bis 2010 statt, nachfolgend sind die Verordnungen seit 2015 sogar unter den Tiefstand von 2004 gesunken (◘ Abbildung 39.1). Hier dürfte eine Unsicherheit der Verschreiber mitbeteiligt sein, in welchen Fällen Calcium bei der Osteoporosetherapie unverzichtbar ist. Denn die Präparate stehen auf der Ausnahmeliste gemäß § 34 Abs. 1 SGB V und sind daher bei der Behandlung der manifesten Osteoporose weiterhin verordnungsfähig. Nach den gültigen Empfehlungen begleitet die Basistherapie aus Calcium und Vitamin D alle anderen differenzierten Medikamente (Arzneimittelkommission der deutschen Ärzteschaft 2008). Nachdem allein die Verordnungen für Bisphosphonate, Raloxifen, und Denosumab nunmehr bei 213 Mio. DDD liegen, ist zu befürchten, dass die notwendige begleitende Basistherapie nur eingeschränkt erfolgt. Die Verordnungen von „nur" 79 Mio. DDD an Calciumpräparaten, die ja auch noch die Fälle einschließen, bei denen Calcium/Vitamin D ohne zusätzliches weiteres Antiosteoporotikum zur Behandlung eines Calcium und Vitamin D Mangel bedingten sekundären Hyperparathyreoidismus eingesetzt werden, lassen auf ein echtes Versorgungsdefizit schließen. Zwar kann in einem Teil der Behandlungsfälle durch eine diffizile Ernährungsanamnese und den Verweis auf Nahrungsquellen bzw. ausreichende Besonnung etc. ein gröberes Defizit vermieden werden. Ob dieses Potenzial aber entsprechend differenziert ausgeschöpft wird, bleibt zu belegen. Ob am Verordnungsrückgang auch Patienten selbst beteiligt sind, indem sie auf den Arztbesuch und die notwendige Verschreibung verzichten, kann nur spekuliert wer-

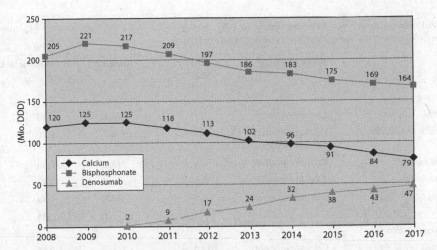

◘ **Abbildung 39.1 Verordnungen von Antianämika 2008 bis 2017.** Gesamtverordnungen nach definierten Tagesdosen.

den. Dass Calciumsupplemente das Herzinfarktrisiko steigern könnten, mag auf die Verordnungen dämpfend wirken (Bolland et al. 2013).

Wie es bei der Basistherapie der Osteoporose empfohlen wird (Ziegler 2002), hat sich seit einigen Jahren ein stärkerer Trend zu Kombinationen von Calcium mit Vitamin D entwickelt, der jedoch 2017 weiterhin leicht abnehmende Tendenz zeigt (◘ Tabelle 39.1). Die wirtschaftlich sinnvolle Mindestdosis von 500 mg Calcium pro Tag erreicht inzwischen die Mehrzahl der Präparate.

39.1.2 Phosphatbinder

Die Arzneitherapie des sekundären Hyperparathyreoidismus bei chronischer Niereninsuffizienz besteht in erster Linie in einer Senkung des Serumphosphatspiegels sowie einer Gabe von Calciumsalzen und Vitamin D. Die Gesamtgruppe hat 2017 neuerlich leicht zugenommen (◘ Tabelle 39.2). Zur Phosphatsenkung werden neben der Reduktion der Phosphataufnahme mit der Nahrung calciumhaltige Phosphatbinder wie Calciumacetat zur Hemmung der enteralen Phosphatresorption eingesetzt. Calciumhaltige Phosphatbinder sind preisgünstig, haben aber den störenden Nebeneffekt, dass sie den Calciumspiegel im Serum erhöhen und die Calciumablagerung in Arterien verstärken.

Calciumfreie Polymere wie Sevelamer (*Renagel, Renvela*) korrigieren die Hyperphosphatämie bei Hämodialysepatienten ohne gesteigerte Calciumablagerungen in den Gefäßwänden. Bisher ist jedoch ungeklärt, ob Sevelamer die Mortalität senkt. In einer klinischen Studie an 2103 Hämodialysepatienten zeigten Sevelamer und calciumhaltige Phosphatbinder keine signifikanten Unterschiede in der Gesamtmortalität (Suki et al. 2006, DCOR). Auch in einem Cochrane-Review (10 Studien, 3079 Patienten) war keine Senkung der Gesamtmortalität durch Sevelamer nachweisbar, aber ein signifikanter Anstieg gastrointestinaler Nebenwirkungen im Vergleich zu Calciumsalzen (Navaneethan et al. 2011). In Anbetracht des ungesicherten klinischen Zusatznutzens spricht auch wenig dafür, dass die hohen Kosten von Sevelamer gerechtfertigt sind (Manns et al. 2007). Sevelamer hat zehnfach höhere DDD-Kosten als die Calciumpräparate, steht aber im oberen Verordnungsbereich der Phosphatbinder (◘ Tabelle 39.2).

Geringfügig mehr verordnet wurde Lanthancarbonat (*Fosrenol*) (◘ Tabelle 39.2), ein weiterer Phosphatbinder, der zur Vermeidung einer Hyperphosphatämie bei Dialysepatienten mit chronischer Niereninsuffizienz indiziert ist. Ein Vorteil gegenüber Calciumsalzen ist die Vermeidung der damit verbundenen Hyperkalzämie. Allerdings wird Lanthancarbonat nach oraler Gabe ähnlich wie Aluminium aus dem Darm resorbiert und akkumuliert nach Langzeitgabe in Leber, Knochen, Niere und Gehirn. Potentielle Langzeitrisiken der Lanthandeposition sind immer noch unbekannt (Drüeke

◘ **Tabelle 39.1 Verordnungen von Calciumpräparaten 2017.** Angegeben sind die 2017 verordneten Tagesdosen, die Änderungen gegenüber 2016 und die mittleren Kosten je DDD 2017.

Präparat	Bestandteile	DDD Mio.	Änderung %	DDD-Nettokosten €
Monopräparate				
Calcium HEXAL	Calciumcarbonat	5,7	(+0,3)	0,44
Calcium-Sandoz Brausetabl.	Calciumcarbonat Calciumlactogluconat	5,3	(−8,6)	0,20
Calcium Verla Filmtabl.	Calciumcarbonat	2,8	(+3,8)	0,34
Calcium-ratiopharm	Calciumcarbonat	0,85	(neu)	0,49
Calcium-CT	Calciumcarbonat	0,58	(−60,8)	0,49
		15,3	(−2,8)	0,34
Vitamin-D-Kombinationen				
Calcimagon-D3	Calciumcarbonat Colecalciferol	14,0	(−8,1)	0,45
Calcigen D	Calciumcarbonat Colecalciferol	10,8	(−4,1)	0,41
Ideos	Calciumcarbonat Colecalciferol	5,5	(−8,9)	0,53
Calcilac BT/-KT	Calciumcarbonat Colecalciferol	4,9	(−4,0)	0,37
Calcium-Sandoz D	Calciumcarbonat Colecalciferol	4,6	(−9,0)	0,37
Calcivit D	Calciumcarbonat Colecalciferol	4,3	(−18,7)	0,35
Calcimed D3	Calciumcarbonat Colecalciferol	2,6	(+12,8)	0,32
Calcium D3 STADA	Calciumcarbonat Colecalciferol	2,3	(−9,6)	0,35
Calcium dura Vit. D3	Calciumcarbonat Colecalciferol	2,1	(−2,4)	0,28
Calcicare D3	Calciumcarbonat Colecalciferol	1,9	(−9,1)	0,30
Calcium D3-ratiopharm	Calciumcarbonat Colecalciferol	1,6	(+35,4)	0,45
Calcium-D3 AL	Calciumcarbonat Colecalciferol	1,5	(−5,6)	0,30
Calcium D3 acis	Calciumcarbonat Colecalciferol	1,3	(+13,3)	0,33
		57,3	(−5,9)	0,40
Summe		72,5	(−5,2)	0,39

◻ **Tabelle 39.2 Verordnungen von Phosphatbindern und Calcimimetika 2017.** Angegeben sind die 2017 verordneten Tagesdosen, die Änderungen gegenüber 2016 und die mittleren Kosten je DDD 2017.

Präparat	Bestandteile	DDD Mio.	Änderung %	DDD-Nettokosten €
Calciumacetat				
Osvaren	Calciumacetat Magnesiumcarbonat	1,2	(−0,5)	1,59
Calciumacetat-Nefro	Calciumacetat	0,97	(−7,6)	0,91
Calcet	Calciumacetat	0,59	(+3,5)	0,84
		2,8	(−2,4)	1,19
Weitere Phosphatbinder				
Fosrenol	Lanthan(III)-carbonat	2,2	(+2,5)	7,94
Sevelamercarbonat Zentiva	Sevelamer	1,3	(+38,2)	9,18
Renagel	Sevelamer	1,0	(+0,1)	10,86
Phosphonorm	Aluminiumchlorid-hydroxid-Komplex	0,75	(−4,2)	2,05
Renvela	Sevelamer	0,35	(−44,1)	10,31
Sevelamercarbonat AL	Sevelamer	0,34	(+12,9)	8,73
Sevelamercarbonat HEXAL	Sevelamer	0,29	(+32,3)	9,22
		6,2	(+3,6)	8,21
Calcimimetika				
Mimpara	Cinacalcet	3,8	(+6,3)	15,77
Summe		12,8	(+3,1)	8,97

2007, Malberti 2013). Nachteilig sind die erheblich höheren Therapiekosten, so dass Lanthancarbonat nur für solche Patienten reserviert werden sollte, die nicht befriedigend mit Calciumsalzen einstellbar sind.

39.1.3 Calcimimetika

Das Calcimimetikum Cinacalcet (*Mimpara*) wird zur Senkung des Calciumserumspiegels bei sekundärem Hyperparathyreoidismus und Nebenschilddrüsenkarzinom eingesetzt. Seine Verschreibung hat trotz des hohen Preises neuerlich zugenommen (◻ Tabelle 39.2). Mit Cinacalcet steht erstmals eine Möglichkeit zur Verfügung, den Parathormonspiegel zu senken, ohne die Serumspiegel von Calcium und Phosphat zu erhöhen. Die calcimimetische Wirkung von Cinacalcet wird über eine erhöhte Empfindlichkeit des calcium-sensitiven Rezeptors der Nebenschilddrüse vermittelt. Normalerweise

wird der Rezeptor durch erhöhtes extrazelluläres Calcium aktiviert, wodurch die Parathormonsekretion gesenkt wird. Unter dem Einfluss des Calcimimetikums signalisiert der Calciumrezeptor schon bei normalem Calciumspiegel einen höheren Wert, so dass die Sekretion von Parathormon abnimmt. In einer 26-wöchigen Studie an Hämodialysepatienten mit sekundärem Hyperparathyreoidismus senkte Cinacalcet den Parathormonspiegel um 43%, während in der Placebogruppe ein Anstieg bei 9% der Patienten eintrat. Den primären Endpunkt (Senkung des Parathormonspiegels auf Werte ≤ 250 pg/ml) erreichten unter Cinacalcet 43% (versus 5% unter Placebo) der Patienten (Block et al. 2004). In einer klinischen Studie an 3883 Hämodialysepatienten, die alle mit der Standardtherapie (Phosphatbinder, Vitamin D) behandelt wurden, hatte Cinacalcet keinen Effekt auf Mortalität und klinische Endpunkte, verursachte aber häufiger Hypokalzämie und gastrointestinale Nebenwirkungen (The EVOLVE Trial Investigators 2012). Die

◘ **Tabelle 39.3 Verordnungen von Bisphosphonaten 2017.** Angegeben sind die 2017 verordneten Tagesdosen, die Änderungen gegenüber 2016 und die mittleren Kosten je DDD 2017.

Präparat	Bestandteile	DDD Mio.	Änderung %	DDD-Nettokosten €
Alendronsäure				
Alendronsäure Heumann	Alendronsäure	44,8	(−7,1)	0,52
Alendronsäure BASICS	Alendronsäure	23,3	(−21,2)	0,54
Alendron Aristo	Alendronsäure	9,9	(+49,1)	0,52
Alendronsäure Aurobindo	Alendronsäure	7,0	(+320,9)	0,41
Alendronsäure-1 A Pharma	Alendronsäure	4,6	(+145,2)	0,40
Fosavance MSD	Alendronsäure Colecalciferol	2,4	(−42,9)	0,59
Alendronsäure Bluefish	Alendronsäure	2,2	(−61,8)	0,41
Alendronsäure axcount	Alendronsäure	2,2	(+191,1)	0,41
Alendronsäure-ratiopharm plus Colecalciferol	Alendronsäure Colecalciferol	1,9	(−3,9)	0,46
Alendronsäure/Colecalciferol AbZ	Alendronsäure Colecalciferol	1,2	(+63,6)	0,45
Alendron beta	Alendronsäure	1,2	(+18,5)	0,59
		100,7	(−1,7)	0,51
Risedronsäure				
Risedronat Aurobindo	Risedronsäure	6,7	(+152,5)	0,56
Risedronsäure AbZ	Risedronsäure	3,8	(−21,9)	0,57
Risedronat Heumann	Risedronsäure	3,0	(+0,5)	0,56
Acara Trio	Risedronsäure Calciumcarbonat Colecalciferol	3,0	(+5,2)	0,70
Risedronsäure-1 A Pharma	Risedronsäure	2,3	(+26,5)	0,57
Actonel plus Calcium D	Risedronsäure Calciumcarbonat Colecalciferol	1,7	(−16,0)	0,70
Actonel plus Calcium	Risedronsäure Calciumcarbonat	1,7	(−19,3)	0,70
Acara Duo Vitamin D3	Risedronsäure Colecalciferol	1,2	(−6,3)	0,70
Actonel 5/35/75	Risedronsäure	1,2	(−19,6)	0,65
		24,6	(+11,5)	0,61
Ibandronsäure				
Ibandronsäure AL Fertigspritze	Ibandronsäure	7,2	(−16,2)	1,25
Ibandronsäure beta Fertigspr	Ibandronsäure	2,4	(+4,8)	1,10
Ibandronic Accord Fertigspr.	Ibandronsäure	2,4	(>1000)	1,23
Ibandronsäure AL 150mg oral	Ibandronsäure	2,3	(−24,1)	0,65
Ibandron.Bluefish 150mg oral	Ibandronsäure	2,1	(+63,8)	0,38
Bonviva Fertigspritze	Ibandronsäure	1,7	(−22,6)	1,21
		18,1	(+3,2)	1,05

Tabelle 39.3 Verordnungen von Bisphosphonaten 2017 (Fortsetzung).				
Präparat	Bestandteile	DDD Mio.	Änderung %	DDD-Nettokosten €
Zoledronsäure				
Aclasta	Zoledronsäure	5,1	(−5,8)	1,23
Mittel für skelettbezogene Tumorkrankheiten				
Zoledronsäure AL	Zoledronsäure	0,09	(+37,6)	203,51
Zoledronsäure Medac	Zoledronsäure	0,03	(−26,0)	249,14
Pamifos	Pamidronsäure	0,03	(−8,7)	145,79
Axidronat	Pamidronsäure	0,03	(+22,9)	154,12
Ibandronsäure AL Infusion	Ibandronsäure	0,02	(−26,7)	314,05
		0,20	(13,9)	208,39
Summe		148,7	(+0,7)	0,89

Behandlung mit *Mimpara* ist sehr teuer und kommt daher nur bei Versagen der Standardtherapie mit Phosphatbindern in Frage. In den USA sind klinische Studien mit Cinacalcet an Patienten unter 18 Jahren nach einem kindlichen Todesfall zunächst gestoppt worden (Food and Drug Administration 2013).

39.2 Spezielle Osteoporosemittel

39.2.1 Bisphosphonate

Eines der Prinzipien der Osteoporosetherapie ist die Hemmung der verstärkten Resorption von Knochengewebe durch die sogenannten Antiresorptiva. Aus dieser Gruppe werden in erster Linie Bisphosphonate verordnet (◘ Tabelle 39.3). In den vergangenen Jahren haben die Verordnungen der Bisphosphonate allerdings leicht abgenommen (◘ Abbildung 39.1). Die wieder aktualisierte Diskussion einer möglichen Übertherapie mag hierbei eine Rolle spielen (Shane et al. 2010). Auf der anderen Seite wird vor ungenügender Therapietreue mit der Folge der Zunahme eines Frakturrisikos gewarnt (Wade et al. 2012). Hauptgrund dürfte die Umstellung auf Denosumab sein, das mit 47 Mio. DDD (◘ Tabelle 39.4) den Verordnungsrückgang der Bisphosphonate weitgehend ausgeglichen hat.

An führender Stelle steht Alendronsäure (meistens 70 mg wöchentlich) mit Zehnjahresdaten zur Therapiesicherheit (Bone et al. 2004), auf die knapp 70% der Verordnungen der Bisphosphonate entfällt (◘ Tabelle 39.3). Danach folgen Risedronsäure und Ibandronsäure mit weiteren Generika. Alle drei Bisphosphonate haben ähnliche Wirkungen. Rückläufig ist Zoledronsäure (*Aclasta*), die zur einmal jährlichen Infusionsbehandlung der postmenopausalen Osteoporose und des Morbus Paget eingeführt wurde (◘ Tabelle 39.3). Mit dieser Applikationsform wurde bei Patienten mit Hüftfrakturen die Häufigkeit neuer klinischer Frakturen im Vergleich zu Placebo gesenkt (8,6% versus 13,9%) (Lyles et al. 2007).

Zoledronsäure und Pamidronsäure sind auch bei tumorinduzierter Hyperkalzämie indiziert und werden bei dieser Indikation alle 4 Wochen infundiert. Die für diese Mittel angegebenen DDD-Kosten (◘ Tabelle 39.3) beziehen sich nach der WHO-Methode auf einen Therapiezyklus von 4 Wochen. Die Diskussion um die Induktion von Kieferosteonekrosen vor allem bei Tumorpatienten und intravenöser Bisphosphonatgabe mit einer geschätzten Häufigkeit von 1:10.000 bis 1:100.000 hält an (Favia et al. 2009). Ähnliches gilt für die Diskussion des seltenen Vorhofflimmerns (Pazianas et al. 2010) und der ebenfalls seltenen atypischen Femurschaftfrakturen (Edwards et al. 2016).

39.2.2 Denosumab

Der RANKL-Antagonist Denosumab (*Prolia*) bindet den Rezeptoraktivator des Nuklearfaktor κB

▣ Tabelle 39.4 Verordnungen von weiteren Osteoporosemitteln 2017. Angegeben sind die 2017 verordneten Tagesdosen, die Änderungen gegenüber 2016 und die mittleren Kosten je DDD 2017.

Präparat	Bestandteile	DDD Mio.	Änderung %	DDD-Nettokosten €
Strontiumranelat				
Protelos	Strontiumranelat	1,3	(−35,9)	1,55
Raloxifen				
Raloxifen AL	Raloxifen	1,5	(+8,6)	1,13
Denosumab				
Prolia	Denosumab	47,0	(+9,7)	1,61
Xgeva	Denosumab	0,23	(+7,0)	407,07
		47,2	(+9,7)	3,55
Parathormonanaloga				
Forsteo	Teriparatid	1,1	(+5,4)	20,07
Summe		51,1	(+7,6)	3,77

Liganden (RANKL) und vermindert durch eine Hemmung der Osteoklastogenese osteoporotische Frakturen (Cummings et al. 2009, FREEDOM). *Prolia* wird in einer Dosis von 60 mg alle 6 Monate subkutan injiziert. Mit 47 Millionen DDD gleicht es die Verordnungsabnahme bei den Bisphosphonaten weitgehend aus (▣ Abbildung 39.1). Im Juli 2011 wurde Denosumab (*Xgeva*) auch in einer hochdosierten Form (120 mg s.c. alle 4 Wochen) zur Prävention skelettbezogener Komplikationen durch Knochenmetastasen solider Tumoren zugelassen (Brown and Coleman 2012). Wenn auch auf einem niedrigeren Niveau, sind die Verordnungen von *Xgeva* in der zweiten Indikation weiter angestiegen (▣ Tabelle 39.4).

39.2.3 Weitere Osteoporosemittel

Das Parathormonanalog Teriparatid (*Forsteo*) kam 2003 in Deutschland auf den Markt, wurde aber in den letzten Jahren weniger verordnet. Die Substanz senkt das Wirbelkörperfrakturrisiko um 65% und reduziert auch nichtvertebrale Frakturen um 50% (Übersicht bei Lamy 2012). Zudem ist sie bei steroidinduzierter Osteoporose mit multiplen Frakturen wirksamer als Bisphosphonate. Das innovative Wirkprinzip unterliegt jedoch weiterhin praktisch bedeutsamen Beschränkungen, da die Anwen-

dungsdauer wegen eines potenziellen Osteosarkomrisikos auf 24 Monate beschränkt ist. Hinzukommt der sehr hohe Preis, der 40-fach über den Kosten der Standardtherapie mit Alendronsäure liegt (▣ Tabelle 39.4).

Der selektive Östrogenrezeptormodulator Raloxifen (*Evista*) war 2015 nach den deutlich rückläufigen Verordnungen nicht mehr unter den meistverordneten Arzneimitteln vertreten, erlebte aber seit 2016 wieder eine Renaissance als Generikum (▣ Tabelle 39.4).

Strontiumranelat (*Protelos*) zeigt seit mehreren Jahren eine rückläufige Tendenz und nahm 2017 weiter massiv ab, da die Produktion von *Protelos* ab August 2017 wegen sinkender Absätze eingestellt wurde (Servier 2017) (▣ Tabelle 39.4). Der Verordnungsrückgang ist vermutlich Folge der gravierenden Indikationseinschränkungen mit neuen Kontraindikationen (ischämischer Herzkrankheit, periphere arterielle Verschlusskrankheit, zerebrovaskuläre Erkrankung, unkontrollierte Hypertonie) aufgrund einer Sicherheitsprüfung durch die European Medicines Agency (EMA), die seit 2012 in mehreren Rote-Hand-Briefen mitgeteilt wurden (Servier 2014).

Literatur

Literatur

Arzneimittelkommission der Deutschen Ärzteschaft (2008): Empfehlungen zur Therapie und Prophylaxe der Osteoporose. Arzneiverordnung in der Praxis (Sonderheft 34S), 2. Auflage. Im Internet: www.akdae.de/35/83_Osteoporose_2008_2Auflage.pdf

Block GA, Martin KJ, de Francisco AL, Turner SA, Avram MM, Suranyi MG, Hercz G, Cunningham J, Abu-Alfa AK, Messa P, Coyne DW, Locatelli F, Cohen RM, Evenepoel P, Moe SM, Fournier A, Braun J, McCary LC, Zani VJ, Olson KA, Drueke TB, Goodman WG (2004): Cinacalcet for secondary hyperparathyroidism in patients receiving hemodialysis. N Engl J Med 350: 1516–1525

Bolland MJ, Grey A, Reid IR (2013): Calcium supplements and cardiovascular risk: 5 years on. Ther Adv Drug Saf 4: 199–210

Bone HG, Hosking D, Devogelaer JP, Tucci JR, Emkey RD, Tonino RP, Rodriguez-Portales JA, Downs RW, Gupta J, Santora AC, Liberman UA; Alendronate Phase III Osteoporosis Treatment Study Group (2004): Ten years' experience with alendronate for osteoporosis in postmenopausal women. N Engl J Med 350: 1189–1199

Brown JE, Coleman RE (2012): Denosumab in patients with cancer-a surgical strike against the osteoclast. Nat Rev Clin Oncol 9: 110–118

Cummings SR, San Martin J, McClung MR, Siris ES, Eastell R, Reid IR, Delmas P, Zoog HB, Austin M, Wang A, Kutilek S, Adami S, Zanchetta J, Libanati C, Siddhanti S, Christiansen C; FREEDOM Trial (2009): Denosumab for prevention of fractures in postmenopausal women with osteoporosis. N Engl J Med 361: 756–765

Dachverband Osteologie (2014): Prophylaxe, Diagnostik und Therapie der Osteoporose bei Männern ab dem 60. Lebensjahr und bei postmenopausalen Frauen. S3-Leitlinie des Dachverbands der Deutschsprachigen Wissenschaftlichen Osteologischen Gesellschaften e.V. – Kurzfassung und Langfassung. Internet: http://www.dv-osteologie.org/dvo_leitlinien/osteoporose-leitlinie-2014

Drüeke TB (2007): Lanthanum carbonate as a first-line phosphate binder: the „cons". Semin Dial 20: 329–332

Edwards BJ, Sun M, West DP, Guindani M, Lin YH, Lu H, Hu M, Barcenas C, Bird J, Feng C, Saraykar S, Tripathy D, Hortobagyi GN, Gagel R, Murphy WA (2016): Incidence of atypical femur fractures in cancer patients: The MD Anderson Cancer Center Experience. J Bone Miner Res 31: 1569–1576

Favia G, Pilolli GP, Maiorano E (2009): Histologic and histomorphometric features of bisphosphonate-related osteonecrosis of the jaws: an analysis of 31 cases with confocal laser scanning microscopy. Bone 45: 406–413

Food and Drug Administration (2013): FDA Drug Safety Communication: Pediatric clinical studies of Sensipar (cinacalcet hydrochloride) suspended after report of death. Internet: http://www.fda.gov/Drugs/DrugSafety/ucm340551.htm

Jackson RD, LaCroix AZ, Gass M, Wallace RB, Robbins J, Lewis CE et al.; Women's Health Initiative Investigators (2006): Calcium plus vitamin D supplementation and the risk of fractures. N Engl J Med 354: 669–683

Lamy O (2012): Knochenanabole Therapie mit Teriparatid. Ther Umsch 69: 187–191

Lyles KW, Colon-Emeric CS, Magaziner JS, Adachi JP, Pieger CF, Mautalen C, Hyldstrup L, Recknor C, Nordsletten L, Moore KA, Lavecchia C, Zhang J, Mesenbrink P, Hodgson PK, Abrams K, Orloff JJ, Horowitz Z, Eriksen EF, Boonen S; HORIZON Recurrent Fracture Trial (2007): Zoledronic acid and clinical fractures and mortality after hip fracture. N Engl J Med 357: 1799–1810

Malberti F (2013): Hyperphosphataemia: treatment options. Drugs 73: 673–688

Manns B, Klarenbach S, Lee H, Culleton B, Shrive F, Tonelli M (2007): Economic evaluation of sevelamer in patients with end-stage renal disease. Nephrol Dial Transplant 22: 2867–2878

Navaneethan SD, Palmer SC, Vecchio M, Craig JC, Elder GJ, Strippoli GF (2011): Phosphate binders for preventing and treating bone disease in chronic kidney disease patients. Cochrane Database Syst Rev. 2011 Feb 16; (2): CD006023

NIH Consensus Conference (1994): Optimal calcium intake. JAMA 272: 1942–1948

Pazianas M, Compston J, Huang CL (2010): Atrial fibrillation and bisphosphonate therapy. J Bone Miner Res 25: 2–10.

Rachner TD, Khosla S, Hofbauer LC (2011): Osteoporosis: now and the future. Lancet 377: 1276–1287

Rizzoli R, Boonen S, Brandi ML, Burlet N, Delmas P, Reginster JY (2008): The role of calcium and vitamin D in the management of osteoporosis. Bone 42: 246–249

Seeman E, Devogelaer J-P, Lorenc R, Spector T, Brixeu K, Balogh A, Stucki G, Reginster JY (2008): Strontium ranelate reduces the risk of vertebral fractures in patients with osteopenia. J Bone Miner Res 23: 433–438

Servier (2014): Neue eingeschränkte Indikation und Empfehlungen zu Kontrollen bei der Einnahme von Protelos (Strontiumranelat). Internet: http://www.akdae.de/Arzneimittelsicherheit/RHB/Archiv/2014/index.html

Servier (2017): Protelos®: Einstellung der Produktion ab August 2017. Internet: http://www.servier.de/news/protelosr-einstellung-der-produktion-ab-august-2017

Shane E, Burr D, Ebeling PR, Abrahamsen B, Adler RA, Brown TD, Cheung AM, Cosman F, Curtis JR, Dell R, Dempster D, Einhorn TA, Genant HK, Geusens P, Klaushofer K, Koval K, Lane JM, McKiernan F, McKinney R, Ng A, Nieves J, O'Keefe R, Papapoulos S, Sen HT, van der Meulen MC, Weinstein RS, Whyte M; American Society for Bone and Mineral Research (2010): Atypical subtrochanteric and diaphyseal femoral fractures: report of a task force of the American Society for Bone and Mineral Research. J Bone Miner Res 25: 2267–2294

Straub DA (2007): Calcium supplementation in clinical practice: a review of forms, doses, and indications. Nutr Clin Pract 22: 286–296

Suki W, Zabaneh R, CangianoJ, Reed J, Fischer D, Garrett L,
    Ling B, Chasan-Taber S, Dillon M, Blair A, Burke S (2006):
    A prospective, randomized trial assessing the impact on
    outcomes of sevelamer in dialysis patients. The DCOR
    trial. Nephrol Dial Transplant 21 (Suppl 4): 145–146
The EVOLVE Trial Investigators (2012): Effect of cinacalcet on
    cardiovascular disease in patients undergoing dialysis.
    N Engl J Med 367: 2482–2494
Wade SW, Curtis JR, Yu J, White J, Stolshek BS, Merinar C,
    Balasubramanian A, Kallich JD, Adams JL, Viswanathan
    HN (2012): Medication adherence and fracture risk
    among patients on bisphosphonate therapy in a large
    United States health plan. Bone 50: 870–875
Ziegler R (2002): Osteoporose: aktuelle Diagnostik und Thera-
    pie. Orthopädische Praxis 38: 570–577

Parkinsonmittel

Ulrich Schwabe

© Springer-Verlag GmbH Deutschland, ein Teil von Springer Nature 2018
U. Schwabe, D. Paffrath, W.-D. Ludwig, J. Klauber (Hrsg.), *Arzneiverordnungs-Report 2018*
https://doi.org/10.1007/978-3-662-57386-0_40

Auf einen Blick

Trend
Levodopapräparate sind die führenden Vertreter der Parkinsonmittel. Ihre Verordnungen sind 2017 erneut leicht angestiegen und umfassen 44% des Verordnungsvolumens. An zweiter Stelle folgen die Dopaminrezeptoragonisten mit Konzentration auf Pramipexol. COMT-Hemmer und MAO-B-Hemmer werden in geringeren Umfang verordnet. Die Verordnungen von Anticholinergika und Amantadin waren auf niedrigem Niveau weiter rückläufig.

Bewertung
Die Langzeittherapie mit Levodopa verursacht Dyskinesien und motorische Fluktuationen, die durch Dosisfraktionierung und adjuvante Therapie reduziert werden können. Alternativ werden bei leichteren Symptomen Dopaminrezeptoragonisten und MAO-B-Inhibitoren als initiale Monotherapie empfohlen. Anticholinergika werden wegen der Beeinträchtigung kognitiver Fähigkeiten bei älteren Patienten nur noch zurückhaltend eingesetzt.

Der Morbus Parkinson ist eine fortschreitende neurodegenerative Krankheit des extrapyramidalmotorischen Systems, von der 1% der Bevölkerung über 65 Jahre betroffen ist. Ursache ist eine in ihrer Ätiologie unbekannte Degeneration dopaminerger Neurone in der Substantia nigra, die zu einem „striatalen" Dopaminmangelsyndrom führt und mit einer erhöhten cholinergen Aktivität einhergeht. Die klassischen Symptome sind Akinese, Rigor und Tremor. Daneben treten zunehmend nichtmotorische Symptome wie vegetative und kognitive Störungen ins Blickfeld, die mit den derzeit verfügbaren Therapieoptionen weniger gut beeinflussbar sind. Neben dem Verlust dopaminerger Neuronen gewinnen bei der Entstehung des Morbus Parkinson sogenannte Lewy-Körper an Bedeutung, die erstmals 1912 von dem Berliner Neurologen Friedrich Lewy beschrieben wurden. Sie bestehen vorwiegend aus pathogenen Oligomeren und unlöslichen Proteinaggregaten des präsynaptischen Proteins α-Synuclein, dessen genaue physiologische Funktion allerdings noch unbekannt ist. Dennoch ist α-Synuclein als mögliches pharmakologisches Zielprotein für die Entwicklung von krankheitsmodifizierenden Parkinsonmitteln von Interesse, die den Abbau der pathogenen Formen von α-Synuclein steigern oder die pathologische Proteinaggregation abschwächen (Übersicht bei Kalia und Lang 2015).

Ziel der derzeitigen Arzneitherapie ist es, das fehlende Dopamin zu substituieren und die gesteigerte cholinerge Aktivität zu dämpfen. Levodopa wurde vor über 50 Jahren erstmals zur Behandlung des Morbus Parkinson eingesetzt (Birkmayer und Hornykiewicz 1961). Es ist weiterhin das wirksamste Parkinsonmittel und wird schon in den Frühstadien des Morbus Parkinson als Erstlinientherapie empfohlen, wenn motorische Symptome die Lebensqualität der Patienten beeinträchtigen (Deutsche Gesellschaft für Neurologie 2016, National Institute for Health and Care Excellence 2017). Es bessert vor allem die Akinese, während Rigor wenig und Tremor kaum ansprechen. Problematisch sind jedoch extrapyramidalmotorische Nebenwirkungen wie Wirkungsverlust, Dyskinesien, On-off-

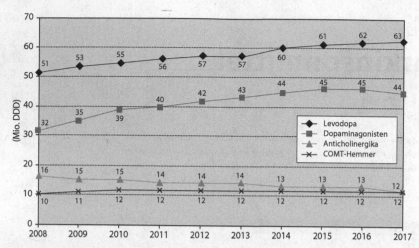

■ **Abbildung 40.1** Verordnungen von Parkinsonmitteln 2008 bis 2017. Gesamtverordnungen nach definierten Tagesdosen.

Fluktuationen und paradoxe Akinesien („Freezing") bei der Langzeittherapie. Daher können bei leichteren Symptomen, vorherrschendem Tremor oder älteren Patienten Dopaminrezeptoragonisten, MAO-B-Inhibitoren, Amantadin oder Betarezeptorenblocker als initiale Monotherapie eingesetzt werden, um die motorischen Levodopakomplikationen zu vermeiden.

Das Verordnungsvolumen der Parkinsonmittel war 2017 im Vergleich zum Vorjahr mit 155,3 Mio. DDD nahezu unverändert (▶ Tabelle 1.2). Levodopapräparate haben in den letzten zehn Jahren nach einem kontinuierlichen Anstieg um 24% auf 63 Mio. DDD zugenommen (■ Abbildung 40.1). Von einem niedrigeren Ausgangsniveau sind die Verordnungen der Dopaminagonisten im gleichen Zeitraum um 38% angestiegen, während Anticholinergika um 25% abgenommen haben.

40.1 Dopaminerge Mittel

40.1.1 Levodopapräparate

Levodopa wird in Kombination mit Hemmstoffen der Dopadecarboxylase (Benserazid, Carbidopa) verwendet, die den peripheren Stoffwechsel von Levodopa hemmen und dadurch die zerebrale Verfügbarkeit von Levodopa als Vorstufe von Dopamin erhöhen. Durch die sinnvolle Kombination werden wesentlich geringere Dosierungen von Levodopa

benötigt und seine peripheren vegetativen Nebenwirkungen vermindert. Trotz dieser Verbesserung führt die Langzeittherapie mit Levodopa zu Dyskinesien und motorischen Fluktuationen, die sich nach fünf Jahren bei 30–50% der Patienten entwickeln, aber nur bei weniger als 10–20% der Patienten behindernd sind. Eine übliche Strategie ist die Dosisfraktionierung sowie die adjuvante Therapie mit Dopaminagonisten unter gleichzeitiger Reduktion der Levodopadosis. In frühen Krankheitsstadien verzögert die Levodopatherapie möglicherweise die klinische Progression der Parkinsonschen Krankheit (The Parkinson Study Group 2004a).

Über 60% der Verordnungen von Levodopa entfallen auf Benserazidkombinationen. Das lange Zeit führende Originalpräparat *Madopar* wurde von einem Generikum überholt (■ Tabelle 40.1). An dritter Stelle folgt die Levodopakombination *Restex*, die ausschließlich zur Behandlung des Restless-Legs-Syndroms zugelassen ist. Levodopapräparate werden schon seit 20 Jahren für diese Indikation eingesetzt und haben sich in mehreren Studien als wirksam erwiesen (Schapira 2004). Problematisch sind Reboundphänomene sowie eine Verstärkung der Beinunruhe nach höheren Dosen und nach längerer Anwendung von Levodopa. Auch Dopaminrezeptoragonisten sind wirksam zur Behandlung des Restless-Legs-Syndroms (Scholz et al. 2011).

Die zweite Levodopakombination enthält den Decarboxylasehemmer Carbidopa, der ähnliche Wirkungen wie Benserazid hat. Inzwischen entfällt

◻ **Tabelle 40.1 Verordnungen von Levodopapräparaten 2017.** Angegeben sind die 2017 verordneten Tagesdosen, die Änderungen gegenüber 2016 und die mittleren Kosten je DDD 2017.

Präparat	Bestandteile	DDD Mio.	Änderung %	DDD-Nettokosten €
Levodopa und Benserazid				
Levodopa Benserazid neuraxpharm	Levodopa Benserazid	14,6	(−16,3)	1,55
Madopar	Levodopa Benserazid	8,8	(+2,4)	1,70
Restex	Levodopa Benserazid	6,5	(+5,6)	2,15
Levodopa plus Benserazid AL	Levodopa Benserazid	4,0	(neu)	1,55
Levodopa/Benserazid-ratiopharm	Levodopa Benserazid	3,7	(+39,3)	1,53
Levodopa Benserazid beta	Levodopa Benserazid	1,5	(+148,2)	1,49
Levodopa Benserazid-CT	Levodopa Benserazid	0,56	(+3,5)	1,50
Levopar	Levodopa Benserazid	0,49	(−13,2)	1,62
Levodopa comp B STADA	Levodopa Benserazid	0,48	(−78,9)	1,25
		40,5	(+4,6)	1,67
Levodopa und Carbidopa				
Levodopa/Carbidopa-ratiopharm	Levodopa Carbidopa	8,2	(+7,4)	1,17
Levodop-neuraxpharm	Levodopa Carbidopa	6,3	(−6,6)	1,06
Dopadura C	Levodopa Carbidopa	3,1	(−13,6)	1,12
Isicom	Levodopa Carbidopa	1,2	(+1,0)	0,91
Levocomp/-retard	Levodopa Carbidopa	0,78	(−23,8)	1,04
Nacom	Levodopa Carbidopa	0,68	(−7,2)	1,39
Levocarb-1 A Pharma	Levodopa Carbidopa	0,67	(+28,5)	1,35
Levo-C AL	Levodopa Carbidopa	0,43	(−31,6)	1,54
Duodopa Gel	Levodopa Carbidopa	0,28	(+9,1)	136,10
		21,6	(−3,0)	2,87
Summe		62,1	(+1,8)	2,09

hier der größte Teil der Verordnungen auf Generika, während das Originalpräparat *Nacom* nur noch eine untergeordnete Rolle spielt. Weiterhin vertreten ist *Duodopa*, ein sehr teures Präparat für die kontinuierliche intestinale Anwendung, das temporär über eine Nasoduodenalsonde oder über eine Dauersonde nach endoskopischer Gastrostomie mit einer tragbaren Pumpe infundiert wird. Nach einer Beobachtungsstudie vermindert die intraduodenale Infusion von Levodopa motorische Fluktuationen und Dyskinesien über einen Zeitraum von einem Jahr um etwa 20% (Pålhagen et al. 2012). Diese Applikation ist indiziert, wenn mit oraler Gabe keine ausreichende Symptomkontrolle möglich ist. Eine weitere invasive Option für fortgeschrittene Stadien des Morbus Parkinson ist die kontinuierliche subkutane Apomorphininfusion, die technisch weniger aufwendig ist (Ossig und Reichmann 2013). Apomorphin ist bisher nicht unter den 3000 meistverordneten Arzneimitteln vertreten.

40.1.2 Dopaminrezeptoragonisten

Die Gruppe der Dopaminrezeptoragonisten hat 2017 nicht weiter zugenommen (◘ Abbildung 40.1). Ropinirol wurde 1997 als erster Vertreter der Nichtergolinderivate eingeführt. In einer fünfjährigen Vergleichsstudie wurden bei initialer Ropiniroltherapie deutlich seltener Dyskinesien als mit Levodopa (20% versus 45%) beobachtet (Rascol et al. 2000). Auch Pramipexol, das 1998 als zweiter Vertreter der Nichtergolinderivate auf den Markt kam, löste in einer Vergleichsstudie über 4 Jahre seltener Dyskinesien als Levodopa (47% versus 63%) aus (The Parkinson Study Group 2004b). Diese zunächst überzeugenden Befunde sind jedoch nicht allein maßgebend für die derzeitigen Probleme der Parkinsonbehandlung. Dopaminagonisten unterscheiden sich bezüglich der Langzeitwirkung auf Behinderungen und Lebensqualität nicht von Levodopa. Sie verursachen jedoch früher nicht bekannte Nebenwirkungen wie Schlafattacken, Beinödeme und Störungen der Impulskontrolle (Spielsucht, Essanfälle, zwanghaftes Kaufverhalten, Hypersexualität) (Übersicht bei Rascol et al. 2011). Auch werden die Spätstadien des Morbus Parkinson heute durch Probleme wie Stürze und Demenz geprägt, die durch eine frühe Behandlung mit Dopaminagonisten nicht beeinflusst werden.

Die Verordnungen des transdermal anwendbaren Dopaminrezeptoragonisten Rotigotin haben 2017 weiter zugenommen (◘ Tabelle 40.2). Das Pflaster ermöglicht eine einmal tägliche Applikation, hatte aber in einer direkten Vergleichsstudie geringere Erfolgsquoten als oral verabreichtes Ropinirol (Giladi et al. 2007). Über einen Zeitraum von 6 Monaten erreichten 30% der Placebopatienten, 52% der Rotigotinpatienten und 68% der Ropinirolpatienten eine 20%ige Verbesserung der UPDRS-Skala (Unified Parkinson's Disease Rating Scale). In einer weiteren 6-monatigen Vergleichsstudie an 506 Patienten mit fortgeschrittenem Morbus Parkinson wurde die Off-Zeit durch transdermales Rotigotin um 2,5 Stunden, durch orales Pramipexol um 2,8 Stunden und durch Placebo um 0,9 Stunden verkürzt, aber auch hier waren die Ansprechraten mit Pramipexol (67,0%) höher als mit Rotigotin (59,7%) (Poewe et al 2007). Die Canadian Agency for Drugs and Technologies in Health (2015) hat daher empfohlen, dass Rotigotin für die Behandlung der Parkinsonschen Krankheit im fortgeschrittenen Stadium gelistet werden soll, wenn die Therapiekosten mit denen von Ropinirol oder Pramipexol vergleichbar sind.

40.1.3 COMT-Hemmer

Hemmstoffe der Catechol-O-Methyltransferase (COMT) vermindern in zahlreichen Geweben den Abbau endogener Catecholamine, aber auch der therapeutisch eingesetzten Dopaminvorstufe Levodopa zu inaktiven Metaboliten. Dadurch wird die Bioverfügbarkeit von Levodopa um 40–90% erhöht und seine Eliminationshalbwertszeit verlängert, so dass die Wirkungsdauer zunimmt und weniger motorische Fluktuationen resultieren. Nach einem Cochrane-Review können Tolcapon und Entacapon bei motorischen Komplikationen der Levodopatherapie eingesetzt werden, um Off-Fluktuationen zu reduzieren, die Levodopadosis zu senken und motorische Behinderungen etwas zu verbessern (Deane et al. 2004). Diese Bewertung beruht allerdings nur auf einer bestenfalls mittelgradigen

◘ **Tabelle 40.2 Verordnungen von Dopaminrezeptoragonisten 2017.** Angegeben sind die 2017 verordneten Tagesdosen, die Änderungen gegenüber 2016 und die mittleren Kosten je DDD 2017.

Präparat	Bestandteile	DDD Mio.	Änderung %	DDD-Nettokosten €
Ropinirol				
Ropinirol AL	Ropinirol	2,3	(+1,6)	3,54
Ropinirol Heumann	Ropinirol	2,1	(+37,7)	3,16
Requip	Ropinirol	2,1	(−14,9)	3,04
Ropinirol-neuraxpharm	Ropinirol	1,4	(−19,4)	3,61
Ropinirol-ratiopharm	Ropinirol	0,61	(−8,5)	3,83
Ropinirol Glenmark	Ropinirol	0,38	(+12,1)	3,14
		8,9	(−1,2)	3,35
Pramipexol				
Pramipexol Heumann	Pramipexol	5,3	(−13,9)	2,76
Glepark	Pramipexol	4,2	(+37,1)	1,70
Sifrol	Pramipexol	4,2	(−13,2)	2,88
Pramipexol-ratiopharm	Pramipexol	3,0	(+19,0)	2,91
Oprymea	Pramipexol	2,0	(+55,6)	2,81
Pramipexol Aurobindo	Pramipexol	0,66	(+74,6)	1,55
Pramipexol TAD	Pramipexol	0,48	(−19,5)	3,00
Pramipexol neuraxpharm	Pramipexol	0,47	(−10,7)	2,82
Pramipexol axcount	Pramipexol	0,35	(−38,9)	2,32
Pramipexol biomo	Pramipexol	0,21	(−14,8)	3,03
		20,9	(+3,4)	2,56
Weitere Dopaminrezeptoragonisten				
Neupro	Rotigotin	6,3	(+4,6)	12,01
Clarium	Piribedil	2,0	(−5,6)	10,78
Leganto	Rotigotin	0,88	(+8,0)	13,53
		9,2	(+2,5)	11,89
Summe		38,9	(+2,1)	4,94

Evidenz. Entacapon wird nur noch als Dreifachkombination mit Levodopa und Carbidopa verordnet, da das Monopräparat (*Comtess*) nicht mehr vertreten ist (◘ Tabelle 40.3). Die Kombination zeigte in Bezug auf die Verminderung motorischer Fluktuationen keine Überlegenheit im Vergleich zur konventionellen Levodopamedikation (Stocchi et al. 2010, STRIDE-PD). Die Verordnungen sind 2017 trotz Einführung weiterer Generika rückläufig (◘ Tabelle 40.3).

Erstmals vertreten ist Opicapon (*Ongentys*), einer weiterer COMT-Hemmer, der 2016 für die Zusatztherapie zu Levodopa bei Patienten mit Morbus Parkinson und motorischen End-of-dose-Fluktuationen zugelassen wurde und bereits ein Jahr später in die Gruppe der häufig verordneten Arzneimittel gelangte (◘ Tabelle 40.3). In placebokontrollierten Studien zeigte Opicapon eine Nichtunterlegenheit im Vergleich mit Entacapon bezüglich der Off-Zeit. Die frühe Nutzenbewertung durch den G-BA hat keinen Beleg für einen Zusatznutzen im Verhältnis zur zweckmäßigen Vergleichstherapie ergeben (siehe Arzneiverordnungs-Report 2017, Kapitel 3, Neue Arzneimittel, Abschnitt 3.1.18). In den Preisverhandlungen wurde im September 2017 ein Erstattungsbetrag erreicht, der 41% unter dem ursprüng-

◪ Tabelle 40.3 **Verordnungen von COMT-Hemmern und MAO-B-Hemmern 2017.** Angegeben sind die 2017 verordneten Tagesdosen, die Änderungen gegenüber 2016 und die mittleren Kosten je DDD 2017.

Präparat	Bestandteile	DDD Mio.	Änderung %	DDD-Nettokosten €
Entacapon-Kombinationen				
Levodopa/ Carbidopa/ Entacapon-ratiopharm	Levodopa Carbidopa Entacapon	2,8	(−42,4)	4,15
Levodopa/ Carbidopa/ Entacapone Orion	Levodopa Carbidopa Entacapon	2,6	(+63,7)	4,01
Stalevo	Levodopa Carbidopa Entacapon	1,8	(−16,9)	4,26
Levodopa/ Carbidopa/ Entacapon beta	Levodopa Carbidopa Entacapon	1,6	(+30,4)	3,62
Levodopa/ Carbidopa/ Entacapon AbZ	Levodopa Carbidopa Entacapon	0,69	(+27,3)	3,66
Levodopa/ Carbidopa/ Entacapon Puren	Levodopa Carbidopa Entacapon	0,58	(>1000)	4,30
		10,1	(−2,7)	4,02
Opicapon				
Ongentys	Opicapon	1,3	(>1000)	5,73
MAO-B-Hemmer				
Xadago	Safinamid	2,7	(+51,4)	2,82
Rasagilin Glenmark	Rasagilin	1,6	(+359,4)	2,55
Azilect	Rasagilin	1,3	(−41,9)	3,98
		5,6	(+28,1)	3,01
Summe		17,0	(+14,6)	3,81

lichen Listenpreis lag, sich aber bei den DDD-Kosten des Jahres 2017 nur wenig auswirkte.

40.1.4 MAO-B-Hemmer

Hauptvertreter der Hemmstoffe der Monoaminoxidase-B (MAO-B) ist seit vielen Jahren Rasagilin. Trotz Einführung von Generika ist das Verordnungsvolumen seit 2014 (damals 8,7 Mio. DDD) insgesamt deutlich niedriger (◪ Tabelle 40.3). Die Wirksamkeit von Rasagilin wurde in mehreren klinischen Studien gegenüber Placebo nachgewiesen, wobei auch die Frage einer möglichen neuroprotek-

tiven Wirkung untersucht wurde, aber nie überzeugend geklärt wurde (Übersicht bei Hoy und Keating 2012). Die Verordnungen des 2015 eingeführten Safinamid (*Xadago*) haben 2017 weiter stark zugenommen, obwohl ein Zusatznutzen im Verhältnis zur zweckmäßigen Vergleichstherapie nicht belegt ist (siehe Arzneiverordnungs-Report 2016, Kapitel 3, Neue Arzneimittel, Abschnitt 3.1.32). Vermutlicher Grund der Verordnungszunahme ist die beträchtliche Senkung des Erstattungsbetrages um 62% im Vergleich zu dem ursprünglichen Listenpreis.

◻ **Tabelle 40.4 Verordnungen von Anticholinergika, Amantadin und weiteren Mitteln 2017.** Angegeben sind die 2017 verordneten Tagesdosen, die Änderungen gegenüber 2016 und die mittleren Kosten je DDD 2017.

Präparat	Bestandteile	DDD Mio.	Änderung %	DDD-Nettokosten €
Anticholinergika				
Akineton	Biperiden	5,3	(−1,9)	0,67
Sormodren	Bornaprin	2,9	(−2,0)	0,61
Biperiden-neuraxpharm	Biperiden	2,7	(−5,5)	0,66
Parkopan	Trihexyphenidyl	1,0	(−2,6)	0,62
		12,0	(−2,8)	0,65
Amantadin				
Amantadin-neuraxpharm	Amantadin	2,8	(−24,5)	0,35
Amantadin AL	Amantadin	2,6	(−18,0)	0,31
PK-Merz	Amantadin	1,1	(−8,5)	0,36
Amantadin-1 A Pharma	Amantadin	0,93	(+254,0)	0,33
		7,4	(−10,9)	0,33
Weitere Mittel				
Tiaprid AL	Tiaprid	3,3	(+6,8)	1,83
Nitoman	Tetrabenazin	0,44	(−6,5)	6,60
		3,7	(+5,0)	2,39
Summe		23,1	(−4,5)	0,83

40.2 Amantadin

Amantadin wirkt schwächer, aber schneller als Levodopa und erzeugt weniger unerwünschte Wirkungen. Nach einem Cochrane-Review stammt ein großer Teil der Daten über die Wirksamkeit von Amantadin aus nicht kontrollierten Studien, so dass die Analyse von sechs randomisierten Studien keine ausreichende Evidenz für die Wirksamkeit und Sicherheit von Amantadin bei der Behandlung von Parkinsonpatienten lieferte (Crosby et al. 2003). Die Verordnungen von Amantadin haben 2017 weiter abgenommen (◻ Tabelle 40.4).

40.3 Anticholinergika

Die Verordnungen von Anticholinergika sind seit vielen Jahren rückläufig (◻ Abbildung 40.1), weil sie bei der Parkinsonschen Krankheit weniger effektiv als dopaminerge Mittel sind und bei älteren Patienten wegen der Beeinträchtigung kognitiver Fähigkeiten vermieden werden sollen (Silver und Rug-

gieri 1998). Nach einem Cochrane-Review über neun placebokontrollierte Studien wirken Anticholinergika besser als Placebo auf motorische Funktionen, eine kombinierte Analyse war jedoch wegen der Heterogenität der Daten nicht möglich (Katzenschlager et al. 2003). Das Verordnungsvolumen der Anticholinergika beruht vor allem auf dem hohen Anteil von Biperiden, das vermutlich weitaus häufiger für das durch Neuroleptika ausgelöste Parkinsonoid bei der Behandlung schizophrener Psychosen eingesetzt wird.

40.4 Andere Mittel gegen extrapyramidale Störungen

Tiaprid ist ein D_2-Dopaminrezeptorantagonist aus der Gruppe der Benzamide, der bei Dyskinesien verschiedener Ursachen eingesetzt wird. Die widersprüchlichen Berichte über seine klinische Wirksamkeit waren 2003 der Grund für eine weitgehende Einschränkung der Zulassung, so dass es nur noch zur Behandlung Neuroleptika-induzierter Spätdyskinesien indiziert ist. Darüber hinaus soll es Bewegungsstörungen bei Chorea Huntington verringern können. Trotz fehlender Indikation wurde Tiaprid weiterhin bei anderen dyskinetischen und choreatischen Syndromen eingesetzt (Müller-Vahl 2007).

Tetrabenazin (*Nitoman*) wurde 1958 in die Therapie eingeführt, hat aber erst 2007 eine Zulassung für die Behandlung von hyperkinetischen Bewegungsstörungen bei Chorea Huntington und mittelschweren bis schweren Spätdyskinesien erhalten. Es hemmt den vesikulären Monoamintransporter (VMAT2) im Gehirn und verursacht dadurch eine weitgehende, aber reversible Entspeicherung von Noradrenalin und Serotonin aus den Nervenenden. In einer klinischen Studie an Patienten mit Chorea Huntington wurde über einen Zeitraum von 12 Wochen eine symptomatische Besserung anhand einer krankheitsspezifischen Punkteskala um 23,5% im Vergleich zu Placebo erzielt (Huntington Study Group 2006). Die therapeutischen Effekte von Tetrabenazin sind mit schweren Nebenwirkungen belastet (Suizid, Suizidgedanken, komplizierter Sturz, Brustkrebs).

Literatur

Birkmayer W, Hornykiewicz O (1961): Der L-Dioxyphenylalanin (L-DOPA) Effekt bei der Parkinson-Akinese. Wien klin Wschr 78: 787–788

Canadian Agency for Drugs and Technologies in Health (2015): CADTH Final Recommendation: Rotigotine – Resubmission. Internet: https://www.cadth.ca/rotigotine-7

Crosby NJ, Deane KH, Clarke CE (2003): Amantadine in Parkinson's disease. Cochrane Database Syst Rev. 2003; (1): CD003468

Deane KH, Spieker S, Clarke CE (2004): Catechol-O-methyltransferase inhibitors for levodopa-induced complications in Parkinson's disease. Cochrane Database Syst Rev. 2004 Oct 18;(4): CD004554

Deutsche Gesellschaft für Neurologie (2016): Leitlinien für Diagnostik und Therapie in der Neurologie: Idiopathisches Parkinson-Syndrom, Entwicklungsstufe: S3. Internet: https://www.dgn.org/leitlinien/3219-030-010-idiopathisches-parkinson-syndrom

Giladi N, Boroojerdi B, Korczyn AD, Burn DJ, Clarke CE, Schapira AH; SP513 investigators (2007): Rotigotine transdermal patch in early Parkinson's disease: a randomized, double-blind, controlled study versus placebo and ropinirole. Mov Disord 22: 2398–2404

Hoy SM, Keating GM (2012): Rasagiline: a review of its use in the treatment of idiopathic Parkinson's disease. Drugs 72: 643–669

Huntington Study Group (2006): Tetrabenazine as antichorea therapy in Huntington disease: a randomized controlled trial. Neurology 66: 366–372

Kalia LV, Lang AE (2015): Parkinson's disease. Lancet 386: 896–912

Katzenschlager R, Sampaio C, Costa J, Lees A (2003): Anticholinergics for symptomatic management of Parkinson's disease. Cochrane Database Syst Rev. 2003;(2):CD003735

Müller-Vahl KR (2007): Die Benzamide Tiaprid, Sulpirid und Amisulprid in der Therapie des Tourette-Syndroms. Eine Standortbestimmung. Nervenarzt 78: 264–271

National Institute for Health and Care Excellence (2017): Parkinson's disease in adults. NICE guideline. Internet: nice.org.uk/guidance/ng71

Ossig C, Reichmann H (2013): Treatment of Parkinson's disease in the advanced stage. J Neural Transm 120: 523–529

Pålhagen SE, Dizdar N, Hauge T, Holmberg B, Jansson R, Linder J, Nyholm D, Sydow O, Wainwright M, Widner H, Johansson A (2012): Interim analysis of long-term intraduodenal levodopa infusion in advanced Parkinson disease. Acta Neurol Scand 126: e29–33

Poewe WH, Rascol O, Quinn N, Tolosa E, Oertel WH, Martignoni E, Rupp M, Boroojerdi B; SP 515 Investigators (2007): Efficacy of pramipexole and transdermal rotigotine in advanced Parkinson's disease: a double-blind, double-dummy, randomised controlled trial. Lancet Neurol 6: 513–520

Rascol O, Brooks DJ, Korczyn AD, De Deyn PP, Clarke CE, Lang AE for The 056 Study Group (2000): A five-year study of the incidence of dyskinesia in patients with early Parkinson's disease who were treated with ropinirole or levodopa. N Engl J Med 342: 1484–1491

Rascol O, Lozano A, Stern M, Poewe W (2011): Milestones in Parkinson's disease therapeutics. Mov Disord 26: 1072–1082

Schapira AH (2004): Restless legs syndrome: an update on treatment options. Drugs 64: 149–158

Scholz H, Trenkwalder C, Kohnen R, Riemann D, Kriston L, Hornyak M (2011): Dopamine agonists for restless legs syndrome. Cochrane Database Syst Rev. 2011 Mar 16; (3): CD006009

Silver DE, Ruggieri S (1998): Initiating therapy for Parkinson's disease. Neurology 50 (Suppl 6): S18-S22; discussion S44-S48

Stocchi F, Rascol O, Kieburtz K, Poewe W, Jankovic J, Tolosa E, Barone P, Lang AE, Olanow CW (2010): Initiating levodopa/carbidopa therapy with and without entacapone in early Parkinson disease: the STRIDE-PD study. Ann Neurol 68: 18–27

The Parkinson Study Group (2004a): Levodopa and the progression of Parkinson's disease. N Engl J Med 351: 2498–2508

The Parkinson Study Group (2004b): Pramipexole vs levodopa as initial treatment for Parkinson disease: a 4-year randomized controlled trial. Arch Neurol 61: 1044–1053

Psychopharmaka

Martin J. Lohse und Bruno Müller-Oerlinghausen

© Springer-Verlag GmbH Deutschland, ein Teil von Springer Nature 2018
U. Schwabe, D. Paffrath, W.-D. Ludwig, J. Klauber (Hrsg.), *Arzneiverordnungs-Report 2018*
https://doi.org/10.1007/978-3-662-57386-0_41

Auf einen Blick

Trend

Die Verordnungsstruktur der Psychopharmaka hat sich in den letzten 10 Jahren auffällig verändert. Im Durchschnitt haben die Verordnungen der Antidepressiva in der letzten Dekade nochmals um mehr als 50% zugenommen, mit abflachender Tendenz seit 2012. Dieser Anstieg wurde vor allem von den selektiven Serotonin-Rückaufnahme-Inhibitoren (SSRI, fast 2-fach) und die Serotonin-Noradrenalin-Rückaufnahme-Inhibitoren (SNRI) (fast 3-fach) getragen, während die älteren nichtselektiven Monoamin-Rückaufnahme-Inhibitoren (NSMRI, Trizyklika) seit 2010 in ihrer Verordnung etwas rückläufig waren.

Ungebrochen ist der erst jetzt abflachende Verordnungsanstieg bei den sog. atypischen Neuroleptika, der durch einen nur sehr moderaten Rückgang der Verschreibung klassisch hochpotenter Neuroleptika nicht kompensiert wird. Es handelt sich also vermutlich um Indikationsausweitungen oder einen Trend zu höheren Dosierungen. Niedrigpotente Neuroleptika werden in stets gleichbleibendem Umfang verordnet. Die Verordnungen der Psychostimulanzien sind nunmehr seit 5 Jahren annähernd konstant, und die der Tranquillantien schon seit vielen Jahren weiter rückläufig. Circa ein Drittel der Psychopharmakaverordnungen stammen von Allgemeinmedizinern.

Bewertung

Ob das über lange Zeit steigende Verordnungsvolumen von neueren Antidepressiva rationalen Kriterien gehorchte und somit für die Mehrheit der Patienten einen echten Nutzen impliziert, wird zunehmend bezweifelt. Antidepressiva sind nach neueren unabhängigen Leitlinien nicht mehr Mittel der ersten Wahl bei den in der hausärztlichen Praxis vorwiegend vorkommenden leichten Depressionen. Auch bringen neu zugelassene Antidepressiva keinen therapeutischen Vorteil. Atypische Neuroleptika (Antipsychotika) einschließlich ihrer zunehmenden kombinierten Anwendung begegnen ebenfalls der Kritik von Experten, insbesondere hinsichtlich ihrer massenhaften Anwendung im geriatrischen Bereich. Im Pflegereport 2017 des WIdO wurde darauf aufmerksam gemacht.

Die Psychopharmaka lassen sich in vier Gruppen unterteilen: Antidepressiva, Neuroleptika, Tranquillantien und Psychostimulanzien. Hinzu kommen verschiedene kleinere Gruppen, so die vorzugsweise zur Langzeittherapie bzw. Prophylaxe affektiver Störungen eingesetzten „Stimmungsstabilisierer" wie z. B. Lithiumsalze und bestimmte Antiepileptika z. B. Carbamazepin, Lamotrigin. Valproat hat diese Indikation behördlich weitgehend entzogen bekommen.

Die meisten Gruppen von Psychopharmaka werden heutzutage für eine Vielzahl von Indikationen eingesetzt, die in den letzten eineinhalb Jahrzehnten sowohl bei den Antidepressiva wie auch bei den Neuroleptika deutlich erweitert wurden. Einige psychiatrische Meinungsbildner nennen deshalb die derzeit noch gültige Klassifikation „obsolete and confusing" (Baumann et al. 2017). So haben beispielsweise einige „atypische" Neuroleptika auch in der Akut- und Langzeitmedikation affektiver Störungen erfolgreich Fuß gefasst. Der weiter anhaltende Verordnungsanstieg sog. atypischer Neuroleptika kann möglicherweise auf diesem Hintergrund erklärt werden. Dies ist ebenso kritisch zu sehen wie die Propagierung von Neuroleptika zur „Frühprävention" schizophrener Psychosen (Mon-

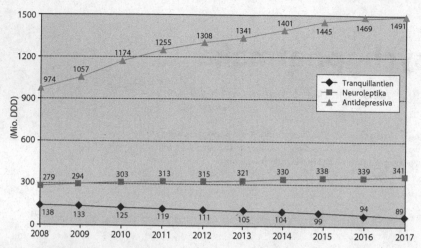

Abbildung 41.1 Verordnungen von Psychopharmaka 2008 bis 2017. Gesamtverordnungen nach definierten Tagesdosen.

crieff 2008). Besonders bedenklich erscheint die steigende Verordnung von Neuroleptika und anderen Psychopharmaka in der Geriatrie sowie bei Kindern und Jugendlichen, weitgehend als Off-label-use (Vitiello et al. 2009, Maher und Theodore 2012, Abbas et al. 2016). Beunruhigend ist auch die zunehmend durch neuere Publikationen noch unterstützte Kombination verschiedener Psychopharmaka, etwa die gleichzeitige Gabe mehrerer Neuroleptika bzw. Antidepressiva bei verschiedenen Indikationen, z. B. die „Augmentation" eines selektiven Serotonin-Rückaufnahme-Inhibitors (SSRI) durch Quetiapin bei „therapieresistenter" Angststörung (Frye et al. 2000, Clark et al. 2002, Grohmann et al. 2004). Sie wird vermutlich durch das verführerische, aber objektiv falsche Argument der angeblich besseren Verträglichkeit atypischer Neuroleptika erheblich befördert (Komossa et al. 2010, Spielmans et al. 2013). Da es kaum belastbare Belege für einen „Mehrgewinn" (basierend auf dem Nutzen-Risiko-Kosten-Quotienten) dieser vielerorts praktizierten polypharmazeutischen Strategien gibt, müssen sie als bedenklich angesehen werden (Tranulis et al. 2008, Niedrig et al. 2016). Die Deutsche Gesellschaft für Soziale Psychiatrie (2009) hat in einem Memorandum für einen restriktiven und verantwortungsvollen Umgang mit Antipsychotika plädiert. Insbesondere muss in Zukunft auf der Basis verschiedener Studien mehr Wert auf die Einhaltung der niedrigstmöglichen Dosis gelegt wer-

den, um Langzeitschäden zu vermeiden (McGorry et al. 2013). Zudem mehreren sich die Hinweise für schädliche Wirkungen verschiedener Psychopharmakagruppen inkl. einer Neuroleptika-assoziierten erhöhten Mortalität bei älteren Menschen (Coupland et al. 2011, Gerhard et al. 2014, Hwang et al. 2014, Danielsson et al. 2016). Deshalb werden jetzt auch in Deutschland weitere Studien zur Untersuchung von Nebenwirkungen in der Gerontopsychiatrie gefördert (Institut für Arzneimittelsicherheit in der Psychiatrie, AMSP e.V. 2018).

41.1 Verordnungsspektrum

Die Verordnungskosten der Psychopharmaka waren 2017 mit 1,67 Mrd. € leicht rückläufig (–3,2%). Damit stehen sie jetzt an sechster Stelle der umsatzstärksten Indikationsgruppen (◘ Tabelle 1.2). Die zunehmende ökonomische Bedeutung der Psychopharmaka ist weiterhin daran erkennbar, dass das Verordnungsvolumen in den letzten 10 Jahren wieder um fast 40% gestiegen ist (◘ Abbildung 41.1). In den einzelnen Indikationsgruppen ist die Verordnungsentwicklung jedoch sehr unterschiedlich. Die Antidepressiva sind seit langem die mit Abstand führende Gruppe der Psychopharmaka und haben allein in den letzten 10 Jahren noch einmal um über 50% zugenommen. Auch die Verordnung der atypischen Neuroleptika (Antipsychotika) ist um ca. 60%

estiegen, was durch eine bescheidene Abnahme der Verordnung älterer Substanzen keineswegs kompensiert wird. Die Tranquillantien haben ihre einstmals dominierende Stellung schon lange verloren, da Ihre Verordnungen seit 1983 von dem damals erreichten Maximum (613 Mio. DDD) insgesamt um 85% zurückgegangen sind (vgl. ▶ Arzneiverordnungs-Report 1993, Abbildung 36.2) und in den letzten 10 Jahren auch noch einmal um 36% (◘ Abbildung 41.1).

41.2   Tranquillantien

Tranquillantien (Anxiolytika) werden bevorzugt zur Dämpfung von Angst- und Spannungszuständen, jedoch auch im Kontext antimanischer und antidepressiver Therapie eingesetzt. Gegenwärtig werden hierzu ganz überwiegend Benzodiazepine verwendet. Die bisher verfügbaren Benzodiazepine erscheinen pharmakodynamisch und von ihrem klinischen Wirkprofil her nicht unterschiedlich, wenn auch die Heterogenität der GABA/Benzodiazepinrezeptoren ebenso wie die Entwicklung der Benzodiazepinrezeptoragonisten (Zolpidem u. ä. s. ▶ Kapitel 29) die prinzipielle Möglichkeit solcher Unterschiede nahelegen. Sehr verschieden ist bei den derzeit als Tranquillantien eingesetzten Benzodiazepinen dagegen die Pharmakokinetik, die deshalb als vornehmliches Kriterium der Klassifikation dient.

Unter den verordnungshäufigsten Arzneimitteln befindet sich eine große Zahl von Präparaten, die sich vor allem auf fünf Benzodiazepine konzentrieren (◘ Tabelle 41.1). Lorazepam steht mit seinen seit vielen Jahren stabilen Verordnungen mittlerweile an der Spitze der Tranquillantien, weil es gerne auch zur Therapie manischer und anderer psychotischer Zustände eingesetzt wird. Seine Verordnung hat allerdings in den letzten Jahren etwas abgenommen ebenso wie 2017. Auch insgesamt zeigt sich eine Abnahme der Tranquillantien, lediglich Alprazolam ist geringfügig angestiegen. Auf die Probleme der Dauertherapie mit Benzodiazepinen ist kürzlich noch einmal nachdrücklich hingewiesen worden. Die mit vielen Unsicherheiten behaftete Schätzung der Zahl von Benzodiazepinabhängigen in Deutschland reicht bis zu 1,6 Millionen. Es wird vermutet,

dass in diesem Zusammenhang Verordnungen auf Privatrezept eine wichtige Rolle spielen (Janhsen et al. 2015). Buspiron als mögliche Alternative zu Benzodiazepinen spielt offenbar nach wie vor keine Rolle.

Benzodiazepine (vor allem Lorazepam) werden relativ hoch dosiert bei akut suizidgefährdeten Patienten eingesetzt. Interessant erscheint diesbezüglich ein Ergebnis der AMSP-Gruppe, dass die Suizidalität-induzierenden Eigenschaften der SSRIs durch gleichzeitige Gabe von Benzodiazepinen nicht vermindert werden (Stübner et al. 2018).

In Europa ist seit 2006 auch Pregabalin (*Lyrica*) zur Behandlung der generalisierten Angststörung zugelassen, nicht aber in den USA (Wensel et al. 2012). Aufgrund von Spontanmeldungen, u.a. aus Schweden, wurde inzwischen in die Fachinformation ein Hinweis auf das Missbrauchspotenzial der Substanz aufgenommen. Da gerade bei Patienten mit einer Angststörung häufig auch eine Suchtanamnese besteht, sollte die Substanz mit entsprechender Vorsicht eingesetzt werden (Arzneimittelkommission der deutschen Ärzteschaft 2011).

41.3   Antidepressiva

Die Depression tritt mit einer Lebenszeitpravalenz von 15% auf, ist doppelt so häufig bei Frauen wie bei Männern und verursacht oft eine erhebliche Behinderung und Lebenszeitverkürzung. Sie verdoppelt die Mortalität einer komorbiden koronaren Herzkrankheit und erhöht bei älteren Menschen das Diabetesrisiko um 65% (Kupfer et al. 2012). Ihre Erkennung und Behandlung ist daher wichtig. Allerdings müssen Depressionen nicht in jedem Fall medikamentös behandelt werden, da es gut validierte nichtmedikamentöse Behandlungsverfahren gibt (vgl. Bschor und Adli 2009). Für mild ausgeprägte Depressionen stellen Antidepressiva laut neuen Leitlinien nicht mehr das Mittel der ersten Wahl zur Primärtherapie dar (Deutsche Gesellschaft für Psychiatrie, Psychotherapie und Nervenheilkunde 2015). Ihre Wirksamkeit ist begrenzt und relativ unspezifisch. Im Durchschnitt und abhängig von der Schwere der Depression beträgt der absolute Unterschied der Responserate zwischen Antidepressiva und Placebo 20%, gemessen üblicher-

◻ **Tabelle 41.1 Verordnungen von Tranquillantien 2017.** Angegeben sind die 2017 verordneten Tagesdosen, die Änderungen gegenüber 2016 und die mittleren Kosten je DDD 2017.

Präparat	Bestandteile	DDD Mio.	Änderung %	DDD-Nettokosten €
Diazepam				
Diazepam-ratiopharm	Diazepam	10,8	(−1,7)	0,41
Diazepam AbZ	Diazepam	5,5	(−13,1)	0,38
Diazepam STADA	Diazepam	1,9	(+12,5)	0,21
Valocordin-Diazepam	Diazepam	1,1	(−1,8)	0,40
Diazepam Desitin	Diazepam	0,27	(−3,7)	5,59
		19,5	(−4,1)	0,45
Bromazepam				
Bromazepam-ratiopharm	Bromazepam	6,7	(−18,3)	0,55
Bromazanil	Bromazepam	2,1	(−1,1)	0,60
Bromazepam-1 A Pharma	Bromazepam	1,3	(+174,1)	0,54
Normoc	Bromazepam	0,43	(−12,8)	0,48
		10,6	(−6,5)	0,56
Oxazepam				
Oxazepam-ratiopharm	Oxazepam	3,7	(−0,2)	0,88
Oxazepam AL	Oxazepam	0,82	(−20,3)	1,20
Oxazepam-neuraxpharm	Oxazepam	0,62	(−14,7)	0,38
Praxiten	Oxazepam	0,42	(−10,7)	0,58
Oxazepam-1 A Pharma	Oxazepam	0,28	(−14,2)	1,25
Adumbran	Oxazepam	0,25	(−16,4)	1,10
Oxa-CT	Oxazepam	0,25	(−20,8)	0,73
Oxazepam HEXAL	Oxazepam	0,14	(−38,4)	1,22
		6,5	(−8,7)	0,88
Lorazepam				
Tavor	Lorazepam	24,4	(−1,0)	0,77
Lorazepam dura	Lorazepam	8,4	(+10,7)	0,65
Lorazepam-neuraxpharm	Lorazepam	0,72	(−58,1)	0,59
Lorazepam-ratiopharm	Lorazepam	0,69	(+0,9)	0,54
		34,2	(−1,2)	0,73
Alprazolam				
Alprazolam-ratiopharm	Alprazolam	5,5	(−2,8)	0,46
Alprazolam-1 A Pharma	Alprazolam	0,95	(+211,0)	0,43
Alprazolam AL	Alprazolam	0,86	(−25,8)	0,39
Tafil	Alprazolam	0,81	(−6,4)	0,48
		8,1	(+1,7)	0,45
Weitere Benzodiazepine				
Frisium	Clobazam	2,0	(−2,5)	0,60
Tranxilium	Dikaliumclorazepat	1,9	(−10,8)	0,64
Rudotel	Medazepam	1,4	(−19,1)	0,67
Demetrin/Mono Demetrin	Prazepam	0,30	(−9,6)	0,93
		5,5	(−10,2)	0,65

◘ Tabelle 41.1 Verordnungen von Tranquillantien 2017 (Fortsetzung).

Präparat	Bestandteile	DDD Mio.	Änderung %	DDD-Nettokosten €
Buspiron				
Busp	Buspiron	0,61	(–5,2)	1,36
Summe		85,0	(–3,6)	0,63

weise am 50%igen Rückgang des Punktwerts auf der Hamilton Depression Skala. Dies macht den Nachweis der Wirksamkeit und noch mehr den von Wirksamkeitsunterschieden zwischen verschiedenen Antidepressiva schwierig. Entsprechend wurde zunehmend kritisch kommentiert, dass die Wirksamkeit von Antidepressiva überschätzt werde (Baghai et al. 2011). Eine Metaanalyse zur Wirksamkeit und Verträglichkeit von Antidepressiva in der hausärztlichen Praxis fand Responderraten von 56–69% unter Verum vs. 42–47% unter Placebo. NNT für NSMRI betrug ca. 4, für SSRI 6 (Aroll et al. 2005). Freilich werden auch von einem großen Teil der Ärzteschaft vorhandene Möglichkeiten, die antidepressive Therapie zu optimieren wie z.B. das Therapeutische Drug Monitoring (Hiemke et al. 2011, Baumann et al. 2017) oder die Augmentation mit Lithiumsalzen bei Nonrespondern nicht genutzt. Derzeit werden pharmakogenetische Test-Kits stark propagiert, deren praktischer Nutzen noch nicht überzeugend demonstriert werden konnte (Bschor et al. 2017). Metaanalysen legen nahe, dass bei nur leicht oder mittel ausgeprägten Depressionen der Placeboanteil der Gesamtwirkung im Vordergrund steht (Kirsch et al. 2008, Fournier et al. 2010, Müller-Oerlinghausen 2011). Die THREAD-Studie fand zwar bei Patienten mit leichter bis mittelschwerer Depression eine Überlegenheit der Kombination von SSRI plus psychosoziale Unterstützung versus psychosoziale Unterstützung alleine, aber die Autoren bewerten die Differenz als relativ klein und als möglichen Placeboeffekt (Kendrick et al. 2009). Auch resultieren drastisch geringere Effektstärken bei fast allen Antidepressiva, wenn die von den Herstellern nicht publizierten Studien zur Bewertung mit herangezogen werden (Turner et al. 2008). Eine kritische Nachberechnung der Daten von Kirsch et al. (2008) erbringt keine überzeugenden Einwände (Fountou-

lakis und Möller 2010). Ein großes Presseecho hat eine Metaanalyse von 21 Antidepressiva gefunden, in der die Wirksamkeit von Antidepressiva zweifelsfrei nachgewiesen worden sei (Cipriani et al. 2018). Geflissentlich übersehen wurde dabei, dass die Autoren eine mittlere Effektstärke von gerade einmal 0,36 (wobei die höchste Odds-Ratio Amitriptylin zukommt) berechnet und den durchschnittlichen Effekt als „moderate" beschieben haben. Die von der deutschen nervenärztlichen Fachgesellschaft DGPPN behauptete Senkung der Häufigkeit suizidaler Handlungen durch Antidepressiva ist durch valide Studien widerlegt worden (Moncrieff und Kirsch 2005, Reeves und Ladner 2010, Bschor und Müller-Oerlinghausen 2014).

Das Verordnungsvolumen von Antidepressiva ist nicht nur in Deutschland sondern in vielen Ländern incl. USA irritierend hoch. Ob der pharmakoepidemiologische Befund, dass 10% der Europäer in mittlerem Alter jährlich Antidepressiva einnehmen (Blanchflower und Oswald 2016), mehrheitlich rational begründete Indikationen reflektiert, darf füglich bezweifelt werden. Eine langfristige Überprüfung der Lebensqualität depressiver Menschen in der „Züricher Kohorte" über 30 Jahre führte zu dem aktuellen Ergebnis, dass es den mit Antidepressiva behandelten Patienten schlechter ging als den nicht behandelten (Hengartner et al. 2018). Die Randunschärfe mancher neuer psychiatrischer Krankheitsbilder in modernen Diagnosesystemen (ICD-10; DMS-5) hat ebenfalls Kritiker gefunden (Whitaker 2010). Auch die zunehmende Zahl von Kindern und Jugendlichen, die insbesondere in den USA Antidepressiva erhalten, gibt Anlass zur Sorge, da hierdurch Verhaltensstörungen ausgelöst werden können, die dann ihrerseits zu psychiatrischen Fehldiagnosen führen (Offidani et al. 2013). Eine neue Studie kam Deutschland betreffend nicht zu beunruhigenden Ergebnisse (Abbas et al. 2016).

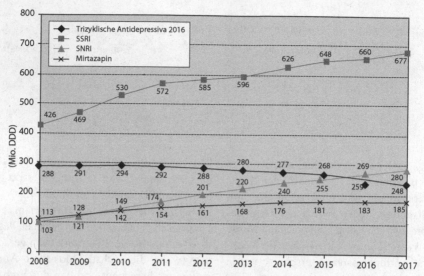

□ Abbildung 41.2 Verordnungen von Antidepressiva 2008 bis 2017. Gesamtverordnungen nach definierten Tagesdosen.

41.3.1 Nichtselektive Monoamin-Rück-aufnahme-Inhibitoren (NSMRI)

Die nichtselektiven Monoamin-Rückaufnahme-Inhibitoren (NSMRI, „Trizyklika"), die inzwischen preislich deutlich höher als die SSRI-Generika liegen, zeigten bis 2010 ein weitgehend konstantes Verordnungsvolumen sind aber seitdem leicht rückläufig (□ Abbildung 41.2). Amitriptylin, Doxepin und Trimipramin dominieren als klassische „trizyklische" Substanzen mit stärker sedierenden Wirkungen (□ Tabelle 41.2). Diese Substanzen werden wohl mehrheitlich bei Depression und chronischen Schmerzzuständen eingesetzt, wo ihre Wirksamkeit sehr viel besser belegt ist als die von SSRI. Nachdenklich stimmt, dass in einer großen britischen Kohortenstudie bei älteren Patienten NSMRI in niedrigen Dosen verträglicher waren als SSRI oder SNRI (Coupland et al. 2011). Bei Depressionen im Kontext verschiedener körperlicher Krankheiten (z. B. Krebs, Morbus Parkinson) dürften NSRMI wirksamer als SSRI sein (Ujeyl und Müller-Oerlinghausen 2012). Bedauerlich aus Sicht einer rationalen Pharmakotherapie ist die Ankündigung von GSK, das besonders gut steuerbare Nortriptylin vom Markt zu nehmen.

Opipramol ist ein bereits 1962 entwickeltes trizyklisches Antidepressivum (damals Handelsname Insidon), das ausschließlich zur Behandlung generalisierter Angststörungen und somatoformer Störungen zugelassen ist. Es wird weiterhin in großem Umfang verordnet (□ Tabelle 41.2). Anders als die klassischen NSMRI bewirkt es jedoch keine Wiederaufnahmehemmung von Serotonin und Noradrenalin, sondern hat eine ausgeprägte agonistische Wirkung auf den Sigmarezeptor, dem neuroprotektive Wirkungen zugeschrieben werden. Die Wirkungsweise der Substanz ist jedoch nicht hinreichend geklärt. Opipramol spielt in der klinischen Psychiatrie gegenwärtig nur eine geringe Rolle. Seine Wirksamkeit im ambulanten Bereich, wo es weiterhin stark verordnet wird, ist nicht überzeugend nachgewiesen (Übersicht bei Gahr et al. 2018).

Tianeptin, das schon 1988 in Frankreich eingeführt wurde, ist 2012 in Deutschland als Generikum auf den Markt gekommen. Es wird auch als „atypisches" Antidepressivum bezeichnet, weil sich seine pharmakologischen Eigenschaften von denen anderer Antidepressiva prinzipiell unterscheiden. Einen „Durchbruch" in der medikamentösen antidepressiven Therapie dürfte es nicht darstellen, da Tianeptin eine fast identische Wirksamkeit wie andere NSMRI mit etwas weniger anticholinergen Effekten und möglicherweise weniger kardiovaskulären und sexuellen Störwirkungen hat (Wagstaff et al. 2001). Tianeptin hat aber eine Opioidrezeptoraktivität und

◻ **Tabelle 41.2 Verordnungen trizyklischer und weiterer nichtselektiver Antidepressiva 2017.** Angegeben sind die 2017 verordneten Tagesdosen, die Änderungen gegenüber 2016 und die mittleren Kosten je DDD 2017.

Präparat	Bestandteile	DDD Mio.	Änderung %	DDD-Nettokosten €
Amitriptylin				
Amitriptylin-neuraxpharm	Amitriptylin	27,5	(−3,4)	0,38
Amineurin	Amitriptylin	20,2	(+11,3)	0,41
Amitriptylin Micro Labs	Amitriptylin	17,7	(+21,7)	0,47
Saroten	Amitriptylin	8,8	(−14,2)	0,28
Amitriptylin-CT	Amitriptylin	4,8	(−25,7)	0,34
Syneudon	Amitriptylin	1,6	(−6,7)	0,35
Amitriptylin dura	Amitriptylin	0,87	(−81,2)	0,50
		81,4	(−3,3)	0,39
Doxepin				
Doxepin-ratiopharm	Doxepin	23,4	(−5,2)	0,42
Doxepin-neuraxpharm	Doxepin	11,6	(+10,5)	0,52
Doxepin-1 A Pharma	Doxepin	1,5	(−60,5)	0,40
Doxepin AL	Doxepin	1,1	(+227,1)	0,35
Aponal	Doxepin	0,81	(−4,4)	0,78
Mareen	Doxepin	0,77	(−11,5)	0,35
Doxepin dura	Doxepin	0,75	(−22,1)	0,51
		39,9	(−4,9)	0,45
Trimipramin				
Trimipramin-neuraxpharm	Trimipramin	15,1	(+6,9)	0,67
Trimipramin AL	Trimipramin	6,4	(−26,7)	0,63
Trimipramin-1 A Pharma	Trimipramin	3,5	(−2,7)	0,55
Trimineurin	Trimipramin	1,0	(+5,9)	0,65
Stangyl	Trimipramin	0,91	(−15,1)	0,65
Trimipramin Aristo	Trimipramin	0,89	(+63,6)	1,18
		27,8	(−4,2)	0,66
Opipramol				
Opipram	Opipramol	54,9	(+2,6)	0,39
Opipramol-neuraxpharm	Opipramol	10,6	(−2,9)	0,34
Opipramol-1 A Pharma	Opipramol	3,0	(+139,5)	0,41
Insidon	Opipramol	2,7	(−8,3)	0,61
Opipramol Heumann	Opipramol	2,6	(−36,4)	0,29
Opipramol AL	Opipramol	2,4	(−54,9)	0,37
Opipramol STADA	Opipramol	0,95	(−18,4)	0,33
		77,1	(−2,5)	0,39
Weitere trizyklische Antidepressiva				
Amioxid-neuraxpharm	Amitriptylinoxid	5,2	(−6,3)	0,19
Anafranil	Clomipramin	5,2	(+8,3)	0,64
Tianeurax	Tianeptin	3,5	(+15,0)	1,56
Imipramin-neuraxpharm	Imipramin	2,0	(−0,5)	0,44

Tabelle 41.2 Verordnungen trizyklischer und weiterer nichtselektiver Antidepressiva 2017 (Fortsetzung).

Präparat	Bestandteile	DDD Mio.	Änderung %	DDD-Nettokosten €
Clomipramin-neuraxpharm	Clomipramin	1,2	(−31,5)	0,62
Nortrilen	Nortriptylin	0,93	(−63,4)	0,62
		18,0	(−8,6)	0,66
Weitere nichtselektive Antidepressiva				
Trazodon-neuraxpharm	Trazodon	3,7	(+7,5)	1,22
Maprotilin-neuraxpharm	Maprotilin	1,8	(+0,5)	0,37
Trazodon HEXAL	Trazodon	0,41	(+54,7)	1,27
		5,8	(+7,6)	0,96
Summe		250,1	(−3,6)	0,46

erzeugt dadurch in hohen Dosen Euphorie. Aus den USA stammen mehrere Publikationen über Missbrauch, Abhängigkeitsentwicklung, Entzugssyndrome und tödliche Intoxikationen infolge Überdosierung (Bakota et al. 2018). In Deutschland sind die Verordnungen von Tianeptin (Tianeurax) seit 2013 fast dreifach angestiegen (□ Tabelle 41.2).

41.3.2 Selektive Serotonin-Rückaufnahme-Inhibitoren (SSRI)

Die generelle Wirksamkeit und Verträglichkeit von SSRI bei der Depression unterscheidet sich nicht von der klassischer NSMRI Antidepressiva (siehe oben) (Geddes et al. 2001, MacGillivray et al. 2003, Deutsche Gesellschaft für Psychiatrie, Psychotherapie und Nervenheilkunde 2015). Neuere Metaanalysen weisen darauf hin, dass zwar das Nebenwirkungsprofil der neueren Antidepressiva ähnlich ist, sich jedoch bezüglich der Ausprägung einzelner Effekte deutliche Unterschiede zwischen den einzelnen Wirkstoffen finden (Gartlehner et al. 2008). Bei stationären Patienten bzw. schwerer Depression ist die Wirksamkeit von NSMRI im Vergleich zu SSRI eher größer (Anderson 2000). Dementsprechend empfiehlt das American College of Physicians, dass, falls eine antidepressive Therapie überhaupt indiziert ist, das adäquate Antidepressivum unter Berücksichtigung der Patientenpräferenz, des individuellen Nebenwirkungsprofils und der Kosten ausgewählt wird (Quaseem et al. 2008). Es

bestehen begründete Zweifel, ob das Spektrum der somatischen Risiken einer SSRI-Langzeitbehandlung und ihre Dosisabhängigkeit in der Praxis genügend berücksichtigt werden (Sterke et al. 2012). Dazu gehören neben den häufigen Sexualfunktionsstörungen die Hyponatriämie, das erhöhte Osteoporose- und Sturz,- aber auch Blutungsrisiko insbesondere in Kombination mit Acetylsalicylsäure (Tsapakis et al. 2012, Sayadipour et al. 2012). Dies sollte speziell in der Geriatrie beachtet werden, auch vor dem Hintergrund, dass bei Alzheimerpatienten keine antidepressive Wirksamkeit von z. B. Sertralin beobachtet wurde (z. B. Rosenberg et al. 2010). Eine neue Studie zeigt ein erhöhtes Sterberisiko bei älteren Patienten insbesondere bei Einnahme von Antidepressiva mit einem speziellen Arrhythmierisiko wie z.B. Citalopram (Danielson et al. 2016). Schließlich mehren sich Berichte über Entzugssymptome beim Absetzen von SSRI, die über Tage bis Wochen anhalten und ähnliche Symptome wie beim Absetzen langfristig eingenommener Barbiturate und Benzodiazepine verursachen (Fava et al. 2015).

Bei den Antidepressiva vom SSRI-Typ ist das Verordnungsvolumen in den letzten 10 Jahren nochmals um fast 80% gestiegen (□ Abbildung 41.2). Der Trend zur bevorzugten Verordnung neuerer Substanzen hat sich nur noch begrenzt fortgesetzt (□ Tabelle 41.3). Eine deutliche Zunahme findet sich auch 2017 wieder bei Sertralin, das wie das weiterhin dominierende Citalopram den Vorteil eines geringeren Interaktionspotentials besitzt.

◻ **Tabelle 41.3 Verordnungen selektiver Serotonin-Rückaufnahme-Inhibitoren (SSRI) 2017.** Angegeben sind die 2017 verordneten Tagesdosen, die Änderungen gegenüber 2016 und die mittleren Kosten je DDD 2017.

Präparat	Bestandteile	DDD Mio.	Änderung %	DDD-Nettokosten €
Citalopram				
Citalopram Aristo	Citalopram	97,4	(+266,7)	0,19
Citalopram dura	Citalopram	66,2	(−50,6)	0,25
Citalopram AL	Citalopram	41,8	(−17,2)	0,25
Citalopram-1 A Pharma	Citalopram	40,8	(−4,6)	0,25
Citalopram-neuraxpharm	Citalopram	9,8	(−33,3)	0,18
Citalopram AbZ	Citalopram	9,2	(−12,8)	0,17
Citalopram HEXAL	Citalopram	5,8	(+48,6)	0,24
Citalopram-ratiopharm	Citalopram	4,0	(−23,4)	0,25
		275,0	(−4,5)	0,22
Fluoxetin				
Fluoxetin-neuraxpharm	Fluoxetin	29,3	(+2,0)	0,23
Fluoxetin-1 A Pharma	Fluoxetin	17,6	(+48,7)	0,22
Fluoxetin HEXAL	Fluoxetin	9,0	(−27,8)	0,24
Fluoxetin beta	Fluoxetin	2,1	(+7,3)	0,23
Fluoxetin-ratiopharm	Fluoxetin	1,4	(−56,8)	0,26
		59,4	(+2,1)	0,23
Paroxetin				
Paroxedura	Paroxetin	15,0	(−17,1)	0,22
Paroxetin-1 A Pharma	Paroxetin	11,5	(+29,9)	0,23
Paroxetin beta	Paroxetin	8,8	(+52,6)	0,25
Paroxetin-neuraxpharm	Paroxetin	5,8	(−33,1)	0,25
Paroxat	Paroxetin	5,2	(−4,7)	0,25
		46,4	(−1,1)	0,23
Sertralin				
Sertralin Aurobindo	Sertralin	63,8	(+190,2)	0,26
Sertralin dura	Sertralin	30,5	(−37,2)	0,23
Sertralin BASICS	Sertralin	25,0	(+21,6)	0,26
Sertralin Heumann	Sertralin	11,9	(−24,5)	0,23
Sertralin Winthrop	Sertralin	9,1	(−52,6)	0,26
Sertralin-1 A Pharma	Sertralin	6,3	(+35,4)	0,25
Sertralin-neuraxpharm	Sertralin	2,6	(−7,8)	0,24
Sertralin AL	Sertralin	1,9	(+129,8)	0,26
		151,0	(+12,5)	0,25
Escitalopram				
Escitalopram Heumann	Escitalopram	53,5	(+14,6)	0,21
Escitalopram BASICS	Escitalopram	10,0	(−2,0)	0,20
Escitalopram-neuraxpharm	Escitalopram	9,1	(+15,0)	0,21
Escitalopram Glenmark	Escitalopram	8,5	(+35,9)	0,21
Escitalopram beta	Escitalopram	7,9	(+50,5)	0,19

■ Tabelle 41.3 Verordnungen selektiver Serotonin-Rückaufnahme-Inhibitoren (SSRI) 2017 (Fortsetzung).

Präparat	Bestandteile	DDD Mio.	Änderung %	DDD-Nettokosten €
Escitalopram AbZ	Escitalopram	7,8	(+26,2)	0,22
Escitalopram-ratiopharm	Escitalopram	7,0	(−21,6)	0,22
Escitalopram-1 A Pharma	Escitalopram	5,4	(+22,1)	0,22
Escitalopram Micro Labs	Escitalopram	5,1	(>1000)	0,21
Escitalopram Lundbeck	Escitalopram	2,6	(−31,6)	0,21
Escitalopram HEXAL	Escitalopram	1,9	(−20,7)	0,21
		118,7	(+16,4)	0,21
Weitere Mittel				
Fluvoxamin-neuraxpharm	Fluvoxamin	2,4	(−3,3)	0,25
Summe		652,8	(+3,3)	0,23

Escitalopram, das inzwischen nicht mehr teurere S-Isomer von Citalopram, zeigt 2017 nach der Einführung zahlreicher Generika nochmals eine starke Verordnungszunahme, liegt aber immer noch deutlich niedriger als Citalopram (■ Tabelle 41.3). Jedoch könnte der Rote-Hand-Brief zu Citalopram, der vor der Anwendung höherer Dosen wegen des kardialen Risikos (Torsades de pointes) warnte, hierfür eine Rolle gespielt haben.

Als stark beworbener Vorteil der SSRI gilt ihre niedrige akute Toxizität im Hinblick auf das hohe Suizidrisiko depressiver Patienten. Schon ältere Literaturübersichten deuten jedoch auf ein erhöhtes Suizidrisiko unter SSRI hin (Healy 2003). Die Balance zwischen suizidalitätsvermindernden und suizidalitätsinduzierenden Effekten ist bei Erwachsenen möglicherweise neutral, während bei Patienten über 65 Jahre vielleicht statistisch der suizidalitätsvermindernde Effekt überwiegt (Reeves und Ladner 2010). Weitere Publikationen bestätigen die bereits 2004 publizierten Warnungen der Arzneimittelkommission der deutschen Ärzteschaft und erbringen auch deutliche Hinweise, dass das suizidogene Risiko der SSRI höher ist als das der älteren Antidepressiva (Stübner et al. 2010, Braun et al. 2016, Stübner et al. 2018). Coupland et al. (2015) zeigen anhand einer großen britischen Kohorte von fast 239 000 Patienten, dass nicht generell das genannte Risiko bei SSRIs statistisch größer ist als bei NSMRI, dass aber z.B. das Risiko von Suizidversuchen unter Venlafaxin bzw. Mirtazapin erheblich

höher ist als unter Amitriptylin (HR 1,85 bzw. 1,70 im Vergleich zu 0,71.)

41.3.3 Serotonin-Noradrenalin-Rückaufnahme-Inhibitoren (SNRI)

Das Verordnungsvolumen der Serotonin-Noradrenalin-Rückaufnahme-Inhibitoren (SNRI) ist in den letzten 10 Jahren mehr als dreifach angestiegen und hat 2017 erstmals die Verordnungen der NSMRI übertroffen (■ Abbildung 41.2). Venlafaxin ist im Vergleich zum Vorjahr 2017 noch etwas stärker verschrieben worden als im Vorjahr. (■ Tabelle 41.4). Metaanalysen weisen auf eine im Vergleich zu SSRI etwas höhere Wirksamkeit bzw. höhere Zahl von Vollremissionen unter Venlafaxin hin (Smith et al. 2002), wobei freilich Venlafaxin nicht effektiver als NSMRI, insbesondere Amitriptylin oder Clomipramin ist und seine „duale" Wirkung sich erst in höherer Dosierung zeigt. Auch eine neuere Metaanalyse zeigt, dass Venlafaxin im Vergleich zu NSMRI weder eine bessere Wirksamkeit noch Verträglichkeit besitzt (Schueler et al. 2011). Das Risiko der Induktion suizidaler Ideen oder Handlungen trifft auch auf Venlafaxin zu (Arzneimittelkommission 2004, Sharma et al. 2016).

Duloxetin ist trotz Einführung der ersten Generika vielfach teurer und wurde 2017 wiederum etwas häufiger als im Vorjahr verordnet (■ Tabelle

◻ **Tabelle 41.4** Verordnungen selektiver Serotonin- und Noradrenalin-Rückaufnahme-Inhibitoren (SNRI) 2017. Angegeben sind die 2017 verordneten Tagesdosen, die Änderungen gegenüber 2016 und die mittleren Kosten je DDD 2017.

Präparat	Bestandteile	DDD Mio.	Änderung %	DDD-Nettokosten €
Venlafaxin				
Venlafaxin Heumann	Venlafaxin	83,8	(+31,2)	0,41
Venlafaxin-neuraxpharm	Venlafaxin	66,8	(−17,4)	0,38
Venlafaxin-1 A Pharma	Venlafaxin	10,8	(−23,4)	0,40
Venlafaxin TAD	Venlafaxin	9,3	(+9,5)	0,45
Venlafaxin AAA Pharma	Venlafaxin	8,7	(+34,3)	0,48
Venlafaxin Bluefish	Venlafaxin	4,3	(>1000)	0,32
Venlafaxin AbZ	Venlafaxin	2,3	(−26,4)	0,33
Venlafaxin Aristo	Venlafaxin	2,1	(+836,6)	0,48
Venlafaxin-ratiopharm	Venlafaxin	1,9	(−23,6)	0,42
Venlafaxin HEXAL	Venlafaxin	1,7	(−15,5)	0,46
Venlafaxin Winthrop	Venlafaxin	1,6	(−24,1)	0,39
Venlafaxin beta	Venlafaxin	1,4	(+137,7)	0,45
Venlafaxin Hennig	Venlafaxin	1,3	(−10,1)	0,45
		196,0	(+5,3)	0,40
Duloxetin				
Duloxetin Glenmark	Duloxetin	34,6	(+371,5)	1,05
Duloxalta	Duloxetin	7,1	(−33,6)	1,86
Duloxetin AL	Duloxetin	6,4	(+136,5)	1,49
Duloxetin Zentiva	Duloxetin	6,2	(+95,8)	1,61
Cymbalta	Duloxetin	5,8	(−73,7)	2,21
Duloxetin-1 A Pharma	Duloxetin	4,9	(−15,2)	1,30
Duloxetin beta	Duloxetin	4,5	(+9,3)	1,57
Duloxetin-ratiopharm	Duloxetin	2,5	(−37,7)	1,88
DuloxeHEXAL	Duloxetin	1,6	(−61,3)	1,97
Duloxetin Lilly	Duloxetin	1,6	(−63,4)	1,40
Duloxetin AbZ	Duloxetin	1,3	(−13,6)	1,71
		76,5	(+9,5)	1,41
Milnacipran				
Milnaneurax	Milnacipran	2,3	(+624,6)	1,68
Summe		274,8	(+7,2)	0,69

41.4), obwohl es nach einem neueren Cochrane-Review nicht besser als einige andere neue Antidepressiva wirkt und im direkten Vergleich gegenüber diesen sowohl in der Effektivität als auch in der Verträglichkeit schlechter abschneidet (Hegerl et al. 2012, Cipriani et al. 2012). Sein Vorteil soll in einer besonderen analgetischen Wirkungskomponente liegen, welche sich aber nicht bestätigen ließ. Auf diesem Hintergrund erscheint der bisherige Verordnungsanstieg schwer begründbar.

41.3.4 Noradrenalin-Rückaufnahme-Inhibitoren (NaRI)

Auffällig ist die weitere Zunahme der Verordnungen von Bupropion. Diese Substanz hat ein dosisabhängiges Risiko für Krampfanfälle von 0,24–0,4%, das durch Komedikation mit Antipsychotika und Antidepressiva weiter erhöht werden kann (Dersch et al. 2011). Diesem bedenklichen Risiko steht freilich ein praktischer Vorteil gegenüber. Im Vergleich zu den SSRI ist das Risiko von Sexualstörungen deutlich kleiner. Weiterhin wird Bupropion (*Zyban*) auch zur Raucherentwöhnung eingesetzt. Inwieweit die bei dieser Indikation beobachteten suizidalen Handlungen eher der Substanz oder dem Nikotinentzug zuzurechnen sind, ist nicht geklärt (Arzneimittelkommission der deutschen Ärzteschaft 2004). Nicht bekannt ist, ob möglicherweise die unter SSRI bzw. SNRI berichteten Entzugssymptome beim Versuch des Absetzens von Bupropion nicht in gleicher Heftigkeit auftreten.

41.3.5 Weitere Antidepressiva

Das schon lange Zeit hohe Verordnungsvolumen von Mirtazapin hat 2017 noch ein wenig zugenommen (◻ Tabelle 41.5). Es wird vermutlich wegen seiner sedierenden Wirkungen relativ breit und möglicherweise auch off-label eingesetzt (Gibbons et al. 2007). Die Wirksamkeit einer Kombination von Mirtazapin mit SSRI oder NSMRI ist im Vergleich zu anderen Kombinationen besser belegt (Bschor und Hartung 2008). In der oben erwähnten Vergleichsanalyse neuerer Antidepressiva schneidet Mirtazapin hinsichtlich der Effektivität, nicht aber der Verträglichkeit, besonders gut ab (Cipriani et al. 2012). Die unter Mirtazapin häufiger beobachtete Gewichtszunahme kann in der Praxis Probleme bereiten (Gartlehner et al. 2008). Für diabetische Patienten ist Mirtazapin möglicherweise keine gute Wahl (Song et al 2015). In einer schwedischen Registerstudie war Mirtazapin unter allen Antidepressiva mit dem höchsten Sterberisiko bei älteren Menschen statistisch assoziiert (Danielsson et al. 2016). Seine sedierende Wirkungskomponente stellt keine belastbare Begründung für seinen Einsatz bei akut suizidalen Patienten dar.

Nach einem Cochrane-Review über 13 Studien mit 4495 Patienten stellt auch der Melatoninrezeptoragonist Agomelatin (*Valdoxan*) keinen wesentlichen Fortschritt in der Depressionstherapie dar (Guaiana et al. 2013). Agomelatin war zwar besser verträglich als Paroxetin und Venlafaxin, hatte aber insgesamt eine ähnliche Verträglichkeit wie SSRIs. Seine Verordnungen haben nur wenig zugenommen (◻ Tabelle 41.5).

41.3.6 Lithiumsalze

Klar umrissen in Indikationen wie auch Nebenwirkungen ist die Anwendung von Lithiumsalzen zur Prophylaxe von manisch-depressiven Phasen und zur Therapie der akuten Manie (Geddes et al. 2001, Bauer et al. 2006, Grof und Müller-Oerlinghausen 2009). Aber auch Patienten mit einer phasischen unipolaren Depression können von einer Lithiumlangzeitmedikation profitieren (Abouh-Saleh et al. 2017) Die Verordnungen sind in den vergangenen Jahren weitgehend konstant geblieben, so auch 2017 (◻ Tabelle 41.5). Aktuelle unabhängige Leitlinien empfehlen nachdrücklich Lithium als Mittel der ersten Wahl vor allen anderen Substanzen zur Langzeitprophylaxe bipolarer Phasen. Insgesamt dürfte die Zahl der Lithium-behandelten Patienten in der Bundesrepublik angesichts des auch volkswirtschaftlich eindrucksvollen Nutzens dieser Prophylaxe zu niedrig liegen.

Als potentielle Alternativen zu Lithiumsalzen spielen vor allem einige Antikonvulsiva eine wichtige Rolle, z. B. Valproat oder Carbamazepin, jedoch auch einige atypische Neuroleptika (siehe unten), die aber als Phasenprophylaktika Lithium nicht gleichwertig sind. Für einige SSRIs und SNRIs ist die rezidivprophylaktische Wirksamkeit bei unipolaren Depressionen recht gut belegt, obwohl die Studiendauer für eine valide Aussage fast immer zu kurz ist (Hansen et al. 2008). Eine große prospektive deutsche Langzeitstudie fand eine bessere Rezidivprophylaxe über 2,5 Jahre mit Lithium im Vergleich zu Amitriptylin (Greil et al. 1996). Die Wirksamkeit von Valproinsäure und neueren Antikonvulsiva (Gabapentin, Topiramat) in der Phasenprophylaxe von bipolaren Störungen ist gegenwärtig nicht ausreichend belegt (Macritchie et al. 2001, Bschor et al.

◼ **Tabelle 41.5 Verordnungen weiterer Antidepressiva 2017.** Angegeben sind die 2017 verordneten Tagesdosen, die Änderungen gegenüber 2016 und die mittleren Kosten je DDD 2017.

Präparat	Bestandteile	DDD Mio.	Änderung %	DDD-Nettokosten €
Noradrenalin-Rückaufnahme-Inhibitoren (NaRI)				
Elontril	Bupropion	17,7	(−16,4)	0,94
Bupropion-neuraxpharm	Bupropion	13,9	(+130,4)	1,03
Bupropionhydrochlorid HEXAL	Bupropion	2,1	(−9,4)	1,10
		33,7	(+14,2)	0,98
Mianserin				
Mianserin-neuraxpharm	Mianserin	0,77	(−15,3)	0,85
Mirtazapin				
Mirtazapin Heumann	Mirtazapin	59,0	(−7,7)	0,40
Mirtazapin Aurobindo	Mirtazapin	32,0	(+70,3)	0,41
Mirta TAD	Mirtazapin	25,0	(−13,1)	0,47
Mirtazapin-ratiopharm	Mirtazapin	14,9	(+67,2)	0,49
Mirtazapin Hormosan	Mirtazapin	12,3	(−8,6)	0,36
Mirtazapin-1 A Pharma	Mirtazapin	11,4	(+28,7)	0,43
Mirtazapin AbZ	Mirtazapin	10,1	(+144,8)	0,37
Mirtazapin dura	Mirtazapin	9,2	(−62,2)	0,45
Mirtazapin AL	Mirtazapin	3,0	(+72,4)	0,42
Mirtazapin STADA	Mirtazapin	2,3	(−10,6)	0,37
Mirtazapin-neuraxpharm	Mirtazapin	1,9	(−16,1)	0,40
Mirtazapin-biomo	Mirtazapin	1,2	(−10,0)	0,37
Mirtazapin HEXAL	Mirtazapin	1,1	(−10,5)	0,45
		183,3	(+1,7)	0,42
MAO-Inhibitoren				
Jatrosom	Tranylcypromin	3,2	(+6,7)	1,09
Moclobemid-ratiopharm	Moclobemid	1,7	(+0,6)	0,71
		5,0	(+4,4)	0,96
Lithiumsalze				
Quilonum	Lithium	16,6	(+0,2)	0,48
Hypnorex	Lithium	4,1	(−0,1)	0,54
Lithium Apogepha	Lithium	0,57	(−6,0)	0,65
		21,3	(−0,0)	0,50
Melatonerge Antidepressiva				
Valdoxan	Agomelatin	27,6	(+1,4)	1,90
Summe		271,6	(+2,9)	0,66

2014). Die European Medicines Agency (EMA) hat 2010 für Valproinsäure die Indikation „Prophylaxe von manischen oder depressiven Phasen" zurückgezogen. Hingegen ist für Lamotrigin eine selektiv depressionspräventive Wirksamkeit bei Patienten mit bipolaren Störungen in zwei großen Studien gezeigt worden, die zur Zulassung in dieser Indikation geführt hat (Goodwin et al. 2004).

Eine Senkung des hohen Suizidrisikos bei Patienten mit affektiven Psychosen vom uni- oder bipolaren Typ ist bislang nur für Lithiumsalze eindeutig belegt worden (Cipriani et al. 2013, Lewitzka et al. 2013, 2015). Für erhebliche Irritation insbesondere in den USA, wo seit vielen Jahren ohne zureichende Evidenz vor allem Valproat zur Phasenprophylaxe bipolarer Patienten eingesetzt wird, sorgte eine große epidemiologische Untersuchung, in der eine 2,7-fach höhere Suizidrate bei Valproat- im Vergleich zu Lithium-behandelten Patienten beschrieben wurde (Goodwin et al. 2003). Zu ähnlichen Ergebnissen kamen Collins und McFarland (2008). Aber auch die nicht-suizid-bedingte Mortalität ist unter Lithium niedriger als unter Valproat (Smith et al. 2015, Toffol et al. 2016). Zunehmend verdichten sich auch die Hinweise, dass eine Lithiumprophylaxe das Demenzrisiko bei bipolaren Patienten senkt (Gerhard et al. 2015).

Eine praktisch wichtige, in kontrollierten Studien gut belegte Anwendung von Lithium ist die leider nicht ausreichend genutzte Augmentationsstrategie, d. h. die Kombination mit Lithium bei auf Antidepressiva nicht befriedigend ansprechenden Patienten (Bauer et al. 2010, Deutsche Gesellschaft für Psychiatrie, Psychotherapie und Nervenheilkunde 2015). Zum Nebenwirkungsspektrum von Lithiumsalzen ist kürzlich eine Metaanalyse veröffentlicht worden, in der mehr Beachtung für die Hyperkalzämie und eine verminderte renale Clearance bei mehr als 20-jähriger Behandlungszeit empfohlen wird (McKnight et al. 2012). Eine neue Studie der gleichen Arbeitsgruppe ergibt Hinweise, dass das Risiko einer renalen Schädigung insbesondere bei älteren Frauen und solchen mit einem Diabetes erhöht ist (Shine et al. 2015). Die auf vielen Studien der 80er/90er Jahre beruhende Vorstellung, dass das Risiko einer progressiven chronischen Niereninsuffizienz unter einer gut überwachten Lithiumlangzeitmedikation verschwindend gering ist, kann nach neueren sorgfältigen Untersuchungen an über Jahrzehnte mit Lithium behandelten und sorgfältig dokumentierten Patienten nicht aufrechterhalten werden (Bendz et al. 2010, Bocchetta et al. 2013, Gitlin 2017). Umso wichtiger ist eine präzise, fortlaufende Dokumentation des Krankheitsverlaufs, damit im Falle einer bioptisch gesicherten chronischen Niereninsuffizienz, für die andere Ursachen ausgeschlossen werden können, die schwierige Entscheidung, ob ein Absetzen oder die Fortführung der Medikation die für den Patienten bessere Option ist, auf der Basis einer validen Abschätzung der bisherigen klinischen Response getroffen werden kann.

41.4   Neuroleptika

Neuroleptika, heutzutage gern unter dem Begriff Antipsychotika gruppiert, der eine enge Indikation vorspiegelt, wurden primär zur Behandlung schizophrener und manischer Psychosen entwickelt. Jedoch werden sie zunehmend auch bei anderen Indikationen, z. B. Erregungszuständen im Rahmen oligophrener Syndrome, im geriatrischen Bereich oder bei chronischen Schmerzzuständen und Schlafstörungen sowie häufig auch in Kombination mit anderen Psychopharmaka (siehe oben) verwendet. Unabhängige Autoren weisen auf die Bedenklichkeit dieser Entwicklung – meist im Off-label-Bereich – angesichts der relativ schwachen Wirksamkeit und gravierenden Nebenwirkungslast hin (Maher et al. 2011). Das gilt ganz besonders für die zunehmende Verordnung von Risperidon bei Kindern und Jugendlichen (Bachmann et al. 2014, Abbas et al. 2016). Zudem besteht ein grundlegender Nachteil von Neuroleptika darin, dass sie zwar die akuten psychotischen Symptome gut beeinflussen, viel weniger oder gar nicht dagegen die kognitiven oder Negativ-Symptome der Schizophrenie. Gerade letztere begründen aber die chronische psychosoziale Behinderung dieser Patienten (Miyamoto et al. 2012). Zudem beeinträchtigen verschiedene Nebenwirkungen wie z. B. Sexualstörungen, die bei 50–70% der Patienten auftreten, erheblich die Lebensqualität (LaTorre et al. 2014). Der Nutzen von Neuroleptika wird gern überschätzt. So wird ihre generelle antipsychotische Wirksamkeit bei vorbehandelten schizophrenen Patienten in einer Übersicht von 120 Studien als minimal im Vergleich zu Placebo beschrieben (Lepping et al. 2011). In einer weiteren Metaanalyse über mehr als 7000 Patienten wurde eine hohe Abbruchrate von über 50% und nur bei einem Sechstel der Patienten eine über Placebo hinausgehende Wirkung beschrieben (Leucht et al. 2009b). Verstärkte Aufmerksamkeit haben neuere Befunde erhalten, die eine Verminderung des frontalen Hirnvolumens bei Schizophrenen nach jahrelanger Einnahme von verschiedens-

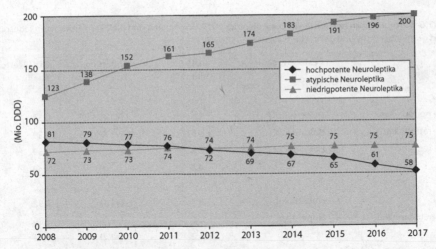

■ Abbildung 41.3 Verordnungen von Neuroleptika 2008 bis 2017. Gesamtverordnungen nach definierten Tagesdosen.

ten Antipsychotika sehr wahrscheinlich machen (Aderhold et al. 2014). Als praktische Konsequenz ergibt sich, dass für jeden Patienten das für ihn optimale Neuroleptikum unter besonderer Berücksichtigung seines individuellen Risikoprofils und bei sorgfältigem Monitoring ausgewählt werden sollte (Leucht et al. 2003, National Institute for Health and Care Excellence 2014). Immer ist die niedrigst mögliche Dosis zu ermitteln. Wenn immer realisierbar, sollten regelmäßig Absetzversuche von vornherein eingeplant sein.

41.4.1 Hochpotente und niedrigpotente typische Neuroleptika

Bei den niedrigpotenten Neuroleptika zeigt die Verordnungshäufigkeit wenig Veränderungen, während die hochpotenten Neuroleptika seit 10 Jahren einen kontinuierlichen Abwärtstrend zeigen (■ Abbildung 41.3). Diese Entwicklungen haben sich auch 2017 im Prinzip fortgesetzt (■ Tabelle 41.6, ■ Tabelle 41.7). Auch wenn von verschiedenen Seiten anderslautend argumentiert wird, spricht der aktuelle Literaturstand doch dafür, dass kostengünstige, typische Neuroleptika (inkl. ihrer mittelpotenten Vertreter wie z. B. Perazin) nach wie vor zur Behandlung psychotischer Störungen effektiv und sicher angewendet werden können – nicht aber als „Tranquillantien"!

41.4.2 Atypische Neuroleptika

Die Verordnungen der atypischen Neuroleptika haben sich in den letzten 10 Jahren mit einer Zunahme von über 60% zu der mit Abstand führenden Neuroleptikagruppe entwickelt (■ Abbildung 41.3). Dieser Trend hat sich 2017 wenn gleich auch abgeschwächt fortgesetzt. Zwischen den einzelnen Substanzen zeigen sich aber deutliche Unterschiede. Quetiapin führt inzwischen mit deutlichem Abstand vor den beiden Standardsubstanzen Olanzapin und Risperidon. Die markanteste Verordnungszunahme weist Aripiprazol auf (■ Tabelle 41.8).

Das als erstes atypisches Neuroleptikum eingeführte Clozapin erweist sich trotz der Notwendigkeit engmaschiger Kontrollen wegen möglicher Blutbildschäden weiterhin als eine unverzichtbare Substanz. In Literaturanalysen hat sich immer wieder herausgestellt, dass Clozapin das einzige Neuroleptikum ist, das tatsächlich eine größere Wirksamkeit auch bei anderweitig therapieresistenten Patienten und eine besonders niedrige Rate an extrapyramidalmotorischen Störungen auch im Vergleich zu niedrig/mittel potenten Neuroleptika besitzt (McEvoy et al. 2006). Die intensive Suche nach Clozapin-ähnlichen Wirkstoffen hat zur Einführung von Risperidon (1994) und Olanzapin (1996) geführt. Risperidon war in Phase-III-Studien ähnlich wirksam wie Haloperidol bei geringeren extrapyramidalmotorischen Wirkungen. Für

Tabelle 41.6 Verordnungen hochpotenter Neuroleptika 2017. Angegeben sind die 2017 verordneten Tagesdosen, die Änderungen gegenüber 2016 und die mittleren Kosten je DDD 2017.

Präparat	Bestandteile	DDD Mio.	Änderung %	DDD-Nettokosten €
Haloperidol				
Haloperidol-neuraxpharm	Haloperidol	5,6	(+41,7)	0,54
Haloperidol-ratiopharm	Haloperidol	5,5	(−25,4)	0,39
Haldol	Haloperidol	3,8	(−7,3)	0,59
		14,8	(−3,4)	0,49
Flupentixol				
Fluanxol	Flupentixol	8,3	(+1,1)	0,92
Flupentixol-neuraxpharm	Flupentixol	2,9	(−7,3)	1,36
		11,2	(−1,2)	1,03
Weitere hochpotente Neuroleptika				
Perazin-neuraxpharm	Perazin	9,3	(+3,1)	0,35
Benperidol-neuraxpharm	Benperidol	8,3	(−5,4)	0,22
Fluphenazin-neuraxpharm	Fluphenazin	5,2	(−8,0)	0,46
Ciatyl-Z	Zuclopenthixol	4,3	(−3,0)	0,83
Imap	Fluspirilen	0,98	(+14,4)	1,59
Perphenazin-neuraxpharm	Perphenazin	0,50	(−4,5)	1,37
Thioridazin-neuraxpharm	Thioridazin	0,36	(−8,4)	0,95
		29,0	(−2,4)	0,47
Summe		55,0	(−2,4)	0,59

eine besonders günstige Beeinflussung der Negativsymptomatik durch Atypika außer Clozapin finden große vergleichende Studien keine Evidenz (Geddes et al. 2000, Davidson et al. 2009).

Die ernüchternden Studienergebnisse insbesondere der CATIE-Studie (Lieberman et al. 2005) und der CUTLASS-Studie (Jones et al. 2006) werden durch eine Metaanalyse über 150 Studien dahingehend bestätigt, dass sich von neun untersuchten neueren Substanzen nur vier (Amisulprid, Clozapin, Olanzapin, Risperidon) signifikant von den älteren Neuroleptika unterscheiden (Leucht et al. 2009b). Weder die therapeutische Überlegenheit noch die Kosteneffektivität atypischer Neuroleptika ist bislang überzeugend belegt (Lieberman et al. 2005, Leucht et al. 2009b). Insbesondere bleibt die oft behauptete bessere Wirkung auf die kognitiven Störungen schizophrener Patienten zweifelhaft (Goldberg und Gomar 2009, Davidson et al. 2009). Auch bei jugendlichen schizophrenen Patienten zeigte sich keine Überlegenheit von Olanzapin oder

Risperidon gegenüber einem konventionellen Antipsychotikum (Sikich et al 2008).

Olanzapin und Risperidon führten in placebokontrollierten Studien bei älteren Patienten mit Demenz zu einer dreifach erhöhten Sterblichkeit und häufigeren zerebrovaskulären Ereignissen. In diesem Zusammenhang ist auch der Hinweis auf das erhöhte Risiko thromboembolischer Ereignisse bei älteren Patienten unter atypischen Neuroleptika wichtig (Hägg et al. 2008, Wolter et al. 2009). Ein weiteres Risiko ist die unter vielen Antipsychotika beobachtete QTc-Verlängerung (Ray et al. 2009), die nach einer neuen Studie bei älteren Menschen mit einer deutlichen Übersterblichkeit (relatives Risiko 2,98) verknüpft ist (Danielsson et al. 2016).

Olanzapin ist auch für die Behandlung der akuten Manie zugelassen sowie für die Langzeitprophylaxe solcher manisch-depressiver Patienten, die zuvor auf den Wirkstoff während einer akuten manischen Phase positiv angesprochen haben. Im Hinblick auf die unter Olanzapin beobachtete teil-

◻ **Tabelle 41.7 Verordnungen niedrigpotenter Neuroleptika 2017.** Angegeben sind die 2017 verordneten Tagesdosen, die Änderungen gegenüber 2016 und die mittleren Kosten je DDD 2017.

Präparat	Bestandteile	DDD Mio.	Änderung %	DDD-Nettokosten €
Promethazin				
Promethazin-neuraxpharm	Promethazin	27,0	(+6,8)	0,45
Proneurin	Promethazin	3,7	(−34,0)	0,47
Atosil	Promethazin	1,3	(−5,4)	0,66
		32,0	(−0,8)	0,46
Melperon				
Melperon-ratiopharm	Melperon	7,1	(+24,7)	2,16
Melperon-neuraxpharm	Melperon	2,7	(−23,8)	2,22
Melperon Aristo	Melperon	1,2	(−32,8)	2,29
Melneurin	Melperon	0,15	(+32,8)	2,47
Melperon AL	Melperon	0,10	(−71,0)	2,27
Melperon-1 A Pharma	Melperon	0,09	(−44,2)	2,60
		11,2	(−2,4)	2,20
Sulpirid				
Sulpirid AL	Sulpirid	0,85	(+20,4)	2,08
Sulpirid-1 A Pharma	Sulpirid	0,73	(+25,4)	1,99
Sulpirid-neuraxpharm	Sulpirid	0,46	(−48,2)	1,95
Sulpirid-ratiopharm	Sulpirid	0,22	(−30,3)	2,21
		2,3	(−9,1)	2,04
Pipamperon				
Pipamperon-1 A Pharma	Pipamperon	6,5	(+4,2)	1,83
Pipamperon HEXAL	Pipamperon	3,9	(+45,0)	1,82
Pipamperon-neuraxpharm	Pipamperon	3,8	(−17,1)	1,92
Dipiperon	Pipamperon	0,23	(−43,0)	2,24
		14,4	(+3,9)	1,86
Chlorprothixen				
Chlorprothixen-neuraxpharm	Chlorprothixen	3,8	(−6,8)	0,80
Chlorprothixen Holsten	Chlorprothixen	1,7	(+13,0)	0,70
Truxal	Chlorprothixen	0,11	(−33,5)	2,70
		5,6	(−2,3)	0,81
Weitere niedrigpotente Neuroleptika				
Dominal	Prothipendyl	5,7	(+6,6)	1,25
Levomepromazin-neuraxpharm	Levomepromazin	2,5	(−4,6)	1,29
Neurocil	Levomepromazin	0,14	(−1,6)	1,97
		8,4	(+2,8)	1,28
Summe		73,9	(−0,2)	1,16

◻ **Tabelle 41.8 Verordnungen atypischer Neuroleptika 2017.** Angegeben sind die 2017 verordneten Tagesdosen, die Änderungen gegenüber 2016 und die mittleren Kosten je DDD 2017.

Präparat	Bestandteile	DDD Mio.	Änderung %	DDD-Nettokosten €
Clozapin				
Clozapin AbZ	Clozapin	8,4	(+286,8)	1,39
Clozapin-neuraxpharm	Clozapin	3,3	(−64,0)	1,78
Clozapin-1 A Pharma	Clozapin	2,0	(−16,3)	1,52
Leponex	Clozapin	1,0	(−6,2)	1,84
Clozapin HEXAL	Clozapin	0,60	(+88,5)	1,81
		15,3	(+1,6)	1,54
Olanzapin				
Olanzapin BASICS	Olanzapin	15,2	(+319,8)	1,04
Olanzapin Heumann	Olanzapin	12,2	(−32,4)	0,81
Olanzapin Aurobindo	Olanzapin	3,7	(+57,9)	0,97
Olanzapin Glenmark	Olanzapin	2,7	(−41,0)	0,94
Olanzapin-1 A Pharma	Olanzapin	2,4	(−21,0)	0,97
Olanzapin-biomo	Olanzapin	1,9	(+6,1)	0,89
Zalasta	Olanzapin	1,5	(−64,5)	1,09
Olanzapin Hormosan	Olanzapin	1,3	(+30,4)	0,86
Olanzapin-neuraxpharm	Olanzapin	0,96	(−7,9)	0,98
Olanzapin-ratiopharm	Olanzapin	0,79	(−13,5)	1,06
Zypadhera	Olanzapin	0,58	(+7,5)	12,95
Olanzapin axcount	Olanzapin	0,54	(−41,9)	1,02
		43,7	(+4,1)	1,11
Risperidon				
Risperidon Atid	Risperidon	16,3	(+15,6)	0,85
Risperidon-ratiopharm	Risperidon	5,7	(+12,5)	0,90
Risperdal	Risperidon	4,5	(−10,5)	13,76
Risperidon-1 A Pharma	Risperidon	4,2	(−7,6)	0,93
Risperidon AL	Risperidon	1,4	(−59,6)	0,87
Risperidon Aristo	Risperidon	1,2	(>1000)	1,00
Risperidon Heumann	Risperidon	1,0	(+9,5)	0,78
Risperidon AbZ	Risperidon	0,71	(−38,3)	0,72
Risperidon Aurobindo	Risperidon	0,53	(−26,5)	0,74
Risperidon STADA	Risperidon	0,35	(−25,4)	0,71
Risperidon HEXAL	Risperidon	0,19	(+8,7)	1,07
		36,2	(+1,4)	2,49
Quetiapin				
Quetiapin-ratiopharm	Quetiapin	24,0	(+156,1)	1,55
Quetiapin AbZ	Quetiapin	8,4	(+8,4)	1,44
Quetiapin Heumann	Quetiapin	5,7	(−20,5)	1,43
Quetiapin-1 A Pharma	Quetiapin	5,3	(−6,9)	1,58
Quetiapin Accord	Quetiapin	4,7	(−60,9)	1,38

◘ Tabelle 41.8 Verordnungen atypischer Neuroleptika 2017 (Fortsetzung).

Präparat	Bestandteile	DDD Mio.	Änderung %	DDD-Nettokosten €
Quetiapin HEXAL	Quetiapin	3,2	(+0,2)	1,64
Quetiapin Hormosan	Quetiapin	2,0	(+113,8)	1,30
Quetiapin-neuraxpharm	Quetiapin	2,0	(−23,8)	1,74
Quentiax/-retard	Quetiapin	1,3	(−26,7)	1,91
Quetiapin AL	Quetiapin	1,0	(+47,8)	1,39
Quetiapin PUREN	Quetiapin	0,86	(>1000)	2,04
Quetiapin Aurobindo	Quetiapin	0,38	(−93,6)	1,37
		58,8	(+3,0)	1,53
Amisulprid				
Amisulprid AAA Pharma	Amisulprid	9,1	(+23,4)	1,18
AmisulpridLich	Amisulprid	1,2	(−49,5)	1,58
Amisulprid-neuraxpharm	Amisulprid	0,83	(−41,3)	1,12
		11,1	(−0,4)	1,22
Aripiprazol				
Arpoya	Aripiprazol	10,0	(+54,0)	2,64
Aripiprazol beta	Aripiprazol	4,4	(+11,0)	3,97
Abilify	Aripiprazol	2,6	(−2,0)	12,28
Aripiprazol-1 A Pharma	Aripiprazol	2,0	(+44,9)	4,16
Aripiprazol-ratiopharm	Aripiprazol	1,0	(−54,8)	5,97
		20,0	(+19,5)	4,50
Weitere atypische Neuroleptika				
Xeplion	Paliperidon	6,7	(+5,1)	14,66
Ziprasidon Aurobindo	Ziprasidon	1,6	(+217,0)	3,04
		8,2	(+20,3)	12,47
Summe		193,5	(+4,8)	2,37

weise massive Gewichtszunahme und das diabetogene Risiko sollte die Indikation zur Langzeitmedikation bei bipolaren Patienten freilich nur sehr kritisch gestellt werden (Cipriani et al. 2010). Dies gilt entsprechend neueren kritischen Metaanalysen auch für andere Atypika (McDonagh et al. 2010). Die Zunahme des Körpergewichts kann unter Olanzapin exzessive Ausmaße von 30 kg und mehr erreichen (American Diabetes Association et al. 2004). Das gilt auch für Erstbehandlungen von 12 bis 52 Wochen Dauer (Patel et al. 2009).

Quetiapin bleibt die Substanz mit dem relativ größten Verordnungsvolumen (◘ Tabelle 41.8). Unterschiede der Wirksamkeit von Quetiapin im Vergleich zu typischen Neuroleptika wurden auch in einer neuen Metaanalyse nicht gefunden (Leucht et al. 2009a). Das Nebenwirkungsprofil ist deutlich different von Olanzapin oder Risperidon (Tandon und Jibson 2003). Orthostatische Störungen, Somnolenz sowie Hinweise auf Blutbildungsstörungen und Katarakte mahnen zur Wachsamkeit. Gleiches gilt für schwere neurologische Störungen (Walder et al. 2009). Deshalb ist auch die durch zwei Studien gestützte und von manchen Fachkreisen empfohlene Anwendung bei der bipolaren Depression kritisch zu sehen (Connolly und Thase 2011, Müller-Oerlinghausen 2012). Eine neuere britische Kohortenstudie über mehr als 5000 bipolare Patienten zeigte sehr deutlich die Überlegenheit von Lithium im Vergleich zu Valproat, Olanzapin oder Quetiapin als Langzeitmedikation, wenn die Zeit bis zum Abbruch der Medikation oder Hinzugabe eines weiteren Psychopharmakons als Zielkriterium genommen wurde (Hayes et al. 2016).

Das hochpreisige Aripiprazol ist ein partieller Agonist an Dopamin- und 5HT$_{1A}$-Rezeptoren und ein Agonist an 5HT$_2$-Rezeptoren. Nach einer Cochrane-Analyse (Komossa et al. 2009) ist Aripiprazol nicht wirksamer als andere atypische Antipsychotika: Es hat – bezogen auf Sedierung, Gewichtszunahme, Hyperprolaktinämie – vielleicht ein etwas günstigeres Nebenwirkungsprofil als Olanzapin oder Risperidon und wird auch gerne in Kombination mit anderen Neuroleptika eingesetzt. Der Partialagonismus an Dopaminrezeptoren bedingt aber möglicherweise die Auslösung von Psychosen und führt häufig zum Behandlungsabbruch. Die Entscheidung der EMA, ausgerechnet diese Substanz auch zur Behandlung und Prophylaxe manischer Phasen zuzulassen, erscheint weiterhin nicht plausibel. Die in der Vergangenheit in den USA beobachtete Metamorphose von Aripiprazol zur Nummer 1 bei der Behandlung bipolarer Störungen geht de facto auf eine einzige Studie zurück, deren methodische Defizite Tsai et al. (2011) kritisch analysierten.

Das 2011 eingeführte Depotpräparat des Risperidonmetaboliten Paliperidon (*Xeplion*) hat deutlich an Boden gewonnen (◨ Tabelle 41.8), obwohl es keine bessere Langzeitwirksamkeit als das Depotpräparat Haldoldecanoat zeigte, aber stärkere Zunahmen von Gewicht und Serumprolaktin (McEvoy et al. 2014). Ziprasidon scheint kaum noch eine Rolle zu spielen.

41.5   Psychostimulanzien

Es fällt auf, dass auf der einen Seite epidemiologische Studien über die letzten Jahrzehnte keinen Prävalenzanstieg von ADHS gefunden haben, während andrerseits Krankenkassendaten auf eine Zunahme diagnostizierter und behandelter Fälle während der letzten 25 Jahre hinweisen (Schubert und Lehmkuhl 2017). Das in früheren Jahren stets ansteigende Verordnungsvolumen von Methylphenidat hat seit 2012 etwas abgenommen (◨ Abbildung 41.4, ◨ Tabelle 41.9). Die MTA-Studie hat den Stellenwert der medikamentösen Therapie bei hyperkinetischer Verhaltensstörung im Vergleich zu nichtmedika-

mentösen Ansätzen herausgearbeitet (MTA Cooperative Group 1999). Allerdings hat die Nachbeobachtung nach 3 Jahren gezeigt, dass trotz Behandlung mit Methylphenidat erheblich mehr Kinder straffällig wurden (27,1% versus 7,4% bei Nichterkrankten) und dass auch der Drogenkonsum häufiger war (17,4% versus 7,8%) (Molina et al. 2007). Eine exakte, kinderpsychiatrisch abgesicherte Diagnose, eine sorgfältige Verlaufskontrolle durch Spezialisten sowie die Einbindung in ein multimodales Therapiekonzept und regelmäßige Auslassversuche sind Voraussetzungen für die Verordnung (Remschmidt 2005, Jans und Warnke 2010). Nach einem Cochrane-Review verbessert Methylphenidat ADHS-Symptome, Gesamtverhalten und Lebensqualität von Kindern und Jugendlichem mit ADHS, wobei das Ausmaß wegen der geringen Studienqualität nicht gesichert ist. Die therapeutischen Effekte sind mit leichten unerwünschten Wirkungen (Schlafstörungen, verminderter Appetit) aber nicht mit einem erhöhten Risiko schwerwiegender Nebenwirkungen assoziiert (Storebø et al. 2015).

Die Verordnung des insgesamt wenig verschriebenen und extrem teuren Atomoxetin (*Strattera*) hat 2017 etwas zugenommen (◨ Tabelle 41.9). Seine Wirksamkeit gilt als geringer als die von Methylphenidat (Jans und Warnke 2010). Die häufigsten unerwünschten Wirkungen sind gastrointestinale Störungen, Tachykardie und Blutdruckanstieg. Auch Krampfanfälle, erhöhte Suizidalität und Leberschäden gehören zum Risikoprofil. In einer deutschen Studie an Erwachsenen traten bei 70% der Patienten unerwünschte Wirkungen auf, fast ein Fünftel der Patienten brach deshalb die Studie ab (Sobanski et al. 2012). Atomoxetin unterliegt nicht der BtmVV.

2013 neu auf den Markt gekommen, stark beworben und weiter kräftig verordnet ist das im Vergleich zu Methylphenidat doppelt so teure Lisdexamfetamin (◨ Tabelle 41.9). Es ist ein inaktives Prodrug von Dexamfetamin (D-Amphetamin) mit der kovalent gebundenen Aminosäure Lysin, die im Blut langsam abgespalten wird und damit den langwirkenden aktiven Metaboliten Dexamfetamin (Halbwertszeit 10 Stunden) freisetzt. Lisdexamfetamin hat ähnliche Effekte wie langsam freisetzendes Methylphenidat oder Atomoxetin (Übersicht bei Frampton 2018). Die Nutzenbewertung durch den Gemeinsamen Bundesausschuss hat keinen Zusatz-

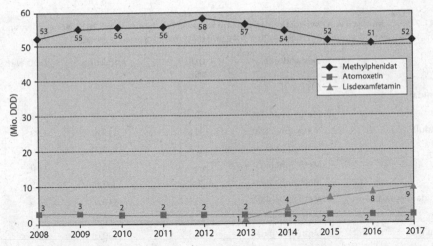

■ **Abbildung 41.4** Verordnungen von Psychostimulantien 2008 bis 2017. Gesamtverordnungen nach definierten Tagesdosen.

nutzen von Lisdexamfetamin gegenüber der zweckmäßigen Vergleichstherapie mit Atomoxetin ergeben (vgl. ▶ Arzneiverordnungs-Report 2014, Kapitel 2, Abschnitt 2.1.12).

Ein großes Problem stellt zunehmend die Behandlung des ADHS bei Erwachsenen dar, da ein größerer, bislang aber wohl nicht exakt definierbarer Teil von jugendlichen ADHS-Patienten auch Symptome im Erwachsenenalter behalten und insbesondere bei Frauen die Diagnose ADHS mit einer deutlich erhöhten Mortalität assoziiert ist (Darlsgaard et al. 2015, Schubert und Lehmkuhl 2017). Die Prävalenz in Deutschland beträgt nach einer neuen Studie 4,7% in einer Population mit einem Alter von 18–64 Jahren (De Zwaan et al. 2012). Für diese Indikation ist neben einem speziellen Methylphenidatpräparat (*Medikinet adult*) auch Atomoxetin unter bestimmten Voraussetzungen zugelassen. In der Tat sprechen einige Studiendaten für eine Wirksamkeit auch beim Erwachsenen (Meszaros et al. 2009). Eine altersbezogene Auswertung von AOK (WIDO) Daten zeigt, dass die Verordnung von Stimulanzien bei Kindern und Jugendlichen mit einer ADHS Diagnose zwischen 2009 und 2014 abnahm, bei Erwachsenen mit ADHS dagegen anstieg (Bachmann et al. 2017).

Guanfacin (*Intuniv*) ist ein selektiver Alpha$_{2A}$-Rezeptoragonist, der 1979 zur Behandlung der Hypertonie (*Estulic*) zugelassen wurde, aber 1999 vom Hersteller aus kommerziellen Gründen aus dem Handel genommen wurde. Jetzt erhielt die Substanz eine Zulassung zur Behandlung der Aufmerksamkeitsdefizit-/Hyperaktivitätsstörung (ADHS) nach unzureichendem Ansprechen auf Psychostimulanzien (siehe ▶ Kapitel 3, Neue Arzneimittel, Abschnitt 3.2.3). Die Substanz wurde lediglich in placebokontrollierten Studien untersucht, ist aber doppelt so teuer wie Lisdexamfetamin, das für die gleiche Indikation zugelassen ist.

Dexamfetamin (*Attentin*) wurde 2015 zur Behandlung der Aufmerksamkeitsdefizit-Hyperaktivitätsstörung (ADHS) nach unzureichendem Ansprechen auf eine vorangegangene Behandlung mit Methylphenidat zugelassen. Die Substanz ist ein indirektes Sympathomimetikum und Psychostimulans, das bereits 1937 als rechtsdrehendes Enantiomer des racemischen Amphetamin (Dextroamphetamin, d-Amphetamin) zur Behandlung zahlreicher Krankheiten (Narkolepsie, Depression, Parkinson) eingesetzt wurde, aber bald wegen seiner starken euphorisierenden Effekte und eines hohen Suchtpotenzials dem Betäubungsmittelrecht unterstellt wurde (Übersicht bei Heal et al. 2013). Da es sich um einen patentfreien Wirkstoff handelt, gab es keine Nutzenbewertung durch den G-BA und keine Preisverhandlung durch den GKV-Spitzenverband. Seit der Markteinführung fällt es durch hohe Zuwachsraten auf, obwohl es deutlich teurer als Lisdexamfetamin ist (■ Tabelle 41.9).

◼ Tabelle 41.9 Verordnungen von Psychostimulantien und weiteren Psychopharmaka 2017. Angegeben sind die 2017 verordneten Tagesdosen, die Änderungen gegenüber 2016 und die mittleren Kosten je DDD 2017.

Präparat	Bestandteile	DDD Mio.	Änderung %	DDD-Nettokosten €
Methylphenidat				
Medikinet	Methylphenidat	19,0	(−2,6)	1,28
Medikinet adult	Methylphenidat	9,8	(+9,4)	1,68
Ritalin/-LA	Methylphenidat	5,8	(−8,7)	1,26
Concerta	Methylphenidat	4,5	(−15,3)	1,30
Equasym	Methylphenidat	3,7	(−7,6)	1,25
Methylphenidat-neuraxpharm	Methylphenidat	3,4	(+6,6)	1,16
Ritalin adult	Methylphenidat	2,4	(+26,6)	1,66
Methylpheni TAD	Methylphenidat	1,5	(+20,6)	1,04
Kinecteen	Methylphenidat	0,63	(neu)	1,19
Methylphenidat-1 A Pharma	Methylphenidat	0,49	(+54,6)	1,11
		51,2	(+0,9)	1,35
Weitere Psychostimulantien				
Elvanse	Lisdexamfetamin	9,2	(+11,0)	2,72
Strattera	Atomoxetin	2,2	(+2,4)	7,73
Intuniv	Guanfacin	1,0	(+143,6)	4,66
Attentin	Dexamfetamin	0,48	(+51,7)	3,64
		12,9	(+15,6)	3,75
Mittel zur Behandlung von Alkoholfolgekrankheiten				
Campral	Acamprosat	0,33	(−3,8)	2,52
Distraneurin	Clomethiazol	0,27	(−7,4)	2,51
		0,60	(−5,5)	2,52
Johanniskraut				
Laif	Johanniskraut	25,1	(+19,0)	0,41
Neuroplant	Johanniskraut	3,3	(−33,0)	0,49
Jarsin	Johanniskraut	0,80	(−38,7)	0,56
		29,2	(+6,9)	0,42
Summe		93,8	(+4,5)	1,40

41.6 Mittel zur Behandlung von Alkoholfolgekrankheiten

Die Verordnungen von Clomethiazol (*Distraneurin*) sind auch 2017 wiederum rückläufig (◼ Tabelle 41.9). Zur ambulanten Behandlung bei Alkohol- oder Medikamentenabhängigen ist es kontraindiziert.

Acamprosat (*Campral*) kann die Alkoholwirkungen vermindern und dadurch die Abstinenzfähigkeit verbessern (Croissant und Mann 2004).

Aus der Gesamtheit der bislang durchgeführten klinischen Studien ergibt sich ein unterschiedliches Wirkungsprofil im Vergleich zu Naltrexon, das seit 2010 auch zur Behandlung der Alkoholabhängigkeit zugelassen ist. Acamprosat war wirksamer in der Rückfallprävention, während Naltrexon exzessives Trinken besser verhinderte (Rösner et al. 2008). Die Verordnungen von Acamprosat haben 2017 dennoch wiederum erheblich abgenommen (◼ Tabelle 41.9), obwohl die Substanz nach den derzeit gültigen Arzneimittelrichtlinien in der GKV verordnet werlen kann. In einem aktuellen Review aus den USA wurde konstatiert, dass beide Wirkstoffe mäßig wirksam aber massiv unterverordnet seien (Friedmann 2013). Möglicherweise werden in der Praxis verstärkt potentielle Alternativen wie Baclofen, Topiramat etc. eingesetzt (Soyka und Lieb 2015).

41.7 Pflanzliche Psychopharmaka

Von den pflanzlichen Psychopharmaka wurden 2017 nur noch drei Johanniskrautpräparate verordnet, von denen nur *Laif* eine steigende Tendenz zeigte (◘ Tabelle 41.9). Nach dem GKV-Modernisierungsgesetz ist Johanniskrautextrakt zur Behandlung mittelschwerer depressiver Episoden verordnungsfähig. Positive Wirkungen wurden für Johanniskrautextrakte bei leichten bis mäßig ausgeprägten Depressionen in einer Reihe von Metaanalysen festgestellt, wobei bei Studien im hausärztlichen Bereich für NSMRI, SSRI, Venlafaxin und Johanniskraut eine Wirksamkeit gegenüber Placebo dokumentiert wurde. Der Stellenwert von Johanniskraut zur Depressionsbehandlung in der hausärztlichen Praxis bleibt dennoch durch den Mangel einer genügenden Zahl aussagekräftiger Studien und wegen des Risikos gefährlicher Wechselwirkungen unsicher (Linde et al. 2015).

Literatur

Abbas S, Ihle P, Adler JB, Engel S, Günster C, Linder K, Lehmkuhl G, Schubert I (2016): Psychopharmaka-Verordnungen bei Kindern und Jugendlichen in Deutschland. Bundesweite Auswertung von über 4 Millionen gesetzlich Versicherten von 2004 bis 2012. Dtsch Ärztebl 113: 396–403

Abou-Saleh MT, Müller-Oerlinghausen B, Coppen AJ (2017): Lithium in the episode and suicide prophylaxis and in augmenting strategies in patients with unipolar depression. Int J Bipolar Disord. 2017 Dec; 5(1): 11. doi: 10.1186/s40345-017-0080-x. Epub 2017 May 8

Aderhold V, Weinmann S, Hägele C, Heinz A (2014): Frontale Hirnvolumenminderung durch Antipsychotika? Nervenarzt 86: 302–323

American Diabetes Association; American Psychiatric Association; American Association of Clinical Endocrinologists; North American Association for the Study of Obesity (2004): Consensus development conference on antipsychotic drugs and obesity and diabetes. Diabetes Care 27: 596–601

Anderson IM (2000): Selective serotonin reuptake inhibitors versus tricyclic antidepressants: a meta-analysis of efficacy and tolerability. J Affect Disord 58: 19–36

Ansari P, Ansari S (2016): Unglück auf Rezept – Die Antidepressiva-Lüge und ihre Folgen. Klett-Cotta

Arroll B, Macgillivray S, Ogston S, Reid I, Sullivan F, Williams B, Crombie I (2005): Efficacy and tolerability of tricyclic antidepressants and SSRIs compared with placebo for treatment of depression in primary care: a meta-analysis. Ann Fam Med 3: 449–456

Arzneimittelkommission der deutschen Ärzteschaft (2004): Suizide und Suizidversuche unter Bupropion. Dtsch Ärztebl 101: A 2139–2140

Arzneimittelkommission der deutschen Ärzteschaft (2011): Aus der UAW-Datenbank: Abhängigkeitspotenzial unter Pregabalin (Lyrica®). Dtsch Ärztebl 108: A 183

Bachmann CJ, Lempp T, Glaeske G, Hoffmann F (2014): Antipsychotika-Verordnungen bei Kindern und Jugendlichen: Auswertung von Daten einer gesetzlichen Krankenkasse für den Zeitraum 2005–2012. Dtsch Ärztebl 111: 25–34

Bachmann CJ, Philipsen A, Hoffmann F (2017): ADHS in Deutschland: Trends in Diagnose und medikamentöser Therapie. Dtsch Ärztebl 114: 141–148

Bayhal TC, Lieb M, Möller HJ, Dschor T, Härter M, Schauenburg H (2011): Antidepressiva bei leichten depressiven Störungen. Psychiatr Prax 38: 270–273

Bakota EL, Samms WC, Gray TR, Oleske DA, Hines MO (2018): Case reports of fatalities involving tianeptine in the United States. J Anal Toxicol, Mar 16. doi: 10.1093/jat/bky023. [Epub ahead of print]

Bauer M, Adli M, Bschor T, Pilhatsch M, Pfennig A, Sasse J, Schmid R, Lewitzka U (2010): Lithium's emerging role in the treatment of refractory major depressive episodes: augmentation of antidepressants. Neuropsychobiology 62: 36–42

Bauer M, Grof P, Müller-Oerlinghausen B (Hsgb.) (2006): Lithium in Neuropsychiatry: The Comprehensive Guide. Informa healthcare. Oxon (UK)

Baumann P, Spies M, Möller HJ, Kasper S, Bitter I, Laux G (2017): A proposal for a psychopharmacology-pharmacotherapy catalogue of learning objectives and a curriculum in Europe. World J Biol Psychiatry 18: 29–38

Bendz H, Schön S, Attman PO, Aurell M (2010): Renal failure occurs in chronic lithium treatment but is uncommon. Kidney Int 77: 219–224

Blanchflower D, Oswald A (2016): Antidepressants and age: A new form of evidence for U-shaped well-being through life. J of Econonomic Behaviour & Organization 127: 46–58

Bocchetta A, Ardau R, Carta P, Ligas F, Sardu C, Pani A, Del Zompo M (2013): Duration of lithium treatment is a risk factor for reduced glomerular function: a cross-sectional study. BMC Med. 2013 Feb 11;11:33. doi: 10.1186/1741-7015-11-33

Braun C, Bschor T, Franklin J, Baethge C (2016): Suicides and suicide attempts during long-term treatment with antidepressants: A meta-analysis of 29 placebo-controlled studies including 6,934 patients with major depressive disorder. Psychother Psychosom 85: 171–179

Bschor T, Adli M (2009): Therapie depressiver Erkrankungen. Dtsch Ärztebl 105: A 782–A 792

Bschor T, Hartung HD (2008): Antidepressiva Kombinationsbehandlungen. In Bschor T (Hrsg): Behandlungsmanual therapieresistenter Depressionen. Kohlhammer, Stuttgart, S. 86–101

Bschor T, Müller-Oerlinghausen B (2014): Antidepressiva verringern nicht das Risiko von Suiziden oder Suizidversuchen bei depressiven Patienten Eine Entgegnung zur Presseerklärung der Deutschen Gesellschaft für Psychiatrie, Psychotherapie, Psychosomatik und Nervenheilkunde (DGPPN). Arzneiverordnung in der Praxis 41: Heft 2, 2–4

Bschor T, Müller-Oerlinghausen B, Stoppe G, Hiemke C (2014): Neue Fakten zur Phasenprophylaxe der bipolar affektiven Erkrankung. Nervenarzt 85: 1166–1170

Bschor T, Baethge C, Hiemke C, Müller-Oerlinghausen B (2017): Genetische Tests zur Steuerung der Behandlung mit Antidepressiva. Nervenarzt 88: 495–499

Cipriani A, Furukawa TA, Salanti G, Chaimani A, Atkinson LZ, Ogawa Y, Leucht S, Ruhe HG, Turner EH, Higgins JPT, Egger M, Takeshima N, Hayasaka Y, Imai H, Shinohara K, Tajika A, Ioannidis JPA, Geddes JR (2018): Comparative efficacy and acceptability of 21 antidepressant drugs for the acute treatment of adults with major depressive disorder: a systematic review and network meta-analysis. Lancet 391: 1357–1366

Cipriani A, Koesters M, Furukawa TA, Nosè M, Purgato M, Omori IM, Trespidi C, Barbui C (2012): Duloxetine versus other anti-depressive agents for depression. Cochrane Database Syst Rev. 2012 Oct 17;10:CD006533

Cipriani A, Hawton K, Stockton S,, Geddes JR (2013): Lithium in the prevention of suicide in mood disorders: updated systematic review and meta-analysis. BMJ 346: f3646,doi : 10.1136/bmj.f3646

Cipriani A, Rendell J, Geddes JR (2010): Olanzapine in the long-term treatment of bipolar disorder: a systematic review and meta-analysis. J Psychopharmacol 24: 1729–1738

Clark RE, Bartels SJ, Mellman TA, Peacock WJ (2002): Recent trends in antipsychotic combination therapy of schizophrenia and schizoaffective disorder: implications for state mental health policy. Schizophr Bull 28: 75–84

Coghill D, Banaschewski T, Lecendreux M, Soutullo C, Johnson M, Zuddas A, Anderson C, Civil R, Higgins N, Lyne A, Squires L (2013): European, randomized, phase 3 study of lisdexamfetamine dimesylate in children and adolescents with attention-deficit/hyperactivity disorder. Eur Neuropsychopharmacol 23: 1208–1218

Cohen IV, Makunts T, Atayee R, Abagyan R (2017) Population scale data reveals the antidepressant effects of ketamine and other therapeutics approved for non-psychiatric indications. Sci Rep. 7: 1450

Collins JC, McFarland BH (2008): Divalproex, lithium and suicide among Medicaid patients with bipolar disorder. J Affect Disord 107: 23–28

Connolly KR, Thase ME (2011): If at first you don't succeed: a review of the evidence for antidepressant augmentation, combination and switching strategies. Drugs 71: 43–64

Coupland C, Dhiman P, Morriss R, Arthur A, Barton G, Hippisley-Cox J (2011): Antidepressant use and risk of adverse outcomes in older people: population based cohort study. BMJ 343: d4551. doi: 10.1136/bmj.d4551

Coupland C, Hill T, Morriss R, Arthur A, Moore M, Hippisley-Cox J (2015): Antidepressant use and risk of suicide and attempted suicide or self harm in people aged 20 to 64: cohort study using a primary care database. BMJ 2015 Feb 18; 350: h517. doi: 10.1136/bmj.h517

Croissant B, Mann K (2004): Pharmakologische Rückfallprophylaxe bei Alkoholabhängigkeit. Psychoneuro 30: 30–36

Dalsgaard S, Østergaard SD, Leckman JF, Mortensen PB, Pedersen MG (2015): Mortality in children, adolescents, and adults with attention deficit hyperactivity disorder: a nationwide cohort study. Lancet 385: 2190–2196

Danielsson B, Collin J, Jonasdottir Bergman G, Borg N, Salmi P, Fastbom J (2016): Antidepressants and antipsychotics classified with torsades de pointes arrhythmia risk and mortality in older adults - a Swedish nationwide study. Br J Clin Pharmacol 81: 773–783

Davidson M, Galderisi S, Weiser M, Werbeloff N, Fleischhacker WW, Keefe RS, Boter H, Keet IP, Prelipceanu D, Rybakowski JK, Libiger J, Hummer M, Dollfus S, López-Ibor JJ, Hranov LG, Gaebel W, Peuskens J, Lindefors N, Riecher-Rössler A, Kahn RS (2009): Cognitive effects of antipsychotic drugs in first-episode schizophrenia and schizophreniform disorder: a randomized, open-label clinical trial (EUFEST). Am J Psychiatry 166: 675–682

Dersch R, Zwernemann S, Voderholzer U (2011): Partial status epilepticus after electroconvulsive therapy and medical treatment with bupropion. Pharmacopsychiatry 44: 344–346

Deutsche Gesellschaft für Psychiatrie, Psychotherapie und Nervenheilkunde (DGPPN, Federführung) (2015): S3-Leitlinie/Nationale VersorgungsLeitlinie Unipolare Depression, 2. Auflage, AWMF-Register-Nr.: nvl-005. Internet: www.depression.versorgungsleitlinien.de

Deutsche Gesellschaft für Soziale Psychiatrie (DGSP) (2009): DGSP-Memorandum zur Anwendung von Antipsychotika. Soziale Psychiatrie 34: 50–51

De Zwaan M, Gruss B, Müller A, Graap H, Martin A, Glaesmer H, Hilbert A, Philipsen A (2012): The estimated prevalence and correlates of adult ADHD in a German community sample. Eur Arch Psychiatry Clin Neurosci 262: 79–86

Dittmann RW, Cardo E, Nagy P, Anderson CS, Bloomfield R, Caballero B, Higgins N, Hodgkins P, Lyne A, Civil R, Coghill D (2013): Efficacy and safety of lisdexamfetamine dimesylate and atomoxetine in the treatment of attention-deficit/hyperactivity disorder: a head-to-head, randomized, double-blind, phase IIIb study. CNS Drugs 27: 1081–1092

Fava GA, Gatti A, Belaise C, Guidi J, Offidani E (2015): Withdrawal symptoms after selective serotonin reuptake inhibitor discontinuation: A systematic review. Psychother Psychosom 84: 72–81

ountoulakis KN, Möller HJ (2010): Efficacy of antidepressants: a re-analysis and re-interpretation of the Kirsch data. Int J Neuropsychopharmacol 14: 405–412

ournier JC, DeRubeis RJ, Hollon SD, Dimidjian S, Amsterdam JD, Shelton RC, Fawcett J (2010): Antidepressant drug effects and depression severity: a patient-level meta-analysis. JAMA 303: 47–53

rampton JE (2018): Lisdexamfetamine dimesylate: A review in paediatric ADHD. Drugs 2018 Jun 19. doi: 10.1007/s40265-018-0936-0. [Epub ahead of print]

riedmann PD (2013): Alcohol use in adults. N Engl J Med 368: 1655–1656

Frye MA, Ketter TA, Leverich GS, Huggins T, Lantz C, Denicoff KD, Post RM (2000): The increasing use of polypharmaco-therapy for refractory mood disorders: 22 years of study. J Clin Psychiatry 61: 9–15

Gahr M, Hiemke C, Connemann BJ (2017): Update Opipramol. Fortschr Neurol Psychiatr 85: 139–145

Gartlehner G, Gaynes BN, Hansen RA, Thieda P, DeVeaugh-Geiss A, Krebs EE, Moore CG, Morgan L, Lohr KN (2008): Comparative benefits and harms of second-generation antidepressants: Background paper for the American College of Physicians. Ann Int Med 149: 734–750

Geddes J, Freemantle N, Harrison P, Bebbington P (2000): Atypical antipsychotics in the treatment of schizophre-nia: systematic overview and meta-regression analysis. Brit Med J 321: 1371–1376

Geddes JR, Freemantle N, Mason J, Eccles MP, Boynton J (2001): SSRIs versus other antidepressants for depressive disorder. Update Software Ltd Oxford, The Cochrane Library – Issue 1

Gerhard T, Huybrechts K, Olfson M, Schneeweiss S, Bobo WV, Doraiswamy PM, Devanand DP, Lucas JA, Huang C, Malka ES, Levin R, Crystal S (2014): Comparative mortality risks of antipsychotic medications in community-dwelling older adults. Br J Psychiatry 205: 44–51

Gerhard T, Devanand DP, Huang C, Crystal S, Olfson M (2015): Lithium treatment and risk for dementia in adults with bipolar disorder: population-based cohort study. Brit J Psychiatry 207: 46–51

Gibbons RD, Brown CH, Hur K, Marcus SM, Baumikh DK, Erkenmann JJ (2007): Early evidence on the effects of regulators' suicidality warnings on prescriptions and suicide in children and adolescents. Am J Psychiatry 164: 1356–1363

Gitlin M (2016) Lithium side effects and toxicity : prevalence and management strategies. Int J Bipolar Disord. 2016 Dec; 4(1): 27. Epub 2016 Dec 17

Goldberg TE, Gomar JJ (2009): Targeting cognition in schizo-phrenia research: from etiology to treatment. Am J Psych-iatry 166: 631–634

Goodwin FK, Fireman B, Simon GE, Hunkeler EM, Lee J, Revicki D (2003): Suicide risk in bipolar disorder during treatment with lithium and divalproex. JAMA 290: 1467–1473

Goodwin GM, Bowden CL, Calabrese JR, Grunze H, Kasper S, White R, Greene P, Leadbetter R (2004): A pooled analysis of 2 placebo-controlled 18-month trials of lamotrigine

and lithium maintenance in bipolar I disorder. J Clin Psychiatry 65: 432–441

Greil W, Ludwig-Mayerhofer W, Erazo N, Engel RR, Czernik A, Giedke H, Müller-Oerlinghausen B, Osterheider M, Rudolf GA, Sauer H, Tegeler J, Wetterling T (1996): Comparative efficacy of lithium and amitriptyline in the maintenance treatment of recurrent unipolar depression: a rando-mised study. J Affect Disord 40: 179–190

Grof P (2013): Melancholia: a distinct entity? Can J Psychiatry 58: 181–182

Grof P, Müller-Oerlinghausen B (2009): A critical appraisal of lithium's efficacy and effectiveness: the last 60 years. Bipolar Disord 11 (Suppl 2): 10–19

Grohmann R, Engel RR, Geissler KH, Rüther E (2004): Psycho-tropic drug use in psychiatric inpatients: recent trends and changes over time data from the AMSP study. Pharmacopsychiatry 37 Suppl 1: S27–38

Guaiana G, Gupta S, Chiodo D, Davies SJ, Haederle K, Koesters M (2013): Agomelatine versus other antidepressive agents for major depression. Cochrane Database Syst Rev. 2013 Dec 17; (12): CD008851

Hägg S, Bate A, Stahl M, Spigset O (2008): Associations bet-ween venous thromboembolism and antipsychotics. A study of the WHO database of adverse drug reactions. Drug Saf 31: 685–694

Hansen R, Gaynes B, Thieda P, Gartlehner G, Deveaugh-Geiss A, Krebs E, Lohr K (2008): Meta-analysis of major depres-sive disorder relapse and recurrence with second-genera-tion antidepressants. Psychiatr Serv 59: 1121–1130

Hayes JF, Marston L, Walters K, Geddes JR, King M, Osborn DP (2016): Lithium vs. valproate vs. olanzapine vs. quetiapine as maintenance monotherapy for bipolar disorder: a population-based UK cohort study using electronic health records. World Psychiatry 15: 53–58

Heal DJ, Smith SL, Gosden J, Nutt DJ (2013): Amphetamine, past and present – a pharmacological and clinical per-spective. J Psychopharmacol 27: 479–496

Healy D (2003): Lines of evidence on the risks of suicide with selective serotonin reuptake inhibitors. Psychother Psychosom 72: 71–79

Hegerl U, Mergl R, Quail D, Schneider E, Hundemer HP, Linden M (2012): Does pain improve earlier than mood in de-pressed patients with painful physical symptoms treated with duloxetine? Pharmacopsychiatry 45: 114–118

Hengartner MP, Angst J, Rössler W (2018): Antidepressant use prospectively relates to a poorer long-term outcome of depression: Results from a prospective community cohort study over 30 years. Psychother Psychosom 87: 181–183

Hiemke C, Baumann P, Bergemann N, Conca A, Dietmaier O, Egberts K, Fric M, Gerlach M, Greiner C, Gründer G, Haen E, Havemann-Reinecke U, Jaquenoud Sirot E, Kirchherr H, Laux G, Lutz UC, Messer T, Müller MJ, Pfuhlmann B, Ram-beck B, Riederer P, Schoppek B, Stingl J, Uhr M, Ulrich S, Waschgler R, Zernig G (2011): AGNP consensus guide-lines for therapeutic drug monitoring in psychiatry: update 2011. Pharmacopsychiatry 44: 195–235

Hwang YJ, Dixon SN, Reiss JP, Wald R, Parikh CR, Gandhi S, Shariff SZ, Pannu N, Nash DM, Rehman F, Garg AX (2014): Atypical antipsychotic drugs and the risk for acute kidney injury and other adverse outcomes in older adults: a population-based cohort study. Ann Intern Med 161: 242–248

Institut für Arzneimittelsicherheit in der Psychiatrie (AMSP e.V.) (2018): Multicenterstudie zu Nebenwirkungen in der Gerontopsychiatrie. Internet: https://amsp.de/amsp-projekt/aktuelle-projekte/

Janhsen K, Roser P, Hoffmann K (2015): Probleme der Dauer-therapie mit Benzodiazepinen und verwandten Substan-zen. Dtsch Ärztebl 112: 1–7

Jans T, Warnke A (2010): Die britische NICE-Guidance zu Diagnose und Therapie der Aufmerksamkeitsdefizit-/ Hyperaktivitätsstörung (ADHS) im Kindes-, Jugend- und Erwachsenenalter. Arzneiverordnung in der Praxis. 37: 4–6

Jones PB, Barnes TR, Davies L, Dunn G, Lloyd H, Hayhurst KP, Murray RM, Markwick A, Lewis SW (2006): Randomized controlled trial of the effect on Quality of Life of second- vs first-generation antipsychotic drugs in schizophrenia: Cost Utility of the Latest Antipsychotic Drugs in Schizo-phrenia Study (CUtLASS 1). Arch Gen Psychiatry 63: 1079–1087

Kendrick T, Chatwin J, Dowrick C, Tylee A, Morriss R, Peveler R, Leese M, McCrone P, Harris T, Moore M, Byng R, Brown G, Barthel S, Mander H, Ring A, Kelly V, Wallace V, Gabbay M, Craig T, Mann A (2009): Randomised controlled trial to determine the clinical effectiveness and cost-effectiven-ess of selective serotonin reuptake inhibitors plus sup-portive care, versus supportive care alone, for mild to moderate depression with somatic symptoms in primary care: the THREAD (THREshold for AntiDepressant respon-se) study. Health Technol Assess 13: iii-iv, ix-xi, 1–159

Kirsch I, Deacon BJ, Huedo-Medina TB, Scoboria A, Moore TJ, Johnson BT (2008): Initial severity and antidepressant benefit: a meta-analysis of data submitted to the Food and Drug Administration. PloS Med 5: e45

Komossa K, Depping AM, Meyer M, Kissling W, Leucht S (2010): Second-generation antipsychotics for obsessive compulsive disorder. Cochrane Database Syst Rev. 2010 Dec 8; (12): CD008141

Komossa K, Rummel-Kluge C, Schmid F, Hunger H, Schwarz S, El-Sayeh HG, Kissling W, Leucht S (2009): Aripiprazole versus other atypical antipsychotics for schizophrenia. Cochrane Database Syst Rev. 2009 Oct 7; (4): CD006569

Kupfer DJ, Frank E, Phillips ML (2012): Major depressive dis-order: new clinical, neurobiological, and treatment per-spectives. Lancet 379: 1045–1055

La Torre A, Conca A, Duffy D, Giupponi G, Pompili M, Grözin-ger M (2014): Sexual dysfunction related to psychotropic drugs: a critical review part II: antipsychotics. Pharmaco-psychiatry 46: 201–208

Lepping P, Sambhi RS, Whittington R, Lane S, Poole R (2011): Clinical relevance of findings in trials of antipsychotics: systematic review. Br J Psychiatry 198: 341–345

Leucht S, Arbter D, Engel RR, Kissling W, Davis JM (2009a): How effective are second-generation antipsychotic drugs? A meta-analysis of placebo-controlled trials. Mol Psychiatry 14: 429–447

Leucht S, Corves C, Arbter D, Engel RR, Li C, Davis JM (2009b): Second-generation versus first-generation antipsychotic drugs for schizophrenia: a meta-analysis. Lancet 373: 31–41

Leucht S, Wahlbeck K, Hamann J, Kissling W (2003): New gene-ration antipsychotics versus low-potency conventional antipsychotics: a systematic review and meta-analysis. Lancet 361: 1581–1589

Lewitzka U, Bauer M, Felber W, Müller-Oerlinghausen B (2013): Suizidprophylaktische Wirkung von Lithium. Aktueller Forschungsstand und Implikationen für die Therapie affektiver Störungen. Nervenarzt 84: 294–306

Lewitzka U, Severus E, Bauer R, Ritter P, Müller-Oerlinghausen B, Bauer M (2015): The suicide protective effects of lithium: More than 20 years of evidence. Int. J Bipol Dis 3: 1–15

Lieberman JA, Stroup TS, McEvoy JP, Swartz MS, Rosenheck RA, Perkins DO, Keefe RS, Davis SM, Davis CE, Lebowitz BD, Severe J, Hsiao JK; Clinical Antipsychotic Trials of Intervention Effectiveness (CATIE) Investigators (2005): Effectiveness of antipsychotic drugs in patients with chronic schizophrenia. N Engl J Med 353: 1209–1233

Linde K, Kriston L, Rücker G, Jamil S, Schumann I, Meissner K, Sigterman K, Schneider A (2015) : Efficacy and acceptabi-lity of pharmacological treatments for ndepressive dis-orders in primary care : a systematic review and network meta-analysis. Am Fam Med 13: 69–79

MacGillivray S, Arroll B, Hatcher S, Ogston S, Reid I, Sullivan F, Williams B, Crombie I (2003): Efficacy and tolerability of selective serotonin reuptake inhibitors compared with tricyclic antidepressants in depression treated in primary care: systematic review and meta-analysis. Brit Med J 326: 1014–1019

Macritchie KAN, Geddes MR, Scott J, Haslam DRS, Goodwin GM (2001): Valproic acid, valproate and divalproex in the maintenance treatment of bipolar disorders. Cochrane Review. In: The Cochrane Library Issue 3. Oxford, Updated Software

Maher AR, Maglione M, Bagley S, Suttorp M, Hu JH, Ewing B, Wang Z, Timmer M, Sultzer D, Shekelle PG (2011): Efficacy and comparative effectiveness of atypical antipsychotic medications for off-label uses in adults: a systematic review and meta-analysis. JAMA 306: 1359–1369

Maher AR, Theodore G (2012): Summary of the comparative effectiveness review on off-label use of atypical antipsy-chotics. J Manag Care Pharm 18 (5 Suppl B): S1–20

McDonagh M, Peterson K, Carson S, Fu R, Thakurta S (2010): Drug Class Review: Atypical Antipsychotic Drugs. Final Update 3 Report. Portland (OR): Oregon Health & Science University; July 2010. Internet: http://www.ncbi.nlm.nih.gov/books/NBK50583/

McEvoy JP, Byerly M, Hamer RM, Dominik R, Swartz MS, Rosen-heck RA, Ray N, Lamberti JS, Buckley PF, Wilkins TM, Stroup

TS (2014): Effectiveness of paliperidone palmitate vs haloperidol decanoate for maintenance treatment of schizophrenia: a randomized clinical trial. JAMA 311: 1978–1987

McEvoy JP, Lieberman JA, Stroup TS, Davis SM, Meltzer HY, Rosenheck RA, Swartz MS, Perkins DO, Keefe RS, Davis CE, Severe J, Hsiao JK; CATIE Investigators (2006): Effectiveness of clozapine versus olanzapine, quetiapine, and risperidone in patients with chronic schizophrenia who did not respond to prior atypical antipsychotic treatment. Am J Psychiatry 163: 600–610

McGorry P, Alvarez-Jimenez M, Killackey E (2013): Antipsychotic medication during the critical period following remission from first-episode psychosis: less is more. JAMA Psychiatry 70: 898–900

McKnight RF, Adida M, Budge K, Stockton S, Goodwin GM, Geddes JR (2012): Lithium toxicity profile: a systematic review and meta-analysis. Lancet 379: 721–728

Mészáros A, Czobor P, Bálint S, Komlósi S, Simon V, Bitter I (2009): Pharmacotherapy of adult attention deficit hyperactivity disorder (ADHD): a meta-analysis. Int J Neuropsychopharmacol 12: 1137–1147

Miyamoto S,Miyake S,Jarskog LF,Fleischhacker WW, Lieberman JA (2012): Pharmacological treatment of schizophrenia: a critical review of the pharmacology and clinical effects of current and future therapeutic agents. Mol Psychiatry 17: 1206–1227

Molina BSG, Florey K, Hinshaw SP, Greiner, AR, Arnold E, Swanson JM, Hechtman L, Jensen PS, Vitiello B, Hoza B, Pelham WE, Elliot GR, Wells KC, Abikoff HB, Gibbons RD, Marcus S, Conners CK, Epstein JN, Greenhill LL, March JS, Newcorn JH, Severe JB, Wigal T (2007): Delinquent behavior and emerging substance use in the MTA at 36 months: Prevalence, course, and treatment effects. J Am Acad Child Adolesc Psychiatry 46: 1028–1040

Möller H-J, Volz HP, Reimann IW, Stoll KD (2001): Opipramol for the treatment of generalized anxiety disorder: a placebo-controlled trial including an alprazolam-treated group. J Clin Psychopharmacol 21: 59–65

Moncrieff J (2008): Steht die Psychiatrie zum Verkauf an? Sozialpsychiatr Informationen 38: 8–18

Moncrieff J, Kirsch I (2005): Efficacy of antidepressants in adults. BMJ 331: 155–157

MTA Cooperative Group (1999): A 14-month randomized clinical trial of treatment strategies for attention-deficit/hyperactivity disorder. Arch Gen Psychiat 56: 1073–1086

Müller-Oerlinghausen B (2011): Antidepressiva sind nur bei sehr schwerer Depression Placebo überlegen. Arzneiverordnung in der Praxis 39: 60–62

Müller-Oerlinghausen B (2012): Sind atypische Antipsychotika Mittel erster Wahl bei bipolaren Störungen? Kontra. Nervenarzt 83: 1191–1192

National Institute for Health and Care Excellence (2014): Psychosis and schizophrenia in adults: prevention and management. Clinical guideline. Internet: nice.org.uk/guidance/cg178

Niedrig DF, Gött C, Fischer A, Müller ST, Greil W, Buckler G, Russmann S (2016): Second-generation antipsychotics in a tettiary care hospital: prescribing patterns, metabolic profiles, and drug interactions. Int Clin Psychopharmacol 31: 42–50

Offidani E, Fava GA, Tomba E, Baldessarini RJ (2013): Excessive mood elevation and behavioral activation with antidepressant treatment of juvenile depressive and anxiety disorders: a systematic review. Psychother Psychosom 82: 132–141

Patel JK, Buckley PF, Woolson S, Hamer RM, McEvoy JP, Perkins DO, Lieberman JA, For The Cafe Investigators (2009): Metabolic profiles of second-generation antipsychotics in early psychosis: Findings from the CAFE study. Schizophr Res 111: 9–16

Qaseem A, Snow V, Denberg TD, Forciea MA, Owens DK; Clinical Efficacy Assessment Subcommittee of American College of Physicians (2008): Using second-generation antidepressants to treat depressive disorders: a clinical practice guideline from the American College of Physicians. Ann Intern Med 149: 725–733

Ray WA, Chung CP, Murray KT, Hall K, Stein CM (2009): Atypical antipsychotic drugs and the risk of sudden cardiac death. N Engl J Med 360: 225–235

Reeves RR, Ladner ME (2010): Antidepressant-induced suicidality: an update. CNS Neurosci Ther 16: 227–234

Remschmidt H; Global ADHD Working Group (2005): Global consensus on ADHD/HKD. Eur Child Adolesc Psychiatry 14: 127–137

Rosenberg PB, Drye LT, Martin BK, Frangakis C, Mintzer JE, Weintraub D, Porsteinsson AP, Schneider LS, Rabins PV, Munro CA, Meinert CL, Lyketsos CG; DIADS-2 Research Group (2010): Sertraline for the treatment of depression in Alzheimer disease. Am J Geriatr Psychiatry 18: 136–145

Rösner S, Leucht S, Lehert P, Soyka M (2008): Acamprosate supports abstinence, naltrexone prevents excessive drinking: evidence from a meta-analysis with unreported outcomes. J Psychopharmacol 22: 11–23

Sanacora G, Frye MA, McDonald W, Mathew SJ, Turner MS, Schatzberg AF, Summergrad P, Nemeroff CB; American Psychiatric Association (APA) Council of Research Task Force on Novel Biomarkers and Treatments (2017) A consensus statement on the use of ketamine in the treatment of mood disorders. JAMA Psychiatry 74: 399–405

Sayadipour A, Mago R, Kepler CK, Chambliss RB, Certa KM, Vaccaro AR, Albert TJ, Anderson DG (2012): Antidepressants and the risk of abnormal bleeding during spinal surgery: a case-control study. Eur Spine J 21: 2070–2078

Schubert I, Lehmkuhl G (2017) : Verlauf und Therapie von ADHS und der Stellenwert im Erwachsenenalter. Dtsch Ärztebl 114: 139–140

Schueler YB, Koesters M, Wieseler B, Grouven U, Kromp M, Kerekes MF, Kreis J, Kaiser T, Becker T, Weinmann S (2011): A systematic review of duloxetine and venlafaxine in major depression, including unpublished data. Acta Psychiatr Scand 123: 247–265

Sharma T, Guski LS, Freund N, Gøtzsche PC (2016): Suicidality and aggression during antidepressant treatment:

systematic review and meta-analyses based on clinical study reports. BMJ 2016 Jan 27; 352: i65. doi: 10.1136/bmj.i65.

Shine B, McKnight RF, Geddes JR (2015): Long-term effects of lithium on renal, thyroid, and parathyroid function: a retrospective analysis of laboratory data. Lancet 386: 461–468

Sikich L, Frazier JA, McClellan J, Findling RL, Vitiello B, Ritz L, Ambler D, Puglia M, Maloney AE, Michael E, De Jong S, Slifka K, Noyes N, Hlastala S, Pierson L, McNamara NK, Delporto-Bedoya D, Anderson R, Hamer RM, Lieberman JA (2008): Double-blind comparison of first- and second-generation antipsychotics in early-onset schizophrenia and schizo-affective disorder: findings from the treatment of early-onset schizophrenia spectrum disorders (TEOSS) study. Am J Psychiatry 165: 1420–1431

Smith D, Dempster C, Glanville J, Freemantle N, Anderson I (2002): Efficacy and tolerability of venlafaxine compared with selective serotonin reuptake inhibitors and other antidepressants: a meta-analysis. Br J Psychiatry 180: 396–404

Smith EG, Austin KL, Kim HM, Eisen SV, Kilbourne AM, Miller DR, Zivin K, Hannemann C, Sauer BC, Valenstein M (2015): Mortality associated with lithium and valproate treatment of US Veterans Health Administration patients with mental disorders. Br J Psychiatry 207: 55–63

Sobanski E, Sabljic D, Alm B, Baehr C, Dittmann RW, Skopp G, Strohbeck-Kuehner P (2012): A randomized, waiting list-controlled 12-week trial of atomoxetine in adults with ADHD. Pharmacopsychiatry 45: 100–107

Song HR, Kwon YJ, Woo YS, Bahk WM (2015): Effects of mirtazapine on patients undergoing naturalistic diabetes treatment: A follow-up study extended from 6 to 12 months. J Clin Psychopharmacol 35: 730–731

Soyka M, Lieb M (2015): Recent developments in pharmacotherapy of alcoholism. Pharmacopsychiatry 48: 123–135

Spielmans GI, Berman MI, Linardatos E, Rosenlicht NZ, Perry A, Tsai AC (2013): Adjunctive atypical antipsychotic treatment for major depressive disorder: a meta-analysis of depression, quality of life, and safety outcomes. PLoS Med 10(3): e1001403

Sterke CS, Ziere G, van Beeck EF, Looman CW, van der Cammen TJ (2012): Dose-response relationship between selective serotonin re-uptake inhibitors and injurious falls: a study in nursing home residents with dementia. Br J Clin Pharmacol 73: 812–820

Storebø OJ, Ramstad E, Krogh HB, Nilausen TD, Skoog M, Holmskov M, Rosendal S, Groth C, Magnusson FL, Moreira-Maia CR, Gillies D, Buch Rasmussen K, Gauci D, Zwi M, Kirubakaran R, Forsbøl B, Simonsen E, Gluud C (2015): Methylphenidate for children and adolescents with attention deficit hyperactivity disorder (ADHD). Cochrane Database Syst Rev. 2015 Nov 25; (11): CD009885

Stübner S, Grohmann R, Greil W, Zang X, Müller-Oerlinghausen B et al. (2018): Update: Suicidal ideation and suicidal behaviour as rare events of antidepressant medication. Report from the AMSP Multcenter Drug Safety Surveillance Project. Int J Neuropharmacol (in press)

Stübner S, Grohmann R, von Strahlendorff I, Rüther E, Möller HJ, Müller-Oerlinghausen B, Engel R, Horvarth A, Greil W (2010): Suicidality as a rare advserse event of antidepressant medication. Report from the AMSP Multicenter Drug Surveillance Project. J Clin Psychiatry 71: 1293–1307

Tandon R, Jibson MD (2003): Efficacy of newer generation antipsychotics in the treatment of schizophrenia. Psychoneuroendocrinology 28: 9–26

Toffol E, Hätönen T, Tanskanen A, Lönnqvist J, Wahlbeck K, Joffe G, Tiihonen J, Haukka J, Partonen T (2016): Lithium is associated with decrease in all-cause and suicide mortality in high-risk bipolar patients: A nationwide registry-based prospective cohort study. J Affect Disord 183: 159–165

Tranulis C, Skalli L, Lalonde P, Nicole L, Stip E (2008): Benefits and risks of antipsychotic polypharmacy: an evidence-based review of the literature. Drug Saf 31: 7–20

Tsapakis EM, Gamie Z, Tran GT, Adshead S, Lampard A, Mantalaris A, Tsiridis E (2012): The adverse skeletal effects of selective serotonin reuptake inhibitors. Eur Psychiatry 27: 156–169

Tsai AC, Rosenlicht NZ, Jureidini JN, Parry PI, Spielmans GI, Healy D (2011): Aripiprazole in the maintenance treatment of bipolar disorder: a critical review of the evidence and its dissemination into the scientific literature. PLoS Med 8: e1000434

Turner EH, Matthews AM, Linardatos E, Tell RA, Rosenthal R (2008): Selective publication of antidepressant trials and its influence on apparent efficacy. N Engl J Med 358: 252–260

Ujeyl M, Müller-Oerlinghausen B (2012): Antidepressiva zur Behandlung der Depression bei Palliativpatienten: Eine systematische Übersicht. Schmerz 26: 523–536

Vitiello B, Correll C, van Zwieten-Boot B, Zuddas A, Parellada M, Arango C (2009): Antipsychotics in children and adolescents: increasing use, evidence for efficacy and safety concerns. Eur Neuropsychopharmacol 19: 629–635

Volz HP, Möller HJ, Reimann I, Stoll K (2000): Opipramol for the treatment of somatoform disorders. Results from a placebo-controlled trial. Eur Neuropsychopharmacol 10: 211–217

Wagstaff AJ, Ormrod D, Spencer CM (2001): Tianeptine: a review of its use in depressive disorders. CNS Drugs 15: 231–259

Walder A, Greil W, Baumann P (2009): Drug-induced Pisa syndrome under quetiapine. Prog Neuropsychopharmacol Biol Psychiatry 33: 1286–1287

Wensel TM, Powe KW, Cates ME (2012): Pregabalin for the treatment of generalized anxiety disorder. Ann Pharmacother 46: 424–429

Whitaker R (2010): Anatomy of an epidemic. Magic bullets, psychiatric drugs, and the astonishing rise of mental illness in America. Crown Publishing, New York

Wolter DK (2009): Risiken von Antipsychotika im Alter, speziell bei Demenzen. Eine Übersicht. Z Gerontopsychol psychiatr 22: 17–56

Zhang J, Mathis MV, Sellers JW, Kordzakhia G, Jackson AJ, Dow A, Yang P, Fossom L, Zhu H, Patel H, Unger EF, Temple RJ (2015): The US Food and Drug Administration's perspective on the new antidepressant vortioxetine. J Clin Psychiatry 76: 8–14

Zhou S, Chan E, Pan SQ, Huang M, Lee EJ (2004): Pharmacokinetic interactions of drugs with St John's wort. J Psychopharmacol 18: 262–276

Rhinologika und Otologika

Karl-Friedrich Hamann

© Springer-Verlag GmbH Deutschland, ein Teil von Springer Nature 2018
U. Schwabe, D. Paffrath, W.-D. Ludwig, J. Klauber (Hrsg.), *Arzneiverordnungs-Report 2018*
https://doi.org/10.1007/978-3-662-57386-0_42

Auf einen Blick

Verordnungsprofil
Rhinologika werden lokal zur symptomatischen Linderung der behinderten Nasenatmung bei Nasenschleimhautentzündungen eingesetzt. Die weitaus größte Gruppe bilden die schleimhautabschwellenden Sympathomimetika mit mehr als 50% der Verordnungen. Otologika werden entweder zur lokalen Antibiotikatherapie bei Entzündungen des äußeren Ohrs eingesetzt oder als Lokalanästhetika zur symptomatischen Therapie des Ohrschmerzes.

Bewertung
Die topischen Sympathomimetika gehören zu den nicht verschreibungspflichtigen Arzneimitteln und werden daher fast nur noch bei Kindern verordnet. Topische Glucocorticoide sind bei allergischer Rhinitis zuverlässig wirksam. Für die Lokaltherapie der Otitis externa stehen mit der Einführung von Ciprofloxacin-Ohrentropfen gut wirksame Monopräparate zur Verfügung. Die nur symptomatisch wirksamen Lokalanästhetikakombinationen zeigen weiter deutliche Verordnungsabnahmen.

Mit Rhinologika und Otologika werden Arzneimittel zusammengefasst, die überwiegend lokal bei verschiedenen Erkrankungen des äußeren Ohres und des Mittelohres sowie bei bestimmten Erkrankungen der Nasenhaupthöhlen und bei Beteiligung der Nasennebenhöhlen eingesetzt werden. Die Beliebtheit der Lokaltherapeutika geht auf den alten Volksglauben zurück, Krankheiten dort behandeln zu müssen, wo sie sich bemerkbar machen. Der Hauptteil der Verordnungen fällt weiterhin auf Sympathomimetika und glucocorticoidhaltige Rhinologika, während alle anderen Rhinologika und auch die Otologika eine geringere Rolle spielen (◘ Abbildung 42.1). Im Laufe der letzten 10 Jahre sind die Verordnungen der glucocorticoidhaltigen Rhinologika erstmalig rückläufig, während rhinologische Sympathomimetika um etwa 10% und Otologika um fast 50% abgenommen haben.

Rhinologika und Otologika zählen, bezogen auf die Einzelverordnung, zu den preiswerten Therapeutika, erreichen jedoch relativ hohe Umsätze, weil sie in der Behandlung von sehr häufig auftretenden Erkrankungen zum Einsatz kommen.

42.1 Rhinologika

Im Vordergrund der symptomatischen Behandlung mit Rhinologika steht die Beseitigung der behinderten Nasenatmung. Sie ist das am meisten störende Symptom aller Rhinitisformen, wobei in manchen Fällen noch Niesreiz und eine Hypersekretion der Schleimhäute hinzukommen. Zur lokalen Applikation stehen schleimhautabschwellende Alphasympathomimetika, Corticosteroide und Antiallergika zur Verfügung. Darüber hinaus gibt es Präparate zur systemischen Anwendung, Homöopathika oder Kombinationen von Alphasympathomimetika und Antihistaminika. Letztere besitzen eher Nebenwirkungen als die Lokaltherapeutika. Die bei manchen Rhinitisformen eingesetzten Sekretomukolytika werden bei den Expektorantien (siehe ► Kapitel 20) abgehandelt.

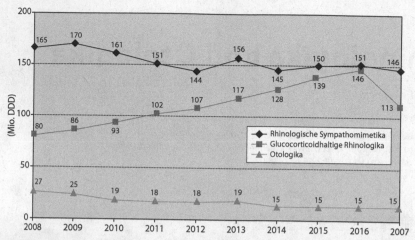

▣ Abbildung 42.1 Verordnungen von Rhinologika und Otologika 2008 bis 2017. Gesamtverordnungen nach definierten Tagesdosen.

Die im Zusammenhang mit banalen Erkältungskrankheiten auftretende *akute Rhinitis* ist im Allgemeinen harmlos und weist eine hohe Selbstheilungsrate auf. Der Gesichtspunkt einer Vorbeugung von Komplikationen in den Nasennebenhöhlen und die durch starke Blutfüllung der Schleimhäute bedingte „verstopfte Nase" machen je nach Leidensdruck dennoch eine Therapie notwendig. Sinnvoll ist die kurzfristige Anwendung von Alphasympathomimetika. Durch ihren abschwellenden Effekt lässt sich zum einen die Nasenluftpassage selbst verbessern, zum anderen werden auch die Ostien der Nasennebenhöhlen für den natürlichen Selbstreinigungsmechanismus frei gemacht. Schließlich muss man auch versuchen, ein Zuschwellen der Ostien der Tuba Eustachii zu verhindern und so den Mittelohr-Belüftungsmechanismus aufrechtzuerhalten, damit kein lästiger Ohrendruck entsteht. Die Therapiedauer sollte sieben Tage nicht überschreiten, damit nicht durch den vasokonstriktorischen Effekt eine trophische Störung der Schleimhaut mit anschließender Nekrosebildung auftritt. Dieser Gesichtspunkt gewinnt vor allem bei langanhaltenden Beschwerden an Bedeutung.

Der Begriff „nasale Hyperreaktivität" umfasst alle übersteigerten Reaktionsformen der Nasenschleimhaut auf physikalische, chemische oder pharmakologische Reize, die zu den bekannten Symptomen Obstruktion, Sekretion und Niesreiz führen (Bachert und Holtappels 2015). Sie beruht auf unterschiedlichen, sich teilweise überlappenden Pathomechanismen. Dazu gehören auch die allergische Rhinitis und die früher sog. „vasomotorische Rhinitis", der neben lokalen Reizfaktoren auch psychosomatische Faktoren zugrunde liegen können.

Die Behandlung der nasalen Hyperreaktivität richtet sich, wenn möglich, nach Ätiologie und Pathogenese, vor allem aber gegen die dominierenden Symptome (Bachert 1996). Zur medikamentösen Therapie werden Degranulationshemmer (Cromoglicinsäure), die am besten prophylaktisch anzuwenden sind, topische und systemische Corticosteroide, Alphasympathomimetika sowie topische und systemische Antihistaminika vorzugsweise in Form der wenig sedierenden Präparate eingesetzt (siehe ▶ Kapitel 10, Antiallergika).

42.1.1 Alphasympathomimetika

Die Sympathomimetika sind bei geringen Verordnungsabnahmen im Jahre 2017 weiterhin die größte therapeutische Gruppe (mehr als 50% Anteil) der Rhinologika (▣ Abbildung 42.1). Der Hauptteil der Verordnungen entfällt auf drei führende Xylometazolinpräparate, während andere Sympathomimetika nur eine geringere Rolle spielen (▣ Tabelle 42.1). Alle Wirkstoffe gehören zur Gruppe der Alpha₁-Sympathomimetika und gelten als therapeutisch gleichwertig. Das Kombinationspräparat, das teuerste der Gruppe, *Nasic* hat 2017 weiter abgenommen, da 2014 das erste Generikum zugelas-

◼ **Tabelle 42.1 Verordnungen rhinologischer Alphasympathomimetika und Antiallergika** Angegeben sind die 2017 verordneten Tagesdosen, die Änderungen gegenüber 2016 und die mittleren Kosten je DDD 2017.

Präparat	Bestandteile	DDD Mio.	Änderung %	DDD-Nettokosten €
Xylometazolin				
Nasengel/Spray/Tropfen AL	Xylometazolin	47,2	(+0,5)	0,07
Otriven Lösung etc.	Xylometazolin	37,7	(+13,9)	0,07
Olynth	Xylometazolin	21,7	(−22,9)	0,07
Imidin/-N/ok	Xylometazolin	10,6	(−17,8)	0,07
Nasenspray/-tropfen/-gel-ratiopharm	Xylometazolin	9,3	(−6,3)	0,07
		126,5	(−3,4)	0,07
Andere Sympathomimetika				
Nasivin	Oxymetazolin	11,3	(−1,6)	0,16
Kombinationen				
Nasic	Xylometazolin Dexpanthenol	6,6	(−9,7)	0,22
XyloDuo-ratiopharm	Xylometazolin Dexpanthenol	1,1	(+61,3)	0,17
		7,7	(−3,8)	0,22
Antiallergika				
Allergodil Nasenspray, Nasenspray/Augentropfen	Azelastin	0,88	(−21,1)	0,92
Livocab Nasenspray, Nasenspray/Augentropfen	Levocabastin	0,40	(−11,6)	2,72
CromoHEXAL Nasenspray, Nasenspray/Augentropfen	Cromoglicinsäure	0,18	(−32,1)	1,20
Cromo-ratiopharm Nasenspray, Nasenspray/Augentropfen	Cromoglicinsäure	0,11	(+25,6)	1,36
		1,6	(−18,2)	1,44
Summe		147,1	(−3,5)	0,10

sen wurde. Alle diese Präparate sind nicht verschreibungspflichtig und sind daher seit Inkrafttreten des GKV-Modernisierungsgesetzes nur noch für Kinder bis zu 12 Jahren zu Lasten der gesetzlichen Krankenversicherung verordnungsfähig.

Die schleimhautabschwellenden Sympathomimetika ermöglichen eine sichere Linderung der behinderten Nasenatmung, wie sie bei akuter Rhinitis im Rahmen von Erkältungskrankheiten, aber auch bei der allergischen Rhinitis auftritt. Allerdings kommt es bei diesen Substanzen zu einem Reboundphänomen nach 4–6 Stunden mit verstärkter Schleimhautschwellung, die eine erneute Anwendung notwendig macht. Um diesen Circulus vitiosus nicht zu stabilisieren, sollte die Anwendung auf sieben Tage begrenzt sein, maximal auf 14 Tage (Günnel und Knothe 1973).

Hinzu kommt, dass der vasokonstriktorische Effekt bei Daueranwendung zu einer Mangeldurchblutung der Schleimhaut führt und damit zu einer Beeinträchtigung ihrer Hauptfunktion, der Schleimbildung. Die Folge davon ist, dass weniger Schleim produziert wird. Die Nase trocknet aus, es kommt zur Borkenbildung, in extremen Fällen zusätzlich zu Nekrosen mit dem Endbild einer Ozäna (Stinknase). Um einem Missbrauch vorzubeugen, sollten die Sympathomimetika zur rhinologischen Anwendung nur in kleinsten Packungen von 10 ml verschrieben werden.

42.1.2 Antiallergika

Die Bedeutung der lokal wirksamen Antiallergika ist 2017deutlich gesunken, lediglich Cromo-ratiopharm Nasenspray hat deutlich zugenommen, alle anderen stark abgenommen. Sie sind nicht verschreibungspflichtig und damit nur noch bei Kindern bis zu 12 Jahren zu Lasten der gesetzlichen Krankenversicherung erstattungsfähig (◘ Tabelle 42.1). Cromoglicinsäure soll als Degranulationshemmer prophylaktisch das Auftreten allergischer Symptome verhindern. Im Gegensatz zu manchen systemisch verabreichten Antiallergika ist für diese topisch applizierten Substanzen nicht mit sedierenden Nebenwirkungen zu rechnen.

42.1.3 Glucocorticoide

Lokal applizierte Glucocorticoide besitzen zwar zuverlässige Wirkungen in der Behandlung der allergischen Rhinitis, manche sind aber je nach Wirkstoff nicht frei von systemischen Nebenwirkungen (Myginol und Andersson 2006). Der Wirkungseintritt ist allerdings langsam. Corticosteroide können auch zu einer Schrumpfung von Nasenpolypen führen.

Das mit weitem Abstand führende Mometason hat 2017 deutliche Einbußen erlitten (◘ Tabelle 42.2). Auch alle anderen topischen Glucocorticoide haben auffällig abgenommen. Die meisten Wirkstoffe zeigen neben der guten lokalen Wirkung keine systemischen Corticosteroidnebenwirkungen. Triamcinolon wird als zilienhemmend eingestuft (Merkus et al. 2001). Es gibt keine eindeutige Evidenz, dass eines der verschiedenen topisch angewendeten Glucocorticoide eine überlegene Wirkung hat (Waddell et al. 2003). Gleiches gilt mit Ausnahme von Dexamethason auch für das Nebenwirkungsprofil, insbesondere wachstumshemmende Wirkungen bei Kindern. Unter diesen Bedingungen sind ohne Einschränkungen bei Wirksamkeit und Verträglichkeit deutliche Kostensenkungen möglich, wenn relativ teure Präparate durch preisgünstige Budesonidgenerika substituiert werden.

Für Dexamethason ist bekannt, dass mit systemischen Nebenwirkungen zu rechnen ist. Nach Anwendung Dexamethason-haltiger Nasentropfen sind wiederholt Fälle von iatrogenem Cushing-Syndrom und Nebennierenrindensuppression beschrieben worden (Fuchs et al. 1999). Die Anwendung solcher Präparate erscheint trotz der relativ geringen Dexamethasonmengen nicht mehr gerechtfertigt, da andere Corticosteroide ohne solche Nebenwirkungen zur Verfügung stehen. Die Dexamethasonpräparate haben weiter abgenommen. Die Verordnungen des relativ teuren Kombinationspräparats *Dymista* aus dem H_1-Rezeptorantagonisten Azelastin und dem Glucocorticoid Fluticasonpropionat haben ebenfalls abgenommen. Es war im März 2013 zur Linderung der Symptome der mittelschweren bis schweren saisonalen und perennialen allergischen Rhinitis zugelassen worden. Die Azelastin-Fluticason-Kombination wirkte bei 70% der Patienten innerhalb eines Monats und hatte einen Langzeiteffekt über einen Zeitraum von 52 Wochen (Übersicht bei Derendorf et al. 2014).

42.1.4 Sonstige Rhinologika

Selbst hergestellte Salzlösungen oder Fertigpräparate wie *Emser Salz Nase* haben keine direkten Wirkungen auf die Durchgängigkeit der Nase, bewirken aber durch eine pH-Verschiebung eine Alkalisierung des Schleimes und damit eine Verflüssigung. Besonders bei lang anhaltenden Rhinitiden mit starker Borkenbildung kommt dieses rational begründete Therapieprinzip in Frage. Als Salzlösung erscheint nur noch *Emser Salz Nase*, das in seinen Verordnungen gleich geblieben ist (◘ Tabelle 42.3).

Die Verordnungen der pflanzlichen und homöopathischen Rhinologika waren bereits 2004 um mehr als 70% zurückgegangen, da alle diese Präparate nicht verschreibungspflichtig und damit außer bei Kindern unter 12 Jahren nicht mehr zu Lasten der gesetzlichen Krankenversicherung verordnungsfähig sind. Im Jahre 2017 ist es bei Euphorbium comp. zu einer weiteren deutlichen Abnahme der Verordnungen bei den noch verbliebenen Kombinationspräparaten gekommen, in geringerem Ausmaß bei Sinupret und Sinusitis Hevert SL (◘ Tabelle 42.3).

Das pflanzliche Kombinationspräparat *Sinupret* hat 1997 die Nachzulassung erhalten, obwohl die als Wirksamkeitsnachweis vorgelegten Daten keiner strengen wissenschaftlichen Überprüfung standhalten (Chibanguza et al. 1984, Neubauer und März

◘ Tabelle 42.2 Verordnungen von glucocorticoidhaltigen Rhinologika. Angegeben sind die 2017 verordneten Tagesdosen, die Änderungen gegenüber 2016 und die mittleren Kosten je DDD 2017.

Präparat	Bestandteile	DDD Mio.	Änderung %	DDD-Nettokosten €
Beclometason				
Beclometason-ratiopharm nasal	Beclometason	5,5	(−24,3)	0,29
Beclorhinol	Beclometason	0,98	(−18,8)	0,45
		6,5	(−23,5)	0,31
Budesonid				
Budes Nasenspray	Budesonid	17,2	(+33,7)	0,37
Aquacort Nasenspray	Budesonid	9,7	(−39,1)	0,33
Budesonid-1 A Pharma	Budesonid	2,4	(+29,2)	0,23
Budesonid acis Nasenspray	Budesonid	0,82	(−12,3)	0,36
Pulmicort Topinasal	Budesonid	0,54	(−43,1)	0,47
		30,6	(−5,9)	0,35
Fluticason				
Avamys	Fluticason	3,4	(−30,9)	0,62
Flutica TEVA	Fluticason	2,1	(−22,4)	0,58
Flutide Nasal	Fluticason	0,73	(−27,0)	0,57
		6,3	(−27,8)	0,60
Mometason				
Momeallerg/Momegalen Nase	Mometason	26,6	(+48,8)	0,51
MometaHEXAL	Mometason	13,8	(−57,1)	0,49
Mometasonfuroat Cipla	Mometason	6,2	(−42,9)	0,48
Nasonex	Mometason	4,3	(−46,0)	0,59
Mometason/-furoat-ratiopharm	Mometason	1,7	(−79,9)	0,51
Aphiasone	Mometason	1,2	(+232,4)	0,48
Mometasonfuroat AL	Mometason	0,65	(−20,3)	0,46
Mometasonfuroat Abz	Mometason	0,45	(+547,7)	0,41
Mometasonfuroat-1 A Pharma	Mometason	0,38	(−57,1)	0,52
		55,3	(−30,4)	0,51
Weitere Mittel				
Dymista	Fluticason Azelastin	5,4	(−12,6)	1,10
Syntaris	Flunisolid	4,9	(−14,9)	0,38
Rhinisan	Triamcinolonacetonid	1,7	(−31,5)	0,47
Dexa Siozwo mit Dexamethason	Dexamethason	0,30	(−7,3)	0,93
Dexa Rhinospray Mono	Dexamethason	0,28	(−16,3)	1,16
		12,5	(−16,5)	0,73
Summe		111,2	(−22,9)	0,48

◻ **Tabelle 42.3 Verordnungen sonstiger Rhinologika.** Angegeben sind die 2017 verordneten Tagesdosen, die Änderungen gegenüber 2016 und die mittleren Kosten je DDD 2017.

Präparat	Bestandteile	DDD Mio.	Änderung %	DDD-Nettokosten €
Monopräparate				
Emser Salz Nase	Emser Salz	2,9	(−0,5)	0,28
Nasic Cur	Dexpanthenol	0,43	(−6,4)	0,24
		3,3	(−1,3)	0,28
Kombinationen				
Sinupret	Enzianwurzel Schlüsselblumenblüten Ampferblätter Holunderblüten Eisenkraut	3,2	(−2,6)	1,71
Euphorbium comp. SN Spray	Euphorbium D4 Pulsatilla D2 Mercurius biiod. D8 Hepar sulfuris D10 Argentum nitr. D10 Luffa operculata D2	0,73	(−16,0)	0,57
Sinusitis Hevert SL	Apis D4 Baptisia D4 Cinnabaris D3 Echinacea D2 Hepar sulfuris D3 Kalium bichromic. D8 Lachesis D8 Luffa D4 Mercurius bijodatus D9 Silicea D2 Spongia D6	0,05	(−6,9)	3,19
		4,0	(−5,4)	1,52
Summe		7,3	(−3,6)	0,95

1994, Ernst et al. 1997). Fünf verschiedene Inhaltsstoffe sollen antivirale, antiinflammatorische und sekretolytische Wirkungen besitzen, deren pharmakologische Zuordnung jedoch nicht nachvollziehbar ist. Für die homöopathischen Kombinationspräparate sind keine spezifischen pharmakologischen Wirkungen bekannt. Die Anwendung des Homöopathikums *Euphorbium compositum Spray N* beruht wahrscheinlich auch darauf, dass es vielfach als Placebo angesehen wird. Das Argument, dass diese Produkte als Placebo wegen des Fehlens von Nebenwirkungen eingesetzt werden können, wird bedenklich bei ernsten Erkrankungen, bei denen eine wirkungsvolle Therapie versäumt wird.

42.2 Otologika

Otologika sind Arzneimittel zur topischen Applikation in den äußeren Gehörgang. Sie werden eingesetzt zur Behandlung des Ohrekzems, der Otitis externa und zur Vorbereitung einer operativen Therapie der chronischen Otitis media. Für die Therapie der *akuten* Otitis media sind Otologika *nicht* geeignet, da diese Substanzen den Ort der Erkrankung wegen des geschlossenen Trommelfells nicht erreichen können.

Bei der *Otitis externa* handelt es sich um eine banale Entzündung der Haut des äußeren Gehörgangs. Sie wird meist verursacht durch Bakterien,

◼ **Tabelle 42.4 Verordnungen von Otologika.** Angegeben sind die 2017 verordneten Tagesdosen, die Änderungen gegenüber 2016 und die mittleren Kosten je DDD 2017.

Präparat	Bestandteile	DDD Mio.	Änderung %	DDD-Nettokosten €
Antibiotika				
Ciloxan Ohren	Ciprofloxacin	3,3	(−4,8)	1,20
Panotile cipro	Ciprofloxacin	2,9	(−2,5)	1,75
Infectocipro Ohrentropfen	Ciprofloxacin	0,58	(+3,9)	2,30
		6,7	(−3,2)	1,53
Corticosteroide				
Otoflamm	Fluocinolonacetonid	0,16	(+11,9)	2,11
Antibiotikakombinationen				
Infectociprocort	Fluocinolonacetonid Ciprofloxacin	3,4	(+26,8)	1,28
Cilodex	Dexamethason Ciprofloxacin	2,6	(+4,4)	0,90
		6,0	(+15,9)	1,11
Lokalanästhetikakombinationen				
Otobacid N	Dexamethason Cinchocain Butandiol	1,3	(−8,8)	1,74
Otalgan	Phenazon Procain	0,43	(−10,3)	0,37
		1,7	(−9,2)	1,40
Sonstige Kombinationen				
Otovowen	Aconitum D6 Capsicum D4 Chamomilla Ø Echinacea purp. Ø Hydrastis D4 Hydrargyrum D6 Jodum D4 Natrium tetraboracicum D4 Sambucus nigra Ø Sanguinaria Ø	0,13	(−71,6)	1,58
Summe		14,8	(+0,8)	1,35

die über Mikroläsionen in die Haut eindringen können. Im Allgemeinen tritt die Otitis externa als diffuse Form auf, ganz selten als Gehörgangsfurunkel. Wegen der entzündlich bedingten Schwellung kommt es zu starken Schmerzen mit erheblichem Leidensdruck. Die Abschwellung der Gehörgangshaut selbst bringt meist schon den gewünschten Erfolg und eine Abheilung der Entzündung.

Die *chronische Mittelohrentzündung* entsteht, von Ausnahmen abgesehen, als primär chronische Erkrankung. Sie ist gekennzeichnet durch einen mesotympanalen oder epitympanalen Defekt, durch den es immer wieder zum Eindringen von Mikroorganismen und damit zum Aufflammen der Entzündung kommt. Die chronische Mittelohrentzündung macht sich fast nie durch Schmerzen bemerkbar als vielmehr durch eine pathologische Ohrsekretion und Schwerhörigkeit. Die sinnvolle Therapie einer chronischen Mittelohrentzündung besteht in der Tympanoplastik. Allerdings sind die

Erfolgschancen von tympanoplastischen Operationen sehr vom Reizzustand der Mittelohrschleimhaut abhängig. Man versucht daher immer, eine chronische Mittelohrentzündung ohne akute Reizzeichen zu operieren. Dieser Gesichtspunkt berechtigt zur Vorbehandlung mit Otologika, die das Ziel hat, die pathologische Ohrsekretion zum Stillstand zu bringen.

42.2.1 Antibiotika

In der Therapie der Otitis externa diffusa kommen Präparate mit dem Ziel einer lokalen antibiotischen Wirkung zur Anwendung. Wegen des Keimspektrums, das sich hauptsächlich aus Pseudomonas aeruginosa und Proteus zusammensetzt, werden fast nur noch Fluorchinolone eingesetzt. Nach einem Cochrane-Review von fünf Studien sind Fluorchinolone bei der Behandlung der chronischen Mittelohrentzündung wirksamer als andere Lokalantibiotika (Acuin et al. 2000).

Ciprofloxacin-haltige Ohrentropfen haben 2017 bis auf das teuere *Infectocipro* nicht zugenommen. Die glucocorticoidhaltigen Ciprofloxacinkombinationen, die sogar preiswerter als die Monopräparate sind, haben etwas stärker zugenommen (◘ Tabelle 42.4). In diesen Kombinationspräparaten ist ein Corticosteroid enthalten, das die akuten Entzündungserscheinungen zurückdrängen soll. Nach heutiger Auffassung stellen Viruserkrankungen wie der Zoster oticus keine absolute Kontraindikation für Corticosteroide dar.

42.2.2 Lokalanästhetikakombinationen

Die Lokalanästhetikakombinationen *Otobacid N* und *Otalgan* werden mit dem Ziel einer lokalen Schmerzbehandlung eingesetzt. Selbst wenn der lokalanästhetische Effekt wegen der geringen Resorption durch die Haut nur schwach ist, wird er durch das abschwellende Agens unterstützt. Reicht diese Therapie nicht aus, müssen systemisch wirkende Analgetika zusätzlich eingesetzt werden.

In dem Kombinationspräparat *Otobacid N* ist neben dem Lokalanästhetikum (Cinchocain) Dexamethason enthalten. Es wird bevorzugt beim Ohrekzem zur Behandlung des Juckreizes palliativ eingesetzt. Seine Verordnungen sind wie auch die von *Otalgan* weiterhin deutlich abgefallen (◘ Tabelle 42.4).

42.2.3 Homöopathika

Weiterhin ist mit *Otovowen* ein Homöopathikum als Otologikum vertreten, dessen Verordnungen weiter stark abgenommen haben (◘ Tabelle 42.4). Es gilt aber, dass pharmakologische Wirkungen ebenso wenig nachgewiesen sind wie die Wirksamkeit.

Literatur

Acuin J, Smith A, Mackenzie I (2000): Interventions for chronic supportive otitis media. Cochrane Database Syst Rev 2000 (2): CD000473

Bachert C (1996): Klinik der Umwelterkrankungen von Nase und Nasennebenhöhlen. Eur Arch Otorhinolaryngol (Suppl I): 75–153

Bachert C, Holtappels G (2015): Pathophysiologie der chronischen Rhinosinusitis, konservative Therapieoptionen. Laryngorhinootologie 94 Suppl 1: S32–63

Chibanguza G, März R, Sterner W (1984): Zur Wirksamkeit und Toxizität eines pflanzlichen Sekretolytikums und seiner Einzeldrogen. Arzneim-Forsch 34: 32–36

Derendorf H, Meltzer EO, Hermann R, Canonica GW (2014): Clinical development of an advanced intranasal delivery system of azelastine hydrochloride and fluticasone propionate. Drugs Today 50: 15–31

Ernst E, März RW, Sieder C (1997): Akute Bronchitis: Nutzen von Sinupret. Fortschr Med 115: 52–53

Fuchs M, Wetzig H, Kertscher F, Täschner R, Keller E (1999): Iatrogenes Cushing-Syndrom und Mutatio tarda durch Dexamethason-haltige Nasentropfen. HNO 47: 647–650

Günnel F, Knothe J (1973): HNO-Therapiefibel. Steinkopff, Darmstadt

Merkus P, Romeijn SG, Verhoef JC, Merkus F, Schouwenburg PF (2001): Classification of cilio-inhibiting effects of nasal drugs. Laryngoscope 111: 595–602

Myginol N, Andersson M (2006): Topical glucosteroides in rhinitis: clinical aspects. Acta Otolaryngol 126: 1022–1029

Neubauer N, März RW (1994): Placebo-controlled, randomized double-blind clinical trial with Sinupret sugar coated tablets on the basis of a therapy with antibiotics and decongestant nasal drops in acute sinusitis. Phytomedicine 1: 177–181

Waddell AN, Patel SK, Toma AG, Maw AR (2003): Intranasal steroid sprays in the treatment of rhinitis: is one better than another? J Laryngol Otol 117: 843–845

Schilddrüsentherapeutika

Reinhard Ziegler und Christian Kasperk

© Springer-Verlag GmbH Deutschland, ein Teil von Springer Nature 2018
U. Schwabe, D. Paffrath, W.-D. Ludwig, J. Klauber (Hrsg.), *Arzneiverordnungs-Report 2018*
https://doi.org/10.1007/978-3-662-57386-0_43

Auf einen Blick

Verordnungsprofil
Krankheiten der Schilddrüse werden mit Schilddrüsenhormonen, Iodsalzen und Thyreostatika behandelt. Die größte Gruppe der Schilddrüsentherapeutika sind Schilddrüsenhormone, die bei Schilddrüsenunterfunktion und beim Iodmangelkropf eingesetzt werden. Als zweitgrößte Gruppe folgen Iodsalze zur Strumaprophylaxe. Wesentlich seltener und weiter langsam abnehmend werden Thyreostatika zur Hemmung der Hormonproduktion bei Schilddrüsenüberfunktion eingesetzt.

Trend
Seit 2008 sind die Verschreibungen für Schilddrüsenhormone kontinuierlich weiter um fast 50% angestiegen. Der frühere Einbruch bei den Iodsalzen ist immer noch nicht zum Stillstand gekommen. Zwei Komponenten können eine Rolle spielen: (a) die Anerkennung des fortbestehenden therapeutischen Bedarfs, (b) vermehrte Selbstmedikation bei Iodsalzen.

Schilddrüsentherapeutika werden eingesetzt, um eine Unterfunktion zu substituieren bzw. eine Kropfprophylaxe zu betreiben oder eine Überfunktion der Schilddrüse zu behandeln. Dementsprechend werden innerhalb dieser Indikationsgruppe drei Arzneimittelgruppen unterschieden. Schilddrüsenhormone werden gegeben, um bei Unterfunktion die mangelnde Hormonbildung der Drüse zu substituieren. Sie dienen auch der TSH-Absenkung bei der endemischen Struma infolge Iodmangels. Bei letzterem werden bevorzugt Iodidpräparate verabreicht, insbesondere solange die Struma noch nicht regressiv bzw. knotig verändert ist. Thyreostatika werden bei Schilddrüsenüberfunktion gegeben, um eine übermäßige Hormonproduktion der Schilddrüse zu blockieren bis zur Einleitung einer definitiven Therapie (Operation oder Radiojodbehandlung).

Die weitaus häufigste Schilddrüsenerkrankung in Deutschland ist der Iodmangelkropf, der bei etwa 25% der Bevölkerung entsprechend mindestens 20 Millionen Personen nachgewiesen ist (Schumm-Dräger und Feldkamp 2007). Wesentliche Ursache ist eine nicht ausreichende Iodversorgung der Bevölkerung, die immer noch hinter den Empfehlungen der WHO zurückbleibt. Bedeutsam ist auch die Hypothyreose, die bei 0,5–1% der Gesamtbevölkerung vorkommt und am häufigsten durch eine Autoimmunthyreoiditis (Hashimoto Thyreoiditis) bedingt ist. Bei der Schilddrüsenüberfunktion stehen funktionelle Autonomien und der Morbus Basedow im Vordergrund. Die Prävalenz einer latenten/manifesten Hyperthyreose beträgt in Süddeutschland 5,8% bzw. 0,8 % (Saam et al. 2005).

43.1 Verordnungsspektrum

Schilddrüsentherapeutika gehören mit einem Verordnungsvolumen von 1,8 Mrd. DDD zu den führenden Indikationsgruppen (vgl. ▶ Tabelle 1.2). Die Verlaufsbeobachtung der definierten Tagesdosen

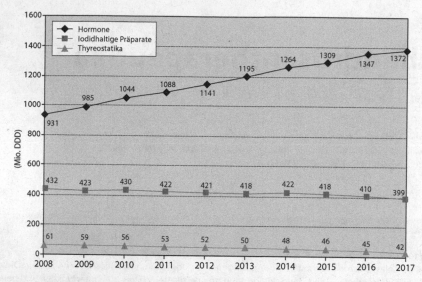

■ **Abbildung 43.1** Verordnungen von Schilddrüsentherapeutika 2008 bis 2017. Gesamtverordnungen nach definierten Tagesdosen.

(DDD) zeigt bei den Hormonen seit 2008 einen Anstieg um 47%, während die Verordnung der iodhaltigen Präparate (Iodidmonopräparate, Kombinationen von Iodid plus Schilddrüsenhormon) nach dem früheren Einbruch von 2004 weitgehend stabil geblieben sind. Bei den Verordnungen der iodhaltigen Präparate hat sich die bisher geäußerte Vermutung einer verbesserten Iodidversorgung mit der Nahrung leider nicht dauerhaft bestätigt. Im Vergleich zu früher war die Iodidversorgung in Deutschland zwar verbessert worden, lag aber immer noch am unteren Ende der von der Weltgesundheitsorganisation (WHO) empfohlenen Werte (Thamm et al. 2007). In den letzten Jahren hat sich die Iodidversorgung bei Schulkindern jedoch in dem Zeitraum von 2007–2010 wieder verschlechtert und lag erneut unterhalb der empfohlenen Mindestaufnahmen (Johner et al. 2013). Die Jodversorgung der deutschen Erwachsenenbevölkerung liegt nach den Gesundheitsdaten der Jahre 2008–2011 im mittleren unteren Bereich der von der WHO geforderten Zufuhr und ist damit noch nicht optimal, da über 30% der untersuchten Population eine Jodzufuhr unterhalb ihres mittleren geschätzten Bedarfs aufwiesen (Johner et al. 2016).

Der weitaus größte Teil der Verordnungen entfällt auf Schilddrüsenhormone, gefolgt von den deutlich weniger, aber relativ konstant verordneten

Iodidpräparaten, während der Anteil der Thyreostatika nur sehr gering ist und 2017 gegenüber dem Vorjahr neuerlich leicht abgenommen hat (■ Abbildung 43.1).

43.1.1 Schilddrüsenhormone

Bei den Schilddrüsenhormonen entfällt der Hauptteil der verordneten Tagesdosen auf drei führende Monopräparate (*L-Thyroxin Henning, L-Thyrox HEXAL, Euthyrox*) (■ Tabelle 43.1). Bei den Kombinationspräparaten von Liothyronin (Triiodthyronin) und Levothyroxin haben sich die Verschreibungen gegenüber 2016 kaum verändert.

Hauptindikation ist die Hypothyreose, insbesondere bei deutlich erhöhten TSH-Werten (über 5 μU/ml) und positiven TPO-Antikörpern als Zeichen einer Autoimmunthyreoiditis (Gärtner und Reincke 2008). In den meisten Empfehlungen wird dem Monopräparat Levothyroxin eindeutig der Vorzug gegeben. Bei der Langzeittherapie ist ein gleichmäßiger Hormonspiegel im Serum durch das pharmakologisch langlebige Levothyroxin (Halbwertszeit 5 bis 8 Tage) wesentlich besser zu erreichen als durch das kurzlebige Liothyronin (Halbwertszeit 1 bis 2 Tage). Bei der Verwendung von Kombinationspräparaten beider Schilddrüsenhor-

◘ **Tabelle 43.1 Verordnungen von Schilddrüsenhormonen und Kaliumiodid 2017.** Angegeben sind die 2017 verordneten Tagesdosen, die Änderungen gegenüber 2016 und die mittleren Kosten je DDD 2017.

Präparat	Bestandteile	DDD Mio.	Änderung %	DDD-Nettokosten €
Levothyroxin				
L-Thyroxin Henning	Levothyroxin	489,5	(−0,6)	0,22
L-Thyrox HEXAL	Levothyroxin	324,3	(+5,7)	0,22
Euthyrox	Levothyroxin	204,5	(−0,5)	0,22
L-Thyroxin Winthrop	Levothyroxin	66,8	(−16,5)	0,23
Eferox	Levothyroxin	63,7	(+15,4)	0,24
L-Thyroxin-1 A Pharma	Levothyroxin	62,0	(+18,5)	0,23
L-Thyroxin Aristo	Levothyroxin	47,7	(+6,1)	0,25
L-Thyroxin beta	Levothyroxin	43,8	(−0,2)	0,22
L-Thyroxin AL	Levothyroxin	12,1	(+42,6)	0,27
L-Thyroxin-Na-ratiopharm	Levothyroxin	10,4	(+3,4)	0,23
Berlthyrox	Levothyroxin	5,4	(−6,1)	0,22
L-Thyroxin-Na AbZ	Levothyroxin	2,1	(+76,4)	0,23
L-Thyroxin/-Na-CT	Levothyroxin	0,80	(−28,2)	0,25
		1333,0	(+2,0)	0,22
Liothyroninpräparate				
Novothyral	Liothyronin Levothyroxin	26,7	(−1,5)	0,20
Prothyrid	Liothyronin Levothyroxin	9,8	(−0,5)	0,26
Thybon	Liothyronin	1,7	(+5,0)	0,71
		38,2	(−1,0)	0,24
Schilddrüsenhormone plus Iodid				
Thyronajod	Levothyroxin Kaliumiodid	206,2	(−1,8)	0,15
L-Thyrox Jod HEXAL	Levothyroxin Kaliumiodid	55,4	(−3,2)	0,14
Jodthyrox	Levothyroxin Kaliumiodid	23,0	(−9,4)	0,14
Eferox Jod	Levothyroxin Kaliumiodid	18,8	(+14,5)	0,15
L-Thyroxin Iod Aristo	Levothyroxin Kaliumiodid	17,4	(−1,6)	0,15
L-Thyroxin Henning plus	Levothyroxin Kaliumiodid	16,6	(−0,7)	0,14
L-Thyroxin Iod Winthrop	Levothyroxin Kaliumiodid	3,6	(−8,2)	0,15
		341,0	(−1,8)	0,15

◻ Tabelle 43.1 Verordnungen von Schilddrüsenhormonen und Kaliumiodid 2017 (Fortsetzung).

Präparat	Bestandteile	DDD Mio.	Änderung %	DDD-Nettokosten €
Kaliumiodid				
Jodetten	Kaliumiodid	12,9	(−20,4)	0,02
Jodid Tabletten	Kaliumiodid	12,3	(−8,3)	0,04
Jodid HEXAL	Kaliumiodid	11,5	(−13,1)	0,04
Jodinat Lindopharm	Kaliumiodid	10,1	(+47,0)	0,04
Jodid-ratiopharm	Kaliumiodid	9,3	(−5,2)	0,04
		56,0	(−5,8)	0,03
Summe		1768,3	(+0,9)	0,20

mone entstehen unerwünschte Spitzen des Triiod-thyroninspiegels im Serum (Saravanan et al. 2007) mit entsprechend unerwünschten Nebenwirkungen bei höherer Dosierung. Beim „Härtetest" der Schilddrüsenhormontherapie, der Substitution der Hypothyreose, bestätigt die Metaanalyse von 11 Studien, dass die Zugabe von Liothyronin keine Vorteile erkennen lässt (Grozinsky-Glasberg et al. 2006). Auch nach Thyreoidektomie wurden mit alleiniger Gabe von Levothyroxin normale Triiod-thyroninspiegel erreicht (Jonklaas et al. 2008). Zu beachten ist bei der Einstellung von Frauen mit Hypothyreose, dass eine Schwangerschaft den Sub-stitutionsbedarf für Levothyroxin erhöht (Alexander et al. 2004). Magensäuremangel kann die Levo-thyroxinresorption vermindern (Centanni et al. 2006). Auch in anderen Ländern (z. B. in den USA) wird immer wieder auf die Notwendigkeit hinge-wiesen, auf die Bioverfügbarkeit der Hormonpräpa-rate zu achten (Burman et al. 2008).

43.1.2 Iodidhaltige Präparate

Iodidhaltige Präparate haben sich nach dem bemer-kenswerten Einbruch im Jahre 2004 (siehe ▶ Arznei-verordnungs-Report 2005, Abbildung 45.1) auf dem neuen Niveau zunächst stabilisiert, waren aber seit 2008 erneut leicht rückläufig (◻ Abbildung 43.1). Die reinen Iodidsalze zeigen dagegen einen weite-ren Rückgang (◻ Tabelle 43.1). Hauptgrund dürfte der Ausschluss rezeptfreier Präparate aus der ver-tragsärztlichen Versorgung durch das GKV-Moder-

nisierungs-Gesetz seit Januar 2004 sein. Allerdings gehören Iodidpräparate zur Behandlung von Schilddrüsenkrankheiten zu den Arzneimitteln der Ausnahmeliste gemäß § 34 Abs. 1 SGB V und sind damit weiterhin verordnungsfähig. Eine besondere Bedeutung hat die optimale Versorgung mit Iodid bei Schwangeren und Stillenden (American Aca-demy of Pediatrics 2014).

Iodid wird vor allem zur Substitution bei Patien-ten mit Iodmangelstruma empfohlen, da die Be-handlung mit Levothyroxin in TSH-suppressiver Dosierung den Iodmangel in der Schilddrüse ver-stärkt und eine Knotenbildung nicht verhindert (Gärtner und Reincke 2008). Für ein Jahr kann eine Kombination mit Levothyroxin in nicht TSH-sup-pressiver Dosierung eingesetzt werden. Die unter-schiedlichen Angriffspunkte der beiden Prinzipien rechtfertigen ihre Kombination (Schumm-Dräger und Grünwald 2003). Dementsprechend erwies sich die Kombination von Levothyroxin plus Iodid in einer größeren Studie an Patienten mit Struma nodosa den anderen Therapiearmen überlegen (Grussendorf et al. 2011). Die Verordnungen der Kombinationspräparate aus Levothyroxin und Kali-umiodid waren leicht rückläufig, aber weniger als die Kaliumiodidmonopräparate (◻ Tabelle 43.1).

43.1.3 Thyreostatika

Die langsame Abnahme der Verschreibungen von Thyreostatika gegenüber den Maxima von 1996 mit 84 Mio. definierten Tagesdosen (DDD) (siehe ▶ Arz-

◨ **Tabelle 43.2 Verordnungen von Thyreostatika 2017.** Angegeben sind die 2017 verordneten Tagesdosen, die Änderungen gegenüber 2016 und die mittleren Kosten je DDD 2017.

Präparat	Bestandteile	DDD Mio.	Änderung %	DDD-Nettokosten €
Carbimazol				
Carbimazol Aristo	Carbimazol	12,0	(+1,4)	0,34
Carbimazol Henning	Carbimazol	2,9	(−23,3)	0,34
		14,9	(−4,5)	0,34
Thiamazol				
Thiamazol Aristo	Thiamazol	14,8	(+11,7)	0,19
Thiamazol HEXAL	Thiamazol	6,2	(−20,3)	0,20
Methizol	Thiamazol	2,0	(−25,4)	0,27
Thiamazol Henning	Thiamazol	1,7	(−12,8)	0,23
		24,7	(−3,8)	0,20
Propylthiouracil				
Propycil	Propylthiouracil	1,0	(−4,7)	0,54
Perchlorat				
Irenat	Natriumperchlorat	1,3	(−2,8)	0,54
Summe		41,9	(−4,0)	0,27

neiverordnungs-Report 2005, Abbildung 45.1) ist noch nicht zum Stillstand gekommen und hat 2017 insgesamt 50% erreicht (◨ Abbildung 43.1). Hier scheint das Maximum der Demaskierung der Autonomien durch Iodexposition bleibend unterschritten zu sein. In berechtigter Interpretation dürfte das Überschreiten des Gipfels der Thyreostatikaverschreibungen bedeuten, dass die Demaskierung von Autonomien durch Iodidexposition abnimmt, wie es in Dänemark nach Erreichen einer verbesserten Iodversorgung gesehen wurde (Cerqueira et al. 2009).

Für die medikamentöse Therapie der Schilddrüsenüberfunktion werden fast ausschließlich Carbimazol und Thiamazol eingesetzt (◨ Tabelle 43.2). Insgesamt haben alle Thyreostatika etwas abgenommen. Carbimazol wird im Organismus in seinen aktiven Metaboliten Thiamazol umgewandelt. Da es Carbimazol-refraktäre Fälle gibt, die auf Thiamazol ansprechen, kann auch direkt mit dem aktiven Metaboliten behandelt werden. Außerdem ist Thiamazol (10 mg) in äquimolaren Mengen billiger als das Prodrug Carbimazol (15 mg). Eine untergeordnete Rolle spielt Propylthiouracil (*Propycil*), das wegen seiner kurzen Halbwertszeit mehr-

mals täglich gegeben werden muss, ggf. aber bei der Behandlung von Schwangeren Vorteile hat.

43.2 Wirtschaftliche Aspekte der Kropfbehandlung

Unter den Schilddrüsenpräparaten haben sich die Verordnungen der Hormonpräparate erfreulicherweise weiter erholt, Iodide haben nicht weiter abgenommen. Es ist anzunehmen, dass der größte Teil der Patienten diese Behandlung als Strumaprophylaxe gegen den Iodmangelkropf benötigt hat. Angesichts der hohen Kropfhäufigkeit in Deutschland kann man davon ausgehen, dass sogar 40 Mio. Menschen potentiell behandlungsbedürftig sind. Damit ist es möglich, dass die Therapie mit Schilddrüsenpräparaten in den kommenden Jahren immer noch nicht optimal ist. Sehr genau sind die Iodidverordnungen mit ihrem Abnahmetrend zu beobachten, um einer ungünstigen „Iodidmüdigkeit" durch Aufklärung entgegenzusteuern (Scriba et al. 2007). Wichtig sind immer wieder aufklärende Appelle auch an die Ärzte, dass die Iodprophylaxe kein Risiko darstellt.

Angesichts des endemischen Iodmangels in Deutschland hatten Endokrinologen seit langem gefordert, eine wirksame Iodprophylaxe bei der Bevölkerung durchzuführen. In unseren Nachbarländern wie Österreich, Schweiz, der ehemaligen Tschechoslowakei und der ehemaligen DDR wurde die Iodsalzprophylaxe mit großem Erfolg eingeführt. In Schweden ist der Kropf seit Einführung der Iodsalzprophylaxe weitgehend beseitigt. Bei uns hat sich die Jodversorgung in den letzten 25 Jahren zwar verbessert, ist aber immer noch nicht optimal, da in einer aktuellen Untersuchung über 30% der untersuchten Population unterhalb des mittleren Bedarfs lagen (Johner et al. 2016). Allerdings ist anzumerken, dass die Iodsalzprophylaxe oder auch Iodidgabe bei der seltenen Strumaform der Iodfehlverwertung nicht wirksam ist. Interessant ist, dass die Verbesserung der Iodversorgung die Demaskierung anderer Risikofaktoren für die Struma wie z. B. das Rauchen erlaubt: Die Umsetzung in eine gesündere Lebensweise (Nichtrauchen) würde Ausgaben für Medikamente einsparen helfen (Völzke et al. 2005).

Auch wenn aus dem Absinken der Thyreostatika-Verschreibungskurve eine „Morgenröte" der Verbesserung der Iodversorgung abgelesen werden könnte, sollte dies nicht als Signal missverstanden werden, in den Bemühungen um eine weitere Optimierung nachzulassen.

Literatur

Alexander EK, Marquesee E, Lawrence J, Jarolim P, Fischer GA, Larsen PR (2004): Timing and magnitude of increases in levothyroxine requirements during pregnancy in women with hypothyroidism N Engl J Med 351: 241–249

American Academy of Pediatrics (2014): Iodine deficiency, pollutant chemicals, and the thyroid: new information on an old problem. Pediatrics 133: 1163–1166

Burman K, Hennessey J, McDermott M, Wartofsky L, Emerson C (2008): The FDA revises requirements for levothyroxine products. Thyroid 18: 487–490

Centanni M, Garganol L, Canettieri G, Viceconti N, Franchi A, Delle Fave G, Annibale B (2006): Thyroxine in goiter, helicobacter pylori infection, and chronic gastritis. N Engl J Med 354: 1787–1795

Cerqueira C, Knudsen N, Ovesen L, Perrild H, Rasmussen LB, Laurberg P, Jørgensen T (2009): Association of iodine fortification with incident use of antithyroid medication – a Danish Nationwide Study. J Clin Endocrinol Metab 94: 2400–2405

Gärtner R, Reincke M (2008): Substitution von Schilddrüsenhormonen. Internist 49: 538–544

Grozinsky-Glasberg S, Fraser A, Nashoni E, Weizman A, Leibovici L (2006): Thyroxine-triiodothyronine combination therapy versus thyroxine monotherapy for clinical hypothyroidism: Meta-analysis of randomized controlled trials. J Clin Endocrinol Metab 91: 2692–2699

Grussendorf M, Reiners C, Paschke R, Wegscheider K; LISA Investigators (2011): Reduction of thyroid nodule volume by levothyroxine and iodine alone and in combination: a randomized, placebo-controlled trial. J Clin Endocrinol Metab 96: 2786–2795

Johner SA, Thamm M, Nöthlings U, Remer T (2013): Iodine status in preschool children and evaluation of major dietary iodine sources: a German experience. Eur J Nutr 52: 1711–1719

Johner SA, Thamm M, Schmitz R, Remer T (2016): Examination of iodine status in the German population: an example for methodological pitfalls of the current approach of iodine status assessment. Eur J Nutr 55: 1275–1282

Jonklaas J, Davidson B, Bhagat S, Soldin SJ (2008): Triiodothyronine levels in athyreotic individuals during levohyroxine therapy. JAMA 299: 769–777

Saravanan P, Siddique H, Simmons DJ, Greenwood R, Dayan CM (2007): Twenty-four hour hormone profiles of TSH, free T3 and free T4 in hypothyroid patients on combined T3/T4 therapy. Exp Clin Endocrinol Diabetes 115: 261–267

Saam T, Hess T, Kasperk C, Kauffmann GW, Düx M (2005): Prävalenz der latenten und manifesten Hyperthyreose in einem Jodmangelgebiet: Erhebung an einem nichtselektionierten Patientenkollektiv vor Durchführung einer Computertomographie mit jodhaltigem Kontrastmittel. Rofo 177: 1250–1254

Schumm-Dräger PM, Feldkamp J (2007): Schilddrüsenkrankheiten in Deutschland – Ausmaß, Entwicklung, Auswirkungen auf das Gesundheitswesen und Präventionsfolge. Präv Gesundheitsf 2: 153–158

Schumm-Dräger PM, Grünwald F (2003): Aspekte der Kombinationstherapie. Dtsch Ärztebl 100: C427–C428

Scriba PC, Heseker H, Fischer A (2007): Jodmangel und Jodversorgung in Deutschland – Erfolgreiche Verbraucherbildung und Prävention am Beispiel von jodiertem Speisesalz. Präv Gesundheitsf 2:143–148

Thamm M, Ellert U, Thierfelder W, Liesenkötter KP, Völzke H (2007): Jodversorgung in Deutschland – Ergebnisse des Jodmonitorings im Kinder- und Jugendgesundheitssurvey (KiGGS). Bundesgesundheitsblatt Gesundheitsforschung Gesundheitsschutz 50: 744–749

Völzke H, Schwahn C, Kohlmann T, Kramer A, Robinson DM, John U, Meng W (2005): Risk factors for goiter in a previously iodine-deficient region. Exp Clin Endocrinol Diabetes 113: 507–515

Sexualhormone

Thomas Strowitzki

© Springer-Verlag GmbH Deutschland, ein Teil von Springer Nature 2018
U. Schwabe, D. Paffrath, W.-D. Ludwig, J. Klauber (Hrsg.), *Arzneiverordnungs-Report 2018*
https://doi.org/10.1007/978-3-662-57386-0_44

Auf einen Blick

Verordnungsprofil

Die wichtigsten Gruppen der Sexualhormone sind Östrogenpräparate und Kontrazeptiva. Danach folgen mit weitem Abstand Androgene, Antiandrogene und Gestagene. Die Verordnungen aller Östrogenpräparate zur Hormontherapie in der Postmenopause (sytemische und topische Präparate) sind seit 2008 betrachtet um 24% zurückgegangen. Von 2016 auf 2017 zeigte sich nur noch ein minimaler weiterer Gesamtrückgang von 1% insbesondere bei Kombinationspräparaten von 4%. Damit sind die Therapieempfehlungen zur postmenopausalen Hormontherapie umgesetzt und führen zu stabilen Verordnungszahlen. Nach langjähriger Konstanz zeigten auch die hormonalen Kontrazeptiva seit 2008 eine kontinuierliche Verordnungsabnahme um 27% bis 2017 mit einer weiteren Abnahme um knapp 8% von 2016 bis 2017. Die Gestagenverordnungen haben weiterhin gering mit 7,8% zugenommen und nur noch 1,8% bei reinen Gestagenkontrazeptiva. Die Zunahme der Testosteronverordnungen ist im letzten Jahr nur noch moderat ausgefallen, hat aber seit 10 Jahren dreifach zugenommen.

Bewertung

Die Zurückhaltung bei der postmenopausalen Hormontherapie beruht auf einer strengeren Nutzen-Risiko-Bewertung der Östrogene, da sie nach aktuellen Leitlinien in erster Linie bei klimakterischen Ausfallerscheinungen (z. B. vasomotorische und urogenitale Symptome) und nicht zur Osteoporoseprophylaxe indiziert ist. Sie soll so niedrig dosiert und so kurz wie möglich gegeben werden. Eine Überarbeitung der deutschen S3-Leitlinie wird derzeit erstellt.

Sexualhormone werden zur Behandlung von Störungen der Sexualfunktion bei Mann und Frau eingesetzt. Sie dienen in erster Linie zur Substitution einer ungenügenden körpereigenen Hormonproduktion, aber auch zur Hemmung der Hormonproduktion durch Änderung der zentralen Regulationsvorgänge im Zwischenhirn und der Hypophyse. Neben vielen anderen Anwendungen sind Sexualhormone bei der Therapie von Sexualhormonabhängigen Tumoren von Bedeutung wie z.B. in der Therapie mit Antiöstrogenen.

Im Einzelnen lassen sich Sexualhormone in Androgene, Anabolika, Antiandrogene, Östrogene, Gestagene und Antiöstrogene einteilen. Antiöstrogene bis auf das zur hormonellen Stimulation verwendete Clomifen sind ausschließlich zur Behandlung des Mammakarzinoms indiziert und werden daher bei den Onkologika (▶ Kapitel 37) dargestellt. Östrogen-Gestagen-Kombinationen vor allem in Form von ethinylestradiolhaltigen Präparaten werden in großem Umfang für die hormonale Kontrazeption eingesetzt. Kontrazeptiva sind seit 1992 in dieser Indikationsgruppe vertreten, weil sie seitdem bei Frauen bis zum vollendeten 20. Lebensjahr auf Kassenrezept verordnet werden können.

Das Verordnungsspektrum der Sexualhormone ist mittlerweile bzgl. der Verordnung von östrogenhaltigen Substitutionen zur postmenopausalen Hormontherapie von 2016 bis 2017 praktisch konstant, wobei die systemisch und topisch (vaginal) applizierten Östrogenpräparate gemeinsam dargestellt werden (◘ Abbildung 44.1). Östrogenhaltige Präparate machen mit 494 Mio. DDD einen Anteil von 59% am Gesamtverordnungsvolumen der Se-

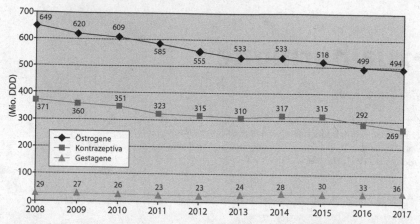

Abbildung 44.1 Verordnungen von Sexualhormonen 2008 bis 2017. Gesamtverordnungen nach definierten Tagesdosen.

xualhormone von 838 Mio. DDD aus (siehe ▶ Tabelle 1.2). Die seit 1999 eingetretene Abnahme hat sich 2017 weiter konsolidiert, so dass gegenüber dem damaligen Spitzenwert von 1367 Mio. DDD für alle Östrogenpräparate die Reduktion praktisch unverändert im Vergleich zum Vorjahr bei 37% liegt (vgl. Arzneiverordnungs-Report 2000). Die Verordnung der hormonalen Kontrazeptiva war seit 2011 bis 2015 weitgehend konstant, nahm aber seitdem um 15% ab (◻ Abbildung 44.1). Alle übrigen Sexualhormonpräparate (Androgene, Antiandrogene, Gestagene) spielen nur eine untergeordnete Rolle.

44.1   Androgene

Androgene werden zur Substitutionstherapie bei männlichem Hypogonadismus eingesetzt. Beim primären Hypogonadismus ist eine Dauertherapie mit lang wirksamen Testosteronpräparaten erforderlich. Beim sekundären Hypogonadismus, der durch Gonadotropinmangel infolge von hypothalamischen oder hypophysären Störungen bedingt ist, werden Behandlungspausen eingelegt, um eine reaktive Stimulation des zentralen Steuerungssystems der Hormonsekretion zu induzieren. Bei psychisch bedingten Potenzstörungen ist die Zufuhr von Androgenen unwirksam. Bei älteren Männern erhöht Testosteron die Muskelkraft, aber auch das Risiko kardiovaskulärer unerwünschter Ereignisse (Basaria et al. 2010), worauf auch die Food and Drug Administration (2018) in einer aktualisierten Si-

cherheitsinformation hingewiesen hat. Daher gilt eine Testosteronsupplementation aus geriatrischer Indikation als nicht indiziert (Hilbert-Walter et al. 2013).

Vor diesem Hintergrund war bereits 2016 die weitere Zunahme der Testosteronverordnungen um fast 20% im Vergleich zu 2015 bedenklich und ist 2017 um weitere 7,5% gestiegen (◻ Tabelle 44.1), zumal das Verordnungsvolumen seit 2004 fast dreifach angestiegen ist. Mit Abstand führendes Präparat ist weiterhin Testosteronundecanoat (*Nebido*) zur Langzeittherapie (1mal 1000 mg i.m. alle 12 Wochen), das den Testosteronspiegel über einen Zeitraum von 27 Monaten im Normbereich hält (Schubert et al. 2004). Danach folgt das transdermale Testosteronpräparat (*Testogel*), das einmal pro Tag mit einer Dosis von 25–50 mg auf die Haut von Schulter, Armen oder Bauch aufgetragen wird und in dieser Form eine Resorptionsquote von 9–14% hat. Testosteronenantat ist ein Testosteronester zur intramuskulären Injektion alle 4 Wochen.

44.2   Antiandrogene

Antiandrogene verdrängen männliche Hormone von ihrem Rezeptor und heben dadurch ihre Wirkung auf. Sie werden eingesetzt, um androgenbedingte Krankheitszustände zu behandeln. Dazu gehören beim Mann das Prostatakarzinom und die Sexualdeviation. Cyproteron (*Androcur*) wird wenig verordnet mit weiter abnehmenden Zahlen

◻ **Tabelle 44.1 Verordnungen von Androgenen und Antiandrogenen 2017.** Angegeben sind die 2017 verordneten Tagesdosen, die Änderungen gegenüber 2016 und die mittleren Kosten je DDD 2017.

Präparat	Bestandteile	DDD Mio.	Änderung %	DDD-Nettokosten €
Androgene				
Nebido	Testosteronundecanoat	13,0	(+5,3)	1,54
Testogel	Testosteron	5,8	(+17,1)	1,93
Testosteron-Depot GALEN	Testosteronenantat	1,7	(+66,8)	0,52
Testosteron JENAPHARM	Testosteronenantat	0,79	(−47,3)	0,79
		21,3	(+7,5)	1,54
Cyproteronacetat				
Androcur	Cyproteron	0,72	(−2,9)	2,77
Cyproteronkombinationen				
Bella HEXAL	Cyproteronacetat Ethinylestradiol	2,5	(−46,7)	0,23
Climen	Cyproteronacetat Estradiolvalerat	2,2	(−9,4)	0,37
Attempta-ratiopharm	Cyproteronacetat Ethinylestradiol	2,1	(+7,8)	0,22
Diane	Cyproteronacetat Ethinylestradiol	1,3	(+32,7)	0,31
		8,1	(−19,1)	0,28
Summe		30,1	(−1,5)	1,23

(◻ Tabelle 44.1). Wesentlich häufiger werden Cyproteronkombinationen mit Ethinylestradiol bei Frauen zur Behandlung von Hirsutismus, Akne vulgaris und androgenetischem Haarausfall eingesetzt. Daneben gibt es eine Cyproteron-Estradiol-Kombination (Climen), die für die postmenopausale Hormonsubstitution zugelassen ist. Weitere Kombinationen mit antiandrogen wirksamen Gestagenen wie Chlormadinonacetat, Dienogest oder Drospirenon finden sich in verschiedenen hormonalen oralen Kontrazeptiva, Dienogest und Drospirenon auch in Präparaten zur postmenopausalen Hormonsubstitution. Die Verordnung von Cyproteronkombinationen hat 2017 im Vergleich zu 2016 weiter deutlich um 19% abgenommen (◻ Tabelle 44.2).

44.3 Östrogene

Östrogene regeln zusammen mit den Gestagenen die Reproduktionsvorgänge bei der Frau, induzieren die Pubertätsveränderungen und erhalten die Funktion der Sexualorgane. Zu den therapeutisch wichtigen Wirkungen der Östrogene gehört die Proliferation der Schleimhaut in Uterus und Vagina sowie die Förderung der Knochenmineralisation. Hauptindikation für die Verordnung natürlicher Östrogene in verschiedensten Kombinationen ist die postmenopausale Hormontherapie und damit die Therapie des klimakterischen Syndroms. Für die Behandlung klimakterischer Ausfallserscheinungen werden Östrogene (Estradiol, Estradiolester und selten equine Östrogene) mit einem 10–14tägigen Gestagenzusatz (Sequenztherapie) oder als kontinuierliche Kombinationstherapie (Östrogen/Gestagen) oral oder als Pflaster transdermal angewendet. Bei hysterektomierten Patientinnen ist eine Östrogentherapie ohne Gestagenzusatz indiziert.

Randomisierte Studien haben Langzeitnebenwirkungen einer postmenopausalen Hormontherapie gezeigt. In der Women's Health Initiative (WHI) an 16608 Frauen waren die gesundheitlichen Risiken insgesamt höher als der Nutzen einer kombinierten Östrogen-Gestagen-Substitution (Writing

◨ **Tabelle 44.2 Verordnungen von Östrogenen 2017 (Monopräparate).** Angegeben sind die 2017 verordneten Tagesdosen, die Änderungen gegenüber 2016 und die mittleren Kosten je DDD 2017.

Präparat	Bestandteile	DDD Mio.	Änderung %	DDD-Nettokosten €
Estradiol (transdermal)				
Estramon	Estradiol	11,3	(+27,5)	0,31
Estreva	Estradiol	9,8	(−14,7)	0,21
Lenzetto	Estradiol	9,1	(+365,9)	0,23
Estradot	Estradiol	3,9	(−58,5)	0,30
Sisare Gel	Estradiol	1,4	(−0,4)	0,36
Femoston mono	Estradiol	1,2	(−7,5)	0,25
		36,6	(+6,6)	0,26
Estradiol (oral)				
Gynokadin	Estradiol/-valerat	62,7	(+8,2)	0,23
Estrifam	Estradiol	5,3	(−6,3)	0,31
Estradiol fem JENAPHARM	Estradiolvalerat	3,3	(−21,0)	0,21
Estradiol-1 A Pharma	Estradiol	3,0	(+59,4)	0,28
Progynova	Estradiolvalerat	1,2	(−12,5)	0,32
		75,4	(+6,3)	0,24
Weitere Östrogene (oral)				
Presomen	Konjugierte Estrogene	5,3	(−10,8)	0,36
Oekolp Tabl.	Estriol	2,2	(+23,0)	0,29
Liviella	Tibolon	1,5	(−11,6)	0,90
Ovestin Tabl.	Estriol	1,4	(−3,4)	0,59
		10,4	(−4,3)	0,46
Östrogene (vaginal)				
Oekolp Vaginal	Estriol	158,7	(+29,0)	0,11
Ovestin Creme/Ovula	Estriol	33,7	(+12,0)	0,09
Estriol Wolff	Estriol	23,2	(+90,7)	0,06
Oestro-Gynaedron M	Estriol	15,1	(+11,5)	0,09
Xapro	Estriol	8,3	(−83,1)	0,06
Linoladiol N Creme	Estradiol	5,1	(−53,4)	0,14
Linoladiol-H N Creme	Estradiol Prednisolon	3,3	(−5,6)	0,71
Gynoflor	Estriol L. acidophilus	2,3	(+37,4)	1,67
Estriol Ovulum fem JENAPHARM	Estriol	1,3	(−71,8)	0,27
		251,1	(+0,9)	0,13
Summe		373,5	(+2,3)	0,17

Group for the Women's Health Initiative Investigators 2002), auch wenn die Altersverteilung der Patientinnen bei Studieneinschluss und das Risikoprofil die Studienbewertung einschränken. Wegen der erhöhten Risiken wurde diese placebokontrollierte Studie nach 5,2 Jahren vorzeitig abgebrochen. Die WHI-Studie fand bei postmenopausalen Frauen zwischen 50 und 59 Jahren und einer durchschnittlichen Behandlungsdauer von 3,2 Jahren mit Östrogenen und Gestagenen ein absolutes zusätzliches Risiko für Brustkrebs von 8 auf 1000 Frauen im Vergleich zu Frauen ohne Hormontherapie. Insgesamt lag das Risiko für eine koronare Herzkrankheit 29%, Brustkrebs 26%, Schlaganfall 41% und Lungenembolie 133% höher. Niedriger lag dagegen das Risiko für kolorektales Karzinom (−37%), Korpuskarzinom (−17%) und Oberschenkelfrakturen (−33%). Der absolute Risikoüberschuss ist mit einem Ereignis pro 100 Frauen in 5 Jahren gering. Eine erste Nachuntersuchung der WHI-Studie hat drei Jahre nach der Beendigung der Hormonzufuhr eine unterschiedliche Entwicklung der gesundheitlichen Risiken gezeigt. In der Nachbeobachtungszeit war das kardiovaskuläre Risiko in der ursprünglichen Hormongruppe nicht mehr erhöht und mit der Kontrollgruppe vergleichbar, das Krebsrisiko lag jedoch in der ursprünglichen Hormongruppe weiterhin um 24% höher (Heiss et al. 2008). In einer weiteren Nachauswertung der WHI-Studie nach 11 Jahren war die Inzidenz des Brustkrebses und die dadurch bedingte Mortalität auch noch lange nach Abbruch der kombinierten Hormontherapie um 78% bzw. 96% erhöht (Chlebowski et al. 2010). In einem aktuellen Review zeigt sich bei ansonsten gesunden Frauen, die die Hormontherapie zur Zeit der Menopause begonnen haben, ein Trend, dass die Vorteile einer Hormontherapie die Nachteile überwiegen (Chester et al. 2018).

Auch der Studienarm der Östrogenmonotherapie wurde in der WHI-Studie wegen fehlenden Nutzens vorzeitig nach 7,1 Jahren vor dem geplanten Studienende durch die National Institutes of Health (NIH) abgebrochen. Konjugierte equine Östrogene (0,625 mg/Tag) erhöhten das Schlaganfallsrisiko bei 10739 postmenopausalen hysterektomierten Frauen in 6,8 Jahren signifikant um 39% (276 Fälle) und das Lungenembolierisiko um 34% (85 Fälle) (Womens Health Initiative Steering Committee 2004). Unklar ist aber in dieser Studie, ob diese Beobachtung auf andere Präparate oder auf eine transdermale Applikation übertragen werden kann. Bei transdermaler Applikation fanden sich keine vermehrten thromboembolischen Erkrankungen (Canonico et al. 2007). Das Risiko für Hüftfrakturen wurde in der WHI-Studie um 39% (102 Fälle) reduziert. Die Risikoreduktionen für koronare Herzkrankheit (−9%) und Brustkrebs (−23%) waren eben noch nicht signifikant. Eine Nachuntersuchung der Östrogenmonotherapie nach insgesamt 10,7 Jahren hat keine erhöhten gesundheitlichen Risiken mehr gezeigt (LaCroix et al. 2011). Nach 13 Jahren hat eine post-hoc Auswertung der Östrogenmonotherapie bei jüngeren Frauen (50–59 Jahre) sogar günstigere Ergebnisse für Gesamtmortalität und Myokardinfarkte gezeigt, die jedoch nur als hypothesegenerierend angesehen werden (Manson et al. 2013). Die derzeitigen Empfehlungen in den Leitlinien zur Verordnung einer postmenopausalen Hormontherapie ändern sich dadurch nicht (Keaney und Solomon 2016).

Nach Leitlinien bleibt die Behandlung von klimakterischen Symptomen (z. B. vasomotorische und urogenitale Symptome) die Hauptindikation für die Hormontherapie, während eine Prävention von koronarer Herzkrankheit, Brustkrebs oder Demenz nicht durch die derzeit verfügbare Evidenz gerechtfertigt ist (Deutsche Gesellschaft für Gynäkologie und Geburtshilfe 2009, Stuenkel et al. 2015). Vor Beginn der Hormontherapie sollen kardiovaskuläres Risiko und Brustkrebsrisiko der Patientinnen abgeklärt werden. Die Behandlung sollte mit der niedrigsten wirksamen Dosis und so kurz wie möglich, aber so lange wie notwendig erfolgen.

Die Risikobewertung der Hormontherapie hat in der ersten NICE-Guideline zur Behandlung der Monopause eine gewisse Neubewertung erfahren (National Institute for Health an Care Excellence 2015). Bei der Auswertung der Langzeitrisiken wurde festgestellt, dass das thromboembolische Risiko durch orale Präparate signifikant erhöht wird, nicht aber durch transdermale Präparate. Auch das kardiovaskuläre Risiko wird bei Frauen unter 60 Jahren durch die Hormontherapie nicht erhöht. Das koronare Risiko und das Brustkrebsrisiko werden nur durch Östrogen-Gestagenkombinationen erhöht, jedoch kaum oder gar nicht durch die Östrogenmonotherapie. Allerdings ist die NICE-Guideline wegen methodischer Mängel kritisiert worden (Hickey und Banks 2016, Editorial 2015).

44.3.1 Östrogenmonopräparate

Die Verordnungen der Östrogenmonopräparate sind 2017 im Vergleich zu 2016 wieder gering um 2,3% angestiegen (◘ Tabelle 44.2). Östrogenpflaster ermöglichen eine transdermale Resorption von Estradiol in Dosierungen von täglich 25–100 µg bei zweimaliger bzw. einmaliger Gabe pro Woche, Gele werden in der Regel täglich appliziert. Transdermal werden infolge der Umgehung der Leber 40fach kleinere Estradioldosen benötigt. In die Leber gelangen auf diesem Wege erheblich geringere Hormonmengen, so dass die östrogenabhängige Synthese von Angiotensinogen, Lipoproteinen und Gerinnungsfaktoren nicht übermäßig stimuliert wird. In einer Fallkontrollstudie wurden bereits vor 10 Jahren erste Daten erhoben, dass nur die orale, aber nicht die transdermale Hormontherapie mit einem erhöhten Thromboembolierisiko (4,2-fach versus 0,9-fach) einhergeht (Canonico et al. 2007, ESTHER). Daher werden transdermale Präparate für die Hormontherapie empfohlen (American College of Obstetricians and Gynecologists 2013, National Institute for Health and Care Excellence 2015). An dieser Empfehlung hat sich nichts geändert.

Die Verordnungen der oralen Präparate mit konjugierten equinen Östrogenen nehmen weiterhin sogar mit minus 10,8% noch kräftiger ab als im Vorjahr und spielen mit 5,3 Mio. DDD praktisch kaum noch eine Rolle (◘ Tabelle 44.2). Sie werden aus dem Harn trächtiger Stuten extrahiert und liegen hauptsächlich als Estron und Equilin in Form konjugierter Sulfate vor. Eine systematische Übersicht über 32 Studien zeigte für konjugierte equine Östrogene und Estradiol vergleichbare Kurzzeiteffekte auf menopausale Hitzewallungen (Nelson 2004). Nur geringe Verordnungsmengen entfallen auf orales Estriol, das nur eine schwache östrogene Wirkung hat. Es stimuliert das Endometrium nur noch schwach und löst kaum Blutungen aus. Postmenopausale Dysphorien und lokale Befunde im Genitalbereich werden gemindert.

Vaginale Östrogenpräparate hatten 2017 ein annähernd konstantes Verordnungsvolumen (◘ Tabelle 44.2), machen jedoch weiterhin über die Hälfte aller Östrogenpräparate aus (◘ Abbildung 44.1). Vaginale Sexualhormonpräparate enthalten überwiegend Estriol, den schwächer wirksamen Metaboliten von Estradiol. Die beiden Östrogene werden erfolgreich im Rahmen der postmenopausalen Östrogentherapie als Lokaltherapeutika bei Genitalatrophien, postmenopausalen Dysurien und zur Prophylaxe bei rezidivierenden Harnwegsinfektionen eingesetzt. Östrogene werden nach vaginaler und kutaner Applikation schnell resorbiert und haben im Vergleich zur systemischen Therapie eine bessere symptomatische Wirkung (Long et al. 2006).

44.3.2 Tibolon

Tibolon (*Liviella*) ist ein synthetisches Steroid mit östrogenen, gestagenen und schwach androgenen Eigenschaften, das als Selective Tissue Estrogenic Activity Regulator (STEAR) bezeichnet wird. Ähnlich wie Östrogen-Gestagen-Kombinationen reduziert Tibolon klimakterische Ausfallerscheinungen. Durch das Überwiegen gestagener Tibolonmetaboliten wird der Endometriumaufbau vermindert, so dass es in über 90% der Fälle zur Amenorrhö kommt. Weiterhin wurde in klinischen Studien eine Verbesserung der Knochendichte nachgewiesen, aber keine Verminderung der Frakturhäufigkeit (Modelska und Cummings 2002). Aus diesem Grunde ist Tibolon nicht zur Behandlung der postmenopausalen Osteoporose zugelassen.

Im Hinblick auf ein potentielles Brustkrebsrisiko wurde bisher als vorteilhaft angesehen, dass Tibolon als Monosubstanz angewendet werden kann und keinen Gestagenzusatz benötigt. In einer großen britischen Studie zur Hormontherapie war das Brustkrebsrisiko bei Anwenderinnen von Tibolon (+45%) jedoch stärker erhöht als nach alleiniger Östrogengabe (+30%), wenn auch geringer als nach Östrogen-Gestagen-Kombinationen (+100%) (Million Women Study Collaborators 2003). Nach einer weiteren Auswertung der Million Women Study erhöhte Tibolon das Risiko für ein Endometriumkarzinom (+79%) stärker als unter einer Östrogenmonotherapie (+45%), während kombinierte Östrogen/Gestagen-Präparate das Risiko bei zyklischer Gabe nicht veränderten und bei kontinuierlicher

Gabe sogar senkten (Million Women Study Collaborators 2003). Neue dänische Daten zeigen bei einer durchschnittlichen Beobachtungszeit von mehr als 9 Jahren eine Erhöhung des Risikos für ein Endometrium- und ein Ovarialkarzinom (Løkkegard und Mörch 2018). Die Verordnungen von Tibolon (*Liviella*) waren 2017 im Vergleich zu 2016 um weitere 10% rückläufig und sind damit auf weniger als 15% des 2001 erreichten Höchststandes von 10,8 Mio. DDD zurückgegangen (◘ Tabelle 44.2).

44.3.3 Östrogenkombinationen

Auch die Östrogen-Gestagen-Kombinationen haben 2017 weiter abgenommen (◘ Tabelle 44.3). Die rückläufige Verordnungsentwicklung der Östrogenpräparate für die postmenopausale Hormonsubstitution entspricht den derzeitigen Empfehlungen zur Hormontherapie, die von mehreren Fachgesellschaften und Arzneimittelbehörden publiziert wurden (siehe oben).

44.4 Gestagene und Progesteron-antagonisten

Gestagene haben im Gegensatz zu den Östrogenen ein sehr viel kleineres Verordnungsvolumen, das bis 2011 ebenfalls rückläufig war, seitdem aber kontinuierlich auf 36 Mio. DDD im Jahre 2017 zugenommen hat (◘ Abbildung 44.1). Gestagene wirken zusammen mit Östrogenen auf nahezu alle weiblichen Reproduktionsvorgänge. Sie hemmen die Östrogen-induzierte Proliferation des Endometriums und induzieren die Sekretionsphase. Alle Gestagene unterdrücken dosisabhängig die Ovulation und hemmen die Tubenmotilität. In der Schwangerschaft führen Progesteron und 17α-Hydroxyprogesteron zu einer Ruhigstellung des Uterus.

Gestagene werden entweder als natürliches Progesteron oder als synthetische Gestagene eingesetzt, die sich von dem natürlichen Gestagen Progesteron oder von Testosteron ableiten. Die meisten Derivate haben unterschiedliche Zusatzeffekte auf androgene und östrogene Hormonwirkungen. Indikation der oralen Progesteronpräparate (*Famenita, Utrogest, Progestan*) und von Dydrogesteron (*Duphas-*

ton) ist neben der Verwendung in der Reproduktionsmedizin die Endometriumprotektion für die postmenopausale Hormontherapie mit Östrogenen bei nicht hysterektomierten Frauen. Das relativ teure *Crinone Vaginalgel* wird zur Unterstützung der Lutealphase praktisch nur bei der assistierten Reproduktion eingesetzt. Zusätzlich steht mit *Prolutex* ein subkutan täglich zu applizierendes Progesteron zur Verfügung, dessen Verordnung 2017 nach starker Zunahme bis 2016 um 6,2% wieder abgenommen hat, das im Gesamtverordnungsverhalten aber nur eine geringe Rolle spielt (◘ Tabelle 44.4).

Außerdem gibt es ein Progesterongel (*Progestogel*), das bei hormonbedingten prämenstruellen Brustschmerzen zur lokalen Applikation auf der Brust angewendet werden soll. Progesteron wird nur zu 10% durch die Haut resorbiert und schnell zu unwirksamen Metaboliten abgebaut. Tatsächlich wirkte eine 1% Progesteroncreme gegen zyklusbedingte Brustschmerzen nicht besser als Placebo (McFadyen et al. 1989). Auch nach einem Cochrane-Review gibt es keine gute Evidenz für die Behandlung des prämenstruellen Syndroms mit Progesteron (Ford et al. 2012).

Chlormadinon ist zusätzlich noch für Gestagenmangelzustände bei sekundärer Amenorrhö, dysfunktionellen Blutungen und unregelmäßigen Zyklen zugelassen. Dienogest (*Visanne*) ist ausschließlich zur Behandlung der Endometriose zugelassen. Seine Verordnungen haben 2017 abermals um 13,5% zugenommen (◘ Tabelle 44.4).

Der selektive Progesteronrezeptorantagonist Ulipristalacetat (*Esmya*) wurde 2012 für die präoperative Behandlung mittlerer bis starker Symptome durch Gebärmuttermyome zugelassen und hat auch 2017 weiter kräftig um 14,4% zugenommen. Ulipristal wirkt rasch auf Myom-bedingte Blutungen und vermindert die Myomgröße über einen Zeitraum von mindestens 6 Monaten (Übersicht bei Biglia et al. 2014). Nach Berichten seltener, aber schwerwiegender Leberschädigungen unter Ulipristal haben BfArM und das Pharmacovigilance Risk Assessment Committee (PRAC) der EMA deutliche Empfehlungen zur Risikominimierung abgegeben (European Medicines Agency 2018).

◻ **Tabelle 44.3 Verordnungen von Östrogen-Gestagen-Kombinationen 2017.** Angegeben sind die 2017 verordneten Tagesdosen, die Änderungen gegenüber 2016 und die mittleren Kosten je DDD 2017.

Präparat	Bestandteile	DDD Mio.	Änderung %	DDD-Nettokosten €
Estradiol und Norethisteron				
Cliovelle	Estradiolvalerat Norethisteronacetat	7,6	(−5,2)	0,40
Estramon comp	Estradiol Norethisteronacetat	6,1	(+3,0)	0,54
Activelle	Estradiol Norethisteronacetat	5,6	(−12,0)	0,42
Clionara	Estradiol Norethisteronacetat	2,5	(−11,3)	0,40
Kliogest N	Estradiol Norethisteronacetat	1,3	(−11,4)	0,42
		23,2	(−6,1)	0,44
Estradiol und Levonorgestrel				
Fem 7 Conti	Estradiol Levonorgestrel	7,6	(+1,9)	0,43
Cyclo Progynova N	Estradiolvalerat Levonorgestrel	4,2	(−2,0)	0,37
Wellnara	Estradiol Levonorgestrel	3,5	(−18,1)	0,42
Klimonorm	Estradiolvalerat Levonorgestrel	1,7	(−9,3)	0,36
Fem 7 Sequi	Estradiol Levonorgestrel	1,1	(+7,4)	0,40
		18,1	(−4,3)	0,41
Estradiol und Dienogest				
Lafamme	Dienogest Estradiolvalerat	25,3	(−5,4)	0,42
Velbienne	Dienogest Estradiolvalerat	2,7	(+29,8)	0,37
Ladivella	Dienogest Estradiolvalerat	1,5	(+49,8)	0,37
		29,5	(−1,1)	0,42
Östrogene und andere Gestagene				
Femoston Conti/-mini	Estradiol Dydrogesteron	11,7	(−0,3)	0,42
Presomen compositum/ Presomen conti	Konjugierte Östrogene Medrogeston	7,4	(−7,4)	0,42
Femoston	Estradiol Dydrogesteron	6,7	(−2,7)	0,42
Angeliq	Estradiol Drospirenon	3,9	(−15,1)	0,42
Indivina	Estradiolvalerat Medroxyprogesteronacetat	1,7	(−7,2)	0,42
		31,3	(−4,9)	0,42
Summe		102,1	(−4,0)	0,42

◘ **Tabelle 44.4 Verordnungen von Gestagenen und Progesteronantagonisten 2017.** Angegeben sind die 2017 verordneten Tagesdosen, die Änderungen gegenüber 2016 und die mittleren Kosten je DDD 2017.

Präparat	Bestandteile	DDD Mio.	Änderung %	DDD-Nettokosten €
Progesteron				
Famenita	Progesteron	10,6	(+33,4)	0,94
Progestan	Progesteron	4,2	(+5,9)	0,90
Progestogel	Progesteron	2,6	(−8,0)	0,62
Utrogest	Progesteron	1,5	(+3,3)	0,99
Crinone Vaginalgel	Progesteron	0,24	(−7,1)	4,73
Prolutex	Progesteron	0,12	(−6,2)	7,66
		19,3	(+16,1)	0,98
Weitere Gestagene				
Chlormadinon JENAPHARM	Chlormadinon	6,5	(+4,5)	0,45
Visanne	Dienogest	5,6	(+13,5)	1,78
Duphaston	Dydrogesteron	3,5	(+0,4)	0,43
MPA Gyn HEXAL	Medroxyprogesteronacetat	0,84	(+39,4)	0,39
		16,5	(+7,8)	0,89
Progesteronantagonisten				
Esmya	Ulipristal	3,0	(+14,4)	6,40
Summe		38,9	(+12,3)	1,37

44.5 Hormonale Kontrazeptiva

Kontrazeptiva gehören bis auf wenige Ausnahmen zur Gruppe der Östrogen-Gestagen-Kombinationen. Als Ovulationshemmer supprimieren sie in erster Linie die Ausschüttung des hypothalamischen Gonadotropin-Releasinghormons und der hypophysären Gonadotropine. Dadurch hemmen sie Follikelwachstum, Ovulation und Gelbkörperbildung. Die Gestagenkomponente vermindert zusätzlich die Proliferation des Endometriums (Nidationshemmung) und steigert die Viskosität des Zervixschleims (Hemmung der Spermienaszension).

Orale Kontrazeptiva sind seit ihrer Einführung vor 50 Jahren kontinuierlich weiterentwickelt worden, um das Nebenwirkungsrisiko zu reduzieren. Nach der Beobachtung von seltenen, aber gefährlichen kardiovaskulären Komplikationen in Form von Schlaganfällen, Herzinfarkten und Thromboembolien (Royal College of General Practitioners 1981) wurde zunächst Ethinylestradiol als wichtigste Östrogenkomponente von 50 µg auf 20–35 µg pro Tag reduziert. Mit diesen Präparaten gingen die thromboembolischen Zwischenfälle zurück. In einer dänischen Kohortenstudie an 1,6 Mio. Frauen war das absolute Risiko thromboembolischer Komplikationen (Schlaganfälle, Herzinfarkte) gering, wurde aber durch höher dosiertes Ethinylestradiol (30–40 µg/Tag) stärker als durch niedrig dosierte Präparate (20 µg Tag) erhöht (Lidegaard et al. 2013). Nach der Einführung niedrig dosierter Gestagene aus der Gruppe der Gonangestagene (Desogestrel 1981, Gestoden 1987) wurden im Oktober 1995 drei große Studien bekannt, die ein erhöhtes thromboembolisches Risiko für die beiden niedrig dosierten Gestagene zeigten (World Health Organization Collaborative Study 1995, Jick et al. 1995, Spitzer et al. 1996). Eine Metaanalyse von 12 Studien bestätigte, dass orale Kontrazeptiva der dritten Generation (Desogestrel, Gestoden) ein 1,7fach erhöhtes Thromboserisiko im Vergleich zu Kontrazeptiva der zweiten Generation hatten (Kemmeren et al.

2001). Auch für Drospirenon wird ein erhöhtes thromboembolisches Risiko beschrieben (Wu et al. 2013). Nach einer neueren industriegesponserten Fallkontrollstudie soll das Thromboserisiko durch Dienogest- und Drospirenonkombinationen gegenüber Levonorgestrelkombinationen aber nicht erhöht sein (Dinger et al. 2010). Der neueste Cochrane-Review von 26 Studien zeigte jedoch weiterhin ein um 50–80% erhöhtes Thromboserisiko von Kontrazeptivakombinationen mit Gestoden, Desogestrel, Cyproteronacetat oder Drospirenon im Vergleich zu Levonorgestrelkombinationen (de Bastos et al. 2014). Das niedrigste Risiko für Herzinfarkt oder Schlaganfall wird einer Ethinylestradioldosis von max. 30 µg/Tag und Levonorgestrel zugeschrieben (Roach et al. 2015).

Ein weiteres seit langem diskutiertes Nebenwirkungsrisiko ist die Karzinogenität. Nach Anwendung hormonaler Kontrazeptiva ist das Risiko für Mamma- und Zervixkarzinome sowie für das Leberkarzinom in Populationen mit niedriger Inzidenz chronischer Leberkrankheiten erhöht, während das Risiko für Endometrium- und Ovarialkarzinome vermindert ist (Beral et al. 2008). Aus diesem Grunde hat eine Arbeitsgruppe der Weltgesundheitsorganisation die kombinierte Behandlung mit Östrogen-Gestagenkombinationen zur Kontrazeption und postmenopausalen Hormonsubstitution als karzinogen klassifiziert (Cogliano et al. 2005).

44.5.1 Einphasen- und Sequenzialpräparate

Die Verordnungen der hormonalen Kontrazeptiva hatten sich seit 2012 wieder auf ein relativ konstantes Niveau eingependelt, waren aber auch 2017 weiter rückläufig (◻ Abbildung 44.1). Levonorgestrelkombinationen waren das einzige Gestagen mit einer erneuten Verordnungszunahme (◻ Tabelle 44.5). Damit liegen sie weiterhin auch absolut vor der Verordnungshäufigkeit von Dienogestkombinationen. Dienogest ist ein gestagenes Nortestosteronderivat mit antiandrogenen Eigenschaften, das seit 1995 in Deutschland zur hormonalen Kontrazeption und zur Behandlung von Frauen mit Akne eingeführt wurde. Laut aktueller Fachinformation ist das relative Thromboserisiko von Dienogest im Vergleich zu den Kontrazeptiva mit dem geringsten Risiko bisher nicht bekannt, worüber die Patientinnen vor der Anwendung zu informieren sind.

Desogestrelkombinationen sind auch 2017 weiter rückläufig, Drospirenonkombinationen sind

◻ Tabelle 44.5 Verordnungen von Kontrazeptiva 2017. Angegeben sind die 2017 verordneten Tagesdosen, die Änderungen gegenüber 2016 und die mittleren Kosten je DDD 2017.

Präparat	Bestandteile	DDD Mio.	Änderung %	DDD-Nettokosten €
Mit Levonorgestrel				
Asumate	Ethinylestradiol Levonorgestrel	32,6	(+113,4)	0,24
Femikadin	Ethinylestradiol Levonorgestrel	13,6	(−13,6)	0,22
Minisiston/-fem	Ethinylestradiol Levonorgestrel	11,9	(−23,7)	0,27
Evaluna	Ethinylestradiol Levonorgestrel	11,6	(−7,5)	0,21
Levomin	Ethinylestradiol Levonorgestrel	6,9	(−53,5)	0,18
Swingo	Ethinylestradiol Levonorgestrel	6,1	(−11,8)	0,20
Leona HEXAL	Ethinylestradiol Levonorgestrel	6,0	(+36,4)	0,26

◘ **Tabelle 44.5** Verordnungen von Kontrazeptiva 2017 (Fortsetzung)

Präparat	Bestandteile	DDD Mio.	Änderung %	DDD-Nettokosten €
Microgynon	Ethinylestradiol Levonorgestrel	5,6	(−11,5)	0,22
Kleodina	Ethinylestradiol Levonorgestrel	4,1	(+12,5)	0,21
Maexeni/-mite	Ethinylestradiol Levonorgestrel	3,0	(+276,7)	0,18
Leios	Ethinylestradiol Levonorgestrel	2,7	(−19,6)	0,31
		104,0	(+4,7)	0,23
Mit Desogestrel				
Desofemine	Ethinylestradiol Desogestrel	3,4	(−7,2)	0,21
Lamuna	Ethinylestradiol Desogestrel	2,5	(−33,9)	0,23
Cedia	Ethinylestradiol Desogestrel	1,4	(+132,8)	0,21
		7,3	(−9,5)	0,22
Mit Chlormadinonacetat				
Belara	Ethinylestradiol Chlormadinonacetat	13,4	(−11,2)	0,38
Madinette	Ethinylestradiol Chlormadinonacetat	7,0	(+126,1)	0,30
Chariva	Ethinylestradiol Chlormadinonacetat	2,3	(−18,1)	0,30
Bellissima	Ethinylestradiol Chlormadinonacetat	1,9	(−77,2)	0,31
		24,6	(−16,4)	0,35
Mit Dienogest				
Maxim	Ethinylestradiol Dienogest	45,1	(+18,5)	0,27
Dienovel	Ethinylestradiol Dienogest	19,7	(−43,1)	0,21
Sibilla	Ethinylestradiol Dienogest	11,0	(+2,1)	0,21
Velafee	Ethinylestradiol Dienogest	4,4	(+16,0)	0,24
Aristelle	Ethinylestradiol Dienogest	2,2	(+57,0)	0,20
Mayra	Ethinylestradiol Dienogest	1,3	(−11,2)	0,21
		83,6	(−7,1)	0,24
Mit Nomegestrol				
Zoely	Estradiol Nomegestrol	3,9	(−7,9)	0,39
Summe		223,6	(−3,3)	0,25

◻ **Tabelle 44.6 Verordnungen von weiteren Kontrazeptiva 2017.** Angegeben sind die 2017 verordneten Tagesdosen, die Änderungen gegenüber 2016 und die mittleren Kosten je DDD 2017.

Präparat	Bestandteile	DDD Mio.	Änderung %	DDD-Nettokosten €
Sequenzialpräparate				
Qlaira	Estradiolvalerat Dienogest	1,6	(−8,1)	0,47
Depotgestagene				
Depo-Clinovir	Medroxyprogesteron	3,0	(−7,1)	0,29
Gestagenpräparate				
Desirett	Desogestrel	3,8	(+24,2)	0,25
Desofemono	Desogestrel	1,9	(−33,8)	0,21
Desogestrel Aristo	Desogestrel	1,7	(+34,2)	0,19
Jubrele	Desogestrel	1,4	(−4,2)	0,26
		8,8	(+1,8)	0,23
Notfallkontrazeptiva				
Ellaone	Ulipristal	0,01	(−14,3)	28,04
Vaginale Kontrazeptiva				
NuvaRing	Ethinylestradiol Etonogestrel	5,4	(−8,7)	0,53
Summe		18,8	(−3,7)	0,37

nach dem starken Rückgang im Jahre 2016 jetzt gar nicht mehr unter den meistverordneten Arzneimitteln vertreten (◻ Tabelle 44.5). Ursache ist vermutlich die verstärkte Beachtung eines Rote-Hand-Briefs (2014) über das unterschiedliche Thromboembolierisiko von kombinierten hormonalen Kontrazeptiva, der mit der EMA, den Inhabern der Zulassung und dem BfArM abgestimmt worden war. Für Desogestrel ist schon seit 20 Jahren ein erhöhtes thromboembolisches Risiko bekannt (Kemmeren et al. 2001). Auch für Drospirenonhaltige Kontrazeptiva haben zwei Kohortenstudien aus Israel und Dänemark gezeigt, dass die Anwendung mit einem erhöhten Thromboembolierisiko verbunden ist (Gronich et al. 2011, Lidegaard et al. 2011).

Die 2012 eingeführte Nomegestrolkombination *Zoely* zeigt auch 2017 im Vergleich zu 2016 eine weiter um 7,9% abnehmende Verordnung (◻ Tabelle 44.5). Das Präparat enthält ein seit 30 Jahren bekanntes Gestagen in fixer Kombination mit natürlichem Estradiol. Im direkten Vergleich mit einer Drospirenonkombination hatte *Zoely* einen siche-

ren Konzeptionsschutz, verursachte aber häufiger Nebenwirkungen wie Veränderungen der monatlichen Abbruchblutung, Akne und Gewichtszunahme (Übersicht bei Yang und Plosker 2012).

Sequenzialpräparate sind nur mit einem Präparat vertreten (◻ Tabelle 44.6). Bei *Qlaira* handelt es sich um ein Dreiphasenpräparat, das wie *Zoely* natürliches Estradiol, aber in größerer Menge enthält. Es gibt bisher keine zuverlässigen Kriterien für die Entscheidung, ob eine Patientin eher Einphasen- oder Sequenzialpräparate einnehmen sollte.

44.5.2 Gestagenmonopräparate

Gestagenmonopräparate sind 2017 in der Liste der topverordneten Präparate mit einem Depotpräparat und 4 Anbietern von Desogestrel oral vertreten (◻ Tabelle 44.6). *Depo-Clinovir* ist ein Depotpräparat, das alle 12 Wochen i.m. injiziert wird. Danach folgen orale niedrig dosierte Desogestrelpräparate mit einem erneut kräftig gestiegenen Verordnungsvolumen. Sie enthalten eine halb so hoch dosierte

Gestagenmenge (75 µg/Tag) wie die Desogestrel-kombinationen aus der Gruppe der Einphasenprä-parate (z. B. *Lamuna*), die einen genauso sicheren Konzeptionsschutz wie Einphasenpräparate aufweisen.

44.5.3 Notfallkontrazeptiva

Für die Notfallkontrazeption stehen zwei Arzneimittel zur Verfügung. Levonorgestrel wurde bisher in Form eines Monopräparats mit einer Einmaldosis von 1,5 mg verordnet, das die Anwendung ohne zusätzliche Nebenwirkungen vereinfacht (Cheng et al. 2004). Die Monogestagenmethode wird spätestens 72 Stunden nach ungeschütztem Geschlechtsverkehr eingesetzt. Das 2011 eingeführte Präparat *PiDaNa* ist aber seit 2015 nicht mehr unter den meistverordneten Arzneimitteln vertreten (■ Tabelle 44.6). Wesentlicher Grund ist die Entlassung der Notfallkontrazeptiva aus der Rezeptpflicht durch eine Änderung der Arzneimittelverschreibungsverordnung im März 2015 (Bundesminister für Gesundheit 2015). Aus dem gleichen Grunde sind die Verordnungen des selektiven Progesteronrezeptorantagonisten Ulipristalacetat (*EllaOne*) 2017 um weitere 14,3% rückläufig. Das Präparat wurde 2009 für die Notfallkontrazeption zugelassen und wird innerhalb von 5 Tagen nach ungeschütztem Geschlechtsverkehr eingesetzt. Die Schwangerschaftsrate mit Ulipristal war im direkten Vergleich etwa doppelt so hoch wie mit Levonorgestrel (Creinin et al. 2006). Die Kosten einer Einmalanwendung von *EllaOne* liegen etwa doppelt so hoch wie mit Levonorgestrel (*PiDaNa*).

44.5.4 Vaginale hormonale Kontrazeptiva

Die vaginal anwendbare Östrogen-Gestagen-Kombination *NuvaRing* enthält ein vaginales Freisetzungssystem, das pro Tag 15 µg Ethinylestradiol und 120 µg Etonogestrel abgibt. Vorteile sind die einmal monatliche Anwendung sowie die Möglichkeit, Östrogene und Gestagene in niedrigeren Dosen anzuwenden als bei kombinierten oralen Kontrazeptiva. Daraus resultieren konstante Serumhormonspiegel, gute Zyklusstabilität und sichere Kontrazeption bei Magen-Darm-Störungen. In einer offenen Einjahresstudie an 1030 Frauen wurde eine vergleichbare Wirksamkeit und Verträglichkeit wie mit einem oralen Kontrazeptivum festgestellt (Oddsson et al. 2005).

Literatur

American College of Obstetricians and Gynecologists (2013): Committee opinion no. 556: Postmenopausal estrogen therapy: route of administration and risk of venous thromboembolism. Obstet Gynecol 121: 887–890

Basaria S, Coviello AD, Travison TG, Storer TW, Farwell WR, Jette AM, Eder R, Tennstedt S, Ulloor J, Zhang A, Choong K, Lakshman KM, Mazer NA, Miciek R, Krasnoff J, Elmi A, Knapp PE, Brooks B, Appleman E, Aggarwal S, Bhasin G, Hede-Brierley L, Bhatia A, Collins L, LeBrasseur N, Fiore LD, Bhasin S (2010): Adverse events associated with testosterone administration. N Engl J Med 363: 109–122

Beral V, Doll R, Hermon C, Peto R, Reeves G (2008): Ovarian cancer and oral contraceptives: collaborative reanalysis of data from 45 epidemiological studies including 23 257 women with ovarian cancer and 87 303 controls. Lancet 371: 303–314

Biglia N, Carinelli S, Maiorana A, D'Alonzo M, Lo Monte G, Marci R (2014): Ulipristal acetate: a novel pharmacological approach for the treatment of uterine fibroids. Drug Des Devel Ther 8: 285–292

Bundesminister für Gesundheit (2015): Verordnung zur Änderung der Arzneimittelverschreibungsverordnung und der Apothekenbetriebsordnung vom 6. März 2015. Bundesgesetzblatt 2015, Teil I, Nr. 10, Seite 278, ausgegeben zu Bonn am 13. März 2015

Canonico M, Oger E, Plu-Bureau G, Conard J, Meyer G, Lévesque H, Trillot N, Barrellier MT, Wahl D, Emmerich J, Scarabin PY; Estrogen and Thromboembolism Risk (ESTHER) Study Group (2007): Hormone therapy and venous thromboembolism among postmenopausal women: impact of the route of estrogen administration and progestogens: the ESTHER study. Circulation 115: 840–845

Cheng L, Gulmezoglu AM, Oel CJ, Piaggio G, Ezcurra E, Look PF (2004): Interventions for emergency contraception. Cochrane Database Syst Rev. 2004; (3): CD001324

Chester RC, Kling JM, Manson JE (2018): What the Women's Health Initiative has taught us about menopausal hormone therapy. Clin Cardiol 41: 247–252

Chlebowski RT, Anderson GL, Gass M, Lane DS, Aragaki AK, Kuller LH, Manson JE, Stefanick ML, Ockene J, Sarto GE, Johnson KC, Wactawski-Wende J, Ravdin PM, Schenken R, Hendrix SL, Rajkovic A, Rohan TE, Yasmeen S, Prentice RL; WHI Investigators (2010): Estrogen plus progestin and breast cancer incidence and mortality in postmenopausal women. JAMA 304: 1684–1692

Cogliano V, Grosse Y, Baan R, Straif K, Secretan B, El Ghissassi F; WHO International Agency for Research on Cancer (2005): Carcinogenicity of combined oestrogen-progestagen contraceptives and menopausal treatment. Lancet Oncol 6: 552–553

Creinin MD, Schlaff W, Archer DF, Wan L, Frezieres R, Thomas M, Rosenberg M, Higgins J (2006): Progesterone receptor modulator for emergency contraception: a randomized controlled trial. Obstet Gynecol 108: 1089–1097

de Bastos M, Stegeman BH, Rosendaal FR, Van Hylckama Vlieg A, Helmerhorst FM, Stijnen T, Dekkers OM (2014): Combined oral contraceptives: venous thrombosis. Cochrane Database Syst Rev. 2014 Mar 3;3:CD010813. doi: 10.1002/14651858.CD010813.pub2. Review

Deutsche Gesellschaft für Gynäkologie und Geburtshilfe (Hrsg) (2009): Hormontherapie in der Peri- und Postmenopause (HT), gültig bis 01.09.2014, in Überarbeitung. Internet: http://www.awmf.org/leitlinien/detail/ll/015-062.html

Dinger J, Assmann A, Möhner S, Minh TD (2010): Risk of venous thromboembolism and the use of dienogest- and drospirenone-containing oral contraceptives: results from a German case-control study. J Fam Plann Reprod Health Care 36: 123–129

Editorial (2015): HRT for menopause: a NICE treatment? Lancet 386: 2030

European Medicines Agency (2018): Esmya: new measures to minimise risk of rare but serious liver injury. EMA concludes review of medicine for uterine fibroids. Internet: http://www.ema.europa.eu/ema/index.jsp?curl=pages/medicines/human/referrals/Esmya/human_referral_prac_000070.jsp&mid=WC0b01ac05805c516f

Food and Drug Administration (2018): FDA Drug Safety Communication: FDA cautions about using testosterone products for low testosterone due to aging; requires labeling change to inform of possible increased risk of heart attack and stroke with use. Internet: https://www.fda.gov/Drugs/DrugSafety/ucm436259.htm

Ford O, Lethaby A, Roberts H, Mol BW (2012): Progesterone for premenstrual syndrome. Cochrane Database Syst Rev. 2012 Mar 14;3:CD003415

Gronich N, Lavi I, Rennert G (2011): Higher risk of venous thrombosis associated with drospirenone-containing oral contraceptives: a population-based cohort study. CMAJ 183: E1319–1325

Heiss G, Wallace R, Anderson GL, Aragaki A, Beresford SA, Brzyski R, Chlebowski RT, Gass M, LaCroix A, Manson JE, Prentice RL, Rossouw J, Stefanick ML; WHI Investigators (2008): Health risks and benefits 3 years after stopping randomized treatment with estrogen and progestin. JAMA 299: 1036–1045

Hickey M, Banks E (2016): NICE guidelines on the menopause. BMJ Jan 18; 352: i191

Hilbert-Walter A, Büttner R, Sieber C, Bollheimer C (2013): Testosteron im Alter: ein Update. Dtsch Med Wochenschr 137: 2117–2122

Jick H, Jick SS, Gurewich V, Myers MW, Vasilakis C (1995): Risk of idiopathic cardiovascular death and nonfatal venous thromboembolism in women using oral contraceptives with differing progestagen components. Lancet 346: 1589–1593

Keaney JF, Solomon CG (2016): Postmenopausal hormone therapy and atherosclerosis – Time is of the essence. N Engl J Med 374: 1279–1280

Kemmeren JM, Algra A, Grobbee DE (2001): Third generation oral contraceptives and risk of venous thrombosis: metaanalysis. Brit Med J 323: 1–9

LaCroix AZ, Chlebowski RT, Manson JE, Aragaki AK, Johnson KC, Martin L, Margolis KL, Stefanick ML, Brzyski R, Curb JD, Howard BV, Lewis CE, Wactawski-Wende J; WHI Investigators (2011): Health outcomes after stopping conjugated equine estrogens among postmenopausal women with prior hysterectomy: a randomized controlled trial. JAMA 305: 1305–1314

Larivée N, Suissa S, Khosrow-Khavar F, Tagalakis V, Filion KB (2017): Drospirenone-containing oral contraceptive pills and the risk of venous thromboembolism: a systematic review of observational studies. BJOG Mar 9.doi: 10.1111/1471-0528.14623. [Epub ahead of print]

Lidegaard Ø, Nielsen LH, Skovlund CW, Skjeldestad FE, Løkkegaard E (2011): Risk of venous thromboembolism from use of oral contraceptives containing different progestogens and oestrogen doses: Danish cohort study, 2001-9. BMJ 25;343:d6423

Lidegaard O, Nielsen LH, Skovlund CW, Løkkegaard E (2013): Venous thrombosis in users of non-oral hormonal contraception: follow-up study, Denmark 2001-10. BMJ 344: e2990

Løkkegaard ECL, Mørch LS (2018): Tibolone and risk of gynecological hormone sensitive cancer. Int J Cancer 142: 2435–2440

Long CY, Liu CM, Hsu SC, Wu CH, Wang CL, Tsai EM (2006): A randomized comparative study of the effects of oral and topical estrogen therapy on the vaginal vascularization and sexual function in hysterectomized postmenopausal women. Menopause 13: 737–743

Manson JE, Chlebowski RT, Stefanick ML, Aragaki AK, Rossouw JE, Prentice RL, Anderson G, Howard BV, Thomson CA, LaCroix AZ, Wactawski-Wende J, Jackson RD, Limacher M, Margolis KL, Wassertheil-Smoller S, Beresford SA, Cauley JA, Eaton CB, Gass M, Hsia J, Johnson KC, Kooperberg C, Kuller LH, Lewis CE, Liu S, Martin LW, Ockene JK, O'Sullivan MJ, Powell LH, Simon MS, Van Horn L, Vitolins MZ, Wallace RB (2013): Menopausal hormone therapy and health outcomes during the intervention and extended poststopping phases of the Women's Health Initiative randomized trials. JAMA 310: 1353–1368

McFadyen IJ, Forrest APM, Raab GM, Macintyre CCA (1989): Progesterone cream for cyclic breast pain. Brit Med J 289: 931

Million Women Study Collaborators (2003): Breast cancer and hormone-replacement in the Million Women Study. Lancet 362: 419–427

iteratur

Modelska K, Cummings S (2002): Tibolone for postmenopausal women: systematic review of randomized trials.
J Clin Endocrinol Metab 87:16–23

National Institute for Health and Care Excellence (2015):
Menopause: diagnosis and management. NICE guideline
published 12 November 2015 (NG 23). Internet: https://
www.nice.org.uk/guidance/ng23

Nelson HD (2004): Commonly used types of postmenopausal
estrogen for treatment of hot flashes: scientific review.
JAMA 291: 1610–1620

Oddsson K, Leifels-Fischer B, de Melo NR, Wiel-Masson D,
Benedetto C, Verhoeven CH, Dieben TO (2005): Efficacy
and safety of a contraceptive vaginal ring (NuvaRing)
compared with a combined oral contraceptive: a 1-year
randomized trial. Contraception 71: 176–182

Roach RE, Helmerhorst FM, Lijfering WM, Stijnen T, Algra A,
Dekkers OM (2015): Combined oral contraceptives: the
risk of myocardial infarction and ischemic stroke. Cochrane Database Syst Rev. 2015 Aug 27;(8):CD011054

Rote-Hand-Brief (2014): Kombinierte hormonale Kontrazeptiva: Unterschiede hinsichtlich des Thromboembolie-
Risikos unterschiedlicher Präparate. Internet: https://
www.akdae.de/Arzneimittelsicherheit/RHB/Archiv/
2014/20140130.pdf

Royal College of General Practitioners Oral Contraception
Study (1981): Further analysis of mortality in oral contraceptive users. Lancet I: 541–546

Schubert M, Minnemann T, Hubler D, Rouskova D, Christoph
A, Oettel M, Ernst M, Mellinger U, Krone W, Jockenhövel F
(2004): Intramuscular testosterone undecanoate: pharmacokinetic aspects of a novel testosterone formulation
during long-term treatment of men with hypogonadism.
J Clin Endocrinol Metab 89: 5429–5434

Spitzer WO, Lewis MA, Heinemann LAJ, Thorogood M, MacRae
KD (1996): Third generation oral contraceptives and risk
of venous thromboembolic disorders: an international
case-control study. Brit Med J 312: 83–88

Stuenkel CA, Davis SR, Gompel A, Lumsden MA, Murad MH,
Pinkerton JV, Santen RJ (2015): Treatment of symptoms of
the menopause: An Endocrine Society Clinical Practice
Guideline. J Clin Endocrinol Metab 100: 3975–4011

World Health Organization Collaborative Study of Cardiovascular Disease and Steroid Hormone Contraception
(1995): Effect of different progestagens in low oestrogen
oral contraceptives on venous thromboembolic disease.
Lancet 346: 1582–1588

Womens Health Initiative Steering Committee (2004): Effect of
conjugated equine estrogen in postmenopausal women
with hysterectomy. The Women's Health Initiative randomized controlled trial. JAMA 291: 1701–1712

Writing Group for the Women's Health Initiative Investigators
(2002): Risks and benefits of estrogen plus progestin in
healthy postmenopausal women. Principal results from
the Women's Health Initiative randomized controlled
trial. JAMA 288: 321–333

Wu C, Grandi S, Filion K, Abenhaim H, Joseph L, Eisenberg M
(2013): Drospirenone-containing oral contraceptive pills
and the risk of venous and arterial thrombosis: a systematic review. BJOG 120: 801–811

Yang LP, Plosker GL (2012): Nomegestrol acetate/estradiol: in
oral contraception. Drugs 72: 1917–1928

Urologika

Bernd Mühlbauer und Hartmut Oßwald

© Springer-Verlag GmbH Deutschland, ein Teil von Springer Nature 2018
U. Schwabe, D. Paffrath, W.-D. Ludwig, J. Klauber (Hrsg.), *Arzneiverordnungs-Report 2018*
https://doi.org/10.1007/978-3-662-57386-0_45

Auf einen Blick

Verordnungsprofil

Mit über 70% der Verordnungen bleiben Prostatamittel die überwiegende Gruppe der Urologika. Urologische Spasmolytika repräsentieren weiterhin knapp 30 % des Verordnungsvolumens, während Urolithiasis- und Kathetermittel nur sehr geringe Verordnungszahlen erreichen.

Trend

Die langjährige Zunahme des Verordnungsvolumens von Alpha1-Rezeptorenblockern zur Behandlung von Miktionsstörungen hat sich 2017 fortgesetzt. Dasselbe gilt für die 5α-Reduktasehemmer zur Behandlung des benignen Prostatasyndroms. Die Verordnungen anticholinerg wirkender Spasmolytika zur Behandlung der Harninkontinenz verbleiben auf dem 2014 erreichten Plateau; das Ausmaß des therapeutischen Nutzens dieser Substanzen wird seit langem kontrovers diskutiert.

Urologika werden zur Behandlung von Miktionsstörungen im weitesten Sinne angewandt, denen Störungen der Blase und – bei Männern – der Prostata sowie verschiedene andere urologische Erkrankungen zugrunde liegen. Die beiden wichtigsten Arzneimittelgruppen sind Prostatamittel (Alpha$_1$-Rezeptorenblocker, 5α-Reduktasehemmer) und urologische Spasmolytika (◻ Abbildung 45.1). Das Verordnungsvolumen der gesamten Indikationsgruppe hat 2017 gegenüber dem Vorjahr wieder leicht zugenommen (+1,6%) (siehe ▶ Tabelle 1.2).

45.1 Prostatamittel

Die benigne Prostatahyperplasie ist eine Veränderung, die ab einem Alter von 65 Jahren bei 50% aller Männer auftritt. Ohne subjektive Beschwerden oder klinisch relevante Obstruktion bedarf sie keiner Therapie. Bei der Hälfte der betroffenen Patienten kommt es allerdings im weiteren Verlauf zu einer behandlungsbedürftigen Blasenentleerungsstörung mit Nykturie, zu Restharnbildung und Überlaufblase bis hin zur Harninkontinenz. Das klinische Bild wird als LUTS (lower urinary tract symptoms) zusammengefasst. Symptome, Pathophysiologie, objektiv quantifizierbare somatische Befunde, subjektive Symptomatik sowie Progredienz dieser Erkrankung weisen eine große interindividuelle Varianz auf, was die vergleichende Beurteilung klinischer Studien erschwert. Die Bezeichnung benignes Prostata-Syndrom ist der Überbegriff für die symptomatischen Störungen und wird je nach pathophysiologischem Hintergrund in Prostatavergrößerung, Prostataobstruktion oder Blasenauslassobstruktion unterschieden.

Die therapeutische Vorgehensweise ist in der aktuellen Leitlinie der European Association of Urology zusammengefasst (Gratzke et al. 2015). Bei milder Symptomatik ist beobachtendes Zuwarten („watchful waiting") gerechtfertigt. Als Standardverfahren bei vergrößerter Prostata und deutlicher Symptomatik (zunehmendes Restharnvolumen und rezidivierende Harnverhaltungen) gilt die trans-

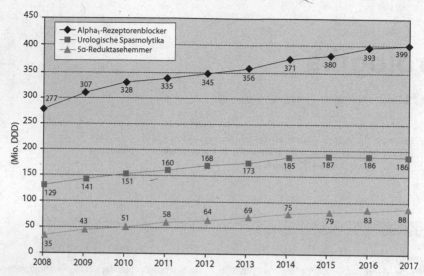

● **Abbildung 45.1 Verordnungen von Urologika 2008 bis 2017.** Gesamtverordnungen nach definierten Tagesdosen.

urethrale Resektion der Prostata. Alternativen sind zahlreiche andere Behandlungsverfahren (z. B. Laserkoagulation, Laserresektion, transurethrale Mikrowellentherapie). Mit selektiven Inhibitoren adrenerger Alpha$_1$-Rezeptoren sowie des Enzyms 5α-Reduktase (bei Überwiegen der Prostatavergrößerung) stehen medikamentöse Therapieoptionen zur Verfügung, die bei leichter bis mäßiger Symptomatik, zumindest in der Zeit bis zur Operation, eine wirksame Behandlung möglich machen. Da die medikamentösen Strategien in der Regel zu symptomatischen Verbesserungen führen, muss vor Behandlungsbeginn eine differenzierte urologische Beurteilung erfolgen, da sonst eine bisher asymptomatische, aber ausgeprägte Obstruktion außer Kontrolle geraten kann.

45.1.1 Adrenerge Alpha$_1$-Rezeptorenblocker

Adrenerge Alpha$_1$-Rezeptorenblocker werden aufgrund ihrer vasodilatierenden Wirkungen seit langem als Antihypertensiva eingesetzt (▶ Kapitel 17). Daneben blockieren sie die Alpha$_1$-Rezeptoren in der glatten Muskulatur der Prostata und des Blasenhalses, so dass der Urinfluss ansteigt und das Restharnvolumen sinkt. Aufgrund der besseren kardiovaskulären Verträglichkeit werden bei LUTS aus-

schließlich selektive Alpha$_1$-Rezeptorenblocker wie Tamsulosin eingesetzt. Ausreichend lange Eliminationshalbwertszeiten oder galenische Retardierung erlauben bei allen verfügbaren Substanzen eine tägliche Einmaldosierung. Trotz der hohen Zahl klinischer Untersuchungen zu den Alpha$_1$-Rezeptorenblockern ist aufgrund der Heterogenität in Design und methodischer Qualität die Datenlage unübersichtlich. Im Wesentlichen sind Steigerungen der Urinflussrate um 20–35% nachgewiesen worden, wobei vergleichende Studien oder Übersichten einmal weniger (Chapple 1996), einmal mehr (Djavan und Marberger 1999, Tsujii 2000) Unterschiede zwischen den einzelnen Substanzen berichten. In der Mehrzahl der Studien zeigen sich auch in den Placeboarmen erhebliche Responderraten, so dass die absoluten Unterschiede eher gering sind.

Die selektiven Alpha$_1$-Rezeptorenblocker haben auch 2017 den seit über einem Jahrzehnt zu beobachtenden Verordnungszuwachs fortgesetzt (● Abbildung 45.1) und stellen einen Anteil von fast 60% am DDD-Volumen der gesamten Indikationsgruppe der Urologika dar. Tamsulosin hat seine führende Position mit knapp 90 % der Verordnungen dieser Wirkstoffgruppe behauptet. Das ähnlich preisgünstige Alfuzosin verzeichnete einen geringen Verordnungsanstieg, die etwas teureren Terazosinpräparate jedoch nicht (● Tabelle 45.1). Das zuletzt eingeführte Silodosin (Urorec) zeigt im

◻ **Tabelle 45.1 Verordnungen von Alpharezeptorenblockern 2017.** Angegeben sind die 2017 verordneten Tagesdosen, die Änderungen gegenüber 2016 und die mittleren Kosten je DDD 2017.

Präparat	Bestandteile	DDD Mio.	Änderung %	DDD-Nettokosten €
Tamsulosin				
Tamsulosin BASICS	Tamsulosin	168,2	(−14,0)	0,23
Tamsulosin-1 A Pharma	Tamsulosin	37,0	(+128,1)	0,22
Tamsulosinhydrochl. Heumann	Tamsulosin	25,1	(+493,8)	0,22
Tamsulosin AbZ	Tamsulosin	22,7	(+15,3)	0,18
Tamsublock	Tamsulosin	22,6	(−2,5)	0,21
Tamsulosin AL	Tamsulosin	19,8	(−9,1)	0,23
Tamsulosin-ratiopharm	Tamsulosin	15,3	(+4,0)	0,26
Tadin	Tamsulosin	14,2	(−20,4)	0,26
Tamsulosin Aurobindo	Tamsulosin	4,3	(+38,6)	0,21
Tamsulosin Aristo	Tamsulosin	3,8	(+0,7)	0,21
Tamsunar	Tamsulosin	3,5	(−9,4)	0,21
Tamsulosin Uropharm	Tamsulosin	2,4	(−1,7)	0,21
Tamsulosin HEXAL	Tamsulosin	2,3	(−9,7)	0,26
Tamsulosin Esparma	Tamsulosin	2,2	(−14,1)	0,21
Tamsulosin STADA	Tamsulosin	2,2	(−13,2)	0,21
Tamsu Astellas	Tamsulosin	1,3	(−16,6)	0,27
		347,0	(+3,4)	0,23
Terazosin				
Tera TAD	Terazosin	2,2	(+0,9)	0,34
Terazosin Aristo	Terazosin	1,7	(+46,2)	0,32
Terablock	Terazosin	1,4	(−28,8)	0,39
		5,3	(−0,4)	0,35
Alfuzosin				
Alfuzosin Zentiva	Alfuzosin	15,1	(+43,3)	0,20
Alfuzosin Winthrop	Alfuzosin	9,0	(−45,9)	0,25
Alfuzosin AbZ	Alfuzosin	4,4	(+27,6)	0,20
Alfuzosin Aurobindo	Alfuzosin	2,4	(>1000)	0,20
		31,1	(+1,0)	0,22
Weitere Alpharezeptorenblocker				
Urorec	Silodosin	5,0	(+7,8)	0,31
Summe		388,3	(+3,2)	0,23

Vergleich zu Tamsulosin keine höhere Wirksamkeit, dafür aber häufiger (14% vs. 2%) die für diese Wirkstoffgruppe typische Nebenwirkung Erektionsstörung (Chapple et al. 2011), die früher als „retrograde Ejakulation" beschrieben wurde. Nach mehrfachen Preissenkungen hat *Urorec* seinen Verordnungsanteil erneut steigern können, ist aber immer noch teurer als Tamsulosin und spielt beim Verordnungsvolumen eine untergeordnete Rolle (◻ Tabelle 45.1). Doxazosin taucht schon seit Jahren nicht mehr unter den 3000 am häufigsten verordneten Arzneimitteln auf.

Nach einem systematischen Review haben alle Alpha₁-Rezeptorenblocker eine vergleichbare

◻ **Tabelle 45.2** Verordnungen von 5α-Reduktasehemmern 2017. Angegeben sind die 2017 verordneten Tagesdosen, die Änderungen gegenüber 2016 und die mittleren Kosten je DDD 2017.

Präparat	Bestandteile	DDD Mio.	Änderung %	DDD-Nettokosten €
Finasterid				
Finasterid Aurobindo	Finasterid	21,3	(+100,2)	0,52
Finasterid Heumann	Finasterid	18,4	(−0,2)	0,52
Finasterid Winthrop	Finasterid	5,8	(−52,1)	0,63
Finural	Finasterid	5,4	(−6,0)	0,63
Finasterid AbZ	Finasterid	2,2	(−24,9)	0,52
Finasterid Bluefish	Finasterid	1,8	(−33,9)	0,51
		55,1	(+4,2)	0,54
Dutasterid				
Duodart	Tamsulosin Dutasterid	26,5	(+16,8)	1,08
Summe		81,5	(+8,0)	0,72

Wirksamkeit bei der symptomatischen Behandlung des benignen Prostatasyndroms (Milani und Djavan 2005). In Kurzzeitstudien über 2–3 Monate verbesserten sie den Gesamtsymptomenscore um 30–45% und die maximale Urinflussrate um 15–30% gegenüber den Ausgangswerten. Dabei hatten Alfuzosin (10 mg/Tag) und Tamsulosin (0,4 mg/Tag) eine etwas bessere kardiovaskuläre Verträglichkeit als Doxazosin und Terazosin, während Tamsulosin häufiger Ejakulationsstörungen (s. o.) auslöste.

Kontrollierte Langzeitstudien zu Alpharezeptorenblockern bei der benignen Prostatahyperplasie liegen nur für Doxazosin vor. In einer Vergleichsstudie über 52 Wochen an 1095 Männern hatte Doxazosin einen stärkeren Effekt auf die maximale Harnflussrate und den Internationalen Prostata Symptomenscore (IPSS) als Placebo und Finasterid, am wirksamsten aber war die Kombination von Doxazosin und Finasterid (Kirby et al. 2003). Durch die Ergebnisse der MTOPS- sowie der COMBAT-Studie (siehe unten) verfügen Doxazosin und Tamsulosin über zusätzliche Evidenz für die Langzeitbehandlung der benignen Prostatahyperplasie.

45.1.2 5α-Reduktasehemmer

Hemmstoffe des in zwei Isoformen (Typ 1 und 2) vorkommenden Enzyms 5α-Reduktase verringern die Umwandlung von Testosteron in Dihydrotestosteron, welches das primäre Androgen der Prostata ist und für die Zunahme des Prostatavolumens verantwortlich gemacht wird. Die Reduktion der Prostatavolumina, der LUTS Symptomatik sowie die Senkung des PSA-Wertes mit Hemmstoffen der 5α-Reduktase zeigten sich in einer Metaanalyse sechs relevanter klinischer Studien (Boyle et al. 1996). Gemäß den oben erwähnten Therapieempfehlungen ist ein Erfolg der Therapie mit 5α-Reduktasehemmern vor allem bei Prostatavolumina über 40 ml zu erwarten. Finasterid hat nach stetiger Verordnungszunahme in den Vorjahren auch in 2017 noch einmal leicht zugelegt (◻ Tabelle 45.2).

Außerdem ist in dieser Gruppe noch Dutasterid in Form einer fixen Kombination mit Tamsulosin (*Duodart*) vertreten, das im Gegensatz zu Finasterid zusätzlich auch den Typ 1 der 5α-Reduktase hemmt. Eine einjährige direkte Vergleichsstudie der beiden Wirkstoffe hat allerdings nachgewiesen, dass es keine Unterschiede im Wirkungs- oder Nebenwirkungsprofil gibt (Nickel et al. 2011).

Während früher lediglich die 5α-Reduktase-vermittelte Aktivierung von Testosteron zu Dihy-

Irotestosteron betrachtet wurde, ist in den letzten Jahren die ebenfalls durch sie bedingte Umwandlung von Progesteron, Desoxycorticosteron, Aldosteron und Corticosteron in deren entsprechende 5α-Dihydroderivate in den Fokus gerückt. Diese sind Substrate der 3α-Hydroxysteroid-Dehydrogenase, die wiederum die Bildung von neuroaktiven Steroidhormonen katalysiert. Dies lässt einige bekannte, aber in ihrem Mechanismus bisher nicht vollständig verstandenen Nebeneffekte in neuem Licht erscheinen (Traish et al. 2015). Zwei große klinische Studien zur Prävention des Prostatakarzinoms mit den beiden 5α-Reduktasehemmern waren allerdings enttäuschend, da die Inzidenz des höhergradigen Prostatakarzinoms (Gleason Score 7–10) gegenüber den jeweiligen Placebogruppen erhöht und nicht etwa erniedrigt war (Thompson et al. 2003, Andriole et al. 2010). Deshalb sollen Patienten hinsichtlich des Risikos eines Prostatakarzinoms regelmäßig überprüft werden. Darüber hinaus wurde in einem aktuellen Rote-Hand-Brief auf mögliche Nebenwirkungen finasteridhaltiger Arzneimitteln (sexuelle Dysfunktionen, psychische Symptome bzw. Störungen) hingewiesen (Arzneimittelkommission der deutschen Ärzteschaft 2018).

45.1.3 Kombinationstherapie

Aufgrund der unterschiedlichen pharmakodynamischen Mechanismen kann in ausgewählten Fällen die Kombination von Alpha$_1$-Rezeptorblockern und 5α-Reduktaseinhibitoren eine komplementäre Wirkung entfalten. Für zwei solcher Kombinationen liegen mehrjährige Vergleichsstudien vor. Durch eine Kombinationstherapie mit Doxazosin und Finasterid wurde die klinische Progression bei Patienten mit symptomatischer benigner Prostatahyperplasie nach 4,5 Jahren im Vergleich zu Placebo deutlich stärker (–66%) gesenkt als durch die jeweiligen Einzelkomponenten (39% bzw. 34%) (McConnell et al. 2003, MTOPS). Nahezu identische Ergebnisse lieferten Dutasterid und Tamsulosin sowie deren Kombination über einen Zeitraum von 4 Jahren (Roehrborn et al. 2010, CombAT).

Nur Dutasterid ist bisher als Fixkombination mit Tamsulosin verfügbar (*Duodart*). Es konnte in 2017 deutlich zulegen und stellt inzwischen ein Drittel der Verordnungen von Präparaten mit 5α-Reduktaseinhibitoren (◘ Tabelle 45.2) dar. Seine DDD-Nettokosten (1,08 €) liegen höher als die freie Kombination preisgünstiger Generika von Finasterid und Tamsulosin (knapp 0,70 €).

45.2 Urologische Spasmolytika

Urologische Spasmolytika werden zur Behandlung der Harninkontinenz eingesetzt. Die anticholinerge Wirkung dieser Medikamente soll in der Blase hauptsächlich den Detrusortonus senken. Bei der Beurteilung der therapeutischen Wirksamkeit urologischer Spasmolytika muss die heterogene Ätiologie der Blasenfunktionsstörung beachtet werden, da sich daraus unterschiedliche Effizienzraten ableiten. So ist bei erhöhter Detrusoraktivität infolge neurologischer Erkrankungen, die mit Drang- oder Reflexinkontinenz einhergeht (Hyperreflexie), eine höhere Wirksamkeit von Anticholinergika zu erwarten als bei instabiler Blase, die beispielsweise der weit verbreiteten Inkontinenz geriatrischer Pflegepatienten zugrunde liegt. Bei Überlaufinkontinenz (z. B. durch Prostatahyperplasie) oder Belastungsinkontinenz (z. B. durch Sphinkterinsuffizienz) sollten Behandlungen mit kausalem Therapieziel immer differentialtherapeutische Priorität erhalten. Bei der häufigen Dranginkontinenz können Harnwegsentzündungen vorliegen, die einen kausalen Behandlungsansatz ermöglichen. In jedem Fall sollte die Entscheidung zur Behandlung der Harninkontinenz auf gründlicher Anamnese und suffizienter Differentialdiagnostik einschließlich des Ausschlusses eines Blasentumors beruhen, im Idealfall auf einer Untersuchung der Urodynamik.

Die Heterogenität der Symptomatik, die Vielfalt der pathophysiologischen Faktoren sowie ein Mangel an differentialdiagnostischen Erwägungen bei der Definition von Ein- und Ausschlusskriterien sind vermutlich die Ursache dafür, dass sich trotz einer wachsenden Zahl von klinischen Studien kein eindeutiges Bild des therapeutischen Stellenwertes von anticholinergen Spasmolytika in der Behandlung der Harninkontinenz ergibt. Erschwert wird die Quantifizierung von Therapieeffekten zudem durch die relativ hohen Ansprechraten in den Placeboarmen. Dies betont den Wert einer intensiven therapeutischen Betreuung dieser Patienten, z. B. durch spezielles Verhaltenstraining (Physiotherapie). In Übersichtsarbeiten sind die verschiedenen therapeutischen Situationen sowie die zur Inkontinenzbehandlung verfügbaren Substanzen ausführlich beschrieben (Thüroff et al. 1998, Grünewald 2005).

Die Einschätzung eines begrenzten therapeutischen Nutzens der spasmolytischen Anticholinergika wird durch systematische Reviews unterstrichen: Sie kommen zwar zu dem Schluss, dass die Reduktion der Symptomatik durch diese Präparate im Vergleich zu Placebo statistisch signifikant ist, dass aber das Effektausmaß insgesamt gering ist und die Lebensqualität nur unerheblich beeinflusst wird. Darüber hinaus bilden sich klinisch relevante Unterschiede zwischen den Substanzen nicht ab (Hay-Smith et al. 2005, Alhasso et al. 2006, Nabi et al. 2006). Nichtmedikamentöse Verfahren bleiben daher Therapie der ersten Wahl für die verschiedenen Inkontinenzformen, zu ihrer Ergänzung kann ein Therapieversuch mit Anticholinergika angezeigt sein.

Das Verordnungsvolumen der urologischen Spasmolytika stagniert seit wenigen Jahren, allerdings auf hohem Niveau. Gegenüber 2008 hat es um ca. 40% zugenommen (◘ Abbildung 45.1). Ein erneuter Anstieg in der nächsten Dekade ist nicht auszuschließen, da die Prävalenz der Harninkontinenz bei beiden Geschlechtern mit zunehmendem Alter ansteigt (Milsom et al. 2014).

Über ein Drittel der Verordnungen entfällt auf Trospiumchlorid, das als parasympatholytisches Spasmolytikum bei vegetativ bedingten Blasenfunktionsstörungen sowie bei gastrointestinalen Spasmen der glatten Muskulatur eingesetzt wird. Deutlich geringere Verordnungsvolumina haben zwei weitere ältere Anticholinergika. Oxybutynin ist aufgrund seiner breiten Datenbasis nach wie vor als therapeutischer Standard dieser Gruppe anzusehen. 2017 wies es einen Verordnungsrückgang auf (◘ Tabelle 45.3). Das transdermale Oxybutininpräparat Kentera ist weiterhin das führende Präparat dieser Gruppe, obwohl es mehr als doppelt so hohe DDD-Kosten aufweist und belastbare Überlegenheitsbeweise fehlen. Propiverin hat neben seiner anticholinergen Wirkung einen zusätzlichen muskulotropen Effekt und zeigte in einer Vergleichsstudie mit Oxybutynin weniger anticholinerge Nebenwir-

kungen (Madersbacher et al. 1999). Von den Präparaten mit dem Wirkstoff Tolterodin erreichen die Liste der 3000 am häufigsten verordneten Arzneimittel nur noch Generika (◘ Tabelle 45.3). Im Vergleich zu Oxybutynin hat Tolterodin etwas geringere anticholinerge Nebenwirkungen, was aber nach den Daten einer Metaanalyse zumindest bei Dranginkontinenz mit einer signifikant geringeren therapeutischen Wirksamkeit einherging. Dies deutet auf nicht äquieffektive Dosierungen in den Vergleichsstudien hin (Harvey et al. 2003).

Mit dem Anspruch einer geringeren Rate anticholinerger Nebenwirkungen sind die beiden vorzugsweise an den M_3-Acetylcholinrezeptor der Blase bindenden Antagonisten Solifenacin (Vesicur) und Darifenacin (*Emselex*) zur symptomatischen Therapie von Dranginkontinenz, Pollakisurie und imperativem Harndrang bei überaktiver Blase vor 10 Jahren eingeführt worden. Für beide Substanzen wurde in kurzen Phase III-Studien eine im Vergleich zu Placebo höhere Wirksamkeit bei ähnlicher Nebenwirkungsrate wie unter Tolterodin beschrieben (Chapple et al. 2004, Haab et al. 2004). Ein Cochrane-Review über 86 Studien an 31249 Patienten mit überaktiver Blase zeigte eine Überlegenheit von Solifenacin gegenüber Tolterodin bezüglich Inkontinenzperioden, Drangepisoden und Lebensqualität (Madhuvrata et al. 2012). Solifenacin hat sich seitdem zum führenden Wirkstoff der neueren Anticholinergika entwickelt und legte nach deutlicher Preisreduktion im Zuge der Festbetragsgruppenbildung für urologische Spasmolytika (Bundesministerium für Gesundheit 2015) 2017 noch einmal 5,4% im Verordnungsvolumen zu (◘ Tabelle 45.3).

Fesoterodin (*Toviax*) ist ein eng verwandtes Molekülanalogon von Tolterodin, das in einem Cochrane-Review bei Patienten mit überaktiver Blase eine Überlegenheit gegenüber Tolterodin bezüglich Inkontinenzperioden, Drangepisoden und Lebensqualität gezeigt hat (Madhuvrata et al. 2012). Nachdem sein Preis nach der Festbetragsgruppenbildung für urologische Spasmolytika nicht gesenkt wurde und die Patienten eine Zuzahlung leisten müssen, taucht es 2017 nicht mehr auf der Liste der 3000 am häufigsten verordneten Präparate auf.

Mit Duloxetin wurde vor wenigen Jahren ein selektiver Serotonin-Noradrenalin-Rückaufnahme-

◨ **Tabelle 45.3 Verordnungen von urologischen Spasmolytika 2017.** Angegeben sind die 2017 verordneten Tagesdosen, die Änderungen gegenüber 2016 und die mittleren Kosten je DDD 2017.

Präparat	Bestandteile	DDD Mio.	Änderung %	DDD-Nettokosten €
Trospiumchlorid				
Spasmex	Trospiumchlorid	31,9	(+9,7)	0,77
Spasmolyt	Trospiumchlorid	22,5	(−12,1)	0,93
Urivesc	Trospiumchlorid	7,9	(−8,9)	0,43
Trospi	Trospiumchlorid	3,8	(+5,9)	0,79
		66,1	(−1,3)	0,79
Oxybutynin				
Kentera	Oxybutynin	3,2	(−2,3)	1,57
Oxybutynin HCl Aristo	Oxybutynin	2,7	(+67,6)	0,64
Oxybutynin AbZ	Oxybutynin	1,1	(−52,3)	0,63
Oxybugamma	Oxybutynin	0,61	(−7,8)	0,74
Oxybutynin-ratiopharm	Oxybutynin	0,59	(−17,9)	0,87
Oxybutynin AL	Oxybutynin	0,57	(+7,9)	0,60
		8,8	(−4,0)	0,99
Propiverin				
Mictonorm/Mictonetten	Propiverin	18,4	(+10,6)	0,81
Propiverin AL	Propiverin	3,6	(+2,3)	1,13
Propiverin Aristo	Propiverin	0,69	(+78,7)	1,18
		22,7	(+10,4)	0,87
Tolterodin				
Tolterodin Pfizer	Tolterodin	2,7	(−37,7)	0,84
Tolterodin-1 A Pharma	Tolterodin	1,6	(+26,1)	0,91
Tolterodin PUREN	Tolterodin	1,3	(neu)	0,89
		5,6	(+0,6)	0,87
Andere Spasmolytika				
Vesikur	Solifenacin	62,3	(+5,4)	0,58
Emselex	Darifenacin	11,1	(−9,0)	0,56
Betmiga	Mirabegron	1,5	(+451,9)	1,01
Duloxetin Glenmark uro	Duloxetin	1,1	(+330,0)	2,28
Cialis	Tadalafil	0,75	(+28,2)	6,24
Yentreve	Duloxetin	0,54	(−61,3)	3,30
		77,4	(+4,7)	0,68
Summe		180,5	(+2,5)	0,77

Inhibitor (SNRI) zur Inkontinenzbehandlung eingeführt. Eine große internationale Zulassungsstudie (Millard et al. 2004) zeigte bei Patientinnen mit Stressinkontinenz lediglich eine Überlegenheit gegenüber Placebo. Übelkeit war die häufigste Nebenwirkung und hauptsächlich für den Studienabbruch von ca. 20% der Patientinnen im Duloxetin-Arm verantwortlich. Diese schlechte Verträglichkeit zeigt sich offensichtlich auch im Praxisalltag: Im Vergleich zu den anderen Wirkstoffen dieser Indikationsgruppe bleibt das Verordnungsvolumen dieser nicht nachvollziehbar teuren, auch als Anti-

◘ **Tabelle 45.4 Verordnungen von Urolithiasismitteln und Kathetermitteln 2017.** Angegeben sind die 2017 verordneten Tagesdosen, die Änderungen gegenüber 2016 und die mittleren Kosten je DDD 2017.

Präparat	Bestandteile	DDD Mio.	Änderung %	DDD-Nettokosten €
Urolithiasismittel				
Blemaren N	Citronensäure Kaliumhydrogencarbonat Natriumcitrat	1,1	(+0,6)	1,29
Blanel Brause	Kalium-Natrium-hydrogencitrat	0,70	(+1,1)	1,11
Uralyt-U	Kalium-Natrium-hydrogencitrat	0,47	(+1,7)	1,20
Reducto-Spezial	Kaliumhydrogenphosphat Natriumhydrogenphosphat	0,22	(+1,8)	1,64
		2,5	(+1,0)	1,25
Kathetermittel				
Instillagel	Lidocain Chlorhexidindigluconat	0,62	(−5,6)	1,45
Summe		3,1	(−0,4)	1,29

depressivum zugelassenen Substanz (Cymbalta siehe ▶ Tabelle 41.4) vernachlässigbar.

Nach Marktrücknahme aufgrund gescheiterter Preisverhandlungen erneut im Handel ist Mirabegron (*Betmiga*), der erste Vertreter der Beta-3-Adrenozeptoragonisten, der 2014 zugelassen wurde. Nach Fehlen signifikanter Vorteile gegenüber Tolterodin (Chapple et al. 2013, TAURUS) hatte der G-BA keinen Zusatznutzen für Mirabegron gesehen (Gemeinsamer Bundesausschuss 2014). Im Verordnungsvolumen spielt Mirabegron keine Rolle (◘ Tabelle 45.3).

45.3   Urolithiasis- und Kathetermittel

Wie in den Vorjahren sind in dieser Arzneimittelgruppe auch 2017 nur wenige Präparate unter den 3000 meistverordneten Arzneimitteln zu finden: Das lokalanästhesierende und oberflächendesinfizierende Kathetermittel *Instillagel* sowie vier Urolithiasismittel, eines mit Hydrogenphosphat (*Reducto-Spezial*) und drei citrathaltige (*Blemaren N, Blanel Brause, Uralyt-U*) (◘ Tabelle 45.4). Citrathaltige Präparate erhöhen die renale Bikarbonatausscheidung und bewirken dadurch eine Harnalkalisierung. Sie werden zur Prophylaxe von Cystin- und Harnsäuresteinen eingesetzt. Zusätzlich kann durch

sie eine Hypocitraturie, die mit einem erhöhten Risiko für calciumhaltige Nierensteine einhergeht, korrigiert werden.

Literatur

Alhasso AA, McKinlay J, Patrick K, Stewart L (2006): Anticholinergic drugs versus non-drug active therapies for overactive bladder syndrome in adults. Cochrane Database Syst Rev. 2006; 4: CD003193

Andriole GL, Bostwick DG, Brawley OW, Gomella LG, Marberger M, Montorsi F, Pettaway CA, Tammela TL, Teloken C, Tindall DJ, Somerville MC, Wilson TH, Fowler IL, Rittmasster R (2010): Effect of dutasteride on the risk of prostate cancer. N Engl J Med 362: 1192–1202

Arzneimittelkommission der deutschen Ärzteschaft (2018): Mögliche Risiken bei der Anwendung finasteridhaltiger Arzneimittel (1 mg und 5 mg Dosierung) sowie Empfehlungen zur Aufklärung Ihrer Patienten. Internet: https://www.akdae.de/Arzneimittelsicherheit/RHB/index.html

Boyle P, Gould AL, Roehrborn CG (1996): Prostate volume predicts outcome of treatment of benign prostatic hyperplasia with finasteride: meta-analysis of randomized clinical trials. Urology 48: 398–405

Bundesministerium für Gesundheit (2015): Bekanntmachung eines Beschlusses des Gemeinsamen Bundesausschusses über eine Änderung der Arzneimittel-Richtlinie (AM-RL): Anlage IX – Festbetragsgruppenbildung Anlage X – Aktualisierung von Vergleichsgrößen, Urologische Spasmolytika, Gruppe 1, in Stufe 3 nach § 35 Absatz 1 des Fünften Buches Sozialgesetzbuch (SGB V) vom 15. Oktober

2015 veröffentlicht am Mittwoch, 2. Dezember 2015 BAnz AT 02.12.2015 B2

Chapple CR (1996): Selective a_1-adrenoceptor antagonists in benign prostatic hyperplasia: rationale and clinical experience. Eur Urol 29: 129–144

Chapple CR, Kaplan SA, Mitcheson D, Klecka J, Cummings J, Drogendijk T, Dorrepaal C, Martin N (2013): Randomized double-blind, active-controlled phase 3 study to assess 12-month safety and efficacy of mirabegron, a β(3)-adrenoceptor agonist, in overactive bladder. Eur Urol 63: 296–305

Chapple CR, Rechberger T, Al-Shukri S, Meffan P, Everaert K, Huang M, Ridder A; YM-905 Study Group (2004): Randomized, double-blind placebo- and tolterodine-controlled trial of the once-daily antimuscarinic agent solifenacin in patients with symptomatic overactive bladder. Brit J Urol Int. 93: 303–310

Chapple CR, Montorsi F, Tammela TL, Wirth M, Koldewijn E, Fernández Fernández E; European Silodosin Study Group (2011): Silodosin therapy for lower urinary tract symptoms in men with suspected benign prostatic hyperplasia: results of an international, randomized, double-blind, placebo- and active-controlled clinical trial performed in Europe. Eur Urol. 59: 342–352

Djavan B, Marberger M (1999): A meta-analysis on the efficacy and tolerability of alpha1-adrenoceptor antagonists in patients with lower urinary tract symptoms suggestive of benign prostatic obstruction. Eur Urol 36: 1–13

Gemeinsamer Bundesausschuss, Beschlusstext Mirabegron. https://www.g-ba.de/downloads/39 261 2099/2014 11 20_AM-RL-XII_Mirabegron_2014-06-01-D-110_BAnz.pdf

Gratzke C, Bachmann A, Descazeaud A, Drake MJ, Madersbacher S, Mamoulakis C, Oelke M, Tikkinen KAO, Gravas S (2015): EAU Guidelines on the Assessment of Non-neurogenic Male Lower Urinary Tract Symptoms including Benign Prostatic Obstruction. Eur Urol 67: 1099–1110

Grünewald V (2005): Pharmakologische Therapie von neurogenen Harnblasenfunktionsstörungen. In: Truß MC et al: Pharmakotherapie in der Urologie. Springer Medizin Verlag Heidelberg, S. 383–311

Haab F, Stewart L, Dwyer P (2004): Darifenacin, an M3 selective receptor antagonist, is an effective and well-tolerated once-daily treatment for overactive bladder. Eur Urol 45: 420–429

Harvey M-A, Baker K, Wells GA (2003): Tolterodine versus oxybutynin in the treatment of urge urinary incontinence: A meta-analysis. Am J Obstet Gynecol 185: 56–61

Hay-Smith J, Herbison P, Ellis G, Morris A (2005): Which anticholinergic drug for overactive bladder symptoms in adults. Cochrane Database Syst Rev. 2005; 3: CD005429

Kirby RS, Roehrborn C, Boyle P, Bartsch G, Jardin A, Cary MM, Sweeney M, Grossman EB and the Prospective European Doxazosin and Combination Therapy Study Investigators (2003): Efficacy and tolerability of doxazosin and finasteride, alone or in combination, in treatment of symptomatic benign prostatic hyperplasia: the Prospective European Doxazosin and Combination Therapy (PRE-DICT) trial. Urology 61: 119–126

Madhuvrata P, Cody JD, Ellis G, Herbison GP, Hay-Smith EJ (2012): Which anticholinergic drug for overactive bladder symptoms in adults. Cochrane Database Syst Rev. 2012 Jan 18; 1: CD005429

Madersbacher H, Halaska M, Voigt R, Alloussi S, Höfner K (1999): A placebo-controlled, multicentre study comparing the tolerability and efficacy of propiverine and oxybutynin in patients with urgency and urge incontinence. BJU Int 84: 646–651

McConnell JD, Roehrborn CG, Bautista OM, Andriole GL Jr, Dixon CM, Kusek JW, Lepor H, McVary KT, Nyberg LM Jr, Clarke HS, Crawford ED, Diokno A, Foley JP, Foster HE, Jacobs SC, Kaplan SA, Kreder KJ, Lieber MM, Lucia MS, Miller GJ, Menon M, Milam DF, Ramsdell JW, Schenkman NS, Slawin KM, Smith JA; Medical Therapy of Prostatic Symptoms (MTOPS) Research Group (2003): The long-term effect of doxazosin, finasteride, and combination therapy on the clinical progression of benign prostatic hyperplasia. N Engl J Med 349: 2387–2398

Milani S, Djavan B (2005): Lower urinary tract symptoms suggestive of benign prostatic hyperplasia: latest update on alpha-adrenoceptor antagonists. BJU Int 95 (Suppl 4): 29–36

Millard RJ, Moore K, Rencken R, Yalcin I, Bump RC; Duloxetine UI Study Group (2004): Duloxetine vs placebo in the treatment of stress urinary incontinence: a four-continent randomized clinical trial. Brit J Urol Int 93: 311–318

Milsom I, Coyne KS, Nicholson S, Kvasz M, Chen CI, Wein AJ (2014): Global prevalence and economic burden of urgency urinary incontinence: a systematic review. Eur Urol 65: 79–95

Nabi G, Cody JD, Ellis G, Herbison P, Hay-Smith J (2006): Anticholinergic drugs versus placebo for overactive bladder syndrome in adults. Cochrane Database Syst Rev. 2006; 4: CD003781

Nickel JC, Gilling P, Tammela TL, Morrill B, Wilson TH, Rittmaster RS (2011): Comparison of dutasteride and finasteride for treating benign prostatic hyperplasia: the Enlarged Prostate International Comparator Study (EPICS). BJU Int 108: 388–394

Roehrborn CG, Siami P, Barkin J, Damião R, Major-Walker K, Nandy I, Morrill BB, Gagnier RP, Montorsi F; CombAT Study Group (2010): The effects of combination therapy with dutasteride and tamsulosin on clinical outcomes in men with symptomatic benign prostatic hyperplasia: 4-year results from the CombAT study. Eur Urol 57: 123–131

Thüroff JW, Chartier-Kastler E, Corcus J, Humke J, Jonas U, Palmtag H, Tanagho EA (1998): Medical treatment and medical side effects in urinary incontinence in the elderly. World J Urol 16 (suppl): S48–S61

Thompson IM, Goodman PJ, Tangen CM, Lucia M.S. ,Miller GJ, Ford LG, Lieber MM, Cespedes RD, Atkins JN, Lippman SM, Carlin SM, Ryan BA, Szczepanek CM, Ceowley JJ, Coltman CA (2003): The Influence of finasteride on the development of prostate cancer. N Engl J Med 349: 215–224

Traish AM, Melcangi RC, Bortolato M, Garcia-Segura LM,
    Zitzmann M (2015): Adverse effects of 5α-reductase
    inhibitors: What do we know, don't know, and need to
    know? Rev Endocr Metab Disord 16: 177–198
Tsujii T (2000): Comparison of prazosin, terazosin and tamsu-
    losin in the treatment of symptomatic benign prostatic
    hyperplasia: a short-term open, randomized multicenter
    study. Int J Urol 7: 199–205

Vitamine und Mineralstoffpräparate

Klaus Mengel und Katja Niepraschk-von Dollen

© Springer-Verlag GmbH Deutschland, ein Teil von Springer Nature 2018
U. Schwabe, D. Paffrath, W.-D. Ludwig, J. Klauber (Hrsg.), *Arzneiverordnungs-Report 2018*
https://doi.org/10.1007/978-3-662-57386-0_46

Auf einen Blick

Trend

Nach dem 2004 erfolgten Ausschluss nicht verschreibungspflichtiger Arzneimittel aus der vertragsärztlichen Versorgung werden in der Gruppe der Vitamine nahezu nur noch Vitamin-D-Präparate und Vitamin B_{12} (Cyanocobalamin) verordnet. Vitamin-D-Verordnungen haben seit 6 Jahren wieder deutlich zugenommen und liegen jetzt sogar höher als vor dem Verordnungsausschluss. Der Einsatz von Vitamin B_{12}-Präparaten nahm ebenfalls wieder langsam zu und hat den Stand von 2003 bereits übertroffen. Auch die Verordnungen der verschreibungsfreien Mineralstoffpräparate nahmen 2004 erheblich ab. Während die Verordnungen von Kaliumpräparaten seitdem aber wieder angestiegen sind, bewegen sich die Magnesiumverordnungen nach dem massiven Einbruch von 2004 seit mehreren Jahren auf konstant niedrigem Niveau. .

Bewertung

In der Gruppe der Vitamin-D-Präparate wird Colecalciferol zur Rachitisprophylaxe, zur Behandlung der Osteoporose und auch begleitend zu einer länger andauernden hochdosierten Steroidtherapie eingesetzt, während die Metaboliten Alfacalcidol und Calcitriol insbesondere bei Dialysepatienten indiziert sind. Vitamin B_{12} wird vorwiegend für die parenterale Therapie schwerwiegender Vitaminmangelzustände wie der perniziösen Anämie benötigt. Kaliumpräparate dienen der Korrektur eines höhergradigen Kaliummangels. Magnesiumpräparate sind in erster Linie bei Magnesiummangel indiziert, der aber bei der weiten Verbreitung von Magnesium in der Nahrung bei üblicher Kost selten ist.

Vitamine sind lebensnotwendige organische Verbindungen, die unter normalen Bedingungen in ausreichenden Mengen in der Nahrung für Erwachsene enthalten sind. Eine zusätzliche Gabe von Vitaminen ist nur bei ungenügender Zufuhr (z. B. Reduktionskost, Vegetarier), erhöhtem Bedarf (z. B. Säuglinge, Schwangere, Dialysepatienten) oder bei Resorptionsstörungen (z. B. perniziöse Anämie) indiziert (Übersicht bei Pietrzik et al. 2008). Der weitaus größte Anteil der verordneten Tagesdosen entfällt auf Vitamin-D-Präparate (◘ Abbildung 46.1). Nennenswerte Verordnungen erreichen außerdem Vitamin-B_{12}-Präparate. Weitere Vitamine werden in den Kapiteln Antianämika (Folsäure ► Kapitel 11) und Antithrombotika und Antihämorrhagika (Vitamin K ► Kapitel 18) dargestellt.

Hauptvertreter bei den Mineralstoffverordnungen sind Kalium- und Magnesiumpräparate. Calciumsalze sind eine weitere bedeutsame Gruppe, die schwerpunktmäßig als Basistherapeutika bei der Osteoporose eingesetzt werden und daher bei den Osteoporosemitteln besprochen werden (► Kapitel 39).

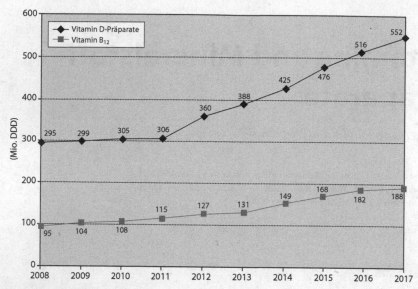

■ **Abbildung 46.1** Verordnungen von Vitamin D und Vitamin B$_{12}$ 2008 bis 2017. Gesamtverordnungen nach definierten Tagesdosen.

46.1 Vitamine

Nach dem Ausschluss nicht verschreibungspflichtiger Arzneimittel aus der vertragsärztlichen Versorgung durch das GKV-Modernisierungsgesetz im Jahre 2004 sind die Verordnungen der Vitaminpräparate zunächst drastisch gesunken. Vitamin-D-Präparate und Vitamin B$_{12}$ haben sich seitdem wieder erholt (■ Abbildung 46.1).

46.1.1 Vitamin D

Die Verordnungen von Vitamin-D-Präparaten sind nach dem 2004 eingetretenen Einbruch in den letzten sechs Jahren wieder deutlich angestiegen und haben das frühere Verordnungsvolumen (2003: 409 Mio. DDD) im Jahre 2017 mit 552 Mio. DDD sogar übertroffen (■ Abbildung 46.1). Grund könnte eine Klarstellung in den zugelassenen Ausnahmen zum gesetzlichen Verordnungsausschluss nach § 34 Abs. 1 Satz 2 SGB V (OTC-Übersicht) in der Arzneimittel-Richtlinie sein, die auch Vitamin-D-Monopräparate als verordnungsfähig aufführt. Die verordnungsstärksten Präparate sind wie in den letzten Jahren *Vigantol/Vigantoletten*. Auffällig ist seit Jahren die erneute Zunahme bei *Dekristol* mit hoch-

dosiertem Colecalciferol. Dieses Präparat wird auch mit 20 000 I.E./Kapsel zur einmaligen Anfangsbehandlung von Vitamin-D-Mangelzuständen angeboten, das deshalb höhere DDD-Kosten aufweist (■ Tabelle 46.1).

Vitamin D$_3$ (Colecalciferol) wird zur Rachitisprophylaxe, bei der Osteoporose als adjuvante Therapie zur Förderung der intestinalen Calciumresorption (siehe ▶ Kapitel 39, Osteoporosemittel) und zeitgleich zu einer länger andauernden hochdosierten Steroidtherapie verordnet. Säuglinge und Kleinkinder werden mit dem Vitamin substituiert, da der Gehalt der Muttermilch an Vitamin D häufig unzureichend ist. Säuglinge sollten pro Tag 10–12,5 µg (entspricht 400–500 I.E.) oral bekommen. Je nach Sonnenbestrahlung kann diese Dosis für Kinder nach dem ersten Lebensjahr auf nur noch 5 µg pro Tag entsprechend 200 I.E reduziert werden (Pietrzik et al. 2008). Ohne ausreichende endogene Bildung des Vitamins in der Haut können höhere Dosen erwogen werden.

Die Deutsche Gesellschaft für Ernährung (DGE) hat den Referenzwert für Vitamin D für gesunde Erwachsene auf 20 µg (entspricht 800 I.E.) pro Tag angehoben (Karsten 2012). Eine Versorgung kann über Sonnenlicht in der Haut oder durch eine tägliche Vitamin-D-Aufnahme erreicht wer-

◻ Tabelle 46.1 Verordnungen von Vitamin D-Präparaten 2017. Angegeben sind die 2017 verordneten Tagesdosen, die Änderungen gegenüber 2016 und die mittleren Kosten je DDD 2017.

Präparat	Bestandteile	DDD Mio.	Änderung %	DDD-Nettokosten €
Colecalciferol				
Vigantol/Vigantoletten	Colecalciferol	296,2	(+10,8)	0,04
Dekristol	Colecalciferol	132,8	(+19,3)	0,19
Vitamin D3 Hevert	Colecalciferol	9,4	(−25,8)	0,04
Vitagamma Vitamin D3	Colecalciferol	3,2	(−76,1)	0,04
Devit	Colecalciferol	2,1	(+311,1)	0,14
		443,7	(+9,5)	0,08
Dihydrotachysterol				
A.T. 10	Dihydrotachysterol	3,4	(−4,3)	1,55
Alfacalcidol				
Alfacalcidol Aristo	Alfacalcidol	2,9	(+93,1)	0,97
Alfacalcidol-1 A Pharma	Alfacalcidol	2,0	(−14,2)	1,03
Alfacalcidol HEXAL	Alfacalcidol	1,6	(−46,0)	1,06
Tevacidol	Alfacalcidol	1,3	(−22,8)	1,28
Einsalpha	Alfacalcidol	0,93	(+6,5)	2,27
		8,6	(−6,0)	1,18
Calcitriol				
Osteotriol	Calcitriol	4,0	(+26,0)	1,96
Decostriol	Calcitriol	2,6	(−2,3)	2,09
Calcitriol-GRY	Calcitriol	1,2	(+2,3)	1,77
Rocaltrol	Calcitriol	0,75	(−18,8)	2,30
		8,5	(+7,7)	2,00
Paricalcitol				
Paricalcitol HEXAL	Paricalcitol	0,63	(+19,4)	8,16
Zemplar	Paricalcitol	0,57	(−11,3)	9,41
		1,2	(+2,5)	8,76
Kombinationen				
Zymafluor D	Colecalciferol Natriumfluorid	42,0	(−4,0)	0,06
D-Fluoretten	Colecalciferol Natriumfluorid	34,5	(+1,6)	0,06
Fluor Vigantol/ Fluor Vigantoletten	Colecalciferol Natriumfluorid	9,0	(−14,1)	0,06
		85,5	(−3,0)	0,06
Summe		550,9	(+6,9)	0,15

den. Für ältere Menschen wird sogar eine Vitamin-D-Zufuhr von 10 bis maximal 50 µg/Tag (entspricht 400 bis 2000 I.E.) empfohlen, sofern keine maßvolle Sonnenlichtexposition durch körperliche Aktivität im Freien möglich ist (Glossmann 2011). Seit längerer Zeit ist bekannt, dass geriatrische Patienten häufig zu niedrige Serumspiegel des aktiven Metaboliten von Vitamin D (25-Hydroxy-colecalciferol = Calcifediol) als Zeichen eines Vitamin-D-Mangels aufweisen (Pietrzik et al. 2008, Schilling 2012). Die routinemäßige Messung von 25-Hydroxycolecalciferol bei asymptomatischen Patienten ist nicht hilfreich, aber teuer und wenig glaubwürdig (Sattar et al. 2012). Höhere monatliche Vitamin-D-Dosierungen (60 000 I.E. Vitamin D oder 24 000 I.E. Vitamin D_3 plus 300 µg Calcifediol) hatten bei Senioren keinen Nutzen für die Beweglichkeit der unteren Extremitäten, es resultierte sogar ein höheres Sturzrisiko gegenüber einer moderaten Dosierung von 24 000 I.E. pro Monat (Bischoff-Ferrari et al. 2016). In einer neuen Übersichtarbeit hatte eine Vitamin-D-Zufuhr keinen Effekt auf die meisten nichtskelettalen Störungen (kardiovaskuläre Krankheiten, Adipositas, Diabetes, affektive Störungen, Muskelfunktion, Tuberkulose, kolorektale Adenome oder Schwangerschaftsstörungen) (Autier et al. 2017). Darüber hinaus warnt die Arzneimittelkommission der deutschen Ärzteschaft (2017) vor der unkontrollierten Einnahme hochdosierter Vitamin-D-Präparate, da zwei Patienten eine ausgeprägte Hypercalcämie mit akutem Nierenversagen nach täglicher Einnahme solcher Präparate entwickelten, die sie sich ohne Rezept aus dem Internet besorgt hatten.

Die beiden Vitamin-D_3-Metabolite Alfacalcidol und Calcitriol haben eine andere therapeutische Anwendung als Colecalciferol. Calcitriol (1,25-Dihydroxycolecalciferol) ist die finale biologisch aktive Form des Vitamin D_3, das bei ungenügender renaler Synthese infolge fortschreitender Niereninsuffizienz mit renaler Osteopathie indiziert ist. Alternativ kann Alfacalcidol (1α-Hydroxycalciferol) eingesetzt werden, das in der Leber zu Calcitriol hydroxyliert wird. Beide Präparate sind im Vergleich zu Colecalciferol wesentlich teurer (◘ Tabelle 46.1).

Paricalcitol ist ein Derivat von Vitamin D_2, das in Deutschland zur parenteralen und oralen An-wendung verfügbar ist. Es hat ähnliche Indikationen wie Calcitriol, wenngleich die Betonung auf Seiten der Nebenschilddrüsenhemmung bei sekundärem Hyperparathyreoidismus liegt. Paricalcitol wurde mit dem Anspruch propagiert, bei Vorliegen eines Hyperparathyreoidismus als Folge einer schweren Niereninsuffizienz neben der Senkung der Parathormonkonzentration keine erhöhten Calciumwerte im Serum infolge einer verstärkten enteralen Resorption zu bewirken. Eine scheinbare Überlegenheit von Paricalcitol stützte sich auf retrospektive und unkontrollierte Untersuchungen, während eine prospektive Vergleichsuntersuchung mit Calcitriol keinen signifikanten Unterschied im primären Endpunkt zeigte (Sprague et al. 2003). Auch in einer randomisierten Crossover-Studie waren Alfacalcidol und Paricalcitol bei Hämodialysepatienten bezüglich der Suppression des sekundären Hyperparathyreoidismus gleich wirksam, wobei auch Calcium- und Phosphatwerte im angestrebten Bereich blieben (Hansen et al. 2011). Ein weiterer Vergleich von Calcitriol und Paricalcitol zeigte bei 90 Patienten mit chronischer Niereninsuffizienz über 24 Wochen ebenfalls keine unterschiedlichen Wirkungen auf Parathormon, alkalische Phosphatase und Calciumplasmawerte (Coyne et al. 2014). Das Originalpräparat Zemplar wurde seit Einführung der ersten Generika auch 2017 weniger verordnet und sogar von *Paricalcitol HEXAL* überflügelt (◘ Tabelle 46.1). Die Paricalcitolgenerika sind immer noch erheblich teurer als Calcitriolpräparate und damit genauso unwirtschaftlich wie Zemplar (▶ Tabelle 46.1).

Dihydrotachysterol (*A.T. 10*) ist ein Vitamin-D-Derivat, das schon 1933 auf den Markt kam und seit jeher bei idiopathischem und postoperativem Hypoparathyreoidismus mit mangelnder Calciummobilisierung und Tetanieneigung eingesetzt wird. Ziel ist die Steigerung der Calciumkonzentration im Blut durch erhöhte enterale Calciumaufnahme und Calciummobilisation aus dem Knochen. Das DDD-Volumen hat erneut etwas abgenommen(◘ Tabelle 46.1).

Seit langem spielt Fluorid in der Kariesprophylaxe bei Kleinkindern eine herausragende Rolle. Die Wirkung von systemisch zugeführtem Fluorid im Trinkwasser und Speisesalz sowie als Tabletten ist in zahlreichen Studien dokumentiert. In Deutschland ist das Trinkwasser nicht fluoriert, Speisesalz mit geingem Fluoridzusatz hingegen ist sehr verbreitet. Die topische Einwirkung von Fluorid auf den Zahnschmelz ist wichtiger als der systemische Effekt (Bowen 2002). Eine Fluoridsupplementierung mit Fluoridtabletten wird empfohlen, wenn die Zahnpflege nicht mit fluoridhaltiger Zahnpaste durchgeführt und auch kein fluoridhaltiges Speisesalz verwendet wird (Deutsche Gesellschaft für Zahn-, Mund- und Kieferheilkunde 2002, Pieper und Momeni 2006). Nach Meinung der Deutschen Akademie für Kinder- und Jugendmedizin ist die Verwendung entsprechender Zahnpasten aber erst nach dem 4. Lebensjahr sinnvoll. Zahnpastenreste können von kleinen Kindern verschluckt werden und enthalten ganz unterschiedliche Fluoridmengen (Bergmann und Niethammer 2007). Die Natriumfluorid-Lutschtabletten (je nach Alter 0,25 bzw. 0,5 mg) gelten neben einer fluoridfreien Zahnpasta im Kleinkindalter demnach als vorteilhaft. Die Verordnungen der Kombinationspräparate aber (Vitamin D_3 und Natriumfluorid) sind 2017 insgesamt weiter gesunken (◘ Tabelle 46.1). Damit ist die früher propagierte systemische Fluoridprophylaxe im Laufe der letzten 20 Jahre kontinuierlich durch topische Fluoridpräparate ersetzt worden, die fast ausschließlich von Zahnärzten verordnet werden (siehe Kapitel 47, Zahnärztliche Arzneiverordnungen, ▶ Abbildung 47.1).

46.1.2 Vitamin B_{12}

Vitamin B_{12} (Cyanocobalamin) wird vorwiegend für die parenterale Behandlung der perniziösen Anämie benötigt, bei der infolge des Mangels an Intrinsic Factor eine orale Resorption nicht möglich ist. Gelegentlich können die damit verbundenen vielfältigen neurologischen Störungen (bis hin zu funikulärer Myelose) auch isoliert auftreten oder den hämatologischen Symptomen vorausgehen (Herrmann und Obeid 2008). Auch die langjährige Anwendung von Protonenpumpenhemmern war mit einem Vitamin-B_{12}-Mangel assoziiert (Lam et al. 2013).

Eine therapeutische Wirkung von Cyanocobalamin ist nur bei Vitamin-B_{12}-Mangel, aber nicht bei anderen Indikationen belegt (American Medical Association 1986, Alpers 2005). Auch der Einsatz

bei Hyperhomocysteinämie in Kombination mit Folsäure und Vitamin B_6 ist bezüglich therapeutischer Ziele (z. B. Überlebenschance) nicht gesichert, da ein Cochrane-Review über 12 kontrollierte Studien mit 47429 Patienten keinen Beleg für die Senkung des Homocysteinspiegels durch Vitaminsupplemente mit Cyanocobalamin (B_{12}), Folsäure (B_9) und Pyridoxin (B_6) für die Prävention kardiovaskulärer Ereignisse ergab (Marti-Carvajal et al. 2015). Cyanocobalamin ist nicht rezeptpflichtig und daher wie die meisten Vitaminpräparate generell nicht mehr zu Lasten der gesetzlichen Krankenkassen verordnungsfähig. Ausgenommen ist schwerwiegender Vitaminmangel, der durch eine entsprechende Ernährung nicht behoben werden kann. Die parenterale Behandlung der perniziösen Anämie und anderer schwerwiegender Mangelzustände ist also weiterhin erstattungsfähig. Die Verordnungszahlen haben sich nach dem 2004 erfolgten massiven Einbruch auf 80 Mio. DDD in den vergangenen Jahren wieder erholt (◘ Abbildung 46.1) und liegen seit 2016 sogar über dem DDD-Volumen von 2003 (171 Mio. DDD).

46.1.3 Vitaminkombinationen

Bei den Vitaminkombinationen führt nach wie vor mit Abstand das rezeptfreie *Dreisavit N* (◘ Tabelle 46.2), das zur oralen Vorbeugung eines kombinierten Mangels an B-Vitaminen und Vitamin C zugelassen ist. Eine vorbeugende Gabe wasserlöslicher Vitamine bei Erwachsenen ist nach den Arzneimittel-Richtlinien nur für Dialysepatienten erstattungsfähig. Die anderen Multivitaminpräparate (*Freka Vit wasserlöslich/fettlöslich, Cernevit, Soluvit N, Vitaliquid*) werden zunehmend zur Vitaminsubstitution im Rahmen einer parenteralen Ernährung eingesetzt. Insgesamt stiegen die verordneten Tagesdosen von Vitaminkombinationen an.

Viele Menschen nehmen hochdosierte Vitaminkombinationen als Antioxidantien ein, um ihre Gesundheit zu stärken oder Krankheiten zu verhindern. Nach einer Metaanalyse hatte die Supplementation mit B-Vitaminen keine signifikanten Effekte auf kardiovaskuläre Ereignisse, Mortalität oder Krebs (Clarke et al. 2011). In einer kontrollierten Studie an Patienten mit diabetischer Nephropathie

◘ **Tabelle 46.2 Verordnungen weiterer Vitaminpräparate 2017.** Angegeben sind die 2017 verordneten Tagesdosen, die Änderungen gegenüber 2016 und die mittleren Kosten je DDD 2017.

Präparat	Bestandteile	DDD Mio.	Änderung %	DDD-Nettokosten €
Vitamin B$_{12}$				
Vitamin B12 JENAPHARM	Cyanocobalamin	56,5	(+3,2)	0,01
Vitamin B12 Lichtenstein	Cyanocobalamin	50,8	(−0,7)	0,01
B12 Ankermann	Cyanocobalamin	17,6	(+19,0)	0,14
Vitamin B12 AAA Pharma	Cyanocobalamin	7,7	(+12,5)	0,01
Vitamin B 12 Depot Hevert	Hydroxocobalamin	6,5	(+10,8)	0,02
Vitamin-B12-ratiopharm	Cyanocobalamin	2,2	(−14,5)	0,11
		141,2	(+3,9)	0,03
Vitamin-Kombinationen				
Dreisavit N	Folsäure Biotin Ascorbinsäure Thiamin Riboflavin Pyridoxin Nicotinamid Calciumpantothenat	6,9	(+7,3)	0,28
Freka Vit wasserlöslich	Thiamin Riboflavin Nicotinamid Pyridoxin Natriumpantothenat Ascorbinsäure Biotin Folsäure Cyanocobalamin	0,71	(+8,9)	14,80
Freka Vit fettlöslich	Retinol Ergocalciferol Phytomenadion Tocopherol	0,59	(+6,7)	12,45
Cernevit	Retinolpalmitat Colecalciferol alpha-Tocopherol Ascorbinsäure Cocarboxylase Riboflavin Pyridoxin Cyanocobalamin Folsäure Dexpanthenol Biotin Nicotinamid	0,42	(−21,8)	25,26
Vitalipid	Retinol Ergocalciferol Phytomenadion Tocopherol	0,25	(+10,7)	14,20

■ Tabelle 46.2 Verordnungen weiterer Vitaminpräparate 2017 (Fortsetzung).

Präparat	Bestandteile	DDD Mio.	Änderung %	DDD-Nettokosten €
Soluvit N/-neu	Thiamin Riboflavin Nicotinamid Pyridoxin Natriumpantothenat Ascorbinsäure Biotin Folsäure Cyanocobalamin	0,24	(+1,6)	15,65
		9,1	(+5,5)	4,14
Summe		150,3	(+4,0)	0,28

verschlechterten hochdosierte B-Vitamine sogar die Nierenfunktion (House et al. 2010).

46.2 Mineralstoffpräparate

46.2.1 Kaliumpräparate

Kaliumpräparate dienen zur Korrektur eines Kaliummangels, der in ausgeprägten Fällen auch als Hypokaliämie in Erscheinung tritt. Ursachen sind meist renale oder gastrointestinale Kaliumverluste. Am häufigsten ist die durch Diuretika induzierte Hypokaliämie. Auch an einen Diuretika- oder Laxantienabusus muss gedacht werden. Bei einer Hypokaliämie ist auch auf einen eventuellen Magnesiummangel zu achten.

Kalium sollte grundsätzlich oral substituiert werden. Die intravenöse Gabe ist nur dann notwendig, wenn der Patient oral kein Kalium einnehmen kann oder bei schweren Rhythmusstörungen. Bei leichterem Kaliummangel ohne zusätzliche Risiken (z. B. Digitalistherapie, EKG-Veränderungen) und einem Kaliumserumspiegel über 3,5 mmol/l ist keine medikamentöse Therapie erforderlich (American Medical Association 1986). Hier reicht eine Korrektur durch kaliumreiche Nahrungsmittel aus (z. B. Obst, Gemüse, Kartoffeln, Fruchtsäfte). Die normale tägliche Kost enthält ohnehin 2 bis 4 g Kalium (50–100 mmol). Erst bei einem Kaliumserumspiegel unter 3,5 mmol/l ist die Verordnung von Kaliumpräparaten sinnvoll. Als Tagesdosis werden

40 mmol Kalium unter Laborkontrolle empfohlen. Da ein Kaliummangel fast immer mit einer hypochlorämischen Alkalose einhergeht, ist Kaliumchlorid das Mittel der Wahl, das in zwei Monopräparaten enthalten ist. Das Kombinationspräparat aus Kaliumcitrat und Kaliumhydrogencarbonat (*Kalinor Brausetbl.*) wirkt alkalosefördernd und ist daher für die Korrektur der häufig vorkommenden hypochlorämischen Hypokaliämie wenig geeignet. Nach der fast 50%igen Abnahme im Jahre 2004 (von 29 auf 14,8 Mio. DDD, Arzneiverordnungs-Report 2005) als Folge des GKV-Modernisierungsgesetzes sind die Verschreibungen der Kaliumpräparate seitdem wieder mit 19,3 Mio. DDD um etwa 30% angestiegen (■ Tabelle 46.3).

46.2.2 Magnesiumpräparate

Die Verordnungen von Magnesiumpräparaten liegen nach dem scharfen Einbruch im Jahre 2004 (2003: 152 Mio. DDD) seit vielen Jahren auf extrem niedrigem Niveau (■ Tabelle 46.3). Sie sind zur Korrektur von Magnesiummangelzuständen indiziert. Typisches Symptom einer Hypomagnesiämie ist eine Tetanie infolge gesteigerter neuromuskulärer Erregbarkeit. Ursachen können langdauernde Elektrolytverluste bei Malabsorptionszuständen, Diarrhö, Nierenerkrankungen oder Diuretikatherapie sein, aber auch eine mangelnde Zufuhr bei chronischem Alkoholismus oder parenteraler Ernährung. Daher sollte eine ausreichende Magnesiumaufnah-

◘ Tabelle 46.3 Verordnungen von Mineralstoffpräparaten 2017. Angegeben sind die 2017 verordneten Tagesdosen, die Änderungen gegenüber 2016 und die mittleren Kosten je DDD 2017.

Präparat	Bestandteile	DDD Mio.	Änderung %	DDD-Nettokosten €
Kaliumpräparate				
Kalinor-retard	Kaliumchlorid	10,5	(+11,4)	0,70
Kalinor-Brausetabl.	Kaliumcitrat Kaliumhydrogencarbonat Citronensäure	5,9	(−3,5)	0,93
Kalium Verla	Kaliumcitrat	1,5	(+1,3)	0,32
Rekawan	Kaliumchlorid	1,4	(−35,0)	0,78
		19,3	(+0,6)	0,74
Magnesiumpräparate				
Magnetrans forte/extra	Magnesiumoxid	1,5	(+2,0)	0,29
Magnesium Verla N Drag.	Magnesiumhydrogenglutamat Magnesiumcitrat	1,2	(+1,6)	0,33
		2,7	(+1,9)	0,31
Selenpräparate				
Cefasel	Natriumselenit	2,1	(−3,1)	0,44
Selenase	Natriumselenit	1,7	(+1,1)	0,53
		3,8	(−1,2)	0,48
Summe		25,7	(+0,4)	0,66

me generell Teil einer gesunden Ernährung sein. Die tägliche Magnesiumaufnahme des Erwachsenen beträgt 240–480 mg (10–20 mmol). Wegen der weiten Verbreitung dieses Kations in der Nahrung ist ein alimentär bedingter Magnesiummangel bei üblicher Kost selten (Kuhlmann et al. 1987).

Magnesium wird häufig bei nächtlichen Wadenkrämpfen eingesetzt, die Belege dazu sind widersprüchlich (z. B. Roffe et al. 2002, Mueller und Kirch 2010, Garrison et al. 2012, Roguin Maor et al. 2017). Weiterhin wird Magnesium für die Prävention und Behandlung von Herzrhythmusstörungen empfohlen. Trotzdem besteht ein Bedarf an methodisch akzeptablen Kohortenstudien, um die Zusammenhänge zwischen Magnesiumaufnahme, Magnesiumserumkonzentration und kardiovaskulären Krankheiten nachzuweisen, um eine ausreichende Evidenz für Nutzen und Risiken einer zusätzlichen Magnesiumzufuhr zu gewinnen (Kolte et al. 2015).

46.2.3 Selenpräparate

Unter den meistverordneten Arzneimitteln sind zwei Selenpräparate gelistet (◘ Tabelle 46.3). Selen ist in Form von Selenocystein struktureller Bestandteil zahlreicher Enzyme, insbesondere von Glutathionperoxidasen und Deiodasen. Dadurch hat Selen Einfluss auf die antioxidative Kapazität einerseits und andererseits auf die Regulation des Schilddrüsenhormon-Stoffwechsels.

Selen ist bei Selenmangel indiziert, der ernährungsmäßig nicht behoben werden kann. Auch bei langdauernder parenteraler Ernährung können Mangelzustände auftreten. Insgesamt gibt es damit nur wenige Patienten, die eine Verordnung von Selen benötigen. Insbesondere gibt es keine Belege für den Nutzen einer Selensupplementation bei geriatrischen Patienten (Lacour et al. 2004). Auch für Anwendung von Selen zur Behandlung der Autoimmunthyreoiditis (Hashimoto) gibt es nach einem Cochrane-Review keine ausreichende Evidenz (van Zuuren et al. 2013).

iteratur

Alpers DH (2005): What is new in vitamin B$_{12}$? Curr Opin Gastroenterol 21: 183–186

American Medical Association (1986): Drug evaluations (6th edition). Saunders Company, Philadelphia London, pp. 589–601

Arzneimittelkommission der deutschen Ärzteschaft (2017): Drug Safety Mail 2017-42: Hyperkalzämie durch Überdosierung mit Vitamin D. Internet: https://www.akdae. de/Arzneimittelsicherheit/DSM/Archiv/2017-42.html

Autier P, Mullie P, Macacu A, Dragomir M, Boniol M, Coppens K, Pizot C, Boniol M (2017): Effect of vitamin D supplementation on non-skeletal disorders: a systematic review of meta-analyses and randomised trials. Lancet Diabetes Endocrinol 5: 986 1004

Bergmann KE, Niethammer D (2007): Empfehlungen zur Prävention der Milchzahnkaries. Monatsschr Kinderheilkd 155: 544–548

Bischoff-Ferrari HA, Dawson-Hughes B, Orav EJ, Staehelin HB, Meyer OW, Theiler R, Dick W, Willett WC, Egli A (2016): Monthly high-dose vitamin D treatment for the prevention of functional decline a: randomized clinical trial. JAMA Intern Med 176: 175 183

Bowen WH (2002): Do we need to be concerned about dental caries in the coming millennium? Crit Rev Oral Biol Med 13: 126–131

Clarke R, Halsey J, Bennett D, Lewington S (2011): Homocysteine and vascular disease: review of published results of the homocysteine-lowering trials. J Inherit Metab Dis 34: 83–91

Coyne DW, Goldberg S, Faber M, Ghossein C, Sprague SM (2014): A randomized multicenter trial of paricalcitol versus calcitriol for secondary hyperparathyreoidism in stages 3-4 CKD. Clin J Am Soc Nephrol 9: 1620–1626

Deutsche Gesellschaft für Zahn- Mund- und Kieferheilkunde (2002): Empfehlungen zur Kariesprophylaxe mit Fluoriden. Stellungnahme des DGZMK, Version 2.1. Internet: www.dgzmk.de/index.php?site=std45&backlink= m034X

Garrison SR, Allan GM, Sekhon RK, et al.(2012): Magnesium for skeletal muscle cramps. Cochrane Database Syst Rev. 2012; DOI: 10.1002/14651858.CD009402

Glossmann H (2011): Vitamin D, UV, and skin cancer in the elderly: To expose or not to expose? Gerontology 57 : 350–353

Hansen D, Rasmussen K, Danielsen H, Meyer-Hofmann H. Bacevicius E, Lauridsen TG, Madsen JK, Tougaard BG, Marckmann P, Thye-Roenn P, Nielsen JE, Kreiner S, Brandi L (2011) : No difference between alfacalcidol and paricalcidol in the treatment of secondary hyperparathyreoidism in hemodialysis patients: a randomized crossover trial. Kidney Int 80: 841–850

Herrmann W, Obeid R (2008): Ursachen und frühzeitige Diagnostik von Vitamin-B12-Mangel. Dtsch Ärztebl 105: 680–692

House AA, Eliasziw M, Cattran DC, Churchill DN, Oliver MJ, Fine A, Dresser GK, Spence JD (2010): Effect of B-vitamin therapy on progression of diabetic nephropathy: a randomized controlled trial. JAMA 303: 1603–1609

Karsten M (2012): Vitamin-D-Substitution - Bewusster Umgang gefordert. Dtsch Ärztebl 109: A261

Kolte D, Vijayaraghavan K, Khera S, Sica DA, Frishman WH (2015): Role of magnesium in cardiovascular diseases. Cardiol Rev 22: 182–192

Kuhlmann U, Siegenthaler W, Siegenthaler G (1987): Wasser- und Elektrolythaushalt. In : Siegenthaler W (Hrsg): Klin. Pathophysiol. G. Thieme-Verlag, Stuttgart New York, S. 209–237

Lacour M, Zunder T, Restle A, Schwarzer G (2004): No evidence for an impact of selenium supplementation on environment associated health disorders – a systematic review. Int J Hyg Environ Health 207: 1–13

Lam JR, Schneider JL, Zhao W, Corley DA (2013): Proton pump inhibitor and histamine 2 receptor antagonist use and vitamin B12 deficiency. JAMA 310: 2435–2442

Martí-Carvajal AJ, Solà I, Lathyris (2015): Homocysteine-lowering interventions for preventing cardiovascular events. Cochrane Database Syst Rev. 2015 Jan 15;1:CD006612

Mueller A, Kirch W (2010): Muskelkrämpfe – was tun? Arzneiverordnung in der Praxis 37: 47–49

Pieper K, Momeni A (2006): Grundlagen der Kariesprophylaxe bei Kindern. Dtsch Ärztebl 103: A 1003–1009

Pietrzik K, Golly I, Loew D (2008): Handbuch der Vitamine (für Prophylaxe, Therapie u. Beratung). Urban & Fischer Verlag, München, Jena, 1. Aufl

Roffe C, Sills S, Crome P, Jones P (2002): Randomised, crossover, placebo controlled trial of magnesium citrate in the treatment of chronic persistent leg cramps. Med Sci Monit 8: CR 326–330

Roguin Maor N, Alperin M, Shturman E, Khairaldeen H, Friedman M, Karkabi K, Milman U (2017): Effect of magnesium oxide supplementation on nocturnal leg cramps: A randomized clinical trial. JAMA Intern Med 177: 617–623

Sattar N, Welsh P, Panarelli M, Forouhi NG (2012): Increasing requests for vitamin D measurement: costly, confusing, and without credibility. Lancet 379: 95–96

Schilling S (2012): Epidemischer Vitamin-D-Mangel bei Patienten einer geriatrischen Rehabilitationsklinik. Dtsch Ärztebl 109: 33–38

Sprague SM, Llach F, Amdahl M, Taccetta C, Batlle D (2003): Paricalcitol versus calcitriol in the treatment of secondary hyperparathyroidism. Kidney Int 63: 1483–1490

van Zuuren EJ, Albusta AY, Fedorowicz Z, Carter B, Pijl H (2013): Selenium supplementation for Hashimoto's thyroiditis. Cochrane Database Syst Rev. 2013 Jun 6; 6: CD010223

Zahnärztliche Arzneiverordnungen

Frank Halling

© Springer-Verlag GmbH Deutschland, ein Teil von Springer Nature 2018
U. Schwabe, D. Paffrath, W.-D. Ludwig, J. Klauber (Hrsg.), *Arzneiverordnungs-Report 2018*
https://doi.org/10.1007/978-3-662-57386-0_47

Auf einen Blick

Zahnärztliche Arzneiverordnungen haben nur einen Anteil von 1,2% am gesamten Verordnungsvolumen des Arzneimittelmarktes. Sie konzentrieren sich auf Antibiotika/Antiinfektiva, Antiphlogistika, Fluoridpräparate und Analgetika. Knapp 60% der Antibiotikaverordnungen entfallen auf Amoxicillin und Oralpenicilline. Obwohl der Anteil der Clindamycinverordnungen in den letzten Jahren deutlich abgenommen hat, liegt er mit knapp 31 % im Vergleich zu internationalen Daten in Deutschland immer noch sehr hoch. Bei den Antiphlogistika ist Ibuprofen mit einem Anteil von 78% der dominierende Wirkstoff. Auf Analgetika entfallen nur sehr wenige Verordnungen. Allerdings sind knapp ein Drittel der Analgetikaverordnungen Codein-Coffeinkombinationen, die aufgrund komplexer Nebenwirkungen als problematisch angesehen werden. Bei den Fluoridpräparaten stehen die topisch wirksamen, fluoridhaltigen Gele absolut im Vordergrund, während systemische Fluoridprophylaxe mit Tabletten nur noch eine marginale Rolle spielt.

Der Anteil zahnärztlicher Arzneiverordnungen am gesamten Arzneimittelmarkt ist relativ gering und erhöhte sich mit 1,2% gegenüber 2016 nur geringfügig, während die Nettokosten wiederum nur 0,3% des Gesamtmarktes betrugen (◘ Tabelle 47.1). Untersuchungen zu zahnärztlichen Verordnungen in anderen Ländern zeigen ähnlich geringe Verordnungsvolumina. Aus der letztpublizierten Übersicht über die Verschreibungen von Zahnärzten mit den Daten des National Health Service geht hervor, dass in Großbritannien der zahnärztliche Anteil am gesamten Verordnungsvolumen 2014 bei 0,5% lag (Health & Social Care Information Centre 2015). In Deutschland stiegen die Gesamtkosten 2017 (119,42 Mio. €) im Vergleich zum Vorjahr um 6,4% (◘ Tabelle 47.1).

In Deutschland stehen zahnärztliche Verordnungsdaten bisher nur in begrenzter Form für einzelne Indikationen zur Verfügung. So sind zu Beginn des Jahrzehntes Analysen der zahnärztlichen Antibiotika- und Analgetikaverordnungen auf der Basis von IMS-Daten publiziert worden, die erste wichtige Einblicke geliefert haben (Halling 2010, Halling 2011). Eine weitere Studie beschreibt den Verbrauch und die Struktur der in Deutschland verwendeten dentalen Lokalanästhetika (Halling 2015). Eine aktuelle Publikation analysiert die zahnärztlichen Antibiotikaverordnungen der Jahre 2012 bis 2015 im Vergleich zu internationalen Daten (Halling et al. 2017).

Um einen möglichst vollständigen Überblick über die zahnärztlichen Arzneiverordnungen zu gewinnen, wurden die im GKV-Arzneimittelindex verfügbaren Verordnungsdaten analysiert. In Deutschland gibt es Mitte 2017 63.205 Vertragszahnärzte und angestellte Zahnärzte, die damit als größte Arztgruppe noch vor den 39.740 Hausärzten stehen (vgl. ► Tabelle 48.10). Allein deshalb erreichen sie auch eine relativ hohe Zahl von Arzneiverordnungen. So haben Zahnärzte 2017 insgesamt 8,0 Mio. Arzneiverordnungen (+4,7% gegenüber 2016) rezeptiert und damit mehr als Urologen

◻ **Tabelle 47.1 Die verordnungsstärksten Arzneimittelgruppen der zahnärztlichen Arzneiverordnungen 2017.** Angegeben sind die Gesamtmengen der 2017 verordneten Tagesdosen, Verordnungen und Nettokosten.

Arzneimittelgruppe	Verordnungen Mio.	Nettokosten Mio.	DDD Mio.
Antibiotika und Antiinfektiva	3,69	62,82	31,96
Antiphlogistika	2,52	27,44	28,50
Fluoridpräparate	0,81	10,78	435,51
Analgetika und orale Lokalanästhetika	0,45	5,20	1,98
Summe	7,47	106,23	497,95
Anteil	93,9%	89,0%	97,9%
Gesamtzahl zahnärztlicher Arzneiverordnungen	7,95	119,42	508,64
Anteil am Gesamtmarkt	1,1%	0,3%	1,2%

(7,9 Mio.), Neurologen (7,6 Mio.), HNO-Ärzte (7,2 Mio.), Psychiater (6,7 Mio.) und weitere Arztgruppen, die seit vielen Jahren in der Analyse der Arzneiverordnungen nach Arztgruppen vertreten sind (vgl. ▸ Tabelle 48.10). Bezogen auf den einzelnen Zahnarzt wurden allerdings im Durchschnitt nur 126 Verordnungen pro Jahr vorgenommen und damit im Vergleich zu allen anderen Arztgruppen die wenigsten Arzneimittel verordnet (vgl. ▸ Tabelle 48.10). Außerdem ist der Arzneimittelumsatz pro Zahnarzt mit 2.100 € minimal im Vergleich zu allen anderen Ärzten, die im Durchschnitt Arzneimittel für 198.000 € pro Jahr verordnen.

Im Jahr 2017 wurden von Zahnärzten Medikamente mit 508,6 Mio. definierten Tagesdosen (DDD) (+3,7%) im Gesamtwert (Nettokosten) von 119,4 Mio. € für Patienten der gesetzlichen Krankenversicherung verordnet (◻ Tabelle 47.1). In die Analyse wurden alle Arzneimittel mit mindestens 10.000 zahnärztlichen Verordnungen im Jahre 2017 einbezogen. Die Summenangaben bei den einzelnen Wirkstoffgruppen sind aufgrund von Änderungen des Präparateprofils (z. B. Wegfall selten verordneter Präparate) für die einzelnen Jahre nicht direkt vergleichbar.

Das fachspezifische Verordnungsprofil der Zahnärzte wird zum größten Teil durch Antibiotika und Antiinfektiva, entzündungshemmende Antiphlogistika sowie mit deutlichem Abstand durch Fluoridpräparate zur Kariesprophylaxe und Arzneimittel zur systemischen und lokalen Schmerzbehandlung abgedeckt. Diese vier Arzneimittelgruppen werden im Folgenden auf der Ebene der pharmakologischen Wirkstoffgruppen und der verordneten Präparate analysiert.

Mit dem Verordnungssegment der vier genannten Arzneimittelgruppen werden 93,9% aller zahnärztlichen Verordnungen, 89% der gesamten Nettokosten und 97,9% der zahnärztlichen DDD erfasst. Hier ergaben sich keine wesentlichen Änderungen zum Jahr 2016 (◻ Tabelle 47.1).

47.1 Antibiotika und Antiinfektiva

Gegenüber 2016 wurden 2017 5,1% mehr Antibiotika von Zahnärzten verordnet (◻ Tabelle 47.1). Auf Antibiotika und Antiinfektiva entfällt fast die Hälfte aller zahnärztlichen Arzneiverordnungen (◻ Tabelle 47.1). Der hohe Verordnungsanteil ist auch im internationalen Vergleich nicht ungewöhnlich, denn in England haben die zahnärztlichen Antibiotikaverordnungen sogar auf einen Anteil von mehr als 66% (Health & Social Care Information Centre 2015). Knapp 9% aller Antibiotikaverordnungen in Deutschland werden von Zahnärzten vorgenommen (Halling et al. 2017). Ähnliche Daten liefern Untersuchungen aus Wales (Karki et al. 2011), der Tschechischen Republik (Pipalova et al. 2014) und Kanada (Marra et al. 2016). Die hier im Detail analysierten Daten (◻ Tabelle 47.2, ◻ Tabelle 47.3) entsprechen etwa 97% aller von Zahnärzten verordneten Tagesdosen im Bereich Antibiotika und Antiinfektiva.

◻ **Tabelle 47.2 Zahnärztliche Verordnungen von Penicillinen 2017.** Angegeben sind die 2017 verordneten Tagesdosen (DDD), die Änderung gegenüber 2016 und die mittleren DDD-Nettokosten von Arzneimitteln mit mindestens 10.000 zahnärztlichen Verordnungen.

Präparat	Bestandteile	DDD Mio.	Änderung %	DDD-Nettokosten €
Oralpenicilline				
Penicillin V STADA	Phenoxymethylpenicillin	1,3	(+16,7)	1,42
Penicillin V-ratiopharm	Phenoxymethylpenicillin	0,43	(+0,7)	1,50
Isocillin	Phenoxymethylpenicillin	0,35	(−39,3)	1,68
Penicillin V AL	Phenoxymethylpenicillin	0,34	(+0,6)	1,41
Pen Mega-1 A Pharma	Phenoxymethylpenicillin	0,18	(+1,2)	1,47
PenHEXAL	Phenoxymethylpenicillin	0,16	(−30,0)	1,51
Infectocillin	Phenoxymethylpenicillin	0,09	(+42,4)	2,26
		2,8	(−2,7)	1,50
Aminopencilline				
Amoxi-1 A Pharma	Amoxicillin	5,7	(+26,7)	1,28
Amoxicillin-ratiopharm	Amoxicillin	3,4	(+81,2)	1,32
Amoxicillin AL	Amoxicillin	3,2	(−10,9)	1,31
AmoxiHEXAL	Amoxicillin	0,75	(−16,3)	1,32
Amoxicillin Heumann	Amoxicillin	0,16	(−65,7)	1,33
Unacid PD	Sultamicillin	0,16	(+29,7)	9,02
Amoxi-saar	Amoxicillin	0,10	(+4,1)	1,56
		13,4	(+16,5)	1,39
Amoxicillinkombinationen				
Amoxi Clavulan Aurobindo	Amoxicillin Clavulansäure	1,2	(+316,4)	4,51
Amoxiclav BASICS	Amoxicillin Clavulansäure	0,62	(−8,8)	4,70
Amoxiclav-1 A Pharma	Amoxicillin Clavulansäure	0,34	(−21,2)	4,76
Amoxicillin-ratiopharm comp.	Amoxicillin Clavulansäure	0,19	(−34,4)	4,35
Amoxi Clavulan STADA	Amoxicillin Clavulansäure	0,14	(−41,5)	3,82
Amoclav/Amoxclav HEXAL	Amoxicillin Clavulansäure	0,13	(−17,7)	4,77
		2,6	(+24,1)	4,55
Summe		18,8	(+14,1)	1,84

47.1.1 Penicilline

Der Hauptanteil der Antibiotikaverordnungen entfällt mit fast 60% des DDD-Volumens auf die Penicilline (◻ Tabelle 47.2). Den weitaus größten Anteil an den Penicillinverordnungen haben Monopräparate der Aminopenicilline mit einem gegenüber Oralpenicillinen erweiterten Wirkungsspektrum im gramnegativen Bereich, während die Kombination Amoxicillin mit dem Betalactamasehemmer Clavulansäure eine geringere Rolle spielt. An zweiter Stelle steht das Oralpenicillin Phenoxymethylpenicillin mit überwiegender Wirkung auf grampositive Erreger. Gegenüber 2016 war die Anzahl der Phenoxymethylpenicillin-Verordnungen leicht rückläufig, während Aminopenicilline und Amoxicillinkombinationen deutlich häufiger verordnet wurden (☐ Tabelle 47.2). Die DDD-Werte für Amoxicillin wurden geändert (bisher 1,0 g, jetzt 1,5 g), so dass die Verordnungsdaten nicht direkt mit den bisher publizierten Werten verglichen werden können. Auch in anderen Ländern sind Aminopenicilline die am häufigsten in der Zahnmedizin verschriebenen Arzneimittel (Pipalova et al. 2014, Marra et al. 2016, Ford et al. 2017).

47.1.2 Clindamycin

Clindamycin ist mit 9,9 Mio. DDD (entspricht etwa einem Drittel aller zahnärztlich verordneten Antibiotika-DDD) nach den Aminopenicillinen das von Zahnärzten am zweithäufigsten verordnete Antibiotikum (☐ Tabelle 47.3). Das Verordnungsvolumen, das sich 2017 gegenüber dem Vorjahr um 3% reduzierte, ist für ein Fachgebiet ungewöhnlich hoch, da 2017 insgesamt nur 17,1 Mio. Tagesdosen Clindamycin in Deutschland verordnet wurden (vgl. ► Tabelle 12.5). Das bedeutet, dass immer noch fast 60% aller Clindamycinverordnungen von Zahnärzten stammen. Clindamycin ist aber keineswegs ein spezifisch zahnmedizinisches Antibiotikum, sondern ist für die Behandlung zahlreicher akuter und chronischer bakterieller Infektionen durch Clindamycin-empfindliche Erreger zugelassen. Auch im internationalen Umfeld ist die hohe deutsche Verordnungsrate von Clindamycin in der Zahnmedizin sehr auffällig. So betrug der Anteil der Clindamycinverordnungen an allen zahnärztlichen Antibiotikaverordnungen in Großbritannien 2014 nur 0,5% (Health & Social Care Information Centre 2015). In British Columbia/Kanada bzw. Australien lag der Verordnungsanteil von Clindamycin mit 7,8% bzw. 6,1% zwar höher als in Großbritannien, aber immer noch weitaus niedriger als in Deutschland (Marra et al 2016, Ford et al. 2017). Ähnlich hoch wie in Deutschland ist der Anteil der Clindamycin-Verordnungen in der Tschechischen Republik (Pipalova et al. 2014).

Diese Daten stehen im Widerspruch zu den Informationen über zahnärztliche Arzneimittel, die bei den meisten in der Zahnarztpraxis vorkommenden Infektionen durch grampositive Bakterien in erster Linie bakterizide Oralpenicilline und nur als Alternative das eher bakteriostatische Clindamycin empfehlen (Bundeszahnärztekammer 2017a). Außerdem besteht bei Clindamycin im Vergleich zu Penicillinen ein erhöhtes Risiko für die Entstehung einer pseudomembranösen Enterokolitis mit blutigschleimigen Durchfällen und unter Umständen lebensbedrohlichem Verlauf (Brown et al. 2013). Weiterhin zeigte Clindamycin bei odontogenen Infektionen mit anaerob-aeroben Erregern deutlich höhere Resistenzquoten als Phenoxymethylpenicillin und Amoxicillin und kommt somit lediglich als Reserveantibiotikum bei Penicillinallergie in Frage (Eckert und Kolk 2014, Poeschl et al. 2010).

47.1.3 Doxycyclin

Aus der Gruppe der Tetracycline spielt im zahnärztlichen Bereich nur noch Doxycyclin eine nennenswerte Rolle (☐ Tabelle 47.3). Niedriger als in Deutschland (2,8%) sind die zahnärztliche Verordnungsraten von Doxycyclin mit 0,2% in Großbritannien (Health & Social Care Information Centre 2015) und 1,6% in Kanada (Marra et al. 2016). Für Doxycyclin wurde mittlerweile eine außerordentlich hohe Resistenzquote von mehr als 40% bei odontogenen Infektionen nachgewiesen (Eckert und Kolk 2014).

47.2   Antiphlogistika

An zweiter Stelle der zahnärztlichen Arzneiverordnungen stehen die Antiphlogistika mit 2,5 Mio. Verordnungen und 28,5 Mio. DDD (☐ Tabelle 47.1). Mehr als 80% der verordneten Tagesdosen entfallen auf systemisch angewendete nichtsteroidale Antiphlogistika, ein kleinerer Teil auf topisch in der Mundhöhle angewendete Glucocorticoide.

◻ **Tabelle 47.3 Zahnärztliche Verordnungen von weiteren Antibiotika und antiinfektiven Mitteln 2017.** Angegeben sind die 2017 verordneten Tagesdosen (DDD), die Änderung gegenüber 2016 und die mittleren DDD-Nettokosten von Arzneimitteln mit mindestens 10.000 zahnärztlichen Verordnungen.

Präparat	Bestandteile	DDD Mio.	Änderung %	DDD-Nettokosten €
Oralcephalosporine				
Cefurox BASICS	Cefuroximaxetil	0,35	(+49,5)	1,30
Cefuroxim Heumann	Cefuroximaxetil	0,15	(+52,1)	1,30
		0,50	(+50,3)	1,30
Doxycyclin				
Doxycyclin AL	Doxycyclin	0,64	(−5,4)	0,70
Doxycyclin-1 A Pharma	Doxycyclin	0,26	(+15,0)	0,72
		0,90	(−0,2)	0,70
Clindamycin				
Clinda-saar	Clindamycin	4,0	(−4,7)	2,22
Clindasol	Clindamycin	1,4	(−5,9)	2,45
Clindamycin-ratiopharm	Clindamycin	1,3	(−1,6)	2,26
Clindamycin-1 A Pharma	Clindamycin	1,3	(+0,5)	2,34
Clindamycin Aristo	Clindamycin	0,95	(−11,5)	2,20
ClindaHEXAL	Clindamycin	0,80	(+24,9)	2,35
Sobelin	Clindamycin	0,07	(−6,7)	5,01
Clindamycin AL	Clindamycin	0,06	(−12,8)	2,79
		9,9	(−2,7)	2,31
Metronidazol				
Metronidazol Aristo	Metronidazol	0,22	(−16,6)	3,43
Metronidazol AL	Metronidazol	0,10	(+48,4)	3,56
		0,32	(−3,4)	3,47
Weitere Mittel				
Chlorhexamed	Chlorhexidin	0,45	(−4,6)	0,83
Ampho-Moronal Lutschtabl.	Amphotericin B	0,16	(+9,3)	2,06
		0,61	(−1,3)	1,16
Summe		12,2	(−1,1)	2,12

47.2.1 Nichtsteroidale Antiphlogistika

Dominierender Wirkstoff der nichtsteroidalen Antiphlogistika mit weiter steigenden Verordnungen ist Ibuprofen, auf das fast 80% der verordneten Tagesdosen in dieser Indikation entfallen, während Diclofenac und Dexketoprofen praktisch keine Rolle spielen (◻ Tabelle 47.4). Eine ähnliche Präferenz für Ibuprofen ist auch aus anderen Ländern bekannt. In England, im Kosovo und in Nigeria verordnen Zahnärzte ebenfalls am häufigsten Ibu-

profen (Fadare et al. 2015, Haliti et al. 2015, Health & Social Care Information Centre 2015).

Alle nichtsteroidalen Antiphlogistika haben mit der Hemmung der Cyclooxygenase (COX) den gleichen Wirkungsmechanismus, unterscheiden sich jedoch in ihrer Pharmakokinetik, in der Selektivität ihrer Hemmung der konstitutiven COX-1 und der durch Entzündungen induzierbaren COX-2 sowie in ihrem Nebenwirkungsprofil (vgl. auch ▶ Kapitel 19, Antirheumatika und Antiphlogistika). Für Ibuprofen besteht aufgrund zahlreicher Studien eine

◘ **Tabelle 47.4 Zahnärztliche Verordnungen von Antiphlogistika 2017.** Angegeben sind die 2017 verordneten Tagesdosen (DDD), die Änderung gegenüber 2016 und die mittleren DDD-Nettokosten von Arzneimitteln mit mindestens 10.000 zahnärztlichen Verordnungen.

Präparat	Bestandteile	DDD Mio.	Änderung %	DDD-Nettokosten €
Ibuprofen				
Ibuflam/-Lysin	Ibuprofen	17,1	(+9,6)	1,00
Ibuprofen AL	Ibuprofen	2,4	(−23,4)	1,02
Ibu-1 A Pharma	Ibuprofen	1,0	(+2,1)	1,03
Ibuprofen AbZ	Ibuprofen	0,76	(+473,9)	0,91
Ibu/Ibu Lysin-ratiopharm	Ibuprofen	0,43	(+52,4)	1,16
Nurofen	Ibuprofen	0,22	(+15,1)	0,51
Ibuprofen PUREN/-akut	Ibuprofen	0,21	(+623,6)	1,01
IbuHEXAL/Ibu Lysin HEXAL	Ibuprofen	0,11	(−29,8)	1,69
		22,2	(+8,5)	1,00
Diclofenac				
Voltaren	Diclofenac	0,28	(−1,3)	0,56
Diclofenac-ratiopharm	Diclofenac	0,26	(+4,2)	0,62
		0,54	(+1,3)	0,59
Weitere Antiphlogistika				
Sympal	Dexketoprofen	0,19	(+1,1)	3,01
Topische Antiphlogistika				
Dontisolon D	Prednisolon	4,8	(+6,3)	0,70
Volon A Haftsalbe	Triamcinolonacetonid	0,30	(+9,3)	1,92
Solcoseryl	Kälberblutextrakt Polidocanol	0,14	(+2,7)	0,72
		5,2	(+6,3)	0,77
Summe		28,1	(+7,9)	0,96

robuste Datenlage bezüglich der vergleichsweise guten Verträglichkeit und Sicherheit (Rainsford 2009, Thieme und Wille 2013, Moore et al. 2018). So ist seit langem bekannt, dass die unerwünschten gastrointestinalen Effekte von Ibuprofen geringer sind als von anderen nichtsteroidalen Antiphlogistika. Daten aus einer Metaanalyse zeigten für Aceclofenac, Celecoxib und Ibuprofen das niedrigste Ulkusblutungsrisiko (1,4fach bis 1,8fach), während Diclofenac (3,3fach), Naproxen (4,1fach) und Piroxicam (7,4fach) deutlich höhere Risiken aufwiesen (Arzneimittelkommission der Deutschen Ärzteschaft 2013). Ibuprofen oder andere NSAID (v.a. auch Naproxen) in hoher Dosis als Schmerzmittel eingesetzt, können bei längerer Einnahme die kardioprotektive Wirkung von Acetylsalicylsäure (z. B.100 mg/d) beeinträchtigen, wenn beide Medikamente gleichzeitig eingenommen werden (Bundeszahnärztekammer 2017b).

Aufgrund der besseren Verträglichkeit wird Ibuprofen in der Zahnmedizin vielfach nicht nur als Antiphlogistikum, sondern auch als Analgetikum empfohlen (Bundeszahnärztekammer 2017b). Es ist anzunehmen, dass Ibuprofen in einem nicht unwesentlichen Teil der Verordnungen für die Behandlung von Schmerzen eingesetzt wird, was aber aus den vorliegenden Daten nicht zu entnehmen ist, da keine Diagnosen für die ausgewerteten Arzneiverordnungen verfügbar sind. Eine aktuelle Übersicht der wichtigsten systematischen Reviews zur Analgetikamedikation in der Zahnmedizin belegt, dass nichtsteroidale Antiphlogistika die beste Ausgewoenheit zwischen therapeutischem Nutzen und potentiellen Risiken aufweisen (Moore et al. 2018). Für die analgetische Wirkung von Ibuprofen gibt es zahlreiche Belege aus kontrollierten Studien. Ein Cochrane-Review über 72 Studien mit 9681 Patienten mit postoperativen Schmerzen (überwiegend nach Extraktion von Weisheitszähnen) hat gezeigt, dass Ibuprofen in Einzeldosen von 200 mg und 400 mg bei über der Hälfte der Patienten eine gute analgetische Wirkung hatte und nicht mehr Nebenwirkungen als Placebo verursachte (Derry et al. 2012). Allerdings muss an mögliche Komplikationen bei älteren Patienten mit eingeschränkter Nieren- und Leberfunktion bzw. gastrointestinalen oder kardiovaskulären Vorerkrankungen gedacht werden (Thieme und Wille 2013). Neueste Studienergebnisse deuten darauf hin, dass alle nichtsteroidalen Antiphlogistika bereits bei kurzzeitiger Anwendung, wie in der Zahnmedizin üblich, ein um 20 bis 50% erhöhtes Herzinfarktrisiko hervorrufen und somit bei kardial vorgeschädigten Patienten mit Vorsicht eingesetzt werden sollten (Bally et al. 2017).

47.2.2 Topische Antiphlogistika

Auf die topisch in der Mundhöhle applizierten Antiphlogistika entfallen knapp 20% des DDD-Volumens der zahnärztlichen Antiphlogistikaverordnungen (◨ Tabelle 47.4). Hauptsächlich verordnet wird Prednisolon (*Dontisolon D*) aus der Gruppe der Glucocorticoide. Es ist zur vorübergehenden Anwendung bei akuter Gingivitis, Stomatitis und Perikoronitis (entzündliche Veränderungen des Zahnfleischs beim Zahndurchbruch) zugelassen und wird fast ausschließlich von Zahnärzten verordnet, da die Gesamtverordnungen dieses Präparates nur 5,3 Mio. DDD betrugen (vgl. ▶ Tabelle 36.2). Durch Anwendung der stark antiphlogistisch wirkenden Glucocorticoide können vorübergehend akute Entzündungen (z. B. Dentitio difficilis) unterdrückt werden. Allerdings ersetzt dieser Effekt keine kausale Therapie (Bundeszahnärztekammer 2017b). Aussagekräftige wissenschaftliche Studien existieren zu diesen Anwendungen nicht.

47.3 Arzneimittel zur Schmerzbehandlung (Analgetika und topische Lokalanästhetika)

Arzneimittel zur Behandlung von Schmerzen werden von Zahnärzten nur in geringem Umfang auf GKV-Rezepten verordnet. Ein Grund mag sein, dass verschreibungspflichtige nichtopioide Analgetika, die von Ärzten und Zahnärzten verordnet werden, nur ein Zehntel des Marktvolumens im Vergleich zu nicht verschreibungspflichtigen Präparaten haben, die von den Patienten selbst gekauft werden (Halling 2011).

Zahnärzte haben 2017 insgesamt knapp 2 Mio. Tagesdosen von Schmerzmitteln in Form von rezeptpflichtigen Analgetika und topischen Lokalanästhetika verordnet (◨ Tabelle 47.1). Gegenüber 2017 ist dies eine geringfügige Zunahme. Die Aufgliederung in die Einzelpräparate zeigt, dass mehr die Hälfte des DDD-Volumens auf Metamizol entfällt (◨ Tabelle 47.5). Die von Zahnärzten zunehmend verordneten Metamizolpräparate erreichen damit aber nur 0,5% aller Verordnungen von Metamizol mit 214,7 Mio. DDD (▶ Tabelle 9.5). Bei den Codeinkombinationen kommen die Zahnärzte mit 0,6 Mio. DDD auf einen Verordnungsanteil von 13%, da insgesamt 4,6 Mio. DDD verordnet wurden (▶ Tabelle 9.4). Trotz des insgesamt niedrigen Verordnungsvolumens gibt es auch im Sektor der zahnärztlichen Analgetikaverordnungen einige Besonderheiten.

47.3.1 Analgetika

Bei den Monopräparaten der nichtopioiden Analgetika ist Metamizol als alleiniger Wirkstoff mit einem Volumen von 1 Mio. DDD vertreten (◨ Tabelle 47.5). Die ärztlichen Verordnungen von Metamizol steigen seit Jahren an (vgl. ▶ Abbildung 9.4), obwohl in einer retrospektiven Analyse aus Deutschland mehr als 30% der Fälle von lebensgefährlichen Agranulozytosen bereits nach einer einwöchigen Einnahme von Metamizol auftraten (Stammschulte et al. 2015). Die Risiken von Metamizol werden von den Zahnärzten offenbar besser beachtet (Halling 2012), trotzdem stiegen auch die zahnärztlichen Metamizolverordnungen gegenüber 2016 weiter an (◨ Tabelle 47.5).

◘ **Tabelle 47.5 Zahnärztliche Verordnungen von Analgetika und topischen Lokalanästhetika 2017.** Angegeben sind die 2017 verordneten Tagesdosen (DDD), die Änderung gegenüber 2016 und die mittleren DDD-Nettokosten von Arzneimitteln mit mindestens 10.000 zahnärztlichen Verordnungen.

Präparat	Bestandteile	DDD Mio.	Änderung %	DDD-Nettokosten €
Metamizol				
Novaminsulfon Lichtenstein	Metamizol	0,87	(+10,3)	2,67
Novaminsulfon-ratiopharm	Metamizol	0,08	(+408,9)	2,41
Novaminsulfon-1 A Pharma	Metamizol	0,07	(−24,2)	2,57
		1,0	(+13,2)	2,65
Kombinationen				
Dolomo TN	Acetylsalicylsäure Paracetamol Coffein/Codein	0,52	(−8,8)	3,51
Talvosilen	Paracetamol Codein	0,04	(−25,0)	3,46
Paracetamol AL comp.	Paracetamol Codein	0,04	(+9,3)	4,49
		0,60	(−9,1)	3,57
Topische Lokalanästhetika				
Dynexan Mundgel	Lidocain	0,28	(−0,3)	0,38
Summe		1,9	(+3,2)	2,60

An zweiter Stelle der zahnärztlichen Analgetikaverordnungen stehen Codeinkombinationen, die gegenüber 2016 in geringerer Menge verordnet wurden (◘ Tabelle 47.5). Das dominierende Präparat ist eine Dreifachkombination aus Acetylsalicylsäure und Paracetamol mit Coffein bzw. Codein (*Dolomo TN*), das mit 0,52 Mio. DDD fast ausschließlich von Zahnärzten verordnet wird, da die Gesamtverordnungen dieses Präparates nur 0,58 Mio. DDD betrugen (vgl. ► Tabelle 9.4).

Die Verordnung analgetischer Kombinationspräparate mit Codein und Coffein wird in den Informationen über zahnärztliche Arzneimittel kritisch betrachtet, da diese Präparate immer das Risiko von Mehrfachsensibilisierungen oder von komplexen Nebenwirkungen beinhalten (Bundeszahnärztekammer 2017c). Eine aktuelle Übersichtsarbeit zeigt keine Vorteile für eine Kombination von Acetylsalicylsäure oder Ibuprofen mit Codein bzw. Coffein. Allerdings steigt das Risiko für Nebenwirkungen an (Moore et al. 2018). Zusätzlich weist die Arzneimittelkommission der deutschen Ärzteschaft

(2009) auf das Missbrauchspotenzial von Coffeinkombinationen hin.

47.4 Injektionsanästhetika

In einer kürzlich publizierten Studie wurde erstmals untersucht, welche dentalen Injektionsanästhetika und Vasokonstriktoren in Deutschland verwendet werden (Halling 2015). Im Unterschied zu Analgetika dürfen Lokalanästhetika außer über Apotheken in Deutschland und in vielen anderen Ländern auch über Dentalhändler vertrieben werden. Arzneimittel, die für die Zahnheilkunde verwandt werden, dürfen von Großhändlern direkt an zur Ausübung der Zahnheilkunde berechtigte Personen abgegeben werden (§ 47 AMG). Bei den Dentalhändlern wird zumeist darauf verwiesen, dass es keine staatlichen Verpflichtungen gibt, Daten für Studien zur Verfügung zu stellen. Somit ist es bei Lokalanästhetika deutlich schwieriger als bei anderen Pharmaka, den Verbrauch in den zahnärztli-

Tabelle 47.6 Verordnungen von Fluoridpräparaten aller Arztgruppen 2017. Angegeben sind die 2017 verordneten Tagesdosen (DDD), die Änderung gegenüber 2016 und die mittleren DDD-Nettokosten von Arzneimitteln mit mindestens 1.000 zahnärztlichen Verordnungen.

Präparat	Bestandteile	DDD Mio.	Änderung %	DDD-Nettokosten €	Zahnärztliche Verordnungen %
Topische fluoridhaltige Zahngele					
Elmex Gelee	Olaflur Dectaflur Natriumfluorid	368,3	(+3,6)	0,03	99,3
Elmex Fluid	Natriumfluorid	17,6	(−9,3)	<0,01	97,6
Sensodyne	Natriumfluorid	41,7	(+3,0)	0,02	99,1
Duraphat	Natriumfluorid	6,7	(+22,9)	0,02	98,6
Dynexaminfluorid	Natriumfluorid	1,3	(+86,9)	0,01	98,9
		435,5	(+3,4)	0,02	99,2
Systemische Fluoride					
Fluoretten	Natriumfluorid	6,2	(−14,5)	0,04	42,0
Zymafluor Tabl.	Natriumfluorid	2,8	(−20,4)	0,03	24,6
		9,0	(−16,4)	0,04	36,6
Summe		444,5	(+2,9)	0,02	98,0

chen Praxen zu analysieren. Aus diesem Grund basierte die Studie auf den Daten einer für Deutschland repräsentativen Stichprobe von 770 Zahnärzten für die Jahre 2011 bis 2013.

Es zeigte sich, dass im Jahr 2013 97% aller dentalen Lokalanästhetika auf den Wirkstoff Articain entfielen. Damit liegt der Articain-Anteil in Deutschland im internationalen Vergleich am höchsten. Mepivacain, Lidocain und Prilocain spielen nur eine absolut untergeordnete Rolle. In Großbritannien und den Vereinigten Staaten ist Lidocain weiterhin das häufigste dentale Lokalanästhetikum (Corbett et al. 2005, Pogrel 2007). Der meistbenutzte Vasokonstriktor in Deutschland ist Adrenalin mit einem Anteil mehr als 95%, wobei in mehr als 53% der Fälle eine Konzentration von Adrenalin 1:200.000 verwendet wird. Einen sehr hohen Marktanteil hat Adrenalin auch in anderen Ländern wie Frankreich oder Kanada (van der Auwera et al. 2007, Gaffen und Haas 2009).

47.5 Fluoridpräparate

Neben der zahngesunden Ernährung und der effizienten Mundhygiene ist die Anwendung unterschiedlicher fluoridhaltiger Präparate eine der wichtigsten Eckpfeiler der Kariesprophylaxe (Geurtsen et al. 2017). Seit 1980 wurde in mehreren Untersuchungen nachgewiesen, dass die topische Einwirkung von Fluorid auf den Zahnschmelz wichtiger ist als der systemische Effekt (Bowen 2002). Fluorid wirkt lokal kariesprotektiv, indem es die Löslichkeit des Apatits senkt, die Remineralisation fördert und den Stoffwechsel der dentalen Plaque hemmt (Stößer und Heinrich-Weltzien 2010).

Diese wissenschaftlichen Erkenntnisse haben mittlerweile zu einem eindrucksvollen Wandel der Fluoridzufuhr und die Rolle der an der Kariesprophylaxe beteiligten Ärzte und Zahnärzte geführt. So wurden 1998 vor allem durch Kinderärzte und praktische Ärzte 354 Mio. Tagesdosen Fluoridtabletten für die systemische Zufuhr und 274 Mio. Tagesdosen topisch wirksame, fluoridhaltige Gele verordnet (Abbildung 47.1). Im Laufe der letzten 20 Jahre wurde die systemische Fluoridgabe kontinuierlich durch topische Fluoridpräparate ersetzt.

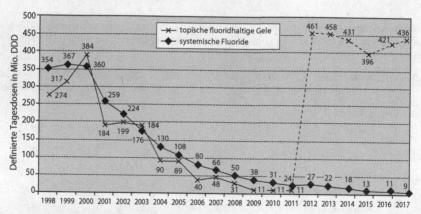

Abbildung 47.1 **Verordnungen von Fluoriden 1998 bis 2017.** Gesamtverordnungen nach definierten Tagesdosen.

Die topischen Fluoridpräparate werden fast ausschließlich von Zahnärzten verordnet, während der sehr kleine Anteil der systemischen Fluoridverordnungen vor allem von Ärzten (insbesondere Kinderärzten) stammt (◙ Tabelle 47.6). Zahnärztliche Arzneiverordnungen wurden in den Auswertungen bis 2011 nicht berücksichtigt.

Nach den aktuellen Analysen aller ärztlichen und zahnärztlichen Fluoridverordnungen stieg bei den topischen fluoridhaltigen Zahngelen der Anteil der zahnärztlichen Verordnungen nochmals auf fast 98% an, d. h. praktisch alle Fluorpräparate wurden von Zahnärzten verordnet. Die systemischen Fluoride spielen mit einem Anteil von 2% praktisch keine Rolle mehr (◙ Tabelle 47.6). Dieses Verordnungsmuster entspricht weitgehend der aktuellen Leitlinie über Fluoridierungsmaßnahmen zur Kariesprophylaxe, die unter Beteiligung mehrerer Fachgesellschaften der Zahnmedizin sowie der Kinder- und Jugendmedizin erstellt wurde (Hellwig et al. 2013). Während sich zur systemischen Fluoridierung mit Tabletten keine randomisierten, kontrollierten klinischen Studien finden ließen (Hellwig et al. 2013), ist die kariesprophylaktische Wirksamkeit von fluoridhaltigem Speisesalz und fluoridhaltigen Gelen belegt (Geurtsen et al. 2017). Für die topische Fluoridierung empfehlen die zahnärztlichen Fachgesellschaften ab dem Durchbruch der ersten Milchzähne Kinderzahnpasten (500 ppm Fluorid) und nach dem Durchbruch der bleibenden Zähne Erwachsenenzahnpasten (1000 ppm Fluorid) (Hellwig et al. 2013). Im Gegensatz

dazu empfiehlt die Deutsche Gesellschaft für Kinder- und Jugendmedizin in der vorliegenden Leitlinie die Gabe von Fluoridtabletten (bis 18 Monate in Kombination mit Vitamin D) bis zu dem Zeitpunkt, an dem ein Kind Zahnpasta nach dem Zähneputzen vollständig ausspucken kann (in der Regel bis zum Beginn des fünften Lebensjahres). Wenn regelmäßig eine relevante Menge an fluoridiertem Haushaltssalz verzehrt wird, sollte die Tablettenprophylaxe beendet werden (Hellwig et al. 2013). Fluoridgele sollen unabhängig von bereits bestehenden Basisfluoridierungs-Maßnahmen, wie zum Beispiel fluoridhaltige Zahnpasta, verwendet werden. Da der kariespräventive Effekt von Fluoridgelen unabhängig von der Applikationsmethode ist, sollte die Art der Applikation individuell gewählt werden. Bei kariesaktiven Patienten sollte eine mehrmalige Anwendung fluoridhaltiger Gele erfolgen, da der kariespräventive Effekt mit der Applikationsfrequenz und der Applikationsintensität pro Jahr korreliert (Hellwig et al. 2013). Die tägliche Anwendung einer niedrig dosierten Fluoridlösung ist der wöchentlichen Anwendung höherer Konzentrationen vorzuziehen (Stößer und Heinrich-Weltzien 2010).

.iteratur

rzneimittelkommission der deutschen Ärzteschaft (Hrsg) (2009): Arzneiverordnungen. 22. Auflage, Medizinische Medien Informations GmbH (MMI), Neu-Isenburg

rzneimittelkommission der deutschen Ärzteschaft (2013): UAW–News International Nichtsteroidale Antirheumatika (NSAR) im Vergleich: Risiko von Komplikationen im oberen Gastrointestinaltrakt, Herzinfarkt und Schlaganfall. Dtsch Arztebl 110: A-1447–1448

Bally M, Dendukuri N, Rich B, Nadeau L, Helin-Salmivaara A, Garbe E, Brophy JM (2017): Risk of acute myocardial infarction with NSAIDs in real world use: bayesian meta-analysis of individual patient data. BMJ 357: j1909. doi: 10.1136/bmj.j1909

Bowen WH (2002): Do we need to be concerned about dental caries in the coming millennium? Crit Rev Oral Biol Med 13: 126–131

Brown KA, Khanafer N, Daneman N, Fisman DN (2013): Meta-Analysis of antibiotics and the risk of community-associated clostridium difficile infection. Antimicrob Agents Chemother 57: 2326–2332

Bundeszahnärztekammer (2017a): Informationen über zahnärztliche Arzneimittel. Kapitel 06: Behandlung von Infektionen. Internet: https://www.bzaek.de/fileadmin/PDFs/iza_pdf/IZA.pdf

Bundeszahnärztekammer (2017b): Informationen über zahnärztliche Arzneimittel. Kapitel 05: Behandlung von Entzündungen. Internet: https://www.bzaek.de/fileadmin/PDFs/iza_pdf/IZA.pdf

Bundeszahnärztekammer (2017c): Informationen über zahnärztliche Arzneimittel. Kapitel 08: Behandlung von Schmerzzuständen. Internet: https://www.bzaek.de/fileadmin/PDFs/iza_pdf/IZA.pdf

Corbett IP, Ramacciato JC, Groppo FC, Meechan JG (2005): A survey of local anaesthetic use among general dental practitioners in the UK attending postgraduate courses on pain control. British Dent J 199: 784–787

Derry CJ, Derry S, Moore RA, McQuay HJ (2012): Single dose oral ibuprofen for acute postoperative pain in adults. Cochrane Database of Systematic Reviews 2009, Issue 3. Art. No.: CD001548. DOI: 10.1002/14651858.CD001548.pub2

Eckert AW, Kolk A (2014): Odontogene Infektionen und Erregerspektren in der MKG-Chirurgie. MKG-Chirurg 7: 256–260

Fadare JO, Oshikoya KA, Obimakinde OS, Sijuade AO, Afolayan JM, Adeleke AA, Godman B, Ojumu DO (2017): Patterns of drugs prescribed for dental outpatients in Nigeria: findings and implications. Acta Odontol Scand 75: 496-506. doi: 10.1080/00016357.2017.1347822

Ford PJ, Saladine C, Zhang K, Hollingworth S (2017): Prescribing patterns of dental practitioners in Australia from 2001-2012. Antimicrobials Aust Dent J 62: 52–57

Gaffen AS, Haas DA (2009): Survey of local anesthetic use by Ontario dentists. J Can Dent Assoc 75: 649–649e

Geurtsen W, Hellwig E, Klimek J (2017): Kariesprophylaxe bei bleibenden Zähnen – grundlegende Empfehlungen. S2K-Leitlinie. AWMF-Registernr: 083-021. [http://www.awmf.org/uploads/tx_szleitlinien/083-021l_S2k_Kariesprophylaxe_2017-03.pdf]

Haliti NR, Haliti FR, Koçani FK, Gashi AA, Mrasori SI, Hyseni VI, Bytyqi SI, Krasniqi LL, Murtezani AF, Krasniqi SL (2015): Surveillance of antibiotic and analgesic use in the Oral Surgery Department of the University Dentistry Clinical Center of Kosovo. Ther Clin Risk Manag 11: 1497–1503. doi: 10.2147/TCRM.S87595

Halling F (2010): Zahnärztliche Antibiotikaverordnungen – Zwischen Anspruch und Wirklichkeit. Zahnärztl Mitt 100: 50–55

Halling F (2011): Aktuelle Analyse zahnärztlicher Analgetikaverordnungen. ZWR 120: 216–227

Halling F (2012): Zahnärztliche Antibiotika- und Analgetikaverordnungen. In: Barmer GEK, Glaeske G, Schicktanz C (Hrsg): Barmer GEK Arzneimittelreport 2012. Asgard Verlagsservice Siegburg. Internet: https://www.barmer-gek.de/barmer/web/Portale/Versicherte/Rundum-gut-versichert/Infothek/Wissenschaft-Forschung/Reports/Reports-2012/Arzneimittelreport-2012

Halling F (2015) Verbrauch dentaler Lokalanästhetika in Deutschland und im internationalen Vergleich. Dtsch Zahnärztl Z 70: 426–432

Halling F, Neff A, Heymann P, Ziebart T (2017): Trends in antibiotic prescribing by dental practitioners in Germany. J Craniomaxillofac Surg. 45: 1854-1859. doi: 10.1016/j.jcms.2017.08.010

Health & Social Care Information Centre (HSCIC) (2015): Prescribing by Dentists, England – 2014.Internet: http://www.hscic.gov.uk/article/2021/Website-Search?productid=17854&q=dentist&sort=Relevance&size=10&page=1&area=both#top

Hellwig E, Schiffner U, Koletzko B, Bergmann K, Przyrembel H (2013): S2K-Leitlinie-Fluoridierungsmaßnahmen zur Kariesprophylaxe. AWMF Register 2013;Nr. 083-001 [http://www.awmf.org/uploads/tx_szleitlinien/083-001l_S2k_Fluoridierungsma%C3%9Fnahmen_zur_Kariesprophylaxe_2013-01.pdf]

Karki AJ, Holyfield G, Thomas D (2011): Dental prescribing in Wales and associated public health issues. Br Dent J 210: E21. doi: 10.1038/sj.bdj.2010.1179

Marra F, George D, Chong M, Sutherland S, Patrick DM (2016): Antibiotic prescribing by dentists has increased: Why? J Am Dent Assoc 147: 320–327

Moore PA, Ziegler KM, Lipman RD, Aminoshariae A, Carrasco-Labra A, Mariotti A (2018): Benefits and harms associated with analgesic medications used in the management of acute dental pain: An overview of systematic reviews. J Am Dent Assoc 149:256-265.e3. doi: 10.1016/j.adaj.2018.02.012

Pipalova R, Vlcek J, Slezak R (2014): The trends in antibiotic use by general dental practioners in the Czech Republic (2006–2012). Int Dent J 64: 138–143

Poeschl PW, Spusta L, Russmueller G, Seemann R, Hirschl A, Poeschl E, Klug C, Ewers R (2010): Antibiotic susceptibility and resistance of the odontogenic microbiological spectrum and its clinical impact on severe deep space head and neck infections. Oral Surg Oral Med Oral Pathol Oral Radiol Endod 110:151–156

Pogrel MA (2007): Permanent nerve damage from inferior alveolar nerve blocks – an update to include articaine. J Calif Dent Assoc 35: 271–273

Rainsford KD (2009): Ibuprofen: pharmacology, efficacy and safety. Inflammopharmacology 17: 275–342

Stammschulte T, Ludwig WD, Mühlbauer B, Bronder E, Gundert-Remy U (2015): Metamizole (dipyrone)-associated agranulocytosis. An analysis of German spontaneous reports 1990-2012. Eur J Clin Pharmacol 71: 1129-1138. doi: 10.1007/s00228-015-1895-y

Stößer L, Heinrich-Weltzien R (2010): Kariesprävention mit Fluoriden. In: Balogh A, Haen E (Hrsg): Klinische Pharmakologie in der zahnärztlichen Praxis. Wissenschaftliche Verlagsgesellschaft Stuttgart

Thieme V, Wille H (2013): Orale postoperative Schmerztherapie bei Erwachsenen. Update zu Wirksamkeit, Nebenwirkungen und Wirtschaftlichkeit. MKG-Chirurg 6: 290–300

Van der Auwera A, Abdessamad B, Meyer N, Bahi S, Ahmed, F (2007): Enquête sur l'utilisation des anesthétiques locaux par les chirurgiens dentists exerçant en Alsace. Med Buccale Chir Buccale 13: 187–198

Teil III
Anhang

Ergänzende statistische Übersicht

Melanie Schröder, Carsten Telschow und Jana Weiss

© Springer-Verlag GmbH Deutschland, ein Teil von Springer Nature 2018
U. Schwabe, D. Paffrath, W.-D. Ludwig, J. Klauber (Hrsg.), *Arzneiverordnungs-Report 2018*
https://doi.org/10.1007/978-3-662-57386-0_48

In Ergänzung zur ausführlichen Marktbetrachtung und der Marktsegmentanalyse (▶ Kapitel 5) werden im Folgenden Erläuterungen zur Berechnung definierter Tagesdosen (DDD) und zur Analyse des GKV-Arzneimittelmarktes gegeben. In tabellarischen Übersichten werden außerdem Umsätze im Nicht-Fertigarzneimittelmarkt, die Entwicklungen der Arzneimittelgruppen nach ATC-Klassifikation, die DDD-Analysen kleinerer Arzneimittelgruppen sowie der Anteil der Zweitanmelder-Präparate dargestellt. Ergänzt wird die Darstellung um die Übersicht der Arzneiverordnungen nach Alter und Geschlecht der Versicherten sowie nach Fachgruppen der verordnenden Ärzte. Grundlage für die in den einzelnen Kapiteln dargestellten Präparate sind die 3000 verordnungsstärksten Arzneimittel des Jahres 2017. Diese decken 97,8% der Verordnungen, 98,1% der Tagesdosen (DDDs) bzw. 89,4% der Nettokosten des Gesamtmarktes ab. Neben den 3000 verordnungsstärksten Arzneimitteln sind weitere Präparate in einzelnen Kapiteln aufgenommen und diskutiert worden. Die Verordnungsgrenzen wurden für jeden der Bereiche individuell gewählt, um jeweils einen repräsentativen Ausschnitt mit großer Marktabdeckung darstellen zu können:

- 67 Präparate mit mehr als 3.000 Verordnungen der Hyposensibilisierungsmittel (ATC-Gruppe der Allergen-Extrakte (V01AA)) und der Mittel zur künstlichen Befruchtung (ATC-Gruppen Prolactinhemmer (G02CB), Gonadotropine (G03GA), Ovulationsauslöser (G03GB) Hypophysen- und Hypothalamushormone und Analoga (H01)).
- 123 Arzneimittel mit Verordnungen mit mehr als 100.000 DDD, die vorrangig im Rahmen von in Apotheken hergestellten individuellen Zubereitungen abgegeben wurden (ATC-Gruppen Antineoplastische Mittel (L01), GnRH-Analoga (L02AE), Hormonantagonisten (L02B), Immunsuppressiva (L04AA, L04AX) und Entgiftungsmittel für die Behandlung mit Zytostatika (V03AF)).
- Ein Präparat, das mit mehr als 10.000 Verordnungen von Zahnärzten verordnet wurde.
- 18 weitere Präparate, die aufgrund ihrer therapeutischen oder wirtschaftlichen Bedeutung ergänzend in die Betrachtung aufgenommen wurden.

Die Marktdaten des Jahres 2017 werden als Zusatzmaterial unter http://extras.springer.com bereitgestellt.

Grundlage der Auswertungen im Arzneiverordnungs-Report sind alle zu Lasten der Gesetzlichen Krankenversicherung (GKV) ausgestellten Rezepte, die über öffentliche Apotheken abgerechnet wurden und in verschiedenen Kontexten für Analysen genutzt werden (Schröder et al. 2004). Mit rund 485 Mio. Rezeptblättern basieren die Analysen des Jahres 2017 auf 829 Mio. einzelnen Verordnungen.

48.1   Warenkorb

Der Arzneiverordnungs-Report beruht auf der Datenbasis des GKV-Arzneimittelindex, die 2002 von einer 4-Promille-Stichprobe auf eine Vollerhebung umgestellt wurde. Damit stehen dem Arzneiverordnungs-Report seit dem Verordnungsjahr 2002 alle ambulanten Arzneimittelverordnungsdaten der Gesetzlichen Krankenversicherung zur Verfügung. Um die Vollständigkeit der Abrechnungsdaten sicherzustellen, werden diese quartalsweise auf die amtliche Ausgabenstatistik (KV 45) hochgerechnet. Für das Verordnungsjahr 2001 liegen hierbei sowohl die Daten der 4-Promille-Stichprobe als auch die Vollerhebungsdaten aller Rezepte nach § 300 SGB V vor. Ältere Publikationen, wie der Arzneiverordnungs-Report 2002, basieren daher auf den Stichprobendaten der Jahre 1980 bis 2001, Publikationen ab dem Arzneiverordnungs-Report 2003 beruhen nur bis zum Jahr 2000 auf der Stichprobe, ab 2001 hingegen auf den Daten der Vollerhebung. Es kann daher zu unterschiedlichen Ergebnissen – insbesondere für das Jahr 2001 – in älteren und neueren Publikationen kommen, die zum einen durch die unterschiedlichen Datengrundlagen, zum anderen durch eine aktuellere und vollständigere Arzneimittelklassifikation zustande kommen. Insbesondere bei der Interpretation der Darstellungen von Zeitreihen ist dies zu berücksichtigen. Seit dem Jahr 2008 werden ebenfalls Ausgaben für Impfstoffe berücksichtigt. Diese werden anhand der entsprechenden Konten der amtlichen Ausgabenstatistik KV 45 geschätzt. Seit dem Arzneiverordnungs-Report 2013 werden Verordnungen von parenteralen Lösungen und Zytostatika-Zubereitungen in einem gesonderten Hochzählungsverfahren berücksichtigt, das 2018 um Auseinzelungen und um Verblisterungen erweitert wurde. Die betrachtete Gesamtmenge der Arzneimittel, die nicht nur Fertigarzneimittel sondern damit auch einen relevanten Teil der Nicht-Fertigarzneimittel beinhaltet, bildet die Basis für alle Analysen im Arzneiverordnungs-Report 2018 ab dem Verordnungsjahr 2016.

48.2   Berechnung von definierten Tagesdosen

Als Maß für die verordnete Arzneimittelmenge wird in diesem Buch in erster Linie die definierte Tagesdosis (*defined daily dose*, DDD) verwendet. Gegenüber anderen Messgrößen wie der Anzahl der abgegebenen Packungen oder dem damit erzielten Umsatz hat die DDD den Vorteil, dass der Verbrauch eines Arzneimittels anhand einer zuvor festgelegten Wirkstoffmenge direkt gemessen wird. Veränderungen anderer Messgrößen, die ebenfalls dem Einfluss des Verordnungsverhaltens unterliegen – etwa Änderungen der Packungsgrößen oder der Preise – können den in DDD gemessenen Verbrauch nicht verfälschen. Zudem bietet diese Messgröße den Vorteil, auch international verwendet zu werden, so dass länderübergreifend vergleichende Untersuchungen des Arzneimittelverbrauchs möglich werden (Merlo et al. 1996, Pfannkuche et al. 2009).

Die definierte Tagesdosis basiert auf der Menge eines Wirkstoffes bzw. eines Arzneimittels, die typischerweise für die Hauptindikation bei Erwachsenen pro Tag angewendet wird (Nordic Council on Medicines 1985, WHO Collaborating Centre for Drug Statistics Methodology 2018a und 2018b). Für Arzneimittel, die ausschließlich bzw. vornehmlich für die Anwendung bei Kindern vorgesehen sind, werden für die Daten der vorliegenden Publikation durchschnittliche Kinderdosen eingesetzt (vgl. auch Fricke et al. 2018a, 2018b). In beiden Fällen ist zu berücksichtigen, dass die DDD nicht notwendigerweise die empfohlene oder tatsächlich verordnete Tagesdosis eines Arzneimittels wiedergibt, sondern primär eine technische Maß- und Vergleichseinheit darstellt.

In der Regel wird die DDD als in Milligramm (mg) oder Gramm (g) gemessene Wirkstoffmenge definiert. Bei einigen Kombinationspräparaten, bei denen die Wirkstoffmenge nicht als Vergleichsbasis geeignet ist, wird die DDD in Form sogenannter *Standarddosen* angegeben. Hierbei werden keine exakten Wirkstoffmengen für jedes einzelne Präparat festgelegt. Vielmehr wird für die gesamte Präparategruppe die durchschnittliche Dosierungsempfehlung ohne Berücksichtigung der Stärke der einzelnen Kombinationspartner als DDD zugrunde elegt. Die DDD gibt in diesen Fällen die üblicherweise empfohlene Anzahl der festgelegten Einzeldosen in Form der jeweiligen Arzneizubereitungen (Tabletten, Kapseln, Ampullen, Suppositorien etc.) pro Tag an.

Die DDD für Arzneimittel aus der gleichen therapeutischen Gruppe sollen entsprechend den Grundregeln für die Festlegung von DDD-Werten in ähnlicher Weise ermittelt werden, um eine gute Vergleichbarkeit zwischen den Dosierungen zu erhalten. Innerhalb einer therapeutischen Gruppe soll nach Möglichkeit eine Äquivalenz der Wirkungsstärke (*equipotency*) angestrebt werden (Nordic Council on Medicines 1985). Wenn für ein Arzneimittel sowohl eine Initialdosierung wie auch eine Erhaltungsdosis angegeben werden, bezieht sich die DDD grundsätzlich auf die Erhaltungsdosis. Wenn Unterschiede zwischen stationärer und ambulanter Behandlung bestehen, werden in der Regel die Angaben für die ambulante Dosierung verwendet.

Für die Berechnung definierter Tagesdosen werden die Angaben aus mehreren Quellen herangezogen. Bei Monopräparaten werden, soweit sie den Gegebenheiten des deutschen Marktes entsprechen, die DDD-Angaben der WHO benutzt. Mit dem GKV-Modernisierungsgesetz (GMG) hat der Gesetzgeber der Selbstverwaltung ein weiteres Instrument zur Information der Vertragsärzte über eine wirtschaftliche Verordnungsweise an die Hand gegeben. So können Kostenvergleiche für Arzneimittel mit Hilfe der Tagesdosis nach dem anatomisch-therapeutisch-chemischen Klassifikationssystem (ATC-System) durchgeführt werden (§ 73 Abs. 8 SGB V). Ein weiterer gesetzlicher Anwendungszweck besteht seit Mai 2006 durch das Arzneimittelversorgungs-Wirtschaftlichkeitsgesetz (AVWG), wonach die Kassenärztliche Bundesvereinigung und die Spitzenverbände der Krankenkassen jeweils für das folgende Kalenderjahr für Gruppen von Arzneimitteln in verordnungsstarken Anwendungsgebieten Vereinbarungen für eine wirtschaftliche Verordnungsweise formulieren. Diese können auf Grundlage der Klassifikation nach § 73 Abs. 8 Satz 5 SGB V festgelegt werden (§ 84 Abs. 7a SGB V).

Die gesetzliche Regelung sieht vor, dass die ATC-Klassifikation mit definierten Tagesdosen (DDD) bei Bedarf an die Besonderheiten der Versorgungssituation in Deutschland angepasst wird (Wissenschaftliches Institut der AOK 2018a). Zur Weiterentwicklung des Klassifikationssystems mit definierten Tagesdosen und zur Anpassung an die besonderen Gegebenheiten des deutschen Arzneimittelmarktes wurde im Jahr 2004 im Auftrag des Bundesministeriums für Gesundheit (BMG) eine ATC/DDD-Arbeitsgruppe beim Kuratorium für Fragen der Klassifikation im Gesundheitswesen eingesetzt, in der die maßgeblichen Fachkreise vertreten sind. Grundlage für die jährliche Anpassung der amtlichen ATC-Klassifikation ist das ATC-Code-Verzeichnis mit DDD für den deutschen Arzneimittelmarkt, das das WIdO im Rahmen des langjährigen Forschungsprojekts GKV-Arzneimittelindex kontinuierlich an die nationalen Besonderheiten adaptiert und jährlich publiziert. Im Rahmen eines Anhörungsverfahrens werden Anmerkungen zur bestehenden ATC-Klassifikation und DDD-Festlegung des GKV-Arzneimittelindex gesammelt, inhaltlich geprüft und bewertet. Auf Empfehlung der ATC/DDD-Arbeitsgruppe sowie nach Abstimmung mit dem BMG wird die Fassung dann jährlich zum 1. Januar vom BMG für amtlich erklärt (Fricke et al. 2018b).

Die den Tabellen und Abbildungen zugrunde liegenden ATC-Klassifikationen und DDD-Festlegungen entsprechen dem jeweils aktuellen Klassifikationsstand des GKV-Arzneimittelindex, der in die Systematik des WHO Collaborating Centre for Drug Statistics Methodology eingebettet ist und gleichzeitig die Grundlage für die amtliche nationale Fassung mit Gültigkeit ab 1. Januar 2019 darstellt. In sämtlichen Zeitreihen der Verordnungsanalysen sind die Verordnungen auch für die früheren Jahre mit den aktualisierten DDD-Werten berechnet worden, so dass die jeweiligen Verordnungsentwicklungen korrekt dargestellt sind.

Soweit die WHO keine Angaben festlegt, werden für Monopräparate und alle Kombinationspräparate die Dosierungsempfehlungen der Hersteller zugrunde gelegt (Fachinformationen, Gebrauchsinformationen). Wird ein Wirkstoff oder eine fixe Kombination von mehreren Herstellern für dasselbe Indikationsgebiet in den Handel gebracht, dient die Berechnung des arithmetischen Mittelwertes der Dosierungsangaben aller Hersteller als Basis für die DDD-Festlegung. Bei der Festlegung dieser mittleren DDD werden darüber hinaus Angaben aus der Fachliteratur berücksichtigt. Soweit Monographien der Kommission E formuliert wurden, fungieren die dort angegebenen Tagesdosen als Grundlage für die DDD-Festlegung bei den Phytopharmaka.

Die DDD sind üblicherweise für verschiedene Arzneiformen identisch. Wenn die Bioverfügbarkeit für einzelne Darreichungsformen jedoch unterschiedlich ist, können unterschiedliche DDD-Werte festgelegt werden. Bei topisch angewendeten Arzneimitteln gibt es häufig keine genauen Dosierungsempfehlungen des Herstellers. Hier wurde bei topischen Dermatika eine Standardfläche von 100 cm^2 zugrunde gelegt, für die üblicherweise als Einzeldosis 1 g Creme oder Salbe benötigt wird (Arndt und Clark 1979). Die DDD-Festlegung bei topischen Dermatika erfolgte daher unter Zugrundelegung einer Standarddosis von 1g pro Einzeldosis. Bei anderen topisch angewendeten Arzneimitteln wurden Herstellerangaben zur DDD-Berechnung verwendet, sofern für diese keine WHO-DDD existiert. Falls dort auch keine exakten Dosierungsempfehlungen erhältlich waren, wurde ebenfalls eine Standarddosis von 1 g pro Einzeldosis für die DDD-Berechnung zugrunde gelegt. Für Ophthalmika und Arzneimittel, die nur auf einer begrenzten Fläche angewendet werden (z. B. Stomatologika), wurde bei fehlender Dosierungsempfehlung als Standarddosis eine Einzeldosis von 0,1 g bzw. 0,1 ml (d. h. bei den Ophthalmika je 1 Tropfen pro behandeltes Auge) festgelegt.

Die in diesem Buch aufgeführten Arzneimittelnamen (Standardaggregatnamen) entsprechen den Bezeichnungen der Fertigarzneimittel in der Fachinformation. Die Bezeichnungen von Packungsgrößen, Darreichungsformen oder Stärken eines Fertigarzneimittels werden nicht erwähnt. Zusätze zum Handelsnamen wie „mite", „forte" oder „semi" werden in den Arzneimittelbezeichnungen des GKV-Arzneimittelindex üblicherweise ebenfalls nicht aufgeführt. Von diesem Grundsatz wird nur dann abgewichen, wenn eine solche Zusatzbezeichnung zur Benennung eines Arzneimittels benötigt wird, das von einem anderen Fertigarzneimittel mit gleicher Hauptbezeichnung wegen anderer Bestandteile oder einer relevanten abweichenden Indikation getrennt werden muss.

48.3　Arzneimittelausgaben, Arzneimittelumsatz und Nettokosten

Um die abgerechneten Verordnungen umfassend und in dem präsentierten Detailgrad darstellen zu können, ist es erforderlich, dass die zugrunde gelegten Verordnungsdaten nach §300 SGB V auf die inhaltlich entsprechenden Konten der amtlichen Statistik KV45 hochgerechnet werden. Hierfür können aufgrund des spezifischen Zuschnitts des verwendeten Datensatzes nicht alle Arzneimittel- und weiteren Ausgabekonten verwendet werden, da in Einzelfällen die in den einzelnen Konten verbuchten Ausgaben nicht vollständig oder gar nicht im Datensatz enthalten sind. Basis der Berechnung der GKV-Arzneimittel-Nettokosten und des GKV-Arzneimittelumsatzes sind die Ausgaben der GKV für Arznei- und Verbandmittel aus Apotheken sowie dem Versandhandel. Es wurden ebenfalls die jährlichen Ausgaben für Impfstoffe berücksichtigt, die anhand der entsprechenden Konten der Ausgabenstatistik (KV 45) geschätzt wurden. Eine Zusammenstellung der für dieses Verfahren berücksichtigten Konten gibt ❏ Tabelle 48.1.

Die über die berücksichtigten Konten verbuchten Ausgaben in Höhe von 39.556 Mio. € sind demnach um 3,1% im Vergleich zum Vorjahr gestiegen. Die bisher berücksichtigten Ausgaben für Hilfsmittel aus Apotheken sind seit 2017 nicht mehr in dieser Form in der Ausgabenstatistik abgebildet und daher gesondert im Hochzählungsverfahren berücksichtigt. Die vorläufige amtliche Statistik KV 45 weist hinsichtlich der hier berücksichtigten Konten nur marginale Abweichungen zu den endgültigen Rechnungsergebnissen der GKV (KJ 1) auf. Gemäß KJ1 ergibt sich ein Ausgabenwert von 39.532 Mio. €, der damit um 24 Mio. € (0,06%) geringer ausfällt.

Unberücksichtigt bleiben im Vergleich zur amtlichen Statistik Datenlieferungen von „sonstigen Leistungserbringern", da diese Rezepte nur unvollständig in den Daten nach § 300 SGB V enthalten sind. Die nach §130a Abs. 8 und §130c SGB V vertraglich vereinbarten Rabatte werden in den amtlichen Statistiken nur nach Kassenarten getrennt in Summe dargestellt. Für die im Arzneiverordnungs-Report dargestellten produktbezogenen Kosten können diese Rabatte daher nicht berücksichtigt

◨ Tabelle 48.1 Für das Hochrechnungsverfahren berücksichtigte Konten aus der amtlichen Ausgabenstatistik KV45.

Konto	Bezeichnung	Ausgaben lt. KV45 für 2017
4300	Arznei- und Verbandmittel aus Apotheken – nur vertragsärztliche Versorgung	40.151.836.265
4330	Pauschale für die Digitalisierung der Verordnungsblätter	14.250.931
4340	Arznei- und Verbandmittel aus Apotheken – ohne vertragsärztliche Versorgung	150.980.312
4343	Arzneimittel im Rahmen der spezialisierten ambulanten Palliativversorgung	67.771.234
4346	Arznei- und Verbandmittel aus Apotheken im Rahmen der ambulanten spezialfachärztlichen Versorgung	134.992.265
4350	Arznei- und Verbandmittel aus Versandhandel - nur vertragsärztliche Versorgung	410.450.415
4380	Arznei- und Verbandmittel aus Versandhandel - ohne vertragsärztliche Versorgung	34.933
4390	Arzneimittelrabatte	−1.732.155.041
4393	Gesetzliche Rabatte von Apotheken	−1.112.238.609
5320	Arznei- und Verbandmittel	47.442.110
5730	Arznei- und Verbandmittel aus Apotheken und von Sonstigen	263.955.589
	Arzneimittel nach KV45	38.397.174.404
5180	*Schutzimpfungen nach § 20d Abs. 2 SGB V*	*119.980.309*
5180 – gekürzt	Ausgaben für Impfstoffe nach Kürzung um ärztliche Honorare*	90.246.790
5186	Schutzimpfungen nach § 20d Abs. 1 und 3 SGB V - Regelleistungen - Arzneimittel (Impfstoffe)	1.068.373.249
	Impfstoffe nach KV 45	1.158.620.038
	Zielwert nach KV 45	39.555.794.442

* Die Ausgaben im Konto 5180 beinhalten sowohl die Impfstoffkosten als auch ärztliche Honorare als Satzungsleistungen. Um die Impfstoffkosten zu ermitteln, werden die hier gebuchten Gesamtausgaben daher um den quartalsweise berechneten Faktor der Konten 5183 und 5186 für ärztliche Honorare in der Regelleistung gekürzt.

werden. Wo möglich bzw. in der jeweiligen Betrachtung sinnvoll, werden die Rabattsummen im vorliegenden Buch berichtet.

Sowohl die Gesamtsummen zu Arzneimittelausgaben als auch die Steigerungsraten zum Vorjahr können sich aufgrund der benannten Unterschiede hinsichtlich der Kontenabgrenzungen zwischen amtlichen Darstellungen des BMG und der Analysen im Arzneiverordnungs-Report unterscheiden.

Nachdem die Arzneimittelausgaben ermittelt wurden, werden die Arzneimittel-Nettokosten und der Arzneimittelumsatz berechnet. Der rechnerische Zusammenhang zwischen diesen Größen ist in ◨ Tabelle 48.2 dargestellt. Drei Positionen machen eine Unterscheidung zwischen Arzneimittelausgaben und Arzneimittelumsatz notwendig:

— Eigenanteil der Versicherten (seit 1.1.2004 prozentuale Zuzahlung von 10%, mind. 5 € und

max. 10 €), der 2016 und 2017 konstant bei 5,9% der GKV-Arzneimittelausgaben nach KV45 lag.

— Sprechstundenbedarf, der für die Berechnung des GKV-Arzneimittelumsatzes nicht berücksichtigt wird und der im Jahr 2016 bei 3,7% und im Jahr 2017 bei 3,9% der Ausgaben nach KV45 lag.

— Verordnungen von Nicht-Arzneimitteln (Hilfsmittel, Verbandstoffe, Krankenpflegeartikel etc.) ohne gesetzliche Abschläge. Die Nicht-Arzneimittel werden im Rahmen des GKV-Arzneimittelindex auf gesonderten Sammelpositionen erfasst und von der weiteren Analyse ausgeschlossen. Zu berücksichtigen ist außerdem, dass auch nicht identifizierbare Verordnungspositionen in dieser Sammelposition summiert werden.

Um den Arzneimittelumsatz auszuweisen, werden zu den GKV-Arzneimittel-Nettokosten, die im Jahre 2017 38.652 Mio. € betragen, die gesetzlichen Abschläge der Hersteller und der Apotheken gemäß § 130 und § 130a SGB V addiert. Der resultierende Arzneimittelumsatz liegt 2017 bei 41.471 Mio. €. Der Apothekenabschlag wurde dabei für 2017 mit 1,77 € berücksichtigt. Des Weiteren gilt nach § 130a Abs. 1 SGB V ein Herstellerabschlag von 7% für patentgeschützte – bzw. von 6% für patentfreie – verschreibungspflichtige Nicht-Festbetragsarzneimittel. Für patentfreie Arzneimittel gilt weiterhin ein Abschlag nach § 130a Abs. 3b SGB V von 10%, wobei Preissenkungen diesen um die jeweilige Preissenkung mindern. Letzterer kann zudem ganz entfallen, wenn der Preis 30% unterhalb des geltenden Festbetrages liegt. Auch Abschläge aus dem Preismoratorium nach § 130a Abs. 3a SGB V zählen zu den gesetzlichen Herstellerabschlägen. Für die in Zubereitungen verarbeiteten Fertigarzneimittel werden die Herstellerabschläge anteilig mit den abgerechneten Teilmengen berücksichtigt. Soweit Rabattverträge mit einzelnen Krankenkassen oder Erstattungsbetragsvereinbarungen mit dem GKV-Spitzenverband geschlossen werden, kann der Herstellerabschlag abgelöst werden.

Die kontinuierlichen Änderungen der gesetzlichen Abschläge von Herstellern, Großhandel und Apotheken im Arzneimittelmarkt haben in den letzten Jahren dazu geführt, dass sich die Veränderungsrate des Bruttoumsatzes nach Apothekenverkaufspreisen von der Veränderungsrate der Nettokosten ohne gesetzliche Abschläge unterscheidet. So erreichen die gesetzlichen Abschläge im Jahr 2017 mit 2,8 Mrd. Euro einen Umsatzanteil von 6,8% am Brutto-Arzneimittelumsatz von 41,5 Mrd. Euro und haben sich damit prozentual erneut reduziert. Unberücksichtigt bleiben in dieser Betrachtung die vertraglich zwischen Krankenkassen und pharmazeutischen Herstellern ausgehandelten Rabatte nach § 130a Abs. 8 und nach § 130c SGB V, da diese auf der Produktebene der Öffentlichkeit nicht bekannt sind und ausschließlich als Rabattsummen in den amtlichen Rechnungsergebnissen veröffent-

licht werden. Im Jahr 2017 erreichten diese eine Höhe von 4,018 Mrd. Euro entsprechend der vorläufigen amtlichen Statistik KV45 bzw. von 4,033 Mrd. Euro nach endgültiger Statistik KJ1. Die Rabatte, die aufgrund von Verhandlungen um den Erstattungsbetrag nach § 130b SGB V erzielt wurden, sind in den Umsatz- und Nettokostenbetrachtungen des Arzneiverordnungs-Reports entsprechend der Meldungen in den Preisverzeichnissen enthalten. In allen betrachteten Ausgaben, Umsätzen und Nettokosten sind jeweils die Mehrwertsteueranteile enthalten. Die DDD-bezogenen Nettokosten, die für die einzelnen Arzneimittel in den Tabellen der Kapitel 8 bis 47 dargestellt werden, werden verordnungsgewichtet über alle in einem Standardaggregat zusammengefassten Arzneimittel aus den tatsächlich abgerechneten Summen berechnet.

Der Markt der Nicht-Fertigarzneimittel und Nicht-Arzneimittel umfasst 2017 ein Umsatzvolumen (inkl. gesetzlicher Abschläge) von insgesamt 6.096,1 Mio. €. Die detailliertere Aufschlüsselung der Nicht-Arzneimittel zusammen mit den Zubereitungen nach Gruppen findet sich in ◘ Tabelle 48.3. Sofern in diesen Gruppen jeweils quantifizierbare Untergruppen mit einem Bruttoumsatz von mehr als 25 Mio. € existieren, werden diese getrennt aufgeführt.

Die umsatzstärkste Gruppe von Nicht-Arzneimitteln stellen die In-vitro-Diagnostika dar. In der ◘ Tabelle 48.4 sind alle In-vitro-Diagnostika aufgeführt, die 2017 einen Umsatz von mehr als 5 Mio. € erzielt haben, wobei hier ausschließlich Verordnungen berücksichtigt wurden, die in den Daten nach § 300 SGB V enthalten sind, demnach sind hier ausschließlich die über Apotheken abgerechneten Verordnungen für diese Produkte aufgeführt. Innerhalb der In-vitro-Diagnostika machen neben geringen Anteilen der Tests auf Blutgerinnung die Tests zur Bestimmung der Blut-Glukose mit 94,6% den weit überwiegenden Anteil aus.

Die den Tabellen und Abbildungen zugrunde liegenden Klassifikationen (bspw. die Abgrenzung Patentmarkt und generikafähiger Markt) entsprechen dem jeweils aktuellen Klassifikationsstand des GKV-Arzneimittelindex. Dies gilt auch für die rückwirkende Betrachtung in sämtlichen Zeitreihen der Verordnungsanalysen, so dass die jeweiligen Verordnungsentwicklungen in sich korrekt dargestellt sind und daher von den Werten in frühe-

◘ Tabelle 48.2 Zusammenhang zwischen GKV-Ausgaben, Arzneimittel-Umsatz und -Nettokosten 2016/2017

	Beträge in Mio. €		Veränderung	
	2016	**2017**	**Mio €**	**in %**
GKV-Ausgaben für Arzneimittel nach KV 45[1]	38.351	39.556	1.205	3,1
Eigenanteil (2016: 5,9%) (2017: 5,9%)	2.269	2.349	81	3,6
Zwischensumme	40.619	41.905	1.286	3,2
Praxisbedarf (2016: 3,7%) (2017: 3,9%)	1.405	1.542	138	9,8
Zwischensumme	39.215	40.363	1.148	2,9
Nettokosten für Verbandstoffe, Krankenpflegeartikel usw., sowie bei der Erfassung nicht identifizierte Rezepte (excl. Gesetzliche Abschläge) (2016: 5,1%) (2017: 4,3%)	1.938	1.710	−228	−11,8
GKV-Arzneimittel-Nettokosten	37.276	38.652	1.376	3,7
Davon Fertigarzneimittel	33.573	34.655	1.082	3,2
Davon Rezepturen und Auseinzelungen	3.703	3.997	294	8,0
Gesetzliche Abschläge[2] (2016: 7,0%) (2017: 6,0%)				
Apotheken (§130 SGBV)	1.100	1.094	−5	−0,5
Hersteller (§130a SGBV)	1.705	1.724	19	1,1
GKV-Arzneimittel-Umsatz	40.081	41.471	1.390	3,5
Davon Fertigarzneimittel	36.119	37.247	1.128	3,1
Davon Rezepturen und Auseinzelungen	3.962	4.224	262	6,6

[1] Konten entsprechend Tab. 48.1
[2] Gesetzliche Abschläge, die durch die Rezeptdaten nach § 300 SGB V erfasst sind, ohne vertraglich vereinbarte Rabatte gemäß § 130a Abs. 8 SGB V

ren Ausgaben des Arzneiverordnungs-Reports abweichen können.

48.4 Erläuterungen zur Komponentenzerlegung

Die in ▶ Kapitel 5 dargestellte Analyse des Arzneimittelmarktes basiert im GKV-Arzneimittelindex auf dem Konzept der Komponentenzerlegung. Die Umsatzentwicklung wird danach in Preis-, Mengen- und Strukturkomponenten zerlegt. Die Komponentenzerlegung wird dabei differenziert nach Arzneimittelgruppen der ATC-Klassifikation dar-

gestellt. Wie bisher erfolgt ebenfalls eine Komponentenanalyse des Gesamtmarktes. Eine detaillierte Beschreibung der Methode für den Fertigarzneimittelmarkt und der zugrunde liegenden Algorithmen findet sich bei Reichelt (1987, 1988). Im Arzneiverordnungs-Report 2018 wird die Betrachtung erstmals um die Umsätze der Zubereitungen erweitert. Hierfür wurden für jede verordnete Packung (Pharmazentralnummer, PZN) die Mengen aus dem Fertigarzneimittelmarkt um die als Zubereitungen verordneten Mengen ergänzt. Anteilig verarbeitete und abgerechnete Packungen wurden entsprechend nur anteilig gezählt. Um einen einheitlichen Preis je Packung verwenden zu

▣ Tabelle 48.3 Verordnungen und Bruttoumsätze von Nicht–Fertigarzneimitteln 2017.

	Wert je Verordnung (€)	Verordnungen (Mio.)	Verordnungsanteil in %	Änderung in % zum VJ	Umsatz (Mio. €)	Umsatzanteil in %	Änderung in % zum VJ
Individuell hergestellte parenterale Lösungen	2047,87	1,4	1,9	9,3	2773,1	45,5	16,1
Individuell hergestellte parenterale Lösungen mit Monoklonalen Antikörpern	2953,96	0,9	1,2	15,1	2575,5	42,2	17,1
Individuell hergestellte parenterale Ernährungslösungen	682,01	0,1	0,2	0,3	82,8	1,4	3,1
Individuell hergestellte parenterale Lösungen mit Folinaten, die keine weiteren Wirkstoffe enthalten	127,41	0,3	0,4	–2,9	32,7	0,5	–13,3
Sonstige Individuell hergestellte parenterale Lösungen	787,76	0,1	0,1	8,6	82,1	1,3	14,2
Zytostatika-Zubereitungen	494,73	2,3	3,3	–1,9	1162,5	19,1	–6,6
Auseinzelung	364,87	0,8	1,1	12,5	281,1	4,6	10,6
Aus Fertigarzneimitteln entnommene, patientenindividuelle Teilmengen im Rahmen einer Dauermedikation (z.B. Blister)	189,83	< 0,1	0,1		7,3	0,1	5,6
Summe Nicht-Fertigarzneimittel im Arzneimittelmarkt	936,00	4,5			4.224,1		8,5
In-vitro-Diagnostika	27,62	24,5	34,5	–3,9	676,5	11,1	–5,1
Glucose–Testzone, Blut	26,48	24,2	34,1	–3,9	640,2	10,5	–5,2
Gerinnungsparameter	148,32	0,2	0,3	–4,4	34,3	0,6	–3,8
Sonstige In-vitro-Diagnostika	23,68	0,1	0,1	1,7	2,0	0,0	10,2
Pflaster und Verbandstoffe	37,28	13,0	18,4	–0,7	486,2	8,0	9,2
Rezepturen (auch Rezeptursubstanzen ungemischt)	30,96	6,9	9,7	–5,2	213,5	3,5	30,3
Hilfsmittel	12,93	12,2	17,1	–28,4	157,2	2,6	–28,5
Abrechnung der Substitutionstherapie	11,92	6,7	9,5	3,2	80,2	1,3	1,5
Abrechnung von Levomethadon-Einzeldosen	10,90	3,5	5,0	6,4	38,5	0,6	1,7
Sonstige Abrechnung der Substitutionstherapie	13,03	3,2	4,5	–0,0	41,8	0,7	1,2
Diätetika	78,34	1,0	1,4	4,1	78,5	1,3	8,2
Einzeln importierte AM (§ 73 Absatz 3 AMG)	879,68	0,1	0,1	6,9	77,1	1,3	90,2
Sonstige nichttherapeutische Mittel	46,13	1,1	1,6	–4,3	52,3	0,9	10,6
Blutprodukte ohne Pharmazentralnummer	177,37˙	0,1	0,2	5,2	22,9	0,4	3,5

8.4 · Erläuterungen zur Komponentenzerlegung

◨ Tabelle 48.3 Verordnungen und Bruttoumsätze von Nicht–Fertigarzneimitteln 2017 (Fortsetzung).

	Wert je Verord-nung (€)	Verord-nungen (Mio.)	Veror-dnungs-anteil in %	Ände-rung in % zum VJ	Umsatz (Mio. €)	Umsatz-anteil in %	Ände-rung in % zum VJ
Arzneimittel ohne Pharma-zentralnummer	251,90	< 0,1	0,1		12,3	0,2	25,8
Cannabishaltige Mittel	384,80	< 0,1	< 0,1		7,0	0,1	
Homöopathika/Biochemie u. Anthroposophika	13,38	0,4	0,6	−15,4	5,4	0,1	−12,2
Regionale und kassen-spezifische Sonder-PZN	11,02	0,1	0,2	−27,9	1,6	< 0,1	−50,2
Gebühren	6,31	0,2	0,2	−68,6	1,0	< 0,1	−69,3
Stückelung nach Ziffer 3	32,01	< 0,1	< 0,1		0,3	< 0,1	−15,7
Tierarzneimittel	36,84	< 0,1	< 0,1		< 0,1	< 0,1	
Unspezifische Produktgruppen	8,71	< 0,1	< 0,1		< 0,1	< 0,1	
Summe Nicht-Arzneimittel (ohne Zubereitungen)	28,20	66,5			1.872,1		
Summe GKV-Fertigarznei-mittelmarkt	56,50	659,2		−0,7	37.246,8		3,1
Gesamtmarkt GKV-Rezepte	59,36	730,2		−1,4	43.342,9		3,6

◨ Tabelle 48.4 Verordnungen von In-vitro-Diagnostika mit mehr als 5 Mio. € Umsatz im Jahr 2017.

Präparat	Wert je Verordnung in €	Verordnungen in Mio.	Umsatz in Mio. €
Accu Chek Glucose	26,19	9,0	235,0
Contour Sensoren	25,89	8,0	206,5
LifeScan OneTouch	26,50	2,9	76,8
CoaguChek	148,91	0,2	34,0
Freestyle	45,42	0,7	30,3
Glucomen sensor	24,49	0,7	16,7
Gluco Check	23,81	0,6	14,6
Beurer Blutzuckertest	25,92	0,4	11,2
BGStar	26,07	0,3	8,7
Omnitest Blutzucker	38,09	0,2	7,1
mylife GM	24,60	0,2	5,6
Stada Glucose Controll	23,79	0,2	5,2
Summe	27,81	23,4	651,7
Alle In-vitro-Diagnostika	27,62	24,5	676,5

können, wurde für jeden Verordnungsmonat der in die Produktverzeichnisse gemeldete Packungspreis bzw. der mittlere über Zubereitungen abgerechnete Preis verwendet und daraus ein verordnungsgewichteter mittlerer Preis gebildet.

In ◨ Tabelle 48.5 wird eine Komponentenzerlegung der Umsatzentwicklung des Jahres 2017 getrennt nach ATC-Gruppen auf der 2. ATC-Ebene dargestellt. Dabei werden Arzneimittelgruppen mit einem Verordnungsanteil oder Umsatzanteil von

Tabelle 48.5 Arzneimittelgruppenübersicht und Gesamtmarkt 2017: Preis-, Mengen- und Strukturentwicklung 2017/2016

Veränderungswerte:
1. Zeile: Indexwert in %
2. Zeile: Äquivalent in Mio. Euro

Therapeutische Gruppe	ATC Code	Wert je VO	VO 2017 in Mio.	Ant. VO	Umsatz 2017 in Mio. €	Ant. Ums.	Verordnungen	Wert je VO	Preisindex	Warenkorbk.	Strukturk.	Inter-medk.	Intra-medk.	Darr./Stärke	Pack-größe	Gesamtumsatz
Aknemittel	D10	29,91	1,6	0,2	49,3	0,1	−0,7	−0,1	0,2	−0,0	−0,3	−0,0	−0,3	0,0	−0,3	−0,8
							−0,3	−0,1	0,1	−0,0	−0,1	−0,0	−0,1	0,0	−0,1	−0,4
Allergene	V01	542,77	0,8	0,1	436,1	1,1	0,3	0,5	2,3	−0,5	−1,2	−1,8	0,5	0,6	−0,1	0,8
							1,2	2,3	9,8	−2,1	−5,5	−7,7	2,2	2,5	−0,2	3,5
Analgetika	N02	37,81	46,8	7,1	1770,9	4,3	2,7	−1,1	−1,3	−0,2	0,4	−0,2	0,7	−0,2	0,9	1,6
							47,0	−18,7	−22,2	−4,0	7,5	−4,3	11,8	−3,3	15,1	28,3
Andere Dermatika	D11	50,57	1,9	0,3	97,3	0,2	6,1	−0,8	−1,8	−0,5	1,6	0,8	0,7	0,1	0,6	5,2
							5,6	−0,8	−1,8	−0,5	1,5	0,8	0,7	0,1	0,6	4,8
Andere Hämatologika	B06	1380,14	0,0	0,0	67,9	0,2	50,3	−21,9	0,0	−25,7	5,0	0,2	4,8	4,8	−0,1	17,3
							25,6	−15,5	0,0	−18,6	3,1	0,1	2,9	3,0	−0,0	10,0
Angiotensinhemmstoffe	C09	27,12	59,3	8,9	1609,5	3,9	1,2	−0,8	−1,8	−0,3	1,4	1,0	0,4	0,2	0,2	0,3
							18,6	−13,3	−29,9	−5,6	22,2	15,8	6,4	2,6	3,8	5,3
Anthelmintika	P02	30,80	0,7	0,1	20,4	0,0	19,6	7,3	0,8	−0,2	6,6	5,5	1,1	1,0	0,1	28,3
							3,2	1,3	0,1	−0,0	1,2	1,0	0,2	0,2	0,0	4,5
Antianämika	B03	71,99	4,4	0,7	315,5	0,8	6,1	0,3	0,0	−0,2	0,5	−0,5	1,0	0,5	0,5	6,4
							18,1	0,9	0,1	−0,5	1,4	−1,5	2,9	1,4	1,5	19,0
Antiarthrotika/andere Mittel	M09	48,94	0,3	0,1	16,9	0,0	8,7	−5,3	0,0	0,0	−5,3	42,2	−33,4	0,0	−33,4	3,0
							1,4	−0,9	0,0	0,0	−0,9	5,8	−6,8	0,0	−6,8	0,5
Antiasthmatika	R03	70,63	25,3	3,8	1788,5	4,3	−0,8	2,9	−2,2	−0,5	5,7	4,0	1,6	1,1	0,5	2,1
							−14,5	50,7	−38,5	−8,4	97,6	69,5	28,1	19,2	8,9	36,2
Antibiotika	J01	20,65	36,7	5,5	757,3	1,8	−3,3	0,9	−0,5	−0,0	1,4	1,4	0,0	0,0	0,0	−2,5
							−26,0	6,8	−3,8	−0,2	10,7	10,5	0,3	0,0	0,2	−19,2
Antidiabetika	A10	85,03	29,4	4,4	2502,1	6,0	−0,3	3,8	−1,3	0,2	4,9	3,5	1,4	0,8	0,6	3,5
							−6,7	91,9	−32,8	5,9	118,8	83,8	35,0	19,1	15,9	85,2
Antidiarrhoika	A07	73,28	3,2	0,5	237,4	0,6	−5,0	7,0	0,4	−0,0	6,6	5,4	1,1	1,6	−0,5	1,7
							−12,1	16,0	1,0	−0,1	15,1	12,5	2,7	3,8	−1,1	3,9
Antidota/andere Mittel	V03	236,82	0,8	0,1	187,2	0,5	1,0	0,3	−2,6	−0,5	3,5	2,6	0,9	1,6	−0,7	1,3
							1,8	0,6	−4,9	−1,0	6,4	4,7	1,7	3,0	−1,3	2,4
Antiemetika	A04	45,01	1,8	0,3	81,6	0,2	−10,5	4,4	−4,2	−1,1	10,1	7,2	2,7	2,2	0,5	−6,6
							−9,3	3,6	−3,6	−0,9	8,2	5,9	2,3	1,9	0,4	−5,7
Antiepileptika	N03	69,48	11,5	1,7	798,0	1,9	2,5	−0,6	−1,3	−0,3	1,0	0,1	0,9	0,1	0,8	1,9
							19,6	−5,0	−10,5	−2,1	7,6	0,6	7,0	0,5	6,5	14,7
Antihämorrhagika	B02	1096,99	0,3	0,1	367,2	0,9	4,6	10,0	−0,4	−0,2	10,6	8,8	1,7	1,0	0,7	15,1
							15,4	32,7	−1,4	−0,6	34,7	28,9	5,7	3,5	2,3	48,1

8.4 · Erläuterungen zur Komponentenzerlegung

Bezeichnung	Code															
Antihistaminika	R06	19,27	2,8	0,4	53,2	0,1	-5,6	-11,7	-8,8	-3,5	0,3	-1,1	1,4	-0,5	1,9	-16,6
							-3,4	-7,3	-5,3	-2,1	0,2	-0,7	0,8	-0,3	1,1	-10,6
Antihypertonika	C02	77,35	5,1	0,8	391,3	0,9	1,?	-0,8	-3,3	0,1	2,5	1,6	0,9	-0,2	1,1	0,3
							4,2	-3,0	-12,9	0,4	9,6	6,0	3,5	-0,8	4,3	1,2
Antiinfektiva (dermatologisch)	D06	23,69	2,5	0,4	58,6	0,1	-0,7	-0,3	-0,2	-0,0	-0,1	-0,1	-0,1	-0,3	0,2	-1,0
							-0,4	-0,2	-0,1	-0,0	-0,1	-0,0	-0,0	-0,1	0,1	-0,6
Antimykotika	J02	150,05	0,6	0,1	90,9	0,2	-1,4	1,3	-1,0	0,1	2,3	-7,6	10,6	7,4	3,1	-0,2
							-1,3	1,1	-1,0	0,1	2,0	-7,2	9,2	6,5	2,7	-0,1
Antimykotika (topisch)	D01	24,08	4,3	0,7	104,6	0,3	0,0	0,7	0,5	-0,1	0,3	-0,0	0,4	0,1	0,3	0,7
							0,0	0,7	0,5	-0,1	0,3	-0,0	0,4	0,1	0,3	0,8
Antineoplastische Mittel	L01	1115,11	4,9	0,7	5469,8	13,2	6,7	3,0	0,4	-5,0	8,2	8,1	-0,1	-0,0	-0,0	9,9
							340,4	153,8	18,4	-265,3	400,3	404,1	-3,4	-2,3	-1,1	494,2
Antiparkinsonmittel	N04	79,81	6,0	0,9	478,7	1,2	0,1	-1,7	-3,1	0,2	1,3	0,9	0,4	0,5	-0,1	-1,6
							0,5	-8,4	-15,3	0,9	6,0	4,1	2,0	2,5	-0,5	-7,9
Antiphlogistika/Antirheumatika	M01	18,03	39,1	5,9	704,7	1,7	-4,5	0,4	-0,7	-0,0	1,1	-1,5	2,7	2,0	0,7	-4,1
							-32,9	2,9	-4,9	-0,1	8,0	-11,2	19,1	14,2	5,0	-30,0
Antipruriginosa	D04	9,81	0,5	0,1	4,9	0,0	0,2	3,3	2,4	-0,2	1,1	0,7	0,4	-0,1	0,4	3,5
							0,3	0,2	0,1	-0,0	0,1	0,0	0,0	-0,0	0,0	0,2
Antipsoriatika	D05	111,48	0,9	0,1	101,3	0,2	2,5	-0,1	0,1	-0,1	-0,1	-1,3	1,3	1,0	0,2	2,6
							2,5	-0,1	0,1	-0,1	-0,1	-1,3	1,2	1,0	0,2	2,5
Antiseptika/Desinfektionsmittel	D08	11,29	0,6	0,1	6,9	0,0	-4,2	-0,7	0,4	-0,1	-0,9	-0,8	-0,1	0,1	-0,2	-4,8
							-0,3	-0,0	0,0	-0,1	-0,1	-0,1	-0,0	-0,0	-0,0	-0,3
Antithrombotische Mittel	B01	96,01	22,7	3,4	2181,7	5,3	2,4	10,2	-0,8	-0,1	11,2	8,1	2,9	0,8	2,1	12,8
							48,7	199,2	-16,2	-2,4	217,8	159,2	58,6	16,2	42,4	247,9
Antivertiginosa und Suchttherapeutika	N07	140,70	3,0	0,4	418,0	1,0	-0,9	6,6	-0,4	-0,0	7,1	3,0	4,0	4,1	-0,1	5,6
							-3,8	26,0	-1,8	-0,2	27,9	12,1	15,8	16,3	-0,5	22,1
Antivirale Mittel	J05	941,30	1,7	0,3	1610,0	3,9	-0,5	-13,6	-1,9	-0,9	-11,1	-12,4	1,6	0,3	1,3	-14,0
							-8,8	-253,5	-33,5	-16,4	-203,6	-230,8	27,1	5,0	22,2	-262,3
Atemstimulantien	R07	3893,19	0,0	0,0	90,8	0,2	-6,2	27,7	-9,2	-0,6	41,4	31,5	7,6	0,0	7,6	19,9
							-5,3	20,3	-8,0	-0,5	28,8	22,7	6,1	0,0	6,0	15,0
Betarezeptorenblocker	C07	15,82	41,4	6,2	654,9	1,6	-0,0	-0,7	0,1	-0,1	-0,7	-0,7	-0,0	-0,0	0,0	-0,7
							-0,2	-4,6	0,9	-0,9	-4,5	-4,4	-0,1	-0,2	0,1	-4,8
Blutersatzmittel	B05	117,67	2,8	0,4	328,5	0,8	1,3	1,4	0,4	0,3	0,7	0,9	-0,2	0,1	-0,3	2,7
							4,2	4,4	1,4	0,9	2,2	2,8	-0,7	0,5	-1,1	8,7
Brusteinreibungen/Inhalate	R04	14,42	0,5	0,1	6,9	0,0	4,1	5,4	0,8	-0,2	4,7	3,0	1,7	1,5	0,2	9,7
							0,3	0,3	0,1	-0,0	0,3	0,2	0,1	0,1	0,0	0,6
Calciumantagonisten	C08	14,46	19,9	3,0	287,2	0,7	1,5	-0,7	-0,1	0,0	-0,6	-0,5	-0,1	-0,1	0,0	0,8
							4,3	-2,1	-0,3	0,0	-1,9	-1,6	-0,3	-0,3	0,0	2,2
Calciumhomöostase	H05	413,71	0,3	0,0	104,7	0,3	3,1	5,3	-0,1	0,0	5,4	0,4	5,0	0,0	5,0	8,6
							3,1	5,2	-0,1	0,0	5,3	0,4	4,9	0,0	4,9	8,3

Tabelle 48.5 Arzneimittelgruppenübersicht und Gesamtmarkt 2017: Preis-, Mengen- und Strukturentwicklung 2017/2016 (Fortsetzung)

Veränderungswerte:
1. Zeile: Indexwert in %
2. Zeile: Äquivalent in Mio. Euro

Therapeutische Gruppe	ATC Code	Wert je VO	VO 2017 in Mio.	Ant. VO	Umsatz 2017 in Mio. €	Ant. Ums.	Verordnungen	Wert je VO	Preisindex	Warenkorbk.	Strukturk.	Intermedk.	Intramedk.	Darr./Stärke	Packgröße	Gesamtumsatz
Corticosteroide (dermatologisch)	D07	19,11	9,6	1,4	183,6	0,4	0,2	0,7	0,4	-0,3	0,6	0,4	0,3	-0,2	0,5	0,9
							0,4	1,2	0,7	-0,6	1,2	0,7	0,5	-0,4	0,9	1,6
Corticosteroide (systemisch)	H02	20,61	9,2	1,4	189,2	0,5	0,6	0,2	0,1	-0,2	0,4	1,0	-0,6	-0,6	-0,0	0,8
							1,1	0,4	0,1	-0,5	0,7	1,9	-1,2	-1,2	-0,0	1,5
Digestiva	A09	78,05	1,0	0,1	76,6	0,2	1,3	0,2	-0,0	-0,0	0,2	0,9	-0,6	-1,8	1,2	1,5
							1,0	0,1	-0,0	-0,0	0,2	0,7	-0,5	-1,4	0,9	1,2
Diuretika	C03	20,12	22,3	3,4	448,5	1,1	-0,3	-0,1	-1,3	-0,4	1,7	1,8	-0,0	-0,4	0,4	-0,3
							-1,1	-0,3	-6,0	-1,9	7,6	7,8	-0,2	-1,9	1,7	-1,5
Enzymersatzmittel	A16	4769,57	0,1	0,0	525,1	1,3	4,4	7,3	-1,3	-1,5	10,4	6,9	3,3	0,2	3,1	12,0
							21,2	35,0	-6,7	-7,4	49,0	33,0	16,1	1,0	15,1	56,1
Gallen-/Lebertherapeutika	A05	85,50	0,6	0,1	47,8	0,1	3,1	21,9	-0,0	0,0	21,9	21,9	0,0	-0,0	0,1	25,7
							1,3	8,5	-0,0	0,0	8,5	8,4	0,0	-0,0	0,0	9,8
Gichtmittel	M04	22,03	7,2	1,1	157,9	0,4	0,4	5,2	0,1	-0,1	5,2	4,7	0,5	0,1	0,4	5,6
							0,6	7,8	0,1	-0,1	7,8	7,0	0,7	0,1	0,7	8,4
Gynäkologische Antiinfektiva	G01	16,38	0,9	0,1	14,2	0,0	-6,9	1,0	0,0	0,0	1,0	0,9	0,1	0,2	-0,0	-6,0
							-1,1	0,1	0,0	0,0	0,1	0,1	0,0	0,0	-0,0	-0,9
Hals- und Rachentherapeutika	R02	9,25	0,4	0,1	3,9	0,0	-10,6	6,8	4,1	0,4	2,3	1,0	1,3	1,4	-0,1	-4,5
							-0,4	0,3	0,2	0,0	0,1	0,0	0,1	0,1	-0,0	-0,2
Hämorrhoidenmittel	C05	21,95	0,8	0,1	18,4	0,0	-4,6	-0,3	0,1	-0,0	-0,4	-0,4	-0,0	-0,1	0,1	-4,9
							-0,9	-0,1	0,0	-0,0	-0,1	-0,1	-0,0	-0,0	0,0	-0,9
Hautschutzmittel	D02	17,82	0,6	0,1	10,0	0,0	3,7	49,5	3,0	-0,1	45,3	44,6	0,5	-0,1	0,6	55,0
							0,3	3,3	0,2	-0,0	3,0	3,0	0,0	-0,1	0,0	3,6
Herztherapeutika	C01	44,36	6,4	1,0	282,6	0,7	-5,4	4,3	-0,1	-0,0	4,4	4,4	0,0	-0,1	0,1	-1,3
							-15,9	12,1	-0,2	-0,0	12,3	12,2	0,1	-0,3	0,4	-3,8
Hormonantagonisten	L02	503,09	1,7	0,3	876,4	2,1	3,2	3,7	-1,3	0,4	4,7	5,9	-1,2	-1,3	0,1	6,9
							26,4	30,6	-11,1	3,0	38,7	48,7	-10,0	-11,0	1,0	56,9
Husten- und Erkältungspräparate	R05	12,43	10,2	1,5	127,2	0,3	-5,6	2,9	1,7	-1,4	2,5	2,0	0,4	0,5	-0,0	-2,9
							-7,4	3,6	2,2	-1,8	3,2	2,6	0,6	0,6	-0,1	-3,7
Hypophysen-/Hypothalamushormone	H01	958,41	0,4	0,1	418,1	1,0	-2,3	2,6	0,0	-0,0	2,7	1,0	1,6	1,4	0,2	0,3
							-9,8	10,8	0,0	-0,1	10,9	4,2	6,8	5,8	0,9	1,1
Immunsera/Immunglobuline	J06	1380,57	0,3	0,1	459,1	1,1	0,4	7,4	0,2	-0,4	7,6	5,0	2,4	2,6	-0,2	7,9
							1,8	31,6	1,1	-1,7	32,2	21,6	10,6	11,4	-0,8	33,5

Arzneimittelgruppe	Code															
Immunstimulanzien	L03	1967,70	0,6	0,1	1172,0	2,8	−6,0 / −74,1	0,5 / 5,9	0,0 / 0,3	−0,0 / −0,6	0,5 / 6,2	−2,8 / −33,7	3,4 / 39,9	2,5 / 30,2	0,8 / 9,6	−5,5 / −68,2
Immunsuppressiva	L04	1758,56	3,0	0,5	5353,6	12,9	5,5 / 270,3	8,8 / 422,5	−0,2 / −11,3	−0,3 / −16,3	9,4 / 450,1	7,6 / 366,6	1,7 / 83,5	0,7 / 35,9	1,0 / 47,6	14,9 / 693,3
Impfstoffe	J07	94,83	0,9	0,1	84,5	0,2	−50,1 / −76,9	19,9 / 20,0	2,4 / 2,7	−2,2 / −2,5	19,7 / 19,9	19,7 / 19,9	−0,0 / −0,0	−0,4 / −0,5	0,4 / 0,5	−40,2 / −56,9
Insektizide und Repellenzien	P03	29,18	1,0	0,1	27,8	0,1	24,3 / 5,5	1,8 / 0,4	−2,9 / −0,7	−1,4 / −0,3	6,4 / 1,5	4,3 / 1,0	2,0 / 0,5	1,0 / 0,2	1,0 / 0,2	27,1 / 5,9
Laxanzien	A06	26,46	3,5	0,5	91,4	0,2	3,4 / 3,0	4,4 / 3,8	2,6 / 2,2	−0,1 / −0,1	1,9 / 1,7	1,0 / 0,9	0,9 / 0,8	0,9 / 0,8	−0,0 / −0,0	8,0 / 6,8
Lipidsenker	C10	32,82	22,4	3,4	734,0	1,8	2,3 / 19,3	7,2 / 48,8	−0,4 / −3,0	0,0 / 0,0	7,7 / 51,7	6,7 / 45,5	0,9 / 6,2	−0,0 / −0,2	0,9 / 6,4	10,2 / 68,1
Medizinische Verbände	D09	97,33	0,6	0,1	57,2	0,1	−1,2 / −0,5	4,6 / 2,5	6,5 / 3,5	0,1 / 0,0	−1,8 / −1,0	−1,4 / −0,8	−0,4 / −0,2	−0,6 / −0,3	0,2 / 0,1	3,6 / 2,0
Mineralstoffe	A12	24,29	2,5	0,4	59,6	0,1	−3,3 / −2,3	0,8 / 0,5	1,3 / 0,8	−0,2 / −0,1	−0,3 / −0,2	−1,7 / −1,0	1,4 / 0,8	1,4 / 0,8	0,0 / 0,0	−3,0 / −1,9
Muskelrelaxanzien	M03	59,76	3,0	0,5	180,0	0,4	2,7 / 4,7	1,8 / 3,1	0,0 / 0,1	−0,4 / −0,7	2,1 / 3,7	2,0 / 3,4	0,2 / 0,3	0,1 / 0,2	0,1 / 0,1	4,5 / 7,7
Ophthalmika	S01	68,25	17,6	2,7	1201,2	2,9	1,2 / 14,0	1,4 / 16,1	−3,4 / −41,4	−0,9 / −10,3	5,9 / 67,9	5,8 / 66,4	0,1 / 1,5	0,1 / 1,4	0,0 / 0,1	2,6 / 30,1
Osteoporosemittel	M05	138,47	2,6	0,4	363,7	0,9	−1,9 / −6,9	1,9 / 7,0	−0,3 / −1,2	−0,5 / −1,8	2,8 / 10,0	0,9 / 3,1	1,9 / 6,9	0,9 / 3,3	1,0 / 3,6	0,0 / 0,0
Otologika	S02	18,58	1,2	0,2	23,0	0,1	−1,1 / −0,3	1,3 / 0,3	0,3 / 0,1	−0,0 / −0,0	1,0 / 0,2	1,1 / 0,2	−0,0 / −0,0	−0,0 / −0,0	−0,0 / −0,0	0,1 / 0,0
Protozoenmittel	P01	23,23	0,9	0,1	20,6	0,0	−4,2 / −0,9	−0,2 / −0,0	0,7 / 0,1	−0,6 / −0,1	−0,2 / −0,0	0,4 / 0,1	−0,6 / −0,1	−0,1 / −0,0	−0,5 / −0,1	−4,3 / −0,9
Psychoanaleptika	N06	38,83	24,6	3,7	957,2	2,3	0,2 / 1,6	−6,5 / −66,5	−2,5 / −24,6	0,1 / 1,4	−4,3 / −43,3	−3,7 / −37,5	−0,6 / −5,8	−1,5 / −15,1	0,9 / 9,3	−6,4 / −64,9
Psycholeptika	N05	37,05	22,5	3,4	833,4	2,0	−1,3 / −10,8	0,9 / 7,8	−1,7 / −14,0	−0,1 / −0,4	2,7 / 22,2	2,3 / 18,9	0,4 / 3,2	0,5 / 4,5	−0,2 / −1,3	−0,4 / −3,0
Rhinologika	R01	8,29	10,6	1,6	88,1	0,2	−11,7 / −12,3	−9,7 / −10,1	−0,1 / −0,1	−0,4 / −0,4	−9,2 / −9,6	−9,7 / −10,1	0,5 / 0,5	0,5 / 0,5	0,0 / 0,0	−20,3 / −22,5
Schilddrüsentherapeutika	H03	15,08	28,1	4,2	423,1	1,0	1,5 / 6,2	−0,1 / −0,4	0,3 / 1,5	−0,4 / −1,5	−0,1 / −0,4	−0,1 / −0,4	0,0 / 0,0	−0,0 / −0,0	0,0 / 0,1	1,4 / 5,8
Sexualhormone	G03	39,34	9,9	1,5	388,3	0,9	−2,7 / −10,7	−0,6 / −2,2	−0,6 / −2,6	−0,5 / −2,1	0,6 / 2,4	0,4 / 1,5	0,2 / 0,9	0,4 / 1,5	−0,1 / −0,6	−3,2 / −12,9
Spasmolytika	A03	15,15	4,1	0,6	61,8	0,1	−8,6 / −5,9	−0,8 / −0,5	0,5 / 0,3	−0,6 / −0,4	−0,7 / −0,5	−1,0 / −0,6	0,2 / 0,2	0,1 / 0,0	0,2 / 0,1	−9,4 / −6,4
Stomatologika	A01	14,87	2,0	0,3	30,2	0,1	1,3 / 0,4	0,6 / 0,2	0,4 / 0,1	0,0 / 0,0	0,3 / 0,1	0,3 / 0,1	0,0 / 0,0	0,1 / 0,0	−0,1 / −0,0	2,0 / 0,6

Tabelle 48.5 Arzneimittelgruppenübersicht und Gesamtmarkt 2017: Preis-, Mengen- und Strukturentwicklung 2017/2016 (Fortsetzung)

1. Zeile: Indexwert in %
2. Zeile: Äquivalent in Mio. Euro

Therapeutische Gruppe	ATC Code	Wert je VO	VO 2017 in Mio.	Ant. VO	Umsatz 2017 in Mio. €	Ant. Ums.	Verord-nungen	Wert je VO	Preis-index	Waren-korbk.	Struk-turk.	Inter-medk.	Intra-medk.	Darr./ Stärke	Pack-größe	Ge-samt-umsatz
Ulkustherapeutika	A02	22,54	31,7	4,8	715,1	1,7	-5,8	-4,1	-3,9	-0,2	-0,1	-0,8	0,7	-0,1	0,8	-9,7
							-44,9	-31,8	-29,6	-1,3	-1,0	-6,1	5,1	-0,9	6,0	-76,7
Urologika	G04	42,81	7,9	1,2	338,2	0,8	1,0	-5,5	-5,2	-1,3	1,1	1,7	-0,6	-1,0	0,4	-4,5
							3,5	-19,5	-18,5	-4,7	3,6	5,7	-2,0	-3,3	1,3	-16,1
Vitamine	A11	24,47	4,8	0,7	116,6	0,3	3,2	5,2	4,1	0,1	1,1	1,5	-0,5	-0,6	0,1	8,6
							3,5	5,7	4,5	0,1	1,2	1,7	-0,5	-0,7	0,1	9,2
Wundbehandlungsmittel	D03	10,32	0,4	0,1	3,9	0,0	-2,7	-0,7	1,6	-0,1	-2,2	-3,1	0,9	0,4	0,5	-3,4
							-0,1	-0,0	0,1	-0,0	-0,1	-0,1	0,0	0,0	0,0	-0,1
Gesamt		62,48	663,7	100,0	41470,5	100,0	-0,7	4,2	-0,9	-0,9	6,1	5,0	1,0	0,4	0,6	3,5
							-273,7	1663,2	-366,7	-368,5	2398,4	1981,7	416,7	179,4	237,3	1389,5

Veränderungswerte:

Erläuterung zu Tabelle 48.5 Arzneimittelgruppenübersicht und Gesamtmarkt 2017: Preis-, Mengen- und Strukturentwicklung 2016/2017.

Therapeutische Gruppe	ATC Code	Veränderungswerte					1. Zeile: Indexwert in % / 2. Zeile: Äquivalent in Mio. €									
		Wert je VO	VO 2017 in Mio.	Ant VO	Umsatz 2017 in Mio. €	Ant. Ums. %	Verord-nungen	Wert je VO	Preis-index	Waren-korbk.	Struk-turk.	Inter-med.	Intra-med.	Darr./Strk.	Pack.-größe	Gesamt-umsatz
Aknemittel	D10	29,57	1,778	0,27	52,65	0,16	3,83 / 1,91	3,15 / 1,58	1,54 / 0,78	0,03 / 0,02	1,55 / 0,78	0,71 / 0,36	0,83 / 0,42	-0,63 / -0,32	1,47 / 0,74	7,10 / 3,49

1. Kurzbezeichnung der therapeutischen Arzneimittelgruppe und ATC-Code (2. ATC-Ebene)

2. Durchschnittswert Bruttoumsatz je Verordnung in Arzneimittelgruppe

3. Anzahl der Verordnungen (verordneten Arzneimittelpackungen) in der Arzneimittelgruppe in Mio.

4. Stückzahlmäßiger Marktanteil der Arzneimittelgruppe in Prozent

5. Umsatz in der Arzneimittelgruppe in Mio. €

6. Umsatzmäßiger Marktanteil der Arzneimittelgruppe in Prozent

7. Veränderung der Verordnungszahl

8. Veränderung des durchschnittlichen Wertes je Verordnung

9. Preisindex nach Laspeyres (Durchschnitt der 12 Monate)

10. Warenkorbkomponente; statistischer Korrekturfaktor, der die Wirkung von saisonalen Schwankungen und Warenkorbveränderungen auf die Preiskomponente beschreibt

11. Veränderungen des durchschnittlichen Wertes je Verordnung in der Arzneimittelgruppe aufgrund struktureller Nachfrageveränderung gesamt

12. Veränderung des durchschnittlichen Wertes je Verordnung aufgrund veränderter Nachfrage nach den unterschiedlichen Arzneimitteln (Standardaggregate) der Arzneimittelgruppe

13. Veränderung des durchschnittlichen Wertes je Verordnung aufgrund veränderter Nachfrage nach Stärken, Darreichungsformen und Packungsgrößen identischer Arzneimittel

14. Veränderung des durchschnittlichen Wertes je Verordnung aufgrund veränderter Nachfrage nach Stärken und Darreichungsformen identischer Arzneimittel

15. Veränderung des durchschnittlichen Wertes je Verordnung aufgrund veränderter Nachfrage nach Packungsgrößen identischer Darreichungsformen und Stärken

16. Veränderung des Umsatzes

mindestens 0,1 Prozent am Gesamtmarkt ausgewiesen. Im Einzelnen werden für jede der alphabetisch aufgeführten Arzneimittelgruppen nach der ATC-Klassifikation (2. ATC-Ebene) angegeben:

- Benennung der Arzneimittelgruppe mit ATC-Code (2. ATC-Ebene),
- Brutto-Durchschnittswert je Verordnung in der Arzneimittelgruppe (Apothekenverkaufspreise inklusive Mehrwertsteuer),
- Anzahl der Verordnungen in der Arzneimittelgruppe und stückzahlmäßiger Marktanteil,
- Umsatz in der Arzneimittelgruppe (nach Apothekenverkaufspreisen inklusive Mehrwertsteuer) und umsatzmäßiger Marktanteil.

Zusätzlich werden folgende Veränderungswerte errechnet:

- Veränderung des Gesamtumsatzes (zu Brutto-Apothekenverkaufspreisen) in der Arzneimittelgruppe (rechts in der Tabelle),
- Veränderung der Verordnungszahl (Anzahl der Packungen),
- Veränderung des durchschnittlichen Wertes je Arzneimittelverordnung,
- Preisveränderungen in der Arzneimittelgruppe (Preisindex nach Laspeyres als Durchschnitt der zwölf Monate),
- Warenkorbkomponente als statistischer Korrekturfaktor, der die Abweichungen des Laspeyres-Preisindex von derjenigen Preiskomponente angibt, die sich aus effektiven Umsätzen und Verordnungen ergibt (Berücksichtigung von außer Handel genommenen Präparaten und Neueinführungen sowie saisonalen Schwankungen im Warenkorb),
- Strukturkomponente: für jede der ausgewiesenen Arzneimittelgruppen wird errechnet, in welchem Umfang sich der Durchschnittswert je verkaufter Einheit (Packung) verändert hat aufgrund einer strukturell veränderten Abgabe anderer Packungsgrößen, Darreichungsformen, Stärken oder anderen Arzneimitteln innerhalb der Arzneimittelgruppe. Die Strukturkomponente wird gegliedert in:
  - Intermedikamentenkomponente: Veränderung des Durchschnittswertes je abgegebener Einheit (Packung) aufgrund der Veränderung der Verordnung von *anderen Arzneimitteln*,
- Intramedikamentenkomponente: Veränderung des Durchschnittswertes je abgegebener Einheit (Packung) aufgrund Verordnungsveränderung von *anderen Packungsgrößen, Stärken* und *Darreichungsformen identischer Arzneimittel*. Die Intramedikamentenkomponente wird ihrerseits untergliedert in:
  - Darreichungsformen-/Stärken-Effekt: Veränderung des Durchschnittswertes je abgegebener Einheit (Packung) aufgrund Verordnungsveränderung von anderen Stärken und Darreichungsformen identischer Arzneimittel,
  - Packungsgrößeneffekt: Veränderung des Durchschnittswertes je abgegebener Einheit (Packung) durch Abgabe anderer Packungsgrößen identischer Arzneimittel.

Neben der Analyse der Komponenten innerhalb der einzelnen Arzneimittelgruppen erfolgt ebenfalls eine Analyse des Gesamtmarktes, die ausschließlich Anteilsverschiebungen zwischen Standardaggregaten unabhängig von Arzneimittelgruppen betrachtet. Die Gesamtmarktanalyse findet sich dabei in der Zeile unterhalb der Gruppenanalysen, eine grafische Darstellung gibt ▶ Abbildung 5.3. Um die Anteilsverschiebungen der einzelnen Arzneimittelgruppen zu bestimmen, wird berechnet, wie sich der Intermedikamenteneffekt auf Verschiebungen zwischen Arzneimittelgruppen (Inter-Arzneimittelgruppeneffekt) sowie Verschiebungen innerhalb dieser Gruppen (Intra-Arzneimittelgruppeneffekt) verteilt:

- Verschiebungen bei Arzneimitteln zwischen Arzneimittelgruppen (Inter-Arzneimittelgruppeneffekt): Veränderung des Durchschnittswertes je verkaufter Einheit (Packung) aufgrund Veränderung der Verordnung von Arzneimitteln anderer Arzneimittelgruppen,
- Verschiebungen bei Arzneimitteln innerhalb derselben Gruppe (Intra-Arzneimittelgruppeneffekt): Veränderung des Durchschnittswertes je verkaufter Einheit (Packung) aufgrund Veränderung der Verordnung von anderen Arzneimitteln innerhalb der einzelnen Arzneimittelgruppe.

Das methodische Konzept der Komponentenzerlegung differenziert den Arzneimittelmarkt in verschiedene Arzneimittelgruppen, für die die Komponenten Preis, Menge und Struktur ermittelt werden Reichelt 1988). Dabei sind die einzelnen Ergebnisse der Komponentenzerlegung auf jeder Ebene der Arzneimittelgruppen sowie auf der Gesamtmarktebene interpretierbar, jedoch gilt, dass die Addition der Teilkomponenten der einzelnen Teilmärkte von den gleichen Teilkomponenten auf dem Gesamtmarkt abweicht. Insbesondere wird bereits bei Reichelt (1988) beschrieben, dass eine Addition der Strukturkomponenten der Teilmärkte strukturelle Verschiebungen zwischen den Teilmärkten unberücksichtigt lässt. Die Ergebnisse einer rein additiven Verknüpfung der Einzelergebnisse aller ausgewerteten Arzneimittelgruppen für die Gesamtmarktergebnisse würde deutlich machen, dass durch eine Ausblendung der Verschiebungen zwischen Arzneimittelgruppen der Struktureffekt unter- und die Verordnungskomponente überschätzt wird (Schröder et al. 2007, vgl. auch methodische Erläuterungen bei Coca et al. 2008). Für die vollständige Darstellung der Strukturkomponente ist es somit erforderlich, neben der Komponentenanalyse innerhalb der einzelnen Arzneimittelgruppen eine Analyse des Gesamtmarktes durchzuführen, die alle Anteilsverschiebungen zwischen Arzneimitteln (Standardaggregaten) unabhängig von Arzneimittelgruppen erfasst (vgl. ◘ Tabelle 48.5).

Die Gesamtmarktbetrachtung erlaubt eine der Versorgungsrealität angemessene Analyse, da sie nicht nur Verschiebungen innerhalb von Arzneimittelgruppen sondern auch Verschiebungen zwischen Arzneimittelgruppen abbildet (Schröder et al. 2007). So wird beispielsweise die arterielle Hypertonie mit Arzneimitteln aus fünf verschiedenen Arzneimittelgruppen (2. ATC-Ebene) für das kardiovaskuläre System behandelt – Antihypertonika (C02), Diuretika (C03), Betarezeptorenblocker (C07), Calciumantagonisten (C08) und Angiotensinhemmstoffe (C09) – deren Verordnungen und Anteile sich jährlich unterschiedlich entwickeln. Umsatzänderungen, die sich jedoch aus der Verordnungsverschiebung zwischen Gruppen ergeben, sind nur über eine Analyse der Strukturkomponente des Gesamtmarktes erkennbar. Dies macht deutlich, dass eine vollständige Analyse der Entwicklung des Gesamtmarktes nur dann erfolgen kann, wenn diese ohne Berücksichtigung von „Gruppengrenzen" durchgeführt wird (Schröder et al. 2007).

Die Differenzierung der Umsatzsteigerung in einzelne Umsatzeffekte orientiert sich an verschiedenen Methoden der Indexberechnung. Ganz allgemein lautet das Konzept der Berechnung eines bestimmten Umsatzeffektes entweder:

- Vergleiche den tatsächlichen Umsatz der Berichtsperiode 2017 mit einem fiktiven Umsatz der Berichtsperiode, der entstanden wäre, wenn sich ausschließlich ein bestimmter Parameter (beispielsweise die Preise bei der Berechnung des Preisindex) so, wie tatsächlich beobachtet, verändert hätte, wenn aber alle anderen Parameter von der Basis- zur Berichtsperiode 2017 hin gleich geblieben wären (Paasche-Konzept);

oder:

- Vergleiche einen fiktiven Umsatz der Basisperiode 2016, der entstanden wäre, wenn in der Basisperiode bereits der ins Auge gefasste Parameter aus dem Jahre 2017 gegolten hätte (für die Berechnung des Preisindex: wenn in der Basisperiode bereits die Preise der Berichtsperiode gegolten hätten), mit dem tatsächlichen Umsatz der Basisperiode (Laspeyres-Konzept).

Diese konzeptionellen Überlegungen können auf alle ausgewiesenen Umsatzkomponenten angewandt werden. So gibt beispielsweise die Veränderung der Verordnungshäufigkeit (-0,7%) an: Wären die Preise von der Basisperiode 2016 zur Berichtsperiode 2017 hin unverändert geblieben und hätte es in der Struktur der Verordnungen keine Veränderungen gegeben, dann wäre aufgrund der fallenden Verordnungsmenge auch der Umsatz gesunken. Der Preisindex (-0,9%) gibt entsprechend an: Hätte sich die Zahl der Verordnungen von der Basisperiode 2016 zur Berichtsperiode 2017 hin nicht verändert und wäre auch die Struktur der Verordnungen gleich geblieben, so wäre der Umsatz aufgrund von Preisrückgängen um 0,9% gesunken.

In gleicher Weise kann mit der Interpretation aller anderen Umsatzeffekte, insbesondere auch aller Struktureffekte, verfahren werden. Es sei im

Übrigen ausdrücklich darauf hingewiesen, dass es sich bei der Darstellung der Struktureffekte als „Wanderungen" der Verordnungen lediglich um eine bildhafte Umschreibung handelt, die nicht in jedem Falle die Realität treffen muss. Rechnerisch beziehen sich die Struktureffekte auf Veränderungen der Relationen zwischen den Verordnungszahlen einzelner Produkte (Arzneimittel bzw. Packungsgrößen, Darreichungsformen, Stärken). Bei insgesamt rückläufiger Verordnungszahl etwa würden sich die Relationen selbstverständlich auch dann verändern, wenn ein Produkt A in geringer Zahl verordnet würde, Produkt B jedoch eine konstante Verordnungszahl aufwiese. In diesem Fall träte ein umsatzsteigernder Effekt ein, wenn das Produkt A das preisgünstigere wäre.

Die Analysen können konzeptionell bedingt vorrangig Marktbewegungen zwischen dem Basiszeitraum und dem Berichtszeitraum darstellen – also innerhalb der letzten zwei Jahre. Neuere Entwicklungen wie bspw. die Preisentwicklung bei neuen Wirkstoffen bleiben ausschließlich im Rahmen der Strukturkomponente ersichtlich. Ergänzend sei daher auf die monatliche Analyse zur Preisentwicklung auf dem Arzneimittelmarkt des Wissenschaftlichen Institutes der AOK verwiesen (Wissenschaftliches Institut der AOK 2018b). In diesen monatlichen Publikationen wird die Preis-

▣ Tabelle 48.6 Die 100 verordnungsstärksten Wirkstoffe/Wirkstoffkombinationen (5. ATC-Ebene) 2017.

	Arzneimittelgruppe	ATC	Verordnungen		Nettokosten		DDD	
			(Mio.)	Änd. in %	(Mio. €)	Änd. in %	(Mio.)	Änd. in %
1	Ibuprofen	M01AE01	26,4	–3,8	275,3	–3,0	546,2	–3,2
2	Metamizol-Natrium	N02BB02	24,3	6,0	303,0	5,9	214,9	5,3
3	Levothyroxin-Natrium	H03AA01	23,2	2,4	299,6	2,3	1.333,6	2,0
4	Pantoprazol	A02BC02	21,6	–4,2	436,8	–9,4	2.708,7	–3,1
5	Ramipril	C09AA05	19,9	2,1	241,3	1,8	4.168,4	1,4
6	Metoprolol	C07AB02	17,2	–1,0	242,1	–1,0	867,1	–2,4
7	Bisoprolol	C07AB07	16,6	2,9	195,7	2,6	769,8	0,7
8	Simvastatin	C10AA01	13,3	–4,7	233,9	–5,2	1.251,1	–4,6
9	Amlodipin	C08CA01	13,2	2,5	147,7	3,1	1.600,4	1,7
10	Torasemid	C03CA04	10,8	3,0	156,8	3,0	876,8	2,0
11	Metformin	A10BA02	9,2	–0,5	124,6	0,2	601,8	0,9
12	Diclofenac	M01AB05	7,2	–10,6	82,5	–10,9	236,4	–11,2
13	Acetylsalicylsäure	B01AC06	7,0	–0,6	22,2	–1,7	688,1	–0,7
14	Omeprazol	A02BC01	6,8	–12,4	139,4	–14,5	730,1	–10,9
15	Candesartan	C09CA06	6,6	12,8	143,0	9,3	1.169,0	11,4
16	Salbutamol	R03AC02	6,5	0,8	99,7	1,7	218,6	1,6
17	Allopurinol	M04AA01	6,2	–0,9	75,7	–1,1	325,2	–1,8
18	Prednisolon	H02AB06	5,9	2,5	78,3	1,7	291,9	1,5
19	Amoxicillin	J01CA04	5,9	2,7	78,6	3,0	64,3	3,0
20	Atorvastatin	C10AA05	5,7	25,8	102,0	29,8	768,9	27,6
21	Xylometazolin	R01AA07	5,6	–2,9	9,0	–3,7	127,0	–3,5
22	Tilidin und Naloxon	N02AX51	5,3	2,9	197,2	2,9	163,1	1,8
23	Ramipril und Hydrochlorothiazid	C09BA25	5,0	–4,6	103,8	–4,2	494,0	–4,4
24	Valsartan	C09CA03	4,8	10,0	106,6	12,1	800,1	10,4
25	Cefuroxim	J01DC02	4,6	–3,7	79,2	–4,9	55,9	–4,2
26	Hydrochlorothiazid	C03AA03	4,1	–1,1	55,5	–1,2	316,4	–2,1

Tabelle 48.6 Die 100 verordnungsstärksten Wirkstoffe/Wirkstoffkombinationen (5. ATC-Ebene) 2017 (Fortsetzung).

	Arzneimittelgruppe	ATC	Verordnungen		Nettokosten		DDD	
			(Mio.)	Änd. in %	(Mio. €)	Änd. in %	(Mio.)	Änd. in %
27	Pregabalin	N03AX16	3,7	6,9	295,1	0,4	98,8	6,4
28	Tamsulosin	G04CA02	3,7	1,8	80,0	−2,7	351,8	1,9
29	Levothyroxin und Kaliumiodid	H03AA51	3,5	−1,9	50,6	−1,9	341,8	−1,9
30	Enalapril	C09AA02	3,4	−7,9	38,6	−13,4	392,7	−7,9
31	Ciprofloxacin	J01MA02	3,2	−10,0	43,4	−9,6	17,3	−9,0
32	Lercanidipin	C08CA13	3,1	10,8	38,3	10,7	390,3	9,2
33	Paracetamol	N02BE01	3,1	−2,3	4,7	−3,4	10,4	−3,6
34	Mirtazapin	N06AX11	3,1	1,6	77,6	0,5	185,3	1,1
35	Citalopram	N06AB04	3,0	−5,0	61,9	−15,8	281,1	−4,8
36	Colecalciferol	A11CC05	3,0	6,1	36,6	11,9	443,9	9,5
37	Insulin glargin	A10AE04	3,0	7,9	369,4	10,2	201,4	10,9
38	Tramadol	N02AX02	2,9	−5,8	63,9	−7,7	67,7	−5,6
39	Phenprocoumon	B01AA04	2,9	−11,1	44,7	−11,4	281,7	−11,1
40	Azithromycin	J01FA10	2,8	−1,2	33,6	−1,2	14,4	0,0
41	Candesartan und Hydro-chlorothiazid	C09DA26	2,8	2,7	82,4	−8,9	268,3	2,9
42	Levodopa in Kombination mit Benserazid	N04BA11	2,7	3,7	68,0	4,5	40,6	4,5
43	Furosemid	C03CA01	2,7	−9,2	36,1	−9,4	306,3	−9,8
44	Apixaban	B01AF02	2,6	39,8	504,7	50,3	146,2	53,8
45	Rivaroxaban	B01AF01	2,6	0,9	666,5	3,1	198,2	3,5
46	Valsartan und Hydro-chlorothiazid	C09DA23	2,5	−0,2	76,1	−10,8	244,6	0,1
47	Quetiapin	N05AH04	2,5	4,6	91,0	4,9	59,7	1,8
48	Formoterol und Beclometason	R03AK08	2,4	5,0	204,8	8,1	109,6	6,3
49	Metoclopramid	A03FA01	2,4	−9,9	26,3	−9,8	30,5	−8,8
50	Zopiclon	N05CF01	2,4	−1,9	31,1	−1,9	43,5	−2,1
51	Moxonidin	C02AC05	2,4	0,0	50,1	−1,5	211,6	−0,7
52	Enoxaparin	B01AB05	2,3	−2,3	242,6	−4,0	93,5	−3,4
53	Sitagliptin	A10BH01	2,2	9,1	242,9	3,9	158,6	7,9
54	Venlafaxin	N06AX16	2,2	1,7	81,1	3,3	201,2	2,8
55	Opipramol	N06AA05	2,1	−2,9	30,1	−2,5	78,2	−2,5
56	Spironolacton	C03DA01	2,1	2,8	37,4	4,2	120,7	5,5
57	Imidazole/Triazole in Kombination mit Corticosteroiden	D01AC20	2,1	0,3	52,0	1,2	43,4	0,5
58	Doxycyclin	J01AA02	2,1	−7,7	24,7	−6,5	42,5	−6,1
59	Clindamycin	J01FF01	2,1	−3,6	38,2	−3,4	16,5	−2,7
60	Lisinopril	C09AA03	2,0	−6,8	25,4	−9,1	246,3	−6,6
61	Amitriptylin	N06AA09	2,0	−3,0	32,4	−3,0	82,7	−3,3
62	Metformin und Sitagliptin	A10BD07	2,0	0,8	266,1	−5,9	183,9	1,6
63	Insulin (human)	A10AB01	2,0	−9,7	159,4	−9,8	136,6	−9,8
64	Lorazepam	N05BA06	2,0	−0,4	25,1	−0,7	34,3	−1,5

◻ Tabelle 48.6 Die 100 verordnungsstärksten Wirkstoffe/Wirkstoffkombinationen (5. ATC-Ebene) 2017 (Fortsetzung).

	Arzneimittelgruppe	ATC	Verordnungen		Nettokosten		DDD	
			(Mio.)	Änd. in %	(Mio. €)	Änd. in %	(Mio.)	Änd. in %
65	Nebivolol	C07AB12	1,9	1,2	23,6	1,4	187,7	1,4
66	Mometason	R01AD09	1,9	−31,5	28,1	−31,7	55,3	−30,4
67	Dexamethason und Gentamicin	S01CA21	1,9	−0,5	24,0	−0,4	32,3	−0,4
68	Ofloxacin	S01AE01	1,9	1,7	27,1	1,5	56,2	1,5
69	Estriol	G03CD01	1,9	1,9	24,9	1,9	240,4	1,1
70	Fentanyl	N02AB03	1,9	−2,5	230,8	−2,7	57,1	−2,9
71	Phenoxymethylpenicillin	J01CE02	1,9	−5,7	22,4	−5,6	16,7	−5,7
72	Macrogol, Kombinationen	A06AD65	1,9	1,8	56,1	6,1	47,0	3,2
73	Risperidon	N05AX08	1,8	1,2	90,7	−9,0	37,1	−0,6
74	Amoxicillin und Beta-Lactamase-Inhibitoren	J01CR02	1,8	14,9	68,6	13,3	15,3	14,7
75	Physiologische Kochsalzlösung	B05BB11	1,8	0,1	18,8	−1,1	21,1	3,6
76	Salmeterol und Fluticason	R03AK06	1,8	−7,4	150,3	−13,5	103,7	−5,6
77	Gabapentin	N03AX12	1,8	−0,5	75,3	−6,0	46,0	0,0
78	Clopidogrel	B01AC04	1,8	−2,1	57,3	−8,9	168,2	−1,8
79	Budesonid	R03BA02	1,7	−4,3	65,2	−2,7	102,2	−3,7
80	Carvedilol	C07AG02	1,7	−3,6	31,4	−5,0	85,2	−4,4
81	Efeublätter	R05CP02	1,7	−1,8	11,2	−0,2	26,8	−2,7
82	Tiotropiumbromid	R03BB04	1,7	−4,5	217,9	−6,1	123,0	−4,0
83	Formoterol und Budesonid	R03AK07	1,7	−5,8	217,8	−6,1	99,6	−4,1
84	Fosfomycin	J01XX01	1,7	11,8	25,3	9,2	1,7	11,9
85	Etoricoxib	M01AH05	1,7	4,2	81,4	−8,4	84,7	3,4
86	Insulin lispro	A10AB04	1,6	2,8	200,0	6,5	137,7	6,5
87	Methylphenidat	N06BA04	1,6	1,3	69,7	1,3	51,5	1,0
88	Insulin aspart	A10AB05	1,6	2,1	183,7	5,7	117,1	5,9
89	Noscapin	R05DA07	1,6	−5,9	19,3	−5,8	7,0	−5,7
90	Melperon	N05AD03	1,6	−1,4	25,0	−1,3	11,4	−1,7
91	Sulfamethoxazol und Trimethoprim	J01EE01	1,5	−0,7	15,9	−0,3	10,5	1,3
92	Ambroxol	R05CB06	1,5	−10,0	4,6	−9,6	10,0	−9,7
93	Esomeprazol	A02BC05	1,5	−0,7	30,0	−5,1	180,5	−0,5
94	Betamethason	D07AC01	1,5	0,6	22,8	1,6	42,1	2,8
95	Formoterol	R03AC13	1,4	−7,8	87,7	−7,3	94,2	−6,0
96	Levetiracetam	N03AX14	1,4	5,3	104,6	5,0	89,3	6,0
97	Methocarbamol	M03BA03	1,4	8,2	45,3	6,6	20,6	8,3
98	Eisen(II)glycinsulfat	B03AA01	1,4	0,9	25,7	3,4	48,4	3,5
99	Latanoprost	S01EE01	1,4	10,3	55,4	−5,0	107,9	10,5
100	Cefaclor	J01DC04	1,4	−8,0	24,1	−8,3	10,5	−7,5
	Weitere Arzneimittelgruppen		221,4	−1,7	27.828,0	5,0	11.158,5	−0,5
	Nicht klassifiziert		0,0		0,5			
	Gesamtmarkt GKV-Rezepte mit Arzneimitteln		663,7	−0,7	38.652,2	3,7	41.268,2	0,3

■ Tabelle 48.7 Die verordnungsstärksten therapeutischen Arzneimittelgruppen (2. ATC-Ebene) 2017.

Arzneimittelgruppe	ATC	Verordnungen (Mio.)	Änd. in %	Nettokosten (Mio. €)	Änd. in %	DDD (Mio.)	Änd. in %
Aknemittel	D10	1,6	–0,7	43,0	–0,7	47,0	–1,1
Allergene	V01	0,8	0,3	355,7	2,7	144,6	1,2
Analgetika	N02	46,8	2,7	1.657,7	1,8	672,0	1,2
Anästhetika	N01	0,3	0,0	13,1	0,1	2,9	1,2
Andere Dermatika	D11	1,9	6,1	84,6	5,9	75,1	5,4
Andere Gynäkologika	G02	0,2	–1,3	9,6	–1,3	9,3	–0,3
Angiotensinhemmstoffe	C09	59,3	1,2	1.481,8	0,2	9.042,8	1,7
Anthelmintika	P02	0,7	19,6	18,2	28,4	1,5	13,6
Antianämika	B03	4,4	6,1	303,0	6,3	307,0	4,8
Antiarthrotika/andere Mittel	M09	0,3	8,7	14,4	1,9	19,2	13,3
Antiasthmatika	R03	25,3	–0,8	1.691,7	2,1	1.307,0	0,3
Antibiotika	J01	36,7	–3,3	681,3	–2,3	332,0	–3,3
Antidiabetika	A10	29,4	–0,3	2.351,5	3,4	2.208,0	1,1
Antidiarrhoika	A07	3,2	–5,0	225,6	1,9	101,3	0,6
Antidota/andere Mittel	V03	0,8	1,0	177,9	1,3	15,6	2,0
Antiemetika	A04	1,8	–10,5	75,2	–6,3	6,4	–10,2
Antiepileptika	N03	11,5	2,5	737,5	1,9	425,6	2,9
Antihämorrhagika	B02	0,3	4,6	357,5	14,8	3,1	4,1
Antihistaminika	R06	2,8	–5,6	49,6	–15,2	107,9	–3,9
Antihypertonika	C02	5,1	1,1	369,5	0,6	353,7	–0,1
Antiinfektiva (dermatologisch)	D06	2,5	–0,7	52,2	–0,8	33,2	–0,5
Antimykotika	J02	0,6	–1,4	84,8	–0,4	5,2	0,5
Antimykotika (topisch)	D01	4,3	0,0	92,0	0,2	84,5	–0,4
Antineoplastische Mittel	L01	4,9	6,7	5.115,6	9,7	71,1	3,7
Antiparkinsonmittel	N04	6,0	0,1	454,3	–1,1	155,3	0,0
Antiphlogistika/Antirheumatika	M01	39,1	–4,5	633,2	–3,8	1.065,1	–3,9
Antipruriginosa	D04	0,5	0,2	4,1	2,7	11,7	1,8
Antipsoriatika	D05	0,9	2,6	88,2	1,2	53,4	3,9
Antiseptika/Desinfektionsmittel	D08	0,6	–4,2	5,9	–5,4	9,8	0,4
Antithrombotische Mittel	B01	22,7	2,4	2.093,5	13,3	1.737,0	2,2
Antivertiginosa und Suchttherapeutika	N07	3,0	–0,9	406,3	6,1	120,2	0,2
Antivirale Mittel	J05	1,7	–0,5	1.531,0	–13,1	46,3	0,9
Betarezeptorenblocker	C07	41,4	–0,0	580,1	–0,8	2.193,4	–1,8
Blutersatzmittel	B05	2,8	1,3	308,2	2,7	29,7	4,3
Brusteinreibungen/Inhalate	R04	0,5	4,1	6,7	10,2	8,2	4,8
Calciumantagonisten	C08	19,9	1,5	251,3	0,7	2.214,3	1,6
Calciumhomöostase	H05	0,3	3,1	98,7	8,7	6,7	7,4
Corticosteroide (dermatologisch)	D07	9,6	0,2	163,0	1,0	326,3	2,5
Corticosteroide (systemisch)	H02	9,2	0,6	169,4	0,8	438,9	0,0
Digestiva	A09	1,0	1,3	72,6	1,6	18,5	1,5

◻ **Tabelle 48.7** Die verordnungsstärksten therapeutischen Arzneimittelgruppen (2. ATC-Ebene) 2017 (Fortsetzung).

Arzneimittelgruppe	ATC	Verordnungen		Nettokosten		DDD	
		(Mio.)	Änd. in %	(Mio. €)	Änd. in %	(Mio.)	Änd. in %
Diuretika	C03	22,3	−0,3	407,8	0,7	1.836,1	−1,6
Gallen-/Lebertherapeutika	A05	0,6	3,1	44,8	27,7	26,4	3,9
Gichtmittel	M04	7,2	0,4	141,8	5,9	385,4	0,1
Gynäkologische Antiinfektiva	G01	0,9	−6,9	12,3	−5,9	4,0	−8,9
Hals- und Rachentherapeutika	R02	0,4	−10,6	3,2	−6,5	3,8	−11,4
Hämorrhoidenmittel	C05	0,8	−4,6	15,9	−4,8	13,2	−3,9
Hautschutzmittel	D02	0,6	3,7	9,1	58,8	17,0	9,0
Herztherapeutika	C01	6,4	−5,4	260,0	−1,4	379,9	−7,1
Hormonantagonisten	L02	1,7	3,2	857,0	7,1	150,9	2,2
Husten- und Erkältungspräparate	R05	10,2	−5,6	112,4	−3,2	97,8	−6,4
Hypophysen-/Hypothalamushormone	H01	0,4	−2,3	387,1	0,3	14,7	−0,0
Immunsera/Immunglobuline	J06	0,3	0,4	418,0	8,2	4,0	4,7
Immunstimulanzien	L03	0,6	−6,0	1.086,7	−5,4	21,2	−4,0
Immunsuppressiva	L04	3,0	5,6	5.052,5	14,9	143,1	9,2
Impfstoffe	J07	0,9	−50,1	77,7	−39,8	0,9	−49,8
Insektizide und Repellenzien	P03	1,0	24,8	26,0	27,0	2,3	20,0
Laxanzien	A06	3,5	3,4	84,7	7,8	92,8	2,6
Lipidsenker	C10	22,4	2,8	673,1	10,9	2.305,0	5,2
Medizinische Verbände	D09	0,6	−1,0	57,2	3,6	17,3	−1,5
Mineralstoffe	A12	2,5	−3,8	52,3	−3,0	111,2	−4,7
Muskelrelaxanzien	M03	3,0	2,7	164,8	4,1	144,8	4,6
Ophthalmika	S01	17,6	1,2	1.122,8	3,6	787,1	1,8
Osteoporosemittel	M05	2,6	−1,9	343,7	0,0	212,9	−0,5
Otologika	S02	1,2	−1,1	20,0	0,4	15,2	−0,3
Protozoenmittel	P01	0,9	−4,2	18,6	−5,2	10,9	1,3
Psychoanaleptika	N06	24,6	0,2	896,1	−5,7	1.678,0	1,6
Psycholeptika	N05	22,5	−1,3	772,6	−0,1	546,8	−1,1
Rhinologika	R01	10,6	−11,7	78,6	−20,5	270,3	−12,7
Schilddrüsentherapeutika	H03	28,1	1,5	372,7	1,4	1.813,1	0,7
Sexualhormone	G03	9,9	−2,7	351,1	−2,0	838,2	−2,7
Spasmolytika	A03	4,1	−8,6	54,6	−9,4	56,4	−8,5
Stomatologika	A01	2,0	1,3	24,8	1,7	460,6	2,9
Ulkustherapeutika	A02	31,7	−5,8	656,9	−10,0	3.723,6	−4,6
Urologika	G04	7,9	1,0	318,7	−4,1	678,4	1,6
Vitamine	A11	4,8	3,2	95,3	5,2	569,3	6,9
Wundbehandlungsmittel	D03	0,4	−2,7	3,5	−3,5	9,3	−3,2
Weitere Arzneimittelgruppen		0,9	−5,1	668,4	12,6	16,0	−4,3
Nicht klassifiziert		<0,1		0,5			
Gesamtmarkt GKV-Rezepte mit Arzneimitteln		663,7	−0,7	38.652,2	3,7	41.268,2	0,3

Angegeben sind nur therapeutische Arzneimittelgruppen mit mindestens 200.000 Verordnungen.

ntwicklung für die aktuelle Marktsituation und
amit auch bei neuen Arzneimitteln dargestellt und
rgänzt so die klassische Analyse auf Basis des Las-
peyres-Index.

48.5 Tabellarische Übersichten zu den Arzneimittelgruppen

Das ATC-System wurde bereits in der Anfangsphase
der Projektarbeit für den GKV-Arzneimittelindex
als international akzeptiertes Klassifikationssystem
für Arzneimittel ausgewählt (Schwabe 1981) und im
Laufe der Jahre für die spezifischen Belange des
deutschen Arzneimittelmarktes erweitert (Schwabe
1995, Fricke et al. 2018a). Detaillierte Angaben zur
Methodik der ATC-Klassifikation und DDD-Festlegung im GKV-Arzneimittelindex zusammen mit
einem tabellarischen ATC-Index mit DDD-Angaben finden sich bei Fricke et al. (2018b). Diese Klassifikation basiert auf der internationalen Systematik
des vom WHO Collaborating Centre (2018a) veröffentlichten Standards und ist darüber hinaus Grundlage für die amtliche nationale Fassung für Deutschland mit Gültigkeit ab 1. Januar 2019.

Die Klassifikation des ATC-Systems folgt anatomischen, therapeutischen und chemischen Merkmalen nach wissenschaftlichen Prinzipien und ist
daher unabhängig von Umgruppierungen, die z. B.
von Herstellern in der Roten Liste vorgenommen
werden. Sie erlaubt Aussagen über die therapeutische Verwendung eines Arzneimittels. In der Klassifikation des ATC-Systems werden Arzneimittel in
Gruppen mit fünf verschiedenen Ebenen klassifiziert. Die erste Ebene besteht aus 14 anatomischen
Hauptgruppen, die in pharmakologische/therapeu-
tische Untergruppen untergliedert werden. Darauf
folgen chemische/ pharmakologische/ therapeutische Untergruppen und schließlich die Ebene der
einzelnen chemischen Substanzen. ◻ Tabelle 48.6
zeigt die 100 verordnungsstärksten Wirkstoffe und
Wirkstoffkombinationen nach der ATC-Klassifikation im Jahr 2017. ◻ Tabelle 48.7 zeigt die Verordnungen, Nettokosten und Tagesdosen des Jahres
2017 sowie die Änderungsraten gegenüber dem
Vorjahr auf der zweiten Gliederungsebene der
ATC-Klassifikation, also der pharmakologisch-therapeutischen Untergruppe.

48.6 Weitere Übersichten zum Arzneimittelmarkt

Präparate aus Arzneimittelgruppen der 3.000 verordnungshäufigsten Arzneimittel, die nicht in den
indikationsbezogenen Kapiteln erfasst sind, werden
in der ◻ Tabelle 48.8 mit Angabe von Bestandteilen,
definierten Tagesdosen (DDD) und DDD-Nettokosten dargestellt.

Des Weiteren finden sich in ◻ Tabelle 48.9 die
Werte für Verordnungen und Nettokosten für alle
nicht patentgeschützten Wirkstoffe und Wirkstoffkombinationen, sofern sie mindestens 30.000 Verordnungen im Jahr 2017 aufweisen, sowie die jeweiligen Anteile der Zweitanbieter (sofern generische
Produkte bzw. Biosimilars am Markt sind). Biosimilarfähige Wirkstoffe sind kursiv gesetzt.

In ◻ Tabelle 48.10 werden die Arzneiverordnungen, Umsätze und definierten Tagesdosen je Arzt
der einzelnen Facharztgruppen dargestellt. Ergänzt
wird diese um die Anzahl der Ärzte je Facharztgruppe. In ◻ Tabelle 48.11 werden darüber hinaus
die Arzneimittelverordnungen in den relevanten
Wirkstoffgruppen (2. ATC-Ebene) nach Tagesdosen je Arzt nach Facharztgruppen dargestellt.

◻ Tabelle 48.12 stellt die Alters- und Geschlechtsstruktur der GKV-Versicherten in 2017
auf Basis der amtlichen Mitgliederstatistik KM6 des
Bundesministeriums für Gesundheit dar. Zudem
findet sich der Arzneimittelverbrauch in definierten
Tagesdosen je Versicherter in den dargestellten Altersgruppen nach Arzneimittelgruppen (2. ATC-
Ebene) in ◻ Tabelle 48.13.

▣ Tabelle 48.8 Verordnungen weiterer häufig verordneter Arzneimittel 2017. Angegeben sind die 2017 verordneten Tagesdosen, die Änderungen gegenüber 2016 und die mittleren Kosten je DDD 2017.

Präparat	Bestandteile	DDD Mio.	Änderung %	DDD-Netto-kosten €
Acidosetherapeutika				
Bicanorm	Natriumhydrogencarbonat	14,3	(+11,0)	0,80
Nephrotrans	Natriumhydrogencarbonat	3,4	(+4,9)	1,59
		17,7	(+9,8)	0,95
Anästhetika				
Versatis	Lidocain	1,3	(+0,3)	4,29
Emla	Lidocain Prilocain	0,33	(+2,7)	2,29
Xylocain Salbe etc.	Lidocain	0,31	(−1,5)	0,77
Procain JENAPHARM	Procain	0,11	(+0,7)	1,71
Procain Steigerwald	Procain	0,08	(+10,0)	2,94
Mecain/Meaverin	Mepivacain	0,07	(+0,8)	2,84
		2,2	(+0,8)	3,26
Anthelmintika				
Vermox	Mebendazol	0,82	(+10,1)	3,40
Helmex	Pyrantel	0,34	(+11,2)	18,96
Scabioral	Ivermectin	0,16	(+157,1)	30,57
Molevac	Pyrvinium	0,03	(+3,9)	27,71
Pyrcon	Pyrvinium	0,01	(−3,5)	29,85
		1,4	(+17,9)	11,19
Infusionslösungen				
Isotone Kochsalzlsg. Braun	Natriumchlorid	16,2	(+4,2)	0,83
Isotonische Kochsalzlösung Fresenius	Natriumchlorid	2,7	(−0,4)	1,00
IsotonischeKochsalzlösung BC	Natriumchlorid	1,2	(+23,2)	0,74
Isotonische Kochsalzlösung für Spülzwecke Fresenius	Natriumchlorid	0,68	(+5,3)	2,53
Isotonische Kochsalzlösung Alleman	Natriumchlorid	0,57	(−11,1)	1,82
Smofkabiven zentral/peripher	Aminosäuren Glucose Fettemulsion	0,52	(+8,3)	133,01
Addaven	Chrom(III)-chlorid Kupfer(II)-chlorid Eisen(III)-chlorid Mangan(II)-chlorid Kaliumiodid Natriumfluorid Natriummolybdat Zinkchlorid	0,46	(+19,8)	9,84

◨ Tabelle 48.8 Verordnungen weiterer häufig verordneter Arzneimittel 2017 (Fortsetzung).

Präparat	Bestandteile	DDD Mio.	Änderung %	DDD-Netto-kosten €
Addel Trace	Zinkgluconat Kupfer(II)-D-gluconat Mangan(II)-D-gluconat Natriumfluorid Kaliumiodid Natriumselenit Natriummolybdat Chrom(III)-chlorid Eisen(II)gluconat	0,45	(+74,8)	10,10
Jonosteril	Natriumchlorid Natriumacetat Kaliumacetat Calciumacetat Magnesiumacetat	0,38	(+10,1)	6,23
Tracutil	Eisen-(II)-chlorid Zinkchlorid Mangan(II)-chlorid Kupfer(II)-chlorid Chrom-(III)-chlorid Natriummolybdat Natriumselenit Natriumfluorid Kaliumiodid	0,34	(−4,6)	7,49
Olimel	Glucose Essentielle Fettsäuren Aminosäuren Elektrolyte	0,26	(−2,3)	194,97
Kochsalzlsg. Konz. Braun	Natriumchlorid	0,25	(+9,6)	0,84
Aqua ad Inject. Braun	Wasser	0,23	(+8,3)	0,89
Nutriflex Lipid	Glucose Essentielle Fettsäuren Aminosäuren Elektrolyte	0,22	(+7,9)	127,20
Ampuwa	Wasser	0,20	(+1,6)	1,28
Sterofundin	Natriumchlorid Kaliumchlorid Magnesiumchlorid Calciumchlorid Natriumlactat	0,19	(+4,5)	6,06
Isotonische Kochsalzlösung Eifelfango	Natriumchlorid	0,17	(−4,8)	1,50
Ringerlösung Braun	Natriumchlorid Kaliumchlorid Calciumchlorid	0,14	(−0,5)	4,80
Isotonische Kochsalzlösung Serumwerk Bernburg	Natriumchlorid	0,09	(−8,2)	2,59
Nutriflex Omega	Glucose Fettemulsion Aminosäuren Elektrolyte	0,09	(+3,8)	151,52

◘ Tabelle 48.8 Verordnungen weiterer häufig verordneter Arzneimittel 2017 (Fortsetzung).

Präparat	Bestandteile	DDD Mio.	Änderung %	DDD-Netto-kosten €
Mg 5 Sulfat	Magnesiumsulfat	0,01	(−32,3)	1,24
Oncofolic	Natriumfolinat	0,001	(+19,3)	22,37
Aminoven 10%/−15%	Aminosäuren	0,000	(−62,2)	35,71
		25,5	(+4,9)	7,77
Durchblutungsfördernde Mittel				
Cilostazol AL	Cilostazol	1,6	(+11,6)	1,62
Nafti-ratiopharm	Naftidrofuryl	1,4	(+5,4)	0,86
Pentoxifyllin-ratiopharm	Pentoxifyllin	0,75	(+1,1)	0,46
Pletal	Cilostazol	0,55	(−38,3)	2,01
		4,2	(−2,3)	1,21
Enzymersatzmittel				
Biocarn	Levocarnitin	0,33	(+0,3)	3,60
Nefrocarnit	Levocarnitin	0,19	(−0,6)	4,58
Berinert	C1-Inhibitor	0,02	(+86,3)	1893,91
Vimizim	Elosulfase alfa	0,01	(+4,0)	1332,64
		0,55	(+1,5)	88,10
Hyperkaliämie-Mittel				
CPS Pulver	Polystyrolsulfonat	0,37	(+13,1)	5,61
Anti Kalium Na	Polystyrolsulfonat	0,29	(+12,4)	6,41
Resonium	Polystyrolsulfonat	0,24	(+6,4)	5,66
		0,90	(+11,0)	5,88
Impfstoffe				
Gardasil 9	Humaner Papillomvirus-Impfstoff (Typen 6,11,16,18,31,33,45,52,58)	0,28	(+159,8)	152,30
Twinrix	Hepatitis-A-Virus Hepatitis-B-Oberflächenantigen	0,08	(−72,6)	68,72
Engerix-B	Hepatitis B, gereinigtes Antigen	0,05	(−50,4)	52,08
Gardasil	Humaner Papillomvirus-Impfstoff (Typen 6,11,16,18)	0,05	(−81,4)	133,89
Havrix	Hepatitis A, inaktiviert, ganzes Virus	0,05	(−75,1)	51,59
Rabipur	Tollwut, inaktiviert, ganzes Virus	0,04	(−64,5)	64,22
FSME-Immun	FSME, inaktiviert, ganzes Virus	0,04	(−58,2)	39,73
Influsplit tetra	Influenza, Spalt-Impfstoff	0,03	(+176,1)	20,27
MMR-Priorix/-Vaxpro	Masern, Kombinationen mit Mumps und Röteln, lebend abgeschwächt	0,03	(−45,5)	36,30
Pneumovax 23	Pneumokokken, gereinigtes Poly-saccharid-Antigen	0,02	(−40,4)	34,06
Boostrix	Pertussis, Antigene Tetanus-Toxoid Diphtherie-Toxoid	0,02	(−11,7)	23,20
Prevenar 13	Pneumokokken, gereinigtes Poly-saccharid-Antigen, konjugiert	0,02	(−40,5)	71,09
Cervarix	Humaner Papillomvirus-Impfstoff (Typen 16,18)	0,02	(−62,6)	127,95

◻ Tabelle 48.8 Verordnungen weiterer häufig verordneter Arzneimittel 2017 (Fortsetzung).

Präparat	Bestandteile	DDD Mio.	Änderung %	DDD-Netto-kosten €
Typhim	Typhus, gereinigtes Polysaccharid-Antigen	0,01	(−74,0)	23,33
		0,73	(−48,0)	95,81
Insektizide und Repellenzien				
Infectoscab	Permethrin	0,58	(+59,4)	17,09
Nyda		0,58	(+6,8)	10,43
Permethrin-biomo	Permethrin	0,31	(+50,4)	18,06
Goldgeist	Pyrethrumextrakt Piperonylbutoxid Chlorocresol Diethylenglycol	0,30	(−17,7)	1,32
Infectopedicul	Permethrin	0,23	(−10,8)	7,42
Dimet	Dimeticon Dodecanol	0,16	(+42,8)	6,64
Mosquito med Läuse 10	Mineralöl	0,07	(+363,9)	6,53
Etopril	Dimeticon	0,05	(−1,6)	8,53
		2,3	(+19,3)	11,25
Pankreashormone				
Glucagen	Glucagon	0,07	(−2,4)	30,31
Parasympathomimetika/Glutamatantagonisten				
Mestinon	Pyridostigmin	4,4	(+1,4)	2,34
Ubretid	Distigmin	3,8	(−1,1)	1,57
Kalymin	Pyridostigmin	2,4	(+8,5)	1,67
Myocholine-Glenwood	Bethanechol	1,9	(−0,3)	0,79
		12,5	(+1,7)	1,74
Vasoprotektoren				
Dolo Posterine N	Cinchocain	5,8	(−3,2)	1,36
Postericort	Hydrocortison	5,3	(−0,7)	0,92
Rectogesic	Glyceroltrinitrat	0,81	(−2,5)	1,59
Jelliproct	Fluocinonid Lidocain	0,45	(−17,5)	1,86
Doloproct Creme/Supp.	Fluocortolon Lidocain	0,32	(−9,5)	1,74
		12,6	(−2,9)	1,22
Sonstige Mittel				
Magnesiocard	Magnesiumaspartat	0,38	(−1,0)	0,34
Unizink	Zinkhydrogenaspartat	0,28	(+9,7)	0,80
Calcium Braun	Calciumgluconat	0,18	(+0,1)	0,52
Fieber-u.Zahnungs. Weleda	Atropa belladonna D3 Chamomilla, radix-ethanol. Decoctum D2 Echinacea Ø Echinacea purpurea ex planta tota Ø Papaver somniferum D3 Argentum metallicum praeparatum D19	0,05	(−5,2)	2,50
		0,89	(+2,2)	0,63
Summe		81,4	(+3,2)	5,29

☐ Tabelle 48.9 Anteil der Zweitanbieter an Verordnungen und Nettokosten 2017.

Wirkstoff	Gesamtverordnungen		Gesamtnettokosten	
	(Tsd.)	% Zweit-anbieter	(Tsd. €)	% Zwei-anbieter
Acarbose	111,5	84,0	3.805,5	82,9
Acemetacin	145,1	67,3	3.626,6	46,5
Acetazolamid	114,5	89,1	2.951,0	87,6
Acetylcystein	1.225,2	100,0	11.751,6	100,0
Acetyldigoxin	337,0	0,0	4.369,3	0,0
Acetylsalicylsäure	7.015,7	97,6	22.369,4	95,2
Aciclovir	1.005,8	97,3	19.318,6	98,2
Acitretin	31,6	58,6	4.099,2	58,3
Adapalen	80,5	35,2	1.909,0	31,8
Alendronsäure	1.262,2	99,7	50.868,4	99,6
Alendronsäure und Colecalciferol	80,3	63,5	3.219,8	56,7
Alfuzosin	300,2	100,0	7.506,7	100,0
Allopurinol	6.191,2	99,8	75.742,5	99,8
Alprazolam	272,6	92,8	3.770,3	89,8
Amantadin	165,0	89,5	2.989,5	87,1
Ambroxol	1.517,7	71,9	4.581,0	60,7
Amiodaron	500,0	99,2	27.259,2	99,2
Amisulprid	247,9	94,9	15.846,9	94,2
Amitriptylin	1.972,8	100,0	32.375,9	100,0
Amitriptylinoxid	64,9	100,0	993,2	100,0
Amlodipin	13.196,9	99,9	147.733,5	99,9
Amoxicillin	5.883,4	100,0	78.555,3	100,0
Amoxicillin und Beta-Lactamase-Inhibitoren	1.824,5	99,8	68.645,1	99,9
Amphotericin B	402,3	0,3	14.022,8	16,4
Anagrelid	38,7	1,5	19.965,5	1,5
Anastrozol	188,6	99,8	14.656,9	99,6
Aripiprazol	425,2	81,9	105.803,0	70,0
Atenolol	516,0	98,5	7.464,8	98,2
Atenolol und Chlortalidon	78,0	98,4	2.384,4	97,6
Atenolol und Nifedipin	34,6	45,5	1.674,1	43,0
Atorvastatin	5.710,4	99,8	102.024,0	99,9
Atropin	52,2	100,0	835,6	100,0
Azathioprin	634,8	98,0	25.641,0	98,1
Azelastin	77,4	23,2	1.334,9	15,0
Azithromycin	2.798,5	99,6	33.599,1	99,6
Baclofen	744,7	91,8	15.772,3	82,6
Beclometason	865,7	94,1	25.026,2	90,7
Benazepril	71,2	84,8	967,0	84,9
Benazepril und Hydrochlorothiazid	87,7	89,6	1.938,5	89,6
Bendamustin	63,6	91,1	20.044,4	73,4

Tabelle 48.9 Anteil der Zweitanbieter an Verordnungen und Nettokosten 2017 (Fortsetzung).

Wirkstoff	Gesamtverordnungen		Gesamtnettokosten	
	(Tsd.)	% Zweit-anbieter	(Tsd. €)	% Zwei-anbieter
Bendroflumethiazid und Amilorid	71,6	100,0	1.869,2	100,0
Benperidol	57,9	82,9	2.212,1	83,8
Benzbromaron	58,9	100,0	855,1	100,0
Benzydamin	60,2	0,1	471,5	0,2
Betahistin	1.032,6	100,0	16.595,6	100,0
Betamethason	1.697,5	82,8	27.154,0	79,9
Bezafibrat	221,1	63,7	5.203,5	62,0
Bicalutamid	130,3	99,8	31.168,1	99,8
Bimatoprost	338,2	3,8	16.483,9	3,1
Biperiden	279,0	39,6	5.315,6	33,5
Bisacodyl	112,2	32,4	1.032,4	15,3
Bismutsubcitrat, Tetracyclin und Metronidazol	51,8	100,0	4.799,1	100,0
Bisoprolol	16.615,6	98,9	195.684,3	99,0
Bisoprolol und Hydrochlorothiazid	1.327,9	98,6	28.124,5	98,6
Brimonidin	297,4	91,8	13.434,0	90,0
Brinzolamid	524,9	17,6	21.182,8	17,5
Bromazepam	516,0	100,0	6.136,3	100,0
Bromocriptin	46,1	90,0	1.673,5	89,2
Budesonid	2.634,9	95,9	127.218,5	96,1
Buprenorphin	717,2	33,3	79.791,4	38,6
Bupropion	318,4	54,2	33.140,9	50,0
Buspiron	30,5	100,0	994,0	100,0
Butylscopolamin	88,8	8,0	763,2	12,8
Cabergolin	59,6	30,9	5.614,5	30,0
Calcipotriol	199,5	13,0	8.494,8	10,9
Calciumacetat	90,2	100,0	1.666,8	100,0
Calciumfolinat	188,5	95,7	37.113,9	97,9
Candesartan	6.578,2	99,4	143.005,0	99,3
Candesartan und Amlodipin	130,7	100,0	4.988,9	100,0
Candesartan und Hydrochlorothiazid	2.798,3	99,1	82.391,8	99,1
Capecitabin	76,5	99,5	10.201,6	99,4
Captopril	334,8	100,0	3.741,0	100,0
Captopril und Hydrochlorothiazid	182,1	100,0	3.448,8	100,0
Carbamazepin	714,3	88,9	18.645,1	87,8
Carbimazol	312,5	100,0	5.023,3	100,0
Carboplatin	127,1	100,0	29.107,9	100,0
Carvedilol	1.733,7	99,7	31.410,0	99,7
Cefaclor	1.378,9	99,4	24.090,6	99,4
Cefadroxil	113,2	100,0	2.719,7	100,0
Cefalexin	52,8	100,0	1.117,6	100,0

◻ Tabelle 48.9 Anteil der Zweitanbieter an Verordnungen und Nettokosten 2017 (Fortsetzung).

Wirkstoff	Gesamtverordnungen		Gesamtnettokosten	
	(Tsd.)	% Zweit-anbieter	(Tsd. €)	% Zwei-anbieter
Cefixim	288,4	100,0	6.024,8	.100,0
Cefpodoxim	707,0	98,1	16.394,8	98,4
Cefuroxim	4.642,3	99,7	79.263,4	99,7
Celecoxib	692,0	95,3	18.220,1	86,6
Celiprolol	51,9	97,5	634,4	97,7
Cetirizin	693,8	99,8	4.855,1	99,5
Chinin	301,2	100,0	9.079,1	100,0
Chlormadinon	147,8	100,0	2.906,3	100,0
Chlormadinon und Ethinylestradiol	336,2	52,5	10.001,2	45,8
Chlorprothixen	287,7	100,0	4.558,2	100,0
Choriongonadotrophin	72,3	100,0	1.359,6	100,0
Ciclopirox	382,3	65,3	6.172,4	64,3
Ciclosporin	258,3	23,0	43.295,7	29,0
Cilostazol	77,8	82,5	5.443,1	79,7
Cinnarizin und Dimenhydrinat	716,7	12,7	23.522,5	11,5
Ciprofloxacin	3.870,5	84,9	54.025,9	81,2
Cisplatin	67,1	98,2	7.591,1	98,8
Citalopram	3.016,5	100,0	61.899,6	100,0
Clarithromycin	1.303,1	99,7	17.584,8	99,7
Clindamycin	2.191,0	94,0	41.425,8	92,4
Clobetasol	897,9	81,9	14.958,6	84,8
Clomifen	71,7	100,0	1.333,0	100,0
Clomipramin	167,9	100,0	4.490,1	100,0
Clonazepam	217,1	11,2	4.288,1	13,1
Clonidin	598,6	96,9	10.447,7	96,4
Clopidogrel	1.766,3	99,5	57.261,2	99,4
Clotrimazol	339,2	98,1	3.067,6	99,1
Clozapin	514,5	92,3	24.680,3	92,2
Codein	1.333,4	86,4	16.316,7	86,4
Codein und Paracetamol	548,9	98,7	6.176,9	98,6
Colestyramin	105,6	87,9	4.897,8	85,7
Cromoglicinsäure	87,3	97,9	943,3	91,4
Cyclophosphamid	93,2	31,3	11.352,1	38,4
Cyproteron	69,3	30,9	3.646,2	45,5
Cyproteron und Estrogen	118,5	64,9	2.808,7	55,8
Desloratadin	509,4	71,4	13.236,5	70,6
Desmopressin	182,2	57,5	17.690,7	61,8
Desogestrel	128,7	83,9	2.626,2	80,3
Desogestrel und Ethinylestradiol	111,7	94,0	2.186,4	91,3
Dexamethason	1.868,8	96,8	36.593,3	97,2

Tabelle 48.9 Anteil der Zweitanbieter an Verordnungen und Nettokosten 2017 (Fortsetzung).

Wirkstoff	Gesamtverordnungen		Gesamtnettokosten	
	(Tsd.)	% Zweit-anbieter	(Tsd. €)	% Zwei-anbieter
Dexamethason und Neomycin	63,6	100,0	834,8	100,0
Dexpanthenol	183,5	13,5	780,6	20,1
Diazepam	799,5	100,0	8.947,4	100,0
Diclofenac	7.747,1	77,8	107.780,6	81,0
Dienogest und Estrogen	371,8	14,4	12.709,0	12,8
Dienogest und Ethinylestradiol	991,6	99,2	21.054,6	98,6
Digitoxin	1.016,8	49,8	13.367,3	49,7
Dihydrocodein	1.224,4	1,1	16.854,9	12,8
Diltiazem	289,8	94,6	5.115,0	92,3
Dimenhydrinat	837,6	34,1	5.288,9	19,7
Docetaxel	91,1	93,9	42.033,9	95,4
Domperidon	471,0	85,0	10.643,2	73,1
Donepezil	395,7	99,9	19.323,3	99,9
Dorzolamid	447,5	75,9	17.716,7	67,6
Doxazosin	818,5	99,6	20.246,4	99,5
Doxepin	1.135,3	95,6	18.503,2	96,6
Doxorubicin	79,4	100,0	39.862,6	100,0
Doxycyclin	2.083,6	99,9	24.869,9	99,2
Drospirenon und Ethinylestradiol	74,6	66,9	2.445,1	63,1
Duloxetin	1.242,4	92,5	118.952,5	87,6
Ebastin	209,6	52,0	5.814,6	51,5
Enalapril	3.440,4	99,9	38.550,7	99,8
Enalapril und Hydrochlorothiazid	868,5	99,5	17.774,1	99,4
Enalapril und Lercanidipin	439,8	4,7	31.182,5	4,0
Enalapril und Nitrendipin	39,6	100,0	2.918,2	100,0
Enoxaparin	2.333,5	0,9	242.627,0	0,6
Epinephrin	187,5	100,0	15.687,2	100,0
Epirubicin	69,4	100,0	21.018,2	100,0
Eplerenon	394,6	95,8	69.735,4	95,3
Eprosartan	40,7	97,7	1.156,6	97,6
Eprosartan und Hydrochlorothiazid	54,1	85,0	1.768,7	85,0
Erythromycin	532,9	99,9	8.625,7	99,9
Erythropoietin	415,3	76,4	101.215,9	75,8
Escitalopram	1.240,3	99,5	25.630,3	99,6
Esomeprazol	1.480,2	97,0	29.978,1	97,7
Estradiol	1.119,9	100,0	29.031,6	100,0
Estriol	1.971,0	86,5	26.500,9	85,8
Etanercept	151,6	36,2	554.531,8	29,6
Ethosuximid	62,1	100,0	3.008,5	100,0
Etoposid	40,9	97,9	8.518,2	93,4

◻ **Tabelle 48.9** Anteil der Zweitanbieter an Verordnungen und Nettokosten 2017 (Fortsetzung).

Wirkstoff	Gesamtverordnungen		Gesamtnettokosten	
	(Tsd.)	% Zweit-anbieter	(Tsd. €)	% Zwei-anbieter
Etoricoxib	1.662,3	42,9	81.448,2	33,4
Exemestan	82,7	99,9	9.709,9	99,9
Felodipin	393,5	99,5	13.870,7	99,5
Fenofibrat	248,1	100,0	8.106,1	100,0
Fentanyl	1.876,4	96,7	230.788,2	95,4
Fexofenadin	282,0	96,2	8.544,4	96,4
Filgrastim	*69,0*	*75,0*	*50.563,0*	*67,0*
Finasterid	626,2	99,9	33.072,2	99,9
Flecainid	454,3	93,7	16.251,6	91,9
Flucloxacillin	68,8	45,2	2.868,3	44,4
Fluconazol	389,2	97,5	17.294,5	96,8
Flunarizin	34,9	100,0	812,4	100,0
Flunitrazepam	59,7	0,1	710,5	0,1
Fluocinolonacetonid	68,4	24,6	1.023,3	24,2
Fluorometholon	95,3	60,7	1.270,3	56,7
Fluorouracil	285,0	100,0	78.038,8	100,0
Fluoxetin	598,9	100,0	14.278,6	100,0
Flupentixol	240,0	21,5	11.552,6	34,1
Flupirtin	440,4	33,6	18.828,7	33,5
Flurazepam	51,3	65,8	617,6	66,7
Fluspirilen	73,0	0,0	1.562,5	0,0
Fluticason	371,6	25,4	7.141,3	28,6
Fluvastatin	435,5	96,0	7.966,3	94,8
Fluvoxamin	35,0	98,1	592,5	98,6
Follitropin alfa	*112,5*	*33,7*	*30.630,2*	*24,0*
Fondaparinux	173,9	0,0	18.309,3	0,0
Formoterol	1.434,1	94,7	87.708,6	94,5
Formoterol und Budesonid	1.688,5	12,6	217.787,5	12,9
Fosfomycin	1.670,1	100,0	25.323,4	100,0
Fosinopril	36,8	83,0	491,2	84,1
Fulvestrant	85,7	28,9	71.528,2	27,5
Furosemid	2.658,8	99,3	36.050,9	99,1
Fusidinsäure	1.094,4	43,4	16.451,8	42,3
Gabapentin	1.774,5	99,8	75.288,5	99,7
Galantamin	133,9	96,8	6.887,0	96,4
Ganirelix	64,5	0,3	6.226,3	0,1
Gemcitabin	189,8	99,2	32.155,5	99,6
Gentamicin	1.183,0	86,4	14.098,6	84,8
Glatirameracetat	90,7	0,8	261.120,0	0,5
Glibenclamid	345,4	99,7	4.217,5	99,7

☐ Tabelle 48.9 Anteil der Zweitanbieter an Verordnungen und Nettokosten 2017 (Fortsetzung).

Wirkstoff	Gesamtverordnungen		Gesamtnettokosten	
	(Tsd.)	% Zweit-anbieter	(Tsd. €)	% Zwei-anbieter
Glimepirid	1.110,1	99,3	25.183,2	99,3
Glyceroltrinitrat	703,1	44,1	14.704,2	43,4
Granisetron	220,7	94,9	15.512,8	94,2
Haloperidol	377,5	85,6	7.341,7	69,9
Hydrochlorothiazid	4.098,2	99,9	55.462,8	99,9
Hydrochlorothiazid und Amilorid	88,1	100,0	1.150,1	100,0
Hydrochlorothiazid und Triamteren	601,4	86,4	8.691,8	86,0
Hydrocortison	1.161,5	95,3	24.133,1	97,3
Hydrocortisonbuteprat	112,0	100,0	1.374,1	100,0
Hydrocortisonbutyrat	278,7	100,0	4.660,1	100,0
Hydromorphon	1.019,4	77,3	171.554,7	75,7
Hydroxycarbamid	147,2	80,7	23.187,0	72,5
Hydroxychloroquin	273,6	0,6	7.675,4	0,6
Hydroxyzin	142,9	18,8	2.955,0	20,8
Ibandronsäure	283,5	90,2	37.895,3	92,0
Ibuprofen	26.355,9	100,0	275.339,9	100,0
Imatinib	38,5	48,3	170.082,2	33,4
Imipramin	53,4	100,0	880,9	100,0
Indapamid	190,1	93,6	5.080,5	92,4
Indometacin	207,2	100,0	3.093,4	100,0
Infliximab	*158,5*	*53,4*	*418.223,6*	*43,6*
Insulin glargin	*2.300,3*	*9,8*	*266.603,7*	*8,1*
Insulin (human)	3.857,9	100,0	307.649,4	100,0
Insulin lispro	*1.627,8*	*0,0*	*199.952,0*	*0,0*
Iodide	336,9	86,2	1.900,8	83,9
Ipratropiumbromid	488,2	31,7	14.803,5	32,8
Irbesartan	582,6	98,1	15.579,5	98,1
Irbesartan und Hydrochlorothiazid	559,3	96,2	17.997,3	96,1
Irinotecan	98,4	100,0	42.630,1	100,0
Isosorbiddinitrat	576,7	66,4	8.873,6	61,8
Isosorbidmononitrat	317,7	99,1	5.604,8	99,0
Isotretinoin	267,3	100,0	8.171,5	100,0
Itraconazol	182,5	96,1	8.642,4	94,9
Ivabradin	468,7	0,1	53.337,0	0,1
Kanamycin	388,3	100,0	4.430,2	100,0
Ketorolac	102,8	75,5	1.910,3	70,1
Ketotifen	51,2	62,2	757,6	66,7
Kombinationen von Levothyroxin und Liothyronin	306,5	100,0	7.955,7	100,0
Konjugierte Estrogene	67,0	0,0	1.924,6	0,0
Lactulose	525,5	68,8	6.544,6	67,6

◘ Tabelle 48.9 Anteil der Zweitanbieter an Verordnungen und Nettokosten 2017 (Fortsetzung).

Wirkstoff	Gesamtverordnungen		Gesamtnettokosten	
	(Tsd.)	% Zweit-anbieter	(Tsd. €)	% Zwei-anbieter
Lamotrigin	996,7	93,9	36.763,8	94,2
Lansoprazol	182,3	93,9	4.118,7	93,7
Latanoprost	1.401,9	97,4	55.449,5	97,4
Leflunomid	195,7	95,5	49.201,6	94,7
Lercanidipin	3.086,5	94,4	38.283,5	94,3
Letrozol	239,2	99,9	16.519,5	99,9
Leuprorelin	300,4	25,8	148.586,3	21,7
Levetiracetam	1.428,7	98,1	104.635,8	97,2
Levocarnitin	39,9	100,0	2.386,3	100,0
Levocetirizin	245,0	71,6	6.691,5	68,0
Levodopa in Kombination mit Benserazid	2.664,3	63,1	67.968,8	57,5
Levodopa in Kombination mit Carbidopa	833,9	95,9	63.241,7	98,5
Levodopa in Kombination mit Carbidopa und Entacapon	281,5	83,0	42.499,5	82,2
Levofloxacin	1.050,6	94,7	13.773,6	93,3
Levomepromazin	207,9	91,7	3.635,1	92,5
Levomethadon	79,1	9,9	3.445,7	14,2
Levonorgestrel und Estrogen	98,3	100,0	2.850,2	100,0
Levonorgestrel und Ethinylestradiol	1.276,0	94,4	25.599,7	94,5
Levothyroxin und Kaliumiodid	3.460,8	93,3	50.580,5	93,5
Levothyroxin-Natrium	23.175,2	100,0	299.631,9	100,0
Lidocain	111,7	98,2	769,1	96,3
Liothyronin-Natrium	45,6	100,0	1.230,6	100,0
Lisinopril	2.002,7	100,0	25.446,8	100,0
Lisinopril und Hydrochlorothiazid	828,5	99,2	17.105,3	99,1
Lithium	442,9	25,0	10.658,1	24,4
Loperamid	551,4	88,5	7.194,2	88,0
Loratadin	51,0	100,0	418,1	100,0
Lorazepam	1.959,9	26,4	25.058,3	25,1
Lormetazepam	210,7	85,9	2.666,0	85,4
Losartan	1.167,9	99,5	29.884,3	99,6
Losartan und Hydrochlorothiazid	680,3	99,0	20.604,5	99,0
Lovastatin	70,7	100,0	1.339,3	100,0
Maprotilin	60,6	89,0	958,2	86,5
Mebeverin	245,0	45,3	7.082,4	36,1
Medazepam	54,1	100,0	900,2	100,0
Medroxyprogesteron	63,1	31,1	1.783,6	34,1
Meloxicam	252,7	100,0	3.586,8	100,0
Melperon	1.567,4	100,0	24.979,3	100,0
Memantin	498,0	98,8	46.453,8	98,5
Mercaptopurin	47,8	100,0	3.832,6	100,0

◻ **Tabelle 48.9** Anteil der Zweitanbieter an Verordnungen und Nettokosten 2017 (Fortsetzung).

Wirkstoff	Gesamtverordnungen		Gesamtnettokosten	
	(Tsd.)	% Zweit-anbieter	(Tsd. €)	% Zwei-anbieter
Mesalazin	1.014,6	6,6	118.495,0	6,8
Mesna	30,1	38,8	2.038,8	35,5
Metamizol-Natrium	24.331,9	99,5	303.034,0	99,5
Metformin	9.168,5	99,5	124.574,0	99,5
Methadon	185,6	100,0	8.099,7	100,0
Methocarbamol	1.414,2	100,0	45.277,5	100,0
Methotrexat	1.069,2	57,3	132.498,4	72,0
Methyldopa (linksdrehend)	157,2	70,8	3.885,1	65,5
Methylphenidat	1.608,1	84,8	69.705,3	83,8
Methylprednisolon	338,6	82,5	12.282,3	68,9
Metoclopramid	2.406,7	99,6	26.334,0	99,6
Metoprolol	17.203,7	98,2	242.092,3	98,4
Metoprolol und Hydrochlorothiazid	576,6	97,6	16.515,2	96,7
Metronidazol	1.453,0	100,0	22.021,3	100,0
Miconazol	171,2	91,1	1.369,2	92,9
Miconazol, Kombinationen	215,9	11,3	2.961,9	8,9
Midazolam	45,2	72,2	879,5	74,6
Minocyclin	210,5	100,0	3.712,7	100,0
Minoxidil	82,1	0,0	9.284,6	0,0
Mirtazapin	3.055,4	99,9	77.552,9	99,9
Mitomycin	31,5	100,0	18.434,9	100,0
Moclobemid	52,3	97,4	2.704,5	96,9
Molsidomin	720,8	22,7	11.246,3	21,3
Mometason	3.281,7	89,7	50.599,0	88,7
Montelukast	545,0	95,0	20.809,7	91,2
Morphin	973,0	93,2	51.539,1	93,2
Moxifloxacin	382,8	97,9	11.471,9	97,5
Moxonidin	2.361,4	99,9	50.149,1	99,9
Mycophenolsäure	251,6	24,3	100.005,5	16,7
Naftidrofuryl	82,1	87,1	1.806,2	85,4
Naproxen	835,3	100,0	14.922,0	100,0
Naratriptan	103,2	92,3	2.650,4	92,0
Natriumfolinat	39,9	100,0	15.155,2	100,0
Natriumpicosulfat	196,2	31,9	2.646,9	28,1
Nebivolol	1.946,7	97,4	23.584,4	97,3
Nifedipin	523,3	97,5	7.164,8	97,0
Nitrazepam	77,7	96,6	845,7	96,8
Nitrendipin	1.082,0	85,3	15.102,5	76,4
Nitrofurantoin	494,5	67,0	6.954,6	70,7
Nitroxolin	87,8	100,0	3.433,5	100,0

◻ Tabelle 48.9 Anteil der Zweitanbieter an Verordnungen und Nettokosten 2017 (Fortsetzung).

Wirkstoff	Gesamtverordnungen		Gesamtnettokosten	
	(Tsd.)	% Zweit-anbieter	(Tsd. €)	% Zwei-anbieter
Norethisteron und Estrogen	312,4	92,6	11.203,4	92,8
Norfloxacin	186,0	100,0	2.502,1	100,0
Nystatin	202,8	97,8	1.861,9	97,1
Nystatin und Zinkoxid	310,8	100,0	2.883,4	100,0
Ofloxacin	2.085,9	68,4	29.797,3	66,3
Olanzapin	833,4	97,3	50.430,8	84,4
Olmesartanmedoxomil	111,1	58,8	2.845,4	59,1
Olmesartanmedoxomil und Hydrochlorothiazid	63,0	53,4	1.863,5	54,5
Omeprazol	6.776,2	99,6	139.379,8	99,6
Ondansetron	273,2	93,1	20.467,9	94,6
Opipramol	2.121,5	95,4	30.082,9	94,5
Ornithinaspartat	53,4	100,0	7.410,2	100,0
Oxaliplatin	123,9	96,5	46.594,9	95,0
Oxazepam	533,1	95,3	5.815,3	95,2
Oxcarbazepin	231,5	79,0	20.931,6	79,0
Oxybutynin	256,3	99,4	9.042,9	99,6
Oxycodon	1.349,0	92,3	151.194,9	90,0
Oxycodon und Naloxon	1.117,7	27,2	170.917,4	26,1
Oxymetazolin	342,5	0,0	1.796,3	0,0
Oxytetracyclin	79,0	23,2	1.184,3	20,2
Paclitaxel	323,1	100,0	151.303,4	100,0
Palonosetron	124,0	62,8	10.280,3	54,2
Pamidronsäure	34,4	99,9	9.838,7	99,9
Pantoprazol	21.555,7	99,8	436.750,4	99,8
Paracetamol	3.059,7	83,1	4.703,4	88,3
Paricalcitol	109,9	64,6	13.742,8	60,9
Paroxetin	475,6	99,5	11.523,3	99,4
Pentaerythrityltetranitrat	159,3	100,0	3.952,0	100,0
Pentoxifyllin	37,9	81,6	711,9	79,2
Pentoxyverin	312,6	8,7	1.340,3	10,7
Perazin	146,2	96,8	3.377,3	97,8
Perindopril und Indapamid	291,0	10,0	17.334,5	9,5
Permethrin	524,5	29,8	17.289,0	32,7
Phenobarbital	62,5	23,2	1.868,9	23,5
Phenoxymethylpenicillin	1.873,5	96,3	22.401,8	96,6
Phenoxymethylpenicillin-Benzathin	191,5	100,0	5.709,8	100,0
Phenprocoumon	2.868,5	59,0	44.725,1	60,3
Phenytoin	93,0	56,4	1.438,6	56,7
Phytomenadion	30,5	100,0	420,6	100,0
Pilocarpin	62,5	100,0	1.676,7	100,0

□ Tabelle 48.9 Anteil der Zweitanbieter an Verordnungen und Nettokosten 2017 (Fortsetzung).

Wirkstoff	Gesamtverordnungen		Gesamtnettokosten	
	(Tsd.)	% Zweit-anbieter	(Tsd. €)	% Zwei-anbieter
Pipamperon	1.126,6	97,9	26.841,0	98,1
Piracetam	148,9	100,0	2.688,8	100,0
Piretanid	97,3	86,6	2.337,6	84,8
Piritramid	34,5	53,7	627,4	61,4
Piroxicam	125,8	100,0	1.626,6	100,0
Polystyrolsulfonat	101,7	100,0	5.697,1	100,0
Pramipexol	899,9	92,3	57.557,1	79,2
Pravastatin	791,0	99,9	14.878,3	99,9
Prednicarbat	1.218,7	64,4	19.465,3	64,4
Prednisolon	7.156,7	95,0	97.063,9	94,5
Prednisolon-Depot	46,8	100,0	621,6	100,0
Prednison	833,8	54,4	18.263,9	65,1
Pregabalin	3.689,8	71,6	295.072,4	54,5
Primidon	152,3	62,4	3.703,6	59,4
Progesteron	622,6	100,0	19.882,9	100,0
Promethazin	1.086,5	93,4	14.938,7	94,1
Propafenon	120,5	74,7	2.427,6	67,8
Propiverin	367,4	37,0	20.402,5	27,3
Propranolol	929,0	64,7	14.342,7	64,7
Pyridostigmin	198,0	35,1	14.286,4	28,5
Quetiapin	2.451,1	99,7	90.998,3	99,6
Quinapril	38,2	0,0	527,0	0,0
Quinapril und Hydrochlorothiazid	85,9	88,9	1.905,6	88,7
Rabeprazol	47,7	90,6	1.021,1	91,0
Raloxifen	32,6	71,2	2.969,8	70,0
Ramipril	19.891,7	99,7	241.335,3	99,7
Ramipril und Amlodipin	767,9	100,0	39.847,7	100,0
Ramipril und Hydrochlorothiazid	5.039,0	99,5	103.840,1	99,4
Ramipril und Piretanid	62,2	92,3	3.736,6	92,2
Ranitidin	785,1	100,0	14.654,4	100,0
Rasagilin	94,3	85,7	28.159,1	81,6
Repaglinid	127,7	91,0	5.482,8	91,2
Rifampicin	45,0	100,0	4.953,6	100,0
Risedronsäure	244,3	94,0	11.261,1	92,8
Risedronsäure, Calcium und Colecalciferol, Sequenzial-präparate	61,1	63,7	3.286,0	63,6
Risperidon	1.831,0	94,7	90.710,3	31,1
Rituximab	*181,8*	*14,4*	*309.551,9*	*12,7*
Rivastigmin	316,6	95,0	36.528,2	90,8
Rizatriptan	427,0	77,1	11.689,1	72,8

▢ Tabelle 48.9 Anteil der Zweitanbieter an Verordnungen und Nettokosten 2017 (Fortsetzung).

Wirkstoff	Gesamtverordnungen		Gesamtnettokosten	
	(Tsd.)	% Zweit-anbieter	(Tsd. €)	% Zwei-anbieter
Ropinirol	279,2	88,3	36.803,8	82,4
Roxithromycin	1.082,3	99,2	14.571,8	99,1
Rupatadin	135,6	5,8	3.674,7	4,9
Salbutamol	7.125,5	96,8	108.813,2	96,6
Salbutamol und Ipratropiumbromid	56,2	100,0	2.269,7	100,0
Salmeterol	40,0	35,5	2.346,1	34,5
Salmeterol und Fluticason	1.794,1	11,9	150.279,3	10,4
Scopolamin	70,0	100,0	1.889,5	100,0
Sertralin	1.268,5	99,9	39.717,6	99,9
Sevelamer	160,9	62,3	35.014,5	58,2
Sildenafil	41,7	44,8	39.899,0	41,3
Simvastatin	13.294,2	100,0	233.922,1	100,0
Somatropin	*69,4*	*15,0*	*189.177,2*	*14,5*
Sotalol	196,5	96,0	3.534,0	94,7
Spironolacton	2.112,1	84,4	37.426,6	87,4
Spironolacton und Furosemid	199,3	99,5	5.569,5	99,5
Sucralfat	46,6	100,0	1.221,9	100,0
Sulfamethoxazol und Trimethoprim	1.528,6	99,8	15.912,4	99,8
Sulfasalazin	214,4	79,0	11.389,3	72,4
Sulpirid	271,4	98,7	5.296,5	98,9
Sultamicillin	498,8	8,9	18.529,2	9,1
Sultiam	49,1	1,0	3.806,6	0,7
Sumatriptan	1.162,3	93,9	34.316,7	88,3
Tacrolimus	578,5	5,0	177.609,5	7,2
Tadalafil	38,4	2,8	17.590,5	2,5
Tamoxifen	450,4	99,9	8.675,8	99,9
Tamsulosin	3.672,3	100,0	79.958,6	100,0
Telmisartan	825,4	98,5	22.340,3	98,6
Telmisartan und Hydrochlorothiazid	607,8	97,3	19.312,2	97,4
Temazepam	159,5	60,0	1.872,9	60,4
Temozolomid	64,9	82,9	64.122,5	85,6
Tenofovirdisoproxil	52,7	16,9	62.833,9	13,3
Tenofovirdisoproxil und Emtricitabin	43,4	12,0	75.583,8	8,1
Terazosin	95,7	91,4	2.403,6	91,2
Terbinafin	551,4	99,4	16.174,6	99,8
Terbutalin	61,7	86,3	946,7	83,4
Testosteron	323,5	97,3	36.473,0	99,1
Theophyllin	485,0	100,0	7.203,0	100,0
Thiamazol	346,9	100,0	5.064,4	100,0

❏ **Tabelle 48.9** Anteil der Zweitanbieter an Verordnungen und Nettokosten 2017 (Fortsetzung).

Wirkstoff	Gesamtverordnungen		Gesamtnettokosten	
	(Tsd.)	% Zweit-anbieter	(Tsd. €)	% Zwei-anbieter
Tiaprid	142,6	96,4	7.558,9	96,8
Tilidin und Naloxon	5.295,3	97,9	197.218,4	97,8
Timolol	1.110,1	100,0	16.211,5	100,0
Timolol und Dorzolamid	740,7	84,0	42.569,6	82,4
Timolol und Latanoprost	394,2	94,3	19.274,8	94,1
Timolol und Travoprost	189,7	5,2	9.012,9	4,4
Tiotropiumbromid	1.708,1	5,9	217.878,1	5,3
Tizanidin	341,9	66,1	5.094,6	60,6
Tolperison	312,9	94,6	9.403,5	96,1
Tolterodin	127,0	97,8	7.177,7	98,0
Topiramat	247,4	89,9	14.635,7	86,7
Torasemid	10.830,4	99,8	156.752,8	99,8
Tramadol	2.948,4	93,8	63.950,0	94,0
Tramadol und Paracetamol	197,8	66,4	4.752,7	64,5
Tranexamsäure	43,2	100,0	1.442,7	100,0
Travoprost	230,2	8,9	8.331,5	7,8
Trazodon	149,6	100,0	4.999,3	100,0
Triamcinolon	733,7	100,0	10.626,0	100,0
Triamcinolon-Depot	423,8	100,0	8.116,5	100,0
Trihexyphenidyl	42,1	79,6	829,1	76,4
Trimethoprim	214,2	100,0	3.505,9	100,0
Trimipramin	944,0	97,3	18.425,4	96,8
Triptorelin	58,4	89,5	29.561,3	95,5
Trospium	1.124,7	59,5	52.907,4	53,4
Urapidil	843,8	13,7	35.925,9	11,5
Ursodeoxycholsäure	495,9	100,0	28.097,5	100,0
Vaginalring mit Gestagenen und Estrogenen	76,9	9,2	3.193,1	7,1
Valaciclovir	40,6	92,1	3.668,6	90,9
Valproinsäure	1.335,7	80,1	41.759,9	78,9
Valsartan	4.767,3	99,7	106.585,4	99,7
Valsartan und Amlodipin	582,5	9,3	63.024,5	7,5
Valsartan und Hydrochlorothiazid	2.541,5	99,5	76.066,1	99,5
Vancomycin	52,5	70,5	13.660,3	51,2
Venlafaxin	2.219,8	99,8	81.095,0	99,8
Verapamil	1.223,4	95,1	21.583,9	94,9
Vinorelbin	57,4	75,1	10.967,7	59,8
Xipamid	720,2	100,0	10.696,9	100,0
Xylometazolin	5.638,6	61,3	9.012,7	69,8
Ziprasidon	73,7	86,5	14.551,8	83,1

■ **Tabelle 48.9** Anteil der Zweitanbieter an Verordnungen und Nettokosten 2017 (Fortsetzung).

Wirkstoff	Gesamtverordnungen		Gesamtnettokosten	
	(Tsd.)	% Zweit-anbieter	(Tsd. €)	% Zwei-anbieter
Zoledronsäure	147,7	88,0	50.949,6	83,6
Zolmitriptan	271,4	56,1	12.444,6	28,8
Zolpidem	1.335,1	98,8	16.693,1	98,8
Zonisamid	112,2	51,5	17.513,4	47,3
Zopiclon	2.388,7	99,8	31.149,2	99,8
Alle 482 Wirkstoffe mit mind. 30 Tsd. Verordnungen	562.800,7	90,0	17.345.881,8	70,2
Alle Wirkstoffe des Zweitanbietermarktes	583.880.501,8	87,0	18.857.520,8	66,6
Gesamtmarkt GKV-Rezepte mit Arzneimitteln	663.746,2	76,6	38.652.156,2	32,5

kursiv gesetzt: Wirkstoffe mit Biosimilar-Wettbewerb

◨ Tabelle 48.10 Arzneiverordnungen, Umsätze und definierte Tagesdosen je Arzt 2017, aufgeführt nach Facharztgruppen

Arztgruppe	Zahl der Ärzte	Verordnungen je Arzt	Umsatz je Arzt (Tsd. €)	DDD je Arzt (Tsd. DDD)
Hausärzte	39.740	8.261	281,5	572
Hausärztlich tätige Internisten	15.764	8.406	378,0	615
Kinderärzte	7.597	5.138	123,7	108
Gynäkologen	12.439	1.203	97,1	71
HNO-Ärzte	4.537	1.579	89,3	48
Augenärzte	6.161	2.094	170,1	107
Chirurgen	7.374	689	24,2	16
Orthopäden	7.345	1.338	50,9	42
Urologen	3.354	2.353	324,4	143
Hautärzte	3.932	2.889	245,3	101
Kardiologen	2.921	1.031	73,8	84
Nervenärzte	2.176	5.888	614,0	290
Neurologen	2.171	3.512	725,3	175
Psychiater	2.128	3.158	176,2	179
Anästhesisten	3.955	640	50,3	21
Gastroenterologen	1.726	1.275	598,4	75
Hämatologen/Onkologen	1.130	5.717	3.856,0	138
Nephrologen	1.615	3.769	458,7	266
Pneumologen	1.331	5.043	621,9	309
Weitere Internisten	3.780	2.841	752,3	191
Zahnärzte	63.205	126	2,1	8
Sonstige Ärzte	15.085	1.451	296,9	58
Alle Ärzte	209.466	3.169	198,0	197

◘ Tabelle 48.11 Arzneiverordnungen in definierten Tagesdosen (DDD) je Arzt der Facharztgruppe in der Gesetzlichen Krankenversicherung im Jahre 2017 nach Arzneimittelgruppen (2. ATC-Ebene).

Therapeutische Gruppe	ATC	Hausärzte	Hausärztlich tätige Internisten	Kinderärzte	Gynäkologen	HNO-Ärzte	Augenärzte	Chirurgen	Orthopäden	Urologen	Hautärzte	Kardiologen
Aknemittel	D10	167,5	91,7	249,4	15,9	21,4	2,1	5,8	2,2	5,1	9.068,0	3,1
Alle übrigen therapeutischen Mittel	V03	26,3	48,1	8,6	3,5	4,3	0,1	5,9	0,4	11,1	0,4	21,6
Allergene	V01	327,3	248,8	3.010,4	2,0	11.435,7	0,4	3,8	3,4	0,5	8.211,7	39,0
Analgetika	N02	9.831,9	9.359,0	1.059,9	73,2	208,6	11,7	1.455,4	3.962,6	532,6	77,2	163,0
Andere Dermatika	D11	283,3	156,0	1.627,6	32,2	19,1	2,6	74,2	7,8	79,8	11.478,4	4,4
Angiotensinhemmstoffe	C09	155.002,2	162.694,8	481,6	84,1	163,9	59,2	353,7	100,5	196,7	145,0	25.857,1
Antianämika	B03	3.892,5	5.050,3	286,7	734,2	31,4	3,6	37,4	66,7	91,0	88,3	177,2
Antiasthmatika	R03	15.807,1	15.492,9	6.931,7	21,1	389,4	10,0	55,5	23,0	34,2	346,0	1.063,7
Antibiotika	J01	3.865,8	3.069,9	2.859,7	575,8	4.263,5	87,6	412,2	152,0	4.486,0	2.489,3	90,0
Antidiabetika	A10	30.948,1	53.329,1	1.444,5	32,9	29,5	9,2	66,1	13,1	20,2	25,9	2.107,3
Antidiarrhoika	A07	1.004,4	1.309,5	383,9	7,4	62,5	1,0	175,6	3,5	24,7	22,5	55,9
Antiepileptika	N03	3.437,3	3.007,6	1.248,1	11,6	52,1	4,4	172,8	177,6	25,0	23,6	64,0
Antihistaminika	R06	1.158,1	1.003,9	1.292,7	17,7	1.043,6	12,6	15,0	9,0	17,4	4.653,6	44,2
Antihypertonika	C02	5.522,6	6.495,7	21,1	61,1	12,7	1,7	14,7	3,0	227,8	7,1	1.252,5
Antimykotika (topisch)	D01	874,1	614,2	1.065,2	384,6	90,8	1,6	39,2	4,0	458,2	5.766,8	8,8
Antineoplastische Mittel	L01	65,2	262,1	13,0	548,7	77,7	0,5	51,8	1,0	486,8	66,7	5,4
Antiparkinsonmittel	N04	850,1	701,8	9,3	4,9	3,9	1,1	13,5	5,2	3,6	35,2	15,5
Antiphlogistika/Antirheumatika	M01	13.900,5	11.639,0	5.211,4	220,1	873,8	48,1	4.947,0	14.514,4	850,3	1.194,8	274,5
Antipsoriatika	D05	249,0	145,2	10,3	2,7	38,2	0,8	6,9	1,2	3,0	9.405,2	3,6
Antithrombotische Mittel	B01	27.575,2	31.399,6	205,1	489,3	86,8	15,2	1.719,0	1.406,5	335,3	117,3	11.776,9
Antivertiginosa und Suchttherapeutika	N07	1.352,9	1.134,0	14,8	21,0	4.077,6	2,4	30,8	11,7	980,2	6,3	30,9
Antivirale Mittel	J05	295,0	888,7	17,9	25,4	171,4	47,9	4,0	1,5	4,8	222,9	8,1
Betarezeptorenblocker	C07	37.308,3	39.467,0	134,4	29,0	40,5	14,8	93,0	24,1	49,2	34,5	7.566,3
Blutersatzmittel	B05	231,2	233,0	1.040,7	24,2	27,3	1,7	20,7	11,3	137,9	4,0	3,7
Calciumantagonisten	C08	37.240,4	40.967,1	72,2	27,3	45,7	11,1	83,7	20,0	39,8	33,6	5.787,0

Bezeichnung	Code											
Corticosteroide (dermatologisch)	D07	2.851,8	2.023,4	1.586,8	701,2	957,1	15,0	173,5	18,6	350,7	35.612,4	37,4
Corticosteroide (systemisch)	H02	4.332,1	4.830,3	584,2	266,0	3.035,7	327,7	1.249,8	3.527,4	830,8	2.316,5	196,2
Diuretika	C03	29.500,8	30.117,1	94,8	26,6	47,0	19,6	80,0	25,4	197,6	35,8	5.531,1
Gichtmittel	M04	6.549,1	6.513,9	42,3	3,5	8,5	1,7	55,2	129,7	930,2	10,4	384,0
Herztherapeutika	C01	6.112,1	6.909,3	36,7	4,9	8,3	2,5	16,7	6,8	6,7	14,9	4.898,6
Hormonantagonisten	L02	328,8	305,6	39,0	5.706,7	14,6	0,6	10,6	2,2	14.805,3	1,4	8,7
Husten- und Erkältungsmittel	R05	1.032,3	719,5	4.718,8	5,9	305,3	2,1	13,4	6,2	166,4	7,3	31,6
Immunstimulanzien	L03	20,9	16,9	36,8	38,3	29,2	0,5	2,7	0,3	532,4	34,5	0,7
Immunsuppressiva	L04	383,3	822,1	230,3	1,9	79,6	23,3	33,9	214,4	3,4	2.030,1	135,0
Laxanzien	A06	1.103,9	1.219,9	1.663,7	12,2	17,3	0,6	106,9	72,2	76,8	3,4	24,7
Mineralstoffe	A12	1.464,2	1.577,4	145,8	121,9	67,8	18,6	39,1	810,3	399,0	23,7	104,4
Mittel zur Behandlung von Knochenerkrankungen	M05	1.920,2	2.089,1	3,1	137,3	14,1	0,7	294,0	10.441,1	146,6	6,4	36,5
Mittel, die den Lipidstoffwechsel beeinflussen	C10	37.994,9	43.387,2	46,8	13,9	36,5	11,4	101,6	19,6	47,0	46,0	10.766,6
Muskelrelaxanzien	M03	667,8	519,7	92,8	5,9	195,6	105,5	275,3	581,8	249,5	164,3	8,4
Ophtalmika	S01	1.454,9	944,3	4.262,5	14,8	616,3	105.899,9	118,1	13,7	27,5	702,3	27,5
Psychoanaleptika	N06	14.277,7	11.808,3	2.134,6	109,3	72,3	48,3	162,4	124,4	119,9	35,5	258,8
Psycholeptika	N05	3.692,4	3.147,2	380,6	50,4	46,7	25,5	68,3	58,4	68,6	118,4	147,1
Rhinologika	R01	1.295,9	847,7	16.192,9	8,0	14.834,4	14,5	17,7	9,1	10,7	289,8	25,2
Schilddrüsentherapeutika	H03	30.432,0	32.205,2	915,4	1.063,6	248,7	25,9	134,1	42,2	76,7	65,9	1.084,6
Sexualhormone	G03	1.795,9	1.171,7	1.077,9	55.989,3	49,7	13,5	85,9	150,4	7.712,3	385,5	53,3
Spasmolytika	A03	808,9	835,9	441,4	26,6	13,3	0,6	13,4	7,5	20,5	3,2	20,5
Stomatologika	A01	78,3	48,5	1.339,2	7,1	138,8	5,0	10,3	3,3	5,4	75,4	2,1
Ulkustherapeutika	A02	61.425,4	62.672,1	690,0	301,8	1.348,2	88,9	2.185,9	2.740,1	997,6	339,5	3.234,8
Urologika	G04	5.481,4	4.903,4	136,9	1.223,2	13,6	2,6	44,7	7,2	105.127,6	10,8	186,5
Vitamine	A11	3.545,8	3.905,0	35.774,9	262,7	200,6	15,6	155,3	1.984,0	135,2	108,6	258,6
Gesamter Arzneimittelmarkt		572.209,2	614.716,1	107.600,9	70.804,6	48.007,8	107.065,0	16.211,5	41.769,7	143.232,2	101.039,6	83.970,4

Tabelle 48.11 Arzneiverordnungen in definierten Tagesdosen (DDD) je Arzt der Facharztgruppe in der Gesetzlichen Krankenversicherung im Jahre 2017 nach Arzneimittelgruppen (2. ATC-Ebene) (Fortsetzung).

Therapeutische Gruppe	ATC	Nervenärzte	Neurologen	Psychiater	Anästhesisten	Gastroenterologen	Hämatologen/Onkologen	Nephrologen	Pneumologen	Weitere Internisten	Zahnärzte	Sonstige	Insgesamt
Aknemittel	D10	2,6	1,3	1,2	1,0	6,8	35,9	9,9	7,8	17,3	0,7	49,5	224,4
Alle übrigen therapeutischen Mittel	V03	2,1	1,1	0,9	0,2	99,9	2.481,7	4.789,3	5,7	300,3	0,0	109,4	74,5
Allergene	V01	0,6	0,2	1,4	12,8	23,7	32,3	10,8	12.270,4	290,7	0,1	191,4	690,5
Analgetika	N02	2.943,3	3.073,2	480,5	8.530,4	388,0	4.237,7	2.203,1	348,0	1.912,0	33,2	974,2	3.208,1
Andere Dermatika	D11	8,7	4,9	8,5	5,3	7,2	22,0	18,7	9,9	32,7	0,4	146,6	358,6
Angiotensinhemmstoffe	C09	357,4	366,3	212,2	265,4	4.764,1	4.508,0	39.234,2	3.541,2	27.681,9	9,1	2.829,6	43.170,7
Antianämika	B03	1.037,3	1.315,5	268,3	43,1	1.453,7	8.418,3	13.111,0	266,1	3.153,7	1,8	523,3	1.465,8
Antiasthmatika	R03	40,9	31,0	39,0	85,0	641,4	760,6	1.422,7	250.432,2	6.311,4	2,7	831,1	6.239,9
Antibiotika	J01	55,9	45,4	21,4	38,1	449,5	1.461,5	658,0	1.481,2	604,2	499,6	810,6	1.585,0
Antidiabetika	A10	29,8	21,5	64,2	48,8	3.717,1	650,2	10.137,9	483,2	21.013,8	1,3	983,3	10.541,1
Antidiarrhoika	A07	5,4	4,6	3,2	5,0	12.495,8	871,6	350,5	79,7	2.311,7	2,5	241,9	483,8
Antiepileptika	N03	40.577,6	34.968,7	9.395,3	2.238,5	78,9	727,4	621,8	64,8	525,7	1,2	2.091,7	2.031,7
Antihistaminika	R06	25,4	19,3	14,5	14,8	61,4	503,8	510,9	3.533,8	286,1	1,7	327,8	515,1
Antihypertonika	C02	18,6	12,0	19,5	19,8	167,3	184,5	8.151,5	612,0	1.560,4	0,3	374,3	1.688,4
Antimykotika (topisch)	D01	3,9	2,7	1,7	4,0	49,4	51,0	47,0	18,2	82,6	0,7	106,2	403,5
Antineoplastische Mittel	L01	3,7	44,0	0,4	3,0	783,1	34.589,4	67,8	743,4	1.131,9	0,3	585,9	339,4
Antiparkinsonmittel	N04	22.270,7	21.717,5	2.945,6	53,1	16,7	40,1	296,9	48,0	118,3	0,1	448,9	741,3
Antiphlogistika/Antirheumatika	M01	1.770,1	1.468,1	282,2	1.975,4	733,0	1.537,0	825,6	507,2	16.109,4	376,0	1.728,0	5.084,8
Antipsoriatika	D05	4,9	1,2	2,0	1,4	7,9	18,9	17,1	5,1	60,8	0,2	234,7	255,0
Antithrombotische Mittel	B01	1.064,5	820,0	124,9	83,7	1.266,4	6.153,4	9.620,6	1.013,6	7.896,7	2,5	1.212,9	8.292,3
Antivertiginosa und Suchttherapeutika	N07	3.586,2	4.335,6	1.131,7	56,8	36,6	89,4	132,6	27,4	213,9	1,1	317,7	573,7
Antivirale Mittel	J05	6,7	10,4	2,3	1,6	1.973,4	2.651,5	272,6	27,4	932,3	0,6	503,0	221,0
Betarezeptorenblocker	C07	893,3	854,3	179,9	103,4	1.365,9	1.239,7	9.773,6	859,3	7.259,4	2,3	715,7	10.471,2
Blutersatzmittel	B05	22,7	33,6	3,3	42,4	140,9	2.696,9	295,3	177,4	165,2	0,4	190,2	142,0
Calciumantagonisten	C08	162,0	228,2	47,5	82,1	1.235,2	1.241,2	15.460,1	813,9	6.966,0	1,8	804,6	10.571,1

	ATC												
Corticosteroide (dermatologisch)	D07	25,4	18,3	9,6	20,0	98,2	620,6	226,4	146,2	346,2	2,6	665,4	1.557,8
Corticosteroide (systemisch)	H02	2.056,0	3.232,8	159,0	313,8	3.532,5	18.270,6	3.501,9	12.734,1	8.622,7	21,3	1.526,2	2.095,3
Diuretika	C03	74,7	62,3	40,0	71,8	1.197,0	2.101,9	66.978,8	1.000,8	7.776,6	1,6	1.708,3	8.765,7
Gichtmittel	M04	12,4	8,7	5,6	17,9	242,3	798,0	3.739,0	158,4	1.627,1	0,3	166,2	1.839,8
Herztherapeutika	C01	16,4	16,6	10,4	17,0	245,2	247,7	1.778,5	264,4	1.825,0	0,4	141,7	1.813,7
Hormonantagonisten	L02	3,1	1,7	1,5	6,7	30,7	54,8	54,8	12,7	280,1	0,2	200,0	720,4
Husten- und Erkältungsmittel	R05	7,4	8,6	5,6	11,0	27,6	202,2	238,6	2.362,2	180,2	0,9	175,7	466,9
Immunstimulanzien	L03	2.662,9	3.715,9	185,5	0,3	14,5	1.084,3	1,8	56,1	37,4	0,1	101,8	101,2
Immunsuppressiva	L04	1.704,6	3.080,4	116,0	3,8	10.399,3	2.019,1	6.165,3	560,9	10.392,8	0,2	1.424,9	683,0
Laxanzien	A06	240,7	259,5	49,5	1.140,2	798,7	1.232,0	788,9	54,4	336,4	0,3	271,7	443,2
Mineralstoffe	A12	48,9	52,2	9,6	30,5	359,9	2.023,5	1.542,9	452,4	1.119,1	0,7	427,0	530,6
Mittel zur Behandlung von Knochenerkrankungen	M05	9,1	10,8	1,6	58,7	104,0	1.288,4	333,5	94,4	3.666,3	0,1	390,8	1.016,2
Mittel, die den Lipidstoffwechsel beeinflussen	C10	136,6	263,9	48,1	71,1	1.570,0	1.070,8	13.337,0	778,1	9.222,0	1,6	991,6	11.004,1
Muskelrelaxanzien	M03	8.717,9	21.459,9	610,0	854,7	24,9	39,8	60,9	9,7	150,1	2,5	1.907,8	691,3
Ophtalmika	S01	56,6	77,8	14,3	85,1	28,2	169,7	154,7	120,5	181,6	2,7	1.362,0	3.757,8
Psychoanaleptika	N06	145.723,3	55.936,7	122.820,5	2.417,3	300,8	909,3	1.268,2	282,0	1.632,8	3,2	12.135,8	8.010,9
Psycholeptika	N05	50.440,5	13.902,3	37.968,0	191,9	124,9	899,5	862,0	248,3	549,0	2,8	7.807,7	2.610,3
Rhinologika	R01	8,0	6,3	4,7	13,0	30,0	33,8	78,0	3.915,3	176,0	5,8	445,7	1.290,2
Schilddrüsentherapeutika	H03	204,4	115,7	192,7	58,1	1.338,5	1.532,0	3.732,0	676,6	8.850,4	5,5	1.556,1	8.655,8
Sexualhormone	G03	91,6	32,2	49,3	73,2	83,0	158,3	154,4	72,8	1.256,2	3,2	507,2	4.001,4
Spasmolytika	A03	235,4	263,1	42,2	77,2	488,0	1.503,8	202,1	56,8	294,0	0,4	96,2	269,1
Stomatologika	A01	3,6	1,0	4,3	3,1	15,3	87,8	36,3	61,7	36,3	6.998,8	172,2	2.199,0
Ulkustherapeutika	A02	1.726,7	1.636,2	710,7	1.174,5	18.677,8	12.773,3	25.057,6	5.534,3	17.497,7	28,9	3.486,1	17.776,5
Urologika	G04	292,9	361,9	71,5	27,8	148,9	313,4	1.479,6	106,5	736,9	0,5	377,0	3.238,5
Vitamine	A11	554,1	714,2	179,0	91,4	900,3	2.327,7	13.115,4	542,2	4.595,4	8,8	1.705,9	2.717,7
Gesamter Arzneimittelmarkt		290.327,0	175.094,2	178.606,3	20.773,2	75.162,4	138.410,3	266.287,5	309.472,5	190.851,3	8.046,7	58.407,1	197.016,2

◘ Tabelle 48.12 Alters- und Geschlechtsstruktur der GKV-Versicherten 2017.

Altersgruppe	Männer (Tsd.)	Frauen (Tsd.)	Zusammen (Tsd.)
0 bis unter 5	1539,0	1459,8	2998,8
5 bis unter 10	1608,5	1523,8	3132,3
10 bis unter 15	1627,0	1538,2	3165,2
15 bis unter 20	1820,7	1704,8	3525,5
20 bis unter 25	2079,8	1927,0	4006,8
25 bis unter 30	2438,8	2303,7	4742,5
30 bis unter 35	2409,4	2327,6	4737,0
35 bis unter 40	2285,1	2308,6	4593,7
40 bis unter 45	2037,9	2130,3	4168,2
45 bis unter 50	2480,7	2656,4	5137,1
50 bis unter 55	2920,1	3137,4	6057,5
55 bis unter 60	2653,4	2903,1	5556,5
60 bis unter 65	2146,1	2440,5	4586,6
65 bis unter 70	1838,5	2196,5	4035,0
70 bis unter 75	1384,3	1747,6	3131,9
75 bis unter 80	1630,3	2185,7	3816,0
80 bis unter 85	1066,7	1607,4	2674,1
85 bis unter 90	493,1	944,1	1437,2
90 und älter	178,6	577,7	756,3
Summe	34638,0	37620,2	72258,2

Quelle: Amtliche Mitgliederstatistik KM6 des Bundesministeriums für Gesundheit

◻ Tabelle 48.13 Arzneiverbrauch in definierten Tagesdosen (DDD) je Versicherter in der GKV im Jahr 2017 nach Arzneimittelgruppen (2. ATC-Ebene).

Therapeutische Gruppe	ATC	0–4	5–9	10–14	15–19	20–24	25–29	30–34	35–39	40–44	45–49	50–54	55–59	60–64	65–69	70–74	75–79	80–84	85–89	>=90	Summe
Aknemittel	D10	0,0	0,0	1,7	4,3	1,9	1,1	0,7	0,5	0,4	0,3	0,2	0,2	0,2	0,2	0,2	0,2	0,1	0,1	0,1	0,7
Allergene	V01	0,0	3,4	6,8	4,2	2,7	3,0	2,8	2,8	2,6	2,1	1,5	1,1	0,9	0,7	0,4	0,2	0,1	0,0	0,0	2,0
Analgetika	N02	2,8	0,5	0,3	0,7	1,0	1,5	2,3	3,3	4,8	6,7	8,5	10,9	13,0	13,8	17,7	23,6	32,5	45,6	54,9	9,3
Andere Dermatika	D11	1,4	3,7	2,2	0,7	0,4	0,4	0,4	0,4	0,5	0,5	0,6	0,6	0,8	1,1	1,6	2,1	2,1	1,9	1,5	1,0
Angiotensinhemmstoffe	C09	0,5	0,3	0,5	1,6	3,2	6,3	12,5	23,6	45,1	81,8	123,7	174,0	235,0	285,4	330,9	370,8	381,6	381,7	326,3	125,1
Antianämika	B03	0,4	0,2	0,3	0,8	1,1	1,5	1,8	1,9	2,3	2,8	3,0	3,6	4,9	5,5	9,0	12,5	15,9	19,8	19,7	4,2
Antiasthmatika	R03	7,6	6,2	6,4	5,8	5,4	6,2	7,3	9,0	11,3	14,8	18,8	24,7	31,8	35,1	40,4	37,7	35,5	33,1	24,2	18,1
Antibiotika	J01	4,2	3,7	2,7	4,7	4,5	4,4	4,6	4,7	4,7	4,6	4,6	4,8	4,9	4,7	5,0	5,2	5,1	5,3	5,3	4,6
Antidiabetika	A10	0,2	0,7	2,1	2,9	2,5	3,0	4,0	6,1	10,4	17,5	26,4	41,5	63,0	84,2	89,5	89,6	83,9	62,9	36,7	30,6
Antidiarrhoika	A07	0,6	0,3	0,3	0,6	0,9	1,2	1,4	1,5	1,5	1,7	1,8	1,9	1,9	1,9	1,8	1,8	1,7	1,7	1,3	1,4
Antiepileptika	N03	0,4	1,0	1,5	2,2	2,9	3,4	4,0	4,5	5,2	6,2	7,2	8,1	8,7	8,7	9,7	10,9	11,3	10,9	8,4	5,9
Antihistaminika	R06	0,9	1,8	1,8	1,3	1,1	1,2	1,2	1,3	1,6	1,8	1,7	1,7	1,7	1,6	1,6	1,5	1,4	1,6	1,8	1,5
Antihypertonika	C02	0,0	0,0	0,0	0,0	0,1	0,3	0,5	0,7	1,0	1,8	3,0	4,9	8,1	11,6	14,9	18,4	19,4	17,9	12,4	4,9
Antiinfektiva (dermatologisch)	D06	0,5	0,3	0,3	0,2	0,3	0,3	0,3	0,3	0,4	0,4	0,4	0,4	0,5	0,6	0,7	0,9	0,9	0,9	1,1	0,5
Antimykotika (topisch)	D01	3,1	0,5	0,4	0,4	0,5	0,5	0,6	0,7	0,8	0,9	1,0	1,2	1,4	1,7	1,9	2,1	2,3	2,7	3,1	1,2
Antineoplastische Mittel	L01	0,0	0,0	0,0	0,0	0,0	0,1	0,1	0,3	0,5	0,8	1,2	1,6	2,2	2,6	3,0	2,8	1,7	0,9	0,3	1,0
Antiparkinsonmittel	N04	0,0	0,0	0,0	0,0	0,1	0,1	0,1	0,2	0,4	0,7	1,1	1,8	2,8	4,3	6,8	9,4	10,0	8,9	5,8	2,1
Antiphlogistika/Antirheumatika	M01	7,9	6,8	3,1	3,7	4,3	5,3	6,7	9,0	12,3	16,1	19,4	22,8	25,1	24,5	25,9	26,1	24,0	21,5	16,8	14,7
Antipsoriatika	D05	0,0	0,0	0,1	0,2	0,4	0,5	0,7	0,8	0,8	1,0	1,0	1,2	1,2	1,2	1,1	0,9	0,7	0,6	0,4	0,7
Antithrombotische Mittel	B01	0,3	0,2	0,3	0,8	1,0	1,6	2,2	2,9	4,4	7,9	13,2	21,9	34,6	49,1	70,0	90,0	104,1	113,5	98,7	24,0
Antivertiginosa und Suchttherapeutika	N07	0,0	0,0	0,0	0,1	0,2	0,5	0,9	1,3	1,6	1,7	1,7	1,8	2,0	2,4	3,0	3,9	5,0	6,3	6,2	1,7
Antivirale Mittel	J05	0,0	0,0	0,0	0,1	0,2	0,4	0,7	1,0	1,2	1,4	1,3	1,0	0,7	0,6	0,5	0,3	0,2	0,1	0,1	0,6
Betarezeptorenblocker	C07	0,2	0,1	0,1	0,3	0,6	1,3	2,5	4,5	8,5	15,8	24,8	37,8	55,0	71,8	87,2	99,3	102,7	100,5	79,7	30,4
Blutersatzmittel	B05	2,2	0,8	0,3	0,1	0,1	0,1	0,1	0,1	0,1	0,2	0,2	0,3	0,5	0,5	0,6	0,6	0,7	0,7	0,9	0,4
Calciumantagonisten	C08	0,3	0,1	0,1	0,2	0,5	1,0	1,8	3,6	7,4	14,1	22,9	35,3	52,2	69,4	87,2	103,0	113,6	119,8	106,3	30,6
Corticosteroide (dermatologisch)	D07	3,2	2,6	2,4	3,1	3,0	3,1	3,3	3,3	3,5	3,9	4,3	4,8	5,6	6,3	7,1	7,9	8,4	9,4	9,4	4,5
Corticosteroide (systemisch)	H02	0,6	0,5	0,7	1,4	1,9	2,4	2,9	3,6	4,5	5,7	6,9	8,4	9,8	10,8	12,7	13,9	13,4	12,4	9,8	6,1
Diuretika	C03	0,4	0,1	0,1	0,1	0,3	0,6	1,2	2,1	4,2	7,3	12,7	20,3	32,4	46,6	64,5	89,1	122,3	161,0	173,1	25,4
Gallen-/Lebertherapeutika	A05	0,0	0,0	0,1	0,1	0,1	0,1	0,1	0,2	0,3	0,3	0,5	0,6	0,7	0,8	0,8	0,8	0,8	0,6	0,5	0,4
Gichtmittel	M04	0,0	0,0	0,0	0,1	0,1	0,2	0,4	0,7	1,3	2,4	3,8	6,1	9,4	12,9	16,0	18,8	19,3	18,0	13,0	5,3

◻ Tabelle 48.13 Arzneiverbrauch in definierten Tagesdosen (DDD) je Versicherter in der GKV im Jahr 2017 nach Arzneimittelgruppen (2. ATC-Ebene) (Fortsetzung)

Therapeutische Gruppe	ATC	0-4	5-9	10-14	15-19	20-24	25-29	30-34	35-39	40-44	45-49	50-54	55-59	60-64	65-69	70-74	75-79	80-84	85-89	>=90	Summe
Herztherapeutika	C01	0,0	0,0	0,0	0,0	0,1	0,1	0,1	0,2	0,4	0,9	1,7	3,2	5,8	9,2	14,6	20,7	27,5	35,5	39,0	5,3
Hormonantagonisten	L02	0,0	0,1	0,0	0,0	0,0	0,0	0,1	0,3	0,6	1,3	2,1	2,3	3,0	4,3	5,7	7,0	8,1	8,2	5,6	2,1
Husten- und Erkältungspräparate	R05	9,6	5,8	2,3	0,6	0,3	0,3	0,3	0,3	0,4	0,4	0,5	0,7	0,9	1,1	1,3	1,4	1,4	1,5	1,4	1,4
Immunstimulanzien	L03	0,1	0,1	0,0	0,0	0,1	0,2	0,3	0,4	0,5	0,6	0,5	0,4	0,4	0,3	0,2	0,2	0,1	0,1	0,0	0,3
Immunsuppressiva	L04	0,0	0,1	0,4	0,9	1,3	1,7	2,0	2,2	2,5	2,8	3,0	3,1	3,1	2,8	2,4	1,9	1,3	0,7	0,3	2,0
Laxanzien	A06	2,8	1,4	0,6	0,2	0,1	0,1	0,2	0,2	0,3	0,5	0,7	1,0	1,3	1,6	2,4	3,3	4,5	6,7	9,0	1,3
Lipidsenker	C10	0,0	0,0	0,0	0,1	0,1	0,4	0,9	2,5	6,1	13,4	24,6	41,7	63,2	82,1	100,0	111,3	106,1	89,5	52,7	31,9
Mineralstoffe	A12	0,1	0,1	0,2	0,2	0,2	0,2	0,3	0,4	0,5	0,7	1,0	1,4	2,0	2,7	3,7	4,9	6,3	8,0	8,3	1,5
Muskelrelaxanzien	M03	0,2	0,5	0,4	0,5	0,7	1,0	1,1	1,5	1,9	2,6	3,0	3,3	3,6	3,4	3,4	3,1	2,3	1,6	0,9	2,0
Ophthalmika	S01	10,7	4,2	2,1	1,6	1,5	1,7	2,0	2,3	2,9	4,3	6,1	8,7	13,3	20,0	29,5	38,3	40,4	41,6	37,2	10,9
Osteoporosemittel	M05	0,0	0,0	0,0	0,0	0,0	0,0	0,0	0,1	0,1	0,3	0,7	1,6	3,5	5,4	9,0	13,6	16,2	17,9	13,9	2,9
Psychoanaleptika	N06	0,0	3,0	8,9	7,3	8,1	10,4	13,6	17,7	22,0	27,0	31,0	35,2	35,0	28,8	32,3	39,3	47,1	55,6	51,5	23,2
Psycholeptika	N05	0,5	0,4	0,6	1,1	2,2	3,3	5,1	6,7	7,8	9,3	10,6	11,5	11,2	10,2	10,7	11,8	13,6	18,1	22,7	7,6
Rhinologika	R01	31,9	16,0	5,5	1,6	1,2	1,4	1,5	1,7	1,9	2,0	2,0	2,0	2,0	1,9	1,8	1,6	1,2	0,9	0,6	3,7
Schilddrüsentherapeutika	H03	0,3	0,5	1,6	3,9	6,8	10,9	14,5	18,2	22,7	28,5	32,9	37,4	42,1	47,7	49,8	45,9	42,4	39,7	33,2	25,1
Sexualhormone	G03	2,1	0,4	3,3	71,9	2,5	2,5	2,8	3,2	4,2	8,1	15,5	17,9	15,8	14,9	14,2	12,5	9,5	7,2	5,2	11,6
Spasmolytika	A03	1,0	0,4	0,3	0,3	0,3	0,3	0,3	0,4	0,4	0,5	0,7	0,8	1,0	1,1	1,4	1,7	2,0	2,6	3,1	0,8
Stomatologika	A01	4,6	51,4	57,4	21,3	0,5	0,5	0,5	0,5	0,5	0,5	0,5	0,5	0,5	0,5	0,5	0,5	0,4	0,3	0,5	6,4
Ulkustherapeutika	A02	0,6	0,4	1,0	4,0	6,5	9,5	13,4	19,3	28,1	39,2	50,6	66,6	85,5	99,2	117,1	134,5	154,8	181,5	181,1	51,5
Urologika	G04	0,0	0,4	0,2	0,2	0,3	0,3	0,4	0,6	1,1	2,0	3,8	7,1	12,9	21,0	31,7	39,8	42,6	41,4	29,4	9,4
Vitamine	A11	92,8	3,0	3,0	1,9	0,9	1,2	1,5	1,5	2,0	2,4	3,0	3,9	5,1	6,3	8,3	10,8	12,9	15,6	16,0	7,9
Gesamter Fertigarzneimittelmarkt		206,6	128,9	126,9	161,7	76,1	98,9	129,7	176,8	251,8	373,0	514,2	698,7	925,7	1.130,8	1.356,7	1.554,1	1.666,8	1.740,8	1.536,6	571,1

iteratur

rndt KA, Clark RAF (1979): Principles of topical therapy. In: Fitzpatrick TB et al (eds): Dermatology in general medicine, 2nd ed McGraw–Hill Book Company, New York, pp 1753–1758

oca V, Nink K, Schröder H (2008): Ergänzende statistische Übersicht. In: Schwabe U, Paffrath D (Hrsg.): Arzneiverordnungs-Report 2007. Springer-Verlag, Berlin, Heidelberg

Fricke U, Günther J, Niepraschk-von Dollen K, Zawinell A (2018a): Anatomisch-therapeutisch-chemische Klassifikation mit Tagesdosen für den deutschen Arzneimittelmarkt. ATC-Index mit DDD–Angaben. Wissenschaftliches Institut der AOK, Berlin

Fricke U, Günther J, Niepraschk-von Dollen K, Zawinell A (2018b): Anatomisch-therapeutisch-chemische Klassifikation mit Tagesdosen für den deutschen Arzneimittelmarkt. Methodik der ATC-Klassifikation und DDD-Festlegung. ATC-Index mit DDD-Angaben. Wissenschaftliches Institut der AOK, Berlin

Merlo J, Wessling A, Melander A (1996): Comparison of dose standard units for drug utilization studies. Eur J Clin Pharmacol 50: 27–30

Nordic Council on Medicines (1985): Guidelines for DDD, Oslo.

Pfannkuche M S, Glaeske G, Neye H, Schöffski O, Hoffmann F (2009): Kostenvergleiche für Arzneimittel auf der Basis von DDD im Rahmen der Vertragsärztlichen Versorgung. Gesundheitsökonomie & Qualitätsmanagement; 14: 17–23

Reichelt H (1987): Strukturkomponente „Packungsgröße" – Eine Meßzahl ohne Aussagekraft? DOK: 485–488

Reichelt H (1988): Eine Methode der statistischen Komponentenzerlegung. WIdO-Materialien 31, Bonn

Schröder H, Nink K, Zawinell A (2004): Transparenz jetzt nutzen! Arzneimittelverbrauchsforschung in Deutschland. Deutsche Apotheker Zeitung, 144, 21, 2413–2418

Schröder H, Nink K, Coca V, Zawinell A, Brückner G, Ajanovic K (2007): Report oder Atlas? Zur Analyse von Arzneimittelverordnungsdaten. WIdO, Bonn

Schwabe U (1981): Pharmakologisch-therapeutische Analyse der kassenärztlichen Arzneiverordnungen in der Bundesrepublik Deutschland. Wissenschaftliches Institut der Ortskrankenkassen, Bonn

Schwabe U (1995): ATC–Code. Anatomisch-therapeutisch-chemische Klassifikation für den deutschen Arzneimittelmarkt. Wissenschaftliches Institut der AOK, Bonn

WHO Collaborating Centre for Drug Statistics Methodology (2018a): Anatomical Therapeutic Chemical (ATC) classification index with Defined Daily Doses (DDDs). Oslo

WHO Collaborating Centre for Drug Statistics Methodology (2018b): Guidelines for ATC classification and DDD assignment. Oslo

Wissenschaftliches Institut der AOK (WIdO) (2018a): ATC/DDD-Klassifikation: Amtlicher ATC-Index mit DDD–Angaben. https://www.wido.de/fileadmin/wido/downloads/zip-Arzneimittel/wido_arz_amtlicher_atc-index_2018_1217.zip.Zugegriffen: 12.06.2018

Wissenschaftliches Institut der AOK (WIdO) (2018b): Preisentwicklung auf dem Arzneimittelmarkt. http://www.wido.de/arz_preisinformation.html. Zugegriffen:11.07.2018

Stichwortverzeichnis

A

© Springer-Verlag GmbH Deutschland, ein Teil von Springer Nature 2018
U. Schwabe, D. Paffrath, W.-D. Ludwig, J. Klauber (Hrsg.), *Arzneiverordnungs-Report 2018*
https://doi.org/10.1007/978-3-662-57386-0

888   Stichwortverzeichnis

O

V

U

W

X

Printed in the United States
By Bookmasters